Medicina Laboratorial em Pediatria

Magda Carneiro-Sampaio
Nairo Massakazu Sumita
Natasha Slhessarenko
Alberto José da Silva Duarte

MEDICINA
USP

Hospital das Clínicas Fmusp

Instituto da Criança e do Adolescente
Hospital das Clínicas - FMUSP

PEDIATRIA

INSTITUTO DA CRIANÇA E DO ADOLESCENTE DO HCFMUSP

EDITORES DA COLEÇÃO
Filumena Maria da Silva Gomes
Clovis Artur Almeida da Silva
Magda Carneiro-Sampaio

Medicina Laboratorial em Pediatria

Magda Carneiro-Sampaio
Nairo Massakazu Sumita
Natasha Slhessarenko
Alberto José da Silva Duarte

manole
editora

"A edição desta obra foi financiada com recursos da Editora Manole Ltda., um projeto de iniciativa da Fundação Faculdade de Medicina em conjunto e com a anuência da Faculdade de Medicina da Universidade de São Paulo – FMUSP."

Logotipos:

©Hospital das Clínicas – FMUSP
©Faculdade de Medicina da Universidade de São Paulo
©Instituto da Criança e do Adolescente – FMUSP

Produção editorial: Flávia Pereira
Projeto gráfico: Departamento de arte da Editora Manole
Diagramação: HiDesign Estúdio
Ilustrações: HiDesign Estúdio
Capa: Ricardo Yoshiaki Nitta Rodrigues
Imagem de capa: Istockphotos

CIP-BRASIL. CATALOGAÇÃO NA PUBLICAÇÃO
SINDICATO NACIONAL DOS EDITORES DE LIVROS, RJ

M442
Medicina Laboratorial em Pediatria / Magda Carneiro-Sampaio ... [et al.] ; editores da coleção Filumena Maria da Silva Gomes, Clóvis Artur Almeida da Silva, Magda Carneiro-Sampaio. - 1. ed. - Santana de Parnaíba [SP] : Manole, 2023.
(Pediatria do Instituto da Criança e do Adolescente (Icr) ; 26)

Apêndice
Inclui índice
ISBN 9786555769951

1. Pediatria. 2. Diagnóstico de laboratório. 3. Análises Clínicas. I. Gomes, Filumena Maria da Silva. II. Silva, Clóvis Artur Almeida da. III. Carneiro-Sampaio, Magda. IV. Série

22-79796 CDD: 618.920756
CDU: 616-091.5-053.2

Meri Gleice Rodrigues de Souza - Bibliotecária - CRB-7/6439

Editora Manole Ltda.
Alameda América, 876 – Tamboré
Santana do Parnaíba
06543-315 – SP – Brasil
Fone: (11) 4196-6000
www.manole.com.br | https://atendimento.manole.com.br

Impresso no Brasil | *Printed in Brazil*

Sobre os Editores

Filumena Maria da Silva Gomes
Doutora em Ciências pelo Departamento de Pediatria da Faculdade de Medicina da Universidade de São Paulo (FMUSP). Especialista em Pediatria pela Sociedade Brasileira de Pediatria (SBP). Médica Assistente do Departamento de Pediatria da FMUSP. Médica Assistente em Ensino de pediatria junto aos Cursos de Medicina, Fisioterapia e Fonoaudiologia da FMUSP.

Clovis Artur Almeida da Silva
Professor Titular do Departamento de Pediatria da Faculdade de Medicina da Universidade de São Paulo (FMUSP).

Magda Carneiro-Sampaio
Professora Titular do Departamento de Pediatria da Faculdade de Medicina da Universidade de São Paulo (FMUSP). Membro Titular da Academia Brasileira de Pediatria.

Sobre os Coordenadores

Magda Carneiro-Sampaio

Professora Titular do Departamento de Pediatria da Faculdade de Medicina da Universidade de São Paulo (FMUSP). Membro Titular da Academia Brasileira de Pediatria.

Nairo Massakazu Sumita

Médico Patologista Clínico. Professor Colaborador da disciplina de Patologia Clínica da Faculdade de Medicina da Universidade de São Paulo (FMUSP). Diretor do Serviço de Bioquímica Clínica da Divisão de Laboratório Central do Hospital das Clínicas da Faculdade de Medicina da Universidade de São Paulo (DLC-HC FMUSP) – LIM 03 da Patologia Clínica. Consultor Médico em Bioquímica Clínica do Fleury Medicina e Saúde. Diretor para América Latina da World Association of Societies of Pathology and Laboratory Medicine (WASPALM). Presidente Regional (São Paulo) da Sociedade Brasileira de Patologia Clínica / Medicina Laboratorial (SBPC/ML).

Natasha Slhessarenko

Pediatra e Patologista Clínica. Mestrado e Doutorado pela Universidade de São Paulo (USP). Professora Assistente III da Universidade Federal de Mato Grosso e Presidente Regional da Sociedade Brasileira de Patologia Clínica (2022-2023). Diretora Técnica da Vida Diagnóstico e Saúde. Diretora Médica do Alta Excelência Diagnóstica. Conselheira Federal do Conselho Federal de Medicina (2019-2024).

Alberto José da Silva Duarte

Graduação em Medicina pela Universidade de Pernambuco. Doutorado em Medicina (Nefrologia) pela Universidade Federal de São Paulo. Livre Docência pela Faculdade de Medicina da Universidade de São Paulo (FMUSP). Atualmente é Professor Titular da disciplina de Patologia Clínica do Departamento de Patologia da FMUSP. Diretor da Divisão de Laboratório Central do Hospital das Clínicas da FMUSP.

Sobre os Autores

Adagmar Andriolo

Médico formado pela Escola Paulista de Medicina. Patologista Clínico e Mestre em Microbiologia, Imunologia e Parasitologia (EPM). Doutor em Patologia (USP). Professor Associado, Livre Docente, Chefe da Disciplina de Clínica Médica e Medicina Laboratorial da Escola Paulista de Medicina da Universidade Federal de São Paulo (EPM-Unifesp). Membro da Academia de Medicina de São Paulo. Presidente da SBPC/ML – triênio 1999-2001.

Alberto José da Silva Duarte

Graduação em Medicina pela Universidade de Pernambuco. Doutorado em Medicina (Nefrologia) pela Universidade Federal de São Paulo. Livre Docência pela Faculdade de Medicina da Universidade de São Paulo (FMUSP). Atualmente é Professor Titular da disciplina de Patologia Clínica do Departamento de Patologia da FMUSP. Diretor da Divisão de Laboratório Central do Hospital das Clínicas da FMUSP. Tem experiência na área de Imunologia, com ênfase em Imunologia Celular, atuando principalmente nas seguintes linhas de pesquisa: Imunomodulação Experimental, Imunopatologia da Infecção pelo HIV, Imunopatologia das Imunodeficiências Secundárias, Infecciosas ou Metabólicas e Imunopatologia das Infecções Primárias.

Alex Freire Sandes

Graduação em Medicina pela Universidade Federal de Sergipe. Residência em Hematologia e Hemoterapia do IAMSPE. Doutorado em Ciências pela Unifesp, com doutorado sanduíche no Serviço de Citometria de Fluxo - Universidade de Salamanca, Espanha. Professor Adjunto da Disciplina de Hematologia e Hemoterapia da UNIFESP. Médico Consultor em Hematologia e Citometria de Fluxo do Grupo Fleury.

Alexander Augusto de Lima Jorge

Professor Associado da Faculdade de Medicina da Universidade de São Paulo (FMUSP). Responsável para Unidade de Endocrinologia Genética (LIM25) do Hospital das Clínicas da FMUSP.

Alexandre Soriano Fortini
Médico assistente da Divisão de Laboratório Central Hospital das Clínicas de São Paulo.

Alvaro Pulchinelli Jr
Médico Patologista Clínico e Toxicologista. Doutor em Ciências pela Escola Paulista de Medicina da Universidade Federal de São Paulo (EPM-Unifesp). Professor afiliado à Disciplina de Clínica Médica e Medicina Laboratorial da EPM-Unifesp. Diretor Científico da SBPC/ML. Membro do Comitê de Toxicologia Médica da AMB. Médico do Laboratório Fleury.

Ana Carolina Tahira
Doutorado em Ciências Biológicas pelo Departamento de Bioquímica do Instituto de Química da Universidade de São Paulo Bioinformata/Pesquisa - Laboratório de expressão gênica em eucariotos, Instituto Butantan Bioinformata/Pesquisa - Laboratório de Parasitologia, Instituto Butantan.

Ana Cristina Tannuri
Professora Associada da Disciplina de Técnica Cirúrgica e Cirurgia Experimental da Faculdade de Medicina da Universidade de São Paulo (FMUSP). Médica Assistente do Serviço de Cirurgia Pediátrica do Instituto da Criança do Hospital das Clínicas da Faculdade de Medicina da USP.

Ana Maria de Ulhôa Escobar
Professora Associada do Departamento de Pediatria da Faculdade de Medicina da Universidade de São Paulo (FMUSP). Coordenadora da Disciplina de Pediatria Preventiva e Social da FMUSP.

Ana Paula Beltran Moschione Castro
Mestre e Doutora em Ciências pela Faculdade de Medicina da Universidade de São Paulo (FMUSP). Assistente da Unidade de Alergia e Imunologia do Instituto da Criança e do Adolescente, Departamento de Pediatria, Hospital das Clínicas da FMUSP.

André Mario Doi
Médico Patologista Clínico pela Faculdade de Medicina de Sorocaba (PUC-SP) e residência médica concluída em 2009 pela Universidade Federal de São Paulo (Unifesp). Atua na área de Medicina Laboratorial como assessor médico do Laboratório Clínico do Hospital do Israelita Albert Einstein. Professor da Faculdade Israelita de Ciências da Saúde Albert Einstein e Membro do Comitê Brasileiro de Testes de Sensibilidade aos Antimicrobianos BrCAST. Atualmente é diretor científico da Sociedade Brasileira de Patologia Clínica/Medicina Laboratorial.

Andréia Rangel Santos
Doutorado em Imunologia pelo Instituto de Ciências Biomédicas da Universidade de São Paulo. Pós-doutora em Imunologia e Biologia Molecular pelos National Institutes of Health, EUA. Biologista pesquisadora do laboratório de investigação médica 36 do Instituto da Criança e do Adolescente (ICr) do Hospital das Clínicas da Faculdade de Medicina da Universidade de São Paulo.

Andreia Watanabe
Médica coordenadora da Unidade de Nefrologia Pediátrica do Instituto da Criança e do Adolescente da Faculdade de Medicina da Universidade de São Paulo (FMUSP). Médica Nefrologista Pediátrica do Núcleo de Medicina Avançada em Nefrologia do Hospital Sírio-Libanês. Médica Pesquisadora do Laboratório de Nefrologia Celular, Genética e Molecular (LIM 29).

Antonio Carlos Pastorino
Mestre e Doutor em Ciências pela Faculdade de Medicina da Universidade de São Paulo (FMUSP). Chefe da Unidade de Alergia e Imunologia do Instituto da Criança e do Adolescente, Departamento de Pediatria, Hospital das Clínicas da FMUSP.

Aparecida de Cássia Carvalho
Médica no Setor de Hematologia, Citologia e Genética - Divisão de Laboratório Central LC- HCFMUSP. Doutorado em Patologia pela Faculdade de Medicina da Universidade de São Paulo. Título de Especialista em Patologia Clínica pela Sociedade Brasileira de Patologia Clínica/Medicina Laboratorial.

Ariane Guissi dos Santos
Pediatra pela Faculdade de Medicina da Universidade de São Paulo (FMUSP). Médica residente de Infectologia pediátrica no Instituto da Criança do HCFMUSP de 2021 a 2023.

Artur Figueiredo Delgado
Professor Livre Docente de Terapia Intensiva do Instituto da Criança do Hospital das Clínicas da Faculdade de Medicina da Universidade de São Paulo. Chefe da UTI Pediátrica do Instituto da Criança do Hospital das Clínicas da Faculdade de Medicina da Universidade de São Paulo.

Ary Lopes Cardoso
Médico pediatra graduado pela Faculdade de Medicina da Universidade de São Paulo (FMUSP). Mestre em Medicina pela FMUSP - departamento de Pediatria. Doutor em Medicina pela FMUSP - departamento de Pediatria. Médico Assistente do Instituto da Criança e Adolescente do HCFMUSP. Chefe da Unidade de Nutrologia do Instituto da Criança do HCFMUSP.

Beatriz Borba Casella
Médica Neurologista Infantil. Graduação em Medicina pela Faculdade de Medicina da Universidade de São Paulo (FMUSP). Residência Médica em Pediatria pela FMUSP. Residência Médica em Neurologia Infantil pela FMUSP, com complementação especializada em Neurologia Infantil Preceptoria Médica em Neurologia Infantil pela mesma faculdade. Médica Colaboradora Voluntária do Ambulatório de Distúrbios de Aprendizagem e Transtorno de Espectro Autista do Instituto da Criança (ICr). Médica Colaboradora Voluntária do Ambulatório de Cefaleia, também no ICr.

Camila Cardoso Metran
Médica assistente da Nefropediatria do Instituto da Criança e do Adolescente (ICr) HCFMUSP. Nefropediatra no Hospital Sírio-Libanês, São Paulo.

Camila Sanson Yoshino de Paula
Mestre em Ciências pela Faculdade de Medicina da Universidade de São Paulo. Especialista em Infectologia Pediátrica pela Sociedade Brasileira de Pediatria. Médica assistente da unidade de Infectologia Pediátrica do Instituto da Criança e do Adolescente do Hospital das Clínicas da Faculdade de Medicina da Universidade de São Paulo. Médica assistente da unidade de Pediatria do Conjunto Hospitalar do Mandaqui. Supervisora do programa de residência médica em Pediatria do Conjunto Hospitalar do Mandaqui.

Carla R. Taddei de Castro Neves

Professora Associada da Escola de Artes, Ciências e Humanidades e Pesquisadora colaboradora da Faculdade de Ciências Farmacêuticas da Universidade de São Paulo. Microbiologista com expertise em Microbiota Humana e Relação Parasito-Hospedeiro.

Carlos Alberto Longui

Graduação em Medicina pela Universidade de Mogi das Cruzes, doutorado em Endocrinologia pela Universidade de São Paulo e pós-doutorado em Endocrinologia Molecular pelo National Institutes of Health (NIH). Atualmente é professor titular da Faculdade de Ciências Médicas da Santa Casa de São Paulo. Tem experiência na área de Medicina, com ênfase em Endocrinologia Pediátrica e Medicina Molecular, atuando principalmente nos seguintes temas: 1) Distúrbios do crescimento. 2) Função gonadal e adrenal e as anormalidades da esteroidogênese ou ação dos esteroides, com ênfase na sensibilidade androgênica e glicocorticoide

Carolina dos Santos Lazari

Graduada em Medicina pela Universidade Federal de Uberlândia. Residência Médica em Infectologia pela Faculdade de Medicina da Universidade de São Paulo. Título de Especialista em Patologia Clínica/Medicina Laboratorial pela Associação Médica Brasileira. Médica Chefe do Setor de Biologia Molecular da Divisão de Laboratório Central do Hospital das Clínicas da Faculdade de Medicina da Universidade de São Paulo. Médica Assessora para Análises Clínicas em Infectologia do Grupo Fleury.

Caroline Olivati

Médica Geneticista pela Faculdade de Medicina da Universidade de São Paulo (FMUSP). Médica assessora do Departamento de Genômica do laboratório Fleury.

Catarina Bueno

Infectologista Pediátrica no Instituto da Criança (ICr) no Hospital das Clínicas da Faculdade de Medicina da Universidade de São Paulo (FMUSP). Título de Especialista em Pediatria pela Sociedade Brasileira de Pediatria (SBP).

Chong Ae Kim

Professora Associada do Departamento de Pediatria da Faculdade de Medicina da Universidade de São Paulo. Supervisora do Programa de Residência Médica em Genética Médica no Hospital das Clínicas da Faculdade de Medicina da Universidade de São Paulo. Membro Titular da Sociedade Brasileira de Genética Médica e Genômica.

Christiane Pereira Gouvea

Doutorado em Ciências pela disciplina de Hematologia e Hemoterapia da Escola Paulista de Medicina da Universidade Federal de São Paulo. Especialista em Patologia Clínica pela Sociedade Brasileira de Patologia Clínica e Medicina Laboratorial. Médica responsável pelo setor de coagulação da Divisão do Laboratório Central do Hospital das Clínicas da Universidade de São Paulo. Médica consultora em hemostasia pelo laboratório Fleury Medicina e Saúde.

Claudio Schvartsman

Médico Chefe do Pronto-Socorro do Instituto da Criança do Hospital das Clínicas Faculdade de Medicina da Universidade de São Paulo (HCFMUSP). Professor Livre Docente pela FMUSP.

Clovis Artur Almeida da Silva
Professor Titular do Departamento de Pediatria da Faculdade de Medicina da Universidade de São Paulo (FMUSP).

Daniele Martins Celeste
Médica assistente da equipe de Hematologia Pediátrica do Instituto da Criança/ ITACI/HCFMUSP. Médica pediatra e hematologista do Hospital Sírio-Libanês. Título de especialista em pediatria pela Sociedade Brasileira de Pediatria e em hematologia pediátrica e hemoterapia pela ABHH.

Danielle Saad Nemer Bou Ghosn
Médica pediatra pela Faculdade de Medicina da Universidade de São Paulo, título de especialista em Emergência Pediátrica. Médica assistente do Pronto-Socorro do Instituto da Criança do Hospital das Clínicas da Faculdade de Medicina da Universidade de São Paulo (HCFMUSP). Médica de Práticas Médicas do Hospital Israelita Albert Einstein.

David Correa Martins Jr
Professor Associado no Centro de Matemática, Computação e Cognição (CMCC) - Universidade Federal do ABC (UFABC).

Dewton de Moraes Vasconcelos
Médico Imunologista clínico. Mestre em Imunologia Clínica e Alergia pela Faculdade de Medicina da Universidade de São Paulo. Doutor em Imunologia pelo Instituto de Ciências Biomédicas da Universidade de São Paulo. Livre-docente em Dermatologia Translacional pela Faculdade de Medicina da Universidade de São Paulo. Médico assistente responsável pelo ambulatório de manifestações dermatológicas das imunodeficiências primárias - ADEE3003. Pesquisador do LIM-56 do Hospital das Clínicas da Faculdade de Medicina da Universidade de São Paulo.

Durval Damiani
Graduação em Medicina pela Faculdade de Medicina da Universidade de São Paulo (FMUSP), doutor e mestre em Pediatria pela USP. Obteve sua Livre-Docência pela Universidade de São Paulo em 1999 e hoje é chefe da Unidade de Endocrinologia Pediátrica do Instituto da Criança do Hospital das Clínicas da Faculdade de Medicina da Universidade de São Paulo. Editor para a América do Sul do *Journal of Pediatric Endocrinology and Metabolism*, Editor-senior do *International Journal of Pediatric Endocrinology*. Diretor da Divisão de Pediatria Clínica do ICr. Tem experiência na área de Medicina, com ênfase em Pediatria e Endocrinologia Pediátrica, atuando principalmente nos seguintes temas: pediatria e endocrinologia. Membro do corpo clínico do Hospital Albert Einstein e do Hospital Sírio-Libanês.

Diogo Cordeiro de Queiroz Soares
Médico Geneticista e Doutor em Ciências pela Faculdade de Medicina da Universidade de São Paulo. Membro Titular da Sociedade Brasileira de Genética Médica e Genômica. Médico Geneticista do Núcleo Avançado de Especialidades Pediátricas do Hospital Sírio-Libanês. Responsável pelo Serviço de Genética Médica do Real Hospital Português de Beneficência em Pernambuco.

Eliana Rodrigues Carlessi
Enfermeira com especialização em Obstetrícia e Administração Hospitalar. Cargo Atual no Instituto da Criança e do Ado-

lescente do HCFMUSP - Assistente Técnica de Saúde III da Diretoria Executiva. Gestora Administrativa do Laboratório de Análises Clínicas do Instituto da Criança e do Adolescente do HCFMUSP.

Erasmo Barbante Casella

Professor Livre Docente de Neurologia da Faculdade de Medicina da Universidade de São Paulo (FMUSP). Chefe da Unidade de Neuropediatria do Instituto da Criança HCFMUSP.

Fabiola Villac Adde

Doutora em Medicina pela Faculdade de Medicina da Universidade de São Paulo (FMUSP). Fellowship na Divisão de Pneumologia do Hospital for Sick Children, Toronto, Canadá. Diploma Europeu em Paediatric Respiratory Medicine - European Respiratory Society. Membro do Departamento de Pneumologia da Sociedade de Pediatria de São Paulo. Pneumologista Pediátrica do Núcleo de Pediatria do Hospital Sírio-Libanês.

Fernanda Salomão Turazzi Pecora

Médica Assistente em Anestesiologia do Instituto da Criança do Hospital das Clínicas da Faculdade de Medicina da Universidade de São Paulo (HCFMUSP). Residência Médica em Anestesiologia pelo CET do Hospital das Clínicas da FMUSP. Instrutora do CET em Anestesiologia do Hospital das Clínicas da FMUSP.

Filumena Maria da Silva Gomes

Doutora em Ciências pelo Departamento de Pediatria da Faculdade de Medicina da Universidade de São Paulo (FMUSP). Especialista em Pediatria pela Sociedade Brasileira de Pediatria (SBP). Médica Assistente do Departamento de Pediatria da FMUSP. Médica Assistente em Ensino de pediatria junto aos Cursos de Medicina, Fisioterapia, e Fonoaudiologia da FMUSP.

Flavia Piazzon

Médica pediatra e geneticista pela Universidade Federal de São Paulo (Unifesp). Doutorado em Patologia e Genética pela Universidade de São Paulo (USP). Pesquisadora de pós-doutorado em Triagem Neonatal Molecular na Universidade de Liège, na Bélgica.

Flávio Ferraz de Paes e Alcantara

Graduação em Medicina pela Faculdade de Ciências Médicas de Santos. Cursou residência médica no Hospital das Clínicas da Faculdade de Medicina da Universidade de São Paulo, especializando-se em Patologia Clínica. Foi post-doctoral fellow no The Scripps Research Institute, CA-EUA, trabalhando em autoimunidade e depois em Hepatite B (Laboratório de Alan McLachLan). Desde 2015, é Médico Assistente do Laboratório de Biologia Molecular da Seção de Biologia Molecular, da Divisão Laboratório Central, da Faculdade de Medicina da Universidade de São Paulo (FMUSP).

Gustavo Loureiro

Médico hematologista e Patologista Clínico. Residência Médica e Doutorado em Hematologia pela Escola Paulista de Medicina da Universidade Federal de São Paulo (Unifesp). Assessor Médico para Hospitais e Bioquímica Clínica do Grupo Fleury.

Hamilton Cabral de Menezes Filho

Mestre em Medicina pela Faculdade de Medicina da Universidade de São Paulo (FMUSP). Médico da Unidade de Endocrinologia do Instituto da Criança do Hospital das Clínicas da FMUSP.

Helcio Rodrigues
Biologista chefe no Hospital das Clínicas da Faculdade de Medicina de São Paulo. Analista de Laboratório na Fundação Zerbini (InCor-HCFMUSP). Coordenador técnico do Laboratório de Imunologia de Transplantes (InCor-HCFMUSP). Especialista em Histocompatibilidade pela Associação de Histocompatibilidade e Imunogenética (ABHI).

Helena Brentani
Professor do Departamento de Psiquiatria da Faculdade de Medicina da Universidade de São Paulo (FMUSP). Doutor em Psiquiatria também pela FMUSP.

Hélio Rodrigues Gomes
Médico Neurologista. Doutor em Medicina pela Faculdade de Medicina da Universidade de São Paulo (FMUSP). Coordenador do Laboratório de Líquido Cefalorraquidiano do Hospital das Clínicas da Faculdade de Medicina da Universidade de São Paulo (HCFMUSP). Médico do Centro de Investigação em Neurologia LIM 15 da FMUSP.

Heloisa Helena de Sousa Marques
Chefe da Unidade de Infectologia do Instituto da Criança e Adolescente do Hospital das Clínicas da Faculdade de Medicina da Universidade de São Paulo (HCFMUSP).

Isadora Souza Rodrigues
Intensivista Pediátrica do Instituto da Criança (ICr) do Hospital das Clínicas da Universidade de São Paulo (HCFMUSP). Pediatra formada pela Faculdade de Medicina de Botucatu/UNESP.

Jane Oba
Pós-doutorado em Pediatria na especialidade Gastroenterologia Pediátrica pela Faculdade de Medicina da Universidade de São Paulo. Doutora em Pediatria na especialidade de Gastroenterologia Pediátrica pela Faculdade de Medicina da Universidade de São Paulo. Área de atuação em Gastroenterologia Pediátrica pela SBP.

Joaquim Carlos Rodrigues
Professor Livre Docente do Departamento de Pediatria da Faculdade de Medicina da Universidade de São Paulo (FMUSP). Coordenador da Unidade de Pneumologia do Instituto da Criança e do Adolescente do Hospital das Clínicas da FMUSP. Professor orientador do programa de pós-graduação do Departamento de Pediatria da FMUSP.

João Renato Rebello Pinho
Professor Colaborador - Departamento de Gastroenterologia - Faculdade de Medicina da Universidade de São Paulo. Diretor do Setor de Biologia Molecular - LIM 03 - Divisão de Laboratório Central do Hospital das Clínicas da Faculdade de Medicina da Universidade de São Paulo. Coordenador Médico do Setor de Pesquisa e Desenvolvimento - Laboratório de Patologia Clínica e Anatomia Patológica - Hospital Israelita Albert Einstein. Responsável pelo Laboratório de Gastroenterologia e Hepatologia Tropical - LIM07- Instituto de Medicina Tropical - Departamento de Gastroenterologia - FMUSP.

Jorge David Aivazoglou Carneiro
Hematologista Pediátrico. Doutor em Ciências pelo Departamento de Pediatria da Faculdade de Medicina da Universidade de

São Paulo. Médico Pediatra Hematologista da Unidade de Hematologia do Instituto da Criança e do Centro de Hemofilia do Hospital das Clínicas da Faculdade de Medicina da Universidade de São Paulo (HCFMUSP).

José Viana Lima Junior

Médico Endocrinologista do Ambulatório de Adrenal e Tumores Neuroendócrinos da Santa Casa de São Paulo. Consultor Médico no departamento de Endocrinologia do Fleury Medicina e Saúde. Doutorando na unidade de Adrenal e HAS da Escola Paulista de Medicina da Universidade Federal de São Paulo (EPM-Unifesp).

Joselito Sobreira Filho

Residência Médica em Pediatria pelo Hospital das Clínicas da Universidade Federal de Pernambuco (UFPE). Residência Médica em Genética Médica pela Escola Paulista de Medicina da Universidade Federal de São Paulo (EPM-Unifesp). Médico formado pela Universidade Federal do Vale do São Francisco - UNIVASF.

Juliana Folloni Fernandes

Médica coordenadora do Serviço de Transplante de células-tronco hematopoiéticas do ITACI (Instituto da Criança - Hospital das Clínicas da Faculdade de Medicina da Universidade de São Paulo). Médica da Unidade de Hematologia e Transplante de Medula óssea do Hospital Israelita Albert Einstein.

Juliana Zoboli Del Bigio

Graduação em Medicina pela Universidade Federal do Triângulo Mineiro. Mestre em Pediatria pela Universidade de São Paulo. Pediatra com atuação na área de Neonatologia do Instituto da Criança no Centro de Tratamento Intensivo Neonatal da Faculdade de Medicina da Universidade de São Paulo (FMUSP). Tem experiência na área de Medicina, com ênfase em Saúde Materno-Infantil.

Karina Pierantozzi Vergani

Mestre em Ciências da Saúde pela Faculdade de Medicina da Universidade de São Paulo (FMUSP). Médica especializada em Pneumologia Pediátrica do Instituto Clemente Ferreira, Hospital Infantil Sabará. Docente em Medicina na Universidade Cidade de São Paulo. Assistente voluntária da Unidade de Pneumologia Pediátrica do ICr - HCFMUSP.

Kátia Tomie Kozu

Pós-doutora, doutora e mestre em Ciências pela Faculdade de Medicina da Universidade de São Paulo (FMUSP). Médica Assistente da Unidade de Reumatologia Pediátrica do Instituto da Criança do Hospital das Clínicas da Faculdade de Medicina da Universidade de São Paulo (ICr-HCFMUSP).

Katharina Reichmann Rodrigues

Médica, pediatra e emergencista pediátrica pela Universidade de São Paulo (USP). Médica Assistente do Centro Integrado de Emergência Referenciada Pediátrica (CIERP). Especialista em Educação Médica pela USP. Preceptora do estágio de emergências pediátricas do curso de Medicina da Faculdade Israelita de Ciências da Saúde Albert Einstein (FICSAE).

Laura da Silva Girão Lopes

Médica Endocrinologista. Doutora em Endocrinologia pela Universidade de São Paulo (USP). Professora do Centro Universitário Unichristus.

Laura Emília Monteiro Bigélli Cardoso

Médica encarregada de setor técnico do Centro Neonatal do Instituto da Criança do Hospital das Clínicas da Faculdade de Medicina da Universidade de São Paulo (ICr-HC-FMUSP). Mestre em Ciências pela FMUSP.

Leandra Steinmetz

Médica Assistente na Unidade de Endocrinologia Pediátrica do Instituto da Criança do Hospital das Clínicas da Faculdade de Medicina da Universidade de São Paulo (ICr-HCFMUSP). Mestrado em Ciências pela FMUSP.

Leonardo R. Brandão

Hematologista Pediátrico. Diretor do Serviço de Trombose no The Hospital for Sick Children. Professor de Pediatria em Dalla Lana School of Public Health University of Toronto.

Leslie Domenici Kulikowski

Professora Doutora Livre Docente pelo Departamento de Patologia da Faculdade de Medicina da Universidade de São Paulo. Doutora em Genética pela Universidade Federal de São Paulo, com aperfeiçoamento em Citogenética Molecular na CWRU School of Medicine Cleveland – EUA. Coordenadora do Laboratório de Citogenômica do LIM 03 no Departamento de Patologia da Faculdade de Medicina da Universidade de São Paulo.

Lilian Maria Cristofani

Professora Livre Docente pelo Departamento de Pediatria do Hospital das Clínicas da Faculdade de Medicina da Universidade de São Paulo (FMUSP). Médica Oncologista Pediátrica do Serviço de Oncologia do Instituto da Criança do Hospital das Clínicas da Faculdade de Medicina da Universidade de São Paulo (HCFMUSP). Médica Oncologista Pediátrica do Hospital Sirio-Libanês.

Liliana Mitie Suganuma

Médica Assistente do Serviço de Hematologia do Hospital das Clínicas da Faculdade de Medicina da Universidade de São Paulo. Médica Hematologista do Laboratório Clínico do Hospital Israelita Albert Einstein.

Lívia Maria Lindoso Lima

Gastroenterologista e Hepatologista Pediátrica do Instituto da Criança (ICr). Pós-graduanda do Departamento de Pediatria da Faculdade de Medicina da Universidade de São Paulo (FMUSP).

Louise Cominato

Endocrinologista infantil do Instituto da Criança (ICr) no Hospital das Clínicas da Faculdade de Medicina da Universidade de São Paulo (HCFMUSP). Coordenadora do ambulatório de Obesidade do ICr-HC-FMUSP. Doutora e mestre pelo Departamento de Pediatria da FMUSP. Presidente do Departamento de Endocrinologia da Sociedade de Pediatria de São Paulo.

Lucia Maria de Arruda Campos

Responsável pela Unidade de Reumatologia Pediátrica do Instituto da Criança do Hospital das Clínicas. Professora Colaboradora da Faculdade de Medicina da Universidade de São Paulo . Doutora em Medicina pela Faculdade de Medicina da Universidade de São Paulo. Responsável pelo Centro de Pesquisa Clínica do Instituto da Criança do Hospital das Clínicas.

Luciana de Souza Gomes
Enfermeira Administrativa. Especialização em Auditoria em Serviços de Saúde.

Luciana Pinto Brito
Médica Assistente do Laboratório de Hormônios e Genética Molecular LIM-42 do Hospital das Clínicas da Faculdade de Medicina da Universidade de São Paulo (HCFMUSP). Professora do curso de Medicina da Universidade Nove de Julho (UNINOVE). Doutora em Ciências - área Endocrinologia - FMUSP.

Luiz Vicente Ribeiro Ferreira da Silva Filho
Professor Livre-docente do Departamento de Pediatria da Faculdade de Medicina da Universidade de São Paulo. Médico Assistente da Unidade de Pneumologia do Instituto da Criança e do Adolescente (HC-FMUSP) e Pneumologista Pediátrico do Hospital Israelita Albert Einstein.

Magali Mendes Machado Mateo Gimenez
Enfermeira da coleta da Divisão de laboratório Central do Hospital das Clínicas. Especialização em Gerenciamento de Enfermagem pela Escola Paulista de Medicina.

Magda Carneiro-Sampaio
Professora Titular do Departamento de Pediatria da Faculdade de Medicina da Universidade de São Paulo. Membro Titular da Academia Brasileira de Pediatria.

Maira Marzinotto
Médica Assistente e Coordenadora do Grupo de Pâncreas da Gastroenterologia Clínica do Hospital das Clínicas da Faculdade de Medicina da Universidade de São Paulo (HCFMUSP). Médica do Corpo Clínico do Hospital Alemão Oswaldo Cruz.

Maraci Rodrigues
Doutora em Medicina pela Universidade de São Paulo. Ex-fellow de Gastroenterologia Pediátrica da Universidade Los Angeles, Califórnia. Médica Assistente do Departamento de Gastroenterologia do Hospital das Clínicas da Faculdade de Medicina da Universidade de São Paulo (HC-FMUSP). Gastroenterologista pediátrica da Clínica de Especialidades Pediátricas do Hospital Israelita Albert Einstein.

Marcelo Jenné Mimica
Médico com graduação, mestrado, doutorado e livre-docência pela Faculdade de Ciências Médicas da Santa Casa de São Paulo. Professor Adjunto da Faculdade de Ciências Médicas da Santa Casa de São Paulo.

Márcia Wehba Esteves Cavichio
Médica responsável pelo setor de Gastroenterologia Pediátrica do Hospital do Servidor Estadual - IAMSPE. Consultora Médica em Gastroenterologia do Grupo Fleury. Mestre em Pediatria pela Universidade Federal de São Paulo (Unifesp).

Marçal Cavalcante de Andrade Silva
Médico e Hematologista do Laboratório de Citometria de Fluxo da Divisão de Laboratório Central do Hospital das Clínicas da Faculdade de Medicina da Universidade de São Paulo (HCFMUSP).

Margareth Afonso Torres
Médica Patologista Clínica, especialista em Histocompatibilidade. Coordenadora

Médica do Laboratório de Histocompatibilidade/Imunogenética do Laboratório Clínico do Hospital Albert Einstein.

Maria Elizabete Mendes

Médica Patologista Clínica. Doutora em Medicina pelo Departamento de Patologia da Faculdade de Medicina da Universidade de São Paulo (FMUSP). Chefe de Seção Técnica de Bioquímica de Sangue da Divisão de Laboratório Central do Hospital das Clínicas da FMUSP. Coordenadora do Núcleo da Qualidade e Sustentabilidade da Divisão de Laboratório Central do Hospital das Clínicas da FMUSP. Membro do Grupo de Discussão de Indicadores da Controllab e Sociedade Brasileira de Patologia Clínica/Medicina Laboratorial (SBPC/ML). Editora Adjunta do Jornal Brasileiro de Patologia/Medicina Laboratorial (JBPML).

Maria Fernanda Bádue Pereira

Graduação em Medicina pela Universidade São Francisco. Residência médica em Pediatria no Hospital da Santa Casa de Misericórdia de São Paulo. Título especialista em Pediatria pela Sociedade Brasileira de Pediatria. Especialização em Infectologia Pediátrica no Hospital da Santa Casa de Misericórdia de São Paulo. Mestrado e Doutorado em Ciências da Saúde pela Faculdade de Ciências Médicas da Santa Casa de São Paulo. Atualmente é médica assistente na Unidade de Infectologia Pediátrica do Instituto da Criança no Hospital das Clínicas da Faculdade de Medicina da Universidade de São Paulo (HCFMUSP).

Maria Helane Costa Gurgel Castelo

Médica Endocrinologista. Head do projeto Hipercol Ceará-UFC. Professora da Faculdade de Medicina Unichristus. Médica Endocrinologista do Ambulatório de Metabolismo do Hospital do Coração de Messejana-SESA.

Maria Helena Valente

Mestre e Doutora em Ciências pelo Departamento de Pediatria da Faculdade de Medicina da Universidade de São Paulo (FMUSP). Especialista em Pediatria pela Sociedade Brasileira de Pediatria (SBP). Médica Assistente do Departamento de Pediatria da FMUSP. Médica Assistente em Ensino de Pediatria junto aos cursos de Medicina, Fisioterapia e Fonoaudiologia da FMUSP.

Maria Isabel de Moraes Pinto

Professora Associada da Disciplina de Infectologia Pediátrica do Departamento de Pediatria na Escola Paulista de Medicina da Universidade Federal de São Paulo. Graduação em Medicina pela Universidade de São Paulo. Doutorado e mestrado em Pediatria pela Universidade Federal de São Paulo. Livre-docência em Infectologia Pediátrica pela Universidade Federal de São Paulo. É membro efetivo do Grupo Brasileiro de Imunodeficiência, membro efetivo da Sociedade Brasileira de Pediatria e da Sociedade Europeia de Infectologia Pediátrica (ESPID). É assessora ad hoc da FAPESP, CNPq e de periódicos como Vaccine e Bulletin of the World Health Organization.

Mariana Bohns Michalowski

Professora Adjunta do Departamento de Pediatria da Universidade Federal do Rio Grande do Sul (UFRGS). Especialista em Oncologia e Hematologia Pediátrica pela Université de Lyon I/França. Doutorado em Oncologia Pediátrica Université Joseph

Fourier, Grenoble, França. Chefe do Laboratório de Pediatria Translacional e da Unidade de Internação de Oncologia Pediátrica, Hospital de Clínicas de Porto Alegre.

Mariana Maschietto

Médica pesquisadora no Centro de Pesquisa do Hospital Infantil Boldrini. Bacharel em Ciências Biológicas, modalidade Médica pela Universidade Estadual Paulista Júlio de Mesquita Filho (UNESP). Mestre e PhD em Ciências (ênfase em Oncologia) pelo Instituto Ludwig de Pesquisa sobre o Câncer/Hospital do Câncer A.C. Camargo.

Mariana Deboni Bibas

Gastroenterologista Pediátrica do Instituto da Criança da Faculdade de Medicina da Universidade de São Paulo. Residência Médica pelo Instituto de Puericultura e Pediatria Martagão Gesteira - IPPMG.

Maricilda Palandi de Mello

Pesquisadora Colaboradora no Centro de Biologia Molecular e Engenharia Genética da Universidade Estadual de Campinas. Livre-docente em Genética Médica pela Universidade Estadual de Campinas.

Marileia Scartezini

Professora Associada de Bioquímica Clínica da Universidade Federal do Paraná (aposentada). Doutora em Genética.

Marília Moreira Montenegro

Doutora em Genética Humana e Biologia Molecular pelo Departamento de Patologia e Mestre em Genética Humana e Citogenética pelo Departamento de Pediatria da Faculdade de Medicina da Universidade de São Paulo (FMUSP). Biomédica e Pesquisadora de Pós Doutorado do Departamento de Patologia. Pesquisadora Colaboradora do Laboratório de Citogenômica e do grupo de Patologia Clínica e Medicina Laboratorial do Laboratório de Investigação Médica (LIM03) do departamento de Patologia do HC-FMUSP. Pesquisadora Colaboradora do Laboratório de Investigação Médica em Pediatria (LIM36) do Instituto da Criança do HC-FMUSP.

Marinez Farana Matos

Biomédica. Especialização em Hematologia pelo Laboratório Central do Hospital das Clínicas da Universidade de São Paulo. Doutora em Ciências pela Universidade Federal de São Paulo na área de Hemostasia e Trombose. Gerente técnica e responsável pelo setor de coagulação da Associação Beneficente Síria - Hospital do Coração.

Mário Cícero Falcão

Doutor em Pediatria pela Faculdade de Medicina da Universidade de São Paulo (FMUSP). Professor Colaborador do Departamento de Pediatria da FMUSP. Especialista em Pediatria com área de atuação em Nutrologia Pediátrica pela Sociedade Brasileira de Pediatria (SBP). Especialista em Nutrição Parenteral e Enteral pela Sociedade Brasileira de Nutrição Parenteral e Enteral (BRASPEN). Médico da Unidade de Terapia Intensiva Neonatal do Instituto da Criança e do Adolescente do Hospital das Clínicas da Faculdade de Medicina da Universidade de São Paulo (HCFMUSP).

Marlene Pereira Garanito

Doutora em Bioética pelo Centro Universitário São Camilo. Médica Especialista em Pediatria pela SBP e possui Certificado de atuação na área de Hematologia e Hemoterapia Pediátrica (AMB/SBP/ABHH).

Coordenadora da Unidade de Hematologia do Serviço de Oncologia e Hematologia do Instituto da Criança do Hospital das Clínicas da Faculdade de Medicina da Universidade de São Paulo (HCFMUSP).

Michele Luglio

Médico diarista do Centro de Terapia Intensiva Pediátrica do Instituto da Criança e do Adolescente do Hospital das Clínicas da Faculdade de Medicina da Universidade de São Paulo (HCFMUSP). Título de Especialista em Terapia Intensiva Pediátrica pela AMIB . Médico Plantonista da UTI Pediátrica do Hospital Sirio-Libanes. Título de Especialista em Pediatria pela SBP.

Millena Carvalho Catharino

Médica residente em Infectologia Pediátrica formada pela Faculdade de Medicina da Universidade de São Paulo. Médica Pediatra.

Milena De Paulis

Doutora e mestre em Ciências pela Faculdade de Medicina da Universidade de São Paulo (FMUSP). Especialista em Emergências Pediátricas pela ABRAMED e SBP. Assistente da Unidade de Urgência e Emergência Referenciada Infantil do Hospital Universitário. Médica da Unidade de Pronto Atendimento do Hospital Israelita Albert Einstein. Coordenadora do estágio de Pronto-Socorro Infantil do Hospital Universitário da USP para residentes de primeiro ano de Pediatria e Medicina de Emergência do Hospital das Clínicas da FMUSP.

Milena Gurgel Teles Bezerra

Graduação em Medicina pela Universidade Federal do Ceará (UFC). Residência Médica em Clínica Médica e Endocrinologia no Hospital do Servidor. Médica Coordenadora do Setor de Endocrinologia do Emílio Ribas Medicina Diagnóstica, Fortaleza, Ceará. Médica pesquisadora responsável pelo Ambulatório de Diabetes Monogênico no Hospital das Clínicas da Faculdade de Medicina da Universidade de São Paulo.

Miriam Cardoso Neves Eller

Médica Pneumologista Pediátrica, voluntária no Instituto da Criança do Hospital das Clínicas da Faculdade de Medicina da Universidade de São Paulo (HCFMUSP). Mestre em Ciências pela FMUSP.

Monica Bacellar Cases da Silveira

Enfermeira na Divisão de Laboratório Central do Hospital das Clínicas da Faculdade de Medicina da Universidade de São Paulo (HCFMUSP). Pós-graduação em Docência do ensino superior. MBA em Gestão de Pessoas pela Universidade Gama Filho.

Nádia Emi Aikawa

Doutora em Ciências pela Faculdade de Medicina da Universidade de São Paulo (FMUSP). Médica Assistente da Disciplina de Reumatologia do Hospital das Clínicas (FMUSP).

Nádia Litvinov

Médica Assistente no serviço de Infectologia Pediátrica do Instituto da Criança e do adolescente do Hospital das Clínicas da Faculdade de Medicina da Universidade de São Paulo (HCFMUSP).

Nairo Massakazu Sumita

Médico Patologista Clínico. Professor Colaborador da Disciplina de Patologia Clínica da Faculdade de Medicina da Universidade de São Paulo (FMUSP). Diretor do Serviço de Bioquímica Clínica da Divisão de Laboratório Central do Hospital das Clínicas da Faculdade de Medicina da Universidade de São Paulo (DLC-HC FMUSP) – LIM 03 da Patologia Clínica. Consultor Médico em Bioquímica Clínica do Fleury Medicina e Saúde. Diretor para América Latina da World Association of Societies of Pathology and Laboratory Medicine (WASPALM). Presidente Regional (São Paulo – Capital) da Sociedade Brasileira de Patologia Clínica / Medicina Laboratorial (SBPC/ML).

Nara Lygia de Macena Sobreira

Professora Assistente em Pediatria no Departamento de Medicina Genética da Universidade Johns Hopkins, nos Estados Unidos.

Natasha Slhessarenko

Pediatra e Patologista Clínica. Mestrado e doutorado pela Universidade de São Paulo (USP). Professora Assistente III da Universidade Federal de Mato Grosso e Presidente Regional da Sociedade Brasileira de Patologia Clínica. Diretora Técnica da Vida Diagnóstico e Saúde. Diretora Médica do Alta Excelência Diagnóstica. Conselheira Federal do Conselho Federal de Medicina.

Nilo José Coelho Duarte

Médico Patologista Clínico da Divisão de Laboratório Central do Hospital das Clínicas da Faculdade de Medicina da Universidade de São Paulo (HCFMUSP) e do Laboratório de Análises Clínicas do HCor. Graduação em Medicina pela Escola Paulista de Medicina da Universidade Federal de São Paulo (EPM-Unifesp). Residência Médica em Patologia Clínica pela EPM-Unifesp. Título de especialista em Patologia Clínica pela SBPC/AMB. Máster em Gestão de Serviços de Saúde pela Faculdade Getúlio Vargas (FGV).

Olivia Mari Matsuo

Doutoranda em Infectologia Pediátrica pela Faculdade de Medicina da Universidade de São Paulo. Médica colaboradora da Unidade de Infectologia Pediátrica do Instituto da Criança e do Adolescente do Hospital das Clínicas da Faculdade de Medicina da Universidade de São Paulo.

Paula Andrade Alvares

Médica especialista em Infectologia Pediátrica pela Santa Casa de São Paulo. Doutora em Ciências da Saúde pela Faculdade de Ciências Médicas da Santa Casa de São Paulo. Docente líder de grande área médica (Pediatria) do curso de Medicina da Universidade Nove de Julho - Campus Guarulhos. Coordenadora do Serviço de Controle de Infecção Hospitalar do Hospital Municipal da Criança e do Adolescente de Guarulhos. Médica pediatra da Retaguarda do Pronto-Socorro Infantil da Santa Casa de São Paulo.

Pedro Saddi Rosa

Doutor em Endocrinologia Clínica pela Universidade Federal de São Paulo (Unifesp). Médico consultor em Endocrinologia do Fleury Medicina e Saúde.

Pedro Takanori Sakane

Ex-médico responsável pela Unidade de Infectologia do Instituto da Criança (ICr) do Hospital das Clínicas da Faculdade de Medicina da Universidade de São Paulo (HCFMUSP).

Pedro Vale Bedê

Médico Infectologista Pediátrico pelo Instituto da Criança do Hospital das Clínicas da Faculdade de Medicina da Universidade de São Paulo (HCFMUSP). Médico Pediatra da Unidade de Pronto Atendimento do Hospital Israelita Albert Einstein. Médico Pediatra da Unidade de Internação do Hospital Municipal Infantil Menino Jesus.

Priscila Cristina Abduch Adas Branas

Pediatra e Infectologista pediátrica.

Priscila Suguita

Médica voluntária/pesquisadora do Departamento de Infectologia Pediátrica do Instituto da Criança do Hospital das Clínicas da Faculdade de Medicina da Universidade de São Paulo (HCFMUSP).

Raul Cavalcante Maranhão

Professor Titular da Faculdade de Ciências Farmacêuticas da Universidade de São Paulo e Médico pesquisador do Instituto do Coração do Hospital das Clínicas da Faculdade de Medicina da Universidade de São Paulo (HCFMUSP). Professor Titular de Bioquímica Clínica da Faculdade de Ciências Farmacêuticas. Diretor do Laboratório de Metabolismo e Lípides do Instituto do Coração (InCor) do HCFMUSP.

Rejane Mattar

Médica Assistente da Divisão de Gastroenterologia e Hepatologia Clínica do Hospital das Clínicas da Faculdade de Medicina da Universidade de São Paulo (HCFMUSP). Responsável pelo Laboratório de Provas Funcionais do Aparelho Digestivo do Hospital das Clínicas da FMUSP. Doutorado em Microbiologia e Imunologia pela Escola Paulista de Medicina da Universidade Federal de São Paulo (EPM-Unifesp).

Renan R. N. R. do Nascimento

Atual preceptor dos residentes de Reumatologia da Escola Paulista de Medicina da Universidade Federal de São Paulo (EPM-Unifesp). Residência em Reumatologia e Clínica Médica na EPM-Unifesp.

Renata de Araújo Monteiro Yoshida

Médica Assistente do Centro de Terapia Intensiva Neonatal do Hospital das Clínicas da Faculdade de Medicina da Universidade de São Paulo (HCFMUSP). Mestre em Ciências da Saúde pelo Departamento de Pediatria da FMUSP. Membro do Departamento de Neonatologia da Sociedade de Pediatria de São Paulo (SPSP). Instrutora de reanimação neonatal pela Sociedade Brasileira de Pediatria (SBP).

Renata Dejtiar Waksman

Doutora em Pediatria pela Faculdade de Medicina da Universidade de São Paulo (FMUSP). Membro do Departamento Científico de Segurança da Sociedade Brasileira de Pediatria (SBP) e Sociedade de Pediatria de São Paulo (SPSP). Coordenadora do Núcleo de Estudos da Violência contra Crianças e Adolescentes da SPSP. Membro do Departamento Materno Infantil do HIAE.

Ricardo Katsuya Toma

Médico Assistente e coordenador na Unidade de Gastroenterologia e Hepatologia do Instituto da Criança e do Adolescente do Hospital das Clínicas da Faculdade de Medicina da Universidade de São Paulo (HCFMUSP). Gastroenterologista Pediátrico do Centro de Especialidades Pediátricas do Hospital Israelita Albert Einstein. Doutor e mestre em Ciências.

Ricardo Palmero Oliveira

Mestre em Ciências Aplicadas à Pediatria pela Escola Paulista de Medicina da Universidade Federal de São Paulo (EPM-Unifesp).

Biomédico responsável pelo Laboratório de pesquisa da Disciplina de Gastroenterologia Pediátrica na EPM-Unifesp.

Romy Schmidt Brock Zacharias

Doutora pela Universidade de São Paulo. Médica Assistente do Hospital das Clínicas da Faculdade de Medicina da Universidade de São Paulo (HCFMUSP). Coordenador Médico de Neonatologia do Hospital Israelita Albert Einstein. Docente em Ciências na Faculdade Israelita de Ciências da Saúde Albert Einstein.

Roseli Eliana Beseggio Santos

Enfermeira Chefe da Divisão de Laboratório Central - Instituto Central do Hospital das Clínicas. Especialização em Gestão da Qualidade. Especialização em Administração de Serviços de Saúde. Especialização em Análise de Sistemas. Licenciatura em Enfermagem.

Rubens Feferbaum

Professor Livre-docente em Pediatria da Faculdade de Medicina da Universidade de São Paulo (FMUSP). Especialista em Neonatologia e Nutrologia pela Sociedade Brasileira de Pediatria (SBP) e BRASPEN. Médico da UTI Neonatal do Instituto da Criança do Hospital das Clínicas da FMUSP. Presidente dos Departamentos Científico de Suporte Nutricional da SBP e Nutrição da Sociedade de Pediatria de São Paulo.

Sandra Fatima Menosi Gualandro

Professora Associada da Disciplina de Hematologia, Hemoterapia e Terapia Celular da Faculdade de Medicina da Universidade de São Paulo (FMUSP). Responsável pelo Laboratório de Hematologia do Serviço de Hematologia e Hemoterapia do Hospital das clínicas da FMUSP. Supervisora do Programa de Residência Médica em Hematologia e Hemoterapia. Livre-docência pelo Departamento de Clínica Médica da FMUSP.

Sandro Félix Perazzio

Professor afiliado da Disciplina de Reumatologia da Universidade Federal de São Paulo (Unifesp). Assistente-doutor do Setor de Imunologia, Laboratório Central, do Hospital das Clínicas da Faculdade de Medicina da Universidade de São Paulo. Assessor Médico em Imunologia/Reumatologia do Grupo Fleury. Doutor e mestre em Reumatologia pela Unifesp. Pós-doutor em Imunologia pela Universidade de Washington/Seattle Children's Research Institute.

Simone Aparecida Lima Pavani

Gerente de Enfermagem do Instituto da Criança e do Adolescente. Pós-graduação em Saúde Pública. Pós-graduação em Administração Hospitalar. Preceptora do Programa de Residência Multiprofissional em Gestão Integrada de Serviços de Saúde.

Soraia Tahan

Professora Adjunta da Disciplina de Gastroenterologia Pediátrica da Escola Paulista de Medicina da Universidade Federal de São Paulo (EPM-Unifesp). Chefe do Departamento de Pediatria da EPM-Unifesp. Médica consultora em Gastroenterologia do Grupo Fleury. Médica gastroenterologista pediátrica do Hospital Infantil Sabará e Hospital Israelita Albert Einstein. Membro do Departamento de Gastroenterologia Pediátrica da Sociedade de Pediatria de São Paulo.

Suemi Marui

Graduação em Medicina pela Faculdade de Medicina da Universidade de São Paulo (FMUSP). Residência em Endocrinologia e Metabologia pelo Hospital das Clínicas da FMUSP. Pós-doutorado em Endocrinologia e Metabologia pela FMUSP. Chefe da Unidade de Tireoide - Disciplina de Endocrinologia - Hospital das Clínicas - FMUSP. Responsável pelo Laboratório de Endocrinologia Celular e Molecular (LIm25) - FMUSP. Assessora em Endocrinologia - DASA.

Tarcizio Brito Santos

Médico Neurologista e complementando de Neurologia Infantil do Hospital das Clínicas da Faculdade de Medicina da Universidade de São Paulo (HCFMUSP).

Thais Della Manna

Coordenadora do Ambulatório de Diabetes do Instituto da Criança do Hospital das Clínicas da Universidade de São Paulo. Doutora em Ciências pela Faculdade de Medicina da Universidade de São Paulo.

Thomaz Bittencourt Couto

Doutor e mestre em Ciências pela Faculdade de Medicina da Universidade de São Paulo (FMUSP). Professor da Faculdade Israelita de Ciências da Saúde Albert Einstein (FICSAE). Médico Assistente do Pronto-Socorro do Instituto da Criança do Hospital das Clínicas da Faculdade de Medicina da Universidade de São Paulo (ICr-HCFMUSP).

Uenis Tannuri

Professor Titular da Disciplina de Cirurgia Pediátrica e Transplante Hepático da Faculdade de Medicina da Universidade de São Paulo (FMUSP). Chefe do Serviço de Cirurgia Pediátrica e Transplante Hepático do Instituto da Criança do Hospital das Clínicas da Faculdade de Medicina da Universidade de São Paulo (ICr-HCFMUSP).

Vanessa Radonsky

Mestre e Doutoranda em Endocrinologia com foco em metabolismo ósseo pela Universidade Federal de São Paulo (Unifesp). Endocrinologista Pediátrica do Instituto da Criança do Hospital das Clínicas da Faculdade de Medicina da Universidade de São Paulo (ICr-HCFMUSP). Endocrinologista Pediátrica do Laboratório Fleury.

Vera Aparecida dos Santos

Patologista Clínica, MD, PhD. Médica Chefe da Seção de Imunologia da Divisão de Laboratório Central do Hospital das Clínicas da Faculdade de Medicina da Universidade de São Paulo (HCFMUSP).

Vera Bain

Médica Pediatra e Infectologista formada pela Faculdade de Medicina da Universidade de São Paulo (FMUSP). Médica pesquisadora do Departamento de Infectologia Pediátrica do Instituto da Criança (ICr).

Vera Ayres Meloni

Doutorado em Ciências pelo Programa de pós-graduação em Biologia Estrutural e Funcional da Universidade Federal de São Paulo. Médica Geneticista Clínica pela Sociedade Brasileira de Genética Médica e Genômica. Médica Pediatra pela Sociedade Brasileira de Pediatria (SBP).

Vera Hermina Kalika Koch

Professora Livre-docente do Departamento de Pediatria da Faculdade de Medicina da Universidade de São Paulo (FMUSP). Coordenadora geral da Residência Médica (COREME/FMUSP).

Vera Lúcia Jornada Krebs

Livre-docente em Neonatologia. Professora do curso de pós-graduação do Departamento de Pediatria da Faculdade de Medicina da Universidade de São Paulo. Coordenadora de pesquisa do Centro Neonatal do Instituto da Criança e do Adolescente do HCFMUSP. Médica Assistente, chefe de setor técnico do Instituto da Criança e do Adolescente do Hospital das Clínicas da Faculdade de Medicina da Universidade de São Paulo (ICr-HCFMUSP).

Vicente Odone Filho

Professor Titular do Departamento de Pediatria da Faculdade de Medicina da Universidade de São Paulo (FMUSP), área de Onco-Hematologia Pediátrica.

Vinicius Rodrigues Fernandes

Infectologista Pediátrico e Médico colaborador do serviço de Infectologia Pediátrica do Instituto da Criança e do Adolescente do Hospital das Clínicas da Faculdade de Medicina da Universidade de São Paulo (ICr-HCFMUSP).

Vitória Paula Dias Cruz

Mestranda em Ciências da Saúde pela Universidade Estadual de Montes Claros (Unimontes). Médica Pediatra com residência médica pela Irmandade Nossa Senhora das Merces, Santa Casa de Montes Claros. Graduada em Medicina pela Universidade Estadual de Montes Claros. Trabalhou como médica no Programa de Saúde da Família da Secretaria Municipal de Montes Claros. No momento, atua como: Professora de Ensino Superior no Internato de Pediatria da Universidade Estadual de Montes Claros, preceptora da residência médica de Pediatria desta instituição e Pediatra no Hospital Universitário Clemente de Farias nos setores Bloco Obstétrico/Maternidade e UTI Neonatal.

Wagner A. R. Baratela

Coordenador Médico de Genômica do Laboratório Fleury. Residência médica em Genética Médica pela Faculdade de Medicina de Ribeirão Preto da Universidade de São Paulo. Doutorando em Genética Médica pela Universidade de São Paulo; Fellow em Displasias Esqueléticas pelo A. I. duPont Hospital for Children/ Thomas Jefferson University, Philadelphia (EUA). Membro do Skeletal Dysplasias Management Consortium (SDMC). Médico Geneticista do Departamento de Pediatria da Faculdade de Ciências Médicas da Santa Casa de São Paulo. Médico Geneticista do Hospital Sírio-Libanês.

Werther Brunow de Carvalho

Professor Titular de Pediatria, na área de Neonatologia/Terapia Intensiva do Instituto da Criança e do Adolescente do Hospital das Clínicas da Faculdade de Medicina da Universidade de São Paulo (ICr-HC-FMUSP). Coordenador da Pediatria do Hospital Santa Catarina de São Paulo e chefe da UTI da Pediatria deste hospital.

Conteúdo complementar – plataforma digital

Esta obra possui conteúdo complementar disponibilizado em uma plataforma digital exclusiva.

Para ingressar no ambiente virtual, utilize o QR code abaixo, faça seu cadastro e digite a senha: **medicinalaboratorial**

O prazo para acesso a esse material limita-se à vigência desta edição.

Sumário

Seção III – Cirurgia infantil

Coordenadores: Ana Cristina Aoun Tannuri e Uenis Tannuri

Seção IV – Endocrinologia

Coordenador: Durval Damiani

Seção V – Genética

Coordenadora: Chong Ae Kim

Prefácio

Visto que a criança está longe de ser um pequeno adulto, pois seu metabolismo é diferente e está em constante transformação; é de se esperar que os testes diagnósticos voltados a ela sejam interpretados de forma diferente que o adulto. Além disso, e tendo em vista aquele público, a medicina laboratorial, por meio das novas tecnologias, tem sido usada de forma que auxilie o pediatra em análise clínica.

Nesse sentido, o Instituto da Criança e do Adolescente do HC-FMUSP, mantendo a sua tradição, nos brinda com este novo livro que traz uma visão moderna e global da medicina laboratorial aplicada à pediatria. O intuito é levar ao pediatra uma orientação prática sobre quais são as análises mais informativas em determinadas situações e como interpretá-las. Todas as especialidades foram revistas com o apoio de um grande grupo de médicos, professores e pesquisadores.

A comunidade pediátrica agradece este novo esforço.

Profª Dra Ester Cerdeira Sabino
Professora Associada do Departamento de Moléstias Infecciosas e Parasitárias da Faculdade de Medicina da Universidade de São Paulo (FMUSP)
Diretora do Instituto de Medicina Tropical da FMUSP de 2015 a 2019.

Apresentação

Medicina Laboratorial em Pediatra é o novo livro da coleção Pediatria Instituto da Criança (Icr) e do Adolescente HC-FMUSP, sendo 26º título da série. Elaborado a partir de uma articulação entre pediatras e patologistas clínicos, a obra tem como objetivo principal apoiar o dia a dia do pediatra geral ou do especialista na busca por um diagnóstico preciso, que, como se sabe, é a base para um tratamento eficaz.

Trabalhando em conjunto, os autores e editores do livro e da coleção buscam oferecer aos pediatras alguns conceitos fundamentais em Patologia Clínica e Medicina Laboratorial, dando ênfase principalmente à fase pré-analítica, sobretudo no que concerne à coleta do material biológico, e menor destaque à fase analítica, ou seja, aos métodos de estudo usados para explorar cada analito, que poderão ser encontrados em referências bibliográficas selecionadas. Também deram maior ênfase à chamada fase pós-analítica, que concentra grande parte da atenção na interpretação dos resultados obtidos.

O livro traz uma seleção atualizada de análises, as quais são mais informativas para a identificação de cada doença ou grupo de doenças que foram levantadas como hipóteses diagnósticas pela anamnese e exame físico. Em quase todos os capítulos trabalharam conjuntamente pediatras e patologistas clínicos, a fim de que pudesse ser oferecido um conhecimento realmente útil para a prática cotidiana do pediatra, incluído aqui também o hebiatra. Foram também acrescidos capítulos que discorrem sobre as análises clínicas que podem, ou devem, ser solicitadas no acompanhamento de lactentes, crianças e adolescentes saudáveis, e a solicitação é orientada baseada no histórico familiar e na história pregressa do paciente.

O espírito que dominou toda a elaboração do livro é que estamos tratando de exames complementares, cuja solicitação, quando pertinente, deve sempre ser decorrente da anamnese e do exame físico e que cada análise laboratorial só deve ser solicitada para responder a alguma questão levantada a partir de uma avaliação clínica criteriosa. Não podemos nos esquecer de que a coleta de sangue pode espoliar a criança, sobretudo se repetida numa criança de baixa idade, a coleta de líquor implica em riscos, e mesmo a coleta de urina representa uma situação de estresse para a criança de qualquer idade. Em outras palavras, toda solicitação de exame complementar deve ter uma finalidade bem definida previamente. Em Pediatria, não se pode aceitar "baterias" de exames, listas ou painéis preestabelecidos!

Agradecemos a preciosa colaboração dos clínicos e patologistas clínicos de várias instituições e de vários estados do Brasil, que ajudaram a construir esta obra de caráter híbrido e que foi coordenada por uma pediatra com atuação também em laboratório de Imunologia , Profa. Dra. Magda Carneiro-Sampaio, um hebiatra especialista em reumatologia, Prof. Dr. Clovis Artur Almeida da Silva, uma pediatra geral e especialista em Puericultura, Profa. Dra. Filumena Maria da Silva Gomes, uma pediatra especializada em patologia clínica, Profa. Dra. Natasha Slhessarenko, e dois patologistas clínicos, Prof. Dr. Alberto José da Silva Duarte e Dr. Nairo Massakazu Sumita. Agradecemos também a valiosíssima ajuda dos especialistas da Editora Manole, cuja expertise e dedicação têm sido fundamentais para a produção de toda esta Coleção.

Esperamos que, com o lançamento deste volume, possamos contribuir de alguma maneira para o exercício da Pediatria e, sobretudo, para a melhor assistência à saúde das crianças e dos adolescentes.

Respeitosamente,

Magda Carneiro-Sampaio
Clovis Artur Almeida da Silva
Filumena Maria da Silva Gomes
Natasha Slhessarenko
Nairo Massakazu Sumita
Alberto José da Silva Duarte

Seção I

Introdução geral

Coordenadores: Nairo Massakazu Sumita e
Magda Carneiro-Sampaio

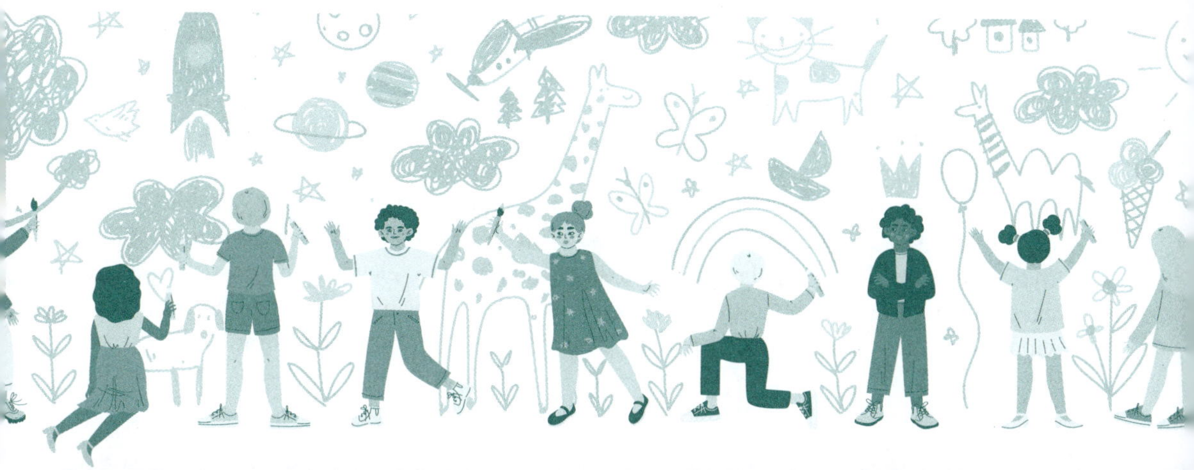

1

Introdução à patologia clínica aplicada à pediatria

Adagmar Andriolo
Natasha Slhessarenko
Nairo Massakazu Sumita
Alberto José da Silva Duarte

PONTOS-CHAVE DESTE CAPÍTULO

- O processo laboratorial é dividido em três fases distintas: pré-analítica, analítica e pós-analítica.
- Os procedimentos básicos dos testes laboratoriais, da fase pré-analítica, quando inadequadamente realizados, podem comprometer a qualidade técnica e a utilidade clínica dos resultados.
- A fase pré-analítica do processo laboratorial é muito dependente do fator humano e concentra cerca de 70% dos erros laboratoriais reportados.
- O uso não racional dos recursos do laboratório pode comprometer a sua real utilidade.

INTRODUÇÃO

Nos últimos anos, a patologia clínica, também conhecida como medicina laboratorial, em conjunto com a anatomia patológica e com o diagnóstico por imagem, tem assumido um papel relevante para a boa prática médica em todas as especialidades clínicas e cirúrgicas. Sua contribuição ultrapassa o auxílio ao diagnóstico das mais diferentes doenças pela realização de exames laboratoriais, apoiando muitas atividades médicas nas áreas de previsão de risco, prevenção de doença, estadiamento de processos mórbidos e orientação quanto à melhor terapia a ser adotada.

Graças aos avanços tecnológicos, o número de tipos de exames à disposição do pediatra tem crescido exponencialmente, tornando possível o estudo dos mais variados analitos relacionados com as mais diferentes situações clínicas. Sem dúvidas, os dados gerados pelo laboratório possuem, atualmente, elevados níveis de especificidade e sensibilidade e, portanto, de confiabilidade. Pela incorporação de sistemas analíticos automatizados e utilização de metodologias cada vez mais sofisticadas, o encontro de resultados falso-positivos ou falso-negativos tem se tornado evento raro.

Não obstante este cenário altamente favorável, há duas considerações a serem feitas: (1) o descumprimento de procedimentos básicos relativos às características dos testes laboratoriais, principalmente aqueles da fase pré-analítica, pode comprometer a qualidade técnica e a utilidade clínica dos resultados e (2) o uso não racional dos recursos do laboratório pode comprometer a sua real utilidade. Tendo à disposição muitos e novos recursos diagnósticos, nem sempre o pediatra está familiarizado ou possui informações suficientes para escolher, criticamente, os melhores testes cujos resultados possam auxiliar na redução de suas dúvidas.

Pelas duas razões mencionadas, a interação entre o pediatra e o patologista clínico se faz altamente desejável e deve ser proveitosa.

O processo laboratorial é, classicamente, dividido em três fases distintas: pré-analítica, analítica e pós-analítica. Cada etapa está sujeita à possibilidade de erros que podem afetar a qualidade e a confiabilidade do resultado. Os avanços tecnológicos e o aperfeiçoamento das metodologias reduziram consideravelmente os erros da fase analítica, os quais, segundo alguns autores, respondem por 7 a 13% do total de erros; a tecnologia da informação também contribuiu para uma redução significativa dos erros na fase pós-analítica. A fase pré-analítica ainda depende muito do fator humano e concentra cerca de 70% dos erros laboratoriais reportados. Reforçamos que, para a redução da taxa de insucessos decorrentes de erros na fase pré-analítica, a proximidade do pediatra com o patologista clínico é de fundamental importância, uma vez que, em muitas situações, cabe a ele (pediatra) orientar os responsáveis pelo paciente sobre as condições pré-analíticas necessárias.

A complexidade dos procedimentos realizados ou dos equipamentos utilizados no laboratório não guarda nenhuma relação com a importância clínica da informação obtida. Por exemplo, a simples observação criteriosa da cor de um soro pode possibilitar o diagnóstico de icterícia ou de existência de hemólise *in vivo* não suspeitada pela avaliação clínica.

Com base em conhecimentos de fisiologia, bioquímica, hematologia, histologia, dentre outros, o laboratório clínico produz informações a partir de um trabalho sistemático e minucioso, subdividido em unidades denominadas ensaio, exame ou teste. O ensaio, em última análise, é a tentativa de responder a uma pergunta específica realizada pelo pediatra, que pode ser bastante objetiva, por exemplo: "existe hiperglicemia?", ou muito abrangente, como: "existe alguma doença?".

Para que o laboratório responda adequadamente, é indispensável que, além da utilização de metodologia adequada, o preparo do paciente, a coleta, o transporte e o eventual armazenamento das amostras a ser examinadas sejam realizados segundo determinadas regras, sem as quais a qualidade do resultado obtido, sua validade e importância clínica podem ser seriamente prejudicadas, ou mesmo inviabilizadas.

CAUSAS PRÉ-ANALÍTICAS DE VARIAÇÃO DOS RESULTADOS

Antes da realização do exame propriamente dito, deve-se ter o cuidado de conhecer algumas causas de variação e evitar, o quanto possível, situações que possam interferir na exatidão dos resultados. Essas condições incluem, principalmente, gênero e idade, variação cronobiológica, tempo de jejum prévio à coleta, dieta, posição e mudanças rápidas de posição corporal, atividade física e administração de drogas, que são variáveis identificadas como pré-analíticas. A adoção de boas práticas nos procedimentos de coleta também é de fundamental importância, como a escolha do local de coleta, o tempo de aplicação do torniquete e o uso de seringas, agulhas e tubos adequados ao paciente, além de outros cuidados específicos, dependendo das características do paciente e do exame a ser realizado.

A seguir, citamos algumas das causas pré-analíticas mais relevantes e seus possíveis efeitos sobre os resultados dos exames laboratoriais.

Sexo e idade: além das peculiaridades hormonais específicas e características de cada sexo, outros parâmetros sanguíneos e urinários podem se apresentar em concentrações significativamente distintas entre meninos e meninas, em decorrência das diferenças metabólicas, sendo necessário, em algumas circunstâncias, adotar intervalos de referência específicos. Na população pediátrica, especialmente nas primeiras faixas etárias, em geral, não há diferenças marcantes em razão do gênero dos pacientes. Alguns parâmetros bioquímicos e hematológicos, além dos hormonais e enzimáticos, possuem quantidade, concentração ou atividade distintas em diferentes faixas etárias por dependerem de diversos fatores, como maturidade funcional dos órgãos e dos sistemas metabólicos, massa e composição corpóreas, padrão alimentar etc. Em situações específicas, os intervalos de referência devem considerar essas diferenças. Apenas como exemplos, podem ser citados a concentração de creatinina, a atividade da fosfatase alcalina, a concentração da hemoglobina e o hematócrito. Os valores numéricos referidos nesses exemplos não devem ser tomados como válidos, uma vez que dependem da metodologia utilizada no laboratório. É preciso, sempre, considerar os intervalos de referência declarados nos laudos dos exames.

É notável observar que a concentração de creatinina sérica do recém-nascido é igual à materna, ou seja, do indivíduo adulto, reduzindo-se rapidamente nas primeiras semanas após o nascimento, e que não há diferença significativa entre os sexos até a puberdade, quando valores mais elevados são observados nos indivíduos do sexo masculino. Esses dados são mostrados na Tabela 1.

Em relação à atividade da fosfatase alcalina, observa-se uma diferença entre os sexos em algumas faixas etárias, provavelmente em razão da diferente velocidade de maturação óssea, principal fonte fisiológica dessa enzima nas crianças, como apresentado na Tabela 2.

Os parâmetros hematológicos, mais especificamente o hematócrito e a concentração eritrocitária de hemoglobina apresentam, fisiologicamente, significativa queda após o nascimento, como pode ser visto na Tabela 3.

TABELA 1 Intervalos de referência da creatinina sérica nas diferentes faixas etárias, em mg/dL

Faixa etária	Sexo masculino	Sexo feminino
0 a 1 semana	0,60 a 1,10	0,60 a 1,10
1 semana a 1 mês	0,30 a 0,70	0,30 a 0,70
1 a 6 meses	0,20 a 0,40	0,20 a 0,40
7 a 12 meses	0,20 a 0,40	0,20 a 0,40
1 a 3 anos	0,40 a 0,70	0,40 a 0,70

(continua)

TABELA 1 Intervalos de referência da creatinina sérica nas diferentes faixas etárias, em mg/dL *(continuação)*

Faixa etária	Sexo masculino	Sexo feminino
4 a 6 anos	0,50 a 0,80	0,50 a 0,80
7 a 9 anos	0,60 a 0,90	0,50 a 0,90
10 a 15 anos	0,60 a 1,20	0,70 a 1,10
16 a 18 anos	0,80 a 1,40	0,80 a 1,20

Fonte: adaptada de Greeley et al. e de Soldin et al.

TABELA 2 Intervalos de referência da fosfatase alcalina total nas diferentes faixas etárias, em U/L

Faixa etária	Sexo masculino	Sexo feminino
1 a 30 dias	73 a 316	48 a 406
1 mês a 1 ano	82 a 383	124 a 341
1 a 3 anos	104 a 345	108 a 317
4 a 6 anos	93 a 309	96 a 297
7 a 9 anos	86 a 315	51 a 332
10 a 12 anos	42 a 362	75 a 270
13 a 15 anos	74 a 390	50 a 162
acima de 16 anos	52 a 171	47 a 119

Fonte: adaptada de Soldin et al.

TABELA 3 Intervalos de referência para hematócrito e hemoglobina nas diferentes faixas etárias

Faixa etária	Hematócrito (em %)	Hemoglobina (em g/dL)
0 a 1 mês	42 a 65	13,4 a 19,9
1 a 2 meses	33 a 55	10,7 a 17,1
2 a 3 meses	28 a 41	9,0 a 14,1
3 a 6 meses	29 a 41	9,5 a 14,1
6 a 12 meses	31 a 41	11,3 a 14,1

Fonte: adaptada de Nathan & Oski.

Variação cronobiológica: é a ocorrência de variação periódica na concentração ou atividade de determinado parâmetro em função do tempo, tendo caráter repetitivo e cíclico. Há denominações específicas dependendo do tempo em que o ciclo se completa: circadiano (diário), circatrigintano (mensal), sazonal (trimestral), circanual (anual) etc. Em relação à pediatria, é relevante reconhecer a variação diária que ocorre, por exemplo, nas concentrações séricas do ferro e do cortisol, que podem ser de até 50% entre amostras colhidas às 8 e às 14 horas para o ferro sérico e às 8 e 16 horas para o cortisol. As medidas desses parâmetros realizadas em amostras colhidas à tarde fornecem valores consistentemente mais baixos do que os obtidos em amostras colhidas pela manhã. Esse efeito pode induzir um raciocínio clínico equivocado, especialmente em pacientes que possuam valores limítrofes.

Oportunidade de coleta: deve ser dada preferência para a coleta de material com o paciente em condições basais. Como regra geral, não é recomendado o encaminhamento de pacientes ao laboratório para a realização de exames de rotina e controles no final da tarde, especialmente nos dias mais quentes, quando a atividade física desenvolvida durante o dia e a elevada temperatura ambiente possam ter causado significativa hemoconcentração, comprometendo a exatidão dos resultados. Evidentemente, situações emergenciais podem exigir atendimento fora dessas condições.

Tempo de jejum: classicamente, o período de jejum habitual para a coleta de sangue para exames laboratoriais de rotina em indivíduos adultos é de oito a dez horas. Há, atualmente, uma tendência para que esse tempo seja reduzido para quatro horas, para a maioria dos exames. Para as crianças de pouca idade, o período pode ser limitado a uma ou duas horas. Períodos de jejum prolongados podem causar elevação significativa na concentração das bilirrubinas e dos triglicerídeos. Também é importante considerar que os estados pós-prandiais imediatos, além das modificações fisiológicas próprias, em geral, são acompanhados de maior turbidez do soro, o que pode interferir no desempenho de alguns métodos.

Dieta: de forma ideal, a coleta de amostras para a realização de exames laboratoriais deve ser realizada com o indivíduo mantendo sua dieta habitual. Alterações bruscas na dieta, como nos primeiros dias de uma internação hospitalar ou no período inicial de um regime alimentar, ou na vigência de distúrbios gastrintestinais, por exemplo, exigem certo tempo para que alguns parâmetros se estabilizem nos níveis basais. Alguns exames estão condicionados à dieta prévia específica, em que devem ser incluídos ou excluídos determinados alimentos. São exemplos clássicos a medida de gordura nas fezes (teste de van de Kamer), na qual é recomendado manter uma dieta rica em gorduras (1g/kg de peso corporal), pelo menos, três dias antes e durante o dia de coleta das fezes; e a medida de ácido vanilmandélico (VMA) urinário. Para o VMA, a dieta especial inclui a restrição da ingestão de algumas frutas, como banana, manga, abacaxi, por conterem precursores de VMA e de doces e sucos contendo corantes do tipo das vanilinas, por interferirem na cor final a ser medida.

Posição corporal: em posição supina, um indivíduo adulto possui de 600 a 700 mL a mais de volume intravascular do que quando em posição ereta. Na posição ereta ocorre maior passagem de água do compartimento intravascular para o intersticial, determinando aumento na concentração relativa de algumas substâncias, como as lipoproteínas e as proteínas de alto peso molecular, assim como de substâncias a elas ligadas. O aumento pode ser tão importante quanto 8 a 10% da concentração inicial para albumina, colesterol, triglicerídeos, hematócrito, hemoglobina, entre outras. A simples mudança rápida de posição corporal pode causar variações significativas na concentração de outras substâncias não filtráveis, como as proteínas de alto peso molecular e os elementos celulares, terão sua concentração relativa elevada até que o equilíbrio hídrico se restabeleça. De forma geral, o tempo para o equilíbrio da posição ereta para em decúbito é de 30 minutos e do decúbito para a ereta é de 10 minutos.

Atividade física: possui efeito transitório sobre alguns componentes sanguíneos pela mobilização de água e outras substâncias, além das variações metabólicas para atender às necessidades energéticas do organismo. O trabalho muscular causa aumento da atividade sérica de algumas enzimas presentes em concentrações elevadas no tecido muscular, como creatina quinase, aldolase e aspartato aminotransferase. Esse aumento pode persistir por 12 a 24 horas após o esforço físico, dependendo de sua intensidade. Vale lembrar que para a realização de alguns exames específicos, o exercício pode ser utilizado como estímulo fisiológico para a liberação intencional de certas substâncias como, por exemplo, o hormônio de crescimento. Por outro lado, a inatividade física também promove modificações significativas. Por exemplo, após quatro dias de permanência no leito, ocorre hemodiluição, com redução na concentração das proteínas totais e da albumina (0,5 e 0,3g/dL, respectivamente), aumento do cálcio ionizado e redução do potássio sérico.

Administração de drogas: a administração de alguns medicamentos pode ser a causa de variações significativas nos resultados de exames laboratoriais, seja pelo efeito fisiológico, *in vivo*, ou pela interferência analítica, *in vitro*.

Aplicação do torniquete: este procedimento tem a finalidade de evidenciar o trajeto dos vasos sanguíneos e facilitar o seu puncionamento para a obtenção de sangue venoso. Ao ser aplicado por tempo maior do que 1 minuto, o torniquete promove aumento da pressão intravascular no território venoso, facilitando a saída de líquido intravascular e de moléculas pequenas para o espaço intersticial, resultando em hemoconcentração e variação da concentração relativa de alguns componentes do sangue. Se o torniquete permanecer por um tempo maior, a estase venosa fará com que alterações metabólicas, como glicólise anaeróbia, elevem a concentração de lactato, com redução do pH, por exemplo.

ATENDIMENTO LABORATORIAL ESPECÍFICO AO PACIENTE PEDIÁTRICO

O laboratório clínico será de grande valia para o pediatra sempre que utilizado de forma criteriosa, evitando-se coletas desnecessárias, espoliação sanguínea, desperdício financeiro e poluição ambiental. Especialmente em crianças, não se deve deixar levar pela oportunidade, ou seja, não coletar exames sem uma indicação explícita.

Diferentemente dos adultos, as crianças e adolescentes saudáveis não realizam exames de rotina, exceto em situações pouco frequentes que serão abordadas nos capítulos "Acompanhamento da criança e do adolescente submetidos a transplante renal" e "Exame de urina de rotina".

Quando necessários, os recursos laboratoriais devem ser utilizados conforme protocolos bem definidos, o que lhes garantirá a capacidade de auxiliar no atendimento médico em suas diferentes facetas.

Por exemplo, em se tratando de medicina preventiva, a triagem metabólica neonatal, também conhecida como "teste do pezinho", em tese, deve ser oferecida a todas as crianças nos primeiros dias de vida, para o diagnóstico precoce de enfermidades, como o hipotireoidismo, que podem repercutir ao longo da vida da criança e da família, caso não sejam diagnosticadas e tratadas adequadamente. Ainda no período neonatal, pode ser necessária a medida de bilirrubina indireta, para avaliação de icterícias, tão frequentes nos primeiros dias de vida. Ainda que a medida transcutânea da bilirrubina possa poupar algumas punções, em determinadas situações, a medida por metodologia laboratorial pode ser a indicada.

A coleta de sangue para realização de exames sempre é uma experiência difícil, mas, na medida do possível, devem ser criadas condições que minimizem eventuais traumas. O laboratório deve estar preparado para receber e acolher o paciente e sua família. As recomendações aqui descritas se baseiam nas normas do Clinical and Laboratory Standards Institute (CLSI), na literatura científica e na experiência dos autores.

Equipe especializada

O laboratório deve dispor de uma equipe altamente capacitada, experiente e com grande habilidade de comunicação, que atenda às demandas das crianças e de seus familiares. A equipe pode usar jalecos com algum detalhe que chame a atenção das crianças, como botões coloridos ou desenhos divertidos, evitando-se que a criança chore ao vê-los por estarem vestindo o tradicional uniforme branco. A coleta de sangue pediátrica sempre deve ser realizada por dois profissionais de saúde, um que vai fazer a coleta em si e o outro que vai ajudar a conter a criança e dar suporte ao procedimento. Na medida do possível, os pais também devem participar do processo de coleta, estando sempre ao alcance de visão dos pequenos pacientes para dar-lhes mais segurança. É muito importante que a equipe de coleta pediátrica converse com a criança ou com o adolescente antes de iniciar qualquer procedimento.

Ambiente humanizado

Todo o ambiente no laboratório para as coletas infantis deve ser diferenciado para que os pacientes pediátricos se sintam confortáveis, seguros e tranquilos, e para que, distraídos, não estejam atentos aos detalhes relacionados à coleta, o que pode gerar sensação de medo. O ambiente deve ser bem colorido, decorado e com brinquedos. Idealmente, os laboratórios devem ter uma ala de coleta exclusiva para o público infantojuvenil. Dispositivos que distraiam as crianças podem ser oferecidos, tais como elementos lúdicos, por exemplo, o curativo colorido. Conceder um "certificado de coragem" costuma motivar nossos pequenos pacientes. A cultura e os costumes regionais devem ser levados em conta e respeitados.

Tubos e agulhas diferenciados

Os tubos utilizados para a coleta de sangue de crianças e adolescentes devem ser adequados, em geral, de tamanho menor, e a quantidade de sangue coletado é inferior à coletada de pacientes adultos, com a preocupação de evitar qualquer nível de espoliação. Agulhas e scalps pediátricos possibilitam uma coleta menos traumática. Dada a importância do tema, o volume de sangue a ser coletado será discutido mais adiante.

Encontrando a veia, sem problemas

Alguns laboratórios possuem dispositivos de localização venosa que ajudam na localização de veias. Esses dispositivos projetam um mapa das veias do paciente por cima da pele, aumentando a assertividade do procedimento de punção.

Posições do paciente para a coleta de sangue

O segredo de uma punção venosa bem-sucedida é a posição adequada do paciente. A posição adequada para a coleta é fundamental e deve garantir, além do conforto e segurança da criança, a realização do procedimento técnico segundo as boas práticas.

Dependendo da idade, os pacientes pediátricos podem ter sua coleta de sangue sentados sozinhos ou no colo dos pais, ou deitados na maca. A orientação é que, para crianças até os dois anos de idade, a coleta seja efetuada com a criança deitada e os pais devem sempre ajudar na sua contenção.

Nos pré-escolares e escolares, havendo condições, deve sempre ser perguntado à criança e aos pais a preferência em se coletar sentado ou deitado.

Nas coletas sentadas, utiliza-se a própria cadeira de coleta, colocando-se a criança sentada no colo do responsável, que deve prender as pernas do paciente entre suas pernas, imobilizando-as. Um dos braços do responsável deve abraçar o tórax de um lado ao outro, como um cinto de segurança, segurando a mão da criança que está livre, impedindo que venha a atrapalhar a punção.

Existem outras posições que podem ser executadas, mas o mais importante é o conforto e a segurança do paciente e do flebotomista.

Vias de acesso

Quanto ao local de punção, diferentemente dos adultos, nas crianças, especialmente nas menores, existem diversas opções de locais para a punção. São eles: as veias do dorso das mãos (veia dorsal superficial, dorsal metacarpal ou do arco venoso dorsal), veias dos pés (veias tibial anterior, safena parva e safena magna), na cabeça ou até mesmo, na lateral do calcanhar, principalmente nos recém-nascidos. Em crianças maiores de dois anos e adolescentes, os sítios de punção se assemelham aos dos adultos, sendo as veias da fossa ante cubital cefálica e basilar as de maior facilidade de acesso.

Volume de sangue a ser coletado

A quantidade de sangue que pode ser coletada de uma criança, com segurança, depende do seu volume total de sangue, o qual pode ser estimado pelo peso corporal.

O volume de sangue circulante dos neonatos representa um percentual maior em relação ao seu peso, aproximadamente de 75 a 110 mL/kg. Esta porcentagem vai reduzindo à medida que a criança cresce, atingindo 65 a 80 mL/kg no indivíduo adulto.

Em geral, a retirada de 2,5 a 3 mL/kg, a cada punção, é considerada segura, correspondendo a um valor entre 3 e 7% do volume de sangue circulante total. Diversos trabalhos têm demonstrado que a medida mais efetiva para diminuir a necessidade de múltiplas transfusões, especialmente nos recém-nascidos, é reduzir a espoliação sanguínea nas coletas.

A espoliação de sangue pode ser minimizada por meio de medidas simples que incluem:

- A indicação criteriosa de exames laboratoriais. O patologista clínico pode auxiliar o pediatra a escolher e priorizar os exames a ser realizados;
- O uso de microcoletores e técnica adequada de coleta, evitando o desperdício de sangue e maiores traumas e dificuldades com a punção venosa, especialmente em crianças e adolescentes em quimioterapia, quando são necessárias coletas seriadas.
- A intensa integração entre as equipes das unidades pediátricas e do laboratório clínico, com troca de informações sobre as dificuldades de obtenção das amostras e possibilidade do aproveitamento integral de todo o volume de sangue para realização dos testes. Atitudes positivas de interação evitarão desperdício da amostra e, consequentemente, a espoliação sanguínea.

Estabilidade, preparo e transporte da amostra

A estabilidade de uma amostra é definida pela capacidade dos seus elementos se manterem nos valores iniciais, dentro de limites de variação aceitáveis, por determinado tempo. O laboratório deve criar protocolos específicos para que haja fluxo contínuo das amostras coletadas para o núcleo técnico, onde serão processadas.

Quando o assunto é a estabilidade da amostra, duas variáveis devem ser levadas em conta: o tempo e a temperatura de armazenamento. Inúmeras substâncias se mantêm estáveis por alguns dias quando refrigeradas, enquanto outras se mantêm por anos, se congeladas.

Para a dosagem de algumas substâncias, como bilirrubinas e vitaminas no soro, por exemplo, o tubo contendo a amostra deve ser protegido da luz. Alguns exames exigem que a amostra seja rapidamente congelada. Os cuidados pré-analíticos também são muito importantes para o exame de urina de rotina, o qual exige que a amostra seja recentemente emitida e protegida da luz e do calor, para que sua composição original seja mantida e não ocorram artefatos que possam mascarar ou simular alterações significativas. Ver capítulo "Exame de urina de rotina".

FASE ANALÍTICA

As variações intrínsecas, decorrentes unicamente do procedimentos técnicos, são denominadas causas analíticas de variação, e aquelas resultantes de cálculos, transcrições ou interpretação de dados correspondem às causas pós-analíticas. Em geral, essas variações são mensuradas e minimizadas pela aderência dos laboratórios aos programas de controle de qualidade interno e externo.

FASE PÓS-ANALÍTICA

Esta é a fase em que há a emissão do laudo com todos os elementos necessários para uma correta interpretação. O laudo, muito mais que o resultado em si, compreende o nome do exame, o resultado obtido, a unidade de medida, a metodologia, o tipo de amostra, o intervalo de referência e qualquer observação que possa ser pertinente para auxiliar na interpretação do resultado. Em casos específicos, além da metodologia, dados como o nome do fornecedor do insumo comercial e o lote do produto são referidos.

Em se tratando de exames de crianças e adolescentes é muito importante que os intervalos de referência fornecidos estejam compatibilizados com a faixa etária e sexo do paciente, garantindo a interpretação correta do resultado reportado.

CARACTERÍSTICAS DOS EXAMES LABORATORIAIS

Para que um resultado de exame laboratorial seja útil e, portanto, atenda à sua finalidade de reduzir as incertezas do pediatra, ele deve possuir algumas características que devem ser conhecidas tanto pela equipe do laboratório quanto pelo médico responsável pela sua interpretação. Entre estas características, incluem-se: exatidão, precisão, sensibilidade diagnóstica e analítica, especificidade diagnóstica e analítica, valores preditivos positivo e negativo, intervalo de referência e valor crítico.

Exatidão é a capacidade de o método fornecer resultados muito próximos ao valor verdadeiro ao parâmetro mensurado. Pode ser avaliada realizando-se o teste em uma amostra contendo uma quantidade conhecida da substância em questão. Esta amostra é um padrão, cuja origem e valor nominal devem ser altamente confiáveis.

Precisão é a capacidade de o método fornecer resultados muito próximos entre si quando são realizadas determinações repetidas de uma mesma substância em uma mesma amostra. A precisão pode, também, ser referida como reprodutibilidade do teste.

A avaliação dessas duas características, exatidão e precisão, é de responsabilidade exclusiva do laboratório e está intimamente relacionada com a escolha da metodologia, dos equipamentos a ser utilizados e da habilidade dos profissionais. Evidentemente, opta-se sempre pelos procedimentos que ofereçam, com segurança, os níveis mais elevados de exatidão e precisão.

Sensibilidade diagnóstica é a probabilidade de o resultado obtido na análise de uma amostra proveniente de um indivíduo doente estar fora do intervalo de referência (anormal ou positivo). Essa característica é avaliada a partir do número de resultados normais e anormais obtidos em um grupo de indivíduos sabidamente portadores da doença que este exame pretende diagnosticar. A sensibilidade diagnóstica pode, também, ser referida como a porcentagem de resultados verdadeiros-positivos (anormais) obtidos no estudo de uma população de portadores de determinada doença.

Sensibilidade analítica, por sua vez, refere-se ao menor valor quantificável que o teste consegue discriminar de zero.

Especificidade diagnóstica é a probabilidade de que o resultado obtido de uma amostra proveniente de um indivíduo normal esteja dentro do intervalo de referência (normal ou negativo). Essa característica também é avaliada a partir do número de resultados normais obtidos em um grupo de indivíduos normais em relação à doença que este exame pretende diagnosticar. A especificidade diagnóstica pode ser referida como a porcentagem de resultados verdadeiro-negativos (normais) obtidos no estudo de uma população de indivíduos não portadores de determinada doença.

Especificidade analítica refere-se à capacidade de o teste identificar e/ou quantificar apenas o analítico desejado.

Tanto a sensibilidade quanto a especificidade analíticas são características próprias do teste laboratorial e, em geral, apresentam tendências divergentes, ou seja, o aumento na sensibilidade normalmente produz redução na especificidade e vice-versa. A situação ideal de um teste com sensibilidade e especificidade de 100% é inatingível, portanto, cabe ao pessoal técnico escolher o procedimento que melhor atender às necessidades clínicas em cada situação.

Em algumas condições, a sensibilidade deverá ser privilegiada e, em outras, a especificidade. Por exemplo, em programas de triagem de erros inatos do metabolismo em recém-nascidos ou na triagem de doenças infecciosas em doadores de sangue, pode ser conveniente o uso de metodologia altamente sensível, ainda que o risco de resultados falsamente positivos se eleve (alta sensibilidade, reduzida especificidade). Por outro lado, exames realizados com a finalidade de auxiliar no diagnóstico diferencial entre duas doenças clinicamente semelhantes, a especificidade deve ser a maior possível.

Para o cálculo de sensibilidade e especificidade, utiliza-se o conceito que o resultado de um teste e o estado de saúde de um indivíduo podem ser expressos apenas por uma de duas possibilidades. Assim sendo, o resultado do teste será apenas positivo ou negativo e o indivíduo terá ou não uma determinada doença.

Seguindo esta condição, é possível construir uma Tabela 2 x 2, também identificada como Tabela de contingência, como apresentado no Quadro 1.

QUADRO 1 Tabela de contingência

Resultado do Teste	Doença	
	Presente	Ausente
Positivo	Verdadeiro-positivo (VP)	Falso-positivo (FP)
Negativo	Falso-negativo (FN)	Verdadeiro-negativo (VN)

Sensibilidade é calculada pela relação:

$$\frac{VP}{VP + FN}$$

Ou seja, é o número de resultados verdadeiro-positivos em relação ao número total de indivíduos com a doença específica.

Especificidade é calculada pela relação:

$$\frac{VN}{VN + FP}$$

Isto é, o número de resultados verdadeiro-negativos em relação ao número total de indivíduos sem a doença específica.

É possível, também, calcular os índices de resultados **falso-positivos** e **falso-negativos**, que correspondem às seguintes relações, respectivamente:

$$\frac{FP}{FP + VN} \quad e \quad \frac{FN}{FN + VP}$$

O índice de resultados de falso-positivos indica a porcentagem na qual o teste forneceu resultados positivos na ausência da doença, e o índice de resultados falso-negativos indica a porcentagem na qual o teste deixou de indicar a presença da doença.

Valores preditivos positivo e negativo - O valor preditivo positivo diz respeito à probabilidade de que um resultado anormal (positivo) seja verdadeiro, isto é, represente a presença de doença e o valor preditivo negativo é a probabilidade de que um resultado normal (negativo) seja também verdadeiro, ou seja, corresponda à ausência de doença relacionada ao teste em questão.

Esses valores fornecem informação mais útil pois relacionam a sensibilidade e a especificidade do teste, as quais são características próprias do ensaio com a prevalência da doença na população estudada.

Esta relação é definida pelas seguintes equações:

$$\text{Valor preditivo positivo} = \frac{P \text{ X Sensibilidade}}{P \text{ X Sensibilidade} + (1\text{-}P)\ (1\text{-Especificidade})}$$

O P representa a prevalência da doença na população na qual o teste é aplicado.

INTERVALOS DE REFERÊNCIA

Para o estabelecimento dos intervalos de referência para determinado parâmetro, utiliza-se um grupo de pessoas com algumas características pré-definidas, como idade, sexo, etnia, fatores ambientais, estado nutricional, grau de atividade física, dentre outras.

As determinações devem ser realizadas em indivíduos clinicamente normais. O conceito de "clinicamente normal" ou "aparentemente normal" pode não ser evidente, mas pode ser atribuído a indivíduos que estejam em condições habituais de atividade física e de dieta, supostamente livres de qualquer anormalidade óbvia e que não estejam utilizando medicamentos que possam interferir com o parâmetro a ser estudado. A rigidez do critério de "normalidade" pode variar em cada caso, visto que, em algumas circunstâncias, os cuidados na seleção extrapolam o próprio indivíduo e podem incluir membros da família.

Para o estabelecimento de um intervalo de referência, é possível utilizar critérios estatísticos. Após a seleção dos indivíduos que integrarão o grupo de referência, em geral, em número acima de 120, aplica-se o teste em questão e os resultados são ordenados. Dependendo das características do parâmetro estudado, exclui-se 2,5% ou 5% extremos (valores mais baixos e valores mais elevados). Dessa forma, 5% ou 10% dos indivíduos inicialmente assumidos como normais, ou seja, 1 em cada 20 ou 1 em cada 10, apresentará resultado acima ou abaixo dos limites que passarão a ser considerados como referência, mesmo tendo participado do grupo de "normais".

Um teste ideal é aquele em que não há sobreposição entre os resultados obtidos de indivíduos normais e os resultados encontrados em pacientes portadores da doença para a qual o teste foi desenhado. A maioria das curvas de distribuição dos resultados, porém, apresenta uma sobreposição de dados obtidos do grupo controle e da população de indivíduos portadores da doença em questão. Esta sobreposição resulta, em parte, da limitação metodológica, mas pode refletir, também, a variabilidade biológica observada no grupo controle e a graduação do próprio processo patológico.

Além dos intervalos de referência definidos estatisticamente, outros intervalos podem ser utilizados, atendendo melhor às finalidades clínicas para as quais determinado teste se destina. Muitos dos intervalos adotados atualmente se baseiam mais em critérios clínicos, relacionados ao risco de desenvolvimento de determinadas doenças do que à distribuição populacional dos resultados. Por exemplo, o valor de 200 mg/dL, considerado como limite superior adequado para a concentração sérica de colesterol total para adultos, corresponde ao percentil 50 da distribuição populacional.

Qualquer definição de limite de referência pressupõe um compromisso entre sensibilidade e especificidade, assim sendo, quanto mais rigoroso for o critério de definição de um teste, ou seja, quanto mais estreita for a faixa de referência, maior será a especificidade e menor a sensibilidade.

VALOR CRÍTICO

O termo "valor crítico" é aplicado ao valor que reflete uma situação de elevado risco à saúde, ou mesmo à vida, e condiciona à tomada de alguma conduta proativa em caráter de urgência. Quando o laboratório identifica um resultado com valor crítico, ele deve, proativamente, desencadear um movimento para informá-lo, no mais curto tempo, ao pediatra solicitante ou ao responsável pelo paciente.

CONCLUSÃO

Para que o laboratório responda adequadamente à necessidade do pediatra, é necessária a utilização de metodologia adequada e, também, que o preparo do paciente, a coleta, o transporte e o eventual armazenamento das amostras sejam realizados segundo determinadas regras, para viabilizar a qualidade do resultado obtido, a validade e importância clínica.

BIBLIOGRAFIA RECOMENDADA

1. Andriolo A, Carrazza FR. Diagnóstico Laboratorial em Pediatria, 2ª ed.; Sarvier: São Paulo, 2007.
2. Blood Colections on Filter Paper for Newborn Screening Programs, LA4-A5, CLSI, 2008.
3. Greeley C, Snell J, Colaco A, Beatey J, Bailey J, Bjorn S. et al. Pediatric reference ranges for electrolytes and creatinine. Clin Chem. 1993;39:1172. (Abstract).
4. Hoq M, Matthews S, Donath S, Carlin J, Ignjatovic V and Monagle P. Paediatric Reference Intervals: Current Status, Gaps, Challenges and Future Considerations. Clin Biochem Rev. 2020;41(2):43-52.
5. Jones PM. Pediatric Clinical Biochemistry: Why Is It Different? in Biochemical and Molecular Basis of Pediatric Disease. Chapter 1, AACC, 2010.
6. Linderkampf O, et al. Estimation and Prediction of Blood Volume, in Infants and Children. Eur J Pediatr. 1977;125:227-34.
7. Nathan DG, Oski FA. Hematology of infancy and childhood. Vol. 1. Sauders, 1987. 1697 p.
8. Nexo E, Christensen CN, Olesen O. Volume of Blood Removed for Analytical Purposes during Hospitalization of Low-Birthweight Infants. Clin Chem. 1981;159-61.
9. Sociedade Brasileira de Patologia Clínica/Medicina Laboratorial. Recomendações da Sociedade Brasileira de Patologia Clínica/Medicina Laboratorial (SBPC/ML): coleta e preparo da amostra biológica. Barueri: Manole, 2014.
10. Shine B. Use of routine clinical laboratory data to define reference intervals. Ann Clin Biochem. 2008;45(Pt 5):467-75.
11. Soldin S, Hicks J, Bailey J, Cook J, Beatey J. Pediatric reference ranges for creatinine on the Hitachi 747 analyzer. Clin Chem. 1997;43:S198. (Abstract).
12. Soldin S, Hicks J, Bailey J, Cook J, Beatey J. Pediatric reference ranges for alkaline phosphatase on the Hitachi 747 analyzer. Clin Chem. 1997;43:S198. (Abstract).

2

Garantia de qualidade no laboratório clínico: sinônimo de segurança para o paciente

Maria Elizabete Mendes
Nairo Massakazu Sumita

PONTOS-CHAVE DESTE CAPÍTULO

- As boas práticas no laboratório clínico garantem o controle do processo laboratorial, o que corresponde desde a coleta da amostra biológica até a emissão do laudo final, assim minimiza a possibilidade de erros e eleva a confiabilidade dos resultados laboratoriais.
- O sucesso das boas práticas em laboratório clínico está condicionado a uma série de requisitos, quais são: utilização de equipamentos de última geração, materiais de boa procedência, rastreabilidade das informações e profissionais capacitados. A integração harmônica desses requisitos básicos possibilita que o laboratório clínico, por meio da equipe, contribua de forma relevante na prática clínica pediátrica.
- A gestão de riscos no laboratório clínico, por meio das boas práticas, oferece segurança ao paciente, pois avalia os perigos e a possibilidade da ocorrência de danos, por meio da implantação de medidas de prevenção planejadas para minimizar os efeitos adversos.

INTRODUÇÃO

O laboratório clínico é fundamental para a assistência à saúde, visto que as informações provenientes dos laudos laboratoriais são determinantes para a definição das condutas médicas. Por isso, um processo laboratorial eficiente requer uma equipe multidisciplinar especializada, tecnologias avançadas, utilização de insumos provenientes de fornecedores qualificados, conhecimento minucioso dos métodos laboratoriais, bem como controle e monitoramento rigorosos das diferentes etapas do processo de recolha e análise.

Neste capítulo, os autores discorrem sobre as características que garantem a qualidade e a confiabilidade do laboratório clínico, e sobre a avaliação de riscos, visando à segurança do paciente.

A GESTÃO E A MENTALIDADE DE RISCOS

A realização do exame laboratorial é um processo complexo de atividades interligadas que ocorrem dentro do laboratório clínico para ajudar no diagnóstico e prognóstico de patologias, na prevenção e no estabelecimento de riscos de inúmeras doenças, na definição e no monitoramento de terapêuticas personalizadas, na triagem populacional, no estadiamento de doenças, na definição da remissão e reincidência de doenças e, até mesmo, na decisão de isolar o paciente contaminado em casos de doença infecciosa grave.

Nesse contexto, o termo risco é entendido como a combinação da probabilidade da ocorrência de um perigo ou uma exposição à severidade da lesão ou doença, que pode ser causado por um evento ou uma exposição. Por isso, a gestão de riscos visa à identificação, avaliação e priorização de riscos seguida pela aplicação coordenada e econômica de recursos para minimizar, monitorar e controlar a probabilidade e/ou impacto de eventos adversos ou para maximizar a realização de oportunidades. Ela consiste na aplicação sistemática de políticas, procedimentos e tarefas de análise, avaliação, controle e monitoramento do risco na assistência à saúde. Trata-se de ação multidisciplinar, para buscar alternativas, elaborar planos de ações, implantando-os, monitorando e analisando seus resultados.

As boas práticas do gerenciamento de riscos demandam: organizações e pessoas com aptidões estratégicas, o entendimento dos processos existentes, a prontidão para o imprevisível, o planejamento para o pior cenário, a avaliação de ameaças externas e a conscientização sobre os pontos fracos do negócio.

A mentalidade de riscos na prestação de serviços de saúde, por sua vez, requer o foco voltado para a probabilidade de um perigo vir a ocorrer em todas as atividades, ressaltando-se a necessidade de determinar os fatores que poderiam ocasionar perigos, com desvios nos processos. Ajuda na identificação de incertezas relacionadas a cada etapa da assistência, blindando-a de eventuais falhas. Esse entendimento estimula a cultura de antecipação e prevenção, o que demanda o conhecimento profundo dos processos.

Diante disso, sabe-se que o exame laboratorial tem uma grande influência na tomada de decisões clínicas, dado que 60-70% dessas deliberações são baseadas nos resultados dos testes laboratoriais, e são considerados procedimentos minimamente invasivos, utilizados como ferramentas de elevada relação custo/efetividade para a obtenção de informações sobre o estado de saúde do paciente. Cabe ao médico patologista clínico e sua equipe terem a consciência de que há inúmeros perigos para a geração de resultados de exames e laudos incorretos, por isso, exige-se uma avaliação de riscos abrangente, envolvendo as três fases do ciclo do exame laboratorial: pré-analítica, analítica e pós-analítica.

Os perigos podem ser identificados por meio de experiência anterior com instrumentação semelhante, de informações coletadas do fabricante e outros usuários sobre o teste e método, como o exame será utilizado no diagnóstico ou gerenciamento do paciente, o ambiente do laboratório e a equipe que realizará o teste, requisitos regulatórios locais e de acreditação que exigem controle sobre aspectos específicos do processo de realização do exame. É importante ressaltar que o resultado final do sistema analítico de medida no laboratório é a somatória de todos os fatores que afetam o resultado, incluindo a amostra, o instrumento, o reagente, o operador e o ambiente laboratorial.

Os líderes e a equipe técnica do laboratório realizam uma série de atividades relacionadas ao gerenciamento de riscos, por exemplo, a avaliação do desempenho de novos métodos previamente à incorporação na rotina, a comparação de resultados entre microscopistas, a dupla checagem nas atividades consideradas como críticas, análise crítica do controle da qualidade para averiguação de eventuais problemas nos equipamentos e reagentes. Por isso, o gerenciamento de riscos consiste na formalização das atividades realizadas dentro do programa de garantia da qualidade, visando à prevenção de erros e redução de eventuais danos ao paciente.

Já a segurança do paciente pediátrico consiste na abordagem de assistência à saúde da criança, que se preocupa com a identificação, a avaliação, a análise e a prevenção de riscos de danos desnecessários à saúde do paciente, associados ao cuidado de saúde. O objetivo é buscar a redução desses riscos ao mínimo aceitável. Há duas abordagens para a redução do risco de danos a um paciente pediátrico, quais sejam, evitando que o erro venha a ocorrer ou detectando o erro antes que ele possa prejudicar o paciente.

Lembrando que os incidentes de segurança são eventos ou circunstâncias que poderiam ter resultado em dano desnecessário ao paciente. Definindo-se os eventos adversos como as complicações indesejadas e potencialmente perigosas decorrentes do cuidado prestado aos pacientes e não atribuídas à evolução natural da doença de base. Os eventos adversos decorrentes de erros são denominados evitáveis.

A Organização Mundial de Saúde (OMS) estima que anualmente milhares de pessoas sofram danos desnecessários causados por serviços de saúde inseguros. As consequências trazem prejuízos aos resultados clínicos e funcionais dos pacientes, insatisfação da população usuária, custos adicionais para o sistema de saúde e perda da eficiência na prestação dos serviços da área. Os eventos adversos ocorrem em cerca de 10% das admissões hospitalares, constituindo-se num dos maiores desafios para o aprimoramento da qualidade na área da saúde. Os erros laboratoriais também podem ter consequências socioeconômicas graves.

Os principais itens de um programa de segurança do paciente pediátrico bem-sucedido são: a comunicação fluente e transparente, padronização de condutas, um sistema de notificação acessível de incidentes e dos eventos adversos, a implantação da cultura justa, a flexibilidade para buscar soluções e o investimento no aprendizado constante. A segurança do paciente pediátrico demanda a avaliação de riscos no laboratório e o estabelecimento de mecanismos de controle da produção laboratorial, baseando-se nos riscos prioritários. Assim, a gestão de riscos colabora para a manutenção da cultura de segurança na assistência.

FONTES DE ERROS E DANOS POTENCIAIS NO LABORATÓRIO CLÍNICO

No contexto laboratorial, danos decorrentes de erros podem ocorrer nas diferentes etapas do exame, por isso, todos os processos devem ter seus riscos avaliados e estarem incluídos na gestão de riscos. A seguir, alguns exemplos de desconformidades em cada etapa do exame laboratorial.

- Fase pré-analítica: indicação indevida do exame, pedido médico ilegível ou rasurado, sem identificação correta do médico solicitante, falta de preparo do paciente (jejum, uso de medicações), falha ou falta das instruções de coleta, material coletado em frasco sem conservante, amostra colhida fora do tempo correto, imperícia na flebotomia ou em outras coletas de materiais biológicos, acondicionamento e transporte incorretos.
- Fase analítica: desconhecimento das características do método porque não foi feita validação antes do seu uso, imprecisão ou inexatidão analítica, execução incorreta do exame, falhas na calibração, pelo uso de reagentes deteriorados/fora de validade, utilização incorreta de equipamentos, falhas na manutenção dos equipamentos, erros na diluição de amostras com alta concentração, erros nos cálculos, não aplicação de mecanismos de controle interno da qualidade.
- Fase pós-analítica: erros clericais na transcrição dos resultados, falhas na interface entre equipamentos e sistema de informação laboratorial, ineficiência na entrega de laudos, falta de política de comunicação de valores críticos de exames.

Propõe-se uma hierarquia de controles para minimizar ou eliminar a exposição aos perigos ocasionados pelos erros no laboratório, seja modificando métodos de trabalho inseguros por mais seguros, instituindo-se mecanismos de controle operacionais mais efetivos, substituindo-se perigos ou eliminando-os.

BOAS PRÁTICAS EM LABORATÓRIO CLÍNICO (BPLC) E GARANTIA DA QUALIDADE

As Boas Práticas em Laboratório Clínico (BPLC) garantem a confiabilidade e integridade dos dados gerados por laboratórios analíticos e representam um conjunto de normas que dizem respeito à organização e às condições sob as quais os laboratórios clínicos planejam, realizam, monitoram, registram e relatam os exames laboratoriais.

A garantia de qualidade no laboratório clínico é parte da gestão da qualidade que está focada em prover confiança ao exame laboratorial, cumprindo-se os requisitos especificados. Os seus objetivos são assegurar que os padrões de qualidade sejam utilizados da forma esperada, gerando produtos (laudos e informações) isentos de não conformidades e que atendam às necessidades do corpo clínico solicitante, dos pacientes e seus familiares, trazendo satisfação com os serviços prestados. Isso representa a redução de desperdícios e de retrabalhos desnecessários, com minimização de perdas financeiras para todos.

A qualidade é garantida por meio da realização de inspeções, do monitoramento dos testes ou das auditorias dos requisitos de qualidade, dos resultados obtidos em cada etapa dos testes laboratoriais e medidas de controle de qualidade. Em consequência, observam-se alguns resultados como: bom desempenho laboratorial, a confiabilidade, porque os erros serão reduzidos, a fidelização dos clientes com o laboratório, porque há eficiência expressa pelo cumprimento dos prazos, uma assessoria técnica especializada quando dúvidas surgirem sobre a interpretação dos resultados ou sobre as limitações do exame, fazendo com que a qualidade do laboratório seja percebida e agregue valor para o cliente.

Manual de coleta

Por meio do manual de coleta, é possível obter orientações padronizadas e explícitas para a melhoria da qualidade da fase pré-analítica (preparo do paciente, coleta, acondicionamento e transporte das amostras), considerada como uma fonte de erros potenciais e de possibilidade de danos. Habitualmente, os laboratórios clínicos disponibilizam essas informações nos seus *websites*.

Rastreabilidade do processo laboratorial

No laboratório clínico, a rastreabilidade diz respeito à capacidade de identificar o material biológico fornecido pelo cliente, os insumos, os materiais de controle, os calibradores, os corantes, os equipamentos da produção, os operadores ou outros componentes de determinado produto ou serviço em todas as etapas do processo de produção laboratorial (desde a recepção, produção, transformação e distribuição). Enfim, trata-se da capacidade de detalhar o histórico de um produto ou serviço.

Um sistema de gestão laboratorial, que tem requisitos de rastreabilidade definidos, garante o controle completo sobre a complexidade de informações e dados dentro da produção, independentemente do volume. Quando esse sistema de gestão da qualidade é projetado corretamente, os elementos passíveis de rastreamento servem como base eficaz para a identificação de documentação, responsabilidades, recursos, processos, produtos e serviços. Cabe à equipe do laboratório identificar, controlar e registrar os produtos por meios adequados ao longo da realização de cada etapa do ciclo do exame laboratorial.

São considerados passíveis de rastreabilidade no laboratório clínico os dados relativos aos clientes e seus materiais biológicos, produtos adquiridos, equipamentos empregados na produção, operadores das atividades laboratoriais (em todas as fases). As atividades rastreáveis devem envolver as diferentes etapas da produção: cadastro, coleta, triagem, recepção nas áreas técnicas, execução nas áreas técnicas, armazenamento de material biológico, liberação dos resultados, digitação, assinaturas de laudos de exames e entrega de laudos.

As BPLC recomendam que haja a solicitação formal do exame laboratorial pelo médico assistente, seja ele pediatra ou de outra especialidade, definindo-se as condições desejadas para coleta em relação a horário, tipo de material a ser analisado e o teste requisitado, preferentemente informando-se medicações e/ou outras condições que envolvam o paciente e possam afetar o seu resultado. A identificação positiva do paciente e dos recipientes onde foram colocados os seus materiais biológicos requer o estabelecimento de um vínculo seguro e indissolúvel entre o paciente e o material colhido para que, no final, seja garantida a rastreabilidade de todo o processo.

Os produtos adquiridos considerados como rastreáveis são aqueles que afetam diretamente a qualidade do produto final (materiais descartáveis de coleta, reagentes, corantes, conjuntos diagnósticos, controles, calibradores, meios de cultura, corantes, suprimentos que sejam utilizados nos sistemas de purificação de água). As variações de desempenho entre suprimentos de diferentes remessas de um mesmo lote ou entre diferentes lotes de insumos podem afetar a qualidade dos resultados dos testes laboratoriais. Como prevenção, a equipe do laboratório deve padronizar um mecanismo de comparação de desempenho entre remessas de um mesmo lote e entre lotes distintos dos insumos. Na comparação entre lotes e novas remessas de insumos, deve-se utilizar material biológico para verificar o desempenho como uma boa prática, desde que seja analisada à luz de ferramenta estatística adequada, com critérios previamente definidos pelo responsável técnico. Todo esse processo deve ser registrado.

A identificação e a rastreabilidade de operadores são efetuadas por meio de: senhas de acesso ao sistema de informação laboratorial (SIL), assinaturas, rubricas, número de matrículas dos colaboradores, carimbos, vinculados às diferentes atividades desempenhadas dentro do laboratório. A identificação das assinaturas e/ou rubricas deve ser feita pelas listas mestras funcionais dos diferentes setores, as quais devem ser periodicamente atualizadas (sempre que aplicável: desligamentos, óbitos, contratações). A revisão e a aprovação de resultados das rotinas diagnósticas emitidos pelo pessoal técnico de nível operacional expressam-se de diferentes maneiras:

- Na produção de meios de cultura, produção de reativos, reagentes ou corantes: a necessidade da duplicidade de assinaturas/rubricas demonstrando a aprovação dos supervisores, além das assinaturas/rubricas do grupo operacional (técnicos de laboratório, biologistas, farmacêuticos, biomédicos).
- Para as rotinas automatizadas e interfaceadas: por meio das senhas de acesso.
- Para as rotinas em que haja mapas de trabalho: deverá ocorrer concomitantemente a assinatura/rubrica de aprovação por parte dos supervisores, além daquela dos operadores (técnicos de laboratório, biologistas, médicos) no mapa de trabalho.

O rastreamento de equipamentos envolve desde a sua incorporação ao parque tecnológico, aquisição de número de patrimônio, a catalogação e os registros referentes ao seu plano de manutenções preventivas e corretivas. A rastreabilidade requer uma conexão entre os equipamentos empregados na produção com os insumos, operadores e materiais biológicos. Para tanto, a sua identificação e rastreabilidade deverão ser adequadas à fase do processo produtivo na qual estejam sendo utilizados.

A identificação e rastreabilidade de informações técnicas relativas aos serviços prestados pelo laboratório também devem ser consideradas, sejam as referências da literatura utilizada nos procedimentos técnicos; os dados de normas técnicas nos quais, eventualmente, foram baseados determinados procedimentos operacionais; as normas de referência e de padronização; os requisitos legais com as premissas técnicas e/ou informações provenientes de fabricantes.

No laboratório clínico, o sistema de informação laboratorial (SIL) exerce um papel vital para a organização, o acesso e a gestão de informações documentadas.

Por esse motivo, o gestor da tecnologia da informação tem a responsabilidade de estabelecer, implantar, monitorar e documentar mecanismos de segurança e confidencialidade de informações. Cabe a essa equipe, em comum acordo com a direção do laboratório clínico, definir a política de uso das informações, hardware e softwares, visando transformar dados em informações, as quais possam auxiliar na tomada de decisões, sejam elas técnicas ou gerenciais.

Seleção de um método laboratorial

As BPLC e os programas de acreditação laboratorial nacionais, como o Programa de Acreditação de Laboratórios Clínicos da Sociedade Brasileira de Patologia Clínica/Medicina Laboratorial (PALC-SBPC/ML), ou internacionais, como o Programa de Acreditação de Laboratórios Clínicos do College of American Pathologists (CAP's Laboratory Accreditation Program) dos Estados Unidos, requerem que a etapa de seleção de um novo método de análise atenda a algumas premissas:

- Quais as vantagens que este novo método trará para a assistência ao paciente?
- Quais serão suas indicações?
- As alterações provenientes desta introdução trarão alguma contribuição para a ampliação do nível de segurança ao paciente?
- A nova tecnologia ampliará a exatidão e a precisão, comparadas às especificações do sistema analítico vigente?
- A literatura sobre esta inovação já está consolidada?
- O corpo clínico, para o qual o seu laboratório presta serviços, está preparado para introdução e aplicação deste novo sistema analítico?

Validação de um método laboratorial

O processo de validação de novos equipamentos e/ou novas tecnologias tem a finalidade de estudar e documentar o desempenho clínico e as características analíticas antes de sua implantação nas rotinas diagnósticas. O conhecimento das limitações dos testes promove sua utilização de maneira mais consciente, possibilitando mecanismos de controle mais eficazes, o que representa maiores níveis de segurança aos pacientes.

Os estudos de validação são recomendados pelo Inmetro na norma NBR ISO17025, pela resolução Anvisa RDC302/2005, por programas de acreditação como o PALC-SBPC/ML ou o CAP's Laboratory Accreditation Program. Dada a importância da validação para o bom desempenho da rotina laboratorial, associada à forte regulamentação e às necessidades comerciais, os laboratórios devem estar atentos aos seus métodos analíticos e sua adequada validação.

O desenvolvimento de um novo método analítico, ou a adaptação e implantação de um método já padronizado, envolve um processo de avaliação que estime sua adaptabilidade à rotina do laboratório. O objetivo desse estudo consiste em demonstrar que determinado método analítico é adequado, ou seja, garantir que a metodologia analítica seja exata e precisa, além de estável, reprodutível e flexível para uma faixa específica de uma substância que se espera identificar ou quantificar. Um método é considerado validado quando ele é avaliado segundo uma série de parâmetros estabelecidos, como: especificidade e seletividade, linearidade, intervalo ou faixa de trabalho, precisão, limite de detecção, limite de quantificação, exatidão, robustez (repetitividade), investigação de interferentes e apresenta o desempenho esperado.

O passo inicial para haver sucesso nessa empreitada é o planejamento, que deve conter, minimamente, as etapas descritas no Quadro 1.

QUADRO 1 Etapas de validação de um método laboratorial

▪ Definir, com clareza, o objetivo do método analítico que se encontra em desenvolvimento e validação.
▪ Definir os parâmetros de desempenho e critérios de aceitação a serem considerados como validadores do método
▪ Definir quantos e quais experimentos preliminares serão realizados com o objetivo de se definir a conformidade do sistema de medição a ser utilizado nos ensaios de validação
▪ Determinar o protocolo de avaliação ou plano de validação que será utilizado e quais experimentos serão realizados para validar o método desenvolvido
▪ Preparar o relatório de validação com todos os detalhes dos testes e a análise estatística detalhada dos dados

Diante disso, o diretor/gestor do processo técnico é o responsável pela validação e pela provisão de recursos para a realização.

CARACTERÍSTICAS DE UM MÉTODO LABORATORIAL

Precisão intraensaio (repetibilidade)

O documento do CLSI EP5-A231 define a precisão como uma concordância entre resultados de medidas independentes obtidos dentro de condições estipuladas. A precisão revela a capacidade do método de, em determinações repetidas numa mesma amostra, fornecer resultados próximos entre si.

A precisão intraensaio (ou repetibilidade de resultados) é obtida com o mesmo método, em material idêntico, no mesmo laboratório, com o mesmo operador, utilizando o mesmo equipamento num curto intervalo de tempo. A repetibilidade de resultados corresponde à concordância entre resultados de sucessivas medidas do mesmo analito, obtidos sob as mesmas condições de medida. São analisadas 20 alíquotas, sequencialmente, em concentrações de valores baixos, normais e elevados, em dois períodos distintos, manhã e tarde, de um único dia. A precisão é estimada por um experimento de replicação de um mesmo material, tendo o desvio padrão calculado e o seu coeficiente de variação estipulado.

Precisão interensaio (reprodutibilidade)

Entende-se como reprodutibilidade de resultados a concordância entre resultados do mesmo analito, realizado em condições de medida alteradas. Na precisão interensaio o mesmo material é dosado em replicatas, em diferentes dias. A reprodutibilidade é a maior diferença, no nível de confiança de 95%, que pode ocorrer em resultados obtidos em condições de reprodutibilidade, ou seja, analistas diferentes, instrumentos diferentes ou até laboratórios diferentes. Emprega-se para avaliar a reprodutibilidade a medida do percentual do coeficiente de variação.

Exatidão

A exatidão diz respeito à capacidade do método em apresentar resultados próximos do valor verdadeiro. Segundo a International Federation of Clinical Chemistry (IFCC), a exatidão é a concordância entre o valor medido de um analito e seu valor real. Ela pode ser obtida empregando-se os conceitos de erro sistemático (viés, bias) ou erro total.

O estudo de recuperação por adição de padrão é a capacidade de um método medir um analito corretamente, quando uma quantidade conhecida deste analito é adicionada à amostra. É realizado adicionando-se um padrão de valor conhecido a cinco amostras de valores diferentes e conhecidos, as quais serão processadas em triplicata. O valor de recuperação aceitável é de 80% a 120%. A adição de padrão é um meio efetivo para avaliar a exatidão do sistema analítico porque testa o método na presença de outros compostos que estejam contidos na mesma matriz da amostra.

Sensibilidade analítica e limite de detecção

O limite de detecção corresponde à menor concentração ou quantidade que um método pode detectar com certeza para um dado procedimento analítico.

A sensibilidade analítica é a capacidade do método em gerar um sinal para distinguir, com confiança, concentrações mínimas. Para o estabelecimento da sensibilidade analítica, são realizadas quatro diluições (1:2; 1:5; 1:10 e 1:20) de uma amostra de valor baixo. De cada uma das diluições, são realizadas 20 determinações. Assim, a sensibilidade analítica é definida como sendo o valor de maior diluição da amostra que apresente resultados reprodutivos, ou seja, com valores inferiores ao coeficiente de variação do método.

Na prática, o que se busca é um elevado nível de sensibilidade analítica e um baixo limite de detecção. A sensibilidade de uma prova refere-se à probabilidade de um resultado ser positivo na presença da doença, isto é, a porcentagem de resultados obtidos com a realização da prova, em uma população constituída apenas de indivíduos afetados pela doença para a qual o teste deve ser aplicado.

Especificidade analítica

O termo especificidade analítica está relacionado à exatidão e se refere à capacidade de um método em determinar exclusivamente o analito, sem que haja reação com outras substâncias relacionadas. A especificidade de uma prova refere-se à probabilidade de que um resultado seja negativo na ausência da doença, isto é, a percentagem de resultados negativos obtidos com a realização da prova em uma população constituída de indivíduos que não têm a doença para a qual o teste foi aplicado.

Especificidade analítica (interferências analíticas): estimativa do erro sistemático causado por outros produtos que podem estar presentes na amostra sendo analisada.

O teste de especificidade analítica é realizado para estimar o erro sistemático causado por materiais que podem interferir no resultado dos testes (p.ex., hemólise, icterícia, lipemia ou medicações) que podem estar presentes na amostra analisada.

As interferências analíticas devem ser verificadas ou caracterizadas para cada exame e documentadas de acordo com as seguintes diretrizes:

- Para exames liberados/aprovados pela agência Food and Drug Administration (FDA), a documentação do laboratório pode consistir de dados dos fabricantes (descritos na bula) ou de literatura publicada.
- No caso de o laboratório utilizar métodos não aprovados pelo FDA (produzidos internamente), deverão ser estabelecidas e documentadas as substâncias de interferência. Nesse caso, caberá ao laboratório documentar que o procedimento detecta e/ou quantifica somente o analito que se deseja analisar.

Os conceitos de sensibilidade e especificidade podem ser facilmente entendidos a partir de uma relação, considerando que o resultado de um teste somente pode ser expresso como positivo ou negativo e o estado de saúde de um indivíduo como portador ou não portador de uma doença. Em geral, há antagonismo entre sensibilidade e especificidade, pois o aumento de sensibilidade pode aumentar a ação de interferentes induzindo a uma maior frequência de resultados falsos-positivos. Na prática laboratorial, busca-se um meio-termo em que os testes laboratoriais tenham suficiente sensibilidade, sem muita perda de especificidade (Tabela 1).

TABELA 1 Resultado do teste *versus* condição do paciente

	Condição do paciente	
Resultado do teste	**Com doença**	**Sem doença**
Positivo	VP	FP
Negativo	FN	VN

FN: Resultado falso-negativo; FP: Resultado falso-positivo; VN: Resultado verdadeiro-negativo; VP: Resultado verdadeiro-positivo.

Valor preditivo do teste laboratorial sob visão epidemiológica

A indicação e a valorização de um exame para fins diagnósticos devem ser regidas pela relação custo-benefício, levando-se em consideração o valor preditivo pré-teste (igual à prevalência da doença). Assim, a interpretação do seu resultado não pode estar apartada de uma visão epidemiológica bem alicerçada.

O valor preditivo positivo de um resultado laboratorial é definido como sendo a probabilidade de que um resultado positivo do teste seja verdadeiro, representando a presença da doença. Enquanto o valor preditivo negativo refere-se à probabilidade de que um resultado negativo do teste representa a ausência da doença no indivíduo.

O cálculo do valor preditivo de um teste é determinado pelo teorema de Bayes, considerando-se para o seu cálculo os conceitos de sensibilidade e a especificidade do teste, associados à prevalência da doença no grupo examinado.

Linearidade analítica

É a capacidade do método em gerar resultados linearmente proporcionais à concentração do analito, dentro de uma faixa analítica especificada. Para o estabelecimento da linearidade analítica, são realizadas quatro diluições (1:2; 1:5; 1:10 e 1:20) de uma amostra de valor elevado, acima da linearidade preconizada pelo fabricante. De cada uma das diluições, são realizadas 20 determinações. A linearidade analítica será definida como sendo a menor diluição da amostra que apresente resultados reprodutivos.

Calibração e linearidade

O processo de calibração de um método e a verificação da linearidade são etapas importantes na validação do sistema analítico quando envolve novos métodos de análise, conforme recomendado pela NBR ISO 15189 e pela resolução RDC302/2005 da Anvisa. A verificação da linearidade e calibração tem como objetivo analisar o desempenho do sistema analítico e verificar se o desempenho apresentado está de acordo com a especificação proposta pelo laboratório na sua introdução.

Instituições de acreditação, como o Colégio Americano de Patologistas, recomendam que esse procedimento seja realizado a cada 6 meses. Resultam desses estudos que o método continua dentro do intervalo analítico de medida (faixa entre o limite de detecção e a linearidade do método), como no momento de sua introdução na rotina laboratorial.

Outra situação que pode surgir é a ocorrência de situações não conformes decorrentes de: erros clericais ou na calibração gerando desvios; problemas com amostras de concentração baixa ou alta, devido à falha no protocolo de diluição de amostras empregado; trocas de amostras ocasionando erros na faixa de concentração intermediária; grande diferença entre replicatas de uma mesma amostra devido ao manuseio incorreto do material ou mesmo danos no sistema óptico do equipamento; desvios proporcionais por degradação de reagente ou falhas no seu armazenamento; ou ainda desrespeito à sequência de amostras; nos resultados não lineares pode ocorrer a instabilidade no sistema analítico. Nessas situações a verificação deverá ser refeita após as medidas corretivas terem sido efetuadas.

Robustez

É a capacidade do método em resistir a pequenas e deliberadas variações nas condições analíticas como: condições ambientais, fator humano, variações entre lotes de reagentes ou materiais empregados. O estudo de robustez é realizado com a análise de 10 amostras em duplicata por três operadores diferentes. Avalia a reprodutibilidade entre os operadores de um sistema analítico.

Comparabilidade de sistemas analíticos similares

Nos serviços de medicina laboratorial atuais há a necessidade de redundância de tecnologia, como um sistema de contingência e de otimização da rotina laboratorial. Os estudos de equivalência entre sistemas analíticos similares correspondem a um mecanismo para assegurar a qualidade dos serviços.

O termo comutabilidade é descrito como a equivalência das relações matemáticas entre os resultados de diferentes sistemas analíticos de medida, para um material de referência e para amostras representativas de indivíduos saudáveis ou doentes para um determinado analito. Na prática isso se reflete na necessidade de processar, em paralelo, exames em mais de uma plataforma, comparando-se os resultados obtidos, dentro de faixas de variação consideradas como aceitáveis e sob o prisma de ferramentas estatísticas, com critérios previamente definidos. Esses resultados são periodicamente avaliados e os desempenhos desses sistemas analíticos devem ser equivalentes, demonstrando-se um alinhamento aceitável entre métodos e /ou equipamentos distintos. Isso assegura que eventuais diferenças nos resultados sejam decorrentes das terapêuticas instituídas ou evolução natural da doença, e não de variações entre sistemas analíticos em uso no laboratório.

Essas investigações são realizadas respeitando-se o intervalo de seis meses entre elas, ou em intervalo menor caso situações de exceção ocorram, como uma grande manutenção corretiva de equipamento, atualização do software do equipamento e/ou mediante indagações do corpo clínico a respeito da exatidão dos resultados.

Há alguns cuidados para a realização da comparação: toda a equipe envolvida deve ser avisada sobre a data de início dos testes. Para a realização dessa verificação, deve-se planejar e prover os recursos necessários. Dentre eles: responsáveis pelo estudo; provisão dos insumos, calibradores e controles necessários; obtenção e preparo de amostras que serão usadas; a forma de registro para os resultados; a escolha do protocolo de avaliação estatística a ser utilizado; prover o aplicativo requerido; o estabelecimento dos critérios de aceitação, considerando a relevância clínica do analito e o impacto da sua variação aceita no resultado laboratorial.

Findo o estudo é feita uma análise critica verificando-se se houve coincidência ou o estabelecimento de uma relação matemática de equivalência entre as séries de dados coletados. Se houver discrepâncias entre os sistemas analíticos estudados é preciso investigar as causas prováveis de diferenças observadas entre resultados provenientes de mais de um instrumento ou método (diferenças na calibração entre os procedimentos de medida; níveis de imprecisão distintos; variação entre lotes distintos de calibradores; uso simultâneo de diferentes lotes de reagentes; degradação do reagente após a calibração; falhas no equipamento; diferenças na programação dos parâmetros dos equipamentos que usam a mesma metodologia – diluições ou tempo de incubação, por exemplo; o uso de condições distintas de estocagem dos insumos quando a metodologia usada em vários equipamentos é a mesma; efeitos pré-analíticos na amostra).

A avaliação da equivalência pode ser produzida com materiais originários do próprio laboratório ou adquirindo-se materiais provenientes de provedores de ensaios de proficiência, que disponibilizam materiais biológicos para a realização deste tipo de comparação, com a emissão de um relatório de avaliação.

Estabilidade da amostra

Estudos de estabilidade da amostra coletadas são importantes para definir um prazo adequado para a realização do exame e o prazo máximo para sua repetição, quando necessário. Eles, de maneira geral, envolvem a verificação da estabilidade das amostras em temperatura ambiente, sob refrigeração e congeladas por períodos de tempo variáveis.

Carryover

Carryover é o carreamento de resíduo de um ensaio inicial que pode ser levado a outra reação, contaminando o teste imediatamente seguinte, representando um possível erro analítico. Para compreender essa fonte de erro nos sistemas analíticos e garantir que ele está dentro dos limites permitidos deve-se cumprir um protocolo de inspeções e verificações periódicas.

Com o advento de plataformas de bioquímica clínica e de imunoensaios automatizadas e integradas, mais testes de um tubo primário podem ser realizados, o que pode resultar em menos amostra sendo obtida do paciente e até mesmo um tempo de resposta de teste mais curto. Um problema real nesses analisadores é o carreamento de um ensaio inicial que pode ser levado a outra reação, contaminando o teste imediatamente seguinte. Nesse tipo de automação laboratorial, o transporte de amostra pode ser um problema se após testar uma amostra de sangue para um teste de bioquímica (ou seja, uma medição espectrofotométrica) a *probe* de amostra não for suficientemente lavada antes de aspirar outra amostra de sangue para um teste de imunoensaio (ou seja, uma medição quimioluminescente). A transferência de amostra para amostra é um risco inerente e pode causar resultados erroneamente altos de testes de pacientes para imunoensaios. Some-se a isso, o aumento da sensibilidade dos ensaios, torna os controles dos resultados falsos-positivos devidos ao carreamento mais importante. A tendência para aumentar a miniaturização pode até exacerbar esse problema de transferência entre amostras.

Hoje já se discute também o carreamento de reagentes pelas mesmas razões já expostas. Os fabricantes de diagnóstico *in vitro* e os laboratórios devem estar cientes desse fenômeno e se proteger contra ele. Em alguns raros casos a existência desse fenômeno não afeta os resultados dos pacientes, nem traz consequências clínicas, mas em imunensaios – como dosagens hormonais, marcadores tumorais e sorologias – isso se torna relevante e desafiador para ser controlado. Por exemplo, a lavagem ineficaz das cubetas de reação pode deixar resíduos de um teste e contaminar a próxima amostra a ser testada. Os analisadores automáticos laboratoriais modernos utilizam sistemas robóticos de pipetagem e sistemas de lavagens de cubetas desenhados para manter um fluxo contínuo de amostras, dispensação de reagentes, limpeza das *probes* de amostras e dos reagentes e nas cubetas. Assim, podem realizar uma ampla variedade e quantidade de exames. Os analisadores geralmente têm 1-2 braços pipetadores para dispensar reagentes, os quais são expostos numa sucessão rápida e grande de diferentes reagentes. Nos analisadores automatizados há mecanismos para manter o transporte de amostra para amostra dentro de controle, tais como: materiais especiais na composição de braços automáticos de pipetagem, a troca de ponteiras entre as pipetagens seriadas ou incorporação de estações de lavagens para o sistema de pipetagem de amostras.

O carreamento pode resultar em um erro sistemático positivo ou negativo, produzindo resultados falsos-positivos ou negativos, com repercussões clínicas adversas aos pacientes. Portanto, ele representa um fenômeno de erro analítico. Para compreender essa fonte de erro nos sistemas analíticos e garantir que eles estejam dentro dos limites permitidos, deve-se cumprir um protocolo de inspeções e verificações periódicas de *carryover* nos equipamentos que não dispõem desses recursos citados.

Os experimentos de transferência entre amostras sequenciadas são amplamente usados para analisadores de bioquímica clínica e imunoquímica a fim de avaliar, validar e mitigar esses efeitos. Essa verificação é realizada nas seguintes situações: na introdução do equipamento no laboratório, na etapa de validação dele; quando houver qualquer manutenção corretiva no módulo pipetador, com ou sem troca de peças ou cumprindo requisito de acreditação laboratorial anualmente. Esse tipo de verificação não é recomendado nas seguintes situações: onde os sistemas de pipetagem utilizam ponteiras descartáveis; e não se aplica para testes de coagulação.

Estabelecimento de intervalos de referência

Para auxiliar o clínico a interpretar os resultados dos exames laboratoriais, são utilizados os valores ou intervalos de referência. A interpretação dos resultados de exame laboratorial decorre da comparação do resultado observado na amostra do paciente com o intervalo de referência fornecido no laudo.

A escolha de intervalos de referência adequados é fundamental para que os laboratórios clínicos forneçam informações fidedignas aos médicos solicitantes, a fim de produzirem uma interpretação correta dos resultados e optar pelas melhores condutas diante da população assistida. A responsabilidade do estabelecimento e da verificação periódica dos intervalos de referência, em última instância, é do responsável técnico do laboratório. A definição de valores de referência para exames é tarefa desafiadora para o patologista clínico.

Entre as possibilidades para o estabelecimento desses intervalos destacam-se a definição dos intervalos próprios de cada serviço laboratorial, a validação dos dados constantes das bulas dos conjuntos diagnósticos e a utilização das informações disponíveis na literatura. Para definir um valor de referência, com base na literatura, o laboratório deve revisar a literatura científica nacional e internacional para o parâmetro a ser avaliado. A outra opção válida para definição dos intervalos de referência é a validação de valores especificados na bula do fabricante do conjunto diagnóstico.

Para essa determinação devem ser considerados fatores como as variáveis biológicas: ritmo biológico, circadiano; fatores constitucionais como raça, gênero, idade; e fatores extrínsecos como postura, atividade física, medicamentos, álcool e gravidez. A partir de então, será selecionada a amostragem a ser avaliada. Características da metodologia, como precisão, exatidão, sensibilidade analítica, linearidade, reprodutibilidade e potenciais interferentes, devem ser conhecidas e controladas.

Esse intervalo é estabelecido estudando-se um grupo de controle constituído de indivíduos clinicamente normais. Após a obtenção de dados, a análise estatística pode ser feita com testes paramétricos ou não paramétricos, na dependência da distribuição dos resultados. Após o tratamento estatístico, os resultados centrais são aqueles que melhor preenchem o critério de "normalidade" para determinado parâmetro laboratorial. Os intervalos de referência representam dados estatísticos coletados e não a classificação do indivíduo como doente ou saudável. Eles refletem a condição da população para a qual eles serão aplicados no dia a dia. Sua análise deve ser conjugada com a anamnese e o exame físico do paciente.

CONTROLE DA QUALIDADE NO LABORATÓRIO CLÍNICO

Os mecanismos de controle de qualidade são originários da área da indústria, que analisava o produto por amostragem para verificar se ele atendia às especificações e se a linha de produção funcionava adequadamente. A medicina laboratorial foi pioneira em atividades de controle estatístico de qualidade e está à frente de outras disciplinas clínicas na introdução de iniciativas de melhoria da qualidade. Ao contrário de muitos outros processos médicos, as atividades em Patologia Clínica são definidas com precisão e, portanto, tornam-se mais controláveis do que outros procedimentos na área médica.

Decorrente da avaliação de riscos é possível detectarem-se os pontos vulneráveis da execução de exames laboratoriais (aqueles com maior probabilidade de gerar erros), isso se torna uma ferramenta poderosa para planejar o controle de qualidade de cada analito. Os mecanismos de controle que evitam ou melhoram a detecção de erros podem ser implantados nesses pontos fracos do processo de realização do teste laboratorial, visando melhorar a qualidade geral do resultado do exame. Toda medida laboratorial tem o erro como inerente ao processo de execução, mas que todos trabalham para que seja o mais próximo de zero. Erros sistemáticos são aqueles que afetam todos os testes de forma constante e previsível. O erro total no laboratório é composto pela somatória do erro aleatório (manifesto pela imprecisão) e do erro sistemático (que se expressa pela inexatidão).

As BPLC preconizam o uso conjunto de controle de qualidade interno e de ensaios de proficiência para um monitoramento mais efetivo da produção laboratorial, porque as medidas de controle de qualidade interna (CQI) são mais eficientes para o monitoramento do erro aleatório, e os ensaios de proficiência (EP) controlam o erro sistemático.

A verificação e o controle dos procedimentos de higienização e recuperação de utensílios estão incluídos na preocupação da equipe do laboratório, a fim de assegurar qualidade ao resultado do exame. Os principais mecanismos de controle são descritos por: teste da mancha, o qual evidencia manchas pelo enxágue incorreto da vidraria após a sua secagem; teste da gota, que demonstra a presença de resíduos na vidraria após a sua secagem; uso de púrpura de bromocresol, que detecta a remoção incompleta de detergente durante a limpeza se a cor for arroxeada; e o teste do pH, que na presença de alcalinidade do detergente detecta que não houve remoção total desse produto durante a lavagem.

O controle de qualidade da água reagente empregada na automação, na preparação de reagentes, na diluição de amostras fora da linearidade, no preparo de calibradores e na higienização de frascos é de suma importância para a confiabilidade dos resultados laboratoriais. Esse monitoramento envolve o controle microbiológico, as medidas de resistividade/condutividade, a dosagem de compostos orgânicos totais e, dependendo do tipo de água reagente, a dosagem de endotoxinas e pirogênio.

Plano de Controle de Qualidade (PCQ)

O documento do Clinical and Laboratory Standards Institute (CLSI), EP23 Laboratory Quality Control Based on Risk Management, descreve as boas práticas de laboratório para o desenvolvimento de um plano de controle de qualidade com base nas informações de mitigação de risco do fabricante, requisitos regulatórios e de acreditação aplicáveis ao ambiente de saúde e ao laboratório individual.

O plano é elaborado para cada sistema analítico, ele descreve os mecanismos de controle de qualidade que serão aplicados (sejam controles de qualidade internos, controles embutidos nos equipamentos, avaliações externas da qualidade), por exemplo, se usa água reagente qual é sua classificação e seus controles. Define os tipos de controles aplicados, a sua frequência de aplicação, descrição de cada tipo (nome do controle, fabricante, código do fabricante). Ele deve ser atualizado periodicamente.

Uma vez implantado, ocorre o seu monitoramento e quando não conformidades surgirem elas serão investigadas e tratadas por ações corretivas. Essas novas informações são processadas por meio de uma nova avaliação de risco para determinar se mudanças no PCQ serão necessárias para manter o risco em um nível clinicamente aceitável.

Materiais de controle

Uma amostra de controle é aquela cuja concentração é conhecida, está dentro da faixa de leitura do sistema analítico e dos limites de decisão clínica, que consiste numa matriz semelhante à da amostra de um paciente (como plasma, soro ou urina). Deve ser um material homogêneo, durável, estável, que pode estar pronto para uso ou necessitar reconstituição (liofilizados). Esses materiais de controle podem ser comercializados com faixas de aceitação já definidas e descritas em bula ou pode não ter valor especificado e devem ser valorados pelo laboratório. Podem ainda ser específicos para um determinado sistema analítico ou serem considerados universais.

No laboratório, uma amostra de material de controle de concentração conhecida do analito deve ser manuseada e analisada como uma amostra de paciente. Podem-se utilizar os materiais de controle inseridos no desenvolvimento da rotina diagnóstica, da mesma maneira que são tratadas as amostras de pacientes. Outra forma é o uso de controles cegos aplicados aleatoriamente. Nas técnicas que se emprega a microscopia ou a análise de imagens, a dupla observação efetuada concomitantemente com um profissional mais experiente age como mecanismo de controle de qualidade interno efetivo. O uso de diapositivos, fotos ou imagens de sites específicos para diferentes observadores, concomitantemente, é outra abordagem que pode ser aplicada pela supervisão desses processos usando-se técnicas estatísticas adequadas para a avaliação da comparação.

Para ensaios quantitativos, devem ser aplicados pelo menos dois níveis de controle distintos por rodada de rotina realizada. Para os ensaios qualitativos, o requisito é que haja materiais de controle positivo e negativo a cada batelada realizada. A revisão de controles da qualidade deve ser realizada por pelo menos dois profissionais distintos, sendo um deles no nível de supervisão.

Os recursos da tecnologia da automação laboratorial, como os sensores de nível de reagente, detectores de bolhas ou detectores de interferentes, são criados para contribuir para a redução de riscos. Existem analisadores com controles eletrônicos e verificações do sistema realizadas automaticamente para detectar a operação eletrônica, bem como a função do reagente, como observado em determinados analisadores de gases e de eletrólitos.

Esses mecanismos de controles embutidos nos equipamentos testam a viabilidade dos reagentes no teste (armazenamento e expiração), a aplicação de amostra adequada, a ausência de substâncias interferentes (coágulos, urinas viscosas e adulterantes de drogas), bem como o tempo e a interpretação visual apropriada dos resultados do teste pelo operador com cada teste.

Há outros tipos de processos de controle que podem incluir código de barras de reagentes para evitar o uso após a data de validade, bloqueios de dispositivos que impedem a operação se as amostras de controle não foram analisadas ou falham em recuperar a concentração-alvo esperada, códigos de segurança para evitar alterações inadvertidas nas configurações do instrumento, e ponteiras descartáveis de pipetas para evitar o transporte de amostras. Atualmente no mercado de diagnostico *in vitro* há uma variedade de processos de controle disponíveis em diferentes modelos de instrumentação de laboratório, e cada um deles se destina a reduzir o risco de tipos específicos de erros.

Controle da Qualidade Interno (CQI)

Tem como objetivo melhorar a qualidade mantendo-se a variabilidade do processo de análise laboratorial dentro das especificações, auxiliando a detectar desvios e possibilitar a sua eliminação. Para controlar e reduzir a variabilidade, há necessidade de estimar a sua dimensão. A avaliação da imprecisão emprega o conceito de desvio padrão da medida e do coeficiente de variação interpretados como a medida da variabilidade dos dados em relação à média.

Para uma prática diária de controle de qualidade interno eficiente devem-se considerar três etapas:

- Planejar controle de qualidade interno baseado no desempenho do processo e na qualidade requerida para cada ensaio, com definição de quais regras de interpretação de controle utilizar, seleção apropriada de materiais de controle e número de amostras do controle a serem utilizadas.
- Definir uma corrida analítica apropriada para cada sistema analítico.
- Implantar o mecanismo de controle e responder adequadamente às situações fora de controle.

Os recursos de CQI detectam desvios na estabilidade do desempenho do sistema analítico como: a variação de lotes e estabilidade de reagentes e calibradores, a imprecisão do processo de análise e seu desempenho ao longo do tempo.

Na prática, o grau de reprodutibilidade de um método é avaliado pelo controle interno da qualidade, empregando-se material de controle. Nesse caso, o laboratório executa diariamente a análise de amostras de controle de valores conhecidos, dosadas simultaneamente com as amostras dos pacientes. Os valores observados não necessariamente necessitam ter o mesmo valor numérico no decorrer dos dias, porém devem apresentar resultados muito próximos entre si, garantindo que o sistema analítico está mantendo um bom nível de reprodutibilidade dia após dia.

As amostras de controle são um bom meio de detectar erros sistemáticos, mas têm um desempenho ruim na detecção de erros aleatórios. Esses erros aleatórios afetam amostras individuais de forma imprevisível, como coágulos, bolhas, drogas e substâncias interferentes. Por essas limitações a equipe do laboratório combina formas diferentes de inspeção e controle para assegurar a qualidade de cada amostra analisada. Para tanto, antes de liberar a rotina, a equipe do laboratório deve analisar os resultados do CQI com base em critérios previamente estabelecidos e comunicados a toda a equipe. Esses critérios são fundamentados no controle estatístico do processo, por meio de regras simples e múltiplas de alerta e/ou de rejeição de corridas analíticas.

Controle entre microscopistas

Nas análises microscópicas podem ser encontradas variáveis que tragam riscos para a qualidade dos testes realizados. Entre elas destacam-se: a qualidade das lâminas, a coloração utilizada e a subjetividade na interpretação durante a leitura. Para trazer confiabilidade aos resultados liberados das análises que envolvem a microscopia, é necessária a definição de padrões para que os riscos de encontrar falhas no processo diminuam.

O controle interno entre os microscopistas pode ser realizado por meio da comparação entre os profissionais para observar se há concordância nos seus resultados. Esse processo pode ser feito comparando todos os profissionais em igual posição ou utilizando observadores experientes como "padrão-ouro". Esse padrão pode ser estabelecido nas situações em que haja grande variabilidade nos resultados ou quando o número de microscopistas é pequeno e não se pode estabelecer a média do grupo como uma referência

Para os resultados de exames quantitativos, existem técnicas estatísticas que podem auxiliar na comparação. A definição de cada técnica depende do tipo de exame e do número de observadores. As principais técnicas estatísticas utilizadas na análise de concordância são: tabela de Rümke, índice Kappa de Cohen, estudo de reprodutibilidade e repetibilidade (R&R) e o teste de Chauvenet. Cabe aos supervisores e gestores técnicos definirem qual critério de aceitação será definido de acordo com os diversos exames laboratoriais analisados.

Para os casos em que os resultados são qualitativos, o controle é realizado com a utilização de materiais com resultados conhecidos distribuídos a todos os observadores, sem que eles saibam o resultado (esquema cego). Todos os microscopistas que são habilitados a liberar laudos na microscopia, inclusive a equipe de emergência, devem participar desta comparação, que é realizada pelo menos a cada semestre.

Critérios de aceitação: concordância morfológica e/ou morfotintorial de acordo com o ensaio – as respostas do avaliado (resultado do analista) devem apresentar as mesmas características morfológicas e/ou morfotintoriais com a leitura do padrão (resultado aceito).

- Adequado (concordante com o padrão).
- Inadequado (não concordante com o padrão).

Controle da qualidade de meios de cultura, sangue de carneiro e de corantes em microbiologia

O controle de qualidade de meios de cultura envolve: o exame visual, a verificação do crescimento de microrganismos com meios seletivos e não seletivos, teste de esterilidade e avaliação da espessura dos meios de cultura nos meios sólidos.

O controle de sangue de carneiro é realizado com o teste de esterilidade a cada novo lote para eliminar a possibilidade de contaminação durante a coleta e o transporte.

O controle de qualidade de corantes é utilizado para classificar as bactérias quanto ao arranjo, morfologia celular e afinidade ao corante a cada novo lote recebido e a cada nova remessa recebida de um lote em uso, empregando-se cepas ATCC conhecidas quanto às suas características.

Controle estatístico do processo

O controle estatístico de processo é uma ferramenta da qualidade que previne e detecta defeitos/problemas nos processos avaliados. Empregam-se gráficos de controle ou gráfico de Levey-Jennings em que há um conjunto de pontos registrados, com os valores obtidos nas dosagens das amostras de controle, ordenados ao longo do tempo, ao redor de uma linha central (média), com os limites de especificações inferiores e superiores, descritos em forma de desvios padrões (Figura 1).

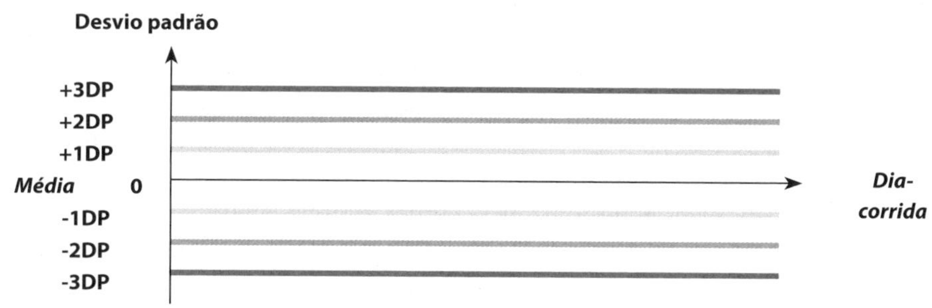

FIGURA 1 Gráfico de controle da qualidade.

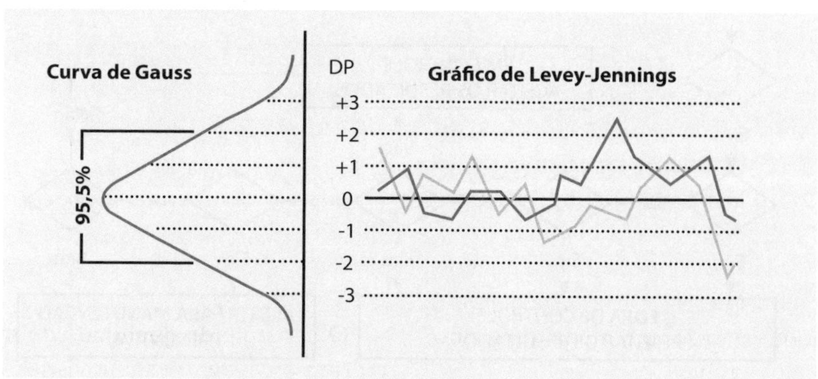

FIGURA 2 Curva de Gauss e gráfico de Levey-Jennings

É utilizado para o controle contínuo do processo; ajustando-o para que seja produzido de forma consistente, previsível, com qualidade e custo adequados. Esse tipo de gráfico fornece uma linguagem comum para a análise do desempenho do processo, separando as causas especiais de variação daquelas consideradas comuns, ele age como um guia para as ações sobre o sistema de medida. Na confecção da carta de controle há três etapas interagindo: uma de coleta de dados, outra de controle e, por fim, a análise e a interpretação (Figura 2).

Para avaliar se o processo é estável e está dentro de controle, devem ser observadas as regras múltiplas de controle, ou regras de Westgard, que auxiliam na interpretação dos resultados das corridas efetuadas, analisando-se de forma integrada os diferentes níveis de materiais de controle empregados (Figura 3).

Na avaliação diária dos resultados obtidos na aplicação do material de controle interno, a equipe técnica deve indagar se há pontos fora dos limites de especificações do controle (Figura 4).

Uma das regras comumente utilizadas pelos laboratórios clínicos para a interpretação dos gráficos de controle da qualidade são as regras múltiplas de Westgard.

1_{2s}: Representa a regra de controle em que o valor de um dos controles excede o limite de média ±2s. Não implica rejeição. A ocorrência de 1_{2s} é um sinal de alerta e indica que devem ser realizadas inspeções adicionais em todos os dados.

1_{3s}: Um dos resultados do controle excedeu o limite da média ±3 desvios padrão.

2_{2s}: Valores de dois controles excedem os limites de +2 desvios padrão ou −2 desvios padrão, no mesmo dia.

R_{4s}: A diferença de resultados de dois níveis de controles na mesma corrida excede 4 desvios padrão.

4_{1s}: Quatro valores consecutivos de um mesmo controle excedem os mesmos limites, ou seja, média +1 desvio padrão ou média -1 desvio padrão.

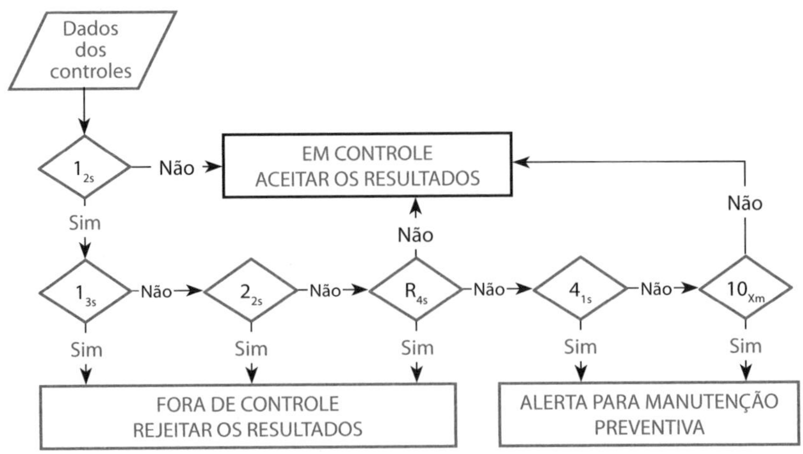

FIGURA 3 Algoritmo para interpretação das regras de Westgard.

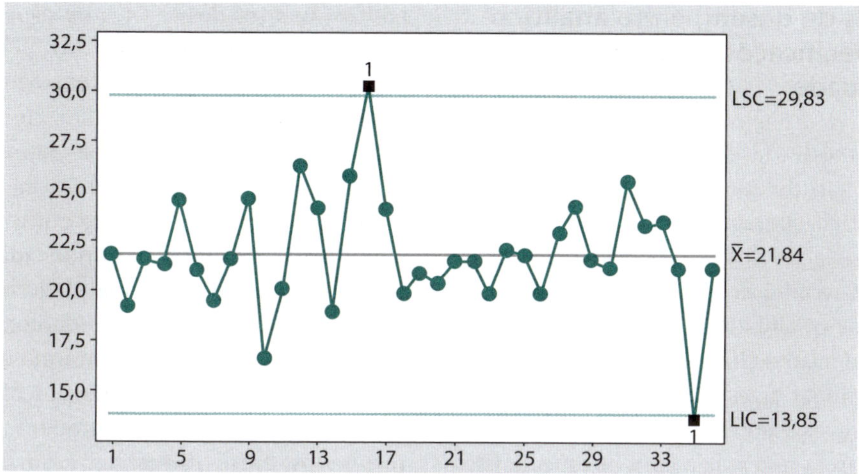

FIGURA 4 Exemplo de gráfico de controle de qualidade com resultados fora dos limites.

10_{xm}: Os valores do controle estão no mesmo lado da média em 10 dias consecutivos. Essas observações podem ocorrer para o valor de um controle ou para os 2 controles, significando a observação de 10 ou 5 dias respectivamente.

A regra 1_{2s} funciona como uma advertência e as regras 1_{3s}, 2_{2s}, R_{4s}, 4_{1s} e 10_x são utilizadas para rejeição da corrida analítica.

Variações dessas regras são também propostas e podem ser aplicadas no laboratório clínico.

$2_{2,5s}$: Valores de dois controles excedem os limites de +2,5 desvios padrão ou −2,5 desvios padrão, no mesmo dia.

8_{1s} ou $8_{1,5s}$: Oito valores consecutivos de um mesmo controle excedem a média +1 ou +1,5 desvios padrão ou média -1 ou -1,5 desvios padrão na mesma direção.

7_x: Os valores do controle estão no mesmo lado da média em 7 dias consecutivos, não sendo necessário que os limites de ±2 desvios padrão ou ±3 desvios padrão sejam ultrapassados.

7_T: Os valores do controle em 7 dias consecutivos mostram uma tendência crescente ou decrescente, não sendo necessário que os limites de ±2 desvios padrão ou ±3 desvios padrão sejam ultrapassados.

Para implantar melhorias no controle e na capacidade do processo, causas comuns e especiais devem ser identificadas e o processo deve ser alterado para eliminá-las, quando possível. O ciclo, então, se reinicia, visto que mais dados serão coletados, interpretados e usados como base para a ação. Um sistema analítico será considerado estável, se o instrumento produzir um resultado dentro de uma faixa de tolerância aceitável da concentração-alvo e respeitando-se as regras previamente definidas, conclui-se que ele está operando dentro do esperado e a rotina será liberada. Se uma amostra de controle não conseguir recuperar os resultados esperados, a equipe do laboratório deve interromper o teste do paciente, corrigir o problema e, em seguida, retestar as amostras do paciente como no momento em que o sistema estava relatando resultados aceitáveis.

Metas de desempenho analítico e especificações analíticas de qualidade

A moderna gestão da qualidade envolve mais do que o controle de qualidade estatístico operacionalizado todos os dias nas bancadas dos laboratórios clínicos. É preciso conhecer profundamente qual o nível de qualidade é requerido para assegurar decisões clínicas satisfatórias.

Delinear as especificações de qualidade para os exames laboratoriais torna-se uma tarefa necessária para os especialistas do laboratório clínico, definindo-se o erro total aceitável de cada analito, ou seja, qual será a sua variação máxima aceitável para um determinado resultado laboratorial, gerada a partir dos efeitos combinados dos erros aleatórios e sistemáticos. Os critérios para essa tarefa são variados: protocolo de atendimento da instituição; desfecho clínico; critério baseado no desempenho analítico ou no desfecho analítico (erro total permitido); no estado da arte ou literatura. Uma vez definidas, elas poderão ser utilizadas em processos de validações de novos métodos e sistemas analíticos, na sistematização do controle da qualidade analítica, na avaliação de desempenho frente aos ensaios de proficiência e aos diferentes fabricantes do mercado. Com base nessas especificações, são estabelecidas metas de desempenho em busca de melhorias da qualidade na fase analítica.

Avaliação externa da qualidade e ensaios de proficiência

A avaliação externa da qualidade envolve comparações interlaboratoriais e ensaios de proficiência. Entende-se por comparação interlaboratorial a organização, realização e avaliação de ensaios de produtos ou materiais idênticos em pelo menos dois laboratórios distintos, em condições predeterminadas.

Uma maneira de avaliar o grau de exatidão de um método laboratorial é por meio de um ensaio de comparação interlaboratorial. De forma simplificada, esse sistema de controle de qualidade interlaboratorial funciona a partir da comparação de resultados obtidos em uma mesma amostra biológica, analisada por diferentes laboratórios. Nessa comparação de resultados entre diferentes laboratórios, aqueles que conseguem apresentar resultados iguais ou bem próximos dos obtidos pela maioria têm um sistema analítico confiável e com um alto nível de exatidão.

Ensaio de proficiência (EP), por sua vez, é uma ferramenta de controle de qualidade baseada na avaliação de ensaios realizados por diferentes laboratórios, em materiais idênticos ou similares. Trata de uma forma de garantir e demonstrar a confiabilidade dos resultados gerados pelo laboratório para clientes, organismos de acreditação e regulamentadores, que conduz o participante à melhoria contínua. Eles avaliam o desempenho de laboratórios por meio de comparações interlaboratoriais promovidas e analisadas por um provedor oficial, distribuídas ao longo de um ano com 2-4 rodadas. Após a análise estatística, o provedor que recebeu os resultados de todos os participantes emite aos laboratórios participantes um relatório de avaliação, no qual compara os desempenhos entre sistemas analíticos similares e dentro do mesmo método, mas com equipamentos distintos. Anualmente os laboratórios que adquirem um percentual predeterminado de adequação nos ensaios que participou recebe um certificado de participação e adequação do provedor.

Os EPs contribuem para a identificação de erro aleatório (imprecisão) quando realizada mais de uma dosagem, porém são lentos para o monitoramento contínuo do desempenho, já que não é um material de análise diária nas rotinas do laboratório clínico. Ele ajuda na identificação de imperfeições relacionadas ao método, à calibração, substâncias interferentes, linearidade do método utilizado. O EP auxilia na verificação da tendência e/ou exatidão dos resultados.

Alguns benefícios da aplicação dos EPs no laboratório incluem: o aumento da segurança do paciente pediátrico pela melhoria da prática laboratorial; a caracterização da tendência e imprecisão dos ensaios em diferentes métodos; correlacionar variáveis específicas do método com a tendência e a imprecisão; identificar interferentes e quantificar seus efeitos em diferentes métodos; providenciar aos laboratórios informação confiável para a substituição de metodologias com desempenho insatisfatório, identificar laboratórios que estão em risco de desempenho insatisfatório, satisfazer requerimentos de acreditação e de órgãos reguladores, possibilidade de tomada de ações corretivas e/ou ações preventivas, padronizar as atividades frente ao mercado e reconhecimento de resultados de ensaios, em nível nacional e internacional.

INSPEÇÕES DA QUALIDADE

As inspeções são efetuadas pela equipe laboratorial e agem como marcos que ficam registrados durante a produção laboratorial, os quais asseguram que as etapas cumpridas estão gerando produtos de acordo com os padrões de qualidade estabelecidos. Quando surgem não conformidades, elas são relatadas e corrigidas para que o erro seja detectado e corrigido antes da emissão do laudo do exame. Elas demonstram o conhecimento e o cumprimento explícito dos procedimentos operacionais preconizados pela equipe que executa o exame.

As inspeções conferem se há a correta recepção e utilização de materiais (biológicos ou suprimentos), supervisionam se há o manuseio correto do parque tecnológico do laboratório, conferem as condições metrológicas dos instrumentos e sua sinalização, verificam se há rastreabilidade ao longo da execução do exame, observam a validade de insumos e sua preparação, controlam as condições de umidade e temperatura ambiente, da cadeia de frio no laboratório em estufas e termoblocos, observam se os registros obrigatórios estão sendo efetuados, conferem o cumprimento dos planos de treinamento e de controle de qualidade.

CONCLUSÃO

A mentalidade de riscos instituída na medicina laboratorial produziu, ao longo do tempo, uma cultura de prevenção, que se traduz nas boas práticas de laboratório clínico, na segurança para o paciente pediátrico e na sua assistência.

Uma das vertentes desse conjunto de condutas de excelência está baseada na garantia da qualidade, a qual é evidenciada na padronização, na documentação, no monitoramento e na análise de todo o ciclo do exame laboratorial. Essa abordagem envolve o controle operacional da produção laboratorial com o apoio e a utilização de ferramentas estatísticas.

A consciência de que há perigos e a possibilidade de danos controláveis em todas as etapas do exame laboratorial faz com que haja: investimentos constantes na habilitação e ampliação de competências da equipe técnica, um rígido planejamento e controle da produção, com a sistematização de condutas para detectar precocemente eventuais erros e impedir que eles cheguem ao paciente. Por fim, laboratório clínico que garante qualidade traz segurança para o paciente pediátrico.

BIBLIOGRAFIA RECOMENDADA

1. ABNT NBR ISO 15189:2017 Laboratórios Clínicos Requisitos de qualidade e competência.
2. ABNT NBR ISO/IEC 17025:2005 Versão Corrigida 2:2006 Requisitos gerais para a competência de laboratórios de ensaio e calibração.
3. Aita A, Sciacovelli L, Plebani M. The silk road to total quality in laboratory medicine. Clin Chem Lab Med. 2019;57(6):769-72.
4. Anvisa. RDC N° 302, Dispõe sobre regulamento Técnico para Funcionamento de Laboratórios Clínicos. 13 de outubro de 2005.
5. Clinical and Laboratory Standards Institute. Characterization and qualification of comutable reference materials for laboratory medicine. Approved guideline. CLSI document EP 30A. Wayne, PA: Clinical and Laboratory Standards Institute; 2010.
6. Clinical and Laboratory Standards Institute. Evaluation of the Linearity of Quantitative Measurement Procedures: A Statistical Approach; Approved Guideline. CLSI Document EP06-A vol. 23, n. 16. Wayne, PA: Clinical and Laboratory Standards Institute; 2003.
7. Clinical and Laboratory Standards Institute. Interference Testing in Clinical Chemistry. 3rd ed. CLSI guideline EP07. Wayne, PA: Clinical and Laboratory Standards Institute; 2018.
8. Clinical and Laboratory Standards Institute. Laboratory Quality Control Based on Risk Management; Approved Guideline. CLSI document EP23-P. Wayne, PA: Clinical and Laboratory Standards Institute; 2011.
9. Clinical and Laboratory Standards Institute. Risk management techniques to identify and control laboratory error sources; Approved guideline-second edition. CLSI document EP 18-A2. Wayne, PA: Clinical and Laboratory Standards Institute; 2009.
10. Clinical and Laboratory Standards Institute. Nonconforming event management. CLSI guideline QMS 11. 2. ed. Wayne, PA: Clinical and Laboratory Standards Institute; 2015.
11. International Organization for Standardization. ISO31000: Risk management – Principles and guidelines. ISO, Geneva, Switzerland. 2009; pp 24.
12. Oliveira CA, Mendes ME (org.). Gestão da fase analítica do laboratório como assegurar a qualidade na prática. 1.ed. Rio de Janeiro: ControlLab, vol. 1, 2010. [Internet] [acesso em 2021 mai. 20]. Disponível em: http://www.controllab.com.br/pdf/gestao_fase_analitica_vol1.pdf.
13. Oliveira CA, Mendes ME (org.). Gestão da fase analítica do laboratório como assegurar a qualidade na prática. 1.ed. Rio de Janeiro: ControlLab, vol. 2, 2011. [Internet] [acesso em 2021 mai. 20] Disponível em: http://www.controllab.com.br/pdf/gestao_fase_analitica_vol2.pdf.
14. Oliveira CA, Mendes ME (org.). Gestão da fase analítica do laboratório como assegurar a qualidade na prática. 1.ed. Rio de Janeiro: ControlLab, vol. 3, 2012. [Internet] [acesso em 2021 mai. 28] Disponível em: http://www.controllab.com.br/pdf/gestao_fase_analitica_vol3.pdf.
15. Sumita, NM (Org.). Recomendações da Sociedade Brasileira de Patologia Clínica/ Medicina Laboratorial (SBPC/ML). Boas práticas em laboratório clínico. 1. ed. Barueri: Manole, 2020.

CONTEÚDO COMPLEMENTAR

Utilize o QR code para acessar as questões comentadas do capítulo (senha: **medicinalaboratorial**)

3

Coleta de materiais biológicos na neonatologia, pediatria e hebiatria

Roseli Eliana Beseggio Santos
Mônica Bacellar Cases da Silveira
Magali Mendes Machado Mateo Gimenez
Eliana Rodrigues Carlessi
Luciana de Souza Gomes
Simone Aparecida Lima Pavani

PONTOS-CHAVE DESTE CAPÍTULO

- Durante a coleta de exames, os profissionais devem usar abordagem e métodos de acordo com o desenvolvimento da criança.
- A sequência de tubos durante a coleta de exame deve ser realizada conforme a recomendação internacional do Clinical & Laboratory Standards Institute (CLSI).
- O padrão do atendimento deve seguir uma sequência fixa para evitar erros pré-analíticos.
- A técnica da coleta do exame a ser utilizada se relaciona às condições físicas e clínicas do paciente, tipo de exame solicitado e tipo de material disponível.
- O transporte de materiais biológicos dentro das condições adequadas, na fase pré-analítica do laboratório, garante a integridade e estabilidade das amostras para posterior análise.

INTRODUÇÃO

Para toda coleta de material biológico deve-se sempre seguir procedimentos padronizados que garantam a execução em sua integridade, respeitando boas práticas e tornando o processo seguro e confiável.

O processo que envolve os exames laboratoriais está dividido em três fases:

1. Fase pré-analítica.
2. Fase analítica.
3. Fase pós-analítica.

Neste capítulo, será abordada a fase pré-analítica, que se inicia desde a solicitação médica dos exames até a entrega da amostra para análise. Os procedimentos para realização da coleta dos materiais biológicos contemplam processos ma-

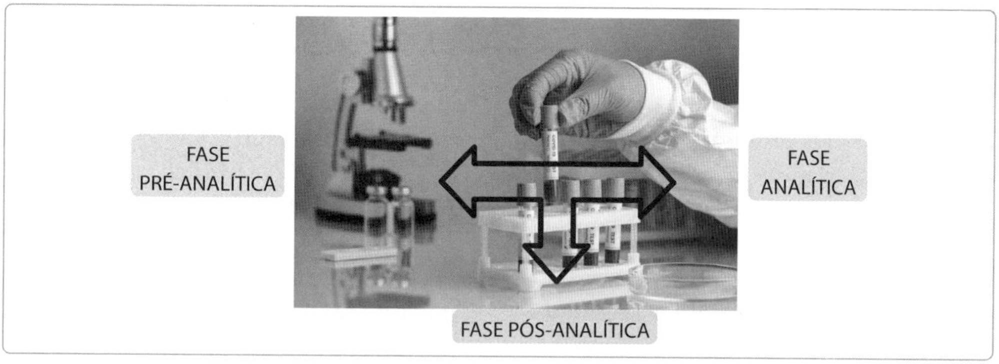

FIGURA 1

nuais e automatizados, momento em que ocorrem 70% dos erros que impactam as etapas seguintes e o resultado final, interferindo no resultado do atendimento ao paciente.

A instituição que atende ao paciente da neonatologia, pediatria e hebiatria envolve não apenas o paciente, mas também seu acompanhante/responsável, a dor da criança e a preocupação de seu responsável. A vivência de procedimentos que trazem à lembrança o emprego de agulhas é particularmente estressante, sendo assim, necessitam de ambientes e atitudes profissionais adequadas para que a experiência se torne algo mais leve e confortável.

O atendimento humanizado inicia-se a partir da ambientação, espaços com condições físicas e temas direcionados ao público infantil, bem como o uso do brinquedo terapêutico, mantendo a criança em um ambiente acolhedor.

Os profissionais devem usar abordagem e métodos de acordo com o desenvolvimento da criança, não mentir, explicar o procedimento de forma clara e objetiva sem utilizar diminutivo (picadinha, agulhinha), escutar as experiências anteriores da criança e do acompanhante, deve ter também empatia, paciência, discrição, competência, agilidade e eficiência. Como o acesso venoso em pacientes pediátricos pode ser difícil, pois possuem veias menos calibrosas, o êxito de uma coleta nesses pacientes requer dispositivos de punção de menor calibre e tubos de coleta de menor volume.

Por isso, é importante apresentar algumas variáveis para o processo de coleta de materiais, permitindo que os procedimentos sigam um padrão e estejam fundamentados em boas práticas, evitando erros pré-analíticos e que se tornem seguros para o paciente.

VARIÁVEIS PRÉ-ANALÍTICAS

- Solicitação médica: deve ter clareza na indicação do exame desejado (identificação do paciente, nome completo, data de nascimento, identificação da instituição), localização do paciente (clínica, leito, andar), letra legível, carimbo com nome do médico solicitante e número do CRM.
- Cadastro: os exames solicitados devem ser cadastrados no sistema vigente da instituição.
- Instrução de coleta: é necessário orientação e/ou preparo do paciente para coleta de materiais.
- Tempo de jejum: de acordo com a idade do paciente, pode ou não necessitar de jejum. O período de jejum pode va-

riar entre 12, 8, 6 ou 4 horas, dependendo do exame solicitado, mas para crianças em geral pode ser de 4 horas para a maioria dos exames, e, em situações especiais, crianças menores de 2 anos e neonatos, esse período pode ser reduzido para uma ou duas horas apenas.

- Medicamentos/oxigênio/soluções terapêuticas: é fundamental ter registradas as medicações em uso para possível avaliação dos resultados dos exames.
- Material de coleta: a escolha de um material pode interferir no sucesso de um resultado. Essa escolha está associada às condições do paciente, à sua idade e à quantidade de exames solicitados.
- Tubos/meios para coleta e transporte: cada exame tem tubo/meio adequado para o seu processamento e para o transporte do material; devem ser respeitadas as condições: posicionamento, temperatura, proteção da luz etc.
- Sequência de tubos: Coleta de exame seguindo a sequência de tubos conforme a recomendação internacional do Clinical & Laboratory Standards Institute (CLSI). É fundamental que esta variável seja padronizada, porque pode ter interferência direta no resultado de alguns exames.
- Garroteamento: o garroteamento deve permanecer por um minuto no máximo, pois pode alterar a composição do sangue, gerando resultados não compatíveis com a condição do paciente.
- Identificação da amostra: fundamental no processo seguro de atendimento ao paciente.
- Condições clínicas do paciente: condições clínicas do paciente podem interferir diretamente no resultado de determinados exames e no processo de coleta.

Todas essas variáveis mencionadas podem interferir no atendimento ao paciente, na qualidade da amostra, na exatidão e precisão do resultado.

PADRÕES DE ATENDIMENTO

Para toda e qualquer técnica de coleta, é preciso seguir alguns padrões de atendimento, garantindo um processo seguro.

- Checar a identificação do paciente, por meio de um documento original com foto como: RG, passaporte ou certidão de nascimento acompanhado de um documento do responsável (ambulatório), ou pulseira de identificação para checar dados cadastrais do paciente (os identificadores mais utilizados nas instituições são nome completo e data de nascimento).
- Checar as etiquetas de identificação das amostras a serem coletadas.
- Explicar o procedimento a ser realizado.
- Verificar alergia a látex (neste caso todo o material utilizado no paciente deve ser livre (isento) de látex).
- Higienizar as mãos (água e sabão ou álcool gel ou de acordo com o padrão estabelecido pela Comissão de Controle de Infecção Hospitalar – CCIH).
- Reunir os materiais de coleta de acordo com o exame solicitado e técnica escolhida.
- Realizar antissepsia do local a ser puncionado (álcool etílico 70% ou álcool *swab*), equipamentos de proteção para punções.
- Utilizar Equipamentos de Proteção Individual (EPIs) (luvas, óculos de proteção) no momento da coleta e, caso necessário, utilizar EPIs de acordo com o tipo de isolamento.

- Registrar a coleta, com as informações do local onde foi feita, horário, dificuldade na punção e/ou outras ocorrências.
- Identificar cada amostra com as etiquetas de identificação do paciente.
- Seguir a sequência de coleta de tubos como a recomendação internacional do Clinical & Laboratory Standards Institute (CLSI).
- Posicionar o paciente de acordo com a coleta/técnica a ser utilizada.
- Conter o paciente, se necessário.
- Utilizar caixa de descarte para material perfurocortante.
- Acondicionar cada amostra de acordo com o exame solicitado, condições de estabilidade da amostra (gelo, refrigerado, protegido da luz etc.).
- Transportar a amostra garantindo sua estabilidade.

TÉCNICAS DE COLETA DE SANGUE

Objetivo: realizar coleta de sangue de acordo com a solicitação médica e padrões de boas práticas para obtenção de amostras biológicas, respeitando as normas internacionais de segurança do paciente. A escolha da técnica a ser utilizada está relacionada às condições físicas e clínicas do paciente, tipo de exame solicitado e tipo de material disponível.

Técnica de coleta de sangue periférico a vácuo

Realizada em um dos membros superiores, com um dispositivo (agulha ou scalp) que permite a aspiração do sangue diretamente da veia para o tubo de coleta. Este tipo de coleta é uma recomendação internacional do CLSI.

A. Materiais:
- Adaptador para coleta de sangue a vácuo.
- Agulha de coleta múltipla com dispositivo de segurança.
- Dispositivo de múltipla coleta a vácuo com dispositivo de segurança.
- Gazes.
- Torniquete.
- Tubos de coleta de acordo com os exames solicitados.
- Curativo compressivo.

B. Descrição da técnica:
- Conferir a identificação do paciente.
- Explicar o procedimento.
- Garrotear e escolher o local a ser puncionado (Figura 2).
- Soltar o garrote e preparar o material de acordo com a veia selecionada.
- Conter o paciente, se necessário.
- Garrotear o membro a ser puncionado, aproximadamente 4 dedos acima do local da punção.
- Realizar antissepsia do local a ser puncionado (álcool etílico 70% ou álcool *swab*), com movimentos circulares de dentro para fora, em único sentido, sem tocar novamente o local a ser puncionado (Figura 3).

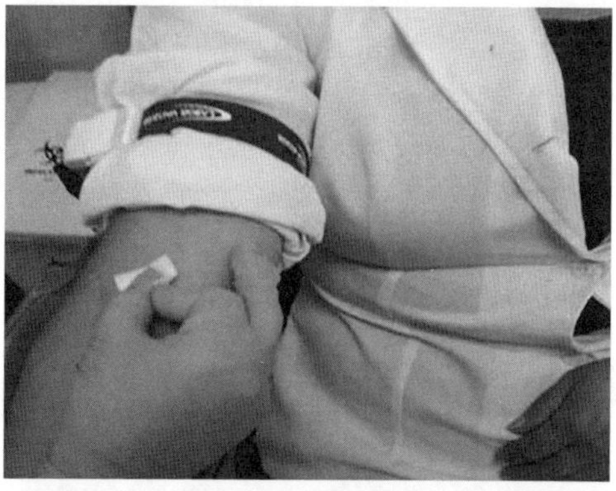

FIGURA 2 Escolha do local de punção e garroteamento.

- Aguardar a evaporação total do álcool por 30 segundos.
- Realizar a punção com o bisel da agulha voltado para cima (Figura 4).
- Adaptar o primeiro tubo, de acordo com a sequência de tubos padronizada (Figura 5).
- Soltar o garrote tão logo o sangue flua no primeiro tubo.
- Realizar a coleta dos outros tubos, homogeneizando cada tubo, com inversão total de 5 a 8 vezes.
- Garantir o preenchimento total de cada um dos tubos.
- Retirar a agulha acionando o dispositivo de segurança imediatamente.

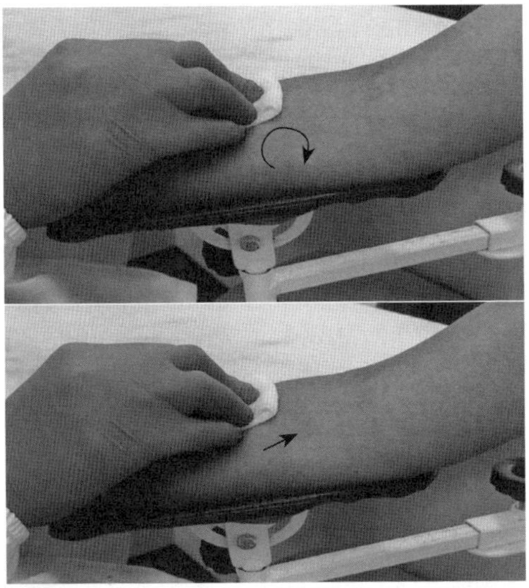

FIGURA 3 Técnica de antissepsia do local a ser puncionado.

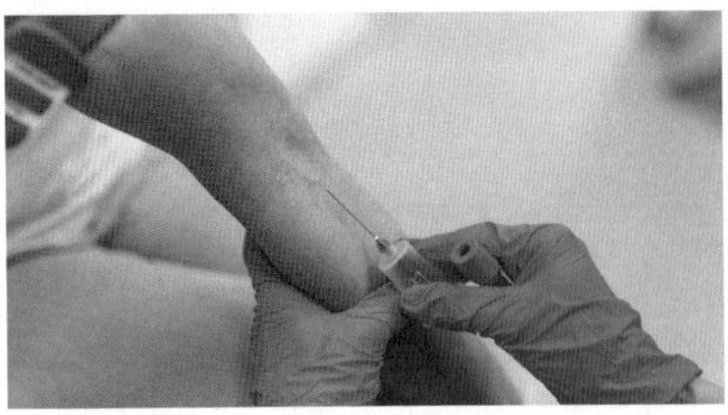

FIGURA 4 Punção com bisel de agulha voltado para cima.

- Comprimir o local da punção, com o auxílio da gaze seca.
- Orientar o paciente ou responsável a manter a compressão local.
- Descartar o material perfurocortante na caixa de descarte.
- Acondicionar os tubos em recipiente adequado para o transporte, na posição vertical e conforme instrução específica para cada um deles (com gelo, refrigerado, protegido da luz etc).
- Colocar curativo compressivo no local da punção e verificar a integridade do local (Figura 6).
- Retirar as luvas e descartá-las em lixo apropriado, higienizar as mãos (Figura 7).
- Orientar o paciente e/ou responsável sobre os cuidados pós-punção (não

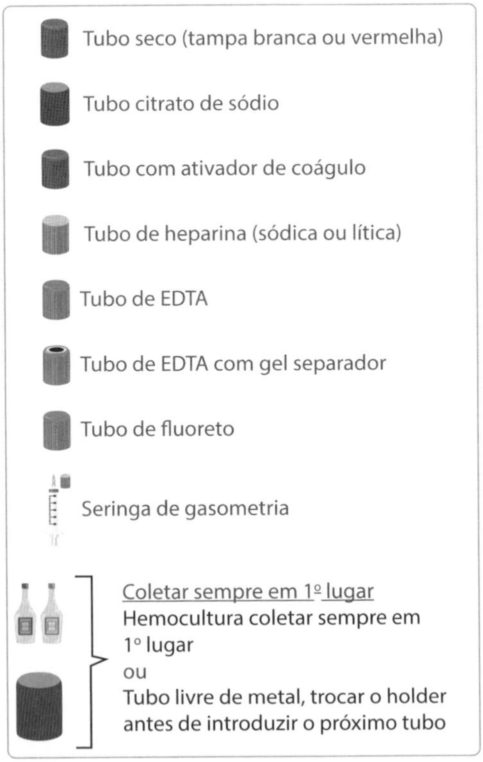

Ver imagem colorida via QR code

FIGURA 5 Sequência e identificação de tubos padronizadas.

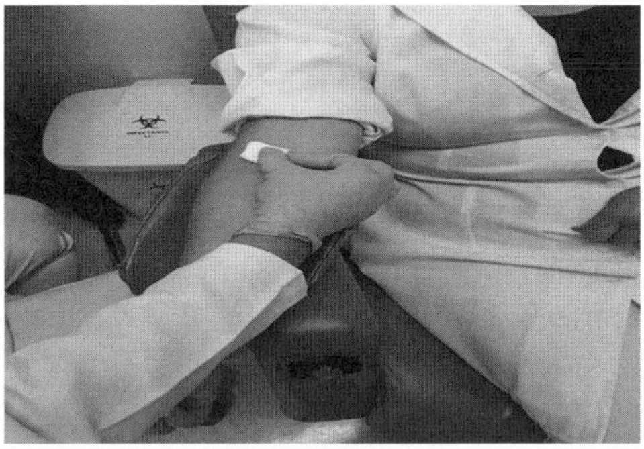

FIGURA 6 Curativo compressivo no local da punção.

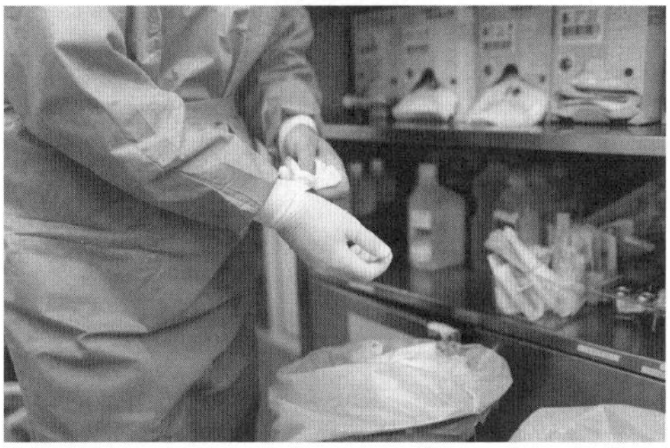

FIGURA 7 Descarte de material no local apropriado.

carregar peso com o membro puncionado, não dobrar o braço, compressão do local puncionado por 5 minutos).

- Registrar o procedimento realizado, com as informações sobre o local da punção, horário da coleta, dificuldade na punção e/ou outras ocorrências.
- Organizar o local.
- Transportar a amostra para o laboratório nas condições estabelecidas de cada exame – prazo, temperatura, protegida da luz, prazo de entrega da amostra etc.

Não é recomendada a coleta de sangue com seringa e transferência para o tubo de coleta, pois este processo pode acarretar alteração da amostra (hemólise, diluição da amostra, contaminação da amostra etc.) e o profissional envolvido também pode sofrer acidente com o material perfurocortante.

Coleta de sangue de cateter venoso central (CVC)

Objetivo: realizar coleta de sangue de acordo com a solicitação médica e padrões de boas práticas para obtenção de amostras biológicas, para pacientes que apresentam dificuldade de acesso venoso periférico. Esta técnica pode ser utilizada quando o paciente apresenta dificuldade de acesso periférico para coleta, porém deve ser evitada devido ao risco de infecção da corrente sanguínea relacionada ao cateter (Agência Nacional de Vigilância Sanitária - ANVISA) e também porque pode interferir na qualidade da amostra. Quando esta técnica for utilizada, o profissional deverá seguir o protocolo institucional. Além disso, é preciso se certificar de que o procedimento seja feito somente por pessoal capacitado, enfermeiro ou médico e, de preferência, em ambiente hospitalar, com prévio consentimento do médico.

A. Materiais:
   - Agulha específica para punção de cateter.
   - Conector para coleta a vácuo.
   - Luvas estéreis.
   - 2 seringas de 10 ml.
   - *Swab* de álcool 70%.
   - Gaze estéril.
   - Luvas descartáveis.
   - Agulha 40 x 12.
   - Oclusor.
   - Soro fisiológico ou solução salina.
   - Campo estéril.

B. Descrição da técnica:
- Conferir a identificação do paciente.
- Explicar o procedimento.
- Higienizar as mãos.
- Separar o material conforme a solicitação médica.
- Orientar o paciente e/ou acompanhante sobre o procedimento a ser realizado.

Técnica:
- Abrir campo estéril.
- Abrir o pacote de gaze com técnica asséptica, colocando no campo estéril.
- Calçar luvas estéreis.
- Realizar antissepsia do cateter e sua extensão, com gaze embebida em álcool etílico 70%.
- Proteger a extensão do cateter com gaze estéril seca.

Coleta com sistema fechado:
- Conectar sistema para coleta a vácuo.
- Conectar tubo seco, sem presença de nenhum aditivo para descartar volume de sangue de acordo com o protocolo da instituição.
- Coletar os tubos dos exames solicitados, seguindo a sequência de tubos padronizada.
- Homogeneizar cada tubo coletado.
- Retirar o conector de coleta.
- Infundir solução fisiológica com seringa para manter a via pérvia.
- Desprezar o material utilizado.
- Realizar anotação de enfermagem, via pela qual o material foi coletado e as condições de infusão e refluxo do dispositivo venoso, conforme rotina institucional.
- Encaminhar o material coletado ao laboratório.

TÉCNICA DE COLETA DE SANGUE PARA HEMOCULTURA

Objetivo: este exame é útil para o diagnóstico nos processos infecciosos sistêmicos. O momento ideal da coleta da hemocultura é antes do início do uso de antimicrobiano que não impeça a realização do exame.

A coleta não deve ser realizada em pico febril e não exceder o volume de sangue definido para cada frasco.

A. Materiais:
- Frasco de hemocultura aeróbios.
- Frasco de hemocultura anaeróbios.
- Frasco de hemocultura pediátrico.
- Frasco de hemocultura para fungos.
- Sachê de álcool 70%.
- Dispositivo de punção-scalp com extensão longa com holder.
- Clorexidina alcoólica 5%.
- Gazes.

Técnica de coleta de hemocultura por via periférica

- Conferir a identificação do paciente.
- Higienizar as mãos.
- Separar o material conforme a solicitação médica.
- Orientar o paciente e/ou acompanhante sobre o procedimento a ser realizado.
- Identificar os frascos com as etiquetas e nunca as colocar em cima do código de barra dos frascos.
- Remover a tampa protetora do frasco de coleta.

- Realizar a higienização da tampa com *swab* alcoólico 70%.
- Deixar secar naturalmente.
- Calçar as luvas de procedimento.
- Realizar a antissepsia da pele com clorexidina alcoólica a 0,5%, fazendo movimentos circulares de dentro para fora, em sentido único, sem tocar novamente o local a ser puncionado.
- Deixar secar completamente.
- Repetir este procedimento 3 vezes.
- Puncionar o local com scalp de acordo com o calibre da veia escolhida.
- Inocular primeiro o frasco aeróbio introduzindo a quantidade de sangue conforme indicado no frasco, mantendo-o em posição vertical.
- Inocular no segundo frasco anaeróbio, introduzindo sangue conforme indicado no frasco, mantendo o frasco em posição vertical.
- Coletar outros tubos, se solicitado, seguindo a sequência de tubos padronizada.
- Retirar scalp e acionar dispositivo de segurança.
- Comprimir o local com gaze seca.
- Homogeneizar os frascos girando simplesmente, não é necessário inverter.
- Colocar curativo compressivo.
- Realizar as anotações de enfermagem: horário de coleta, local da coleta e vigência de antibiótico.
- Geralmente é solicitada mais de uma amostra; neste caso, deve-se coletar em sítios diferentes.

Técnica de coleta de sangue para hemocultura por cateter venoso central

- Conferir a identificação do paciente.
- Higienizar as mãos.
- Separar o material conforme a solicitação médica.
- Orientar o paciente e/ou acompanhante sobre o procedimento a ser realizado.
- Identificar os frascos com as etiquetas e nunca colocá-las em cima do código de barra dos frascos.
- Remover a tampa protetora do frasco de coleta.
- Realizar a higienização da tampa protetora com *swab* alcoólico 70%.
- Deixar secar naturalmente.
- Realizar a técnica de coleta de cateter central.
- Inocular primeiro o frasco anaeróbio, introduzindo a quantidade de sangue conforme indicação no frasco.
- Inocular o segundo frasco – aeróbio –, sem necessidade de trocar a agulha e a seringa, introduzindo o sangue conforme indicação no frasco.
- Manter o frasco na posição vertical.
- Homogeneizar os frascos simplesmente girando, não é preciso invertê-los.
- Encaminhar o material ao laboratório.

TÉCNICA DE COLETA DE SANGUE CAPILAR

Objetivo: obter pequenas quantidades de amostra de sangue para realização de determinados exames; é utilizado principalmente em pediatria e para exames *point of care*.

A. Material utilizado para coleta da amostra:
   - *Swab* alcoólico 70%.
   - Luvas de procedimento.
   - Gazes.

- Lanceta específica.
- Curativo compressivo.

TÉCNICA DE COLETA DE SANGUE PARA TRIAGEM NEONATAL (TESTE DO PEZINHO)

- Conferir a identificação do paciente.
- Separar o material conforme a solicitação médica.
- Orientar o acompanhante sobre o procedimento a ser realizado.
- Higienizar as mãos.
- Selecionar o material de coleta.
- Identificar o papel-filtro.
- Selecionar a região e a área a ser puncionada (Figura 8).
- Aquecer calcanhar para estimular a vascularização.
- Fazer assepsia do local da punção.
- Aguardar secar.
- Posicionar o calcanhar entre o polegar e o indicador e introduzir a lanceta de forma perpendicular na face lateral ou externa do calcanhar e à superfície da pele.
- Puncionar o local e descartar a lanceta.
- Limpar a primeira gota de sangue com gaze seca e coletar a gota seguinte em

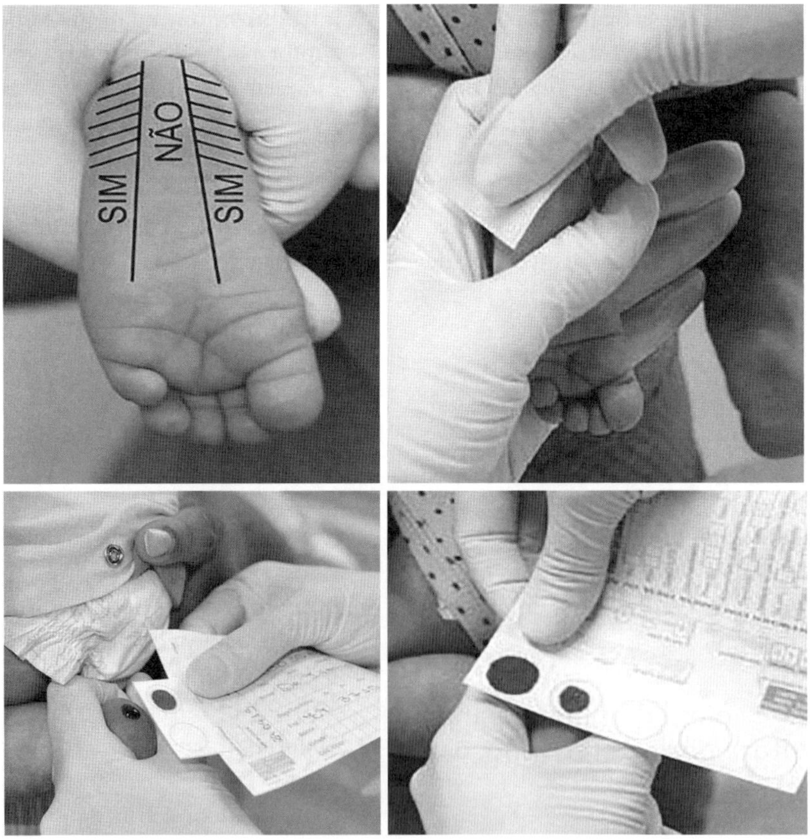

FIGURA 8 Triagem metabólica neonatal: Técnica de Coleta.
Fonte: Brasil. Ministério da Saúde. Secretaria de Atenção à Saúde. Departamento de Atenção Especializada e Temática. Triagem neonatal biológica: manual técnico / Ministério da Saúde, Secretaria de Atenção à Saúde, Departamento de Atenção Especializada e Temática. – Brasília: Ministério da Saúde, 2016. 80 p.

papel-filtro preenchendo totalmente os círculos.

- Pressionar o local da punção com gaze e elevar ligeiramente a extremidade puncionada.
- Colocar curativo compressivo.
- Para a punção plantar, é recomendado que a criança fique em posição vertical no colo do responsável, com os membros inferiores livres para melhor acesso e fluxo sanguíneo na região a ser puncionada.

TÉCNICA DE COLETA DE SANGUE PERIFÉRICO POR GOTEJAMENTO

Objetivo: obter pequenas quantidades de amostra para realização de exames em pacientes com difícil acesso venoso periférico, usado principalmente em neonatologia. Técnica utilizada com rigoroso critério; considerar o risco e o benefício para sua indicação. A instituição poderá validar a técnica de coleta por gotejamento por meio de protocolo institucional, recomenda-se que a coleta seja realizada por enfermeiro.

A. Materiais:
- Tubos para microcoleta.
- Agulha hipodérmica 25x8; 30x7 ou 20x5,5.
- Agulha específica para coleta por gotejamento.
- Gazes.
- Luvas descartáveis.
- *Swab* de álcool 70%.
- Curativo compressivo.
- Garrote.

B. Descrição da técnica:

- Higienizar as mãos.
- Separar o material conforme a solicitação médica.
- Orientar o acompanhante sobre o procedimento a ser realizado.
- Garrotear o braço 4 dedos acima do local a ser puncionado.
- Flexionar a mão da criança fechada, mantendo-a voltada para baixo, esticando bem o local.
- Selecionar a veia a ser puncionada.
- Soltar o garrote.
- Calçar as luvas.
- Garrotear o braço novamente.
- Flexionar a mão esticando bem a pele.
- Realizar a antissepsia conforme técnica.
- Aguardar secar completamente.
- Retirar a agulha da proteção plástica.
- Puncionar o local com o bisel voltado para cima, ângulo de 15º, introduzindo somente a haste da agulha.
- Com ajuda de outro profissional, solicitar que ele abra o tubo de microcoleta.
- Observar se o sangue está fluindo, soltar o garrote.
- Segurar firmemente o braço da criança.
- Soltar a agulha e permitir que o sangue flua normalmente.
- Posicionar o microtubo aberto, abaixo da ponta da agulha, sem encostar.
- Deixar que o sangue flua livremente gotejando no microtubo, até atingir o volume necessário.
- Homogeneizar o microtubo a cada gota, fazendo movimento circular.
- Seguir a sequência de tubo de acordo com o padronizado.
- Após atingir o volume, retirar a agulha comprimindo o local da punção firmemente com gaze seca.
- Colocar o curativo na punção observando o local.

TÉCNICA PARA COLETA DE SANGUE POR VIA ARTERIAL

Coleta de sangue arterial, para auxiliar no diagnóstico, avaliando distúrbios do equilíbrio ácido-base e/ou distúrbios respiratórios. Realizada privativamente pelo enfermeiro conforme Resolução COFEN nº 0390/2011.

A. Materiais:
- *Swab* alcoólico.
- Gazes.
- Agulhas.
- Seringa heparinizada.
- Micropore.
- Curativo compressivo.

B. Descrição da técnica:
- Conferir a identificação do paciente.
- Explicar o procedimento.
- Higienizar as mãos.
- Calçar as luvas.
- Palpar a artéria usando os dedos indicador e médio de uma das mãos.
- Aspirar ao êmbolo até 1 ml e manter aspirado.
- Realizar a antissepsia do local com álcool 70%.
- Segurar a seringa com agulha (25x7) com o bisel para cima, inclinado num ângulo de 30° a 45° para artérias periféricas.
- Puncionar o local escolhido; o sangue deve entrar na seringa sem precisar de aspiração.
- Aguardar o preenchimento do volume necessário.
- Retirar a agulha.
- Realizar compressão do local por 5 minutos, até a hemostasia.
- Colocar curativo compressivo e observar o local.
- Encaminhar ao laboratório.

Observação: dar preferência para a artéria na seguinte ordem e posição da agulha:

- Artéria radial – ângulo da agulha: 30º a 45º.
- Artéria braquial – ângulo da agulha: 30º a 45º.
- Realizar anotação de enfermagem, horária de coleta e local e membro coletado.

COLETA DE URINA

O exame de urina é uma solicitação frequente no laboratório clínico, dada a sua grande aplicação na avaliação ou monitoramento da condição de saúde dos pacientes, podendo ser realizado para auxiliar e monitorar condições clínicas.

Os tipos de amostras podem ser aleatórios, ou seja, realizados a qualquer momento do dia, desde que respeitado o intervalo de duas horas após a micção.

A primeira urina da manhã é considerada a amostra ideal para análise por estar mais concentrada e apresentar resultados mais fidedignos.

Coleta de urina sem controle da micção

A. Materiais para coleta da amostra de urina:
- Saco coletor unissex.
- Gazes estéreis.
- Antisséptico.

B. Descrição da técnica:
- Conferir a identificação do paciente.
- Explicar o procedimento.
- Higienizar as mãos.
- Em meninas, realizar a higienização prévia dos pequenos e grandes lábios,

períneo, com água e sabão neutro ou lenço higiênico em movimento único para baixo, desprezando as gazes a cada etapa.

- Em meninos, realizar a antissepsia, afastando o prepúcio com o polegar e o indicador da mão não dominante, e fazer a antissepsia do meato uretral do meio para fora.
- Secar a região com gazes.
- Colocar o saco coletor de urina pediátrico (masculino ou feminino) com bordas colantes.
- Identificar o saquinho coletor.
- Solicitar que o acompanhante/responsável coloque a fralda no paciente.
- Aguardar a micção espontânea no paciente.
- Caso não haja micção, o saco coletor deve ser trocado a cada 30 minutos, repetindo a higienização a cada troca. Atenção para manter o saco coletor identificado.
- Havendo micção, o coletor deve ser retirado e encaminhado ao laboratório.

Observações: técnica contraindicada em crianças com lesões de períneo.

Quando o paciente apresentar evacuação, deve-se fazer nova higiene, trocar o coletor.

Coleta de urina com controle da micção

- Conferir a identificação do paciente.
- Explicar o procedimento.
- Higienizar as mãos.
- Orientar o acompanhante a realizar a higienização da genitália com água e sabão ou lenço umedecido e secar a região com gazes.
- Em meninas, realizar a higiene íntima com gaze embebida em água e sabão ou lenço umedecido, abrindo os grandes lábios iniciando no sentido periuretral dos grandes para os pequenos lábios e perianal em movimentos únicos, da frente para trás.
- Em meninos, realizar a antissepsia, afastando o prepúcio com o polegar e o indicador da mão não dominante, e fazer a antissepsia do meato uretral em movimentos circulares, do meio para fora.
- No momento da coleta, deve-se desprezar o primeiro jato de urina e coletar o jato do meio sem interrompê-lo.
- Coletar preferencialmente a primeira urina da manhã ou com intervalo de 4 horas entre as micções.

Coleta de urina por cateterismo vesical

É a introdução de um cateter estéril na bexiga através da uretra. É uma técnica asséptica e invasiva, utilizada para a coleta de urina de forma estéril. Realizada privativamente pelo enfermeiro conforme Resolução do Cofen nº 0450/2013.

A. Materiais:
   - Um par de luvas de procedimento.
   - Sonda uretral adequada à idade da criança (crianças requerem cateter de tamanho de 4 a 12 Fr).
   - Sabão.
   - Par de luvas estéreis.
   - Pacote de lenço higienizador.
   - Frasco coletor estéril.
   - Xilocaína em gel.
   - Pinças.

B. Descrição da técnica:

- Conferir a identificação do paciente.
- Higienizar as mãos.
- Checar se o pedido de exame está preenchido adequadamente.
- Separar o material conforme a solicitação médica.
- Identificar o frasco com a etiqueta do paciente.
- Acomodar o paciente na maca de coleta, em posição ginecológica.
- Realizar a sondagem vesical de acordo com a rotina institucional.
- Coletar a quantidade suficiente solicitada.
- Fechar o frasco e encaminhar para o laboratório.

É de suma importância que todas as amostras de urina sejam examinadas o mais rápido possível após a coleta, pois se elas permanecerem em temperatura ambiente as taxas de falso-positivo e falso-negativo aumentam substancialmente (FAHIMI, et al 2021).

TÉCNICA DE X

O exame de fezes é um dos mais pedidos para detectar problemas no sistema digestivo. Ele serve para diagnosticar possíveis infecções, verminoses e doenças no estômago, intestino e reto, por meio de análise laboratorial que identifica a presença de substâncias ou parasitas indesejados ou indicativos de enfermidades nas fezes.

Protoparasitológico:

- Coletar o material conforme rotina institucional.
- Coletar as fezes, depositar em recipientes apropriados.
- A amostra deve ser entregue o mais rápido possível ao laboratório ou armazenada conforme rotina institucional.

Cuidados:

- Não deve nunca ser coletado do vaso sanitário.
- Não pode haver contaminação de urina.
- Não pode ser coletado em vigência de sangramento.

Identificar o material com todas as informações padronizadas e enviar para análise em condições estabelecidas pelo laboratório (temperatura, prazo), juntamente da solicitação médica.

TRANSPORTE DE AMOSTRAS DE MATERIAL BIOLÓGICO

Objetivo: orientar os profissionais que fazem o transporte de materiais biológicos sobre a importância deste processo dentro da fase pré-analítica do laboratório, garantindo a integridade e estabilidade das amostras e manutenção das condições necessárias para o seu transporte e posterior análise.

As amostras coletadas podem ser transportadas em maleta, caixa térmica, carro de transporte ou tubo pneumático. Independente do tipo de transporte, ele deve ser rígido, lavável e higienizável. Deve garantir a estabilidade das amostras de acordo com as exigências técnicas. Para o transporte, devem ser utilizadas embalagens primárias e secundárias. Elas devem ter identificação de risco biológico:

- As amostras devem ser acondicionadas dentro do recipiente de transporte respeitando as condições exigidas para cada amostra – refrigerada, no gelo, protegida da luz.

- Deve-se garantir o prazo de estabilidade entre o horário da coleta e a chegada da amostra na área técnica, garantindo que o exame seja liberado sem interferência.

Condições para cada exame conforme rotina institucional:

- Considerar o tempo entre a coleta e a entrega da amostra no laboratório. (O material deve ser entregue no laboratório no máximo até 2 horas após a coleta.)
- Material refrigerado: manter a temperatura entre 4ºC e 8ºC de acordo com o tipo de exame.
- Proteção contra a luz de acordo com o tipo de exame.

Organização das amostras no recipiente:

- Amostras devem ser organizadas e agrupadas de acordo com a orientação do laboratório.
- Identificadas uma a uma em posição vertical nos casos dos tubos.
- Organizadas de acordo com a temperatura exigida.
- Fechadas adequadamente para não haver perda de material.
- Não encaminhar com agulhas.
- Não conter outros produtos no recipiente.
- Todos os materiais devem ser descartados de acordo com a padronização de cada instituição (lixo infectante, lixo comum, caixa de perfurocortante).

CONCLUSÃO

Crianças e adolescentes realizam exames laboratoriais ao longo da vida, às vezes por acompanhamento de saúde, investigação diagnóstica ou acometimento por doenças crônicas, o que pode comprometer sua qualidade de vida.

A coleta de exames laboratoriais pode estar associada a experiências desagradáveis e, dependendo da faixa etária, poderá deixar marcas na história de vida desses pequenos pacientes.

Dentre os desafios encontrados no processo de coleta de exames laboratoriais nas instituições de saúde, a qualidade dos serviços está diretamente relacionada à capacitação técnico-científica dos profissionais, à definição de padrões e protocolos, à ambientação da unidade com temas apropriados ao público infantil e disponibilização de espaço reservado para o atendimento com a utilização de brinquedo terapêutico.

O profissional de enfermagem é aquele que acolhe o paciente, com habilidade técnica, eficiência, agilidade, paciência, empatia, comunicação clara, sem ocultar as ações do procedimento a ser realizado, respeitando a individualidade e a história de cada paciente e família, o que facilita a construção do vínculo entre o profissional e a criança.

Para que o objetivo da fase pré-analítica seja concluído com êxito, todo o processo desde sua indicação médica, a orientação de preparo de acordo com as condições clínicas e/ou prévias do paciente, o acolhimento, o processo de coleta, a homogeneização correta, o acondicionamento, a preservação e o transporte da amostra até a entrega ao laboratório para seguir a fase analítica e pós-analítica, será realizado por profissionais de diferentes áreas que devem cumprir os requisitos técnicos de segurança e integridade do material.

Portanto, a capacitação e o conhecimento devem seguir juntos com a recepção e o acolhimento do paciente para que seja possível ter resultados assertivos e positivos nesta fase.

BIBLIOGRAFIA RECOMENDADA

1. Agência Nacional de Vigilância Sanitária (ANVISA). Resolução da diretoria colegiada- RDC nº 17, de 16 de abril de 2010. [internet] [acesso em: 2022 mai. 20]. Disponível: http://www.anvisa.gov.br/servicosaude.
2. Brasil. Ministério da Saúde. Secretaria de Atenção à Saúde. Departamento de Atenção Especializada e Temática. Triagem neonatal biológica: manual técnico / Ministério da Saúde, Secretaria de Atenção à Saúde, Departamento de Atenção Especializada e Temática. – Brasília: Ministério da Saúde, 2016.
3. Cristianetti D, Almeida MAGD, Ribeiro EP, Carniel EL, Salini CG, Breigeiron MK. (2019). Cateter central de inserção periférica (PICC) neonatal versus punção venosa guiada por ultrassonografia: relato de experiência. Clinical and biomedical research. Porto Alegre, 2019.
4. Lima DB, Dias WLR, Silva Araujo, SKB, Farias Silva, GKL, Silva Cavalcanti AVF, Santos PM, et al. (2021). Enfermagem neonatal: cuidados com o cateter central de inserção periférica. Brazilian Journal of Health Review. 2021, Jun;4(3):12140-51.
5. Fleury, MK. Manual de coleta em laboratório clínico. Programa Nacional de Controle de Qualidade. 3 ed, 2019.
6. Manual de Exames da Divisão de Laboratório Central do Hospital das Clínicas da Faculdade de Medicina da Universidade de São Paulo.

7. Recomendações da Sociedade Brasileira de Patologia Clínica/Medicina Laboratorial (SBPC/ML): boas práticas em laboratório clínico. Organização Nairo Massakazu Sumita, et al. 1. ed. Barueri: Manole, 2020.
8. Recomendações da Sociedade Brasileira de Patologia Clínica/Medicina Laboratorial (SBPC/ML): coleta e preparo da amostra biológica. Barueri: Manole, 2014.
9. Tischler TT. Erros laboratoriais da fase pré-analítica e suas interferências no laudo laboratorial: uma revisão de literatura. 2021.

4

A medicina laboratorial no acompanhamento da rotina da criança e do adolescente

Maria Helena Valente
Filumena Maria da Silva Gomes
Ana Maria de Ulhôa Escobar

PONTOS-CHAVE DESTE CAPÍTULO

- Os cuidados da criança e do adolescente enfatizam a necessidade da continuidade longitudinal da atenção e a supervisão integral à saúde no sentido de evitar a fragmentação do cuidar.
- O processo de diferenciação da criança no adulto saudável exige a proteção preventiva na gestação, infância e adolescência, com o pediatra comprometido com a continuidade da assistência e o respeito à complexidade dos cuidados a ser dispensados ao organismo em crescimento.
- A Supervisão da Saúde das crianças e adolescentes tem como objetivos principais: a promoção de estilos de vida saudáveis por meio de medidas reconhecidamente eficazes, de amplo alcance, a prevenção de doenças ou acidentes e a adequada detecção precoce de problemas ou doenças com tratamento. A Supervisão da Saúde propõe a intervenção em grupos de risco em todos os momentos, com a flexibilidade para recrutamento e monitoramento das crianças e famílias sob risco.
- Evidências para a integração do "ambiente" na consideração da saúde infantil tornaram-se importantes, especialmente para a prevenção de doenças e disfunções em termos de implicações clínicas e de saúde pública.
- Nas últimas décadas, a saúde da criança e do adolescente ampliou a atenção à saúde infantil para aspectos da Pediatria Preventiva instrumentalizada por meio de atividades de promoção e prevenção da saúde, triagem de problemas e doenças, aconselhamentos, imunizações no atendimento longitudinal de crianças e adolescentes do nascimento aos 21 anos de idade.
- A Medicina Laboratorial no acompanhamento de rotina pretende a triagem de problemas altamente prevalentes e a exclusão de doenças graves nos vários ciclos de vida.

INTRODUÇÃO

As crianças constituem parte substancial da população de um país, geralmente cerca de 20% nos países desenvolvidos e 50% nos países em desenvolvimento. Elas são parte dos grupos populacionais mais vulneráveis na sociedade, bastante dependentes de mudanças socioeconômicas, especialmente as que vivem em ambientes com recursos escassos.

No último século, as mudanças nas condições de vida das crianças foram dramáticas, com o desenvolvimento econômico e científico permitindo maior acesso aos cuidados, educação e estímulos, que associadas ao crescimento exponencial do conhecimento sobre o desenvolvimento físico, cognitivo, emocional e social possibilitou ampliar intervenções nos cuidados infantis. No entanto, as condições não melhoraram para todas as crianças da mesma forma, pois muitas delas ainda são invisíveis.

Eventos com profunda atuação na vida infantil, como instabilidade econômica, aumentaram as diferenças entre gerações, que, somadas à miséria urbana, minorias étnicas e socioeconômicas, mudanças na constituição familiar, destruição ambiental, crise climática, guerras, pandemia e decisões políticas míopes, ofuscam de forma considerável as possibilidades de melhorias das condições gerais de vida e saúde infantis.

A morbidade atual evidenciou a importância do ambiente na saúde, com incidência crescente das doenças crônicas não transmissíveis e problemas de comportamento entre as crianças e adolescentes, o que afirmou a necessidade de a área da saúde lidar com questões deletérias que transcorrem na forma de viver dos indivíduos.

Assim, nas últimas décadas, a Pediatria ampliou sua área de atuação para além da doença, e incorporou aspectos da Pediatria Preventiva instrumentalizada, por meio da promoção e da prevenção da saúde, triagem de problemas e doenças, aconselhamentos, imunizações por meio da atenção integral e longitudinal desde o nascimento até os 21 anos de idade.

O processo de diferenciação da criança no adulto saudável exige a proteção preventiva na gestação, infância e adolescência, com o pediatra comprometido com a promoção da saúde, assistência contínua e o respeito à complexidade dos cuidados a ser dispensados à saúde.

Há décadas, as necessidades de cuidados preventivos das famílias têm ultrapassado a capacidade de clínicas e práticas para fornecê-los, sendo necessário o redesenho do sistema de atendimento infantil que alinha a estrutura de prestação de cuidados preventivos com as necessidades das famílias, por meio da programação e sustentação de mudança real no sistema de cuidados preventivos.

A puericultura desenvolvida na Pediatria Preventiva tem como objetivo fornecer atendimento integral às crianças, abordando aspectos do desenvolvimento, problemas comportamentais, psicossociais e de saúde por meio de visitas a intervalos recomendados.

Nesse cenário, a Academia Americana de Pediatria (AAP) desenvolveu o programa *Bright Futures* como iniciativa nacional para promover e melhorar a saúde, a educação e o bem-estar das crianças, adolescentes, famílias e comunidades do país. As diretrizes do *Bright Futures* são embasadas na literatura pediátrica recomendada pela AAP, com orientações relativas às avaliações de cuidados preventivos e visitas de puericultura baseadas em evidências, que podem ser incorporadas a programas de saúde pública, visitas domiciliares, atendimentos em creches e saúde escolar nas escolas, como mostradas na Tabela 1. O pediatra é o profissional da saúde que mais precoce e intensamente tem contato com a criança e sua família, com a perspectiva de acompanhamento longitudinal do indivíduo e seu núcleo parental durante quase duas décadas, o que o coloca em posição privilegiada para promover, prevenir, detectar e tratar precocemente os agravos à saúde infantil.

A AAP considera que as famílias são a influência central e duradoura na vida, sendo que a saúde e o bem-estar das crianças estão estreitamente vinculados à saúde física, emocional e social de seus pais, às circunstâncias sociais e às práticas de educação dos filhos. Reconhece que a autoestima infantil cresce quando as crianças são cuidadas, amadas e valorizadas e sentem que fazem parte de uma unidade social que compartilha valores, se comunica abertamente e oferece companhia.

Na atualidade, existe uma enorme diversidade relativa à composição das famílias, herança étnica e racial, orientação religiosa e espiritual, na forma como se comunicam, no tempo que passam juntos, no seu compromisso com cada membro da família, nas suas conexões com sua comunidade, em suas experiências e em sua capacidade de se adaptar ao estresse.

O compromisso de uma nação desenvolvida e socialmente integrada implica múltiplos desafios, sendo um deles de natureza estratégica: o de assegurar que todas as crianças, sem distinção, tenham condições que permitam o desenvolvimento pleno das suas potencialidades e capacidades, com a garantia dos seus direitos fundamentais. Intervenções preventivas voltadas para crianças e adolescentes objetivam melhorar as desigualdades em saúde com estratégias de maior captação de populações de risco.

A Supervisão de Saúde de crianças e adolescentes busca fortalecer a qualidade do atendimento à criança e ao adolescente e suas famílias, melhorar as desigualdades em saúde com estratégias de maior captação de populações de risco, considerados como pilar estratégico para o desenvolvimento da atenção à saúde voltada para a trajetória do ciclo de vida.

A Medicina Laboratorial no acompanhamento de rotina de crianças e adolescentes pretende a triagem de problemas altamente prevalentes e a exclusão de doenças graves nos vários ciclos de vida.

ATIVIDADES PREVENTIVAS

Ações preventivas para a população infantil têm orientação baseada na promoção, prevenção, detecção precoce de doenças por meio do exame físico e triagem, e imunizações.

Com o conhecimento de que condições no início da vida do indivíduo se relacionam com o processo de saúde-doença na vida adulta, passaram a ser identificados grupos de risco associados a diferentes doenças, com evidências de que intervenções precoces nos primeiros anos de vida podem levar a resultados de saúde positivos e hábitos de vida melhorados com impacto na morbidade e mortalidade na idade adulta.

Assim, recomendações preventivas nas estratégias atuais, ao invés de depender de exames de rotina em busca de doenças, têm sido direcionadas para a detecção de crianças com maior risco para apresentar problemas de saúde no futuro, com rastreamentos e atribuição de papel proeminente para intervenções de peso indiscutível no campo da prevenção e promoção.

SUPERVISÃO DA SAÚDE INFANTIL

As diretrizes para a supervisão de saúde de lactentes, crianças e adolescentes descrevem um sistema único de atendimento, contínuo, com atividades de promoção da saúde e atenção aos fatores gerais e psicossociais relacionados à saúde durante vários ciclos de vida, da concepção aos 21 anos de idade do indivíduo.

A promoção da saúde e prevenção de doenças requerem esforços coordenados entre médicos e profissionais não médicos, incluindo saúde pública, serviços sociais, saúde mental, serviços educacionais, pais, cuidadores, famílias, e muitos membros da comunidade.

A Supervisão de Saúde Infantil pretende atender a população-alvo entre 0 e 21 anos, com consulta de pré-natal no caso da gestante, por meio de ações de prevenção, detecção precoce de doenças e promoção da saúde reconhecidamente eficazes, com o objetivo de alcançar a maior cobertura possível, destacando intervenções em grupos de risco, em todos os momentos, não vinculadas apenas às visitas estabelecidas, com flexibilidade para recrutamento e seguimento no caso de crianças e famílias em risco.

As diretrizes da supervisão de saúde atendem às necessidades de cuidado de todas as crianças e adolescentes, incluindo crianças e jovens com necessidades especiais de saúde e crianças de famílias de diversas culturas e origens étnicas.

A incorporação da população-alvo às intervenções pode ser realizada desde a primeira consulta de um recém-nascido, bem como através de consultas de crianças sem atividades preventivas anteriores registradas.

A organização e as atividades de supervisão de saúde por faixa etária consideram a incorporação e acompanhamento de crianças em situação de risco nos programas preventivos, uma vez que crianças em condições de saúde desfavoráveis e, por isso, com maior risco de apresentar alterações, são as que frequentemente não fazem visitas de acompanhamento ou têm baixa adesão aos serviços de saúde, faltando repetidamente às consultas. Alguns grupos considerados de risco, como aqueles com peso menor que 1.500 g ao nascer e crianças sindrômicas necessitam acompanhamento específico.

ATIVIDADES POR FAIXA ETÁRIA

As informações a ser obtidas em cada atendimento da supervisão de saúde devem ser:

- Evolução desde a última visita conforme as preocupações ou dúvidas dos pais, cuidadores ou jovens.
- Avaliação dos cuidados familiares.
- Checagem das atividades preventivas planejadas nos controles anteriores.
- Avaliação do desenvolvimento físico e psicossocial. Técnicas de triagem. Descrição de indicadores de risco ou sinais de alerta na população em geral.
- Imunizações indicadas. Valorização das recomendações do calendário vacinal.
- Informações relacionadas a aconselhamento, promoção e prevenção.

- Avaliação do risco individual. Informação e intervenção em caso de risco individual.
- Ampliação das avaliações quando anomalias forem detectadas.
- Organização do próximo controle.

Em cada uma das visitas por faixa etária são propostas atividades que incluem triagens, monitoramento e supervisão, imunizações, aconselhamento em saúde, avaliação de risco e intervenções, como mostrado na Tabela 1.

TRIAGEM LABORATORIAL

Em algumas faixas etárias devem ser solicitados exames laboratoriais para acompanhamento de rotina da criança e do adolescente como descritos na Tabela 1.

TABELA 1A Recomendações dos cuidados preventivos na saúde da criança e do adolescente

	Recém-nascidos e lactentes								Pré-escolar						
IDADE[1] Inicial/Intervalo	Pré-natal[2]	RN[3]	3-5 d[4]	1m	2m	4m	6 m	9 m	12 m	15 m	18 m	24 m	30m	3 a	4 a
HISTÓRIA Inicial/Intervalos	●	●	●	●	●	●	●	●	●	●	●	●	●	●	●
MEDIDAS															
Comprimento/ Altura e Peso		●	●	●	●	●	●	●	●	●	●	●	●	●	●
Perímetro cefálico		●	●	●	●	●	●	●	●	●	●	●			
Peso para altura		●	●	●	●	●	●	●	●	●	●				
IMC[5]												●	●	●	●
Pressão sanguínea[6]		Ø	Ø	Ø	Ø	Ø	Ø	Ø	Ø	Ø	Ø	Ø	Ø	●	●
TRIAGEM SENSORIAL															
Visão[7]		Ø	Ø	Ø	Ø	Ø	Ø	Ø	Ø	Ø	Ø	Ø	Ø	●	●
Audição		●[8]	●[9]	→	→	Ø	Ø	Ø	Ø	Ø	Ø	Ø	Ø	Ø	●
COMPORTAMENTO/ DESENVOLVIMENTO															
Triagem do desenvolvimento[11]								●			●		●		
Triagem Transtorno Espectro Autista[12]											●	●			
Vigilância do Desenvolvimento		●	●	●	●	●	●		●	●		●		●	●

(continua)

TABELA 1A Recomendações dos cuidados preventivos na saúde da criança e do adolescente *(continuação)*

	Recém-nascidos e lactentes								Pré-escolar						
IDADE[1] Inicial/Intervalo	Pré-natal[2]	RN[3]	3-5 d[4]	1m	2m	4m	6 m	9 m	12 m	15 m	18 m	24 m	30m	3 a	4 a
Aval. Psicossocial e Comportamental[13]		●	●	●	●	●	●	●	●	●	●	●	●	●	●
Avaliação Tabaco, Álcool e Drogas[14]															
Triagem da Depressão[15]															
Triagem Depressão Materna[16]				●	●	●	●								
EXAME FÍSICO[17]		●	● →	●	●	●	●	●	●	●	●	●	●	●	●
PROCEDIMENTOS[18]															
Sangue recém-nascido (RN)		●[19]	●[20]												
Bilirrubinas RN[21]		●													
Cardiopatia Congênita Crítica[22]		●													
Imunização[23]		●	●	●	●	●	●	●	●	●	●	●	●	●	●
Anemia[24]						Ø			●	Ø	Ø	Ø	Ø	Ø	Ø
Chumbo[25]							Ø	Ø	● ou Ø[26]		Ø	● ou Ø[26]		Ø	Ø
Tuberculose[27]				Ø			Ø		Ø			Ø		Ø	Ø
Dislipidemia[28]												Ø			Ø
Infec. Sexualmente Transmissíveis[29]															
HIV[30]															
Displasia Cervical[31]															

(continua)

TABELA 1A Recomendações dos cuidados preventivos na saúde da criança e do adolescente *(continuação)*

	Recém-nascidos e lactentes								Pré-escolar						
IDADE[1] Inicial/Intervalo	Pré-natal[2]	RN[3]	3-5 d[4]	1m	2m	4m	6 m	9 m	12 m	15 m	18 m	24 m	30m	3 a	4 a
SAÚDE ORAL[32]							●[33]	●[33]	Ø		Ø	Ø	Ø	Ø	Ø
Verniz Fluoretado[34]				←							●				→
Suplementação Flúor[35]							Ø	Ø	Ø		Ø	Ø	Ø	Ø	Ø
ORIENTAÇÃO ANTECIPATÓRIA	●	●	●	●	●	●	●	●	●	●	●	●	●	●	●

TABELA 1B Recomendações dos cuidados preventivos na saúde da criança e do adolescente

	Escolar						Adolescentes										
IDADE[1] Inicial/Intervalo	5 a	6 a	7 a	8 a	9 a	10 a	11 a	12 a	13 a	14 a	15 a	16 a	17 a	18 a	19 a	20 a	21 a
HISTÓRIA Inicial/Intervalos	●	●	●	●	●	●	●	●	●	●	●	●	●	●	●	●	●
MEDIDAS																	
Comprimento/ Altura e Peso	●	●	●	●	●	●	●	●	●	●	●	●	●	●	●	●	●
Perímetro cefálico																	
Peso para altura																	
IMC5	●	●	●	●	●	●	●	●	●	●	●	●	●	●	●	●	●
Pressão sanguínea[6]	●	●	●	●	●	●	●	●	●	●	●	●	●	●	●	●	●
TRIAGEM SENSORIAL												→					→
Visão[7]	●	●	Ø	●	Ø	●	Ø	●	Ø	Ø	●	Ø	Ø	Ø	Ø	Ø	Ø
Audição	●	●	Ø	●	Ø	● ←			●[10]			● ←				●	

(continua)

TABELA 1B Recomendações dos cuidados preventivos na saúde da criança e do adolescente *(continuação)*

	Escolar						Adolescentes										
IDADE[1] Inicial/Intervalo	5 a	6 a	7 a	8 a	9 a	10 a	11 a	12 a	13 a	14 a	15 a	16 a	17 a	18 a	19 a	20 a	21 a
COMPORTAMENTO/ DESENVOLVIMENTO																	
Triagem do desenvolvimento[11]																	
Triagem Transtorno Espectro Autista[12]																	
Vigilância do Desenvolvimento	●	●	●	●	●	●	●	●	●	●	●	●	●	●	●	●	●
Aval. Psicossocial e Comportamental[13]	●	●	●	●	●	●	●	●	●	●	●	●	●	●	●	●	●
Avaliação Tabaco, Álcool e Drogas[14]							Ø	Ø	Ø	Ø	Ø	Ø	Ø	Ø	Ø	Ø	Ø
Triagem da Depressão[15]								●	●	●	●	●	●	●	●	●	●
Triagem Depressão Materna[16]																	
EXAME FÍSICO[17]	●	●	●	●	●	●	●	●	●	●	●	●	●	●	●	●	●
PROCEDIMENTOS[18]																	
Sangue recém-nascido (RN)																	
Bilirrubinas RN[21]																	
Cardiopatia Congênita Crítica[22]																	
Imunização[23]	●	●	●	●	●	●	●	●	●	●	●	●	●	●	●	●	●

(continua)

TABELA 1B Recomendações dos cuidados preventivos na saúde da criança e do adolescente *(continuação)*

	Escolar						Adolescentes										
IDADE[1] Inicial/Intervalo	5 a	6 a	7 a	8 a	9 a	10 a	11 a	12 a	13 a	14 a	15 a	16 a	17 a	18 a	19 a	20 a	21 a
Anemia[24]	Ø	Ø	Ø	Ø	Ø	Ø	Ø	Ø	Ø	Ø	Ø	Ø	Ø	Ø	Ø	Ø	Ø
Chumbo[25]	Ø	Ø															
Tuberculose[27]	Ø	Ø	Ø	Ø	Ø	Ø	Ø	Ø	Ø	Ø	Ø	Ø	Ø	Ø	Ø	Ø	Ø
Dislipidemia[28]		Ø		Ø ←	—	●	— →	Ø	Ø	Ø	Ø	Ø ←	—	—	—	●	— →
Infec. Sexualmente Transmissíveis[29]							Ø	Ø	Ø	Ø	Ø	Ø	Ø	Ø	Ø	Ø	Ø
HIV[30]							Ø	Ø	Ø	Ø ←	—	—	●	— →	Ø	Ø	Ø
Displasia Cervical[31]																	●
SAÚDE ORAL[32]	Ø	Ø															
Verniz Fluoretado[34]																	
Suplementação Flúor[35]	Ø	Ø	Ø	Ø	Ø	Ø	Ø	Ø	Ø	Ø	Ø	Ø					
ORIENTAÇÃO ANTECIPATÓRIA	●	●	●	●	●	●	●	●	●	●	●	●	●	●	●	●	●

NOTAS DA TABELA 1: Recomendações dos cuidados preventivos na saúde da criança e do adolescente

1. Se a criança é consultada pela primeira vez em qualquer ponto da programação, ou se algum item não estiver cumprido na idade sugerida, a programação deve ser atualizada o mais cedo possível.
2. A consulta pré-natal é recomendada para pais de alto risco, pais de "primeira vez" e para aqueles que solicitarem atendimento. A visita pré-natal deve incluir orientação antecipatória, histórico médico pertinente e discussão sobre os benefícios do aleitamento materno e método planejado de alimentação: "A visita pré-natal" (http://pediatrics.aappublications.org/content/124/4/1227. full).
3. Recém-nascidos devem ser avaliados logo após o nascimento, preferencialmente na primeira semana de vida, quando a amamentação deve ser incentivada (após a semiologia da amamentação, deve-se oferecer orientação e apoio à mãe).

(continua)

NOTAS DA TABELA 1 Recomendações dos cuidados preventivos na saúde da criança e do adolescente *(continuação)*

[4]. Recém-nascidos devem ser avaliados dentro de 3 a 5 dias após o nascimento e dentro de 48 a 72 horas após a alta hospitalar para avaliar a alimentação e icterícia. Recém-nascidos em aleitamento materno devem receber avaliação formal da amamentação, e suas mães devem receber incentivo e orientação, conforme recomendado em "Amamentação e uso de leite humano" (http://pediatrics.aappublications.org/content/129/3/e827.full). Os recém-nascidos que receberam alta com menos de 48 horas após o parto devem ser examinados dentro de 48 horas após a alta, de acordo com "Estadia Hospitalar para Recém-Nascidos Saudáveis" (http://pediatrics.aappublications.org/content/125/2/405.full).

[5]. Triagem, de acordo com "Recomendações do Comitê de Especialistas em relação à prevenção, avaliação e tratamento de sobrepeso e obesidade em crianças e adolescentes: Relatório resumido" (http://pediatrics.aappublications.org/content/120/Supplement_4/S164.full).

[6]. A triagem deve ocorrer de acordo com "Diretrizes de Prática Clínica para Triagem e Gestão da Pressão Arterial Alta em Crianças e Adolescentes" (http://pediatrics.aappublications.org/content/140/3/e20171904). A aferição da pressão arterial em bebês e crianças com condições de risco específicas deve ser realizada em consultas antes dos 3 anos de idade. Dos 3 anos de idade em diante, todas as crianças sem risco para pressão arterial alta devem ter medidas sua pressão arterial pelo menos uma vez ao ano.

[7]. Triagem da acuidade visual objetiva é recomendada nas idades de 4 e 5 anos, bem como em crianças cooperativas de 3 anos. Triagem baseada em instrumentos pode ser usada para avaliar o risco nas idades de 12 e 24 meses, além das visitas de 3 a 5 anos de idade. Consulte "Avaliação do sistema visual em bebês, crianças e jovens adultos por pediatras" (http://pediatrics.aappublications.org/content/137/1/e20153596) e "Procedimentos para avaliação do sistema visual por pediatras" (http://pediatrics.aappublications.org/content/137/1/e20153597).

[8]. Confirmar se a triagem auditiva inicial (neonatal) foi concluída, verificar os resultados e fazer o acompanhamento, como indicado. Os recém-nascidos devem ser examinados de acordo com a "Declaração de Posição do Ano de 2007: Princípios e Diretrizes para Programas de Detecção e Intervenção Auditiva Precoce" (http://pediatrics.aappublications.org/content/120/4/898.full).

[9]. Verificar os resultados o mais rápido possível e fazer o acompanhamento, como indicado.

[10]. Triagem com audiometria incluindo altas frequências de 6.000 e 8.000 Hz: uma vez entre 11 e 14 anos; uma vez entre 15 e 17 anos; e uma vez entre 18 e 21 anos. Consulte "A sensibilidade das telas auditivas do adolescente melhora significativamente ao adicionar altas frequências" (https://www.sciencedirect.com/science/article/abs/pii/S1054139X16000483).

[11]. Consultar "Identificando bebês e crianças pequenas com transtornos de desenvolvimento no consultório médico: um algoritmo para vigilância e triagem do desenvolvimento" (http://pediatrics.aappublications.org/content/118/1/405.full).

[12]. A triagem deve ocorrer de acordo com "Identificação e avaliação de crianças com transtornos do espectro autista" (http://pediatrics.aappublications.org/content/120/5/1183.full).

[13]. Esta avaliação deve ser centrada na família e pode incluir uma avaliação da saúde socioemocional da criança, depressão no cuidador e determinantes sociais da saúde. Consulte "Promovendo o desenvolvimento ideal: Triagem de problemas comportamentais e emocionais" (http://pediatrics.aappublications.org/content/135/2/384) e "Pobreza e saúde infantil nos Estados Unidos" (http: // pediatrics. aappublications.org/content/137/4/e20160339).

[14]. Ferramenta de avaliação recomendada está disponível em (http://crafft.org).

[15]. Triagem recomendada usando o Questionário de Saúde do Paciente (PHQ) -2 ou outras ferramentas disponíveis no GLAD-PC kit de ferramentas e em (https://downloads.aap.org/AAP/PDF/Mental_Health_Tools_for_Pediatrics.pdf).

[16]. Triagem deve ocorrer de acordo com "Incorporando o reconhecimento e o manejo da depressão perinatal na prática pediátrica" (https://pediatrics.aappublications.org/content/143/1/e20183259).

[17]. Em cada consulta, o exame físico adequado à idade é essencial, com bebês totalmente despidos e crianças mais velhas com poucas roupas, só usando vestimentas essenciais. Consulte "Uso de acompanhantes durante o exame físico do paciente pediátrico" (http://pediatrics.aappublications.org/content/127/5/991.full).

[18]. Eles podem ser modificados, dependendo do ponto de entrada na programação e das necessidades individuais.
Confirme se a triagem inicial foi realizada, verifique os resultados e faça o acompanhamento, conforme apropriado.

[19]. O Painel de Triagem Uniforme Recomendado (https://www.hrsa.gov/advisory-committees/heritable-disorders/rusp/index.html), conforme determinado pelo Comitê Consultivo do Secretário sobre Doenças Hereditárias em Recém-nascidos e Crianças, e estadual a triagem neonatal as leis/regulamentos (https://www.babysfirsttest.org/newborn-screening/states) estabelecem os critérios e a cobertura dos procedimentos e programas de triagem neonatal.

[20]. Verificar os resultados o mais rápido possível e fazer o acompanhamento, conforme apropriado.

(continua)

NOTAS DA TABELA 1 Recomendações dos cuidados preventivos na saúde da criança e do adolescente *(continuação)*

[21]. Confirmar se a triagem inicial foi realizada, verificar os resultados e fazer o acompanhamento, conforme indicado. Consulte "Hiperbilirrubinemia no recém-nascido ≥35 semanas de gestação: uma atualização com esclarecimentos" (http://pediatrics.aappublications.org/content/124/4/1193).

[22]. A triagem para cardiopatia congênita crítica usando oximetria de pulso deve ser realizada em recém-nascidos, após 24 horas de idade, antes da alta hospitalar, de acordo com "Endosso da recomendação de serviços humanos e de saúde para triagem de oximetria de pulso para doença cardíaca congênita crítica" (http: / /pediatrics.aappublications.org/content/129/1/190.full).

[23]. As programações, de acordo com o Comitê de Doenças Infecciosas da AAP, estão disponíveis em (https://redbook.solutions.aap.org/SS/immunization_Schedules.aspx). Cada visita deve ser uma oportunidade para atualizar e completar as imunizações da criança.

[24]. Realizar avaliação de triagem ou risco de ferropenia, conforme apropriado, de acordo com as recomendações da edição atual da AAP, *Pediatric Nutrition: Policy of the AAP* (capítulo Ferro).

[25]. Para crianças sob risco de exposição ao chumbo, consultar "Prevenção da toxicidade infantil por chumbo" (http://pediatrics.aappublications.org/content/138/1/e20161493) e "Baixo Nível de exposição ao chumbo prejudica crianças: uma chamada renovada para a prevenção primária" (http://www.cdc.gov/nceh/lead/ACCLPP/Final_Document_030712.pdf).

[26]. Realizar avaliações de triagens ou de risco conforme apropriado, com base nos requisitos de triagem universal para pacientes com *Medicaid* ou em áreas de alta prevalência.

[27]. Teste de tuberculose de acordo com as recomendações do Comitê de Doenças Infecciosas da AAP, publicado na edição atual do *Red Book* da AAP: Relatório do Comitê de Doenças Infecciosas. O teste deve ser realizado quando houver reconhecimento de fatores de risco.

[28]. Consultar "Diretrizes integradas para saúde cardiovascular e redução de risco em crianças e adolescentes" (http://www.nhlbi.nih.gov/guidelines/cvd_ped/index.htm). Os adolescentes devem ser avaliados para infecções sexualmente transmissíveis (DSTs) de acordo com as recomendações da edição atual do *Red Book* da AAP: Relatório do Comitê de Doenças Infecciosas.

[30]. Os adolescentes devem ser testados para HIV de acordo com a recomendação da USPSTF (https://www.uspreventiveservicestaskforce.org/uspstf/recommendation/human-immunodeficiency-virus-hiv-infection-screening) uma vez entre os 15 e 18 anos, empregando todos os esforços para preservar o sigilo do adolescente. Aqueles de maior risco de infecção pelo HIV incluem: os sexualmente ativos, usuários de drogas injetáveis ou que estão sendo testados para outras DSTs, devem ser testados para HIV e ser reavaliados anualmente.

[31]. Consultar as recomendações da USPSTF (https://www.uspreventiveservicestaskforce.org/uspstf/recommendation/cervical-cancer-screening). As indicações para exames pélvicos antes dos 21 anos se encontram em "Exame ginecológico para adolescentes no ambiente de consultório pediátrico" (http://pediatrics.aappublications.org/content/126/3/583.full).

[32]. Avaliar se a criança vai ao odontologista. Se nenhuma visita odontológica for identificada, realizar uma avaliação de risco (https://www.aap.org/en-us/advocacy-and-policy/aap-health-initiatives/Oral-Health/Pages/Oral-Health-Practice- Tools.aspx) e referir a uma clínica odontológica. Recomendar escovar com creme dental com flúor na dosagem adequada para a idade. Consultar "Mantendo e melhorando a saúde bucal de crianças pequenas" (http://pediatrics.aappublications.org/content/134/6/1224).

[33]. Fazer avaliação de risco (https://www.aap.org/en-us/advocacy-and-policy/aap-health-initiatives/Oral-Health/Pages/Oral-Health-Practice-Tools.aspx). Consultar "Mantendo e melhorando a saúde bucal de crianças pequenas" (http://pediatrics.aappublications.org/content/134/6/1224).

[34]. Consultar as recomendações da USPSTF (https://www.uspreventiveservicestaskforce.org/Page/Document/UpdateSummaryFinal/dental-caries-in-children-from-birth-through-age-5-years-screening). Assim que os dentes estiverem presentes, aplicar o verniz fluoretado em todas as crianças a cada 3-6 meses no atendimento primário ou consultório odontológico. As indicações para o uso de flúor são observadas em "Uso de flúor na prevenção de cárie no ambiente de atenção primária" (http://pediatrics.aappublications.org/content/134/3/626).

[35]. Se a fonte primária de água for deficiente em flúor, considerar a suplementação oral de flúor. Consultar "Uso de flúor na prevenção da cárie no ambiente de atenção primária" (http://pediatrics.aappublications.org/content/134/3/626).

Fonte: Recomendações da Bright Futures/AAP para cuidados preventivos da saúde pediátrica. (Cronograma de Periodicidade), março de 2020. Disponível em: www.aap.org/periodicityschedule.

CONCLUSÃO

A arte de promover, prevenir e proteger a saúde das crianças e adolescentes nas primeiras duas décadas de vida, por meio da atenção integral e contínua, pressupõe o conhecimento da infância e adolescência como um período de desenvolvimento de particularidades, que se asseguradas podem se relacionar com uma vida adulta saudável.

A relação do exercício da Pediatria com o tempo é sempre dual. Ou seja, o pediatra sempre trabalha com um olhar no momento do atendimento, ao realizar um diagnóstico atual da criança, além de avaliar possíveis riscos à saúde futura daquela criança. Esses riscos atuais, em relação aos quais possíveis medidas preventivas são eficazes, se não forem abolidos, podem se manifestar como doença nos ciclos de vida seguintes, em 10 ou 20 anos, na adolescência ou na vida adulta.

A Pediatria Preventiva, por meio da atenção integral e longitudinal desde o nascimento até os 21 anos de idade, inclui a Medicina Laboratorial no acompanhamento de rotina na triagem de problemas altamente prevalentes e a exclusão de doenças graves nos vários ciclos de vida.

EXAMES LABORATORIAIS A SEREM SOLICITADOS NAS FAIXAS ETÁRIAS PEDIÁTRICAS

Crianças saudáveis	
3º e o 5º dias de vida	Teste de triagem metabólica neonatal, popularmente conhecido como "teste do pezinho". (ver capítulo "Triagem Neonatal").
9 e 12 meses de vida	Hemograma para triagem de anemia (Academia Americana de Pediatria e Sociedade Brasileira de Pediatria). Também pode incluir avaliação de ferritina e reticulócitos. (ver capítulo "Anemias").
9 a 11 anos	Triagem universal: Perfil lipídico para todas as crianças, independentemente da presença de fatores de risco (Academia Americana de Pediatria, Sociedade Brasileira de Pediatria, Sociedade Brasileira de Cardiologia). (ver capítulo "Distúrbios do Metabolismo Lipídico").
17 a 21 anos	Triagem universal: Perfil lipídico (Academia Americana de Pediatria, Sociedade Brasileira de Pediatria).

(continua)

(continuação)

Grupos de risco	
12 a 24 meses	A triagem para intoxicação por Chumbo (Pb) é recomendada para a criança que: • nos últimos 6 meses morou em casa ou apartamento construído antes de 1950. • mora em casa com reformas recentes ou em andamento ou pintura descascada ou lascada. • tem um irmão, colega de casa ou companheiro de brincadeira com história anterior de envenenamento por Pb. • foi vista comendo lascas de tinta. Os critérios do CDC para grupos de alto risco que merecem triagem incluem: • Crianças que moram perto de fábricas de fundição ou processamento de Pb. • Instalações de reciclagem de baterias ou outras fontes pontuais de contaminação por Pb. • Crianças com pais ou outros membros da família com ocupações relacionadas ao Pb ou hobbies relacionados ao Pb (reformas de móveis, retoques de cerâmica). • Todas as crianças refugiadas de 6 meses a 6 anos, dentro de 3 meses de chegada e novamente em 3 a 6 meses.
2 a 8 anos	Se fator de risco, sinais clínicos ou históricos familiares (Academia Americana de Pediatria, Sociedade Brasileira de Pediatria, Sociedade Brasileira de Cardiologia) solicitar perfil lipídico. ▪ AAP sugere a triagem para crianças de 2 a 10 anos de idade para colesterol com base na presença dos seguintes fatores de risco sugeridos, como: ▪ História familiar positiva de dislipidemia ou DCV prematura em parentes do sexo masculino com menos de 55 anos e parentes do sexo feminino com menos de 65 anos. ▪ Antecedentes desconhecidos da história familiar. ▪ Fatores de risco para DCV (sobrepeso [IMC≥ percentil 85º ou < percentil 95º], obesidade [IMC ≥ percentil 95º], hipertensão [pressão arterial ≥ percentil 95º], tabagismo, diabetes mellitus) ou condições médicas associadas a anormalidades de lipoproteínas (transplante de órgãos, lúpus eritematoso sistêmico, síndrome nefrótica, tratamento com inibidor de protease). ▪ DCV em um membro da família pode ser definido em pais, tias, tios, e/ou avós com histórico de ataque cardíaco, angina, cirurgia de revascularização miocárdica, *stent*, angioplastia, acidente vascular cerebral ou morte. ▪ Hipertrigliceridemia primária também pode ser suspeitada em pacientes com história familiar de pancreatite em múltiplos membros.
12 a 16 anos	Triagem seletiva: caso ocorra história familiar positiva, ou um novo fator de risco, recomenda-se a dosagem de dois perfis lipídicos em jejum (com pelo menos duas semanas de intervalo entre as dosagens, mas em menos de 12 semanas entre uma dosagem e outra) e a realização de uma média com os valores.
Adolescentes, triagem a cada cinco anos	Triagem de anemia, podendo ser uma triagem mais frequente entre os adolescentes com fatores de risco – como atividade física intensa/competitiva (especialmente atletas adolescentes do sexo feminino), se dietas vegetarianas/veganas/com múltiplas restrições, baixo peso ou obesidade, ou história de perda de sangue menstrual significativa (Academia Americana de Pediatria).
Crianças e adolescentes obesos	Considerar exames adicionais por ocasião da avaliação do perfil lipídico, por possíveis consequências da obesidade e comorbidades (por exemplo, realizar enzimas hepáticas para possível doença hepática gordurosa não alcoólica).

AAP: American Academy Pediatrics.

BIBLIOGRAFIA RECOMENDADA

1. Recomendações da Bright Futures / AAP para cuidados preventivos da saúde pediátrica. (Cronograma de Periodicidade), março de 2020. [Internet]. [Acesso em: 2022 abr 26]. Disponível em: www.aap.org/periodicityschedule.
2. American Academy of Pediatrics. Bright Futures: 4th edition includes focus on social determinants of health. [Internet]. [Acesso em: 2017 mai 3]. Disponível em: http://www.aappublications.org/news/2017/02/17/BrightFutures021717.
3. Hagan J, Shaw J, Duncan P, editors. Bright Futures: Guidelines for Health Supervision of Infants, Children and Adolescents. 4th ed Elk Grove Village, IL: American Academy of Pediatrics; 2017.
4. US Preventive Services Task Force. Published recommendations. [Internet]. [Acesso em: 2018 abr 26]. Disponível em: https://www.uspreventiveservicestaskforce.org/BrowseRec/Index.
5. Dislipidemia na criança e no adolescente. Guia Prático de Atualização Departamento Científico de Endocrinologia da Sociedade Brasileira de Pediatria (2019-2021) - Orientações para o pediatra. [Internet]. [Acesso em: 2022 jan 17]. Disponível em: https://www.sbp.com.br/fileadmin/user_upload/22336c-GPA_-Dislipidemia_Crianca_e_Adoles.pdf.
6. Consenso sobre anemia ferropriva: atualização: destaques 2021. Diretrizes. Departamentos Científicos de Nutrologia e Hematologia da Sociedade Brasileira de Pediatria. [Internet]. [Acesso em: 2022 jan 19]. Disponível em: https://www.sbp.com.br/fileadmin/user_upload/23172d-Diretrizes-Consenso_sobre_Anemia_Ferropriva-OK.pdf.
7. Sociedade Brasileira de Pediatria. Departamentos de Nutrologia e Hematologia. Consenso sobre anemia ferropriva: mais que uma doença, uma urgência médica! [Internet]. [Acesso em: 2022 jan 18]. Disponível em: https:// www.sbp.com.br/fileadmin/user_upload/21019fDiretrizes_Consenso_sobre_anemia_ferropriva-ok. pdf
8. Toxicidade do Chumbo na Infância. Documento Científico. Departamento Científico de Toxicologia e Saúde Ambiental da Sociedade Brasileira de Pediatria (2019-2021). [Internet]. [Acesso em: 2022 jan 17]. Disponível em: https://www.sbp.com.br/fileadmin/user_upload/22887f-DC-Toxicidade_do_Chumbo_na_Infancia.pdf.
9. Stewart J, McCallin T, Martinez J, Chacko S, Yusuf S. Hyperlipidemia. Pediatrics in Review 2020; 41(8):393-402.
10. Freeman BK, Coker TR. Six Questions for Well-Child Care Redesign. Academic Pediatrics 2018;18:609-19.
11. The Toxic Truth: Children's Exposure to Lead Pollution Undermines a Generation of Future Potential. [Internet]. [Acesso em: 2022 jan 10]. Disponível em: https://www.unicef.org/reports/toxic-truth-childrens-exposure-tolead-pollution-2020.

CONTEÚDO COMPLEMENTAR

Utilize o QR code abaixo para acessar as questões comentadas do capítulo (senha: **medicinalaboratorial**).

5

Inovação e tecnologia - análises no big data, no seguimento e na monitorização contínua em pediatria

Ana Carolina Tahira
Mariana Maschietto
Helena Brentani
David Correa Martins Jr

PONTOS-CHAVE DESTE CAPÍTULO

- As ciências ômicas (genômica, epigenômica, transcriptômica, proteômica, metabolômica e lipidômica) permitem analisar milhares de variações genéticas, genes, proteínas e metabólitos ao mesmo tempo, e como determinado organismo responde às diferentes condições de seu ambiente.
- A biologia de sistemas é um campo de estudo interdisciplinar que estuda as interações complexas dos sistemas biológicos, de forma integrada e com abordagem holística.
- A criação de modelos de redes causais tem contribuído para a biologia de sistemas em pediatria, como em doenças alérgicas e asma, câncer e doenças do neurodesenvolvimento.

INTRODUÇÃO

A evolução tecnológica para processamento e armazenamento na área de ciências ômicas gerou uma produção de dados em escala antes impossível, e assim permitiu o fortalecimento da biologia de sistemas. A teoria de sistemas explorou diferentes maneiras para abordar uma definição de complexidade, tendo a organização funcional como um conceito básico instrumental para a definição e descrição de sistemas. Em geral, essa teoria é baseada nas premissas de que o comportamento (funcionamento) dos sistemas como um todo é governado por regras (ou leis) gerais, e as regras não precisam ser expressas em termos de propriedades dos componentes (partes) do sistema e não teriam necessariamente importância para as leis seguidas pelas partes. Fundamentada nessas ideias, desenvolve-se uma área específica do conhecimento chamada biologia de sistemas. Para qualquer fenótipo – molecular, macroscópico ou ecológico – existe um conjunto de fatores inter-relacionados que contribuem para esse fenótipo. Uma vez que esses fatores interagem, eles precisam ser estudados coletivamente, e não apenas de forma individual. Ao se considerar uma pergunta biológica, ou um processo, há um conjunto de partes que contribuem para esse processo; e essas partes definem o sistema. As partes biológicas são interconectadas e interdependentes, o que é reconhecido pela biologia de sistemas, a qual fornece ferramentas e estruturas para se explorar essas relações e deduzir o comportamento do sistema, normalmente usando modelos matemáticos. Muitas vezes, realizar tal exploração experimentalmente é trabalhoso, caro e talvez até impossível.

Doenças complexas, como asma, câncer e doenças de neurodesenvolvimento resultam da combinação de múltiplos fatores genéticos e ambientais, gerando grande variabilidade no desenvolvimento da doença, apresentação clínica e resposta ao tratamento. Tradicionalmente, indivíduos com conjuntos de sintomas semelhantes são agrupados em subtipos de uma determinada doença, o que fez tanto o diagnóstico quanto o tratamento avançarem, apesar de não necessariamente contribuir com o entendimento dos mecanismos biológicos e funcionais. Metodologias que permitam uma avaliação abrangente, como a genômica, epigenômica, transcriptômica, proteômica e metabolômica integradas aos dados clínicos podem nos ajudar a compreender os mecanismos biológicos funcionais associados às doenças, além de fornecerem marcadores biológicos de diagnóstico, prognóstico e tratamento, e vêm revolucionando até mesmo a classificação das doenças.

Ao estudar as doenças que afetam a população pediátrica, deve-se considerar que a comparação com os dados gerados por estudos em adultos podem não ser diretamente aplicados. Além de crianças serem suscetíveis a um grupo diferente de doenças, a sua fisiologia relacionada aos processos de crescimento, amadurecimento dos sistemas (imune, nervoso etc.), metabolismo, bioquímica, interação com o ambiente, entre outros, deve ser considerada.

Neste capítulo será apresentada uma introdução à biologia de sistemas, algumas técnicas ômicas usadas por ela, conceitos básicos de redes de interação e exemplos da literatura, utilizando a integração de dados complexos para diagnóstico, prognóstico e auxílio ao tratamento em pediatria. Nesta literatura, os sistemas mais comumente discutidos são redes de genes ou proteínas, sendo assim, esses serão os mais abordados neste capítulo.

ÔMICAS E BASES TÉCNICAS ATUAIS

Exoma, genoma completo e painel de genes

A iniciativa para o sequenciamento do genoma humano começou oficialmente em 1990 e só terminou com o primeiro rascunho 10 anos após seu início, com um gasto de aproximadamente US$ 1,00 por base sequenciada. Com o advento das plataformas de *Next Generation Sequence* (NGS), que se propõem a analisar milhões de sequências, o custo e o tempo de execução foram reduzidos para entre US$ 1.500-5.000 e em média uma semana em 2021, sendo classificadas como segunda e terceira geração (Tabela 1).

O genoma humano é composto por aproximadamente 3,2 bilhões de bases di-

TABELA 1 Descrições de plataformas de Sequenciamento de Nova Geração ou *Next Generation Sequence* (NGS)

Plataforma	Ano de criação	Tamanho do *read*	Tipo de sequenciamento
Sequenciadores de segunda geração			
454 (Roche) *	2005	~400 pb	PCR em emulsão e pirosequenciamento para identificação das bases
Illumina	2006	35 - 250 pb	PCR em ponte e sequenciamento por síntese (SBS)
IonTorrent	2010	~400 pb	PCR em emulsão e sequenciamento por semicondutor (mudança de pH durante a síntese)
Sequenciadores de terceira geração			
PacBio RS II sequencer	2011	até 30 kb	Sequenciamento de uma molécula baseada em DNA polimerases fundidas na plataforma (ZMW: zero-mode waveguide) pelo sequenciamento em síntese (SBS)
Oxford Nanopore Technologies	2015	10 - 35 kb	O sequenciamento usa eletroforese para transportar amostra para nanoporos, por onde passa uma corrente iônica e é alterada conforme as bases passam pelo poro em diferentes combinações

* não é mais aplicado atualmente, mas foi a primeira plataforma de NGS.
pb: pebabytes.1 pebabyte (pb) = 1024 terabytes; kb: kilobyte [1 kilobyte (kB) = 1024 bytes].

vididas por regiões codificadoras (éxons codificantes) e regiões não codificadoras (íntrons, regiões promotoras, elementos regulatórios e estruturais). Desta forma, o exoma abrange o sequenciamento dos éxons, que codificam para aminoácidos ou que possuem elementos estruturais como 3' e 5'-UTRs (*untranslated regions*). A abordagem de exoma resulta na análise de todos os genes do genoma humano, sendo a parte mais bem caracterizada e conservada do genoma e onde estão descritas 85% das variantes ligadas às doenças de herança mendeliana, ou monogênicas, descritas até hoje. A quantidade de genes caracterizados pelo exoma pode variar de acordo com a plataforma de enriquecimento utilizada. Como a abordagem de exoma investiga os genes de forma abrangente, não existe a necessidade de escolher os seus alvos *a priori* como em um painel de genes, onde um conjunto de genes associados a condições específicas são investigados. Desta forma, cada vez mais vem se implementando o uso do exoma na análise clínica para investigar mutações raras associadas a patologias humanas. Entretanto, algumas das variações genômicas podem estar presentes em regiões não exônicas, que não são cobertas pelo exoma, não sendo analisadas por este teste. Desta forma, a utilização de sequenciamento de genoma completo é a mais adequada.

Há evidências de que o sequenciamento do genoma humano possui mais poder e precisão do que a análise de GWAS (*Genome-wide Association Analysis*) para encontrar associações entre variantes comuns e traços fenotípicos de doenças. O GWAS, uma tecnologia mais antiga, utiliza uma plataforma de microrranjos, lâmina de sílica composta por sequências de DNA previamente escolhidas que mimetizam a genotipagem do genoma, indagando aproximadamente 800 mil sequências, que podem representar até 3,5 milhões de SNPs (*Single Nucleotide Polymorphism*). No geral, as análises de associações pelo GWAS são feitas com variantes que possuem MAF (*Minor Allele Frequency*) maior que 5% ou 1%, conhecidas como variantes comuns que podem ser encontradas na base de dados GWAS Catalog. Sabemos que as variantes comuns estão organizadas em blocos haplotípicos e, assim, quando fazemos um GWAS, usamos essa informação para buscar associação de um traço com os SNPs da plataforma, mas também aqueles que fazem parte do bloco em que o SNP indagado pela plataforma está. A base da ideia do GWAS foi "variante comum, doença comum", ou seja, uma doença resulta da soma de muitas variantes comuns de efeito pequeno. Essa ideia foi concretizada com a criação de riscos de escore poligênicos. Hoje, avanços nas plataformas de GWAS permitem que variantes mais raras também possam ser indagadas, mas, ainda assim, é possível perder variantes que possam contribuir de forma aditiva para traços fenotípicos ou doenças.

O sequenciamento do genoma inteiro consegue cobrir limitações do GWAS, como do exoma, sendo mais abrangente. Entretanto, ainda é um exame mais caro pela sua maior complexidade de construção de biblioteca e análise de bioinformática e, portanto, menos utilizado que o exoma para identificar variantes raras (SNVs - *single nucleotide variation*), devido à grande profundidade exigida para o sequenciamento. Apesar do alto custo e da alta complexidade de interpretação dos resultados, os pedidos de exoma e genoma completos são realizados quando:

- Há alguma suspeita de caráter genético, que foi investigada por outras metodologias e permanecem inconclusivas;
- Doenças complexas, que possuem heterogeneidade genética e poligênica, em que as variantes estão presentes em mais de um gene;
- Casos complexos de apresentações clínicas em que a sobreposição de sintomas dificulta a definição de uma doença específica.

Os pedidos de painéis gênicos são feitos quando já existe uma suspeita ou definição de um diagnóstico e tem caráter mais confirmativo do que exploratório, possui maior sensibilidade e menor complexidade, uma vez que caracterizam uma quantidade limitada de genes com maior profundidade. Os painéis são selecionados conforme a suspeita da doença apresentada pelo indivíduo, sendo mais difícil encontrar novas variantes, o que ocorre no exoma e sequenciamento de genoma inteiro.

Etapas de sequenciamento para identificar variantes patogênicas

As etapas de sequenciamento podem ser resumidas em duas grandes etapas: construção da biblioteca e sequenciamento em uma plataforma específica. Para a construção da biblioteca, as sequências de DNA são divididas em fragmentos com tamanho médio de 300 bp para plataformas de segunda geração e tamanhos maiores e mais variados para plataformas de terceira e quarta geração. Após a fragmentação das sequências, que pode ser enzimática, química ou física, adaptadores são ligados nas pontas 5' e 3' dos fragmentos genômicos, seguida da captura da biblioteca de interesse, como, por exemplo, no exoma, são utilizadas sondas (oligonucleotídeos) específicas relacionadas às regiões de éxons, que pode variar de acordo com o fabricante (abrangendo 35 – 75Mb), já para o sequenciamento de genoma, essa etapa não é necessária. Para um bom sequenciamento, é necessário fazer uma checagem da robustez da biblioteca (Figura 1).

Após a construção das bibliotecas, o sequenciamento das bases é realizado de acordo com a plataforma utilizada, podendo ser pirosequenciamento, síntese ou pH. Nas plataformas de segunda geração, é necessário amplificar o sinal de uma única molécula, fazendo o PCR (*Polymerase Chain Reaction*) em ponte ou em emulsão. Já nas plataformas de terceira geração, a amplificação das moléculas não é necessária, sendo o sinal de sequenciamento produzido apenas por uma molécula. A checagem da qualidade de sequenciamento é essencial para que se possa dar um bom suporte para a chamada de variantes.

A análise de dados de bioinformática consiste em três etapas principais, sendo: i) remoção de sequências de baixa qualidade, ii) alinhamento e realinhamento no genoma de referência (genoma humano) e iii) identificação das variantes, após checar a qualidade de variantes que são realizadas tendo como base as variantes depositadas nos bancos populacionais dbSNPs, o consórcio de 1000 genomas e HapMap3. Para identificar variantes patogênicas, bancos de dados relacionados a doenças são utilizados, como, por exemplo, OMIM, ClinVar, DECIPHER, HGM, entre outros. Segundo a Associação Americana de Genética Médica e Genômica (ACGM), existem algumas normas para classificar as variantes com fortes e fracas evidências para serem consideradas patogênicas. As variantes que possuem mudanças do tipo *nonsense*, que produz uma proteína incompleta e disfuncional, não sinônima, que muda o aminoácido codi-

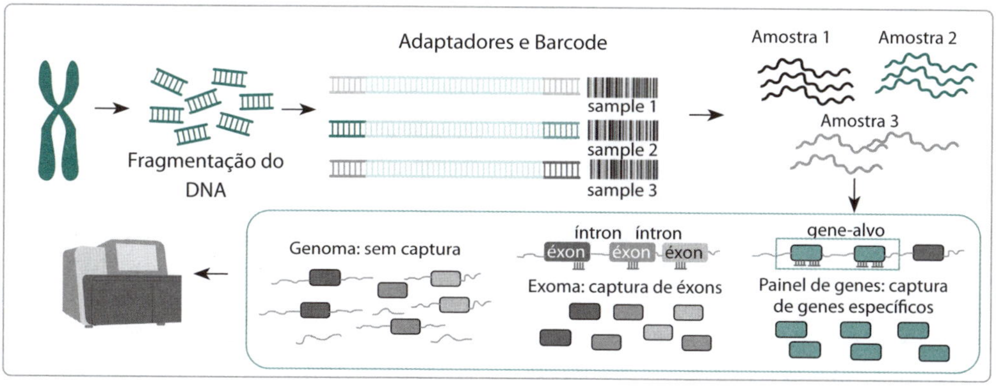

FIGURA 1 Etapas resumidas de sequenciamento. O material genético (DNA) é fragmentado de acordo com especificações do fabricante. Após fragmentação, os adaptadores de sequenciamento são ligados aos fragmentos juntamente com o index, que é específico para cada amostra. Dessa forma, cada amostra é identificada por um barcode (sequência de oligonucleotídeos específica). Em seguida, é feita a etapa de enriquecimento com sondas específicas, composta por sequência de oligonucleotídeos. No genoma completo, essa etapa não é realizada, pois todo o genoma é sequenciado. No exoma, sondas específicas, complementares às regiões de éxons, são utilizadas para a captura. E no caso de painéis de genes, essas sondas são complementares às regiões de genes específicos.
Fonte: Ilyas M. Pathobiology 84, 292–305 (2017).

ficado, *frame-shift*, que muda a janela de tradução, alterando a proteína inteira e sítios de *splicing*, que modificam a produção das isoformas de *splicing*, são variantes potenciais para ser patogênicas e, juntamente com essas evidências, o uso de banco de dados relacionados a doenças dão alicerce à possibilidade de patogenicidade. Ainda são utilizados os bancos de dados preditivos de conservação de sequência entre espécies e sítios de *splicing*, entre outros, para dar suporte aos achados. A maior parte das variantes é denominada VUS (*variants of uncertain significance*), não podendo ter suporte para patogenicidade; esta classificação pode ser modificada à luz de novas evidências.

OUTRAS ÔMICAS COM POTENCIAL PARA USO NA ÁREA CLÍNICA

Dentro do contexto de pesquisa, existem outros tipos de estudos que possuem potencial para prática clínica, como RNA-seq, metiloma e ChIP-seq. Entender os mecanismos regulatórios nas doenças é importante e pode ajudar na classificação de variantes do tipo VUS. As variantes que aparecem em regiões não codificadoras são mais difíceis de ser caracterizadas, pois dificilmente é possível prever seu impacto para as células somente através da caracterização da sequência genômica. Existem iniciativas nesse sentido, como a rVarBase. Exemplos de alteração na sequência genômica que podem afetar o estado celular e ser identificadas através de RNA-seq podem ser estabelecidas com eQTL e estima-se que 25% das modificações sinônimas ou em regiões regulatórias intrônicas (ISI e ISE) afetem o *splicing* de transcritos.

Alterações nos mecanismos regulatórios podem ser identificados nas abordagens de metiloma e ChIP-seq, e essas perturbações são refletidas no transcriptoma celular medido por meio do experimento de RNA-seq. Alterações no transcriptoma podem aparecer de diversas formas, como diferença de expressão, alterações nas isoformas de *splicing*, fusões gênicas, expressão alelo-específica, entre outras, e podem ser utilizadas como biomarcadores para traçar prognóstico, diagnóstico e monitorar tratamento.

Técnicas de metiloma e ChIP-seq propõem avaliar o estado epigenético celular. Processos epigenéticos regulam a expressão gênica e são tecidos específicos, por exemplo, os neurônios possuem um padrão epigenético totalmente diferente de células do miocárdio. Além disso, modificações epigenéticas podem ser alteradas por exposições ambientais como estresses socioemocionais, metabólicos, substâncias tóxicas etc. Outro aspecto importante seria a herança epigenética, onde algumas marcas epigenéticas são transmitidas entre gerações, podendo estar relacionadas com traços fenotípicos. A importância dessas regiões ficou evidente com o sequenciamento do genoma humano, que mostrou que a maior parte das bases estava em regiões não exônicas, fazendo parte de regiões regulatórias do genoma, e foram ressaltadas com a iniciativa do ENCODE, que se propõe a caracterizar funcionalmente e estruturalmente essas regiões.

O metiloma tem como princípio caracterizar as regiões metiladas do DNA, que são caracterizadas por dinucleotídeos (sítios) CpG, nos quais ocorre a adição de um grupo metil ($-CH_3$) no carbono 5 da base citosina. De forma geral, regiões com alta densidade de sítios CpGs são denominadas ilhas CpGs e são encontradas em regiões promotoras em 70% dos genes. Dependendo da região do genoma onde ocorre a metilação, o nível de expressão pode variar, sendo mais ou menos expresso. O estado epigenético celular também pode estar ligado às mudanças de conformação da cromatina com modificações pós-traducionais, como acetilação e metilação de histonas, podendo ocorrer em qualquer uma das quatro histonas que compõem o nucleossomo, sendo as mais estudadas a histona 3 e 4, onde ocorre a acetilação e metilação nos resíduos de lisina 4, 9 ou 27. As modificações de histonas podem compactar as fitas de DNA para um estado inativo (ex. H3K9me3 ou H3K27me3) ou para estados mais acessíveis (ex. H3K4me3 ou H3K27Ac). O código de assinatura de histonas vem sendo estudado durante os últimos anos pela iniciativa ROADMAP, para caracterizar os efeitos na célula pelas alterações de estado de histonas.

Para realizar experimentos de RNA-seq, é necessário escolher quais tipos de RNAs, entre longos (≥200nt) ou curtos, serão sequenciados. No caso de RNAs longos, pode ser relacionado aos mRNAs, RNA total e perfil de rRNAs e, para os RNAs curtos, os mais estudados são os micro-RNAs (miRNAs). Para estudos de transcriptoma, o ideal é fazer sequenciamento do tipo paired-end e fita-específica para melhor acurácia nas etapas de análise. A construção das bibliotecas para o sequenciamento é realizada de maneira similar à dos exomas, com enriquecimento de tipos de RNA a ser estudados, a quebra das moléculas de RNA em tamanhos menores, conversão de RNA em cDNA e a ligação de barcode e adaptadores para sequenciamento, seleção de tamanho da biblioteca e amplificação. No caso de RNAs pequenos, o tamanho dos oligonucleotídeos para a conversão de RNA em cDNA é composto pelo barcode e pelos adaptadores de sequenciamento; o tamanho da biblioteca precisa ser selecionado por meio do uso de gel de agarose para seleção correta. A análise de bioinformática é realizada em três grandes partes: i) alinhamento contra o genoma de referência, ii) montagem dos transcritos formados e iii) contagem da expressão. Há diversos algoritmos disponíveis na literatura em cada uma dessas etapas e eles possuem características diferentes dependendo se utilizados para RNAs pequenos ou para estudar micro-exons.

No caso das bibliotecas de ChIP-seq, primeiro se faz um *cross-link* para que o complexo proteico (DNA + proteínas) seja quimicamente ligado; a fragmentação é realizada por nuclease ou por sonicação, e um anticorpo específico é utilizado para fazer a imunoprecipitação. Esse anticorpo pode ser relacionado a um fator de transcrição, histonas ou proteínas de interesse. Após essa etapa, as regiões de DNA que foram precipitadas juntamente com o complexo são utilizadas para a construção das bibliotecas e sequenciadas. Para controle, são utilizados anticorpos não relacionados (ex. IgG) ou DNA fragmentado sem a imunoprecipitação, chamado *input*, sendo este último mais recomendado por causar menor ruído. A análise de bioinformática é realizada em duas etapas principais: i) alinhamento com o genoma de referência e ii) chamada dos picos. Entre essas duas etapas, é importante verificar a complexidade da biblioteca e o enriquecimento de *reads*. No final, são relatados os picos referentes à região onde houve ligação de anticorpo em relação ao controle.

Para a análise de metiloma, são utilizadas plataformas de microarranjos, na maioria dos casos, sendo que, atualmente, 850 mil sítios CpGs são representados na plataforma. Para caracterização do metiloma, as amostras de DNA precisam passar pelo tratamento de bissulfito para que as citosinas não metiladas se transformem em uracila, assim o pareamento com as bases marcadas com um fluorófilo específico indicará se a metilação de C, pareando com G marcado, ou não metilação U, pareando com A marcado.

Os sítios CpGs são referenciados de acordo com duas normas: uma referente às ilhas CpGs e outra referente à posição gênica. Ilhas CpGs possuem alta densidade de sítios CpGs e são definidas como uma região maior que 500 pares de bases e com mais de 50% do conteúdo de CpG; sítios que estejam alocados em até 2kb, de 2kb-4kb ou > 4kb são denominados: *shores*, *shelves* e *open sea*. Já a descrição relacionada à posição gênica pode estar em promotores, *enhancers*, primeiro éxons, corpo do gene ou regiões intergênicas. A análise consiste em identificar a porcentagem de sondas metiladas que estejam alteradas em condições diferentes, primeiro elimina-se o ruído, normaliza o sinal para ser comparável entre as amostras e retira-se o viés técnico da análise por meio do uso de algoritmos que utilizam *empirical Bayes* para depois calcular a porcentagem de sondas metiladas, que resultam na análise de DMPs, DMRs ou EWAS. A Tabela 2 mostra um resumo das técnicas discutidas neste capítulo.

Redes de interação gênica

As células definem seus comportamentos específicos de acordo com os genes expressos por elas. A transcrição é a primeira etapa para converter a informação armazenada no DNA para proteínas. O processo de transcrição é regulado por uma rede de controle que coordena a atividade celular. Os genes expressam uma certa concentração de mRNA, a partir da qual as proteínas serão sintetizadas nos ribossomos. Algumas dessas proteínas são enzimas que catalisam reações metabólicas vitais para a manutenção e a sinalização celular. Outras proteínas interagem com o DNA para regular a síntese de RNA pelos genes.

O genoma de um organismo tem uma função central no controle de processos celulares, tais como a resposta celular a estímulos ambientais, a diferenciação celular em seus respectivos grupos funcionais, a replicação de DNA para divisão celular, e muitos outros. Um organismo pode ser visto como uma rede de moléculas conectadas por reações bioquímicas. Proteínas sintetizadas a partir dos genes podem funcionar como fatores de transcrição que se ligam em sítios regulatórios de outros genes, tais como enzimas que catalisam reações metabólicas ou componentes de vias de transdução de sinais. Tal mecanismo regulatório forma um sistema complexo de envio e recepção de sinais (RNAs) que podem ser investigados de modo a identificar os mecanismos de controle da célula e os relacionamentos entre as diversas entidades biológicas, incluindo genes, RNAs e proteínas. Entretanto, há ainda muito a ser estudado sobre as relações funcionais dos mecanismos de controle, níveis de transcrição e proteínas, no sistema regulatório.

Com poucas exceções, todas as células de um organismo contêm o mesmo material genético, embora células de diferentes

TABELA 2 Descrição das técnicas ômicas discutidas no capítulo

Tipo de ensaio	Plataforma	Amostra	Uso
GWAS	Microarranjos	DNA: regiões codificadoras (éxons) e regiões não codificadoras (íntrons, regiões estruturais e regulatórias)	Identifica SNPs, variantes comuns para análise de associações com traços fenotípicos. Este método abrange apenas uma parte do genoma e não identifica variantes raras (SNVs)
Genoma completo (WGS)	NGS	DNA: regiões codificadoras (éxons) e regiões não codificadoras (íntrons, regiões estruturais e regulatórias)	Gera quantidade grande de dados, cobrindo com baixa profundidade. Utilizado para encontrar CNVs e Svs, não sendo muito utilizado para indels (inserções e deleções) e SNVs
Exoma (WES)	NGS	DNA: regiões codificadoras (éxons) e regiões exônicas não codificadoras (UTR). Podem variar entre 35 – 75 Mb de cobertura	Sequenciamento de até 2% do genoma com boa profundidade e cobertura. Muito utilizada para identificar indels e SNVs, não é muito utilizado para variações estruturais SVs e CNVs
Painel de genes	NGS	DNA: regiões específicas dentro do contexto de doenças ou traços fenotípicos	Sequenciamento de alta profundidade e boa cobertura dos alvos. Muito boa para identificar SNVs e indels e não pode ser utilizada para estudar variações estruturais
Transcriptoma	Microarranjos NGS	Moléculas de RNAs maduras podendo ser codificantes (mRNAs) ou RNAs não codificadores curtos (miRNA entre outros) ou longos (lncRNAs) e rRNA-footprint	Perfil de trascriptoma no contexto de doenças, estudar expressão de SNVs, indels, fusão gênica, análise de splicing alternativo. As plataformas de microarranjos abrangem apenas genes que estejam representados na lâmina, plataformas de RNA-seq abrangem todo o transcriptoma representado na amostra
Metiloma	Microarranjos NGS	DNA metilado (inserção de grupo metil -CH3 a base citosina)	Identifica regiões e sítios CpGs que estejam metilados que podem estar alocados em regiões promotoras, regulatórias ou em genes. As amostras necessitam de tratamento com bissulfito de sódio para conversão de citosina não metilada em uracila
ChIP-seq	NGS	Complexo DNA-proteína	Identifica regiões entre proteínas e alvos, podendo ser fatores de transcrição ou modificações em histonas (metilação ou acetilação). É necessário o *cross-linking* entre proteína e DNA para posterior imunoprecipitação e sequenciamento dos alvos de DNA

tecidos sejam funcionalmente diferentes. A função celular é parcialmente determinada e controlada pelos perfis de expressão gênica. Com o objetivo de entender como os genes são envolvidos no controle de processos intra e intercelulares, o escopo dos estudos da biologia molecular precisa ser ampliado para incluir não apenas a descoberta de sequências de nucleotídeos que codificam proteínas, mas também a identificação dos sistemas regulatórios que determinam quais genes são expressos, quando, onde e o quanto. A explicação do funcionamento dessas redes regulatórias, conhecidas como redes de regulação gênica (do inglês: *Gene Regulatory Network* - GRN), por meio do envio e recepção de sinais, é atualmente um dos principais objetivos dos estudos da biologia de sistemas.

Uma GRN pode ser vista como um grafo orientado no qual os vértices (ou nós) são os genes e as arestas representam dependências funcionais entre os genes. Essas dependências funcionais são indiretas através da produção de proteínas que atuam como fatores de transcrição para aumentar a expressão de determinado gene, ou que se ligam a fatores de transcrição, inibindo suas ações, tendo como consequência a diminuição da expressão de um dado gene. Em outras palavras, essas dependências possuem uma influência ativadora ou inibidora dos genes reguladores (preditores) em relação ao gene regulado (alvo), mas tal influência também pode ser resultante de uma combinação não linear dos genes preditores na determinação da expressão de um gene-alvo. Por exemplo, um gene-alvo pode ser ativado apenas quando ambos os seus genes preditores estejam ativos, produzindo proteínas que, em conjunto, formam um complexo proteico que atua como fator de transcrição do gene-alvo, como exemplificado na Figura 2.

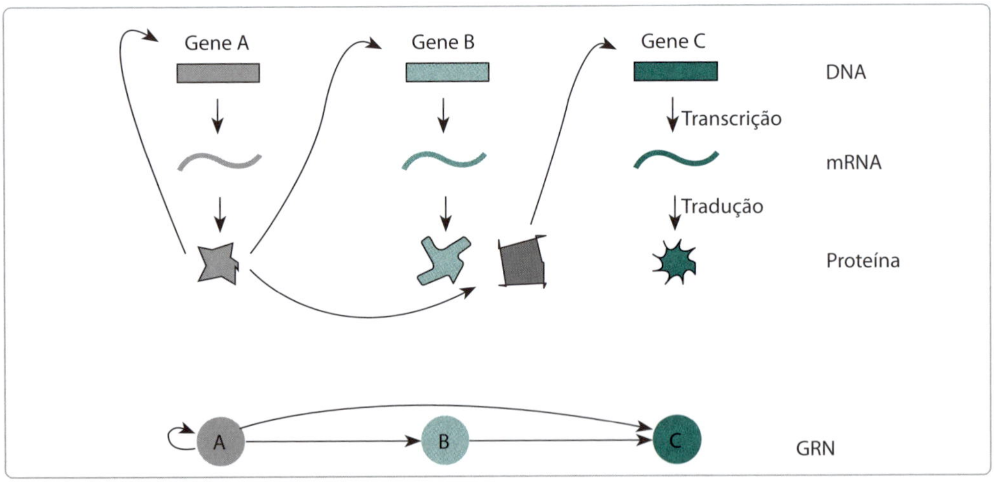

FIGURA 2 Exemplo de uma rede de regulação gênica (GRN) com 3 genes representada como um grafo. A proteína produzida pelo gene A (vermelha) atua como fator de transcrição do próprio gene A e do gene B. Essa mesma proteína vermelha produzida pelo gene A forma um complexo com a proteína verde produzida pelo gene B. Tal complexo atua como um fator de transcrição do gene C. Sendo assim, o gene A é preditor de si mesmo, do gene B e do gene C, enquanto o gene B é preditor do gene C.
Fonte: adaptada de Hecker M, et al. Biosystems 96, 86–103 (2009).

Os avanços das tecnologias de sequenciamento genômico e de extração de medidas de expressão gênica, tais como os DNA microarranjos, SAGE (Serial Analysis of Gene Expression), RNA-Seq, e mais recentemente o RNA-Seq de célula única (single cell RNA-Seq), vêm permitindo pela primeira vez o estudo de milhares de genes simultaneamente de modo integrado e sistemático, já que genes não atuam isoladamente, mas sim em conjunto com outros genes, proteínas e outras moléculas.

A inferência de GRNs fundamentalmente consiste em descobrir quais genes interagem indiretamente entre eles (e como são essas interações) por meio de suas expressões de mRNA e, ultimamente, por suas proteínas. O estudo da dinâmica dos processos biológicos requer abordagens computacionais para modelar as rápidas transições de estado das moléculas. A informação sobre a dinâmica combinada com análises computacionais tem levado a um novo estágio de descobertas a respeito do entendimento dos processos regulatórios dos genes. Em particular, a análise de expressão gênica permite identificar a ativação e inibição dos genes enquanto a célula responde rapidamente a diversos eventos. Nesse contexto, a modelagem matemática e computacional dos processos biológicos pode prover um melhor entendimento da organização molecular, da interdependência entre as moléculas (ou genes) e suas inter-relações regulatórias.

A importância da reconstrução de GRNs pode ser constatada através de iniciativas realizadas para esse propósito, tais como o DREAM (Dialogue for Reverse Engineering Assessments and Methods). O problema da inferência de GRNs envolve a descoberta de relacionamentos complexos regulatórios entre biomoléculas que podem descrever não apenas funções biológicas diversas, como também a dinâmica das atividades moleculares. Uma vez que a rede é recuperada, estudos de intervenção podem ser conduzidos para controlar a dinâmica dos sistemas biológicos almejando a prevenção ou o tratamento de doenças.

Em geral, não é possível recuperar GRNs de modo muito preciso baseando-se apenas em perfis de expressão gênica por diversos motivos, incluindo a presença de ruído substancial nos dados, um número limitado de amostras (geralmente da ordem de dezenas) e a alta dimensionalidade (milhares de genes). Além disso, o problema da inferência de GRNs é considerado mal posto, ou seja, uma infinidade de redes pode ser capaz de explicar os dados considerados. Por fim, a falta de informações relevantes sobre o organismo biológico, a alta complexidade das redes e o alto custo computacional exigido são desafios adicionais importantes.

As tecnologias de medição de expressão gênica, tais como microarranjos e RNA-Seq permitem o estudo de aspectos das GRNs de um modo global. Tais experimentos extraem os estados de um sistema regulatório de um certo organismo sob uma condição de interesse, gerando um conjunto de concentrações de mRNAs. Tais dados são comparados com as predições realizadas por modelos matemáticos construídos a partir de algum conhecimento biológico *a priori* sobre o sistema regulatório. Esses modelos são constantemente corrigidos e aperfeiçoados para tornar as predições a respeito da realidade representada pelos dados experimentais confiáveis. A Figura 3 apresenta um fluxograma que ilustra esse processo.

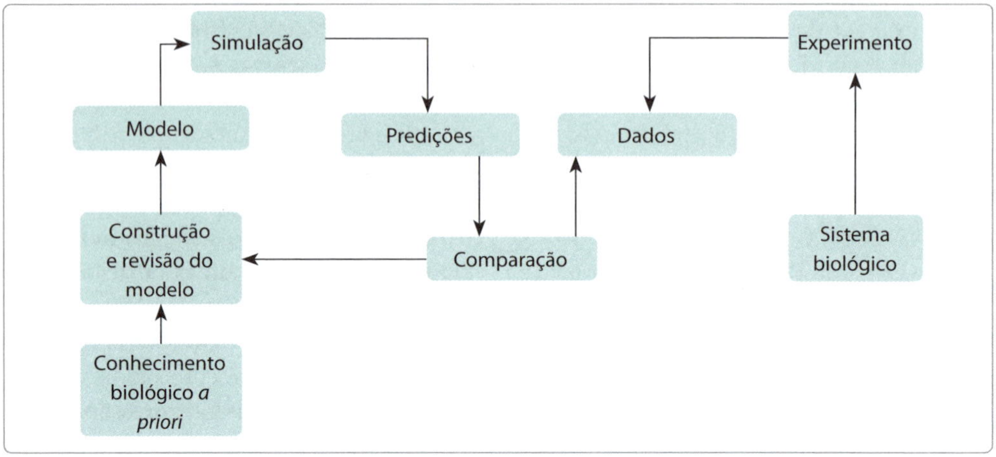

FIGURA 3 Fluxograma ilustrando o processo de análise de GRNs. Os retângulos representam procedimentos, os paralelogramos representam fontes de informação e as setas representam fluxos de informação.

Fonte: adaptada de De Jong HJ. Comput. Biol. (2002).

Lista de partes

Ao modelar um sistema qualquer, antes de mais nada, é necessário conhecer suas partes. A identificação de uma lista de partes é a primeira etapa do desenvolvimento de um modelo complexo. No contexto da biologia de sistemas, uma lista de partes é uma coleção contendo uma descrição dos componentes envolvidos em uma rede de um sistema biológico. Tais elementos incluem genes, fatores de transcrição, promotores e sítios de ligação para os fatores de transcrição. Essa lista de componentes é resultante de um sequenciamento genômico e um projeto de anotação no qual o DNA de um organismo é determinado e uma grande parte dos genes e proteínas são identificados. Essas informações podem ser representadas na forma de um banco de dados de elementos regulatórios ou funções realizadas pelos genes. Uma vez que os fatores de transcrição e seus respectivos sítios de ligação são conhecidos, a topologia da rede regulatória pode ser derivada.

Modelos topológicos

Os modelos topológicos descrevem as conexões entre os elementos que compõem a lista de partes. Eles podem ser representados por grafos cujos nós correspondem aos genes e as arestas (ou arcos) representam as interações regulatórias. Representações por grafos têm sido adotados para diversos tipos de dados biológicos, incluindo redes de expressão gênica e redes de interação proteína-proteína. A representação das redes regulatórias por meio de grafos pode ser generalizada de diversos modos. Nós e arcos podem ser rotulados para prover informação sobre a funcionalidade de cada gene e os tipos de interações existentes entre os genes. Um exemplo simples de GRN pode ser visto na Figura 4 que ilustra 3 nós (genes) e arcos indicando ativação (→) ou inibição (-|).

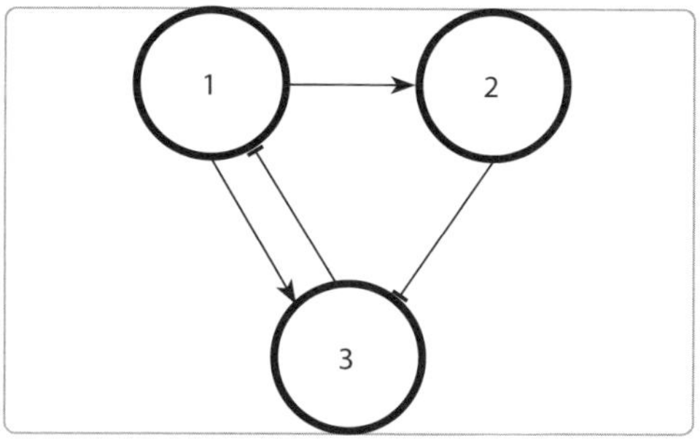

FIGURA 4 Grafo orientado representando uma GRN contendo 3 nós (genes). Os arcos indicados por → e -| representam interações de ativação e inibição, respectivamente.

Existem diversas operações em grafos que podem ser realizadas para obter predições biologicamente relevantes sobre os sistemas regulatórios. Por exemplo, uma busca por caminhos entre dois genes pode prover pistas sobre redundância na rede. As características sobre a conectividade global de uma rede, tais como a média e a distribuição do número de reguladores por gene, podem indicar a complexidade da rede. Um subgrafo fortemente conexo que é fracamente conexo com outros subgrafos pode ser um módulo funcional do sistema regulatório, permitindo sua análise separadamente. Genes altamente conectados (*hubs*) normalmente proveem tolerância a falhas aleatórias que ocorrem em elementos da rede. A repetição de estruturas locais (*motifs*) que ocorrem frequentemente em uma rede real, mas que raramente são encontradas em redes geradas aleatoriamente, pode ser examinada para analisar o papel funcional dessas estruturas na rede. Por exemplo, ciclos podem indicar relações de retroalimentação (*feedback*) importantes para a homeostase e diferenciação. Finalmente, a comparação de redes regulatórias de organismos distintos pode ser conduzida na busca por características evolucionárias preservadas nas espécies.

Modelos lógicos de controle

O conhecimento da lista de partes de uma rede, da topologia e das lógicas de controle, é requerido para expandir o modelo e capturar a dinâmica do sistema, ou seja, mudanças ao longo do tempo. Tipicamente modelos dinâmicos levam em conta um número de genes relativamente pequeno. O objetivo desses modelos é descrever e simular o comportamento dinâmico dos estados percorridos pelo sistema e predizer a resposta da rede a diversos estímulos e alterações ambientais. Existem algumas dualidades para categorizar esses modelos, sendo destacadas quatro a seguir:

- estático (sem informação temporal) *versus* dinâmico (com informação temporal);
- qualitativo (discreto) (*eg.* Redes Booleanas) *versus* quantitativo (contínuo) (*eg.* Equações Diferenciais);
- determinístico (*eg.* Equações Diferenciais) *versus* probabilístico (*eg.* Cadeias de Markov);
- linear *versus* não linear.

Uma vez que a topologia da rede seja conhecida, o próximo passo é o estudo das regras de interação entre os elementos da rede. Por exemplo, considerando um promotor consistindo em apenas um sítio de ligação para um fator de transcrição, é importante saber se tal fator é um ativador ou inibidor. Se vários fatores de transcrição se ligam a uma região promotora de um dado gene, o conhecimento do funcionamento de cada fator e o modo como eles interagem é importante. Alguns estudos mostram que certos promotores apresentam comportamentos multivariados aproximados por funções Booleanas (AND, OR, NOT e combinações dessas portas lógicas). Em certos casos as interações são ainda mais complexas. Por exemplo, a Figura 5 ilustra um circuito lógico Booleano entre três genes de entrada que devolvem como saída o resultado do quarto gene.

A maioria dos conjuntos de dados de expressão gênica disponíveis não possuem informação temporal, ou seja, as amostras não possuem uma ordem temporal específica, sendo então amostras estáticas. Por exemplo, dados contendo amostras extraídas de diferentes indivíduos (pacientes e controles) em condições específicas, sem informação temporal associada, são dados estáticos. Nesses casos, geralmente realiza-se análises de coexpressão gênica por meio de correlações de Pearson ou Spearman. Embora não seja possível identificar relações de causa e efeito em redes de correlação, ainda assim é possível obter informações relevantes sobre a modularidade presente nas redes gênicas. Ou seja, genes que são fortemente correlacionados entre si tendem a participar de uma mesma função biológica. Dessa forma, é possível associar módulos de genes bem correlacionados entre si com processos biológicos ou vias metabólicas. Por outro lado, conjuntos de dados temporais não apenas permitem capturar e analisar a topologia e a modularidade das redes como também capturar possíveis relações de causa e efeito entre as diversas entidades das redes. Boa parte dos modelos de GRNs modelam relações temporais entre os genes, permitindo em última instância, derivar regras de transição de estados e analisar o comportamento da dinâmica dos estados do sistema ao longo do tempo. Isso permite realizar predições sobre possíveis estados futuros do sistema a partir do histórico temporal provido pelos dados e, consequentemente desenvolver estratégias de intervenção no sistema de modo a controlá-lo, evitando que o sistema caminhe em direção a estados indesejáveis (representando um possível estágio de doença) ou fazendo com que o sistema saia desses estados indesejáveis e caminhe em direção a estados desejáveis (sadios).

Os modelos de GRNs podem ser classificados como discretos (qualitativos) ou contínuos (quantitativos). Funções discretas são baseadas na hipótese de que a expressão de um gene pode estar em um número finito de estados. No caso mais simples, apenas dois estados descrevem o estado de um gene: expresso (ou superexpresso) e não expresso (ou sub-expresso). Devido a essa simplicidade, funções Booleanas são frequentemente adotadas para descrever as interações entre os genes. Tais funções são simplificações do comportamento da expressão gênica, já que os dados de expressão geralmente estão no domínio contínuo (concentração de molé-

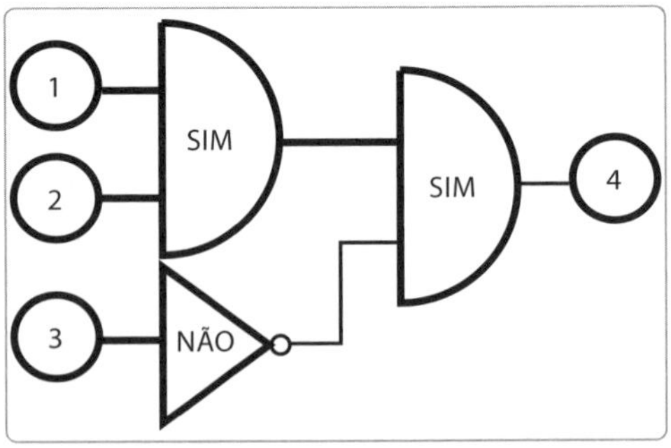

FIGURA 5 Exemplo de um circuito lógico Booleano com três genes de entrada (preditores) resultando no estado (ativado ou inibido) do quarto gene (alvo). O quarto gene é ativado apenas quando os genes 1 e 2 são ativados e o gene 3 é inibido.
Fonte: adaptada de Schlitt T, Brazma, A. BMC Bioinformatics 8, S9 (2007).

culas). Entretanto, redes Booleanas podem ser um bom ponto de partida para modelar redes gênicas já que elas são apropriadas para capturar o comportamento global do sistema biológico, requer menos dados para serem estimados, e a implementação, simulação e análise são mais simples.

Por outro lado, funções contínuas usam valores reais para representar a atividade do gene. Uma das abordagens desta categoria bastante usada é a função linear que considera o gene-alvo como uma combinação linear de seus preditores, cada um com um peso diferente e um sinal que pode ser positivo (ativação) ou negativo (inibição). A topologia da rede determina quais preditores possuem peso igual a zero para um dado alvo, que são aqueles sem arcos em direção ao alvo. Diferentemente de funções Booleanas, funções lineares não podem modelar situações em que um gene pode exercer tanto ativação como inibição de outro gene dependendo do estado dos demais genes (relações não lineares). As relações não lineares são modeladas de maneira mais adequada por funções Booleanas.

Os modelos de equações diferenciais também são modelos contínuos que permitem descrições mais detalhadas da dinâmica da rede através da modelagem de alterações de concentração ao longo do tempo. Uma desvantagem desse modelo é a exigência de um maior número de parâmetros a serem estimados e de conjuntos de dados com alta resolução temporal (número elevado de amostras temporais). Entretanto, normalmente é difícil obter um grande número de amostras temporais de expressão gênica. Essa é a principal razão pela qual modelos de equações diferenciais são aplicados apenas a um pequeno número de redes com poucos componentes ou em situações muito específicas. Outra dificuldade é que os dados experimentais em questão são muito suscetíveis a ruídos que podem prejudicar substancialmente a modelagem quantitativa exercida pelas equações diferenciais. Conhecimentos biológicos *a priori* e simplificações geralmente são necessários nesse tipo de modelagem.

ALGUMAS CONTRIBUIÇÕES DA BIOLOGIA DE SISTEMAS EM PEDIATRIA

Doenças alérgicas e asma

Asma é uma doença multifatorial, pacientes com essa enfermidade têm grande variabilidade de apresentação clínica e respostas ao tratamento, sugerindo que existam diferentes mecanismos de patogênese provavelmente associados a essa heterogeneidade. A maioria dos estudos em asma e doenças alérgicas se basearam em genômica e transcriptômica, identificando diversas regiões e genes, como o *locus* 17q21 e o *FLG* (Filaggrin), associados ao chiado com início na infância e dermatite atópica, respectivamente. Estudos em gêmeos indicam que entre 50 a 60% da suscetibilidade pode ser explicada por fatores genéticos. Entretanto, o conjunto de *loci* e genes encontrado por essas metodologias explicam uma pequena parte da herdabilidade, sugerindo que existem variantes raras a serem identificadas que mediam as interações com o ambiente. Para fortalecer tal hipótese, a prevalência e o aumento na incidência global de doenças alérgicas e asma nos últimos 70 anos não pode ser explicado por predisposição genética, mas por fatores associados com estilo de vida e ambiente (e.g. poluição). Uma meta-análise de metilomas em sangue periférico identificou 14 sítios CpGs que perderam metilação após o nascimento, o que foi fortemente associado com a asma na infância, especificamente em crianças entre 4 e 5 anos. Junto às assinaturas transcricionais de células imunes, estes sítios CpG indicam ativação de eosinófilos, células T CD8+ e *natural killer*.

Câncer

O câncer é provavelmente a doença para a qual as ômicas tiveram maior impacto, considerando diagnóstico, estratificação e tratamento. Existem algumas características que ainda dificultam as análises, como os desafios técnicos em classificar variantes somáticas, uma vez que muitas alterações são benignas e não direcionam as células à proliferação descontrolada ou quais vias de sinalização celular estão relacionadas à causa e não são consequência do *status* celular. Também deve-se considerar que apesar de muitos cânceres compartilharem assinaturas genéticas entre indivíduos, ainda existe uma diversidade em genes específicos que influenciam o prognóstico e a resposta ao tratamento. Diversas iniciativas pelo mundo têm usado as ômicas com o objetivo de caracterizar a heterogeneidade molecular dos tumores pediátricos e usar esta informação para melhorar o tratamento das crianças, como por exemplo, a *European Innovative Therapies for Children with Cancer - Pediatric Preclinical Proof-of-Concept Platform* e a *US-based Pediatric Preclinical Testing Consortium*. Também existem iniciativas no Brasil, em estágios iniciais.

Mutações germinativas de predisposição a câncer são responsáveis por 5-15% dos casos de tumores pediátricos, enquanto 5-10% dos casos parecem estar associado a fatores exógenos de risco reconhecido, como exposição pré-natal ao tabaco, raios X ou certos medicamentos. Tumores pediátricos apresentam uma curta janela temporal para seu desenvolvimento, fato que se reflete na baixa frequência observada de alterações genômicas somáticas. O sequenciamento do genoma de 24 tipos de câncer que acometem a população pediátrica e adultos jovens (90% com idade inferior a 18 anos, total de 914 indivíduos) indicou que até 80% das mutações relevantes para o desenvolvimento do câncer se encontram em genes reguladores da expressão gênica, apontando para a importância do epigenoma para esses tumores.

Dentre os tumores pediátricos, os tumores embrionários, além de apresentarem baixas taxas mutacionais, apresentam características histológicas semelhantes a tecidos fetais, uma vez que mostram morfologias e padrões de expressão gênica e metilação semelhantes aos respectivos tecidos embrionários. A integração das metodologias ômicas tem ajudado a compreender e melhor classificar esses tumores, como nos casos dos tumores de sistema nervoso central.

Glioblastomas são tumores que se originam de células gliais no sistema nervoso central cujas análises de transcriptoma e exoma identificaram subgrupos moleculares com fortes associações clínicas e de prognóstico. Cerca de metade dos glioblastomas apresentam mutações em genes codificadores para a Histona 3. Tumores com mutações em H3.3G34R/V são restritos aos hemisférios cerebrais e podem abrigar metilação do promotor de *MGMT*. Mutações H3.3K27M são encontradas em dois terços dos tumores de ponte e glioblastomas hipermutantes e foram associadas a uma sobrevida global mais curta. Já pacientes mais jovens apresentam tumores restritos à ponte e com mutações em H3.1K27M e uma sobrevida ligeiramente mais longa.

Já os meduloblastomas, que também são tumores do sistema nervoso central, tiveram sua classificação e estratificação de pacientes definida pela Organização Mundial de Saúde com base nas características moleculares. Os estudos de transcriptoma e genoma dividiram os meduloblastomas em quatro subgrupos: WNT, SHH, grupo 3 e grupo 4, cada qual com características clínico-patológicas distintas que influenciam na escolha do tratamento. Posteriormente, os perfis de metilação foram incorporados dando origem a novos subgrupos com fortes associações clínicas e, portanto, refinando ainda mais a estratificação de risco e direcionando o tratamento.

Transtorno do espectro autista

A Biologia de Sistemas vem contribuindo também para os transtornos do neurodesenvolvimento. O transtorno do espectro autista (TEA) é um transtorno do neurodesenvolvimento caracterizado por prejuízos de interação social e presença de comportamentos estereotipados e repetitivos. Variações genéticas relacionadas com TEA podem ser encontradas em torno de 35% dos casos sendo a investigação das mesmas recomendada pela sociedade americana de genética. Estudos de integração de ômicas vêm ajudando a integrar a arquitetura genética complexa do TEA com a grande heterogeneidade da apresentação clínica. Por exemplo, a heterogeneidade da apresentação clínica entre dois irmãos portadores de TEA, que compartilhavam uma variante do número de cópias, só foi possível após analisar os exomas dessa família dentro do conceito de Biologia de Sistema, sob a perspectiva de redes de interação proteína-proteína.

Existe uma diferença de prevalência entre sexos para os transtornos do neurodesenvolvimento, meninos também são mais afetados pela exposição materna a estressores ambientais durante a gestação. Diferenças em estratégias para lidar com estresse, assim como diferenças em estruturas cerebrais entre os sexos, são um reflexo de diferenças de expressão gênica e sua regulação, via genes localizados nos cromossomos sexuais ou via metilação de DNA, assim buscar mecanismos de interação entre genética, sexo, exposição ambiental e desfechos neurocognitivos pode ajudar a entender a prevalência de TEA de 4:1, muito mais comum em meninos. Usando Biologia de Sistemas, sugerimos como os fatores de transcrição *SOX3*, localizado no cromossomo X, *SRY*, localizado no cromossomo Y, e genes autossômicos regulados por apenas um dos fatores de transcrição ou ambos, podem contribuir para diferenças de resposta ao estresse e prevalência *sex bias* no TEA.

CONCLUSÃO

Os avanços tecnológicos na área de ômicas fortaleceu e fomentou o que se chama hoje de Biologia de Sistemas, que anteriormente estava muito relacionada à área de pesquisa acadêmica e atualmente está sendo introduzida na área de medicina para diagnóstico e tratamentos. Embora exista uma infinidade de modelos e métodos para identificação de GRNs (*Gene Regulatory Network*) baseados nos perfis de expressão gênica propostos na literatura, geralmente a informação requerida para validar a rede inferida é incompleta ou desconhecida. Para contornar esse problema, uma tendência recente na literatura tem sido incorporar outros tipos de informação, tais como propriedades globais e locais encontradas em redes biológicas e integrar outros dados "ômicos" com os dados transcricionais (expressão gênica) tradicionalmente envolvidos nesse tipo de análise. Essas estratégias têm revelado resultados promissores em várias áreas da medicina, como câncer e doenças do neurodesenvolvimento, sendo imprescindíveis na área da pediatria, em que o diagnóstico precoce e intervenções são importantes para o melhor prognóstico e o desfecho do desenvolvimento infantil.

BIBLIOGRAFIA RECOMENDADA

1. Donovan BM, Bastarache L, Turi KN, Zutter MM, Hartert T V. The current state of omics technologies in the clinical management of asthma and allergic diseases. Ann Allergy Asthma Immunol. 2019;123(6):550–7.
2. Hecker M, Lambeck S, Toepfer S, van Someren E, Guthke R. Gene regulatory network inference: data integration in dynamic models-a review. Biosystems. 2009 Apr;96(1):86-103.
3. Ilyas M. Next-Generation Sequencing in Diagnostic Pathology. Pathobiology. 2017;84(6):292–305.
4. Kauffman S. Homeostasis and Differentiation in Random Genetic Control Networks. Nature. 1969;224,177-8.
5. Louis DN, Perry A, Reifenberger G, von Deimling A, Figarella-Branger D, Cavenee WK, et al. The 2016 World Health Organization Classification of Tumors of the Central Nervous System: a summary. Acta Neuropathol. 2016;131(6):803–20.
6. Richards S, Aziz N, Bale S, Bick D, Das S, Gastier-Foster J, et al. Standards and guidelines for the interpretation of sequence variants: a joint consensus recommendation of the American College of Medical Genetics and Genomics and the Association for Molecular Pathology. Genet Med. 2015 May 5;17(5):405–23.
7. Sastre L. Exome sequencing: what clinicians need to know. Adv Genomics Genet. 2014 Mar;15.
8. Tahira AC, Barbosa AR, Feltrin AS, Gastaldi VD, de Toledo VHC, de Carvalho Pereira JG, et al. Putative contributions of the sex chromosome proteins SOX3 and SRY to neurodevelopmental disorders. Am J Med Genet B Neuropsychiatr Genet. 2019;180(6):390–414.
9. Wei Z, Zhang Y, Weng W, Chen J, Cai H. Survey and comparative assessments of computational multi-omics integrative methods with multiple regulatory networks identifying distinct tumor compositions across pan-cancer data sets. Brief Bioinform. 2021

CONTEÚDO COMPLEMENTAR

Utilize o QR code abaixo para acessar as questões comentadas do capítulo (senha: **medicinalaboratorial**).

Seção II

Alergia, Imunologia e Reumatologia

Coordenadores: Magda Carneiro-Sampaio e Clóvis Artur Almeida da Silva

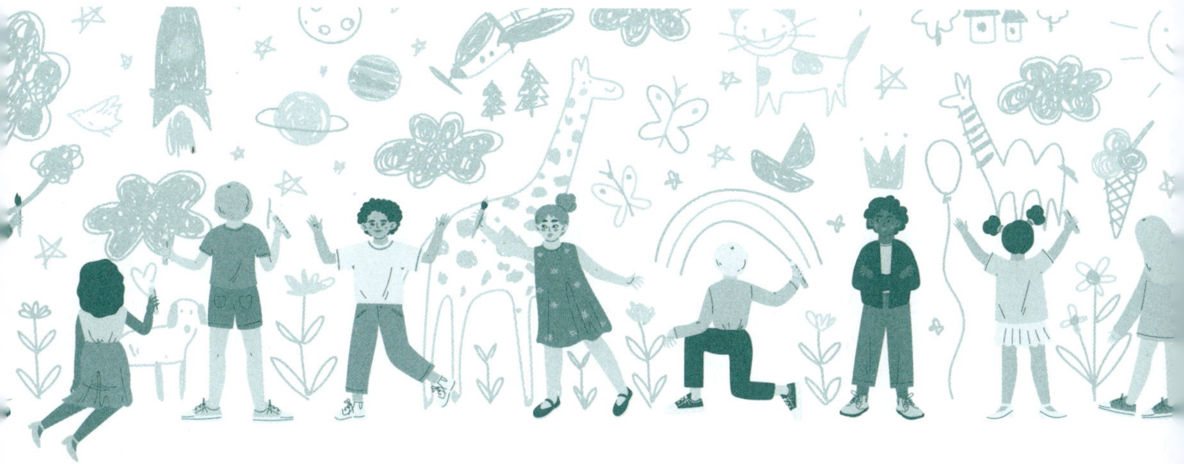

6

Doenças alérgicas

Ana Paula Beltran Moschione Castro
Antonio Carlos Pastorino

PONTOS-CHAVE DESTE CAPÍTULO

- As alergias estão presentes entre 10-40% em diferentes populações.
- A maioria das manifestações clínicas de alergia é mediada predominantemente pela imunoglobulina E específica para determinados alérgenos ambientais, mas podem estar envolvidos outros mecanismos imunológicos, com destaque à hipersensibilidade tipo IV, onde o processo alérgico inflamatório é conduzido por linfócitos T.
- Os exames em alergia têm pouca valia quando realizados de maneira isolada, sendo que a anamnese é essencial para aumentar a probabilidade de um teste positivo estar relacionado ao sintoma apresentado pelo paciente.
- A dosagem da IgE total é um exame inespecífico, já a determinação dos níveis de IgE sérica específica pode contribuir para o estabelecimento de uma relação entre o sintoma apresentado e o(s) alérgeno(s) suspeito(s).
- Os testes cutâneos de hipersensibilidade imediata ou *prick-test*, o teste cutâneo intradérmico, o teste de contato ou *patch test*, e o teste de provocação oral são aplicados por profissionais especializados em alergia e dermatologia, e algumas vezes é necessária a sua realização em ambiente hospitalar.

INTRODUÇÃO

Uma grande parcela das crianças e adolescentes que frequentam os prontos-socorros, ambulatórios e mesmo hospitais pediátricos gerais apresentam alguma doença alérgica. As alergias vêm apresentando um aumento de sua prevalência em todos os continentes, atingindo valores entre 10-40% em diferentes populações[1]. Como consequência desse elevado número de pacientes que podem iniciar sua doença alérgica já nos primeiros anos de vida, espera-se do pediatra o adequado diagnóstico e tratamento dessas doenças, além de frequentes questionamentos sobre a evolução para outras doenças alérgicas que compõem a conhecida "marcha alérgica" e todas as comorbidades advindas dessas patologias [2,3,4].

O diagnóstico das doenças alérgicas se inicia por uma adequada e minuciosa história clínica e exame físico detalhados na tentativa exaustiva e reiterada de correlacionar os sintomas com exposição a determinado alérgeno ou alérgenos. Após esta anamnese cuidadosa, avaliar toda sequência de exames e testes torna mais fácil a obtenção de resultados, que irão separar os pacientes realmente alérgicos de outras possibilidades diagnósticas. O pediatra deve estar atento à definição de alergia, considerando que nem todas as situações clínicas são mediadas predominantemente pela imunoglobulina E (IgE) e podem estar envolvidos outros mecanismos imunológicos, com destaque à hipersensibilidade tipo IV, onde o processo alérgico inflamatório é conduzido por linfócitos T.

As reações de hipersensibilidade representam uma resposta imunológica exagerada ou inadequada, que causam reações inflamatórias e podem lesar os tecidos onde ocorrem. A maioria das manifestações alérgicas é desencadeada pela produção de IgE específica para determinados alérgenos ambientais, como os presentes em ácaros, alimentos, pólens, animais domésticos, insetos, fungos, entre outros. As reações dependentes da IgE correspondem ao Tipo I das reações de hipersensibilidade e se caracterizam por uma resposta rápida em indivíduos geneticamente predispostos e que já foram expostos previamente àquele mesmo antígeno[5,6,7,8].

O conjunto de exames laboratoriais disponíveis em alergia necessita sempre de uma anamnese inicial criteriosa. Isso ocorre porque os exames em alergia têm pouca valia quando realizados de maneira isolada, e os elementos da anamnese serão essenciais para aumentar a probabilidade de um teste positivo estar relacionado ao sintoma apresentado pelo paciente. Nesse contexto, o Colégio Real de Pediatria da Inglaterra elaborou um guia de aspectos cardinais a ser investigados pelo médico durante sua avaliação[9].

QUADRO 1 Perguntas de triagem para identificar alergias em crianças e adolescentes na comunidade

1. Os sintomas apresentados pelo paciente são compatíveis com quadros de alergia?
▪ Sibilância e tosse recorrente com piora aos esforços ou sono
▪ Lesões eczematosas em pele, pruriginosas e com distribuição característica
▪ Crises de espirros recorrentes ou prurido ocular
▪ Reação consistente ao(s) alimento(s) que pode envolver a pele, vias aéreas, dor abdominal, vômitos, diarreia
▪ Reações que envolvem inchaço das pálpebras/lábios
2. Sintomas ocorrem de maneira consistente quando há exposição ambiental a alimentos específicos, animais de estimação, ambientes específicos. A família pode não ter relacionado isso aos sintomas, então consulte uma lista que inclui:
▪ Animais de estimação
▪ Comida*
[*algumas pessoas reagem apenas a alimentos crus e não a alimentos cozidos e isso depende do alimento (por exemplo, maçãs cruas, não suco de maçã, ovo cozido/leite)]
3. História familiar de atopia:
▪ Pais e/ou irmãos com asma, rinite, eczema, alergias alimentares

(continua)

QUADRO 1 Perguntas de triagem para identificar alergias em crianças e adolescentes na comunidade (*continuação*)

4. Histórico da apresentação do problema/queixa, indagando sobre:
- Idade de início, as alergias a leite ou proteína do ovo tendem a se iniciar muito precocemente
- Frequência/padrão das crises
- Tempo entre a exposição e o início dos sintomas
- Sobre asma, eczema, alimentação, anafilaxia, urticária, uso de medicamentos e contato com animais

O exame físico de pacientes com alergia é bastante variado, conforme a doença apresentada ou o momento em que o paciente se encontra, se em crise de alergia ou não. Mas um exame completo pode trazer informações relevantes (ver Tabela 1).

TABELA 1 Possíveis sinais encontrados em pacientes com alergias[1]

Exame clínico	O que observar	Doenças a ser consideradas
Sinais vitais	Sinais de anafilaxia (choque, hipotensão)	Anafilaxia
Via aérea superior	Nariz, turbinatos, hipertrofia de adenoides, desvio de septo, boca, seios da face, pólipos	Rinite alérgica
Ouvidos	Otites, disfunção tubária	Rinite alérgica
Olhos	Conjuntivites, ulcerações	Conjuntivite alérgica
Pulmões	Sinais de obstrução brônquica, deformidades torácicas	Asma

(continua)

TABELA 1 Possíveis sinais encontrados em pacientes com alergias[1] (*continuação*)

Exame clínico	O que observar	Doenças a ser consideradas
Pele	Eczema em áreas características, urticas, outras lesões	Dermatite atópica, urticárias agudas e crônicas
TGI	Sangue nas fezes, diarreia, vômitos	Alergia alimentar IgE mediada e não IgE mediada

Fonte: adaptada de World Allergy Organization. White Book on Allergy, 2013.

Os exames disponíveis para auxiliar no diagnóstico das doenças alérgicas podem ser divididos em dois grupos: aqueles que buscam detectar a sensibilização ao alérgeno e, com isso, tentar estabelecer a relação causal entre o sintoma e o alérgeno suspeito, e outro grupo de exames que visa avaliar a atividade da doença (Tabela 2). Vamos descrever especificamente os exames que avaliam a sensibilização alérgica, quer por mecanismo mediado por IgE ou por células, mais observados nas dermatites de contato alérgicas[10]. Antes que se detalhe cada exame, vale destacar que resultados positivos sem uma correlação clínica não encontram qualquer significado. Outro aspecto importante a ser lembrado é que exames rotineiramente realizados pelo pediatra como, por exemplo, o hemograma com avaliação dos eosinófilos no sangue, não contribuem para o diagnóstico de doenças alérgicas. Eosinofilia sanguínea e a mensuração da IgE total são exames extremamente inespecíficos. Tais exames, em especial a detecção de eosinófilos periféricos, podem ser úteis para definir alguns fenótipos da doença alérgica quando pacientes têm diagnósticos confirmados de alergia.

TABELA 2 Exames laboratoriais relacionados ao diagnóstico das doenças alérgicas[1]

Método	Importância
Eosinófilos no sangue e fluidos	Marcador inespecífico de alergia
Dosagem de IgE total soro	Marcador inespecífico de alergia
Testes cutâneos imediatos	Detecção de IgE específico *in vivo*
Dosagem IgE específica *in vitro*	Detecção de IgE específica no soro
Patch test	Diagnóstico de reações não IgE mediadas e dermatite de contato
Testes de provocação (oral, nasal, brônquica, labial, conjuntival)	Reprodução de sintomas *in vivo* após exposição
Dosagem de triptase sérica	Marcador de anafilaxia
Teste de ativação de basófilos	Ativação de basófilos induzida por alérgenos ou liberação de mediadores
Outros	Pesquisa e quantificação de alérgenos, proteína catiônica eosinofílica, espirometria, óxido nítrico exalado, radiologia, nasofibroscopia, entre outros

Fonte: adaptada da World Allergy Organization. White Book on Allergy, 2013.

MÉTODOS DIAGNÓSTICOS *IN VITRO* PARA DOENÇAS ALÉRGICAS

Detecção de IgE específica sérica

De maneira diversa à IgE total, a determinação dos níveis de IgE sérica específica pode contribuir para o estabelecimento de uma relação entre o sintoma apresentado e o(s) alérgeno(s) suspeito(s). Há vários métodos para a detecção sérica, mas o mais empregado atualmente é o Sistema ImmunoCAP®. Trata-se de um ensaio fluoroenzimático para detecção e quantificação da IgE específica. Os alérgenos disponíveis incluem alimentos, aeroalérgenos, insetos e muito poucos medicamentos[11]. Os resultados obtidos são apresentados em unidades por litro (kU/L) e a correlação causal é sempre feita pelo médico. Vale destacar que valores mais elevados estão relacionados à maior chance de reatividade clínica, mas não é possível estabelecer a gravidade do quadro apenas pela análise laboratorial. Para a realização do exame de sangue, não há necessidade de jejum, não há influência do uso de medicações e nem dependência de uma área de pele sã, como acontece nos testes *in vivo*.

Para aprimorar a assertividade do teste, foram estudados componentes de alguns alérgenos, em sua maioria proteicos. Por meio de uma série de estudos que correlacionaram os resultados obtidos com os sintomas, foi possível elencar alguns componentes que podem contribuir para a avaliação diagnóstica ou auxiliar no estabelecimento da gravidade da reação, detecção de reações cruzadas, entre outros. Há componentes que auxiliam no diagnóstico de alergia a animais domésticos, aeroalérgenos, como ácaros, insetos da ordem *hymenoptera* (abelha, vespa formiga) e alimentos, apresentando grande valia em alergia alimentar. Os principais componentes relacionados à alergia alimentar estão resumidos na Tabela 3. Mais recentemente, além dessa avaliação individual, é possível realizar uma análise simultânea dos componentes através de um método semiquantitativo denominado ImmunoCAP ISAC® (Thermo Fisher Scientific, Uppsala, Suécia). Esse teste é indicado para casos mais complexos, na suspeita de polissensibilização ou para determinar potenciais riscos de reatividade cruzada e de reações mais graves relacionadas aos alimentos[12,13]. Vale destacar uma máxima sempre retida que não há *screenings* em alergia, que os testes devem ser sempre realizados à luz de uma suspeita clínica.

TABELA 3 Principais componentes e suas implicações na alergia alimentar[12,13]

Alimento	Principais componentes	A presença de IgE específica para este componente pode indicar
Leite	Caseínas (um conjunto de caseínas)	Persistência de alergia
	Alfa-lactoalbumina	
	Beta-lactoglobulina	
	Albumina sérica bovina	Reação à carne bovina
Ovo: clara	Ovomucoide	Maior gravidade e persistência da alergia
	Ovoalbumina	Risco de reações ao ovo cru ou pouco processado e a algumas vacinas
Ovo: gema	Livetina	Reatividade cruzada entre ovo e carne de galinha
Trigo	Omega-5 gliadina	Marcador de reações alérgicas graves e de alergia a trigo induzida por exercício
Amendoim	Ara h 2	Maior reatividade clínica e maior gravidade
	Ara h 6	Maior reatividade clínica e maior gravidade
	Ara h 8 Ara h 9	Reações mais leves de menor gravidade Maior probabilidade de reações sistêmicas
Castanhas	Cor a 9	Maior reatividade clínica
Crustáceos	Tropomiosina	Reatividade cruzada com ácaros e baratas
Carnes	Alfa-gal	Anafilaxia tardia com a ingestão de carne
Látex e frutas	Hev b 1 Fator alongador da borracha	Reatividade cruzada a papaia e figo
	Hev b 6.01 (proheveína) PR-3	
	Hev b 6.02* (heveína)	
	Hev b 6.03 fragmento C terminal	Reatividade cruzada a abacate, banana e avelã
	Hev b 5 proteína ácida	Reatividade cruzada a kiwi
	Hev b 7 homólogo da patatina	Reatividade cruzada a batata
	Hev b 11 chitinase	Reatividade cruzada a banana e abacate
	Hev b 12 LTP (proteína de transferência de lipídios)	Reatividade cruzada a pêssego e outras frutas com caroço
	Hev b 15 inibidor de protease	Reatividade cruzada a trigo

MÉTODOS DIAGNÓSTICOS *IN VIVO* PARA DOENÇAS ALÉRGICAS

Teste cutâneo de hipersensibilidade imediata ou *prick test*

Trata-se de um teste simples, descrito há mais de um século, que detecta a sensibilização de determinados alérgenos pela presença de IgE ligada aos mastócitos e/ou basófilos na derme superficial. Mesmo um resultado positivo não implica necessariamente na relevância clínica e na doença alérgica envolvida, devendo sempre ser correlacionado à clínica. A ligação do antígeno introduzido na pele com a IgE promove a liberação imediata de vários mediadores, inclusive a histamina, que leva à formação de uma reação localizada com eritema e pápula central.

As indicações são para pacientes com asma, rinite e rinoconjuntivite, e eczema/dermatite atópica, alergia alimentar ou a medicamentos com suspeita de reação IgE mediada, esofagite eosinofílica e aspergilose pulmonar alérgica. Esse teste deve ser evitado ou postergado em casos suspeitos de intolerância alimentar (sintomas não específicos a alimentos, aditivos, preservantes ou corantes), urticária crônica, dermatite alérgica com extensas áreas afetadas, presença de dermografismo, sintomas respiratórios não específicos, na vigência de infecções nos locais dos testes, sintomas alérgicos agudos, entre outros. Embora a anafilaxia prévia não seja uma contraindicação absoluta da realização de teste cutâneo de hipersensibilidade imediata (TCHI), um ambiente adequado e pessoal habilitado para tratar reações graves podem ser necessários. Anafilaxia recente (< 4-6 semanas) pode provocar resultados falso-negativos do teste pela grande liberação de mediadores.

A padronização mais utilizada para o TCHI foi desenvolvido por Pepys (1970)[14] e deve seguir algumas orientações e sempre ser realizado e interpretado pelo especialista:

- Utilizar os alérgenos guiados pela história clínica que indique uma reação imediata após o contato com inalantes, alimentos, venenos de insetos, drogas e outros alérgenos.
- Evitar o uso de anti-histamínicos e outras medicações que possam reduzir ou suprimir a resposta imediata da IgE por pelo menos 7 dias prévio ao exame (vide Tabela 4).
- Utilizar extratos de alérgenos de reconhecida qualidade e no prazo de validade.
- Utilizar lancetas descartáveis individuais para cada alérgeno.
- Realizar o TCHI com um controle positivo (histamina) e um negativo (solução de diluição ou soro fisiológico), separando os alérgenos a cada 2-3 cm.
- Realizar o teste em locais adequados e higienizados – pele do antebraço ou dorso.
- Aguardar de 15 a 20 minutos para a leitura do teste.
- Considerar resultados positivos quando a medida média das pápulas for maior que 3 mm, com controle positivo também maior que 3 mm e controle negativo igual a 0 mm. Não há uma relação direta entre o tamanho da pápula e a real presença de alergia ou a maior gravidade das manifestações alérgicas.
- Realizar o TCHI a partir dos 3 meses de vida (em especial para alimentos), mas com menor reatividade cutânea em crianças menores de 2 anos e adultos maiores de 60 anos.

A interpretação dos TCHI deve ser feita com muito cuidado, pois seus resultados dependem da exposição do indivíduo a determinados alérgenos e ao tempo e ao tipo de sintomas relacionados. Valores preditivos negativos são mais valorizáveis do que os valores preditivos positivos, sendo mais correto ser descartada a possibilidade de alergia clínica nos casos com resultados negativos do que confirmar a alergia nos casos com resultados positivos, especialmente se a história e o quadro clínico não são compatíveis[15,16,17].

A Tabela 4 apresenta as medicações que podem interferir nos resultados dos TCHI e o intervalo recomendado para sua suspensão antes da realização do teste[1].

Para alérgenos em que os extratos comerciais não apresentam boas condições de estabilidade ou não são padronizados, em especial para alguns alimentos, pode se realizar um TCHI conhecido como *prick-to-prick*, em que se utiliza o próprio alérgeno *in natura*, que é transpassado pelo puntor e se promove a leitura após 15-20 minutos.

Teste cutâneo intradérmico

O teste cutâneo intradérmico (ID) é útil tanto em hipersensibilidades mediadas por IgE como nos casos não IgE mediados, cujo exemplo mais conhecido é o teste de Mantoux (PPD). Quando utilizado na pesquisa de reações imediatas, apresenta alto risco para reações sistêmicas até mesmo com anafilaxia, necessitando de ambiente hospitalar e de técnica e interpretação por especialistas. As indicações estão mais relacionadas à pesquisa de reações a medicamentos, venenos de inseto e mais raramente aos alérgenos respiratórios, em especial quando o TCHI se mostrou negativo. Na maioria das vezes o teste ID está contraindicado para alimentos e apresenta menor especificidade aos aeroalérgenos. O Quadro 6 mostra as vantagens e desvantagens dos testes ID comparado aos TCHI[10].

As contraindicações em relação aos testes ID incluem: alterações cutâneas difusas, dificuldade na cooperação do paciente, não ser possível interromper o uso

TABELA 4 Efeito supressivo de medicações nos testes cutâneos de hipersensibilidade imediata ou *prick test*, e intervalo para realização dos testes[10]

Medicação		Tempo de suspenção
Anti-histamínico	1ª Geração	> 3 dias
	2ª Geração	> 5 dias
Antidepressivos tricíclicos	Doxepina, Imipramina	> 2 semanas
Corticosteroides tópicos potentes	> 3 semanas na região teste	> 1 semana
Corticosteroides sistêmico		
Período longo	> 20 gm/dia prednisolona	> 1 semana
	Altas doses	> 3 semanas
Período curto	> 20 mg/dia prednisolona por 7 dias	Sem restrição
Anti-H2	Ranitidina	1 dia
Anti-IgE	Omalizumabe	> 6 semanas
Antileucotrienos	Montelucaste	Sem restrição
Anestésicos locais	EMLA	1 hora antes (só suprime o eritema)

Fonte: adaptada de Ansotegui IJ, Melioli G, Canonica GW, et al. IgE allergy diagnostics and other relevant tests in allergy, a World Allergy Organization position paper. World Allergy Organ J. 2020;13(2):100080.

de anti-histamínicos ou outras medicações que interfiram no teste.

Teste de contato (*patch test*)

Dermatite de contato alérgica (mecanismo de hipersensibilidade tipo IV) ou irritativa (imunidade inata) acomete crianças com a mesma frequência que adolescentes ou adultos, mas em pediatria a maior parte dos quadros é subdiagnosticada[18].

Para auxiliar no diagnóstico do alérgeno envolvido, é possível realizar o teste de contato ou *patch test*. Trata-se de um teste de exposição prolongada ao alérgeno, utilizado especialmente para a detecção de sensibilização a cosméticos e medicamentos tópicos como antibióticos ou anti-histamínicos. A técnica do teste envolve a exposição do paciente a uma quantidade pequena e padronizada do alérgeno, que entra em contato com o dorso do paciente. Por meio de dispositivos específicos (pequenas câmaras de 8-12 mm de diâmetro)[19], a substância é colocada e fixada com fitas adesivas específicas durante 48 horas. Após este período, é feita uma leitura e o resultado é graduado de acordo com a intensidade da inflamação. Nova leitura é feita em 24-48 horas após a retirada do alérgeno. Pacientes que apresentam reatividade acentuada no momento imediato da leitura (48 horas após a aplicação do alérgeno) têm mais chance de o resultado ser causado por irritação. Pacientes cuja reação se exacerba entre 72 e 96 horas após a aplicação do alérgeno apresentam maior chance de desenvolver reação alérgica. Esses testes são aplicados em clínicas especializadas em alergia e dermatologia[20,21].

Teste de provocação oral

Os testes de provocação oral (TPO) são um instrumento valoroso para o especialista em alergia e imunologia, pois tentam reproduzir a situação clínica e estabelecer a relação de causalidade entre o alérgeno e o sintoma. Testes de provocação podem ser utilizados para:

- Diagnóstico de alergia.
- Avaliação de aquisição de tolerância (alergia alimentar e alergia a medicamentos).
- Estabelecer reatividade clínica entre alimentos e/ou medicamentos semelhantes.

TABELA 5 Vantagens e desvantagens dos testes cutâneos de hipersensibilidade imediata e testes cutâneos intradérmicos[10]

Variável	TCHI *prick test*	TCHI *prick-to-prick*	Teste intradérmico ID
Simplicidade	++++	++	+
Extratos disponíveis	+++	0	++
Reação inespecífica	0	+	+++
Sensibilidade	+++	++	++++
Especificidade	++++	+++	+++
Reação sistêmica	+	+	+++
Rapidez na realização	++++	++	+
Desconforto	+	+	+++

Fonte: adaptado de Ansotegui IJ, 2020.
ID: Teste cutâneo intradérmico. TCHI: Teste cutâneo de hipersensibilidade imediata.

Muitos desses testes necessitam ser realizados em ambiente apropriado, com equipe treinada para atendimento de reações graves que, por ventura, ocorram. Entretanto, em algumas situações de alergia alimentar, em especial nas alergias alimentares com manifestações leves, o teste para diagnóstico e posteriormente avaliação de tolerância pode ser feito em ambiente domiciliar. A decisão da escolha do TPO e do momento de sua execução são influenciadas pela história clínica, idade do paciente, tipo de sintoma, tempo da última reação, resultados dos testes cutâneos e/ou dos níveis séricos de IgE específicas, bem como qual o valor nutricional do alimento ou a importância do medicamento, sempre em decisão conjunta com a família.

Para o pediatra, é importante conhecer o momento de realização de um teste de provocação, em especial no cenário da alergia alimentar. Nesse contexto, as situações que demandam a realização de um teste de provocação oral para diagnóstico incluem:

- Pacientes com história sugestiva de alergia alimentar IgE mediada e exames para detecção de IgE específica negativos.
- Pacientes sem história sugestiva de alergia alimentar IgE mediada e exames para detecção de IgE específica positivos.
- Pacientes com alergia não IgE mediada com sintomas leves (proctocolite, refluxo gastroesofágico).

Outros aspectos relevantes do TPO de alimentos incluem a necessidade de uma oferta escalonada do alimento em um período curto que não deve ser superior a uma hora, a quantidade total do alimento a ser ofertado deve ser compatível com uma porção adequada à idade do paciente. São considerados TPO positivos aqueles que reproduzirem os sintomas objetivos correspondentes ao mecanismo imunológico envolvido. O aparecimento desses sintomas justifica a interrupção do exame e o uso de medicamentos quando necessário. Em casos de sintomas considerados subjetivos ou apenas relatados pelos pacientes, não se justifica a interrupção do procedimento.

Quanto à metodologia, os TPO podem ser classificados em aberto (paciente e médico cientes do alimento ofertado), simples cego (apenas a equipe conhece o alimento a ser oferecido) ou duplo cego controlado por placebo (TPODCPC), quando nenhuma das partes sabe o que está sendo ofertado. O TPODCPC é considerado padrão-ouro para investigação, mas, por apresentar desvantagens relacionadas ao tempo necessário para execução e custos envolvidos, esta prática costuma se restringir a fins de pesquisa. A presença de um nutricionista, responsável pelo preparo das diluições e das porções administradas durante o TPO, principalmente nos TPODCPC, é recomendável. Para os TPO abertos, os alimentos podem ser trazidos de casa pelo paciente e/ou pais. No TPODCPC, a oferta do alimento deve ser realizada em duas fases: alimento a ser investigado e, na outra, o placebo, ambos oferecidos em doses crescentes em intervalos regulares e adicionados a veículos. Veículo é o material que acomoda o alimento a ser testado e tem a função de mascarar odor, sabor, textura e cor, não permitindo que existam diferenças quando comparado ao placebo[22]. O preparo do alimento, através do processamento térmico, aquecimento e cozimento, pode modificar a conformação da proteína e resultar na alteração de sua alergenicidade [23]. Além da susceptibilidade individual ao calor e à digestão, as proteínas podem sofrer interações com outras substâncias presentes em um alimento complexo, designadas coletivamente como efeito da matriz alimentar, reduzindo sua alergenicidade e, quando toleradas, são adicionadas à dieta, melhorando a qualidade de vida do paciente.

Testes não recomendados

Há atualmente uma propagação de testes sem nenhuma evidência clínica, sendo eles promovidos como métodos para diagnosticar alergia alimentar, justificando uma ampla variedade de reações adversas apresentadas pelos pacientes. Grandes entidades da área já concluíram que não há evidência para validar nenhum desses testes, sendo, portanto, contraindicados para este fim. Frequentemente, a avaliação por meio de coleta de sangue para avaliação de alérgenos por mecanismos não padronizados, análise de cabelos ou testes cutâneos são alguns dos testes largamente propagados. Vale destacar que há um risco nutricional e uma grande carga emocional envolvida nas exclusões amplas de alimentos sem embasamento adequado[24].

Para interpretação dos exames diagnósticos adequadamente indicados em alergia

O diagnóstico das doenças alérgicas é especialmente dependente de uma adequada combinação de fatores e especialmente do olhar cuidadoso do médico para a conclusão de sua hipótese. Um algoritmo que compila um esquema que pode ajudar no resultado[25] está representado na Figura 1.

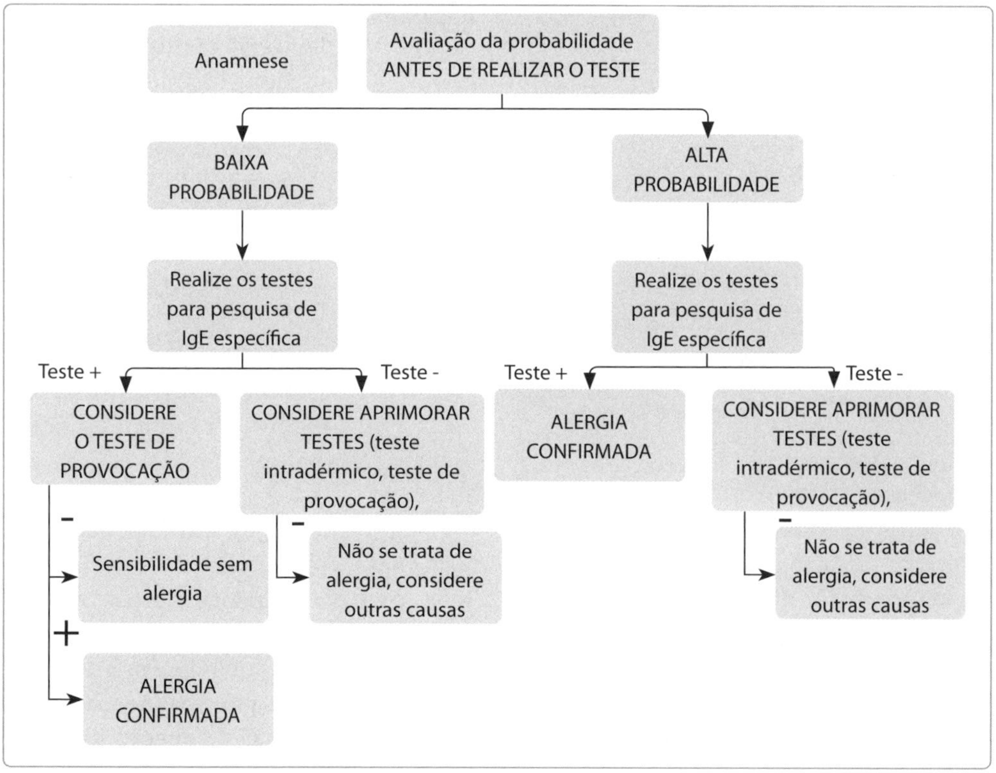

FIGURA 1 Algoritmo: indicador de alergia.

CONCLUSÃO

As doenças alérgicas estão entre as doenças mais comuns com que médicos pediatras e clínicos se deparam diariamente. É importante conhecer a importância de uma detalhada anamnese e de um exame clínico como parte fundamental do adequado diagnóstico da doença alérgica, e que os exames complementares nem sempre são fundamentais para o início do seu tratamento. Entender as indicações e as limitações dos exames de alergia tornam o diagnóstico e a abordagem terapêutica mais adequada para o bom controle dessas doenças tão frequentes.

BIBLIOGRAFIA RECOMENDADA

1. Pawankar R, Canonica GW, Holgate ST, Lockey RF, Blaiss MS editors. The WAO white book on allergy. World Allergy Organization. Update 2013. pp. 1–248. [Internet]. [Acesso em: 2022 abr 26]. Disponível em: https://www.worldallergy.org/wao-white-book-on-allergy.
2. Paller AS, Spergel JM, Mina-Osorio P, Irvine AD. The atopic march and atopic multimorbidity: Many trajectories, many pathways. J Allergy Clin Immunol. 2019; 143(1):46-55. doi: 10.1016/j.jaci.2018.11.006. Epub 2018 Nov 17. PMID: 30458183.
3. Hill DA, Grundmeier RW, Ramos M, Spergel JM. Eosinophilic Esophagitis Is a Late Manifestation of the Allergic March. J Allergy Clin Immunol Pract. 2018; 6(5):1528-33. doi: 10.1016/j.jaip.2018.05.010. Epub 2018.
4. Gabryszewski SJ, Hill DA. One march, many paths: Insights into allergic march trajectories. Ann Allergy Asthma Immunol. 2021; 127(3):293-300. doi: 10.1016/j.anai.2021.04.036. Epub 2021 May 7. PMID: 33971364; PMCID: PMC8418995.
5. Platt MP, Wulu JA. Rational Approach to Allergy Testing. Otolaryngol Clin North Am. 2017; 50(6):1103-1110. doi: 10.1016/j.otc.2017.08.007. PMID: 29103452.
6. Walsh J, O'Flynn N. Diagnosis and assessment of food allergy in children and young people in primary care and community settings: NICE clinical guideline. Br J Gen Pract. 2011;61(588):473-5. doi: 10.3399/bjgp11X583498. PMID: 21722479; PMCID: PMC3123497.
7. Sicherer SH, Wood RA; American Academy of Pediatrics Section on Allergy And Immunology. Allergy testing in childhood: using allergen-specific IgE tests. Pediatrics. 2012; 129(1):193-7. doi: 10.1542/peds.2011-2382. Epub 2011 Dec 26. PMID: 22201146.
8. Barros MAMT, Grecco O. Reações de Hipersensibilidade. In: Pastorino AC, Castro APBM, Carneiro-Sampaio M. Alergia e Imunologia para o Pediatra. Barueri, SP. Ed.Manole. 3 ed, 2018. pp34-70.
9. Royal College of Paediatrics and Child Health. RCPCH Allergy Care Pathways Project: Taking an allergy focused clinical history. [Internet]. [Acesso em: 2022 jan 30]. Disponível em: https://www.rcpch.ac.uk/sites/default/files/Taking_an_Allergy_Focused_Clinical_History_-_Allergy_Care_Pathways_Project.pdf.
10. Ansotegui IJ, Melioli G, Canonica GW, Caraballo L, Villa E, Ebisawa M et al. IgE allergy diagnostics and other relevant tests in allergy, a World Allergy Organization position paper. World Allergy Organ J. 2020;13(2):100080.
11. Thermo Fischer Scientific catálogo de produtos [Internet]. [Acesso em: 2022 abr. 26]. Disponível em: https://www.thermofisher.com/phadia/br/pt/product-catalog.html?region=BR.
12. Canonica GW, Ansotegui IJ, Pawankar R, Schmid-Grendelmeier P, van Hage M, Baena-Cagnani CE, et al. A WAO - ARIA - GA2LEN consensus document on molecular-based allergy diagnostics. World Allergy Organ J. 2013;6(1):17.
13. Solé D, Silva LR, Cocco RR, Ferreira CT, Sarni RO, Oliveira LC, et al. Consenso Brasileiro sobre Alergia Alimentar: 2018 - Parte 1 - Etiopatogenia, clínica e diagnóstico. Documento conjunto elaborado pela Sociedade Brasileira de Pediatria e Associação Brasileira de Alergia e Imunologia. Arq Asma Alerg Imunol. 2018;2(1):7-38
14. Pepys J. Skin testing. Br J Hosp Med. 1975;14:412-7.
15. Heinzerling L, Mari A, Bergmann K, Bresciani M, Burbach, G, Darsow U, et al. The skin prick test—European standards. Clin Transl Allergy. 2013 Feb 1;3(1):3. doi: 10.1186/2045-7022-3-3.
16. Skin Prick Testing Guide for Diagnosis of Allergic Disease. ASCIA Allergen Immunotherapy and Skin Testing Working Party, 2020. [Internet]. [Acesso em: 2022 jan 25]. Disponível em: www.allergy.org.au.
17. Patel G, Saltoun C. Skin Testing in allergy. Allergy and Asthma Proceedings 2019; 40(6): 366-8.
18. Neale H, Garza-Mayers AC, Tam I, Yu J. Pediatric allergic contact dermatitis. Part I: Clinical features

and common contact allergens in children. J Am Acad Dermatol. 2021;84(2):235-244. doi: 10.1016/j.jaad.2020.11.002. Epub 2020 Nov 17. PMID: 33217510.

19. Bio diagnostics. Finn Chambers. [Internet]. [Acesso em: 2022 fev 12]. Disponível em: https://biodiagnostics.co.uk/divisions/dermatology/finn-chambers/
20. Motta AA, Grecco O, Silva EM. Teste de Contato atópico. In: Solé D, Rosário Filho NA, Rubini NPM. Compêndio de Alergia e Imunologia Clínica. Do Básico à Prática Clínica. São Paulo: Editora dos Editores. 2021.
21. Li Y, Li L. Contact Dermatitis: Classifications and Management. Clin Rev Allergy Immunol. 2021; 61(3):245-281. doi: 10.1007/s12016-021-08875-0. Epub 2021 Jul 15. PMID: 34264448.
22. Bird JA, Leonard S, Groetch M, Assa'ad A, Cianferoni A, Clark A, et al. Conducting an Oral Food Challenge: An Update to the 2009 Adverse Reactions to Foods Committee Work Group Report. J Allergy Clin Immunol Pract. 2020;8(1):75-90.e17. doi: 10.1016/j.jaip.2019.09.029. PMID: 31950914.
23. Calvani M, Anania C, Cuomo B, D'Auria E, Decimo F, Indirli GC, et al. Non-IgE- or Mixed IgE/Non-IgE--Mediated Gastrointestinal Food Allergies in the First Years of Life: Old and New Tools for Diagnosis. Nutrients. 2021; 14;13(1):226. doi: 10.3390/nu13010226. PMID: 33466746; PMCID: PMC7829867.
24. Kelso JM. Unproven Diagnostic Tests for Adverse Reactions to Foods. J Allergy Clin Immunol Pract. 2018;6(2):362-365. doi: 10.1016/j.jaip.2017.08.021. PMID: 29524991.
25. Adkinson NF Jr, Hamilton RG. Clinical History-Driven Diagnosis of Allergic Diseases: Utilizing in vitro IgE Testing. J Allergy Clin Immunol Pract. 2015;3(6):871-6. doi: 10.1016/j.jaip.2015.08.002.

CONTEÚDO COMPLEMENTAR

Utilize o QR code para acessar as questões comentadas do capítulo (senha: **medicinalaboratorial**).

7

Erros inatos da imunidade

Alberto José da Silva Duarte
Dewton de Moraes Vasconcelos
Andréia Rangel Santos
Nairo Massakazu Sumita
Magda Carneiro-Sampaio

PONTOS-CHAVE DESTE CAPÍTULO

- Os erros inatos da imunidade abrangem inúmeras doenças cujas características são a elevada suscetibilidade às infecções, doenças autoimunes, alergias graves, hiperinflamação, linfoproliferação benigna e maior tendência ao desenvolvimento de neoplasias.
- Os erros inatos da imunidade são classificados em nove categorias, que dependem de exames laboratoriais para seu diagnóstico, tratamento e aconselhamento genético.
- A suspeita diagnóstica dos erros inatos da imunidade é baseada na história clínica, exame físico e sinais de alerta.
- O diagnóstico de certeza é realizado com exames laboratoriais, sendo que os exames de investigação inicialmente são os de triagem, depois os de avaliação de imunocompetências, e posteriormente a identificação do defeito genético.

INTRODUÇÃO

A elevada suscetibilidade às infecções representa a principal característica das imunodeficiências primárias, entretanto se reconhece cada vez mais que esse grupo de defeitos está associado a várias outras manifestações clínicas, decorrentes, sobretudo, de fenômenos de imunodesregulação, tais como: doenças autoimunes, alergias graves (sobretudo cutâneas), hiperinflamação, linfoproliferação benigna e também maior tendência ao desenvolvimento de neoplasias em alguns defeitos[1] Em razão da crescente diversidade de apresentações clínicas, especialistas da IUIS (International Union of Immunology Societies) propuseram um termo mais abrangente para designar esse grupo tão heterogêneo de defeitos: erros inatos da imunidade (EII). Trata-se de um grupo de doenças de caráter genético – monogênicas em sua maior parte – que cresce rapidamente e em 2019 já contava com 430 defeitos diferentes bem caracterizados[2]. Com exceção da deficiência seletiva de IgA, todas as demais doenças são consideradas raras quando vistas isoladamente, porém, em seu conjunto, chegam a alcançar de 1:1.200 a 1:2.000 da população, com cifras crescentes em razão do interesse dos clínicos, sobretudo dos pediatras, na identificação delas e, consequentemente, de seu diagnóstico mais precoce, permitindo a detecção de doentes que evoluiriam rapidamente para óbito sem um diagnóstico e acesso a tratamento adequado[3].

Como na investigação das doenças em geral, a suspeita de um EII é levantada por meio da análise dos dados clínicos de história e exame físico, muitas vezes com base em sinais de alerta largamente divulgados[4], porém o diagnóstico de certeza sempre depende de análises laboratoriais que permitam a identificação dos elementos e/ou mecanismos da resposta imunológica afetados, assim como da caracterização do defeito genético, etapa essencial não somente para um diagnóstico exato e para um tratamento adequado, mas também para o aconselhamento genético[5]. Os especialistas da IUIS, já mencionada, classificam os EII em 9 categorias (Quadro I), baseados sobretudo na natureza dos elementos e mecanismos imunológicos comprometidos (Tangye, et al., 2020).

A investigação laboratorial de um EII segue alguns passos: i) começa sempre pelos chamados exames de triagem ou iniciais (Quadro 2), ii) seguidos pelos exames mais avançados para avaliação da imunocompetência (Quadro 3), que, em muitos casos, já podem ser feitos simultaneamente à iii) identificação do defeito genético (Quadro 4). Cabe sempre ao pediatra (ou clínico) geral ou especialista, neonatologista e hebiatra levantar a suspeita clínica e pelo menos realizar os exames de triagem iniciais, representados pelo leucograma e dosagem das principais classes de imunoglobulinas séricas (IgG, IgM e IgA) e interpretá-los de acordo com a faixa etária do paciente. Os testes de hipersensibilidade cutânea tardia (PPD, candidina, tricofitina, outros), durante muito tempo, foram incluídos entre os iniciais, porém, o acesso aos extratos tem se tornado cada vez mais difícil e seu uso tem sido reduzido. De qualquer maneira, uma pápula igual ou maior que 5 mm em pelo menos um dos testes significa uma boa resposta imune celular e que também inclui elementos da resposta inflamatória.

AVALIAÇÃO DA IMUNOCOMPETÊNCIA: ANÁLISES LABORATORIAIS INICIAIS

Leucograma

No capítulo 23 "Análise crítica do hemograma completo", é apresentada uma extensa discussão sobre a interpretação do hemograma como um todo, assim, aqui serão abordados apenas aspectos pertinentes aos EII. Na avaliação inicial, o grande interesse deve se concentrar nos números de linfócitos e de neutrófilos, que sempre devem ser comparados aos valores de referência para cada faixa etária, conforme apresentado no descritivo do exame ao final deste capítulo.

A linfocitopenia persistente (abaixo de 3.000 células/mm^3 no lactente) é um importante sinal de alerta para imunodeficiências combinadas graves (SCID do inglês *severe combined immunodeficiency*) e outras imu-

TABELA 1 Classificação mais recente dos erros inatos da imunidade (EII) proposta pelo comitê de especialistas da IUIS*

Categoria	Alguns exemplos de doenças
Imunodeficiências afetando a imunidade celular e a humoral (combinadas)	Imunodeficiência combinada grave (*severe combined immunodeficiency* – SCID)
Imunodeficiências combinadas associadas a síndromes	Síndrome de DiGeorge (deleção do 22q11.2), síndrome de Wiskott-Aldrich, síndrome de ataxia-telangiectasia
Deficiências predominantemente de anticorpos	Deficiência seletiva de IgA, agamaglobulinemia ligada ao cromossoma X, hipogamaglobulinemia comum variável
Doenças de desregulação imunológica	Síndrome hemofagocítica familiar, IPEX+, APECED++
Defeitos congênitos de número e/ou função dos fagócitos	Neutropenia congênita, neutropenia cíclica, doença granulomatosa crônica
Defeitos da imunidade inata	Defeitos do eixo IL-12/IFN-g (*Mendelian susceptibility to micobacterial diseases*)
Doenças autoinflamatórias	Febre familiar do Mediterrâneo, PFAPA+++
Deficiências do complemento	Angioedema hereditário, deficiência de C1q
Síndromes de falência medular	Anemia de Fanconi (vários tipos)
Fenocópias de erros inatos da imunidade**	Quadros clínicos decorrentes de mutações somáticas ou de autoanticorpos anticitocinas

* IUIS = *International Union of Immunology Societies*, ref. nº 2 ** Grupo heterogêneo de doenças que simulam alguns EII, + *immunedysregulation polyendocrinopathy enteropathy* X-linked , ++ *autoimmune polyendocrinopathy candidiasis ectodermal dystrophy* +++ *periodic fever aphtous stomatitis pharyngitis adenitis.*

QUADRO 1 Exames laboratoriais iniciais para diagnóstico de um erro inato da imunidade (EII)

- Leucograma com plaquetas e exame do esfregaço sanguíneo
- Imunoglobulinas séricas (IgG, IgA, IgM e IgE total)
- Resposta de anticorpos induzidos por vacinas: antígenos proteicos (toxoide tetânico, antissarampo, outros) e polissacarídicos (sorotipos de *Streptococcus pneumoniae*)
- Pesquisa e títulos de isohemaglutininas
- Imunofenotipagem de linfócitos periféricos com os seguintes marcadores: CD3 (T totais), CD3/CD4 (T auxiliadores), CD3/CD8 (T citotóxicos), CD19 (B), CD16/CD56 (células NK)
- TRECs (*T-cell receptor excision circles* ou *thymic recent emigrant cells*)
- Teste de oxidação da dihidrorodamina (avaliação do *burst* oxidativo dos fagócitos)
- Avaliação global do Sistema Complemento (CH50 e AH50)

QUADRO 2 Alguns testes avançados para avaliação da imunocompetência

- Imunidade mediada por linfócitos T (imunidade adaptativa)
- Imunofenotipagem de linfócitos T, incluindo células de memória
- Dosagem de ácido úrico plasmático (alterado nas deficiências de ADA e PNP)
- Cultura de linfócitos com estimulação por antígenos e mitógenos (PHA)
- Produção e responsividade a citocinas
- Ensaios de citotoxicidade de células T e NK

(continua)

QUADRO 2 Alguns testes avançados para avaliação da imunocompetência *(continuação)*
▪ Imunidade mediada por linfócitos B (imunidade adaptativa) ▪ Dosagem de anticorpos após imunizações com antígenos proteicos e polissacarídicos ▪ Dosagem de subclasses de IgG séricas ▪ Imunofenotipagem de linfócitos B ▪ Cultura de linfócitos B e síntese de imunoglobulinas *"in vitro"* com estímulo de PWM, SaC1, antígenos solúveis ▪ Dosagem de KRECs
▪ Avaliação funcional dos fagócitos (imunidade inata) ▪ Avaliação histoquímica de monócitos e neutrófilos ▪ Teste de oxidação da DHR ▪ Expressão de moléculas de adesão (CD18 e CD15a) ▪ Avaliação da migração induzida por agentes quimiotáticos ▪ Ensaios de fagocitose e capacidade microbicida
▪ Avaliação do sistema complemento (imunidade inata) ▪ Dosagem das proteínas da ativação da via clássica e da via alternativa (C3, C4, C1, C2 etc.) ▪ Dosagem das proteínas do complexo de ataque à membrana ▪ Dosagem das proteínas reguladoras (fator I, H, C3INA) ▪ Quantificação da atividade hemolítica específica para cada componente da cascata (p. ex.: C2 hemolítico etc.)

nodeficiências primárias (IDP) combinadas[7]. A não visualização da imagem tímica na radiografia de tórax reforça a suspeita de uma IDP (grave, na maior parte dos casos) em um lactente com número baixo de linfócitos em dois ou mais leucogramas consecutivos.

Valores repetidos de neutrófilos abaixo de 500 células/mm^3 devem chamar a atenção para as neutropenias congênitas, também conhecidas como síndrome de Kostmann em sua primeira forma descrita, atualmente relacionada a mutações no gene *HAX1*[12]. Por outro lado, neutropenia associada a um quadro infeccioso bacteriano, com manifestações orais, deve lembrar a neutropenia cíclica, cujo diagnóstico exige contagens seriadas pelo período de seis a oito semanas e está relacionada ao gene *ELANE*.

A microplaquetopenia é característica da síndrome de Wiskott-Aldrich, entretanto, plaquetopenia em pacientes de baixa idade e com manifestações clínicas que levam à suspeita de um EII, deve sempre fazer lembrar de um fenômeno autoimune. Aliás, as citopenias e, em particular, as trombocitopenias e as anemias – isoladas ou juntas – representam as manifestações autoimunes mais frequentemente observadas nos EII[14]. Anemia hemolítica autoimune e trombocitopenia representam complicações de vários EII, em particular da hipogamaglobulinemia comum variável (também conhecida como imunodeficiência comum variável) e da síndrome de DiGeorge, citando apenas condições não tão raras[11]. O encontro de citopenias de 2 ou 3 linhagens faz parte da síndrome hemofagocítica (em inglês, *Hemophagocytic lymphohistiocytosis* – HLH), incluindo as suas formas familiares.

Por outro lado, o aumento persistente dos valores absolutos de todas as linhagens de leucócitos em lactente sem infecção deve lembrar as deficiências de adesão leucocitária, em geral associadas a retardo da queda de coto umbilical, sinal de alerta para IDP no primeiro ano de vida[7].

A análise do esfregaço sanguíneo também é muito valiosa para a observação da morfologia, dimensões e, sobretudo, da quantidade e distribuição dos grânulos citoplasmáticos. A presença de grânulos azurofílicos grandes e abundantes em polimorfonucleares e às vezes únicos em monócitos e linfócitos estabelece o diagnóstico da síndrome de Chédiak-Higashi (Figura 1). Descrevemos há alguns anos a utilização da microscopia óptica sob luz polarizada para o diagnóstico diferencial das doenças de Chédiak-Higashi e Griscelli-Prunieras.

Dosagem de imunoglobulinas séricas

Como as IDPs predominantemente de anticorpos (também chamadas de humorais) são as mais frequentes em todas as grandes casuísticas já descritas, a determinação dos níveis séricos de IgG, IgM e IgA representa uma análise indispensável já na investigação inicial de um paciente com suspeita de um EII, sendo esse exame realizado hoje por técnicas de nefelometria ou turbidimetria em quase todos os laboratórios clínicos[31]. Na casuística de 1.008 pacientes do HC-FMUSP, as IDPs humorais representaram 61% de todos os casos e só não foram a categoria predominante nos casos identificados abaixo dos 2 anos de vida (apenas 17%). Alcançaram cerca de dois ter-

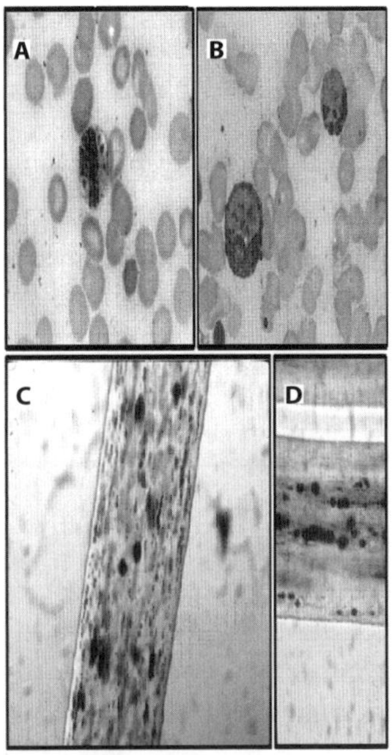

FIGURA 1 Células de Chédiak-Higashi – presença de grânulos azurófilos gigantes nos polimorfonucleares neutrófilos em A e B observados na microscopia óptica (coloração de Leishman, x 400); grânulos irregularmente distribuídos nas hastes capilares (microscopia óptica sob luz normal, x 100) em C e D.

ços dos casos diagnosticados entre 5 e 20 anos, e mais de 80% dos pacientes na 3ª e na 4ª décadas de vida[8]. A deficiência seletiva de IgA e a hipogamaglobulinemia comum variável foram os diagnósticos mais frequentes nos maiores de 5 anos e na casuística como um todo.

Os valores de IgG, IgM e IgA precisam ser necessariamente interpretados de acordo com a faixa etária do paciente, conforme apresentado no descritivo do exame ao final deste capítulo. Cabe lembrar que nos primeiros 6 meses de vida, parte da IgG sérica é de origem materna, devendo-se fazer o acompanhamento de valores muito baixos associados a manifestações clínicas. A IgM, por sua vez, é produzida pelo próprio lactente e tem grande valor diagnóstico nos primeiros meses de vida. A IgA sérica às vezes demora até o final da primeira década para alcançar valores de adultos e, dessa forma, não são raros os pré-escolares com valores muito reduzidos, devendo-se deixar para depois dos 5 anos o estabelecimento de um diagnóstico de deficiência seletiva de IgA[22]

Quanto à dosagem de IgE total, sua maior importância está ligada a valores elevados (em geral, superiores a 100 kU/L (1 U/L = 2,4 ng/mL) em crianças maiores e adolescentes, cuja causa mais comum é a constituição atópica. O encontro de uma IgE elevada durante a investigação de um EII pode indicar que se trata de uma criança alérgica, condição que pode predispor a infecções respiratórias altas, se esse for o quadro clínico do paciente, ajudando a afastar uma imunodeficiência. Por outro lado, níveis de IgE muito elevados (acima de 1.000 - 2.000 kU/L) em lactentes com quadros cutâneos de atopia devem lembrar alguns EII associados a manifestações alérgicas, em geral do tipo dermatite atópica, tais como a síndrome de Hiper-IgE de caráter autossômico dominante (variante por perda de função do gene *STAT3*), deficiência do DOCK8 (*Dedicator of CytoKinesis 8* - gene *DOCK8*), síndrome de Wiskott-Aldrich (gene *WAS*), IPEX (*FOXP3*), síndrome de Comèl-Netherton (*SPINK5*), entre outras condições muito raras[27]. Por outro lado, a presença de níveis reduzidos de IgE (< 2,5 kU/L) é associada às deficiências de outros isótipos de imunoglobulinas em 70% dos pacientes. Poucos trabalhos focaram na construção de curvas de normalidade dos níveis de IgE no sangue. Alguns autores afirmam que indivíduos com redução de IgE apresentam maior risco de manifestações autoimunes, inflamatórias e neoplasias.

A dosagem da IgD sérica é solicitada excepcionalmente, apenas quando há suspeita da deficiência de mevalonato quinase, uma doença autoinflamatória monogênica (*MVK*), também chamada síndrome da hiperimunoglobulinemia D com febre periódica (HIDS)[27].

Resposta de anticorpos induzidos por vacinas de antígenos proteicos e polissacarídicos

A análise da capacidade de produzir anticorpos contra antígenos vacinais é uma etapa muito relevante na avaliação da imunocompetência e grande parte das análises é realizada por ensaios imunoenzimáticos (ELISA, em inglês). Cabe recordar que a resposta é diferente para antígenos timo-dependentes (TD), como os proteicos, em que os linfócitos T auxiliadores têm um papel relevante, quando comparado à resposta a antígenos timo-independentes (TI), representados na prática médica pelos polissacarídicos não conjugados. Na criança saudável, a capacidade de resposta aos antígenos TD, tais como os toxoides tetânico e diftérico e vacinas antivirais, é alcançada bem cedo, já ao longo do primeiro semestre de vida, enquanto a capacidade de produzir anticorpos para antígenos TI é adquirida mais tardiamente, ao longo do segundo ano e às vezes nos anos seguintes para alguns polissacarídeos[5,27].

Na atualidade, o esquema de imunização preconizado para lactentes é composto de vacinas vivas atenuadas e preparações de antígenos TD, incluindo aqui algumas vacinas de polissacarídeos conjugados a proteínas. Antígenos TI são usados mais tarde como reforço vacinal (por exemplo, a vacina antipneumocócica 23-valente) ou para a própria testagem da imunocompetência.

Na avaliação da capacidade de produção de anticorpos, em geral, se considera apenas a resposta de anticorpos da classe IgG, e alguns pontos devem ser levados em consideração:

i) a resposta de anticorpos deve ser mensurada de 4 a 6 semanas após a imunização;
ii) os valores de normalidade são distintos dependendo da preparação vacinal e das técnicas utilizadas, e os valores devem ser mencionados pelos laboratórios em seus laudos;
iii) as dosagens pré- e pós-vacinal devem ser feitas usando a mesma técnica e preferencialmente no mesmo laboratório;
iv) se a dosagem é expressa em títulos de anticorpos, considerar apenas aumento dos títulos superior a 4 vezes, o incremento de duas vezes pode representar um erro intrínseco ao próprio método;
V) vacinas com altas taxas de soroconversão devem ser preferencialmente usadas para a testagem, tais como os toxoides tetânico (TT) e diftérico e algumas vacinas de vírus atenuados[5,27].

Níveis baixos ou indetectáveis de anticorpos contra um antígeno TD para o qual o paciente foi plenamente imunizado é um sinal de baixa resposta humoral, que deve ser confirmada com a aplicação de uma nova dose, por exemplo, do TT, seguindo as recomendações anteriores. Consideram-se níveis protetores, ou seja, correlato de proteção para o tétano, concentrações de anticorpos iguais ou superiores a 0,1 UI/mL[22].

A interpretação da resposta aos polissacarídeos (PS) pneumocócicos é mais complexa, pois vai depender dos PS contidos na vacina que o paciente recebeu e se eles eram conjugados ou não à proteína. O esquema básico de imunização inclui hoje a vacina antipneumocócica conjugada 10- ou 13-valente, com 3 doses no primeiro semestre e uma quarta dose entre 12 e 15 meses de vida. A testagem de anticorpos antipolissacarídeos deve ser realizada com o maior número de serotipos entre os que a criança recebeu e, em caso de resposta baixa ou ausente, deve-se efetuar um reforço com a vacina não conjugada 23-valente, seguida de nova testagem. Considera-se uma resposta como normal quando os níveis de anticorpos antipolissacarídicos, medidos pelo método de ELISA, são iguais ou superiores a 1,3 µg/mL, contra pelo menos 50% dos sorotipos testados, após a vacinação (Bonilla, 2020). Havendo uma resposta baixa, é recomendável a administração de uma dose da vacina 23-valente não conjugada e a resposta positiva também consistirá em valores acima de 1,3 µg/mL ou o aumento de pelo menos duas vezes em relação aos níveis pré-imunização. Têm-se observado valores mais baixos para o sorotipo 3. Com a finalidade de eliminar anticorpos não específicos que possam apresentar reatividade cruzada, as amostras de soro devem ser pré-absorvidas com o polissacarídeo C e com o sorotipo heterólogo 22F.

A incapacidade de formar anticorpos antipolissacarídeos com capacidade preservada de produção de anticorpos antiproteínas pode ser vista ou como uma condição isolada ou em outras IDP, estando associada à elevada suscetibilidade a bactérias encapsuladas (*S. pneumoniae, H. influenzae* b), com infecções recorrentes do trato respiratório superior e também pneumonias[5,27].

A titulação das isohemaglutininas mensura a resposta natural de anticorpos IgM ou IgG antipolissacarídeos despertados pelo contato com bactérias comensais do trato intestinal e que reagem com os antígenos A e B presentes na membrana das hemácias (anti-B nos do grupo A, anti-A nos do grupo B e anti-A e anti-B nos do grupo O). Trata-se de um teste simples, de baixo custo e útil na avaliação da resposta humoral de lactentes, já que são anticorpos produzidos pela própria criança. Não existem padronizações detalhadas sobre este teste, considerando-se normais títulos iguais ou superiores a 1:8 abaixo de 3 anos e 1:16 acima desta idade[27]. Esses anticorpos não são detectados no recém-nascido e em pessoas do grupo sanguíneo AB.

Imunofenotipagem das principais subpopulações de linfócitos no sangue

A capacidade de defesa frente à exposição aos diferentes grupos de agentes patogênicos aos quais estamos constantemente expostos demanda a eficácia de uma resposta imunológica compartimentalizada e composta de diversos mecanismos denominados genericamente de imunidade inata e adaptativa, que, por sua vez, são compostas por um componente humoral (solúvel) e um componente celular. A imunidade inata compõe-se de células fagocíticas (mononucleares e polimorfonucleares) e linfoides da imunidade inata como as células citotóxicas naturais (*natural killers*) e de sistemas potencializadores da fagocitose como a via de cininas e o sistema complemento, dentre outros. Em seu braço celular, a imunidade adaptativa contém os linfócitos T e suas diversas subpopulações, responsáveis pela defesa contra agentes patogênicos intracelulares, tais como os vírus, microbactérias, fungos e parasitas, assim como as neoplasias que podem acometer o indivíduo a qualquer tempo, e o braço humoral que compreende os linfócitos B e seus subtipos que produzem as imunoglobulinas, um tipo de receptor solúvel liberado por essas células no plasma e nas secreções dos tratos respiratório, digestivo e geniturinário. A principal característica da imunidade adaptativa é sua grande plasticidade e capacidade de gerar um número virtualmente infinito de diferentes receptores direcionados aos agressores que encontrados durante a vida.

Muito conhecimento foi obtido nas últimas décadas a respeito de diferentes subpopulações de linfócitos T e B, das diferentes células linfoides da imunidade inata, como as células citotóxicas naturais (*natural killers*) e das células fagocíticas mononucleares e suas diversas variantes circulantes e teciduais. No tocante às células circulantes, grande parte do conhecimento decorreu do desenvolvimento dos anticorpos monoclonais específicos para os mais diversos antígenos celulares, conjugados a marcadores fluorescentes ou enzimáticos. A expressão dos antígenos celulares era inicialmente avaliada por microscopia óptica ou de fluorescência, subsequentemente automatizada com o desenvolvimento dos citômetros de fluxo, ferramentas essenciais nos laboratórios clínicos modernos.

Os citômetros de fluxo fazem avaliações multiparamétricas que permitem quantificar a expressão de múltiplos antígenos, incluindo marcadores intracelulares e mesmo intranucleares simultaneamente na mesma célula.

O uso da citometria de fluxo na avaliação de populações linfocitárias recebeu grande avanço nos anos 1980, com a descoberta da AIDS e da predileção do HIV pelas células T CD4+, levando à sua depleção. A partir daí, passou-se a dar muito mais importância à avaliação das subpopulações linfocitárias e, com a descoberta de padrões diversos de produção de citocinas pelos linfócitos, esse enfoque cresceu muito e permitiu a descoberta de diversas subpopulações de linfócitos, caracterizadas por diferentes padrões de expressão de moléculas, inclusive o entendimento de diversas doenças imunológicas ou não.

As principais populações linfocitárias são as células T, B e NK, que podem ser divididas em diversas subpopulações, como as células T CD4 e CD8, as células B1 e B2, as células NK e NKT e seus diversos compartimentos de células virgens (*naïve*), de memória (com diferentes estágios de maturação) e terminalmente maturadas, entre inúmeros outros subtipos. Outro ponto importante nesse tipo de avaliação é a necessidade de se ter conta das alterações que ocorrem no desenvolvimento do sistema imune do nascimento, seu desenvolvimento na infância, adolescência, idade adulta jovem e no idoso.

Valores de diferentes subpopulações linfocitárias nas várias faixas etária encontram-se no descritivo do exame ao final deste capítulo.

Quantificação de TRECs (T-cell receptor excision circles ou thymic recent emigrant cells)

A quantificação dos círculos de excisão do receptor de células T (TRECs) tem sido usada como um marcador da função tímica em diversos processos patológicos. A técnica data dos anos 1990 e tem como objetivo fornecer informações importantes sobre a produção de linfócitos T *naïve* que emigram do timo, porém ainda é pouco explorada na clínica. TRECs são moléculas circulares de DNA geradas durante o processo de rearranjo do gene do receptor de antígeno de células T no timo, sendo diluídas no sangue periférico em decorrência da divisão celular, o que lhes confere um importante papel de marcador de produção de linfócitos T que emigraram recentemente do timo e ainda não encontraram o determinante antigênico que seu receptor é capaz de reconhecer[13,17]. A quantificação de TRECs no sangue periférico, geralmente realizada por PCR quantitativo em tempo real (qRT-PCR), tem se mostrado uma ferramenta eficaz para a identificação precoce de deficiências graves de linfócitos T, como na triagem neonatal para SCID (imunodeficiência combinada grave)[30], algumas doenças autoimunes e síndromes relacionadas à deficiência de células T[18,32].

A quantificação de TRECs tem uma alta sensibilidade para o diagnóstico neonatal de *SCID*, que na dependência do ponto de corte adotado para o número mínimo de TRECs normal, pode atingir até 100%. Normalmente, um valor de corte inicial para a quantificação de TRECs é usado para determinar se uma amostra está dentro dos parâmetros normais. Quando a amostra apresenta valores abaixo do ponto de corte, geralmente são necessários testes confirmatórios como, imunofenotipagem de linfócitos e suas subpopulações. Por ser um teste pouco utilizado na rotina diagnóstica, os valores de corte podem variar entre os laboratórios. Dessa forma, os valores considerados normais podem ficar entre > 15 e > 30 cópias/μL de sangue[2,3]. O melhor prognóstico de crianças com *SCID* está diretamente associado à identificação precoce da condição, uma vez que, o diagnóstico antes do aparecimento de qualquer sintoma possibilitará uma condução mais adequada e direcionada e maior sucesso do tratamento.

De modo similar aos TRECs, a quantificação de KRECs (*Kappa-deleting recombination excision circles*) ou círculos de excisão de recombinação de exclusão *kappa*, que muitas vezes também consta da chamada triagem neonatal ampliada, permite a detecção precoce de imunodeficiências com defeitos no desenvolvimento de linfócitos B. KRECs são subprodutos da recombinação do receptor da célula B virgem na medula óssea, sendo um alvo robusto para a avaliação da neogênese de células B[42]. Os baixos níveis dessas moléculas em células B no sangue periférico mostraram estar associados à linfopenia de B, sendo hoje em dia usados para a triagem de agamaglobulinemia[33]. Defeitos em células B levam a deficiências de anticorpos, que pode ser resultado de mutação no gene *BTK*, no qual os pacientes apresentam agamaglobulinemia ligada ao X (XLA) devido à supressão da diferenciação de células B na medula óssea, e consequentemente ausência de células maduras e redução dos níveis séricos de imunoglobulinas, ou os pacientes apresentam não XLA, que é caracterizado por hipogamaglobulinemia com contagens de células B diminuídas (menos de 2% de células B maduras) na ausência da mutação do gene *BTK*[24].

A quantificação de KRECs no sangue periférico, assim como a de TRECs, é realizada por PCR quantitativo em tempo real (qRT-PCR) e tem se mostrado uma ferramenta útil na triagem de doenças ligadas a alguns EII. O teste para a avaliação de KRECs é ainda pouco utilizado na rotina diagnóstica, por isso os valores de referência variam entre os laboratórios, sendo que os valores considerados normais podem variar de > 10 e > 14 cópias/μL de sangue[6,19]. Os intervalos de referência e os valores de corte de KREC foram estabelecidos para neonatos. Para interpretar os níveis tanto de TRECs quanto de KRECs para pacientes com imunodeficiências primárias não neonatais, é necessário estabelecer intervalos de referência locais e étnicos em indivíduos saudáveis de diferentes faixas etárias[20].

Teste da Dihidrorodamina (DHR)

A função dos fagócitos mononucleares e polimorfonucleares não costuma ser avaliada por laboratórios de patologia clínica de rotina, em razão de sua grande complexidade e custo elevado. Como os defeitos na produção de compostos reativos intermediários derivados do oxigênio (ROI, num processo denominado explosão oxidativa ou *burst* oxidativo), como, por exemplo, a doença granulomatosa crônica, são os mais frequentes, os testes mais implementados correspondem à avaliação desse processo.

O teste utilizado anteriormente avaliava a produção de ROI pela oxidação do composto *nitroblue tetrazolium* (NBT) de cor amarela e que se torna azul-escuro com a oxidação pelos ROI (Figura 2). Esse teste é de baixo custo, contudo, necessita ser realizado com sangue fresco não coagulado em lâminas, dificultando muito sua realização. Além disso, sua avaliação é totalmente dependente do operador, além de apresentar baixa sensibilidade.

Atualmente é utilizado o teste de oxidação da dihidrorodamina (DHR), que quantifica a produção de ânion superóxido pela enzima NADPH oxidase dos fagócitos estimulados por PMA (*phorbol myristate acetate*), um ativador da proteína quinase C. O teste da DHR é extremamente sensível e pode ser utilizado para o diagnóstico da doença granulomatosa crônica (DGC) em suas diferentes formas[37,43], para a caracterização das mulheres portadoras de mutação no gene da CYBB (cadeia beta da NADPH oxidase, denominada gp91phox), que se encontra no cromossomo X e se apresentará como duas populações distintas, uma que oxida a DHR e outra que não oxida a DHR (Figura 2), e para outros defeitos da explosão oxidativa, como a deficiência completa de mieloperoxidase (MPO)[23] e de Rac2, nesse caso, sob estímulo de um agonista para receptores de formil peptídeos, como a formil-metionil-leucil-fenilalanina (fMLP)[1].

A avaliação desse exame, realizado por citometria de fluxo, deve conter a quantificação do número de células que fluorescem pela oxidação da DHR e também a intensidade de fluorescência dessas células fluorescentes, que correspondem ao número de moléculas fluorescentes por célula. Esses parâmetros são muito úteis para avaliar a necessidade de transplante de células-tronco hematopoiéticas nos casos de DGC, assim como para avaliar a função do *burst* oxidativo pós-transplante[12].

Avaliação global do sistema complemento

O sistema complemento faz parte do ramo humoral da imunidade inata e apresenta diversas funções, incluindo a potencialização da fagocitose (denominada opsonização), principalmente para as bactérias encapsuladas e fungos, a quimiotaxia de células fagocíticas para o local do processo inflamatório, a regulação da endocitose de imunocomplexos e a lise de alguns grupos de bactérias, principalmente as do gênero *Neisseria*. O sistema complemento é composto por mais de 40 proteínas que se distribuem em três vias de ativação (via clássica, alternativa e via das lectinas) e uma via final comum (complexo de ataque à membrana) e diversas proteínas reguladoras dessas vias da cascata[29].

A avaliação do sistema complemento pode ser funcional ou quantitativa. Os testes de triagem funcional são muito importantes, porém demandam certo trabalho de bancada no laboratório, dessa forma, sua disponibilidade nos laboratórios clínicos é limitada[21]. Dois testes funcionais da atividade hemolítica do sistema complemento são fundamentais para a caracterização funcional de toda a cascata, tanto das vias de ativação (clássica e alternativa) quanto do complexo de ataque à membrana de uma só vez. A via clássica é ativada de forma dependente de anticorpos e, para testar essa via de ativação,

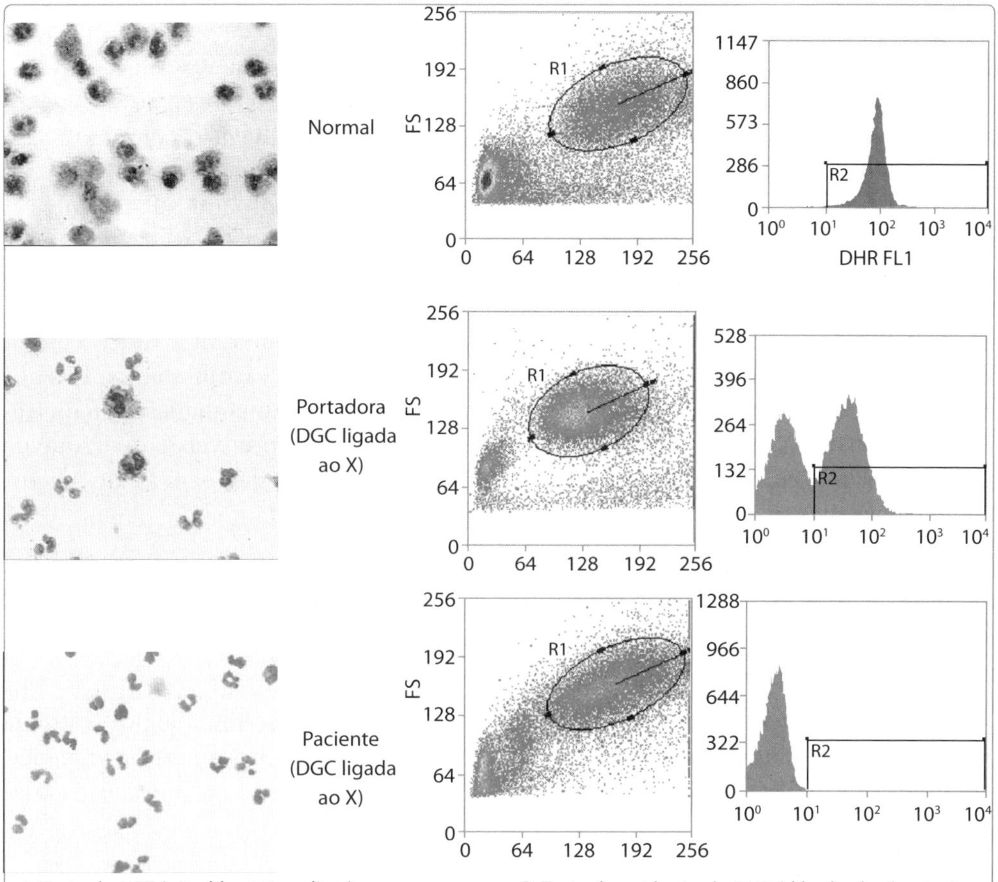

A. Teste do NBT (*nitroblue tetrazolium*) B. Teste de oxidação da DHR (dihydrorhodamine)

FIGURA 2 Testes para avaliação do processo oxidativo dos fagócitos denominado explosão oxidativa (*burst*). A produção dos compostos reativos derivados do oxigênio (ROI – de *Reactive oxygen intermediates*) é detectada: A) por um corante (NBT) que passa de alaranjado para azul escuro; B) por um marcador que se torna fluorescente (DHR) na presença dos ROI.

usa-se o teste denominado CH (*classical hemolytic*) 50 ou CH100, dependendo do sistema hemolítico, em fase líquida ou em gel, respectivamente, no qual são usadas como substrato hemácias de carneiro sensibilizadas com anticorpos anti-hemácia de carneiro, que pode estar em meio líquido (em tubos ou microplacas) ou em meio semissólido (ágar com as hemácias já conjugadas ao sistema hemolítico) (Figura 3). Na presença do soro humano a ser testado, em tampões adequados e com depleção de cálcio para suprimir a lise pela via alternativa, é avaliada a quantidade de lise eritrocitária induzida pelo soro humano em teste, proporcional à atividade lítica da via clássica do sistema complemento. Um ensaio similar, com alterações no substrato, que passa a ser hemácias de coelho ou de galinha e ausência de anticorpos anti-hemácia, é denominado APH (*alternate pathway hemolytic*) 50 ou 100.

Utilizando-se os dois ensaios simultaneamente, é possível triar a atividade hemolítica dependente da via clássica ou alternativa, como pode-se ver na Figura 4.

No caso de distúrbio na via de ativação da via clássica, o teste de CH apresenta redução severa, com o teste da APH normal; quando ocorre defeito da via alternativa, o teste de APH é reduzido e o CH é normal. No caso de defeito da via terminal (complexo de ataque à membrana), os dois testes estarão alterados, permitindo um entendimento da função das diversas partes da cascata de complemento. A partir daí, pode-se solicitar a quantificação de diferentes componentes do sistema complemento[15]. A quantificação dos componentes é usualmente realizada por nefelometria ou turbidimetria, mas ensaios funcionais podem ser realizados de modo similar aos ensaios previamente descritos, aos quais se adiciona mais um passo, que se constitui em adicionar o suposto componente faltante para recuperar a função hemolítica defeituosa. Ensaios para teste das outras funções, como de opsonização, também podem ser efetuados[44].

É importante lembrar ainda do angioedema hereditário, cuja principal causa é a deficiência do inibidor de C1 (C1-INH), uma enzima que cliva proteínas das três vias de ativação da cascata de complemento, mas também o fator XII da coagulação e o complexo C2-cininas, que tem a função efetora de promover vasodilatação. Ensaios quantitativos e funcionais são mais frequentemente disponíveis em virtude da maior frequência da doença e de sua potencial gravidade.

AVALIAÇÃO DA IMUNOCOMPETÊNCIA: TESTES AVANÇADOS

Após a triagem imunológica realizada por meio dos exames anteriormente citados, dependendo do encontrado na tria-

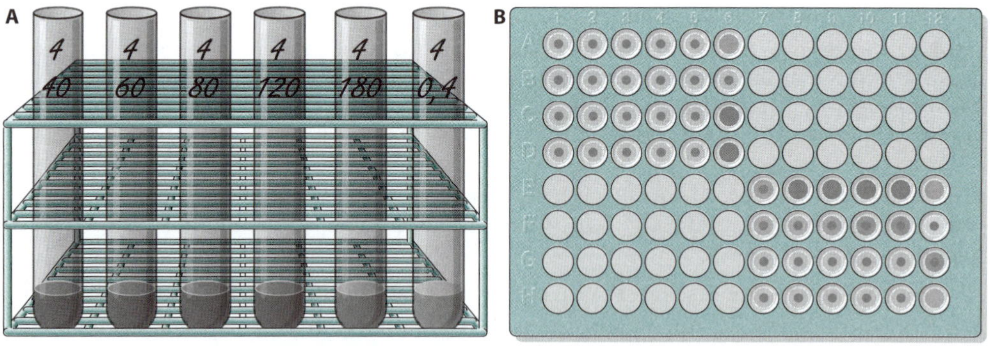

FIGURA 3 Ensaios hemolíticos em fase líquida, A) em tubos e B) em placa de microtitulação. Para a avaliação da via clássica, hemácias de carneiro previamente ligadas a anticorpos anti-hemácia de carneiro em um tampão depletado de cálcio são expostas à fonte de complemento (soro do paciente a ser testado) e a hemólise é quantificada pela turvação do tampão pela hemoglobina liberada das hemácias lisadas, construindo-se uma curva de hemólise; para a avaliação da via alternativa, não se usa a depleção de cálcio nem os anticorpos anti-hemácias, e as hemácias são de coelho, hamster ou galinha. O mesmo tipo de ensaio pode ser realizado em fase sólida, onde o sistema hemolítico é previamente preparado em gel de ágar e estocado em geladeira até o momento de sua utilização. No teste em gel, avalia-se o diâmetro do halo de hemácias lisadas comparando-se a uma curva previamente estabelecida.

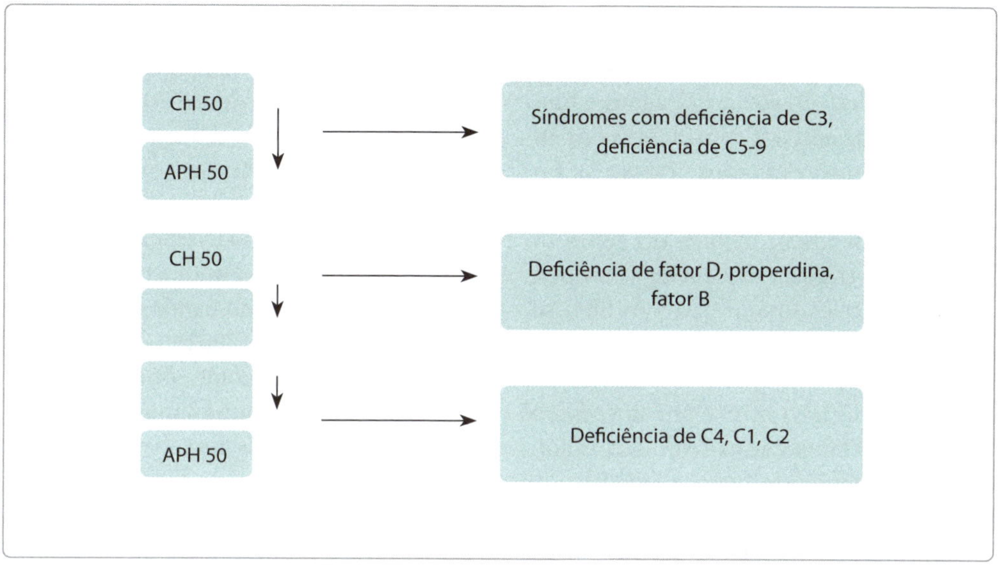

FIGURA 4 A partir dos ensaios hemolíticos descritos na figura anterior, efetua-se a triagem das vias defeituosas da cascata de complemento. Caso haja déficit funcional das duas vias, depreende-se que haja deficiência da via terminal (complexo de ataque à membrana); na redução isolada da atividade hemolítica da via alternativa, existe distúrbio do complexo de ativação dessa via (C3b, Bb, fator D etc.); em caso de redução da hemólise pela via clássica, o defeito é na via de ativação da via clássica (C1, C4, C2 etc.).

gem, encaminha-se para uma nova fase de exames como visto no Quadro 2. Os testes laboratoriais avançados executados na segunda e terceira fases da avaliação podem permitir um diagnóstico preciso e garantir o melhor tratamento disponível atualmente para esses pacientes. Algumas vezes os testes quantitativos funcionais são suficientes, outras vezes – e cada vez mais –, o diagnóstico genético é fundamental para o correto tratamento do paciente e tem sido antecipado no processo de avaliação da imunocompetência.

IDENTIFICAÇÃO DO DEFEITO GENÉTICO

Os testes genéticos tornaram-se ferramentas de diagnóstico essenciais para as doenças ligadas aos EII, pois um grande número delas são geneticamente bem definidas[38]. Os testes genéticos podem auxiliar não só no diagnóstico de uma imunodeficiência específica, mas também no direcionamento da terapia apropriada e no aconselhamento genético, e todo esse processo foi facilitado pela rápida evolução das plataformas de testes moleculares.

À medida que as modalidades de diagnóstico avançado passam a ser aplicadas de forma mais ampla, as informações recebidas devem ser interpretadas de forma adequada para fornecer o melhor atendimento clínico aos pacientes. Por isso, é importante que o responsável pela solicitação e análise dos resultados dos testes genéticos tenha conhecimento em relação à abordagem e a terminologia utilizada para descrever as variantes genéticas encontradas e seus efeitos.

Existem algumas opções de testes genéticos usados com mais frequência, e cada um deles apresenta vantagens e limitações que devem ser consideradas na interpretação dos resultados (Tabela 2). Entre os testes, estão sequenciamento *Sanger* de gene individual, painéis de genes direcionados (*target sequencing*), sequenciamento do exoma inteiro (WES), sequenciamento do genoma inteiro (WGS); técnicas de citogenética molecular, tais como hibridização *in situ* por fluorescência (FISH), amplificação de múltiplas sondas dependentes de ligação (MLPA®, do inglês *multiplex ligation dependent-probe amplification*) ou a análise cromossômica por microarranjos de DNA, por exemplo, CGH-*Array* - *Comparativo Genomic Hybridization microarray.*

PRINCÍPIO DAS TÉCNICAS DE DIAGNÓSTICO MOLECULAR

O princípio de qualquer técnica de diagnóstico molecular é baseado na detecção de alterações no genoma ou parte dele que podem estar associadas ou não a doenças. A escolha do teste genético mais apropriado dependerá da identificação fenotípica bem feita, que poderá direcionar a análise genética. Muitas vezes a escolha errada do teste molecular atrapalha o fechamento do diagnóstico.

O grupo de doenças que fazem parte dos EII normalmente decorre de defeitos monogênicos, entretanto, em alguns casos, particularmente naqueles em que há um quadro sindrômico associado (i.e. paciente com atraso no desenvolvimento neuropsicomotor, dismorfismos craniofaciais e/ou malformações congênitas), podem estar presentes alterações cromossômicas. Nesses casos, algumas técnicas moleculares para investigação de alterações cromossômicas devem ser indicadas com base na hipótese diagnóstica levantada após avaliação clínica do paciente. Na suspeita de anormalidades cromossômicas numéricas ou estruturais detectáveis à microscopia óptica (> 5 Mb), tais como trissomias e monossomias, é indicado o estudo cromossômico por meio do cariótipo banda G do sangue periférico (Trask, BJ, 2002). Quando a suspeita é de uma síndrome relacionada a alterações cromossômicas submicroscópicas (500 Kb a 5 Mb), tais como microdeleções e microduplicações, podem ser utilizadas técnicas de citogenética molecular, tais como: hibridização *in situ* por fluorescência (FISH), amplificação de múltiplas sondas dependentes de ligação (MLPA) ou a análise cromossômica por microarranjos de DNA (por exemplo, CGH-*Array*)[34].

Em razão dos recentes avanços na metodologia de sequenciamento de "Nova Geração"– *Next Generation Sequencing* (NGS) –, o diagnóstico de pacientes com suspeita de alteração gênica tem melhorado muito. Essas ferramentas auxiliam na identificação de novas variantes genéticas em uma taxa crescente, pois permitem o sequenciamento de alto rendimento por meio da análise do genoma, exoma ou de um número específico de genes, através da análise de painéis multigenes [25,28]. O desafio hoje em relação à escolha dos testes de sequenciamento está ligado à aplicação prática dos testes, seus custos, como eles podem ser integrados à assistência ao paciente e, consequentemente, ao diagnóstico.

As características clínicas e imunológicas do paciente podem direcionar a escolha do gene ou genes candidatos que serão testados. Uma solução que tem ajudado no diagnóstico de algumas imunodeficiências primárias é a utilização de painéis multi-

TABELA 2 Comparação entre as técnicas de análise genética

TÉCNICAS	TÉCNICAS	TÉCNICAS	TÉCNICAS
MLPA	Regiões específicas do(s) gene(s) candidato(s)	▪ Detecção de CNVs ▪ Baixo custo ▪ Resultado rápido	▪ Cobertura limitada ▪ Não detecta mosaicismo ▪ CNVs e variantes estruturais ▪ Requer diagnóstico bem definido e número limitado de genes candidatos
CGH ARRAY	Grande parte do genoma(*)	▪ Detecção de CNVs ▪ Quadro clínico de causa desconhecida ▪ Resultado rápido	▪ Fraca/nenhuma detecção de: – Variantes raras de nucleotídeo único, pequenas. duplicações/ deleções/rearranjos cromossômicos (translocação/inversão)
S. SANGER (SS)	Gene candidato único	▪ Baixo custo ▪ Resultado rápido ▪ 99% de precisão ▪ Menos VUSs	▪ Cobertura limitada ▪ Fraca/nenhuma detecção de: – Mosaicismo, CNVs e variantes estruturais – Requer diagnóstico bem definido e número limitado de genes candidatos – Custo elevado por gene
S. DE PAINEL (*TARGET SEQUENCING*)	Genes candidatos associados à doença/ manifestação clínica	▪ Sequenciamento simultâneo de vários genes ▪ Agiliza o diagnóstico ▪ Custo mais baixo do que WES/WGS ▪ Resultado rápido	▪ Cobertura limitada (nº genes) ▪ Detecção limitada de CNVs e variantes estruturais ▪ Requer diagnóstico e genes candidatos bem definidos ▪ Variantes/genes precisam ser atualizados com as novas descobertas
S. EXOMA (WES)	Quase todas as sequências codificantes (≈ 21.000 genes ou 1,5% de todo o genoma)	▪ Sequenciamento de regiões codificadoras (> 90% dos genes conhecidos) ▪ Detecta mosaicismo ▪ Descoberta de novos genes que podem causar doenças ▪ Custo inferior ao WGS	▪ Baixa cobertura de: – Sequências compartilhadas com pseudo-genes, regiões ricas em repetição, regiões não-codificadoras – Detecção limitada de CNVs e grandes deleções/inserções – VUSs – Baixa cobertura de regiões especificas (falso-negativo) – Custo elevado – Resultado mais demorado
S. GENOMA (WGS)	Quase todas as regiões codificantes e não codificantes (3,2 bilhões de pares de bases)	▪ Identificação de variantes em regiões codificadoras e não codificadoras, incluindo sequências compartilhadas com pseudogenes ▪ Capacidade de detectar CNVs e variantes estruturais ▪ Descoberta de novos genes que podem causar doenças	▪ Detecta muitas VUSs, incluindo variantes não-codificadoras ▪ Maior custo ▪ Resultados mais demorados ▪ Armazenamento de grande quantidade de dados ▪ Maior taxa de erro do que sequenciamento SS ou TS

Adaptado de Ivan K Chinn, et al. Diagnostic interpretation of genetic studies in patients with primary immunodeficiency diseases: A working group report of the Primary Immunodeficiency Diseases Committee of the American Academy of Allergy, Asthma & Immunology, J Allergy Clin Immunol. 2020 Jan;145(1):46-69.
CNV-copy number variant, VUS-variant of uncertain.

genes, que permitem o exame simultâneo de vários genes nos quais as variantes são conhecidas por estar associadas a um grupo específico de imunodeficências ou associados a determinada síndrome. Essa abordagem reduz o custo, facilita os desafios interpretativos e agiliza o diagnóstico para a maioria das imunodeficiências[10].

Quanto ao sequenciamento do exoma (*whole exome sequencing*), é uma ferramenta que atualmente tem permitido a detecção de novas variantes em genes conhecidos, bem como a descoberta de novos genes associados a doenças, conferindo uma vantagem sobre o sequenciamento de painéis[45]. O sequenciamento do exoma permite a identificação de regiões de codificação de todo o conjunto dos éxons dos genes no genoma em uma única análise. Porém, variantes intrônicas profundas ou em regiões regulatórias não são detectáveis no presente teste. Algumas questões importantes devem ser levadas em consideração em relação ao seu uso, sendo a primeira relacionada ao custo: apesar de hoje em dia ser mais acessível, ainda é um teste molecular pouco solicitado na rotina pediátrica. Em segundo lugar, embora a tecnologia de sequenciamento do exoma tenha melhorado nos últimos anos, a cobertura das regiões de codificação do genoma ainda não atingiu 100%, diminuindo assim, a sensibilidade da análise. Por último, a quantidade de informações geradas em cada teste requer técnicos e investigadores treinados para analisar e interpretar o volume de dados gerados, além de um amplo conhecimento sobre a patologia investigada, para associar os resultados encontrados.

A metodologia para o sequenciamento do genoma (*whole genome sequencing*) é bastante semelhante ao do exoma, porém, há a possibilidade de identificar variantes conhecidas ou novas em genes associados a doenças conhecidas ou novas, em regiões exônicas e intrônicas, além de ser possível detectar grandes alterações estruturais de forma mais confiável do que o sequenciamento do exoma[10]. Entretanto, o custo da análise do genoma é uma limitação significativa para a sua aplicação como diagnóstico, a qual envolve não somente o custo dos kits, mas principalmente a análise e interpretação dos dados.

Não há dúvida de que as técnicas de análise genética, principalmente de sequenciamento NGS, chegaram para melhorar e auxiliar o diagnóstico de muitas doenças, no entanto, a análise dos dados gerados por essas tecnologias ainda é um desafio para quem trabalha com diagnóstico molecular, pois requerem analistas qualificados para adquirir e interpretar os dados de maneira correta, uma vez que muitas das alterações detectadas representam variantes sem significado clínico ou de significado clínico desconhecido. A interpretação dos resultados requer o conhecimento mais aprofundado do pediatra para tentar correlacionar os dados encontrados com a clínica do paciente. Vale salientar que durante o processo de investigação do paciente é de fundamental importância que o médico informe o fenótipo clínico e histórico familiar com a maior riqueza de detalhes possível ao laboratório, a fim de possibilitar a elucidação diagnóstica com maior celeridade.

CONCLUSÃO

Os erros inatos da imunidade são um grupo de diversas doenças, de origem genética, que se relacionam a defeitos genéticos ligados a danos no sistema imunológico.

A investigação se baseia em três etapas: triagem, pesquisa de alterações em fagócitos, linfócitos e complemento; e posteriormente pela análise genética, tudo baseado na suspeita clínica inicial e fatores de risco associados (Figura 5).

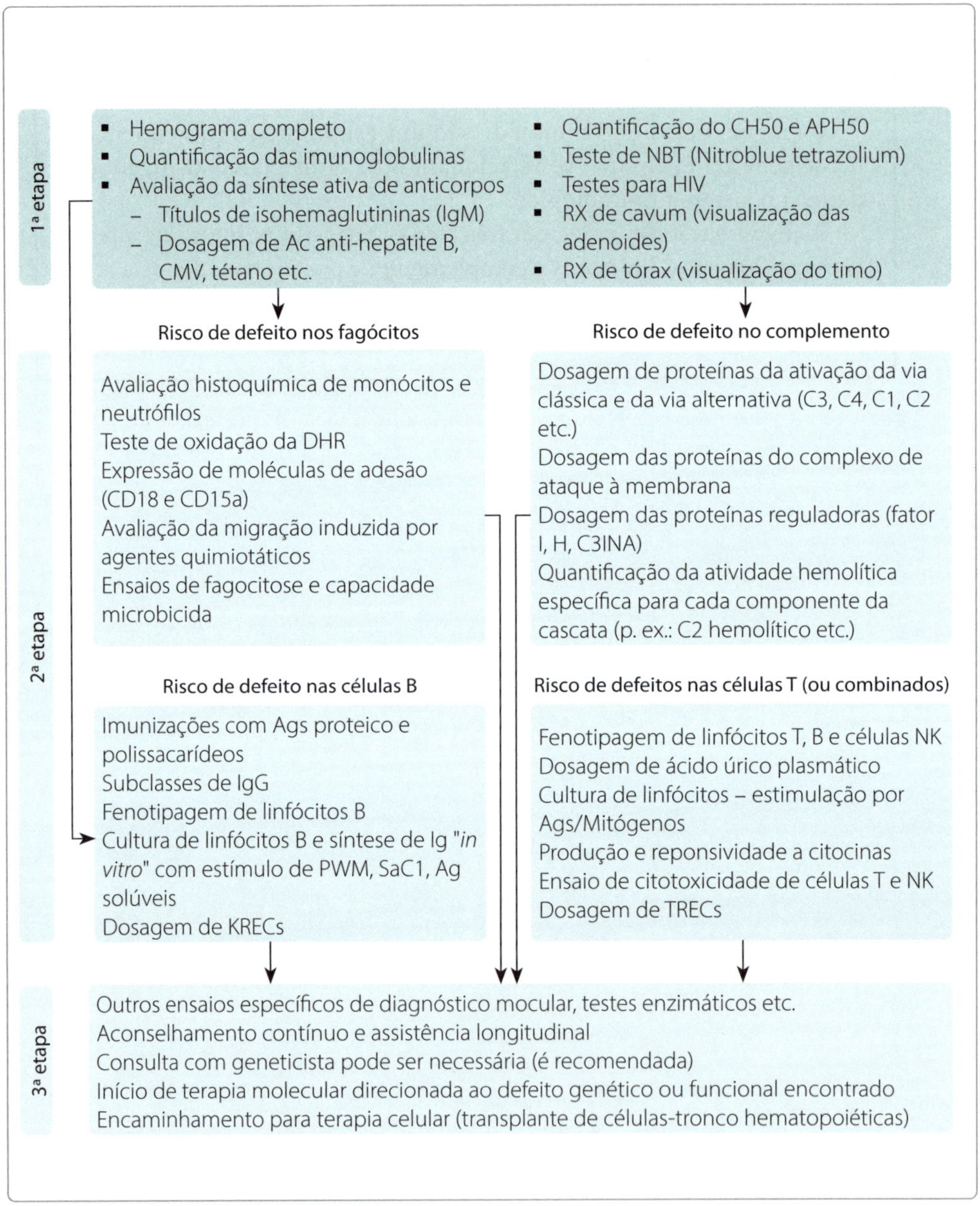

FIGURA 5 Organograma de avaliação de pacientes portadores de possíveis erros inatos da imunidade (imunodeficiências primárias). É possível dividir essa avaliação em exames de triagem (1ª etapa), quando se avaliam as funções efetoras básicas da resposta imunológica. Essa avaliação é de extrema importância, pois permite o direcionamento para uma avaliação mais pormenorizada dos diferentes ramos da resposta imune (inata e adaptativa, e humoral e celular). Diversos desses testes funcionais da segunda etapa são suficientes para permitir um diagnóstico preciso o suficiente para garantir um tratamento adequado para a maioria dos pacientes. No entanto, os novos conhecimentos genéticos e imunológicos das doenças podem exigir um diagnóstico mais refinado que pode permitir uma terapia mais personalizada que seja capaz de melhorar significantemente a qualidade de vida dos pacientes.

EXAMES LABORATORIAIS PARA DIAGNÓSTICOS DE ERROS INATOS DA IMUNIDADE

Avaliação global do Sistema Complemento (CH50 e AH50)	
Sinonímias	CH50: Complemento total AH50: Ensaio hemolítico funcional da via alternativa do sistema complemento
Tipos de amostra	Soro
Preparo do paciente	Jejum não é necessário
Interferentes	Hemólise Lipemia
Informações úteis	CH50: Exame útil no diagnóstico das doenças que cursam com a formação de imunocomplexos (exemplos: glomerulonefrite aguda difusa, lúpus eritematoso sistêmico). Em decorrência da ativação da via clássica do complemento, mais frequentemente, ou da via alternativa, mais raramente, ocorre um consumo dos componentes do complemento e, como consequência, ocorre uma queda nos níveis de CH50 AH50: Exame útil para avaliação da capacidade funcional da via alternativa (C3 e fatores D, B, P H e I) e da via comum (C5, C6, C7, C8, C9) do sistema complemento. A via alternativa é ativada por polissacarídeos microbianos e não necessita formação de imunocomplexos. A avaliação combinada do AH50 e CH50 permite a identificação de anormalidades em vias específicas do sistema complemento
Método	CH50: Avaliação da atividade funcional por imunohemólise AH50: Ensaio hemolítico funcional
Valores de referência (Ver nota do autor)	CH50: 170 a 330 unidades/mL AH50: Valores entre 162 e 65 uAH50

Imunoglobulinas séricas (IgG, IgA, IgM e IgE total)	
Sinonímia	Imunoglobulina G Imunoglobulina A Imunoglobulina M Imunoglobulina E total
Tipos de amostra	Soro
Preparo do paciente	Jejum não é necessário
Interferentes	Hemólise Lipemia
Informações úteis	Exames úteis na avaliação da imunidade humoral para o diagnóstico de imunodeficiências congênitas, transitórias ou adquiridas Níveis elevados de IgE podem ser observadas em doenças alérgicas, algumas formas de imunodeficiência primária, algumas infecções, infestações parasitárias e algumas formas de neoplasias
Método	IgG, IgA e IgM: Imunoturbidimetria IgE total: Eletroquimioluminescência

(continua)

Imunoglobulinas séricas (IgG, IgA, IgM e IgE total) (*continuação*)	
Valores de referência (Vide nota do autor)	IgG 0-1 ano: 232-1411 mg/dL 1-3 anos: 453-916 mg/dL 4-6 anos: 504-1465 mg/dL 7-9 anos: 572-1474 mg/dL 10-11 anos: 498-1560 mg/dL 12-13 anos: 759-1550 mg/dL 14-15 anos: 716-1711 mg/dL 16-19 anos: 549-1584 mg/dL IgA 0-1 ano: 0 a 83 mg/dL 1-3 anos: 20 a 100 mg/dL 4 a 6 anos: 27-195 mg/dL 7 a 9 anos: 34-305 mg/dL 10 a 11 anos: 53-204 mg/dL 12 a 13 anos: 58-358 mg/dL 14 a 15 anos: 47-249mg/dL 16 a 19 anos: 61-348 mg/dL IgM 0-1 ano: 0-145 mg/dL 1-3 anos: 19-146 mg/dL 4-6 anos: 24-210 mg/dL 7-9 anos: 31-208 mg/dL 10-11 anos: 31-179 mg/dL 12-13 anos: 35-239 mg/dL 14-15 anos: 15-188 mg/dL 16-19 anos: 23-259 mg/dL IgE Até 1 mês: Inferior a 2 kU/L De 1 mês a 3 meses: Inferior a 4 kU/L De 4 meses a 6 meses: Inferior a 10 kU/L De 7 meses a 12 meses: Inferior a 15 kU/L De 1 a 5 anos e 11 meses: Inferior a 60 kU/L De 6 a 9 anos e 11 meses: Inferior a 90 kU/L De 10 a 15 anos e 11 meses: Inferior a 200 kU/L Acima de 16 anos: Inferior a 100 kU/L

Imunofenotipagem das subpopulações de linfócitos no sangue	
Sinonímia	Imunofenotipagem de linfócitos periféricos Perfil maturativo de células B e T por citometria de fluxo
Tipos de amostra	Sangue total coletado em EDTA
Preparo do paciente	Jejum não é necessário

(continua)

Imunofenotipagem das subpopulações de linfócitos no sangue *(continuação)*	
Interferentes	Hemólise
Informações úteis	Perfil maturativo de células B: As deficiências de anticorpos são a imunodeficiência primária mais comum. A principal característica dos pacientes com defeitos na imunidade humoral (deficiência de anticorpos) é sua maior suscetibilidade a infecções graves e recorrentes de vias aéreas superiores (sinusopatias) e inferiores (pneumonias e traqueobronquites), ocasionadas por vários agentes, como bactérias e fungos. A imunofenotipagem de células B é fundamental para complementar os resultados de outros exames para o diagnóstico das deficiências primárias de anticorpos, tais como a determinação da resposta vacinal pneumocócica e a dosagem de classes e subclasses de imunoglobulinas Perfil maturativo de células T: Os linfócitos T desempenham papel essencial no sistema imunológico, sendo que os pacientes com defeitos na imunidade celular apresentam maior suscetibilidade às infecções graves, ocasionadas por vários agentes, como vírus, fungos e bactérias intracelulares
Método	Análise por citometria de fluxo
Valores de referência	Linfócitos B = CD19 Linfócitos NK = CD16/56 Linfócitos T = CD3

Valores de CD3+ (T total) em % e nº/mm^3

Idade: Neonatal..........mm^3..........%
Linfócitos B..........40 - 1100..........5,0 - 22,0
Linfócitos NK..........100 - 1900..........6,0 - 58,0
Linfócitos T..........600 - 5000..........28,0 - 76,0
Linfócitos T CD4..........400 - 3500..........17,0 - 52,0
Linfócitos T CD8..........200 - 1900..........10,0 - 41,0
Relação CD4/CD8..........1,0 - 2,6

Idade: 1 semana a 2 meses..........mm^3..........%
Linfócitos B..........600 - 1900..........4,0 - 26,0
Linfócitos NK..........200 - 1400..........3,0 - 23,0
Linfócitos T..........2300 - 7000..........60,0 - 85,0
Linfócitos T CD4..........1700 - 5300..........41,0 - 68,0
Linfócitos T CD8..........400 - 1700..........9,0 - 23,0
Relação CD4/CD8..........1,3 - 6,3

Idade: 2 a 5 meses..........mm^3..........%
Linfócitos B..........600 - 3000..........14,0 - 39,0
Linfócitos NK..........100 - 1300..........2,0 - 14,0
Linfócitos T..........2300 - 6500..........48,0 - 75,0
Linfócitos T CD4..........1500 - 5000..........33,0 - 58,0
Linfócitos T CD8..........500 - 1600..........11,0 - 25,0
Relação CD4/CD8..........1,7 - 3,9

(continua)

Imunofenotipagem das subpopulações de linfócitos no sangue *(continuação)*

Idade: 5 a 9 meses	mm^3	%
Linfócitos B	700 - 2500	13,0 - 35,0
Linfócitos NK	100 - 1000	2,0 - 13,0
Linfócitos T	2400 - 6900	50,0 - 77,0
Linfócitos T CD4	1400 - 5100	33,0 - 58,0
Linfócitos T CD8	600 - 2200	13,0 - 26,0
Relação CD4/CD8	1,6 - 3,8	

Idade: 9 a 15 meses	mm^3	%
Linfócitos B	600 - 2700	15,0 - 39,0
Linfócitos NK	200 - 1200	3,0 - 17,0
Linfócitos T	1600 - 6700	54,0 - 76,0
Linfócitos T CD4	1000 - 4600	31,0 - 54,0
Linfócitos T CD8	400 - 2100	12,0 - 28,0
Relação CD4/CD8	1,3 - 3,9	

Idade: 15 a 24 meses	mm^3	%
Linfócitos B	600 - 3100	17,0 - 41,0
Linfócitos NK	100 - 1400	3,0 - 16,0
Linfócitos T	1400 - 8000	39,0 - 73,0
Linfócitos T CD4	900 - 5500	25,0 - 50,0
Linfócitos T CD8	400 - 2300	11,0 - 32,0
Relação CD4/CD8	0,9 - 3,7	

Idade: 2 a 5 anos	mm^3	%
Linfócitos B	200 - 2100	14,0 - 44,0
Linfócitos NK	100 - 1000	4,0 - 23,0
Linfócitos T	900 - 4500	43,0 - 76,0
Linfócitos T CD4	500 - 2400	23,0 - 48,0
Linfócitos T CD8	300 - 16	14,0 - 33,0
Relação CD4/CD8	0,9 - 2,9	

Idade: 5 a 10 anos	mm^3	%
Linfócitos B	200 - 1600	10,0 - 31,0
Linfócitos NK	90 - 900	4,0 - 26,0
Linfócitos T	700 - 4200	55,0 - 78,0
Linfócitos T CD4	300 - 2000	27,0 - 53,0
Linfócitos T CD8	300 - 1800	19,0 - 34,0
Relação CD4/CD8	0,9 - 2,6	

Idade: 10 a 16 anos	mm^3	%
Linfócitos B	200 - 600	8,0 - 24,0
Linfócitos NK	70 - 1200	6,0 - 27,0
Linfócitos T	800 - 3500	52,0 - 78,0
Linfócitos T CD4	400 - 2100	25,0 - 48,0
Linfócitos T CD8	200 - 1200	9,0 - 35,0
Relação CD4/CD8	0,9 - 3,4	

Leucograma com plaquetas e exame do esfregaço sanguíneo	
Sinonímias	Leucograma: Contagem diferencial de glóbulos brancos Contagem diferencial de leucócitos Leucograma geral e diferencial Leucograma global e específico Leucometria Série branca Plaquetas: Contagem de plaquetas Trombócitos
Tipos de amostra	Sangue total coletado em EDTA
Preparo do paciente	Jejum não é necessário
Interferentes	Não realizar grande esforço físico previamente à coleta de sangue
Informações úteis	O exame é útil no diagnóstico das leucemias mieloides e linfoides, infecções bacterianas e virais, processos inflamatórios, plaquetoses e plaquetopenias
Método	Metodologia automatizada, estudo morfológico em esfregaços corados por Leishman ou May Grunwald/Giemsa) Análise morfológica digital e/ou microscópica
Valores de referência (Vide nota do autor)	Leucograma Nascimento: Contagem global: 9.000-30.000/mm³ Neutrófilos: 6.000-26.000/mm³ Bastonetes: até 4.230/mm³ Segmentados: 6.000-26.000/mm³ Eosinófilos: 20-850/mm³ Basófilos: 0-600/mm³ Linfócitos: 2.000-11.000/mm³ Monócitos: 400-1.800/mm³ Plasmócitos: 0/mm³
	1 a 7 dias: Contagem global: 9.400-34.000/mm³ Neutrófilos: 1.500-10.000/mm³ Bastonetes: até 4.010/mm³ Segmentados: 1.500-10.000/mm³ Eosinófilos: 20-850/mm³ Basófilos: 0-600/mm³ Linfócitos: 2.000-11.000/mm³ Monócitos: 400-1.800/mm³ Plasmócitos: 0/mm³

(continua)

Leucograma com plaquetas e exame do esfregaço sanguíneo *(continuação)*	
	8 a 14 dias: Contagem global: 5.000-21.000/mm^3 Neutrófilos: 1.000-9.500/mm^3 Bastonetes: até 2.200/mm^3 Segmentados: 1.000-9.500/mm^3 Eosinófilos: 20-850/mm^3 Basófilos: 0-600/mm^3 Linfócitos: 2.000-17.000/mm^3 Monócitos: 400-1.800/mm^3 Plasmócitos: 0/mm^3
	15 a 59 dias: Contagem global: 5.000-20.000/mm^3 Neutrófilos: 1.000-9.000/mm^3 Bastonetes: até 1.900/mm^3 Segmentados: 1.000-9.000/mm^3 Eosinófilos: 20-850/mm^3 Basófilos: 0-600/mm^3 Linfócitos: 2.500-16.500/mm^3 Monócitos: 50-1.100/mm^3 Plasmócitos: 0/mm^3
	2 a 5 meses: Contagem global: 5.000-15.000/mm^3 Neutrófilos: 1.000-8.500/mm^3 Metamielócitos: 0/mm^3 Bastonetes: até 1.340/mm^3 Segmentados: 1.000-8.500/mm^3 Eosinófilos: 20-850/mm^3 Basófilos: 0-600/mm^3 Linfócitos: 4.000-13.500/mm^3 Monócitos: 50-1.100/mm^3 Plasmócitos: 0/mm^3
	6 a 11 meses: Contagem global: 6.000-11.000/mm^3 Neutrófilos: 1.500-8.500/mm^3 Metamielócitos: 0/mm^3 Bastonetes: até 910/mm^3 Segmentados: 1.500-8.500/mm^3 Eosinófilos: 50-700/mm^3 Basófilos: 0-200/mm^3 Linfócitos: 4.000-10.500/mm^3 Monócitos: 50-1.100/mm^3 Plasmócitos: 0/mm^3

(continua)

Leucograma com plaquetas e exame do esfregaço sanguíneo *(continuação)*		
1 a 2 anos:		
Contagem global:	6.000-11.000/mm^3	
Neutrófilos:	1.500-8.500/mm^3	
Metamielócitos:	0/mm^3	
Bastonetes:	até 890/mm^3	
Segmentados:	1.500-8.500/mm^3	
Eosinófilos:	0-650/mm^3	
Basófilos:	0-200/mm^3	
Linfócitos:	1.500-7.000/mm^3	
Monócitos:	0-800/mm^3	
Plasmócitos:	0/mm^3	
3 a 5 anos:	Masculino	Feminino
Contagem global (/mm^3):	4.000-12.000	4.000-12.000
Neutrófilos (/mm^3):	1.500-8.500	1.500-8.500
Metamielócitos (/mm^3):	0	0
Bastonetes (/mm^3):	até 960	até 960
Segmentados (/mm^3):	1.500-8.500	1.500-8.500
Eosinófilos (/mm^3):	0-650	0-650
Basófilos (/mm^3):	0-200	0-200
Linfócitos (/mm^3):	1.500-7.000	1.500-7.000
Monócitos (/mm^3):	0-800	0-800
Plasmócitos (/mm^3):	0	0
6 a 11 anos:	Masculino	Feminino
Contagem global (/mm^3):	3.400-9.500	3.400-10.800
Neutrófilos (/mm^3):	1.500-8.500	1.500-8.500
Metamielócitos (/mm^3):	0	0
Bastonetes (/mm^3):	até 760	até 860
Segmentados (/mm^3):	1.500-8.500	1.500-8.500
Eosinófilos (/mm^3):	0-500	0-500
Basófilos (/mm^3):	0-200	0-200
Linfócitos (/mm^3):	1.500-6.500	1.500-6.500
Monócitos (/mm^3):	0-800	0-800
Plasmócitos (/mm^3):	0	0
12 a 15 anos:	Masculino	Feminino
Contagem global (/mm^3):	3.600-9.100	4.100-8.000
Neutrófilos (/mm^3):	1.800-8.000	1.800-8.000
Metamielócitos (/mm^3):	0	0
Bastonetes (/mm^3):	até 730	até 710
Segmentados (/mm^3):	1.800-8.000	1.800-8.000
Eosinófilos (/mm^3):	0-500	0-500
Basófilos (/mm^3):	0-200	0-200
Linfócitos (/mm^3):	1.200-5.200	1.200-5.200
Monócitos (/mm^3):	0-800	0-800
Plasmócitos (/mm^3):	0	0

(continua)

Leucograma com plaquetas e exame do esfregaço sanguíneo *(continuação)*			
	Acima de 16 anos:	Masculino	Feminino
	Contagem global (/mm³):	3.500-10.500	3.500-10.500
	Neutrófilos (/mm³):	1.700-7.000	1.700-7.000
	Metamielócitos (/mm³):	0	0
	Bastonetes (/mm³):	até 840	até 840
	Segmentados (/mm³):	1.700-7.000	1.700-7.000
	Eosinófilos (/mm³):	50-500	50-500
	Basófilos (/mm³):	0-300	0-300
	Linfócitos (/mm³):	900-2.900	900-2.900
	Monócitos (/mm³):	300-900	300-900
	Plasmócitos (/mm³):	0	0
	Plaquetas: Recém-nascido: 150.000 a 350.000/mm³ 1 a 7 dias: 150.000 a 350.000/mm³ 8 a 14 dias: 150.000 a 350.000/mm³ 15 a 59 dias: 150.000 a 350.000/mm³ 2 a 5 meses: 150.000 a 350.000/mm³ 6 a 11 meses: 150.000 a 450.000/mm³ 1 a 2 anos: 150.000 a 450.000/mm³ 3 a 5 anos: 150.000 a 450.000/mm³ 6 a 11 anos: 150.000 a 450.000/mm³ 12 a15 anos: 150.000 a 450.000/mm³		

Pesquisa e títulos de Isohemaglutininas	
Sinonímia	Isoaglutininas Isohemaglutininas anti-A e anti-B
Tipos de amostra	Soro
Preparo do paciente	Jejum não é necessário
Interferentes	Hemólise
Informações úteis	O exame é útil na avaliação da imunidade humoral
Método	Gel teste
Valores de referência	Grupo sanguíneo A: Aglutinina anti-A – Ausente Aglutinina anti-B – Presente Grupo sanguíneo B: Aglutinina anti-A – Presente Aglutinina anti-B – Ausente Grupo sanguíneo O: Aglutinina anti-A – Presente Aglutinina anti-B – Presente Grupo sanguíneo AB: Aglutinina anti-A – Ausente Aglutinina anti-B – Ausente

Quantificação de TRECs (*T-cell receptor excision circles ou thymic recent emigrant cells*)	
Sinonímia	Quantificação de círculos de excisão de receptores de células TREC
Tipos de amostra	Sangue total coletado em EDTA
Preparo do paciente	Jejum não é necessário
Interferentes	Hemólise Lipemia
Informações úteis	Exame útil no rastreamento precoce de crianças com comprometimento na produção de linfócitos T. Os círculos de excisão do receptor de células T são pequenos fragmentos de DNA presentes durante o processo de maturação das células T no timo. Resultado alterado observado no período neonatal pode indicar um comprometimento na produção de linfócitos T
Método	PCR quantitativo em tempo real (qRT-PCR)
Valores de referência (Vide nota do autor)	Os valores de referência são variáveis conforme a idade. Os círculos de excisão do receptor de células T geralmente mostram uma correlação inversa com a idade, embora possa haver variações substanciais nas cópias TREC em relação à contagem de células T dentro de determinada faixa etária

Resposta de anticorpos induzidos por vacinas: sarampo	
Sinonímia	Sorologia de sarampo Sarampo, Anticorpos IgG e IgM Anticorpos IgG e IgM para sarampo
Tipos de amostra	Soro
Preparo do paciente	Jejum não é necessário
Interferentes	Hemólise Lipemia
Informações úteis	A presença de anticorpos da classe IgG na ausência de anticorpos da classe IgM indica exposição prévia ao vírus do sarampo por meio de infecção ou imunização. Esses indivíduos são considerados imunes à infecção pelo sarampo. A ausência de anticorpos de classe IgG sugere a falta de uma resposta imune específica à imunização ou nenhuma exposição prévia ao vírus do sarampo. Esses indivíduos são considerados não imunes à infecção pelo vírus do sarampo.
Método	Imunoensaio enzimático (ELISA)
Valores de referência (Ver nota do autor)	Para IgG e IgM: Não reagente: inferior a 1,0 Indeterminado: de 1,0 a 2,0 Reagente: superior a 2,0

Resposta de anticorpos induzidos por vacinas: Tétano	
Sinonímia	Sorologia para tétano Anticorpo IgG para tétano Sorologia para *Clostridium tetani*
Tipos de amostra	Soro
Preparo do paciente	Jejum não é necessário

(continua)

Resposta de anticorpos induzidos por vacinas: Tétano *(continuação)*	
Interferentes	Hemólise Lipemia Icterícia
Informações úteis	Exame útil para avaliação da resposta imunológica à vacinação com o toxoide tetânico
Método	Imunoensaio enzimático (ELISA)
Valores de referência (Vide nota do autor)	Tétano: superior a 0,15 UI/mL Critérios de interpretação: Inferior a 0,15 UI/mL – Nível não protetor de anticorpos Entre 0,15 a 0,49 UI/mL – Indeterminado Entre 0,50 a 0,99 UI/mL – Nível de proteção básica Superior a 1,0 UI/mL – Nível de proteção plena

Resposta de anticorpos induzidos por vacinas: *Streptococcus pneumoniae*	
Sinonímia	Sorologia para pneumococos Sorologia para *Streptococcus pneumoniae* Anticorpos antipneumococos Pesquisa de anticorpos específicos polissacarídeos da membrana de pneumococos
Tipos de amostra	Soro
Preparo do paciente	Jejum não é necessário
Interferentes	Hemólise Lipemia
Informações úteis	Exame útil para avaliação da resposta imunológica à vacinação antipneumocócica
Método	Imunodetecção de multianalitos (MAID)
Valores de referência (Vide nota do autor)	Nível de proteção pelo anticorpo: superior a 1,3 μg/mL Considera-se uma resposta humoral adequada e protetora a soroconversão ou a elevação de duas a quatro vezes o nível basal de anticorpos contra pelo menos 50% dos sorotipos testados após a vacinação. A ausência de resposta contra um ou mais sorotipos pode caracterizar um quadro de deficiência de anticorpo específico ou diagnóstico de imunodeficiência

Teste da dihidrorodamina (DHR)	
Sinonímia	DHR Teste de oxidação da dihidrorodamina Teste de metabolismo oxidativo de granulócitos Teste do *burst* respiratório de neutrófilos Teste de fagocitose
Tipos de amostra	Sangue total coletado em heparina sódica
Preparo do paciente	Jejum não é necessário
Interferentes	Hemólise Lipemia Icterícia

(continua)

Teste da dihidrorodamina (DHR) *(continuação)*	
Informações úteis	O teste de oxidação da dihidrorrodamina-123 tem sido utilizado para o diagnóstico de portadores do gene da doença granulomatosa crônica
Método	Estudo da capacidade de oxidação dos neutrófilos com e sem estímulo pelo PMA (*phorbol myristate acetate*) na presença de catalase e dihidrorodamina 123 (DHR), por citometria de fluxo
Valores de referência (Vide nota do autor)	Índice de oxidação neutrofílica (relação entre a fluorescência média emitida com e sem estimulação pelo PMA): > 80

Nota do autor: os valores de referência apresentados para cada parâmetro laboratorial são específicos para o método descrito no texto. Os valores de referência podem apresentar variações conforme a metodologia e o tipo de reagente utilizado na análise e devem ser consultados no laudo do exame.

BIBLIOGRAFIA RECOMENDADA

1. Accetta D, Syverson G, Bonacci B, et al. Human phagocyte defect caused by a RAC2 mutation detected by means of neonatal screening for T cell lymphopenia. J Allergy Clin Immunol 2011;127:535-38.
2. Baker MW, Grossman WJ, Laessig RH, Hoffman GL, Brokopp CD, Kurtycz DF, et al. Development of a routine newborn screening protocol for severe combined immunodeficiency. J Allergy Clin Immunol. 2009;124:522-7.
3. Barbaro M, Ohlsson A, Borte S, Jonsson S, Zetterström RH, King J, Winiarski J, Döbeln U, Hammarström L. Newborn Screening for Severe Primary Immunodeficiency Diseases in Sweden — a 2-Year Pilot TREC and KREC Screening Study. J Clin Immunol. 2017;37:51–60.
4. Bestas B, Turunen JJ, Blomberg KE, Wang Q, Mansson R, El Andaloussi S, et al. Splice correction strategies for treatment of X linked agammaglobulinemia. Curr Allergy Asthma Rep. 2015;15:510.
5. Bonilla FA. Vaccination of immune-deficient patients. In: Sullivan KE, Stiehm ER. Stiehm Immune Deficiencies: Inborn Errors of Immunity. 2nd ed. London: Elsevier; 2020. Chapter 56. p.1157-73.
6. Borte S, Döbeln U, Fasth A, Wang N, Janzi M, Winiarski J, et al. Neonatal screening for severe primary immunodeficiency diseases using high throughput triplex real time PCR. Blood. 2012;119:2552-5.
7. Carneiro-Sampaio M, Jacob CM, Leone CR. A proposal of warning signs for primary immunodeficiencies in the first year of life. Pediatr Allergy Immunol. 2011 May;22(3):345-6.
8. Carneiro-Sampaio M, Moraes-Vasconcelos D, Kokron CM, Jacob CM, Toledo-Barros M, DornaMB, Watanabe LA, Marinho AK, Castro AP, Pastorino AC, Silva CA, Ferreira MD, Rizzo LV, Kalil JE, Duarte AJ. Primary immunodeficiency diseases in different age groups: a report on 1,008 cases from a single Brazilian reference center. J Clin Immunol. 2013 May;33(4):716-24. doi:10.1007/s10875-013-9865-6. Epub 2013 Jan 29. PMID: 23354909.
9. Chan AY, Torgerson TR. Primary immune regulatory disorders: a growing universe of immune dysregulation. Curr Opin Allergy Clin Immunol. 2020 Dec;20(6):582-90. doi: 10.1097/ACI.0000000000000689. PMID: 32941318.
10. Chinn IK, Chan AY, Chen K, Chou J, Dorsey MJ, Hajjar J, Jongco AM, Keller MD, et al. Diagnostic interpretation of genetic studies in patients with primary immunodeficiency diseases: A working group report of the Primary Immunodeficiency Diseases Committee of the American Academy of Allergy, Asthma & Immunology, J Allergy Clin Immunol. 2020 Jan;145(1):46-69.
11. Chinn IK, Orange JS. Immunodeficiency Disorders. Pediatr Rev. 2019 May;40(5):229-42. doi:10.1542/pir.2017-0308. PMID: 31043442.
12. Dinauer MC. Neutrophil Defects and Diagnosis Disorders of Neutrophil Function: An Overview. Methods Mol Biol. 2020;2087:11-29.
13. Douek DC, McFarland RD, Keiser PH, Gage EA, Massey JM, Haynes BF, et al. Changes in thymic function with age and during the treatment of HIV infection. Nature. 1998;396:690–5.
14. Fischer A, Provot J, Jais JP, Alcais A, Mahlaoui N, members of the CEREDIH French PID study group. Autoimmune and inflammatory manifestations occur frequently in patients with primary immunodeficiencies. J Allergy Clin Immunol. 2017 Nov;140(5):1388-1393.e8. doi:10.1016/j.jaci.2016.12.978.
15. Frazer-Abel A, Kirschfink M and Prohászka Z: Expanding Horizons in Complement Analysis and Quality Control. Front. Immunol. 2021;12:697313. doi: 10.3389/fimmu.2021.697313.
16. Grupo Brasileiro de Imunodeficiências Primárias (BRAGID) http://www.bragid.org.br/inst_10sinais.php.
17. Hazenberg MD, Verschuren MC, Hamann D, Miedema F, van Dongen JJ. T cell receptor excision circles

as markers for recent thymic emigrants: basic aspects, technical approach, and guidelines for interpretation. J Mol Med. 2001;79(11):631–40.
18. Horvath D, Kayser C, Silva CA, Terreri MT, Hilário MO, Andrade LE. Decreased recent thymus emigrant number in rheumatoid factor negative polyarticular juvenile idiopathic arthritis. Clin Exp Rheumatol. 2010;28(3):348-53.
19. Kanegae MPP, Barreiros LA, Sousa JL, Brito MAS, Oliveira Júnior EB, Soares LP, –et al. Newborn screening for severe combined immunodeficiencies using trecs and krecs: second pilot study in Brazil. Rev Paul Rev Paul Pediatr. Jan-Mar 2017;35(1):25-32. doi: 10.1590/1984-0462/;2017;35;1;00013.
20. Kwok JSY, Cheung SKF, Ho JCY, Tang IWH, Chu PWK, Leung EYS, et al. Establishing Simultaneous T Cell Receptor Excision Circles (TREC) and K-Deleting Recombination Excision Circles (KREC) Quantification Assays and Laboratory Reference Intervals in Healthy Individuals of Different Age Groups in Hong Kong. Front Immunol 2020 Jul 16;11:1411. doi:10.3389/fimmu.2020.01411. eCollection 2020.
21. Ling M, Murali M. Analysis of the Complement System in the Clinical Immunology Laboratory. Clin Lab Med 2019; 39: 579–90.
22. Marsh RA, Orange JS. Antibody deficiency testing for primary immunodeficiency: A practical review for the clinician. Ann Allergy Asthma Immunol. 2019;123(5):444-453. doi:10.1016/j.anai.2019.08.012. Epub 2019 Aug 23. PMID: 31446132.
23. Mauch L, Lun A, O´Gorman MRG, et al: CGD and complete MPO deficiency both yield strongly reduced DHR 123 test signals but can be easily discerned in routine testing for CGD. Clin Chem 2007;53:890-6.
24. Nakagawa N, Imai K, Kanegane H et al. Quantification of kappa-deleting recombination excision circles in Guthrie cards for the identification of early B-cell maturation defects. J Allergy Clin Immunol 2011; 128:223–5 e2.
25. Nijman IJ, van Montfrans JM, Hoogstraat M, Boes ML, van de Corput L, Renner ED, et al. Targeted next--generation sequencing: a novel diagnostic tool for primary immunodeficiencies. J Allergy Clin Immunol. 2014; 133(2):529–34.
26. Notarangelo LD, Bacchetta R, Casanova JL, Su HC. Human inborn errors of immunity: An expanding universe. Sci Immunol. 2020 Jul 10;5(49):eabb1662. doi: 10.1126/sciimmunol.abb1662. PMID: 32651211; PMCID: PMC7647049.
27. Perazzio SF, Palmeira P, Moraes-Vasconcelos D, Rangel-Santos A, de Oliveira JB, Andrade LEC, Carneiro-Sampaio M. A Critical Review on the Standardization and Quality Assessment of Nonfunctional Laboratory Tests Frequently Used to Identify Inborn Errors of Immunity. Front Immunol. 2021 Nov 9;12:721289. doi: 10.3389/fimmu.2021.721289. PMID: 34858394; PMCID: PMC8630704.
28. Picard C, Fischer A. Contribution of high-throughput DNA sequencing to the study of primary immunodeficiencies. Eur J Immunol. 2014; 44(10):2854–61.
29. Prohaszka Z, Nilsson B, Frazer-Abel A, et al. Complement analysis 2016: clinical indications, laboratory diagnostics and quality control. Immunobiology. 2016;221(11):1247–1258.
30. Puck JM. Laboratory technology for population based screening for severe combined immunodeficiency in neonates: the winner is T cell receptor excision circles. J Allergy Clin Immunol. 2012;129:607-16.
31. Rosenzweig SD, Kobrynski L, Fleisher TA. Laboratory evaluation of primary immunodeficiency disorders. In: Sullivan KE. Stiehm's Immune Deficiencies. 2nd ed. Elsevier; 2020. p. 115-31.
32. Santana-Santos D, Liphaus BL, Beatrice JM, Carneiro JDA, Carneiro-Sampaio MMS, Rangel-Santos A. Low T-Cell Receptor Excision Circles (Trec) in Children and Adolescents with Immune Thrombocytopenia. British Journal Of Haematology. V.2, P.1, 2020.
33. Serana F, Chiarini M, Zanotti C, Sottini A, Bertoli D, Bosio A, et al. Use of V(D)J recombination excision circles to identify T- and B-cell defects and to monitor the treatment in primary and acquired immunodeficiencies. J Transl Med. 2013;11:119. doi: 10.1186/1479–5876-11–119.
34. Soares Queiroz DC, Santos CJN, Rangel-Santos AC. Quando e como utilizar testes genéticos na pesquisa de imunodeficiências primárias In: Alergia e Imunologia para o Pediatra. 3ª ed. Barueri: Manole; 2018. p. 437-49.
35. Sottini A, Ghidini C, Zanotti C, Chiarini M, Caimi L, Lanfranchi A, et al. Simultaneous
36. quantification of recent thymic T-cell and bone marrow B-cell emigrants in patients with primary immunodeficiency undergone to stem cell transplantation. Clin Immunol. (2010) 136:217–27. doi: 10.1016/j.clim.2010.04.005.
37. Stasia MJ. And XJ Li. Genetics and immunopathology of chronic granulomatous disease. Semin Immunopathol. 2008;30:209-35.
38. Tangye SG, Al-Herz W, Bousfiha A, Chatila T, Cunningham-Rundles C, Etzioni A, et al. Correction to: Human Inborn Errors of Immunity: 2019 Update on the Classification from the International Union of Immunological Societies Expert Committee. J Clin Immunol. 2020 Jan;40(1):65. doi: 10.1007/s10875-020-00763-0. Erratum for: J Clin Immunol. 2020 Jan;40(1):24-64. PMID: 32086639; PMCID: PMC7645445.
39. Trask BJ. Human cytogenetics: 46 chromosomes, 46 years and counting. Nat Rev Genet. 2002;3:769-78.
40. Trück J, Prader S, Natalucci G, Hagmann C, Brotschi B, Kelly J, et al. Swiss newborn screening for severe

T and B cell deficiency with a combined TREC/KREC assay - management recommendations. J.Swiss Med Wkly. 2020 Jun 24;150:w20254. doi: 10.4414/smw.2020.20254. eCollection 2020 Jun 15.

41. Van Zelm MC, Szczepanski T, van der Burg M, van Dongen JJ. Replication history of Blymphocytes reveals homeostatic proliferation and extensive antigen-induced B cell expansion. J Exp Med. (2007) 204:645– 55. doi: 10.1084/jem.20060964.
42. Van Zelm MC, van der Burg M, Langerak AW, van Dongen JJ. PID comes full circle: applications of V(D) J recombination excision circles in research, diagnostics and newborn screening of primary immunodeficiency disorders. Front Immunol. 2011;2:12. doi:10.3389/fimmu.2011.00012.
43. Vowells SJ, Fleisher TA, Sekhsaria S, et al: Genotype--dependent variability in flow cytometric evaluation of reduced NADPH oxidase function in patients with CGD. J Pediatr 1996;128:104-107.
44. Willrich MAV, Braun KMP, Moyer AM, Jeffrey DH & Frazer-Abel A: Complement testing in the clinical laboratory. Crit Rev Clin Lab Sci. 2021 Nov;58(7):447-478.
45. Yang Y, Muzny DM, Xia F, Niu Z, Person R, Ding Y, et al. Molecular findings among patients referred for clinical whole-exome sequencing. JAMA 2014;312:1870-9.

8

Doenças autoinflamatórias nas crianças

Renan R. N. R. do Nascimento
Katia Tomie Kozu
Sandro Félix Perazzio

PONTOS-CHAVE DESTE CAPÍTULO

- O diagnóstico das doenças autoinflamatórias, ou doenças imunorreguladoras primárias, ainda permanece desafiador devido à apresentação heterogênea, à escassez de critérios clínicos e aos testes funcionais disponíveis.
- O sequenciamento genético pode auxiliar no diagnóstico e na seleção de um tratamento individualizado.
- Cerca de 60% dos pacientes com suspeita de doenças autoinflamatórias monogênicas ainda permanecem sem um diagnóstico genético definido.

INTRODUÇÃO

As doenças autoinflamatórias (DAI) são distúrbios clínicos causados por defeitos que levam à hiperativação descontrolada e desregulação do sistema imunitário inato, caracterizados por inflamação sistêmica recorrente ou contínua, elevação de proteínas de fase aguda, sem causa aparente e marcadores de autoimunidade, tais como células T autorreativas ou produção de autoanticorpos[1]. As DAI pertencem a um grupo heterogêneo de doenças genéticas chamadas erros inatos da imunidade (EII). Os EII atualmente compreendem um grupo de 432 doenças distintas com 455 defeitos genéticos diferentes listados na classificação mais atual da International Union of Immunological Societies (IUIS)[2]. Embora classicamente manifestadas por suscetibilidade a infecções recorrentes, uma gama crescente de fenótipos adicionais, porém ainda dentro do universo dos EII, foram reconhecidos recentemente, tais como doenças autoimunes, fenômenos alérgicos graves, distúrbios linfoproliferativos e as próprias doenças autoinflamatórias. Nessas situações há primordialmente a quebra da regulação do sistema imunitário e, por essa razão, foi proposto recentemente o termo "doenças imunorreguladoras primárias" (DIRP), o que corresponde a cerca de 30% dos EII3.

O aumento exponencial na descoberta de novos genes na área está sendo impulsionado pela acessibilidade ao sequenciamento genético e pela aplicação eficiente dessas tecnologias para elucidar a etiologia molecular dos casos. Entretanto, algumas limitações ainda emperram a identificação dos casos, o que fica claro na presença de variantes genéticas diferentes no mesmo gene que levam a grandes diferenças na gravidade e na manifestação clínica da doença. Esse fenômeno pode ser explicado por uma série de motivos ligados às mutações em si e não necessariamente excludentes, tais como: padrão de herança mendeliana (dominante, recessivo, haploinsuficiência ou dominante negativo); penetrância variável; período embrionário em que a variante foi originada (germinativa ou somática) e grupamento celular prioritariamente afetado; presença de mosaicismo; e característica funcional (ganho ou perda de função, total ou parcial)[4]. Além disso, apesar de existirem mais de 30 DAI monogênicas bem caracterizadas na literatura, cerca de 60% dos pacientes com fenótipo clínico autoinflamatório evidente permanecem sem diagnóstico molecular definido. Devido à raridade dessas condições, há compreensível dificuldade no reconhecimento e desenvolvimento de critérios diagnósticos.

FISIOPATOLOGIA E MANIFESTAÇÕES CLÍNICAS DAS DOENÇAS AUTOINFLAMATÓRIAS

Desde a sua introdução em 1999, o termo "autoinflamação" tem sido amplamente utilizado e testemunhou a explosão de descrições de novas doenças na última década, especialmente potencializada pela maior compreensão das vias moleculares envolvidas[5]. A Tabela 1 categoriza as principais DAI de acordo com a fisiopatologia. Em decorrência do grande número e da heterogeneidade clínica e laboratorial das DAI, serão abordadas apenas as mais comuns neste capítulo.

Síndromes febris recorrentes poligênicas

PFAPA (síndrome de febre periódica, estomatite aftosa, faringite e adenite cervical)

A síndrome de febre periódica, estomatite aftosa, faringite e adenite cervical (PFAPA, do inglês *periodic fever, aphthous stomatitis, pharyngitis, and adenitis*) é considerada a DAI poligênica mais comum da infância. Apesar da sua fisiopatologia não ser totalmente compreendida, há hiperativação do inflamassoma com consequente aumento da produção de interleucina-1 e interleucina-18 no período de crise da doença. Os sintomas da PFAPA duram de 3 a 7 dias e recorrem geralmente a cada 2 a 8 semanas. Em cerca de 60% dos pacientes, um sintoma prodrômico (geralmente fadiga) precede a febre alta. O sinal cardinal mais frequente é a faringite eritematosa ou exsudativa (presente em > 90% dos pacientes) seguido de adenite cervical (até 75% dos pacientes) e aftas orais (até 50% dos pacientes). As lesões aftosas de PFAPA são tipicamente < 1 cm, dolorosas e arredondadas com eritema marginal bem definido. Pode haver linfadenomegalia dolorosa, mas geralmente com linfonodos < 5 cm de diâmetro. Os pacientes com PFAPA também podem ter outros sintomas,

TABELA 1 Classificação das principais doenças autoinflamatórias monogênicas de acordo com a fisiopatologia, padrão de herança mendeliana e distribuição clínica

Classificação	Mecanismo	Doença	Gene	Herança	Clínica	Tratamento
Inflamossomopatia e outras condições associadas à família -IL1	Ativação da pirina	FFM	MEFV	AR	Febre, dor pleural, abdominal e articular, serosites, *rash* erisipeloide	Colchicina, corticoide, anti-TNF, anti-IL-6 e anti-IL-1
		PAAND	MEFV	AD	Febre, *rash* neutrofílico, abscessos, miosite, serosite	Colchicina, corticoide, anti-TNF, anti-IL-6 e anti-IL-1
		Deficiência da MVK	MVK	AR	Febre, dor abdominal, linfonodomegalia, *rash*, úlceras orais e genitais	anti-IL-1, corticoide, colchicina, anti-IL-6 e anti-TNF
		PAPA	PSTPIP1	AD	Pioderma gangrenoso, artrite piogênica asséptica	anti-IL-1 e anti-TNF
		Hz/Hc	PSTPIP1	AD	*Rash*, neutropenia, hepatoesplenomegalia	anti-IL-1 e anti-TNF
		PFIT	WDR1	AR	Febre, infecção, inflamação oral, úlceras perianais	anti-IL-1, TMO
	Criopirinopatia	FCAS	NLRP3	AD	Urticária ao frio, artralgia, febre, conjuntivite	anti-IL-1, corticoide
		MWS	NLRP3	AD	*Rash* urticariforme, artrite, surdez, conjuntivite, febre	anti-IL-1, corticoide
		NOMID	NLRP3	AD	*Rash* urticariforme, meningite asséptica, surdez, atrofia do nervo óptico, febre, crescimento epifisário	anti-IL-1, corticoide
	Elevação da ácido fosfatídico fosfatase	Majeed	LPIN2	AR	Osteomielite asséptica, febre, *rash*, anemia diseritropoiética	anti-IL-1
	Ativação do NLRP4	AIFEC	NLRP4	AD	Enterocolite, *rash*, artrite, febre	anti-IL-1
		FCAS/NOMID	NLRP4	AR	Urticária ao frio, artralgia, febre, acometimento SNC	anti-IL-1

(continua)

TABELA 1 Classificação das principais doenças autoinflamatórias monogênicas de acordo com a fisiopatologia, padrão de herança mendeliana e distribuição clínica *(continuação)*

Classificação	Mecanismo	Doença	Gene	Herança	Clínica	Tratamento
Inflamossomopatia e outras condições associadas à família -IL1	Ativação do NLRP12	FCAS tipo II (síndrome de Guadalupe)	NLRP12	AD	Urticária ao frio, artralgia e febre	anti-IL-1 e anti-TNF
	Deficiência de antagonista de receptor	DIRA	IL-1RN	AR	*Rash* pustular, osteomielite, periostite e febre	anti-IL-1
		DITRA	IL-36RN	AR	Psoríase pustular, febre	anti-TNF, anti-IL-17, anti-IL-12/23?
Interferonopatia tipo 1	Degradação e processamento de ácido nucleico	Síndrome de Aicardi-Goutières	TREX-1, ADAR1, RNASEH, SAMHD1, IFIH1	AR ou AD	Febre, encefalopatia, calcificação cerebral, lesões perniόticas, autoanticorpos	iJAK
	Sensores de ácido nucleico	SMS	IFIH1, DDX58a	AD	Calcificações aórticas e valvares, osteopenia, acroosteólise, anormalidades dentárias	iJAK
		SAVI	TMEM137	AD	*Rash* perniótico, vasculite de pequenos vasos, intersticiopatia grave, artrite	iJAK
	Proteassomopatia	CANDLE/ PRASS/ PRAID	PSMB4, PSMB8, PSMB9 PSMB10 POMP	Digenismo, AR ou AD	Febre, contraturas articulares, lipodistrofia, calcificações cerebrais, lesões perniόticas, anemia	iJAK
	Sinalização do Interferon	Síndrome de Aicardi-Goutières símile	USP18, ISG15, STAT2	AR	Úlceras cutâneas, convulsão, hidrocefalia, calcificação cerebral, insuficiência respiratória	iJAK
	Outros	SPENCD	ACP5	AR	Displasia esquelética, baixa estatura, citopenias, calcificação cerebral, autoanticorpos	

(continua)

TABELA 1 Classificação das principais doenças autoinflamatórias monogênicas de acordo com a fisiopatologia, padrão de herança mendeliana e distribuição clínica *(continuação)*

Classificação	Mecanismo	Doença	Gene	Herança	Clínica	Tratamento
Relopatias e Desregulação aberrante da atividade do TNF	Relopatias	HA20	TNFAIP3	AD	Úlceras orais e genitais, manifestação do trato gastrointestinal, febre, artrite, infecções recorrentes	anti-TNF, anti-IL-1 iJAK
		Haploinsuficiência RELA	RELA	AD	Úlceras orais e gastrointestinais, citopenias e doença linfoproliferativa	anti-TNF
		ORAS	Otulin	AR	Febre, paniculite, diarreia, artrite	anti-TNF
		Deficiência da LUBAC	HOIL-1, HOIP	AR	Febre, infecções recorrentes, hepatoesplenomegalia, depósito de amilopectina no músculo e miocárdio	anti-TNF
	Desregulação do TNF	Blau	NOD2	AD	Dermatite granulomatosa, uveíte, artrite granulomatosa	anti-TNF
		TRAPS	TNFRSF1A	AD	Febre, dor abdominal, *rash* migratório com fasceíte, *rash* periorbital, serosites	anti-TNF, colchicina, corticoide, anti-IL-6 e anti-IL-1
		DADA2	ADA2	AR	Vasculite sistêmica (poliarterite nodosa símile), acidente vascular cerebral, imunodeficiência e citopenias, *rash*	anti-TNF, TMO
		CRIA	RIPK1	AD	Febre, adenomegalia, hepatoesplenomegalia	Anti-IL-6
Outros mecanismos	Transporte Golgi-RE	COPA	COPA	AD	Artrite, intersticiopatia, hemorragia alveolar, glomerulonefrite, autoanticorpos	anti-IL-17 iJAK

(continua)

TABELA 1 Classificação das principais doenças autoinflamatórias monogênicas de acordo com a fisiopatologia, padrão de herança mendeliana e distribuição clínica *(continuação)*

Classificação	Mecanismo	Doença	Gene	Herança	Clínica	Tratamento
Outros mecanismos	Sinalização de cálcio intracelular	PLAID	PLCG2	AD	Urticária ao frio, atopia, dermatite granulomatosa, hipogamaglobulinemia, infecção e autoanticorpos	
		APLAID	PLCG2	AD	Lesões bolhosas, intesticiopatia, bronquite, inflamação ocular, enterocolite e imunodeficiência	
	Biogênese do RNA-t	SIFD	TRTN1	AR	Febre, atraso no desenvolvimento, convulsões, anemia microcítica e hipogamaglobulinemia	anti-TNF
	Metabolismo lipídico e Estresse RE	Deficiência da LACC1	LACC1/FAMIN	AR	Febre, AIJ sistêmica	
	Desregulação de citocinas	VEO-IBD	IL-10, IL-10RA IL10-RB	AR	Colite de início precoce	TMO anti-IL-1
Outros mecanismos	Actinopatias	Deficiência da ARPC1B	ARBC1B	AR	Anormalidades plaquetárias, sangramento, infecção, vasculite de pequenos vasos, eczema e artrite	TMO (casos graves)
		Deficiência da CDC42	CDC42	AR	Dismorfismo facial, citopenias, infecção, febre, rash e atraso do desenvolvimento neuropsiquiátrico	anti-IL-1, TMO (casos graves)

AD (autossômico dominante); AIFEC (do inglês, *autoinflammation with infantile enterocolitis*); anti-IL-1 (anti-interleucina 1); anti-IL-6 (anti-interleucina 6); anti-TNF (anti-fator de necrose tumoral); APLAID (do inglês, *autoinflammation, PLCG2 associated antibody deficiency and immune dysregulation*); AR (autossômico recessivo); CANDLE (do inglês, *chronic atypical neutrophilic dermatoses with lipodistrophy and elevated temperature*); DADA2 (do inglês, *deficiency of adenosine deaminase 2*); DIRA (do inglês, *deficiency of IL-1 receptor antagonist*); DITRA (do inglês, *deficiency of IL-36 receptor antagonist*); COPA (do inglês, *coatomer protein subunit alpha*); CRIA (*cleavage-resistant RIPK-1 induced autoinflammatory*); FCAS (do inglês, *familial cold autoinflammatory syndrome*); FFM (febre familial do Mediterrâneo); HA20 (do inglês, *A20 haploinsufficiency*); Hz/Hc (do inglês, *hyperzincemia and hypercalprotectinemia*); iJAK (inibidores de Janus-quinase); LUBAC (do inglês, *linear ubiquitin chain assembly complex*); MVKD (do inglês, *mevalonate kinase*); MWS (do inglês, *muckle-wells syndrome*); NOMID (do inglês, *neonatal onset multisystem inflammatory disease*); ORAS (do inglês, *otulin-related autoinflammatory syndrome*); PAAND (do inglês, *pyrin-associated autoinflammation with neutrophilic dermatosis*); PAPA (do inglês, *pyogenic arthritis, pyoderma gangrenosum and acne*); PFIT (do inglês, *autoinflammatory periodic fever, immunodeficiency, and thrombocytopenia*); PLAID (do inglês, *PLCG2 associated antibody deficiency and imune dysregulation*); SAVI (do inglês, *sting associated vasculopathy of onset in infancy*); SIFD (do inglês, *sideroblastic anemia with B-cell immunodeficiency, periodic fevers and developmental delay*); SMS (do inglês, *singleton merten syndrome*); SPENCD (do inglês, *spondyloenchoncdrodysplasia*); TMO (transplante de medula óssea); TRAPS (do inglês, *tumor necrosis fator receptor-associated periodic syndrome*); VEO-IBD (do inglês, *very early onset inflammatory bowel disease*).

como dor abdominal, artralgia, artrite, cefaleia, erupção cutânea, diarreia e náuseas/vômitos durante a atividade de doença. Não existem biomarcadores específicos para o diagnóstico de PFAPA. É essencial descartar quadros infecciosos como faringoamigdalite estreptocócica com teste rápido por método imunocromatográfico e culturas. Linfopenia, neutrofilia e monocitose podem ser ocasionalmente observados em pacientes com PFAPA durante a crise. Além disso, vários marcadores de fase aguda aumentam durante esse período. O tratamento envolve a administração de corticosteroides em dose única, geralmente na forma de prednisona na dose de 1-2 mg/kg, regredindo os sintomas em 85-95% dos pacientes em questão de horas. Nos raros casos refratários, a colchicina em uso contínuo, os anti-IL-1 e a amigdalectomia podem ser opções terapêuticas[6].

Síndromes febris recorrentes monogênicas

Febre familiar do Mediterrâneo

A febre familiar do Mediterrâneo (FFM) é considerada a DAI monogênica mais comum e é causada por variantes genéticas homozigóticas (ou heterozigóticas compostas) com ganho de função no MEFV, gene que codifica a pirina, culminando com a ativação descontrolada do inflamassomo e consequente produção aumentada de IL-1β e IL-18[5, 7, 8]. A FFM é mais frequente em determinados grupos étnicos como judeus asquenazes, gregos, armênios e italianos, apresentando uma prevalência estimada de 100.000-120.000 pacientes em todo mundo. Em cerca de 90% dos casos, a doença se apresenta antes dos 20 anos com crises febris de curta duração, geralmente 12-72 horas, serosite, monoartrite de joelho ou tornozelo, *rash* erisipeloide, dores abdominais (causada por peritonite asséptica) e edema escrotal. A amiloidose AA pode ocorrer devido aos eventos inflamatórios repetidos e ser manifestada principalmente pelo envolvimento renal, o que também confere pior prognóstico. A presença da mutação p.M694V, o atraso no diagnóstico e a refratariedade clínica à colchicina são fatores de risco para o desenvolvimento da amiloidose AA[7,8]. A biópsia renal, o aspirado de gordura abdominal e a biópsia retal com coloração pelo vermelho do congo podem ser ferramentas importantes para o diagnóstico dessa complicação. De maneira geral, assim como todas as DAI, as provas inflamatórias (velocidade de hemossedimentação – VHS, proteína C reativa – PCR, e proteína sérica amiloide A – SAA) se encontram elevadas durante as crises inflamatórias. Embora a secreção de SAA ocorra mais precocemente e de maneira mais específica nas DAI, a sua simples elevação não permite o diagnóstico de amiloidose AA. Por outro lado, a manutenção de níveis séricos elevados, especialmente fora das crises inflamatórias, pode servir para o rastreamento da complicação, mas exige a comprovação do depósito tecidual.

Mais recentemente, variantes heterozigóticas no *MEFV* foram descritas na presença de fenótipos clínicos de doenças autoinflamatórias associadas à pirina, muito similares à FFM. A presença da variante p.S242R ainda que em heterozigose, por exemplo, impede a inibição da pirina pela proteína 14-3-3. Para distinguir da clássica FFM autossômica recessiva, essa condição clínica passou a ser denominada PAAND (do inglês, *Pyrin-Associated Autoinflammation with Neutrophilic Derma-*

tosis) e pode ser clinicamente manifesta por febre prolongada, miosite, cardiomiopatia e dermatose neutrofílica com formação de abcessos. Dentro do espectro das pirinopatias, a maioria dos pacientes são responsivos ao tratamento com colchicina 1-2 mg/kg nas crianças (até 1,5 mg ao dia em adultos), porém 5% dos casos são resistentes, para os quais os inibidores da IL-1 podem ser utilizados[5,8].

Deficiência da mevalonato quinase

A deficiência da mevalonato quinase (MVK) é uma doença autoinflamatória monogênica com padrão autossômico recessivo, causada por defeitos no gene homônimo *MVK*. A enzima MVK desempenha importante função na via do colesterol e na biossíntese de isoprenoides, assim como na imunidade inata. Variantes genéticas hipomórficas ocasionam a diminuição da atividade dessa enzima em níveis variáveis, podendo resultar na diminuição dos níveis de geranilgeranil pirofosfatase, metabólico essencial na inibição do inflamassoma via GTPases KRas e RhoA[7,9].

O termo deficiência de MVK abrange um espectro de doenças que vão desde apresentações leves e esporádicas até formas mais graves e ameaçadoras à vida. A ausência completa da atividade enzimática da MVK é denominada acidúria mevalônica (AM) e os pacientes podem apresentar retardo de crescimento intrauterino (evoluindo até mesmo para óbito fetal ou perinatal), dismorfismos (craniofaciais e encurtamento de membros) e catarata congênita. Pacientes com variantes hipomórficas bialélicas no *MVK* com atividade enzimática em 1-10% estão associados a um fenótipo mais leve, historicamente referida como síndrome hiper-IgD (SHID). Na infância, os pacientes com SHID apresentam episódios de febre alta, erupção cutânea eritematosa, faringite, aumento dos gânglios linfáticos, dor abdominal, diarreia, úlceras orais e artralgia e/ou artrite, os sintomas deflagrados frequentemente por fatores exógenos, como a imunização. Durante as crises, os pacientes podem apresentar aumento significativo de provas de fase aguda, como VHS, PCR e SAA[10].

Criopirinopatias

A síndrome periódica associada à criopirina (CAPS, do inglês *cryopyrin-associated periodic syndrome*) compreende um subgrupo de DAI monogênicas, heterozigóticas (autossômicas dominantes) resultantes de variantes com ganho da função do *NLRP3*. Elas possuem uma apresentação espectral desde quadros mais leves, como a síndrome autoinflamatória familiar desencadeada pelo frio (FCAS, do inglês *familial cold autoinflammatory syndrome*), intermediários, como a síndrome de Muckle-Wells (MKS, do inglês *Muckle-Wells syndrome*), até quadros mais graves com apresentação precoce na infância, como a CINCA/NOMID (do inglês, *chronic infantile neurological cutaneous and articular/neonatal onset multisystem inflammatory disease*)[7]. As principais mutações descritas até o momento são do tipo "missense" (troca pontual de aminoácidos) na NLRP3, ocasionando hiperativação do inflamassoma. A apresentação clínica pode ser bem heterogênea, pacientes com FCAS apresentam quadros de *rash* urticariforme, febre, artralgia autolimitados (< 24h) e frequentemente desencadeados pelo ambiente frio. Na MWS, esses mesmos sintomas também estão presentes, porém ocorrendo mesmo sem exposição ao frio, com duração mais prolongada (> 24h), podendo evoluir para surdez neurossensorial, meningite asséptica e amiloidose renal. Pacientes com CINCA/NOMID apresentam manifestações contínuas, precoces (geralmente de início na primeira infância), potencialmente fatais, com febre persistente, *rash* urticariforme, meningite asséptica, crescimento epifisário, surdez neurosensorial e amaurose. É fundamental a identificação precoce dessa enfermidade para a introdução de medicamentos-alvo específicos como os inibidores de IL-1[11].

As provas inflamatórias podem estar aumentadas de maneira persistente nos fenótipos mais graves. A audiometria deve ser solicitada independente da clínica, pois a surdez neurossensorial pode se apresentar apenas na fase mais tardia da doença. A proteinúria de 24 horas associada à dosagem de SAA fora das crises inflamatórias ajudam na suspeita da amiloidose renal. O líquor em alguns casos apresenta meningite asséptica neutrofílica tanto em MWS como na CINCA/NOMID[11].

TRAPS ou síndrome periódica associada ao receptor do fator de necrose tumoral

A síndrome periódica associada ao receptor do fator de necrose tumoral (TRAPS, do inglês *tumor necrosis factor receptor-associated periodic syndrome*) é uma doença autossômica dominante associada ao gene *TNFRSF1A*, que codifica o receptor tipo 1 de TNF. A fisiopatologia ainda permanece parcialmente compreendida, porém, acredita-se que a mutação ocasione acúmulo de proteínas truncadas, resultando em estresse oxidativo do retículo endoplasmático com a ativação da via do NF-κB e, consequentemente, a liberação de diversas citocinas inflamatórias como o próprio TNF. As manifestações clínicas mais comuns incluem episódios febris prolongados de 4-6 semanas (96%), mialgias (69%), artralgia (69%), exantema eritematoso (60%), dor abdominal (70%), conjuntivite aguda (37%), edema periorbitário (28%), artrite (22%), linfadenopatia (16%), hepato ou esplenomegalia (4%), dor torácica (33%) e cefaleia (13%). A serosite secundária aos ataques inflamatórios de TRAPS pode causar episódios recorrentes de derrame pleural, pericardite, peritonite, e inflamação testicular. Nos períodos de atividade da doença, as provas de fase aguda (PCR, VHS e SAA) se encontram elevadas, bem como os níveis séricos de fibrinogênio e haptoglobina. Leucocitose com neutrofilia, trombocitose e anemia normocrômica (secundária à inflamação crônica) podem também estar presentes. Pacientes portadores da variante p.T79M apresentam risco aumentado para amiloidose AA, sendo esta a complicação mais grave e que confere pior prognóstico[12].

Doenças autoinflamatórias piogênicas assépticas

Síndrome PAPA

A síndrome PAPA (do inglês *pyogenic arthritis, pioderma gangrenosum and acne*) é uma doença autossômica dominante com penetrância variável causada por variantes heterozigóticas do tipo "missense" no gene *PSTPIP1*. Na presença da mutação genética, a proteína PSTPIP1 é hiperfosforilada devido à sua reduzida interação com PTP-PEST, resultando na ativação descontrolada da pirina e do inflamassomo[7]. Os pacientes podem apresentar uma dermatose e artrite neutrofílicas assépticas, acometendo particularmente os cotovelos, joelhos e tornozelos. Quando a doença persiste, erosões articulares podem ocorrer, levando à destruição articular e deformidade. Classicamente, os sintomas articulares tendem a diminuir, a despeito dos sintomas cutâneos, que se tornam mais proeminentes em adultos jovens. A patergia é frequente, assim como a acne com apresentação nodulocística e o pioderma gangrenoso. A apresentação clínica pode ser espectral, já tendo sido descritas outras variações da doença, de acordo com a presença de hidradenite supurativa ou artrite psoriática. Independente do fenótipo, assim como as outras DAI monogênicas, essas condições costumam apresentar provas inflamatórias aumentadas, especialmente durante as crises[13].

Artrite granulomatosa pediátrica

A artrite granulomatosa pediátrica (AGP), também conhecida como síndrome de Blau, é uma doença monogênica autossômica dominante, caracterizada por variantes genéticas com ganho de função no gene *NOD214*. A presença da mutação induz à hiperativação de diversas vias moleculares intracelulares pró-inflamatórias, especialmente a do NF-κB, o que pode resultar na ativação de MAPK e produção descontrolada de interferon gama, gerando inflamação crônica e formação de granulomas[7]. Na sua forma clássica, a doença se apresenta com a tríade de artrite, dermatite e uveíte. A artrite geralmente afeta as articulações periféricas, principalmente punhos, joelhos, tornozelos e interfalangianas proximais. As lesões de pele são em forma de *rash* eritematoso ictiosiforme. A uveíte apresenta-se como uma iridociclite granulomatosa insidiosa, com potencial evolução para panuveíte grave[14].

Doenças autoinflamatórias Behçet-símile

HA20, otulipenia, deficiência de HOIL-1/HOIP

As relopatias são um subgrupo de DAI causadas pela hiperativação da via do NF-κB, geralmente se apresentando clinicamente como um quadro semelhante à doença de Behçet, sendo a maioria dos casos de início precoce na infância. A haploinsuficiência de A20 (HA20) é o protótipo do grupo e é causada por variantes heterozigóticas com perda de função no gene *TNFAIP3*, que codifica a proteína A20, principal modulador da via canônica do NF-κB. Os pacientes portadores dessa condição podem apresentar úlceras orais e genitais de início na infância, envolvimento gastrointestinal com diarreia, envolvimento ocular (uveíte e vasculite retiniana), artrite e presença de autoanticorpos.

A otulinopenia é uma condição clínica autossômica recessiva causada pela perda da função da proteína otulina, codificada pelo gene *OTULIN*. As manifestações clínicas incluem baixa estatura, episódios febris de início precoce, neutrofilia estéril associada à paniculite neutrofílica, lipodistrofia, e presença de autoanticorpos. A perda da função dos componentes do complexo proteico LUBAC (do inglês, *linear ubiquitination assembly complex*), como na deficiência da HOIL-1 e HOIP, leva à falha na ubiquitização de NEMO e RIPK1, moduladores da via do NF-κB, causando um quadro de inflamação sistêmica crônica secundário à ativação descontrolada dessa via. Clinicamente, esses pacientes se caracterizam pela presença de episódios febris associados à presença de imunodeficiência humoral e amilopectinose (depósito muscular de glicogênio)[15].

Interferonopatias

Síndrome de Aicardi-Goutières

As interferonopatias são um grupo de doenças heterogêneas que compartilham a fisiopatologia entre si: a produção descontrolada de interferon do tipo I, especialmente as isoformas de interferon α, β e ε. A síndrome de Aicardi-Goutières (SAG) é o protótipo do grupo, e, embora monogênica, pode ser causada por defeitos em diferentes genes. O TREX1 é um dos principais genes encontrados, correspondendo a 25% dos casos, porém, variantes em outros genes, tais como RNASEH2A ou SAMHD1, também foram associadas à SAG. Na sua forma clássica, a SAG se desenvolve ainda nos 6 primeiros meses de vida e é caracterizada por encefalopatia progressiva com a presença de calcificação dos gânglios da base e alterações na substância branca, hepatoesplenomegalia, artrite, manifestações cutâneas (principalmente lúpus pérnio), úlceras orais, trombocitopenia e leucopenia. Anticorpos anti-DNA dupla hélice ou anticorpos para antígenos nucleares extraíveis (ENA) podem estar presentes[16].

SAVI

A SAVI (do inglês, *STING-associated vasculopathy with onset in infancy*) é uma interferonopatia autossômica dominante, causada por variantes com ganho de função no gene *STING*. O fenótipo clínico manifestado por essa condição é semelhante ao lúpus eritematoso sistêmico juvenil, apresentando-se com poliartrite, *rash* malar, vasculite periférica (isquemia do pavilhão auricular, nariz, mãos e pés) e pneumopatia intersticial fibrosante grave. As provas inflamatórias de fase aguda podem estar aumentadas durante os episódios de atividade da doença, similarmente às outras DAI. A presença de autoimunidade com autoanticorpos pode confundir o diagnóstico com lúpus, porém a assinatura do interferon é de grande auxílio no reconhecimento dessa entidade. Os inibidores do sistema JAK-STAT são as drogas de escolha e o tratamento deve ser iniciado o quanto antes, devido à elevada mortalidade da doença[17].

CANDLE

As proteassomopatias são interferonopatias causadas por mutações com perda de função de componentes do proteassomo. A síndrome CANDLE (do inglês, *chronic atypical neutrophilic dermatosis with lipodystrophy and elevated temperature*) é o fenótipo clínico prototípico desse subgrupo. Interessantemente, a despeito da descrição inicial com padrão de herança autossômica dominante induzida por variantes heterozigóticas no gene *PSMB8*, descrições posteriores associaram adicionalmente a síndrome à presença de variantes bialélicas (autossômica recessiva) e até mesmo à herança digênica, na qual duas mutações presentes em dois genes diferentes (geralmente *PSMB4, PSMB9, PSMB10, PSMG2, PSMA3* e *POMP*) de maneira sinérgica determinam o fenótipo clínico. As variantes genéticas patogênicas determinam uma falha na ubiquitização do proteassomo levando ao acúmulo de proteínas truncadas e estímulo descontrolado da via JAK-STAT, culminando com a liberação de interferon do tipo 1. CANDLE pode se apresentar com episódios febris intermitentes, lúpus pérnio (classicamente de distribuição acral), edema periorbital, dermatose neutrofílica, lipodistrofia e manifestações em sistema nervoso central com calcificações parenquimatosas. Assim como na SAVI, os inibidores da via JAK-STAT parecem ser o melhor alvo terapêutico[18].

Outras DAI

Deficiência de adenosina deaminase 2 (DADA2)

A deficiência de adenosina deaminase 2 (DADA2) é uma doença monogênica causada por mutações bialélicas (autossômica recessiva) com perda de função do gene *ADA2* (também chamado de *CECR1*). O fenótipo clínico é heterogêneo e depende do nível de atividade da ADA2, podendo apresentar imunodeficiência humoral, falência medular em graus variáveis e um quadro de vasculite de médios vasos grave, sendo, portanto, uma forma monogênica de poliarterite nodosa. Embora de patogenia ainda obscura, uma das teorias mais aceitas é que a perda de função da ADA2 poderia polarizar o equilíbrio das subpopulações de macrófagos em favor do subtipo inflamatório M1, com consequente ativação endotelial e vaso-oclusão. Apesar do tratamento imunossupressor de escolha se centrar nos anti-TNF, uma parcela significativa dos pacientes pode necessitar de transplante de medula óssea[19].

DIAGNÓSTICO, DIAGNÓSTICO DIFERENCIAL E INVESTIGAÇÃO LABORATORIAL

Por se tratar de doenças raras com fenótipos clínicos extremamente espectrais, sendo muitas dessas condições apenas recentemente descritas na literatura, a abordagem das DAI é um verdadeiro desafio na prática do reumatologista, imunologista e pediatra. O primeiro passo no seguimento desses pacientes é a identificação precoce, seja pelo reconhecimento de sinais clínicos ou laboratoriais sugestivos de EII, especialmente do espectro das DAI. A Tabela 2 demonstra uma sugestão de abordagem investigativa e terapêutica na suspeita das DAI[5]. No entanto, o médico deve estar sempre atento para o fato de que diagnósticos diferenciais envolvendo causas infecciosas e neoplásicas são mais

TABELA 2 Abordagem investigativa e terapêutica sugerida para diagnóstico das doenças autoinflamatórias

Abordagem clínica da suspeita das doenças autoinflamatórias	
PASSO 1 - SUSPEITA Principais sinais clínicos para a suspeita de fenótipo autoinflamatório Obs.: descartar inicialmente causas mais comuns, tais como infecções, neoplasias e autoimunidade	▪ Febre de origem indeterminada e recorrente ▪ *Rash* cutâneo neutrofílico ▪ Artralgia/artrite ▪ Serosites (derrame pleural, pericárdico ou ascite) ▪ Dor abdominal ▪ Envolvimento ocular (edema periorbital, uveíte, vasculite retiniana) ▪ Cefaleia e meningite asséptica ▪ Linfadenopatia e hepatoesplenomegalia ▪ Presença de consanguinidade e/ou história familiar de EII, especialmente do espectro das DAI

(continua)

TABELA 2 Abordagem investigativa e terapêutica sugerida para diagnóstico das doenças autoinflamatórias *(continuação)*

Abordagem clínica da suspeita das doenças autoinflamatórias	
PASSO 2 – RECONHECIMENTO DE PADRÃO Tentar reconhecer um padrão clínico que sugira o subtipo da DAI	▪ Padrão e duração da febre ▪ Etnia ▪ Padrão de herança mendeliana da doença suspeita ▪ Características do *rash*, presença de calcificações cerebrais, vasculite, colite, envolvimento pulmonar intersticial, acidente vascular cerebral, surdez neurossensorial
PASSO 3 – CONFIRMAÇÃO LABORATORIAL Exames complementares que auxiliam a confirmação diagnóstica Obs.: em uma parcela significativa dos casos, o diagnóstico pode ser apenas clínico, sem alterações laboratoriais	▪ Provas inflamatórias (VHS, PCR, SAA) dentro e fora da crise ▪ Hemograma ▪ Exames específicos (atividade plasmática da ADA2, ácido mevalônico urinário, níveis séricos de imunoglobulinas, dentre outros) ▪ Exames de imagem (RNM de crânio, TC de tórax etc.) ▪ Biópsias de órgãos-alvo (pele, rim, gordura visceral, medula óssea, nervo periférico etc.) ▪ Sequenciamento genético (Sanger, painel multigenes por NGS, exoma) ▪ Assinatura do interferon ▪ Estudos funcionais, quando disponível (produção *in vitro* de IL-1 e IL-18 após estímulo de pirina ou NLRP3)
PASSO 4 – TERAPIA-ALVO Escolha do tratamento específico ou empírico, de acordo com os dados obtidos anteriormente	▪ Corticoterapia ▪ Colchicina ▪ Anti-TNF ▪ Anti-IL-1 ▪ Anti-IL-6 ▪ iJAK

Legenda: ADA2 (adenosina deaminase 2); anti-IL-1 (anti-interleucina 1); anti-IL-6 (anti-interleucina 6); anti-TNF (anti-fator de necrose tumoral); DAI (doenças autoinflamatórias); iJAK (inibidores da janus quinase); NGS (do inglês, *next generation sequencing*); PCR (proteína C reativa); RNM (ressonância nuclear magnética); SAA (do inglês, *serum amyloid A*); TC (tomografia computadorizada); VHS (velocidade de hemossedimentação).

comuns e devem ser sempre descartados antes da hipótese clínica de DAI.

Exames gerais

Na análise laboratorial inicial, é essencial a solicitação do hemograma, uma vez que diversas DAI podem apresentar neutrofilia e plaquetose durante os episódios inflamatórios. A presença de citopenias pode sinalizar para doenças específicas, como a DADA2 ou doenças do citoesqueleto, tais como a deficiência da CDC42, no entanto, impreterivelmente, a investigação para síndrome hemofagocítica linfohistiocítica deverá ser realizada nesse cenário. A dosagem de ureia, creatinina e proteinúria de 24 horas para rastrear amiloidose AA deve ser realizada em casos com história mais prolongada. É fundamental que as determinações laboratoriais das proteínas de fase aguda (VHS, SAA e PCR) sejam realizadas dentro e fora da crise, para evidenciar a sua elevação e posterior redução. Uma vez que as DAI são protótipos de inflamação sistêmica, não raro os níveis séricos das provas inflamatórias atingem elevações alarmantes, na casa das centenas. Se por um lado um prognóstico favorável está associado a concentrações de SAA dentro do intervalo normal (< 4 mg/l), por outro lado, o nível sérico elevado de SAA fora das crises torna os baixos níveis de SAA não apenas um fator prognóstico para o desenvolvimento de amiloidose sistêmica, exigindo, por conseguinte, investigação específica adicional, mas também uma medida da eficácia do tratamento anti-inflamatório[20]. A análise do colesterol e frações, assim como o triglicérides, pode estar alterada na lipodistrofia das proteassomopatias, assim como nas síndromes hemofagocíticas. Outros biomarcadores inflamatórios, como a proteína S100A8, S100A9, dosagem de IL-18 e calprotectina, parecem promissores nas DAI, no entanto, devido à falta de padronização, disponibilidade, validação para o uso clínico e pelo custo marcantemente mais elevado, eles ainda carecem de estudos adicionais para ampliar sua aplicabilidade[20].

Exames específicos para doenças autoinflamatórias

Na suspeita de deficiência de MVK, deve ser solicitada a dosagem do ácido mevalônico urinário, sendo essa condição clínica a única DAI passível de diagnóstico definido sem necessidade de sequenciamento genético. Os pacientes com AM podem apresentar concentrações do ácido mevalônico urinário até 10.000 vezes maior do que o limite superior de normalidade. Entretanto, no fenótipo clínico de SHID, o ácido mevalônico urinário é apenas ligeiramente elevado durante os ataques e muitas vezes normal no período intercrise, razão pela qual sugere-se a dosagem desse ácido orgânico no período de atividade inflamatória. Já a imunoglobulina D (IgD) sérica elevada, embora suporte o diagnóstico de MKD, apresenta baixa sensibilidade, uma vez que pelo menos 20% dos pacientes afetados têm IgD dentro dos valores de normalidade. A IgA sérica está elevada em cerca de dois terços dos pacientes, porém esse achado é inespecífico, já que pode ocorrer frequentemente em infecções ou doenças autoimunes sistêmicas, como lúpus e artrite reumatoide[10].

A determinação da atividade enzimática de adenosina deaminase sob EHNA (inibidor específico da ADA-1) deve ser solicitada na investigação da DADA2, podendo em alguns casos se correlacionar com a gravidade do fenótipo apresentado[19]. A indicação do escore de interferon tipo 1 na suspeita das interferonopatias (assinatura de interferon) é uma ótima ferramenta diagnóstica e ajuda também a guiar a terapêutica mesmo nos quadros cujo fenótipo ainda é incerto como nas DAI indeterminadas[21]. Já a pesquisa de autoanticorpos específicos e a própria imunofluorescência indireta em células Hep 2 podem ser solicitadas no diagnóstico diferencial das DAI, no entanto, a sua positividade não exclui a possibilidade de um distúrbio autoinflamatório.

Sequenciamento genético (Sanger, painel multigenes por NGS, exoma)

A solicitação do sequenciamento genético deve ser sempre guiada pela história clínica apresentada. Uma valiosa ferramenta para ser utilizada ao se deparar com o resultado do exame molecular é consultar a lista atualizada de variantes e seus fenótipos fornecida por vários bancos de dados disponíveis na internet, como, por exemplo, o Gnomad e o Clinvar. O Infevers, por exemplo, é um banco de dados on-line atualizado exclusiva-

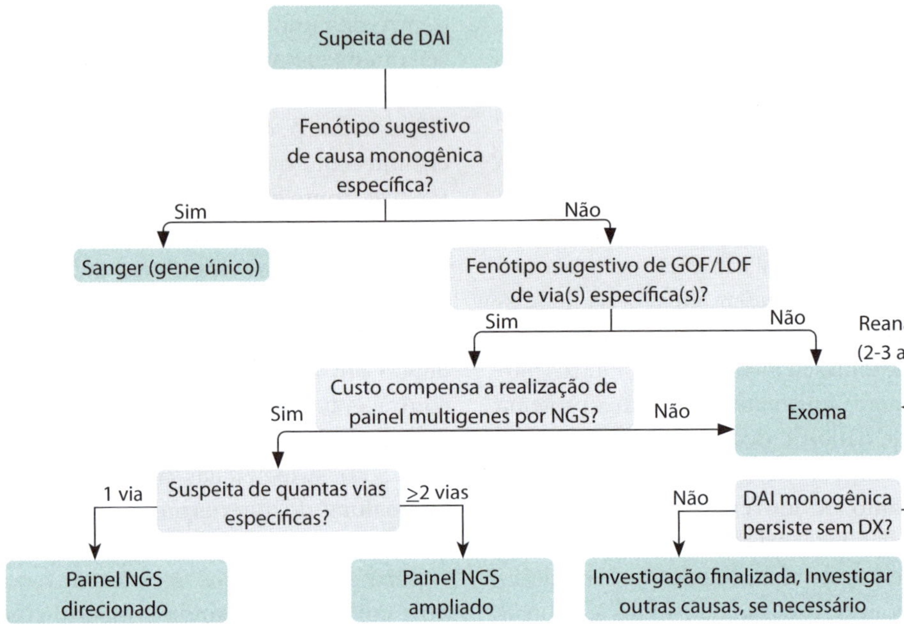

FIGURA 1 Fluxograma com a sugestão de investigação diagnóstica das doenças autoinflamatórias por meio do sequenciamento genético.
Legenda: DAI (doença autoinflamatória); DX (diagnóstico); GOF (do inglês, *gain-of-function*); LOF (do inglês, *loss-of-function*); NGS (do inglês, *next generation sequencing*).

mente com variantes genéticas das DAI e está disponível em https://infevers.umai-montpellier.fr/[5]. Na Figura 1, encontra-se uma sugestão de algoritmo para a investigação molecular das DAI. A realização do sequenciamento genético de forma precoce em casos selecionados, seja por meio de painéis multigenéticos pré-estabelecidos ou sob a forma de sequenciamento de exoma total, é uma prática a ser considerada para o diagnóstico das DAI. Além disso, é fundamental que qualquer resultado no sequenciamento genético seja sempre interpretado às expensas do fenótipo clínico, levando-se em consideração a via encontrada.

Testes funcionais

Pela dificuldade de interpretação das variantes de significado indeterminado (VUS, do inglês, *Variants of unknown significance*) na prática médica, o estudo genético acaba trazendo uma série de limitações. Um resultado negativo no sequenciamento genético ocorre na ausência de DAI, mas pode ser justificado pelo fato de o gene causador da doença ainda não ter sido identificado ou simplesmente pela dificuldade da própria metodologia utilizada em detectar mutações crípticas não codificantes. Dessa forma, os testes funcionais para DAI recentemente propostos podem auxiliar na compreensão do papel da variante na via molecular estudada e eventualmente guiar o tratamento-alvo específico. Os principais testes descritos até o momento consistem na quantificação da produção *in vitro* de IL-1 e IL-18 por fagócitos ou ainda na determinação da expressão de caspase-1 em cultura de células mononucleares de sangue periférico, sendo todos eles sob estímulos específicos para pirina, RhoA ou NLRP3. Por essa razão, até o momento, eles são úteis apenas na diferenciação de fenótipos clínicos autoinflamatórios com FFM, CAPS e deficiência de MVK. No entanto, esses exames, apesar de promissores, encontram-se apenas em grandes centros de estudo e ainda carecem de padronização e validação para a prática clínica[4].

Análise histológica

Os achados histopatológicos podem guiar o raciocínio clínico nas DAI, dependendo do tipo de infiltrado leucocitário encontrado, a presença ou não de granulomas, evidência de hemofagocitose, depósitos de amilopectina ou proteína amiloide tecidual por meio do vermelho do congo. Dentro do diagnóstico diferencial, é imprescindível a pesquisa de bactérias, microbactérias e fungos nas amostras de tecido, a fim de afastar processos infecciosos[22]. É importante lembrar que, mesmo com toda essa abordagem, a maioria dos casos é complexa. Na dúvida, é fundamental o encaminhamento para um especialista na área ou centros de referência no tratamento dessas doenças.

CONCLUSÃO

Ainda hoje, a associação dos achados moleculares ao fenótipo do paciente com suspeita de DAI permanece um desafio na prática clínica, em especial, devido à ausência de biomarcadores confiáveis, seja como ferramenta diagnóstica ou que auxilie na escolha da terapia-alvo[4]. Apesar de diversas citocinas inflamatórias como a IL-1, IL-6 e TNF serem envolvidas na fisiopatologia e servirem como potencial alvo terapêutico das DAI, elas não são biomarcadores séricos úteis para orientar o manejo ou definir seu diagnóstico. Esse fato pode ser justificado pelas atuais limitações metodológicas para sua avaliação laboratorial, especialmente devido a sua baixa estabilidade *ex vivo*, além das dificuldades de correlação dos níveis séricos aos teciduais. Compreender os fatores que contribuem para diversidade de apresentações das DAI exigirá das próximas décadas estudos de genômica, epigenômica, transcriptômica e proteômica em larga escala, o que possibilitará a obtenção de terapias adaptadas ao paciente, à medida que nos aproximamos da era da medicina de precisão[23].

BIBLIOGRAFIA RECOMENDADA

1. Ben-Chetrit E, Gattorno M, Gul A, Kastner DL, Lachmann HJ, Touitou I, et al. Consensus proposal for taxonomy and definition of the autoinflammatory diseases (AIDs): a Delphi study. Annals of the Rheumatic Diseases, annrheumdis. 2018;2017–212515.
2. Tangye SG, Al-Herz W, Bousfiha A, Cunningham-Rundles C, Franco JL, Holland SM, et al. The Ever-Increasing Array of Novel Inborn Errors of Immunity: an Interim Update by the IUIS Committee. Journal of Clinical Immunology. 2021;41(3):666–79.
3. Chan AY, Torgerson TR. Primary immune regulatory disorders: a growing universe of immune dysregulation. Current Opinion in Allergy & Clinical Immunology. 2020:;20(6): 582–90.
4. Schnappauf O, Aksentijevich I. Current and future advances in genetic testing in systemic autoinflammatory diseases. Rheumatology. 2019;58(Supplement_6):vi44–vi55.
5. Nigrovic PA, Lee PY, Hoffman HM. Monogenic autoinflammatory disorders: Conceptual overview, phenotype, and clinical approach. Journal of Allergy and Clinical Immunology. 2020;146(5):925–37.
6. Batu ED. Periodic fever, aphthous stomatitis, pharyngitis, and cervical adenitis (PFAPA) syndrome: main features and an algorithm for clinical practice. Rheumatology International. 2019.
7. Aksentijevich I, Schnappauf O. Molecular mechanisms of phenotypic variability in monogenic autoinflammatory diseases. Nature Reviews Rheumatology. 2021;17(7):405–25.
8. Schnappauf O, Chae JJ, Kastner DL, Aksentijevich I. The Pyrin Inflammasome in Health and Disease. Frontiers in Immunology. 2019;10.
9. Politiek FA, Waterham HS. Compromised Protein Prenylation as Pathogenic Mechanism in Mevalonate Kinase Deficiency. Front Immunol . 2021 Sep 3;12:724991.
10. Van der Burgh R, Haar NM, Boes ML, Frenkel J. Mevalonate kinase deficiency, a metabolic autoinflammatory disease. Clinical Immunology. 2013;147(3):197–206.
11. Booshehri LM, Hoffman HM. CAPS and NLRP3. Journal of Clinical Immunology. 2019.
12. Cudrici C, Deuitch N, Aksentijevich I. Revisiting TNF Receptor-Associated Periodic Syndrome (TRAPS): Current Perspectives. International Journal of Molecular Sciences. 2020:21(9):3263.
13. Cugno M, Borghi A, Marzano, AV. PAPA, PASH and PAPASH Syndromes: Pathophysiology, Presentation and Treatment. American Journal of Clinical Dermatology. 2017;18(4):555–62.
14. Wouters CH, Maes A, Foley KP, Bertin J, Rose CD. Blau Syndrome, the prototypic auto-inflammatory granulomatous disease. Pediatric Rheumatology. 2014;12(1):33.
15. Steiner A, Harapas CR, Masters SL, Davidson S. An Update on Autoinflammatory Diseases: Relopathies. Current Rheumatology Reports. 2018:20(7).
16. Lo MS. Monogenic Lupus. Current Rheumatology Reports. 2016;18(12).
17. Frémond M-L, Crow YJ. STING-Mediated Lung Inflammation and Beyond. Journal of Clinical Immunology. 2021;41(3):501–14.
18. Torrelo A, Patel S, Colmenero I, Gurbindo D, Lendínez F, Hernández A, et al. Chronic atypical neutrophilic dermatosis with lipodystrophy and elevated temperature (CANDLE) syndrome. Journal of the American Academy of Dermatology. 2010;62(3),489–95.
19. Lee PY. Vasculopathy, Immunodeficiency, and Bone Marrow Failure: The Intriguing Syndrome Caused by Deficiency of Adenosine Deaminase 2. Frontiers in Pediatrics, 6. 2018.
20. Holzinger D, Kessel C, Omenetti A, Gattorno M. From bench to bedside and back again: translational research in autoinflammation. Nature Reviews Rheumatology. 2015;11(10):573–85.
21. Jesus AA, Hou Y. Distinct interferon signatures and cytokine patterns define additional systemic autoinflammatory diseases J Clin Invest. 2020;1,130(4):1669-82.
22. Kolivras MI, Sass U, Thompson CT. Histologic Patterns and Clues to Autoinflammatory Diseases in Children: What a Cutaneous Biopsy Can Tell Us. Dermatopathology. 2021; 8(2):202–20.
23. Savic S, Caseley EA, McDermott MF. Moving towards a systems-based classification of innate immune-mediated diseases. Nature Reviews Rheumatology. 2020.

CONTEÚDO COMPLEMENTAR

Utilize o QR code abaixo para acessar as questões comentadas do capítulo (senha: **medicinalaboratorial**).

9

Doenças reumatológicas

Lívia Maria Lindoso Lima
Nilo José Coêlho Duarte
Nádia Emi Aikawa
Lucia Maria de Arruda Campos
Artur Figueiredo Delgado
Clovis Artur Almeida da Silva

PONTOS-CHAVE DESTE CAPÍTULO

- Este capítulo abordará as quatro doenças reumatológicas crônicas, autoimunes e inflamatórias mais frequentes na prática diária do especialista: artrite idiopática juvenil, lúpus eritematoso sistêmico juvenil, dermatomiosite juvenil e vasculite por IgA (antigamente conhecida como púrpura de Henoch-Shönlein).
- Manifestações clínicas iniciais e evolutivas, em conjunto com características laboratoriais, definem o diagnóstico de cada uma dessas doenças a partir dos critérios de classificação específicos.
- Detalhes característicos sobre a investigação laboratorial de cada uma das quatro doenças reumatológicas crônicas são comentadas ao final deste capítulo.

ARTRITE IDIOPÁTICA JUVENIL

A artrite idiopática juvenil (AIJ) é uma doença inflamatória crônica causada por desregulação da imunidade inata e adaptativa em um indivíduo geneticamente suscetível. Essa denominação foi escolhida pela International League of Associations for Rheumatology (ILAR) para definir um grupo heterogêneo de doenças autoimunes caracterizadas pela presença de artrite crônica (duração acima de seis semanas), com acometimento de pelo menos uma articulação, iniciada antes dos 16 anos de idade e após se excluírem outras etiologias de artrite. A ILAR divide a AIJ em sete categorias mutuamente exclusivas definidas pelo número de articulações envolvidas, presença ou ausência de manifestações extra-articulares e presença ou ausência de marcadores adicionais, como HLA-B27 e fator reumatoide (FR) (Tabela 1).

TABELA 1 Classificação por categorias e critérios de definição da artrite idiopática juvenil (AIJ)

Artrite sistêmica Artrite em uma ou mais articulações, associada ou precedida por febre por pelo menos 2 semanas, sendo diária por pelo menos 3 dias, e acompanhada por um ou mais dos seguintes: ▪ Erupção eritematosa evanescente (não fixa). ▪ Aumento generalizado dos linfonodos. ▪ Hepatomegalia e/ou esplenomegalia. Serosite. Exclusões: a, b, c, d
Artrite psoriásica Artrite e psoríase, ou artrite associada a pelo menos dois dos seguintes: ▪ Dactilite. ▪ Depressões nas unhas ou onicólise. ▪ Psoríase em parente de primeiro grau. Exclusões: b, c, d, e
Artrite relacionada à entesite Artrite e/ou entesite associada a pelo menos dois dos seguintes: ▪ Presença ou história de sensibilidade na articulação sacroilíaca e/ou dor inflamatória lombossacra. ▪ Presença do antígeno HLA-B27. ▪ Início da artrite em menino > 6 anos de idade. ▪ Uveíte anterior aguda (sintomática). ▪ História de espondilite anquilosante, artrite relacionada à entesite, sacroiliíte com doença inflamatória intestinal, síndrome de Reiter ou uveíte anterior aguda em um parente de primeiro grau. Exclusões: a, d, e
Oligoartrite Artrite afetando de uma a quatro articulações durante os primeiros 6 meses da doença. Podendo ser subdividida em: ▪ Oligoartrite persistente: afetando não mais que quatro articulações em todo o curso da doença. ▪ Oligoartrite estendida: afetando um total de mais de quatro articulações após os primeiros 6 meses de doença. Exclusões: a, b, c, d, e
Poliartrite fator reumatoide positivo Artrite afetando cinco ou mais articulações durante os primeiros 6 meses de doença, associada a dois ou mais testes positivos para fator reumatoide com intervalo de pelo menos 3 meses. Exclusões: a, b, c, e
Poliartrite fator reumatoide negativo Artrite afetando cinco ou mais articulações durante os primeiros 6 meses de doença, associada a teste negativo para fator reumatoide. Exclusões: a, b, c, d, e
Artrite indiferenciada Artrite que não preenche critérios de nenhuma categoria ou preenche critérios de duas ou mais categorias.
Critérios de exclusão a. Psoríase ou história de psoríase no paciente ou parente de primeiro grau. b. Artrite em menino com HLA-B27-positivo, com início após 6 anos de idade. c. Espondilite anquilosante, artrite relacionada à entesite, sacroiliíte associada à doença inflamatória intestinal, síndrome de Reiter ou uveíte anterior aguda, ou uma história de uma dessas doenças em parente de primeiro grau. d. Presença de fator reumatoide IgM em pelo menos duas ocasiões com pelo menos 3 meses de intervalo. e. Presença de artrite idiopática juvenil sistêmica no paciente.

Epidemiologia

A artrite idiopática juvenil é a condição crônica reumática mais comum da infância e da adolescência, tendo sua incidência variando de 1,6 a 23/100.000 crianças e adolescentes, com um *pool* de incidência anual de 7,8 por 100.000 na população europeia. Nos Estados Unidos, a prevalência estimada é de 44,7 por 100.000 crianças e adolescentes. No Brasil, um estudo feito em escolas particulares de São Paulo mostrou uma prevalência de 0,2%, com prevalência de 20.5 (19.8–21.3) na população pediátrica. A categoria de AIJ mais prevalente é a oligoarticular, e os subtipos menos comuns são AIJ sistêmica, artrite relacionada à entesite e artrite psoriásica. A uveíte é a principal manifestação extra-articular da AIJ, com uma frequência variando 5-19% dependendo da etnia do paciente.

Patogenia

O termo artrite idiopática juvenil engloba um grupo heterogêneo de doenças que compartilham uma característica patológica comum, a inflamação sinovial crônica. O líquido sinovial de articulações inflamadas se caracteriza por material translúcido, com perda da viscosidade habitual e com aumento de celularidade (entre 2.000 e 50.000 leucócitos/mm^3), com uma proporção anormal de células *T helper* 17 (Th17) com relação às células T reguladoras. O número de células Th17 se correlaciona com a gravidade da artrite.

A patogênese da AIJ não está completamente esclarecida, embora se acredite que seja causada por um mecanismo imunogênico resultante de fatores imunogenéticos e ambientais. Uma das associações genéticas mais conhecidas é o envolvimento dos alelos de classe II do complexo principal de histocompatibilidade (MHC), mostrando a influência das células Th CD4+. O subtipo artrite relacionada à entesite também se associa a polimorfismo no gene HLA-B27, AIJ oligoarticular com o gene A*02, AIJ poliarticular fator reumatoide (FR) negativo com o gene DRB1*11 e DQB1, e AIJ poliarticular FR positivo com DR4. Entre os genes de citocinas-quimiocinas, as formas oligoarticulares se associam com o gene da IL10, a forma sistêmica com IL6 e a artrite psoriásica com o receptor de IL23, CCL5 e TNF-alfa. Os genes PTPN22, TRAF1, STAT4 e CD25 são importantes na regulação de ativação de células T e, na AIJ sistêmica, as mutações nos genes MUNC13-4 e da perforina, associam-se com desenvolvimento da síndrome de ativação macrofágica (SAM).

As células T estão altamente ativadas em pacientes com AIJ, atraindo monócitos e neutrófilos para a articulação e levando à secreção de mediadores que perpetuam a inflamação, como também atenuam a regulação imune. Nas formas oligoarticular e poliarticular, que são condições autoimunes, a imunidade adaptativa desregulada é um fator provável na patogênese da doença. Nessas condições, as interações entre células T efetoras (Teffs) e células T reguladoras (Tregs) são provavelmente um fator-chave no controle da progressão da doença. Durante o processo inflamatório, os linfócitos B circulantes secretam citocinas que ativam os linfócitos T diferenciados e plasmócitos, secretam autoanticorpos, particularmente FR, antipeptídeo cíclico citrulinado (CCP) e fator antinúcleo (FAN), que são seus principais marcadores laboratoriais. A AIJ sistêmica é um subtipo causado por defeitos predominantes nos mecanismos imunológicos inatos, resultando em níveis aumentados de interleucinas IL-1β IL-6 e IL-18.

Quadro clínico

O diagnóstico da artrite idiopática juvenil é essencialmente clínico e nenhum resultado laboratorial é patognomônico da doença. Dessa forma, uma anamnese completa e exame físico minucioso são os elementos-chave para o diagnóstico.

Na anamnese, é importante investigar a presença de rigidez matinal/dor por pelo menos 15 minutos, normalmente relatadas como claudicação pela manhã, nos intervalos escolares ou após cochilos. É também comum o relato de rigidez/dor que melhora com atividade ou à medida que o dia avança. A dor muitas vezes não é o sintoma primário de AIJ, tendo em vista que a artrite ou sinovite podem ser indolores.

Com relação ao exame físico, todas as articulações devem ser avaliadas, verificando-se a presença de artrite (ou seja, presença de edema articular, ou dois dos seguintes: limitação da amplitude do movimento articular, dor à palpação ou dor à mobilização passiva). Durante uma visita à clínica, várias pistas podem ser inferidas, observando como a criança ou adolescente se posiciona e usa as extremidades, sobe ou desce da mesa de exame e anda/corre no corredor. Outros achados no exame físico podem sugerir a presença de artrite crônica como: presença de fraqueza ou atrofia muscular, principalmente devido ao desuso; supercrescimento ósseo, comumente visto no joelho afetado; discrepância no comprimento dos membros inferiores (a perna afetada pode ser mais longa devido ao crescimento excessivo); e micro ou retrognatia (devido à disfunção da articulação temporomandibular – ATM). O acometimento da ATM usualmente apresenta-se associado a um quadro álgico em mandíbula e/ou dificuldade de mastigação, porém pode ser assintomático. No exame físico da mandíbula, deve ser avaliada a amplitude da abertura da boca e a presença de possível desvio da mandíbula para o lado afetado.

Também durante o exame físico, é importante avaliar local de ênteses (pontos de inserção dos tendões, ligamentos, cápsula articular ou fáscia muscular no osso), a procura de entesite. Os locais mais comuns de entesite são os tendões de Aquiles, ao redor dos joelhos (nas posições 2, 6 e 10 horas), no trocânter maior, cabeças metatarsais e inserção da fáscia plantar nos pés. Deve ser também avaliada a presença de manifestações extra-articulares, como psoríase, incluindo depressões ungueais (onicólise), principalmente no caso da artrite psoriásica. Outra manifestação extra-articular bastante comum é a uveíte, identificada por meio de exame oftalmológico com lâmpada de fenda. No exame ocular deve-se também avaliar a presença de sinéquias, catarata e glaucoma (normalmente vistos em pacientes com uveíte de longa duração). Como a inflamação ocular é frequentemente assintomática, as crianças e adolescentes com AIJ devem ser regularmente rastreados para uveíte por um oftalmologista, particularmente as formas de início oligoarticular.

A classificação da AIJ se baseia principalmente nas manifestações clínicas e biomarcadores identificados nos primeiros seis meses do início dos sintomas, descritos na Tabela 1.

Artrite idiopática juvenil poliarticular

A apresentação poliarticular se caracteriza pelo acometimento de cinco ou mais articulações. Possui uma distribuição bifásica, com um pico entre 1 e 4 anos, e outro mais tardio, entre 6 e 12 anos. A classificação do ILAR a diferencia em duas formas: FR positivo e FR negativo. Como o FR pode ser transitoriamente detectado em outras condições, como infecções, sua positividade deve ser confirmada em mais de uma ocasião, com intervalo mínimo de três meses entre as dosagens.

O acometimento articular é insidioso e simétrico, particularmente acometendo as grandes articulações, como joelhos, punhos, cotovelos e tornozelos, além das articulações temporomandibulares e a coluna cervical. Quando atinge as pequenas articulações das mãos e pés, pode se manifestar de forma semelhante à artrite reumatoide nos adultos, com contraturas em flexão das articulações interfalangeanas e metacarpofalangeanas. Os comprometimentos dos quadris e da coluna podem ocorrer com restrição do crescimento do corpo vertebral e fusão das articulações interapofisárias, determinando pior prognóstico. A forma poliarticular FR negativo da AIJ tende a ter um curso clínico mais benigno e é mais frequente quando comparada ao grupo FR positivo.

Manifestações extra-articulares incluem os nódulos reumatoides (em áreas de pressão, como olécrano, tendões extensores dos dedos, tendão do calcâneo, região occipital e em pacientes que usam óculos na região da ponte nasal). Pode também ocorrer febre baixa, anorexia, fadiga e raramente síndrome de Felty (caracterizada por esplenomegalia e neutropenia) e vasculite reumatoide, principalmente em pacientes com FR positivo.

Os pacientes com AIJ poliarticular ativa apresentam elevação significativa de provas inflamatórias, incluindo a velocidade de hemossedimentação (VHS), proteína C reativa (PCR) e imunoglobulinas.

Artrite idiopática juvenil oligoarticular

A forma oligoarticular é a categoria de AIJ mais comum. É caracterizada pelo acometimento inferior a quatro articulações, tendo um pico de início entre 2 e 4 anos de idade. Nessa forma, há predomínio do sexo feminino, maior frequência de FAN positivo e alto risco de uveíte anterior ou iridociclite. A classificação da ILAR diferencia duas formas evolutivas: a forma persistente (se a artrite permanecer restrita a quatro ou menos articulações) e estendida (se a artrite evolui com cinco ou mais articulações) após os seis meses iniciais.

A artrite é assimétrica e predominante em joelhos e tornozelos, podendo ser monoarticular. Presença de artrite de punhos e tornozelos e VHS elevada na apresentação da doença associam-se com curso prolongado.

Na AIJ oligoarticular, as provas de fase aguda podem estar normais ou levemente aumentadas, indicando atividade inflamatória predominante intra-articular.

Artrite relacionada à entesite

A artrite relacionada à entesite (ARE) é mais comum no sexo masculino e geralmente se apresenta com entesite e artrite. Frequentemente há associação familiar com as espondiloartropatias e a espondilite anquilosante, e com o antígeno HLA-B27, e na maioria das vezes os autoanticorpos FR e FAN são negativos. Possui um pico de início aos 12 anos. É uma doença insidiosa, associada à dor osteoarticular intermitente e rigidez, devido à artrite ou entesite. As articulações de membros inferiores, joelhos, tornozelos e quadris são mais afetados, com um padrão oligoarticular. Contudo, a inflamação das articulações sacroilíacas (sacroiliíte) unilateral ou bilateral, frequentemente assintomática, deve ser identificada por meio da ressonância magnética (RM), pois a radiografia simples normal não exclui o seu diagnóstico. Também pode haver assimetria na região dorsal, retificação da coluna lombar ou cifose torácica, com redução da mobilidade toracolombar e da expansibilidade torácica. As principais regiões acometidas pelo processo inflamatório da inserção óssea são as fáscias, tendões ou cápsulas articulares, especialmente a inserção calcânea do tendão Aquileu, a fáscia plantar e, menos frequentemente, a tuberosidade anterior da tíbia, os bordos da patela, a base do quinto metatarso, a cabeça dos cinco metatarsos e ao longo da coluna.

Manifestações extra-articulares incluem: uveíte anterior aguda, geralmente unilateral e sintomática, com hiperemia ocular associada à fotofobia e dor. Raramente há complicações cardiopulmonares e cerebrovasculares na faixa etária pediátrica. As provas inflamatórias podem ser normais ou elevadas.

Artrite psoriásica juvenil

A artrite psoriásica juvenil apresenta-se normalmente com psoríase clássica, alterações nas unhas, sugestivo de psoríase ou história familiar de psoríase em um parente de primeiro grau, além de artrite, "dedos em salsicha" ou dactilite. Possui uma distribuição etária bimodal, mais incidente em pré-escolares e escolares até 10 anos.

A apresentação clínica não é homogênea, incluindo características da AIJ oligoarticular FAN positivo ou com manifestações das espondiloartropatias. Usualmente, a artrite precede o aparecimento da psoríase. O acometimento das articulações costuma ser assimétrica. É comum a associação de psoríase vulgar, que são lesões eritematosas bem delimitadas, nas superfícies extensoras dos cotovelos, antebraços, joelhos e interfalangianas e menos comum a presença de onicólise ungueal ou *nail pitting* (erosões puntiformes ungueais). A uveíte anterior é frequentemente assintomática.

Artrite idiopática juvenil sistêmica

A AIJ sistêmica (AIJs) tem características peculiares, iniciando-se antes dos 10 anos de idade, sem predomínio de sexo. Os pacientes com essa categoria de AIJ devem ser submetidos a uma avaliação completa para exclusão de infecções e malignidade, incluindo culturas, sorologias, exames de imagem e/ou exame de medula óssea. O paciente com AIJs se apresenta com febre diária por pelo menos duas semanas e de padrão intermitente, com 1-2 picos diários acima de 39°C. Após o período febril há queda súbita à normalidade ou hipotermia. Também apresentam exantema reumatoide, uma erupção eritematosa macular evanescente, em tronco e extremidades proximais, que aparece concomitante com a febre e pode ser desencadeada pelo dermografismo de escarificação da pele (conhecido como fenômeno de Köebner). A artrite tem curso variável podendo ser simétrica e poliarticular, em joelhos, punhos, tornozelos, quadris e coluna cervical, e podendo estar ausente nas fases iniciais. Nesses casos, o diagnóstico definitivo só pode ser feito quando a artrite estiver presente.

Outras manifestações extra-articulares podem ser encontradas, como a serosite, sendo a pericardite a apresentação mais comum, manifestando-se por taquicardia, atrito pericárdico, taquipneia, dor torácica e dispneia. Todavia, complicações como tamponamento pericárdico, pericardite constritiva, miocardite e endocardite são raras. A pleurite assintomática pode ocorrer isoladamente ou associada à pericardite. No primeiro ano de doença, é comum encontrar linfonodomegalia e esplenomegalia. Em contrapartida, a hepatomegalia ocorre em menor frequência, geralmente moderada, contudo grandes volumes podem sugerir a presença de amiloidose secundária, habitualmente com proteinúria, uma complicação extra-articular grave.

Os exames laboratoriais evidenciam processo inflamatório sistêmico exuberante, com presença de anemia, leucocitose com neutrofilia e plaquetose, e elevação das provas de fase aguda, incluindo VHS e PCR. Na maioria dos casos, FR e FAN são negativos. O ecocardiograma pode ser solicitado na suspeita de derrame pericárdico e a radiografia de tórax na suspeita de derrame pleural.

Em pacientes com AIJs, frente a uma piora clínica importante associada à febre e quadro inflamatório persistente, é fundamental investigar a síndrome de ativação macrofágica (SAM), uma forma secundária de linfo-histiocitose hemofagocítica (HLH). A SAM se caracteriza por uma mudança no padrão de febre para persistente, com possível evolução para insuficiência hepática aguda, sangramentos e icterícia, como manifestações de uma coagulopatia, podendo evoluir para coagulação intravascular disseminada. Há sinais de inflamação sistêmica, com a ferritina sérica elevada, associada à plaquetopenia, aumento nas transaminases e redução do nível de fibrinogênio. Nesta situação, é comum que a VHS esteja normal ou pouco alterada. No mielograma, há evidência de macrófagos ativados ou histiócitos, com eritrócitos em grânulos fagocíticos característicos (Tabela 2).

TABELA 2 Critérios de classificação EULAR/ACR (2016) para síndrome de ativação macrofágica da artrite idiopática juvenil (AIJ) sistêmica

Paciente febril e ferritina > 684 ng/mL associada com pelo menos 2 dos seguintes parâmetros:
▪ Plaquetas ≤ 181.000/mm3 ▪ Aspartato aminotransferase (AST) > 48U/L ▪ Triglicérides > 156 mg/dL ▪ Fibrinogênio ≤ 360mg/dL

EULAR/ACR - European League Against Rheumatism / American College of Rheumatology.

Artrite indiferenciada

Esta categoria inclui crianças ou adolescentes que atendem aos critérios de duas ou mais categorias, ou aqueles que não atendem aos critérios para qualquer categoria. Exemplos incluem uma criança que tem envolvimento de apenas duas articulações, mas tem FR positivo ou uma criança com artrite crônica e exantema, cuja mãe tem psoríase.

Diagnóstico, diagnóstico diferencial e investigação laboratorial

O diagnóstico de AIJ é feito por exclusão. É imperativa uma boa anamnese e o exame clínico completo. O diagnóstico de AIJ é estabelecido quando os sintomas de artrite persistem por mais de seis semanas, após a exclusão de todas as formas secundárias de artrite, em crianças com idade inferior a 16 anos. O sistema de classificação

TABELA 3 Diagnóstico diferencial da artrite idiopática juvenil (AIJ) em crianças e adolescentes

Artrite monoarticular	Artrite poliarticular	Doença sistêmica
Artrite séptica/osteomielite Artrite reativa Malignidade ▪ Leucemia ▪ Linfoma ▪ Neuroblastoma Hemofilia Trauma AIJ oligoarticular crônica Espondilite anquilosante juvenil Artrite psoriásica juvenil Sinovite vilonodular Sarcoidose	Espondiloartropatia soronegativa Artrite psoriásica juvenil Artrite da doença inflamatória intestinal Lúpus eritematoso sistêmico Poliartrite relacionada à infecção ▪ Doença de Lyme ▪ Artrite reativa Sarcoidose Sinovite hipertrófica familiar Mucopolissacaridoses	Infecção Doença inflamatória intestinal Doenças do tecido conjuntivo ▪ Lúpus eritematoso sistêmico ▪ Dermatomiosite juvenil ▪ Vasculite Doença de Castleman Febre familiar do mediterrâneo Síndrome de hiper IgD (deficiência de mevalonato quinase)

TABELA 4 Biomarcadores na artrite idiopática juvenil

	Associação clínica
Fator reumatoide	Presente em 8 a 20% na AIJ poliarticular, ausente nos demais subtipos; Associado a dano articular estrutural e erosões ósseas.
Anti-CCP	Presente em 8% dos pacientes com AIJ poliarticular FR-, 74% AIJ poliarticular FR+, 19% AIJ oligoarticular e 13% AIJ sistêmica Na AIJ poliarticular FR+, associado a maior risco de cronicidade e erosões ósseas.
FAN	Presente em até 15% dos pacientes com AIJ poliarticular, 30 a 80% AIJ oligoarticular, 2% AIJ sistêmica; Associado a maior risco de uveíte.
HLA-B27	Presente em 90% dos pacientes com artrite relacionada à entesite, 66% artrite psoriásica, 26% AIJ poliarticular FR-, 16% AIJ poliarticular FR+, 10% AIJ oligoarticular, ausente na AIJ sistêmica Associação com sacroiliíte.
TNF alfa sérico	Associado à maior gravidade e cronicidade e falha ao metotrexato.
S100A8/A9	Biomarcador da atividade da doença subclínica, indicando maior risco de reativação da AIJ após a interrupção da terapia medicamentosa.
Interleucina 18	Marcador de atividade na AIJ sistêmica
Ferritina	Marcador de SAM na AIJ
ADA2	Atividade sérica associada à SAM na AIJ

Anti-CCP - antipeptídeo cíclico citrulinado; SAM – síndrome de ativação macrofágica;
FAN - fator antinuclear; S100A8/A9 - S100 *calcium-binding protein* A8/A9; ADA-2 - Adenosina deaminase 2

atual da ILAR distingue sete categorias, caracterizadas por diferentes apresentações clínicas, laboratoriais e desfecho (Tabela 1).

O diagnóstico diferencial da AIJ é amplo, porque artrite e artralgias podem ocorrer em diversas condições (Tabela 3).

Diversos biomarcadores foram identificados para a classificação da AIJ (Tabela 4). Os biomarcadores mais utilizados na prática para classificação, atividade inflamatória e associações são: VHS, PCR, ferritina, FAN, FR, anti-CCP (antipeptídeo cíclico citrulinado) e HLA B27.

Conclusão

A artite idiopática juvenil é a doença reumática crônica mais prevalente na faixa etária pediátrica. Essa doença é caracterizada pela presença de artropatia inflamatória crônica e manifestações extra-articulares. A demora no diagnóstico e, consequentemente, no início do tratamento especializado, pode levar à artrite progressiva e destrutiva. Portanto, a identificação precoce e o tratamento de crianças e adolescentes com AIJ é uma preocupação para todos os pediatras e reumatologistas.

LÚPUS ERITEMATOSO SISTÊMICO JUVENIL

Introdução

Lúpus eritematoso sistêmico juvenil (LESJ) é uma doença multifatorial, que promove um acometimento simultâneo ou evolutivo de vários órgãos e sistemas, e que pode ser utilizado como modelo ideal para se caracterizar uma doença autoimune, crônica e inflamatória sistêmica. Acomete crianças e adolescentes até 18 anos, correspondendo a cerca de 15-20% dos pacientes com LES. O curso clínico é habitualmente recorrente e remitente, com uma história natural imprevisível. A principal característica do LESJ é a diversidade de sintomas clínicos e o surgimento de múltiplos autoanticorpos.

Epidemiologia

A incidência varia entre 0,36 e 2,5 por 100.000 crianças e adolescentes, com prevalência de 1,89 a 34,1 por 100.000 crianças e adolescentes. A idade média de início é de aproximadamente 12,6 anos, e a doença é mais comum em meninas e mulheres jovens. Dentro da população pediátrica, a distribuição de gênero varia. Em crianças menores de 5 anos de idade, a distribuição é aproximadamente igual, mas, em crianças pré-púberes, a taxa é de 3 meninas para cada menino acometido, e, em adolescentes pós-púberes, a relação é de cerca de 9:1. Com relação à etnia, o LESJ é mais frequente em não caucasianos. Pacientes com LESJ têm taxas de mortalidade mais altas quando comparadas à população adulta com LES. As causas mais comuns de morte incluem infecção, doença renal, malignidade e doença vascular, e variam com a duração da doença.

Patogenia

Fatores genéticos estão centralmente envolvidos na fisiopatologia, mas raramente ocorrem de forma isolada (1 a 4% dos pacientes), com mutações em um único gene no LES monogênico ou doença "semelhante ao lúpus". Dessa forma, na maioria dos pacientes com LESJ, o início da doença depende de vários fatores, como alterações nos mecanismos imunorreguladores (imunidade inata e adquirida), herança genética (poligênica ou monogênica), infecções virais (como vírus de Epstein-Barr), drogas, imunodeficiências primárias (como deficiências congênitas de complemento), fatores hormonais (como estrógeno) e ambientais (como raios ultravioletas, poluentes atmosféricos e prematuridade).

Com relação à resposta imune, sua desregulação leva à ativação de mecanismos imunes inatos e adaptativos, resultando subsequentemente na liberação de citocinas inflamatórias, ativação aberrante de células T efetoras e de células B policlonais, produção de autoanticorpos e deposição de imunocomplexos, que contribuem para a inflamação tecidual e danos aos órgãos. A contribuição exata dos mecanismos imunes inatos *versus* adaptativos na fisiopatologia do LES pode variar entre indivíduos e faixas etárias.

Quadro clínico

O LESJ é uma doença grave com uma variável gama de manifestações clínicas, podendo acometer os mais diversos órgãos e sistemas. Os sintomas referidos são individuais em cada paciente, pois dependerão do tecido e órgão acometidos. Na fase inicial, estes são inespecíficos, destacando-se: febre, anorexia, perda de peso, fadiga, linfadenopatia difusa, hepatomegalia e esplenomegalia. Em 80% dos pacientes com LESJ, o acometimento cutâneo está presente, podendo variar desde eritema malar, fotossensibilidade, alopecia, aftas/úlceras orais e nasais, urticária e bolhas até o envolvimento crônico com sequelas. O comprometimento articular é geralmente discreto, autolimitado e habitualmente sem deformidade articular, sendo que em 70% dos pacientes pode se apresentar como oligoartrite ou poliartrite aguda ou recorrente.

Com relação ao acometimento cardíaco e respiratório, 30% dos casos podem se apresentar sob a forma de derrame pleural e/ou pericárdico. Em geral, o derrame é discreto e raramente determina tamponamento cardíaco ou insuficiência respiratória aguda. Entre as manifestações neuropsiquiátricas relacionadas ao diagnóstico do LESJ destacam-se: cefaleia, distúrbios de humor, convulsões, doença cerebrovascular, psicose e coreia. A nefrite lúpica (NL) afeta até 80% dos pacientes e até 19% podem desenvolver insuficiência renal terminal.

Diagnóstico, diagnóstico diferencial e investigação laboratorial

O diagnóstico de LESJ tem como base os achados clínicos, exames sorológicos e laboratoriais, além de biópsias dos órgãos acometidos. Na prática clínica, tem-se utilizado dois critérios de classificação diagnóstica para LESJ. Esses critérios podem surgir simultaneamente ou de forma aditiva em alguns meses até que o diagnóstico definitivo da doença possa ser estabelecido. O critério classificatório do American College of Rheumatology (ACR), com definições padronizadas, é o mais utilizado na prática diária da reumatologia pediátrica, bem como em pesquisas clínicas e estudos com novos fármacos. Para se estabelecer o diagnóstico de LESJ, faz-se necessária a presença de quatro ou mais dos 11 critérios, concomitantemente ou sequencialmente, durante qualquer intervalo de tempo (Tabela 5).

O outro critério de classificação também utilizado é o Systemic Lupus Interna-

TABELA 5 Critérios de classificação do American College of Rheumatology (ACR) para o diagnóstico de lúpus eritematoso sistêmico juvenil (LESJ)

Critérios
1. Eritema ou *rash* malar
2. Eritema ou *rash* discoide
3. Fotossensibilidade
4. Úlceras de mucosa (oral ou nasal, evidenciada pelo médico)
5. Artrite não erosiva
6. Pleurite ou pericardite
7. Nefrite ▪ Proteinúria persistente ou superior a 0,5 g/dia ou ▪ Cilindrúria (cilindros hemáticos, hemoglobínicos, granulares, tubulares ou mistos)
8. Doença neuropsiquiátrica ▪ Psicose (excluindo-se drogas e distúrbios metabólicos) ou ▪ Convulsão (excluindo-se drogas e distúrbios metabólicos)
9. Doença hematológica ▪ Anemia hemolítica com reticulocitose em duas ou mais ocasiões ou ▪ Leucopenia (leucócitos abaixo de 4.000/mm^3) em duas ou mais ocasiões ou ▪ Linfopenia (linfócitos abaixo de 1.500/mm^3) em duas ou mais ocasiões ou ▪ Plaquetopenia (plaquetas inferiores a 100.000/mm^3) na ausência de drogas indutoras de trombocitopenia
10. Alterações imunológicas ▪ Presença de anticorpo anti-DNA de dupla hélice ou ▪ Presença de anticorpo anti-Sm ou ▪ Presença de anticorpo antifosfolípide: anticardiolipina IgG ou IgM, ou anticoagulante lúpico ou ▪ VDRL falso-positivo
11. Fator antinúcleo (FAN) positivo

TABELA 6 Critérios clínicos de classificação do SLICC (Systemic Lupus International Collaborating Clinics) para diagnóstico de lúpus eritematoso sistêmico juvenil (LESJ)

Critérios clínicos
1. Lúpus cutâneo agudo Inclui um dos seguintes: eritema malar, lúpus bolhoso, necrólise epidérmica tóxica, eritema maculopapular, fotossensibilidade (na ausência de dermatomiosite), lúpus cutâneo subagudo (lesões psoriasiformes não enduradas ou lesões anulares policíclicas que resolvem sem deixar cicatriz, apesar de ocasionalmente ocorrer despigmentação pós-inflamatória ou telangiectasias).
2. Lúpus cutâneo crônico Inclui um dos seguintes: lúpus discoide clássico (localizado – acima do pescoço, generalizado – acima e abaixo do pescoço), lúpus hipertrófico (verrucoso), paniculite lúpica (lúpus profundo), lúpus mucoso, lúpus túmido, lúpus pérnio, lúpus discoide/superposição com líquen plano.
3. Úlceras orais ou nasais Localizadas no palato, boca, língua ou narinas na ausência de outras causas como vasculite, doença de Behçet, infecções (como herpes), doença inflamatória intestinal, artrite reativa e alimentos ácidos.
4. Alopecia Afilamento difuso ou fragilidade capilar com cabelos quebradiços visíveis na ausência de outras causas como alopecia areata, drogas, deficiência de ferro e alopecia androgênica

(continua)

TABELA 6 Critérios clínicos de classificação do SLICC (Systemic Lupus International Collaborating Clinics) para diagnóstico de lúpus eritematoso sistêmico juvenil (LESJ) (*continuação*)

Critérios clínicos
5. Artrite Envolvendo de duas ou mais articulações. Edema ou derrame articular ou artralgia em duas ou mais articulações e rigidez matinal de 30 minutos ou mais.
6. Serosite (pleurite ou pericardite) Dor pleurítica por mais de um dia ou derrame pleural ou atrito pleural, dor pericárdica típica (dor em posição deitada que melhora ao se sentar com o tronco para frente) por mais de um dia ou efusão pericárdica ou atrito pericárdico ou eletrocardiograma com sinais de pericardite. Na ausência de outras causas, como infecções, uremia ou pericardite de Dressler.
7. Nefrite Relação entre proteína e creatinina urinárias (ou proteinúria de 24 horas) com mais de 500 mg de proteína em 24 horas ou presença de cilindros hemáticos.
8. Neuropsiquiátrico Inclui um dos seguintes: convulsão, psicose, mielite, mononeurite múltipla (na ausência de outras causas como vasculite primária), neuropatia periférica ou de nervos cranianos (na ausência de outras causas, como vasculite primária, infecção e diabetes mellitus), estado confusional agudo (na ausência de outras causas como tóxico-metabólicas, uremia e drogas).
9. Anemia hemolítica
10. Leucopenia $< 4000/mm^3$ ou linfopenia $< 1000/mm^3$ Leucopenia (na ausência de outra causa conhecida como síndrome de Felty, drogas ou hipertensão portal) ou Linfopenia (na ausência de outra causa conhecida como glicocorticoides, drogas e infecções)
11. Plaquetopenia $< 100.000/mm^3$ Na ausência de outra causa conhecida, como drogas, hipertensão portal e púrpura trombocitopênica trombótica

TABELA 7 Critérios imunológicos de classificação do SLICC (Systemic Lupus International Collaborating Clinics) para diagnóstico de lúpus eritematoso sistêmico juvenil (LESJ)

Critérios imunológicos
1. Fator antinuclear (FAN) Acima dos valores de referência
2. Anticorpo anti-DNA dupla hélice Acima dos valores de referência, exceto a técnica de ensaio imunoenzimático (ELISA) acima de duas vezes o valor de referência
3. Anticorpo anti-Sm
4. Anticorpo antifosfolípide – qualquer um dos seguintes autoanticorpos: ▪ Anticoagulante lúpico ▪ VDRL falso-positivo ▪ Anticardiolipina em médios ou altos títulos (IgA, IgG ou IgM) ▪ Anti-β2 glicoproteína I (IgA, IgG ou IgM)
5. Redução sérica do complemento ▪ C3 baixo ▪ C4 baixo ▪ CH50 baixo
6. Teste de Coombs direto positivo ▪ Na ausência de anemia hemolítica

tional Collaborating Clinics (SLICC), que foi desenvolvido e validado para a população de LESJ. Nele, é mandatória a presença de quatro ou mais dos 17 critérios, concomitantemente ou sequencialmente, durante qualquer intervalo de tempo, com pelo menos um critério clínico e um critério imunológico (Tabelas 6 e 7). Ainda com base nessa classificação, o paciente pode ser diagnosticado como LESJ se apresentar nefrite isolada associada à presença de FAN ou do anticorpo anti-DNA de dupla hélice positivo. Em relação à sensibilidade e especificidade, observa-se que o critério de classificação do SLICC é mais sensível e menos específico do que o do ACR para o diagnóstico de LESJ. Por isso, faz-se necessário também considerar com maior cuidado diagnósticos diferenciais quando se utiliza o critério de classificação do SLICC.

Existe um terceiro critério de classificação (critério do European League Against Rheumatism - EULAR/ACR), que foi recentemente validado no LESJ, porém, para utilização na prática clínica, serão necessários mais estudos multicêntricos e internacionais com maior número de pacientes com LESJ.

Com relação ao diagnóstico diferencial, 10% ou mais das crianças saudáveis têm FAN positivo. As principais considerações no diagnóstico diferencial de uma criança ou adolescente com FAN positivo e doença multissistêmica são infecções e outras doenças autoimunes e inflamatórias sistêmicas. Pacientes com neoplasias, como leucemia linfoblástica aguda, também podem apresentar FAN positivo, sendo um desafio diferenciar essas duas entidades, pois ambas podem apresentar febre, bicitopenia ou pancitopenia, linfadenopatia, hepatoesplenomegalia, perda de peso e fadiga. Dessa forma, durante a investigação diagnóstica, frequentemente se fazem necessários um aspirado de medula óssea e/ou uma biópsia quando outras características exclusivas do LESJ (como erupção cutânea malar, nefrite, psicose ou múltiplos autoanticorpos) estiverem ausentes.

Achados laboratoriais comuns em crianças e adolescentes com LES, além das anormalidades hematológicas (anemia hemolítica, leucopenia, linfopenia, trombocitopenia), incluem a presença de autoanticorpos, como FAN (em quase 100% dos casos), anticorpos anti-DNA de dupla hélice e autoanticorpos antifosfolípides. A deficiência de vitamina D é frequente na apresentação em crianças e adolescentes com LES e pode contribuir para a diminuição da densidade óssea e osteopenia. A PCR pode ser normal ou apenas levemente elevada no LES ativo e geralmente está mais marcadamente elevada na presença de infecção concomitante, serosite ou SAM. Os achados mais específicos do LES incluem hipocomplementemia, especialmente da fração C4, e anormalidades do sedimento urinário, com presença de hematúria, proteinúria, leucocitúria e/ou cilindros urinários. Outros exames complementares são importantes na avaliação do paciente com LESJ, incluindo ecocardiograma, radiografia de tórax, angiorressonância de sistema nervoso central ou biópsia renal, a depender da sintomatologia de cada caso.

Conclusão

A fisiopatologia do LESJ é complexa e varia significativamente entre indivíduos, sexo e faixa etária. Isso resulta em fenótipos de doença, respostas ao tratamento e evolução da doença variáveis e amplamente imprevisíveis.

DERMATOMIOSITE JUVENIL

Introdução

Dermatomiosite juvenil (DMJ) é a miopatia inflamatória idiopática mais frequente na infância e adolescência. A DMJ é uma doença sistêmica autoimune caracterizada por miosite simétrica, predominantemente de músculos proximais, associada a lesões cutâneas características. Pulmões, coração e intestinos também podem estar envolvidos. Difere da doença do adulto pela maior incidência de vasculopatia, pela proliferação da camada íntima de pequenos vasos e pela menor frequência de autoanticorpos.

Epidemiologia

Trata-se de uma patologia rara na infância e adolescência. Sua incidência varia de 1,9 a 4 casos por 1 milhão de crianças e adolescentes ao ano, com prevalência de aproximadamente 2,5 por milhão por ano. Considera-se que de 16% a 20% de todos os casos de dermatomiosite ocorrem em indivíduos abaixo dos 18 anos de idade. Há um predomínio no sexo feminino, numa proporção de 1,5 a 2,6:1 em relação ao masculino. Nota-se com maior frequência um início de doença entre os 5 e os 14 anos de idade, sendo que cerca de um quarto dos pacientes inicia os sintomas com menos de 4 anos de idade. A média de idade de início nos meninos é de 6,7 anos e nas meninas de 7,3 anos.

Patogenia

A etiologia da DMJ permanece desconhecida. Há relatos de associação com antígenos de histocompatibilidade, agentes ambientais e autoimunidade. É difícil estabelecer qual evento inicia e qual perpetua o processo inflamatório na DMJ. Um processo inflamatório mediado pelo interferon tipo-1, desencadeado por um estímulo ambiental como infecção, estresse ou raios ultravioletas, em um organismo geneticamente predisposto, é uma das hipóteses mais atuais. Os possíveis fatores desencadeantes da DMJ continuam sendo objeto de inúmeros estudos, dentre eles a sazonalidade ao nascimento do paciente e agentes infecciosos, podendo precipitar um processo autoimune, bem como a reativação dos sintomas da doença. Tem-se relatado infecções intestinais, urinárias e respiratórias antecedendo em meses a primeira manifestação ou recorrências da DMJ. Vacinação, exposição solar e medicações também foram descritas como possíveis causas desencadeantes da miosite.

Em estudos histopatológicos, são encontradas alterações isquêmicas devido à vasculopatia sistêmica inflamatória ou não inflamatória, bem como apoptose das células musculares e amplificação da inflamação mediada pelo interferon tipo 1. O infiltrado inflamatório nos músculos afetados na DMJ é composto predominantemente por células mononucleares, tanto linfoides como fagocíticas. Está sendo avaliado o papel patológico de macrófagos, células T, células dendríticas e de autoanticorpos no desenvolvimento dessa miopatia inflamatória.

Quadro clínico

O curso clínico da DMJ é variável, podendo ser monocíclico, policíclico ou crônico e correlaciona-se com a gravidade da vasculopatia, podendo evoluir com diferentes graus de limitação funcional. A maioria das crianças e adolescentes apresenta um curso não progressivo e monocíclico, com duração de meses e remissão completa, podendo ocorrer exacerbações com remissões parciais. Alguns pacientes apresentam a forma crônica ou persistente com duração de anos.

O diagnóstico precoce é dificultado pela grande variação na forma e velocidade da sua apresentação clínica. Entretanto, aproximadamente 30% dos pacientes podem ter uma apresentação mais rápida. O tempo de duração da doença antes do diagnóstico pode influenciar tanto as manifestações clínicas quanto as laboratoriais do paciente.

O início do quadro clínico da DMJ é geralmente insidioso e progressivo, caracterizado por febre, mal-estar, fadiga, dificuldade para as atividades diárias, como lavar e pentear o cabelo, subir e descer escadas, além de alterações cutâneas principalmente na face e nas mãos, que precedem o diagnóstico em meses ou até mais de um ano (Tabela 8).

TABELA 8 Critérios de Bohan e Peter para o diagnóstico da dermatomiosite juvenil

1. *Rash* cutâneo característico que consiste no heliotropo (edema e coloração violácea ou eritematosa das pálpebras) e nas pápulas de Gottron (pápulas eritematosas nas superfícies extensoras das pequenas articulações das mãos, cotovelos, joelhos ou tornozelos).
2. Fraqueza muscular simétrica das cinturas pélvica e escapular.
3. Elevação das enzimas musculares: creatinoquinase (CPK), aspartato aminotransferase (AST), alanina aminotransferase (ALT), desidrogenase láctica (DHL) e aldolase.
4. Alterações na eletroneuromiografia (ENM) características de miopatia e denervação.
5. Biópsia muscular com presença de fibras de diferentes tamanhos, necrose, atrofia perifascicular, degeneração e regeneração.

Comprometimento muscular

A fraqueza e dor muscular afetam toda a musculatura, porém, são mais evidentes na região proximal das cinturas pélvica e escapular e nos músculos flexores anteriores do pescoço e do tronco. Além disso, podem acometer musculaturas respiratórias, do esôfago e do abdome.

A criança ou adolescente apresenta dificuldade para se vestir, tomar banho sozinha, levantar da posição sentada, subir e descer escadas e para andar. O exame físico varia de acordo com a gravidade e tempo da doença. Entretanto, pode-se observar uma marcha com base alargada, edema do subcutâneo e importante dor à palpação muscular e perda da definição da musculatura. A força muscular geralmente está debilitada, resultando em dificuldade ou incapacidade de o paciente se levantar da cadeira sem ajuda, subir na maca, elevar os braços acima da cabeça ou elevar a cabeça do leito. O sinal de Gower (ou manobra do levantar miopático) está frequentemente presente. Em raros casos, o grau de comprometimento muscular pode ser tão importante que a criança ou adolescente fica limitada ao leito. Embora menos frequente, a musculatura periférica pode estar comprometida em alguns pacientes.

Os comprometimentos da faringe, da musculatura do palato e do esôfago podem acarretar dificuldade para deglutir e regurgitação, principalmente de líquidos, necessitando de cuidados para se evitar a aspiração pulmonar. Portanto, todo paciente com DMJ requer uma investigação da disfunção da deglutição. Disfonia e voz anasalada também são queixas frequentes.

Ausência de comprometimento muscular clínico, laboratorial e de imagem, na presença do comprometimento cutâneo, poderá ocorrer em raros casos, caracterizando a DMJ amiopática. Artralgia ou artrite transitória e não deformante podem estar presentes em alguns pacientes. Contraturas em flexão, especialmente dos joelhos, quadris, cotovelos, punhos e tornozelos são frequentes, especialmente nos casos de diagnóstico tardio.

Comprometimento mucocutâneo

O comprometimento cutâneo é característico no início do quadro de DMJ, na maioria dos pacientes. Entretanto, em até 25% dos casos, ele poderá ser atípico. As alterações cutâneas poderão ser a queixa predominante em alguns pacientes, enquanto, em outros, pode predominar o comprometimento muscular. Os eritemas são característicos e aparecem em até 80% das crianças, antes, concomitante ou depois da miopatia. Com maior frequência, a dermatite se torna evidente nas primeiras semanas de doença, concomitante com a fraqueza muscular, que, dependendo da intensidade, poderá passar despercebida no início.

As lesões cutâneas mais características são o heliotropo, caracterizado por edema associado ao eritema ou coloração violácea nas pálpebras, frequentemente associado ao *rash* malar, que lembra o do lúpus eritematoso sistêmico juvenil em sua distribuição, poupando os sulcos nasais, e as pápulas de Gottron que se caracterizam por placas eritematosas e simétricas nas superfícies extensoras das pequenas articulações das mãos, cotovelos, joelhos e região dos maléolos mediais.

A pele periungueal geralmente é bastante hiperemiada, e pode-se observar também hipertrofia da cutícula. Alterações dos capilares periungueais podem estar presentes em até 90% dos pacientes e podem ser observadas por meio do exame de capilaroscopia, caracterizam-se principalmente por dilatação e tortuosidade dos capilares, com poucas áreas de deleção. Trombose e hemorragia também podem estar presentes, esta última geralmente visível e conhecida como o sinal da manicure.

O espectro do comprometimento cutâneo varia desde um discreto eritema das pálpebras, face e pequenas articulações até um *rash* extenso, intenso e pruriginoso. Esse *rash* pode aparecer em áreas expostas ao sol (face e colo) e em áreas não expostas. Fotossensibilidade ocorre em até metade dos pacientes e a exposição solar pode ser um fator desencadeante da doença ou de suas recidivas.

A presença de edema intenso ou anasarca é rara e é sinal de intensa atividade da doença. Úlceras cutâneas podem aparecer nas protuberâncias ósseas como superfícies extensoras de pequenas articulações, maléolos mediais e região dorsal, especialmente nos pacientes mais jovens.

Atrofia, afinamento da pele e hipopigmentação podem ocorrer tardiamente, em especial nos pacientes com doença mais grave e refratária. O fenômeno de Raynaud é pouco frequente na DMJ.

Comprometimento intestinal

Quadros graves de vasculopatia visceral são raros, podendo ocorrer no início da doença ou mais tardiamente. Dentre os sintomas observados, encontram-se dor abdominal intensa e difusa, melena e hematêmese resultantes da pancreatite, isquemia ou infarto mesentérico agudo. Dentre as causas importantes de morbidade e mortalidade, está a perfuração do trato gastrointestinal com presença de ar livre intraperitoneal. A vasculopatia observada perifericamente também pode ocorrer na mucosa gastrointestinal acarretando comprometimento da absorção tanto de alimentos quanto dos medicamentos.

Comprometimento cardiopulmonar

O comprometimento cardíaco é pouco frequente na DMJ. Pode-se observar taquicardia sinusal, sopro, pericardite e cardiomegalia. Manifestações graves como miocardite aguda, defeitos de condução e bloqueio atrioventricular apesar de raros, podem levar ao óbito. Menos de 15% dos pacientes podem apresentar hipertensão arterial sistêmica, provavelmente relacionada à corticoterapia.

O comprometimento da musculatura respiratória pode acarretar doença pulmonar restritiva. Dispneia é descrita em até 25% dos pacientes. Entretanto, em até 50% desses pacientes, comprometimento pulmonar assintomático pode ser encontrado no exame de prova de função pulmonar, com redução da capacidade vital e de difusão. A pneumonite intersticial é rara e associada a autoanticorpos específicos.

Calcinose

Ocorre devido à deposição de cálcio em placas ou nódulos no subcutâneo, nas fáscias e em grupos musculares de pacientes portadores de DMJ. Raramente ocorre no início da doença e é mais frequente nos pacientes com diagnóstico tardio ou refratários ao tratamento. Fatores de risco descritos para o desenvolvimento da calcinose são: sexo masculino, comprometimento cardíaco ou pulmonar, início da doença mais tardio e a persistência da atividade da doença. Dependendo da localização, a calcinose pode acarretar celulite e contraturas articulares, ocasionando importantes limitações.

Diagnóstico, diagnóstico diferencial e investigação laboratorial

Os critérios clássicos descritos por Bohan e Peter são utilizados para a orientação classificatória e diagnóstica da DMJ (Tabela 8). Segundo esses critérios, o diagnóstico provável é feito quando há a presença do *rash* característico (heliotropo e pápulas de Gottron) e mais dois dos outros critérios (fraqueza muscular, elevação das enzimas musculares, alterações na eletromiografia e na biópsia muscular). Para o diagnóstico definitivo, é necessária a presença do *rash* característico mais três dos outros critérios. Trata-se de um diagnóstico de exclusão, tendo de ser descartadas outras etiologias, como causas infecciosas, metabólicas, tóxicas, distróficas, endocrinológicas e miopatias mitocondriais e por corpúsculo de inclusão.

É importante excluir outras causas quando estamos diante de um paciente com miopatia inflamatória idiopática, especialmente nos casos em que o comprometimento cutâneo está ausente, pois a miopatia inflamatória pode ser característica de outras doenças reumáticas crônicas, outras doenças ou distúrbios miopáticos devido a denervação ou neuropatias. Nessas situações, a realização da biópsia muscular torna-se particularmente importante.

As causas de miopatias não inflamatórias incluem: distrofia muscular devido a causas genéticas, incluindo distrofia muscular de Duchenne e Becker. Os pacientes com distrofia muscular de Duchenne e Becker geralmente são do sexo masculino, têm histórico familiar positivo para essas doenças, e iniciam os sintomas entre 2 e 3 anos de idade. Testes genéticos estão disponíveis para confirmar o diagnóstico. As miopatias metabólicas são devidas a deficiências subjacentes de produção de energia no músculo. Esses distúrbios incluem síndromes de deficiência de carnitina, defeitos de transporte de ácidos graxos e enzimas envolvidas na beta-oxidação, deficiência de mioadenilato desaminase, e defeitos mitocondriais. Clinicamente se apresentam com fadiga ao exercício, acidose láctica e mioglobinúria. O diagnóstico é feito por testes bioquímicos e imuno-histoquímicos específicos na biópsia do tecido muscular.

A miosite pode ser causada por infecção (por exemplo, por influenza, coxsackie e poliomielite), sendo geralmente aguda e transitória. A história clínica se caracteriza por uma infecção recente e curso clínico curto e de autorresolução, e a dor característica desse quadro é na panturrilha com ausência de fraqueza muscular proximal. Outras doenças reumatológicas podem causar miopatia, tais como: esclerodermia sistêmica, lúpus eritematoso sistêmico, doença mista do tecido conjuntivo, poliarterite nodosa e artrite idiopática juvenil sistêmica.

As anormalidades laboratoriais na DMJ incluem anormalidades inespecíficas indicativas de inflamação muscular ou doença sistêmica, como provas de atividade inflamatória e enzimas musculares, ou anormalidades sorológicas específicas características de subgrupos específicos de DMJ (Tabela 9). Além dos exames labora-

TABELA 9 Testes laboratoriais em pacientes com dermatomiosite juvenil

	Testes laboratoriais
Diagnóstico e diagnóstico diferencial	Anticorpo antinuclear Autoanticorpos específicos para miosite: anticorpos anti-Jo-1, anti-ARS, anti-MDA5, anti-TIF1-γ e anti-Mi-2) Autoanticorpos associados à miosite: anticorpos anti-U1-RNP, anti-Pm-Scl, anti-SS-A/Ro, anti-SS-B/La, anti-Sm (Anti-NXP-2, anti-SAE, anticorpos anti-Ku não são suportados pelo Seguro Nacional de Saúde) Níveis séricos de complementos (C3, C4, CH50) Matriz metaloproteinase-3 Testes sorológicos para vírus como Epstein-Barr, citomegalovírus, vírus da hepatite B e C Urinálise Cultura bacteriana
Avaliação da miopatia	CK, DHL, AST, ALT, aldolase e mioglobina sérica e urinária
Avaliação do dano endotelial	FDP-E, D-dímero e fator de von-Willebrand
Avaliação da inflamação	Hemograma completo, proteína C reativa, velocidade de hemossedimentação, imunoglobulinas, ferritina sérica, neopterina
Avaliação de complicações	KL-6, SP-D, colesterol, triglicerídeos e glicose no sangue

ARS: aminoacil-tRNA sintetase; MDA5: gene 5 de associação de diferenciação de melanoma; TIF1-γ: fator intermediário transcricional-1Y; NXP-2: proteína-2 da matriz nuclear; SRP: partícula de reconhecimento antissinal; CK: creatina fosfoquinase; DHL: desidrogenase lática; AST: aspartato aminotransferase; ALT: alanina aminotransferase; FDP: produto de degradação da fibrina; KL-6: Krebs von Lugen-6; SP-D: surfactante proteína-D.

toriais, é importante para o diagnóstico da DMJ a realização de outros exames complementares como eletromiografia, biópsia muscular, ressonância nuclear magnética de um grupo muscular específico ou de corpo total e capilaroscopia periungueal.

Conclusão

A DMJ é uma doença autoimune rara caracterizada principalmente por envolvimento muscular e cutâneo e representa o principal tipo de miopatia inflamatória idiopática da infância. O reconhecimento de características clínicas típicas da DMJ é importante para se estabelecer seu diagnóstico precocemente. Autoanticorpos permitem um grau maior de refinamento fenotípico, além dos subgrupos clínicos. Eles são particularmente úteis na identificação daqueles pacientes com alto risco de doença pulmonar intersticial e que são mais propensos a responder mal ao tratamento padrão.

VASCULITE POR IgA

Introdução

Vasculite por IgA, anteriormente conhecida como púrpura de Henoch-Schönlein, é uma vasculite de pequenos vasos com depósitos imunes de IgA, que normalmente envolve pele, articulações, intestino e glomérulos. Em crianças e adolescentes, apresenta leve predominância do sexo masculino (razão 1,5:1). A vasculite por IgA pode ocorrer em qualquer etnia. Na maioria das vezes possui uma natureza autolimitada. Apenas uma pequena minoria de casos, com glomerulonefrite crescentica na biópsia renal e com persistência do envolvimento renal, pode progredir para doença renal terminal em uma fase tardia.

Epidemiologia

É a vasculite sistêmica mais comum da infância, com uma incidência relatada de 326,7 casos por 100.000 crianças e adolescentes. A incidência global de vasculite por IgA é de 10 a 20 casos por 100.000 crianças e adolescentes por ano. Aproximadamente 90% dos casos ocorrem em crianças entre 2 e 9 anos de idade, com pico de incidência entre 4 e 7 anos de vida.

Patogenia

A fisiopatologia da vasculite por IgA é pouco entendida, mas sabe-se de sua associação com a presença de imunoglobulina A (IgA) anormal. A IgA é uma classe de anticorpo que está presente nas secreções da mucosa e é a primeira linha de defesa contra a invasão de patógenos. No rim, acredita-se que esteja patologicamente relacionado à nefropatia por IgA, devido às mesmas aparências na histopatologia renal, juntamente com níveis sistêmicos elevados de IgA e imunocomplexos de IgA circulantes.

Níveis elevados de IgA1 deficiente em galactose sérica são observados na vasculite por IgA, sendo a glicosilação anormal de IgA1 um fenômeno importante na fisiopatologia da doença. Essa glicosilação anormal resulta na exposição de resíduos, que surgem na região de dobradiça de IgA, induzindo uma resposta autoimune humoral. Variantes deficientes em galactose raramente são encontradas na IgA1 circulatória em pessoas normais, mas são muito mais comuns em pacientes com vasculite por IgA e nefropatia por IgA. Os complexos imunes circulantes não podem ser eliminados por mecanismos normais e, portanto, depositam-se induzindo inflamação tecidual local. No caso dos rins, o receptor de transferrina, que se liga preferencialmente a IgA1 deficiente em galactose, é expresso em células mesangiais e a ligação aumenta a proliferação celular, ativação do complemento, liberação de citocinas e produção de matriz extracelular, todos os quais contribuem para inflamação renal.

Quadro clínico

A manifestação clínica característica da vasculite por IgA é a púrpura palpável não plaquetopênica, estando presente em todos os pacientes e de localização simétrica principalmente em membros inferiores e nádegas. Outras localizações, em particular nas crianças menores, incluem face, couro cabeludo, braços e, raramente, tronco. A localização preferencial das lesões nos membros inferiores está relacionada à força gravitacional, com maior pressão intravascular dessas regiões. As lesões aparecem em surtos, com intervalos de uma semana ou mais, sendo que a duração do quadro ativo é de um a dois meses.

O envolvimento musculoesquelético está presente em 70-90% dos pacientes com vasculite por IgA, manifestando-se como artralgia ou artrite. A artrite tem um padrão oligoarticular (quatro ou menos articulações), com predileção pelas articulações do membro inferior, sendo as articulações dos pés e tornozelos mais comumente envolvidas, seguidas de joelhos, punhos, cotovelos e mãos. O envolvimento articular, raramente, pode preceder o envolvimento da pele. A artrite geralmente é transitória, e não causa anormalidades residuais.

A manifestação gastrointestinal na vasculite por IgA é a apresentação inicial em 19% dos pacientes pediátricos. Os sinais e sintomas mais frequentes observados são dor abdominal periumbilical, náuseas, vômitos e diarreia sanguinolenta. A dor abdominal pode ser relevante e mimetizar a apendicite aguda. Habitualmente, a dor abdominal apresenta-se na forma de cólica e sua intensidade é variável, correlacionada à gravidade do sangramento da parede intestinal e, às vezes, detectada pela presença de melena ou hematoquesia. A complicação aguda mais grave é a invaginação intestinal. A ultrassonografia abdominal é o exame mais adequado para o seu reconhecimento e acompanhamento, sendo que a imagem evidencia espessamento da parede intestinal (3 a 11 mm), obstruções e perfurações.

O envolvimento renal é o principal determinante prognóstico da vasculite por IgA, tendo sido descrito em 10 a 50% dos pacientes, geralmente nos primeiros três meses da doença. As alterações renais mais frequentes são hematúria isolada (31%) e hematúria associada à proteinúria (11%), de caráter transitório, com duração de um a três meses. A insuficiência renal é rara. Em poucos casos, o transplante renal é necessário, sendo geralmente bem-sucedido, embora recidivas possam ocorrer em 30 a 50% dos pacientes.

Outros acometimentos menos comuns são: orquite em 14% dos pacientes do sexo masculino, apresentando dor e inchaço, que podem exigir avaliação por um cirurgião pediátrico experiente, e a realização de ultrassonografia para se excluir torção testicular. O envolvimento do sistema nervoso central é muito raro, manifestando-se como convulsões, fraqueza, confusão, alterações visuais e/ou redução do nível de consciência.

Diagnóstico, diagnóstico diferencial e investigação laboratorial

O diagnóstico é baseado nos critérios da European League Against Rheumatism (EULAR)/Pediatric Rheumatology European Society (PReS)/Pediatric Rheumatology International Trials Organization (PRINTO) que incluem a presença obrigatória de uma erupção purpúrica vasculítica juntamente de sintomas e sinais adicionais (Tabela 10). Possui uma sensibilidade (100%) e especificidade (87%) na distinção da vasculite por IgA com outros tipos de vasculite.

TABELA 10 Os critérios de classificação EULAR/PReS/PRINTO para vasculite por IgA na infância e adolescência[9]

Mandatório	Púrpuras ou petéquias com predominância em membros inferiores.
Associado a pelo menos um dos quatro	(1) Dor abdominal difusa, em cólica, de início agudo (pode incluir intussuscepção e sangramento gastrointestinal). (2) Histologia mostrando vasculite leucocitoclástica ou glomerulonefrite proliferativa com deposição predominante de IgA. (3) Artralgia ou artrite, de início agudo. (4) Proteinúria ou hematúria.

EULAR/PReS/PRINTO - European League Against Rheumatism/Pediatric Rheumatology European Society/ Pediatric Rheumatology International Trials Organization.

O diagnóstico diferencial da vasculite por IgA compreende: meningococcemia, dengue, LESJ, poliarterite nodosa, granulomatose com poliangeíte, vasculite de hipersensibilidade por reação a medicamentos, entre outras doenças.

Alterações dos exames laboratoriais em pacientes com vasculite por IgA, quando presentes, são inespecíficas e indicativas da presença de atividade da vasculite, sangramentos e/ou comprometimento renal, podendo ser indicados por: anemia, leucocitose moderada (até 20.000/mm^3), plaquetas normais ou levemente aumentadas (diferentemente da púrpura plaquetopênica), alterações do sedimento urinário (hematúria, leucocitúria, proteinúria, cilindrúria e dismorfismo eritrocitário), assim como elevação da proteinúria de 24 horas, ureia e creatinina. As provas de atividade inflamatória, como VHS e PCR, podem estar normais ou com elevações discretas.

Com relação à biópsia, uma biópsia de pele incluindo coloração de imunofluorescência específica para IgA deve ser realizada em caso de exantema atípico e/ou para excluir diagnósticos alternativos; a biópsia de pele não é necessária em um paciente com erupção cutânea purpúrica típica em membros inferiores e nádegas. A ausência de coloração por imunofluorescência de IgA na biópsia não exclui o diagnóstico de vasculite por IgA.

Referente à investigação renal, o envolvimento renal deve ser investigado com urinálise e função renal. Acompanhamento conjunto com nefrologista pediátrico é indicado quando o paciente com vasculite por IgA tiver proteinúria moderada e/ou insuficiência renal. Uma biópsia renal deve ser realizada se um paciente com vasculite por IgA apresentar proteinúria mantida ou alteração da função renal.

Sobre a solicitação de exame de imagem, quando a dor abdominal for intensa, uma ultrassonografia de abdome deve ser realizada para excluir intussuscepção intestinal, assim como a ultrassonografia de bolsa escrotal está indicada na suspeita de orquite.

Conclusão

A vasculite por IgA é uma condição pediátrica multissistêmica comum. Em geral, tem um excelente prognóstico, mas ainda há doentes dessa condição que sofrem consequências a longo prazo, tipicamente renais. Os pacientes que apresentarem alterações laboratoriais renais, transitórias ou persistentes, devem ser rigorosamente acompanhados por toda a vida, pelo maior risco de desenvolver insuficiência renal.

DETALHES SOBRE A INVESTIGAÇÃO LABORATORIAL DAS DOENÇAS REUMATOLÓGICAS

Anormalidades hematológicas geralmente refletem a extensão da doença inflamatória. Investigações laboratoriais úteis incluem contagem de leucócitos e marcadores inflamatórios como VHS e PCR. As provas de atividade inflamatória são importantes para avaliar se a doença está em atividade, mostrando se houve ou não resposta ao tratamento.

A anemia associada à AIJ, que pode ser identificada pelo hemograma, é atribuível à doença crônica, com baixo ferro sérico e baixa capacidade total de ligação do ferro, com estoque adequado de hemossiderina. A leucocitose é comum em pacientes com doença ativa, e a contagem de plaquetas pode aumentar em casos com envolvimento sistêmico ou poliarticular grave.

A pesquisa de FAN não é usada para diagnosticar AIJ. Contudo, tem importante valor prognóstico para pacientes com AIJ oligoarticular ou poliarticular, pois a presença de FAN está associada ao início da doença em uma idade mais jovem, padrões assimétricos de artrite e risco aumentado de uveíte anterior crônica. A positividade de FAN entre os subtipos de AIJ é maior em pacientes com AIJ oligoarticular (até 70%) e é particularmente mais prevalente em pacientes jovens do sexo feminino. É importante notar que algumas situações podem resultar em positividade transitória de FAN, como quadros infecciosos. Sua detecção é feita via imunofluorescência indireta (teste de anticorpo antinuclear fluorescente) ou um ensaio imunoenzimático (ELISA).

O FR faz parte de um grupo de anticorpos de várias classes cujos sítios de ligação ao antígeno são específicos para a porção Fc das moléculas de IgG. O FR é mais comumente associado à artrite reumatoide (AR) em adultos com uma sensibilidade de 69% e especificidade de 85%, e é um dos dois testes sorológicos incluídos nos atuais critérios de classificação para AR. O FR também pode ser positivo em outras doenças autoimunes, como LESJ e também em quadros infecciosos, como tuberculose e doença de Lyme. Embora a soroprevalência geral de FR em pacientes com AIJ seja muito baixa (< 5%), ela confere um pior prognóstico, sendo mais frequente em pacientes com AIJ poliarticular, e associada a um curso mais agressivo da doença e erosão óssea.

Os anticorpos antiproteína citrulinada (ACPA) ou antipeptídeo cíclico citrulinado (anti-CCP) são uma classe de autoanticorpos que reconhecem autoantígenos modificados pós-tradução. Pacientes com AIJ poliarticular FR positivo também costumam ter testes anti-CCP positivos, especialmente naqueles com os haplótipos HLA-DRB1*0401 (DR4) e HLA-DRB1*0101 (DR1). Em adultos, o ACPA é altamente específico para AR e pode prever o risco futuro de desenvolver AR em indivíduos saudáveis. A presença de ACPA em pacientes com AIJ FR positivo confere um maior risco de doença com um curso agressivo e levando a lesões erosivas.

O antígeno leucocitário humano B27 (HLA-B27) é considerado um fator de risco para o desenvolvimento de artrite relacionada à entesite. Sua presença está associada ao acometimento articular axial. Alguns estudos mostram associação entre o antígeno HLA-B27 e a ocorrência de uveíte.

Durante a investigação diagnóstica do LESJ, no exame de urina pode detectar: proteinúria acima de 0,5 g/dia (46%), hematúria (44%), leucocitúria (33%) e cilindros urinários (21%). No hemograma, pode-se detectar a presença de leucopenia (< 4.000/mm^3), linfopenia (< 1.500/mm^3) e plaquetopenia (< 100.000/mm^3), em até 50% dos pacientes, na ausência de drogas ou infecções agudas associadas. A presença de anemia hemolítica autoimune pode ser também a primeira manifestação do LESJ e se caracteriza pela presença de reticulocitose e teste de Coombs direto positivo.

A presença de pelo menos um dos autoanticorpos antifosfolípides (anticardiolipina IgG ou IgM, anticoagulante lúpico ou anti-beta 2 glicoproteína I IgG ou IgM), associados a eventos trombóticos arteriais ou venosos, caracteriza a síndrome antifosfolípide ou trombose autoimune secundária, observada em pacientes com LESJ. As tromboses podem ocorrer em qualquer região anatômica, sendo as manifestações mais comuns o comprometimento de artérias cerebrais (causando acidente vascular isquêmico) e a trombose venosa profunda.

Um dos aspectos mais importantes no diagnóstico de LESJ é a presença de múltiplos autoanticorpos dirigidos contra proteínas nucleares e citoplasmáticas. Presença de FAN positivo (com títulos superiores a 1:80) é um critério imunológico que ocorre em quase 100% dos casos. Alguns autoanticorpos são específicos para o diagnóstico do LESJ, especialmente os anticorpos anti-DNA de dupla hélice, anti-Sm, antiproteína P ribossomal e/ou antinucleossomo. Outros autoanticorpos também podem ser encontrados no LESJ e estão associados às diferentes manifestações da doença, tais como anticorpos anti-RNP, anti-SSA/Ro, anti-SSB/La, anticoagulante lúpico e anticardiolipina IgG ou IgM. Os anticorpos anti-Ro e anti-La estão presentes em até 30% dos pacientes com LESJ e 2,5% desses pacientes podem apresentar síndrome de Sjögren, manifestada por boca seca, olhos secos e/ou parotidites de repetição.

Pacientes com LESJ podem apresentar anticorpos anticitoplasma de neutrófilos (ANCAs), mas sua presença não está associada à atividade da doença ou envolvimento de órgãos específicos.

A ativação do complemento parece ser central para a fisiopatologia do LES e, devido à sua clivagem em C3b e C4b ativos, níveis séricos diminuídos de C3 e C4 são encontrados nos períodos de atividade da doença.

Na DMJ, o anticorpo miosite específico mais comum é o TIF-1-γ/p155/140, que está associado ao comprometimento cutâneo grave, curso crônico da doença e lipodistrofia. O segundo mais frequente é o anticorpo anti-MJ (NXP-2), que está associado ao desenvolvimento de calcinoses, assim como a uma doença com curso mais crônico, com maior fraqueza muscular e comprometimento funcional e maior risco de sangramento gastrointestinal, úlceras e disfagia, com pior prognóstico da doença. Os anticorpos miosite específicos menos frequentes são o anti-MDA-5 (CADM-140), que está associado à doença pulmonar intersticial rapidamente progressiva, com alta taxa de mortalidade, e o anti-Mi-2, que é visto na DMJ clássica, com boa resposta terapêutica e bom prognóstico. A síndrome antissintetase é caracterizada por miosite, doença pulmonar intersticial, febre, mãos mecânicas, fenômeno de Raynaud e artrite. Na faixa etária pediátrica, os anticorpos antissintetase são pouco frequentes. A miopatia necrosante autoimune apresenta uma pobre resposta terapêutica e está relacionada aos anticorpos anti-SRP (*anti-signal recognition particle*) e anti-HMGCR (*anti-3hydroxy-3 methylglutarylcoenzyme A reductase*). A síndrome de sobreposição com a presença de anticorpos miosite-associados, como Pm-Scl e U-RNP, pode ser observada em pacientes com DMJ.

A Tabela 11 inclui os principais exames utilizados na prática clínica das doenças reumatológicas.

CONCLUSÃO

As doenças reumatológicas crônicas pediátricas, autoimunes e inflamatórias, mais frequentes são: artrite idiopática juvenil, lúpus eritematoso sistêmico juvenil, dermatomiosite juvenil e vasculite por IgA.

O diagnóstico das principais doenças reumatológicas, na infância e adolescência, é clínico e laboratorial, baseado em critérios internacionais; e seu acompanhamento precoce com o especialista evita tanto as complicações, quanto o agravamento dessas doenças.

EXAMES LABORATORIAIS NA PRÁTICA CLÍNICA DAS DOENÇAS REUMATOLÓGICAS

ANCA	
Sinonímia	Anti-citoplasma de neutrófilo; P-Anca; C-Anca
Tipo de amostra	Soro
Preparo do paciente	Não é necessário preparo.
Informações úteis	A pesquisa de anticorpos anticitoplasma de neutrófilos é o instrumento laboratorial mais importante no diagnóstico de certas vasculites sistêmicas, particularmente a granulomatose de Wegener (GW), a poliangiíte microscópica (PAM) e a glomerulonefrite proliferativa pauci-imune (GNPP). A diferenciação dos padrões de fluorescência observados nos neutrófilos é essencial para a interpretação clínica do exame. Pacientes com GW exibem mais comumente um padrão citoplasmático homogêneo (C-ANCA), determinado por anticorpos antiproteinase 3 (anti-PR3) no soro, ao passo que pacientes com outras formas de vasculite geralmente apresentam um padrão de fluorescência perinuclear (P-ANCA), que pode ser determinado por anticorpos dirigidos contra uma ampla variedade de antígenos leucocitários (grânulos azurófilos), tais como mieloperoxidase (anti-MPO), catepsina-G e elastase. Outros padrões de fluorescência não classificados como os clássicos padrões P-ANCA e C-ANCA podem ser eventualmente encontrados (ANCA atípico). É altamente recomendável que o teste de IFI seja complementado por testes de ELISA com antígenos específicos para os anticorpos de maior importância clínica (antiproteinase 3 para o C-ANCA e antimieloperoxidase para o P-ANCA). Os títulos dos anticorpos antiproteinase-3, que podem ser avaliados semiquantitativamente por meio de diluições seriadas do soro, costumam correlacionar-se com o grau de atividade de doença em pacientes com GW. Exames positivos com padrão C-ANCA e confirmação da presença de anticorpos anti-PR3 por teste imunológico específico, correlacionam-se com GW. Exames positivos com padrão P-ANCA e demonstração da presença de anticorpos anti-MPO por teste imunológico específico correlacionam-se com PAM e GNPP. Exames positivos com padrão P-ANCA determinado por outras especificidades de anticorpos podem correlacionar-se com outras formas de vasculite sistêmica e doença inflamatória intestinal (retocolite ulcerativa idiopática e doença de Cröhn).
Método	Imunofluorescência indireta
Valor de referência	Negativo (não reagente)

Anti-beta-2-glicoproteína I	
Sinonímia	abeta2GPI; anti-beta2GPI
Tipo de amostra	Soro
Preparo do paciente	Não é necessário preparo.

(continua)

Anti-beta-2-glicoproteína I (*continuação*)	
Informações úteis	É um teste útil no diagnóstico da síndrome do anticorpo antifosfolípide (SAF) e recentemente foi incorporado aos critérios de classificação dessa enfermidade. O teste baseia-se na pesquisa de anticorpos IgG e IgM contra a beta-2-glicoproteína. Cerca de 2 a 5% da população geral apresenta anticorpos anti-beta-2-glicoproteína I, geralmente em baixos níveis. Esses anticorpos podem também ocorrer transitoriamente na vigência de determinadas infecções e em função do uso de certos medicamentos. Portanto, é necessária a detecção dos autoanticorpos em duas ocasiões distintas com um intervalo de pelo menos doze semanas para se considerar o diagnóstico de síndrome do anticorpo antifosfolípide. A probabilidade de relevância clínica dos anticorpos anti-beta-2-glicoproteína I é maior quando ocorrem níveis séricos mais elevados dos mesmos. Em até 10% dos casos de síndrome do anticorpo antifosfolípide, os anticorpos anti-beta-2-glicoproteína I são os únicos marcadores diagnósticos presentes.
Método	ELISA (Pesquisa de anticorpos IgG e IgM).
Valor de referência	▪ Anticorpos IgG: ▪ Não reagente: inferior a 15 U/ml ▪ Indeterminado:15 a 20 U/mL ▪ Reagente: superior a 20 U/mL ▪ Anticorpos IgM: ▪ Não reagente: inferior a 10 U/ml ▪ Indeterminado: 10 a 17 U/mL ▪ Reagente: superior a 17 U/mL

Anticardiolipina IgG e IgM	
Sinonímia	ACL IgG e ACL IgM
Tipo de amostra	Soro
Preparo do paciente	Não é necessário preparo.
Informações úteis	Anticorpos anticardiolipina de classe IgG estão associados a eventos trombóticos venosos ou arteriais de repetição, acidentes vasculares cerebrais, perda fetal de repetição e livedo reticular, compondo a síndrome do anticorpo antifosfolípide (SAF, APS) primária ou secundária. Trata-se de um teste útil no diagnóstico da síndrome do anticorpo antifosfolípide (SAF) primária ou secundária, devendo ser sempre solicitado em conjunto com a pesquisa do anticoagulante lúpico. Os anticorpos anticardiolipina podem ser também detectados após infecções virais ou mesmo ser induzidos por drogas, mas, em tais casos, os títulos ficam abaixo de 80 GPL e não costumam perdurar. Quando existe forte evidência clínica de o indivíduo ser portador de SAF, quer seja primária, quer seja secundária, e a pesquisa de anticardiolipina for negativa, obrigatoriamente tem de ser realizada a pesquisa do anticoagulante lúpico. Convém ressaltar que ambos os testes são positivos em apenas cerca de 70% dos portadores dessa síndrome. Nos raros casos de importante suspeita clínica de SAF, diante de resultados negativos de anticardiolipina e anticoagulante lúpico, a pesquisa de anticorpos contra a beta-2-glicoproteína 1 pode estar indicada.
Método	Imunoensaio fluoroenzimático (EliA)

(continua)

Anticardiolipina IgG e IgM *(continuação)*	
Valor de referência	▪ Negativo: IgG < 10 GPL-U/mL ▪ Fracamente positivo: 10-40 ▪ Positivo: > 40 GPL-U/mL ▪ Negativo: IgM < 10 MPL-U/mL ▪ Fracamente positivo: 10-40 MPL-U/mL ▪ Positivo: > 40 MPL-U/mL

Anti-CCP	
Sinonímia	Citrulina, autoanticorpos; Antipeptídeo citrulinado cíclico; Peptídio cíclico citrulinado, anticorpos; Anticitrulina, Quantitativo; ACPA
Tipo de amostra	Soro
Preparo do paciente	Não é necessário preparo
Informações úteis	Anticorpos contra proteínas citrulinadas mostram alta especificidade para artrite reumatoide, auxiliando no diagnóstico dessa condição clínica, principalmente nos pacientes negativos para o fator reumatoide. Além disso, a presença do anti-CCP pode indicar doença erosiva mais agressiva. Os anticorpos antipeptídeos citrulinados estão presentes em até 75% dos casos de artrite reumatoide em adultos, mesmo nas fases iniciais da enfermidade. São considerados o mais específico marcador sorológico da doença, pois sua especificidade para essa investigação é estimada em torno de 95%. Diversos trabalhos têm demonstrado que a presença de Anti-CCP está relacionada a uma artrite reumatoide mais grave e a indivíduos portadores dos alelos de suscetibilidade do HLA-DRB1, ou seja, aqueles que contêm o epítopo compartilhado.
Método	Imunoensaio quimioluminescente com micropartículas- CMIA
Valor de referência	▪ Não reagente: inferior a 5 U/mL. ▪ Fracamente reagente: entre 5 a 29 U/mL. ▪ Moderadamente reagente: entre 30 a 200 U/mL. ▪ Fortemente reagente: superior a 200 U/mL.

Anticoagulante lúpico	
Sinonímia	Anticorpo antifosfolípide; ALC
Tipo de amostra	Citrato de sódio
Preparo do paciente	Jejum de 2 horas, se possível. Informar uso recente de anticoagulantes e sua dosagem.
Interferentes	O uso de anticoagulantes orais (Varfarina, Rivaroxaban, Dabigatran) pode interferir na pesquisa de anticoagulante lúpico, gerando resultados falso-positivos.

(continua)

Anticoagulante lúpico *(continuação)*	
Informações úteis	Anticoagulante lúpico é um anticorpo antifosfolípide que prolonga os testes de coagulação dependentes de fosfolípides e confere aos pacientes portadores uma tendência à trombose, tanto venosa como arterial. Em gestantes, a ocorrência de abortos espontâneos e perdas fetais de repetição pode se associar à presença do anticoagulante lúpico. A positividade do anticoagulante lúpico ocorre, de forma inespecífica, em doenças autoimunes (LES, anemia hemolítica etc.), distúrbios neurológicos (epilepsia, esclerose múltipla etc.), após uso de medicamentos (hidralazina, quinidina, rivaroxaban etc.), após infecções virais e bacterianas (AIDS, amigdalites etc.). Para o diagnóstico de síndrome do anticorpo antifosfolípide (SAAF), além do evento trombótico, recomenda-se confirmar a positividade do teste em segunda amostra colhida após 12 semanas.
Método	A pesquisa do anticoagulante lúpico baseia-se na realização de uma etapa inicial de TRIAGEM em que testes com baixa concentração de fosfolípides são utilizados, como o tempo do veneno da víbora de Russell diluído (DRVVT) e o tempo de tromboplastina parcial ativado (TTPA), atualmente por meio de um reagente chamado *Silica Clotting Time* (SCT) da empresa Werfen, que é altamente sensível para a presença de anticorpos antifosfolípides. O veneno da víbora de Russell (DRVVT) é um teste mais específico para a pesquisa do anticoagulante lúpico, porque não sofre interferência de alterações dos fatores XII, XI, IX, VIII e VII, ativando diretamente o fator X e, portanto, não depende das vias extrínseca e intrínseca. Após os testes de triagem (TTPA e DRVVT), são realizados automaticamente os testes confirmatórios com excesso de fosfolípides para ambos (TTPA e DRVVT) com o objetivo de caracterizar se os prolongamentos observados nos testes de triagem revelam dependência fosfolipídica. Nos casos cujos resultados são inconclusivos nas etapas de triagem e confirmatória, seguem-se os testes de mistura, que objetivam a conclusão definitiva sobre a presença de inibidor específico, inespecífico ou deficiência de fatores.
Valor de referência	Ausência do anticoagulante lúpico

Anti-DNA	
Sinonímia	DNA dupla hélice; DNA, anticorpos totais; Anti-DsDNA; Anti-DNA nativo
Tipo de amostra	Soro
Preparo do paciente	Não é necessário preparo.
Informações úteis	A pesquisa de anticorpos anti-DNA nativo (de dupla hélice) é um dos testes laboratoriais mais importantes no diagnóstico do LES, é considerado um critério diagnóstico da doença pelo American College of Rheumatology (ACR). Quanto maior o título do anticorpo, maior é a sua especificidade para o LES. Em pacientes com lúpus, a demonstração dos anticorpos anti-DNA nativo no soro é um sinal de mal prognóstico para o acometimento renal da doença (nefrite lúpica). Os títulos do anticorpo também se correlacionam com o grau de atividade do acometimento renal, reforçando a necessidade da utilização de testes quantitativos. Em pacientes com nefrite lúpica, os títulos de anti-DNA nativo são um dos principais parâmetros para o acompanhamento do grau de atividade da doença e de resposta ao tratamento, juntamente dos níveis séricos do complemento e a análise do sedimento urinário.
Método	Triagem: metodologia imunoenzimática (ELISA) Confirmação: Imunofluorescência indireta utilizando como substrato *Crithidia luciliae*.
Valor de referência	Não reagente

Antiproteína P ribossomal	
Sinonímia	Anti-P Ribossomal; Proteína P Ribossomal, Anticorpos
Tipo de amostra	Soro
Preparo do paciente	Não é necessário preparo.
Informações úteis	A pesquisa de anticorpos antiproteína P ribossomal é um teste complementar na investigação diagnóstica do LES. Tais anticorpos estão presentes em cerca de 10% a 15% dos casos e são considerados marcadores específicos dessa enfermidade. O exame também é útil na investigação de um quadro ou de um surto de psicose em portadores de lúpus, pois há evidência de associação da presença desse autoanticorpo com a atividade da doença e manifestações neuropsiquiátricas. Com a quiescência do LES, pode haver queda dos níveis ou mesmo negativação dos anticorpos antiproteína P ribossomal.
Método	ELISA
Valor de referência	▪ Não reagente: inferior a 10 U/mL ▪ Reagente: maior ou igual a 10 U/mL

Anti-RNP	
Sinonímia	RNP, Anticorpos, Quantitativo
Tipo de amostra	Soro
Preparo do paciente	Não é necessário preparo.
Informações úteis	O teste contribui para a definição diagnóstica de doenças reumáticas autoimunes. Os anticorpos anti-Sm e anti-RNP são dirigidos contra antígenos nucleares participantes do spliceossomo, ou seja, contra proteínas que fazem o processamento do pré-RNA mensageiro em RNA mensageiro maduro. Anticorpos anti-RNP podem ser detectados em pacientes com doença mista do tecido conjuntivo (DMTC), LES e na esclerose sistêmica / escleroderma. A presença de anticorpos anti-RNP em altos títulos está particularmente associada à DMTC, sendo que nessa enfermidade esses são os únicos autoanticorpos observados.
Método	Triagem: Metodologia Imunoenzimática (ELISA). Confirmação e identificação das amostras positivas na triagem por análise integrada dos métodos imunoenzimático (ELISA), imunodifusão dupla e imunofluorescência indireta.
Valor de referência	▪ Não reagente: Índice igual ou Inferior a 1,0 ▪ Reagente: Índice superior a 1,0

Anti-Sm	
Sinonímia	Anti-Smith
Tipo de amostra	Soro
Preparo do paciente	Não é necessário preparo.
	A pesquisa de anticorpos anti-Sm por método imunológico específico é um dos exames laboratoriais auxiliares no diagnóstico LES, guardando uma alta especificidade para a doença. O exame faz parte dos critérios diagnósticos para o LES do American College of Rheumatology (ACR). Apesar da alta especificidade, a sensibilidade do teste gira em torno de 30% dos casos de LES. Não há nenhuma associação estatística consistente entre a presença de anticorpos anti-Sm e a prevalência de qualquer manifestação clínica particular do LES.
Método	EliA
Valor de referência	▪ Negativo: < 7 U/mL ▪ Clinicamente duvidoso: 7-10 U/mL ▪ Positivo: > 10 U/mL

Anti-SSA/Ro	
Sinonímia	Anti-Ro; Anti-SSA
Tipo de amostra	Soro
Preparo do paciente	Não é necessário preparo.
Informações úteis	A presença de anticorpos anti-Ro/SS-A no soro pode ocorrer em uma grande variedade de distúrbios e doenças autoimunes, mas tem particular relevância clínica no LES e na síndrome de Sjögren (SS). A presença do anticorpo associa-se com a ocorrência de uma lesão cutânea específica conhecida por lúpus cutâneo subagudo, extremamente grave e de difícil tratamento. Pacientes com lúpus cutâneo subagudo e anticorpos anti-Ro/SSA costumam ser poupados de outras manifestações sistêmicas da doença, incluindo uma baixa incidência de nefrite em relação a outros pacientes com LES. Anticorpos anti-Ro/SS-A são considerados marcadores de doença para a síndrome de Sjögren, com uma alta prevalência. Geralmente estão associados a anticorpos anti-La/SS-B, quando ocorrem na SS. Pacientes com SS exibem sinais e sintomas de uma exocrinopatia autoimune sistêmica, com alterações destrutivas das glândulas lacrimais e salivares e eventualmente pâncreas exócrino, determinando comumente secura dos olhos e mucosa bucal (síndrome sicca). Uma pneumopatia intersticial pode complicar a doença, sendo um sinal de mau prognóstico. Os anticorpos anti-Ro/SS-A podem ainda ultrapassar a barreira placentária de mães com LES ou SS e determinar, no feto, uma síndrome denominada lúpus eritematoso neonatal (LEN), caracterizada por lesões cutâneas, articulares e, em cerca de 50% dos casos, um bloqueio cardíaco atrioventricular. Após o nascimento, com o "clareamento" do anticorpo do sangue do recém-nascido, os sinais e sintomas de LEN tendem a reverter, à exceção do bloqueio atrioventricular, que geralmente requer intervenção cirúrgica.
Método	EliA
Valor de referência	▪ Negativo: < 7 U/mL ▪ Clinicamente duvidoso: 7-10 U/mL ▪ Positivo: > 10 U/mL

Anti-SSB/La	
Sinonímia	Anti-SSB; Anti-La
Tipo de amostra	Soro
Preparo do paciente	Não é necessário preparo.
Informações úteis	Anticorpos anti-La/SS-B são demonstráveis no soro de indivíduos com uma grande variedade de doenças autoimunes sistêmicas, mas são particularmente significativos para o diagnóstico da síndrome de Sjögren (SS) e do LES. São considerados um marcador laboratorial para a SS, ocorrendo frequentemente em associação com anticorpos anti-Ro/SS-A, e com alta prevalência na doença. Ocorrem também com certa frequência no LES, mas, nessa enfermidade, diferentemente do que ocorre com os anticorpos anti-Ro/SS-A, não estão associados a nenhuma manifestação clínica em especial. Apesar de serem capazes de ultrapassar a barreira placentária de mães com LES e SS, aparentemente os anticorpos anti-La/SS-B não exercem nenhum papel patogênico no feto.
Método	EliA
▪ Valor de referência	▪ Negativo: < 7 U/mL ▪ Clinicamente duvidoso: 7-10 U/mL ▪ Positivo: > 10 U/mL

Antinucleossomo	
Sinonímia	Anticromatina
Tipo de amostra	Soro
Preparo do paciente	Não é necessário preparo.
Informações úteis	Os anticorpos antinucleossomo são marcadores diagnósticos de LES, apresentando sensibilidade de 60% a 70% e especificidade em torno de 95% a 100%. Aparecem precocemente no curso do LES e seus níveis séricos guardam correlação com o grau de atividade da doença, especialmente com a atividade de nefrite. Níveis próximos ao limiar da normalidade devem ser considerados com cautela.
Método	Imunoenzimático
Valor de referência	▪ Negativo: inferior a 20 unidades. ▪ Fracamente positivo: entre 20 e 40 unidades. ▪ Moderadamente positivo: entre 41 e 100 unidades. ▪ Positivo: maior que 100 unidades.

FAN	
Sinonímia	Fator Antinuclear; Anticorpos Antinucleares; ANA
Tipo de amostra	Soro
Preparo do paciente	Não é necessário preparo.
Informações úteis	Os anticorpos antinucleares reagem imunologicamente com constituintes macromoleculares do núcleo celular. Proteínas solúveis e núcleo-proteínas, juntamente de componentes cromatínicos, frequentemente tornam-se sítios antigênicos para autoanticorpos em pacientes portadores de doenças reumáticas sistêmicas. De 95% a 100% dos pacientes com lúpus eritematoso sistêmico juvenil (LESJ) ativo e não tratado possui anticorpos antinucleares demonstráveis no soro. Resultados positivos são também encontrados em pacientes com doença mista do tecido conjuntivo (DMTC), síndrome de Sjögren (SS), esclerose sistêmica progressiva (ESP) e doenças relacionadas. Anticorpos antinucleares também podem ser encontrados em doenças inflamatórias neoplásicas, infecciosas e induzidas por droga. Em ensaios de imunofluorescência indireta (IFI), a localização celular de antígenos produz padrões característicos, associados à presença de anticorpos específicos ou grupos de anticorpos. Os padrões de imunofluorescência devem ser complementados por testes específicos para a detecção de autoanticorpos clinicamente significativos Excepcionalmente, a reação de IFI pode ser negativa em pessoas com quadro clínico muito sugestivo de doença reumática autoimune. Nessa eventualidade, deve-se considerar a pesquisa específica de alguns autoanticorpos que, em determinadas circunstâncias, podem não ocasionar um teste positivo de FAN, entre os quais a de anticorpos anti-Ro/SS-A, anti-Jo-1 e anti-RNP ribossomal (antiproteína P-ribossomal)
Método	Imunofluorescência indireta em células HEp-2
Valor de referência	Negativo (Não reagente)

Fator reumatoide	
Sinonímia	FR; Fator reumatoide, Anticorpos
Tipo de amostra	Soro
Preparo do paciente	Não é necessário preparo
Informações úteis	O fator reumatoide (FR) é um autoanticorpo, em geral da classe IgM, dirigido contra o fragmento Fc da IgG. Sua pesquisa e dosagem têm utilidade no diagnóstico da artrite reumatoide (AR), uma vez que ele está presente em aproximadamente 80% dos adultos portadores de AR, embora seja encontrado em apenas 20% dos indivíduos com AR juvenil Convém lembrar que o FR não é específico para AR, sendo detectado também em outras doenças reumáticas autoimunes, LES, esclerose sistêmica, síndrome de Sjögren, polimiosite, dermatomiosite e síndromes de superposição. Da mesma forma, em algumas moléstias infecciosas (mononucleose infecciosa, sífilis, tuberculose, hepatite viral e endocardite bacteriana), em entidades caracterizadas por processo inflamatório crônico (hanseníase, leishmaniose, sarcoidose e malária) e em pessoas que apresentam gamopatias monoclonais, o FR pode ser igualmente detectado em concentrações variáveis. Reações positivas ainda podem ocorrer em 5% dos indivíduos normais, principalmente nos idosos.
Método	Imunoturbidimetria
Valor de referência	< 14 UI/mL

HLA-B27	
Sinonímia	HLA-B27 Genotipagem
Tipo de amostra	Sangue total em EDTA
Preparo do paciente	Não é necessário preparo.
Informações úteis	Auxilia no processo de diagnóstico da espondilite anquilosante, artrite reumatoide juvenil e síndrome de Reiter. A presença do antígeno HLA-B27 está fortemente associada à espondilite anquilosante. Esse alelo, entretanto, está presente em 10% dos indivíduos normais, razão pela qual sua presença não obrigatoriamente indica doença. O teste deve ser utilizado como um recurso diagnóstico nas pessoas com achados clínicos e radiológicos sugestivos dessa doença.
Método	Genotipagem de HLA-B27 por PCR em tempo real, utilizando-se agente fluorescente SYBR Green I. Para o controle da extração e amplificação do DNA, também é realizada a amplificação em multiplex de um segmento do gene da fibrose cística.
Valor de referência	Ausência do alelo HLA-B27

BIBLIOGRAFIA RECOMENDADA

1. Bohan A, Peter JB. Polymyositis and dermatomyositis (first of two parts). N Engl J Med. 1975;292(7):344-7.
2. Divisão de Laboratório Central do Hospital das Clínicas da Faculdade de Medicina da Universidade de São Paulo. Manual de Exames. [Internet]. [Acesso em: 2022 mar. 07]. Disponível em: http:// https://patologiaclinica.hc.fm.usp.br.
3. Duurland CL, Wedderburn LR. Current developments in the use of biomarkers for juvenile idiopathic arthritis. Curr Rheumatol Rep. 2014;16(3):406.
4. Fleury Medicina e Saúde. Manual de Exames. [Internet]. [Acesso em: 2022 mar. 07]. Disponível em: https://www.fleury.com.br/medico/exames.
5. Hochberg MC. Updating the American College of Rheumatology revised criteria for the classification of systemic lupus erythematosus. Arthritis Rheum. 1997;40(9):1725.
6. Islabão AG, Mota LMH, Ribeiro MCM, Arabi TM, Cividatti GN, Queiroz LB, et al. Childhood-onset systemic lupus erythematosus-related antiphospholipid syndrome: A multicenter study with 1519 patients. Autoimmun Rev. 2020;19(12):102693.
7. Kobayashi I, Akioka S, Kobayashi N, Iwata N, Takezaki S, Nakaseko H, et al. Clinical practice guidance for juvenile dermatomyositis (JDM) 2018-Update. Mod Rheumatol. 2020;30(3):411-23.
8. Leung AKC, Barankin B, Leong KF. Henoch-Schönlein Purpura in Children: An Updated Review. Curr Pediatr Rev. 2020;16(4):265-76.
9. Martini A, Lovell DJ, Albani S, Brunner HI, Hyrich KL, Thompson SD, et al. Juvenile idiopathic arthritis. Nat Rev Dis Primers. 2022;8(1):5.
10. Mayo Clinic Laboratories. Test Catalog. [Internet]. [Acesso em: 2022 mar. 07]. Disponível em: https://www.mayocliniclabs.com/test-catalog/index.html.
11. Minoia F, Bovis F, Davì S, Horne A, Fischbach M, Frosch M, et al. Development and initial validation of the MS score for diagnosis of macrophage activation syndrome in systemic juvenile idiopathic arthritis. Ann Rheum Dis. 2019;78(10):1357-62.
12. Oni L, Sampath S. Childhood IgA Vasculitis (Henoch Schonlein Purpura)-Advances and Knowledge Gaps. Front Pediatr. 2019;7:257.
13. Ravelli A, Minoia F, Davì S, Horne A, Bovis F, Pistorio A, et al. 2016 Classification Criteria for Macrophage Activation Syndrome Complicating Systemic Juvenile Idiopathic Arthritis: A European League Against Rheumatism/American College of Rheumatology/ Paediatric Rheumatology International Trials Organisation Collaborative Initiative. Arthritis Rheumatol. 2016;68(3):566-76.
14. Sato JO, Sallum AM, Ferriani VP, Marini R, Sacchetti SB, Okuda EM, et al. A Brazilian registry of juvenile dermatomyositis: onset features and classification of 189 cases. Clin Exp Rheumatol. 2009;27(6):1031-8.
15. Shenoi S. Juvenile Idiopathic Arthritis - Changing Times, Changing Terms, Changing Treatments. Pediatr Rev. 2017;38(5):221-32.
16. Smith EMD, Lythgoe H, Midgley A, Beresford MW, Hedrich CM. Juvenile-onset systemic lupus erythematosus: Update on clinical presentation, pathophysiology and treatment options. Clin Immunol. 2019;209:108274.
17. Trindade VC, Carneiro-Sampaio M, Bonfa E, Silva CA. An Update on the Management of Childhood-Onset Systemic Lupus Erythematosus. Paediatr Drugs. 2021;23(4):331-47.

CONTEÚDO COMPLEMENTAR

Utilize o QR code abaixo para acessar as questões comentadas do capítulo (senha: **medicinalaboratorial**).

Seção III

Cirurgia infantil

Coordenadores: Ana Cristina Aoun Tannuri e Uenis Tannuri

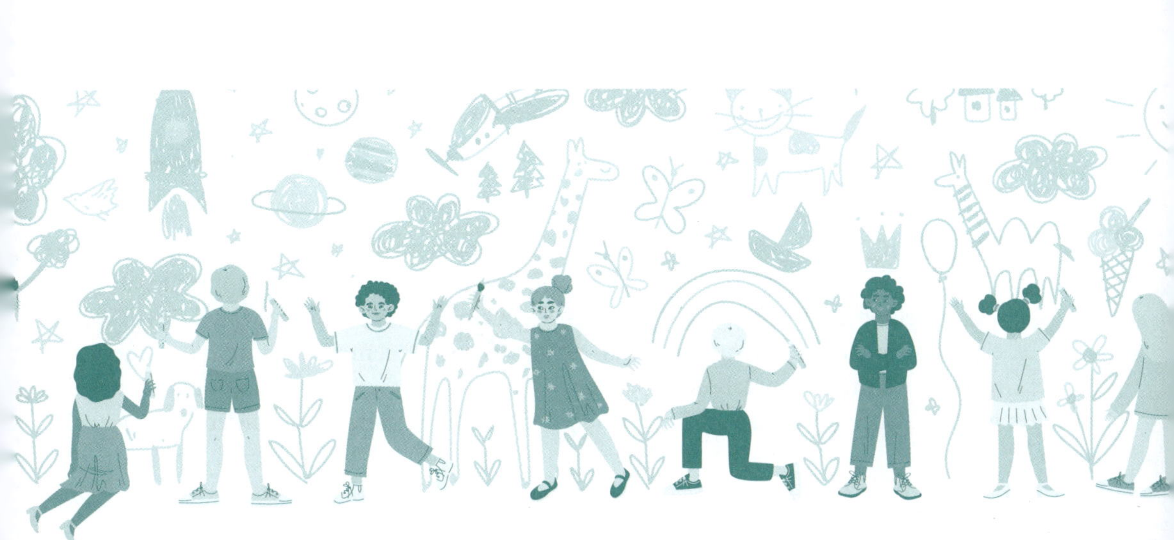

10

Importância da avaliação laboratorial da criança e do adolescente com afecção cirúrgica

Ana Cristina Aoun Tannuri
Uenis Tannuri

PONTOS-CHAVE DESTE CAPÍTULO

- Crianças portadoras de afecções cirúrgicas apresentam alterações metabólicas específicas que envolvem balanço nitrogenado negativo, hiperglicemia, diminuição dos níveis séricos de colesterol e fosfolípides, proteólise muscular e retenção hidrossalina.
- A avaliação pré-operatória de procedimentos de pequeno e médio porte em crianças hígidas deve se basear principalmente na anamnese e no exame físico.
- Em crianças com afecções cirúrgicas mais graves ou alterações metabólicas prévias, a avaliação deve envolver a realização de hemograma completo, com contagem de leucócitos, coagulograma, dosagem de eletrólitos, glicemia e bilirrubinas.
- Crianças hepatopatas em preparo para transplante hepático devem ser submetidas a avaliação laboratorial que envolva exames gerais e específicos de função hepática, bem como realização de exames de imagem. Os exames realizados no período pós-operatório visam à detecção das complicações conhecidas, como coagulopatias, distúrbios hidroeletrolíticos, disfunção primária do enxerto, infecções, tromboses vasculares, problemas biliares, rejeições e doença linfoproliferativa.

INTRODUÇÃO

Para melhor compreensão do presente capítulo, iniciaremos apresentando as principais alterações metabólicas decorrentes das afecções cirúrgicas. Em princípio, tais alterações são semelhantes àquelas observadas após politraumatismos, queimaduras extensas e infecções graves, e são consequentes ao jejum e/ou hipercatabolismo. Essas alterações, mais características nas crianças com infecção grave, são conhecidas atualmente por "síndrome da resposta inflamatória sistêmica", por serem mediadas por citocinas inflamatórias[1].

A resposta metabólica no período pós-operatório imediato consiste em perda de peso e balanço nitrogenado negativo, decorrentes do catabolismo proteico aumentado e ausência de ingestão de nutrientes. A magnitude desses fenômenos está relacionada com a extensão e gravidade da doença e do ato operatório.

As respostas do organismo aos traumatismos físicos têm a finalidade de manter as condições hemodinâmicas e hidroeletrolíticas. As alterações no metabolismo intermediário de hidratos de carbono, proteínas e gorduras, conhecidas por "homeostase nutricional", têm a finalidade de formar substratos que são especificamente utilizados nessas situações com o objetivo de formação de energia.

A hiperglicemia ocorre de modo uniforme em resposta à agressão cirúrgica. Esse fato decorre do aumento de produção endógena de glicose pelo fígado através da neoglicogênese e glicogenólise, fenômenos de difícil inibição e que persistem apesar da administração exógena de glicose. Em conjunto com esses fenômenos, conforme se verá adiante, a metabolização periférica da glicose está diminuída em virtude dos altos níveis de hormônios com ação antagônica à insulina.

O metabolismo dos lipídios caracteriza-se por aumento da liberação dos ácidos graxos livres em intensidade proporcional à magnitude do trauma, oriundos da metabolização periférica de gorduras. Por outro lado, ocorre diminuição dos níveis séricos de colesterol e fosfolípides, os primeiros em decorrência da síntese aumentada de esteroides após o trauma.

A proteólise muscular, no período pós-operatório imediato, tem o objetivo principal de fornecer aminoácidos de baixo peso molecular, que funcionam como substrato para neoglicogênese hepática, dado que os resíduos nitrogenados são metabolizados no fígado para síntese de ureia, a qual será excretada na urina.

A resposta hormonal caracteriza-se por aumento da liberação de catecolaminas no período pós-traumático imediato, que estimulam, por sua vez, a secreção de glucagon, com consequente queda na relação molar insulina/glucagon, a qual reflete de maneira inversa a neoglicogênese hepática. Assim, a queda dessa relação favorece a liberação de glicose pelo fígado. Por outro lado, elevam-se os níveis de hormônio adrenocorticotrófico (ACTH), produzido pela hipófise anterior e que age sobre a adrenal provocando aumento da liberação de glicocorticoides. Estes últimos, com ação antagônica à insulina, inibem a captação de aminoácidos e a síntese proteica no músculo esquelético e em outros tecidos, além de estimular a síntese de enzimas hepáticas associadas ao catabolismo proteico.

A produção de aldosterona é estimulada pelo aumento dos níveis de ACTH e, principalmente, em consequência da redução do volume do compartimento extracelular efetivo causada pelo edema traumático. Paralelamente, ocorre aumento de liberação de hormônio antidiurético. O principal efeito é retenção hidrossalina com queda na concentração de sódio urinário. Paradoxalmente, a concentração de sódio plasmático tende a se mostrar reduzida por mecanismo de diluição, decorrente da maior retenção de água. Assim, é comum observarmos que crianças em pré ou pós-operatório se apresentam com edema generalizado e hiponatremia, com concentração de sódio plasmático entre 125 e 130 mEq/L.

A insulina é o principal hormônio regulador dos fenômenos de anabolismo e catabolismo pós-operatório. As catecolaminas (adrenalina e noradrenalina) exercem efeito inibidor sobre a secreção de insulina, sendo esse grau de supressão relacionado com a gravidade e extensão do trauma. A insulina é o principal hormônio anabólico, que promove o armazenamento de glicose e ácidos graxos, além do influxo de aminoácidos no músculo esquelético. No período pós-operatório, há deficiência insulínica relativa, assim como aumento da excreção urinária desse hormônio[2]. Como consequência, ocorre mobilização dos nutrientes, elevando-se os níveis plasmáticos de glicose, aminoácidos e ácidos graxos livres. Assim, demonstrou-se que a administração exógena de insulina no período pós-operatório imediato promove melhora do balanço nitrogenado[3].

Os níveis de glucagon elevam-se em consequência dos traumatismos, estimulados pelas catecolaminas. Esse hormônio tem marcante atividade glicogenolítica e neoglicogênica, dado que seu principal local de ação é o fígado, estimulando a produção de glicose, inclusive a partir de lactato, piruvato e glicerol.

Esse conjunto de respostas às agressões cirúrgicas ocorre em adolescentes e adultos. Em recém-nascidos, na primeira semana de vida, submetidos a cirurgias de pequeno e médio porte, não se observa aumento da perda urinária de nitrogênio ou retenção hidrossalina, em virtude da tendência ao anabolismo proteico e aumento da água corpórea total e do compartimento extracelular.

Nos últimos anos, estudos têm demonstrado que recém-nascidos e lactentes, em períodos de pós-operatório, apresentam aumento discreto das necessidades calóricas e do "*turnover*" de proteínas, em virtude da menor intensidade do catabolismo, diferentemente de crianças maiores e adultos. Assim, recomenda-se que nessas situações as quantidades de aminoácidos e calorias administradas não sejam incrementadas, com o principal objetivo de evitar os efeitos colaterais da administração excessiva de carboidratos (fígado gorduroso) ou proteínas (acidose metabólica), denominados genericamente de "*overfeeding*"[4-6].

SITUAÇÕES ESPECÍFICAS DE AVALIAÇÃO PRÉ E PÓS-OPERATÓRIA

O sucesso da cirurgia nos últimos 60 anos se deve, basicamente, aos avanços nos cuidados pré- e pós-operatórios dos pacientes. O melhor conhecimento desses cuidados tem permitido crescentes índices de sobrevida em crianças com graves afecções cirúrgicas, mesmo aquelas com malformações congênitas complexas de múltiplos órgãos. Pode-se dizer que a evolução neste setor foi muito mais expressiva do que a evolução das técnicas operatórias em si. Assim, o adequado cuidado a qualquer criança com doença cirúrgica começa com uma avaliação pré-operatória satisfatória. Abordaremos, a seguir, as principais situações com que nos deparamos na prática clínica quanto à avaliação pré-operatória.

1. Afecções cirúrgicas mais comuns, sem alterações metabólicas prévias

Na prática da cirurgia pediátrica, especialmente em consultórios, as afecções mais comuns são aquelas em que as crianças não apresentam alterações metabólicas prévias: hérnias da parede abdominal; fimose e hipospádias; distopias testiculares; apendicite aguda e outras. A obtenção da anamnese e o exame físico são os elementos fundamentais e imprescindíveis para qualquer abordagem diagnóstica. Durante a anamnese, é importante que se esmiucem os antecedentes das crianças, se houve episódios de ferimentos ou queda de dentes com hemorragias em excesso, ou mesmo os antecedentes familiares, mormente de doenças hemorrágicas. Também devem ser investigadas a história prévia de doenças respiratórias ou cardíacas e as condições do parto. Insistimos e enfatizamos a necessidade desta abordagem inicial, em especial nos dias de hoje, em que a medicina foi "contaminada" pelos ditos "exames laboratoriais de rotina" e pelos "*check-ups*", muitas vezes inúteis, dispendiosos e sofridos para as crianças. Tais exames não substituem uma boa anamnese e o exame físico.

Com base no exposto, pode-se afirmar que nas crianças sem história prévia de alterações digestivas, respiratórias, endócrinas ou de outra função orgânica, a avaliação laboratorial pré-operatória pode ser dispensada, na dependência da experiência do cirurgião, principalmente em crianças que serão submetidas a pequenos procedimentos cirúrgicos de rotina. Diante de qualquer dúvida ou insegurança, exames hematológicos rotineiros como hemograma, coagulograma, dosagem de ureia, creatinina e eletrólitos plasmáticos, ou mesmo algum outro especificamente selecionado a partir da anamnese e do exame físico, poderão ser solicitados.

2. Afecções cirúrgicas com prováveis alterações metabólicas prévias

Incluem-se neste grupo as crianças com afecções digestivas agudas ou crônicas, obstruções intestinais, peritonites, acompanhadas ou não de acometimento sistêmico do processo infeccioso. Paralelamente, pode haver também comprometimento respiratório, que será avaliado pelo médico e diagnosticado na dependência da repercussão funcional do pulmão. Tais repercussões tornam-se mais expressivas e preocupantes nos recém-nascidos, particularmente, os pré-termos. Assim, a avaliação laboratorial em crianças com essas afecções deve ser baseada em hemograma completo, com contagem de leucócitos, coagulograma e avaliação dos eletrólitos – sódio, potássio, cálcio, magnésio – além de glicemia e bilirrubinas. Lembrar da importância de avaliar a contagem do número de plaquetas em sangue periférico, que pode estar reduzido em situações de septicemia e coagulação intravascular disseminada. Em geral, números inferiores a 50.000 plaquetas /mm^3 de sangue podem ser indicativos de septicemia no período neonatal. Adicionalmente, devem-se solicitar hemoculturas sempre que houver suspeita de infecção sistêmica.

Vale enfatizar aqui a importância de interpretação dos exames de avaliação dos eletrólitos plasmáticos em crianças com afecções cirúrgicas, principalmente no período pós-operatório imediato. Dosagens de natremia entre 120 e 130 mEq/L não devem causar preocupação e decorrem de retenção hidrossalina nessa fase. Em crianças hepatopatas ou desnutridas, é comum a observação de natremias nos níveis citados. Um erro relativamente frequente é a tentativa de correção aguda desses níveis de natremia com solução hipertônica de cloreto de sódio. Sempre se devem administrar soluções isotônicas.

Por último, para fins didáticos, apresentamos a seguir (Tabela 1) a composição média em eletrólitos dos principais líquidos corpóreos perdidos no período pós-operatório.

TABELA 1 Composição dos principais líquidos corpóreos perdidos no pós-operatório

Tipo de líquido	Na (mEq/L)	K (mEq/L)
Drenagem de sonda nasogástrica	60 a 80	10 a 15
Bile	140	5
Drenagem de ileostomia	110	5 a 30
Edema traumático	140	5

Com base nessa tabela, lembremos algumas situações que levam a distúrbios hidroeletrolíticos e ácido-básicos específicos:

1. Neonatos portadores de estenose hipertrófica do piloro classicamente apresentam vômitos alimentares incoercíveis em grande quantidade, pela obstrução na via de saída do estômago. Tal situação costuma ocorrer em torno da terceira semana de vida. Há perda, pelos vômitos, de grandes quantidades de potássio e ácido clorídrico, podendo ocorrer alcalose hipoclorêmica e hipocalêmica. Desta forma, nos casos com vários dias de evolução, é importante a realização de uma gasometria e dosagem sérica de potássio e cloro.
2. Crianças submetidas a derivações bilodigestivas ou hepatectomias podem desenvolver fístulas biliares por pequenas deiscências da anastomose ou pela superfície cruenta do fígado. Com isso, há saída de bile pelos drenos intracavitários. Nas fístulas de alto débito, é importante a monitorização de hiponatremias.
3. Várias condições do neonato e lactente podem levar à realização de ileostomias, como enterocolite necrotizante, aganglionose cólica total, intussuscepção intestinal com necrose, peritonite etc. Pela ileostomia, há perda de quantidades consideráveis de sódio, bicarbonato e variáveis de potássio. Assim, especialmente em neonatos, é importante a monitorização de hiponatremia e acidose metabólica. Em alguns pacientes com ileostomia que apresentam grande dificuldade de ganho ponderal, observamos que a natremia está normal, mas os níveis de sódio urinário se apresentam muito baixos. Ao realizarmos reposição de sódio por meio de acréscimo de sal à fórmula láctea, costuma haver grande melhora do estado nutricional dessas crianças.

3. Pré-operatório da criança candidata ao transplante hepático

As crianças avaliadas para o transplante hepático, de modo geral, são submetidas aos mesmos exames laboratoriais necessários para a investigação das hepatopatias: hemograma; coagulograma; eletrólitos; avaliação da função renal; alanina aminotransferase; aspartato aminotransferase; gama glutamil transferase; bilirrubina total e frações; proteína C reativa; gasometria venosa. Exames específicos de imagem (ultrassonografias e, se necessário, angiotomografias) destinados ao estudo da anatomia da irrigação do fígado podem ser indicados, na dependência do caso. Pode-se afirmar que não há protocolos fixos, e que o número e tipo de exames vão depender do caso. A partir de uma sólida experiência em transplantes hepáticos em crianças, pode-se afirmar que não há exame laboratorial específico que norteie a necessidade de transplante hepático em criança. A indicação do transplante depende basicamente da intensidade da disfunção hepática, além de outros fatores como estado clínico do paciente, comprometimento do estado nutricional, episódios de sangramento digestivo alto, presença de síndrome hepatopulmonar. Deve-se lembrar, também, a indicação do transplante em crianças com tumor hepático maligno cirurgicamente não ressecável.

O comprometimento do estado nutricional em crianças hepatopatas é de tal ordem que cerca de 80% a 90% das crianças apresentam algum grau de desnutrição no momento do transplante, confirmado pelos exames de laboratório. Verifica-se na prática que as tentativas de reversão do estado de desnutrição no pós-operatório são, de modo geral, infrutíferas, dado o fato de que o fígado está comprometido em suas funções de síntese proteica. Além disso, os episódios de sangramento digestivo constituem sério problema, sendo indicado o tratamento esclerosante das varizes esofagianas por meio de endoscopia, enquanto não se procede ao transplante.

Outro problema é a síndrome hepatopulmonar, caracterizada por doença hepática crônica associada à dilatação de vasos pulmonares e aos *shunts* intraparenquimatosos, às trocas de oxigênio e, em alguns casos, à hipoxemia em graus variáveis. Medidas de gradiente alveoloarterial de oxigênio superiores a 20 mmHg e de PaO_2 inferiores a 70 mmHg, em repouso e ar ambiente, são indicativos de síndrome hepatopulmonar.

Entre os exames de imagem para estudo pré-operatório, incluem-se o ultrassom para avaliação do parênquima hepático e o estudo da arquitetura vascular do fígado, principalmente as veias do sistema porta. Exames de tomografia computadorizada, ressonância nuclear magnética ou tomográficos poderão ser solicitados em situações específicas, se necessário.

4. Período pós-operatório imediato ao transplante hepático

O primeiro sinal de funcionamento do novo fígado é o adequado *status* neurológico, em que a avaliação pode também ser dificultada pela ação das drogas anestésicas cuja metabolização pode estar alterada pelo inadequado funcionamento hepático e renal. O nível de consciência é parâmetro fiel do funcionamento do fígado recém-transplantado, sendo imperativo que se evite a utilização de drogas com efeito sedativo no período pós-operatório precoce, principalmente benzodiazepínicos com metabolização hepática. Convulsões podem ocorrer em até 30% das crianças após transplante hepático. Dentre as causas estão hipoglicemia, distúrbios hidroeletrolíticos, inclusive hipomagnesemia, elevados níveis séricos de drogas imunossupressoras como ciclosporina ou tacrolimo.

Qualquer convulsão tônico-clônica generalizada sem causa definida e todas as convulsões focais implicam a realização de tomografia computadorizada de crânio para avaliar a possibilidade de sangramento no sistema nervoso central.

Quanto à função respiratória no período pós-operatório imediato, quase todos os pacientes chegam à unidade de terapia intensiva ainda sob ventilação mecânica, embora a extubação dos pacientes estáveis seja possível nas primeiras 48 horas. A necessidade de assistência ventilatória mais prolongada pode estar associada a aumento do trabalho respiratório, por edema pulmonar, derrame pleural, atelectasias, aumento da produção de gás carbônico, infecção ou obstrução de vias aéreas; ou a diminuição da capacidade ventilatória por depressão respiratória decorrente de excesso de sedação, disfunção hepática, desnutrição ou distúrbios metabólicos. A sobrecarga hídrica gera edema pulmonar e derrame pleural, tipicamente à direita. Esse derrame é do líquido ascítico, que se desloca devido à pressão negativa da cavidade pleural, através do diafragma direito lesado durante a cirurgia. Vale lembrar que distúrbios eletrolíticos como hipofosfatemia, hipocalcemia, hipocalemia e hipomagnesemia podem levar à disfunção muscular respiratória e dificuldade de extubação.

As atelectasias do parênquima pulmonar são causa de dificuldade respiratória, especialmente nas crianças pequenas com ascite e distensão abdominal. Também os processos infecciosos, tanto pulmonares quanto sistêmicos, são causa frequente de disfunção respiratória no pós-operatório recente de transplante hepático.

Todos os pacientes devem permanecer com monitorização eletrocardiográfica, medida de pressão arterial invasiva e não invasiva, e da pressão venosa central. Cerca de 70% dos pacientes apresentam hipertensão arterial, muitas vezes necessitando de tratamento medicamentoso. A causa é multifatorial, incluindo sobrecarga de volume, níveis elevados de renina, uso de corticoide e inibidores de calcineurina. A hipertensão é particularmente perigosa devido à associação com coagulopatia e plaquetopenia. Ao contrário, a ocorrência de hipotensão está associada a disfunção hepática, sangramentos abdominais e infecções sistêmicas. Finalmente, tem sido observado que os pacientes podem apresentar episódios de bradicardia, de causa desconhecida, sem qualquer repercussão hemodinâmica[7,8].

A monitorização da pressão arterial, pressão venosa central, frequência cardíaca e débito urinário deve ser utilizada para orientar o cálculo da reposição de líquidos endovenosos. Também deve ser feita a dosagem diária dos eletrólitos plasmáticos, sódio, potássio, cloro, fósforo e magnésio com objetivo de diagnosticar distúrbios específicos relacionados a esses eletrólitos. Geralmente há hiponatremia dilucional, com sódio corpóreo total aumentado e tendência à hipercalemia, devido à destruição celular no processo de isquemia-reperfusão do órgão transplantado. Outra tendência é a de hipocalcemia, em função da transfusão de concentrado de hemácias no intra operatório e "quelação" do íon cálcio provocada pelo ânion citrato presente no sangue estocado.

Nos casos em que ocorre disfunção do enxerto, é possível verificar hipoglicemia devida à falta de neoglicogênese hepática e à deficiente metabolização da insulina no sangue portal ao nível do fígado. Ao contrário, quando o fígado apresenta bom funcionamento, há tendência à hiperglicemia, com níveis glicêmicos entre 120 e 250 mg%, devido à situação de estresse pelo procedimento cirúrgico e ao uso de corticosteroides.

Após o transplante, há risco de ulceração de estômago e duodeno, secundária à situação de estresse e corticoterapia, razão pela qual todos os pacientes devem receber bloqueadores da secreção ácida do estômago. Se ocorrer sangramento digestivo, deve ser feito estudo da coagulação e eventual suspensão das medicações anticoagulantes e antiagregantes plaquetárias que estejam sendo utilizadas. A endoscopia digestiva alta é o recurso de eleição para diagnóstico e tratamento dos sangramentos gastrointestinais, em grande parte dos casos. Na presença de varizes esofágicas sangrantes ou quando a fonte de hemorragia não for diagnosticada ao exame endoscópico, indica-se a realização urgente de ultrassom com Doppler de abdome, pois o sangramento pode ser manifestação de trombose da veia porta.

Entre 60% e 70% das indicações do transplante hepático na criança são representadas por portadores de atresia de vias biliares, que foram submetidos previamente a portoenterostomia[7]. Assim, na cirurgia do receptor, é necessária a liberação de grande quantidade de aderências entre alças intestinais e o fígado. Não é rara a perfuração acidental dessas alças ou lesões seromusculares que passam despercebidas. O estado de imunodepressão do pós-operatório (precoce) do transplante é responsável por prejuízo nos processos de cicatrização e por mascarar os sinais e sintomas de abdome agudo perfurativo. A indicação de realizar a re-exploração do abdome deve ser feita sempre que houver qualquer dúvida em relação à dor abdominal, ao aumento de débito de sonda nasogástrica ou íleo adinâmico prolongado.

A avaliação do enxerto hepático é feita com exames diários dos níveis séricos das enzimas hepatocelulares e canaliculares. Convém lembrar as lesões de isquemia-reperfusão no órgão recém-transplantado. A histologia na biópsia pós-reperfusão revela infiltrado neutrofílico sinusoidal e apoptose de hepatócitos. A evolução dessa lesão mostra balonização celular e colestase. A lesão de preservação, presente em maior ou menor grau em todos os casos, produz uma curva enzimática característica, em que há elevação linear sérica de enzimas hepatocitárias, a partir do primeiro dia de pós-operatório, declinando a partir do quarto ou quinto dia.

A disfunção primária do enxerto constitui a causa mais comum de perda precoce do enxerto. É complicação grave, caracterizada por falência hepática aguda (encefalopatia, coagulopatia, instabilidade hemodinâmica), grande elevação sérica de enzimas hepáticas (enzimas hepáticas TGO e TGP acima de 2.500 IU/L) e consequente falência de múltiplos órgãos (insuficiência renal e complicações pulmonares). Os fatores de risco são: idade do doador maior que 50 anos, macroesteatose (maior que 30% dos hepatócitos), hipernatremia grave do doador (maior que 170 mEq/L) e tempo de isquemia fria prolongado (acima de 18 horas)[8]. Não há tratamento efetivo, e a sobrevida do paciente depende de retransplante precoce.

Aspecto importante no controle pós-operatório refere-se ao monitoramento das complicações vasculares. Entre elas, a trombose da artéria hepática é a mais comum, especialmente nos transplantes intervivos, em que é realizada anastomose entre artérias de menor calibre, seguida da trombose da veia porta. Podem manifestar-se como necrose hepática fulminante, com rápida deterioração clínica, até quadros inicialmente assintomáticos, principalmente nos transplantes intervivos. Com o passar das horas, observam-se acentuada elevação das enzimas hepatocitárias, piora da coagulação e encefalopatia grave e óbito. As oclusões arteriais tardias, depois da terceira semana, podem ser assintomáticas, com formação de colaterais que suprem o fígado.

O exame de eleição para o diagnóstico das complicações vasculares é a verificação das alterações do fluxo sanguíneo por meio de ultrassonografia com Doppler, que é realizado diariamente na primeira semana após o transplante, com índices de sensibilidade que chegam a 100%, dependendo da experiência do examinador (Figuras 1 e 2).

Diante de qualquer suspeita de oclusão arterial ou portal, indica-se re-exploração cirúrgica de emergência, trombectomia e/ou reanastomose da artéria hepática ou da veia porta. Se ocorrer reincidência da trombose, torna-se necessário o retransplante. Aspecto peculiar refere-se aos transplantes intervivos, em que, nos primeiros dias de pós-operatório, a trombose da artéria hepática evolui de forma silenciosa, sem manifestações clínicas ou repercussões laboratoriais, sendo o diagnóstico feito apenas pela ultrassonografia. Finalmente, é de referir que em crianças, de modo geral, não se indicam arteriografias ou venografias de-

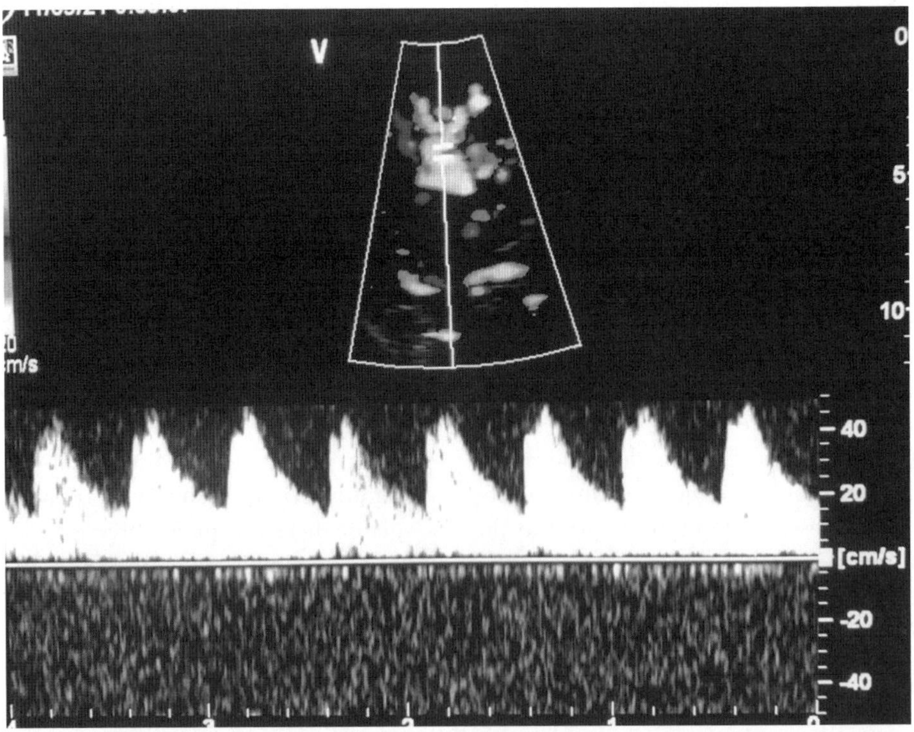

FIGURA 1 Imagem do ultrassom de criança no primeiro dia de pós-operatório mostrando ondas espiculadas indicativas do fluxo arterial presente no hilo hepático.

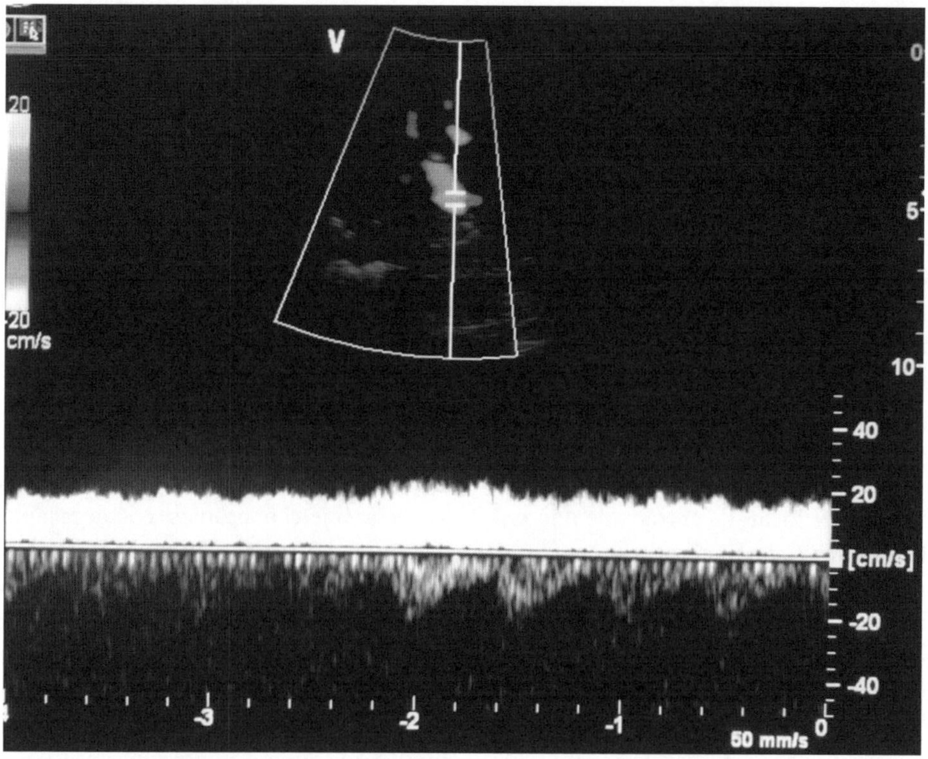

FIGURA 2 Imagem do mesmo caso da Figura 1, indicando a presença do fluxo sanguíneo na veia porta.

vido às complicações desses procedimentos em crianças.

As complicações biliares são observadas, em geral, após o quinto dia de pós-operatório. A fístula biliar se manifesta com febre, dor em quadrante superior direito e saída de líquido bilioso pelos drenos abdominais. Há leucocitose, aumento das enzimas canaliculares e eventual formação de coleção detectada ao ultrassom. Nas fístulas tardias de superfície cruenta e naquelas de difícil fechamento, deve-se considerar a possibilidade de estenose da anastomose biliodigestiva. A estenose também pode se manifestar pelo aumento de enzimas canaliculares; nesse caso, a biópsia hepática revela proliferação biliar.

Aspecto importante a ser citado refere-se aos sangramentos intra-abdominais que podem ocorrer nos primeiros dias de pós-operatório, por isso é importante a monitorização periódica do nível sérico de hemoglobina e o débito dos drenos abdominais. Situação relativamente frequente no período pós-operatório precoce do transplante é a "síndrome do coágulo retido". Após período inicial de melhora gradual da coagulação, contagem de plaquetas e diminuição do débito sanguíneo pela recuperação da função do enxerto hepático, observa-se novo aumento de sangramento nos drenos abdominais, com plaquetopenia e coagulopatia, que não revertem apesar da administração de hemoderivados. Com a melhora do funcionamento hepático, o sangue coletado na cavidade pela hemorragia lenta e difusa forma grandes coágulos responsáveis pelo consumo local de plaquetas e de fatores de coagulação, perpetuando o quadro de sangramento. É necessária, portanto, reoperação para limpeza da cavidade e remoção dos coágulos, com eventual hemostasia de algum sangramento ativo.

As infecções no período pós-operatório são frequentes, visto que em geral os pacientes se apresentam em condições prévias bastante comprometidas, desnutridos, com múltiplos locais de entrada de microrganismos (incisão, cateteres, sondas), adicionando-se a isso o uso das drogas imunossupressoras. Nas primeiras semanas pós-transplante, as bactérias são os principais agentes infecciosos, e dentre elas, os enterococos e bactérias Gram-negativas da flora abdominal são os mais frequentes. Os sinais de infecção na criança submetida ao transplante podem ser variados, desde alterações laboratoriais sem sintomas clínicos, como leucocitose ou leucopenia, hiponatremia, elevação sérica de enzimas hepáticas e de ureia, até quadros fulminantes de choque séptico irreversível. Toda febre indica a coleta de culturas e pesquisa de foco infeccioso. Lembrar também da possibilidade de ocorrência de infecções fúngicas, sendo a *Candida albicans* o agente mais comum, devido aos fatores de risco que acompanham as crianças submetidas ao transplante hepático: antibioticoterapia prolongada, presença de complicações cirúrgicas, imunossupressão, além de corticoterapia. Finalmente, as infecções virais geralmente ocorrem a partir do primeiro mês, sendo o citomegalovírus o agente mais comum.

A rejeição celular aguda é muito frequente, e sua incidência pode chegar a 70% dos casos[7]. O pico de incidência é do quinto ao décimo dia de pós-operatório e pode se manifestar com sintomas inespecíficos como febre baixa e dor abdominal. Observa-se aumento dos níveis séricos de enzimas celulares e canaliculares (gama glutamil transpeptidase), pois o processo inflamatório se faz por um infiltrado linfocitário no espaço porta, com agressão ductular e do endotélio dos ramos portais; nos casos graves, chega a haver destruição de hepatócitos periportais. O diagnóstico deve ser confirmado por meio da biópsia hepática por punção.

Já a rejeição crônica costuma aparecer após o primeiro mês de transplante, apresentando-se como icterícia e prurido progressivos, por vezes acompanhados de acolia fecal. Há aumento de enzimas canaliculares, e o diagnóstico é confirmado por biópsia hepática que mostra desaparecimento dos ductos biliares no espaço porta.

Outro diagnóstico a ser sublinhado refere-se à recidiva da doença primária no enxerto hepático. Nas doenças de caráter autoimune, como hepatite autoimune e colangite esclerosante primária, pode haver recidiva do processo no enxerto. Também as hepatites virais B e C recorrem com grande frequência no fígado transplantado, se não realizada profilaxia adequada. O diagnóstico de suposição é feito por meio de elevações dos níveis séricos das enzimas hepáticas e confirmado por sorologia específica e biópsia do enxerto.

Finalmente, vale destacar uma situação específica de pacientes em pós-operatório tardio do transplante hepático: a doença linfoproliferativa pós-transplante. Caracteriza-se pela proliferação anormal e desordenada do linfócito B ativado. Da mesma forma que o linfoma de Burkitt, a doença linfoproliferativa tem sido relacionada à infecção pelo vírus Epstein-Barr, sendo esta do tipo policlonal. Outra forma mais grave, do tipo monoclonal, corresponde aos linfomas. Acredita-se que a proliferação desordenada do linfócito B, estimulada pelo vírus da mononucleose, não encontra qualquer fenômeno de inibição, visto que o linfócito T citotóxico está bloqueado pelas drogas imunossupressoras. Essas células com proliferação desordenada podem sofrer transformação maligna, levando ao desenvolvimento de linfomas. As manifestações clínicas são muito diversas, podendo ser localizadas ou sistêmicas. Os sintomas mais comuns são febre persistente, adenomegalias, infecção persistente de vias aéreas superiores, hipertrofia de adenoides, diarreia e tumores abdominais. O diagnóstico é feito por meio de biópsias de linfonodos, de tumores, da mucosa do colo ou das adenoides.

CONCLUSÃO

A avaliação laboratorial da criança e do adolescente com afecção cirúrgica deve ser baseada e direcionada pelas alterações metabólicas prévias e pelas consequências do problema cirúrgico em si.

Nas crianças sem história prévia de alterações digestivas, respiratórias, endócrinas ou de outra função orgânica, a avaliação laboratorial pré-operatória pode ser dispensada, na dependência da experiência do cirurgião, principalmente em crianças que serão submetidas a pequenos procedimentos cirúrgicos de rotina.

As crianças com alterações metabólicas prévias como afecções digestivas agudas ou crônicas, obstruções intestinais, peritonites, acompanhadas ou não de acometimento sistêmico do processo infeccioso, devem fazer avaliação laboratorial pré-operatória com hemograma completo com plaquetas, coagulograma, sódio, potássio, cálcio, magnésio, glicemia e bilirrubinas.

As crianças submetidas ao transplante hepático devem realizar os exames laboratoriais pré-operatórios: hemograma, coagulograma, eletrólitos, avaliação da função renal, alanina aminotransferase, aspartato aminotransferase, gama glutamil transferase, bilirrubina total e frações, proteína C reativa e gasometria venosa. Após a cirurgia, elas devem continuar sendo acompanhadas, aplicando-se procedimentos clínicos e laboratoriais.

EXAMES LABORATORIAIS UTILIZADOS NO PRÉ E PÓS-CIRÚRGICO EM PEDIATRIA

Exames	Descrito em:
Bilirrubinas total e frações	Capítulo 58. Urgências em Neonatologia
Cálcio sérico	Capítulo 19. Metabolismo Ósseo na Criança e no Adolescente
Cloro sérico	Capítulo 17. Hipoglicemias na Infância
Coagulograma	Capítulo 25. Defeitos qualitativos das plaquetas
Creatinina sérica	Capítulo 42. Aspectos Laboratoriais em Nefrologia
Fósforo sérico	Capítulo 19. Metabolismo Ósseo na Criança e no Adolescente
gamaGT (gama glutamil transferase)	Capítulo 66. Avaliação Funcional do Fígado e Hepatites
Gasometria venosa	Capítulo 42. Aspectos Laboratoriais em Nefrologia
Glicemia	Capítulo 14. Diabetes mellitus na Criança e no Adolescente
Hemograma	Capítulo 24. Anemias
Magnésio sérico	Capítulo 53. Carências de Micronutrientes
Potássio sérico	Capítulo 42. Aspectos Laboratoriais em Nefrologia
Proteína C reativa	Capítulo 42. Aspectos Laboratoriais em Nefrologia
Sódio sérico	Capítulo 42. Aspectos Laboratoriais em Nefrologia
Sorologia CMV	Capítulo 34. Síndrome da Mononucleose Infecciosa
Sorologia vírus Epstein-Barr	Capítulo 34. Síndrome da Mononucleose Infecciosa
Sorologias hepatite B	Capítulo 66. Avaliação Funcional do Fígado e Hepatites
Sorologias hepatite C	Capítulo 66. Avaliação Funcional do Fígado e Hepatite
TGO (transaminase oxalacética) ou AST (aspartato aminotransferase)	Capítulo 66. Avaliação Funcional do Fígado e Hepatites
TGP (transaminase pirúvica) ou ALT (alanina aminotransferase).	Capítulo 66. Avaliação Funcional do Fígado e Hepatites
Ureia sérica	Capítulo 42. Aspectos Laboratoriais em Nefrologia

BIBLIOGRAFIA RECOMENDADA

1. Chawla BK, Teitelbaum DH. Profound systemic inflammatory response syndrome following non--emergent intestinal surgery in children. J Pediatr Surg. 2013;48:1936-1940.
2. Tannuri U, Coelho MCM, Maksoud JG. Serum insulin/glucose ratio and urinary loss of insulin after trauma in young animals: effect of adrenergic blockade. Pediatr Surg Int. 1992;8:210-214.
3. Tannuri U, Amaral LA, Maksoud JG. Effect of insulin on protein catabolism after injury in young animals. J Pediatr Surg. 1982;17:296-302.
4. Clevenger FW. Nutritional support in the patient with the systemic inflammatory response syndrome. Am J Surg. 1993;165(Suppl):68-74.
5. Jaksic T, Shew SB, Keshen TH, Dzakovic A, Jahoor F. Do critically ill neonates have increased energy expenditure? J Pediatr Surg. 2001 Jan;36(1):63-67.
6. Pownis MR, Smith K, Rennie M, Halliday D, Pierro A. Effect of major abdominal operations on energy and protein metabolism in infants and children. J Pediatr Surg. 1998 Jan;33(1):49-53.
7. Tannuri AC, Tannuri U. Pediatric liver transplantation program at the Instituto da Criança do Hospital das Clínicas da Faculdade de Medicina da Universidade de São Paulo. Clinics (São Paulo). 2016 Apr;71(4):185-6.
8. Tannuri U, Tannuri AC. Postoperative care in pediatric liver transplantation. Clinics (São Paulo). 2014;69(Suppl 1):42-46.

CONTEÚDO COMPLEMENTAR

Utilize o QR code abaixo para acessar as questões comentadas do capítulo (senha: **medicinalaboratorial**).

11

Distúrbios da coagulação ou coagulopatias na sala cirúrgica pediátrica

Ana Cristina Aoun Tannuri
Marinez Farana Matos
Fernanda Salomão Turazzi Pecora

PONTOS-CHAVE DESTE CAPÍTULO

- Não há benefício na realização de testes laboratoriais de coagulação no pré-operatório para a maioria dos pacientes que serão submetidos à maior parte dos procedimentos cirúrgicos em cirurgia pediátrica.
- A avaliação clínica pré-operatória pode ser capaz de identificar os pacientes, mesmo assintomáticos, com risco aumentado de sangramento cirúrgico.
- A avaliação laboratorial da coagulação está indicada nos procedimentos de médio e grande porte.
- Os testes iniciais de coagulação são: contagem de plaquetas, tempo de trombina (TT), tempo de tromboplastina parcial ativada (TTPa), tempo de protrombina (TP) e concentração de fibrinogênio.
- As principais alterações na coagulação encontradas são: plaquetopenia, doença de von Willebrand e hemofilias A e B.
- Equipamentos capazes de avaliar a coagulação *in vivo*, como tromboelastografia (TEG) e tromboelastometria (Rotem), quando disponíveis, são mais úteis na sala operatória do que os exames tradicionais.

INTRODUÇÃO

A avaliação do estado de coagulação da criança com afecção cirúrgica é de vital importância tanto para o bom andamento do ato operatório como para a prevenção de complicações, que podem em certos casos ser fatais. Dessa forma, a detecção de eventuais discrasias sanguíneas, que podem impactar sobremaneira em um aumento de complicações hemorrágicas e tromboembólicas, deve ser feita no pré-

-operatório, por meio de correta e pormenorizada avaliação clínica, associada a objetiva realização de exames laboratoriais.

Em crianças, especialmente lactentes, as punções venosas para a realização de exames laboratoriais são procedimentos difíceis, custosos, que geram sofrimento físico e ansiedade, tanto para a criança quanto para os pais. Assim, é imprescindível que o pediatra e o cirurgião se esmerem na realização de história e exame físico detalhados, coletando o máximo de informações relativas a evidências de alterações de coagulação e evitando a realização de exames desnecessários.

O objetivo da avaliação pré-operatória é identificar os pacientes com risco de hemorragia, identificar o defeito da hemostasia e corrigir esse defeito de forma adequada para minimizar o risco de hemorragia. A avaliação pré-operatória consiste nas seguintes etapas:

- Realização da história clínica.
- Avaliação laboratorial.
- Correção do defeito hemostático.

Na história, deve-se pesquisar a ocorrência prévia de sangramentos normais ou anormais após quedas, contusões, ferimentos cortantes, quedas de dentes de leite, atividade física ou prática de esportes, em procedimentos cirúrgicos anteriores, além do padrão menstrual nas meninas após a menarca. Somado a isso, o aparecimento de hematomas provocados ou espontâneos, a presença de sangue misturado à urina, vômitos e fezes devem ser indagados.

É importante que sejam pesquisados sintomas de outras possíveis patologias e condições associadas (por vezes ainda não diagnosticadas) que possam levar a alterações de coagulação, como sintomas de doenças neoplásicas (perda de peso, febre, astenia, aparecimento de massas palpáveis), infecciosas (febre, queda de estado geral, inapetência, dor localizada), reumatológicas (*rash* cutâneo, artralgia, febre) e hepáticas (icterícia, hematêmese, melena, ascite prévia), bem como o uso de medicamentos no período que antecede a cirurgia, especialmente aqueles que sabidamente alteram a hemostasia, como os anticoagulantes e antiagregantes plaquetários. Os anti-inflamatórios não hormonais podem alterar a função plaquetária, e alguns antibióticos podem causar deficiência de vitamina K ou trombocitopenia. A uremia associada a doença renal crônica dialítica pode prejudicar a função plaquetária.

Deve-se atentar, na história familiar, para a existência de parentes com coagulopatias (eventualmente citando especificamente algumas como hemofilia, doença de Von Willebrand) ou condições trombóticas. Os antecedentes maternos, como necessidade de anticoagulação durante a gestação e história prévia de abortamentos, também são relevantes.

No exame físico, a avaliação do estado geral envolve pesquisa do estado nutricional, da coloração cutaneomucosa (avaliando sinais de anemia ou icterícia), da presença de petéquias, hematomas e equimoses. Na palpação cervical, deve-se pesquisar a presença de linfonodomegalias patológicas. A ausculta cardíaca se realiza com a avaliação da frequência e da presença de sopros. A palpação abdominal pode detectar a presença de hepatoesplenomegalia, ascite e/ou outras massas abdominais (Quadro 1).

QUADRO 1 Questionário sistemático de avaliação pré-operatória da hemostasia

História de sangramento: ▪ Espontâneo. ▪ Traumas (esportes). ▪ Cirurgias prévias. ▪ Extração dentária.
Gravidade do sangramento: ▪ Necessidade de reintervenção cirúrgica. ▪ Necessidade de transfusão sanguínea.
Outras doenças: ▪ Insuficiência renal. ▪ Doença hepática. ▪ Neoplasias (tipo e estadiamento, quimioterapia prévia e/ou recente).
História familiar: ▪ Sangramentos (circunstâncias).
Alterações prévias: ▪ Exames de rotina. ▪ Em cirurgias anteriores.

A necessidade de realização de exames laboratoriais pré-operatórios é pautada pelos dados retirados da história e do exame físico da criança, bem como pelo tamanho do procedimento cirúrgico a ser realizado. Os valores de referência para os testes hematológicos variam no decorrer da idade e estão resumidos na Tabela 1.

Para melhor entendimento, dividiremos didaticamente os procedimentos cirúrgicos entre de pequeno, médio e grande porte.

PROCEDIMENTOS DE PEQUENO PORTE

Aqui englobamos as cirurgias que costumam ser feitas sob anestesia geral mas em regime ambulatorial, ou em esquema de hospital-dia ou *day clinic*. A imensa maioria de procedimentos realizados na faixa etária pediátrica está nesse grupo, envolvendo postectomias, herniorrafias inguinais bilaterais, herniorrafias umbilicais, orquidopexias, ressecções de cistos etc.

As incisões são pequenas e no geral são cirurgias superficiais, não atingindo cavidades intracorpóreas. De rotina, a hemostasia deve ser feita de maneira rigorosa, com auxílio de bisturi elétrico e ligaduras, no intento de não deixar nenhum sangramento ativo antes do fechamento da incisão.

TABELA 1 Valores hematológicos de acordo com a idade da criança

Medida	Pré-termo (28-32 semanas)	Pré-termo (32-36 semanas)	Neonato a termo	1 ano	Criança	Adulto
Hemoglobina (g/dL)	12,9	13,6	16,8	12	13	15
Hematócrito (%)	40,9	43,6	55	36	38	45
Leucócitos (/mm^3)	5.160	7.710	18.000	10.000	8.000	7.500
Plaquetas (/mm^3)	255.000	260.000	300.000	300.000	300.000	300.000
Tempo de protrombina (segundos)	15,4	13	13	11	11	12
International normalized ratio (INR)	_	1	1	1	1	1
Tempo de tromboplastina parcial ativada (segundos)	108	53,6	42,9	30	31	28
Fibrinogênio (mg/dL)	256	243	283	276	279	278

Um procedimento que merece especial atenção é a postectomia. A fimose é uma condição extremamente frequente, e em algumas religiões o procedimento é realizado de rotina em todos os meninos. Por ser uma região muito vascularizada, a formação de hematoma no pós-operatório é uma complicação esperada, e geralmente requer reexploração cirúrgica para revisão da hemostasia. Por isso, é muito importante a cauterização cuidadosa e rigorosa de todos os pequenos vasos sangrantes do prepúcio, a fim de evitar tal complicação.

Para as cirurgias de pequeno porte descritas anteriormente, via de regra não é necessário nenhum exame pré-operatório para avaliação do estado de coagulação da criança.

Fazem exceção a essa conduta os procedimentos que, embora feitos em regime ambulatorial, requerem avaliação especificamente mais pormenorizada em relação à coagulação, que são as cirurgias otorrinolaringológicas, com ênfase para as amigdalectomias e adenoidectomias. Tais procedimentos são realizados em áreas muito vascularizadas e de acesso muito difícil para realização de hemostasia, de modo que uma parte importante do processo depende dos mecanismos hemostáticos naturais. Assim, faz parte da avaliação pré-operatória a realização rotineira de hemograma e coagulograma nesses procedimentos.

PROCEDIMENTOS DE MÉDIO PORTE

Nesse grupo é incluída grande parte das cirurgias neonatais, laparotomias, toracotomias, ressecções de massas cervicais, cirurgias videoassistidas e emergências. Todas são realizadas em pacientes internados, sob anestesia geral e com duração que pode ir desde minutos a horas.

Em todas elas, mesmo realizando hemostasia rigorosa, é necessário detalhar previamente a situação da coagulação da criança, sendo indicada a realização de um hemograma e um coagulograma prévio ao procedimento.

Crianças maiores, portadoras de afecções cirúrgicas de urgência, sem história prévia nem familiar de sangramentos anormais, podem prescindir da coleta de tais exames. Um exemplo dessa situação são crianças portadoras de apendicite, principal causa de abdome agudo na infância. Às vezes a importância da dor ou do comprometimento do estado geral leva à necessidade da realização do procedimento antes da possibilidade de aquisição do resultado dos exames séricos. Como via de regra a cirurgia é feita por meio de pequena laparotomia ou laparoscopia, o procedimento não envolve grandes sangramentos, podendo ser realizado em casos selecionados sem os citados exames.

PROCEDIMENTOS DE GRANDE PORTE

Podemos enquadrar nesse grupo os transplantes de órgãos sólidos (fígado, rim e coração principalmente), as cirurgias cardíacas com circulação extracorpórea e as ressecções de grandes tumores. São procedimentos que duram várias horas, com volumes de sangramento consideráveis e necessidade de transfusão de hemoderivados em grande monta. Em alguns casos, há necessidade de heparinização do paciente (como nos procedimentos que requerem circulação extracorpórea).

EPIDEMIOLOGIA E PATOGENIA

Algumas doenças cursam com distúrbios específicos na coagulação. Para o pediatra, um breve conhecimento dos distúrbios mais comuns é necessário para o adequado preparo da criança para uma cirurgia eletiva, a fim de minimizar o risco de sangramento excessivo. São elas:

- Púrpura trombocitopênica idiopática.
- Doença de von Willebrand.
- Hemofilias.

Púrpura trombocitopênica idiopática

A púrpura trombocitopênica idiopática (PTI) é a causa mais comum de trombocitopenia de início agudo em crianças previamente saudáveis. A incidência é de cerca de 4 para 100 mil crianças. Geralmente é uma doença benigna e autolimitada, afetando crianças entre 2 e 10 anos de idade. A PTI primária é de causa desconhecida; seu diagnóstico é por exclusão e se baseia na resposta ao tratamento específico. Caracteristicamente, há a presença de autoanticorpos (IgG) mediados por macrófagos, que resultam em trombocitopenia (< 100.000/mm^3) e encurtamento da meia-vida das plaquetas. As plaquetas recobertas pelos anticorpos são destruídas em sua maior parte pelo baço.

Normalmente a doença se manifesta após uma infecção viral ou imunização e se caracteriza por petéquias e/ou púrpuras espontâneas em mucosas e pele.

O tratamento com corticosteroides e/ou imunoglobulinas se faz necessário quando o nível de plaquetas atinge 10.000 ou 20.000/mm^3. A transfusão de plaquetas só é recomendada em situações de emergência com ameaça à vida. A esplenectomia é tratamento de resgate somente em casos de PTI crônica, ou arresponsiva às medicações.

Doença de von Willebrand

A doença de von Willebrand é uma das discrasias sanguíneas mais frequentes, com prevalência de 1 caso por mil indivíduos, e tem herança autossômica dominante (mais comum) ou recessiva. A glicoproteína vWF atua na coagulação em duas etapas principais: aderência das plaquetas ao endotélio lesado (hemostasia primária) e carreamento do fator VIII no plasma (hemostasia secundária).

De acordo com a concentração plasmática e a atividade do fator, a doença de von Willebrand é classificada em leve, moderada e grave. O paciente acometido pode apresentar diversos tipos de sangramentos, como equimoses, epistaxe e menorragia.

O TTPa normalmente está alargado, exceto em alguns casos leves, porém o *Platelet Function Analyzer* (PFA-100) é o exame com melhor sensibilidade e especificidade (cerca de 90%) para o diagnóstico da doença.

O tratamento se baseia na elevação das concentrações do vWF endógeno pela administração de DDAVP quando possível, ou na reposição com concentrado de fator. O uso de crioprecipitado é limitado às situações nas quais o fator concentrado não está disponível. A consulta a um hematologista é essencial previamente às cirurgias eletivas.

Hemofilias

Hemofilia é um grupo de afecções congênitas causadas pela deficiência no *fator*

VIII (hemofilia A), *fator IX* (hemofilia B) ou *fator XI* (hemofilia C). De herança recessiva ligada ao X, a prevalência de hemofilia A é de 10 casos para 100 mil nascidos vivos do sexo masculino, e de hemofilia B de cerca de 3 casos para 100 mil nascidos vivos masculinos. A hemofilia C é uma forma leve da doença que afeta primariamente judeus Ashkenazi, com prevalência de 1:100.000 adultos, e tem herança autossômica recessiva (cromossomo 4).

Após uma lesão endotelial, a hemostasia normal se inicia pela interação do fator VII ativado (fVIIa) com o fator tecidual (FT), formando um complexo que ativa o fator IX e o fator X diretamente. O fator IX ativado, em conjunto com o fator VIII, irá ativar o fator X, que atua na conversão da protrombina em trombina. Sendo assim, a deficiência dos fatores VIII ou IX resulta em sangramento grave. O fator XI ativa o fator IX, mas seu papel exato na coagulação não é bem definido.

O quadro clínico dos pacientes hemofílicos pode ser muito variado, de modo que a gravidade do sangramento está diretamente relacionada ao grau de deficiência do fator. As formas mais graves se manifestam mais precocemente na primeira infância.

Nos testes laboratoriais iniciais, o coagulograma tipicamente é normal, exceto por um prolongamento do TTPa, proporcional à concentração plasmática do fator. O diagnóstico é confirmado medindo-se a concentração do fator específico, e sua reposição é a base do tratamento. Em raros casos nos quais a criança desenvolve inibidores ao concentrado de fator, podem ser usados agentes como o fator VIIa recombinante (rfVIIA, NovoSeven RT, Nova Nordisk Inc., Plainsboro, NJ) ou o concentrado de fatores protrombínicos, com eficácia acima de 80%.

QUADRO CLÍNICO, DIAGNÓSTICO, DIAGNÓSTICO DIFERENCIAL E INVESTIGAÇÃO LABORATORIAL

Testes iniciais de coagulação

Os exames laboratoriais são indicados de acordo com a avaliação clínica, com o intuito de confirmar a suspeita de que o paciente tem risco aumentado de apresentar hemorragia, ou para identificar indivíduos assintomáticos cujo defeito pode se manifestar durante uma intervenção cirúrgica de grande porte, que coloque em xeque toda a hemostasia.

A indicação desses testes baseia-se na história clínica do paciente e no risco da cirurgia a ser realizada. Os exames iniciais a serem feitos são: contagem de plaquetas, TP e TTPa, tempo de trombina (TT) e concentração de fibrinogênio. No entanto, esses testes têm baixa sensibilidade e especificidade para definir o diagnóstico preciso do defeito da hemostasia, e para prever o risco de sangramento perioperatório. Vale ressaltar que, em pacientes com história negativa, a solicitação de testes laboratoriais de rotina raramente identifica alterações que mudam a decisão médica e beneficiam o paciente.

A contagem de plaquetas geralmente é feita em sangue total anticoagulado com ácido etinodiamino tetra-acético (EDTA). Devido à utilização rotineira de contadores automatizados de células nos laboratórios de análises clínicas, sempre que houver trombocitopenia, ela deve ser confirmada pela avaliação do esfregaço sanguíneo em lâmina.

É importante salientar que não somente o número de plaquetas deve ser avaliado, uma vez que a função plaquetária pode variar com a condição preexistente. Como exemplo, pacientes com PTI costumam ter plaquetas hiperfuncionantes, enquanto os pacientes com uremia apresentam diminuição na agregação plaquetária com aumentado risco de sangramento mesmo com contagem plaquetária normal.

Atualmente, existem equipamentos capazes de avaliar a função plaquetária, com sensibilidade elevada, como o *Platelet Function Analyzer* (PFA-100; Siemens, AG, Erlangen, Germany). Embora as evidências atuais não apontem um único teste sensível e específico capaz de prever o risco de sangramento cirúrgico em crianças, o PFA-100 é o que apresenta maior probabilidade de detectar coagulopatias na população pediátrica.

Há consenso entre algumas sociedades internacionais (França, Reino Unido e EUA) que orientam a transfusão de plaquetas nas situações listadas na Tabela 2. Deve-se considerar concomitantemente afecções médicas associadas, transfusão prévia, medicações em uso, sangramento cirúrgico, o tipo de cirurgia (p. ex., cirurgia cardíaca) e qualquer outro fator que possa alterar a função plaquetária e sua meia-vida.

O TP é mais sensível a deficiências nos fatores II, V, VII e X, além de ser útil para diferenciar a deficiência de vitamina K de outras causas. O TP também é usado para monitorar os efeitos anticoagulantes da varfarina, mas não se altera com o uso de heparina. O TTPa é mais sensível a deficiências nos fatores VIII, IX e XI e menos sensível a deficiências nos fatores V, X, protrombina e fibrinogênio. A alteração do TTPa pode ser devida a deficiência de um ou mais fatores, mas também está associada ao uso da heparina. O TT determina a quantidade de tempo que o sangue leva para coagular, sendo útil para detectar anormalidades no fibrinogênio, além de ser muito sensível à presença de heparina.

O prolongamento de um desses testes sugere perturbação da coagulação, e serve de alerta para orientar o diagnóstico pre-

TABELA 2 Indicações de transfusão de plaquetas conforme a situação e a contagem de plaquetas

Condição médica ou procedimento	Contagem de plaquetas (número/mm^3)
Paciente oncológico estável ou com trombocitopenia crônica	10.000-20.000
Punção lombar em paciente leucêmico estável	10.000
Biópsia ou aspiração de medula óssea	20.000
Endoscopia gastrointestinal em paciente oncológico	20.000-40.000
Broncoscopia flexível em paciente transplantado de medula óssea	20.000-50.000
Trombocitopenia neonatal aloimune	30.000
Cirurgia de grande porte	50.000
Trombocitopenia dilucional por transfusão maciça	50.000
Anestesia espinhal	50.000
Circulação extracorpórea	50.000-60.000
Biópsia hepática	50.000-100.000
Neonato pré-termo sem sinais de sangramento	60.000
Neurocirurgia	100.000

ciso da coagulopatia, porém não tem valor preditivo para o risco de hemorragia. Resultados anormais requerem discussão com um hematologista.

Nas deficiências congênitas de fatores de coagulação, como as hemofilias, o preparo operatório será baseado na dosagem de fator VIII ou IX, conforme o caso. Nos pacientes com insuficiência hepática, o TP é o teste mais usado para avaliar o grau de coagulopatia associada, mas não há correlação significativa entre os valores de TP e o sangramento cirúrgico.

Intraoperatório

A necessidade de uma avaliação rápida do sistema hemostático em pacientes com sangramento pode ocorrer em uma variedade de situações clínicas, conforme mencionado anteriormente.

Testes hemostáticos rápidos podem ser necessários em salas de emergência, salas cirúrgicas, unidades de terapia intensiva (UTI), entre outros.

Os testes hemostáticos realizados na sala cirúrgica basicamente têm como objetivo direcionar a escolha da melhor estratégia para corrigir o defeito hemostático associado ao sangramento. A eficiência e o tempo em que essas informações são fornecidas têm muita importância para uma conduta médica assertiva, em um curto período.

Idealmente essas informações deveriam estar disponíveis entre 15 e 20 minutos para um manejo adequado do paciente. O tempo entre 40 e 60 minutos necessários para fornecer informações sobre as condições hemostáticas do paciente, utilizando os testes convencionais de coagulação, não é eficientemente adequado para permitir uma conduta eficaz e rápida.

Existem considerações importantes que devem ser levadas em conta quando se faz um planejamento para disponibilizar testes hemostáticos emergenciais na vigência de um processo hemorrágico:

- Definir critérios para a solicitação de um teste hemostático em uma situação emergencial, isto é, quando deve ser utilizado. As situações mais frequentes incluem trauma, sangramento intraoperatório, hemorragia intracraniana e qualquer outra condição que cause perda sanguínea rápida e de volume considerável.
- Definir com o laboratório central o local onde este teste será realizado. Dependendo da condição clínica do paciente, os testes emergenciais de coagulação podem ser realizados no laboratório central, em laboratório satélite ou de maneira bastante eficiente, utilizando os testes *point of care*, também chamados de testes laboratoriais remotos. As vantagens e desvantagens devem ser sempre levadas em consideração quando se define a escolha do local onde esse teste deverá ser realizado.

Os testes realizados pelo laboratório central exigem toda a definição de tempo de resposta que atenda às necessidades para a adoção de conduta clínica rápida. Obrigatoriamente, quando se lança mão dessa opção, tem que se levar em conta os tempos de coleta, transporte e processamento da amostra. Adicionalmente, o tempo de processamento analítico, e a liberação do laudo, podem impactar de maneira bastante importante no tempo de resposta.

Ter acesso a um laboratório satélite é uma opção bastante satisfatória, pois o tempo de resposta do resultado é mais rápido, porém não elimina a etapa de preparo da amostra e tempo de realização do teste em plataformas metodológicas convencionais, que em média leva cerca de 40 minutos da coleta até a liberação do resultado.

- Qual teste solicitar depende muito da estrutura disponível, e muitas vezes o único recurso disponível são os testes convencionais.

Testes convencionais

Os testes convencionais mais utilizados para uma avaliação emergencial do sistema hemostático são TP, TTPa, dosagem de fibrinogênio e contagem de plaquetas. Esses testes fornecem uma avaliação específica de um segmento do sistema hemostático, e seus resultados estão diretamente ligados à adoção de estratégias terapêuticas.

O tempo de protrombina direciona para o uso de plasma fresco congelado ou concentrado de fator. O resultado anormal de fibrinogênio direciona para o uso de crioprecipitado ou concentrado de fibrinogênio, assim como a contagem diminuída de paquetas direciona para uma transfusão de plaquetas.

O ensaio do tempo de protrombina detecta deficiência de fatores II, V, VII, X e fibrinogênio, enquanto os ensaios do TTPa detectam deficiências de fatores VIII, IX, XI e XII e, com menor sensibilidade, deficiências de fatores II, V, X e fibrinogênio. Em pacientes com quadro hemorrágico em curso, e dependendo do teste disponível para essa avaliação, o TP deve ser preferencialmente solicitado, pois o resultado mostra uma boa correlação com a concentração de fatores no plasma. Adicionalmente, o TP não sofre interferência de inibidor inespecífico como o anticoagulante lúpico, contaminação com heparina e níveis elevados de fator VIII por conta de uma reação de fase aguda, condições estas que interferem na interpretação do resultado de TTPa.

O uso de qualquer um desses testes convencionais implica um tempo de liberação de resultado em torno de 60 minutos, o que pode comprometer a eficiência da conduta para a estabilização de um paciente com quadro hemorrágico.

Point of care (teste laboratorial remoto)

Os testes de *point of care* são realizados em sangue total, dispensando toda a fase de preparo da amostra. Por definição, o teste de *point of care* é realizado à beira do leito e apresenta boa correlação com os resultados dos testes convencionais de TP e TTPa realizados no laboratório central.

Importante chamar a atenção para algumas limitações quando se avaliam os resultados por essa metodologia. Uma limitação importante de um resultado de TP obtido por essa plataforma metodológica é o fato de que, em amostras de sangue total com baixas concentrações de fibrinogênio ou hematócrito baixo, observa-se uma precisão ruim quando comparada com a metodologia convencional. Adicionalmente, pacientes com hematócrito muito elevado influem na qualidade do resultado.

Ensaios ou testes viscoelásticos

Os ensaios viscoelásticos, que também podem ser considerados *points of care*, incluem o uso da Tromboelastografia (ROTEG) e da Tromboelastometria (ROTEM). Esses ensaios permitem uma rápida avaliação do sistema hemostático, pois avaliam o aumento da viscoelasticidade do sangue total quando ele coagula, e esse aumento é proporcional à quantidade e qualidade dos fatores de coagulação e à quantidade de plaquetas presentes na amostra.

Atualmente, surgiram estudos usando ROTEM no manejo perioperatório de sangramento não apenas em adultos, mas também em pacientes pediátricos; em crianças os estudos ainda são escassos.

A vantagem dessa metodologia é o tempo rápido de resposta na avaliação do sistema hemostático, permitindo a aplicação específica de protocolos terapêuticos e adicionalmente a detecção de uma condição de hiperfibrinólise. Permite ainda que ocorra diferenciação entre um defeito hemostático e a necessidade de revisão cirúrgica quando esses resultados são normais. O uso dessas plataformas não tem mostrado redução da morbidade ou mortalidade, mas fornecem informações para reduzir o sangramento e a utilização de hemoderivados.

Esses equipamentos avaliam a coagulação de maneira global e não segmentada, como nos testes convencionais. O tempo para o início da coagulação é análogo aos testes de TP e TTPa, dependendo de como o teste é ativado. Esses testes podem ser realizados em sangue total sem anticoagulante, e imediatamente ao lado do paciente, ou usualmente coletado com anticoagulante citrato de sódio.

A amostra coletada com citrato de sódio pode ser ativada por meio do uso de diferentes reagentes, com uma simples recalcificação, a adição de um reagente de contato ou a adição de fator tecidual. A ativação com fator tecidual pode ser utilizada para fornecer um resultado rápido em situações críticas.

A sensibilidade desses testes é limitada, porque os tempos de coagulação nessas metodologias têm mostrado correlação pobre com níveis de fatores durante a circulação extracorpórea, e modesta correlação com TP e TTPa no trauma. A velocidade da formação do coágulo (ângulo) e a formação máxima do coágulo (amplitude) estão relacionadas aos níveis de fatores, concentração de fibrinogênio e contagem de plaquetas na amostra. Os tempos de coagulação obtidos de testes realizados em sangue total não se alteram devido à deficiência de um fator específico, mas sim por alterações em qualquer fator de coagulação.

Situações clínicas nas quais os testes viscoelásticos podem ser utilizados para uma avaliação global da coagulação incluem o trauma, durante e após a circulação extracorpórea e no transplante hepático.

Um tipo de avaliação hemostática rápida, e que é possível apenas por meio dos testes viscoelásticos, é a detecção de uma fibrinólise grave. Ensaios convencionais como TP, TTPa e dosagem de fibrinogênio podem estar completamente normais, ainda que o paciente esteja sangrando em consequência de lise aumentada. Fibrinólise exacerbada pode ocorrer em pacientes com trauma, durante a circulação extracorpórea, na fase anepática do transplante hepático e após uma excessiva liberação do ativador tecidual do plasminogênio, que pode ocorrer devido a uma variedade de causas.

A realização dos estudos viscoelásticos pode ser feita no laboratório central, e acompanhada na sala cirúrgica mediante comunicação remota, ou dentro da sala cirúrgica.

A plataforma disponível aqui em nosso meio para a avaliação da coagulação global é a tromboelastometria rotacional (Rotem), que tem sido cada vez mais utilizada na avaliação da coagulação, e no monitoramento do tratamento hemostático, em várias situações clínicas. Permite uma avaliação global do processo de iniciação, formação, estabilização e lise do coágulo. Monitora todo o processo de formação do coágulo, e sua estabilidade; o registro é apresentado em traçado gráfico.

Os parâmetros do Rotem incluem (Figura 1):

- **CT – tempo de coagulação (0-2 mm):**
  - Corresponde ao início da análise do teste até o começo da formação do coágulo.
  - Nesta fase avaliam-se os fatores da coagulação, assim como o efeito da heparina.
- **CFT – tempo de formação do coágulo (2-20 mm):**
  - Representa a cinética da formação de trombina, a polimerização da fibrina e a estabilização do coágulo (plaquetas, fibrinogênio e fator XIII).
- **A5, A10, A15, A20, A30 – amplitude do coágulo:**
  - 5, 10, 15, 20 e 30 minutos.
- **MCF – firmeza máxima do coágulo (20-30 mm):**
  - Corresponde à amplitude máxima do coágulo.
  - Interação entre plaquetas, fibrinogênio e fator XIII.
  - Esclarece o motivo do sangramento e direciona a terapia para reposição de fibrinogênio ou plaquetas.
- **Ângulo alfa:**
  - Corresponde à cinética da formação do coágulo.
  - Define um estado de hipo ou hipercoagulabilidade.
- **ML – lise máxima (% do MCF):**
  - Determina o percentual de lise do coágulo e consequentemente a identificação de hiperfibrinólise (> 15%).

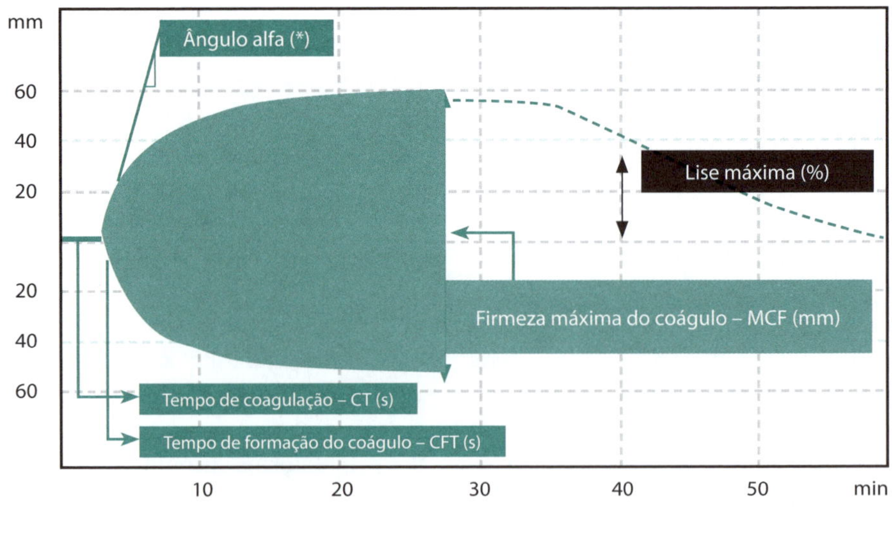

FIGURA 1 Traçado gráfico do Rotem e seus respectivos parâmetros.
Rotem: tromboelastometria.

Os testes disponíveis para a avaliação da coagulação por meio da tromboelastometria rotacional incluem usualmente Intem, Extem, Fibtem e em algumas condições o Aptem (para confirmar hiperfibrinólise) e o Heptem (para confirmar a presença de heparina não fracionada) (Figura 2).

A Figura 3 apresenta exemplos de traçados gráficos do Rotem obtidos após o uso dos diferentes reagentes utilizados na avaliação do sistema hemostático.

Os valores de referência sugeridos para a tromboelastometria encontram-se descritos na Tabela 3.

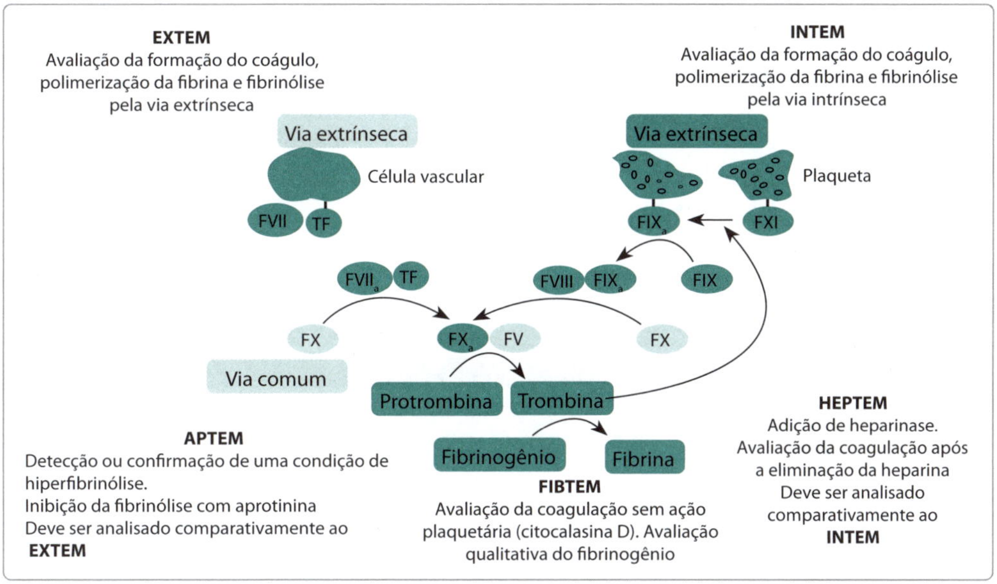

FIGURA 2 Testes de Rotem (tromboelastometria rotacional) – Intem, Extem, Fibtem, Heptem e Aptem.
F: fator. TF: Fator Tecidual.

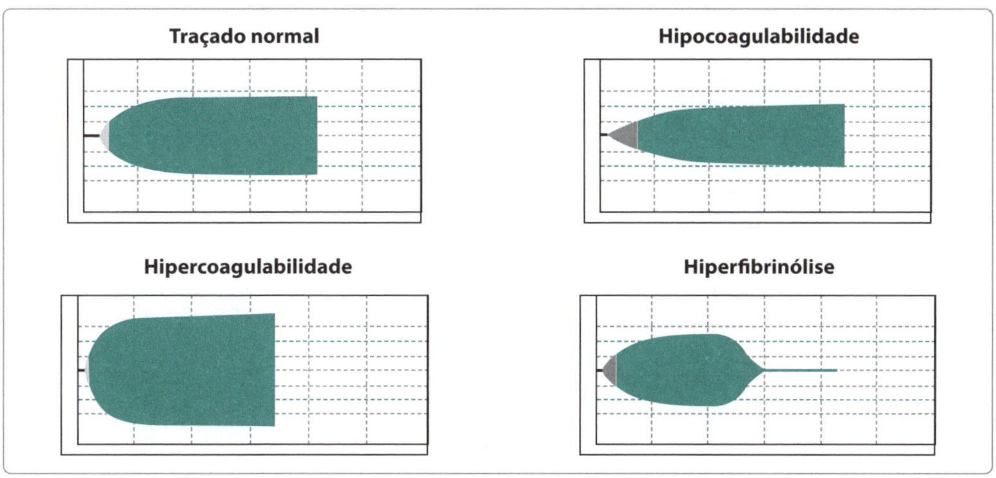

FIGURA 3 Tipos de traçados de Rotem.

A Tabela 4 mostra informações obtidas após a análise dos resultados dos traçados e seus respectivos valores. A classificação da deficiência é feita mediante a comparação com valores preestabelecidos para condições normais.

A análise dos resultados dos testes de Intem/Extem obtidos por meio do uso da tromboelastometria rotacional direcionam para os seguintes achados:

- **CFT:**
  - CFT 34 a 159 segundos: normal.
  - CFT 160 a 220 segundos: hemostasia normal com reserva diminuída.
  - CFT 221 a 300 segundos: risco de sangramento.
  - CFT 301 a 400 segundos: alto risco de sangramento.
  - CFT > 400 segundos: hemostasia ineficaz.
- **MCF:**
  - MCF > 72 mm: reserva hemostática aumentada.
  - MCF 50 a 72 mm: normal.

TABELA 3 Valores de referência para Rotem (tromboelastometria rotacional)

Teste/ parâmetro	CT (s)	CFT (s)	A10 (mm)	MCF (mm)	LI60 (%)
Extem	38-79	34-159	43-65	50-72	< 15
Intem	100-240	30-110	44-66	50-72	< 15
Fibtem	–	–	7-23	9-25	–

CFT: tempo de formação do coágulo; CT: tempo de coagulação; MCF: firmeza máxima do coágulo.

TABELA 4 Classificação da alteração de coagulação de acordo com a tromboelastometria rotacional

Tipo de investigação	Resultados Rotem	Diagnóstico
Fibrinogênio	Fibtem: MCF < 8 mm (A 10 < 7 mm). Intem/Extem: MCF < 45 mm (A10 < 40 mm).	Deficiência de fibrinogênio. Defeitos na polimerização da fibrina.
Plaquetas	Fibtem: MCF > 7 mm (A 10 > 6 mm). Intem/Extem: MCF < 45 mm (A10 < 40 mm).	Deficiência de plaquetas.
Hiperfibrinólise	Intem/Extem: ML > 15% (60 min). Aptem: ML < 15% (60 min).	Hiperfibrinólise.
Fatores da coagulação	Intem e/ou CT > 240 s. Extem: CT > 80 s.	Deficiência de fator.
Heparina	Intem: CT > 240 s. Heptem: CT << Intem CT.	Efeito da heparina.

CT: tempo de coagulação; MCF: firmeza máxima do coágulo; ML: lise máxima.

- MCF 46 a 49 mm: hemostasia normal com reserva diminuída.
- MCF 40 a 45 mm: risco de sangramento.
- MCF 30 a 39 mm: alto risco de sangramento.
- MCF < 30 mm: hemostasia ineficaz.

- **Fibrinólise:**
  - Lise do coágulo em 20 minutos (lise fulminante): usualmente ocorre sangramento agudo.
  - Lise do coágulo entre 20 e 40 minutos: alto risco de sangramento.
  - Lise do coágulo > 40 minutos: não há relevância clínica.

A interpretação laboratorial pela tromboelastometria permite um direcionamento objetivo para a avaliação das possíveis causas de um sangramento (Figura 5).

As principais limitações dessa metodologia estão ligadas ao uso de inibidores plaquetários, pois ela não detecta o efeito da aspirina®, do bissulfato de clopidogrel, e não tem sensibilidade para detectar doença de von Willebrand. Adicionalmente, tem baixa sensibilidade a heparina de baixo peso molecular e a anticoagulantes orais.

Dessa forma, recomenda-se levar em consideração as limitações mencionadas para interpretar os resultados, e solicitar exames complementares quando necessário.

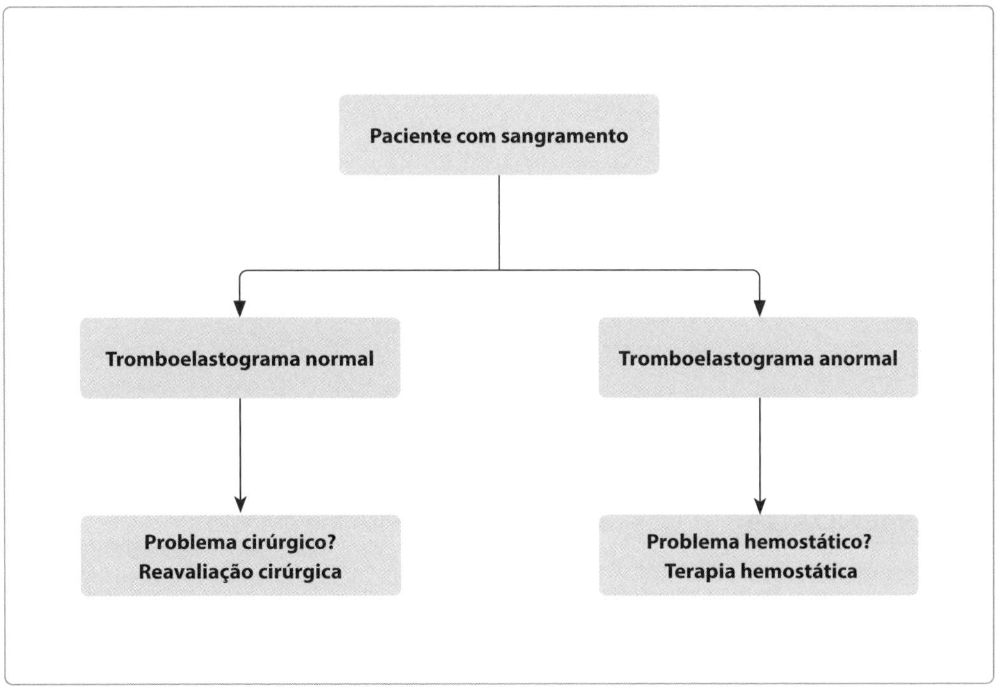

FIGURA 4 Interpretação laboratorial dos achados da tromboelastometria (Rotem) em pacientes com sangramento.

CONCLUSÃO

Os testes que avaliam o sistema hemostático têm valor clínico se oferecidos com boa sensibilidade e rapidez no resultado. As opções disponíveis para essa avaliação incluem os testes convencionais, e os testes viscoelásticos realizados pelo laboratório central ou laboratório satélite, ou os métodos de *point of care*.

A escolha da melhor opção diagnóstica na sala cirúrgica é dependente da necessidade e capacidade de cada instituição, mas deve estar direcionada para fornecer resultados com acurácia suficiente para embasar a decisão clínica, para a melhor estratégia, que deve ser utilizada para corrigir o defeito hemostático associado ao sangramento.

EXAMES LABORATORIAIS UTILIZADOS NOS DISTÚRBIOS DA COAGULAÇÃO OU COAGULOPATIAS NA SALA CIRÚRGICA PEDIÁTRICA

Exames	Descrito em:
Plaquetas, contagem	Capítulo 25: Defeitos qualitativos das plaquetas
TT	Apêndice
TTPa	Apêndice
TP	Apêndice
Fibrinogênio	Apêndice
Hemograma	Capítulo 24: Anemias
Teste de avaliação da função plaquetária (PFA-100)	Capítulo 25: Defeitos qualitativos das plaquetas

PFA-100: *Platelet Function Analyzer*; TP: tempo de protrombina; TT: tempo de trombina; TTPa: tempo de tromboplastina parcial ativada.

BIBLIOGRAFIA RECOMENDADA

1. Chandler WL. Emergency assessment of hemostasis in the bleeding patient. Int J Lab Hematol. 2013 Jun;35(3):339-43.
2. Durila M, Jonas J, Durilova M, Rygl M, Skrivan J, Vymazal T. Thromboelastometry as an alternative method for coagulation assessment in pediatric patients undergoing invasive procedures: a pilot study. Eur J Pediatr Surg. 2019 Jun;29(3):298-301.
3. Kottke-Marchant K. An algorithmic approach to hemostasis testing. 2nd ed. Illinois: College of American Pathologists; 2016.
4. Sangkhathat S, Suwannarat D, Boonpipattanapong T, Sangthong B. Rotational thromboelastometry in the diagnosis of coagulopathy in major pediatric surgical operations J Pediatr Surg. 2015 Nov;50(11):2001-4.
5. Wikkelsø A, Wetterslev J, Møller AM, Afshari A. Thromboelastography (TEG) or thromboelastometry (Rotem) to monitor haemostatic treatment versus usual care in adults or children with bleeding. Cochrane Database Syst Rev. 2016;2016(8).

CONTEÚDO COMPLEMENTAR

Utilize o QR code abaixo para acessar as questões comentadas do capítulo (senha: **medicinalaboratorial**).

Seção IV

Endocrinologia

Coordenador: Durval Damiani

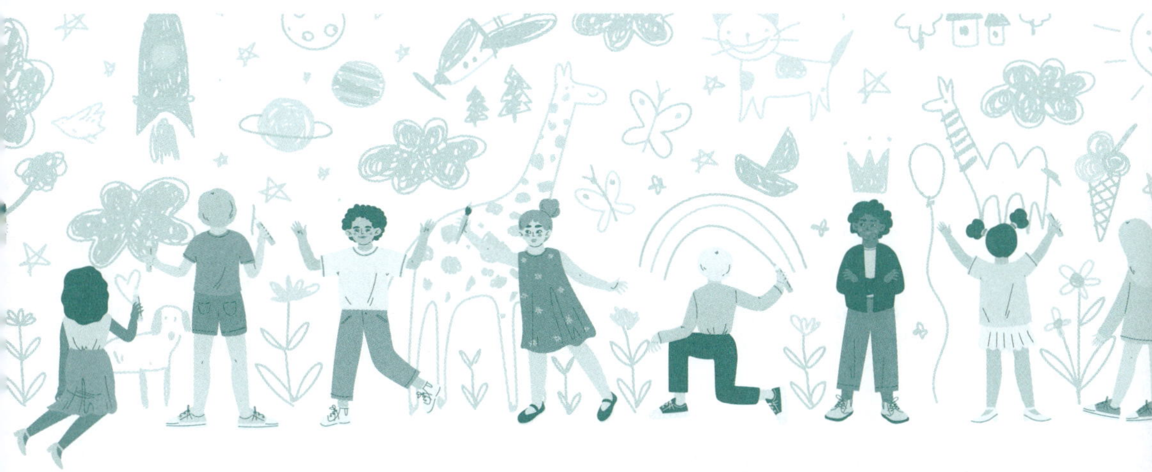

12

Avaliação do crescimento

Luciana Pinto Brito
Durval Damiani
Alexander Augusto de Lima Jorge

PONTOS-CHAVE DESTE CAPÍTULO

- A baixa estatura é uma queixa frequente nos atendimentos médicos de pediatras e endocrinologistas, sendo essencial confirmar a presença da condição e realizar a investigação clínica inicial baseada na anamnese e no exame físico das crianças.
- A investigação laboratorial visa confirmar hipóteses ou rastrear patologias ainda não reconhecidas que possam afetar o crescimento, mas detectam a causa etiológica em um pequeno número dos casos.
- Na suspeita da deficiência de hormônio do crescimento, a investigação envolve a avaliação de dados clínicos, auxológicos, anatômicos e exames laboratoriais do eixo GH-IGF-1, especialmente a dosagem do IGF-1 basal e do GH pós-estímulo, em que a ausência de resposta do GH em dois testes de estímulo diferentes, associados ao quadro clínico compatível, é utilizada para o diagnóstico da deficiência de hormônio do crescimento.
- Atualmente, os testes genéticos ainda são especialmente utilizados na investigação etiológica de casos graves de baixa estatura isolados ou associados a características sindrômicas, malformações, retardo do desenvolvimento neuropsicomotor ou com história familiar importante, mas têm sido rapidamente incorporados como uma avaliação inicial da investigação.

INTRODUÇÃO

A baixa estatura (BE) é uma razão frequente de encaminhamento para avaliação do endocrinologista pediátrico, sendo frequente motivo de preocupação dos pais quando a criança, ao iniciar a vida escolar, é comparada a crianças da mesma idade com altura maior que a dela. Além disso, a preocupação com a estatura tem assumido uma dimensão muitas vezes excessiva, em decorrência de uma pressão social por "ser alto(a)", correlacionando alta estatura ao "sucesso profissional".

O crescimento ocorre em diferentes velocidades a cada fase da vida (intrauterina, infância, adolescência), ocorrendo uma desaceleração da velocidade de crescimento (VC) após o nascimento e uma estabilização no crescimento médio, entre 4 e 6 cm/ano após o terceiro ano de vida, até a nova aceleração no período puberal. O canal de crescimento que a criança estabelecerá nos três primeiros anos de vida pós-natal tem grande influência do potencial genético familiar com padrão de herança poligênica, além de fatores hormonais, nutricionais e ambientais. Alterações primárias ou secundárias da condrogênese da placa de crescimento (fise óssea) definirão o crescimento, havendo uma capacidade finita de divisão celular, e, quando ocorre o fechamento completo das cartilagens epifisárias, o indivíduo atinge sua altura final (em geral, quando de idade óssea de 16 anos nas meninas e de 18 anos nos meninos).

Para uma avaliação adequada da estatura, é necessária uma técnica adequada de medida, a avaliação da altura em pé (após os 2 anos de idade) e da altura sentada (avaliação da proporção corpórea) e a interpretação do dado estatural, comparando-se a estatura obtida em relação à média esperada para a idade e o sexo, além do alvo estatural e do canal familiar (cálculo baseado na estatura dos pais).

A estatura populacional obedece uma distribuição gaussiana, estando 68% das pessoas com estatura em torno da média (até 1 desvio-padrão ou DP acima ou abaixo da média), porém, estatisticamente, 3% das crianças normais estão abaixo do percentil 3 da curva de crescimento estatural. À medida que nos afastamos da média, no entanto, aumenta a probabilidade de alguma anormalidade de crescimento se fazer presente, e o papel do médico é detectar condições patológicas que interferem no crescimento, uma vez que, ao lado disso, outras disfunções podem estar presentes (ex.: síndrome de Turner e potenciais morbidades cardíacas, renais, ovarianas, entre outras).

O uso de "curvas de crescimento referenciais" permite, quando bem interpretado, obter dados confiáveis sobre o padrão de crescimento de uma criança em particular, sendo essas curvas utilizadas em diferentes populações e extremamente difícil estabelecer curvas de crescimento ponderoestatural para cada etnia ou *background* genético diverso. No Brasil, por exemplo, poderíamos ter curvas de crescimento regionais.

BAIXA ESTATURA

A definição de BE, como altura de 2DP abaixo da média esperada para a idade e sexo (escore-Z da altura < -2), corresponde a 2,3% da população e engloba uma variedade de causas etiológicas, desde aquelas consideradas "variantes do crescimento normal" até causas patológicas de origem diversas (Quadro 1). Mesmo na ausência do desvio da altura abaixo de -2DP, a presença de desvio estatural em relação à altura-alvo (abaixo de -1,5DP da média da altura dos pais), redução da VC (abaixo do 3º-25º percentil nos últimos 6-24 meses) ou mudança do canal de crescimento, presença de características dismórficas, desproporção corporal, ou de sinais e sintomas de determinadas condições patológicas, aumentam a probabilidade da definição de uma causa específica no desenvolvimento da BE e são indicações de investigação.

QUADRO 1 Causas de baixa estatura

"Variantes do crescimento normal"
▪ Idiopática. ▪ Familiar. ▪ Retardo constitucional do crescimento e puberdade.
Patológicas
▪ Deprivação psicossocial. ▪ Doenças sistêmicas: gastrintestinais, cardíacas, renais, pulmonares, hematológicas, reumatológicas, nutricionais. ▪ Baixa estatura sindrômica: síndrome de Turner, de Noonan, Silver-Russell, Prader-Willi etc. ▪ Displasias esqueléticas: acondroplasias, hipocondroplasias, outras. ▪ Doenças endócrinas: deficiência de GH, defeitos da ação do GH/IGF-1, hipotireoidismo, hipercortisolismo, raquitismo.

GH: hormônio de crescimento; IGF-1: fator de crescimento semelhante à insulina tipo 1, ou somatomedina C.

Toda criança com BE deve ter uma avaliação pediátrica geral. Uma boa história clínica e um exame físico cuidadoso podem revelar causas importantes de deficiência de crescimento (Quadro 2). Pela história e pelo exame físico, é possível descartar um bom número de condições patológicas potencialmente interferentes no crescimento. A avaliação do uso de corticoides, se repetidos e em doses altas (mesmo que inalados ou tópicos), pode impedir um crescimento normal. A distinção entre um déficit de crescimento pré-natal (a criança já nasce pequena para a idade gestacional) e um déficit de crescimento que passou a se instalar após alguns anos de vida pode corroborar a hipótese para a etiologia da BE. As deficiências de GH (DGH) usualmente se tornam perceptíveis após os 2 anos de idade, sendo nos primeiros dois anos, os fatores nutricionais os que dirigem o crescimento nessa fase.

Traumas de crânio que tenham tido repercussão clínica (necessidade de internação, presença de convulsões) podem ocasionar uma lesão de haste ou hipofisária, com DGH, isolada ou associada a outras deficiências hormonais. A criança, a partir daí, desacelera a sua VC.

No exame físico, além do estado nutricional geral, o exame dos diversos aparelhos pode revelar uma cardiopatia, uma hepatopatia ou uma doença renal que podem ser a razão de um crescimento inadequado. A avaliação da criança em pé e sentada permite verificar se a criança tem uma BE proporcionada ou desproporcionada. As BE desproporcionadas nos remetem à investigação de displasias esqueléticas.

As manifestações da DGH dependem da idade de início, da intensidade da deficiência (que pode ser total ou parcial, com vários graus de capacidade residual de produção) e da etiologia. As proporções corpóreas tendem a ser mantidas na DGH, mas nota-se uma considerável redução da VC, com idades ósseas atrasadas também em grau variável e mais acentuada quando à DGH se associa à deficiência de hormônios tireoidianos. Podemos dizer que uma idade óssea igual ou superior à idade cronológica deixa mais distante a possibilidade de DGH (da mesma forma que exclui hipotireoidismo ou hipercortisolismo).

O aspecto clínico da criança com DGH chama a atenção pela "fronte olímpica", maxilares pequenos, face de "boneca", pele e cabelos finos e uma voz bastante característica, com tonalidade alta. Mãos e pés são pequenos, e há uma tendência à adiposidade truncal. Em recém-nascidos, devem chamar a atenção micropênis (especialmente se houver deficiência concomitante de gonadotrofinas) e hipoglicemia (mais acentuada quando à DGH se associa à deficiência de ACTH, com hipocortisolismo). Apesar de o GH não ser o hormônio mais importante no crescimento intrauterino, na DGH congênita, pode haver algum grau de restrição do crescimento intrauterino, apresentação pélvica, icterícia prolongada e, eventualmente, defeitos de linha média (cardiopatia, fenda palatina, lábio leporino, úvula bífida).

QUADRO 2 Aspectos da anamnese e do exame físico na avaliação da criança com baixa estatura

Anamnese

- Condições de gestação (intercorrências, infecções, exposição a álcool, tabaco, drogas, medicamentos) e parto (peso, comprimento, perímetro cefálico, Apgar, intercorrências).
- Doenças prévias e atuais, uso de medicações.
- Padrão de crescimento e desenvolvimento.
- História familiar: condições hereditárias, consanguinidade, etnia, país de origem, altura dos pais, irmãos, avós, tios.

Exame físico

- Avaliação nutricional.
- Aspectos dismórficos (características da síndrome de Turner, de Noonan, Silver-Russell, Prader-Willi etc.).
- Avaliação dos diversos aparelhos e sistemas (cardíaco, respiratório, esquelético).
- Avaliação da estatura em pé e sentada (ou do segmento superior e inferior), peso, índice de massa corpórea, circunferência craniana.
- Estágio puberal.

INVESTIGAÇÃO LABORATORIAL DOS DISTÚRBIOS DO CRESCIMENTO

A partir da história clínica/exame físico/dados antropométricos do paciente, causas patológicas potencialmente relacionadas ao distúrbio do crescimento podem ser suspeitas/identificadas (condições sindrômicas, doenças crônicas) e exames e/ou avaliações direcionadas a condições específicas podem ser necessárias (Figura 1). No entanto, quando o déficit do crescimento é aparentemente isolado, uma avaliação laboratorial mínima pode ser indicada, com o objetivo de rastrear patologias em que a BE pode ser a manifestação inicial ou associada a poucos sintomas (ex.: doença celíaca, síndrome de Turner, DGH – Quadro 3). Alguns estudos indicam que, em centros especializados, esses exames de rastreamento para doença oculta têm baixa capacidade de identificação da etiologia de BE (cerca de 10%).

QUADRO 3 Exames laboratoriais comumente realizados na avaliação inicial de baixa estatura

Exame laboratorial	Objetivo
Hemograma, ferritina	Rastrear anemia, deficiência de ferro, doenças crônicas (renal, intestinal etc.)
Velocidade de hemossedimentação	Rastrear doenças inflamatórias crônicas
Creatinina, ureia, urina I, gasometria venosa	Rastrear doenças renais, tubulopatias (especialmente em menores de 3 anos)
Sódio, potássio	Rastrear distúrbios hidroeletrolíticos
Glicemia plasmática em jejum	Rastrear diabetes mellitus
Enzimas hepáticas, proteínas totais e frações	Rastrear doenças hepáticas, desnutrição, má absorção intestinal
Cálcio, fósforo, fosfatase alcalina	Rastrear doenças do metabolismo ósseo
Fezes – parasitológico, calprotectina	Rastrear parasitoses, doença intestinal inflamatória

(continua)

QUADRO 3 Exames laboratoriais comumente realizados na avaliação inicial de baixa estatura *(continuação)*

Exame laboratorial	Objetivo
Antitransglutaminase, antiendomísio, dosagem de IgA sérica	Rastrear doença celíaca
TSH, T4 livre	Rastrear hipotireoidismo primário ou secundário
IGF-1	Rastrear DGH
Cariótipo	Rastrear síndrome de Turner em meninas com baixa estatura sem causa definida

AVALIAÇÃO DO EIXO-GH-IGF-1

A DGH é identificada em cerca de 2-5% dos pacientes com BE. A avaliação do eixo somatotrófico, com a dosagem do IGF-1 ou por testes de estímulo do GH, deve ser realizada após reposição de outros eixos hipofisários deficientes (tireotrófico, corticotrófico), pois pode resultar em queda nas concentrações de IGF-1 e falta de resposta nos testes de estímulo. Se suspeita clínica de excesso glicocorticoide, testes específicos para rastreamento do hipercortisolismo endógeno devem ser realizados, pois resultam em falta de resposta aos testes de estímulo do GH.

- **IGF-1** e **IGFBP-3**: o fator de crescimento insulina-símile tipo 1 (IGF-1) e sua principal proteína transportadora (IGFBP-3) são peptídeos/proteínas produzidos pelo fígado, sob a influência da ação do GH, e que circulam em um complexo ternário, associado à su-

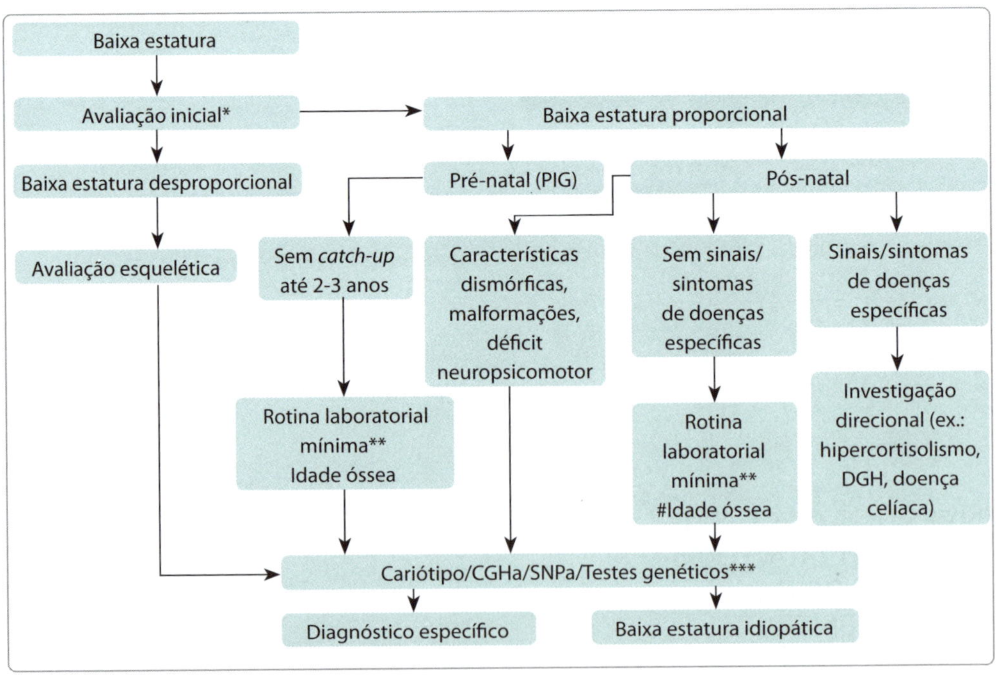

FIGURA 1 Investigação de baixa estatura.
* Ver Quadro 2; ** ver Quadro 3; *** ver seção "Testes genéticos".
Fonte: adaptada de Collett-Solberg PF, et al., 2019; Argente J; Pérez-Jurado LA, 2018.

bunidade ácido-lábil (ALS), com meia-vida longa e pequena variação diurna, permitindo que medidas aleatórias sejam realizadas para a avaliação do eixo somatotrófico, sem a variação circadiana e pulsátil do GH.

A sensibilidade e a especificidade do IGF-1 para o diagnóstico de DGH variam com a idade da população avaliada, sendo menores principalmente em crianças pequenas (< 4 anos), devido à sobreposição nessa faixa etária dos valores inferiores da normalidade aos encontrados na DGH. Logo, o IGF-1 pode ser utilizado no rastreamento do DGH, desde que excluídas outras causas de concentrações baixas de IGF-1, como desnutrição, hipotireoidismo, doenças crônicas, insuficiência hepática e renal e diabetes *mellitus* descompensado. É importante lembrar ainda que pode haver DGH mesmo com concentrações de IGF-1 dentro do valor de referência para idade e sexo. No entanto, concentrações de IGF-1 acima da média esperada reduzem bastante a probabilidade de DGH. A dosagem da IGFBP-3 na investigação da DGH pode ser útil sobretudo nas crianças pequenas, em que concentrações baixas aumentam a probabilidade do diagnóstico.

O método laboratorial atualmente mais utilizado na quantificação do IGF-1 e IGFBP-3 são os imunoensaios quimioluminescentes não competitivos ou sanduíche (Figura 2).

Uma grande dificuldade é a obtenção de valores de referência específicos para cada ensaio com um número apropriado de indivíduos em cada faixa etária, de acordo com o sexo e o estadio puberal. Dois grandes estudos publicados em 2014 estabeleceram valores de referência a partir de dados de cerca de 15 mil indivíduos de 0-94 anos, com o ensaio IDS-iSYS, mas não devem ser extrapolados a outros ensaios ou métodos.

A cromatografia líquida acoplada à espectrometria de massas (LC-MS/MS) também pode ser utilizada na quantificação do IGF-1, sendo um método que se baseia na quantificação da razão massa/carga da molécula de interesse, e não na

Imunoensaios sanduíches ou não-competitivos: os imunoensaios são ensaios *in vitro* baseados em reação antígeno-anticorpo. Nesses ensaios, dois anticorpos, contra epítopos diferentes da molécula de interesse, se ligam ao analito e, a partir de compostos luminescentes na reação, a quantidade de luz gerada (RLU = unidades relativas de luz) é diretamente proporcional à quantidade de imunocomplexos formados.

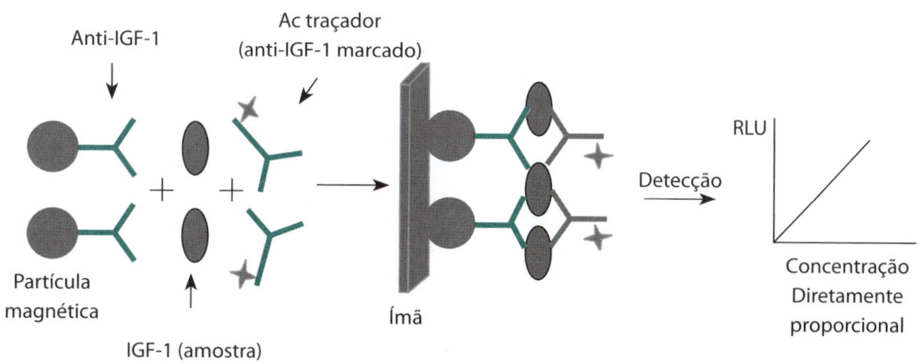

FIGURA 2 Representação esquemática do ensaio quimioluminescente não competitivo ou sanduíche para quantificação do IGF-1 e IGFBP-3.

identificação de epítopos da molécula por anticorpos; mas é um método trabalhoso, de alto custo, pouco automatizado e ainda pouco disponível nos laboratórios clínicos de rotina, em especial para a quantificação de hormônios não esteroides. Há variações nas técnicas disponíveis de LC-MS/MS para a quantificação da IGF-1, podendo detectar a proteína intacta ou fragmentos peptídicos da proteína. Concentrações mais baixas que as obtidas nos imunoensaios são encontradas, mesmo com ambos os métodos utilizando o padrão internacional 02/254. A dosagem de IGF-1 por LC-MS/MS teria a vantagem de poder detectar diferentes isoformas da mesma proteína (método intacto), menor propensão de interferentes, com maior reprodutibilidade entre diferentes laboratórios.

- **GH:** a característica pulsátil de liberação desse hormônio pela adeno-hipófise, com maiores concentrações durante o sono profundo, torna a dosagem isolada do GH útil apenas em recém-nascidos, em que valores basais de GH < 7 ng/mL, especialmente na primeira semana de vida, em um contexto clínico de hipopituitarismo, são compatíveis com o diagnóstico de DGH com 100% de sensibilidade. A dosagem do GH basal também teria papel nas suspeitas de insensibilidade ao GH em que, ao lado de IGF-1 baixo, há concentração elevada de GH.

Os testes de estímulo do GH são indicados na investigação de crianças com BE/baixa VC com critérios clínicos suspeitos de DGH e concentrações de IGF-1 e IGFBP-3 < -1DP. Para o diagnóstico, associado ao quadro clínico, é necessária a ausência de resposta adequada em dois testes de estímulo, reduzindo dessa forma os resultados falso-positivos, ou seja, crianças normais que não respondem ao teste de estímulo, o que ainda assim pode ocorrer em cerca de 10% dos casos. É importante lembrar as situações que aumentam a chance de uma resposta falsamente positiva para DGH, como obesidade, excesso de glicocorticoide, não correção de outras deficiências hormonais e peripuberdade. Muitos estudos também mostram a baixa reprodutibilidade dos testes de estímulo, com grande variabilidade no mesmo indivíduo em diferentes dias, acrescentando-se a isso a variabilidade da concentração do GH obtida em diferentes ensaios/laboratórios. Um teste não responsivo pode ser suficiente em situações específicas, como doença estrutural da região hipotálamo-hipofisária, história de radioterapia, deficiências hipofisárias múltiplas ou defeitos genéticos associados ao eixo do GH.

A quantificação acurada do GH nos testes de estímulo é essencial para a adequada interpretação. Os ensaios utilizados rotineiramente para a dosagem do GH seguem o princípio descrito na dosagem do IGF-1, sendo também ensaios imunométricos quimioluminescentes. Algumas características da molécula do GH podem resultar em divergências entre as concentrações obtidas nos diversos ensaios, havendo diferenças na especificidade dos anticorpos de cada fabricante para a principal isoforma circulante, 22kDa, ou podendo adicionalmente detectar outras isoformas e variantes (20kDa, diméricas, oligoméricas). Atualmente, é recomendada a calibração dos ensaios do GH com o IS IRP 98/574, altamente purificado para a isoforma 22kDa do GH recombinante humano; diferenças entre calibradores utilizados podem impactar nos resultados obtidos. Outros aspectos de divergência entre os ensaios são o impacto pelas concentrações da GHBP (liga até 50% do GH circulante), interferência por anticorpos heterofílicos ou antianimais e impacto do ensaio pela biotina, que pode resultar em concentrações falsamente baixas.

Ensaios para a quantificação da molécula do GH por LC-MS/MS também foram desenvolvidos, permitindo com elevada especificidade a quantificação de fragmentos peptídicos das diferentes isoformas de GH, em especial a 22kDa e a 20kDa, além da quantificação do "GH total"; no entanto, não está definido se a BE pode decorrer de diferenças na proporção das isoformas de GH. O método também supera a influência das concentrações de GHBP na amostra, mas ainda não é possível identificar formas agregadas, entre outras.

Na avaliação da resposta do GH após estímulo, os principais testes disponíveis no Brasil são o teste de tolerância à insulina (ITT), o teste de estímulo com a clonidina e o teste de estímulo com o glucagon. Detalhes de cada teste, execução e contraindicações são apresentados em quadros ao final do capítulo.

O ITT produz estímulo para a secreção do GH pela indução da hipoglicemia (glicemia < 40 ng/mL), sendo também um potente estímulo na ACTH e, consequentemente, do cortisol. Por outro lado, o estímulo pela clonidina (estímulo do receptor alfa-adrenérgico), com efeito estimulante no GHRH e reduzindo o tônus da somatostatina, é um estímulo tão potente quanto o da hipoglicemia, com menor potencial adverso, sendo considerado de primeira escolha na investigação do DGH em nosso serviço, especialmente quando não há necessidade inicial de avaliação do eixo corticotrófico. O mecanismo como o glucagon estimulando o eixo somatotrófico ainda é pouco conhecido, havendo aparentemente a proteólise do glucagon no tecido muscular ou subcutâneo e a formação de um peptídeo com ação de estímulo central. Um estudo de Yackobovich-Gavan, 2020, comparando a clonidina e o glucagon como primeiro teste na investigação de DGH, mostrou necessidade do segundo teste em 29% das crianças quando o primeiro utilizado foi a clonidina, em comparação com 45% das crianças testadas quando o primeiro teste foi o do glucagon. Logo, a clonidina como primeiro teste reduziu o número de crianças submetidas ao segundo teste na investigação.

A definição do ponto de corte, para a diferenciação da suficiência e DGH em crianças, ainda é controverso, sendo o mesmo para os três diferentes tipos de estímulo. De acordo com a recomendação internacional publicada em 2019 pela Growth Hormone Research Society, utilizando os imunoensaios com anticorpos monoclonais (único epítopo) e calibradores mais atuais, concentrações de GH < 3 ng/mL são compatíveis com deficiência grave de GH, enquanto concentrações > 7 ng/mL provavelmente excluem o diagnóstico de DGH, embora outros pontos de corte, como > 5 ng/mL, sejam utilizados por diferentes sociedades, ou centros, para a exclusão do diagnóstico. Valores intermediários devem ser avaliados no contexto clínico para a definição terapêutica.

Há divergência entre autores sobre a capacidade dos testes de estímulo em discernir pacientes com BE que poderiam ou não se beneficiar do uso do GH, sendo que o uso do GH recombinante humano (rhGH) exógeno pode acelerar a VC em crianças com síndrome de Noonan, deficiência do SHOX e na BE idiopática, condições em que o uso do GH é aprovado em vários países, mesmo sem deficiência da produção do hormônio hipofisário. Num estudo de Carrascosa, et al. foram avaliadas 318 crianças pré-púberes com retardo de crescimento idiopático, classificando-as de acordo com o resultado de testes de estímulo para GH, em DGH grave [pico de GH < 5ng/mL após dois estímulos (n = 54)], DGH leve [pico de GH < 10ng/mL, mas, em um dos dois testes, valores entre 5 e 10 ng/mL (n = 140)], liberação de GH dissociada, quando um dos testes deu resultado acima de 10 ng/mL e o outro abaixo de 10 ng/mL (n = 89), e resposta normal quando ambos os testes deram resultado acima de 10 ng/mL (n = 35). Todas essas crianças foram tratadas com rhGH devido a outras indicações que não estritamente DGH, e a resposta de crescimento foi comparada aos resultados dos testes iniciais com os estímulos para GH. O ganho de altura e o avanço da idade óssea entre os quatro grupos não diferiram em 2 anos de tratamento, sugerindo que os testes de estímulo para GH são de pouca ajuda na decisão de tratamento em crianças pré-púberes com BE sem causa definida, e que os critérios antropométricos e bioquímicos podem dar mais suporte à decisão de tratar com rhGH.

OUTROS EXAMES NA AVALIAÇÃO DOS DISTÚRBIOS DO CRESCIMENTO

Radiografia de mão e punho e do esqueleto

A radiografia da mão e do punho da mão não dominante é utilizada para estimar a maturidade óssea (idade óssea) comumente por comparação com padrões esperados de acordo com idade e sexo, sendo os métodos mais utilizados o atlas de Greulich-Pyle e o método de Tanner-Whitehouse. Quando a diferença entre a idade óssea (IO) estimada e a idade cronológica apresenta diferença menor ou maior que 2DP ou 2 anos, é considerada atrasada ou adiantada, respectivamente. Atrasos na IO podem ser encontrados na DGH, hipotireoidismo, retardo constitucional do crescimento e puberdade. O avanço na IO associado à BE pode ser encontrado nas mutações do gene *ACAN*. O exame pode ainda sugerir sinais de displasias esqueléticas, ou, em caso de suspeita clínica, pode-se fazer radiografias do esqueleto para essa avaliação.

Ressonância magnética do crânio e região hipotálamo-hipofisária

A avaliação anatômica da região hipotálamo-hipofisária deve ser realizada naqueles com diagnóstico laboratorial da DGH, além de quadros com sinais/sintomas sugestivos de doença neurológica, massas hipofisárias, outras deficiências hormonais hipofisárias, defeitos de linha média etc. Há protocolos que simplificam o procedimento, com apenas 12 cortes sagitais da região selar em T1 (FAST1), com espessura de 2 mm e GAP de 0,2 mm, sem contraste ou acrescentando ponderação em T2 para melhor visualização da haste hipofisária (FAST 1.2). Isso pode ser feito em curto espaço de tempo, o que evita anestesia, usualmente realizada em crianças e adolescentes que não se sentem confortáveis dentro do aparelho.

Testes genéticos

Há descrição de mais de 1.000 doenças genéticas em que a BE é a manifestação principal. A simplificação, redução dos custos e o avanço das técnicas para o estudo genômico e de modificações epigenéticas tem permitido a inclusão de diversas técnicas genéticas (sequenciamento exômico e genômico completo, SNP Array, CGH Array, metilação do DNA) na investigação dos pacientes com BE (Quadro 4). Sua indicação ainda é principalmente reservada em contextos que aumentem o número de resultados positivos, como quadros clínicos com características sugestivas de doença sindrômica, BE grave (escore-Z da altura < -3), BE familiar de padrão autossômico dominante ou recessivo e desproporção corporal ou displasias esqueléticas. Os testes baseados em CGH Array, SNP Array e exoma costumam ser indicados nas condições de doença sindrômica, malformações e retardo do desenvolvimento neuropsicomotor, enquanto os painéis de genes associados à BE podem ser indicados nos pacientes com BE isolada e/ou familiar. Em poucos anos, é provável que os testes genéticos sejam utilizados já na avaliação inicial da BE, reduzindo o número de exames e de avaliações médicas para a definição diagnóstica, permitindo a indicação terapêutica apropriada para cada causa etiológica.

QUADRO 4 Técnicas genéticas na avaliação da baixa estatura

- **Sequenciamento genômico global:** sequenciamento de todo o genoma, incluindo regiões codificadoras (éxons) e não codificadoras (introns).
- **Exoma:** sequenciamento dos genes das regiões codificadoras de proteínas (inclui a maioria das mutações causadoras de doenças).
- **Variação do número de cópias – baseado em *array* (SNPa/CGHa) ou cariótipo molecular:** avalia o número de cópias genômicas para detectar deleções ou duplicações.
- **Metilação do DNA:** avalia modificações epigenéticas do DNA que podem impactar na transcrição gênica.

CGH: hibridização genômica comparativa; SNP: polimorfismo de nucleotídeo único.
Fonte: adaptada de Collett-Solberg PF, et al., 2019.

CONCLUSÃO

Os exames laboratoriais são muito utilizados na avaliação da criança com distúrbio do crescimento, para confirmação ou rastreamento de causas patológicas de BE. Na suspeita de causas associadas a defeitos do eixo GH-IGF-1, a dosagem do IGF-1 e do IGFBP-3 pode ser útil na seleção dos pacientes para os testes de estímulo do GH. Esses testes possuem limitações diagnósticas, com elevadas taxas de falso-positivo para DGH, especialmente dependente do ponto de corte utilizado para tal diagnóstico. É provável que, em futuro próximo, os testes genéticos, com identificação de causas moleculares que justifiquem a BE, substituam os testes de estímulo laboratoriais na investigação dos distúrbios do crescimento.

EXAMES LABORATORIAIS NA AVALIAÇÃO DO CRESCIMENTO

Fator de crescimento insulina-símile tipo 1 (IGF-1)	
Sinonímia	Somatomedina C
Tipo de amostra	Usual: soro; pode ser usado plasma em EDTA ou heparina
Preparo do paciente	Jejum não é necessário
Interferentes	Para a quantificação do IGF-1, há necessidade de separação dele das proteínas de ligação, e dificuldades nessa dissociação do complexo podem resultar em divergências nas concentrações do IGF-1 nos diferentes ensaios e variabilidade nos resultados obtidos. A suplementação vitamínica com biotina pode resultar em concentrações falsamente baixas dependendo do fabricante do ensaio. Anticorpos heterofílicos e antianimais podem interferir nos imunoensaios.
Método	Ensaios imunométricos quimio/eletroquimioluminescentes
Valor de referência (ensaio específico: IDS-iSYS)	(ver tabela abaixo)

Sexo masculino (ng/mL)			**Sexo feminino (ng/mL)**		
Idade /	Mediana /	2,5% / 97,5%	Idade /	Mediana /	2,5% / 97,5%
0-1 ano /	77,4 /	27,0 / 157,0	0-1 ano /	58,6 /	17,9 / 125,6
1-2 anos /	83,1 /	29,7 / 166,8	1-2 anos /	62,3 /	19,5 / 132,3
2-3 anos /	92,6 /	33,9 / 183,9	2-3 anos /	69,2 /	22,2 / 145,4
3-4 anos /	104,0 /	39,0 / 204,5	3-4 anos /	78,9 /	25,9 / 164,2
4-5 anos /	115,7 /	44,3 / 225,0	4-5 anos /	91,2 /	30,7 / 187,8
5-6 anos /	127,6 /	50,0 / 245,5	5-6 anos /	105,2 /	36,2 / 214,4
6-7 anos /	140,4 /	56,2 / 267,1	6-7 anos /	119,1 /	42,0 / 240,4
7-8 anos /	155,0 /	63,4 / 291,9	7-8 anos /	135,0 /	48,6 / 269,6
8-9 anos /	173,4 /	72,4 / 323,1	8-9 anos /	154,4 /	56,9 / 305,3
9-10 anos /	196,1 /	83,6 / 361,6	9-10 anos /	178,5 /	67,2 / 349,4
10-11 anos /	222,8 /	96,9 / 406,6	10-11 anos /	206,6 /	79,5 / 400,3
11-12 anos /	251,6 /	111,6 / 454,4	11-12 anos /	235,9 /	92,6 / 452,6
12-13 anos /	278,9 /	126,1 / 498,7	12-13 anos /	262,7 /	105,3 / 499,1
13-14 anos /	300,8 /	138,6 / 532,5	13-14 anos /	283,5 /	115,9 / 533,4
14-15 anos /	314,4 /	147,5 / 551,2	14-15 anos /	296,2 /	123,4 / 552,0
15-16 anos /	318,8 /	152,2 / 553,5	15-16 anos /	300,1 /	127,4 / 554,2
16-17 anos /	315,0 /	152,9 / 541,8	16-17 anos /	295,9 /	127,9 / 541,5
17-18 anos /	305,4 /	150,6 / 520,6	17-18 anos /	285,2 /	125,3 / 517,3
18-19 anos /	292,0 /	146,2 / 493,6	18-19 anos /	270,0 /	120,5 / 485,8
19-20 anos /	276,1 /	140,2 / 462,7	19-20 anos /	252,6 /	114,4 / 450,8
20-21 anos /	258,5 /	133,1 / 430,0	20-21 anos /	234,8 /	107,8 / 416,0
21-25 anos /	217,2 /	115,2 / 354,8	21-25 anos /	196,2 /	92,9 / 342,0
26-30 anos /	176,8 /	97,9 / 281,6	26-30 anos /	158,7 /	78,4 / 270,0
31-35 anos /	156,4 /	88,3 / 246,0	31-35 anos /	144,7 /	73,1 / 243,0
36-40 anos /	147,9 /	83,4 / 232,7	36-40 anos /	135,7 /	69,0 / 227,0
41-45 anos /	135,7 /	74,9 / 216,4	41-45 anos /	121,7 /	61,5 / 204,4
46-50 anos /	125,7 /	66,9 / 205,1	46-50 anos /	114,5 /	56,8 / 194,5
51-55 anos /	119,4 /	60,6 / 200,3	51-55 anos /	109,9 /	53,0 / 189,6
56-60 anos /	112,5 /	54,3 / 194,2	56-60 anos /	98,0 /	45,6 / 172,4
			61-65 anos /	94,1 /	42,2 / 169,0

(continua)

Fator de crescimento insulina-símile tipo 1 (IGF-1) *(continuação)*		
Valor de referência (ensaio específico: IDS-iSYS)	**Sexo masculino (ng/mL)** Idade / Mediana / 2,5% / 97,5% 61-65 anos / 106,0 / 48,8 / 187,7 66-70 anos / 105,8 / 46,5 / 191,9 71-75 anos / 96,7 / 40,9 / 179,2 76-80 anos / 91,1 / 37,1 / 172,0 81-85 anos / 86,1 / 33,8 / 165,4 86-90 anos / 85,0 / 32,2 / 166,1 Tanner / Mediana / 2,5% / 97,5% (ng/mL) Estadio 1 / 160,0 / 81,3 / 255,3 Estadio 2 / 276,9 / 106,2 / 432,3 Estadio 3 / 407,2 / 244,9 / 511,4 Estadio 4 / 439,0 / 222,6 / 577,7 Estadio 5 / 355,7 / 227,4 / 517,8	**Sexo feminino (ng/mL)** Idade / Mediana / 2,5% / 97,5% 66-70 anos / 88,7 / 38,3 / 162,5 71-75 anos / 88,2 / 36,6 / 164,7 76-80 anos / 86,7 / 34,7 / 164,8 81-85 anos / 89,1 / 34,4 / 172,4 86-90 anos / 90,3 / 33,6 / 177,8 Tanner / Mediana / 2,5% / 97,5% (ng/mL) Estadio 1 / 187,7 / 85,9 / 323,0 Estadio 2 / 247,3 / 117,5 / 451,3 Estadio 3 / 382,8 / 258,3 / 528,5 Estadio 4 / 378,3 / 224,2 / 585,8 Estadio 5 / 339,1 / 188,2 / 511,6

Proteína ligadora 3 do IGF (IGFBP-3)	
Sinonímia	IGFBP-3
Tipo de amostra	Usual: soro; pode ser usado plasma em EDTA ou heparina
Preparo do paciente	Jejum não é necessário
Interferentes	A suplementação vitamínica com biotina pode resultar em concentrações falsamente baixas dependendo do fabricante do ensaio. Anticorpos heterofílicos e antianimais podem interferir nos imunoensaios.
Método	Ensaios imunométricos quimio/eletroquimioluminescentes
Valor de referência (ensaio específico: IDS-iSYS)	(ver tabela abaixo)

	Sexo masculino (mg/L)				**Sexo feminino (mg/L)**			
	Idade	Mediana	2,5%	97,5%	Idade	Mediana	2,5%	97,5%
	0-1 ano	2,07	1,11	3,18	0-1 ano	2,11	1,05	3,27
	1-2 anos	2,38	1,29	3,63	1-2 anos	2,42	1,22	3,72
	2-3 anos	2,68	1,47	4,07	2-3 anos	2,71	1,39	4,15
	3-4 anos	2,97	1,64	4,49	3-4 anos	2,99	1,55	4,56
	4-5 anos	3,23	1,80	4,88	4-5 anos	3,25	1,71	4,93
	5-6 anos	3,46	1,94	5,19	5-6 anos	3,48	1,86	5,24
	6-7 anos	3,60	2,04	5,38	6-7 anos	3,61	1,95	5,40
	7-8 anos	3,67	2,10	5,46	7-8 anos	3,70	2,02	5,51
	8-9 anos	3,74	2,15	5,55	8-9 anos	3,79	2,10	5,63
	9-10 anos	3,83	2,22	5,66	9-10 anos	3,90	2,18	5,76
	10-11 anos	3,94	2,30	5,80	10-11 anos	4,02	2,27	5,91
	11-12 anos	4,06	2,38	5,96	11-12 anos	4,14	2,36	6,06
	12-13 anos	4,17	2,46	6,09	12-13 anos	4,25	2,44	6,18
	13-14 anos	4,25	2,53	6,20	13-14 anos	4,33	2,52	6,29
	14-15 anos	4,31	2,58	6,27	14-15 anos	4,41	2,58	6,36
	15-16 anos	4,35	2,61	6,31	15-16 anos	4,47	2,64	6,43
	16-17 anos	4,37	2,64	6,32	16-17 anos	4,51	2,68	6,47
	17-18 anos	4,38	2,66	6,32	17-18 anos	4,54	2,72	6,49

(continua)

Proteína ligadora 3 do IGF (IGFBP-3) *(continuação)*								
Valor de referência (ensaio específico: IDS-iSYS)	**Sexo masculino (mg/L)**				**Sexo feminino (mg/L)**			
	Idade	Mediana	2,5%	97,5%	Idade	Mediana	2,5%	97,5%
	18-19 anos	4,39	2,68	6,33	18-19 anos	4,57	2,75	6,51
	19-20 anos	4,41	2,70	6,34	19-20 anos	4,59	2,78	6,53
	20-21 anos	4,43	2,72	6,36	20-21 anos	4,62	2,81	6,55
	21-25 anos	4,45	2,75	6,36	21-25 anos	4,65	2,86	6,56
	26-30 anos	4,31	2,68	6,12	26-30 anos	4,43	2,75	6,22
	31-35 anos	4,20	2,61	5,98	31-35 anos	4,13	2,57	5,80
	36-40 anos	4,18	2,57	5,98	36-40 anos	4,06	2,50	5,71
	41-45 anos	4,16	2,51	6,02	41-45 anos	3,96	2,41	5,61
	46-50 anos	4,02	2,37	5,89	46-50 anos	3,92	2,34	5,61
	51-55 anos	3,91	2,25	5,81	51-55 anos	3,95	2,31	5,70
	56-60 anos	3,80	2,13	5,71	56-60 anos	3,91	2,24	5,72
	61-65 anos	3,69	2,03	5,61	61-65 anos	3,86	2,16	5,69
	66-70 anos	3,58	1,93	5,49	66-70 anos	3,75	2,06	5,57
	71-75 anos	3,36	1,78	5,20	71-75 anos	3,71	2,00	5,55
	76-80 anos	3,22	1,67	5,02	76-80 anos	3,65	1,95	5,49
	81-85 anos	3,19	1,63	5,01	81-85 anos	3,64	1,92	5,50
	86-90 anos	3,31	1,66	5,24	86-90 anos	3,74	1,96	5,67
	Tanner	Mediana	2,5%	97,5% (mg/L)	Tanner	Mediana	2,5%	97,5% (mg/L)
	Estadio 1	4,00	2,71	5,26	Estadio 1	4,10	2,80	5,24
	Estadio 2	4,61	3,53	5,75	Estadio 2	4,54	3,05	5,60
	Estadio 3	5,00	3,73	6,39	Estadio 3	4,87	3,93	6,01
	Estadio 4	5,18	3,36	6,20	Estadio 4	5,02	3,80	6,36
	Estadio 5	5,05	3,87	6,65	Estadio 5	5,09	3,88	6,49

Teste de tolerância à insulina (ITT) ou teste de hipoglicemia	
Tipo de amostra	Soro (GH), plasma (glicose)
Preparo do paciente	Recomendado: jejum de 8 horas; em crianças < 5 anos, pode ser realizado jejum de 6 horas
Contraindicações	< 2 anos e > 60 anos; < 10-20 kg; gestantes; doença cardio e/ou cerebrovascular prévia; histórico de convulsões, ausência de acesso venoso pérvio
Dose	Dose-padrão: 0,10 unidade de insulina regular/kg em *bolus* EV. Doses menores (0,05 unidade/kg) podem ser utilizadas em pacientes < 30 kg ou com pan-hipopituitarismo e doses maiores (0,2-0,3 unidade/kg) em pacientes com resistência à insulina (ex.: acromegalia, Cushing)
Modo de execução	Diluir 10 unidades de insulina regular + 90 mL de água destilada, homogeneizar a solução na seringa, calcular a dose a ser administrada e deixar na seringa apenas a dose de insulina a ser injetada. Após a administração da insulina, a hipoglicemia deve ocorrer em 15 a 30 minutos. Caso não ocorra glicemia capilar < 40 mg/dL ou queda da glicemia > 50% do valor basal ou sintomas até o tempo 30 minutos, uma nova dose (metade da inicial) deve ser administrada. Manter sempre acesso venoso pérvio para caso haja necessidade de administração de glicose endovenosa
Tempos de coleta	GH e glicemia nos tempos 0', 15', 30', 60', 90' e 120'
Efeitos colaterais	Tonturas, sudorese, tremores, mal-estar, convulsões
Método	Imunoensaio quimioluminométrico/eletroquimioluminométrico
Interpretação (ver texto para mais detalhes)	As maiores concentrações de GH ocorrem nos tempos 60' e 90'. DGH severo: GH < 3 ng/mL e GH > 5 a 7 ng/mL provavelmente excluem o diagnóstico de DGH. Valores intermediários devem ser avaliados no contexto clínico para definição terapêutica

Teste de estímulo do GH com a clonidina (atensina → 0,1 mg, 0,15 mg e 0,20 mg)	
Tipo de amostra	Soro
Preparo do paciente	Recomendado: jejum de 8 horas; em crianças < 5 anos, pode ser realizado jejum de 6 horas
Contraindicações	< 2 anos e > 18 anos; < 10 kg; hipersensibilidade à clonidina, bradiarritmias (FC < 50 bpm), bloqueio atrioventricular de 2º e 3º graus
Dose	0,10 a 0,15 mg/m^2 de superfície corporal, via oral (máximo de 0,2 mg)
Modo de execução	Dissolver/macerar o comprimido em água (cerca de 2 mL) e, após ingesta pelo paciente, acrescentar + 2mL no copo para remover os restos do fundo. Realizar administração de SF 0,9% durante o teste para reduzir a ocorrência da hipotensão. Verificar a pressão arterial do paciente antes, durante e ao final do teste
Tempos de coleta	GH nos tempos 0', 60', 90',120'
Efeitos colaterais	Sonolência, vertigem, hipotensão, taquicardia seguida de bradicardia, raros casos de broncoespasmo em asmáticos
Método	Imunoensaio quimioluminométrico/eletroquimioluminométrico
Interpretação (ver texto para mais detalhes)	As maiores concentrações de GH ocorrem nos tempos 60' e 90'. A exclusão do tempo 120' afeta < 6% dos testes. DGH severo: GH < 3 ng/mL e GH > 5 a 7 ng/mL provavelmente excluem o diagnóstico de DGH. Valores intermediários devem ser avaliados no contexto clínico para definição terapêutica

Teste de estímulo do GH com glucagon (GlucaGen® → 1mg/ampola)	
Tipo de amostra	Soro
Preparo do paciente	Recomendado: jejum de 8 horas
Contraindicações	< 1 ano; < 10 kg; diagnóstico de feocromocitoma ou insulinoma; glicemia > 180 mg/dL
Dose	0,03 mg/kg (até 90 kg – 1 mg – e > 90 kg – 1,5 mg) IM ou SC
Modo de execução	Administrar 1 ampola de 1 mg (ou 1,5 mg > 90 kg) do glucagon IM ou SC
Tempos de coleta	GH nos tempos 0', 30', 60', 90', 120', 150', 180'
Efeitos colaterais	Dor abdominal, náuseas, vômitos, hipoglicemia tardia (em geral após os 90 minutos)
Método	Imunoensaio quimioluminométrico/eletroquimioluminométrico
Interpretação (ver texto para mais detalhes)	As maiores concentrações de GH ocorrem nos tempos 90' e 120'. No estudo de Strich, et al., que avaliou 222 crianças, a exclusão do tempo 180 minutos alterou o resultado em apenas 0,45% dos testes. DGH severo: GH < 3 ng/mL e GH > 5 a 7 ng/mL provavelmente excluem o diagnóstico de DGH. Valores intermediários devem ser avaliados no contexto clínico para definição terapêutica

BIBLIOGRAFIA RECOMENDADA

1. Argente J, Pérez-Jurado LA. Genetic causes of proportionate short stature. Best Practice Res Clin Endocrinol Metab. 2018;32(4):499-522.
2. Baron J, Sävendahl L, De Luca F, Dauber A, Phillip M, Wit JM, et al. Short and tall stature: a new paradigm emerges. Nat Rev Endocrinol. 2015;11(12):735-46.
3. Bidlingmaier M, Friedrich N, Emeny RT, Spranger J, Wolthers OD, Roswall J, et al. Reference intervals for insulin-like growth factor-1 (IGF-1) from birth to senescence: results from a multicenter study using a new automated chemiluminescence IGF-1 immunoassay conforming to recent international recommendations. J Clin Endocrinol Metab. 2014;99(5):1712-21.

4. Carrascosa A, Audí L, Fernández-Cancio M, Yeste D, Gussinye M, Albisu MA, et al. Growth hormone secretory status evaluated by growth hormone peak after two pharmacological growth hormone release stimuli did not significantly influence the two-year catch-up growth induced by growth hormone therapy in 318 prepubertal short children with idiopathic growth retardation. Horm Res Paediatr. 2011;75(2):106-14.
5. Collett-Solberg PF, Ambler G, Backeljauw PF, Bidlingmaier M, Biller BMK, Boguszewski MCS, et al. Diagnosis, Genetic and Therapy of Shot Satature in Children: A Growth Hormone Research Society International Perspective. Horm Res Paediatr. 2019; 92(1):1-14.
6. Collett-Solberg PF, Jorge AAA, Boguszewski MCS, Miller BS, Choong CSY, Cohen P, et al. Growth hormone therapy in children; research and practice – A review. Growth Horm IGF Res. 2019;44:20-32.
7. Cooke DW, Dival AS, Radovick S. Normal and aberrante growth in children. In: Melmed S, Auchus RJ, Goldfine AB, Koenig RJ, Rosen CJ. Williams Textbook of Endocrinology. 14. ed. Filadélfia: Elsevier; 2020. p. 937-1022.
8. Friedrich N, Wolthers OD, Arafat AM, Emeny RT, Spranger J, Roswall J, et al. Age- and sex-specific reference intervals across life span for insulin-like growth factor binding protein 3 (IGFBP-3) and the IGF-1 to IGFBP-3 ratio measured by new automated chemiluminescence assays. J Clin Endocrinol Metab. 2014;99(5):1675-86.
9. Longui CA, Rocha AJ, Menezes DM, Leite FM, Calliari LE, Kochi C, et al. Fast acquisition sagittal T1 magnetic resonance imaging (FAST1-MRI): a new imaging approach for the diagnosis of growth hormone deficiency. J Pediatr Endocrinol Metab. 2004;17(8):1111-4.
10. Strich D, Terespolsky N, Gillis D. Glucagon stimulation test for childhood growth hormone deficiency: timing of the peak is important. J Paediatr. 2009;154(3):415-9.
11. Yackobovich-Gavan M, Lazar L, Diamant R, Phillip M, Oron T. Diagnosis of growth hormone deficiency in children: the efficacy of glucagon versus clonidine stimulation test. Hor Res Paediatr. 2020; 93(7-8):470-6.

CONTEÚDO COMPLEMENTAR

Utilize o QR code abaixo para acessar as questões comentadas do capítulo (senha: **medicinalaboratorial**).

13

Tireoide

Suemi Marui
Luciana Pinto Brito

PONTOS-CHAVE DESTE CAPÍTULO

- As principais causas de hipotireoidismo e hipertireoidismo na infância são a tireoidite de Hashimoto e a doença de Graves, respectivamente.
- A avaliação da função tireoidiana é, em geral, iniciada com a determinação do hormônio tireoestimulante e tiroxina livre e, quando necessário, complementada com a dosagem dos hormônios totais, tireoglobulina e autoanticorpos.
- Os métodos laboratoriais rotineiramente utilizados na quantificação dos hormônios do eixo tireoidiano são os imunoensaios e, com menor frequência, a cromatografia líquida acoplada à espectrometria de massas.

INTRODUÇÃO

A glândula tireoide é responsável pela síntese e secreção dos hormônios tireoidianos (HT), sendo o principal regulador dessa produção o hormônio tireoestimulante (TSH), sintetizado pela hipófise anterior, e este, por sua vez, positivamente regulado pelo hormônio hipotalâmico liberador da tireotrofina (TRH). Cerca de 80% da secreção da tireoide é de tiroxina (T4) e 20% de triiodotironina (T3), que também regulam a sua própria síntese por meio da retroalimentação negativa no TSH e TRH.

Para a síntese dos HT, é necessária a captação do iodeto pelas células foliculares tireoidianas, por meio do cotransportador sódio-iodeto (NIS), e o transporte desse iodeto até o lúmen folicular por diferentes transportadores (ex.: pendrina), além da produção da tireoglobulina (Tg) por essas células. A oxidação do iodeto e a sua ligação aos resíduos tirosil da Tg têm a participação da enzima tireoperoxidase (TPO) e das oxidases DUOX 1 e 2.

A secreção dos HT ocorre a partir da endocitose de coloide, hidrolisado em lisossomos, contendo principalmente T3, T4 e Tg. O transporte na membrana basolateral para a circulação ocorre por transportadores específicos, como o transportador de monocarboxilato 8 (MCT8). Várias etapas da síntese e secreção dos HT são estimuladas pelo TSH por meio do seu receptor de membrana (TSHR). Na circulação, os HT encontram-se principalmente (> 99%) ligados a três proteínas plasmáticas: a globulina ligadora da tiroxina (TBG), a transtirretina ou pré-albumina (TTR) e a albumina.

HIPOTIREOIDISMO

O hipotireoidismo pode ser definido por insuficiência na ação dos HT, podendo ser transitório ou permanente. Pode ser causado por alterações no eixo hipotálamo-hipófise (hipotireoidismo central) ou por incapacidade da tireoide em produzir HT (hipotireoidismo primário), ou por falha na ação do HT (resistência aos HT). As etiologias e apresentações clínicas dependem do grau de deficiência hormonal e da fase da vida que acomete o paciente.

O hipotireoidismo ao nascimento pode ser transitório ou permanente. O hipotireoidismo transitório é diagnosticado logo ao nascimento e comumente ocorre por doença tireoidiana materna ou prematuridade, sendo autolimitado até os primeiros 3 meses de vida. O hipotireoidismo congênito e permanente é prevalente e diagnosticado, de início, pelo teste do pezinho. Durante a infância e adolescência, o hipotireoidismo primário frequentemente é adquirido e causado pela doença autoimune da tireoide (tireoidite de Hashimoto). No Brasil, devido à obrigatoriedade de iodização do sal, casos de hipotireoidismo por deficiência de iodo são extremamente raros, ocorrendo em crianças em dieta parenteral ou enteral, sem suplementação de iodo, ou que fazem restrição dietética total a alimentos industrializados.

Hipotireoidismo congênito

Epidemiologia

O hipotireoidismo congênito (HC) apresenta uma prevalência de 1:1.500 a 1:4.000 nascidos vivos, sendo a causa mais comum de comprometimento neurológico tratável. Portanto, seu rastreamento é obrigatório e realizado pela triagem neonatal, idealmente entre o terceiro e o quinto dias de vida.

Patogenia

O HC causado por deficiência hipofisária é extremamente raro (1:50.000) e frequentemente associado a outras deficiências hipofisárias (principalmente GH e gonadotrofinas). É causado por mutações em genes envolvidos na organogênese hipofisária, como *LHX3*, *LHX4*, *POU1F1* e *PROP1*. Mutações na subunidade beta do TSH foram identificadas causando hipotireoidismo central isolado.

O HC primário e permanente mais comum é causado pela disgenesia tireoidiana, quando a migração normal da tireoide não ocorre. A tireoide então pode estar ausente (agenesia tireoidiana) ou ectópica, localizada desde a região sublingual e ao longo da região cervical e mesmo ser hipoplásica ou malformada (hemiagenesia).

Existem raros casos de mutações em fatores de transcrição envolvidos na embriogênese tireoidiana, levando a disgenesia tireoidiana em pacientes afetados com outros acometimentos, como pulmonar e cardíaco. Por outro lado, a grande maioria dos pacientes com disgenesia tireoidiana não apresenta uma causa genética identificável.

Outra causa de HC primário e permanente é a disormonogênese tireoidiana, em que mutações são identificadas em um dos genes envolvidos na síntese dos HT, causado por menor captação de iodo (defeito no sódio-iodo simportador SLC5A5 – NIS), por defeito na organificação do iodo (mutação na TPO, *dual oxidase* – DUOXA2 e DUOX2 –, pendrina – SLC26A4 e Tg) ou por defeito na reciclagem de iodo (DEHAL1), com herança autossômica recessiva. As principais causas de HC estão descritas no Quadro 1.

Quadro clínico

O HC ao nascimento pode apresentar-se desde totalmente assintomático até com quadro típico, como icterícia prolongada, hipotonia, hérnia umbilical, macroglossia e choro rouco. Devido à ampla apresentação clínica, o teste de triagem neonatal é mandatório.

Diagnóstico, diagnóstico diferencial e investigação laboratorial

O teste de triagem neonatal no Brasil avalia concentrações de TSH obtidas em sangue total em papel-filtro, coletado a partir de 48 horas do nascimento até o quinto dia de vida do recém-nascido a termo (idealmente entre o terceiro e quinto dia de vida). Na presença de concentrações de TSH > 10 mUI/L, há a necessidade de convocar a criança para uma segunda coleta em papel-filtro, e se > 20 mUI/L convocar para avaliação médica e coleta de sangue venoso periférico para avaliação sérica do TSH e T4 total ou livre.

Paciente com valores de TSH > 10 mUI/L e T4 (total ou livre) baixos confirmam o diagnóstico de HC primário, sendo indicada a terapia com levotiroxina imediatamente. A radiografia simples de joelho ou quadril pode ser feita para avaliar a gravidade do hipotireoidismo na ausência de epífises femoral ou tibial.

QUADRO 1 Causas e mecanismos do hipotireoidismo congênito

Causa	Mecanismo
Transitório	
Doença tireoidiana materna	Passagem de anticorpos (TRAb) ou drogas antitireoidianas Hipotireoidismo materno
Prematuridade	Imaturidade do eixo hipotálamo-hipófise-tireoide
Permanente	
1. Primário	
Disgenesia tireoidiana	Atireose, ectopia, hipoplasia
Disormonogênese	Mutações nos genes envolvidos na formação dos hormônios tireoidianos
Resistência ao TSH	Mutações inativadoras de *TSHR* ou *GNAS*
2. Central	
Mutações no TSH	*HESXI, LHX3, LHX4, POU1F1, PROP1*
Mutações em fatores de transcrição	*IGSF1, TBLIX*
3. Periférico	Síndromes de resistência ao hormônio tireoidiano
	Mutações SECISBP2, MCT8, receptor ao hormônio tireoidiano

TRAb: anticorpo contra o receptor de TSH.

O diagnóstico etiológico pode ser feito ao longo dos anos, iniciando-se pelo método mais simples, como a ultrassonografia da tireoide. O exame ultrassonográfico deve incluir toda a região cervical em busca de tecido tireoidiano ectópico. A cintilografia da tireoide pode ser feita a partir dos 3 anos de vida, por causa da necessidade de suspensão da levotiroxina para a sua realização. A dosagem de Tg sérica também pode auxiliar no diagnóstico etiológico. Hoje o diagnóstico da disormonogênese pode ser feito pelo estudo molecular.

Hipotireoidismo primário – crianças e adolescentes

A tireoidite crônica linfocítica, tireoidite autoimune ou tireoidite de Hashimoto (TH) é a causa mais frequente de hipotireoidismo primário e adquirido em crianças e adolescentes. A TH acomete sobretudo as crianças portadoras de outras doenças autoimunes (como diabetes insulinodependente, lúpus, entre outras) e cromossomopatias (síndrome de Down e síndrome de Turner). Outras causas de hipotireoidismo primário, como radiação cervical, uso de drogas que alteram a função tireoidiana (como amiodarona, lítio, imunoterapias) e mesmo cirurgia, são raras nessa faixa etária. Pacientes submetidos a irradiação do sistema nervoso central devem ter o eixo hipotálamo-hipófise avaliado (Quadro 2). Alguns pacientes com HC podem ser diagnosticados tardiamente, como os portadores de disgenesia ou disormonogênese.

QUADRO 2 Causas de hipotireoidismo adquirido na infância e adolescência

Primário	Central
Tireoidite de Hashimoto	Tumores hipofisários ou hipotalâmicos
Irradiação externa de cabeça e pescoço	Irradiação do sistema nervoso central
Uso de drogas: amiodarona, lítio, iodo	Uso de drogas: anticonvulsivantes, dopamina, octreotida

Quadro clínico

Em geral, a criança ou o adolescente com hipotireoidismo apresenta baixa estatura ou menor velocidade de crescimento, com idade óssea e puberdade atrasadas. Raros casos de hipotireoidismo primário grave foram descritos com puberdade precoce. Bócio pode ser notado, mas o quadro clínico evidente, como hábito intestinal mais ressecado, pele ressecada, sonolência e dificuldades escolares, é raro.

Diagnóstico diferencial e investigação

O diagnóstico de hipotireoidismo primário é feito na presença de TSH elevado e concentrações baixas de T4 (livre ou total). A TH é confirmada na presença de anticorpos antitireoperoxidase (anti-TPO). Na ausência de anti-TPO, a ultrassonografia da glândula tireoide pode ser realizada, mostrando parênquima heterogêneo, hipoecoico, com traves de fibrose e formação de pseudonódulos e vascularização aumentada, sugerindo fortemente a TH.

HIPERTIREOIDISMO

O hipertireoidismo neonatal é raro e transitório, resultando da passagem de anticorpos maternos contra o receptor de TSH (TRAb). A doença de Graves (DG) é a causa mais frequente de hipertireoidismo na infância. Outras causas, como fase tóxica da TH e tireoidite subaguda, devem ser lembradas. Tireotoxicose causada por uso de medicações, como amiodarona e lítio, são menos frequentes, assim como adenoma tóxico e bócio multinodular tóxico. A síndrome de McCune-Albright ou mutações no receptor de TSH são raras causas de hipertireoidismo congênito (Quadro 3).

QUADRO 3 Causas de hipertireoidismo na infância e na adolescência

Captação aumentada*	Captação baixa*
Doença de Graves	Fase tóxica da tireoidite autoimune
Adenoma tóxico	Tireoidite subaguda dolorosa
Bócio multinodular tóxico	Tireoidite induzida por drogas: amiodarona, lítio, iodo
Tumor hipofisário secretor de TSH	Tireotoxicose factícia
Síndrome de McCune-Albright	
Mutação no receptor de TSH	

* Captação na cintilografia tireoidiana com iodo radioativo.

Epidemiologia e patogenia

O hipertireoidismo geralmente acomete o sexo feminino e na fase pós-puberal. A DG é uma doença autoimune, caracterizada pela presença de anticorpos contra o receptor de TSH (TRAb), que causa hiperplasia da glândula e a produção de HT. Na fase tóxica da TH, observa-se uma liberação dos HT armazenados para a circulação em decorrência da destruição inflamatória. Depois, o paciente evolui para uma fase de hipotireoidismo, que pode ser definitiva ou não.

Quadro clínico

A criança com hipertireoidismo pode apresentar o quadro clínico clássico, com taquicardia, nervosismo, tremores, hipertensão, perda de peso e aumento do apetite. O aumento da tireoide pode ser difícil de ser avaliado, e raramente a oftalmopatia de Graves está presente.

Diagnóstico, diagnóstico diferencial e investigação laboratorial

O diagnóstico de hipertireoidismo é feito na presença de TSH suprimido e altas concentrações de T4 (livre ou total). O diagnóstico de DG é confirmado com a presença de TRAb. A fase tóxica da TH é feita na presença de concentrações maiores de T4, em relação a T3, ausência de TRAb e anti-TPO elevado. Nessa fase, a cintilografia da tireoide auxilia no diagnóstico, indicando captação ausente ou baixa, enquanto na DG a captação sempre está aumentada. A síndrome de resistência aos HT deve ser suspeitada na presença de concentrações aumentadas de HT (T3 e T4) com TSH inapropriadamente normal ou elevado. A hipertiroxinemia disalbuminêmica familiar (HDF) também deve ser lembrada, na presença de concentrações elevadas de T4 com TSH normal, em paciente totalmente assintomático.

AVALIAÇÃO LABORATORIAL TIREOIDIANA

Os exames laboratoriais são ferramentas indiscutíveis no diagnóstico e seguimento das diversas patologias que afetam a função tireoidiana. Na infância, sua utilização é indicada no rastreamento neonatal de doenças congênitas da tireoide/eixo tireoidiano, ou quando há manifestações clínicas de hipo ou hiperfunção tireoidiana. Comumente a investigação é realizada pela quantificação do TSH juntamente com os HT, especialmente representado pela fração livre do T4 (T4L), sendo, em geral, estes considerados os indicadores mais relevantes. Existe uma relação logarítmica linear inversa entre as concentrações de TSH e T4L. Assim, mínimas reduções na concentração de T4L causam grandes elevações de TSH. Por outro lado, mínimas elevações nas concentrações de T4L causam redução significativa de TSH.

Na interpretação dos resultados, o papel de interferentes pré-analíticos e analíticos deve ser sempre considerado, para evitar erros diagnósticos, especialmente em situações em que os resultados mostram um padrão não compatível com o perfil esperado ou com o quadro clínico

QUADRO 4 Perfil laboratorial na avaliação tireoidiana e diagnósticos diferenciais

	TSH ↓	TSH ↔	TSH ↑
T4L ↓	Hipotireoidismo central Eutireoidiano doente (↓ T3 > T4) Deficiência isolada de TSH	Hipotireoidismo central Eutireoidiano doente (↓ T3 > T4) TBG ↓ Medicamentos (fenitoína, carbamazepina)	**Hipotireoidismo primário** Hipotireoidiano central (em geral < 10 uUI/mL) Uso irregular/dose baixa de LT4 no hipotireoidismo Má absorção do LT4 (patologias ou medicamentos) Medicamentos (lítio, inibidores da TK)
T4L ↔	Hipertireoidismo subclínico Início recente de tratamento para tireotoxicose Fase de recuperação da tireoidite Medicamentos (esteroides, dopamina, octreotida)	**Eutireoidismo**	Hipotireoidismo subclínico Eutireoidiano doente (fase de recuperação) Uso irregular/dose baixa de LT4 no hipotireoidismo Má absorção do LT4 Obesidade Amiodarona (uso recente) Anticorpos heterofílicos/fator reumatoide Macro-TSH Resistência ao TSH
T4L ↑	**Tireotoxicose** Dose elevada de levotiroxina (LT4) Interferência pela biotina	Ingestão de LT4 1 a 4 horas antes da coleta TBG ↑ Hipertiroxinemia disalbuminêmica familiar Medicamentos (furosemida, salicilatos, heparina) Amiodarona (↑ T4 e ↓ T3) Doença psíquica aguda (↑ T4) Interferência por anti-T3 e anti-T4 Interferência pela biotina	Tireotropinoma (TSHoma) Resistência aos hormônios tireoidianos Amiodarona (↑ TSH – uso recente; ↑ T4 e ↓ T3) Período neonatal

LT4: levotiroxina; T3: Triiodotironina; T4: Tiroxina; TBG: Globulina Ligadora de Tiroxina; TSH: Hormônio Tireoestimulante.

apresentado. Os diferentes padrões dos resultados laboratoriais na avaliação tireoidiana são apresentados no Quadro 4.

Os métodos laboratoriais comumente utilizados na avaliação tireoidiana são os imunoensaios e a cromatografia líquida acoplada à espectrometria de massas (LC-MS).

Imunoensaios

Os imunoensaios são ensaios baseados em reação antígeno-anticorpo *in vitro*, utilizados na rotina diagnóstica na ampla maioria dos laboratórios clínicos. Utilizam hoje principalmente marcadores não isotópicos enzimáticos, fluorescentes e quimioluminescentes. Os imunoensaios não competitivos ou diretamente proporcionais, como os empregados na avaliação do TSH e da Tg, utilizam, classicamente, dois anticorpos (um de captura e outro marcado com o agente emissor do sinal do ensaio) que se ligam a epítopos diferentes do analito, formando um "sanduíche". A quantidade de imunocomplexos formados e, consequentemente, a quantidade do sinal emitido é diretamente proporcional à quantidade do analito na amostra (Figura 1 - parte A). Pode haver variações desse modelo clássico do "ensaio sanduíche", como em alguns ensaios de quantificação dos anticorpos, com estes formando uma "ponte" entre a molécula de captura e a ligada ao emissor do sinal (Figura 1 - parte B).

Por outro lado, na quantificação dos HT totais e suas frações livres, são utilizados os imunoensaios competitivos. Nesses ensaios, o analito de interesse a ser quantificado e a molécula análoga ou hormônio marcado com o agente emissor do sinal (análogo conjugado) competem pela ligação aos anticorpos presentes em quantidades limitadas na reação. Quanto maior a ligação da molécula conjugada e, consequentemente, a emissão do sinal no final da reação, menor a quantidade do analito de interesse presente na amostra do paciente. Pelo menos dois tipos de desenho de ensaios são principalmente utilizados: os ensaios competitivos de fase única e

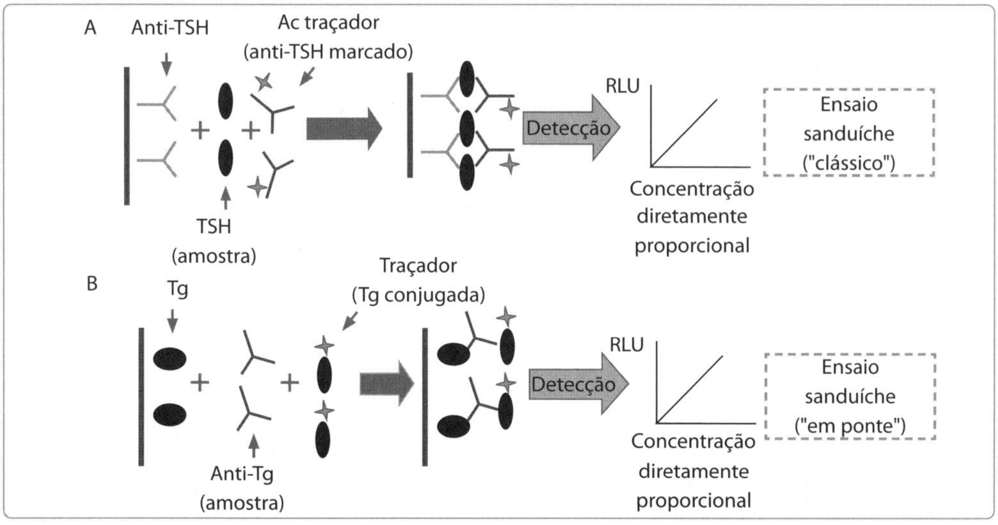

FIGURA 1 Representação esquemática do imunoensaio quimioluminescente sanduíche "clássico" (A) e "em ponte" (B).

Ac: anticorpo; RLU: Unidades Relativas de Luz; Tg: Tireoglobulina; TSH: Hormônio Tireoestimulante.

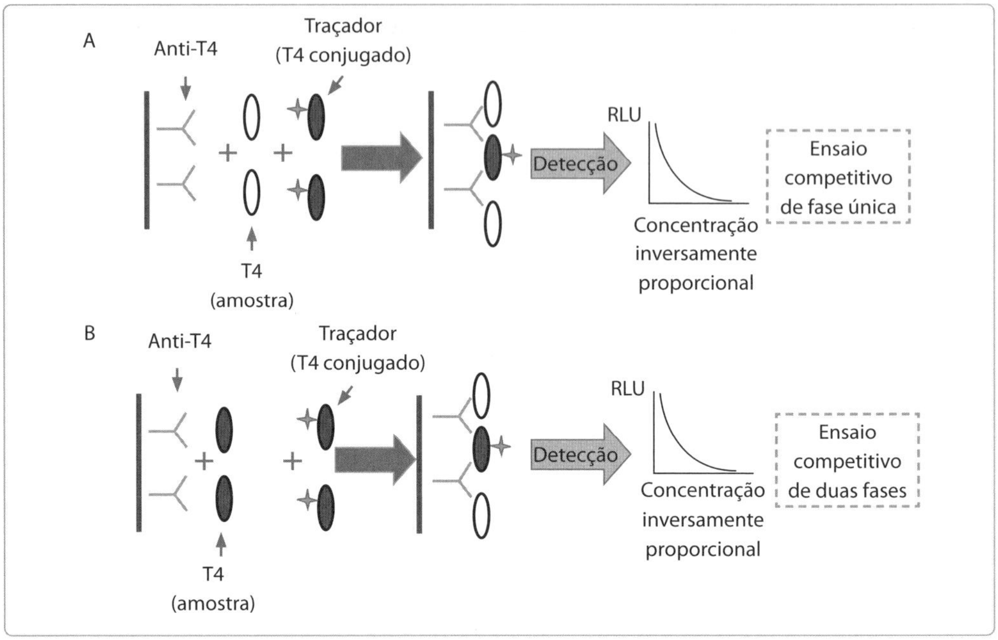

FIGURA 2 Representação esquemática do ensaio quimioluminescente competitivo de fase única (A) e de dois passos (B).
RLU: Unidades Relativas de Luz; T4: Tiroxina; Tg: Tireoglobulina.

de dois passos (Figura 2 - partes A e B). A diferença básica entre eles é a realização de um passo de lavagem no ensaio entre a captura do analito e a adição da molécula análoga emissora do sinal, o que pode minimizar alguns tipos de interferências no ensaio (ex.: HDF, anticorpos anti-T4).

Os principais interferentes nos ensaios da avaliação tireoidiana e o padrão de resultados que podem ser encontrados são apresentados no Quadro 5.

Cromatografia líquida acoplada à espectrometria de massas (LC-MS/MS)

A LC-MS/MS é um método em que a quantificação ocorre por meio da determinação da razão massa/carga da molécula de interesse, e não da identificação de epítopos da molécula por anticorpos. Trata-se de um método trabalhoso, de alto custo, pouco automatizado e muito pouco disponível nos laboratórios clínicos de rotina. Poucos laboratórios no Brasil já dispõem da metodologia para a quantificação da Tg, especialmente quando há suspeita de interferência no imunoensaio por anticorpos anti-Tg. A quantificação dos HT também é possível por essa metodologia, sendo considerada mais específica; no entanto, para a quantificação da fração livre dos HT, há necessidade de a dosagem ser precedida por um método de separação física da fração livre por ultrafiltração ou diálise de equilíbrio, técnicas restritas a laboratórios de pesquisa. Todos esses métodos também são suscetíveis a interferências diversas.

Principais exames utilizados na avaliação das patologias que afetam a tireoide

- **TSH:** é a medida com maior sensibilidade na detecção da disfunção tireoidiana, sendo a sua quantificação realizada por ensaios imunométricos de 3ª-4ª geração (sensibilidade funcional de 0,01 mUI/L ou menor), bastante robustos e confiáveis. As principais interferências do ensaio são descritas no Quadro 5. Não apresenta variação circadiana clinicamente significativa, podendo ser coletado em qualquer horário do dia.
- **Hormônios tireoidianos:** circulam predominantemente ligados a proteínas transportadoras TBG, TTR e albumina, sendo uma pequena fração circulante na forma livre (0,03% do T4 e 0,3% do T3). A TBG é a principal proteína ligadora do T3 e T4 (cerca de 65-75%) e alterações congênitas ou adquiridas nas concentrações dessa proteína resulta em alterações nas concentrações de T4 e T3 total, afetando a dosagem da fração livre desses hormônios pelos imunoensaios. Cerca de 5-10% do T4 e até 20% do T3 são ligados à albumina; alterações na afinidade dos HT pela albumina não apenas elevam na HDF as concentrações do T4 total (e, menos frequentemente, do T3), como podem afetar as concentrações de T4L, em especial nos imunoensaios competitivos de fase única. A presença na amostra de anti-T4 também pode resultar em elevações espúrias do T4 e T4L, em geral por maior afinidade do anti-T4 pelo análogo-T4 da reação resultando em menor detecção do sinal e, consequentemente, aumento nas concentrações do analito. Tanto na HDF como na interferência por anti-T4, a dosagem do T4L por LC-MS após separação prévia da fração livre por diálise de equilíbrio resulta em concentrações normais. Outros interferentes nesses ensaios estão descritos no Quadro 5.
- **Tg:** é mensurado por ensaios imunométricos de 2ª geração (sensibilidade funcional ~ 0,1 ng/mL). Na infância, é indicado na avaliação etiológica do HC (concentração baixa na atireose ou defeitos na síntese da Tg e detectável ou elevada na ectopia, hipoplasia e disormonogênese) ou no acompanhamento pós-operatório de carcinomas diferenciado da tireoide. O ensaio é suscetível à interferência por anticorpos anti-Tg, cuja prevalência na população pode chegar a 10-20% e ocasionar resultados falsamente baixos. Devido a divergências entre os imunoensaios na detecção de diferentes isoformas da Tg, deve-se evitar a variação do ensaio durante o acompanhamento do paciente com carcinoma de tireoide. Em casos de metástase extensa, há nesses ensaios a possibilidade do efeito gancho (Quadro 5).
- **Autoanticorpos tireoidianos:** a detecção dos autoanticorpos anti-TPO e anti-Tg é comumente utilizada para a confirmação da etiologia autoimune da doença tireoidiana, sendo o anti-TPO presente em quase 100% da TH e, portanto, o autoanticorpo de escolha. Uma grande variabilidade ocorre na detecção desses anticorpos nos diferentes ensaios, podendo haver divergência na positividade dos resultados, especialmente nos ensaios de anti-Tg. Na avaliação do TRAb, os dois principais

QUADRO 5 Potenciais interferentes nos ensaios da avaliação tireoidiana e resultados esperados

Fatores interferentes	Consequência
Anticorpos heterofílicos e anticorpos antianimais Autoanticorpos	Resultados falsamente ↑ (mais frequentes) de TSH, T4 livre e tireoglobulina
Anti-T3 e anti-T4	↑ hormônios tireoidianos totais e/ou livres (dependendo do ensaio utilizado)
Anti-TSH (macro-TSH)	↑ TSH (molécula com *clearance* reduzido da circulação)
Antitireoglobulina	↓ tireoglobulina
Efeito gancho	↓ tireoglobulina (resultados mais baixos que o correto)
Alterações nas proteínas transportadoras	
Excesso hereditário de TBG	↑ T4 e T3 total podem interferir em alguns ensaios de T4 livre
Deficiência hereditária de TBG	↓ T4 e/ou T3 total
Hipertiroxinemia disalbuminêmica familiar	↑ T4 total (raramente T3), ↑ T4 e/ou T3 livres podem ocorrer em imunoensaios (pp fase única), mas são normais por métodos diretos
Medicamentos/vitaminas	
Levotiroxina	↑ T4 livre entre 1 e 4 horas da ingesta da medicação
Glicocorticoides, dopamina	↓ TSH
Heparina (paciente em uso ou presente no tubo de coleta de amostra)	↑ T4 livre (↑ ácidos graxos livres na amostra que deslocam o T4 da TBG)
Amiodarona, iodo	↑ T3 total e ↑ T4 total por redução da conversão do T4 em T3, ↑ TSH (uso recente)
Suplementos com biotina (método e ensaio-dependente)	Resultados falsamente ↓ (ensaios imunométricos) e ↑ (ensaios competitivos)
Moléculas anômalas/variantes ou com polimorfismos/mutações	
TSH com atividade biologicamente reduzida	TSH inapropriadamente NL ou levemente ↑ em hipotireoidismo central (TSH imunorreativo)
Tireoglobulina	Variabilidade na detecção das isoformas circulantes nos imunoensaios (diferentes epítopos) ou na LC-MS (mudança na relação massa/carga da molécula ou do seu local de fragmentação)

LC-MS: Cromatografia líquida acoplada à espectrometria de massas; NL: Normal; T3: Triiodotironina; T4: Tiroxina; TBG: Globulina ligadora de tiroxina; TSH: Hormônio Tireoestimulante.

ensaios disponíveis no mercado, TRAb (Roche) e *thyroid-stimulating immunoglobulin* (TSI, Siemens), apresentam elevada sensibilidade e especificidade para o diagnóstico da DG. A determinação é útil na avaliação de mulheres grávidas com DG ativa ou em remissão, mas previamente submetidas a tratamento com tionamidas ou radioiodo, já que a permanência da positividade do TRAb na metade e no final da gestação e seu grau de elevação (> 3 vezes o limite superior normal) aumentam o risco de hipertireoidismo fetal/DG neonatal, pela transferência transplacentária da imunoglobulina que estimula (ou pode também bloquear) o receptor do TSH na tireoide fetal.

Valores de referência

Há uma grande dificuldade na obtenção de valores de referência específicos para a faixa etária pediátrica e para cada ensaio com um número apropriado de indivíduos e seguindo todas as recomendações propostas (ex.: exclusão de doença tireoidiana autoimune). Além disso, observa-se variabilidade, especialmente do TSH de acordo com a etnia, ingesta de iodo e peso. Crianças com valores de TSH acima do valor de referência podem apresentar normalização em até 70% dos casos. TSH > 10 mIU/L e a presença de anti-TPO são preditores de hipotireoidismo. Dessa forma, é importante avaliar o resultado em comparação ao valor de referência do ensaio utilizado e validar o intervalo para a população local.

CONCLUSÃO

Os exames laboratoriais da função e autoimunidade tireoidiana são fundamentais no rastreamento do HC e na avaliação da criança com suspeita de doença tireoidiana. Em geral, a dosagem do TSH e T4 livre por imunoensaios é suficiente na investigação, podendo ser complementada com a quantificação dos HT totais, Tg ou detecção de autoanticorpos tireoidianos, quando necessário. Na investigação etiológica da disfunção tireoidiana, os exames de imagem (ultrassonografia, cintilografia tireoidiana) e os testes genéticos podem ser necessários.

AVALIAÇÃO LABORATORIAL DA FUNÇÃO TIREOIDIANA E EXAMES RELACIONADOS

Anti-Tg e anti-TPO	
Sinonímia	Autoanticorpos tireoidianos Anti-TPO; antitireoperoxidase; antimicrossomal Anti-Tg: antitireoglobulina
Tipo de amostra	Usual: soro; pode ser usado plasma
Preparo do paciente	Jejum não é necessário
Interferentes	Moléculas heterogêneas com grande variabilidade de detecção por diferentes ensaios Biotina: concentrações falsamente baixas (ensaio sanduíche) ou elevadas (ensaio competitivo) dependendo do desenho do ensaio utilizado (recomendável suspender 48-72 horas antes da coleta)
Método	Imunoensaios competitivos ou não competitivos quimio/eletroquimioluminescentes
Valor de referência (ensaio específico)	Ensaio quimioluminométrico: Anti-TPO: < 9 IU/mL Antitireoglobulina: < 4 IU/mL

T4 livre e T3 livre	
Sinonímia	FT4, tiroxina livre, tetraiodotironina livre FT3, triiodotironina livre
Tipo de amostra	Usual: soro; pode ser usado plasma
Preparo do paciente	Jejum não é necessário
Interferentes	Aumento da afinidade da albumina: + frequente aumento do T4L em ensaios de fase única Uso de heparina ou furosemida: elevação do T4L Anticorpos anti-T4 ou anti-T3: elevação (mais frequente) do T4L ou T3L Biotina: concentrações falsamente elevadas dependendo do desenho do ensaio utilizado (recomendável suspender 48-72 horas antes da coleta)
Método	Imunoensaios competitivos quimio/eletroquimioluminescentes
Valor de referência (ensaio específico)	Eletroquimioluminescência: **T4 livre** 0 a 6 dias: 0,9-2,5 ng/dL > 6 dias a ≤ 3 meses: 0,9-2,2 ng/dL > 3 a ≤ 12 meses: 0,9-2,0 ng/dL > 1 a ≤ 6 anos: 1,0-1,8 ng/dL > 6 a ≤ 11 anos: 1,0-1,7 ng/dL > 11 a ≤ 20 anos: 1,0-1,6 ng/dL **T3 livre** 0 a 6 dias: 1,7-6,3 pg/mL > 6 dias a ≤ 3 meses: 1,9-6,0 pg/mL > 3 a ≤ 12 meses: 2,1-5,8 pg/mL > 1 a ≤ 6 anos: 2,4-5,5 pg/mL > 6 a ≤ 11 anos: 2,5-5,2 pg/mL > 11 a ≤ 20 anos: 2,6-5,0 pg/mL

T4 total e T3 total	
Sinonímia	T4: tiroxina, tetraiodotironina T3: triiodotironina
Tipo de amostra	Usual: soro; pode ser usado plasma
Preparo do paciente	Jejum não é necessário
Interferentes	Aumento congênito ou adquirido da TBG: elevação do T4 e/ou T3. Aumento da afinidade da albumina: mais frequente elevação do T4 Anticorpos anti-T4 e anti-T3: elevação (mais frequente) do T4 ou T3 Biotina: concentrações falsamente elevadas dependendo do desenho do ensaio utilizado (recomendável suspender 48-72 horas antes da coleta)
Método	Imunoensaios competitivos quimio/eletroquimioluminescentes
Valor de referência (ensaio específico)	Eletroquimioluminescência: **T4 total** 0 a 6 dias: 5,0-18,5 µg/dL > 6 dias a ≤ 3 meses: 5,4-17,0 µg/dL > 3 a ≤ 12 meses: 5,7-16,0 µg/dL > 1 a ≤ 6 anos: 5,9-14,7 µg/dL > 6 a ≤ 11 anos: 6,0-13,8 µg/dL > 11 a ≤ 20 anos: 5,9-13,2 µg/dL

(continua)

T4 total e T3 total *(continuação)*	
Valor de referência (ensaio específico)	**T3 total** 0 a 6 dias: 0,7-2,9 ng/mL > 6 dias a ≤ 3 meses: 0,8-2,7 ng/mL > 3 a ≤ 12 meses: 0,9-2,6 ng/mL > 1 a ≤ 6 anos: 0,9-2,5 ng/mL > 6 a ≤ 11 anos: 0,9-2,3 ng/mL > 11 a ≤ 20 anos: 0,9-2,2 ng/mL

Tireoglobulina	
Sinonímia	Tg
Tipo de amostra	Usual: soro; pode ser usado plasma
Preparo do paciente	Jejum não é necessário
Interferentes	Anticorpos anti-Tg: concentrações falsamente baixas Anticorpos heterofílicos: concentrações falsamente elevadas ou baixas Biotina: concentrações falsamente baixas dependendo do desenho do ensaio utilizado (recomendável suspender 48-72 horas antes da coleta) Efeito gancho: concentrações falsamente baixas
Método	Ensaios imunométricos quimio/eletroquimioluminescentes
Valor de referência (ensaio específico)	Ensaio quimioluminométrico: até 35 ng/mL (95º percentil)

TRAb	
Sinonímia	Anticorpo antirreceptor do TSH, anticorpo anti-TSHR, TSI (imunoglobulina estimulante da tireoide)
Tipo de amostra	Usual: soro; pode ser usado plasma
Preparo do paciente	Jejum não é necessário
Interferentes	Biotina: concentrações falsamente elevadas dependendo do desenho do ensaio utilizado (Roche)
Método	TRAb – Roche (1º IS 90/672): eletroquimioluminescência TSI – Siemens (2º IS 08/204): ensaio quimioluminométrico ("em ponte")
Valor de referência	TRAb – Roche: < 1,75 IU/L TSI – Siemens: < 0,55 IU/L

TSH	
Sinonímia	Hormônio tireoestimulante, tireotrofina, TSH ultrassensível
Tipo de amostra	Usual: soro; também pode ser usado plasma
Preparo do paciente	Jejum não é necessário
Interferentes	Anticorpos heterofílicos e antianimais: resultados falsamente elevados (mais frequente) ou baixos Macro-TSH: aumento nas concentrações do TSH Biotina: concentrações falsamente baixas dependendo do desenho do ensaio utilizado (recomendável suspender 48-72 horas antes da coleta)
Método	Ensaios imunométricos quimio/eletroquimioluminescentes

(continua)

TSH *(continuação)*	
Valor de referência (ensaio específico)	Eletroquimioluminométrico: 0 a 6 dias: 0,7 a 15,2 mIU/L > 6 dias a ≤ 3 meses: 0,7-11,0 mIU/L > 3 a ≤ 12 meses: 0,7-8,40 mIU/L > 1 a ≤ 6 anos: 0,7-6,0 mIU/L > 6 a ≤ 11 anos: 0,6-4,8 mIU/L > 11 a ≤ 20 anos: 0,5-4,3 mIU/L

TSHneo	
Sinonímia	TSH neonatal, TSH no papel-filtro, TSH no teste do pezinho
Tipo de amostra	Sangue total coletado em papel-filtro
Preparo do paciente	Coletar após 48 horas de vida e até o 5º dia (ideal entre 3º e 5º dia)
Interferentes	Anticorpos heterofílicos e antianimais: resultados falsamente elevados (mais frequente) ou baixos Macro-TSH: aumento nas concentrações do TSH Biotina: concentrações falsamente baixas dependendo do desenho do ensaio utilizado (recomendável suspender 48-72 horas antes da coleta)
Método	Ensaio imunofluorométrico
Valor de referência	Programa Nacional de Triagem Neonatal (PNTN) – Ministério da Saúde do Brasil: Crianças a termo e coleta após 48 horas de vida: < 10 mIU/L Resultado entre 10-20 mIU/L: coletar nova amostra (pode ser papel-filtro) Resultado > 20 mIU/mL: coletar amostra de sangue venoso

BIBLIOGRAFIA RECOMENDADA

1. Azmat U, Porter K, Senter L, Ringel MD, Nabhan F. Thyroglobulin liquid chromatography–tandem mass spectrometry has a low sensitivity for detecting structural disease in patients with antithyroglobulin antibodies. Thyroid. 2017;27(1):74-80.
2. Feldt-Rasmussen U. Laboratory measurement of thyroid-related hormones, proteins, and autoantibodies in serum. In: Braverman LE, Cooper DS, Kopp P. Werner & Ingbar'The Thyroid A Fundamental and Clinical Text. 11. ed. Filadélfia: Elsevier; 2021. p. 687-765.
3. Gurnell M, Halsall DJ, Chatterjee VK. What should be done when thyroid functions tests do not make sense? Clin Endocrinol. 2011;74:673-78.
4. Hattori N, Ishihara T, Shimatsu A. Variability in the detection of macro TSH in different immunoassay systems. Eur J Endocrinol. 2016; 174:9-15.
5. Pinto EJEC. Interferentes em imunoensaios: aspectos históricos e evolução dos métodos. In: Recomendações da Sociedade Brasileira de Patologia Clínica/Medicina Laboratorial (SBPC/ML): fatores pré-analíticos e interferentes em ensaios laboratoriais. 1. ed. Barueri: Manole; 2018.
6. Brasil. Ministério da Saúde. Secretaria de Atenção Especializada à Saúde. Secretaria de Ciência, Tecnologia e Insumos Estratégicos em Saúde. Protocolo Clínico e Diretrizes Terapêuticas do Hipotireoidismo Congênito. Brasília, DF: Ministério da Saúde; 2021.
7. Reference Intervals for Children and Adults. Elecsys Thyroid Tests. Mannheim: Roche Diagnostics; 2009.
8. Sluss PM, Hayes FJ. Laboratory techniques for recognition of endocrine disorders. In: Williams Textbook of Endocrinology. 14. ed. Filadélfia: Elsevier/Saunders; 2020.

CONTEÚDO COMPLEMENTAR

Utilize o QR code abaixo para acessar as questões comentadas do capítulo (senha: **medicinalaboratorial**).

14

Diabetes mellitus na criança e no adolescente

Thais Della Manna
Milena Gurgel Teles Bezerra

PONTOS-CHAVE DESTE CAPÍTULO

- Diabetes mellitus (DM) é uma condição metabólica caracterizada por hiperglicemia crônica.
- A confirmação de hiperglicemia pode ser feita por meio da dosagem da glicemia de jejum, da hemoglobina glicada ou do teste de tolerância oral à glicose.
- Após a confirmação diagnóstica, é importante a classificação do tipo de diabetes para o estabelecimento do tratamento adequado e do seu prognóstico.
- O tipo mais comum de diabetes mellitus no indivíduo jovem é o DM tipo 1, que tem etiologia autoimune; no entanto, outras etiologias são possíveis, como o DM tipo 2, o DM secundário a drogas e pancreatopatias, além do monogênico.
- Dentre os exames úteis no diagnóstico diferencial dos tipos de DM estão: as dosagens de anticorpos anticélula beta (anti-GAD, anti-IA2, anti-insulina e anti-ZnT8), de peptídeo C e, ainda o sequenciamento paralelo em larga escala de genes relacionados à secreção ou à ação de insulina.

INTRODUÇÃO

O diabetes mellitus (DM) é uma doença metabólica de etiologia múltipla, caracterizada pela hiperglicemia crônica, resultante de distúrbios no metabolismo de carboidratos, proteínas e gorduras, consequentes à secreção insuficiente e/ou ausente de insulina, como também por defeitos de sua ação nos tecidos-alvo da insulina (hepático, muscular e adiposo). A história natural do diabetes envolve risco aumentado tanto para complicações crônicas microangiopáticas (retinopatia, nefropatia, neuropatia periférica e autonômica) quanto para as macroangiopáticas (doença vascular cerebral, coronariana e periférica) e mortalidade precoce.

A maioria dos casos está classificada em duas grandes categorias: DM tipo 1 (DM1), a mais frequente em crianças e adolescentes, e DM tipo 2 (DM2), a forma mais prevalente em adultos, mas outros tipos específicos de diabetes também podem afetar a população pediátrica, como as formas monogênicas insulinopênicas (DM neonatal, MODY, DM mitocondrial) ou de extrema resistência insulínica (lipodistrofias hereditárias, mutações inativadoras do receptor da insulina); formas relacionadas a doenças do pâncreas exócrino (fibrose cística, pancreatites); induzidas por drogas (glicocorticoides, medicamentos para tratamento do HIV/AIDS, e após o transplante de órgãos).

EPIDEMIOLOGIA

O DM1 é uma doença crônica imunomediada, caracterizada pela destruição das células beta, produtoras de insulina. Sua incidência aumenta com a idade, até um pico por volta de 10-14 anos, mas a doença pode ocorrer em qualquer idade. A maioria dos dados de incidência (número de casos novos por 100.000 indivíduos por ano) concentra-se em crianças menores de 15 anos e apresenta grandes variações populacionais como: 3 na China e outros países asiáticos; 10-20 em países do sul da Europa e nos EUA; 30-60 na Escandinávia. Dados de registros padronizados mostram que a sua incidência aumentou 3-4% nas últimas três décadas, apoiando o papel de fatores ambientais, entretanto, nenhuma dessas associações foi de magnitude suficiente para explicar isoladamente esse rápido aumento na incidência. A International Diabetes Foundation (IDF) tem realizado estimativas da prevalência e incidência do DM1 no mundo desde 2000 e, em seu Atlas do Diabetes-2021 (décima), mostra que os países com as estimativas de prevalência mais elevadas de DM1 (0-19 anos) foram Índia (229.400), EUA (157.900) e Brasil (92.300).

A maioria dos casos de DM2 na faixa etária pediátrica é diagnosticada na segunda década de vida, numa idade mediana de 13,5 anos, coincidindo com o pico de resistência insulínica fisiológica da puberdade e, geralmente, acontece um ano antes nas meninas; o diagnóstico antes da puberdade é pouco frequente. Além disso, um grande número desses jovens é obeso e tem antecedente de obesidade na infância. A frequência do DM2 em menores de 20 anos está aumentando em todo o mundo, e os EUA contam com uma incidência aproximada de 5.000 casos ao ano, estimando-se um aumento anual de 2,3%. Entretanto, a frequência relativa do DM2 varia amplamente entre as diferentes populações, grupos étnicos e raciais; por exemplo, no sudeste asiático, a maioria dos novos casos de diabetes no jovem é de DM2, enquanto na Europa, prevalece o DM1.

Os defeitos monogênicos são responsáveis por menos de 6% dos casos de diabetes, mais de 40 subtipos genéticos já foram descritos, cada um com um fenótipo característico e um tipo de herança específico; apesar disso, a maioria deles costuma ser erroneamente diagnosticada com DM1 e mais raramente como DM2.

PATOGENIA

Vários processos patogênicos estão envolvidos, desde anormalidades causadoras de resistência à ação da insulina até a destruição autoimune das células beta pancreáticas com deficiência insulínica grave e, frequentemente, tais defeitos coexistem num mesmo paciente.

O DM1 cursa com deficiência insulínica absoluta, podendo ser identificado por marcadores genéticos e de autoimunidade à ilhota pancreática. O DM2 é um distúrbio metabólico complexo de etiologia heterogênea, incluindo fatores de risco genéticos, ambientais, sociais e comportamentais, no qual existe a combinação da resistência à ação da insulina com uma resposta compensatória insuficiente de secreção insulínica. O diabetes monogênico resulta de uma ou mais alterações em um único gene, podendo ser transmitido por herança dominante, recessiva ou como um traço não mendeliano, além de poder acontecer esporadicamente pela ocorrência de mutações de novo. As diferentes formas de diabetes monogênico são classificadas em dois grandes grupos: a) defeitos genéticos da secreção de insulina, e b) defeitos genéticos da ação da insulina. A apropriada definição do tipo de diabetes tem grande importância, pois, no caso de confirmação de diabetes familial autossômico dominante – anteriormente conhecido como do tipo MODY (*Maturity Onset Diabetes of The Young*) –, os tipos mais frequentes podem prescindir de tratamento medicamentoso (MODY-GCK) ou ainda ter boa resposta às sulfonilureias (MODY- HNF1A).

QUADRO CLÍNICO

A sintomatologia clássica é poliúria com nictúria frequente, polidipsia, perda de peso num intervalo curto de tempo e desidratação, caso a ingestão hídrica esteja comprometida. Outros dados de anamnese úteis ao diagnóstico são a presença de turvamento da visão, letargia, exposição a drogas hiperglicemiantes, antecedente familiar de diabetes e outras endocrinopatias associadas. Ao exame físico, infecções cutâneas de repetição, monilíase genital, a presença da necrobiose lipoídica diabeticorum (lesões cutâneas de coloração violácea com centro amarelo e pele fina e transparente) são sugestivas de DM. Em casos com insulinopenia grave, como o DM1 e algumas formas de diabetes monogênico neonatal, o atraso no diagnóstico por falta de reconhecimento dos sintomas pode precipitar situações agudas, de risco de vida iminente, como a cetoacidose diabética (CAD).

O jovem portador de DM2 costuma apresentar antecedente de excesso de peso (Índice de Massa Corpórea ou IMC superior ao percentil 85 para sexo e idade), acantose nigricante (lesão cutânea hiperpigmentada e aveludada) que acomete principalmente superfícies de flexura, como pescoço e axilas, presente em 60 a 95% dos casos. O histórico familiar para DM2 e DM gestacional materno são muito importantes, geralmente existindo muitos membros da família afetados em várias gerações. Nessa categoria, uma hiperglicemia pouco sintomática, mas suficiente para causar alterações patológicas e funcionais em muitos órgãos, pode existir por muito tempo antes do diagnóstico clínico. Por outro lado, descompensações com hiperglicemia e desidratação graves, diminuição do nível de consciência (estado hiperosmolar hiperglicêmico), como também cetonemia e cetonúria (CAD), podem acontecer principalmente durante processos infecciosos intercorrentes.

A maioria dos casos pediátricos de diabetes monogênico é consequência de mutações altamente penetrantes causadoras de perda ou disfunção das células beta pancreáticas, devendo-se suspeitar das seguintes condições clínicas: a) diabetes iniciado nos primeiros 6 meses de vida (DM neonatal); b) hiperglicemia ou diabetes familial de transmissão autossômica dominante (antigamente conhecida como MODY); c) diabetes associado a manifestações clínicas extrapancreáticas; d) síndromes de resistência insulínica monogênicas.

DIAGNÓSTICO

O diagnóstico de diabetes mellitus é confirmado por meio da detecção de hiperglicemia.

Os exames utilizados para essa confirmação podem ser: glicemia de jejum, teste de tolerância oral à glicose (dose de 1,75 g/kg – dose máxima de 75 g) e hemoglobina glicada (HbA1c).

Em indivíduos sintomáticos (presença de perda de peso, poliúria, polidipsia, polifagia, visão borrada), a dosagem de glicemia igual ou superior a 200 mg/dL em qualquer horário do dia, confirma o diagnóstico de diabetes mellitus.

Em pessoas sem sintomas, o diagnóstico pode ser estabelecido segundo os critérios a seguir:

- Glicemia de jejum maior ou igual a 126 mg/dL.
- Glicemia 2 horas após teste de tolerância oral à glicose maior ou igual a 200 mg/dL.
- Hemoglobina glicada maior ou igual a 6,5%.

Na ausência de sinais inequívocos de hiperglicemia, o diagnóstico deve ser confirmado numa segunda ocasião. Caso dois testes diferentes estejam alterados e concordantes, não há necessidade de testes adicionais.

A glicemia de jejum e o teste de tolerância oral à glicose devem ser realizados com um mínimo de 8 horas e um máximo de 14 horas de jejum e com uma dieta com no mínimo 150 g de carboidratos nos 3 dias que antecedem o exame. A dosagem de hemoglobina glicada não requer jejum, no entanto, para seu uso no diagnóstico de diabetes, o método utilizado deve ter a certificação do *National Glycohemoglobin Standardization Program* (NGSP). Fatores que alteram a meia-vida das hemácias devem ser investigados e excluídos para a correta interpretação da dosagem de hemoglobina glicada (Tabela 1).

Valores de glicemia de jejum de 100 a 125 mg/dL, de glicemia 2 horas pós-glicose de 140 a 199 mg/dL e de hemoglobina glicada de 5,7 a 6,4% são indicativos de pré-diabetes (Tabela 2). O algoritmo sugerido de investigação de diabetes mellitus em pessoas assintomáticas está representado na Figura 1.

DIAGNÓSTICO DIFERENCIAL E INVESTIGAÇÃO CLÍNICA

Após a confirmação da hiperglicemia, deve-se prosseguir para a investigação etiológica do diabetes mellitus. Na faixa pediátrica, a principal etiologia é o DM1, no entanto, outras etiologias como DM2 e diabetes monogênico podem acometer essa população. O algoritmo a seguir descreve o passo a passo para definição da etiologia em indivíduos jovens com diabetes mellitus (Figura 2).

Anticorpos anticélula beta

Os anticorpos anticélula beta são marcadores de autoimunidade pancreática. Eles geralmente estão presentes nos

TABELA 1 Condições que interferem no resultado do teste de hemoglobina glicada (A1c)

Condições que podem promover reduçao do valor real da A1c (Diminuiçao do número ou da meia-vida dos eritrócitos)	
Anemias hemolíticas de diferentes etiologias (incluindo algumas hemoglobinopatias) Comprometimento da medula óssea por radiação, toxinas, fibrose, tumores. Medicações: antirretrovirais, dapsona.	Perda sanguínea Deficiência de eritropoietina secundária a comprometimento renal Gestação
Condições que podem promover aumento do valor real da A1c	
Presença de hemoglobina carbamilada (hemoglobina quimicamente modificada e resultante da ligação da ureia à hemoglobina) ocorrendo em pacientes com insuficiencia renal Raro com métodos mais recentes. Deficiência nutricional de ferro pode provocar aumento nos níveis de A1c. Algumas hemoglobinopatias (a depender do método utilizado)	Presença de hemoglobina acetilada (hemoglobina quimicamente modificada e resultante da ligação do salicilato com a hemoglobina) ocorrendo em pacientes em uso de doses elevadas de ácido acetilsalicílico. Condições que promovem aumento do número de glóbulos vermelhos e/ou do valor do hematócrito.

Hemoglobinopatias podem resultar em valores falsamente elevados ou diminuídos, ou não alterar o valor de A1c conforme a metodologia aplicada.
Fonte: adaptada de Posicionamento Oficial SBD, SBPC-ML, SBEM e FENAD. Atualização sobre hemoglobina glicada (A1c) para avaliação do controle glicêmico e para o diagnóstico do diabetes: aspectos clínicos e laboratoriais 2017/2018 (Sumita et al. 2018).
A1c: hemoglobina glicada.

TABELA 2 Valores de glicemia e hemoglobina glicada para diagnóstico de pré-diabetes e de diabetes mellitus

Categorias	Glicemia de jejum (mg/dL)	Glicemia 2 horas após 1,75 g/kg – máximo de 75 g de glicose oral (mg/dL)	Glicemia ao acaso (mg/dL)	Hemoglobina glicada[#] (%)
Normal	<100	<140		<5,7%
Glicemia de jejum alterada (GJA)	100 a 125	< 140		
Intolerância à glicose (IAG)		≥140 e < 200		
Hemoglobina glicada de risco				5,7-6,4%
Diabetes mellitus	≥ 126 *	≥ 200*	≥200 (sintomático)	>6,5%*

*Na ausência de sintomas inequívocos de hiperglicemia, a dosagem deve ser confirmada em uma segunda ocasião.
[#] Método padronizado pelo NGSP (*National Glycohemoglobin Standardization Program*).

primeiros anos após o diagnóstico de diabetes mellitus. Na prática clínica, os anticorpos disponíveis para mensuração são o antidescarboxilase do ácido glutâmico (anti-GAD), antitirosina fosfatase (anti-IA2), anti-insulina (IAA) e antitransportador de zinco ZnT8 (anti-ZnT8). Aproximadamente 98% dos indivíduos com diabetes tipo 1 têm um ou mais anticorpos positivos em altos títulos.

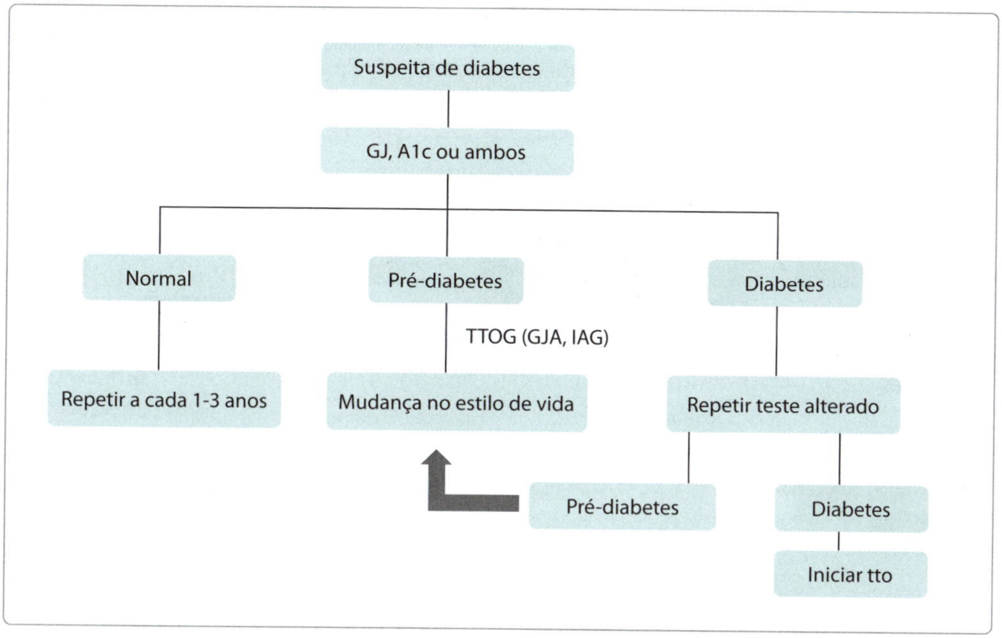

FIGURA 1 Algoritmo sugerido para investigação de pessoas assintomáticas com suspeita de diabetes mellitus.

A1c: Hemoglobina glicada; GJA: Glicemia de jejum alterada; IAG: intolerância oral à glicose; tto: tratamento; TTOG: teste de tolerância oral à glicose.

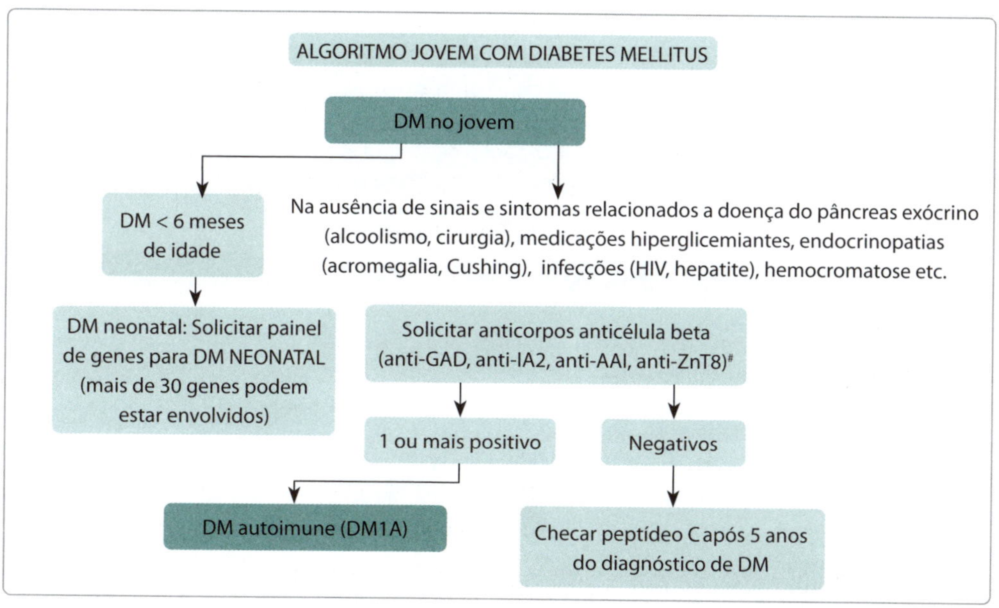

FIGURA 2 Algoritmo sugerido para a abordagem da pessoa jovem com diabetes - 2019/2020.

anti-AAI: antiinsulina; anti-GAD: antidescarboxilase do ácido glutâmico; anti-IA2: antitiroxina fosfatase; anti-ZnT8: antitransportador de Zinco T8; DM: Diabete mellitus; DM1A: Diabete mellitus tipo 1 autoimune; #autoanticorpos pancreáticos.

Fonte: adaptado de Posicionamento Oficial da Sociedade Brasileira de Diabetes (06/2019).

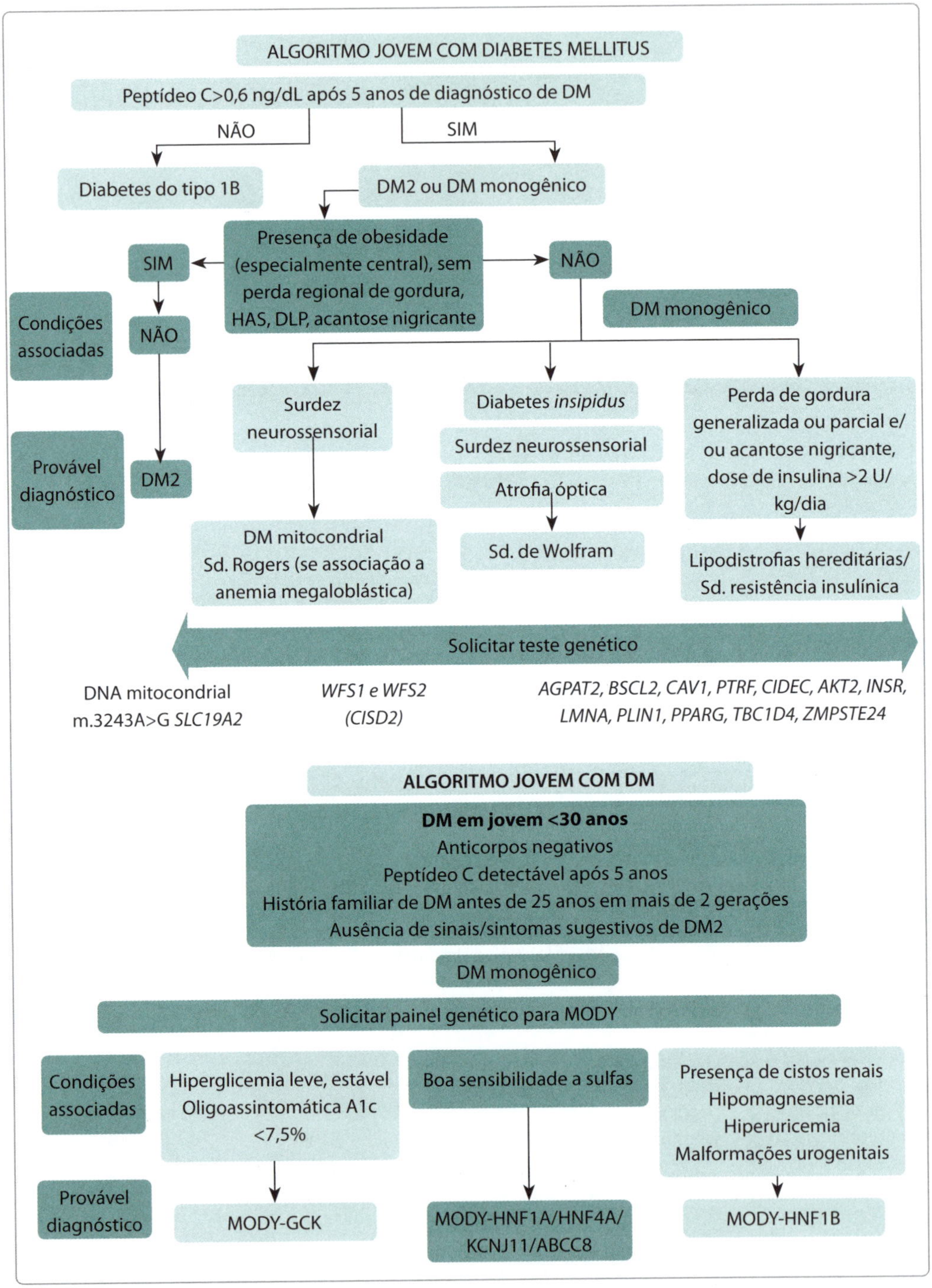

FIGURA 2 Algoritmo sugerido para a abordagem da pessoa jovem com diabetes – 2019/2020. *(continuação)*

DM2: Diabetes mellitus 2; MODY: Maturity-Onset Diabetes of Young People (diabetes familiar com idade de diagnóstico precoce e autossômico-dominante); MODY-ABCC8: MODY-gene *ABCC8*; MODY-GCK: MODY-glicoquinase; MODY-HNF1A: MODY-Fator Hepatocítico Nuclear 1A; MODY-HNF1B: MODY-Fator Hepatocítico Nuclear 1B; MODY-HNF4A: MODY-Fator Hepatocítico Nuclear 4A; MODY-KCNJ11: MODY-gene *KCNJ11*.

Fonte: adaptada de Posicionamento Oficial da Sociedade Brasileira de Diabetes (06/2019).

Peptídeo C

O peptídeo C é o fragmento liberado quando ocorre a clivagem de proinsulina em insulina. Suas concentrações são equimolares às da insulina. A sua dosagem representa a reserva funcional da célula beta. Glicemias muito baixas (em geral inferiores a 70 mg/dL) ou muito elevadas (superiores a 200 mg/dL – indivíduos em glicotoxicidade) podem suprimir os níveis de peptídeo C. Valores de peptídeo C superiores a 0,6 ng/dL, após 5 anos do início de diabetes, tornam o diagnóstico de DM1 pouco provável; DM2 ou diabetes monogênico são possibilidades.

Teste genético

Quando houver a suspeita de diabetes atípico, a confirmação de diabetes monogênico por deficiência de secreção de célula beta (DM neonatal e MODY) ou por síndromes de resistência à insulina (lipodistrofias genéticas, entre outras) será feita por sequenciamento paralelo em larga escala (painel de vários genes) – vide Figura 2.

SEGUIMENTO E AVALIAÇÃO DE COMPLICAÇÕES CRÔNICAS

O seguimento de pessoas com diabetes tem como objetivo manter um bom controle metabólico e prevenir complicações agudas e crônicas do diabetes.

Em relação ao controle glicêmico, a realização de glicemias capilares de jejum e duas horas após as refeições são utilizadas como parâmetros diários para ajustes no tratamento de pessoas com insulinoterapia. Já para indivíduos usando apenas medicações orais para tratamento de DM2, as glicemias capilares de rotina não são indicadas. A dosagem de hemoglobina glicada deve ser realizada a cada 3 meses em pessoas descompensadas e bianualmente em indivíduos com bom controle do diabetes.

TABELA 3 Objetivos glicêmicos para indivíduos com e sem DM1 nos diferentes momentos do dia

Glicemia	Sem diabetes (mg/dL)	Crianças e adolescentes com DM1 (mg/dL)#	Adultos com DM1 (mg/dL)*
Jejum ou pré-prandial	65 a 100	70 a 145	70 a 130
Pós-prandial	80 a 126	90 a 180	< 180
Ao deitar	80 a 100	120 a 180	
Na madrugada	65 a 100	80 a 162	

DM1: diabetes mellitus tipo 1.
#Segundo a Sociedade Internacional de Diabetes para Pediatria e Adolescência (*International Society for Pediatric and Adolescent Diabetes*, ISPAD). *Segundo a Associação Americana de Diabetes (*American Diabetes Association*, ADA).

TABELA 4 Metas de controle metabólico de acordo com sociedades científicas

Sociedade	Glicemia pré-prandial (mg/dL)	Glicemia pós-prandial (mg/dL)	HbA1c (%)
ADA	80 a 130	< 180	< 7,0
IDF	< 115	< 160	< 7,0
AACE	< 110	< 140	< 6,5
SBD	< 100	< 160	< 7,0

ADA: Associação Americana de Diabetes (*American Diabetes Association*); IDF: Federação Internacional de Diabetes (*International Diabetes Federation*); AACE: Associação Americana de Endocrinologistas Clínicos (*American Association of Clinical Endocrinologists*); SBD: Sociedade Brasileira de Diabetes; HbA1c: hemoglobina glicada.

As Tabelas 3 e 4 resumem os alvos glicêmicos e de HbA1c referentes a diferentes faixas etárias em pessoas com DM1 e adultos com DM2, respectivamente.

Nas últimas décadas, o grau de controle glicêmico obtido com o tratamento do diabetes tem sido rotineiramente avaliado pela hemoglobina glicada, sendo recomendados valores iguais ou inferiores a 7,0% para a maioria das crianças, adolescente e adultos, por diversas diretrizes internacionais. Contudo, níveis inferiores (< 6,5%) têm sido obtidos sem aumento significativo de hipoglicemias, assim como níveis mais elevados (< 8,0%) podem ser mais apropriados a pessoas com hipoglicemias graves, com alguma limitação cognitiva para perceber e relatar hipoglicemias ou com expectativa de vida limitada.

Pessoas em uso de sistema de monitorização contínua da glicemia devem manter-se 70% ou mais do tempo com glicemias entre 70 e 180 mg/dL e menos de 4% do tempo abaixo desse intervalo. Esse percentual pode ser reduzido para 50% em pessoas com vários anos de diabetes, múltiplas comorbidades e complicações crônicas instaladas.

Anualmente, pessoas com diabetes devem ser rastreadas para complicações crônicas e algumas comorbidades que podem acompanhar o diabetes. A avaliação das pessoas com DM1, em geral, inicia-se após 5 anos do diagnóstico ou logo após a puberdade; já nos indivíduos com DM2, essa avaliação deve ser feita no momento do diagnóstico. A Tabela 5 resume as recomendações de avaliação de complicações e comorbidades nesses indivíduos.

TABELA 5 Avaliação laboratorial de seguimento de pessoas com diabetes mellitus

Avaliação laboratorial	Exame	1ª consulta	Após 3 meses	Anualmente
	HbA1c, se não houver nos últimos 3 meses	X	X	X
	Se não houver no último ano:	X*		X
	Colesterol total e frações	X		X
	TGO, TGP	X		X
	Albuminúria de amostra isolada	X		X
	Creatinina e filtração glomerular estimada*	X		X
	TSH em pessoas com DM1	X		X
	Dosagem de vitamina B12 quando do uso de metformina (quando indicado)	X		X
	Dosagem de potássio em paciente com inibidores de ECA, BRA e diuréticos**	X		X
	Fundo de olho	X		X

* Em pessoas com DM2 e após 5 anos ou na puberdade em pessoas com DM1.
**Pode ser necessário mais frequentemente em caso de doença renal ou mudanças de medicações que podem interferir na função renal.
DM1: diabetes mellitus 1; DM2: diabetes mellitus 2; HbA1c: hemoglobina glicada; TGO: transaminase oxalacética ou AST (aspartato aminotransferase); TGP: transaminase pirúvica ou ALT (alanina aminotransferase); TSH: hormônio tireoestimulante.

CONCLUSÃO

Diabetes mellitus é uma doença metabólica que tem a hiperglicemia como fator central. No entanto, pode estar relacionada com diferentes etiologias e ser acompanhada de outras alterações metabólicas e comorbidades que resultam em complicações a longo prazo. A apropriada avaliação laboratorial é de fundamental importância tanto para sua adequada classificação como para um acompanhamento satisfatório que proporcione o retardo do aparecimento e detecção precoce de complicações.

EXAMES LABORATORIAIS UTILIZADOS NO DIAGNÓSTICO E SEGUIMENTO DE DIABETES MELLITUS

Albuminúria	
Sinonímia	Microalbuminúria, albuminúria em amostra isolada
Tipos de amostra	Urina, tubo vacutainer
Preparo do paciente	Coletar, preferencialmente, a primeira urina da manhã. Se não for possível, ficar 2 horas sem urinar antes de colher a amostra. Não coletar durante período menstrual.
Interferentes	
Informações úteis	A presença de albumina em quantidades acima do normal (>30mg/g creatinina) indica lesão renal incipiente em pessoas com diabetes. Valores entre 30 e 299 mg/g de creatinina são considerados como albuminúria presente (antigamente chamada de microalbuminúria) e acima de 300 mg/g indica albuminúria macroscópica. Caso esse exame vier alterado, é importante que ele seja repetido. Apenas após 2 a 3 dosagens elevadas, a albuminúria é confirmada.
Método	Imunoturbidimétrico
Valor de referência	Até 30 mg/g de creatinina

Anti-GAD	
Sinonímia	Antidescarboxilase do ácido-glutâmico, GAD65, anticorpos GAD, ácido glutâmico descarboxilase anticorpos, anti-GAD67
Tipos de amostra	Plasma, tubo com gel separador
Preparo do paciente	Jejum de 3 horas
Interferentes	Lipemia e hemólise acentuadas

(continua)

Anti-GAD *(continuação)*	
Informações úteis	Esse exame faz parte de um grupo de anticorpos anticélula beta que indicam etiologia autoimune do diabetes (DM1A) nesses indivíduos. Pessoas com diabetes apresentam um ou mais anticorpos anticélula beta positivos em altos títulos em mais de 95% dos casos. Uma parcela muito pequena da população sem diabetes pode ter níveis detectáveis de anticorpos anticélula beta. Porém, em geral, são títulos baixos e de apenas um dos anticorpos.
Método	ELISA
Valor de referência	< 10 UI/mL

Anti-IA2	
Sinonímia	Antitirosina fosfatase, anti-ilhota 512
Tipos de amostra	Plasma, tubo com gel separador
Preparo do paciente	Jejum de 3 horas
Interferentes	Lipemia e hemólise acentuadas
Informações úteis	Esse exame faz parte de um grupo de anticorpos anticélula beta que indicam etiologia autoimune do diabetes (DM1A) nesses indivíduos. Pessoas com diabetes apresentam um ou mais anticorpos anticélula beta positivos em altos títulos em mais de 95% dos casos. Uma parcela muito pequena da população sem diabetes pode ter níveis detectáveis de anticorpos anticélula beta. Porém, em geral, são títulos baixos e de apenas um dos anticorpos.
Método	Radioimunoensaio
Valor de referência	< 0,2 nmol/L/L

Anti-IAA	
Sinonímia	Anticorpos anti-insulina, insulina anticorpos, anti-IAA
Tipos de amostra	Plasma, tubo com gel separador
Preparo do paciente	Jejum de 3 horas
Interferentes	Lipemia e hemólise acentuadas
Informações úteis	Esse exame faz parte de um grupo de anticorpos anticélula beta que indicam etiologia autoimune do diabetes (DM1A) nesses indivíduos. Pessoas com diabetes apresentam um ou mais anticorpos anticélula beta positivos em altos títulos em mais de 95% dos casos. Uma parcela muito pequena da população sem diabetes pode ter níveis detectáveis de anticorpos anticélula beta. Porém, em geral, são títulos baixos e de apenas um dos anticorpos.
Método	Radioimunoensaio
Valor de referência	< 0,2 nmol/L/L

Anti-ZnT8	
Sinonímia	Antitransportador de Zinco ZnT8
Tipos de amostra	Plasma, tubo com gel separador
Preparo do paciente	Jejum de 3 horas
Interferentes	Lipemia e hemólise acentuadas
Informações úteis	Esse exame faz parte de um grupo de anticorpos anticélula beta que indicam etiologia autoimune do diabetes (DM1A) nesses indivíduos. Pessoas com diabetes apresentam um ou mais anticorpos anticélula beta positivos em altos títulos em mais de 95% dos casos. Estudos indicam que a presença de anti-ZnT8 positivo está diretamente relacionada com rápida perda de função da célula beta. Uma parcela muito pequena da população sem diabetes pode ter níveis detectáveis de anticorpos anticélula beta. Porém, em geral, são títulos baixos e de apenas um dos anticorpos.
Método	ELISA
Valor de referência	< 15 U/mL

Glicemia de jejum	
Sinonímia	Glicose plasmática de jejum
Tipos de amostra	Plasma, tubo com fluoreto
Preparo do paciente	Até 3 anos de idade – jejum de 3 horas De 3 a 9 anos – jejum de 4 horas Acima de 9 anos – jejum de 8 horas Jejum máximo de 14 horas
Interferentes	Jejum inapropriado, dieta escassa em carboidratos, medicações para tratamento de diabetes. Uso de glicocorticoides pode elevar transitoriamente a glicemia. Evitar exercícios físicos antes de coletar esse exame.
Informações úteis	A glicemia de jejum é utilizada como exame de rastreio para diagnóstico de diabetes, exame de seguimento e controle do diabetes. No contexto de diagnóstico, glicemia de jejum de 100 a 125 mg/dL é considerada glicemia de jejum alterada ou pré-diabetes. Esses casos devem ser submetidos a teste de tolerância oral a glicose para confirmação diagnóstica. Para seguimento em pessoas já com diagnóstico com diabetes, a glicemia de jejum deve estar idealmente entre 65 e 100 mg/dL. Valores entre 90 e 130 mg/dL são considerados ótimos.
Método	Enzimático
Valor de referência	70 – 99 mg/dL – normal 100 – 125 mg/dL – glicemia de jejum alterada > ou = a 126 mg/dL – compatível com diabetes* * quando confirmado em segunda ocasião

Glicemia pós-prandial	
Interferentes	Uso de glicocorticoides pode elevar transitoriamente a glicemia.
Informações úteis	A glicemia pós-prandial é utilizada para seguimento e avaliação do controle glicêmico de pessoas com diagnóstico de diabetes e NÃO deve ser utilizada para diagnóstico. Em geral, duas horas após uma sobrecarga de glicose, a glicemia não deve ultrapassar 140 mg/dL. Em pessoas com diabetes que progressivamente perdem a capacidade de secreção de insulina, esses valores tendem a se elevar. A elevação da glicemia pós-prandial está relacionada ao aumento do risco para complicações micro e macrovasculares no diabetes.
Método	Enzimático
Valor de referência	Até 140 mg/dL, aceitável até 180 mg/dL

Hemoglobina glicada	
Sinonímia	HbA1c, A1C, HbA1, glicohemoglobina
Tipos de amostra	Sangue total, tubo de EDTA
Preparo do paciente	Não há necessidade de preparo
Interferentes	Condições que alterem a meia-vida das hemácias – vide Tabela 1
Informações úteis	A hemoglobina glicada ou glicohemoglobina refere -se ao produto estável formado pela reação não enzimática entre a glicose e a cadeia beta da hemoglobina. A taxa de formação é diretamente proporcional à concentração de glicose. Por se tratar de um produto estável e irreversível, a meia-vida da A1C está diretamente relacionada com a meia-vida das hemácias (aproximadamente 90 dias), logo reflete o controle glicêmico das últimas 12 semanas. Para o diagnóstico de diabetes, o valor de corte da hemoglobina glicada é de 6,5%, porém isso só será possível se o método utilizado tiver a certificação NGSP (*National Glycohemoglobin Standardization Program*). Para controle do diabetes mellitus, a meta de hemoglobina glicada é de 7%, podendo ser inferior a isso em pessoas jovens, sem comorbidades ou complicações e próximo a 8% em pessoas mais velhas, com múltiplas comorbidades e complicações crônicas instaladas.
Método	Cromatografia em coluna de troca iônica em sistema HPLC ou turbidimetria.
Valor de referência	Risco de desenvolvimento de diabetes <5, 7% - baixo risco de diabetes 5,7% a 6,4% - risco aumentado para diabetes > ou = 6,5% - compatível com diabetes* * quando confirmado em segunda ocasião Para controle do diabetes: até 7% Nota: o alvo de HbA1c deve ser individualizado de acordo com as características clínicas de cada indivíduo.

Painel genético para diabetes monogênico	
Sinonímia	Teste genético para MODY, teste genético para DM neonatal, teste genético para diabetes atípico, teste genético para diabetes sindrômico
Tipos de amostra	Sangue total, EDTA
Preparo do paciente	Não
Interferentes	Não
Informações úteis	Os testes genéticos para investigação de diabetes monogênico incluem uma variedade de genes que podem estar relacionados à deficiência de secreção de insulina ou de sua ação e, em geral, possuem herança mendeliana. Os genes mais comumente envolvidos com MODY são: *HNF1A, GCK, HNF4A, HNF1B, INS, ABCC8, KCNJ11, CEL, NEUROD1, PDX1.* DM neonatal e na infância: *ABCC8, AGPAT2, BSCL2, CAV1, CISD2, COQ2, COQ9, CP, EIF2S3, EIF2AK3, FOXP3, GATA4, GATA6, GCK, GLIS3, HNF1B, IER3IP1, IL2RA, INS, INSR, KCNJ11, LPL, LRBA, MNX1, NEUROD1, NEUROG3, NKX2-2, PAX6, PDX1, PLAG1, PTF1A, PTRF, RFX6, SLC19A2, SLC2A2, STAT3, WFS1, ZFP57, AIRE, CD274, CTLA4, ITCH, JAK1, SIRT1, STAT1, STAT5B e TNFAIP3.* Já as formas lipodistróficas e sindrômicas incluem: *WFS1, CISD2, AGPAT2, AKT2, BSCL2, CAV1, CIDEC, INSR, LMNA, PLIN1, POLD1, PPARG, PTRF, TBC1D4* e *ZMPSTE24*, DNA mitochondrial *m.3243A>G*
Método	Sequenciamento paralelo em larga escala
Valor de referência	Ausência de variantes genéticas patogênicas

Peptídeo C	
Sinonímia	C- peptídeo
Tipos de amostra	Soro, tubo com gel separador
Preparo do paciente	Jejum de 8 horas
Interferentes	A amostra deve ser transportada em embalagem refrigerada e centrifugada a 4 °C Biotina deve ser suspensa 3 dias antes da coleta
Informações úteis	O peptídeo C é o fragmento liberado quando ocorre a clivagem de pró-insulina em insulina. Suas concentrações são equimolares às da insulina. A sua dosagem representa a reserva funcional da célula beta. Glicemias muito baixas (em geral inferiores a 70 mg/dL) ou muito elevadas (superiores a 200 mg/dL – indivíduos em glicotoxicidade) podem suprimir os níveis de peptídeo C.
Método	Eletroquimioluminométrico
Valor de referência	1,1 – 4,4 ng/mL

Teste de tolerância oral à glicose	
Sinonímia	GTT de 2 horas, teste com 75g de glicose oral, teste de tolerância oral 0 e 120 minutos; dose de glicose para crianças – 1,75 g/kg até o máximo de 75g
Tipos de amostra	Plasma, tubo com fluoreto
Preparo do paciente	Jejum de 8 horas (com exceção de água pura, que pode ser ingerida) Jejum máximo de 14 horas Manter dieta habitual, sem restrição de carboidratos Não fazer uso de laxante na véspera do exame Não fazer esforço físico antes do exame (no mesmo dia do exame) Caso ocorram vômitos, o exame deve ser suspenso e agendado para outro dia Pessoas com diagnóstico estabelecido de diabetes NÃO devem realizar esse exame
Interferentes	Jejum inapropriado, dieta escassa em carboidratos, medicações para tratamento de diabetes; Uso de glicocorticoides pode elevar transitoriamente a glicemia; Evitar exercícios físicos antes de coletar esse exame.
Informações úteis	O teste de tolerância oral à glicose é realizado com a dose de 1,75 g/kg de peso de glicose oral, sendo a dose máxima 75 g. São realizadas coletas nos tempos 0 (jejum) e 120 minutos após a ingestão de glicose. Apesar de existir a possibilidade de coleta de tempos intermediários, só existem valores de referência para os tempos basal e 120 minutos. Esse exame é indicado para confirmação diagnóstica de diabetes em pessoas com exames na faixa de risco para diabetes, como glicemia de jejum alterada (100 a 125 mg/dL) e HbA1c de 5,7 a 6,4%, e não deve ser usado no acompanhamento de pessoas com diagnóstico de diabetes mellitus.
Método	Enzimático
Valor de referência	Glicemia de jejum (tempo zero) 70 – 99 mg/dL - normal 100 – 125 mg/dL – glicemia de jejum alterada > ou = a 126 mg/dL - compatível com diabetes* Glicemia duas horas após glicose oral < 140 mg/dL – normal 141 – 199 mg/dL – intolerância à glicose > ou = a 200 mg/dL – compatível com diabetes * * quando confirmado em segunda ocasião

BIBLIOGRAFIA RECOMENDADA

1. American Diabetes Association. 2. Classification and diagnosis of diabetes: Standards of care in Diabetes – 2021. Diabetes Care 2021;44(Suppl. 1):S15-S33.
2. American Diabetes Association. 6. Glycemic targets: Standards of Medical Care in Diabetes – 2021. Diabetes Care 2021;44(Suppl. 1):S73-S84.
3. American Diabetes Association. 13. Children and Adolescents: Standards of Medical Care in Diabetes – 2021. Diabetes Care 2021;44(Suppl. 1):S180-S199).
4. Dimeglio LA, Acerini CL, Codner E, Craig ME, Hofer SE, Pillay K, et al. Glycemic control targets and glucose monitoring for children, adolescents, and young adults with diabetes 2018 ISPAD Clinical Practice Consensus Guidelines. 2018;(July):105–14.
5. International Diabetes Federation. IDF Diabetes Atlas 10th. Edition, 2021. [Internet]. [Acesso em: 2022 28 abr]. Disponível em: www.diabetesatlas.org.
6. Jensen ET, Dabelea D. Type 2 Diabetes in Youth: New Lessons from the SEARCH Study. Curr Diab 2018 May 8;18(6):36.
7. Koren D, Levitsky LL. Type 2 Diabetes Mellitus in Childhood and Adolescence. Pediatr Rev. 2021 Apr;42(4):167-179.
8. Lyra R, Oliveira M, Lins D, Cavalcanti N, Gross JL, Maia FFR, , et al. 2020. Sociedade Brasileira de Diabetes. Diabetes Mellitus Tipo 1 e Tipo 2. Vol. 5.

9. Norris JM, Johnson RK, Stene LC. Type 1 diabetes--early life origins and changing epidemiology. Lancet Diabetes Endocrinol. 2020 Mar;8(3):226-238.
10. Sanyoura M, Philipson LH, Naylor R. Monogenic Diabetes in Children and Adolescents: Recognition and Treatment Options. Curr Diab Rep. 2018;18(8):58.
11. Sociedade Brasileira de Diabetes. 2019. Abordagem da Pessoa Jovem com Diabetes 2019/2020.
12. Sumita NM, Bezerra MGT, Chacra AR, Pimazoni Netto A, Zajdenverg L, Andriolo A, et al. 2018. Posicionamento oficial SBD, do controle glicêmico e para o diagnóstico do diabetes : aspectos clínicos e laboratoriais. Posicionamento oficial SBD, do controle glicêmico e para o diagnóstico do diabetes: aspectos clínicos e laboratoriais.
13. Thomas CC, Philipson LH. Update on diabetes classification. Med Clin North Am. 2015;99(1):1-16.

CONTEÚDO COMPLEMENTAR

Utilize o QR code abaixo para acessar as questões comentadas do capítulo (senha: **medicinalaboratorial**).

15

Puberdade precoce

Leandra Steinmetz
Nairo Massakazu Sumita

PONTOS-CHAVE DESTE CAPÍTULO

- Identificação, o mais rápido possível, da puberdade precoce, avaliação, tipos de tratamento e o encaminhamento imediato ao endocrinologista pediátrico.
- Identificar as principais etiologias da puberdade precoce central e periférica.
- Conhecer a avaliação laboratorial fundamental da puberdade precoce.

A puberdade é o processo fisiológico de transição da infância para a vida adulta, marcado pelo desenvolvimento de caracteres sexuais secundários, aceleração da velocidade de crescimento, mudanças de comportamento e aquisição da capacidade reprodutiva.

Os estágios puberais descritos por Marshall e Tanner para ambos os sexos são utilizados para avaliação do início da puberdade e sua progressão (Figura 1).

PUBERDADE NORMAL

A ativação do eixo hipotálamo-hipófise-gonadal, com aumento da secreção pulsátil do hormônio hipotalâmico liberador de gonadotrofinas (GnRH), é o principal evento que determina o início da puberdade. O eixo é transitoriamente ativado nos primeiros dois anos de vida, seguido por um aparente período de repouso até os seis a oito anos de idade. Sugere-se que a reativação do eixo no início da puberdade seja de origem multifatorial, envolvendo uma complexa interação entre fatores hormonais, metabólicos, nutricionais e genéticos. A secreção do GnRH é coordenada por uma rede neuronal complexa, constituída de neurônios secretores de fatores estimulatórios (kisspeptina, glutamato, glicina, norepinefrina, dopamina, serotonina) e/ou inibitórios (opioides endógenos, ácido gama-aminobutírico, neuropeptídeo Y, peptídeo intestinal vasoativo, hormônio liberador do ACTH [CRH], melatonina).

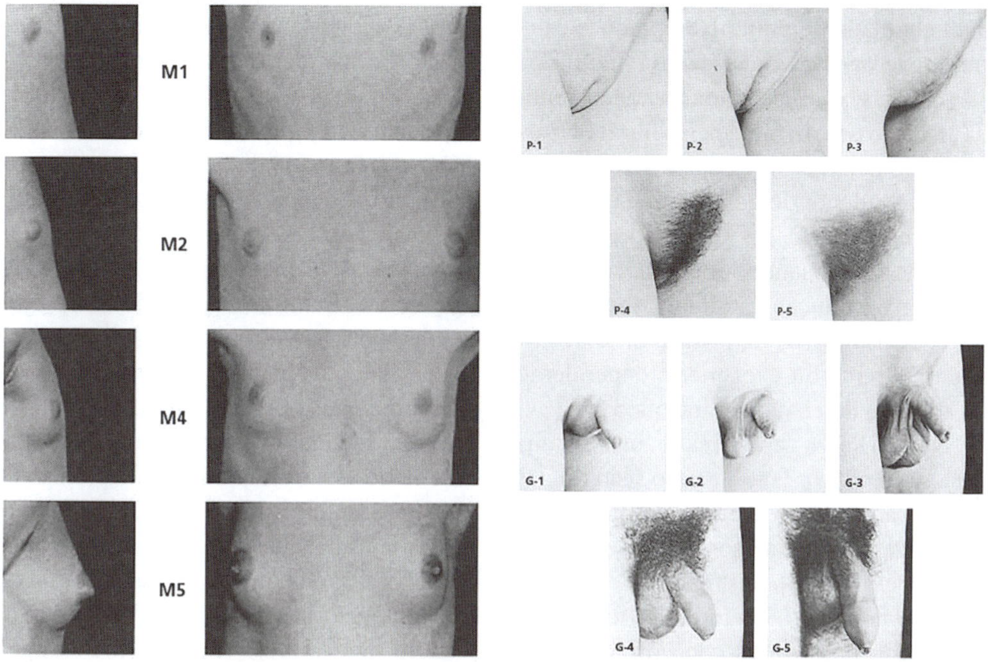

FIGURA 1 Estágios puberais segundo os critérios de Marshall e Tanner, nos sexos feminino e masculino.

O GnRH atua na hipófise anterior, ligando-se ao seu receptor específico no gonadotrofo, estimulando a síntese e secreção das gonadotrofinas, o hormônio luteinizante (LH) e o hormônio folículo-estimulante (FSH) para a circulação periférica. No sexo feminino, a ação do LH no ovário estimula a produção de andrógenos pelas células da teca, que são aromatizados a estrógenos, por ação do FSH nas células da granulosa. No sexo masculino, o LH estimula a síntese e secreção de testosterona pelas células de Leydig, enquanto o FSH atua nas células de Sertoli, com ação primordial na espermatogênese.

Nas meninas, é aceito que o aparecimento de tecido glandular mamário (telarca) é o sinal inicial mais confiável de atividade estrogênica, enquanto o surgimento dos pelos pubianos é atribuível à produção de andrógenos pela adrenal (adrenarca). Nos meninos, um volume testicular igual a 4 cm^3 indica início puberal, e tanto o desenvolvimento genital como o de pelos pubianos estão sob controle dos andrógenos adrenais e testiculares.

PUBERDADE PRECOCE

A puberdade precoce é definida pelo aparecimento de caracteres sexuais secundários em idade abaixo de dois desvios padrões (2DP) da média. De acordo com a definição clássica, as idades de oito anos na menina e nove no menino representam o limite inferior da normalidade para o início do desenvolvimento puberal.

Classificação

Denomina-se puberdade precoce dependente de gonadotrofinas (PPDG), também chamada de puberdade precoce central ou verdadeira, o desenvolvimento dos caracteres sexuais secundários decorrente da ativação prematura do eixo hipotálamo-hipófise-gonadal. Já a puberdade precoce independente de gonadrofinas (PPID), também chamada de puberdade precoce periférica ou pseudopuberdade precoce, resulta da produção autônoma dos esteroides sexuais de origem, principalmente gonadal, adrenal ou exógeno, independente da ativação do eixo gonadotrófico.

Na PPDG os caracteres sexuais secundários são concordantes com o sexo do paciente (padrão isossexual), enquanto a PPID pode levar ao padrão isossexual ou heterossexual (feminização nos meninos e virilização nas meninas). Em ambas as formas de puberdade precoce, as concentrações elevadas de esteroides sexuais determinam a aceleração da velocidade de crescimento e avanço da idade óssea, culminando com fusão prematura das epífises ósseas e comprometimento da estatura final.

PUBERDADE PRECOCE DEPENDENTE DE GONADOTROFINAS

Epidemiologia

A incidência estimada da puberdade precoce dependente de gonadotrofinas (PPDG) é de 1:5.000 - 1:10.000. É mais frequente no sexo feminino, em uma proporção que varia de 1:3 a 1:23. É descrito que, em países desenvolvidos, é mais comum em crianças adotadas.

Etiologia

A PPDG é de origem idiopática em mais de 80% das meninas, e em menos de 40% dos meninos. Principalmente neles, pode resultar de lesões orgânicas no sistema nervoso central, como hamartoma hipotalâmico, glioma, astrocitoma, germinoma, hidrocefalia, meningite e trauma craniano. No sexo masculino, as anomalias neurológicas são responsáveis por 2/3 dos casos, sendo que os tumores do sistema nervoso central representam aproximadamente 50% dos casos.

Os hamartomas hipotalâmicos representam a causa orgânica mais comum de PPDG. É uma má formação congênita, não neoplásica, constituída por uma massa heterotópica de tecido hipotalâmico, localizada na base do cérebro, que pode manifestar-se com convulsões gelásticas.

Algumas causas de puberdade precoce central são, em uma fase inicial, independentes de gonadotrofinas. Com o avanço da idade óssea e da maturação hipotálamo-hipofisária, passa-se a desencadear uma puberdade dependente de gonadotrofinas. O Quadro 1 apresenta as principais causas de PPDG.

QUADRO 1 Causas de puberdade precoce dependente de gonadotrofinas

- Idiopática.
- Hamartoma hipotalâmico.
- Tumores de sistema nervoso central: astrocitoma, craniofaringioma, ependimoma, glioma óptico ou hipotalâmico, adenoma secretor de LH, pinealoma, neurofibroma, disgerminoma.
- Outras lesões de sistema nervoso central: abscessos, encefalite, trauma, hidrocefalia, cisto aracnoide, radiação, quimioterapia.
- Genética: mutação ativadora no gene GPR54, mutação no gene KISS-1.
- Secundária à puberdade precoce periférica: síndrome de McCune-Albright, testotoxicose, tratamento tardio das formas de hiperplasia adrenal congênita.

Quadro Clínico

A história clínica deve conter informações sobre início do aparecimento e ritmo de progressão dos caracteres sexuais, história familiar, uso de medicações que contenham esteroides e relato de lesões do sistema nervoso central.

O exame físico inclui o estadiamento puberal, que deve ser realizado de acordo com os critérios de Marshall e Tanner, e os dados antropométricos (peso, estatura e proporções corpóreas). A velocidade de crescimento está acima do percentil 75 na maioria dos pacientes com puberdade precoce. Deve-se pesquisar a presença de acne, oleosidade excessiva da pele, pelos axilares, odor corporal, desenvolvimento muscular, lesões cutâneas, massas abdominais e pélvicas.

Diagnóstico laboratorial

Verifique tabela de exames ao final deste capítulo.

Tratamento

O tratamento da puberdade precoce central objetiva detectar e tratar lesões expansivas intracranianas, interromper a maturação sexual até a idade normal para o início da puberdade, regredir ou estabilizar os caracteres sexuais presentes, suprimir a aceleração da maturação esquelética, prevenir os problemas emocionais da criança, aliviar a ansiedade dos pais, reduzir o risco de abuso sexual, retardar o início precoce da atividade sexual, prevenir gestações, preservar a fertilidade e diminuir o risco de câncer de mama associado à menarca prematura.

Os análogos de GnRH de ação prolongada constituem o tratamento clínico de escolha da PPDG. O sítio de ação de tais agentes é hipófisário, levando a uma redução do número de receptores de GnRH na hipófise (*down regulation*).

Várias opções de análogos de GnRH estão atualmente disponíveis, como acetato de leuprolide, triptorrelina e goserelina. Um implante subepidérmico de histrelina também tem sido utilizado, garantindo o bloqueio da secreção de gonadotrofinas por até 12 meses. Reação alérgica local pode ser encontrada em até 10% dos pacientes.

A formação de abscessos estéreis no local da aplicação da injeção pode levar à falha da absorção do medicamento e da supressão hormonal desejada. Outros efeitos colaterais incluem sangramento vaginal após a primeira dose, cefaleia, náuseas e sintomas vasomotores em razão do hipoestrogenismo, em 2 a 5% das pacientes. Os impactos dos análogos do GnRH sobre ganho de peso são controversos. Não parece haver efeitos adversos a longo prazo em relação ao potencial reprodutivo e à densidade mineral óssea.

A idade cronológica de suspensão do tratamento deve ser analisada conjuntamente com a idade óssea e o perfil psicológico do paciente e de seus familiares. Os melhores resultados são obtidos com a suspensão do tratamento com análogos de GnRH entre 12 e 12,5 anos de idade óssea nas meninas e entre 13 e 13,5 anos nos meninos.

PUBERDADE PRECOCE INDEPENDENTE DE GONADOTROFINAS

Etiologia

As principais causas de puberdade precoce independente de gonadrofinas (PPIG) estão listadas no Quadro 2.

QUADRO 2 Causas de puberdade precoce independente de gonadotrofinas

Gonadal:
- Síndrome de McCune-Albright.
- Testotoxicose (mutação ativadora do receptor de LH).
- Cistos ovarianos autônomos
- Tumores ovarianos.
- Tumores testiculares.

Adrenal:
- Hiperplasia adrenal congênita.
- Adenoma adrenal.
- Carcinoma adrenal.

Tumores produtores de hCG:
- Sistema nervoso central: corioepitelioma, disgerminoma, teratoma
- Coriocarcinoma, hepatoma, hepatoblastoma, teratoma.

Genéticas:
- Mutações ativadoras no gene do receptor do LH (testotoxicose).
- Mutações no gene da subunidade alfa da proteína Gs (síndrome de McCune-Albright)
- Mutações no gene CYP21.
- Mutações nos genes CYP11 e 3-beta-HSD 2.
- Mutações no gene da aromatase (CYP19).
- Mutações no gene do receptor de glicocorticoide.

Outros:
- Hipotireoidismo primário.
- Iatrogênico.

Síndrome de McCune-Albright

A tríade clássica da síndrome de McCune-Albright inclui manchas café-com-leite, displasia fibrosa poliostótica e PPIG isossexual. É resultante de uma mutação ativadora no gene GNAS1, que codifica a subunidade alfa da proteína G estimulatória. Devem ser investigadas outras hiperfunções endócrinas, como hipertireoidismo, hiperplasia adrenal autônoma, adenoma hipofisário secretor de GH e hiperparatireoidismo. A cintilografia óssea é necessária nesses casos.

Testotoxicose

A mutação ativadora do gene do receptor de LH (testoxicose familiar) é uma condição de padrão autossômico dominante, limitada ao sexo masculino. Os sinais puberais aparecem em torno de um a quatro anos, com virilização progressiva, avanço da idade óssea e aumento peniano associado a aumento testicular bilateralmente, embora os testículos sejam menores em relação ao esperado para o grau de aumento de pênis.

Cisto folicular ovariano autônomo

Nas meninas, é a causa mais comum de PPIG isossexual. Os cistos foliculares podem secretar estrógenos de forma flutuante, causando desenvolvimento mamário e hemorragia vaginal. O diagnóstico é feito por ultrassonografia pélvica e dosagens hormonais (gonadotrofinas suprimidas e estradiol elevado). O tratamento pode ser cirúrgico nos casos mais graves.

Tumores ovarianos

São tumores raros na infância, na maioria dos casos palpáveis, benignos e unilaterais. O tumor das células da granulosa secreta hormônio antimulleriano e inibina. A ultrassonografia pélvica e as dosagens hormonais geralmente permitem o diagnóstico.

Tumores testiculares

Os tumores de células de Leydig geralmente são unilaterais e benignos, porém 10% pode apresentar comportamento maligno. O testículo pode ter componente nodular, o que é possível ser confirmado pela ultrassonografia testicular. A ressecção cirúrgica do tumor é o tratamento de escolha.

Tumores produtores de hCG

A gonadotrofina coriônica humana (hCG) é uma glicoproteína com atividade biológica muito semelhante à do LH. Assim, os tumores produtores de hCG estimulam os receptores de LH, o que causa aumento da produção de testosterona e puberdade precoce nos meninos. As concentrações de hCG estão elevadas, sem aumento de LH e FSH. Podem ocorrer nas gônadas, sistema nervoso central, fígado, retroperitônio e mediastino posterior.

Hipotireoidismo primário

Aumento significativo do TSH em crianças pré-puberes pode levar à elevação da concentração de FSH e desenvolvimento puberal, porém com baixa estatura e atraso da idade óssea.

Hiperplasia adrenal congênita e tumores adrenais

Doenças virilizantes que surgem a partir da glândula adrenal, especialmente hiperplasia adrenal congênita, estão entre os fatores etiológicos mais comuns de puberdade precoce periférica. Tumores adrenais também podem ser produtores de andrógenos, o que resulta em um padrão de puberdade precoce isossexual nos meninos e heterossexual nas meninas.

Tratamento

O tratamento deve ser direcionado de acordo com a causa da precocidade sexual. A cirurgia é indicada para os casos de tumores, cuja remoção resulta em regressão do processo puberal. O tratamento clínico é constituído pela administração de medicamentos que atuam bloqueando a síntese ou a ação dos esteroides sexuais. As opções terapêuticas são: agentes progestacionais, antiandrogênicos (espironolactona e acetato de ciproterona), derivados imidazólicos (cetoconazol), moduladores seletivos do receptor do estrógeno (tamoxifeno) e inibidores de aromatase (anastrozol e letrozol).

CONCLUSÃO

É fundamental distinguir a puberdade precoce das variantes do processo puberal normal. Uma vez estabelecido o diagnóstico de puberdade precoce, deve-se diferenciar entre dependente e independente de gonadotrofinas, investigar a causa e definir o tratamento adequado. O acompanhamento periódico e o menor intervalo entre o estabelecimento do diagnóstico e o início da terapêutica resultam na preservação do potencial genético da estatura final.

EXAMES LABORATORIAIS UTILIZADOS NO DIAGNÓSTICO E SEGUIMENTO DA PUBERDADE

Estradiol	
Sinonímia	17-beta estradiol E2 Estrógenos Estrogênio
Tipos de amostra	Soro
Preparo do paciente	Jejum mínimo de 3 horas.
Interferentes	Não coletar em tubo com gel separador.
Informações úteis	O método da cromatografia gasosa acoplada à espectrometria de massas apresenta maior sensibilidade quando comparada aos imunoensaios. A dosagem do estradiol é útil na avaliação do hipogonadismo e oligo-amenorreia em mulheres, do *status* ovariano, incluindo o desenvolvimento folicular, para protocolos de reprodução assistida (em conjunto com a dosagem do hormônio luteinizante no monitoramento da terapia de reposição de estrogênio em mulheres hipogonadais na pré-menopausa), na avaliação da feminização (incluindo ginecomastia, em homens), no diagnóstico de neoplasias produtoras de estrogênio em homens e, em menor grau, em mulheres, na investigação da puberdade precoce e tardia em mulheres e, em menor grau, em homens, no diagnóstico e na investigação de distúrbios suspeitos do metabolismo dos esteroides sexuais (deficiência de aromatase e deficiência de 17 alfa-hidroxilase), no monitoramento da terapia de reposição hormonal feminina de baixa dose em mulheres na pós-menopausa e no monitoramento da terapia antiestrogênica.
Método	Cromatografia em fase gasosa acoplada à espectroscopia de massas em tandem (GC-MS/MS).
Valores de referência (vide nota do autor)	Pré-púberes masculinos: 1-9 anos: até 4 pg/mL 10-11 anos: até 12 pg/mL 12-14 anos: até 24 pg/mL 15-17 anos: até 31 pg/mL Pré-púberes femininos: 1-9 anos: até 16 pg/mL 10-11 anos: até 65 pg/mL 12-14 anos: até 142 pg/mL 15-17 anos: até 283 pg/mL

FSH (Hormônio folículo estimulante)	
Sinonímia	Gonadotrofina hipofisária Hormônio gonadotrófico hipofisário
Tipos de amostra	Soro
Preparo do paciente	Jejum mínimo de 3 horas.

(continua)

FSH (Hormônio folículo estimulante) *(continuação)*	
Interferentes	Biotina Hemólise
Informações úteis	O exame é útil no diagnóstico do hipogonadismo primário, na investigação da puberdade precoce e na confirmação da menopausa.
Método	Eletroquimioluminescência
Valores de referência (vide nota do autor)	Crianças pré-púberes: até 4,0 UI/L Feminino: Fase folicular: até 12,0 UI/L Fase lútea: até 12,0 UI/L Pico ovulatório: 12,0 a 25,0 UI/L Menopausa: acima de 30,0 UI/L Masculino: até 10,0 UI/L

HCG (Gonadotrofina coriônica humana)	
Sinonímia	BHCG Beta HCG hCG Hormônio coriônico
Tipos de amostra	Soro
Preparo do paciente	--------
Interferentes	Biotina Hemólise Icterícia
Informações úteis	O exame é útil no diagnóstico do hipogonadismo primário, na investigação da puberdade precoce e na confirmação da menopausa.
Método	Eletroquimioluminescência
Valores de referência (vide nota do autor)	Grávidas: 1º trimestre: até 150.000 UI/L 2º trimestre: 3.500 a 20.000 UI/L 3º trimestre: 5.000 a 50.000 UI/L Não grávidas: indetectável

LH (Hormônio luteinizante)	
Sinonímia	Hormônio luteotrófico
Tipos de amostra	Soro
Preparo do paciente	Jejum mínimo de 3 horas.
Interferentes	Biotina Hemólise
Informações úteis	O exame é útil na investigação de hipogonadismo primário e no diagnóstico da puberdade precoce.

(continua)

LH (Hormônio luteinizante) *(continuação)*	
Método	Eletroquimioluminescência
Valores de referência (vide nota do autor)	Crianças pré-púberes: até 0,3 UI/L Feminino: Fase folicular: até 12,0 UI/L. Fase lútea: até 15,0 UI/L. Pico ovulatório: 15,0 a 100,0 UI/L Menopausa: acima de 15,0 UI/L Masculino (adultos): até 9,0 UI/L

SDHEA (Sulfato de dehidroepiandrosterona)	
Sinonímia	Dehidroepiandrosterona sulfato Sulfato de DHA DHEAS
Tipos de amostra	Soro
Preparo do paciente	Jejum mínimo de 3 horas.
Interferentes*	Biotina Hemólise Lipemia *Não coletar em tubo com gel separador.
Informações úteis	O sulfato de Dehidroepiandrosterona (DHEA-S) é o principal andrógeno produzido pelas adrenais. Na infância apresentam boa correlação com a idade óssea. A determinação é útil na avaliação da adrenarca normal ou patológica, no diagnóstico e no seguimento do carcinoma adrenal e no diagnóstico e acompanhamento do hirsutismo.
Método	Eletroquimioluminescência
Valores de referência (vide nota do autor)	Crianças (ambos os sexos): Até 1 semana: 108 a 607 µg/dL 1 a 4 semanas: 32 a 431 µg/dL 1 a 12 meses: 3 a 124 µg/dL 1 a 4 anos: até 19 µg/dL 5 a 9 anos: 3 a 85 µg/dL Feminino: 10 a 14 anos: 34 a 280 µg/dL 15 a 19 anos: 65 a 368 µg/dL 20 a 34 anos: 99 a 407 µg/dL Masculino: 10 a 14 anos: 24 a 247 µg/dL 15 a 19 anos: 70 a 492 µg/dL 20 a 34 anos: 160 a 492 µg/dL

Nota do autor: os valores de referência apresentados para cada parâmetro laboratorial são específicos para o método descrito no texto, e podem apresentar variações conforme a metodologia e o tipo de reagente utilizado na análise. Devem ser consultados no laudo do exame.

BIBLIOGRAFIA RECOMENDADA

1. Aguirre RS, Eugster EA. Central precocious puberty: From genetics to treatment. Best Pract Res Clin Endocrinol Metab. 2018 Aug;32(4):343-354.
2. Allen NG, Krishna KB, Lee PA. Use of gonadotropin-releasing hormone analogs in children. Curr Opin Pediatr. 2021 Aug 1;33(4):442-448.
3. Cantas-Orsdemir S, Eugster EA. Update on central precocious puberty; From etiologies to outcomes. Expert Rev Endocrinol Metab. 2019;14(2):123–130.
4. Eugster EA. Treatment of central precocious puberty. J Endocr Soc. 2019;3(5):965–972.
5. Latronico AC, Brito VN, Carel JC. Causes, diagnosis, and treatment of central precocious puberty. Lancet Diabetes Endocrinol. 2016; 4(3):265–274.
6. Maione L, Bouvattier C, Kaiser UB. Central precocious puberty: Recent advances in understanding the aetiology and in the clinical approach. Clin Endocrinol (Oxf). 2021 Oct;95(4):542-555.
7. Manotas MC, González DM, Céspedes C, Forero C, Rojas Moreno AP. Genetic and Epigenetic Control of Puberty. Sex Dev. 2022;16(1):1-10.
8. Soriano-Guillén L, Tena-Sempere M, Seraphim CE, Latronico AC, Argente J. Precocious sexual maturation: Unravelling the mechanisms of pubertal onset through clinical observations. J Neuroendocrinol. 2022 Feb;34(2):e12979.
9. Divisão de laboratório central do Hospital das Clínicas da Faculdade de Medicina da Universidade de São Paulo. Manual de Exames. [internet] [acesso em: 2022 jul. 5] Disponível em: https://patologiaclinica.hc.fm.usp.br/.
10. Fleury medicina e saúde. Manual de Exames. [internet] [acesso em: 2022 jul. 5] Disponível em: https://www.fleury.com.br/medico/exames.
11. Mayo clinic laboratories. Test Catalog. [internet] [acesso em: 2022 jul. 5]. Disponível em: https://www.mayocliniclabs.com/test-catalog/index.html.
12. Rifai N, Horvath AR, Wittwer CT. Tietz Textbook of Clinical Chemistry and Molecular Diagnostics, 6th ed. St. Louis:Elsevier; 2018.
13. Soldin SJ, Wong EC, Brugnara C, Soldin OP. Pediatric Reference Intervals, 7th ed. Washington, DC: AACC Press; 2011.
14. Wu AHB. Tietz - Clinical Guide to Laboratory Tests, 4th ed. St. Louis: Saunders Elsevier; 2006.

CONTEÚDO COMPLEMENTAR

Utilize o QR code abaixo para acessar as questões comentadas do capítulo (senha: **medicinalaboratorial**).

16

Hiperplasia adrenal congênita

Durval Damiani
Carlos Alberto Longui
Pedro Saddi Rosa

PONTOS-CHAVE DESTE CAPÍTULO

- A hiperplasia adrenal congênita é um conjunto de doenças, de herança autossômica recessiva, com variadas deficiências enzimáticas e com significativa morbimortalidade, que pode ser diagnosticada no período neonatal, por meio da triagem metabólica neonatal.
- Os sinais e sintomas da doença são decorrentes da deficiência de glicocorticoides, associados, ou não, à deficiência de mineralocorticoides, e do excesso de andrógenos nos períodos pré e pós-natal.
- A virilização da genitália externa na recém-nascida do sexo feminino, com forma clássica da 21OH, é o principal sinal clínico da doença.
- Nos recém-nascidos do sexo masculino, o diagnóstico é realizado mais tarde, na crise de desidratação hiponatrêmica e hipercalêmica, nos primeiros dias de vida, naqueles afetados pela forma clássica perdedora de sal.
- Na infância, o diagnóstico pode ser levantado quando ocorre a pubarca precoce.

INTRODUÇÃO

A hiperplasia congênita de suprarrenal (HCSR) constitui um grupo de deficiências enzimáticas na via sintética de cortisol, transmitidas por herança autossômica recessiva. Com a falta de produção de cortisol, o córtex da suprarrenal é estimulado pelo ACTH (hormônio adenohipofisário, trófico da adrenal) e, com isso, estabelece-se uma hiperplasia da glândula. Trata-se, portanto, de uma insuficiência de suprarrenal primária.

Devido ao bloqueio enzimático na via sintética de colesterol, acumulam-se precursores ao defeito, que acabam exercendo ações virilizantes, dependendo da enzima acometida (Figura 1).

O defeito mais frequente é o da enzima 21-hidroxilase (codificada pelo gene *CYP21A2*), que promove a conversão de 17-hidroxiprogesterona (17OHP) a 11-desoxicortisol (composto S), respondendo por mais de 95% dos casos.

O acúmulo de 17OHP leva a via sintética a produzir andrógenos, que acabam por virilizar um feto feminino, dando-lhe uma aparência genital atípica ao nascimento.

A mesma enzima 21-hidroxilase age também na via sintética de mineralocorticoides, podendo haver perda de sal pela falta de retenção de sódio e pela excreção exagerada de potássio (Figura 1).

Dessa forma, na HCSR, por deficiência de 21-hidroxilase, temos as formas clássicas virilizante simples e a perdedora de sal. Ocorre também uma forma tardia, onde o defeito enzimático é menos intenso, não levando à perda de sal e provocando uma virilização mais discreta e de início tardio (por volta de 3 ou 4 anos de idade, com pilificação pubiana – pubarca precoce –, hipertrofia clitoriana de intensidade variável e avanço da idade óssea), sendo esta a forma "não clássica de HCSR".

Outros defeitos enzimáticos também podem levar à HCSR, mas são bem menos frequentes, como a deficiência de 17-hidroxilase/17,20 liase (codificada pelo gene *CYP17A1*) e a deficiência de 11-hidroxilase (codificada pelo gene *CYP11B1*), ambas formas hipertensivas de HCSR, ou seja, ao invés de se ter perda de sal, tem-se retenção de sal, já que na deficiência de 17-hidroxilase, a única via "livre" é a via dos mineralocorticoides e, na deficiência de 11-hidroxilase, acumula-se desoxicorticosterona (DOC), com poder de retenção de sal.

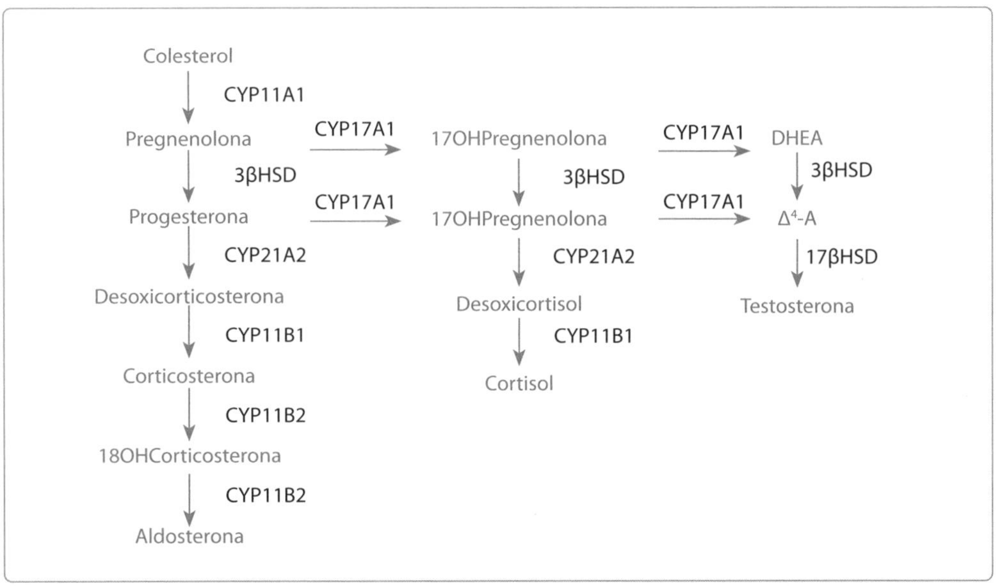

FIGURA 1 Via metabólica da suprarrenal, iniciando pelo colesterol e passando pelos diferentes passos enzimáticos até o produto principal – cortisol.

CYP11A1 (codifica a 20,22 desmolase ou P450scc); *CYP17A1* (codifica a 17-hidroxilase e 17,20 desmolase [liase]); *CYP21A2* (codifica a 21-hidroxilase); *CYP11B1* (codifica a 11-hidroxilase); *CYP11B2* (codifica a aldosterona sintetase); 3βHSD – 3-beta-hidroxiesteroide desidrogenase; Δ^4-A: delta 4 androstenediona; DHEA – dehidroepiandrosterona.

QUANDO SUSPEITAR DE HIPERPLASIA ADRENAL CONGÊNITA

Atualmente, existem triagens neonatais para detectar o defeito enzimático mais frequente (21-hidroxilase) já ao nascimento, com a dosagem em papel de filtro da 17OHP.

A suspeita clínica recai em toda criança com genitália atípica, sem gônadas palpáveis. Se a criança tiver perda de sal, que usualmente ocorre na segunda semana de vida, com desidratação, sódio baixo e potássio elevado, praticamente se tem a confirmação diagnóstica. As crianças que apresentam genitália atípica são meninas virilizadas (46, XX) e, às vezes, o grau de virilização é tão intenso (classificação de Prader V) que parece um menino, com criptorquidia bilateral. Nas formas em que a virilização não é tão completa, graus variáveis de atipia genital são observados.

Sempre que houver, já na maternidade, a suspeita de HCSR, solicita-se um cariótipo e se faz uma avaliação dos genitais internos por ultrassom. A presença de útero e de gônadas intra-abdominais (ovários) já aponta para o diagnóstico (menina virilizada). O cariótipo confirma tratar-se de uma menina (46, XX) mas o exame é demorado e o ultrassom pode ser o método mais rápido para fechar o diagnóstico e orientar o tratamento.

Nos meninos, se não houver perda de sal, o diagnóstico fica mais complicado, porque é difícil reconhecer que o menino está "mais virilizado" que o normal. Esses casos, se não forem detectados pela triagem neonatal, vão ter seu diagnóstico apenas quando houver uma pubarca precoce, com aumento peniano, sem aumento concomitante dos testículos, mostrando que a origem androgênica não é testicular.

Já as formas "não clássicas" de HCSR frequentemente nem são diagnosticadas e muitas mulheres com diagnóstico de ovários policísticos têm, na verdade, uma forma não clássica de HCSR. Usualmente essas crianças apresentam uma pubarca precoce (por volta dos 4 anos de idade), mas pode não haver outro sinal de virilização em uma menina. O avanço de idade óssea, que pode ser confundido com uma adrenarca precoce, exige a diferenciação entre um quadro que não exige tratamento (adrenarca) de outro que precisa de reposição de glicocorticoide (algumas formas não clássicas de HCSR). A maneira de se fazer a suspeita diagnóstica é a demonstração de concentrações elevadas de 17OHP. Em situações em que a dosagem basal não é informativa, faz-se um teste de estímulo com ACTH, com dosagem de 17OHP após uma hora. Concentrações superiores a 1000 ng/dL são indicativas dessa forma de HCSR. A genotipagem pode ser solicitada para a confirmação molecular do defeito.

Essas diferentes formas de HCSR por deficiência de 21-hidroxilase refletem mutações com graus residuais de atividade enzimática variáveis. Nas formas clássicas, perdedoras de sal, a enzima praticamente não tem função (0 a 2% de atividade). Já nas formas virilizantes simples, há uma função residual da enzima, por volta de 10-20%, e, nas formas "não clássicas", há pouca perda de função enzimática, restando uma atividade da ordem de 70 a 80%.

Outro dado que não devemos esquecer é o avanço da idade óssea provocado por essa doença: pela excessiva produção androgênica (e sua conversão em estrógenos), ocorre um processo de senescência da placa de crescimento. Dessa forma, a criança tende a crescer mais, mas sua idade óssea avança, "roubando-lhe" altura final. O tratamento precoce pode evitar esta importante causa de baixa estatura.

O LABORATÓRIO NA HIPERPLASIA ADRENAL CONGÊNITA

A quantificação dos esteroides componentes da esteroidogênese adrenal foi inicialmente realizada por determinação química dos metabólitos de excreção urinários dos esteroides, como o pregnanediol, pregnanetriol, 17-cetosteroidesesteroide (17KS) e os 17-hidroxiesteroides (17OH).

Na década de 1970, houve grande progresso na quantificação dos esteroides, com o desenvolvimento de radioimunoensaios e ensaios imunométricos, que permitiram maior precisão na determinação dos esteroides. A utilização desses ensaios ainda predomina na prática clínica, pois são de rápida realização, passíveis de automação e custo relativamente reduzido. A adição de partículas antigênicas (haptenos) aos esteroides a ser medidos é necessária para a adequada geração dos anticorpos a ser utilizados nos imunoensaios, visto que esses compostos esteroides não são proteicos e, portanto, não possuem antigenicidade ideal para a geração de anticorpos específicos para cada composto. Como efeito indesejável, a utilização de imunoensaios está acompanhada de um grau considerável de falha de especificidade. Além disso, a ligação dos esteroides às proteínas circulantes dificulta sua mensuração. Esses limitantes fazem com que a capacidade de mensurar quantidades pequenas dos esteroides fique prejudicada. Em conjunto, os imunoensaios têm limitações de especificidade e de sensibilidade de detecção.

A cromatografia líquida de alta performance associada à espectrometria de massa em tandem (LC-MS/MS) propiciou a melhora da sensibilidade e especificidade, além de permitir a análise de múltiplos esteroides em uma mesma reação. Isso reduz o volume requerido para a amostra e o risco de identificação cruzada dos compostos. Essa técnica também permitiu a identificação de novos esteroides biologicamente ativos ou metabólitos úteis no diagnóstico de doenças (Figura 2).

Adicionalmente, a criação de painéis específicos simplifica o diagnóstico e seguimento clínico, além de reduzir o custo dos ensaios. A melhora na especificidade e no limite inferior de quantificação dos esteroides por LC-MS/MS permite maior acurácia diagnóstica, reduzindo a necessidade de testes hormonais (por exemplo, teste ACTH).

Novos marcadores foram reconhecidos, facilitando o diagnóstico dos defeitos de síntese e das variantes de ativação da esteroidogênese. Com a disponibilização clínica da determinação dos andrógenos 11-oxigenados (11-keto e 11-hidroxi) da androstenediona e da testosterona, uma melhor correlação com o grau clínico de estímulo androgênico poderá ser reconhecida (Figura 3).

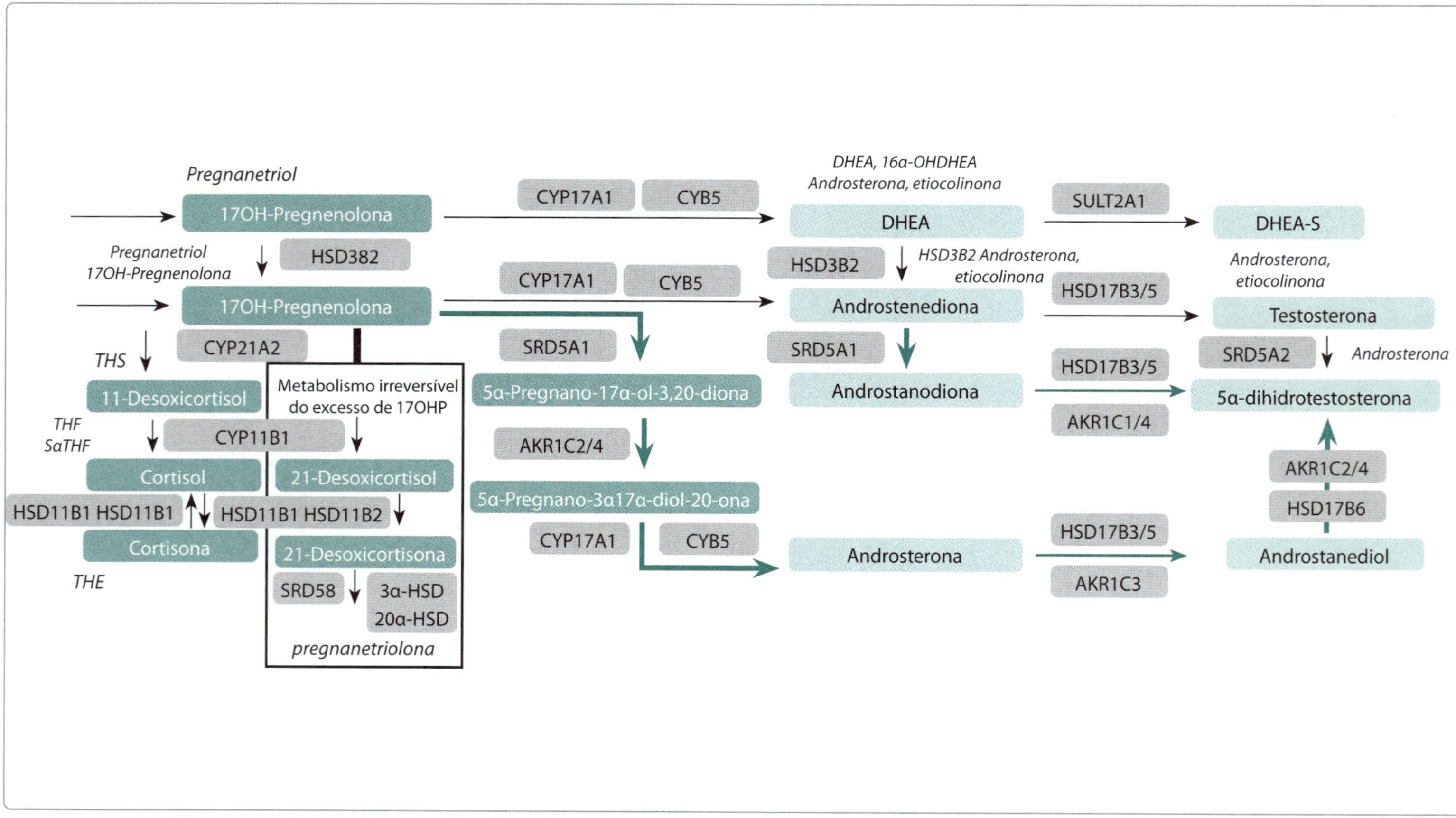

FIGURA 2 A determinação dos esteroides por cromatografia líquida de alta performance associada à espectrometria de massa em tandem (LC-MS/MS) permitiu a identificação de novos compostos intermediários, de compostos finais na via metabólica (por exemplo, 21-desoxicortisol) e de novas vias de metabolização (por exemplo, via androgênica *backdoor*) que ampliaram o conhecimento da esteroidogênese.

Fonte: Modificada de Sumińska M, et al. Non-Classic Disorder of Adrenal Steroidogenesis and Clinical Dilemmas in 21-Hydroxylase Deficiency Combined with Backdoor Androgen Pathway. Mini-Review and Case Report. Int J Mol Sci. 2020 Jun 29;21(13):4622.

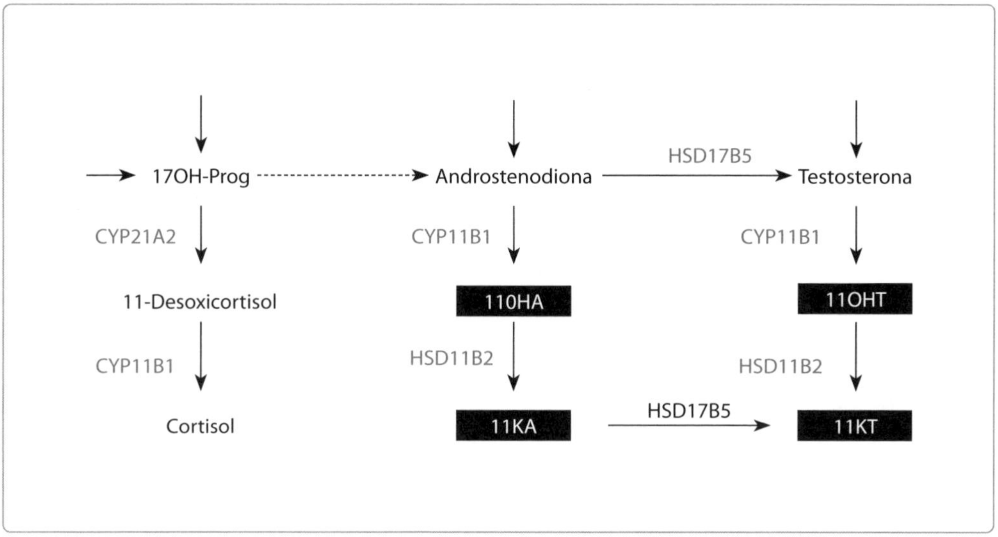

FIGURA 3 Andrógenos 11-oxigenados: 11-hidroxi-androstenediona (11OHA); 11-keto-androstenediona (11KA); 11-hidroxi-testosterona (11OHT); 11-keto-testosterona (11KT).

Fonte: adaptada de Juilee Rege, et al. 11-Ketotestosterone Is the Dominant Circulating Bioactive Androgen During Normal and Premature Adrenarche, The Journal of Clinical Endocrinology & Metabolism, Volume 103, Issue 12, December 2018, p. 4589–4598.

CONCLUSÃO

A hiperplasia adrenal congênita é um grupo de doenças autossômicas recessivas que apresentam deficiência em uma de cinco enzimas da síntese de cortisol.

Cerca de 95% dos casos se devem à deficiência da 21-hidroxilase (21OH).

Os achados laboratoriais vão desde a hiponatremia, hipercalemia, hipoglicemia e acidose metabólica, além de elevação da 17OH, baixo cortisol, entre outros exames que podem ser necessários na investigação, como o cariótipo.

EXAMES LABORATORIAIS UTILIZADOS NO DIAGNÓSTICO E SEGUIMENTO DA HIPERPLASIA ADRENAL CONGÊNITA

11-desoxicorticosterona	
Sinonímia	Deoxicorticosterona, DOC
Tipos de amostra	Soro
Preparo do paciente	Preferencialmente jejum de 3h. A coleta deve ser feita preferencialmente até duas horas após o horário habitual de o paciente acordar.
Interferentes	Uso de hormônios esteroides. Hemólise.
Informações úteis	A 11-desoxicorticosterona (DOC) é um precursor da corticosterona e da aldosterona. Em indivíduos com deficiência da enzima 11-hidroxilase, é a segunda maior causa de hiperplasia adrenal congênita. A elevação da DOC pode ser causa de hipertensão, que também é observada em pacientes com tumor produtor de DOC.
Método	Cromatografia líquida acoplada à espectrometria de massas em tandem
Valores de referência (vide nota do autor)	Adultos: até 25 ng/dL

11-desoxicortisol	
Sinonímia	Composto S
Tipos de amostra	Soro
Preparo do paciente	Preferencialmente jejum de 3h. A coleta deve ser feita preferencialmente até duas horas após o horário habitual de o paciente acordar.
Interferentes	Uso de hormônios esteroides. Hemólise.
Informações úteis	O 11-desoxicortisol é um esteroide de origem exclusivamente adrenal que atua como precursor do cortisol na síntese dessa glândula. O aumento dos níveis séricos de 11-desoxicortisol representa a principal evidência de um defeito na enzima 11-beta-hidroxilase, servindo como marcador para o diagnóstico.
Método	Cromatografia líquida acoplada à espectrometria de massas em tandem
Valores de referência (vide nota do autor)	1 a 12 meses : até 200 ng/dL. Acima de 12 meses: até 45 ng/dL .

17-hidroxipregnenolona	
Sinonímia	Não há
Tipos de amostra	Soro
Preparo do paciente	Não há.
Interferentes	Uso de hormônios esteroides. Hemólise.

(continua)

17-hidroxipregnenolona *(continuação)*	
Informações úteis	A hiperplasia adrenal congênita decorrente da deficiência de 3-beta-hidroxiesteroide desidrogenase pode se manifestar logo ao nascimento, com ou sem perda de sal, ou mais tardiamente, quando está associada à pubarca precoce em crianças. No entanto, o diagnóstico de formas não clássicas em mulheres adultas (hirsutismo, acne ou irregularidade menstrual) mostrou-se praticamente inexistente devido à ausência de mutações no gene *HSD3B2* nessa população. A dosagem de 17-hidroxipregnenolona e a relação do valor dela com o cortisol, tanto na sua dosagem basal como após estímulo com ACTH, são significativamente maiores em portadores de mutações no gene *HSD3B2*, que causam a deficiência de 3-beta-hidroxiesteroide desidrogenase, diferenciando efetivamente tais pacientes de indivíduos normais. Concentrações basais maiores que 2300 ng/dL ou relação 17-hidroxipregnenolona/cortisol basal > 6000 sugerem deficiência da 3-beta-hidroxiesteroide desidrogenase.
Método	Cromatografia gasosa acoplada à espectrometria de massas em tandem
Valores de referência (vide nota do autor)	Masculino: = ou < 700 ng/dL Feminino (Pré-menopausa): Fase folicular: 38-378 ng/dL Pico ovulatório: 33-583 ng/dL Fase lútea: 70-470 ng/dL Idade — Valores Inferior a 30 dias: ≤ a 3013 ng/dL 1-11 meses: ≤ a 869 ng/dL 1 ano: ≤ a 557 ng/dL 2 anos: ≤ a 487 ng/dL 3 anos: ≤ a 541 ng/dL 4 anos: ≤ a 561 ng/dL 5 anos: ≤ a 564 ng/dL 6 anos: ≤ a 561 ng/dL 7 anos: ≤ a 549 ng/dL 8 anos: ≤ a 569 ng/dL 9 anos: ≤ a 590 ng/dL 10 anos: ≤ a 594 ng/dL 11 anos: ≤ a 629 ng/dL 12 anos: ≤ a 666 ng/dL 13 anos: ≤ a 678 ng/dL 14 anos: ≤ a 706 ng/dL 15 anos: ≤ a 735 ng/dL 16 anos: ≤ a 739 ng/dL 17 anos: ≤ a 756 ng/dL

17-hidroxiprogesterona	
Sinonímia	17OHP, 17-alfa-hidroxiprogesterona, 17-OH-progesterona, hidroxiprogesterona
Tipos de amostra	Soro
Preparo do paciente	Coleta preferencialmente até o quarto dia do ciclo menstrual; até duas horas após o horário habitual de acordar.

(continua)

17-hidroxiprogesterona *(continuação)*	
Interferentes	Uso de hormônios esteroides. Hemólise.
Informações úteis	A 17-alfa-hidroxiprogesterona é um esteroide secretado principalmente pelas adrenais e também pelas gônadas. A principal indicação clínica para sua dosagem é o diagnóstico de deficiência da enzima 21-hidroxilase, o defeito de síntese adrenal mais comumente encontrado na hiperplasia adrenal congênita. Nas formas clássicas, os valores de 17-OH-progesterona ultrapassam os 10.000 ng/dL. Valores menores podem exigir a realização de teste de estímulo com ACTH.
Método	Cromatografia líquida acoplada à espectrometria de massa em tandem
Valores de referência (vide nota do autor)	▪ Recém-nascidos não prematuros: até 500 ng/dL ▪ De 1 a 12 meses: até 173 ng/dL ▪ Crianças pré-púberes: até 86 ng/dL ▪ Adultos – Sexo Masculino: até 170 ng/dL – Sexo Feminino: • fase folicular: até 110 ng/dL • fase lútea: 86 a 400 ng/dL

21-desoxicortisol	
Sinonímia	Desoxicortisol
Tipos de amostra	Soro
Preparo do paciente	Preferencialmente jejum de 3h. A coleta deve ser feita preferencialmente até duas horas após o horário habitual de o cliente acordar.
Interferentes	Uso de hormônios esteroides. Hemólise.
Informações úteis	A dosagem de 21-desoxicortisol vem sendo empregada como um marcador da deficiência de 21-hidroxilase, em especial em indivíduos heterozigotos, nos quais parece ter maior sensibilidade que a dosagem de 17-hidroxiprogesterona.
Método	Cromatografia líquida acoplada à espectrometria de massas em tandem
Valores de referência (vide nota do autor)	Até 40 ng/dL para adultos

Cariótipo com banda G em sangue periférico	
Sinonímia	Cariograma, cariotipagem, citogenética para cariótipo com banda G, cariótipo de leucócitos em sangue periférico.
Tipos de amostra	Sangue total
Preparo do paciente	Não há.

(continua)

Cariótipo com banda G em sangue periférico *(continuação)*	
Interferentes	Hemólise, congelamento, temperatura acima de 30 °C.
Informações úteis	▪ O cariótipo por banda G destina-se à identificação dos cromossomos e de suas diferentes regiões, tendo por base sua morfologia e tamanho e a presença de bandas, que são características de cada par, permitindo a detecção de aberrações numéricas e/ou estruturais, equilibradas ou não equilibradas. ▪ O exame está principalmente indicado para o estudo de malformações, atraso de desenvolvimento sexual, atraso de desenvolvimento neuropsicomotor, retardo mental, déficit intelectual, infertilidade, abortamentos de repetição, entre outras situações.
Método	Análise dos cromossomos de linfócitos corados pelo método de coloração para banda G após cultura de 72 horas com fitohemaglutinina e bloqueados na metáfase.
Valores de referência (vide nota do autor)	▪ Sexo feminino = 46, XX ▪ Sexo masculino = 46, XY

CYP21A2	
Sinonímia	Estudo molecular do gene *CYP21A2*, *CYP21*, pesquisa de mutação no gene da 21-hidroxilase.
Tipos de amostra	Sangue total
Preparo do paciente	Não há.
Interferentes	Hemólise, congelamento, temperatura maior que 30 °C.
Informações úteis	Este exame está indicado para o diagnóstico pós-natal de portadores das formas clássica e não clássica da deficiência da 21-hidroxilase e para parceiro de portadora das diferentes formas clínicas dessa deficiência, para aconselhamento genético
Método	Amplificação com primers específicos para o gene ativo *CYP21A2*. Esses produtos da amplificação são utilizados como molde na reação de sequenciamento de todo o gene, incluindo éxons, íntrons e região promotora proximal. Caso necessário, utiliza-se a técnica de MLPA (*Multiplex ligation-dependent probe amplification*) para a pesquisa de grandes rearranjos gênicos, tais como deleção e grande conversão gênica e também para a pesquisa da mutação Del 8 nt.
Valores de referência (vide nota do autor)	O resultado será acompanhado de um relatório interpretativo

Perfil de sete esteroides	
Sinonímia	Perfil longo de esteroides, perfil estendido de esteroides.
Tipos de amostra	Soro
Preparo do paciente	Preferencialmente jejum de 3h. A coleta deve ser feita preferencialmente até duas horas após o horário habitual de o cliente acordar.
Interferentes	Uso de hormônios esteroides. Hemólise.

(continua)

Perfil de sete esteroides (*continuação*)	
Informações úteis	Esse teste avalia 7 esteroides provenientes da esteroidogênese adrenal e é utilizado para investigação dos defeitos de síntese adrenal como a deficiência da 21-hidroxilase e a 11-beta-hidroxilase. A vantagem desse teste é que a dosagem dos 7 analitos é realizada em uma única amostra.
Método	Cromatografia líquida acoplada à espectrometria de massas em tandem
Valores de referência (vide nota do autor)	Cortisol 7-9 h: 7,0 a 25,0 microg/dL 16-18 h: 2,0 a 14,0 microg/dL Cortisona Condições basais Adultos: 800 a 3500 ng/dL 11-Desoxicortisol Basal: até 45 ng/dL Após ACTH: até 140 ng/dL 1 a 12 meses: 10 a 200 ng/dL 21-Desoxicortisol Condições basais Adultos: até 40 ng/dL 17-Alfa-Hidroxiprogesterona Homens: até 170 ng/dL Mulheres: Fase folicular: até 110 ng/dL Fase lútea: 86 a 400 ng/dL Crianças: Recém-nascidos não prematuros: até 500 ng/dL De 1 a 12 meses: até 173 ng/dL Crianças pré-púberes: até 86 ng/dL Corticosterona Condições basais Entre 7 e 9 h: 95 a 1500 ng/dL 11-Desoxicorticosterona Condições basais Adultos: até 25 ng/dL

Progesterona	
Sinonímia	P4
Tipos de amostra	Soro
Preparo do paciente	Não há.
Interferentes	Uso de hormônios esteroides. Hemólise.

(continua)

Progesterona *(continuação)*	
Informações úteis	A progesterona é um esteroide secretado pelas gônadas e adrenais, atingindo, durante a fase lútea do ciclo menstrual, valores cerca de 10 a 20 vezes mais elevados que os da fase folicular. Durante a gestação, a placenta produz grandes quantidades desse hormônio. Sua determinação tem, como principal aplicação clínica, o diagnóstico de ciclos anovulatórios, nos quais não há formação de corpo lúteo e, portanto, os níveis de progesterona permanecem baixos durante todo o ciclo. O encontro de níveis elevados do hormônio na segunda metade do ciclo indica que houve ovulação.
Método	Eletroquimioluminométrico
Valores de referência (vide nota do autor)	Mulheres: Fase folicular: até 89 ng/dL Fase lútea: 183 a 2390 ng/dL Menopausa: até 13 ng/dL Gestantes: 1º trimestre: 3960 a 4890 ng/dL 2º trimestre: 7890 a 9910 ng/dL 3º trimestre: 19100 a 26000 ng/dL Homens: até 15 ng/dL Crianças pré-púberes: até 35 ng/dL

Teste de estímulo com ACTH	
Sinonímia	Teste da cortrosina
Tipos de amostra	Soro
Preparo do paciente	Jejum de 8h.
Interferentes	Uso de hormônios esteroides. Hemólise.
Informações úteis	O teste de estímulo com ACTH pode ser solicitado para dosagens de diversos analitos como 17-hidroxiprogesterona, 21-desoxicortisol, 11-desoxicortisol, 17-hidroxipregnenolona.
Método	Cromatografia líquida acoplada à espectrometria de massa em tandem
Valores de referência (vide nota do autor)	17-hidroxiprogesterona: > 1.500 ng/dL deficiência de 21-hidroxilase. De 1.000 a 1.500 ng/dL sugere deficiência de 21-hidroxilase. 21-desoxicortisol: > 380 ng/dL sugere fortemente deficiência de 21-hidroxilase De 40 ng/dL a 380 ng/dL, associado à dosagem de 17OH progesterona estimulada entre 100 e 1.700 ng/dL, sugere heterozigoze para CYP21A2 11-desoxicortisol: até 140 ng/dL (até 4,0 nmol/L). 17-hidroxipregnenolona: > 6700 ng/dL Relação 17-hidroxipregnenolona/cortisol: > 16.200

Nota do autor: os valores de referência apresentados para cada parâmetro laboratorial são específicos para o método e contexto descrito no texto.

BIBLIOGRAFIA RECOMENDADA

1. Diaz A, Lipman Diaz EG. Disorders of Sex Development. Pediatr Rev. 2021 Aug;42(8):414-426. doi: 10.1542/pir.2018-0183. PMID: 34341083.
2. El-Maouche D, Arlt W, Merke DP. Congenital adrenal hyperplasia. Lancet. 2017 Nov 11;390(10108):2194-2210. doi: 10.1016/S0140-6736(17)31431-9. Epub 2017 May 30. Erratum in: Lancet. 2017 Nov 11;390(10108):2142. PMID: 28576284.
3. Fleury Medicina e Saúde. Manual de Exames. [Internet]. [Acesso em 2022 abr. 28]. Disponível em: https://www.fleury.com.br/medico/exames. 6. Mayo Clinic Laboratories. Test Catalog. [Interent]. [Acesso em 2022 abr. 28]. Disponível em: https://www.mayocliniclabs.com/test-catalog.
4. Rege J, Turcu AF, Kasa-Vubu JZ, Lerario AM, Auchus GC, Auchus RJ, Smith JM, White PC, Rainey WE. 11-Ketotestosterone Is the Dominant Circulating Bioactive Androgen During Normal and Premature Adrenarche. J Clin Endocrinol Metab. 2018 Dec 1;103(12):4589-4598. doi: 10.1210/jc.2018-00736. PMID: 30137510; PMCID: PMC6226603.
5. Rifai N, Horvath AR, Wittwer, CT. Tietz Textbook of Clinical Chemistry and Molecular Diagnostics, 6ed. St. Louis: Elsevier; 2018.
6. Sumińska M, Bogusz-Górna K, Wegner D, Fichna M. Non-Classic Disorder of Adrenal Steroidogenesis and Clinical Dilemmas in 21-Hydroxylase Deficiency Combined with Backdoor Androgen Pathway. Mini-Review and Case Report. Int J Mol Sci. 2020 Jun 29;21(13):4622. doi: 10.3390/ijms21134622. PMID: 32610579; PMCID: PMC7369945.

CONTEÚDO COMPLEMENTAR

Utilize o QR code abaixo para acessar as questões comentadas do capítulo (senha: **medicinalaboratorial**).

17

Hipoglicemia na infância

Thais Della Manna
Pedro Saddi Rosa

PONTOS-CHAVE DESTE CAPÍTULO

- Não existe uma concentração de glicose no plasma que defina hipoglicemia.
- Tipicamente, é necessária a combinação de valores menores que 55 mg/dL associados a sinais e sintomas que se resolvem com a elevação da glicemia para se prosseguir na investigação.
- As causas mais comuns de hipoglicemia são o uso de medicações e doenças sistêmicas, mas é importante reconhecer outras causas para um tratamento adequado.
- Em neonatos e lactentes, hiperinsulinismo congênito, erros inatos do metabolismo, distúrbios da beta-oxidação e hipopituitarismo são os principais diagnósticos diferenciais.
- Parte dos exames laboratoriais deve ser coletada durante o episódio de hipoglicemia para uma correta interpretação.

INTRODUÇÃO

A hipoglicemia é definida clinicamente como uma concentração plasmática de glicose baixa o suficiente para causar sinais e sintomas de disfunção cerebral (neuroglicopenia). O critério para a confirmação desse diagnóstico será a obtenção de uma amostra de glicose < 55 mg/dL dosada por meio de um ensaio laboratorial de qualidade.

Apesar de a hipoglicemia ser um distúrbio metabólico raro, ela pode determinar consequências graves no desenvolvimento neuromotor e, até mesmo, a morte. Sua definição em termos numéricos é difícil, uma vez que um único valor de corte não costuma ser adequado a todos os indivíduos em todas as situações. As concentrações de glicose no sangue de recém-nascidos (RN) de termo normais variam em função da idade gestacional entre 25-112 mg/dL durante as primeiras 72 horas de vida; contudo, crianças e adultos saudáveis costumam manter a glicemia entre 63-99 mg/dL.

A manutenção da glicemia dentro dos limites relativamente estreitos da normalidade tanto nos estados de jejum quanto após as refeições é garantida pela inter-relação de um conjunto de fatores hormonais, neurais e de vias metabólicas que dependem criticamente de um funcionamento enzimático intacto. Falhas nos componentes desse conjunto resultarão em hiperglicemia (diabetes mellitus) ou hipoglicemia quando as taxas de entrada da glicose na circulação (ingestão alimentar + produção endógena de glicose via glicogenólise e gliconeogênese) forem insuficientes para compensar as taxas de depuração da glicose da circulação (soma do grande consumo metabólico cerebral e da utilização variável de glicose por tecidos periféricos, como fígado, músculos, tecido adiposo e rins). Diversos hormônios afetam as concentrações de glicose no sangue, como a insulina, de ação hipoglicemiante, e o glucagon, o cortisol e o hormônio do crescimento (GH), que, além das catecolaminas, exercem ações hiperglicemiantes.

A queda da concentração plasmática de glicose em pessoas normais causa uma sequência de respostas fisiológicas de defesa definidas por limiares glicêmicos (Tabela 1) que previnem a hipoglicemia. Caso falhem, a queda progressiva da glicemia a valores de 55 mg/dL causará uma resposta simpatoadrenal ainda mais exuberante, resultando em sintomas neurogênicos que incitarão o comportamento de defesa contra a hipoglicemia, que é a busca por alimentos. Se a queda persistir (< 50-55 mg/dL), disfunção cognitiva e manifestações adicionais de falência funcional cerebral, com convulsões e coma, podem ocorrer com risco de vida iminente (Tabela1).

TABELA 1 Sequência de respostas fisiológicas de defesa contra a hipoglicemia, segundo o limiar glicêmico

Primeira resposta	**Limiar glicêmico**	**80-85 mg/dL**
	Mecanismo de sinalização	▪ Queda da concentração de glicose nas ilhotas de Langerhans
	Ação metabólica	▪ Diminuição da secreção de insulina: – Aumento da produção hepática e renal de glicose. – Inibição de captação periférica da glicose nos tecidos sensíveis à insulina (muscular e adiposo).
Segunda resposta	**Limiar glicêmico**	**65-70 mg/dL**
	Mecanismo de sinalização	▪ Queda da concentração de glicose e insulina nas ilhotas de Langerhans ▪ Liberação de catecolaminas pelo sistema nervoso autônomo
	Ação metabólica	▪ Aumento da secreção do glucagon pelas células alfa-pancreáticas. ▪ Produção hepática de glicose, principalmente pela glicogenólise.
Terceira resposta	**Limiar glicêmico**	**65-70 mg/dL ou inferior**
	Mecanismo de sinalização	▪ Aumento da secreção adrenomedular de adrenalina sinalizada pelo sistema nervoso central. ▪ Secreção de hormônios contrarreguladores (GH, cortisol).

(continua)

TABELA 1 Sequência de respostas fisiológicas de defesa contra a hipoglicemia, segundo o limiar glicêmico *(continuação)*

Terceira resposta	Limiar glicêmico	65-70 mg/dL ou inferior
	Ação metabólica	▪ Supressão da secreção de insulina. ▪ Inibição da captação periférica da glicose nos tecidos sensíveis à insulina (muscular e adiposo). ▪ Aumento da produção hepática e renal de glicose: – Mobilização dos precursores da gliconeogênese (lactato produzido na via glicolítica, aminoácidos do tecido muscular e glicerol de tecido adiposo).

EPIDEMIOLOGIA

A hipoglicemia é mais frequente no período neonatal e menos observada em lactentes e pré-escolares, a não ser quando submetidos a jejum prolongado de 24 a 36 horas; a partir dos 4 anos de idade, a hipoglicemia é bem menos comum que a hiperglicemia.

No período neonatal, o quadro hipoglicêmico pode ser transitório, mas pode ser prolongado quando associado a alguns fatores de risco (Quadro 1), ou persistente devido a causas genéticas. O hiperinsulinismo congênito é a causa mais frequente de hipoglicemia persistente em recém-nascidos (RN) e lactentes.

QUADRO 1 Situações de risco para hipoglicemia neonatal prolongada

Sintomatologia sugestiva de hipoglicemia
Pequeno para idade gestacional (PIG): < percentil 10 de peso
Grande para idade gestacional (GIG): > percentil 90 de peso
Gemelar discordante: peso 10% inferior ao do gêmeo maior
Filho de mãe portadora de diabetes mellitus: principalmente se mal controlada
Filho de mãe portadora de hipertensão arterial ou com pré-eclâmpsia/eclâmpsia
Baixo peso ao nascimento (< 2500 g)
Estresse perinatal: acidose grave ou síndrome hipóxico-isquêmica
Aspiração de mecônio
Policitemia: hematócrito venoso > 70% hiperviscosidade
Eritroblastose fetal
Hipotermia
Suspeita de infecção
Desconforto respiratório
História familiar de hipoglicemia de causa genética
Síndrome de Beckwith-Wiedemann
Micropênis ou defeitos da linha média
Suspeita ou diagnóstico de erros inatos do metabolismo ou doenças endócrinas
Uso materno de drogas (terbutalina, propranolol, hipoglicemiantes orais)
Hipoglicemia neonatal transitória
Hipoglicemia neonatal prolongada

QUADRO 2 Diagnóstico diferencial das hipoglicemias persistentes da infância

Hipoglicemia persistente
1. Hipoglicemia hiperinsulinêmica congênita
1.1. Hiperinsulinismo isolado (monogênico)
1.1.1. Mutações associadas aos genes *ABCC8* e *KCNJ11*
Forma focal
Forma difusa
1.1.2. Mutações associadas ao gene *GLUD1*
1.1.3. Mutações associadas ao gene *HADH*
1.1.4. Mutações associadas ao gene *GCK*
1.1.5. Mutações associadas ao gene *SLC16A1*
1.1.6. Mutações associadas ao gene *HNF4A*
1.1.7. Mutações associadas ao gene *HNF1A*
1.1.8. Mutações associadas ao gene *UCP2*
1.1.9. Mutações associadas ao gene *HK1*
1.1.10. Mutações associadas ao gene *PGM1*
1.1.11. Mutações associadas ao gene *PMM2*
1.1.12. Mutações associadas ao gene *FOXA2*
1.1.13. Mutações associadas ao gene *CACNA1D*
1.2. Hiperinsulinismo associado a síndromes
1.2.1. Com macrossomia pré e pós-natal
1.2.1.1. Síndrome de Beckwith-Wiedemann
1.2.1.2. Síndrome de Sotos
1.2.1.3. Síndrome de Simpson-Golabi-Behmel
1.2.1.4. Síndrome de Perlman
1.2.2. Com déficit de crescimento pós-natal
1.2.2.1.Síndrome de Kabuki
1.2.2.2.Síndrome de Costello
1.2.3. Com anormalidades cromossômicas
1.2.3.1. Síndrome de Patau (Trissomia do 13)
1.2.3.2. Síndrome de Turner Mosaico
1.2.4. Com deleção de genes contíguos afetando o gene *ABCC8*
1.2.4.1. Síndrome de Usher
1.2.5. Com anormalidades da homeostase do cálcio
1.2.5.1. Síndrome de Timothy
1.2.6. Outras
1.2.6.1. Distúrbios congênitos da glicosilação tipos 1a, 1b, 1c
1.2.6.2. Síndrome de Ondine (Hipoventilação central congênita)
1.3. Hiperinsulinismo associado a síndromes de resistência insulínica
1.3.1. Síndrome de Donohue
1.3.2. Síndrome de Rabson-Mendenhall
1.3.3. Síndrome de resistência insulínica tipo A
1.4. Hiperinsulinismo associado à tirosinemia tipo I

(continua)

QUADRO 2 **Diagnóstico diferencial das hipoglicemias persistentes da infância** *(continuação)*

Hipoglicemia persistente
2. Hipoglicemia hiperinsulinêmica adquirida
2.1. Factícia
2.2. Autoimune
2.3. Insulinoma
2.4. Após cirurgia gastrointestinal (hipoglicemia pós-prandial)
3. Hipoglicemia hipoinsulinêmica secundária à amplificação da sinalização pós-receptor da insulina
3.1. Mutação com ganho de função do gene *AKT2*
4. Hipoglicemia hipoinsulinêmica secundária a tumor produtor de IGF-2
5. Deficiências hormonais
5.1. Deficiência de GH
5.2. Deficiência de ACTH
5.3. Hipocortisolismo primário
5.4. Resistência ao GH e Deficiência de IGF-1
5.5. Deficiências de glucagon e adrenalina
6. Distúrbios da glicogenólise (Glicogenoses)
6.1. Deficiência da enzima glicose-6-fosfatase (Glicogenose tipos 1a e 1b)
6.2. Deficiência da enzima amilo-1,6-glucosidase (Glicogenose tipo 3)
6.3. Deficiência da enzima fosforilase hepática e fosforilase-quinase (Glicogenose tipos 6 e 9)
6.4. Deficiência da enzima glicogênio sintase (Glicogenose tipo 0)
6.5. Deficiência da enzima ramificadora do glicogênio (Glicogenose tipo 4)
7. Distúrbios da gliconeogênese
7.1. Deficiência da enzima piruvato carboxilase
7.2. Deficiência da enzima fosfenolpiruvato carboxiquinase (citosólica e mitocondrial)
7.3. Deficiência da enzima frutose-1,6-difosfatase
8. Distúrbios da oxidação dos ácidos graxos
8.1. Defeitos no transporte dos ácidos graxos e carnitina
8.1.1. Defeito no transportador de membrana da carnitina (mutação no gene *SLC22A5*)
8.1.2. Deficiência da enzima carnitina palmitoiltransferase I (CPT I)
8.1.3. Deficiência da enzima carnitina/acilcarnitina translocase (CACT)
8.1.4. Deficiência da enzima carnitina palmitoiltransferase II (CPT II)
8.2. Defeitos da beta-oxidação
8.2.1. Deficiência da enzima VLCAD
8.2.2. Deficiência da enzima MCAD
8.2.3. Deficiência da enzima SCAD
8.2.4. Deficiência da enzima ACAD9
8.2.5. Deficiência da enzima LCHAD
8.2.6. Deficiência da enzima MTP
8.3. Defeitos na cadeia de transporte de elétrons
8.4. Defeitos na síntese dos corpos cetônicos
8.4.1. Deficiência da enzima HMG-CoA sintase mitocondrial
8.4.2. Deficiência da enzima HMG-CoA liase mitocondrial
8.5. Defeitos na utilização dos corpos cetônicos
8.5.1. Deficiência da enzima succinil-CoA:3-oxiácido CoA transferase
8.5.2. Deficiência da enzima acetoacetil-CoA tiolase (beta-cetotiolase)

(continua)

QUADRO 2 Diagnóstico diferencial das hipoglicemias persistentes da infância *(continuação)*

Hipoglicemia persistente
9. Distúrbios do metabolismo dos aminoácidos
9.1. Deficiência da enzima propionil-CoA carboxilase (Acidemia propiônica)
9.2. Deficiência da enzima metilmalonil-Coa mutase (Acidemia metilmalônica)
9.3. Deficiência do complexo enzimático desidrogenase dos cetoácidos de cadeia ramificada (Leucinose)
9.4. Deficiência da enzima fumarilacetoacetato hidrolase (Tirosinemia tipo 1)
10. Hipoglicemia cetogênica idiopática
11. Intolerância a açúcares
11.1. Deficiência da enzima aldolase B (Intolerância hereditária à frutose)
11.2. Deficiência da enzima galactose-1-fosfato uridiltransferase (Galactosemia)
12. Defeitos dos transportadores de glicose
12.1. Deficiência do GLUT2 (Síndrome de Fanconi-Bickel)
13. Hipoglicemia induzida por drogas
14. Hipoglicemia associada a doenças sistêmicas

VLCAD: acil-CoA desidrogenase de cadeia muito longa (C20 a C14); MCAD: acil-CoA desidrogenase de cadeia média (C12 a C6); SCAD: acil-CoA desidrogenase de cadeia curta (C6 e C4); ACAD9: acil-CoA desidrogenase 9; LCHAD: 3-hidroxiacil-CoA desidrogenase de cadeia longa; MTP: complexo da proteína trifuncional mitocondrial; HMG-CoA: 3-hidroxi-3-metilglutaril-coenzima A.

PATOGENIA

A hipoglicemia pode acontecer por defeitos na geração de glicose para a corrente sanguínea, por aumento na utilização celular de glicose ou por uma combinação entre ambas. A utilização excessiva da glicose secundária ao hiperinsulinismo tanto exógeno quanto endógeno é uma das causas mais comuns. A hipoglicemia também pode ocorrer devido a deficiências de vários hormônios contrarreguladores. Apesar de raros, os distúrbios hereditários causados por defeitos enzimáticos específicos envolvidos na mobilização, conversão ou utilização de substratos necessários ao metabolismo de carboidratos, aminoácidos ou gorduras estão frequentemente associados à hipoglicemia, sendo quase todos herdados como traços autossômicos recessivos.

QUADRO CLÍNICO

A hipoglicemia pode causar disfunção cerebral, sensação de morte iminente e, efetivamente, levar à morte por arritmia cardíaca ou morte cerebral. Suas manifestações clínicas costumam ser classificadas em sintomas neurogênicos, que resultam da percepção das alterações fisiológicas causadas pelas descargas simpatoadrenais (principalmente do sistema nervoso simpático) desencadeadas pela hipoglicemia, e incluem sintomas adrenérgicos (mediados por catecolaminas), como palpitações, tremores, ansiedade, excitação, e também colinérgicos (mediados por acetilcolina), como sudorese, fome e parestesias; e em sintomas neuroglicopênicos, que acontecem como resultado direto da privação de glicose cerebral e incluem: prejuízo cognitivo, alterações de comportamento, anormalidades psicomotoras, convulsões e coma quando em concentrações glicêmicas muito baixas. Mecanismos centrais também podem estar envolvidos na geração de alguns sintomas como fome. Sinais de hipoglicemia, como palidez e sudorese, são resultantes da vasoconstrição cutânea adrenérgica e ativação colinérgica das glândulas sudoríparas. A frequência cardíaca e a pressão arterial sistólica podem se elevar discretamente. A utilização cerebral de glicose torna-se limitada numa concentração plasmática de glicose ao redor de 55-65 mg/dL; os sintomas neurogênicos e neuroglicopênicos são percebidos, respectivamente, em valores inferiores a 65-70 mg/dL e 50-55 mg/dL.

O reconhecimento clínico da hipoglicemia no período neonatal e no lactente pode ser difícil por incluir sinais e sintomas inespecíficos, como tremores, irritabilidade, sucção débil, letargia, taquipneia, cianose e hipotermia, que podem também estar associados a outras condições, como sepse, desconforto respiratório, cardiopatias.

TABELA 2 Classificação dos sinais e sintomas da hipoglicemia no período neonatal e no lactente

Neurogênicos	Neuroglicopênicos
Irritabilidade, tremores	Letargia
Taquicardia	Irritabilidade
Fome	Sucção débil
Palidez	Convulsões
Hipotermia	Cianose
Instabilidade vasomotora	Taquipneia
	Apneia, respiração irregular
	Choro fraco ou estridente
	Hipotonia
	Incoordenação ocular
	Sucção dos lábios
	Mioclonias

TABELA 3 Classificação dos sinais e sintomas da hipoglicemia em crianças e adolescentes

Neurogênicos	Neuroglicopênicos
Sudorese	Cefaleia
Tremores	Alterações visuais
Taquicardia	Letargia
Ansiedade, nervosismo	Irritabilidade
Fraqueza	Dificuldade de concentração, fala empastada
Fome	Confusão mental
Náusea, vômitos	Sonolência, dificuldade de despertar do sono
Palidez	Alteração de consciência, coma
Hipotermia	Convulsões
	Sinais neurológicos bizarros
	Distúrbios motores
	Distúrbios sensoriais
	Perda da habilidade intelectual
	Alterações de personalidade
	Comportamento bizarro
	Acessos de raiva
	Desagregação psicológica
	Crises de mania
	Depressão
	Psicoses
	Lesão neurológica ou mental permanente

DIAGNÓSTICO, DIAGNÓSTICO DIFERENCIAL E INVESTIGAÇÃO LABORATORIAL

O diagnóstico diferencial dos distúrbios hipoglicêmicos é bastante amplo e requer a análise de perfis metabólicos e hormonais, coletados após um período variável de jejum ou durante o episódio hipoglicêmico espontâneo.

Por incluir sinais e sintomas inespecíficos, a suspeita clínica de hipoglicemia deve ser documentada pela presença da tríade de Whipple: a) sinais e sintomas sugestivos de hipoglicemia; b) comprovação laboratorial da concomitância de baixas concentrações plasmáticas de glicose; c) recuperação clínica após a normalização glicêmica.

Contudo, recém-nascidos, lactentes e crianças não são capazes de reconhecer e comunicar a ocorrência dessa sintomatologia, o que inviabiliza a documentação dessa sequência, fazendo-se necessárias repetidas dosagens plasmáticas de glicose para sua comprovação clínica.

▪ Investigação diagnóstica

Após as primeiras 48 horas de vida, a avaliação diagnóstica é indicada em recém-nascidos de risco para hipoglicemia prolongada (Quadro 1) ou persistente (Quadro 2), incapazes de manter concentrações glicêmicas > 60 mg/dL. Para lactentes e crianças incapazes de relatar sintomas, concentrações plasmáticas de glicose < 60 mg/dL (inferiores ao limiar para a resposta neurogênica) são indicativas de investigação e para crianças maiores capazes de comunicar sintomas, a documentação da tríade de Whipple deve anteceder a pesquisa diagnóstica, geralmente com uma concentração plasmática de glicose < 55 mg/dL.

A investigação laboratorial deve ser realizada durante o atendimento da crise hipoglicêmica na unidade neonatal ou no setor de emergência. Caso essa oportunidade tenha sido perdida, deve-se proceder a um teste provocativo de jejum sob supervisão de equipe especializada, em ambiente hospitalar, e a coleta dos exames estará indicada quando a concentração de glicose plasmática for inferior a 50-55 mg/dL, valor suficientemente baixo para desencadear as respostas metabólicas e hormonais necessárias ao diagnóstico. O tempo necessário de jejum para atingir tal taxa glicêmica às vezes pode ser tão prolongado quanto 24 horas, em lactentes menores de 1 ano, e até 36 horas em crianças de mais idade; contudo, o teste deverá ser interrompido caso a concentração do beta-hidroxibutirato sérico seja superior a 2,5 mmol/L ou ocorram sintomas adversos.

A obtenção de amostras críticas de sangue e urina durante a crise hipoglicêmica é de extrema importância para seu diagnóstico e tratamento. A tabela 4 enumera os exames laboratoriais que deverão ser solicitados nessa coleta crítica.

TABELA 4 Exames laboratoriais indicados nas amostras críticas de sangue e urina coletadas durante a crise hipoglicêmica

Sangue	Urina
Glicose plasmática	Cetonúria
Gasometria arterial ou venosa	Cromatografia de carboidratos
Eletrólitos (sódio, potássio, cloro)	Ácidos orgânicos
Beta-hidroxibutirato	
Lactato, amônia, ácido úrico	
Transaminases	
Insulina, peptídeo-C, cortisol, GH, ACTH	
Perfil de acilcarnitinas	
Creatinoquinase	
Tubo com soro extra	
Cromatografia de aminoácidos	

GH: hormônio de crescimento; ACTH: hormônio corticotrófico.

O critério laboratorial para confirmar um diagnóstico de hipoglicemia é < 50 mg/dL, conforme documentado por um ensaio laboratorial de qualidade. Este limiar é suficientemente baixo para evitar resultados falso-positivos, mas é improvável que cause sequelas neurológicas duradouras.

Por outro lado, para fornecer uma margem de segurança, a meta de tratamento para crianças com distúrbios hipoglicêmicos é manter uma glicose plasmática > 70 mg/dL.

Após a ocorrência de hipoglicemia e coleta dos exames laboratoriais, deve-se proceder à realização do teste de estímulo do glucagon para o diagnóstico da hipoglicemia hiperinsulinêmica. Quando a glicose plasmática atingir concentrações entre 50-55 mg/dL, administrar 0,5 - 1 mg de glucagon por via intravenosa (IV), intramuscular (IM) ou subcutânea (SC) e monitorar a glicemia a cada 10 minutos durante 40 minutos. Caso haja um aumento superior a 30 mg/dL em relação ao basal, o resultado será sugestivo de hiperinsulinismo. Doses mais baixas de glucagon (0,03 mg de glucagon por quilo de peso) causam menos efeitos colaterais, como náusea e vômitos transitórios, mas podem ser ineficazes caso não sejam administradas por via IV. Se não houver aumento da glicemia em 20 minutos, deve-se encerrar o teste e introduzir infusão de soro glicosado 10%.

O diagnóstico diferencial das hipoglicemias da infância é bastante extenso, abrangendo situações próprias do período neonatal, erros inatos do metabolismo, endocrinopatias, hepatopatias, neuropatias, listadas na Tabela 5. Erros inatos do metabolismo serão abordados em outro capítulo deste livro.

A anamnese cuidadosa com investigação do tempo de tolerância ao jejum, presença de fatores desencadeantes, histórico familiar, como também o exame físico minucioso, com pesquisa de sinais de comprometimento de órgãos ou sistemas que possam estar associados à hipoglicemia são de grande auxílio para o início do ra-

TABELA 5 Dados de anamnese úteis para o diagnóstico diferencial das hipoglicemias na infância

Dados de anamnese	Diagnóstico
Tempo de tolerância ao jejum	
▪ 4 a 8 horas	Hiperinsulinismo Distúrbios da glicogenólise (Glicogenoses)
▪ 8 a 12 horas	Distúrbios de gliconeogênese Distúrbios da oxidação dos ácidos graxos
▪ 12 a 18 horas	Distúrbios da oxidação dos ácidos graxos Hipocortisolismo Deficiência de GH Hipopituitarismo
Fatores desencadeantes	
▪ Introdução do suco na dieta	Intolerância hereditária à frutose
▪ Introdução do leite	Galactosemia

TABELA 6 Dados de exame físico úteis para o diagnóstico diferencial das hipoglicemias na infância

Dados de exame físico	Diagnóstico
Macrossomia fetal	Hiperinsulinismo
Anomalias da linha média facial Atrofia do nervo óptico Micropênis Icterícia prolongada	Hipopituitarismo
Déficit de crescimento	Deficiência de GH/Hipopituitarismo Distúrbios da glicogenólise (Glicogenoses)
Hiperpigmentação cutânea	Hipocortisolismo
Hepatomegalia	Distúrbios da glicogenólise (Glicogenoses) Distúbios da gliconeogênese Distúrbios da oxidação dos ácidos graxos
Miopatia Miocardiopatia Neuropatia periférica	Distúrbios da oxidação dos ácidos graxos

GH: Hormônio de Crescimento.

ciocínio diagnóstico (Tabelas 5 e 6). Um roteiro diagnóstico poderá ser traçado a partir dos resultados dos exames da amostra crítica (Figura 1).

Os distúrbios hipoglicêmicos podem ser categorizados pela presença ou ausência de acidose metabólica e pelos níveis dos combustíveis metabólicos (lactato, cetonas, ácidos graxos livres) obtidos no momento da hipoglicemia (Figura 1). Exames adicionais poderão ser necessários para a definição diagnóstica.

INTERPRETAÇÃO DOS RESULTADOS

1. **Cetonas baixas e ácidos graxos livres (AGL) baixos** – Cetonas baixas (BOHB) e AGLs baixos sugerem um distúrbio hipoglicêmico mediado por insulina. Esses distúrbios também são caracterizados por ausência de acidose metabólica (bicarbonato ≥ 18 mmol/L) e por uma resposta glicêmica positiva ao glucagon.

1.1 **Distúrbios hipoglicêmicos mediados por insulina** – O diagnóstico requer a demonstração de evidência de excesso de insulina; o hiperinsulinismo congênito é a causa mais frequente.

1.1.1 ***Concentração de insulina detectável no momento da hipoglicemia*** – Quando a glicose plasmática estiver inferior a 50 mg/dL, qualquer concentração detectável de insulina será anormal. No entanto, dadas às limitações e sensibilidade variável dos ensaios de insulina, a presença de concentração de insulina detectável não será necessária para fechar o diagnóstico de hiperinsulinismo e outros critérios deverão ser considerados. A sensibilidade e especificidade da insulina plasmá-

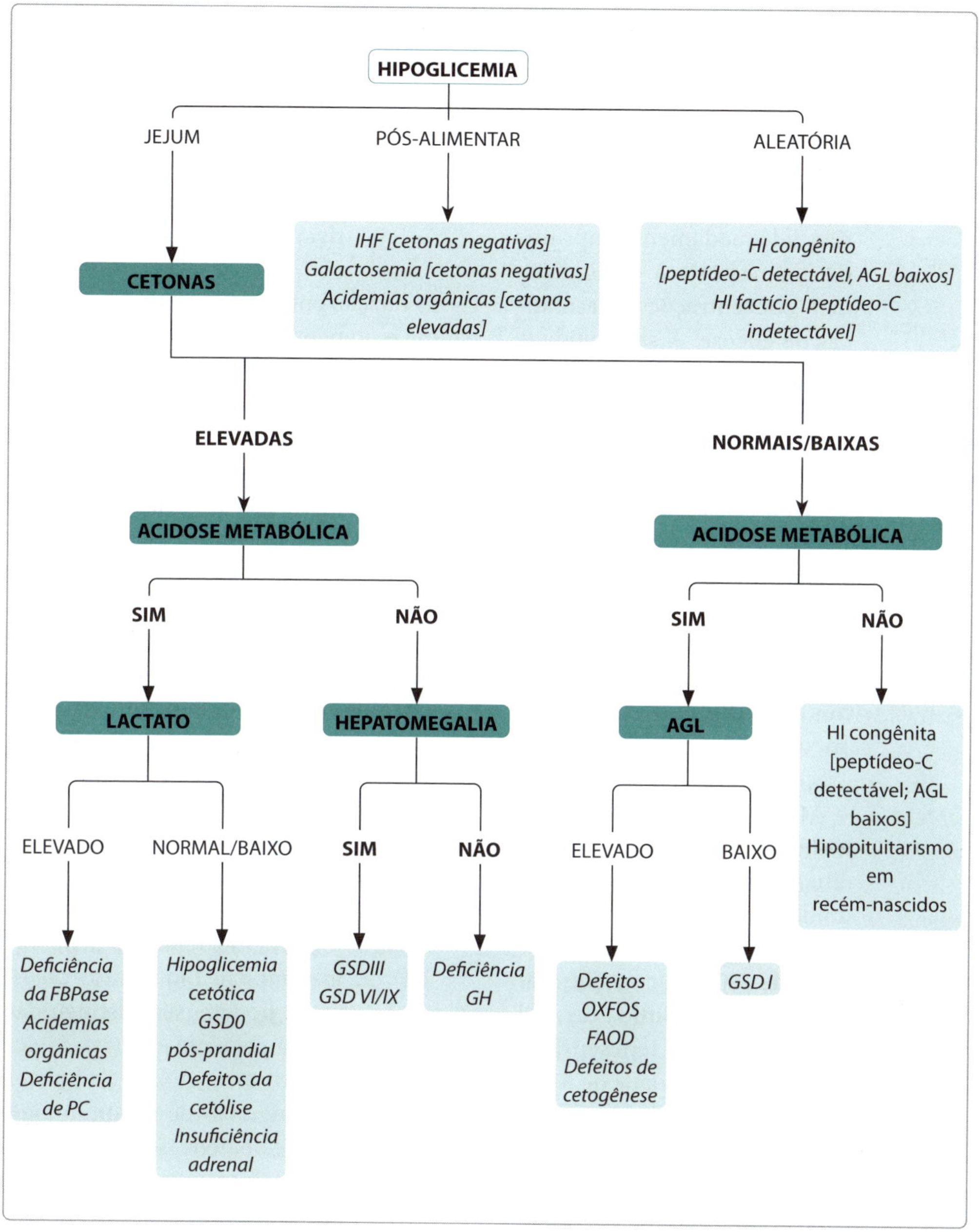

FIGURA 1 Roteiro diagnóstico das hipoglicemias na infância a partir do horário preferencial de ocorrência da hipoglicemia e presença concomitante de outras alterações metabólicas associadas à cetogênese, ao equilíbrio ácido-básico, à produção de lactato, de ácidos graxos livres e à hepatomegalia.

AGL: ácidos graxos livres; FAOD: distúrbios da oxidação de ácidos graxos, FBPase: frutose 1,6 bifosfatase; GH: hormônio de crescimento; GSD: doença de depósito de gliconênio; HI: hiperinsulinismo; IHF: intolerância hereditária à frutose; OXFOS: fosforilação oxidativa; PC: piruvato carboxilase.

Fonte: Casertano A, Rossi A, Fecarotta S, et al. An Overview of Hypoglycemia in Children Including a Comprehensive Practical Diagnostic Flowchart for Clinical Use. Front Endocrinol (Lausanne). 2021;12:684011.

tica detectável no momento da hipoglicemia são 82,2% e 100%, respectivamente.

1.1.2 ***A concentração de peptídeo-C ≥ 0,5 ng/mL*** é evidência de que a secreção de insulina não está adequadamente suprimida em resposta à diminuição das concentrações plasmáticas de glicose. A sensibilidade e especificidade da concentração plasmática de peptídeo-C de ≥ 0,5 ng/mL são 88,5% e 100%, respectivamente.

2.1.3 ***Concentrações suprimidas do beta-hidroxibutitrato (BHB) e ácidos graxos livres (AGL)*** – A insulina suprime a lipólise e a cetogênese, resultando em níveis inadequadamente baixos de BHB e AGL no momento da hipoglicemia. Concentrações de BHB < 1,8 mmol/L e AGL < 1,7 mmol/L são consistentes com excesso de insulina. Uma concentração suprimida de BHB < 1,8 mmol/L tem sensibilidade e especificidade de 100%. A concentração plasmática suprimida de AGL de < 1,7 mmol/L tem sensibilidade e especificidade de 87% e 100%, respectivamente.

3.1.4 ***Resposta glicêmica ao teste do glucagon*** – Um aumento na glicose de mais de 30 mg/dL após a administração de glucagon é consistente com hiperinsulinemia, porque reflete a ação excessiva da insulina no fígado. A insulina suprime a glicogenólise hepática, o que leva a reservas inadequadamente altas de glicogênio no fígado no momento da hipoglicemia. A sensibilidade e especificidade de uma resposta glicêmica ≥ 30 mg/dL ao glucagon são 89% e 100%, respectivamente.

A relação entre as concentrações de insulina e do peptídeo-C podem auxiliar no diagnóstico diferencial entre os distúrbios hipoglicêmicos mediados por insulina:

- ***Insulina detectável com peptídeo-C indetectável*** – Essa combinação sugere administração de insulina exógena (por exemplo, devido à administração de insulina no caso de abuso infantil). No entanto, um nível de insulina indetectável não exclui essa possibilidade, pois nem todos os ensaios laboratoriais detectam os análogos de insulina; um ensaio especial pode ser necessário para detectar certos análogos de insulina.
- ***Níveis detectáveis de insulina e peptídeo-C*** – Essa combinação é consistente com hiperinsulinismo, ingestão de sulfonilureia (acidental ou deliberada) ou insulinoma. Em muitos casos, essas causas podem ser distinguidas pela idade do paciente e outras características da história clínica. Se houver suspeita de ingestão de sulfonilureias, estudos toxicológicos separados, incluindo uma triagem específica para sulfonilureias, devem ser realizados o mais rápido possível.

4. **Cetonas baixas e ácidos graxos livres (AGL) elevados** – Os distúrbios de oxidação de ácidos graxos são caracterizados por cetonas suprimidas com AGL elevados, sem acidose metabólica (Figura 1). O *perfil de acilcarnitina no*

plasma ajuda a identificar o tipo específico de distúrbio. O diagnóstico dos distúrbios de oxidação de ácidos graxos será baseado na confirmação da hipoglicemia com concentrações plasmáticas suprimidas de insulina, ausência absoluta ou relativa de corpos cetônicos no sangue e na urina, na vigência de concentrações plasmáticas elevadas de ácidos graxos livres, como também pela dosagem da carnitina plasmática total e livre, pelo perfil das acilcarnitinas no plasma, pela pesquisa dos ácidos orgânicos na urina e concentrações séricas da creatinoquinase realizados durante a crise hipoglicêmica. O diagnóstico do tipo específico do distúrbio da oxidação dos ácidos graxos dependerá do estudo da atividade enzimática específica em cultura de fibroblastos. A pesquisa de erros inatos do metabolismo pelo método da espectrometria de massa em tandem pode triar essas doenças ao nascimento, evitando os riscos e sequelas da hipoglicemia.

5. **Cetonas elevadas com acidose metabólica** – Cetonas elevadas e acidose (bicarbonato < 18 mmol/L) indicam um distúrbio hipoglicêmico cetótico, que pode ser causado por diversos mecanismos. A acidose (CO_2 total sérico elevado ou bicarbonato < 18 mmol/L) pode não estar presente em alguns casos.

   3.1 ***Distúrbios do metabolismo do glicogênio*** – As doenças hepáticas de depósito de glicogênio (tipos 0, III, VI e IX) são caracterizadas por hipoglicemia cetótica (BHB > 2,5 mmol/L no momento da hipoglicemia), hiperlipidemia e testes de função hepática elevados. Pacientes com doença de depósito de glicogênio tipo III também terão níveis aumentados de creatinoquinase devido ao envolvimento dos estoques de glicogênio muscular nesse distúrbio, bem como hiperlipidemia.

   3.2 ***Deficiências hormonais*** – Após o período neonatal, pacientes com deficiências de cortisol/ACTH e hormônio do crescimento (GH) podem apresentar hipoglicemia cetótica. Entretanto, no período neonatal, deficiências hormonais ou hipopituitarismo podem apresentar achados laboratoriais semelhantes aos encontrados no hiperinsulinismo (BHB e AGLs suprimidos, resposta glicêmica positiva ao glucagon). Além disso, baixas concentrações de cortisol e GH na amostra crítica não são suficientes para diagnosticar insuficiência adrenal ou deficiência de GH, devendo-se complementar a investigação diagnóstica com um teste de estimulação hormonal apropriado para a deficiência hormonal suspeita antes de iniciar o tratamento. A ressonância magnética da sela túrcica (RM) também estará indicada se o diagnóstico de deficiência de GH ou hipopituitarismo for cogitado.

   3.3 ***Hipoglicemia cetótica idiopática*** – Esse distúrbio é normalmente observado em crianças pré-escolares que apresentam tolerância reduzida ao jejum e cetose acentuada (BHB > 2,5 mmol/L). Esse é um diagnóstico de exclusão; outras causas de hipoglicemia cetótica devem ser descartadas, incluindo distúrbios do metabolismo do glicogênio (doenças de depósito de glicogênio) e deficiências hormonais da hipófise.

A hipoglicemia cetogênica idiopática pode ser confirmada por um teste provocativo de jejum supervisionado. A presença de hipoglicemia com elevação de ácidos graxos livres e do beta-hidroxibutirato acontece dentro de 14 a 24 horas na maioria dessas crianças, enquanto uma criança normal de mesma idade conseguiria suportar o jejum por pelo menos 24 horas sem desenvolver hipoglicemia.

3.4 ***Defeitos de utilização de cetonas*** – Cetonas acentuadamente elevadas com hipoglicemia leve podem ser observadas em pacientes com defeitos de utilização de cetonas. Em contraste com outras condições que apresentam um padrão de hipoglicemia cetótica, nos defeitos de utilização de cetonas, a hipercetonemia não se resolve rapidamente após a alimentação. Esses distúrbios são raros e resultam em níveis elevados de BHB tanto no estado de jejum quanto no estado pós-alimentar. Eles incluem deficiência de succinil-CoA:3-cetoácido CoA transferase (SCOT) (OMIM #245050), acidúria alfa-metilacetoacética (OMIM #203750) e deficiência do transportador de monocarboxilato 1 (MCT1) (OMIM #616095).

4. **Lactato elevado com acidose metabólica** – Níveis elevados de lactato com acidose durante um episódio de hipoglicemia sugerem um distúrbio da gliconeogênese. A investigação laboratorial estará indicada para distúrbios específicos como a deficiência de glicose-6-fosfatase (doença de depósito de glicogênio tipo I). Portadores desses distúrbios apresentarão elevações das enzimas hepáticas, com concentrações aumentadas de triglicerídeos e ácido úrico. Além disso, a administração de glucagon após uma refeição resultará em aumento dos níveis de lactato sem alteração significativa na concentração de glicose plasmática.

Testes diagnósticos adicionais serão necessários para identificar o distúrbio metabólico específico. Painéis genéticos específicos para os diagnósticos, de hiperinsulinismo congênito, defeitos na gliconeogênese ou glicogenólise e distúrbios da oxidação de ácidos graxos já estão disponíveis. O sequenciamento de todo o exoma pode ser considerado para identificar distúrbios novos e não reconhecidos anteriormente.

CONCLUSÃO

A ocorrência de hipoglicemia é potencialmente fatal e deve ser prontamente reconhecida e tratada. O diagnóstico diferencial etiológico é extenso, mas pode ser feito com o auxílio de exames laboratoriais. O diagnóstico correto possibilita um tratamento adequado e pode prevenir complicações e melhorar a qualidade de vida dos pacientes.

EXAMES LABORATORIAIS UTILIZADOS NO DIAGNÓSTICO E NO ACOMPANHAMENTO DA HIPOGLICEMIA NA INFÂNCIA

Ácidos graxos livres	
Sinonímia	Ácidos graxos não esterificados, Ácidos graxos livres totais (AGLT).
Tipos de amostra	Soro
Preparo do paciente	Hipoglicemia espontânea ou provocada por jejum supervisionado.
Interferentes	Uso de heparina
Informações úteis	A quase totalidade dos ácidos graxos presentes no soro está sob a forma esterificada, ou seja, ligada ao glicerol ou ao colesterol. Apenas de 2% a 5% estão na forma livre ou não esterificada. Níveis significativamente elevados de AGLT são encontrados no diabetes mellitus descompensado e em situações que envolvem excesso de liberação de hormônios lipoativos, a exemplo de adrenalina, noradrenalina, glucagon, TSH e ACTH. Em jejum prolongado, os níveis podem encontrar-se até três vezes acima do normal. Concentração < 1,7 mmol/L são consistentes com excesso de insulina.
Método	Colorimétrico enzimático
Valores de referência (vide nota do autor)	▪ 0 a 17 anos: não estabelecido ▪ Superior ou igual a 18 anos: 0,00 a 0,72 mmol/L

Ácidos orgânicos (urina)	
Sinonímia	Painel ampliado para ácidos orgânicos na urina
Tipos de amostra	Urina
Preparo do paciente	Hipoglicemia espontânea ou provocada por jejum supervisionado.
Interferentes	
Informações úteis	Os ácidos orgânicos são produzidos por muitas vias metabólicas e também por bactérias intestinais. Difundem-se rapidamente para o sangue, sendo depurados e concentrados na urina. Existem diversos erros metabólicos que se caracterizam pelo acúmulo de ácidos orgânicos e que podem surgir com ou sem acidose metabólica. A sintomatologia das acidemias orgânicas é muito variável e inclui encefalopatia aguda, retardo do desenvolvimento neuromotor, movimentos involuntários, ataxia e cardiomiopatia. A apresentação pode ser crônica ou aguda e os sintomas costumam se precipitar após quadro infeccioso ou imunização. Como a eliminação urinária de ácidos orgânicos pode ter caráter intermitente, os resultados de sua determinação urinária devem ser avaliados em conjunto com outros exames laboratoriais, como a determinação de amônia, lactato, aminoácidos plasmáticos e aminoácidos urinários.
Método	Cromatografia gasosa tendo como detector espectrômetro de massa (GC/MS)
Valores de referência (vide nota do autor)	É apresentado um relatório com descrição das anormalidades e interpretação. São referidos os valores anormais que sejam clinicamente relevantes.

Ácido úrico	
Sinonímia	Hiperuricemia, Uricemia
Tipos de amostra	Soro
Preparo do paciente	Preferencialmente 3 horas de jejum.
Interferentes	Hemólise
Informações úteis	O ácido úrico é o metabólito final das purinas no ser humano. É excretado pelos rins e seu nível sérico depende do equilíbrio entre ingestão, síntese endógena, filtração glomerular e sistemas complexos de reabsorção e excreção tubular. Não há correlação entre o nível sérico e o urinário de ácido úrico.
	Sua determinação é útil no diagnóstico das hiperuricemias, como as encontradas na gota, na calculose e na nefropatia úricas, na insuficiência renal e também em neoplasias, leucemias, linfomas, mieloma, policitemia, toxemia da gravidez, psoríase e glicogenose tipo I. O ácido úrico também está associado com hiperlipidemia, obesidade, diabetes, ingestão de álcool, acromegalia, sarcoidose e hipertensão. Por outro lado, seus níveis encontram-se reduzidos em situações como síndrome de Fanconi, doença de Wilson e secreção inapropriada de hormônio antidiurético. Além disso, há diminuição do ácido úrico sob efeito de drogas como alopurinol, Aspirina® em altas doses, contrastes radiológicos e vitamina C em doses elevadas.
Método	Enzimático colorimétrico
Valores de referência (vide nota do autor)	Sexo feminino: 2,4 a 5,7 mg/dL Sexo masculino: 3,4 a 7,0 mg/dL

Alanina aminotransferase	
Sinonímia	Transaminase glutâmico pirúvica, ALT, TGP
Tipos de amostra	Soro
Preparo do paciente	Preferencialmente jejum de 3 horas.
Interferentes	Hemólise
Informações úteis	O teste tem utilidade na avaliação de hepatopatias, tendo sensibilidade para detectar lesão hepatocítica e sendo recomendado para o rastreamento de hepatites. Ocasionalmente pode aumentar em doenças extra-hepáticas, como miopatias. A TGP é menos sensível que a TGO para a avaliação de hepatopatia alcoólica.
Método	Cinético UV
Valores de referência (vide nota do autor)	0 a 12 meses: até 45 U/L Masculino Maiores de 1 ano: até 41 U/L Feminino Maiores de 1 ano: até 33 U/L

Amônia	
Sinonímia	Amonemia, NH3, NH4
Tipos de amostra	Plasma arterial ou venoso
Preparo do paciente	Não há.
Interferentes	Tempo prolongado de garroteamento se coleta venosa. Hemólise.
Informações úteis	A amônia é produzida pelos rins e por bactérias intestinais após a degradação de aminoácidos e de outros compostos aminados, sendo rapidamente absorvida pelo intestino e transformada no fígado em ureia em um ciclo que envolve seis diferentes enzimas (ciclo da ureia). Por se tratar de uma substância potencialmente tóxica para o sistema nervoso central, o acúmulo de amônia causa encefalopatia, com distúrbio da consciência e coma. A principal causa de hiperamonemia em lactentes inclui deficiências hereditárias das enzimas do ciclo da ureia, distúrbios metabólicos hereditários de ácidos orgânicos e dos aminoácidos dibásicos lisina e ornitina e doença hepática grave.
Método	Fotométrico
Valores de referência (vide nota do autor)	0-7 dias: até 82 micromol/L > 7 dias: < ou = 30 micromol/L

Aspartato aminotransferase	
Sinonímia	Transaminase glutâmico oxalacética, AST, TGO
Tipos de amostra	Soro
Preparo do paciente	Preferencialmente jejum de 3 horas.
Interferentes	Hemólise
Informações úteis	A determinação da atividade sérica dessa enzima pode ser útil em hepatopatias e miopatias. Na fase aguda da hepatite viral, valores de TGO superiores ao normal em cerca de 20 vezes ou mais são quase sempre encontrados. Seus níveis também se elevam na hepatite alcoólica e em necroses hepatocíticas tóxicas ou isquêmicas, assim como na mononucleose. A TGO ainda pode se elevar em infartos renais e pulmonares ou em grandes tumores, no mixedema, nas anemias hemolíticas e em choque.
Método	Cinético UV
Valores de referência (vide nota do autor)	0 a 10 dias: até 150 U/L 11 dias a 24 meses: até 80 U/L Masculino Maiores de 2 anos: até 40 U/L Feminino Maiores de 2 anos: até 32U/L

Beta hidroxibutirato	
Sinonímia	Ácido hidroxibutírico, Corpos cetônicos*, Acetonemia*
Tipos de amostra	Soro
Preparo do paciente	Hipoglicemia espontânea ou provocada por jejum supervisionado.
Interferentes	Hemólise
Informações úteis	O exame é útil para a avaliação de condições que cursam com cetoacidose, tais como o diabetes mellitus descompensado e alguns erros inatos do metabolismo. Jejum prolongado também pode elevar esse analito. Em pacientes pediátricos, a presença ou ausência de cetonemia/cetonúria é um componente essencial no diagnóstico diferencial de erros inatos do metabolismo. Concentrações < 1,8 mmol/L são consistentes com excesso de insulina. A determinação de cetona sérica com fita reagente é frequentemente usada para estimar a concentração de corpos cetônicos. Esse tipo de teste pode não medir o beta-hidroxibutirato e sim o acetoacetato e acetona. *O beta-hidroxibutirato corresponde a 78% dos corpos cetônicos, o acetoacetato, a 20%, e a acetona, a 2%.
Método	Enzimático
Valores de referência (vide nota do autor)	Pediátrico: 0,04 a 0,18 mmol/L Adulto: Inferior a 0,28 mmol/L

Cloro	
Sinonímia	Cloremia, cloretos
Tipos de amostra	Soro
Preparo do paciente	Preferencialmente jejum de 3 horas
Interferentes	Hemólise
Informações úteis	Esse exame tem utilidade na avaliação de distúrbios do equilíbrio hidroeletrolítico e acido-básico. O cloro aumenta nas desidratações hipertônicas, em certas acidoses tubulares renais, em diarreias com grande perda de bicarbonato, na intoxicação por salicilatos e no hiperparatiroidismo primário. Por outro lado, diminui quando há vômitos prolongados, aspiração gástrica, nefrite com perda de sal, acidose metabólica, insuficiência da suprarrenal, porfiria intermitente aguda ou secreção inapropriada de hormônio antidiurético.
	Em indivíduos normais, os valores de cloreto sérico variam pouco durante o dia, embora haja uma ligeira diminuição após as refeições devido ao desvio do cloreto para a produção de suco gástrico.
Método	Potenciométrico
Valores de referência (vide nota do autor)	98 - 107 mEq/L

Cortisol	
Sinonímia	Composto F, 17-OH, hidroxicortisona
Tipos de amostra	Soro
Preparo do paciente	Hipoglicemia espontânea ou provocada por jejum supervisionado.
Interferentes	Uso de corticoide ou biotina. EDTA ou citrato na amostra.

(continua)

Cortisol *(continuação)*	
Informações úteis	Estresse agudo (incluindo hospitalização e cirurgia), alcoolismo, depressão e muitas drogas (corticoide exógeno, anticonvulsivantes) podem obliterar a variação diurna normal, afetar a resposta a testes de supressão/estimulação e causar níveis basais elevados. Concentrações baixas de cortisol durante a hipoglicemia induzida por jejum não são suficientes para diagnosticar insuficiência adrenal devendo-se complementar a investigação diagnóstica com um teste de estimulação hormonal apropriado.
Método	Imunoensaio competitivo quimioluminescente
Valores de referência (vide nota do autor)	Entre 7 e 9 horas: 6,0 a 18,4 microg/dL Entre 16 e 17 horas: 2,7 a 10,5 microg/dL

Creatinoquinase	
Sinonímia	CK, CPK, Creatino quinase, Creatino fosfoquinase
Tipos de amostra	Soro
Preparo do paciente	Hipoglicemia espontânea ou provocada por jejum supervisionado.
Interferentes	Biópsia muscular, eletroneuromiografia, injeções intramusculares, intoxicação por barbitúricos, uso de anfotericina B.
Informações úteis	Útil no diagnóstico e no seguimento de miopatias, hipotiroidismo, doenças infecciosas com miopatia e miopatia induzida por drogas.
Método	Cinético UV
Valores de referência (vide nota do autor)	Masculino: 0 – 90 dias: 28 – 300 U/L 3 – 12 meses: 24 – 170 U/L 13 – 24 meses: 27 – 160 U/L 2 – 14 anos: 30 – 150 U/L 15 – 18 anos: 33 – 145 U/L Adultos: 38 a 174 U/L Feminino: 0 – 90 dias: 42 – 470 U/L 3 – 12 meses: 26 – 240 U/L 13 – 24 meses: 24 – 175 U/L 2 – 10 anos: 24 – 175 U/L 11 – 14 anos: 30 – 170 U/L 15 – 18 anos: 27 – 140 U/L Adultos: 26 a 140 U/L

Cromatografia de aminoácidos	
Sinonímia	Aminoácidos por espectrometria de massas
Tipos de amostra	Plasma, urina, liquor
Preparo do paciente	Hipoglicemia espontânea ou provocada por jejum supervisionado.
Interferentes	Nada digno de nota.

(continua)

Cromatografia de aminoácidos *(continuação)*	
Sinonímia	Aminoácidos por espectrometria de massas
Informações úteis	Este exame é útil na investigação e no acompanhamento de erros inatos do metabolismo ou do transporte de aminoácidos, tais como fenilcetonúria, leucinose, hiperglicinemia não cetótica e defeitos do ciclo da ureia. A dosagem de aminoácidos pode ser realizada no líquido cefalorraquidiano, no plasma ou na urina. De toda forma, a indicação de tais exames está relacionada com a história clínica.
	As manifestações desse grupo de afecções são variáveis e incluem desde doenças de apresentação no período neonatal, com grave comprometimento neurológico, até quadros mais brandos, precipitados por ingestão proteica excessiva, caracterizados por sonolência, torpor e vômitos. Algumas doenças cursam com sintomas hepáticos e renais.
Método	Cromatografia líquida acoplada à espectrometria de massas em tandem
Valores de referência (vide nota do autor)	Quando nenhuma anormalidade significativa é detectada, uma interpretação descritiva simples é fornecida. Quando são detectados resultados anormais, é fornecida uma interpretação detalhada, incluindo uma visão geral dos resultados e seu significado, uma correlação com as informações clínicas disponíveis, elementos de diagnóstico diferencial, recomendações para testes bioquímicos adicionais e estudos confirmatórios *in vitro* (ensaio enzimático, análise molecular).

Cromatografia de carboidratos (urina)	
Sinonímia	Cromatografia de açúcares urinários, cromatografia de hidratos de carbono, pesquisa de melitúria, pesquisa de frutose, lactose, xilose, glicose e galactose na urina
Tipos de amostra	Urina, amostra isolada jato médio
Preparo do paciente	Higiene genital adequada. Hipoglicemia espontânea ou provocada por jejum supervisionado.
Interferentes	Contaminação microbiana
Informações úteis	A cromatografia de açúcares urinários é útil para identificar hidratos de carbono simples, como frutose, lactose, xilose, glicose e galactose. A maioria dos sacarídeos (exceto glicose) tem limiares renais baixos e são prontamente excretados na urina. Algumas delas podem ter sua excreção aumentada em condições como galactosemia, frutosemia e intolerância congênita à frutose. Convém lembrar, no entanto, que diversos compostos interferem no ensaio e a contaminação microbiana pode levar a padrões não interpretáveis de sacarídeos urinários.
Método	Cromatografia em camada delgada
Valores de referência (vide nota do autor)	Ausência de açúcares.

Glicose	
Sinonímia	Glicemia
Tipos de amostra	Soro, plasma
Preparo do paciente	Hipoglicemia espontânea ou provocada por jejum supervisionado
Interferentes	Uma vez que o sangue é retirado, as células do sangue começam a metabolizar a glicose que está presente na amostra. À temperatura ambiente, a concentração de glicose no sangue diminuirá em 10% por hora. Nos tubos com inibidores do metabolismo da glicose a glicólise ocorrerá, mas a uma taxa muito reduzida (aproximadamente 10% em 3 horas).
Informações úteis	O teste é útil no diagnóstico das hiperglicemias e hipoglicemias.
Método	Enzimático
Valores de referência (mg/dL) (vide nota do autor)	Vida intrauterina: > 70 1 – 2 horas de vida: 55 – 60 2 – 72 horas de vida: > 60 > 72 horas de vida: > 70

Hormônio adrenocorticotrófico	
Sinonímia	Corticotrofina, ACTH
Tipos de amostra	Plasma
Preparo do paciente	Hipoglicemia espontânea ou provocada por jejum supervisionado.
Interferentes	Hemólise, anticorpos heterófilos. Uso de metapirona, glicocorticoides sintéticos, biotina.
Informações úteis	O hormônio adrenocorticotrófico, ou corticotrofina (ACTH), um peptídeo de 39 aminoácidos produzido pela hipófise anterior, é o principal responsável pelo controle da produção de esteroides pelo córtex adrenal.
Método	Ensaio eletroquimioluminométrico
Valores de referência (vide nota do autor)	Condições basais: 7 a 63 pg/mL entre 7h e 10h da manhã.

Hormônio do crescimento	
Sinonímia	Somatotrofina, GH, hormônio somatotrófico
Tipos de amostra	Soro
Preparo do paciente	Hipoglicemia espontânea ou provocada por jejum supervisionado.
Interferentes	Hemólise

(continua)

Hormônio do crescimento *(continuação)*	
Informações úteis	O hormônio de crescimento (GH) é um polipeptídeo produzido pela hipófise anterior. Atua sobre o crescimento, estimulando o fígado a produzir o fator de crescimento símile à insulina tipo I (IGF-I), ou somatomedina C. Concentrações baixas de GH durante a hipoglicemia induzida por jejum não são suficientes para diagnosticar deficiência desse hormônio devendo-se complementar a investigação diagnóstica com um teste de estimulação hormonal apropriado.
Método	Ensaio imunométrico quimioluminescente
Valores de referência (vide nota do autor)	Feminino por idade 0 a 3 meses: 0,80 - 33,54 3 meses a 2 anos: 0,14 - 6,27 2 a 7 anos: 0,05 - 5,11 7 a 12 anos: 0,02 - 4,76 12 a 14 anos: 0,01 - 6,20 14 a 19 anos: 0,03 - 5,22 Acima de 19 anos: 0,02 – 6,88 Masculino por idade 0 a 3 meses: 0,80 - 33,54 3 meses a 2 anos: 0,14 - 6,27 2 a 7 anos: 0,05 - 5,11 7 a 12 anos: 0,02 - 4,76 12 a 14 anos: 0,01 - 6,20 14 a 19 anos: 0,02 - 3,81 Acima de 19 anos: 0,02 – 1,23

Lactato	
Sinonímia	Ácido láctico
Tipos de amostra	Plasma arterial ou venoso
Preparo do paciente	Não há.
Interferentes	Tempo prolongado de garroteamento se coleta venosa. Hemólise.
Informações úteis	O lactato é formado principalmente após a quebra de glicose, em condições anaeróbicas, e possui dois isômeros: o L-lactato, de produção endógena, e o D-lactato, sintetizado por bactérias intestinais. Somente o L-lactato é dosado neste exame.
	O lactato eleva-se nas seguintes situações: coleta difícil ou com garroteamento excessivo; falência circulatória; glicogenoses; defeitos da função da mitocôndria; acidemias orgânicas. Embora nenhuma concentração definitiva de lactato tenha sido estabelecida para o diagnóstico de acidose láctica, concentrações de lactato superiores a 5 mmol/L e pH abaixo de 7,25 são geralmente consideradas indicativas de acidose láctica significativa.
Método	Colorimétrico
Valores de referência (vide nota do autor)	0-90 dias (< 3 meses): < ou =3,3 mmol/L 3-24 meses: < ou =3,1 mmol/L > 24 meses -18 anos: < ou =2,2 mmol/L > 18 anos: 0,5-2,2 mmol/L

Painel genético para hiperinsulinismo congênito	
Sinonímia	Painel genético para: hipoglicemia hiperinsulinêmica persistente da infância, nesidioblastose
Tipos de amostra	Sangue, saliva
Preparo do paciente	Não há.
Interferentes	Nada digno de nota.
Informações úteis	Este teste realiza o equenciamento completo de todas as regiões codificantes e regiões flanqueadoras adjacentes aos éxons dos genes *ABCC8, AKT2, CACNA1C, CACNA1D, CDKN1C, CDX2, CREBBP, DIS3L2, EP300, FAH, FOXA2, GCK, GLUD1, GPC3, HADH, HK1, HNF1A, HNF4A, HRAS, IGF2, INSR, KCNJ11, KCNQ1, KDM6A, KMT2D, MAFA, MPI, NFIX, NSD1, PDX1, PGM1, PMM2, SLC16A1, TRMT10A, UCP2, USH1C.*
Método	NGS - sequenciamento de próxima geração
Valores de referência (vide nota do autor)	O resultado será acompanhado de um relatório interpretativo.

Peptídeo-C	
Sinonímia	Peptidio C, Peptídeo de conexão da insulina
Tipos de amostra	Soro
Preparo do paciente	Hipoglicemia espontânea ou provocada por jejum supervisionado.
Interferentes	Hemólise, biotina, anticorpos heterófilos
Informações úteis	O peptídeo-C consiste no fragmento liberado quando a proinsulina sofre clivagem, dando origem à insulina. As células beta o secretam em concentrações equimolares com a insulina. Sua dosagem tem utilidade na determinação da reserva de insulina endógena e investigação de hipoglicemia. O peptídeo-C deve ser inferior a 0,5ng/dL quando a glicemia for inferior a 50 mg/dL.
Método	Ensaio eletroquimioluminométrico
Valores de referência (vide nota do autor)	1,1 a 4,4 ng/mL

Perfil de acilcarnitinas	
Sinonímia	Acilcarnitinas totais e frações
Tipos de amostra	Plasma
Preparo do paciente	Hipoglicemia espontânea ou provocada por jejum supervisionado.
Interferentes	Nada digno de nota.

(continua)

Perfil de acilcarnitinas *(continuação)*	
Informações úteis	A análise do perfil de acilcarnitina permite o diagnóstico de um número grande de distúrbios de oxidação dos ácidos graxos e várias acidúrias orgânicas, uma vez que deficiências enzimáticas relevantes causam o acúmulo de acil-CoAs específicas. A oxidação dos ácidos graxos desempenha um papel importante na produção de energia durante os períodos de jejum. Geralmente, podem ser identificados mais de 20 erros inatos do metabolismo utilizando este método, incluindo distúrbios de oxidação de ácidos graxos e acidúrias orgânicas. Resultados anormais geralmente não são suficientes para estabelecer de forma conclusiva o diagnóstico de uma doença específica, sendo necessárias análises bioquímicas ou genéticas moleculares complementares.
Método	Análise por injeção em fluxo acoplada à espectrometria de massas em tandem (FIA-MS/MS).
Valores de referência (vide nota do autor)	É fornecido um relatório interpretativo para o auxílio no diagnóstico.

pH e bicarbonato sanguíneo	
Sinonímia	Gasometria, bicarbonato, HCO_3, determinação do pH
Tipos de amostra	Plasma arterial ou venoso
Preparo do paciente	Não há
Interferentes	A determinação de bicarbonato (HCO_3) inclui o dióxido de carbono dissolvido (CO_2) na amostra. O CO_2 escapa da amostra para o ar assim que a rolha for removida do tubo. Esse efeito pode interferir na determinação de bicarbonato em aproximadamente 6 mmol/L por hora.
Informações úteis	A determinação do pH e bicarbonato é usada no diagnóstico e tratamento de vários distúrbios potencialmente graves associados ao desequilíbrio ácido-base nos sistemas respiratório e metabólico. O bicarbonato está aumentado nos quadros de alcalose metabólica e acidose respiratória crônica ou compensada. Por outro lado, seus níveis diminuem nos quadros de acidoses metabólicas e alcaloses respiratórias.
Método	Potenciométrico
Valores de referência (vide nota do autor)	Arterial pH [7,35 - 7,45] HCO3 [22 - 26 mmol/L] Venoso pH [7,33 - 7,43] HCO3 [23 - 27 mmol/L]

Potássio	
Sinonímia	Calemia, K+
Tipos de amostra	Soro ou plasma heparinizado
Preparo do paciente	Preferencialmente jejum de 3 horas
Interferentes	Hemólise, refrigeração da amostra. Coleta com outros anticoagulantes diferente de heparina.

(continua)

18

Diferenciação sexual diferente

Leandra Steinmetz
Durval Damiani
Maricilda Palandi de Mello
Pedro Saddi Rosa
José Viana Lima Junior

PONTOS-CHAVE DESTE CAPÍTULO

- A atipia genital ocorre quando qualquer um dos processos-chave para a determinação gonadal e/ou para a diferenciação sexual não ocorre normalmente, quer pela ausência ou pelo excesso de estímulos, quer por problemas de receptores, quer por alterações temporais nas ações dos vários fatores.
- A genitália atípica requer uma abordagem sistemática complexa e multidisciplinar.
- O acesso a testes genéticos e ao diagnóstico molecular permite uma melhor compreensão das condições que produziram a genitália ambígua, e permite, ainda, um melhor planejamento para atribuição de gênero e outros cuidados.

INTRODUÇÃO

O processo de desenvolvimento sexual, ou seja, o desenvolvimento das gônadas, ductos genitais e genitais externos, é diferente dependendo do cromossomo sexual. Ao contrário de outros órgãos do embrião em desenvolvimento, a gônada se forma com potencial para se desenvolver em ovário ou testículo.

O desenvolvimento sexual em humanos é controlado por fatores genéticos que induzem a formação das gônadas e sua produção hormonal de forma tempo-específica. Cada vez mais são descobertos genes que codificam fatores de transcrição responsáveis por parte da determinação gonadal, da manutenção da gônada e, em última análise, do fenótipo final do indivíduo. Tentar estabelecer o gene ou os genes candidatos em um determinado caso facilita o trabalho de investigação e pode conduzir a um diagnóstico mais preciso[1,2].

O processo de desenvolvimento sexual compreende três etapas:

1. Formação da gônada primordial bipotencial;

2. Determinação gonadal;
3. Diferenciação sexual.

A diferenciação sexual diferente (DSD) é relativamente comum e ocorre em aproximadamente 1:4.500 nascidos vivos[3]. As DSD podem ser consideradas urgências médicas em razão da situação estressante que acarreta do ponto de vista psicossocial e porque algumas de suas etiologias, se não tratadas adequadamente, podem colocar em risco a vida do paciente, como o que ocorre na hiperplasia congênita de suprarrenal (HCSR)[4].

A detecção precoce de casos de atipia genital, bem como sua orientação inicial e o alerta para os pais, devem ser realizados pelo pediatra, que assume um importante papel como o "primeiro médico" que atende essas crianças[5,6].

DIFERENCIAÇÃO SEXUAL NORMAL

A determinação e a diferenciação sexual são processos sequenciais regulados por um grande número de genes localizados tanto nos cromossomos sexuais quanto nos autossômicos, e ocorrem por meio de diversos mecanismos dependendo de fatores de transcrição, hormônios (peptídicos e esteroides) e receptores teciduais[6,7].

Fertilização e determinação do sexo genético

A primeira etapa desse processo ocorre no momento da fecundação, com a determinação do sexo genético (46,XY ou 46,XX)[7].

Formação dos órgãos comuns aos dois sexos

Durante as primeiras semanas de desenvolvimento, todos os embriões são fenotipicamente similares em relação à diferenciação sexual, com gônadas bipotenciais, ductos paramesonéfricos (de Müller), mesonéfricos (de Wolff) e genitália externa indiferenciada.

Até a oitava semana, a genitália externa é comum aos dois sexos e, a partir da presença ou ausência de andrógenos, ela irá diferenciar-se, respectivamente, em genitália masculina ou feminina[8].

Determinação gonadal

A determinação gonadal se refere à transformação da gônada indiferenciada, bipotencial, a testículo ou a ovário, e inicia-se em torno da quinta à sexta semana de gestação. É estabelecida por múltiplos eventos moleculares que dirigem o desenvolvimento de células germinativas e a sua migração para a crista urogenital[7,8].

Na determinação testicular, a diferenciação de células somáticas progenitoras em células de Sertoli é iniciada pela expressão de *SRY*, que aumenta nessas células no início da sexta semana de gestação[9]. As células de Sertoli depois se organizam em estruturas semelhantes a cordões que envolvem as células germinativas e dão origem aos túbulos seminíferos. Elas também produzem hormônio antimülleriano (AMH) e iniciam uma série de eventos que levam à formação de testículos.

A proteína *SRY* regula positivamente o gene *SOX9* e outros membros da família

SOX. A ação de SOX9, PGD2 e FGF9 estabelece um *feedback* positivo, que aumenta a expressão de *SOX9*, que, por sua vez, prevalece sobre *DAX1*, *FOXL2*, *WNT4* e *RSPO1*, promovendo, assim, a diferenciação testicular[7,8,9].

A expressão transitória do gene *SRY* leva à ativação de uma cascata de interações entre genes que desencadeia a formação de testículo a partir da gônada bipotencial. Parece que a proteína *SRY* atua prioritariamente no gene *SOX9*, cuja expressão é rapidamente aumentada por alças regulatórias positivas. A ação de *SOX9*, em seguida, promove a formação de células de Sertoli e, portanto, a diferenciação de testículos. Na ausência do *SRY*, o *SOX9* será silenciado e haverá desenvolvimento de ovários[7,8,9].

Nos fetos XX, a determinação ovariana depende da expressão de genes específicos pró-ovários e também da repressão da expressão de genes que determinam os testículos. A diferenciação feminina ocorre quando as células germinativas entram em meiose, na ausência de *SRY*, resultando na incapacidade da expressão de *SOX9* atingir um limiar crítico, juntamente com a expressão de fatores de sinalização, como *RSPO1, WNT4 e FOXL2*, que levam à diferenciação das células precursoras em células da granulosa e a formação de ovário[9,10].

Diferenciação dos ductos internos e da genitália externa

A diferenciação sexual é o processo pelo qual, a partir da gônada diferenciada (ovário ou testículo), chega-se ao fenótipo final, feminino ou masculino.

Os ductos müllerianos começam a se formar na sexta semana de gestação como uma invaginação do epitélio celômico e dão origem aos órgãos sexuais internos femininos (trompas, útero e a porção proximal da vagina), enquanto regridem nos homens. Os ductos de Wolff dão origem aos órgãos sexuais internos masculinos (epidídimo, ducto deferente, vesícula seminal e ductos ejaculatórios)[11] (Figura 1).

No embrião feminino, quando o desenvolvimento ovariano ocorre normalmente, a ausência de testosterona (T) e de hormônio antimülleriano (AMH) provoca a regressão dos ductos de Wolff e permite o desenvolvimento dos ductos de Müller[11].

No embrião masculino, já com os testículos formados, as células de Sertoli iniciam aproximadamente na oitava semana a produção de AMH, que irá induzir à regressão dos ductos de Müller. Já o desenvolvimento dos ductos de Wolff depende de uma alta concentração local de T, que é produzida pelas células de Leydig (ação parácrina, ou seja, de célula a célula) de forma autônoma no início, seguida pela estimulação da gonadotrofina coriônica humana (hCG) e, posteriormente, pelo estímulo do hormônio luteinizante (LH) hipofisário fetal[9].

A diferenciação da genitália externa para o sexo feminino faz-se de um modo aparentemente passivo. No sexo masculino, ao contrário da diferenciação da genitália interna, que depende de altas concentrações de T, a diferenciação da genitália externa depende da presença de di-hidrotestosterona, convertida a partir da T nas células-alvo, por ação da enzima 5-alfarredutase. No final da oitava semana, existem o tubérculo genital, as pregas labioescrotais e as pregas urogenitais. No sexo masculino, essas estruturas darão origem ao pênis, ao escroto e à uretra peniana, enquanto no sexo feminino formarão o clitóris e os grandes e pequenos lábios, respectivamente[10,11] (Figura 2).

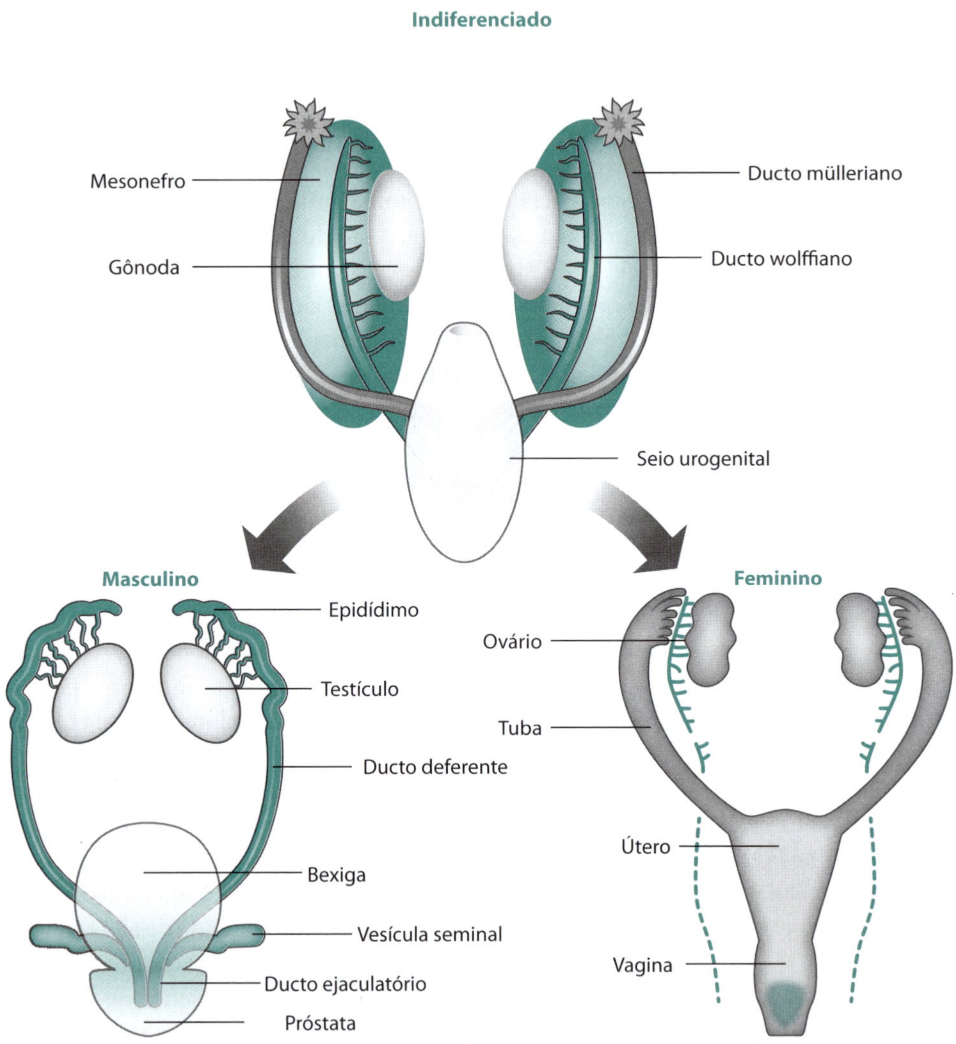

FIGURA 1 Diferenciação sexual normal. O desenvolvimento dos ductos de Wolff no sexo masculino determina a formação do epidídimo, dos deferentes, das vesículas seminais e dos ductos ejaculatórios, ao passo que o desenvolvimento dos ductos de Müller no sexo feminino culmina com a formação das fímbrias, das trompas, do útero e do terço proximal da vagina.

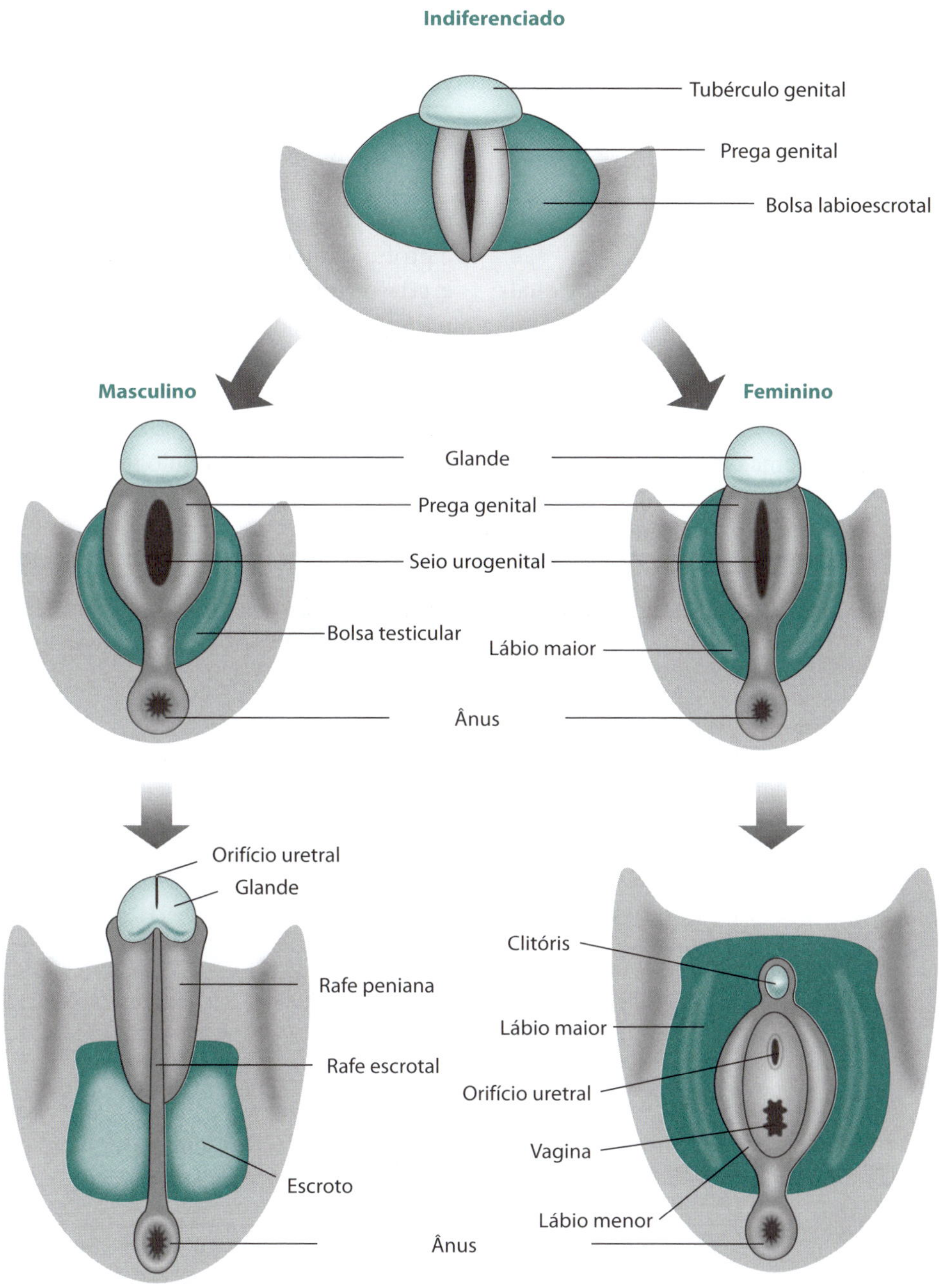

FIGURA 2 Diferenciação da genitália externa. Pela ação da di-hidrotestosterona, os primórdios da genitália externa caminham para o sexo masculino.

A diferenciação da genitália externa masculina está completa na décima quarta semana, enquanto a feminina só se completa em torno da vigésima semana, após o término da canalização da vagina.

DIFERENCIAÇÃO SEXUAL DIFERENTE

A atipia genital ocorre quando qualquer dos processos-chave para a determinação gonadal e/ou para a diferenciação sexual não ocorre normalmente, quer pela ausência ou pelo excesso de estímulos, quer por problemas de receptores, quer por alterações temporais nas ações dos vários fatores (Tabela 1).

AVALIAÇÃO DIAGNÓSTICA

O manuseio de uma criança com atipia genital é complexo. O foco primário é o estabelecimento da causa, pois a situação é profundamente estressante para os pais, e cria-se uma necessidade social urgente para a escolha do gênero de criação[12].

A investigação diagnóstica é dispendiosa e difícil e, em alguns casos, mesmo após a realização de vários exames, não se chega ao diagnóstico etiológico preciso[13].

TABELA 1 Classificação das diferenciações sexuais diferentes

DSD cromossomo sexual	DSD 46,XY	DSD 46,XX
▪ Síndrome de Klinefelter ▪ Síndrome de Turner ▪ Disgenesia gonadal mista ▪ Mosaicos – Disgenesia gonadal – DSD ovotesticular	1. Defeitos do desenvolvimento gonadal ▪ DSD ovotesticular ▪ Disgenesia gonadal completa ▪ Disgenesia gonadal parcial ▪ Síndrome de regressão testicular	1. Defeitos do desenvolvimento gonadal ▪ DSD ovotesticular ▪ DSD testicular ▪ Disgenesia gonadal
	2. Defeitos na produção de andrógenos ▪ Defeitos do receptor de LH ▪ Deficiência de 5 alfa redutase ▪ Hipogonadismo hipogonadotrófico ▪ Defeitos na síntese de T – Síndrome de Smith-Lemli-Optiz – Deficiência de STAR – Deficiência de 20-22 desmolase – Deficiência de 3BHSD2 – Deficiência de 17OH – Deficiência de POR – Deficiência de 17-20 liase – Deficiência de 17BHSD3	2. Defeitos por excesso de andrógenos a. Fetal ▪ Deficiência de 21OH ▪ Deficiência de 3BHSD2 ▪ Deficiência de 11BOH ▪ Resistência aos glicocorticoides b. Fetoplacentário ▪ Deficiência de aromatase ▪ Deficiência de POR c. Materno ▪ Tumores ovarianos ▪ Tumores adrenais ▪ HCSR da mãe
	3. Defeito na ação dos andrógenos ▪ Síndrome de insensibilidade androgênica parcial ou completa	3. Distúrbios do desenvolvimento dos ductos de Müller ▪ Síndrome de Mayer-Rokitanski-Kuster-Hauser
	4. Defeitos na síntese ou ação do AMH ▪ Síndrome da persistência dos ductos de Müller	4. Outras causas ▪ Síndromes genéticas ▪ Uso de medicamentos

(continua)

TABELA 1 Classificação das diferenciações sexuais diferentes *(continuação)*

DSD cromossomo sexual	DSD 46,XY	DSD 46,XX
	5. Outras causas ▪ Síndromes genéticas ▪ Uso de medicamentos ▪ Causas ambientais ▪ Casos idiopáticos	

AMH: hormônio antimülleriano; DSD: Diferenciação Sexual Diferente; HCSR: Hiperplasia congênita de suprarenal; LH: hormônio luteinizante.

A apresentação clínica das DSD pode sofrer grande variação, de tal forma que nenhuma apresentação clínica pode ser dita patognomônica deste ou daquele diagnóstico etiológico.

A investigação diagnóstica das DSD inicia-se com uma anamnese detalhada, que deve incluir[12,13,14]:

1. História de consanguinidade.
2. História familiar de ambiguidade genital, amenorreia primária ou infertilidade.
3. Morte perinatal na família.
4. Uso de medicação virilizante ou feminilizante durante a gestação (especialmente no primeiro trimestre).
5. Virilização materna durante a gestação (sugere um tumor produtor de andrógenos pela mãe ou a presença de deficiência placentária de aromatase).
6. História de desidratação perinatal e/ou hipoglicemia (hiperplasia congênita de suprarrenal perdedora de sal).

O exame físico, além do geral, deve incluir:

1. Características sugestivas de associação com síndromes malformativas.
2. Grau de hidratação.
3. Pressão arterial.
4. Exame genital:

- Tamanho e diferenciação do falo.
- Localização, tamanho e consistência das gônadas.
- Posição do meato uretral.
- Pigmentação da pele genital (hiperpigmentação sugere aumento de hormônio adrenocorticotrófico [ACTH], que ocorre em HCSR).

EXAMES COMPLEMENTARES

Eletrólitos

Pacientes com hiperplasia congênita de suprarrenal, com perda de sal, apresentam hiponatremia e hipercalemia. É preciso lembrar que, até antes das alterações eletrolíticas, essas crianças podem apresentar hipoglicemia.

Dosagens hormonais

A avaliação da presença de tecido testicular é feita com a dosagem de testosterona, produzida pelas células de Leydig, e com a dosagem de inibina B e AMH para avaliação das células de Sertoli.

A avaliação da função testicular por dosagem hormonal basal de testosterona (T) é válida em lactentes de até 6 meses, em meninos na época da puberdade e em homens adultos. Em meninos pré-púberes, a avaliação da função testicular é dificultada em razão da baixa atividade do eixo hipotálamo-hipófise-gônada. Assim, usa-se a resposta de T ao estímulo com o hormônio gonadotrófico coriônico (hCG).

A avaliação do tecido ovariano pode ser feita mediante dosagem de estradiol e inibina A após estímulo gonadotrófico[15].

Testes genéticos[16]

Cariótipo

O cariótipo é o primeiro exame genético a ser solicitado para os casos de DSD. Esse exame investiga a composição cromossômica do genótipo e identifica casos de síndrome de Turner 45,X e 45,X+mar, bem como toda gama de mosaicismos associada a ela. Identifica também a poliploidia de cromossomos sexuais, como é o caso da síndrome de Klinefelter nos quais o cariótipo é, em geral, 47,XXY. É importante também para os casos de disgenesia gonadal mista onde há uma anomalia numérica dos cromossomos sexuais resultante de mosaicismo 45,X/46,XY.

FISH/pesquisa do gene *SRY*

Um dos primeiros testes moleculares introduzidos para investigação em DSD foi a pesquisa por PCR (do inglês, *polymerase chain reaction*) da presença ou ausência do gene *SRY*, bem como seu sequenciamento em casos de disgenesia gonadal XY completa ou parcial. Ainda hoje esse é o primeiro exame a ser feito nesses casos. Outra técnica muito adequada para pesquisa de *SRY é o* FISH (do inglês, *fluorescence in situ hybridization*), é indicada para casos de DSD testiculares e ovotesticulares XX, nos quais pode haver a translocação do gene *SRY* para outro cromossomo, em geral para o cromossomo X.

Além do gene *SRY*, a pesquisa de outras sequências do cromossomo Y pode auxiliar no diagnóstico molecular de casos DSD. Nessa categoria de exames podem ser incluídas: 1) a investigação da origem de cromossomo marcador em cariótipos 46,X+mar, bem como a presença de sequências do cromossomo Y não detectadas no cariótipo devido a uma baixa proporção de mosaicismo em casos de síndrome de Turner com cariótipo 45,X; 2) a investigação de microdeleções da região AZF (do inglês, *azoospermia factor*) presente no braço longo do cromossomo Y em casos de infertilidade 46,XY.

MLPA (*multiplex ligation-dependent probe amplification*)

A técnica de MLPA (do inglês, *multiplex ligation-dependent probe amplification*) é adequada para a investigação de CNVs, isto é, deleções ou duplicações, dirigida para genes-alvo específicos.

Duplicações envolvendo genes como *SOX9*, *WNT4* e *NR0B1*, com duplicações presentes não só na região codificante, mas também nas regiões reguladoras, são reconhecidamente causas de DSD. Muitas dessas CNVs (*copy number variations*) causam ganho de função e agem desequilibrando a dosagem da expressão gênica. Isso pode estar relacionado à penetrância incompleta às vezes observada em determinadas condições e também nos fenótipos variados observados em algumas famílias com vários membros acometidos com a mesma condição. Deleções envolvendo, por exemplo, o gene *DMRT1* no braço curto do cromossomo 9 e o gene *WT1* no braço curto do cromossomo 11, também contribuem para essas etiologias.

Em geral, há disponíveis no mercado alguns conjuntos de MLPA que incluem os genes citados acima, bem como suas regiões reguladoras. Deleções ou duplicações podem envolver apenas 1 ou poucos éxons de um gene específico. Assim, existem conjuntos de MLPA voltados à avaliação de cada gene específico, como, por exemplo, para o gene *CYP21A2*, da deficiência de 21-hidroxilase, para o gene *AR* do receptor de andrógeno, da insuficiência androgênica e para o gene *SRD5A2*, da deficiência de 5-alfa-redutase. CNVs envolvendo os genes *SRY* e *NR5A1*, esse último que codifica o fator esteroidogênico 1 (SF1), são raras, mas podem ser avaliadas também, porque sondas para seus éxons estão incluídas no conjunto de MLPA que avalia concomitantemente os genes *SOX9*, *WNT4* e *NR0B1*.

Arranjo CGH ou *comparative genomic hybridization* (*CGH array*)

Utilizado na investigação da DSD sindrômica ou não com causa presumida de alterações em regiões com CNV (*copy number variations*).

O arranjo CGH (do inglês, *comparative genomic hybridization*) faz a avaliação da ploidia de amostras de DNA genômico em comparação com um DNA de referência. Com isso, é capaz de detectar ganhos ou perdas genômicas, principalmente as submicroscópicas não detectáveis no cariótipo normal de bandamento G. Foi desenvolvida justamente para ampliar a resolução da técnica para identificar CNVs (do inglês, *copy number variations*) de tamanhos até no mínimo 300 kb. Algumas CNVs desse tipo fazem parte da etiologia de DSDs. Diferentemente do MLPA, através do CGH são avaliadas todas as regiões genômicas, podendo resultar na identificação de CNVs novas que poderão ser consideradas como candidatas a ter uma relação com o fenótipo de DSD. Por exemplo, casos de DSD testicular XX com *SRY* negativo, foram descritos como tendo como causa a duplicação de *SOX3* localizado em Xq identificadas apenas após o uso de microarranjos de DNA. No entanto, a técnica é limitada para a detecção de CNVs em mosaicos. Há versões de arranjos com diferentes resoluções. Dependendo da indicação pode-se usar arranjos capazes de detectar CNVs menores que 25 kb.

Sequenciamento de genes específicos

Conforme os genes individuais foram sendo identificados e relacionados a uma determinada condição de DSD, o sequenciamento era a técnica de opção para a investigação. No caso das diferentes causas das hiperplasias das suprarrenais, a identificação de variantes patogênicas se dá através do sequenciamento do tipo Sanger dos genes *CYP21A2*, na deficiência de 21-hidroxilase, *CYP11B1*, na deficiência de 11-beta-hidroxilase, *HSD3B2*, na deficiência de 3-beta-hidroxiesteroide desidrogenase, *POR*, na deficiência de P450-oxidorredutase, *CYP17A1*, na deficiência 17-alfa-hydroxilase/17,20-liase. Aqui cabe uma ressalva para a análise do gene *CYP21A2*. Uma técnica bastante efetiva e menos onerosa para avaliação de variantes patogênicas é a PCR alelo-específica. Essa técnica combinada à digestão com enzima de restrição pode identificar todas as variantes patogênicas mais frequentes em todas as populações. Assim, cerca de 90% dos casos de deficiência de 21-hidroxilase, tanto da forma clássica como da não clássica podem ter o diagnóstico molecular sem necessidade de sequenciamento do gene.

Os sequenciamentos dos genes *HSD17B3*, *SRD5A2* e *AR* são indicados para os casos de defeitos de síntese ou ação de testosterona. No entanto, a média de definição molecular após o estudo desses genes individualmente é bastante baixa.

Os sequenciamentos dos genes *SRY*, *WT1*, *DMRT1*, *NR5A1* são indicados para os casos de defeitos do desenvolvimento gonadal em indivíduos 46,XY. Mais recentemente, a investigação do gene *DHX37* foi incluída na lista de gene único cujas variantes patogênicas podem causar DSDs XY, como regressão testicular, agênese gonadal embrionária, anorquia e disgenesia gonadal.

Exoma/Genoma

A avaliação molecular de casos de DSD englobou, nos últimos anos, técnicas de sequenciamento massivo, que facilita a identificação de novas variantes causadoras de doenças em genes ainda não relacionados às condições de DSD. Esse método propiciou a inclusão de cerca de uma centena de genes cujas variantes patogênicas são consideradas possíveis etiologias para as diversas formas de DSD.

Tanto o método WGS (do inglês, *whole genome sequencing*) quanto o WES (do inglês, *whole exome sequencing*) se baseiam no sequenciamento simultâneo de todo ou quase todo o genoma no caso do WGS, e no caso do WES, dos éxons de todos os genes. Em um primeiro momento, milhões de pequenos fragmentos de DNA (100-300 pb) são gerados. Esses milhões de fragmentos de DNA são então sequenciados de forma simultânea, e as sequências de DNA geradas são alinhadas a um genoma de referência para busca de SNVs ou inserções e deleções de poucos pares de bases (indels). Todo processo de análise envolve o uso de muitas ferramentas de bioinformática e gera uma quantidade massiva de dados que podem ficar armazenados para futura reanálise conforme a conveniência.

A opção do WES é bastante adequada para DSD em que a investigação de gene único não foi efetiva. No entanto, pode se tornar a primeira opção, uma vez que apresenta resultados para todos os genes, incluindo aqueles estudados como gene único. Nesse caso, há captura e enriquecimento de sequências correspondentes aos éxons de todos os genes codificadores de proteína. Conforme os estudos com WES vão sendo conduzidos, crescem as hipóteses de ações oligogênicas em casos de disgenesia gonadal devido aos inúmeros casos de heterozigoses de variantes consideradas patogênicas em genes com envolvimento no desenvolvimento gonadal reconhecido.

Por outro lado, o WGS não exige captura de região específica, por isso produz profundidade e cobertura de leitura mais uniforme, portanto, melhor qualidade de resultados. Por profundidade, entende-se o número de vezes que o fragmento de DNA é sequenciado, e cobertura é o tamanho da região sequenciada. Esses dois parâmetros indicam a qualidade dos resultados.

Além das variantes de um único nucleotídeo, pequenas deleções e inserções em sequências codificantes, o WGS tem o potencial de identificar variantes em elementos regulatórios, tais como promotores, *enhancers* intrônicos e exônicos, entre outros. Outro potencial dessa técnica é a possibilidade de identificação de anomalias estruturais maiores do que 1 kb, definidas como variantes estruturais presentes nas DSDs.

Embora o WGS apresente um potencial de análise para identificação de variantes e rearranjos melhor que o WES, seu alto custo e a complexidade de sua análise ainda são barreiras a serem transpostas para que se torne o método de escolha para diagnóstico molecular de casos de DSD.

Painel de genes

Os painéis gênicos têm por princípio muita semelhança com o WES. A diferença é que ao invés de sequenciar todos os éxons dos genes codificantes de proteínas, esta técnica faz a captura e enriquecimento de poucos genes com algum envolvimento com DSD já reconhecido. Como o número de genes que apresentam algum papel em DSD cresce constantemente, os painéis devem ser revistos com frequência para que sua efetividade em identificar variantes possivelmente patogênicas seja aumentada. Acredita-se que, conforme os custos de WES diminuam, os painéis deixem de ser interessantes, uma vez que com o WES pode-se identificar variantes em genes ainda não relacionados com determinada condição, além das variantes em genes já relacionados.

ESTUDOS DE IMAGEM[17,18]

1. *Genitograma*: avaliação da anatomia do seio urogenital, bem como a presença de derivados müllerianos.
2. *Ultrassonografia pélvica*: é importante para avaliar a anatomia da vagina e do útero, para excluir anomalias renais associadas e para visualizar as adrenais. É importante também na localização de gônadas inguinais, mas não é sensível para gônadas intra-abdominais.
3. *Ressonância magnética* pélvica: pode ajudar na localização das gônadas, porém a discriminação entre os tipos histológicos é limitada nesse método. Enquanto o ovário pode ser devidamente diagnosticado, o ovotéstis não pode ser diferenciado do testículo.
4. *Exploração cirúrgica e biópsia gonadal*: a biopsia gonadal é essencial quando se considera diagnósticos como disgenesia gonadal e DSD ovotesticular.

CONCLUSÃO

Diante de uma diferenciação sexual diferente, a presença ou ausência de gônadas palpáveis pode dirigir o raciocínio para a etiologia e orientar quanto aos exames complementares a serem pedidos.

Como a hiperplasia congênita de suprarrenal é a causa mais comum de diferenciação sexual diferente no recém-nascido, um estudo bioquímico para o seu diagnóstico deve ser realizado em todas as crianças com atipia genital sem gônadas palpáveis.

A investigação diagnóstica de uma criança com atipia genital é complexa, dispendiosa e difícil e, em alguns casos, não se chega ao diagnóstico etiológico preciso. Deve-se tentar estabelecer a causa, pois a situação é profundamente estressante para a família, e existe uma necessidade social urgente para a escolha do gênero de criação.

EXAMES LABORATORIAIS UTILIZADOS NO ACOMPANHAMENTO DA DIFERENCIAÇÃO SEXUAL DIFERENTE

Cariótipo com banda G em sangue periférico	
Sinonímia	Cariograma, cariotipagem, citogenética para cariótipo com banda G, cariótipo de leucócitos em sangue periférico.
Tipos de amostra	Sangue total.
Preparo do paciente	Não há.
Interferentes	Hemólise, congelamento, temperatura maior que 30 °C.
Informações úteis	▪ O cariótipo por banda G destina-se à identificação dos cromossomos e de suas diferentes regiões, tendo por base sua morfologia, tamanho e a presença de bandas, que são características de cada par, permitindo a detecção de aberrações numéricas e/ou estruturais, equilibradas ou não equilibradas. ▪ O exame está principalmente indicado para o estudo de malformações, atraso de desenvolvimento sexual, atraso de desenvolvimento neuropsicomotor, retardo mental, déficit intelectual, infertilidade, abortamentos de repetição, entre outras situações.
Método	Análise dos cromossomos de linfócitos corados pelo método de coloração para banda G após cultura de 72 horas com fitohemaglutinina e bloqueados na metáfase.
Valores de referência (vide nota do autor)	▪ Sexo feminino = 46,XX ▪ Sexo masculino = 46,XY

CGH array	
Sinonímia	Pesquisa de microdeleções e microduplicações pela técnica de *array, microarray*, oligonucleotideo *Array, oligo Array, Single Nucleotide Polymorphism* (SNP) *Array, whole Genome Array, copy nymber variation* (CNV), Hibridização genômica comparativa.
Tipos de amostra	Sangue total.
Preparo do paciente	Não há.
Interferentes	Não há.
Informações úteis	A técnica de triagem genômica por array é utilizada para a detecção de alterações no número de cópias gênicas em suspeitas de alterações citogenômicas que podem explicar algumas síndromes genéticas. O teste está indicado para pacientes com alterações cromossômicas não conclusivas identificadas ao cariótipo com bandas G ou para investigação etiológica de pacientes com múltiplas malformações congênitas, atraso de desenvolvimento neuropsicomotor, deficiência intelectual e espectro autista. O exame visa à identificação de síndromes de microdeleção, microduplicação ou rearranjos complexos.
Método	Plataforma de triagem genômica de alta resolução, por arranjo com sondas de variação do número de cópias (CNV) e polimorfismos de nucleotídeo único (SNP). Plataforma Agilent CGH+SNP de 400K.
Valores de referência (vide nota do autor)	O resultado será acompanhado de um relatório interpretativo.

CYP21A2	
Sinonímia	Estudo molecular do gene CYP21A2, CYP21, pesquisa de mutação no gene da 21-hidroxilase.
Tipos de amostra	Sangue total
Preparo do paciente	Não há.
Interferentes	Hemólise, congelamento, temperatura maior que 30 °C.
Informações úteis	Este exame está indicado para o diagnóstico pós-natal de portadores das formas clássica e não clássica da deficiência da 21-hidroxilase e para parceiro de portadora das diferentes formas clínicas dessa deficiência, para aconselhamento genético.
Método	Amplificação com primers específicos para o gene ativo CYP21A2. Estes produtos da amplificação são utilizados como molde na reação de sequenciamento de todo o gene, incluindo éxons, íntrons e região promotora proximal. Caso necessário, se utiliza a técnica de MLPA (*Multiplex ligation-dependent probe amplification*) para a pesquisa de grandes rearranjos gênicos, tais como deleção e grande conversão gênica e também para a pesquisa da mutação Del 8 nt.
Valores de referência (vide nota do autor)	O resultado será acompanhado de um relatório interpretativo.

Exoma	
Sinonímia	Análise de exoma por sequenciamento de nova geração (NGS), sequenciamento de regiões codificantes do genoma.
Tipos de amostra	Sangue total; *whole exome sequencing* (WES)
Preparo do paciente	Não há.
Interferentes	Não há.
Informações úteis	O exoma é um exame de alta complexidade que foi desenvolvido para identificar alterações no DNA (nuclear e mitocondrial) do paciente que podem estar relacionadas ou serem causadoras de problemas médicos. Ao invés de investigar genes individuais ou pequenos grupos de genes, todos os éxons ou regiões codificadoras de milhares de genes são analisados simultaneamente utilizando a tecnologia de sequenciamento massivo paralelo. O EXOMA compreende uma fração do genoma humano que contém sequências codificadoras envolvidas na produção de proteínas necessárias ao funcionamento do corpo humano. Estas regiões (aproximadamente 180.000) são denominadas éxons, estão organizadas em aproximadamente 22.000 genes e representam 3% do genoma. Sabe-se que a maioria dos erros nas sequências de DNA que levam a doenças genéticas está localizada nos éxons, portanto, o sequenciamento de éxons é um método bastante eficiente para a descoberta da causa de doenças ou anomalias. O teste também analisa alterações no genoma mitocondrial, podendo fechar o diagnóstico de doenças com essa etiologia.
Método	Captura do exoma e genoma mitocondrial e sequenciamento massivo paralelo (Sequenciamento de Nova Geração - NGS), que inclui análise de variantes do tipo SNV, pequenas Indels e também variação de número de cópias (CNV) por NGS que compreendam três ou mais cópias.
Valores de referência (vide nota do autor)	O resultado será acompanhando de um relatório interpretativo.

Hormônio antimülleriano	
Sinonímia	AMH, HAM, fator inibidor mülleriano, MIF, substância inibidora mülleriana, MIS.
Tipos de amostra	Soro.
Preparo do paciente	Não há.
Interferentes	Uso de biotina.
Informações úteis	O hormônio antimülleriano (AMH é um hormônio glicoproteico dimérico. É produzido pelas células de Sertoli dos testículos nos homens e pelas células da granulosa do ovário nas mulheres. A expressão durante o desenvolvimento fetal masculino impede que os ductos müllerianos se desenvolvam no útero, resultando no desenvolvimento do trato reprodutivo masculino. Na ausência de AMH, os ductos e estruturas müllerianas se desenvolvem no trato reprodutivo feminino. As concentrações séricas de AMH estão elevadas em meninos com menos de 2 anos e depois diminuem progressivamente até a puberdade, quando há um declínio acentuado. Em indivíduos do sexo feminino, as concentrações séricas de AMH são muito baixas ao nascimento, apresentam um pico após a puberdade, diminuem progressivamente com a idade e tornam-se indetectáveis na menopausa. Devido às diferenças de gênero nas concentrações de AMH, suas mudanças nas concentrações circulantes com o desenvolvimento sexual e sua especificidade para células de Sertoli e granulosa, a medição de AMH tem utilidade na avaliação de pacientes com genitália atípica, função gonadal, fertilidade e como marcador tumoral gonadal.
Método	Imunoensaio Eletroquimioluminescente.
Valores de referência (vide nota do autor)	Homens < 2 anos: 18-283 ng/mL 2-12 anos: 8,9-109 ng/mL > 12 anos: < 13 ng/mL Mulheres < 3 anos: 0,11- 4,2 ng/mL 3-6 anos: 0,21- 4,9 ng/mL 7-11 anos: 0,36 - 5,9 ng/mL 12-14 anos: 0,49-6,9 ng/mL 15-19 anos: 0,62-7,8 ng/mL 20-24 anos: 1,2-12 ng/mL 25-29 anos: 0,89-9,9 ng/mL 30-34 anos: 0,58-8,1 ng/mL 35-39 anos: 0,15-7,5 ng/mL 40-44 anos: 0,03-5,5 ng/mL 45-50 anos: < 2,6 ng/mL 51-55 anos: < 0,88 ng/mL > 55 anos: < 0,03 ng/mL

Inibina B	
Sinonímia	Não há.
Tipos de amostra	Soro.
Preparo do paciente	Não há.
Interferentes	Hemólise.
Informações úteis	A inibina é um hormônio polipeptídico heterodimérico secretado pelas células da granulosa do ovário e pelas células de Sertoli dos testículos. Suprime seletivamente a secreção do hormônio foliculoestimulante (FSH) na hipófise e possui também ações parácrinas nas gônadas.
Método	Ensaio de imunoabsorção enzimática (ELISA).
Valores de referência (vide nota do autor)	Feminino ▪ Abaixo de 12 anos: inferior a 183 pg/mL ▪ 13 a 41 anos (fase folicular): inferior a 224 pg/mL ▪ 42 a 51 anos (fase folicular): Inferior a 108 pg/mL ▪ 13 a 51 anos (fase lútea): inferior a 80 pg/mL ▪ Acima de 51 anos (pós-menopausa): inferior a 12 pg/mL Masculino ▪ Abaixo de 15 dias: 68-373 pg/mL ▪ 15 a 180 dias: 42-516 pg/mL ▪ 6 meses a 7 anos: 24-300 pg/mL ▪ 8 a 30 anos: 47-383 pg/mL ▪ 31 a 72 anos: inferior a 358 pg/mL ▪ Acima de 72 anos: não estabelecido

PCR para genes do cromossomo Y	
Sinonímia	Microdeleções do cromossomo Y por PCR, teste molecular de genes da espermatogênese, deleção do dos genes *SRY*, AZFA, AZFB, AZFC E/OU AZFD.
Tipos de amostra	Sangue total
Preparo do paciente	Não há.
Interferentes	Não há.
Informações úteis	O exame analisa, por PCR Multiplex, 19 *loci* do braço longo do cromossomo Y, compreendendo as regiões AZFa, AZFb, AZFc e AZFd e um *locus* do braço curto compreendendo a região *SRY*. Esse exame não analisa o TSPY.
Método	Ensaios de PCR Multiplex para análise de 20 *loci* do cromossomo Y, compreendendo as regiões *SRY*, AZFa, AZFb, AZFc e AZFd
Valores de referência (vide nota do autor)	Mulheres: Ausência de sequências de Y Homens: Ausência de microdeleções

SRY por FISH	
Sinonímia	Região de determinação sexual do Y.
Tipos de amostra	Sangue total.
Preparo do paciente	Não há.
Interferentes	Hemólise, congelamento, temperatura acima de 30 °C.
Informações úteis	Este teste é apropriado para auxiliar na detecção da presença ou ausência do gene *SRY* em homens XX e mulheres XY. Recomendamos estudos cromossômicos convencionais (cariótipo) para detectar anormalidades do cromossomo Y e descartar outras anormalidades ou translocações cromossômicas, e estudos FISH para detectar translocações crípticas envolvendo a região *SRY*.
Método	Hibridação "in situ" por fluorescência.
Valores de referência (vide nota do autor)	O resultado será acompanhado de um relatório interpretativo.

Testosterona após estímulo com gonadotrofina coriônica	
Sinonímia	Testosterona após estímulo com gonadotrofina coriônica HCG.
Tipos de amostra	Soro.
Preparo do paciente	Preferencialmente 3 horas de jejum.
Interferentes	Uso de hormônios esteroides.
Informações úteis	Este exame compreende duas dosagens de testosterona: primeiro e terceiro dias para adultos ou primeiro e sexto dia para crianças. Incremento de 30 ng/dL nos níveis de testosterona: indica a presença de tecido testicular.
Método	Cromatografia líquida acoplada à espectrometria de massas em tandem.
Valores de referência (vide nota do autor)	Resposta normal após o estímulo com hCG: – Em pré-púberes: superior a 150 ng/dL. – Em adultos: incremento de duas vezes no valor basal da testosterona.

Testosterona total	
Sinonímia	Testosterona
Tipos de amostra	Soro
Preparo do paciente	Não há.
Interferentes	Uso de hormônios esteroides
Informações úteis	A dosagem por cromatografia líquida acoplada à espectrometria de massas apresenta maior exatidão comparada aos imunoensaios, principalmente em crianças e mulheres.

(continua)

Testosterona total *(continuação)*	
Método	Cromatografia líquida acoplada à espectrometria de massas em tandem
Valores de referência (vide nota do autor)	Sexo masculino: 240 a 816 ng/dL Sexo feminino: até 63 ng/dL Crianças pré-púberes maiores de 1 ano: até 40 ng/dL

Nota do autor: os valores de referência apresentados para cada parâmetro laboratorial são específicos para o método e contexto descrito no texto.

BIBLIOGRAFIA RECOMENDADA

1. Eid W, Biason-Lauber A. Why boys will be boys and girls will be girls: Human sex development and its defects. Birth Defects Res C Embryo Today. 2016 Dec;108(4):365-379.
2. Yatsenko SA, Witchel SF. Genetic approach to ambiguous genitalia and disorders of sex development: What clinicians need to know. Semin Perinatol. 2017 Jun;41(4):232-243.
3. Ahmed SF, Bashamboo A, Lucas-Herald A, McElreavey K. Understanding the genetic aetiology in patients with XY DSD. Br Med Bull. 2013;106:67-89.
4. Grinspon RP, Bergadá I, Rey RA. Male Hypogonadism and Disorders of Sex Development. Front Endocrinol (Lausanne). 2020 Apr;15;11:211.
5. Calleja-Agius J1, Mallia P, Sapiano K, Schembri-Wismayer P. A review of the management of intersex. Neonatal Netw. 2012 Mar-Apr;31(2):97-103.
6. Wisniewski AB, Batista RL, Costa EMF, Finlayson C, Sircili MHP, Dénes FT, Domenice S, Mendonca BB. Management of 46,XY Differences/Disorders of Sex Development (DSD) Throughout Life. Endocr Rev. 2019 Dec;1;40(6):1547-1572.
7. Baetens, D.; Verdin, H.; De Baere, E.; Cools, M. Update on the genetics of diferences of sex development (DSD). Best Pract. Res. Clin. Endocrinol. Metab. 2019, 33, 101271.
8. Stévant I, Nef S. Genetic Control of Gonadal Sex Determination and Development. Trends Genet. 2019 May;35(5):346-358.
9. Kremen J, Chan YM. Genetic evaluation of disorders of sex development: current practice and novel gene discovery. Curr Opin Endocrinol Diabetes Obes. 2019 Feb;26(1):54-59.
10. Yatsenko SA, Witchel SF. Genetic approach to ambiguous genitalia and disorders of sex development: What clinicians need to know. Semin Perinatol. 2017 Jun;41(4):232-243.
11. Achermann JC, Domenice S et al. Disorders of sex development: effect of molecular diagnostics. Nat Rev Endocrinol. 2015;11(8):478-88.
12. León NY, Reyes AP, Harley VR. A clinical algorithm to diagnose differences of sex development. Lancet Diabetes Endocrinol. 2019 Jul;7(7):560-574.
13. García-Acero M, Moreno O1, Suárez F, Rojas A. Disorders of Sexual Development: Current Status and Progress in the Diagnostic Approach. Curr Urol. 2020 Jan;13(4):169-178.
14. Markosyan R. Patients with disorders of sex development. Ann Pediatr Endocrinol Metab. 2021 Jun;26(2):74-79.
15. Steinmetz L, Rocha MN, Longui CA, Damiani D, Dichtchekenian V, Setian N, et al. Inhibin a production after gonadotropin stimulus: A new method to detect ovarian tissue in ovotesticular disorder of sex development. Horm Res. 2009;8;71(2):94-9.
16. Délot EC, Vilain E. Towards improved genetic diagnosis of human differences of sex development. Nat Rev Genet. 2021 Sep;22(9):588-602.
17. Goncalves LF, Hill H, Bailey S. Prenatal and postnatal imaging techniques in the evaluation of disorders of sex development. Semin Pediatr Surg. 2019 Oct;28(5):150839.
18. Bertelloni S, Tyutyusheva N, Valiani M, D'Alberton F, Baldinotti F, Caligo MA, Baroncelli GI, Peroni DG. Disorders/Differences of Sex Development Presenting in the Newborn With 46,XY Karyotype. Front Pediatr. 2021 Apr;22;9:627281.

CONTEÚDO COMPLEMENTAR

Utilize o QR code abaixo para acessar as questões comentadas do capítulo (senha: **medicinalaboratorial**).

19

Metabolismo ósseo na criança e no adolescente

Hamilton Cabral de Menezes Filho
Vanessa Radonsky

PONTOS-CHAVE DESTE CAPÍTULO

- Conhecer a fisiologia e os principais distúrbios do metabolismo ósseo que afetam a criança e o adolescente.
- Obter informações relevantes e práticas a respeito da análise laboratorial do metabolismo ósseo.

FISIOLOGIA

As principais células do tecido ósseo são as responsáveis por sua formação (os osteoblastos, de origem mesenquimatosa), os osteócitos (que correspondem a uma diferenciação do primeiro exemplo, localizados na matriz óssea e com função importante no controle da formação e reabsorção do tecido), e os osteoclastos (de origem hematopoiética e responsáveis pela reabsorção óssea).

O controle da calcemia e da fosfatemia depende principalmente da vitamina D, do hormônio da paratireoide (PTH), do receptor sensível ao cálcio extracelular (RSCa) e do fator do crescimento dos fibroblastos-23 (FGF-23).

Vitamina D

A vitamina D é sintetizada na pele a partir dos precursores 7-dehidrocolesterol (pró-vitamina D_3) ou ergosterol (provitamina D_2), que são transportados até o fígado onde, por meio da ação da enzima 25-hidroxilase, são convertidos em 25(OH) Vitamina D (calcidiol), principal forma circulante da vitamina D. No túbulo renal proximal, a enzima 1α-hidroxilase converte o calcidiol em 1,25 $(OH)_2$ Vitamina D (calcitriol), forma ativa da vitamina D. A 1α-hidroxilase é estimulada pelo PTH, hipocalcemia e hipofosfatemia, ao passo que a 1,25$(OH)_2$ Vitamina D autor-regula sua síntese através da inibição tanto da enzima 1α-hidroxilase quanto da expressão do gene do PTH.[1]

A metabolização do calcidiol e do calcitriol é realizada pela enzima 24-hidroxilase (presente no intestino, osso, fígado e rins), que dará origem aos compostos 24,25$(OH)_2$ Vitamina D e 1,24,25$(OH)_3$ Vitamina D[1].

A 1,25$(OH)_2$ Vitamina D é um hormônio esteroide que atua principalmente nos elementos responsivos à vitamina D (VDRE) situados no núcleo, mas também em receptores localizados na membrana plasmática. As principais ações da 1,25$(OH)_2$ Vitamina D incluem:

- Absorção de cálcio no duodeno e de fósforo no jejuno e íleo.
- Reabsorção de cálcio e fósforo no osso (esta ação é realizada em parceria com o PTH).
- Reabsorção de cálcio no túbulo renal distal, em parceria com o PTH.
- Reabsorção de fósforo no túbulo renal proximal.

Portanto, as ações da 1,25$(OH)_2$ Vitamina D sobre o metabolismo osteomineral resultam em elevação da calcemia e da fosfatemia.

A exposição solar é a principal fonte das vitaminas D_3 e D_2, já que ambas são raras nos alimentos. A primeira é encontrada em fontes animais como peixes gordurosos (salmão, sardinha, bacalhau e atum), enquanto a segunda está presente em fontes vegetais, especialmente nos cogumelos[1].

A síntese da vitamina D na pele é influenciada por fatores como:

- Cor da pele (a melanina compete com a pró-vitamina D pelos fótons da luz UVB, de forma que os negros produzem quantidades menores da vitamina).
- Idade (idosos possuem menores quantidades de pró-vitamina D na epiderme).
- Latitude (em regiões superiores a 40 °C a foto-conversão da pró-vitamina D não ocorre durante o inverno, e em altas latitudes pode não ocorrer o mesmo durante o verão).
- Horário da exposição solar (a síntese da vitamina D é maior durante o sol do meio-dia).
- Uso de protetores solares (fator de proteção solar número 8 reduz a produção cutânea da vitamina D em 95%)[1].

Consenso realizado em 2016 com representantes de diversas sociedades internacionais, principalmente de Endocrinologia Pediátrica, estabeleceu que a suficiência, insuficiência e deficiência da vitamina D devem ser caracterizadas por concentrações plasmáticas de calcidiol respectivamente superiores a 20, entre 12 e 20, e inferiores a 12 ng/mL.[2]

Hormônio da paratireoide

O PTH é um hormônio peptídico secretado pelas glândulas paratireoides. O terço inicial da molécula do PTH, que inclui a extremidade amino-terminal, corresponde à sua porção biologicamente ativa[3]. O PTH, assim como outros hormônios peptídicos, é incapaz de atravessar a membrana plasmática, agindo por meio de receptor acoplado à proteína G localizado na membrana celular[3].

Em conjunto com a 1,25$(OH)_2$Vitamina D, o PTH é o principal regulador da homeostase do cálcio. O principal regulador da secreção dele é a concentração extracelular do íon cálcio (Ca^{2+}), cuja elevação suprime a síntese e secreção do PTH, e a sua redução tem efeito contrário.

Essas ações, conforme será visto adiante, dependem da ativação do RSCa.[3] Os efeitos da 1,25$(OH)_2$Vitamina D sobre a secreção do PTH são semelhantes aos efeitos descritos para o Ca^{2+} extracelular, ou seja, a elevação da 1,25$(OH)_2$Vitamina D plasmática reduz a síntese e secreção do PTH, enquanto que a redução da 1,25$(OH)_2$Vitamina D estimula a secreção do PTH[3]. A elevação da fosfatemia estimula a secreção do PTH por ação direta do fosfato e pela redução da calcemia induzida pelo aumento do fósforo sérico.

As principais ações do PTH incluem:

- Reabsorção de cálcio e fósforo no osso (essa ação é realizada em parceria com a vitamina D).
- Diminuição da reabsorção de fósforo nos túbulos proximal e distal.
- Reabsorção de cálcio no túbulo distal (em parceria com a vitamina D).
- Estímulo da 1α-hidroxilase no túbulo renal proximal (sendo fundamental, portanto, para a formação da vitamina D ativa).
- Inibição da 24-hidroxilase.

Portanto, as ações do PTH sobre o metabolismo osteomineral resultam em elevação da calcemia e redução da fosfatemia[3]. O peptídeo relacionado, PTHrP, é considerado um segundo membro da família do PTH, apresentando homologia com ele na extremidade amino-terminal, e com ações no osso e nos rins semelhantes às ações do PTH[4]. Em indivíduos normais, a concentração plasmática do PTHrP é bem menor do que do PTH, de maneira que o primeiro parece ter pouca influência na homeostase do cálcio[4]. Destaca-se, no entanto, o papel do PTHrP na ossificação fetal, na regulação do transporte de cálcio pela placenta, no desenvolvimento da glândula mamária e na erupção dentária[4].

Receptor Sensível ao Cálcio extracelular

O efeito da calcemia sobre a secreção do PTH depende do Receptor Sensível ao Cálcio extracelular (RSCa). O RSCa também é um receptor acoplado à proteína G cujo principal ligante é o Ca^{2+} extracelular (outros ligantes são o magnésio e alguns aminoácidos aromáticos).

O RSCa é ativado pela ligação do Ca^{2+} extracelular, e é considerado o "calciostato" do organismo, controlando a secreção do PTH e a calciúria, dentre outros efeitos, com o intuito de manter a calcemia dentro de valores restritos[3]. Destacamos a localização do RSCa nas células das paratireoides, nas células C da tireoide e nos rins[5]. A ativação dele resulta em:

- Redução da síntese e secreção do PTH.
- Inibição da reabsorção de cálcio na porção cortical do ramo ascendente espesso da alça de Henle e no túbulo distal.
- Inibição da reabsorção tubular do íon magnésio.
- Inibição da ação do hormônio antidiurético no ducto coletor.

- Estímulo da secreção de calcitonina pelas células C da tireoide (assim inibindo os osteoclastos e a reabsorção óssea)[5].

Portanto, a ativação do RSCa leva à redução da calcemia, aumento da calciúria e do volume urinário (que tende a ser compensado por aumento da sede).

Fator do crescimento dos fibroblastos-23

A fosfatemia depende do balanço delicado entre a absorção intestinal de fósforo, a reabsorção tubular de fósforo, e o deslocamento do íon do osso para a circulação e do meio extracelular para o meio intracelular. Na homeostase do fósforo, o ajuste da quantidade de fósforo absorvido no intestino é lento, e o organismo é capaz de modificar rapidamente a quantidade reabsorvida nos túbulos renais.

O rim é o órgão com maior importância no controle da homeostase do fósforo[6]. Conforme visto anteriormente, o PTH e a $1,25(OH)_2$ Vitamina D participam ativamente do controle da fosfatemia. Além deles, a homeostase do fosfato depende dos transportadores de sódio e fósforo (NPTs) tipos 1, 2 e 3, presentes em diversos tecidos, e do fator do crescimento dos fibroblastos-23 (FGF-23).

O FGF-23 é um hormônio peptídico com importante papel no controle da fosfatemia, além de participar do metabolismo da vitamina D e do cálcio[7]. É produzido principalmente pelos osteoblastos e osteócitos, e as suas ações mais significativas ocorrem nos rins. A secreção do hormônio é estimulada pela elevação da fosfatemia e do calcitriol[7]. O principal sítio de ação do FGF-23 é o túbulo renal proximal, onde inibe a expressão do NPT2a e NPT2c e, consequentemente, a reabsorção de fósforo[7].

Também no túbulo renal proximal o FGF-23 reduz a expressão da 1α-hidroxilase e aumenta a da 24-hidroxilase, de modo a reduzir a formação do calcitriol e aumentar a sua metabolização[7]. Essas ações do FGF-23 resultam em redução da fosfatemia. A ação do FGF-23 é controlada por convertases (responsáveis pela sua degradação e inativação) e por proteínas secretadas pelos osteócitos, como as proteínas PHEX (proteína reguladora do fosfato (P) com homologia (H) para as endopeptidases (E), cujo *gene* localiza-se no cromossomo X) e DMP-1 (proteína da matriz da dentina), inibitórias da ação do FGF-23, e a proteína MEPE (fosfoglicoproteína da matriz extracelular), estimulatória da ação do FGF-23[8].

Necessidade fisiológica de cálcio

A ingestão de cálcio é importante para a mineralização e aquisição de pico de massa óssea adequado especialmente na adolescência, quando o organismo adquire 60% do conteúdo do nutriente da fase adulta. A necessidade diária de cálcio depende da idade:

- 210 mg até os 6 meses.
- 270 mg entre 6 e 12 meses.
- 700 mg entre 1 e 3 anos.
- 1.000 mg entre 4 e 8 anos.
- 1.300 mg entre 9 e 18 anos.
- 1.500 mg durante o estirão das meninas.
- 1.700 mg durante o estirão dos meninos.
- 1.000 mg nos adultos[9].

Considera-se que cada 1 mL de leite de vaca fornece 1,2 mg de cálcio elementar, e que 30 g de queijo branco fornece 250 mg de cálcio elementar.

DISTÚRBIOS DO METABOLISMO OSTEOMINERAL

Hipercalcemia

A hipercalcemia é classificada em leve, moderada ou grave quando as concentrações séricas do cálcio total (em mg/dL) situam-se respectivamente entre 10,5 - 12,0 / 12,0 - 14,0 e acima de 14,0[10]. Em casos graves, é considerada uma urgência médica e deve ser abordada de forma imediata e agressiva.

Os principais sinais e sintomas de hipercalcemia incluem:

- Poliúria (decorrente da ativação do RSCa pela hipercalcemia).
- Polidipsia (como resposta à poliúria).
- Anorexia.
- Manifestações gastrointestinais (obstipação intestinal, dor abdominal recorrente, náuseas e, raramente, úlcera péptica e pancreatite).
- Manifestações neuromusculares (hipotonia, irritabilidade, fraqueza muscular, fadiga, letargia, cefaleia, alterações do humor e do comportamento, redução da concentração e da memória e, em casos mais graves, confusão mental, rebaixamento do nível de consciência e inclusive coma).
- Manifestações cardiovasculares (hipertensão arterial, encurtamento do intervalo QT e arritmias)[10].

A hipercalcemia também representa causa de ganho ponderoestatural insuficiente e de redução do peso[10]. Por outro lado, em casos leves pode ser assintomática[10].

A ocorrência da hipercalcemia depende de uma ou mais das seguintes situações: aumento da reabsorção óssea, da absorção intestinal de cálcio e redução da excreção renal de cálcio[10].

A relevância do PTH no controle da calcemia faz com que o passo inicial na avaliação etiológica da hipercalcemia seja saber se a secreção do PTH está suprimida ou não[11]. Pequenas elevações da calcemia são capazes de suprimir a secreção do PTH, de modo que a ausência de supressão da secreção do PTH *diante da hipercalcemia* sugere fortemente que o PTH está envolvido na hipercalcemia. A "supressão da secreção do PTH" é caracterizada por valores do PTH plasmático inferiores a 30 pg/mL. Na faixa etária pediátrica, predominam causas de hipercalcemia independentes de PTH.[11]

Etiologia da hipercalcemia

Dentre as causas associadas à supressão da secreção do PTH, destaca-se a toxicidade pela vitamina D, doenças malignas, aumento da produção extrarrenal da $1,25(OH)_2$ Vitamina D, e drogas[11]. Por outro lado, a hipercalcemia associada à ausência de supressão da secreção do PTH é decorrente de hiperparatiroidismo, primário ou terciário (mais raro, e diferindo do primário por representar a evolução de hiperparatiroidismo secundário geralmente de longa duração, onde as paratireoides passam a secretar o PTH de maneira autônoma).

A seguir serão abordadas as principais causas de hipercalcemia com supressão do PTH.

Toxicidade pela vitamina D: a ingestão de vitamina D capaz de cobrir a necessidade de 97,5% da população é de 400 UI/

dia, 600 UI/dia e 800 UI/dia, respectivamente em menores de 1 ano, entre 1 ano e 70 anos e acima de 70 anos de idade; a necessidade média diária de vitamina D é de 400 UI em todas as faixas etárias[12]. Apesar disso, nos últimos anos observou-se incremento importante nas doses prescritas da vitamina, o que foi motivado pelas evidências, frequentemente não confirmadas, das suas ações não calcêmicas.

A consequência direta do uso de doses maiores de vitamina D, e muitas vezes sem que o calcidiol plasmático seja monitorado regularmente, foi o aumento da toxicidade, que envolve a hipervitaminose D (HD) e a intoxicação pela vitamina D (IVD). Doses de colecalciferol (ou ergocalciferol) acima de 4000 UI/dia podem levar à HD ou à IVD, com maiores riscos nas doses superiores a 10.000 UI/dia[13].

Os erros na formulação da vitamina D são os principais responsáveis pela sua toxicidade, de forma que produtos formulados devem ser evitados, dando-se preferência aos comerciais amplamente disponíveis[13].

A HD e a IVD cursam com *hipercalcemia* e *hiperfosfatemia*. A HD caracteriza-se por concentrações plasmáticas de calcidiol superiores a 100 ng/mL, enquanto que na IVD os valores são superiores a 150 ng/mL (e acompanhados por hipercalcemia e hipercalciúria)[2,13]. Na IVD pode haver elevação da creatinina sérica e hipocalemia (devido à caliurese provocada pela poliúria). Na toxicidade pela vitamina D associada ao uso de doses elevadas de calcitriol não haverá elevação do calcidiol plasmático, mas as demais alterações laboratoriais estarão presentes.

Radiologicamente podem ser encontrados sinais de aumento da reabsorção óssea, alternância de linhas de intensa calcificação com zonas de rarefação nas extremidades dos ossos em crescimento, litíase renal e nefrocalcinose. A duração da hipercalcemia depende do tipo de composto da vitamina D que provocou a intoxicação: com o colecalciferol e o ergocalciferol, altamente lipossolúveis, a depuração pode levar de semanas a meses, enquanto que o calcitriol, com meia-vida de horas a dias, é eliminado mais rapidamente.

Na HD e na IVD deve-se interromper imediatamente a administração da vitamina D. Nesses distúrbios, os glicocorticoides têm importante papel na redução da hipercalcemia por reduzirem a absorção intestinal de cálcio, podendo ser utilizada a prednisona na dose de 1 a 2 mg/kg/dia. O tratamento da hipercalcemia grave será descrito adiante.

Doenças malignas: a principal causa de hipercalcemia relacionada às doenças malignas é a secreção aumentada do PTH-rP, responsável por até 80% das hipercalcemias nesses pacientes, é observada nos carcinomas de células escamosas (especialmente da cabeça e pescoço), tumores do esôfago, cervicais, pulmão, cólon, rim, bexiga, mama, endométrio e ovário[14]. Vinte por cento das hipercalcemias em pacientes com doenças malignas decorre do aumento da osteólise associada à ação de citocinas liberadas pelo tumor[14]. O aumento da atividade extrarrenal da 1α-hidroxilase, resultando em aumento da $1,25(OH)_2$ Vitamina D, é observado em cerca de 1% dos pacientes oncológicos com hipercalcemia, estando associado aos linfomas Hodgkin e não Hodgkin, e relatado também no disgerminoma ovariano[14].

Além da hipercalcemia e da supressão do PTH, a fosfatemia estará diminuída nos pacientes com aumento do PTHrP e poderá estar no limite superior da normalidade ou aumentada naqueles com osteólise, ou aumento da atividade extrarrenal da 1α-hidroxilase.

Aumento da produção extrarrenal da 1,25$(OH)_2$ Vitamina D: outras células, além daquelas do túbulo renal proximal, possuem a enzima 1α-hidroxilase, com destaque para os macrófagos; desse modo, a hipercalcemia, associada à hiperfosfatemia e hipercalciúria, pode ser encontrada em doenças nas quais há ativação dos macrófagos e a formação de granulomas, destacando-se as doenças não infecciosas: sarcoidose, granulomatose de Wegener, granuloma eosinofílico, necrose do subcutâneo do recém-nascido (hipercalcemia pode estar presente desde os primeiros dias de vida e até 6 semanas), doença de Crohn. Já como doenças infecciosas, há: tuberculose, candidíase, doença de Hansen, histoplasmose, paracoccidioidomicose e doença da arranhadura do gato[15].

Drogas: a hipercalcemia pode estar associada ao efeito de alguns fármacos, destacando-se: diuréticos tiazídicos (por aumento da reabsorção de cálcio no túbulo distal), vitamina A e seus derivados (por aumento da atividade osteoclástica), lítio (interferência na sinalização que o cálcio extracelular exerce sobre o RSCa) e medicamentos que contenham cálcio[11].

Outras causas de hipercalcemia com PTH suprimido:

- Endocrinopatias, como feocromocitoma (aumento da secreção do PTHrP), insuficiência adrenocortical (aumento da absorção intestinal de cálcio e contração da volemia), tirotoxicose (aumento da reabsorção óssea).
- Imobilização prolongada (aumento da atividade osteoclástica e redução da atividade osteoblástica).
- Síndromes genéticas: síndrome de Williams-Beuren (hipercalcemia pode estar relacionada a alterações no metabolismo da 1,25$(OH)_2$ Vitamina D) e doença de Jansen (mutações ativadoras no *gene* do receptor do PTH/PTHrP).
- Causas nutricionais: fórmulas enriquecidas em cálcio e/ou depleção de fosfato podem causar hipercalcemia nos recém-nascidos pré-termo e, menos frequentemente, nos recém-nascidos a termo[11,16].

A seguir serão abordadas as principais causas de hipercalcemia com PTH não suprimido.

Hiperparatiroidismo primário (HPTP): a hipercalcemia é causada pela secreção excessiva de PTH por uma ou mais glândulas paratiróides[17]. O HPTP caracteriza-se por PTH plasmático não suprimido (> 30 pg/mL) ou elevado, hipercalcemia e hipofosfatemia. Na faixa etária pediátrica o HPTP é raro mas associado a maior morbidade, embora cerca de 14% das crianças e adolescentes com HPTP sejam assintomáticos, sendo a hipercalcemia identificada em exame de rotina[18].

O HPTP pode ser:

- Esporádico: inclui adenoma, hiperplasia ou carcinoma da paratireoide (extremamente raro em pediatria).
- Familial: inclui neoplasia endócrina múltipla tipo 1 (síndrome de Wermer; causa mais comum de HPTP hereditário, decorrente de mutações do gene *MENIN* de herança autossômica dominante e caracterizando-se por HPTP, tumores pancreáticos e da adenohipófise); ou 2A (síndrome de Sipple; decorrente de mutações do *gene RET* proto-oncogene de herança

autossômica dominante e caracterizada por HPTP, câncer medular da tireoide e feocromocitoma), e mutações inativadoras do RSCa[19].

As mutações inativadoras do RSCa englobam desde doença leve e assintomática, conhecida como hipercalcemia hipocalciúrica familiar benigna (HHFB), em que as mutações são heterozigóticas (herança autossômica dominante), até uma doença grave denominada hiperparatireoidismo neonatal grave (HNG), associada a mutações homozigóticas (herança recessiva).

Essas mutações caracterizam-se laboratorialmente por hipercalcemia com gravidade variável, ausência de supressão da secreção do PTH (PTH plasmático acima de 30 pg/mL, podendo haver franca elevação desses valores), redução da fração de excreção do cálcio (FECa; valores inferiores a 0,01), magnesemia no limite superior da normalidade (ou hipermagnesemia) e fosfatemia no limite inferior da normalidade (ou hipofosfatemia)[5].

A FECa é calculada por meio da seguinte fórmula (todas as concentrações devem estar na mesma unidade, por exemplo em "mg/dL", e o cálculo deve ser feito na vigência de hipercalcemia e na ausência de medicamentos que alterem a calciúria):

$$\text{Fração de excreção de cálcio (FECa)} = \frac{\text{Cálcio urinário}}{\text{Cálcio total plasmático}} \times \frac{\text{Creatinina plasmática}}{\text{Creatinina urinária}}$$

As mutações inativadoras do RSCa diferenciam-se de outras causas de HPTP pela redução da FECa, tendência à hipermagnesemia e ausência de poliúria e polidipsia.

O HNG cursa com hipercalcemia grave e as principais manifestações clínicas incluem hipotonia, comprometimento do ganho ponderoestatural, desconforto respiratório e grave comprometimento esquelético (caracterizado por fraturas e desmineralização notadas ao nascimento ou nas primeiras semanas de vida, e deformidades torácicas)[18]. O HNG é mais comum quando há consanguinidade entre os pais (que podem ser portadores da HHFB). O tratamento de eleição do HNG é a paratireoidectomia total, que deverá ser planejada após a estabilização da calcemia.

Hiperparatiroidismo secundário e terciário

O principal secretagogo do PTH é a redução da concentração plasmática do cálcio iônico, e a elevação da fosfatemia também estimula a secreção do PTH, de forma que o hiperparatireoidismo secundário (HPTS) pode ser observado nas condições clínicas que cursam com hipocalcemia ou hiperfosfatemia. O HPTS, por se tratar de resposta fisiológica, não cursa a hipercalcemia e/ou hipofosfatemia observados no HPTP que, por sua vez, quando prolongado, pode evoluir para hiperparatiroidismo terciário, caracterizado pela secreção autônoma de PTH e cursando com PTH plasmático elevado, hipercalcemia e hipofosfatemia.

Hipocalcemia

A hipocalcemia aguda causa mais sintomas, em sua maioria proeminentes, do que a hipocalcemia que se instala gradualmente[24]. Destacam-se os seguintes sinais e sintomas:

- Adormecimento perioral.
- Parestesia em extremidades.
- Aumento da excitabilidade neuromuscular levando à: hiper-reflexia, espasmos musculares, hipertonia, aparecimento dos sinais de Trousseau (contração generalizada da musculatura do antebraço, carpo e metacarpo levando à flexão do punho e extensão das articulações interfalangeanas após insuflação do manguito em pressão 20 mmHg acima da pressão sistólica, durante pelo menos três minutos) e Chvostek (contração da musculatura facial quando se percute o nervo facial na região próxima do lobo anterior da orelha); tetania: quadro de maior intensidade caracterizado por contrações musculares incontroláveis que podem levar ao laringoespasmo e a crises convulsivas.
- Manifestações cardiovasculares: hipotensão, bradicardia, redução da contratilidade miocárdica, arritmias, insuficiência cardíaca congestiva (raramente) e alterações eletrocardiográficas como retardo da despolarização ventricular, prolongamento dos intervalos QT e ST e bloqueio atrioventricular.
- Alterações mentais como irritabilidade, depressão e ansiedade[24].

Na hipocalcemia crônica podem ser observados: catarata, edema de papila, alterações ectodérmicas (pele seca, queda de cabelo e unhas quebradiças) e alterações da dentição[24]. Na faixa etária pediátrica é comum a hipocalcemia assintomática, ao passo que nos recém-nascidos e lactentes jovens ela pode cursar com manifestações inespecíficas como cianose, tremores, vômitos, irritabilidade, sucção deficiente e taquicardia.

Etiologia da hipocalcemia

Dentre as causas de hipocalcemia destaca-se o hipoparatiroidismo e as alterações relacionadas à vitamina D (abordadas na seção "Raquitismo e osteomalacia").

O hipoparatiroidismo decorre de secreção insuficiente do PTH ou de comprometimento da ação dele, caracterizando-se laboratorialmente por hipocalcemia, hiperfosfatemia, PTH plasmático baixo, indetectável ou de valores elevados, quando se trata de resistência à ação do PTH plasmático. Há ainda a caracterização da $1,25(OH)_2$ Vitamina D plasmática no limite inferior do normal ou reduzida e hipocalciúria[25].

O hipoparatiroidismo pode ocorrer por defeitos genéticos, afetando a formação da paratireoide, alterando a síntese e secreção do PTH ou levando à destruição autoimune da glândula[26]. Na síndrome de DiGeorge (SDG) o hipoparatiroidismo está associado a outras características clínicas como: agenesia ou hipoplasia do timo; face típica (hipoplasia mandibular, hipertelorismo, filtro curto e orelhas malformadas e de implantação baixa); alterações cardiovasculares (defeitos septais, dextroposição do arco aórtico, interrupção do arco aórtico e coarctação da aorta) e fenda palatina, decorrendo geralmente de microdeleções heterozigóticas em 22q11[26].

Na SDG, o hipoparatiroidismo pode regredir após um ano, com períodos de recrudescência e melhora durante a infância e adolescência[26]. O hipoparatiroidismo pode ser causado por mutações ativadoras do RSCa (geralmente de herança autossômica dominante), em que menores concentrações plasmáticas de cálcio extracelular são capazes de reduzir ou suprimir a secreção do PTH, e caracterizadas laboratorialmente por hipocalcemia, hiperfosfatemia, PTH plasmático no limite inferior da normalidade, tendência à hipomagnesemia e hipercalciúria (o que predispõe os pacientes à nefrocalcinose, nefrolitíase e perda de função renal).

Em recém-nascidos, o hipoparatiroidismo pode decorrer de hiperparatiroidismo da gestante (levando ao aumento do aporte de cálcio para o feto e à supressão da secreção de PTH pelas paratireoides fetais), onde a hipocalcemia está presente nos primeiros dias de vida, e persistindo geralmente até a idade de 3 meses. A hipomagnesemia pode reduzir tanto a secreção quanto a ação do PTH.

Outra etiologia de hipoparatiroidismo engloba a destruição das paratireoides por:

- Doença autoimune: acometimento isolado das paratireoides ou juntamente com outras glândulas (como na síndrome poliglandular tipo 1, patologia rara de herança autossômica recessiva causada por mutações do gene *AIRE* onde as alterações mais comuns incluem a candidíase mucocutânea, o hipoparatiroidismo e a adrenalite autoimune).
- Ablação cirúrgica (após tiroidectomia, por exemplo).
- Lesão actínica (radioterapia para tratamento de linfoma em região cervical ou tratamento de hipertireoidismo com iodo radioativo, por exemplo).
- Infiltração por metais como ferro (hemocromatose), cobre (doença de Wilson) ou por doenças granulomatosas ou neoplásicas[25].

No pseudohipoparatiroidismo (PHPT), há resistência tecidual ao PTH, cursando com elevação do PTH plasmático, hipocalcemia e hiperfosfatemia. O PHPT tipo 1a é o mais comum, causado por mutações inativadoras do gene *GNAS1* (responsável pela subunidade da proteína G) provenientes da mãe e de herança autossômica dominante, onde pode haver:

- Resistência a outros hormônios peptídicos como o TSH e gonadotrofinas, levando ao hipotiroidismo e hipogonadismo.
- Presença da osteodistrofia de Albright (caracterizada por baixa estatura, face arredondada, obesidade, braquidactilia, retardo do desenvolvimento neuropsicomotor, hipoplasia dentária e calcificações subcutâneas, além da possibilidade de haver alterações neurossensoriais)[27].

A hipocalcemia neonatal normalmente é transitória, manifestando-se com frequência de forma inespecífica (com apneia, taquicardia, taquipneia, cianose, edema e vômitos). É classificada como precoce quando ocorre nos primeiros 3 dias de vida, e geralmente entre 24 e 48 horas de vida. Como tardia, ela é presente a partir do quinto dia de vida[28].

A hipocalcemia precoce é mais comum e relacionada a situações clínicas como prematuridade, filhos de mãe diabética, asfixia perinatal, hiperparatiroidismo materno e restrição do crescimento intrauterino. Já a tardia é mais frequente nos recém-nascidos a termo e pode ser causada por hiperfosfatemia (associada por exemplo à nutrição com leite de vaca ou fórmulas lácteas) e hipomagnesemia grave (magnesemia inferior a 0,8 mg/dL).

Outras causas de hipocalcemia incluem: hipocalcemia factícia (decorrente de hipoalbuminemia, que interfere na calcemia total, mas não no cálcio iônico; diante de hipoalbuminemia deve-se corrigir a calcemia total por meio da seguinte fórmula: calcemia total corrigida = calcemia total dosada + (4 – albumina sérica) x 0.8), hiperfosfatemia (quando fosfatemia > 6 mg/dL), distúrbios do magnésio (hipo ou hipermagnesemia), pancreatite (a hipocalcemia é um marcador de mal prognóstico), aceleração da mineralização óssea, drogas (calcitonina, bisfosfonatos, anticonvulsivantes como difenilhidantoína e fenobarbital), e hemoderivados (transfusão sanguínea ou plasmaferese).

Raquitismo e Osteomalácia

Definição

O raquitismo é uma doença óssea caracterizada pela diminuição da mineralização da placa de crescimento. A osteomalácia é definida pela redução da mineralização do osso cortical e trabecular[31]. Em ambas haverá o acúmulo de matriz óssea não mineralizada, denominada osteoide. Em geral, essas patologias ocorrem concomitantemente, mas após o fechamento da placa de crescimento, ou seja, após o término do período de crescimento, permanece apenas a osteomalácia.

Fisiologia da mineralização

A matriz óssea é sintetizada e organizada pelos osteoblastos e é constituída por uma parte inorgânica (formada pelos íons cálcio e fósforo, que se agrupam nos cristais de hidroxiapatita) e outra orgânica (formada pelas fibras de colágeno do tipo I, proteínas não colágenas, proteoglicanos e glicoproteínas)[32]. Se mineralizada, a matriz circunda os osteoblastos, que são então transformados em osteócitos[32].

A mineralização inicia-se a partir das vesículas da matriz (estruturas ligadas à membrana liberadas pelos condrócitos e osteoblastos), que promovem acúmulo dos íons cálcio e fosfato e o início da deposição mineral, formando-se assim o núcleo inicial (ou núcleo crítico) dos cristais de hidroxiapatita. Em seguida, o processo de "nucleação" continua por meio da incorporação de mais íons ao núcleo crítico. A mineralização depende do rígido equilíbrio entre as concentrações extracelulares de fosfato inorgânico (responsável pelo estímulo da propagação dos cristais de hidroxiapatita) e de pirofosfato inorgânico (que inibe a propagação dos cristais de hidroxiapatita).

A fosfatase alcalina tissular não específica (FATNE), sintetizada principalmente pelos osteoblastos, tem papel relevante na mineralização por promover hidrólise do pirofosfato inorgânico, que resulta tanto em sua redução quanto em aumento do fosfato inorgânico[33]. O nucleotídeo pirofosfatase fosfodiesterase 1 tem ação contrária à da fosfatase alcalina, já que estimula a geração de pirofosfato inorgânico.

Patogênese do raquitismo

O fosfato tem papel relevante na patogenia do raquitismo, uma vez que participa do controle da apoptose dos condrócitos na zona hipertrófica. A expansão da zona hipertrófica da placa de crescimento decorrente da redução da apoptose dos condrócitos nesta zona é uma característica marcante do raquitismo, e está relacionada à redução da concentração e ação locais do fosfato[32].

Etiologia do raquitismo

O raquitismo pode estar relacionado: à alteração da vitamina D, redução do fosfato extracelular, redução do cálcio extracelular ou aos defeitos primários da mineralização, podendo haver concomitância de dois ou mais desses fatores.

Raquitismo relacionado à vitamina D

A ação reduzida da $1,25(OH)_2$ Vitamina D (por deficiência da vitamina D, diminuição da sua produção, da sua ligação ao receptor, ou por redução da atividade do seu receptor) cursa com raquitismo acompanhado por hipocalcemia e hipofosfatemia.

A deficiência da vitamina D, caracterizada por calcidiol plasmático inferior a 12 ng/mL, é causada por:

- Exposição solar deficiente (pode ser causa relevante em crianças privadas da exposição solar, como neuropatas e acamados, por exemplo).
- Ingestão insuficiente da vitamina D.
- Redução da absorção intestinal (em condições como doença celíaca, retocolite ulcerativa, hepatopatias e fibrose cística)[34].

A alteração do metabolismo da vitamina D também pode levar ao raquitismo, estando associado a:

- Insuficiência hepática (impedindo a hidroxilação hepática da vitamina D e cursando com redução do calcidiol plasmático).
- Insuficiência renal (comprometendo a hidroxilação renal e levando à redução do calcitriol).
- Uso crônico de anticonvulsivantes (fenobarbital e a difenilhidantoína estimulam a metabolização da vitamina D).

O raquitismo relacionado à vitamina D é causado também por fatores genéticos que comprometem a atividade da enzima 1-hidroxilase ou da 25-hidroxilase ou que afetam o receptor do calcitriol.

Raquitismo relacionado à redução do fosfato extracelular

O raquitismo hipofosfatêmico (RH) pode ser causado por doenças renais que resultam em aumento da fosfatúria, como a síndrome de Fanconi. Esse aumento também ocorre em condições clínicas que cursam com a elevação da produção do FGF-23, como tumores mesenquimatosos (ou tumores mistos do tecido conectivo) geralmente benignos, síndrome dos nevus epidérmicos, neurofibromatose e na displasia fibrosa.

Doenças gastrointestinais podem reduzir a absorção de fósforo no jejuno e íleo e levar ao RH, como a doença de Crohn, a doença celíaca, a colangite esclerosante e a fibrose cística. O RH também é observado em pacientes que consomem antiácidos à base de hidróxido de alumínio, que formam complexos com o fósforo da dieta e comprometem sua absorção intestinal[35].

Causas genéticas também levam ao RH, destacando-se o RH ligado ao X (RHX). O RHX é a causa genética mais comum de raquitismo, com herança dominante ligada ao X, prevalência de 1 caso em cada 25.000 indivíduos e é decorrente de mutações inativadoras do gene *PHEX*, que levam ao aumento do FGF-23 plasmático[36].

Raquitismo relacionado à redução do cálcio extracelular

Inclui: ingestão deficiente de cálcio (importante causa de raquitismo em países africanos, onde a dieta é pobre em cálcio e rica em fitatos e oxalatos); patologias gastrointestinais que reduzem a absorção de cálcio no duodeno (como hepatite crônica, doença de Crohn, retocolite ulcerativa, doença celíaca, fibrose cística e giardíase)[35,37].

Raquitismo relacionado aos defeitos primários da mineralização

Citou-se aqui a hipofosfatasia, doença genética recessiva ou dominante causada por mutações inativadoras, afetando o gene da FATNE e caracterizada laboratorialmente pelo acúmulo dos substratos naturais da FATNE, destacando-se o piridoxal 5'-fosfato (PLP) e, ao contrário das outras causas de raquitismo, redução da fosfatase alcalina plasmática[38].

As manifestações clínicas da hipofosfatasia variam desde o óbito no período neonatal em pacientes com ausência de mineralização em quase todo esqueleto, até adultos com problemas dentários e sem acometimento ósseo[38]. Atualmente, a fosfatase alcalina humana recombinante (asfotase alfa) está disponível para o tratamento da hipofosfatasia, com início na faixa etária pediátrica[39].

Medicamentos também podem interferir na mineralização e levar ao raquitismo, incluindo os bisfosfonatos de primeira geração (como etidronato), fluoretos, alumínio e chumbo. Destaca-se que os aminobisfosfonatos usados com frequência na prática clínica atual como alendronato, pamidronato e zoledronato, não interferem na mineralização.

Manifestações clínicas e diagnóstico do raquitismo

Os sinais e sintomas iniciais são inespecíficos, incluindo retardo pônderoestatural e da erupção dentária, irritabilidade, aumento da frequência de infecções de vias aéreas e sudorese cefálica. As deformidades ósseas aparecerão posteriormente, sendo notadas principalmente nos ossos submetidos às maiores cargas (ou seja, nos membros superiores nos lactentes que engatinham, e nos membros inferiores nos pacientes que andam)[40].

A expansão metafisária, típica do raquitismo, leva ao alargamento de punhos, joelhos e tornozelos, podendo ser observadas também deformidades em membros inferiores (*genu varus, genu valgus*), fronte proeminente, rosário raquítico (notado na extremidade anterior das costelas, por expansão da junção costo-condral), deformidade torácica por projeção esternal anterior (tórax em peito de pombo) e sulco de Harrison (deformidade torácica determinada pela ação do diafragma na respiração)[40]. O comprimento ao nascer é normal, mas pode ocorrer comprometimento do crescimento nos primeiros anos de vida, afetando predominantemente os ossos longos, de forma a levar à baixa estatura desproporcionada (havendo aumento da relação segmento superior/segmento inferior)[40].

O raquitismo relacionado à vitamina D caracteriza-se, além das alterações citadas anteriormente, pela fraqueza muscular, que poderá resultar em hipotonia e retardo do desenvolvimento motor[40]. No RHX a força muscular é normal, mas existe tendência para a formação de abscessos dentários a partir dos 3 anos[40].

A confirmação diagnóstica do raquitismo depende da identificação de alterações laboratoriais e radiológicas. A elevação da fosfatase alcalina representa a alteração laboratorial mais precoce, sendo observada a partir dos 4-6 meses, e inclusive antecedendo a hipofosfatemia e/ou a hipocalcemia. A deficiência da vitamina D caracteriza-se por hipocalcemia, hipofosfatemia, elevação da fosfatase alcalina e do PTH, redução do calcidiol (< 12 ng/mL) e hipocalciúria. O RHX caracteriza-se por hipofosfatemia, calcemia normal (podendo haver tendência para a hipocalcemia), elevação da fosfatase alcalina e calciúria normal ou diminuída[41].

Há redução da reabsorção tubular de fosfato (RTF), com valores geralmente inferiores a 85%. O diagnóstico do RHX nos primeiros meses de vida é difícil, uma vez que as principais alterações laboratoriais são identificadas a partir do sexto mês de idade[41]. Geralmente o PTH plasmático é normal (podendo se apresentar discretamente elevado caso haja tendência à hipocalcemia.

As manifestações radiológicas precoces de raquitismo são observadas na extremidade metafisária dos ossos longos em rápido processo de crescimento – fêmur distal, tíbia proximal e rádio e ulna distais[40]. A principal característica radiológica consiste no desaparecimento da fina linha radio-opaca que demarca a zona provisória de calcificação (essa alteração pode ser identificada no raio X de mão e punho, frequentemente solicitado na investigação de baixa estatura). O acúmulo do osteoide não mineralizado torna as metáfises espessas, alargadas, irregulares e côncavas. No osso cortical observam-se afinamento e textura grosseira.

CONCLUSÃO

O controle da calcemia e da fosfatemia e o metabolismo ósseo dependem, principalmente, de quatro fatores: vitamina D; hormônio da paratireoide (PTH); receptor sensível ao cálcio extracelular (RSCa) presente nas paratireoides, na tireoide e nos rins; e fator do crescimento dos fibroblastos-23 (FGF-23) produzido principalmente pelos osteoblastos e osteócitos.

EXAMES LABORATORIAIS UTILIZADOS NA AVALIAÇÃO DO METABOLISMO ÓSSEO NA CRIANÇA E NO ADOLESCENTE

$1,25(OH)_2D$	
Sinonímias	Calcitriol Vitamina D ativa 1,25 dihidrovitamina D
Tipos de amostra	Sangue
Preparo do paciente	Jejum mínimo de 3 horas
Interferentes	Lipemia Hemólise
Informações úteis	A $1,25(OH)_2D$ ou calcitriol é a forma ativa da vitamina D e é produzida no rim através da ação da enzima 1-α-hidroxilase. O calcitriol aumenta a absorção de cálcio pelo intestino e inibe a excreção pelo rim. A concentração de calcitriol encontra-se baixa na doença renal crônica, hipertireoidismo e no raquitismo dependente de vitamina D pela deficiência na produção de 1-α-hidroxilase. A sua concentração pode estar elevada nos casos de linfomas, hiperparatiroidismo, intoxicação por uso de vitamina D e em doenças granulomatosas como a sarcoidose.
Método	Cromatografia líquida
Valores de referência (vide nota do autor)	1 a 9,9 anos: 31 a 87 pg/mL 10 a 13,9 anos: 30 a 83 pg/mL 14 a 17,9 anos: 19 a 83 pg/mL Adultos: 18 a 72 pg/mL

25(OH)D	
Sinonímias	Vitamina D Vitamina D2 Vitamina D3 25 hidroxivitamina D Colecalciferol Ergocalciferol Calcidiol 25OHD
Tipos de Amostra	Sangue
Preparo do paciente	Jejum mínimo de 3 horas
Interferentes	Lipemia Hemólise

(continua)

25(OH)D *(continuação)*	
Informações úteis	A 25OHD é um hormônio esteroide lipossolúvel, que pode ser adquirido por meio da dieta de origem vegetal (Vitamina D2 ou ergocalciferol), de origem animal (Vitamina D3 ou colecalciferol) ou ainda de forma endógena, por meio da conversão de 7-deidrocolesterol em 25 hidroxivitamina D na pele após exposição solar. A dosagem de 25OHD é útil para o diagnóstico de deficiência de vitamina D, diagnóstico diferencial das causas de raquitismo e osteomalácia, monitorização da reposição de vitamina D e diagnóstico de hipervitaminose D.
Método	Imunoensaio competitivo quimioluminescente
Valores de referência (vide nota do autor)	Deficiência grave: < 10 ng/mL Deficiência leve a moderada: 10 a 19 ng/mL Suficiência: 20 a 80 ng/mL Grupos de risco: 30 a 60 ng/mL * Risco de intoxicação e hipercalcemia: > 80 ng/mL * Grupo de risco: pacientes com raquitismo/osteomalácia, osteoporose, história de fraturas, causas secundárias de osteoporose, hiperparatireoidismo, doença inflamatória, doença renal crônica e síndrome de má-absorção intestinal. Obs: Conversão 1 ng/mL= 2,5 nmol/L

Cálcio iônico	
Sinonímias	Cálcio livre Cálcio ionizado Ca^{2+}
Tipos de amostra	Sangue
Preparo do paciente	Jejum mínimo de 3 horas
Interferentes	Hemólise
Informações úteis	Aproximadamente 50 a 55% do cálcio total está no estado livre ou ionizado que representa a fração fisiologicamente ativa. A fração ionizada pode se encontrar elevada em neoplasia, no hiperparatiroidismo e na intoxicação por vitamina D reduzida no pseudo-hipoparatiroidismo, hipoparatiroidismo e deficiência de vitamina D
Método	Elétron Íon-seletivo
Valores de referência (vide nota do autor)	≤ a 13 dias de vida: não estabelecido 14 dias a ≤ 1 ano: 5,21 a 5,99 mg/dL 1 ano a ≤ 2 anos: 5,04 a 5,84 mg/dL 2 anos a ≤ 3 anos: 4,87 a 5,67mg/dL 3 anos a ≤ 24 anos: 4,83 a 5,52 mg/dL

Cálcio total	
Sinonímias	Ca sérico total Ca total Calcemia
Tipos de amostra	Sangue (soro)
Preparo do paciente	Jejum mínimo de 3 horas
Interferentes	Erro na sequência de coleta dos tubos a vácuo.
Informações úteis	Auxilia no diagnóstico e monitoramento de uma ampla gama de distúrbios do metabolismo do cálcio e fósforo, incluindo doenças ósseas, renais, da paratireoide, gastrointestinais e neoplásicas. Níveis elevados de calcemia ocorrem em doenças como o hiperparatiroidismo, tirotoxicose, acromegalia, intoxicação por vitamina D e algumas neoplasias. A hipocalcemia pode ser encontrada no hipoparatiroidismo, insuficiência renal crônica, acidose crônica e deficiência de vitamina D.
Método	Colorimétrico
Valores de referência (vide nota do autor)	RN prematuros: 6,2 – 11,0 mg/dL 0 – 10 dias: 7,6 – 10,4 mg/dL 10 dias a 24 meses: 9,0 a 11,0 mg/dL 24 meses – 12 anos: 8,8 – 10,8 mg/dL 12 – 18 anos: 8,4 – 10,2 mg/dL Acima de 18 anos: 8,6 – 10,3 mg/dL

Cálcio urinário	
Sinonímias	Cálcio na urina Calciúria Ca na urina
Tipos de amostra	Urina de 24 horas
Preparo do paciente	Não necessita de preparo
Interferentes	Deve ser colhido em frasco sem conservador
Informações úteis	Útil na avaliação do risco de cálculo da supersaturação urinária e de cálculos renais de oxalato de cálcio e fosfato de cálcio. Avaliação de doenças incluindo osteoporose, hiperparatiroidismo, metástase óssea, intoxicação por vitamina D, doença de Paget, acidose tubular renal, sarcoidose e tirotoxicose
Método	Colorimétrico
Valores de referência (vide nota do autor)	Crianças até 12 anos: até 4 mg/Kg de peso corporal/dia Acima de 12 anos e adultos: 55 a 220 mg/dia

Fosfatase alcalina	
Sinonímias	FA
Tipos de amostra	Sangue (soro)
Preparo do paciente	Jejum mínimo de 3 horas (de 0 a 1 ano) Jejum mínimo de 6 horas (de 1 a 5 anos) Jejum mínimo de 8 horas (acima de 5 anos) Não ter feito biopsia hepática nos últimos 5 dias
Interferentes	Hemólise Lipemia
Informações úteis	Útil para diagnóstico e monitoramento de doenças ósseas, da paratireoide, doença intestinal e hepática. A fosfatase alcalina costuma estar aumentada nos casos de colestase e nas doenças ósseas como raquitismo, osteomalácia, hiperparatiroidismo, fraturas e em tumores malignos. A fosfatase alcalina encontra-se baixa nos casos de hipofosfatasia.
Método	Cinético colorimétrico
Valores de referência* (vide nota do autor)	Sexo feminino: 0 a 14 dias: 83 a 248 U/L 15 dias a < 1 ano: 122 a 469 U/L 1 a 9 anos: 142 a 335 U/L 10 a 12 anos: 129 a 417 U/L 13 a 14 anos: 57 a 254 U/L 15 a 16 anos: 50 a 117 U/L 17 a 19 anos: 45 a 87 U/L > 19 anos: 35 a 104 U/L Sexo masculino: 0 a 14 dias: 83 a 248 U/L 15 dias a < 1 ano: 122 a 469 U/L 1 a 9 anos: 142 a 335 U/L 10 a 12 anos: 129 a 417 U/L 13 a 14 anos: 116 a 468 U/L 15 a 16 anos: 82 a 331 U/L 17 a 19 anos: 55 a 149 U/L > 19 anos: 40 a 129 U/L * Importante ter atenção nos valores de referência de acordo com a faixa etária, uma vez que a fosfatase alcalina na infância chega a ser o dobro de um adulto.

Fósforo	
Sinonímias	Fósforo sérico P PO_4
Tipos de amostra	Sangue
Preparo do paciente	Jejum mínimo de 3 horas
Interferentes	Hemólise
Informações úteis	Utilizado para diagnóstico e acompanhamento dos casos de hipofosfatemia como: hiperparatiroidismo, raquitismo, síndrome de Fanconi, síndrome de má absorção, acidose tubular renal e deficiência de vitamina D. Tambem é utilizado para diagnosticar casos de hiperfosfatemia como: hipoparatiroidismo, metástase óssea e mieloma múltiplo.
Método	Fotométrico
Valores de referência* (vide nota do autor)	0 a 10 dias: 4,5 a 9,0 mg/dL 11 dias a 2 anos: 4,5 a 6,7 mg/dL 3 a 12 anos: 4,5 a 5,5 mg/dL ≥ 13 anos: 2,5 a 4,5 mg/dL * Importante ter atenção nos valores de referência de acordo com a faixa etária, uma vez que a necessidade de fósforo na infância chega a ser o dobro de um adulto.

Fósforo na urina	
Sinonímias	Fósforo urinário Fósforo na urina 24 horas P urinário
Tipos de amostra	Urina de 24 horas
Preparo do paciente	Não necessita de preparo
Interferentes	Deve ser colhido em frasco sem conservador.
Informações úteis	Útil para avaliação de hipo ou hiperfosfatemia e de pacientes com nefrolitíase. A excreção de fósforo urinário costuma estar elevada no hiperparatiroidismo, na acidose tubular renal, raquitismo hipofosfatêmico, uso de diuréticos e na síndrome de Fanconi. A excreção reduzida é encontrada no hipoparatiroidismo e no pseudo-hipoparatiroidismo. A interpretação da excreção urinária de fósforo depende da situação clínica e deve ser interpretada em conjunto com a concentração sérica de fósforo. Vide Reabsorção tubular de fósforo
Método	Colorimétrico
Valores de referência (vide nota do autor)	≥ 18 anos: 400 a 1300mg/24 horas Valores de referência não foram estabelecidos para menores de 18 anos Vide Reabsorção tubular de fósforo

Magnésio	
Sinonímias	Mg Mg^{2+} Magnésio
Tipos de amostra	Sangue

(continua)

Magnésio *(continuação)*	
Preparo do paciente	Jejum mínimo de 3 horas
Interferentes	Hemólise
Informações úteis	O magnésio é um importante cátion intracelular. Apresenta papel importante como cofator de muitos sistemas enzimáticos. Aproximadamente 70% dos íons de magnésio são armazenados no osso. A sua regulação ocorre principalmente pelos rins, em especial pela alça ascendente de Henle. Condições que interferem na filtração glomerular resultam em retenção de magnésio e, portanto, elevação das concentrações séricas. A hipermagnesemia é encontrada na insuficiência renal aguda e crônica, sobrecarga de magnésio e liberação de magnésio do espaço intracelular. Existe uma forte correlação entre deficiência de magnésio e alterações na homeostase de cálcio, potássio e fosfato. As condições associadas à hipomagnesemia incluem alcoolismo crônico, desnutrição infantil, lactação, má absorção, pancreatite aguda, hipotireoidismo e algumas doenças renais.
Método	Colorimétrico
Valores de referência (vide nota do autor)	0 a 2 anos: 1,6 a 2,7 mg/dL 3 a 5 anos: 1,6 a 2,6 mg/dL 6 a 8 anos: 1,6 a 2,5 mg/dL 9 a 11 anos: 1,6 a 2,4 mg/dL 12 a 17 anos: 1,6 a 2,3 mg/dL > 17 anos: 1,7 a 2,3 mg/dL

PTH (Paratormônio)	
Sinonímias	PTH PTH molécula intacta Paratormônio Hormônio paratireoide
Tipos de amostra	Sangue (soro)
Preparo do paciente	Jejum mínimo de 3 horas Uso de biotina deve ser suspenso 72 horas antes da coleta
Interferentes	Hemólise
Informações úteis	O paratormônio é composto de 84 aminoácidos produzido pelas glândulas paratireoides. O nível de cálcio sérico é o principal regulador da secreção de PTH. Em condições normais, a hipocalcemia estimula a liberação do PTH enquanto a hipercalcemia inibe a secreção de PTH. A dosagem de PTH é útil para diagnosticar hipoparatireoidismo e hiperparatireoidismo, além de diferenciar, no segundo caso, entre os graus primário, secundário ou terciário.
Método	Ensaio eletroquimioluminométrico
Valores de referência (vide nota do autor)	10 - 65 pg/mL (1,0 - 6,5 pmol/L)

Nota do autor: os valores de referência apresentados para cada parâmetro laboratorial são específicos para o método e contexto descrito no texto.

BIBLIOGRAFIA RECOMENDADA

1. Holick MF. Vitamin D: Photobiology, metabolism, mechanism of action, and clinical applications. In: Favus MJ. Primer on the metabolic bone diseases and disorders of mineral metabolism. 5th ed. Washington DC: The American Society for Bone and Mineral Research, 2003. p.129-37.
2. Munns CF, Shaw N, Kiely M, Specker BL, Thacher TD, Ozono K, et al. Global consensus recommendations on prevention and management of nutritional rickets. J Clin Endocrinol Metab. 2016;101:394-415.
3. Brown EM, Jüppner H. Parathyroid hormone: synthesis, secretion, and action. In: Favus MJ. Primer on the metabolic bone diseases and disorders of mineral metabolism. 6th ed. Washington DC: The American Society for Bone and Mineral Research, 2006. p.90-9.
4. Strewler GJ, Nissenson RA. Parathyroid hormone-related protein. In: Favus MJ. Primer on the metabolic bone diseases and disorders of mineral metabolism. 5th ed. Washington DC: The American Society for Bone and Mineral Research, 2003. p.125-9.
5. Brown EM. Physiology and pathophysiology of the extracellular calcium-sensing receptor. Am J Med. 1999;106(2):238-53.
6. de Beur SMJ, Levine MA. Molecular pathogenesis of hypophosphatemic rickets. J Clin Endocrinol Metab. 2002;87:2467-73.
7. Li X. The FGF metabolic axis. Front Med. 2019;13:511-30.
8. Liu S, Quarles LD. How fibroblast growth factor 23 works. J Am Soc Nephrol. 2007;18:1637-47.
9. Dawson-Hughes B. Calcium and vitamin D. In: Favus MJ. Primer on the metabolic bone diseases and disorders of mineral metabolism. 6th ed. Washington DC: The American Society for Bone and Mineral Research; 2006. p.257-9.
10. Carroll MF, Schade DS. A practical approach to hypercalcemia. Am Fam Physician. 2003;67:1959-66.
11. Stokes VJ, Nielsen MF, Hannan FM, Thakker RV. Hypercalcemic disorders in children. J Bone Miner Res. 2017;32:2157-70.
12. Ross AC, Manson JE, Abrams SA, Aloia JF, Brannon PM, Clinton SC, et al. The 2011 report on dietary reference intakes for calcium and vitamin D from the Institute of Medicine: what clinicians need to know. J Clin Endocrinol Metab. 2011;96:53-8.
13. Taylor PN, Davies JS. A review of the growing risk of vitamin D toxicity from inappropriate practice. Br J Clin Pharmacol. 2018;84:1121-7.
14. Goldner W. Cancer-related hypercalcemia. J Oncol Pract. 2016;12:426-32.
15. Adams JS, Hewison M. Hypercalcemia caused by granuloma-forming disorders. In: Favus MJ, editor. Primer on the Metabolic Bone Diseases and Disorders of Mineral Metabolism. 6th Ed. Washington DC: The American Society for Bone and Mineral Research, 2006. p.200-2.
16. Wysolmerski JJ. Miscellaneous causes of hypercalcemia. In: Favus MJ, editor. Primer on the Metabolic Bone Diseases and Disorders of Mineral Metabolism. 6th Ed. Washington DC: The American Society for Bone and Mineral Research, 2006. p.203-8.
17. Bilezikian JP, Silverberg SJ. Primary hyperparathyroidism. In: Favus MJ, editor. Primer on the Metabolic Bone Diseases and Disorders of Mineral Metabolism. 6th Ed. Washington DC: The American Society for Bone and Mineral Research, 2006. p.181-5.
18. Roizen J, Levine MA. Primary hyperparathyroidism in children and adolescents. J Chin Med Assoc. 2012;75(9):425-34.
19. Arnold A. Familial hyperparathyroid syndromes. In: Favus MJ, editor. Primer on the Metabolic Bone Diseases and Disorders of Mineral Metabolism. 6th Ed. Washington DC: The American Society for Bone and Mineral Research, 2006. p.185-8.
20. Weber AL, Randolph G, Aksoy FG. The thyroid and parathyroid glands. CT and MR imaging and correlation with pathology and clinical findings. Radiol Clin North Am. 2000;38(5):1105-29.
21. Ariyan CE, Sosa JA. Assessment and management of patients with abnormal calcium. Crit Care Med. 2004;32(suppl 17):S146-54.
22. Lteif NA, Zimmerman D. Bisphosphonates for treatment of childhood hypercalcemia. Pediatrics. 1998;102:990-3.
23. Weiss-Guillet E. Diagnosis and management of electrolyte emergencies. Best Pract Res Clin Endocrinol Metab. 2003;17:623-51.
24. Tohme JF, Bilezikian JP. Hypocalcemic Emergencies. Endocrinol Metab Clin North Am. 1993;22(2):363-75.
25. Goltzman D, Cole DEC. Hypoparathyroidism. In: Favus MJ, editor. Primer on the Metabolic Bone Diseases and Disorders of Mineral Metabolism. 6th Ed.
26. Gordon RJ, Levine MA. Genetic disorders of parathyroid development and function. Endocrinol Metab Clin North Am. 2018;47:809-23.
27. Mantovani G, Bastepe M, Monk D et al. Diagnosis and management of pseudohypoparathyroidism and related disorders: first international Consensus Statement. Nat Rev Endocrinol. 2018;14:476-500.
28. Carpenter TO. Neonatal hypocalcemia. In: Favus MJ, editor. Primer on the Metabolic Bone Diseases and Disorders of Mineral Metabolism. 6th Ed. Washington DC: The American Society for Bone and Mineral Research, 2006. p.224-7.
29. Root AW, Diamond Jr FB, Mimouni FB. Parathyroid and vitamin D-related disorders in children and adolescents. In: Sperling, M.A., ed. Pediatric Endocrinology. Philadelphia, W.B. Saunders Company, 1996. p.486.
30. Babey M, Brandi ML, Shoback D. Coventional treatment of hypoparathyroidism. Endocrinol Metab Clin North Am. 2018;47:889-900.

31. Mechica JB. Raquitismo e osteomalácia. Arq Bras Endocrinol Metab. 1999;43:457-66.
32. Lian JB, Stein GS, Canalis E, Robey PG, Boskey AL. Bone formation: osteoblast lineage cells, growth factors, matrix proteins, and the mineralization process. In: Favus, MJ, editor. Primer on the Metabolic Bone Diseases and Disorders of Mineral Metabolism. 4th. Ed. Philadelphia, Lippincott Williams & Wilkins, 1999, p. 14.
33. Harmey D, Hessle L, Narisawa S, Johnson KA, Terkeltaub R, Millán JL. Concerted regulation of inorganic pyrophosphate and osteopontin by akp2, enpp1, and ank: an integrated model of the pathogenesis of mineralization disorders. Am J Pathol. 2004;164:1199-1209.
34. Kulie T, Groff A, Redmer J, Hounshell J, Schrager S. Vitamin D: an evidence-based review. J Am Board Fam Med. 2009;22:698-706.
35. Sylvester FA. Bone abnormalities in gastrointestinal and hepatic disease. Rev Endocr Metab Disord. 2001;2(1):75:80.
36. Acar S, Demir K, Shi Y. Genetic causes of rickets. J Clin Res Pediatr Endocrinol. 2017;9:88-105.
37. Pettifor JM. Rickets and vitamin D deficiency in children and adolescents. Endocrinol Metab Clin N Am. 2005;34:537-53.
38. Whyte MP. Physiological role of alkaline phosphatase explored in hypophosphatasia. Ann N Y Acad Sci. 2010;1192:190-200.
39. Marzin P, Cormier-Daire V. New perspectives on the treatment of skeletal dysplasia. Ther Adv Endocrinol Metab. 2020;11:1-16.
40. Mughal Z. Rickets in childhood. Sem Musculoskelet Radiol. 2002;6:183-90.
41. Haffner D, Emma F, Eastwood DM et al. Clinical practice recommendations for the diagnosis and management of X-linked hypophosphataemia. Nat Rev Nephrol. 2019;15:435-55.
42. Lambert AS, Linglart A. Hypocalcaemic and hypophosphatemic rickets. Best Pract Res Clin Endocrinol Metab. 2018;32:455-76.
43. Mayo Clinic Laboratories. Test Catalog. [internet] [acesso em: 2022 fev.5]. Disponível em: http://www.mayocliniclabs.com/test-catalog/index.aspx
44. Fleury Medicina e Saúde. Manual de exames. [internet] [acesso em: 2022 fev.5] Disponível em: http://www.fleury.com.br/medico/exames
45. Miller WL, Portale AA: Genetic causes of rickets. Curr Opin Pediatr. 1999 Aug;11(4):333-339.
46. Koumakis E, Cormier C, Roux C, Briot K: The causes of hypo- and hyperphosphatemia in humans. Calcif Tissue Int. 2021 Jan;108(1):41-73.

Seção V

Genética

Coordenadora: Chong Ae Kim

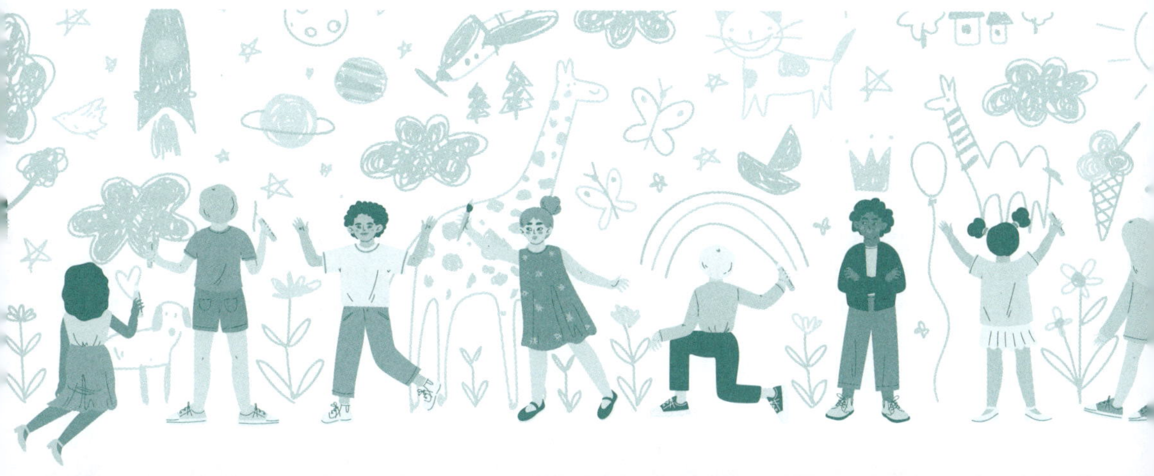

20

A avaliação genética no ambulatório de pediatria geral

Diogo Cordeiro de Queiroz Soares
Chong Ae Kim

PONTOS-CHAVE DESTE CAPÍTULO

- As doenças monogênicas são consideradas raras quando observadas individualmente, mas estão presentes em cerca de 2% da população. Na população pediátrica, a incidência é estimada em 0,36%, e, entre as crianças hospitalizadas, estima-se que 6 a 8% apresentem algum distúrbio monogênico.
- As alterações cromossômicas ocorrem em cerca de 7:1.000 nascidos vivos, salientando-se que mais da metade dos abortos ocorridos no primeiro trimestre apresentam alguma anormalidade cromossômica.
- É fundamental que o médico pediatra esteja apto a reconhecer os principais sinais e sintomas que levam à suspeita de uma condição genética, tornando possível o diagnóstico precoce, o manejo adequado e o aconselhamento genético do paciente e dos seus familiares.

INTRODUÇÃO

A genética médica é uma especialidade médica em franca ascensão nos últimos anos, particularmente em virtude dos avanços nas técnicas de análise do ácido desoxirribonucleico (DNA). Paralelamente, tem havido uma redução de custos progressiva, o que torna a utilização dessas análises mais frequente na prática clínica, fazendo interface com múltiplas especialidades médicas (Figura 1).

Esse conhecimento tem contribuído de forma expressiva para a definição do diagnóstico, o prognóstico, o tratamento (especialmente com o advento das terapias-

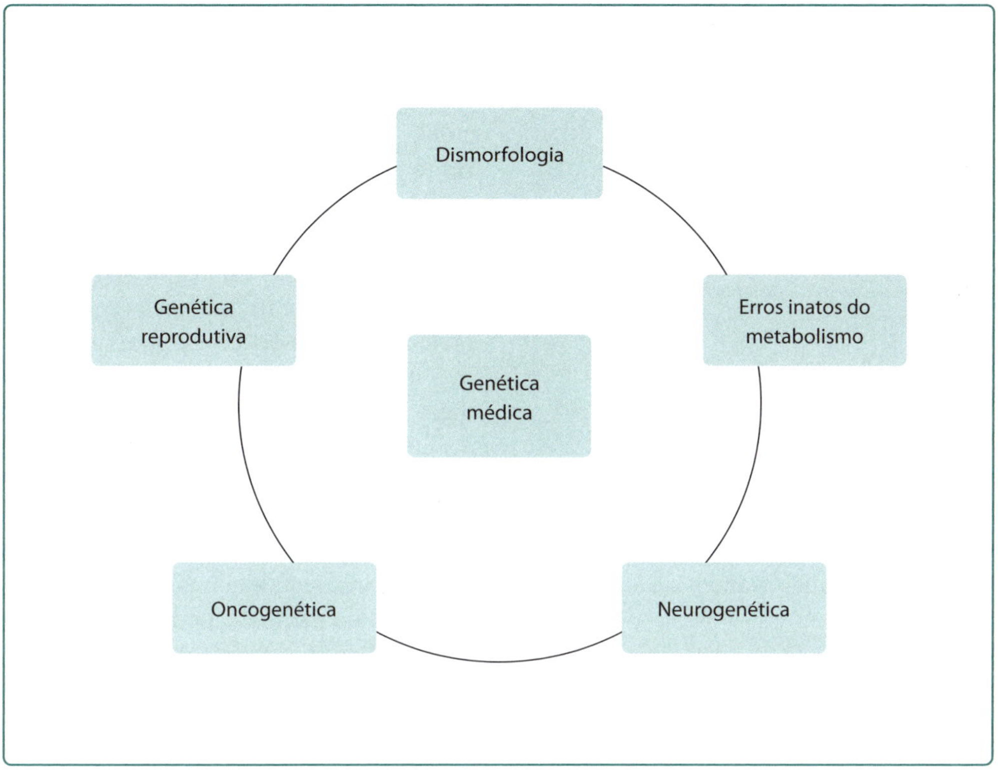

FIGURA 1 Principais áreas de atuação da genética médica.

-alvo moleculares) e o aconselhamento genético do paciente e de seus familiares.

A definição de aconselhamento genético mais amplamente aceita é a adotada pela *American Society of Human Genetics:* processo de comunicação que lida com problemas humanos associados com a ocorrência, ou risco de ocorrência, de uma doença genética em uma família (Quadros 1 e 2).

QUADRO 1 Aconselhamento genético para o indivíduo ou sua família

Orientações a serem dadas por profissional e/ou equipe de saúde devidamente capacitada
1. Compreender os fatos médicos, incluindo o diagnóstico, o provável curso da doença e as condutas disponíveis.
2. Apreciar o modo como a hereditariedade contribui para a doença e o risco de recorrência para parentes específicos.
3. Entender as alternativas para lidar com o risco de recorrência.
4. Escolher o curso de ação que pareça apropriado em virtude do risco, objetivos familiares, padrões éticos e religiosos, atuando de acordo com essa decisão.
5. Ajustar-se, da melhor maneira possível, à situação imposta pela ocorrência do distúrbio na família, bem como a sua perspectiva de recorrência.

QUADRO 2 Principais sinais de alerta para a suspeita de uma doença genética na faixa etária pediátrica

- Malformações congênitas.
- Alterações do crescimento:
  - Baixa estatura pré ou pós-natal, alta estatura, assimetria corporal.
- Dificuldade em ganhar peso ou obesidade sem causa definida.
- Alterações cognitivo-comportamentais:
  - Atraso ou involução no desenvolvimento neuropsicomotor, deficiência intelectual, transtorno do espectro do autismo.
- Alterações no teste de triagem neonatal.
- Tumores, sobretudo, na presença de histórico familiar de neoplasias.

Do ponto de vista etiológico, a despeito de os constantes avanços na área da genômica tornarem a classificação de patologias cada vez mais ampla e complexa, tradicionalmente dividimos as doenças genéticas em três grandes grupos:

1. Cromossômicas: causadas por anormalidades cromossômicas (numéricas ou estruturais).
2. Multifatoriais: causadas pela atuação conjunta de vários genes, somada à interação de fatores ambientais.
3. Monogênicas: causadas predominantemente por alterações em único gene e classicamente subdivididas pelo respectivo padrão de herança (autossômico dominante, autossômico recessivo e ligado ao X).

AVALIAÇÃO DA CRIANÇA COM SUSPEITA DE SÍNDROME GENÉTICA

Anamnese

Como na maioria das áreas da medicina, a anamnese exerce um papel fundamental na semiologia dirigida ao paciente com condições genéticas. Deve-se estar atento especialmente à história da doença atual, gravidez, condições do parto, período neonatal, evolução do crescimento e desenvolvimento. É preciso observar ainda aspectos detalhados da história familiar, necessários à construção do heredograma– elemento indispensável para o raciocínio diagnóstico na genética clínica– uma vez que permite uma avaliação mais abrangente das condições de saúde da família, além de sinalizar o provável padrão de herança da condição do paciente (Figura 2).

Nas páginas seguintes, são ilustradas com alguns heredogramas as condições genéticas de padrão mendeliano clássico: autossômico dominante, autossômico recessivo, ligado ao X recessivo e ligado ao X dominante (Figuras 3, 4, 5 e 6).

Exame físico

A avaliação conjunta de dados antropométricos, presença de dismorfismos craniofaciais, inspeção do tórax (p. ex., deformidades, assimetrias), avaliação do abdome (p. ex., defeitos de parede abdominal, visceromegalias), membros (p. ex., encurtamentos, assimetrias), genitália, pele e fâneros, além do exame neurológico básico, constituem etapa importante para a elaboração de um diagnóstico ou para corroborar a suspeita de uma síndrome malformativa.

Além da descrição detalhada de todos os achados observados no exame físico, é de grande importância a documentação fotográfica do paciente, com especial ênfase às alterações encontradas.

Neste livro você terá a oportunidade de aprofundar o conhecimento sobre as

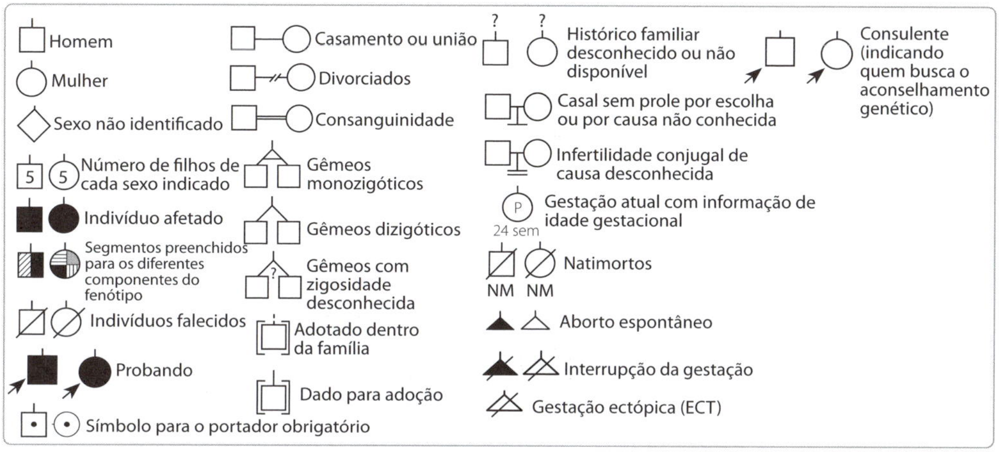

FIGURA 2 Símbolos para construção do heredograma.

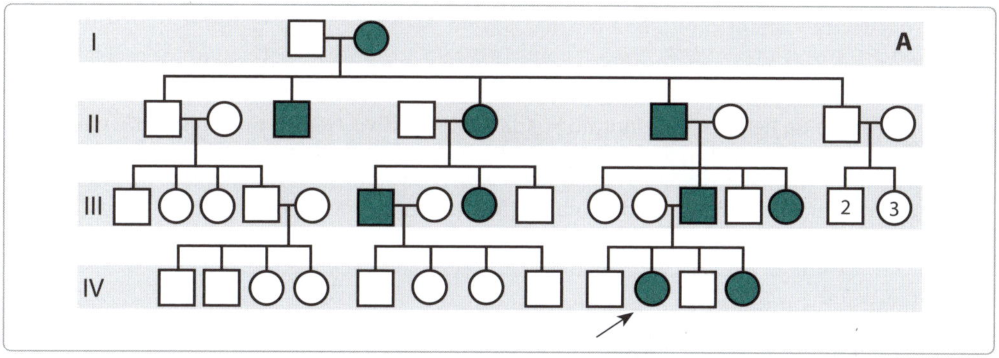

FIGURA 3 Padrão de herança autossômica dominante. Indivíduos de ambos os sexos igualmente afetados, múltiplas e sucessivas gerações afetadas, com transmissão direta de pai para filho. O risco de recorrência de um indivíduo afetado para a prole é de 50%.

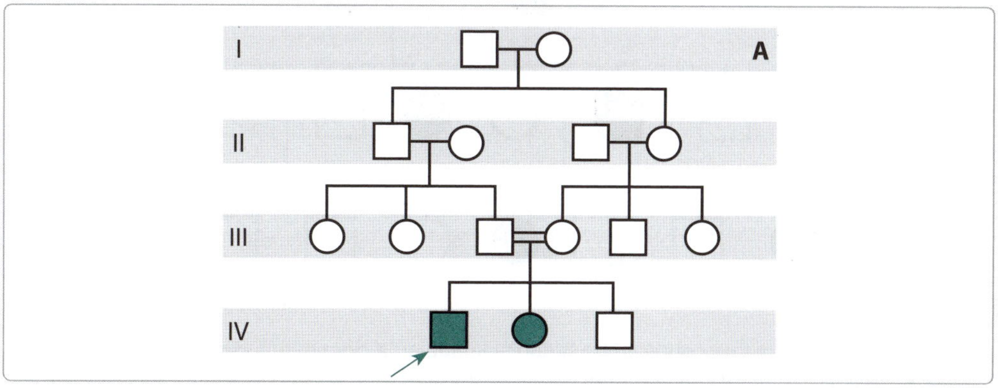

FIGURA 4 Heredograma da condição de herança autossômica recessiva em que há consanguinidade entre os pais do probando (primos de 1º grau). Na família demonstrada na figura, há dois indivíduos afetados (em cinza) com pais saudáveis (heterozigotos). No padrão de herança autossômica recessiva, homens e mulheres são igualmente afetados, e o risco de recorrência em gestações futuras para o casal de heterozigotos é de 25%.

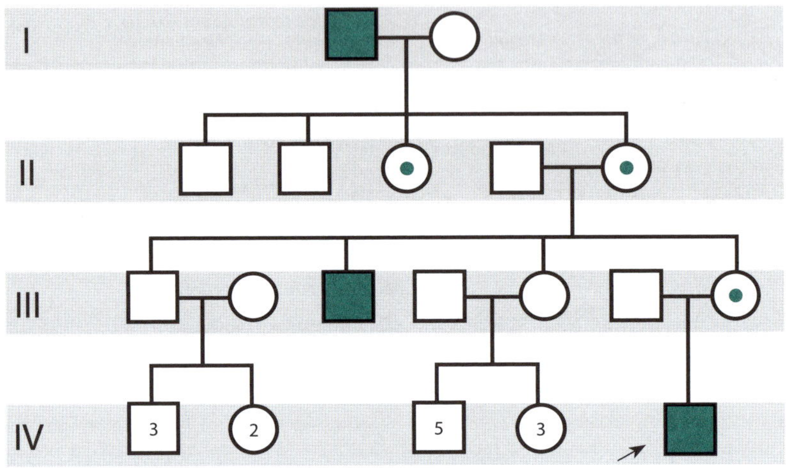

FIGURA 5 Padrão de herança de condição ligada ao X recessivo. Não há transmissão de pais afetados para seus filhos. Todos os pais, 100%, transmitirão a condição para suas filhas, e as mães transmitirão a condição para filhos e filhas em 50% das vezes. Em alguns casos podemos encontrar sintomas leves na mulher portadora devido à inativação preferencial do cromossomo X.

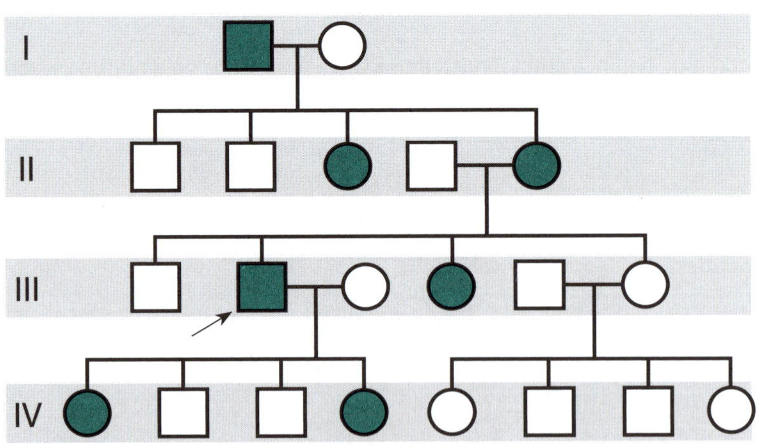

FIGURA 6 Heredograma de condição de herança ligada ao X dominante. Homens e mulheres são afetados, porém as mulheres geralmente com quadro mais leve. A diferença entre o padrão de herança autossômica dominante é que não há transmissão de pai para filho. Todos os pais, 100%, transmitirão a condição para suas filhas, e as mães transmitirão a condição para filhos e filhas em 50% das vezes. Em alguns cenários, a condição pode ser letal em homens, causando a morte na fase embrionária.

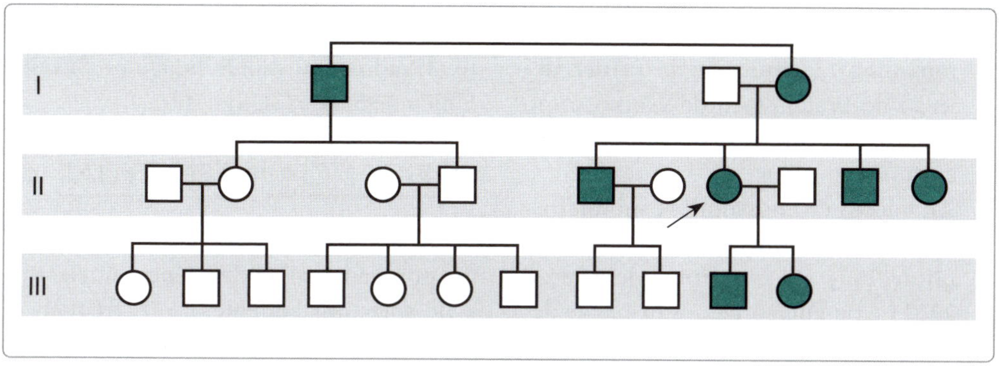

FIGURA 7 Heredograma ilustrando herança mitocondrial. Indivíduos de ambos os sexos podem ser afetados, e a transmissão exclusivamente por via materna pode ser decorrente de variantes em DNA mitocondrial. O quadro clínico pode variar mesmo dentro de uma mesma família, principalmente de acordo com o grau de heteroplasmia. O risco de recorrência pode chegar a 100%. Não há transmissão de homens afetados para seus descendentes.

principais técnicas laboratoriais utilizadas para a análise do DNA (capítulos: "Avaliação do número e da estrutura dos cromossomos"; "Avaliação de alterações gênicas").

A seguir serão apresentadas algumas das condições genéticas mais frequentes na prática pediátrica.

CRIANÇA COM SUSPEITA DE SÍNDROME DISMÓRFICA/ MALFORMATIVA

O pediatra, vez por outra, depara-se com o nascimento de crianças com uma síndrome dismórfica. Sabe-se que cerca de 3% de todas as crianças nascem com uma anormalidade estrutural grave, com comprometimento funcional significativo, podendo até produzir deficiência permanente ou mesmo óbito precoce. Ademais, diversos estudos sugerem que existe um risco 2 a 3 vezes maior para a ocorrência de malformações congênitas em gêmeos monozigóticos (i.e., cerca de 10% dos gêmeos monozigóticos nascem com uma anomalia congênita). À medida que observamos uma redução da mortalidade infantil por doenças infectocontagiosas, as malformações congênitas têm se tornado cada vez mais causas muito importantes de morbidez e mortalidade infantis em vários países.

Obviamente, em relação às síndromes de maior prevalência na população e de diagnóstico clínico relativamente mais fácil, como seria o caso da trissomia do cromossomo 21 (1 caso a cada 600 nascimentos), o pediatra sente-se mais capacitado a, pelo menos, suspeitar clinicamente de um diagnóstico. A experiência do geneticista clínico com síndromes dismórficas, tanto as mais frequentes como as mais raras, por outro lado, é fundamental para uma adequada investigação do paciente, com o objetivo de elucidar o diagnóstico e realizar o aconselhamento genético de maneira apropriada.

Sob o ponto de vista etiológico, pode-se observar diversos mecanismos associados:

1. Alterações cromossômicas numéricas e estruturais (p. ex., trissomia do cro-

mossomo 21, cromossomo 18, cromossomo 13, síndrome de Turner, deleção do braço curto do cromossomo 4p, deleção parcial do braço curto do cromossomo 5p).
2. Alterações cromossômicas submicroscópicas – microdeleções ou microduplicações (p. ex., síndrome de deleção 22q11.2 ou DiGeorge, síndrome de deleção 7q11.23 ou Williams-Beuren).
3. Condições monogênicas (p. ex., neurofibromatose tipo 1, complexo da esclerose tuberosa, síndrome de Marfan).

Na suspeita de uma síndrome dismórfica/malformativa, recomenda-se a triagem de malformações congênitas por meio de estudo ultrassonográfico do abdome total, ecocardiograma transtorácico com Doppler colorido, neuroimagem (a técnica a ser utilizada depende da faixa etária), avaliação oftalmológica e audiológica antes de iniciar a investigação genética com o cariótipo banda G do sangue periférico.

Caso a suspeita envolva síndromes de microdeleção (p. ex., síndrome de Williams-Beuren ou síndrome de microdeleção 22q11.2), o cariótipo com banda G é normal, havendo necessidade de realizar investigação utilizando técnicas de citogenômica (i.e. *Fluorescence in situ hybridization [FISH], Multiplex ligation-dependent probe amplification [MLPA] ou Microarray*) para a confirmação diagnóstica.

Já para as síndromes monogênicas, a técnica habitualmente utilizada é o sequenciamento de nova geração. Dependendo do contexto clínico, poderá ser realizada uma investigação mais dirigida (p. ex., painel de genes) ou mais ampla (sequenciamento do exoma ou do genoma). Ressalta-se que a resolutividade diagnóstica dessa investigação varia de 20 a 45%, e o acesso ainda é bastante restrito pelo custo elevado e indisponibilidade no Sistema Único de Saúde (SUS).

DEFICIÊNCIA INTELECTUAL

Apesar da grande variação, a prevalência populacional da deficiência intelectual é de aproximadamente 3%. A frequência do diagnóstico etiológico da deficiência intelectual tem aumentado nos últimos anos, em função da introdução de novas técnicas de análise do DNA, além da melhora na qualidade dos exames de neuroimagem e do maior acesso à saúde. Contudo, a despeito desse progresso, cerca de 40 a 60% dos pacientes com deficiência intelectual permanecem sem diagnóstico etiológico definido.

Dentre as principais etiologias da deficiência intelectual, as anomalias cromossômicas, incluindo as alterações numéricas e estruturais, estão presentes em 4 a 28% dos pacientes investigados, e, dentre elas, a trissomia do cromossomo 21 representa a maior parcela, correspondendo a 17% dos casos. As doenças de herança mendeliana conhecida ou presumida somam 8 a 26% dos casos, entre os quais se destaca a síndrome do X frágil, que representa cerca de 5% dos pacientes. As alterações cromossômicas submicroscópicas estão presentes em 7 a 17% dos casos, sendo mais comuns naqueles com deficiência intelectual moderada a grave. Os erros inatos do metabolismo contribuem com uma pequena parcela de pacientes, avaliada em 1 a 5%.

Deve-se ter em mente sempre as causas ambientais (p. ex., sequelas de prematuridade e de anóxia neonatal, o uso de teratógenos durante a gestação, as infecções congênitas), responsáveis por 10 a 30% dos casos de deficiência intelectual (Quadro 3).

QUADRO 3 Deficiência intelectual: exames de triagem conforme diretriz do *American College of Medical Genetics*

Exames de triagem na deficiência intelectual
▪ Cariótipo com banda G do sangue periférico. ▪ Estudo molecular do gene *FMR1*. ▪ *Microarray* genômico: ▪ Triagem urinária e sérica para erros inatos do metabolismo: – Cromatografia quantitativa de aminoácidos no plasma. – Ácidos orgânicos na urina.

TRANSTORNO DO ESPECTRO AUTISTA

Diversas síndromes genéticas estão relacionadas à ocorrência de transtornos do espectro autista (TEA). Nesse sentido, sabe-se que cerca de 25% dos casos de TEA têm uma etiologia genética definida, grande parte relacionada a condições clínicas bem estabelecidas (p. ex., complexo da esclerose tuberosa, síndrome de microdeleção 22q11.2, síndrome de microduplicação 15q). As síndromes genéticas associadas são mais frequentes em pacientes com TEA que apresentam atraso global no desenvolvimento neuropsicomotor e/ou deficiência intelectual (Quadro 4).

ERROS INATOS DO METABOLISMO

As doenças metabólicas hereditárias, mais popularmente conhecidas como erros inatos do metabolismo (EIM), compreendem um grupo amplo e heterogêneo de doenças genéticas caracterizadas por uma alteração enzimática. Quando consideradas de forma isolada, elas são raras, mas, quando avaliadas como grupo, apresentam incidência de aproximadamente 1 para cada 2.500 nascidos vivos.

Essas doenças podem aparecer em qualquer idade, e é fundamental que se faça o diagnóstico precoce (Quadro 5).

QUADRO 4 Transtorno do espectro autista: fluxo de avaliação do diagnóstico genético conforme a diretriz do *American College of Medical Genetics*

Nível 1
▪ Anamnese detalhada, incluindo a elaboração de heredograma com ao menos três gerações. ▪ Avaliação genético-clínica.
Obs. 1: se uma síndrome específica for suspeitada, deve-se realizar investigação molecular dirigida para a confirmação diagnóstica.
Obs. 2: se houver suspeita clínica, realizar investigação para doenças metabólicas/mitocondriais.
▪ *Microarray* genômico. ▪ Estudo molecular para a síndrome do X frágil (realizado rotineiramente apenas em indivíduos do sexo masculino; pacientes do sexo feminino devem realizar o teste apenas se direcionado pelo fenótipo e/ou histórico familiar).
Nível 2
▪ Sequenciamento do gene *MECP2* para todas as pacientes do sexo feminino. ▪ Pesquisa de duplicações no gene *MECP2* em indivíduos do sexo masculino, se o fenótipo for sugestivo. ▪ Estudo molecular do gene *PTEN* se o paciente tiver macrocefalia (PC > 2,5 DP).

DP: Desvios-padrão; PC: Perímetro Cefálico.

QUADRO 5 Erros inatos do metabolismo: principais sinais de alerta

Recém-nascidos e lactentes	Crianças maiores
▪ *Failure to thrive.* ▪ Vômitos frequentes. ▪ Perda de peso. ▪ Diarreia. ▪ Odor estranho na pele e/ou urina. ▪ Quadros semelhantes à intoxicação sem causa definida. ▪ Infecções recorrentes. ▪ Convulsões. ▪ Hepato e/ou esplenomegalia.	▪ Involução no desenvolvimento neuropsicomotor. ▪ Parada do desenvolvimento ou atraso. ▪ Fácies característica com sinais de depósito (p. ex., mucopolissacaridoses).

Na presença dos sinais e sintomas de alerta, recomenda-se a realização de exames bioquímicos de triagem, bem como o encaminhamento para um especialista em erros inatos do metabolismo para pronta investigação e instituição das medidas terapêuticas necessárias. Ressalta-se que a ausência de anormalidades nos exames de triagem não é suficiente para descartar uma condição pertencente a esse grupo de doenças (Quadro 6).

QUADRO 6 Erros inatos do metabolismo: exames de triagem

- Hemograma completo.
- Proteína C reativa quantitativa.
- Gasometria venosa.
- Lactato sérico.
- Amônia sérica.
- Glicose.
- Eletrólitos.
- Testes de função hepática e renal.
- Cromatografia de aminoácidos no plasma e na urina.
- Acilcarnitinas totais e frações no plasma.
- Pesquisa de ácidos orgânicos na urina.
- Hemocultura/urocultura.

CONCLUSÃO

A cada dia a genética médica tem aumentado sua interface com as mais diversas especialidades médicas, contribuindo não só para a definição etiológica, mas também para auxílio na definição de tratamento e prognóstico de muitas doenças, com consequente redução da morbidade, mortalidade e aumento na qualidade de vida dos pacientes.

EXAMES LABORATORIAIS UTILIZADOS NO DIAGNÓSTICO E SEGUIMENTO DAS CONDIÇÕES GENÉTICAS MAIS FREQUENTES NA FAIXA ETÁRIA PEDIÁTRICA

Exames	Descrito em:
Acilcarnitinas totais e frações no plasma	Apêndice
Amônia sérica	Capítulo 17: Hipoglicemia na infância
Cariótipo com banda G	Capítulo 21: Avaliação do número e da estrutura dos cromossomos
CGH *array* ou hibridização Genômica comparativa	Capítulo 21: Avaliação do número e da estrutura dos cromossomos
Cromatografia de aminoácidos no plasma	Capítulo 17: Hipoglicemia na infância
Cromatografia de aminoácidos na urina	Capítulo 17: Hipoglicemia na infância
Eletrólitos	Capítulo 42: Aspectos laboratoriais em nefrologia
FISH	Capítulo 21: Avaliação do número e da estrutura dos cromossomos
Gasometria venosa	Capítulo 42: Aspectos laboratoriais em nefrologia
Glicemia	Capítulo 14: Diabetes mellitus na criança e no adolescente
Hemograma	Capítulo 23: Análise crítica do hemograma
Lactato sérico	Capítulo 17: Hipoglicemia na infância
MLPA	Capítulo 21: Avaliação do número e da estrutura dos cromossomos
Painel de genes, multigenes	Capítulo 22: Avaliação de alterações gênicas
Pesquisa de ácidos orgânicos na urina	Capítulo 17: Hipoglicemia na Infância
Proteína C reativa	Capítulo 42: Aspectos laboratoriais em nefrologia
Sequenciamento de Sanger ou de DNA	Capítulo 22: Avaliação de alterações gênicas
Sequenciamento do exoma	Capítulo 22: Avaliação de alterações gênicas
Sequenciamento do genoma	Capítulo 21: Avaliação do número e da estrutura dos cromossomos
SNP *array ou microarray* genômico	Capítulo 21: Avaliação do número e da estrutura dos cromossomos Capítulo 21: Avaliação do número e da estrutura dos cromossomos
Testes de função hepática	Capítulo 66: Avaliação funcional do fígado e hepatites
Testes de função renal	Capítulo 42: Aspectos laboratoriais em nefrologia

CGH array: hibridização genômica comparativa; FISH: hibridização in situ por fluorescência; MLPA: *multiplex ligation-dependent probe amplification*.

BIBLIOGRAFIA RECOMENDADA

1. Kruszka P, Regier D. Inborn errors of metabolism: from preconception to adulthood. Am Fam Physician. 2019 Jan 1;99(1):25-32.
2. Pletcher B, Toriello H, Noblin S, Seaver LH, Driscoll DA, Bennet RL, et al. Indications for genetic referral: a guide for healthcare providers. Genet Med. 2007;9:385-9.
3. Schaefer G, Mendelsohn N; for the Professional Practice and Guidelines Committee. Clinical genetics evaluation in identifying the etiology of autism spectrum disorders: 2013 guideline revisions. Genet Med. 2013;15:399-407.
4. Sherman S, Pletcher B, Driscoll D. Fragile X syndrome: diagnostic and carrier testing. Genet Med. 2005;7:584-7.
5. South S, Lee C, Lamb A, Higgins AN, Kearney HM; Working Group for the American College of Medical Genetics and Genomics Laboratory Quality Assurance Committee. ACMG standards and guidelines for constitutional cytogenomic microarray analysis, including postnatal and prenatal applications: revision 2013. Genet Med. 2013;15:901-9.

CONTEÚDO COMPLEMENTAR

Utilize o QR code abaixo para acessar as questões comentadas do capítulo (senha: medicinalaboratorial).

21

Avaliação do número e da estrutura dos cromossomos

Leslie Domenici Kulikowski
Marília Moreira Montenegro

PONTOS-CHAVE DESTE CAPÍTULO

- As variações estruturais (SV) e as variações do número de cópias (CNV) têm grande impacto nas funções dos genes codificados e são responsáveis por diversas doenças humanas.
- A análise dos cromossomos e das variantes estruturais ajudou a identificar a relação genótipo-fenótipo e a compor o conteúdo dos bancos de dados genômicos que viabilizam o diagnóstico genético laboratorial.
- A citogenômica emprega diferentes metodologias que permitem o diagnóstico genético: métodos alvo e métodos de triagem genômica.
- Na era pós-genômica, o nível de resolução técnica se tornou mais aprimorado e permitiu maior compreensão dos efeitos fenotípicos dos rearranjos cromossômicos, tanto em indivíduos saudáveis quanto em indivíduos com fenótipos clinicamente relevantes.

INTRODUÇÃO

A compreensão da arquitetura genômica e sua relação com a variabilidade fenotípica nas doenças genéticas representam um campo promissor para diagnóstico. No momento a citogenômica é a área da genética laboratorial que estuda a estrutura e o número de cópias do genoma e permite associar as anormalidades encontradas nas diferentes doenças, por exemplo, as síndromes de malformações congênitas, as doenças metabólicas e as neoplasias.

Décadas antes da disponibilidade da tecnologia de sequenciamento, as primeiras diferenças observadas em nossa composição genética foram principalmente mudanças na quantidade e na estrutura dos cromossomos.

Os cromossomos são estruturas longas e organizadas de ácido desoxirribonucleico (DNA), normalmente visíveis ao microscópio de luz após coloração específica, no momento em que as células entram na fase de metáfase da divisão celular.

Os cromossomos apresentam importância clínica e são amplamente estudados, pois qualquer variação de número, tamanho ou em sua organização pode ter um efeito fenotípico deletério (Figura 1).

Na rotina laboratorial, diferentes técnicas citogenômicas são utilizadas para entender as variantes genômicas e sua relação com a saúde e a doença.

Os métodos de triagem, assim como os métodos alvo específicos, fornecem pistas valiosas sobre os rearranjos genômicos e os mecanismos de reparo de DNA, possibilitando uma compreensão mais adequada da associação causal com várias síndromes e doenças genômicas.

VARIANTES DO DNA

No início, a análise genética consistia basicamente em um processo de observação da morfologia dos cromossomos sob a lente do microscópio.

Mas, a partir dos anos 1970, a metodologia diagnóstica foi sendo aprimorada em diferentes níveis e hoje, dependendo do teste utilizado, conseguimos a identificação de anormalidades genômicas que incluem grandes alterações na estrutura dos cromossomos e as pequenas SV como as

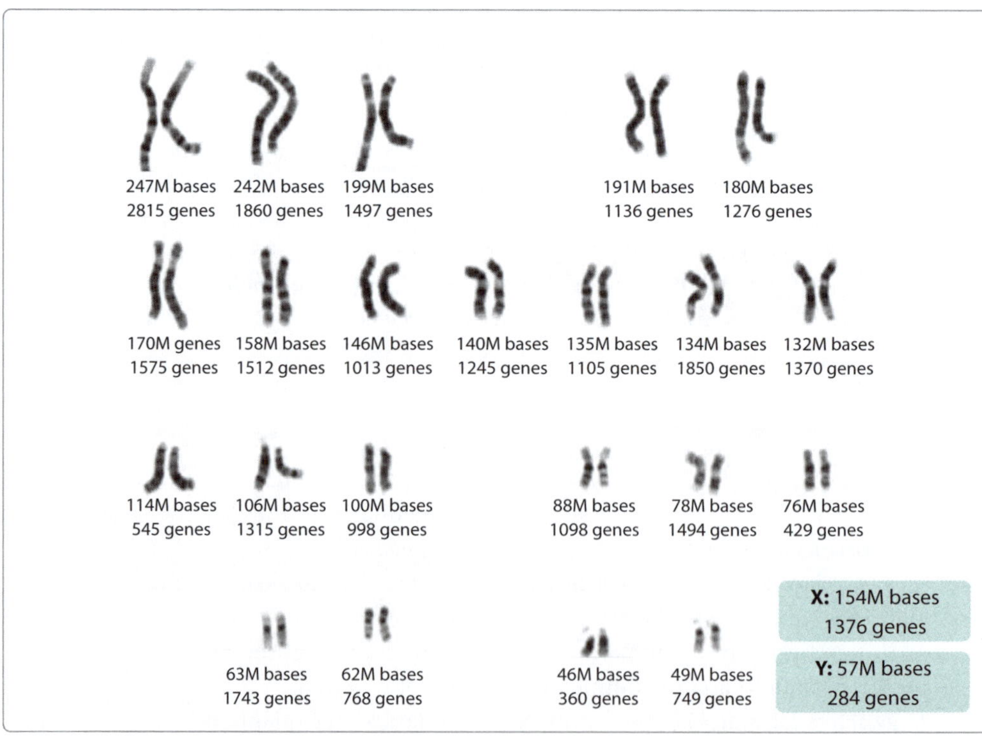

FIGURA 1 Cromossomos humanos vistos em coloração Giemsa (bandas G) e seu conteúdo genômico. A variação do conteúdo gênico influencia as características individuais, como aparência física, suscetibilidade a doenças e resposta a tratamentos médicos.
Fonte: Nature Reviews Genetics, 2009.

inserções e variações no número de cópias gênicas (CNV), como as duplicações e deleções dentro dos cromossomos (Figura 2).

Variantes estruturais são definidas como alterações genômicas que envolvem segmentos de DNA maiores que 1 kb, e podem ser microscópicos ou submicroscópicos. Existem outras alterações que também são consideradas variantes estruturais e incluem heteromorfismos, sítios frágeis, cromossomos de anel e marcadores, isocromossomos e minutos duplos.

Variações genômicas menores (< 1 kb) são chamadas de polimorfismos (SNP) e envolvem a mudança do número de cópias de um segmento de DNA como as pequenas inserções e/ou pequenas deleções (*indels*).

Estima-se que essas variantes em pequena escala constituem a maioria das variações genéticas. Por exemplo, existem pelo menos 10 milhões de SNP com média de 1 a cada 300 nucleotídeos entre os ~ 3 bilhões de pares de bases de nucleotídeos que constituem o genoma de um indivíduo.

Durante os últimos anos, centenas de CNV submicroscópicas e inversões clinicamente relevantes foram descritas no genoma humano, mostrando a importância dos métodos capazes de caracterizar o equilíbrio da genômica estrutural.

Existem variantes que têm consequência fenotípica óbvia, outras que influenciam a dosagem de genes e variantes que podem causar doenças genéticas isoladamente ou em combinação com fatores ambientais.

O termo "anormalidade estrutural" é frequentemente usado quando se refere

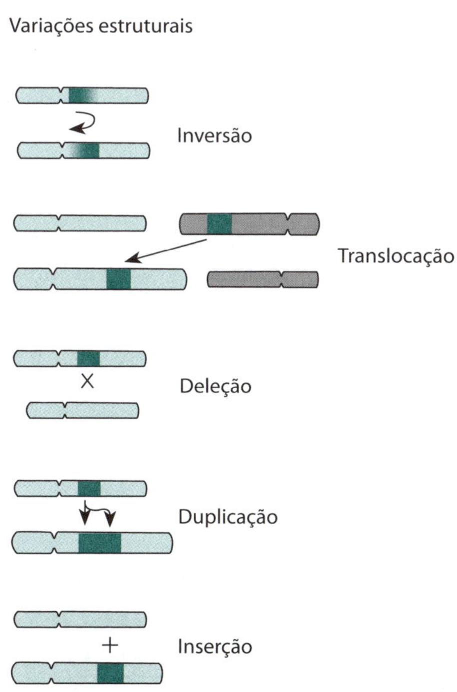

FIGURA 2 Esquema mostrando as variantes estruturais dos cromossomos clinicamente relevantes.

a variantes consideradas causadoras de doença e classificadas como patogênicas.

Dentre as anormalidades cromossômicas, estima-se que aproximadamente 70% dos portadores de malformações congênitas associadas à deficiência cognitiva tenham aneuploidias de cromossomos inteiros, como as trissomias do 13, 18 e 21, e/ou aneuploidias dos cromossomos sexuais. Outros 12% dos pacientes apresentam deleções e duplicações parciais, terminais ou intersticiais. Pouco mais de 8% das alterações encontradas são microdeleções, como a síndrome velocardiofacial/DiGeorge (del 22q11) e as síndromes de Angelman e de Prader-Willi (del 15q11). Os 10% restantes são causados por translocações equilibradas, inversões, inserções e/ou mosaicismo.

Nas duplicações cromossômicas, cópias extras de uma região cromossômica são formadas, resultando em diferentes números de cópias de genes dentro dessa área do cromossomo. Se as regiões duplicadas forem adjacentes à original, o processo é conhecido como duplicação em tandem.

As duplicações podem afetar o fenótipo, alterando a dosagem do gene. Por exemplo, a quantidade de proteína sintetizada é frequentemente proporcional ao número de cópias de genes presentes, portanto, genes extras podem levar a proteínas em excesso.

O estudo das duplicações mostrou que elas também são matéria-prima para a evolução, produzindo novas cópias de genes que estão livres para sofrer mutações e assumir outras funções. Algumas famílias de genes como a família do gene da globina humana, atestam o papel da duplicação na evolução. Vários genes da globina surgiram de um único precursor ancestral, tornando, assim, genes individuais disponíveis para assumir funções especializadas, com alguns genes se tornando ativos durante o desenvolvimento embrionário e fetal, e outros tornando-se ativos no organismo adulto.

Já as deleções envolvem a perda de sequências de DNA. Os efeitos fenotípicos das deleções dependem do tamanho e da localização das sequências excluídas no genoma. Por exemplo, as deleções que abrangem um centrômero resultam em um cromossomo acêntrico que provavelmente será perdido durante a divisão celular. Tal como acontece com as duplicações, as deleções podem afetar a dosagem do gene e, portanto, o fenótipo clínico resultante.

Podemos considerar que, quanto maior for o tamanho deletado, mais genes provavelmente estarão envolvidos e mais drástico será o defeito resultante. Ao mesmo tempo, o número de cópias de um gene precisa ser rigidamente regulado para garantir que, quando um gene é expresso, o produto funcional seja produzido no nível ou na dosagem correta.

Alguns genes requerem duas cópias para que os níveis de expressão normais sejam produzidos. Se uma cópia estiver faltando e apenas um alelo permanecer, o resultado poderá ser um fenótipo anormal; isso é chamado de haploinsuficiência. Por exemplo, a haploinsuficiência do gene *SHOX* (*short stature homeobox gene*) está associada à baixa estatura observada na síndrome de Turner, na síndrome de Leri-Weill (LWS) e na baixa estatura idiopática.

MÉTODOS DE DETECÇÃO DAS VARIAÇÕES GENÔMICAS ESTRUTURAIS

A análise microscópica dos cromossomos isolados de linfócitos do sangue periférico por bandamento G, conhecida como cariotipagem, vem sendo utilizada para identificar desequilíbrios genéticos nos últimos anos, como as aneuploidias e os grandes rearranjos cromossômicos estruturais, incluindo translocações e CNV. Mas esse método não tem capacidade para detectar anormalidades menores que 5 megabases (Mb, milhões de base de DNA pares), e dessa forma um número considerável de fenótipos clínicos causados por rearranjos cromossômicos submicroscópicos permanece subdiagnosticado.

Para superar as limitações do cariótipo tradicional, outros métodos mais sensíveis foram desenvolvidos, como a técnica de hibridação *in situ* por fluorescência (FISH) e a técnica de amplificação de múltiplas sondas dependentes de ligação (MLPA – *multiplex ligation-dependent probe amplification*). Ambos os testes detectam regiões específicas do genoma e são amplamente aplicados na rotina diagnóstica.

A triagem genômica simultânea de todo o DNA pode ser realizada pelas diferentes metodologias de *array*, sendo uma técnica bem mais abrangente, e recomendada desde 2007, pelo American College of Medical Genetics and Genomics como o teste de escolha para a detecção de diversas doenças genômicas.

As diversas plataformas de *array* disponíveis (oligo-*array*, SNP-*array*, Bead-*array*, Bac-*array* e CGH-*array*) são hoje amplamente empregadas para finalidade diagnóstica em laboratórios de rotina clínica, ou aplicadas à pesquisa científica. No geral, os *arrays* agregam a habilidade para a detecção de ganhos e perdas de segmentos genômicos, mosaicismo (> 30%), aneuploidias, regiões de homozigosidade (*regions of homozygosity* – ROH) e dissomia uniparental (*uniparental disomy* – UPD).

Cariotipagem

Um cariótipo é um arranjo de pares de cromossomos, montados a partir de imagens do núcleo da célula. Para tornar os cromossomos identificáveis, as células de um paciente são cultivadas em soluções hipotônicas, interrompendo a duplicação celular durante a metáfase, quando os cromossomos são condensados e visíveis, e em seguida os cromossomos são corados, formando bandas que distinguem diferencialmente a heterocromatina (DNA tipicamente associado a "genes inativos") da eucromatina, normalmente associadas a "genes ativos", o que resulta em um padrão de bandas específico para cada cromossomo.

Os padrões de bandas ajudam na identificação dos cromossomos, além de permitir o reconhecimento de grandes deleções, duplicações ou rearranjos. A resolução de um cariótipo dependerá do nível de bandas alcançado. A cariotipagem de rotina, utilizando células obtidas de sangue periférico, permite a detecção de anomalias entre 5 e 10 Mb, em tamanho. A resolução alcançável também dependerá do tipo de amostra; para alguns tipos celulares o aumento da resolução não é possível de ser alcançado, por exemplo, em amostras de muitos tumores.

Embora o cariótipo seja comumente realizado a partir do sangue por causa de sua acessibilidade, pode haver motivos para a realização do cariótipo em outros tipos de tecido, como fibroblastos de pele. Na suspeita de mosaicismo, por exemplo, pode-se utilizar amostras de diferentes tecidos para melhor caracterização da anormalidade cromossômica, seja ela numérica ou estrutural. As indicações para realizar o cariótipo incluem múltiplas anomalias congênitas, atraso de desenvolvimento neuropsicomotor e/ou deficiência intelectual associada a dismorfismos. Ou ainda, outros sinais clínicos compatíveis com quadros sindrômicos já descritos na literatura, como infertilidade, ginecomastia e amenorreia.

Como o cariótipo pode detectar rearranjos balanceados, em casos de casais com abortos espontâneos múltiplos, a análise cromossômica tradicional também é recomendada.

Hibridação *in situ* por fluorescência (FISH)

A FISH, conhecida como hibridação *in situ* por fluorescência, é uma técnica da citogenética molecular que usa sondas específicas para uma região cromossômica, permitindo identificar e localizar cópias gênicas.

A técnica de FISH surgiu na década de 1980 e consiste no emparelhamento de sondas *locus* específicas marcadas por fluorescência para suas sequências complementares no genoma.

Existem diversas sondas específicas disponíveis comercialmente, que permitem a avaliação dessas regiões em cada metáfase e/ou intérfase analisada. O tamanho das sondas varia de 5 a 500 kb, conforme o tipo e a região avaliados.

FISH com sequências repetitivas, como as sondas centroméricas (DNA alfa satélite), são empregadas para determinar o número de cópias de cada cromossomo, e as teloméricas, para a avaliação das extremidades dos cromossomos. Já as sondas de *locus* único são utilizadas para identificar deleções e duplicações em regiões ou genes específicos, por exemplo, para a síndrome de Williams-Beuren, identificando uma região específica deletada no cromossomo 7.

Também foram desenvolvidas sondas conhecidas como pintura cromossômica (*chromosome painting*), que podem ser úteis para delinear translocações e identificar a origem de um cromossomo extranumerário.

Ainda se pode utilizar o teste de FISH para identificar as aneuploidias comuns (13, 18, 21, X e Y), ou fusões gênicas (BCR-ABL no cromossomo Filadélfia), sendo, portanto, aplicadas tanto para caracterizar variações genômicas em síndromes malformativas como em doenças hematológicas. A FISH é um teste objetivo, ao contrário do cariótipo, cuja identificação de anormalidades cromossômicas sutis pode ser mais subjetiva.

Com a técnica de FISH pode-se caracterizar o genoma do paciente investigando deleções, duplicações, translocações (equilibradas e não equilibradas), alterações em mosaico (duas linhagens celulares diferentes), definir a origem de um cromossomo marcador ou caracterizar um rearranjo complexo.

Uma vantagem da FISH é a possibilidade de ser realizada em diversos materiais, como sangue periférico, vilosidade coriônica, tecidos parafinados, dentre outros, não necessitando de cultivo celular, já que podemos investigar os núcleos interfásicos.

Porém, a aplicação da investigação por esse método requer uma suspeita clínica consistente com uma síndrome bem definida ou um cariótipo anormal indefinido que exija melhor caracterização molecular, pois, como mencionado anteriormente, as sondas são específicas para regiões pesquisadas e não fornecem informações sobre o resto do genoma. São úteis, por exemplo, para detectar deleções, como na síndrome de DiGeorge (22q11.21) ou na síndrome de Williams (7q11.23).

Painéis de FISH, como FISH subtelomérico, que empregam maior número de sondas em um teste, também podem ser usados em alguns casos para fenótipos menos específicos, como deleções submicroscópicas e duplicações das extremidades dos cromossomos, em regiões subteloméricas; podem resultar em fenótipos clínicos mais inespecíficos. No entanto, esses testes foram amplamente substituídos pelos testes de *array* genômico, também conhecidos como CGH (hibridação genômica comparativa) ou CMA (análise cromossômica por *microarrays*).

Multiplex ligation-dependent probe amplification

A técnica de *multiplex ligation-dependent probe amplification* (MLPA) consiste na identificação simultânea de variações no número de cópias em 40 a 50 regiões em um único experimento, sendo, dessa forma, uma ferramenta de ótimo custo-benefício em casos que há suspeita clínica. É considerada uma alternativa mais rápida e economicamente mais viável que outras técnicas moleculares.

Esse método, descrito primeiramente por Schouten et al. em 2002, permite a triagem genômica quantitativa de sequências alvo específicas, baseada na hibridação simultânea e amplificação por reação em cadeia da polimerase (PCR, do inglês *polymerase chain reaction*) de mais de 45 sondas diferentes em uma única reação.

A triagem de alterações subteloméricas ou de microalterações específicas por MLPA revela uma taxa de 5 a 10% de anomalias em pacientes com cariótipo convencional normal

Dessa forma, em um único teste, a MLPA é capaz de avaliar pacientes que apresentam características fenotípicas de síndromes de microdeleção/microduplicação, tais como Williams-Beuren, Smith-Magenis, dentre outras.

A técnica também pode ser utilizada para pacientes com suspeita clínica de alterações subteloméricas de maneira mais simples e rápida, já que permite a avaliação de todos os subtelômeros humanos em uma única reação.

Para cada alvo um par de sondas específicas é utilizado, e cada uma delas contém uma sequência de complementaridade para a região de interesse (sequência de hibridação) e uma sequência de *primer* universal. Além de sua vantagem *multiplex* para a análise de diversas regiões em uma única reação, essa técnica requer uma pequena quantidade de DNA (20-500 ng) para a detecção de deleções e duplicações em um único éxon, sendo altamente específica, já que, para cada sequência, duas sondas ligadas entre si são necessárias para que ocorra a amplificação dos fragmentos.

Para a interpretação dos resultados produzidos por essa técnica são necessários controles normais extraídos a partir do mesmo tecido para cada reação, porque a MLPA é uma metodologia comparativa. Assim, a intensidade relativa de cada pico é comparada para que deleções e/ou duplicações possam ser identificadas.

A principal limitação da técnica de MLPA é que, diferentemente da FISH, não se consegue visualizar a localização cromossômica da alteração, e assim translocações não são detectadas.

Ainda devemos lembrar que, apesar de conseguirmos avaliar diversas regiões genômicas, precisamos de uma suspeita clínica para direcionar a pesquisa para um *kit* específico.

Testes de *arrays* genômicos

O *array* genômico é uma técnica de alta resolução, de análise total do genoma, para a detecção de ganhos e perdas submicroscópicos. Em uma lâmina ou *chip* há a disposição de milhares de sondas de oligonucleotídeos, contendo sequências complementares a regiões do genoma todo, marcados com fluorescência, nos quais o DNA do paciente se ligará em caso de complementaridade, e posteriormente a análise é realizada em *software* medindo a fluorescência emitida para a detecção de CNV. Assim, por meio do *array*, detectam-se CNV a partir do posicionamento das sondas incluídas na lâmina de hibridação selecionada e por meio da detecção da fluorescência emitida por essas sondas.

Por sua alta resolução e capacidade de investigação de alterações em todo o genoma em um único experimento, o *array* genômico é a indicação inicial de triagem para casos sem causa específica para atrasos de desenvolvimento neuropsicomotor (DNPM), deficiência intelectual, transtornos do espectro autista e múltiplas anomalias congênitas. Manuais de orientação à interpretação de CNV já foram publicados por órgãos internacionais como American College of Medical Genetics (ACMG), Association for Molecular Pathology (AMP) e Clinical Genome Resource (ClinGen) de modo a estabelecer critérios de padronização de análise e classificação ao redor do mundo, e de forma que os resultados possuam uma nomenclatura única e interpretada sem maiores vieses.

Existem dois tipos de CMA: hibridização genômica comparativa baseada em *microarray* (aCGH) e *microarrays* baseados em polimorfismo de nucleotídeo único (SNP). Com aCGH, o DNA isolado de uma amostra de teste (paciente) e uma amostra de referência de sexo correspondente são marcados com diferentes corantes fluorescentes, misturados em quantidades iguais e hibridados com a matriz. Alterações na proporção dos dois corantes fluorescentes indicam uma quantidade diferente de DNA na amostra de teste em comparação com o controle, portanto essas alterações correspondem às localizações dos CNV. Matrizes de SNP usam sondas contendo nucleotídeos polimórficos.

Uma amostra de referência não é usada no experimento; algoritmos computacionais traduzem a intensidade do sinal em informações sobre o número de cópias, bem como dos SNP presentes ou ausentes na amostra.

Como os *arrays* baseados em SNP fornecem dados sobre o genótipo, bem como o número de cópias de DNA, eles podem detectar certas anormalidades de número neutro de cópias de DNA. Trechos nos quais há ausência de heterozigosidade, conhecidos como regiões de homozigosidade (ROS), podem indicar pais consanguíneos (tornando as condições recessivas mais prováveis de ocorrer), ou segmentos de dissomia uniparental (quando duas cópias de um cromossomo vêm de um único parental), que estão associados a doenças de *imprinting*.

O CMA é um teste útil quando as características clínicas podem ser inespecíficas e o diagnóstico diferencial é amplo. O teste CMA é recomendado como primeiro teste de escolha para indivíduos com atraso no desenvolvimento, deficiência intelectual, distúrbios do espectro do autismo ou anomalias congênitas múltiplas. É importante lembrar que o teste CMA não pode detectar anormalidades cariotípicas balanceadas, como translocações recíprocas, que podem ser de importância clínica se interromperem um gene crítico. No entanto, muitos rearranjos aparentemente balanceados identificados no cariótipo revelaram ter desequilíbrios submicroscópicos nos pontos de quebra, então pelo menos um subconjunto de tais rearranjos pode ser identificado usando técnicas moleculares. No entanto, se houver suspeita de um rearranjo cromossômico balanceado (p. ex., devido a uma história de perda recorrente de gravidez), o cariótipo tradicional é clinicamente indicado.

Os métodos de triagem para anormalidades estruturais utilizados amplamente nos laboratórios de rotina podem ser vistos no Quadro 1.

QUADRO 1 Testes genéticos para detecção de anormalidades estruturais do DNA

Exame	Anormalidades identificadas	Capacidade	Exemplo de indicação
Cariótipo	Grandes alterações estruturais: aneuploidias, translocações, isocromossomos, anéis e CNVS > 5-10 Mb. Rearranjos equilibrados.	> 5-10 Mb (dependente do tipo e resolução de bandamento).	Suspeita de síndromes. Infertilidade ou abortamento de repetição; investigar rearranjos equilibrados após o resultado do *array*.
FISH	Aneuploidias, CNV, translocações, inversões, inserções.	> 50 kb a 1 Mb (principalmente entre 200-500 kb)	Aneuploidias no pré-natal. Investigação parental de rearranjos. Suspeita de síndromes causadas por CNV patogênicas. Estudo após cariótipo anormal (p. ex., presença de SRY, mosaicismos etc.).
SNP *array*	CNV, regiões de homozigosidade / dissomia uniparental / mosaicismo.	10-100 kb (dependente da resolução do chip escolhido)	Anomalias congênitas. Deficiência intelectual. Síndromes. Triagem pré-natal.
CGH-array	CNV	Éxons (dependentes do desenho do chip).	
MLPA / *real time* PCR	Deleções e duplicações.	Éxons. Mutações específicas.	Síndromes de microalterações. Doenças *kit*-específicas.
Sequenciamento Sanger	SNV, *indels*.	1 pb.	Doenças causada por mutação gene-específica. Estudo de famílias com mutação específica.

(continua)

QUADRO 1 Testes genéticos para detecção de anormalidades estruturais do DNA *(continuação)*

Exame	Anormalidades identificadas	Capacidade	Exemplo de indicação
Sequenciamento massivo paralelo (MPS) ou NGS (painel e exoma)	SNV, *indels*, CNV. DNA mitocondrial.	SNV, alterações de nucleotídeo único, regiões exônicas.	Doenças gene/mutações específicas. Novas mutações.
PCR (*kits* de repetição)	Repetições de expansão.	1-220 repetições.	Doenças de expansão/repetição de nucleotídeos.
MS-MLPA MS-qPCR	Deleção, UPD e regiões de *imprinting*.	Éxons.	Doenças de *imprinting* (p. ex., Prader-Willi).

CGH-array: hibridação genômica comparativa por array; CNV: variações do número de cópias; FISH: hibridação *in situ* por fluorescência; MLPA: *multiplex ligation-dependent probe amplification*; PCR: *polymerase chain reaction*; SNP: polimorfismos; UPD: *uniparental disomy*.

Análise e interpretação das variantes estruturais

Até o momento são atribuídas, de maneira geral, três interpretações e classificações para as variações no número de cópias gênicas (CNV): as possivelmente benignas ou polimórficas, as patogênicas ou clinicamente relevantes e as de significado clínico incerto ou VUS (do inglês *variants of uncertain clinical significance*). Essas denominações são atribuídas de acordo com as características das CNV, por exemplo, se é herdada ou ocorre de novo, se está presente em um indivíduo igualmente afetado ou saudável, se é uma região que apresenta muitos ou poucos genes, se é uma deleção ou duplicação, seu tamanho, dentre outras características.

As CNV consideradas benignas são alterações que podem ocorrer em regiões com poucos genes, porém elas devem ser do mesmo tipo (ganho ou perda) e observadas em mais de 1% dos indivíduos considerados normais ou relatadas no banco de dados de variantes benignas pelo menos 3 vezes, em distintas referências. Além disso, também podem ser alterações herdadas de um dos pais, quando este não apresenta alterações clínicas.

CNV classificadas como patogênicas são as alterações previamente descritas associadas a uma síndrome de microdeleção/microduplicação específica. Elas estão relacionadas às grandes alterações e regiões ricas em genes, e já foram relatadas em pacientes fenotipicamente alterados ou são herdadas de um dos pais que apresentam fenótipo clínico relevante.

As variantes consideradas incertas, as VUS, envolvem alterações em genes que não apresentam uma função bem estabelecida. Todas essas anormalidades estruturais perturbam o equilíbrio da transcrição gênica e representam grande parte das variabilidades de manifestações clínicas das síndromes genéticas.

QUADRO 2 **Bancos de dados disponíveis na internet para análise de dados das variações no número de cópias gênicas**

Banco de dados	Endereço eletrônico	Propósito
Database of Genomic Variants (DGV)	http://dgv.tcag.ca/dgv/app/home	Banco de dados de variantes benignas.
Database of Chromosomal Imbalance and Phenotype in Humans Using Ensembl Resources (DECIPHER)	http://decipher.sanger.ac.uk/	Banco de dados de variantes em afetados. Inclui fenótipo associado a cada alteração.
European Cytogeneticists Association Register of Unbalanced Chromosome Aberrations (EUCARUCA)	http://umcecaruca01.extern.umcn.nl:8 080/ecaruca/ecaruca.jsp	
The International Standards for Cytogenomic Arrays (ISCA)	https://www.iscaconsortium.org/	
National Center for Biotechnology Information (NCBI), inclui Online Mendelian Inheritance in Man (OMIM) e PubMed	http://www.ncbi.nlm.nih.gov/	Banco de dados citogenômicos geral. Contém localização de genes, sondas, SNP, variantes etc.
UCSC Genome Browser	http://genome.ucsc.edu/	
Ensembl Genome Browser	http://www.ensembl.org/index.html	

SNP: polimorfismos.
Fonte: Kulikowski et al., 2013.

CONCLUSÃO

O *array* é a ferramenta mais eficiente para identificar variantes, mas apresenta uma limitação em detectar inversões e translocações balanceadas.

Assim, escolher um método assertivo para encontrar a variante associada a um fenótipo específico pode exigir a combinação de mais de uma técnica citogenômica.

EXAME LABORATORIAL NA AVALIAÇÃO DO NÚMERO E DA ESTRUTURA DOS CROMOSSOMOS

Cariótipo	
Sinonímia	Cariótipo banda G, cariograma, cariotipagem, estudo cromossômico, pesquisa de cromossomo Philadelphia, estudo cromossômico com bandagem, cariótipo com bandagem.
Tipos de amostra	Sangue periférico com heparina.
Preparo do paciente	Não é necessário jejum.
Interferentes	....
Informações úteis	Possíveis anormalidades identificáveis: grandes alterações estruturais: aneuploidias, translocações, isocromossomos, anéis e CNV > 5-10 Mb e rearranjos equilibrados. Capacidade de identificação: > 5-10 Mb (dependente do tipo e resolução de bandamento). Indicação em suspeita de síndromes, infertilidade ou abortamento de repetição, investigar rearranjos equilibrados após o resultado de array.
Método	Técnica de Moorhead modificada.
Valor de referência	46, XX e 46, XY

BIBLIOGRAFIA RECOMENDADA

1. Archer TA, Berman MO, Blum K. Epigenetics in developmental disorder: ADHD and Endophenotypes. J Genet Syndr Gene Ther. 2011;30:1-33.
2. Bibikova M, Barnes B, Tsan C, Ho V, Klotzle B, Le JM, et al. High density DNA methylation array with single CpG site resolution. Genomics. 2011;98:288-95
3. Burns G, Bottino P. Genética. Rio de Janeiro: 6.ed. Guanabara Koogan; 1991. p.248-53.
4. Cerruti MP, Perfumo C, Cali A, Pastore G, Cavani S, Zara F, et al. Clinical and molecular characterisation of 80 patients with 5p deletion: genotype-phenotype correlation. J Med Genet. 2001;38:151-8.
5. Chehimi SN, Zanardo ÉA, Ceroni JRM, Nascimento AM, Madia FAR, Dias AT, et al. Breakpoint delineation in 5p- patients leads to new insights about microcephaly and the typical high-pitched cry. Mol Genet Genomic Med. 2020 Feb;8(2):e957.
6. Corrêa T, Feltes CB, Riegel M. Integrated analysis of the critical region 5p15.3–p15.2 associated with cri-du-chat syndrome. Genet Mol Biol. 2019;42(1 Suppl 1).
7. Day JJ, Sweatt DJ. Epigenetic mechanisms in cognition. Neuron. 2011;70:1-31.
8. Dyke SOM, Saulnier KM, Dupras C, Webster AP, Maschke K, Rothstein M, et al. Points-to-consider on the return of results in epigenetic research. Genome Med. 2019 May; 23;11(1):31.
9. Graff J, Mansuy IM. Epigenetic dysregulation in cognitive disorders. European Journal of Neuroscience. 2009;30:1-8.
10. Guilherme RS, Hermetz KE, Varela PT, Perez ABA, Meloni VA, Rudd KM, et al. Terminal 18q deletions are stabilized by neotelomeres. Molecular Cytogenetics.2015;8:32:1-7.
11. Konigsberg IR, Yang IV. It's in the (epi)genetics: effects of DNA methylation on gene expression in atopic asthma? Chest. 2020 Nov;158(5):1799-801.
12. Lee J, Ryu H. Epigenetic modification is linked to Alzheimer's disease: is it a maker or a marker? BMB Reports. 2010;43:649-55.
13. Li S, Dou X, Gao R, Ge X, Qian M, Wan L. A remark on copy number variation detection methods. Plos One. 2018;13:1-11.
14. Liu P, Carvalho CMB, Hastings PJ, Lupski JR. Mechanisms for recurrent and complex human genomic rearrangements. Curr Opin Genet Dev. 2012;22:211-20.
15. Luo Y, Hermetz KE, Jackson JM, Mulle JG, Dodd A, Tsuchiya KD, et al. Diverse mutational mechanisms cause pathogenic subtelomeric rearrangements. Human Molecular Genetics. 2011;20:3769-78.
16. Mainardi PC. Cri du chat syndrome. Orphanet Journal of Rare Diseases. 2006;1:33:1-9.

17. Maksimovic J, Phipson B, Oshlack A. A cross-package bioconductor workflow for analysing methylation array data. F1000Res. 2016 Jun;8;5:1281.
18. Mefford HC, Trask BJ. The complex structure and dynamic evolution of human subtelomeres. Nat Rev Genet. 2002;3:91-102.
19. Nguyen JM, Qualmann KJ, Okashah R, Reilly A, Alexeyev MF, Campbell DJ. 5p Deletions: current knowledge and future directions. Am J Med Genet C Semin Med Genet. 2015;169:224-38.
20. Niebuhr E. The cri du chat syndrome. Human Genetics. 1978;44:227-75.
21. Pidsley R, Zotenko E, Peters TJ, Lawrence MG, Risbridger GP, Molloy P, et al. Critical evaluation of the Illumina MethylationEPIC BeadChip microarray for whole-genome DNA methylation profiling. Genome Biol. 2016 Oct;7;17(1):208.
22. Riggs ER Andersen EF, Cherry AM, Kantarci S, Martin CL. Technical standards for the interpretation and reporting of constitutional copy-number variants: a joint consensus recommendation of the American College of Medical Genetics and Genomics (ACMG) and the Clinical Genome Resource (ClinGen). Genetics in Medicine. 2020;22(2):245-57.
23. Saha NR, Ota T, Litman GW, Hansen J, Parra Z, Hsu E, et al. Genome complexity in the coelacanth is reflected in its adaptive immune system. J Exp Zool B Mol Dev Evol. 2014;322(6):438-63.
24. Weber M, Hellmann I, Stadler MB, Ramos L, Paabo S, Rebhan M, et al. Distribution, silencing potential and evolutionary impact of promoter DNA methylation in the human genome. Nature Genetics. 2007;39:457-66.

CONTEÚDO COMPLEMENTAR

Utilize o QR code abaixo para acessar as questões comentadas do capítulo (senha: **medicinalaboratorial**).

22

Avaliação de alterações gênicas

Joselito Sobreira Filho
Nara Lygia de Macena Sobreira

PONTOS-CHAVE DESTE CAPÍTULO

- A etiologia molecular das doenças mendelianas raras, que afetam um único gene, pode ser investigada com o uso de diferentes metodologias.
- Cada metodologia tem indicações e limitações específicas. A identificação e interpretação funcional de alguns tipos de variações genômicas ainda são limitadas.
- As metodologias de sequenciamento de DNA mais utilizadas atualmente incluem a metodologia de Sanger e o sequenciamento de nova geração. O sequenciamento de nova geração inclui painéis, sequenciamento do exoma e sequenciamento do genoma.
- A caracterização clínica completa do paciente, incluindo a descrição de características físicas e história familiar, é essencial para a interpretação dos testes genéticos.

INTRODUÇÃO

Determinar a sequência de DNA é uma das ferramentas fundamentais da biologia molecular. Desde 2009, as metodologias de sequenciamento de DNA têm se tornado mais acessível a nível de pesquisa e na área de diagnóstico clínico. Igualmente, o sequenciamento de DNA tornou-se mais rápido e barato, e as ferramentas de análise têm sido constantemente aperfeiçoadas. Assim, o sequenciamento de DNA é amplamente utilizado no diagnóstico molecular de milhares de doenças raras; na caracterização molecular de vários tipos de câncer; na identificação de suscetibilidades ao uso de certos medicamentos e de variantes que conferem risco aumentado para doenças multifatoriais. Dessa maneira, o sequenciamento de DNA está transformando a medicina atual, tornando-a mais individualizada e precisa.

METODOLOGIAS DE SEQUENCIAMENTO DE DNA

Cada metodologia tem indicações, vantagens e limitações específicas que devem ser consideradas no momento da escolha da metodologia a ser utilizada.

Sequenciamento de Sanger

O método de sequenciamento de DNA desenvolvido por Sanger, Maxam e Gilbert, em 1977, é considerado a primeira geração de métodos de sequenciamento de DNA. O sequenciamento de Sanger é comumente chamado de sequenciamento "convencional" ou "tradicional".

Esse método se baseia na capacidade da DNA polimerase copiar uma fita de DNA a partir do molde, na presença de um *primer* iniciador. Durante a síntese, o desoxinucleotídeo adicionado à cadeia é complementar ao nucleotídeo de DNA modelo. A tecnologia desse método aproveita o fato de que as polimerases de DNA incorporam um terminador de cadeia 2'-3'-dideoxinucleotídeo monofosfato (ddNMP) na posição complementar apropriada, ao invés de um desoxidonucleotídeo monofosfato[1]. Várias moléculas de fita complementar são copiadas simultaneamente. As reações de extensão de cadeia se continuam até que um ddNMP seja incorporado. Entretanto, caso não haja essa incorporação, não será possível a adição do próximo nucleotídeo; então, a reação de alongamento da cadeia será interrompida naquele sítio. Quatro reações independentes são realizadas e em cada uma haverá fragmentos de DNA de diferentes tamanhos. As reações são individualmente submetidas a eletroforese em quatro corridas de gel de poliacrilamida-ureia. A leitura da sequência primária se dá pelo padrão de bandas das quatro corridas, pois cada banda é constituída por fragmentos de mesmo comprimento[1].

Para o sequenciamento automático, os nucleotídeos são marcados com quatro fluorocromos com diferentes didesoxinucleotídeos. Nesse caso, a separação em quatro reações não é mais necessária, pois, ao passarem pelo feixe de luz, os fluorocromos emitem uma luz que é detectada por um fotomultiplicador e a informação é processada com auxílio de um computador[2].

Por sua capacidade de produzir sequências longas (~800 pares de bases) e de baixo custo, a técnica permanece como padrão-ouro para investigação de mutações de ponto e pequenas deleções ou duplicações em um gene específico[2], por exemplo, a investigação de variantes patogênicas no gene *NF1* em um paciente com suspeita diagnóstica de neurofibromatose; ou a investigação de uma variante patogênica específica em um paciente com história familiar positiva, facilitando o diagnóstico pré-sintomático, a identificação de portadores não sintomáticos, além do diagnóstico pré-implantação ou pré-natal. O sequenciamento Sanger também pode ser utilizado para validação de variantes identificadas pelos métodos de sequenciamento de próxima geração. Na prática clínica, os resultados do sequenciamento Sanger podem levar de 2 a 6 semanas para ficarem prontos. A maior desvantagem do sequenciamento Sanger na prática clínica é que a investigação é normalmente limitada a um gene.

Sequenciamento de nova geração

Após a descrição do método de Sanger, as metodologias de sequenciamento de DNA melhoraram dramaticamente, a ponto de se tornar muito prático sequenciar todo o genoma de um indivíduo. O sequenciamento de próxima geração surgiu no ano de 2004 com o lançamento de uma plataforma de pirosequenciamento (Roche® 454 *Life Sciences*). Desde então, outras plataformas que usam a tecnologia de *Next-generation DNA sequencing* ou Sequenciamento de Nova Geração (NGS) foram lançadas, entre elas, a plataforma da Ion Torrent® e Illumina®. Cada uma delas apresenta suas especificidades, como os mecanismos para preparo de biblioteca de DNA e sequenciamento, contudo todas elas apresentam em comum o fato de permitir o sequenciamento massivo simultâneo de milhares de pares de bases do DNA e capacidade de gerar dados de sequenciamento muito superior e em maior velocidade que a técnica de sequenciamento de Sanger. Essa tecnologia de "alto rendimento" também permitiu a diminuição no custo do sequenciamento e, por isso, a investigação da etiologia das doenças genéticas teve um grande avanço.

Sequenciamento de nova geração: sequenciamento de painel ou painéis de sequenciamento de nova geração

Os painéis de genes fornecem dados de sequência para um subconjunto limitado de genes. O painel de um grupo de genes específicos é utilizado na prática clínica em situações em que mais de um gene está relacionado com a doença a ser investigada (heterogeneidade de lócus). Por exemplo, painéis de genes específicos podem ser usados para determinar a base genética em pacientes com suspeita diagnóstica de síndrome de Noonan, uma síndrome causada por variantes patogênicas em pelo menos 15 genes diferentes. Painéis de genes específicos também estão sendo cada vez mais usados para avaliar possíveis síndromes de câncer hereditário, como câncer hereditário de mama e ovário (HBOC) ou câncer de cólon hereditário. O número de painéis disponíveis continua a aumentar, com painéis validados disponíveis para cardiomiopatias hereditárias, doenças pulmonares, ciliopatias e outros distúrbios nos quais o diagnóstico molecular é facilitado pelo sequenciamento de múltiplos genes[3] (Tabela 1).

O sequenciamento do painel permite maior profundidade em comparação com o sequenciamento do exoma. Em termos práticos, a profundidade de cobertura indica quantas vezes a sequência de DNA é "revisada". A profundidade da cobertura é importante para ajudar a distinguir as verdadeiras variantes no genoma de erros introduzido no processo de sequenciamento. Por esse motivo, os painéis são indicados para a investigação de doenças caracterizadas por mosaicismo, como as doenças vasculares hipertróficas.

A identificação de variantes de significado desconhecido é mais provável com os painéis do que com o sequenciamento Sanger, e menos provável do que com o uso do sequenciamento do exoma. No entanto, com o uso do sequenciamento do exoma, variantes de significado desconhecido devem ser descritas no laudo apenas se ocorrerem em genes relacionados com as manifestações clínicas do paciente. Por esse motivo, não há vantagem no uso do painel ao invés do sequenciamento do exoma para evitar a identificação de variantes de significado desconhecido.

TABELA 1 Indicações do sequenciamento por painéis de nova geração

1. Na prática clínica, é indicado em situações em que mais de um gene está relacionado com a doença a ser investigada (heterogeneidade de lócus).
2. Indicado em suspeita de síndrome de Noonan, síndromes de câncer hereditário (câncer de mama e ovário [HBOC]) ou câncer de cólon), para cardiomiopatias hereditárias, doenças pulmonares, ciliopatias e outros distúrbios nos quais o diagnóstico molecular é facilitado pelo sequenciamento de múltiplos genes.
3. Necessidade de maior profundidade que o sequenciamento do exoma, isto é, requer que a sequência de DNA seja "revisada" mais vezes. É importante para ajudar a distinguir as verdadeiras variantes no genoma de erros introduzido no processo de sequenciamento. Por esse motivo, os painéis são indicados para a investigação de doenças caracterizadas por mosaicismo como, por exemplo, as doenças vasculares hipertróficas.

Os painéis de genes específicos podem ser preferíveis ao sequenciamento de exoma devido à considerável vantagem de custo. No entanto, se o sequenciamento do painel for negativo e houver a necessidade de realizar o sequenciamento do exoma, o custo será maior. Por esse motivo, os painéis não devem ser indicados para a investigação de doenças nas quais os genes conhecidos não estão mutados na maioria dos casos, ou para a investigação de doenças desconhecidas que afetam múltiplos órgãos ou sistemas.

Sequenciamento de nova geração: sequenciamento do exoma e ferramenta de pesquisa

Uma das aplicações do sequenciamento de próxima geração é o sequenciamento do exoma, que consiste em sequenciar apenas os éxons dos aproximados 20.000 genes humanos codificantes. Desde 2009, o sequenciamento do exoma se tornou a principal ferramenta na identificação de genes relacionados a doenças mendelianas raras[4]. Com o uso do sequenciamento do exoma, o número de genes com variantes causadoras de doenças mendelianas raras passou de 2.346 em 2009 para 4.638 atualmente, segundo a Online Mendelian Inheritance in Man® (OMIM)[23].

Além da identificação de novos genes relacionados a doenças mendelianas raras, o uso do sequenciamento do exoma na investigação das bases moleculares dessas doenças tem revelado modelos complexos, a saber:

- Um gene relacionado a várias doenças mendelianas raras – atualmente, o OMIM descreve 7.174 doenças mendelianas raras para as quais a base molecular foi identificada; e 4.638 genes com variantes patogênicas causadoras de doenças mendelianas raras (~1,5 doenças mendelianas raras/gene). Cerca de 3.233 genes estão relacionados a uma única doença mendeliana rara, mas 851 genes estão relacionados a duas doenças mendelianas raras; 306 genes estão relacionados a três doenças mendelianas raras; e 248 genes estão relacionados a quatro ou mais doenças mendelianas raras[5].
- Uma doença mendeliana rara causada por variantes patogênicas em vários

genes distintos – atualmente, o OMIM apresenta 520 séries fenotípicas que juntas incluem mais de 4.395 doenças mendelianas raras. Cada série fenotípica representa um caso de heterogeneidade de lócus, ou seja, uma doença mendeliana rara causada por variantes patogênicas em vários genes distintos. Embora esse seja um fenômeno conhecido, o sequenciamento do exoma tem revelado muitos novos casos de heterogeneidade de lócus e novas relações entre os genes envolvidos[6,7].

- Um paciente com múltiplas doenças mendelianas raras causadas por variantes patogênicas em múltiplos genes distintos – o sequenciamento do exoma tem revelado pacientes com múltiplas manifestações clínicas sem um diagnóstico clínico que, na verdade, tem duas ou três doenças diferentes, causadas por variantes patogênicas em/ou três genes distintos. Yang e colaboradores descreveram que 4,6% de 504 pacientes investigados tinham múltiplas doenças causadas por variantes patogênicas em dois genes distintos[8]. Retterer e colaboradores, por sua vez, descreveram que ~1% de 3.040 pacientes tinha múltiplas doenças causadas por variantes patogênicas em dois ou três genes distintos[9].
- Expansão do fenótipo de doenças mendeliana raras – a heterogeneidade fenotípica é um fenômeno conhecido entre as doenças mendelianas raras, mas, em muitos casos, a descrição completa das manifestações clínicas é difícil por causa do número pequeno de pacientes identificados com a doença. O sequenciamento do exoma tem facilitado o diagnóstico de pacientes com doenças mendeliana raras e de pacientes com manifestações clínicas previamente não descritas e, com isso, possibilita-se a expansão fenotípica de várias dessas doenças[10]. No entanto, em alguns casos, é difícil determinar se a manifestação clínica atípica representa uma expansão fenotípica da doença ou se o paciente apresenta múltiplas doenças causadas por variantes patogênicas em genes distintos.

Sequenciamento do exoma e diagnóstico clínico

O sequenciamento do exoma, ao invés do genoma completo, justifica-se, na prática clínica, pelo menor custo do sequenciamento do exoma se comparado ao sequenciamento do genoma, uma vez que o exoma corresponde a uma porção de aproximadamente 1,5% do genoma completo. Além disso, aproximadamente 85% das variantes causadoras de doenças são encontradas nos éxons.

Na prática clínica, o sequenciamento do exoma deve ser indicado quando:

1. O paciente apresenta manifestações clínicas sugestivas de uma doença mendeliana rara sem base molecular descrita na literatura.
2. O paciente apresenta manifestações clínicas sugestivas de uma doença mendeliana rara caracterizada por heterogeneidade de lócus, dado que os genes conhecidos já foram testados, e a variante causadora não foi identificada.
3. O paciente tem um fenótipo sindrômico sem diagnóstico, porém com padrão de herança ou outra evidência que sugira tratar-se de uma doença mendeliana.

Devido à complexidade do sequenciamento do exoma, os melhores resultados são obtidos quando o profissional de saúde solicitante e o laboratório clínico trabalham de forma colaborativa no processo de teste. Quando um profissional de saúde solicita testes genéticos, as informações clínicas do paciente são essenciais para a análise do laboratório.

Uma vez que o sequenciamento do exoma foi realizado, é esperado que o resultado possa apoiar os profissionais de saúde, a família e o paciente com informações relacionadas ao prognóstico, acompanhamento futuro, tratamento e planejamento reprodutivo. Além da identificação da variante causadora da doença investigada, o Colégio Americano de Genética Médica e Genômica recomenda que os laboratórios clínicos reportem, aos pacientes interessados, variantes patogênicas ou provavelmente patogênicas em 73 genes classificados como acionáveis. A maioria desses 73 genes está relacionada a doenças cardíacas e cânceres, e a identificação de variantes patogênicas ou provavelmente patogênicas permite ações preventivas que evitam manifestações clínicas mais graves[11].

Apesar dos benefícios do uso do sequenciamento do exoma como uma ferramenta de pesquisa e de diagnóstico clínico, no campo das doenças mendelianas raras, mais da metade dos casos permanece não diagnosticada[8,9,12]. Esses casos negativos acontecem porque o sequenciamento do exoma apresenta limitações como: a não possibilidade de avaliação de eventos epigenéticos; a não detecção de variantes localizadas fora das regiões capturadas (regiões regulatórias e intrônicas); de variantes com baixo balanço alélico naquele tecido (mosaico somático); além da não detecção de expansão de trinucleotídeos e de variações no número de cópias e de rearranjos cromossômicos mais complexos, como inversões e translocações.

Sequenciamento de próxima geração: sequenciamento do genoma

O sequenciamento do genoma tem sido utilizado para identificar genes relacionados a doenças mendelianas raras no campo da pesquisa desde 2010, quando Sobreira e colaboradores (2010)[5] usaram o sequenciamento do genoma junto de um estudo de ligação para identificar variantes de perda de função no gene *PTPN11* como causadores de uma doença chamada metacondromatos. Mais recentemente alguns laboratórios clínicos começaram a oferecer aos pacientes o sequenciamento do genoma, ao invés do sequenciamento do exoma (Tabela 2).

TABELA 2 Vantagens do sequenciamento do genoma

1. Oferece uma melhor cobertura dos éxons, já que a etapa de captura é eliminada. Belkadi e colaboradores (2015)[13] estimaram que aproximadamente 3% das variantes codificadoras não sequenciadas pelo exoma são sequenciados com o genoma.
2. Inclui o sequenciamento de variantes regulatórias e intrônicas descritas como causadoras de doenças mendelianas raras[14].
3. Permite melhor análise e identificação de expansão de trinucleotídeos[15] e de variações no número de cópias (deleções e duplicações).

No entanto, o sequenciamento do genoma continua sendo aproximadamente três vezes mais caro do que o sequenciamento do exoma, fazendo com que o sequenciamento do exoma seja, ainda, o teste mais indicado na prática clínica.

No campo da pesquisa, o sequenciamento do genoma tem sido amplamente utilizado nos últimos cinco anos. Entretanto, a interpretação de variantes não codificadoras ainda é um desafio. Um maior número de genomas sequenciados permite melhor estimação da frequência populacional das variantes não codificadoras, facilitando a interpretação da consequência dessas variantes na função dos genes afetados. Mas, apesar dos 76.156 genomas representados na versão v3.1 do gnomAD[14], a frequência populacional das variantes não codificadoras ainda não é suficientemente precisa para identificar as variantes mais raras e mais prováveis de causar doenças entre as milhares de variantes não codificadoras identificadas com o sequenciamento do genoma. Assim, a interpretação da função das variantes não codificadoras candidatas tem sido auxiliada por estudos de ligação, identificação de regiões de homozigose, pelo sequenciamento do RNA[16,17], por testes de função em modelos celulares e pelo uso de modelos animais.

CASOS NÃO RESOLVIDOS: O QUE FAZER?

O uso do sequenciamento do genoma pode melhorar a taxa de resolutividade em comparação ao sequenciamento do exoma[13,18], mas, mesmo com o uso do sequenciamento do genoma, mais de 50% dos casos permanecem com a etiologia molecular desconhecida no campo da pesquisa e na área de diagnóstico clínico. Atualmente o OMIM lista pelo menos 3.272 fenótipos com etiologia molecular desconhecida.

Alguns dos motivos que levam a essa resolutividade incompleta são:

1. Heterogeneidade fenotípica, ou seja, doenças com apresentação variável, fazendo com que indivíduos com uma apresentação leve sejam classificados como não afetados.
2. Heterogeneidade de lócus, ou seja, a mesma doença é causada por variantes patogênicas em múltiplos genes. Nesses casos, um número maior de pacientes é necessário para a investigação e identificação de genes novos relacionados a essas doenças.
3. Dificuldade na interpretação do efeito funcional de variantes codificadoras, mas de significado incerto.
4. Limitações na detecção de translocações e inversões causadoras de doenças.
5. Dificuldade na identificação de genes e variantes patogênicas que causam doenças com modo de herança mais complexos, por exemplo: *imprinting* materno, *imprinting* paterno, doenças oligogênicas, doenças mitocondriais (causadas por variantes patogênicas no DNA mitocondrial), doenças de herança ligada ao X, doenças causadas por variantes patogênicas na região pseudoautosomal no cromossomo X e doenças ligadas ao cromossomo Y.
6. Descrição incompleta das manifestações clínicas, características físicas e história familiar dos pacientes.

No entanto, muitos desses casos têm sido resolvidos com o processo de reanálise do sequenciamento. Informações sobre os genes e variantes são constantemente modificadas e atualizadas, além disso, ferramentas que predizem o impacto desses genes e variantes na saúde do indivíduo são frequentemente aprimoradas. Do mesmo modo, as manifestações clínicas do paciente podem mudar com o tempo. Assim, a reanálise anual do sequenciamento aumenta a possibilidade de identificação da variante causadora de doença[19].

A resolutividade do sequenciamento do exoma e do genoma na pesquisa e na clínica também pode ser melhorada com o compartilhamento de informação fenotípica e genotípica. Atualmente, várias ferramentas gratuitas e de fácil uso estão disponíveis aos profissionais da área de saúde, laboratórios clínicos e de pesquisa, e até mesmo aos pacientes[20,21]. Ferramentas como o GeneMatcher[22] têm facilitado a identificação de inúmeras variantes patogênicas, vários genes novos causadores de doenças, expansão fenotípica, novas doenças mendelianas raras, além de diagnósticos específicos de milhares de pacientes[22].

CONCLUSÃO

O uso do sequenciamento do exoma e do genoma permitiu um importante avanço na pesquisa da etiologia molecular de doenças mendelianas raras, bem como no diagnóstico clínico de pacientes afetados por essas doenças. No entanto, a identificação e interpretação de variantes codificadoras e não codificadoras do genoma humano ainda precisam ser aperfeiçoadas, para que o diagnóstico molecular dos pacientes com doenças raras seja possível na maioria dos casos. Não só as metodologias de sequenciamento e as ferramentas de bioinformática e análise precisam ser aprimoradas, mas também a caracterização clínica dos pacientes (incluindo aspectos físicos e história familiar), o processo de compartilhamento de dados e o processo de reanálise dos dados de sequenciamento.

EXAMES LABORATORIAIS UTILIZADOS NO DIAGNÓSTICO DE ALTERAÇÕES GÊNICAS

Sequenciamento de nova geração: sequenciamento do exoma	
Sinonímia	Captura e sequenciamento massivo simultâneo
Tipos de amostra	Sangue, saliva, fibroblasto, tumor sólido
Preparo do paciente	Não comer ou beber por 30 minutos antes da coleta se a amostra for salivar
Interferentes	Transfusão sanguínea se a amostra usada for sanguínea
Informações úteis	Padrão-ouro para investigação de mutações de ponto e pequenas deleções ou duplicações no exoma completo.

Sequenciamento de nova geração: sequenciamento do genoma	
Sinonímia	Sequenciamento massivo simultâneo
Tipos de amostra	Sangue, saliva, fibroblasto, tumor sólido
Preparo do paciente	Não comer ou beber por 30 minutos antes da coleta se a amostra for salivar
Interferentes	Transfusão sanguínea se a amostra usada for sanguínea
Informações úteis	Ainda mais utilizado a nível de pesquisa. Oferece uma melhor cobertura dos éxons; inclui o sequenciamento de variantes regulatórias e intrônicas descritas como causadoras de doenças mendelianas raras; e permite melhor análise e identificação de expansão de trinucleotídeos e de variações no número de cópias (deleções e duplicações).

Sequenciamento de Sanger	
Sinonímia	Método didesoxi ou método de terminação de cadeia, sequenciamento de DNA tradicional ou convencional
Tipos de amostra	Sangue, saliva, fibroblasto, tumor sólido
Preparo do paciente	Não comer ou beber por 30 minutos antes da coleta se a amostra for salivar
Interferentes	Transfusão sanguínea se a amostra usada for sanguínea
Informações úteis	Padrão-ouro para investigação de mutações de ponto e pequenas deleções ou duplicações em um gene específico.

Sequenciamento por painel de nova geração	
Sinonímia	Captura e sequenciamento massivo simultâneo
Tipos de amostra	Sangue, saliva, fibroblasto, tumor sólido
Preparo do paciente	Não comer ou beber por 30 minutos antes da coleta se a amostra for salivar
Interferentes	Transfusão sanguínea se a amostra usada for sanguínea
Informações úteis	Padrão-ouro para investigação de mutações de ponto e pequenas deleções ou duplicações em um grupo específico de genes.

BIBLIOGRAFIA RECOMENDADA

1. van Dijk EL, Auger H, Jaszczyszyn Y, Thermes C. Ten years of next-generation sequencing technology. Trends Genet. 2014;30(9):418-26.
2. Smith LM, Fung S, Hunkapiller MW, Hunkapiller TJ, Hood LE. The synthesis of oligonucleotides containing an aliphatic amino group at the 5' terminus: synthesis of fluorescent DNA primers for use in DNA sequence analysis. Nucleic Acids Res. 1985;13(7):2399-412.
3. Hulick PJ. Next-generation DNA sequencing (NGS): principles and clinical applications. [Internet]. [acesso em: 2022 jun. 21]. Disponível em: https://www.uptodate.com/contents/next-generation-dna-sequencing-ngs-principles-and-clinical-applications?search=sequenciamento%20de%20pr%C3%B3xima%20gera%C3%A7%C3%A3o&source=search_result&selectedTitle=1~150&usage_type=default&display_rank=1.
4. Bamshad MJ, Nickerson DA, Chong JX. Mendelian Gene Discovery: fast and furious with no end in sight. Am J Hum Genet. 2019;105(3):448-55.
5. Sobreira NL, Cirulli ET, Avramopoulos D, Wohler E, Oswald GL, Stevens EL, et al. Whole-genome sequencing of a single proband together with linkage analysis identifies a Mendelian disease gene. PLoS Genet. 2010;6(6):e1000991.
6. Goh KI, Cusick ME, Valle D, Childs B, Vidal M, Barabasi AL. The human disease network. Proc Natl Acad Sci USA. 2007;104(21):8685-90.
7. Vidal M, Cusick ME, Barabasi AL. Interactome networks and human disease. Cell. 2011;144(6):986-98.
8. Yang Y, Muzny DM, Xia F, Niu Z, Person R, Ding Y, et al. Molecular findings among patients referred for clinical whole-exome sequencing. JAMA. 2014;312(18):1870-9.
9. Retterer K, Juusola J, Cho MT, Vitazka P, Millan F, Gibellini F, et al. Clinical application of whole-exome sequencing across clinical indications. Genet Med. 2016;18(7):696-704.
10. Migliavacca MP, Sobreira NL, Antonialli GP, Oliveira MM, Melaragno MI, Casteels I, et al. Sclerocornea in a patient with van den Ende-Gupta syndrome homozygous for a SCARF2 microdeletion. Am J Med Genet A. 2014;164A(5):1170-4.
11. Miller DT, Lee K, Chung WK, Gordon AS, Herman GE, Klein TE, et al. ACMG SF v3.0 list for reporting of secondary findings in clinical exome and genome sequencing: a policy statement of the American College of Medical Genetics and Genomics (ACMG). Genet Med. 2021;23(8):1381-90.
12. Chong JX, Buckingham KJ, Jhangiani SN, Boehm C, Sobreira N, Smith JD, et al. The genetic basis of mendelian phenotypes: discoveries, challenges, and opportunities. Am J Hum Genet. 2015;97(2):199-215.
13. Belkadi A, Bolze A, Itan Y, Cobat A, Vincent QB, Antipenko A, et al. Whole-genome sequencing is more powerful than whole-exome sequencing for detecting exome variants. Proc Natl Acad Sci U S A. 2015;112(17):5473-8.
14. Karczewski KJ, Francioli LC, Tiao G, Cummings BB, Alfoldi J, Wang Q, et al. The mutational constraint spec-

trum quantified from variation in 141,456 humans. Nature. 2020;581(7809):434-43.
15. Rafehi H, Szmulewicz DJ, Bennett MF, Sobreira NLM, Pope K, Smith KR, et al. Bioinformatics-based identification of expanded repeats: a non-reference intronic pentamer expansion in RFC1 Causes CANVAS. Am J Hum Genet. 2019;105(1):151-65.
16. Cummings BB, Marshall JL, Tukiainen T, Lek M, Donkervoort S, Foley AR, et al. Improving genetic diagnosis in Mendelian disease with transcriptome sequencing. Sci Transl Med. 2017;9(386).
17. Gonorazky H, Liang M, Cummings B, Lek M, Micallef J, Hawkins C, et al. RNAseq analysis for the diagnosis of muscular dystrophy. Ann Clin Transl Neurol. 2016;3(1):55-60.
18. Mattick JS, Dinger M, Schonrock N, Cowley M. Whole genome sequencing provides better diagnostic yield and future value than whole exome sequencing. Med J Aust. 2018;209(5):197-9.
19. Bullich G, Matalonga L, Pujadas M, Papakonstantinou A, Piscia D, Tonda R, et al. Systematic collaborative reanalysis of genomic data improves diagnostic yield in neurologic rare diseases. J Mol Diagn. 2022;24(5):529-42.
20. Rodrigues EDS, Griffith S, Martin R, Antonescu C, Posey JE, Coban-Akdemir Z, et al. Variant-level matching for diagnosis and discovery: challenges and opportunities. Hum Mutat. 2022;43(6):782-90.
21. Wohler E, Martin R, Griffith S, Rodrigues EDS, Antonescu C, Posey JE, et al. PhenoDB, GeneMatcher and VariantMatcher, tools for analysis and sharing of sequence data. Orphanet J Rare Dis. 2021;16(1):365.
22. McWalter K, Torti E, Morrow M, Juusola J, Retterer K. Discovery of over 200 new and expanded genetic conditions using GeneMatcher. Hum Mutat. 2022;43(6):760-4.
23. An Online Catalog of Human Genes and Genetic Disorders. OMIM. [Internet] [acesso em: 2022 jun. 21]. Disponível em: https://www.omim.org/.

CONTEÚDO COMPLEMENTAR

Utilize o QR code para acessar as questões comentadas do capítulo (senha: **medicinalaboratorial**)

Seção VI

Hemato-oncologia

Coordenador: Vicente Odone Filho

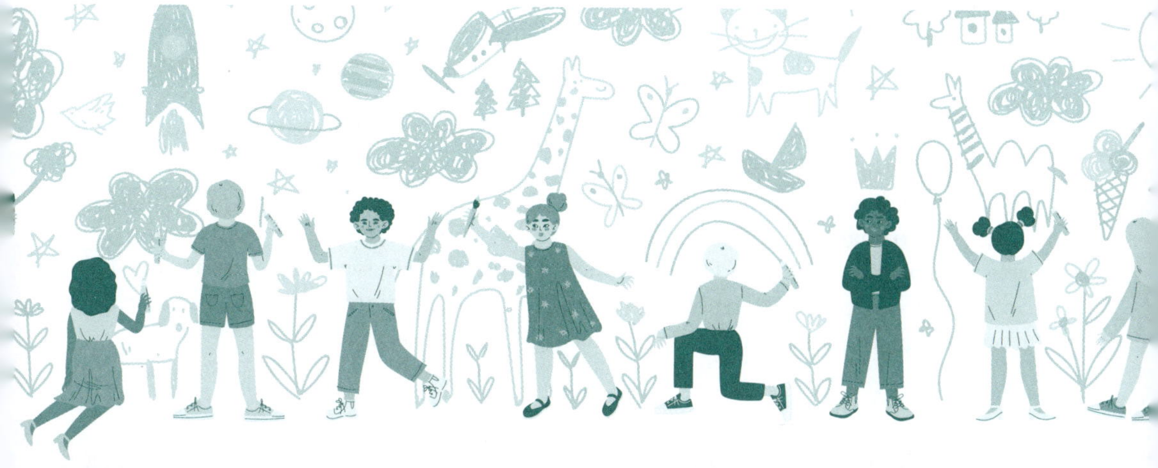

23

Análise crítica do hemograma completo

Marlene Pereira Garanito
Aparecida de Cassia Carvalho

PONTOS-CHAVE DESTE CAPÍTULO

- A interpretação minuciosa do hemograma, correlacionada ao quadro clínico, auxilia no diagnóstico de muitos casos clínicos.
- Conhecer a variação fisiológica dos valores do eritrograma e do leucograma nas diferentes faixas etárias pediátricas.
- Reconhecer os fatores que podem interferir nos resultados dos índices hematimétricos, na contagem total e diferencial de leucócitos e de plaquetas.
- A contagem de reticulócitos é fundamental para a compreensão da eritropoese, além de permitir o direcionamento da investigação das anemias.
- Reconhecer o desvio à esquerda, a reação leucemoide e a reação leucoeritroblástica.
- Conhecer as principais causas de pseudoplaquetopenia e pseudoplaquetose.

INTRODUÇÃO

O hemograma (HMG) é um exame laboratorial simples e de baixo custo, que reflete no sangue periférico, e o que ocorre em nível central, isto é, na medula óssea.

Entre todos os exames laboratoriais, o HMG é o mais requerido e a sua correta interpretação, associada à história e ao quadro clínico do paciente, auxilia no diagnóstico de patologias hematológicas ou sistêmicas que acometem crianças e adolescentes.

A realização do HMG divide-se em:

- Fase pré-analítica: corresponde às etapas iniciais que antecedem a análise laboratorial, isto é, a indicação do exame, solicitação legível, preparo do paciente, procedimentos de coleta, acondicionamento, transporte e preparo da amostra.

- Fase analítica: nessa etapa, os profissionais do laboratório iniciam o processo de análise de acordo com o sistema analítico empregado, com os procedimentos operacionais padrão do equipamento, além do método de controle adotado, como é o caso do controle estatístico dos processos. Nesse momento, é realizado o controle interno de qualidade, a verificação de instrumentos e reagentes, a verificação do estado de controle dos sistemas e a monitorização dos processos de análises. Corresponde à etapa de execução do exame propriamente dita.
- Fase pós-analítica: inicia-se no laboratório clínico e envolve os processos de análise, validação e liberação dos laudos, por parte dos especialistas do laboratório. Essa etapa se encerra após o médico receber o resultado final, interpretá-lo e tomar sua decisão.

Um ponto que merece ser abordado é o fato de que – diferente da população adulta brasileira, para a qual, desde 2019, foram propostos e publicados valores de referência para o hemograma, obtidos por meio da Pesquisa Nacional de Saúde –, para a faixa etária pediátrica, até o momento, são utilizados valores de referência de outros países.

Neste capítulo, abordaremos, de forma resumida, alguns aspectos das fases pré-analítica, analítica e pós-analítica do HMG.

FASE PRÉ-ANALÍTICA DO HEMOGRAMA

É importante conhecer os fatores pré-analíticos que podem interferir nos resultados e, eventualmente, prejudicar o raciocínio clínico. A seguir serão apresentados, resumidamente, alguns desses fatores:

1. Jejum: atualmente, considera-se adequado o jejum de duas a quatro horas para coleta de HMG em adultos e crianças. No caso de recém-nascidos, sugere-se que a coleta seja realizada antes da próxima mamada. Em situações de urgência, emergência ou outras em que não seja possível respeitar o tempo de jejum, o HMG pode ser realizado, contudo, devemos lembrar que, como a dosagem de hemoglobina (HB) é realizada por meio de espectrofotometria, é possível obter o valor de HB aumentado em até 1g/dL.
2. Anticoagulante de escolha: o ácido etilenodiaminotetracetico (EDTA), padronizado mundialmente como o tubo de tampa roxa, é o anticoagulante recomendado para as rotinas de hematologia por preservar a morfologia dos leucócitos e permitir a realização da contagem diferencial. Para a interpretação fidedigna do resultado do HMG, é fundamental, durante a coleta, seguir a proporção correta preconizada pelo fabricante entre o volume de sangue coletado e o anticoagulante (EDTA). Por exemplo, nos tubos coletados com volume de sangue inferior ao preconizado, a amostra estará diluída e, com isso, todos os parâmetros do HMG se apresentarão mais baixos do que o real. Por sua vez, se o tubo coletado apresentar volume superior ao preconizado, poderá ocorrer a formação de coágulos e microcoágulos que interferem nos resultados e, frequentemente, impossibilitam a sua interpretação. Atualmente, há disponível no mercado tubos para diversos volumes de coleta (de 2 a 6 mL) para

uso em crianças, adultos e idosos. Para as coletas infantis em unidades de neonatologia, há microtubos específicos, compatíveis com a coleta de 0,5 a 1 mL de sangue, evitando assim a espoliação do paciente.

3. Coleta: o tempo de garroteamento não deve ultrapassar um minuto. Além desse tempo, ocorre hemólise, estase localizada e saída de plasma para os tecidos com consequente hemoconcentração, resultando em elevação do hematócrito em 4 a 6%. Logo após a coleta, os tubos devem ser homogeneizados suavemente por inversão para que o anticoagulante se misture adequadamente na amostra. A homogeneização inadequada da amostra promove a formação de microcoágulos.
4. Armazenamento da amostra e transporte: a amostra deve estar identificada corretamente e, assim que obtida, ser encaminhada ao laboratório. Se isso não for possível, a amostra poderá ficar armazenada em temperatura ambiente (18 a 25° C) por até 8 horas. A partir desse período, a amostra deve ficar armazenada refrigerada (ideal a 4°C). Após 24 horas, a amostra perde sua estabilidade e não deve ser utilizada para realização do exame.

FASE ANALÍTICA DO HEMOGRAMA

Atualmente, a maioria dos laboratórios utiliza analisadores hematológicos automatizados (contadores eletrônicos) para a realização do hemograma. Os analisadores mais robustos, utilizados em laboratórios de médio e grande porte, substituem totalmente os métodos manuais na avaliação quantitativa do eritrograma, contagem de leucócitos e plaquetas. Por meio dos contadores automatizados (CA), é possível se obter o número de eritrócitos, a determinação da hemoglobina (HB), do hematócrito (HT), do volume corpuscular médio (VCM), da hemoglobina corpuscular média (HCM), da concentração da hemoglobina corpuscular média (CHCM) e a amplitude de distribuição das hemácias (RDW). A contagem automatizada de eritrócitos geralmente utiliza os princípios da impedância e/ou dispersão de luz, sendo essa contagem mais precisa e exata do que a contagem manual. O hematócrito manual, por exemplo, é mais impreciso do que o automatizado, pois ocorre encarceramento de plasma entre as hemácias, elevando o valor do hematócrito em até 1,5%. O VCM, quando obtido manualmente, também é impreciso, uma vez que é utilizada a fórmula: VCM = HT x 10/RBC, que depende da contagem de eritrócitos (RBC) manual, que possui pouca confiabilidade. O mesmo ocorre com a obtenção dos demais índices hematimétricos por meio da análise manual.

A despeito da superioridade dos CA, vale ressaltar que a sua calibração cuidadosa é fundamental para fornecer resultados confiáveis e, ainda assim, alguns pontos devem ser levados em consideração. Por exemplo, as características da hemácia (forma, flexibilidade da membrana e volume), a presença de crioaglutininas e situações onde ocorre variação da osmolaridade plasmática, como nos casos de hiperglicemia grave, podem influenciar na determinação do VCM e do HT, e devem ser levadas em consideração pelo clínico.

Em relação ao leucograma, os CA realizam a contagem total e diferencial de leucócitos. Esses contadores são de alta precisão e exatidão na maioria das amostras, pois enquanto na contagem manual são contadas entre 100 e 200 células; os CA analisam e estabelecem os valores relativos a partir da contagem de 10.000 células. Todavia, em amostras alteradas, frequentemente há a necessidade da contagem diferencial manual em lâmina (considerada padrão-ouro). Em algumas situações, por exemplo, na presença de atipias linfocitárias, blastos, eritroblastos, granulócitos imaturos, linfócitos anômalos e aumento de bastonetes, os CA emitem alarmes ou *flags* que sinalizam a necessidade da avaliação microscópica por profissional treinado para a identificação morfológica adequada.

FASE PÓS-ANALÍTICA DO HEMOGRAMA

Compreende a transcrição e digitação dos resultados, emissão de laudos, disponibilização deles para o médico e o paciente e, por fim, a interpretação pelo médico assistente.

A avaliação completa do HMG, associada ao exame microscópico de esfregaço de sangue periférico, permite as análises quantitativa e qualitativa dos glóbulos vermelhos (eritrócitos ou hemácias), dos glóbulos brancos (leucócitos) e das plaquetas.

SÉRIE VERMELHA/ ERITRÓCITOS

A série vermelha é analisada por meio do eritrograma:

- Contagem de eritrócitos: contagem do número total de eritrócitos por mm^3.
- Dosagem da hemoglobina (HB): quantidade de hemoglobina presente na hemácia, em g/dL.
- Hematócrito (HT): percentagem de volume ocupada pelos glóbulos vermelhos ou hemácias no volume total de sangue, em %.
- Volume Corpuscular Médio (VCM): medida do tamanho médio das hemácias, obtido pelo cálculo: VCM = HT X 10/ número de hemácias. Sua unidade de medida é o fentolitro (fL).
- Hemoglobina Corpuscular Média (HCM): quantidade média (peso) de hemoglobina presente nas hemácias, obtida por meio do valor de HB dividido pela contagem de eritrócitos, em pg.
- Concentração da Hemoglobina Corpuscular Média (CHCM): concentração de hemoglobina na média das hemácias, obtida por meio do valor de HB dividido pelo HT, em g/dL.
- Amplitude da distribuição das hemácias (RDW): coeficiente de variação do tamanho da hemácia, obtido a partir da divisão do desvio-padrão da hemácia pelo VCM, em %.
- Os valores de referência (VR) para série vermelha na criança encontram-se na Tabela 1.

A análise conjunta do eritrograma e do esfregaço do sangue periférico são particularmente úteis no diagnóstico diferencial e na avaliação das anemias. Com relação à análise do esfregaço do sangue periférico, por exemplo, a visualização de microcitose pode sugerir talassemia, anemia ferropriva, anemia sideroblástica etc. A presença de esferócitos pode ser observada na esferocitose hereditária, anemia hemolítica autoimune e transfusão sanguínea recente. A presença de hemácias em foice é característica das doenças falciformes. Os corpúsculos de Howell-Jolly costumam ocorrer na anemia megaloblás-

TABELA 1 Valores médios de referência para hemoglobina, hematócrito e volume corpuscular médio, de acordo com a idade e o sexo

Idade		HB (g/dL)	HT (%)	VCM (fL)	HCM (pg)	CHCM (g/dL)
Nascimento		16,5	51	108	34	33
1 a 3 dias		18,5	56	108	34	33
1 semana		17,5	54	107	34	33
2 semanas		16,5	51	105	34	33
1 mês		14,0	43	104	34	33
2 meses		11,5	35	96	30	33
3 – 6 meses		11,5	35	91	30	33
6 meses – 2 anos		12,0	36	78	27	33
2 – 6 anos		12,5	37	81	27	34
6 – 12 anos		13,5	40	86	29	34
12 – 18 anos	Feminino	14,0	41	90	30	34
	Masculino	14,5	43	88	30	34

CHCM: concentração de hemoglobina corpuscular média; HB: hemoglobina; HCM: hemoglobina corpuscular média; HT: hematócrito; VCM: volume corpuscular médio.
Fonte: adaptada de Orkin SH, 2009.

tica, na talassemia e após esplenectomia. Além das alterações supracitadas, é importante também destacar: os esquizócitos e as hemácias em lágrima (dacriócitos). A presença de esquizócitos pode sugerir anemia hemolítica microangiopática, coagulação intravascular disseminada (CIVD) e também podem ser vistos em pacientes com prótese de válvula cardíaca ou doença valvular cardíaca grave. Os dacriócitos, quando presentes, podem indicar eritropoese extramedular. Os laboratórios emitem no laudo uma avaliação semiquantitativa dessas alterações em cruzes (1+ a 3+) ou por meio de adjetivos (discreta, moderada e acentuada).

O diagnóstico diferencial das anemias, por exemplo, pode ser baseado na fisiologia e na morfologia. A partir da análise do eritrograma, é possível classificar as anemias do ponto de vista morfológico e iniciar a investigação. A classificação morfológica se baseia no VCM, segundo o qual as anemias são divididas em três grupos: microcíticas (VCM abaixo do VR para o sexo e a idade), macrocítica (VCM acima do VR para o sexo e a idade) ou normocítica (VCM dentro dos VR para a idade) (Tabela 2).

TABELA 2 Classificação das anemias baseada no Volume Corpuscular Médio

Anemia microcítica	Deficiência de ferro Talassemias Intoxicação por chumbo Anemia sideroblástica
Anemia macrocítica	Deficiência de ácido fólico Deficiência de Vitamina B12 Anemia aplástica Aplasia pura de série vermelha Hipotireoidismo Doença hepática Infiltração da medula óssea Anemia diseritropoética Uso de medicamentos que interferem na eritropoese

(continua)

TABELA 2 Classificação das anemias baseada no Volume Corpuscular Médio *(continuação)*

Anemia normocítica	Anemias hemolíticas congênitas Anemias hemolíticas adquiridas Perda aguda de sangue Sequestro esplênico Doença renal crônica

Além do VCM, entre os índices hematimétricos, vale ressaltar que o RDW é muito útil para distinguir, por exemplo, a anemia por carência de ferro e a anemia causada pela talassemia. Também é útil para a distinção da anemia megaloblástica de outras anemias macrocíticas (hipotireoidismo, aplasia medular, hepatopatias). Valores aumentados de RDW são vistos nas anemias carenciais e nas doenças falciformes, enquanto níveis normais ocorrem nas talassemias, nas anemias de doença crônica e nas esferocitoses. O VR para o RDW é de 11,5 a 14,5%.

Outro ponto que merece destaque, devido à importância no auxílio para o diagnóstico das anemias, é a contagem de reticulócitos (RET). Essa contagem não faz parte do HMG, devendo ser solicitada à parte, pois é um exame fundamental para compreensão da eritropoese e permite direcionar a investigação das anemias. O RET é uma hemácia jovem que permanece na medula óssea por dois dias e 24h no sangue periférico, maturando-se finalmente em hemácia madura. Nos esfregaços corados pelos corantes de Romanowsky, utilizados para avaliação morfológica das séries vermelha, leucócitos e plaquetas, os RET são visualizados como hemácias cinza-azuladas e relatados como policromasia. Os valores de referência no sangue periférico variam: ao nascimento 4 a 6%; a partir do 4º dia, tem início uma queda, atingindo entre o 7º e o 9º dia de vida o valor de 0,5%. A partir do 6º mês de vida, os valores considerados normais variam de 0,5% a 1,5%. É preciso lembrar que devemos considerar os valores absolutos de RET no raciocínio clínico. Os valores de RET são maiores nas anemias hemolíticas, na terapia de reposição de ferro, após perda de sangue etc. Enquanto os valores diminuem nas anemias carenciais não tratadas (ferropriva, deficiência de vitamina B12 e/ou folato), em infecções virais (parvovírus, citomegalovírus), nas falências medulares, nas leucemias agudas, na infiltração tumoral metastática em medula óssea etc.

SÉRIE BRANCA/LEUCÓCITOS

A série branca é analisada por meio da contagem total e diferencial dos leucócitos (leucograma):

- Contagem total de leucócitos (CTL): número total de leucócitos circulantes, por mm^3.
- Neutrófilos (bastonetes e segmentados): têm a função de quimiotaxia e fagocitose, e representam a primeira linha de defesa contra infecções bacterianas.
- Linfócitos: incluem três subpopulações, T, B e NK. Funções: resposta imunológica celular; auxiliadora ou supressora em relação à atividade dos linfócitos B; resposta imunológica humoral; destruição de células-alvo, respectivamente.
- Monócitos: participam da fagocitose de células mortas, senescentes, corpos estranhos, regulação de outras células, processamento e apresentação de antígenos, reações inflamatórias e destruição de microrganismos e células tumorais.
- Eosinófilos: participam na mediação de processos inflamatórios associados a alergia, na defesa contra protozoários e helmintos, em determinados distúrbios cutâneos alérgicos e neoplásicos.

- Basófilos: produzem mediadores inflamatórios e possuem receptores de IgE na membrana citoplasmática. Representam 0,5% do número total de leucócitos circulantes.

Neutrófilos, linfócitos, monócitos, eosinófilos e basófilos são expressos no HMG em porcentagem e em número absoluto/mm^3. É importante considerar os valores absolutos de cada tipo de leucócito para o raciocínio clínico (Tabela 3).

Além das diferenças dependendo da faixa etária, existem outras variações fisiológicas observadas nas contagens global e diferencial dos leucócitos. A contagem vespertina, por exemplo, pode sofrer aumento de até 15% em relação à contagem matinal, decorrente do ritmo circadiano do cortisol. Esse mecanismo fisiológico também influencia, de forma contrária, as contagens de eosinófilos e basófilos que apresentam valores menores à tarde e mais elevados pela manhã. Esses valores aparecem de forma paralela com as mudanças diurnas dos glicocorticoides. Além disso, é importante observar as variações associadas à etnia. Sabe-se que indivíduos afrodescendentes têm contagem mais baixa de leucócitos, principalmente à custa de neutrófilos, quando comparados a caucasianos. A interpretação do leucograma deve ser realizada, portanto, de forma criteriosa e sempre levando em consideração o contexto do paciente como um todo: idade, sexo, etnia, temperatura corpórea, presença de doenças subjacentes, uso de medicamentos, horário da coleta, exercício físico ou repouso próximo ao horário da coleta etc. O leucograma auxilia no diagnóstico

TABELA 3 Valores médios de referência para leucócitos de acordo com a idade

Idade	Leucócitos (total/ mm^3)	Neutrófilos (%)	Linfócitos (%)	Monócitos (%)	Eosinófilos (%)
Recém-nascido	18,1	61	31	6	2
12 horas	22,8	68	24	5	2
24 horas	18,9	61	31	6	2
1 semana	12,2	45	41	9	4
2 semanas	11,4	40	48	9	3
1 mês	10,8	35	56	7	3
6 meses	11,9	32	61	5	3
1 ano	11,4	31	61	5	3
2 anos	10,6	33	59	5	3
4 anos	9,1	42	50	5	3
6 anos	8,5	51	42	5	3
8 anos	8,3	53	39	4	2
10 anos	8,1	54	38	4	2

(continua)

TABELA 3 Valores médios de referência para leucócitos de acordo com a idade *(continuação)*

Idade	Leucócitos (total/ mm^3)	Neutrófilos (%)	Linfócitos (%)	Monócitos (%)	Eosinófilos (%)
16 anos	7,8	57	35	5	3
21 anos	7,4	59	34	4	3

Fonte: adaptada de Orkin SH*, 2009.

de infecções (bacterianas, virais, fúngicas, protozoários, helmintos), em processos inflamatórios, no diagnóstico de doenças hematológicas propriamente ditas (leucemias agudas, aplasia medular, neoplasias mieloproliferativas crônicas, síndrome mielodisplásica e em outras diferentes desordens hematológicas), nos casos de doenças lisossomais (mucopolissacaridoses) e outras doenças hereditárias (Síndrome de Chédiak-Higashi) (Tabelas 2, 3, 4, 5 e 6).

QUADRO 1 Causas de monocitose

Leucemia monocítica crônica
Doença de Hodgkin e outros linfomas
Doença de depósito
Pós-esplenectomia
Recuperação de agranulocitose e melhora de infecção aguda
Infecção: calazar, malária, rickettsiose, tuberculose, brucelose
Colite ulcerativa crônica
Endocardite

TABELA 4 Causas de neutropenia e neutrofilia

Neutropenia (neutrófilos <1.500/mm^3)*	
	Infecções: bacterianas, virais, rickettsiose, malária, calazar
	Drogas: sulfonamidas, antibióticos, analgésicos
	Radiação ionizante
	Doenças hematológicas: leucemia, falência medular, neutropenia congênita
	Hiperesplensimo, doença de Gaucher
Neutrofilia	
	Infecções agudas
	Pneumonia, meningite, abscessos
	Vasculites
	Intoxicações
	Metabólicas (uremia, acidose), substâncias químicas e drogas
	Vacinas
	Hemorragia aguda, hemólise aguda
	Corticoesteroides

*Para indivíduos afrodescendentes, considera-se neutropenia valores de neutrófilos inferiores a 1.000/mm^3.

TABELA 5 Causas de linfocitose e linfocitopenia

Linfocitose	
	Infecções: coqueluche, mononucleose, hepatite, citomegalovírus toxoplasmose, caxumba, rubéola, varicela, tuberculose crônica
	Tireotoxicose
	Doença de Addison
	Leucemia linfoide
	Doença de Crohn e colite ulcerativa
	Hipersensibilidade a drogas
	Vasculite
Linfocitopenia	
	Tratamento com quimioterapia ou radioterapia
	Corticoesteroides (síndrome de Cushing)
	Alterações hereditárias de imunoglobulinas: Wiskott-Aldrich, imunodeficiência combinada, ataxia-teleangectasia
	Doença de Hodgkin
	Infecções
	Lúpus eritematoso sistêmico

QUADRO 2 Causas de eosinofilia

Doenças alérgicas
Protozoários
Medicamentos
Micoses
Infecções: Escarlatina, Eritema multiforme, Clamidíase
Doenças reumatológicas: Lúpus eritematoso sistêmico e Artrite reumatoide
Doenças hematológicas: Neoplasias mieloproliferativas crônicas (Leucemia Mieloide Crônica, Trombocitose Essencial, Policitemia vera, Mielofibrose), Linfoma de Hodgkin, Linfoproliferação T, Leucemia eosinofílica crônica
Pós-esplenectomia
Deficiência de IgA, Colite ulcerativa, Hipopituitarismo

Algumas alterações detectadas por meio da análise morfológica em lâmina de sangue periférico, e que estão associadas a algumas patologias, encontram-se na Tabela 6.

QUADRO 3 Causas de basofilia

Neoplasias mieloproliferativas (Leucemia Mieloide Crônica, Policitemia vera, Mielofibrose e Trombocitopenia Essencial)
Leucemia Basofílica
Linfoma de Hodgkin
Pós-esplenectomia
Varicela
Hipotireoidismo

Desvio à esquerda

Caracteriza-se pela presença de bastonetes e/ou granulócitos neutrófilos mais jovens, (metamielócitos, mielócitos e promielócitos), em número igual ou maior que 10% do total de granulócitos neutrófilos da amostra. Exemplo:

Leucograma: 3% de mielócitos, 5% de metamielócitos, 10% de bastonetes, 69% de neutrófilos segmentados, 10% de linfócitos e 3% de monócitos.

TABELA 6 Alterações morfológicas, detectadas na revisão morfológica manual do hemograma, encontradas em algumas patologias

Alterações morfológicas	Patologia
Neutrofilia, desvio à esquerda, granulações tóxicas, neutrófilos vacuolizados, corpúsculo de Döhle.	Infecções bacterianas
Blastos (células imaturas): grânulos azurófilos no citoplasma, bastonete de Auer, "*faggot cells*", presença de nucléolo e cromatina frouxa.	Leucemia Mieloide Aguda
Blastos (células imaturas): agranulares, na quase totalidade dos casos (raras exceções), citoplasma vacuolizado e intensamente basófilo, núcleo com contorno irregular, cromatina frouxa e presença de nucléolo.	Leucemia Linfoblástica Aguda
Neutrófilos hipolobulados (pseudo-Pelger-Hüet), citoplasma hipogranular/agranular, assincronismo de maturação núcleo/citoplasma, hipersegmentação.	Síndrome Mielodisplásica
Neutrófilos exibindo manchas pardas no citoplasma. Linfócitos com inclusão no citoplasma, eosinófilos e basófilos com granulação secundária maiores do que o habitual.	Síndrome Chédiak-Higashi
Neutrófilos com leveduras no citoplasma	Infecções fúngicas
Linfócitos vacuolizados	Doença de depósito (Niemann-Pick)

Total de granulócitos neutrófilos: 3+5+10+69=87%.

Para caracterizar desvio à esquerda, deve-se ter 10% de 87, ou seja, 8,7% ou mais de bastonetes e granulócitos mais jovens. Como tem-se 18% (3+5+10), fica caracterizado o desvio à esquerda.

Reação leucemoide

A reação leucemoide caracteriza-se pela elevação do número de leucócitos no sangue periférico, de forma reacional, que simula um quadro leucêmico. Com a resolução da condição que a desencadeou, há regressão da contagem aos níveis normais. A contagem de corte exata de leucócitos para definir a reação leucemoide, em pediatria, ainda é controversa. Alguns estudos usam valores de 25.000, 30.000, 40.000 e até 50.000/mm^3, e pacientes com leucometria superior a 50.000/mm^3 apresentam risco seis vezes maior de leucemia do que pacientes com contagem mais baixa.

Aproximadamente 50% dos casos de reação leucemoide estão associados a quadros infecciosos bacterianos (cocos piogênicos, Tuberculose Miliar, Shiguelose severa, colite por *Clostrium difficile*). O tipo mais frequente é a reação leucemoide neutrofílica, que precisa ser diferenciada da Leucemia Mieloide Crônica. Já a infecção por *Bordetella pertussis*, por exemplo, pode desencadear uma reação leucemoide linfocitária que, em pronto-socorro pediátrico, precisa ser diferenciada da Leucemia Linfoblástica Aguda (leucemia aguda mais comum na faixa pediátrica).

Os demais casos podem estar associados ao uso de fator estimulante de colônias (mieloblastos podem ser vistos no esfregaço do sangue periférico), corticoesteroides, catecolaminas, hemorragia severa, hemólise aguda e intoxicação por etilenoglicol. Ainda que menos comum em pediatria, em neoplasias do rim, pulmão, pele e nos sarcomas, a reação leucemoide pode fazer parte de uma síndrome paraneoplásica.

Reação leucoeritroblástica

A reação leucoeritroblástica é definida pela presença de eritroblastos, em número desproporcional ao nível de HB, e precursores granulocíticos no sangue periférico. Geralmente ocorre devido à invasão da medula óssea por neoplasias (leucemias agudas, infiltração tumoral metastática), fibrose, granuloma, doenças lisossômicas de depósito (Doença de Gaucher), entre outras.

PLAQUETAS

As plaquetas são fragmentos do citoplasma do megacariócito, portanto, são estruturas anucleadas e que podem ser analisadas do ponto de vista quantitativo e qualitativo (tamanho e morfologia).

Do ponto de vista quantitativo, o intervalo de valor de referência varia entre 150.000 a 450.000 plaquetas por mm^3, desde o período neonatal até a idade adulta. O aumento do número de plaquetas acima do VR é denominado plaquetose e pode ocorrer por causas reacionais (anemia ferropriva, infecções), causa primária ou clonal (Neoplasias mieloproliferativas crônicas) e na Síndrome Mielodisplásica com deleção 5q. A diminuição do número de plaquetas abaixo do VR é denominada plaquetopenia e pode estar associada a infecções virais, quadros imunológicos, medicamentos, neoplasias, hiperesplenismo, Linfohistiocitose Hemofagocítica, Doenças de Depósito etc.

Do ponto de vista qualitativo, o tamanho das plaquetas varia entre 2,9 a 4,3 µm. Habitualmente, são arredondadas ou ovoides, azul-claras, com grânulos vermelho-purpúreos distribuídos de forma homogênea. O tamanho pode variar de um indivíduo para outro e, por meio do uso de CA, é possível se obter o volume plaquetário médio (VPM), cujo valor de referência é de 7,4 a 10,4 fL. As alterações no tamanho das plaquetas fornecem informações importantes. As macroplaquetas, por exemplo, podem aparecer nos quadros de aumento de estímulo medular por destruição aumentada; plaquetas gigantes habitualmente são encontradas, entre outras, na síndrome de Bernard-Soulier e as microplaquetas ocorrem na síndrome de Wiskott-Aldrich e na trombocitopenia ligada ao X. As alterações plaquetárias (numéricas e morfológicas) serão abordadas neste capítulo.

Do ponto de vista laboratorial, uma questão importante, ao interpretar o número de plaquetas no HMG é a possibilidade de interferências que possam corroborar com a ocorrência de pseudoplaquetopenia ou pseudoplaquetose e desencadear uma investigação desnecessária.

As principais causas da pseudoplaquetopenia são problemas na coleta e no processamento das amostras (presença de coágulos na amostra, falha na homogeneização do tubo, diluição da amostra). O próprio EDTA pode atuar como ponte de ligação de anticorpos acarretando agregação plaquetária, levando, assim, à diminuição do número de (pseudoplaquetopenia). O satelitismo plaquetário (plaquetas agregadas ao redor de neutrófilos), que está associado a patologias autoimunes, também causa falsa plaquetopenia. Quando isso ocorre, uma estratégia laboratorial é a utilização de anticoagulantes alternativos ao EDTA (citrato de sódio, por exemplo). Outra condição em que pode ocorrer pseudoplaquetopenia é a presença de macroplaquetas ou plaquetas gigantes. Isso ocorre, pois a maioria dos CA conta as plaquetas com tamanho aumentado no canal dos eritrócitos e resultam em uma contagem mais baixa das plaquetas.

Finalmente, vale ressaltar que perante um resultado de HMG apresentando plaquetose, antes de admiti-lo como verdadeiro e conduzir a uma investigação equivocada, é importante averiguar a presença de fragmentos eritrocitários ou de leucócitos, bactérias, leveduras e microesferócitos, enfim, outras condições que apresentam um volume próximo ao limite de corte e que poderiam ser interpretados pelos contadores automatizados como plaquetas.

CONCLUSÃO

A correlação com dados clínicos é fundamental para a análise crítica do HMG, assim como conhecer a variação fisiológica dos VR para as diversas séries hematológicas nas diferentes faixas etárias pediátricas e também dos fatores que podem interferir nas fases pré-analítica, analítica e pós-analítica desse exame. Se por um lado a análise crítica desse exame pode evitar, em alguns casos, uma investigação desnecessária, em muitos outros, ela é essencial para a orientação do diagnóstico de patologias hematológicas ou sistêmicas que acometem crianças e adolescentes.

EXAME LABORATORIAL DO HEMOGRAMA COMPLETO

Hemograma	
Sinonímias	Hemograma completo Hematimetria Hematológico
Tipos de amostra	Sangue total coletado em EDTA
Preparo do paciente	Jejum não é necessário
Interferente	Não realizar grande esforço físico previamente à coleta de sangue.
Informações úteis	O exame é útil no diagnóstico das anemias, policitemias, leucemias mieloides e linfoides, infecções bacterianas e virais, processos inflamatórios, plaquetoses e plaquetopenias.
Método	Metodologia automatizada, estudo morfológico em esfregaços corados por Leishman ou May Grunwald/Giemsa). Análise morfológica digital e/ou microscópica
Valores de referência (vide nota do autor)	**Eritrograma:** **Nascimento:** Eritrócitos: 3,90-5,50 milhões/mm^3 Hemoglobina: 13,5-22,0 g/dL Hematócrito: 42,0-60,0% VCM: 98,0-120,0 fL RDW: 12,0-14,5% milhões/mm^3 HCM: 31,0-37,0 pg CHCM: 30,0-36,0 g/dL

(continua)

Hemograma (*continuação*)	
Valores de referência (vide nota do autor)	**1 a 7 dias:** Eritrócitos: 3,90-5,60 milhões/mm^3 Hemoglobina: 13,5-22,0 g/dL Hematócrito: 42,0-60,0% VCM: 88,0-120,0 fL RDW: 12,0-14,5% HCM: 28,0-40,0 pg CHCM: 28,0-38,0 g/dL **8 a 14 dias:** Eritrócitos: 3,60-6,00 milhões/mm^3 Hemoglobina: 12,5-21,0 g/dL Hematócrito: 39,0-60,0% VCM: 86,0-120,0 fL RDW: 12,0-14,5% HCM: 28,0-40,0 pg CHCM: 28,0-38,0 g/dL **15 a 59 dias:** Eritrócitos: 3,00-5,50 milhões/mm^3 Hemoglobina: 10,0-20,0 g/dL Hematócrito: 31,0-55,0% VCM: 80,5-110,0 fL RDW: 12,0-14,5% HCM: 28,0-40,0 pg CHCM: 29,0-37,0 g/dL **2 a 5 meses:** Eritrócitos: 3,10-4,50 milhões/mm^3 Hemoglobina: 10,0-14,0 g/dL Hematócrito: 28,0-42,0% VCM: 77,0-110,0 fL RDW: 12,0-14,5% HCM: 26,0-34,0 pg CHCM: 29,0-37,0 g/dL **6 a 11meses:** Eritrócitos (milhões/mm^3): 3,70-6,00 milhões/mm^3 Hemoglobina: 10,5-13,5 g/dL Hematócrito: 33,0-40,0% VCM: 74,0-89,0 fL RDW: 12,0-14,5% HCM: 25,0-35,0 pg CHCM: 30,0-36,0 g/dL **1 ano:** Eritrócitos: 3,70-6,00 milhões/mm^3 Hemoglobina: 10,5-13,5 g/dL Hematócrito: 33,0-40,0% VCM: 74,0-89,0 fL RDW: 12,0-14,5% HCM: 27,0-35,0 pg CHCM: 33,0-36,0 g/dL

(*continua*)

Hemograma (*continuação*)			
Valores de referência (vide nota do autor)	**2 anos:** Eritrócitos: 4,10-5,10 milhões/mm^3 Hemoglobina: 11,0-14,0 g/dL Hematócrito: 33,0-42,0% VCM: 74,0-89,0 fL RDW: 12,0-14,5% HCM: 24,0-30,0 pgCHCM: 31,0-36,0 g/L		
	3 a 5 anos:	**Masculino**	**Feminino**
	Eritrócitos (milhões/mm^3):	4,10-5,30	4,10-5,20
	Hemoglobina (g/dL):	11,0-14,5	12,0-15,0
	Hematócrito (%):	33,0-43,0	35,0-44,0
	VCM (fL):	74,0-89,0	74,0-89,0
	RDW (%):	12,0-14,0	12,0-14,0
	HCM (pg)	24,0-32,0	25,0-32,0
	CHCM (g/dL)	32,0-36,0	32,0-36,0
	6 a 11 anos:	**Masculino**	**Feminino**
	Eritrócitos (milhões/mm^3):	4,20-5,10	4,10-5,30
	Hemoglobina (g/dL):	12,0-14,0	12,5-14,5
	Hematócrito (%):	36,0-42,0	36,0-43,0
	VCM (fL):	77,0-91,0	79,0-90,0
	RDW (%):	11,6-13,4	12,0-14,0
	HCM (pg)	25,0-33,0	27,0-33,0
	CHCM (g/dL)	31,0-36,0	32,0-36,0
	12 a 16 anos:	**Masculino**	**Feminino**
	Eritrócitos (milhões/mm^3):	4,40-5,50	4,10-5,20
	Hemoglobina (g/dL):	12,8-16,0	12,2-14,8
	Hematócrito (%):	37,0-47,0	36,0-43,0
	VCM (fL):	81,0-92,0	80,0-92,0
	RDW (%):	11,6-13,8	11,2-13,5
	HCM (pg)	25,0-35,0	25,0-35,0
	CHCM (g/dL)	31,0-36,0	31,0-36,0

(*continua*)

Hemograma (*continuação*)			
Valores de referência (vide nota do autor)	**Acima de 16 anos:**	**Masculino**	**Feminino**
	Eritrócitos (milhões/ mm^3):	4,30-5,70	3,90-5,00
	Hemoglobina (g/dL):	13,5-17,5	12,0-15,5
	Hematócrito (%):	39,0-50,0	35,0-45,0
	VCM (fL):	81,0-95,0	82,0-98,0
	RDW (%):	11,8-15,6	11,9-15,5
	HCM (pg)	26,0-34,0	26,0-34,0
	CHCM (g/dL)	31,0-36,0	31,0-36,0
	Leucograma: **Nascimento:** Contagem global: 9.000-30.000 /mm^3 Neutrófilos: 6.000-26.000 /mm^3 Bastonetes: até 4.230 /mm^3 Segmentados: 6.000-26.000 /mm^3 Eosinófilos: 20-850 /mm^3 Basófilos: 0-600 /mm^3 Linfócitos: 2.000-11.000 /mm^3 Monócitos: 400-1.800 /mm^3 Plasmócitos: 0 /mm^3 **1 a 7 dias:** Contagem global: 9.400-34.000 /mm^3 Neutrófilos: 1.500-10.000 /mm^3 Bastonetes: até 4.010 /mm^3 Segmentados: 1.500-10.000 /mm^3 Eosinófilos: 20-850 /mm^3 Basófilos: 0-600 /mm^3 Linfócitos: 2.000-11.000 Monócitos: 400-1.800 /mm^3 Plasmócitos: 0 /mm^3 **8 a 14 dias:** Contagem global: 5.000-21.000 /mm^3 Neutrófilos: 1.000-9.500 /m m^3 Bastonetes: até 2.200 /mm^3 Segmentados: 1.000-9.500 /mm^3 Eosinófilos: 20-850 /mm^3 Basófilos: 0-600 /mm^3 Linfócitos: 2.000-17.000 /mm^3 Monócitos: 400-1.800 /mm^3 Plasmócitos: 0 /mm^3		

(continua)

Hemograma (*continuação*)	
Valores de referência (vide nota do autor)	**15 a 59 dias:** Contagem global: 5.000-20.000 /mm^3 Neutrófilos: 1.000-9.000 /mm^3 Bastonetes: até 1.900 /mm^3 Segmentados: 1.000-9.000 /mm^3 Eosinófilos: 20-850/mm^3 Basófilos: 0-600 /mm^3 Linfócitos: 2.500-16.500 /mm^3 Monócitos: 50-1.100 /mm^3 Plasmócitos: 0 /mm^3 **2 a 5 meses:** Contagem global: 5.000-15.000 /mm^3 Neutrófilos: 1.000-8.500 /mm^3 Metamielócitos: 0 /mm^3 Bastonetes: até 1.340 /mm^3 Segmentados: 1.000-8.500 /mm^3 Eosinófilos: 20-850 /mm^3 Basófilos: 0-600 /mm^3 Linfócitos: 4.000-13.500 /mm^3 Monócitos: 50-1.100 /mm^3 Plasmócitos: 0 /mm^3 **6 a 11 meses:** Contagem global: 6.000-11.000 /mm^3 Neutrófilos: 1.500-8.500 /mm^3 Metamielócitos: 0 /mm^3 Bastonetes: até 910 /mm^3 Segmentados: 1.500-8.500 /mm^3 Eosinófilos: 50-700 /mm^3 Basófilos: 0-200 /mm^3 Linfócitos: 4.000-10.500 /mm^3 Monócitos: 50-1.100 /mm^3 Plasmócitos: 0 /mm^3
	1 a 2 anos: Contagem global: 6.000-11.000 /mm^3 Neutrófilos: 1.500-8.500 /mm^3 Metamielócitos: 0 /mm^3 Bastonetes: até 890 /mm^3 Segmentados: 1.500-8.500 /mm^3 Eosinófilos: 0-650 /mm^3 Basófilos: 0-200 /mm^3 Linfócitos: 1.500-7.000 /mm^3 Monócitos: 0-800 /mm^3 Plasmócitos: 0 /mm^3

(continua)

Hemograma (*continuação*)			
Valores de referência (vide nota do autor)	**3 a 5 anos:**	**Masculino**	**Feminino**
	Contagem global (/mm³):	4.000-12.000	4.000-12.000
	Neutrófilos (/mm³):	1.500-8.500	1.500-8.500
	Metamielócitos (/mm³):	0	0
	Bastonetes (/mm³):	até 960	até 960
	Segmentados (/mm³):	1.500-8.500	1.500-8.500
	Eosinófilos (/mm³):	0-650	0-650
	Basófilos (/mm³):	0-200	0-200
	Linfócitos (/mm³):	1.500-7.000	1.500-7.000
	Monócitos (/mm³):	0-800	0-800
	Plasmócitos (/mm³):	0	0
	6 a 11 anos:	**Masculino**	**Feminino**
	Contagem global (/mm³):	3.400-9.500	3.400-10.800
	Neutrófilos (/mm³):	1.500-8.500	1.500-8.500
	Metamielócitos (/mm³):	0	0
	Bastonetes (/mm³):	até 760	até 860
	Segmentados (/mm³):	1.500-8.500	1.500-8.500
	Eosinófilos (/mm³):	0-500	0-500
	Basófilos (/mm³):	0-200	0-200
	Linfócitos (/mm³):	1.500-6.500	1.500-6.500
	Monócitos (/mm³):	0-800	0-800
	Plasmócitos (/mm³):	0	0
	12 a 15 anos:	**Masculino**	**Feminino**
	Contagem global (/mm³):	3.600-9.100	4.100-8.000
	Neutrófilos (/mm³):	1.800-8.000	1.800-8.000
	Metamielócitos (/mm³):	0	0
	Bastonetes (/mm³):	até 730	até 710
	Segmentados (/mm³):	1.800-8.000	1.800-8.000
	Eosinófilos (/mm³):	0-500	0-500
	Basófilos (/mm³):	0-200	0-200
	Linfócitos (/mm³):	1.200-5.200	1.200-5.200
	Monócitos (/mm³):	0-800	0-800
	Plasmócitos (/mm³):	0	0
	Acima de 16 anos:	**Masculino**	**Feminino**
	Contagem global (/mm³):	3.500-10.500	3.500-10.500
	Neutrófilos (/mm³):	1.700-7.000	1.700-7.000
	Metamielócitos (/mm³):	0	0

(*continua*)

Hemograma (*continuação*)			
Valores de referência (vide nota do autor)	Bastonetes (/mm^3):	até 840	até 840
	Segmentados (/mm^3):	1.700-7.000	1.700-7.000
	Eosinófilos (/mm^3):	50-500	50-500
	Basófilos (/mm^3):	0-300	0-300
	Linfócitos (/mm^3):	900-2.900	900-2.900
	Monócitos (/mm^3):	300-900	300-900
	Plasmócitos (/mm^3):	0	0
	Plaquetas: Recém-nascido: 150.000 a 350.000 /mm^3 1 a 7 dias: 150.000 a 350.000 /mm^3 8 a 14 dias: 150.000 a 350.000 /mm^3 15 a 59 dias: 150.000 a 350.000 /mm^3 2 a 5 meses: 150.000 a 350.000 /mm^3 6 a 11 meses: 150.000 a 450.000 /mm^3 1 a 2 anos: 150.000 a 450.000 /mm^3 3 a 5 anos: 150.000 a 450.000 /mm^3 6 a 11 anos: 150.000 a 450.000 /mm^3 12 a15 anos: 150.000 a 450.000 /mm^3		
Nota do autor: os valores de referência apresentados para cada parâmetro laboratorial são específicos para o método descrito no texto. Os valores de referência podem apresentar variações conforme a metodologia e o tipo de reagente utilizado na análise e devem ser consultados no laudo do exame.			

BIBLIOGRAFIA RECOMENDADA

1. Andriolo A (editor). Manual da residência em medicina laboratorial. São Paulo: Manole, 2019.
2. Divisão de laboratório central do Hospital das Clínicas da Faculdade de Medicina da Universidade de São Paulo. Manual de exames. [Internet]. [Acesso em: 2021 fev. 28]. Disponível em: http://dlc.edm.org.br/app/manualdeexames.aspx?pa=MD.
3. Fleury medicina e saúde. Manual de exames. [Internet]. [Acesso em: 2021 mai 30]. Disponível em: https://www.fleury.com.br/medico/exames.
4. Soldin SJ, Wong EC, Brugnara C, Soldin OP. Pediatric reference intervals. 7th ed. Washington. DC: AACC Press; 2011.
5. Wu Ahb. Tietz - Clinical guide to laboratory tests. 4th ed. St. Louis: Saunders Elsevier; 2006.
6. Bain BJ. Blood cell morphology in health and disease. In: Bain BJ, Bates I, Laffan MA, Lewis SM, et al. Dacie and Lewis Practical Haematology. 11th. London: Churchill Livingstone Elsevier; 2011. p. 69-100.
7. Bates I, Lewis SM. Reference ranges and normal values. In: Bain BJ, Bates I, Laffan MA, Lewis SM, et al. Dacie and Lewis Practical Haematology. 11th. London: Churchill Livingstone Elsevier; 2011. p.11-22.
8. Briggs C, Bain J. Basic haematological techniques. In: Bain BJ, Bates I, Laffan MA, Lewis SM. et al. Dacie and Lewis Practical Haematology. 11th. London: Churchill Livingstone Elsevier; 2011. p. 23-56.
9. Chaves MAF, Silva B, Utzig SL, Klauck BM, Hora NA, Rigon F, et al. Interferência de macroplaquetas nos valores reais na automação: relato de caso. Hematol transfus cell ther. 2020;42(S2):S435.
10. Fonseca PBB. Interpretação do hemograma. In: Loggetto SR, Braga JAP, Tone LG, coord. Hematologia e Hemoterapia Pediátrica. São Paulo: Atheneu; 2014. p. 15-24.
11. Garanito MP. Interpretação do hemograma na criança. In: Carneiro JDA, coord. Hematologia Pediátrica. Barueri: Manole; 2013. p.18-31.
12. Hoofien A, Yarden-Bilavski H, Ashkenazi S, Chodick G, Livni G. Leukemoid reaction in the pediatric population: etiologies, outcome, and implications. Eur J Pediatr. 2018; 177, 1029–1036.
13. Jury C, Nagai Y, Tatsumi N. Collection and handling of blood. In: Bain BJ, Bates I, Laffan MA, Lewis SM. et al. Dacie and Lewis Practical Haematology. 11th. London: Churchill Livingstone Elsevier; 2011. p. 1-9.
14. Oliveira RAG. Hemograma: Como fazer e interpretar. São Paulo: Livraria Médica Paulista Editora. 2007.

15. Orkin SH, Nathan DG, Ginsburg D, Look AT, Fisher DE, Lux SE. Hematology of infancy and childhood. 7th. Philadelphia: Saunders Elselvier; 2009. p.1774.
16. Orkin SH, Nathan DG, Ginsburg D, Look AT, Fisher DE, Lux SE. Hematology of infancy and childhood. 7th. Philadelphia: Saunders Elselvier; 2009. p.1781.
17. Recomendações da Sociedade Brasileira de Patologia Clínica/Medicina Laboratorial (SBPC/ML): coleta e preparo da amostra biológica. – Barueri, SP: Manole; 2014. p.135-63.
18. Rosenfeldl LG, Malta DC , Szwarcwald CL , Bacal NS, Cuder MAM , Pereira CA, et al. Valores de referência para exames laboratoriais de hemograma da população adulta brasileira: Pesquisa Nacional de Saúde. Rev Bras Epidemiol. 2019;22(SUPPL 2):E190003.SUPL.2
19. Smock KJ, Perkins SL. Examination of blood and bone marrow. In: Lee GR, Lukons FJ, Paraskevar F, Greer JP, Rodgers GM, eds. *Wintrobe's clinical haematology.* 10th ed. Baltimore, MD: Lippincott Williams and Wilkins; 1999:23-32.
20. Greer JP , Arber DA, Glader B, List AF, Means Jr RT, Paraskevas F, et al. Wintrobe´s Clinical Hematology.13th. Philadelphia: Wolters Kluwer Lippincott Williams & Wilkins Health; 2014. p.1-18.
21. Wallach J. Interpretação de exames de laboratório. Rio de Janeiro: Medsi; 1999.p.339-510.

CONTEÚDO COMPLEMENTAR

Utilize o QR code para acessar as questões comentadas do capítulo (senha: **medicinalaboratorial**)

24

Anemias

Daniele Martins Celeste
Liliana Mitie Suganuma
Sandra Fatima Menosi Gualandro

PONTOS-CHAVE DESTE CAPÍTULO

- O nível de hemoglobina para definição de anemia depende de idade, raça e sexo do indivíduo, e a avaliação dessas variantes pode ser útil na abordagem dos diagnósticos diferenciais. Além disso, uma anamnese detalhada e um exame físico minucioso são essenciais para a otimização diagnóstica e posterior avaliação laboratorial.
- O diagnóstico laboratorial se inicia pelo hemograma, sendo a análise dos índices hematimétricos e da morfologia eritrocitária, associados à contagem de reticulócitos, fundamental para orientar os exames específicos.
- As anemias podem ser classificadas pela base fisiopatológica e pela morfologia. A elaboração de hipóteses diagnósticas comumente engloba as duas classificações.
- Em neonatos e lactentes jovens, distúrbios hereditários são mais comuns; já em crianças mais velhas as causas adquiridas de anemia são mais prováveis, particularmente a anemia por deficiência de ferro.

INTRODUÇÃO

A anemia é definida como uma redução na massa eritrocitária ou na concentração de hemoglobina no sangue. Pode ser definida também como uma situação na qual a massa eritrocitária é insuficiente para transportar o oxigênio necessário para a demanda metabólica dos tecidos.

Na prática, essa condição é geralmente caracterizada pela redução nos valores de hemoglobina (Hb), de hematócrito (Ht) ou de ambos.

Considera-se que os intervalos normais para Hb e Ht variam substancialmente com a idade, o sexo e a etnia. O limite para diferenciar a anemia do estado normal é geralmente fixado em dois desvios padrões abaixo da média da população normal (Tabelas 1 e 2).

TABELA 1 Valores hematológicos médios e normais de hemoglobina, hematócrito e VCM para lactentes menores de 1 ano

Idade	Sexo	Hemoglobina (g/dL) Média	Hematócrito (%) Média	VCM (fL) Média
Nascimento	M/F	16,5	51	108
1 a 3 dias	M/F	18,5	56	108
1 semana	M/F	17,5	54	107
2 semanas	M/F	16,5	51	105
1 mês	M/F	14	43	104
2 meses	M/F	11,5	35	96
3 a 6 meses	M/F	11,5	35	91
6 meses a 1 ano	M/F	12	36	78

F: feminino; fL: fentolitros; M: masculino; VCM: volume corpuscular médio.
Fonte: adaptada de Garanito MP. Diagnóstico diferencial das anemias. In: Carneiro JDA. Hematologia Pediátrica. São Paulo: Manole; 2013.p 32-40.

EPIDEMIOLOGIA

Calcula-se que quase dois bilhões de pessoas em todo o mundo apresentam anemia, e que de 27% a 50% da população seja afetada pela deficiência de ferro. Assim, entende-se que a anemia é um sério problema de saúde pública global, a qual atinge principalmente crianças pequenas e mulheres grávidas. A Organização Mundial de Saúde (OMS) estima que 42% das crianças menores de 5 anos e 40% das mulheres grávidas em todo o mundo são anêmicas.

A prevalência de anemia também varia de acordo com a região geográfica. A África Subsaariana, Sul da Ásia, Caribe e Oceania concentram a maior prevalência de anemia em todas as faixas etárias e em ambos os sexos.

No Brasil, em 2018, a Sociedade Brasileira de Pediatria (SBP) publicou um Consenso sobre Anemia Ferropriva a fim de otimi-

TABELA 2 Valores normais de hemoglobina, hematócrito e VCM na população pediátrica

Idade			Hemoglobina (g/dL)		Hematócrito (%)		VCM (fL)		
			Percentil 50%	Limite inferior	Percentil 50%	Limite inferior	Percentil 50%	Limite inferior	Limite superior
1 ano	Branco		12,5	11	37	32	80	71	89
	Negro		12	11	36	31	77	63	88
2 a 3 anos	Branco		12,6	11	37	33	82	74	89
	Negro		12	11	36	32	80	64	89
4 a 6 anos	Branco		12,9	11,7	38	34	84	77	91
	Negro		12,5	11	37	33	83	67	91
7 a 10 anos	Branco		13,5	12	40	35	85	78	91
	Negro		12,7	11,2	38	34	84	72	92
11 a 14 anos	Branco	F	13,7	12,3	40	36	87	80	94
		M	14,3	12,6	42	36	87	80	94
	Negro	F	12,9	10,6	38	33	86	71	95
		M	13,6	11,8	40	35	86	73	95

(continua)

TABELA 2 Valores normais de hemoglobina, hematócrito e VCM na população pediátrica *(continuação)*

Idade			Hemoglobina (g/dL)		Hematócrito (%)		VCM (fL)		
			Percentil 50%	Limite inferior	Percentil 50%	Limite inferior	Percentil 50%	Limite inferior	Limite superior
15 a 18 anos	Branco	F	13,7	11,5	40	34	89	81	96
		M	15,4	13,7	46	40	89	81	96
	Negro	F	12,8	10,7	38	32	87	71	96
		M	14,9	12,9	44	38	87	75	96

F: feminino; fL: fentolitros; M: masculino; VCM: volume corpuscular médio.
Fonte: adaptada de: 1. Baker RD, Greer FR, Committee on Nutrition American Academy of Pediatrics. Diagnosis and prevention of iron deficiency and iron deficiency anemia in infants and young children. Pediatrics. 2010, 126:1040. 2. Brugnara C, Oski FA, Nathan DG. Diagnostic approach to the anemic patient. In: Orkin SH, Fisher DE, Ginsburg D, et al., editors. Nathan and Oski's hematology and oncology of infancy and childhood. 8th. ed,. Philadelphia: WB Saunders, 2015.3. Cembrowski GS, Chan J, Cheng C. NHANES 1999-2000 data used to create comprehensive health- associated race, sex and age- stratified pediatric reference intervals for the Coulter MAXM. Laboratory Hematol. 2004, 10:245.

zar o diagnóstico precoce e o tratamento da carência de ferro no país, visto o impacto da comorbidade em âmbito nacional. Em 2019, o Estudo Nacional de Alimentação e Nutrição Infantil (ENANI) verificou que a prevalência de anemia diminuiu 52%, passando de 20,9%, em 2006, para 10%, em 2019. A queda foi observada em todas as regiões brasileiras, com exceção da Região Norte, onde a prevalência de anemia aumentou de 10,4%, em 2006, para 17%, em 2019.

Ainda sobre prevalência no território nacional, merece destaque a doença falciforme. Dados da Triagem Neonatal estimam que no Brasil, a cada ano, nascem 3 mil crianças com doença falciforme e 200 mil com traço falciforme. No estado de São Paulo a incidência entre os nascidos vivos é de 1:4.000.

A SÉRIE VERMELHA

Durante os períodos fetal e neonatal, as hemácias apresentam características fisiológicas diferentes, o que justifica o comportamento diferenciado e a variação nos valores de hemoglobina.

A eritropoese tem início no 19° dia de vida do embrião e, como a eritropoetina não atravessa a barreira placentária, está primariamente sob controle fetal, sendo apenas parcialmente influenciada por fatores maternos.

Além disso, os três principais sítios de hematopoiese são: o saco vitelino (da 9ª até a 11ª semana de gestação); o fígado (predominante da 9ª a 24ª semana de gestação) e a medula óssea (após a 24ª semana; pico na 30ª semana).

Morfologicamente a membrana dos eritrócitos fetais é mais rígida quando comparada aos glóbulos vermelhos das crianças maiores, o que confere maior fragilidade mecânica. A composição da hemoglobina fetal também confere maior afinidade com o oxigênio e o padrão metabólico é peculiar. Dessa forma, a vida média da hemácia é menor nos recém-nascidos pré-termo (35 a 50 dias) e no recém-nascido de termo (60 a 70 dias) do que na criança maior (120 dias).

Ao nascimento, o sangue do cordão tem valor médio de hemoglobina de 16,5 g/dL. Ao longo do primeiro dia de vida até o terceiro, a hemoglobina permanece em torno de 18,5 g/dL. Após esse período, ela tende a cair, atingindo seu valor mínimo no segundo mês de vida, quando se manifesta a anemia fisiológica, com Hb de 8 a 10 g/dL nos recém-nascidos pré-termo e de 10,5 a 12,5 g/dL nos recém-nascidos a termo.

Após a recuperação da anemia fisiológica, as hemácias passam a apresentar comportamento semelhante às células dos adultos, em que ocorre um aumento progressivo de hemoglobina até estabilização na idade adulta.

Os processos fisiopatológicos relacionados à produção e à destruição dos eritrócitos são responsáveis pela elaboração diagnóstica e investigativa das anemias.

CLASSIFICAÇÃO

As anemias podem ser classificadas com base na fisiopatologia ou na morfologia. A combinação de ambas é frequentemente utilizada na elaboração do diagnóstico diferencial inicial.

A classificação fisiopatológica está representada na Tabela 3 e inclui três grandes grupos:

- Redução na produção.
- Perdas excessivas.
- Aumento na destruição.

Já a classificação morfológica baseia-se no volume corpuscular médio (VCM), demonstrada na Tabela 4. As anemias são definidas como:

TABELA 3 Classificação das anemias segundo a fisiopatologia

Desordem na produção de eritrócitos			
Falências medulares	**Deficiência de nutrientes essenciais**	**Anormalidades endócrinas**	**Outras**
▪ Anemia aplásica ▪ Congênita ▪ Adquirida	▪ Ferro	▪ Hipotiroidismo	▪ Insuficiência renal crônica
▪ Aplasia pura de série vermelha	▪ Ácido fólico	▪ Hipopituitarismo	▪ Inflamação crônica
▪ Toxicidade medular pela infecção por eritrovírus	▪ Vitamina B12	▪ Insuficiência adrenal	▪ Desnutrição proteica
▪ Infiltração da medula óssea: leucemias, linfomas, mielofibrose, osteopetrose	▪ Vitamina D	▪ Insuficiência pancreática (Síndrome de Schwartzman Diamond)	▪ Anemia de doença crônica
Destruição excessiva dos eritrócitos (hemólise)			
▪ Hemoglobinopatias		▪ Infecções	
▪ Defeitos na membrana dos eritrócitos (por exemplo: esferocitose/estomacitose)		▪ Sequestro esplênico	
▪ Anormalidades enzimáticas do metabolismo do glóbulo vermelho (por exemplo: deficiência de glicose-6-fosfato desidrogenase-G6PD; deficiência de piruvato quinase)		▪ Medicamentos e intoxicações (chumbo)	

(continua)

TABELA 3 Classificação das anemias segundo a fisiopatologia *(continuação)*

Destruição excessiva dos eritrócitos (hemólise)	
▪ Anemia hemolítica mediada por anticorpos	▪ Hemoglobinúria paroxística noturna
Perdas sanguíneas	**Desordens de maturação eritróide e eritropese ineficaz**
▪ Aguda	▪ Anemia diseritropoética
▪ Crônica (resulta em deficiência de ferro)	▪ Anemia sideroblástica
	▪ Porfiria
	▪ Talassemias
	▪ Deficiências nutricionais (ferro / vitamina B12/ folato / zinco)

Fonte: adaptada de Brugnara C, Oski FA, Nathan DG. Diagnostic approach to the anemic patient. In: Orkin SH, Fisher DE, Ginsburg D, et al., editors. Nathan and Oski's hematology and oncology of infancy and childhood. 8th. ed,. Philadelphia: WB Saunders, 2015.

- Microcíticas: VCM abaixo do normal para a população.
- Normocíticas: VCM dentro dos valores da normalidade.
- Macrocíticas: VCM acima do valor esperado.

QUADRO CLÍNICO

A avaliação de uma criança com anemia inclui a história médica detalhada e um exame físico minucioso.

Os sinais e sintomas mais comuns relacionados à anemia incluem fraqueza, palidez, fadiga, adinamia e, em alguns casos, taquicardia. No entanto, o grau de sintomas, histórico médico anterior, antecedente familiar, dieta e evolução do desenvolvimento podem fornecer indícios relevantes para a elaboração de diagnósticos diferenciais, assim como o exame físico (Tabelas 5 e 6).

AVALIAÇÃO LABORATORIAL

O hemograma e seus índices hematimétricos, a análise do esfregaço de sangue periférico e a contagem de reticulócitos são os exames essenciais para a abordagem diagnóstica das anemias.

O hemograma completo é realizado em contadores hematológicos automatizados que determinam o número de glóbulos vermelhos (GV), a concentração de hemoglobina (Hb), o hematócrito (Ht), os índices hematimétricos (volume corpuscular médio – VCM, hemoglobina corpuscular média – HCM, concentração de hemoglobina corpuscular média – CHCM e o *red cell distribution width* – RDW), a contagem de glóbulos brancos e a contagem de plaquetas.

O mais importante desses índices, utilizados para a classificação morfológica das anemias, é o VCM. O RDW é o coeficiente de variação de volume da população de glóbulos vermelhos e se correlaciona com o grau de anisocitose do esfregaço de sangue periférico.

A contagem de reticulócitos (Rt) é crucial para a classificação fisiopatológica das anemias e, portanto, para estabelecer um algoritmo diagnóstico de investigação. Deve ser determinada

TABELA 4 Classificação das anemias baseada no volume corpuscular médio (VCM)

Anemias microcíticas	Anemias normocíticas	Anemias macrocíticas
▪ Deficiência de ferro (nutricional / perda sanguínea crônica)	▪ Anemias hemolíticas congênitas – Doença falciforme – Doença de membrana – Defeitos enzimáticos	▪ Deficiência de vitamina B12
▪ Talassemias	▪ Anemias hemolíticas adquiridas – Mediadas por anticorpos – Anemias hemolíticas microangiopáticas – Secundárias à infecção aguda	▪ Deficiência de ácido fólico
▪ Intoxicação por chumbo	▪ Perda aguda de sangue	▪ Anemia aplásica
▪ Anemia sideroblástica	▪ Sequestro eplênico	▪ Anemia de Blackfan-Diamond (aplasia pura de série vermelha)
▪ Algumas síndromes de hemoglobina instável	▪ Doença renal crônica	▪ Hipotiroidismo
		▪ Anemias diseritropoéticas
		▪ Doença hepática
		▪ Infiltração da medula óssea

Fonte: adaptado de Brugnara C, Oski FA, Nathan DG. Diagnostic approach to the anemic patient. In: Orkin SH, Fisher DE, Ginsburg D, et al., editors. Nathan and Oski's hematology and oncology of infancy and childhood. 8th. ed,. Philadelphia: WB Saunders, 2015.

TABELA 5 História médica da criança com anemia: dados relevantes na elaboração da hipótese diagnóstica

Características do paciente	Idade ▪ Em neonatos e lactentes jovens: – Doença hemolítica imune mediada, infecções e doenças hereditárias são as causas mais comuns – Considerar sangramento por perda no parto – Anemia fisiológica por volta dos 2 meses de idade – Ferropenia é comum em prematuros – Anemia detectada dos 3-6 meses sugere hemoglobinopatia ▪ Em crianças mais velhas e adolescentes, considerar deficiência de ferro por baixa ingesta Sexo ▪ Algumas doenças têm herança ligada ao sexo, como a deficiência de G6PD em meninos Raça/etnia ▪ Hemoglobinopatia S e C são mais comuns na população com descendência africana ou hispânica ▪ Talassemias são mais comuns em indivíduos com descendência mediterrânea
Sintomas	▪ Alteração de coloração da urina e icterícia sugerem anemia hemolítica ▪ Enterroragia, melena, hematêse, epistaxe severa, sangramento menstrual importante sugerem anemia por perda e/ou deficiência de ferro ▪ Febre e tosse, por exemplo, sugerem etiologia infecciosa da anemia

(continua)

TABELA 5 História médica da criança com anemia: dados relevantes na elaboração da hipótese diagnóstica *(continuação)*

História de anemia	▪ Episódios anteriores/recorrentes de anemia sugerem desordem hereditária ▪ Anemia em paciente com hemoglobina prévia normal sugere anemia adquirida ▪ Hiperbilirrubinemia no período neonatal sugere etiologia hemolítica, microcitose ao nascimento sugere perda sanguínea crônica intraútero ou talassemia
Condições médicas associadas	▪ Doença renal, sinais de malignidade, anormalidades inflamatórias ou autoimunes, hipotiroidismo podem cursar com anemia
Medicações	▪ Anemia após exposição a substâncias oxidantes sugerem deficiência G6PD ▪ Algumas substâncias são consideradas tóxicas e relacionadas ao desenvolvimento de anemia aplásica
História familiar	▪ Membros da família com icterícia, cálculos biliares ou esplenomegalia podem sugerir anemia hemolítica hereditária
Dieta	▪ Carência de ferro na dieta pode ser identificada com um simples histórico alimentar ▪ A dieta da mãe é importante durante o aleitamento ▪ Pacientes com dieta vegana estão mais sujeitos à deficiência de vitamina B12
História recente de viagem	▪ Associação de anemia com doenças de áreas endêmicas, como a malária e a tuberculose

Fonte: adaptada de Brugnara C, Oski FA, Nathan DG. Diagnostic approach to the anemic patient. In: Orkin SH, Fisher DE, Ginsburg D, et al., editors. Nathan and Oski's hematology and oncology of infancy and childhood. 8th. ed,. Philadelphia: WB Saunders, 2015.

TABELA 6 Exame físico da criança com anemia: dados relevantes na elaboração da hipótese diagnóstica

Pele	
▪ Hiperpigmentação	▪ Anemia de Fanconi
▪ Púrpuras e petéquias	▪ Anemia hemolítica autoimune associada à plaquetopenia, síndrome hemolítico-urêmica, aplasia de medula, leucemia, infiltração medular
▪ Carotenemia	▪ Deficiência de ferro na infância
▪ Icterícia	▪ Anemia hemolítica, hepatite, anemia aplásica
▪ Hemangioma cavernoso	▪ Anemia hemolítica microangiopática
▪ Úlceras em membros	▪ Doença falciforme
Fácies	
▪ Fronte proeminente, destaque do malar e ossos maxilares	▪ Anemias hemolíticas congênitas – talassemia major, deficiência severa de ferro
▪ Microcefalia/rosto afinado com queixo pequeno	▪ Anemia de Fanconi
Olhos	
▪ Microcórnea	▪ Anemia de Falconi
▪ Tortuosidade dos vasos da retina/ microaneurismas	▪ Hemoglobinopatia de SC
▪ Catarata	▪ Deficiência de G6PD, anemia hemolítica no período neonatal
▪ Hemorragia vítrea	▪ Hemoglobinopatia S
▪ Hemorragia retiniana	▪ Anemia crônica severa
▪ Edema de pálpebras	▪ Mononucleose infecciosa, doença renal
▪ Cegueira	▪ Osteopetrose

(continua)

TABELA 6 Exame físico da criança com anemia: dados relevantes na elaboração da hipótese diagnóstica *(continuação)*

Boca	
▪ Glossite	▪ Deficiência nutricional: vitamina B12, ferro
▪ Estomatite angular	▪ Deficiência de ferro
Tórax	
▪ Tórax em escudo	▪ Anemia de Blackfan-Diamond
Mãos	
▪ Alterações ósseas (hipoplasia do polegar)	Anemia de Fanconi
▪ Unhas enfraquecidas	Anemias carenciais
Abdome	
▪ Esplenomegalia	▪ Anemia hemolítica congênita, infecções agudas, hipertensão portal, neoplasias

Fonte: adaptada de Brugnara C, Oski FA, Nathan DG. Diagnostic approach to the anemic patient. In: Orkin SH, Fisher DE, Ginsburg D, et al., editors. Nathan and Oski's hematology and oncology of infancy and childhood. 8th. ed,. Philadelphia: WB Saunders, 2015.

em todos os pacientes com anemia ou com suspeita de hemólise sem anemia. A contagem de Rt no sangue periférico pode ser realizada por método manual, utilizando corantes supravitais como o azul cresil brilhante, ou com maior acurácia, pelos contadores hematológicos automatizados.

Os Rt aumentam quando a produção de glóbulos vermelhos na medula óssea aumenta. Na coloração de Leishman, os Rt apresentam uma coloração azulada, referida como policromasia, e são frequentemente maiores do que a hemácia madura. Em situações normais persistem um dia na circulação.

Diariamente, aproximadamente 1% da massa eritrocitária é destruída, e 1% tem que ser reposta na circulação para manter o estado de equilíbrio. Dessa forma, o intervalo de referência para a contagem de Rt em adultos é 0,5 a 2,5%, expressos como porcentagem do número total de eritrócitos. Nos recém-nascidos (RNs), esse intervalo varia de 1,5 a 6,0%, mas se torna semelhante ao dos adultos poucas semanas após o nascimento.

O número absoluto de Rt pode ser calculado multiplicando a porcentagem pelo número de eritrócitos. Duas correções podem ser feitas para obter uma melhor representação da produção de glóbulos vermelhos: a contagem de reticulócitos corrigida para o grau de anemia, e o cálculo do índice de produção de reticulócitos (IPR).

O Rt corrigido é obtido multiplicando a porcentagem de Rt pelo Ht do paciente e dividindo pelo Ht normal (45%). Importante salientar que quando a medula óssea está muito estimulada, os Rt são liberados precocemente, o que aumenta seu tempo de trânsito no sangue periférico e o faz permanecer na circulação de dois a três dias em vez de um.

O IPR é calculado dividindo a contagem de Rt corrigida pelo tempo de maturação do Rt na circulação. Esse tempo varia de acordo com o Ht (Tabela 7). O IPR é um bom indicador da resposta medular à anemia. De modo geral, um IPR > 2 indica uma resposta medular apropriada, enquanto um IPR < 2 indica uma resposta medular inadequada à anemia. Outros parâmetros, liberados por alguns contadores automatizados, são o conteúdo de hemoglobina reticulocitária (CHr) e a fração de reticulócitos imaturos (IRF) que refletem a resposta medular.

TABELA 7 Fórmulas para contagem de reticulócitos

Contagem absoluta de Rt (/mm^3) = Rt (%100) x número de glóbulos vermelhos (/mm^3)	
Contagem de Rt corrigida (%) = Rt (%) x Ht do paciente (%) / 45	
Índice de produção de Rt = contagem de reticulócito corrigida/tempo de maturação	
Correlação do Ht (%) com o Tempo de maturação (dias) no sangue periférico:	
≥ 35	1,0
≥ 25-35	1,5
≥ 15-25	2,0
≤15	2,5

Ht: hematócrito; Rt: reticulócitos.

Além da determinação dos índices hematimétricos e da contagem de Rt, que permitem a classificação das anemias, a análise da morfologia dos glóbulos vermelhos no esfregaço de sangue periférico é uma ferramenta importante para orientar o diagnóstico etiológico (Tabela 8 e Figuras 1 A-J).

Nas anemias por falta de produção ou hipoproliferativas os Rt estão inapropriadamente baixos para o nível de hemoglobina. Os exames laboratoriais que devem ser realizados na suspeita de anemias estão esquematizados na tabela 9.

As anemias por excesso de destruição se caracterizam por reticulocitose, com elevação da fração de reticulócitos imaturos. A medula óssea, sob estimulação máxima, pode aumentar sua produção de seis a oito vezes, podendo compensar a destruição acelerada com reticulocitose

TABELA 8 Alterações morfológicas da série vermelha e doenças comumente associadas

Alteração	Descrição	Situações clínicas associadas
Microcitose (Figura 1A)	GV com diâmetro < 6 µm VCM < 80 fL	Deficiência de ferro, talassemias, anemia da inflamação, anemia sideroblástica hemoglobinas variantes (C, SC, S-beta talassemia, E, Lepore)
Macrocitose (1B)	GV com diâmetro > 8 µm VCM > 100 fL	Anemia megaloblástica, GV normais em RN, doença hepática, anemia aplástica, aplasia pura de série vermelha, síndrome mielodisplásica, anemia diseritropoética congênita, reticulocitose, medicamentos
Macroovalócito (Figura 1B)	GV grandes e ovais	Anemia megaloblástica, ovalocitose do Sudeste Asiático, diseritropoese
Esferócitos (Figura 1C)	GV arredondados, densos, sem palidez central	Esferocitose hereditária, anemia hemolítica autoimune, queimadura grave, doença hemolítica do RN por incompatibilidade ABO, sepse por *Clostridium perfringens*
Eliptócitos (1D)	GV alongados com forma de charuto	Eliptocitose hereditária, deficiência de ferro, talassemia
Estomatócitos (Figura 1E)	GV com fenda central semelhante boca	Hepatopatia crônica, estomatocitose hereditária
Hemácias em alvo (Figura 1F)	Hb concentrada no centro e na periferia como um alvo	Hepatopatia crônica, deficiência de ferro, talassemia, hemoglobinopatias (C, SC, S-beta talassemia, E, Lepore), anemia sideroblástica, esplenectomia
Dacriócito (Figura 1G)	GV em formato de lágrima	Fibrose medular, infiltração de medula óssea, talassemia, diseritripoese

(continua)

TABELA 8 Alterações morfológicas da série vermelha e doenças comumente associadas *(continuação)*

Alteração	Descrição	Situações clínicas associadas
Eritrócitos falciformes (Figura 1H)	GV em formato de foice ou crescente	Doença falciforme
Esquizócitos (Figura 1I)	GV fragmentados	Microangiopatia trombótica, trauma mecânico de hemácias em grandes vasos, coagulação intravascular disseminada, queimadura grave
Equinócitos ou hemácias crenadas (Figura 1J)	GV com espículas curtas e regulares	Uremia, artefato, deficiência de piruvato quinase, doença hepática

GV: glóbulos vermelhos; Hb: hemoglobina; RN: recém-nascido; VCM: volume corpuscular médio.

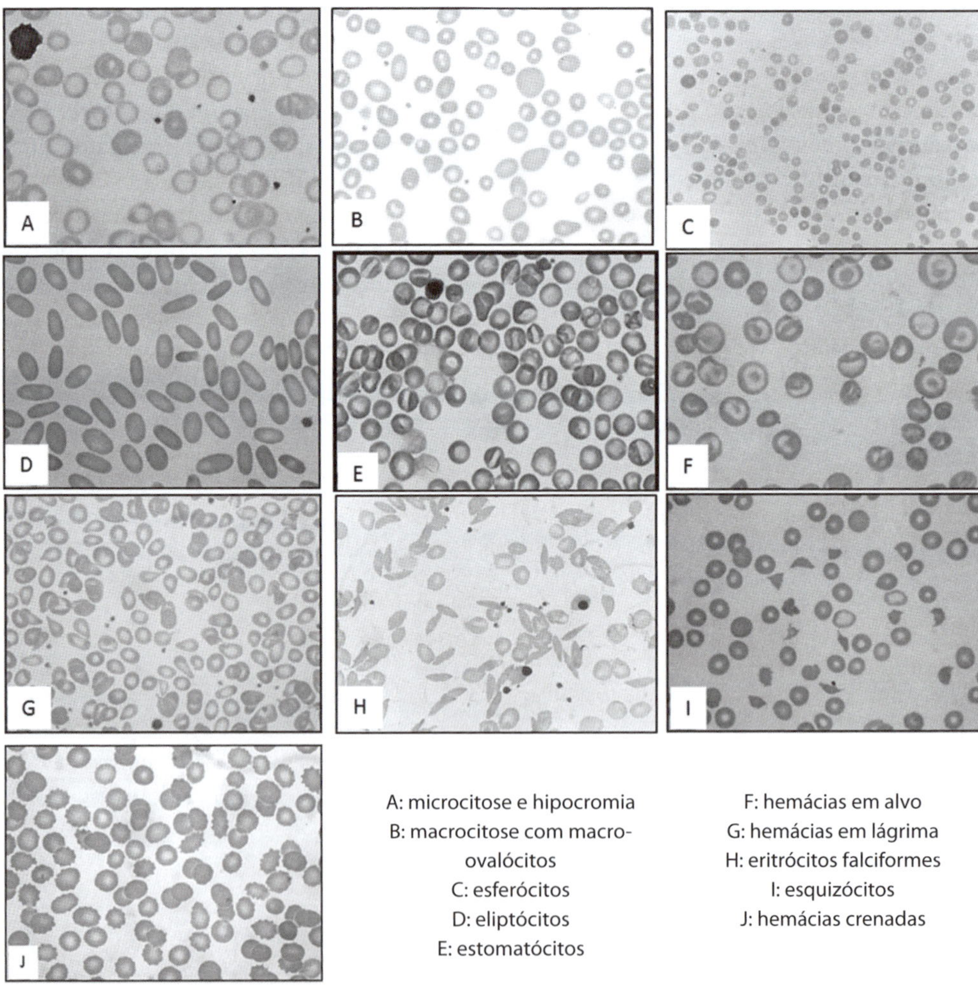

A: microcitose e hipocromia
B: macrocitose com macro-ovalócitos
C: esferócitos
D: eliptócitos
E: estomatócitos
F: hemácias em alvo
G: hemácias em lágrima
H: eritrócitos falciformes
I: esquizócitos
J: hemácias crenadas

FIGURA 1 Alterações morfológicas dos eritrócitos mais comumente encontradas no esfregaço de sangue periférico
Fonte: Serviço de Hematologia do HC-FMUSP.

TABELA 9 Diagnóstico laboratorial – Anemias hipoproliferativas

Suspeita diagnóstica	VCM	Exames específicos
Anemia megaloblástica	↑ / normal	Neutrófilos hipersegmentados no esfregaço de sangue periférico, dosagem ↓ de vitamina B12 ou ácido fólico, DHL ↑↑, bilirrubina indireta ↑, homocisteína ↑ (deficiência de B12 e ácido fólico), ácido metilmalônico ↑ (deficiência de vitamina B12)
Anemia ferropriva	↓	Ferritina ↓, ferro ↓, capacidade total de ligação do ferro ↑, saturação de transferina ↓
Anemia da doença crônica	Normal / ↓*	Ferritina ↑/nL, ferro ↓, saturação de transferina ↓/nL, capacidade total de ligação do ferro ↓/nL, provas inflamatórias ↑ (por exemplo, proteína C reativa, alfa 1 glicoproteína ácida)
Anemia sideroblática congênita	↓ Raro ↑ / normal	Sobrecarga de ferro (ferritina ↑/nL, ferro ↑, saturação de transferina ↑, capacidade total de ligação do ferro ↓/nL), mielograma com sideroblastos em anel na coloração de Perls, análise de mutações
Aplasia pura de série vermelha	↑	Reticulocitopenia, avaliação de medula óssea com diminuição de precursores eritroides isolada, eletroforese de Hb pode ter ↑ HbF, adenosina deaminase eritrocitária ↑
Aplasia medular	↑ / normal	Geralmente com bi ou pancitopenia, biópsia de medula óssea com redução importante do tecido hematopoético e substituição por adipócitos
Anemia diseritropoética congênita (CDA)	↑ / normal	Eritropoese ineficaz, Rt ↓ e/ou inadequados ao grau de anemia Tipo 1: eritroblastos binucleados e pontes internucleares entre pares de eritroblastos, mutação de CDNA1 ou de C15orf41 (AR) Tipo 2: eritroblastos binucleados e raros multinucleados, mutação de SEC23B (AR) Tipo 3: eritroblastos gigantes multinucleados, mutação de KIF23 (AD)
Suspeita de infiltração medular	Normal	Reação leucoeritriblástica no hemograma, avaliação de medula óssea com infiltração por células tumorais

* Em ± 25% dos casos

AD: autossômica dominante; AR: autossômica recessiva; DHL: desidrogenase lática; Hb: hemoglobina; HbF: hemoglobina fetal; nL: normal; Rt: reticulócitos; VCM=Volume corpuscular médio.

(estado hemolítico compensado). Quando a taxa de destruição supera a capacidade de produção, instala-se o quadro de anemia hemolítica. A hemólise pode ocorrer na circulação (intravascular) ou, na maioria das vezes, no interior dos macrófagos teciduais (extravascular) (Figuras 2, 3 e 4).

A destruição acelerada dos glóbulos vermelhos pode ser causada por defeitos intrínsecos dos eritrócitos ou pode ser secundária a agressões por agentes extrínsecos. A maioria dos defeitos intrínsecos é hereditária. Uma exceção é a hemoglobinúria paroxística noturna (HPN), causada por um defeito intrínseco adquirido.

Laboratorialmente, as anemias hemolíticas caracterizam-se, além da reticulocitose, por aumento da bilirrubina indireta e da desidrogenase lática (DHL), por redução de haptoglobina e, muitas vezes, por alterações morfológicas características no sangue periférico, embora na maioria dos casos, não sejam patognomônicas (Figuras 3 e 4, Tabelas 10 e 11).

É importante ressaltar que a dosagem de haptoglobina só é relevante a

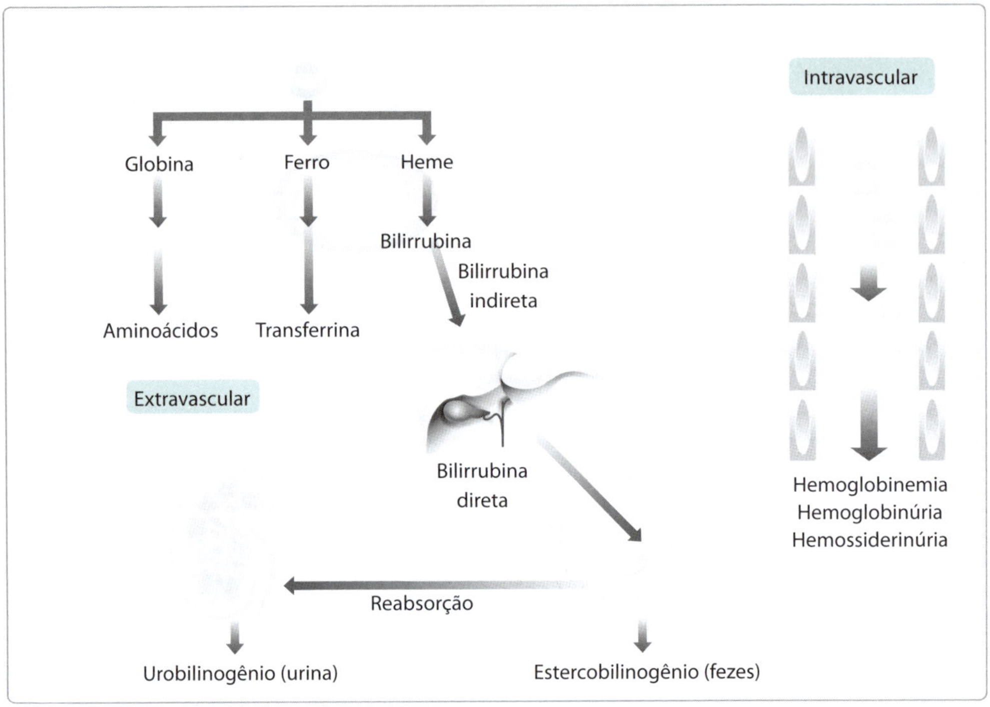

FIGURA 2 Destruição intravascular e extravascular dos eritrócitos

partir dos seis meses de idade, porque antes disso pode ser baixa pela diminuição de produção pelo fígado do lactente jovem e não refletir hemólise.

DIAGNÓSTICO DIFERENCIAL

- Além da determinação dos índices hematimétricos e da contagem de Rt, que permitem a classificação das anemias, a análise da morfologia dos glóbulos vermelhos no esfregaço de sangue periférico é uma ferramenta importante para orientar o diagnóstico etiológico e para o diagnóstico diferencial.
- As anemias hipoproliferativas mais frequentes são as anemias ferropênicas, as mais comuns na prática clínica, e as anemias de doença crônica, também chamadas de anemias da inflamação, as mais comuns em pacientes internados. Nem sempre é fácil distingui-las, porque não existe critério laboratorial padronizado que possa ser aplicado ao diagnóstico da anemia da inflamação. Pacientes com deficiência de ferro podem apresentar níveis normais de ferritina na presença de uma inflamação coexistente. Vários biomarcadores têm sido testados para detectar a deficiência de ferro em vigência de inflamação, tais como dosagem do receptor solúvel da transferrina (sTfR), índice de ferritina (sTfR/log da ferritina) e mais recentemente dosagem de hepcidina, mas, apesar de alguns resultados promissores, esses biomarcadores não estão disponíveis na rotina laboratorial e, quando aplicados, permanece uma zona de indefinição.

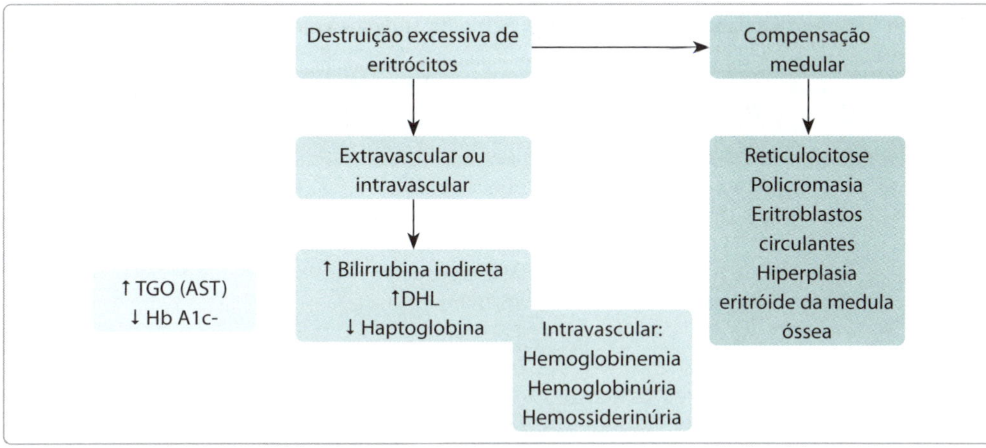

FIGURA 3 Características laboratoriais da hemólise intra e extravascular

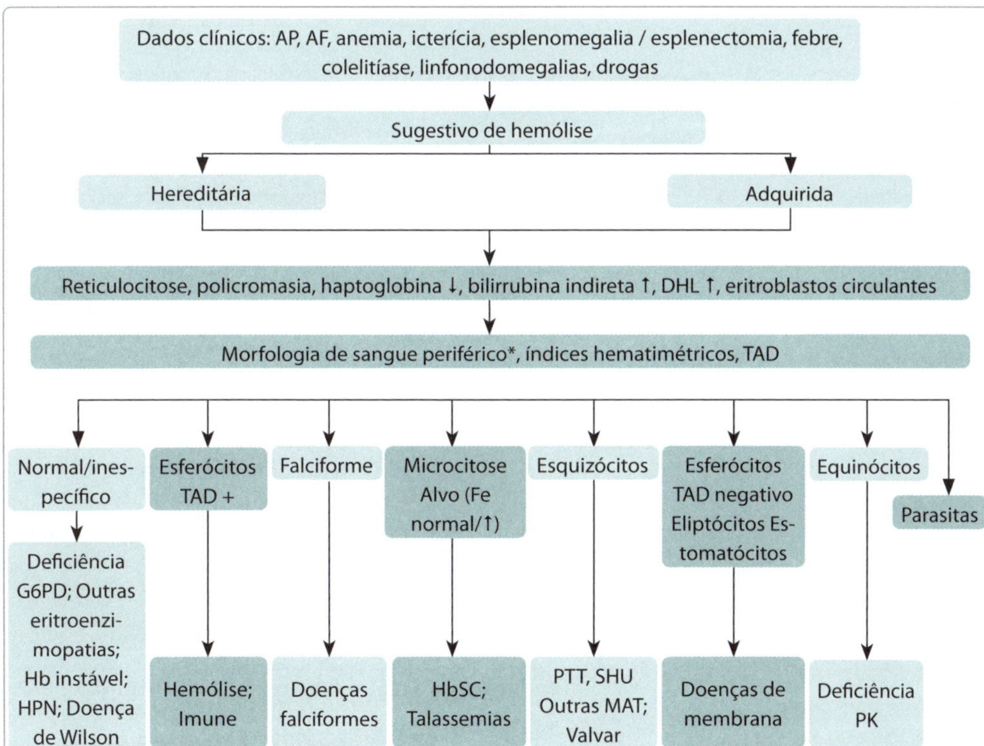

* Alterações morfológicas de hemácias não são patognomônicas, exceto hemácias falcizadas
AF: antecedentes familiares; AP: antecedentes pessoais; DHL: desidrogenase lática; Fe: estoque de ferro; G6PD: glicose-6-fosfato desidrogenase; Hb: hemoglobina; HPN: hemoglobina paroxística noturna; MAT: microangiopatias trombóticas; PK: piruvatoquinase; PTT: Púrpura trombocitopênica trombótica; SHU: síndrome hemolítico urêmica; TAD: teste da antiglibulina direto.

FIGURA 4 Algoritmo para investigação das anemias hemolíticas.
Fonte: adaptado de Lambert J-F, Beris P. Pathophysiology and differential diagnosis of anaemia. In: European School of Haematology (ESH). [internet] [acesso em: 2022 jul. 8]. Disponível em: https://www.esh.org/files/doc/IRON2009_CAP.4%28108-141%29.pdf.

TABELA 10 Diagnóstico laboratorial – Anemias hemolíticas decorrentes de defeitos intrínsecos dos eritrócitos

Suspeita diagnóstica	Índices hematimétricos / Morfologia	Alteração genética (herança)	Exames específicos
Esferocitose hereditária	VCM normal ou ↓, CHCM ↑ ± EOC circulantes	Anquirina (AD), banda 3 (AD), espectrina beta (AD), espectrina alfa (AR), proteína 4.2 (AR)	Curva de resistência globular com ↑ de fragilidade osmótica, teste de ligação de EMA ↓, ectacitometria, análise de mutações
Eliptocitose hereditária	VCM normal VCM ↓ em formas graves (piropoiquilocitose hereditária – PPH) ± EOC circulantes	Espectrina alfa (AD), Espectrina beta (AD), proteína 4.1 (AD) PPH: AR	Curva de resistência globular normal ou com ↑ de fragilidade osmótica, teste de ligação de EMA ↓ na PPH, ectacitometria, análise de mutações
Estomatocitose desidratada (xerocitose hereditária)	VCM ↑ HCM e CHCM ↑ ± EOC circulantes	PIEZO1 (AD) KCNN4 (canal de Gardos) (AD)	Curva de resistência globular com ↓ de fragilidade osmótica, sobrecarga de ferro, ectacitometria, análise de mutações
Estomatocitose hiperhidratada (hidrocitose hereditária)	VCM ↑ CHCM ↓ ± EOC circulantes	RhAG (AD)	Curva de resistência globular com ↑ de fragilidade osmótica, sobrecarga de ferro, análise de mutações
Deficiência de G6PD	VCM normal Na crise oxidativa: esferócitos, ecentrócitos *(blister cells), bite cells*	G6PD (ligado ao X)	Corpúsculos de Heinz + na crise oxidativa, atividade enzimática, análise de mutações
Deficiência de PK	VCM normal Anisocitose, poiquilocitose, equinócitos	PKLR (AR)	Atividade enzimática, aumento paradoxal da contagem de reticulócitos após esplenectomia, análise de mutações
Anemia falciforme (HbSS)	VCM normal, RDW ↑ Hemácias falciformes, poiquilocitose, policromasia, Hoell-Jolly, EOC	Beta globina (AR)	Eletroforese de Hb/HPLC: HbS, HbA2 <3,5%, HbF variável Teste de solubilidade +; teste de falcização +
Sbeta0Talassemia	VCM e HCM ↓ Hemácias falciformes, poiquilocitose, policromasia, Howell-Jolly, EOC, hemácias em alvo	Beta globina (AR)	Eletroforese de Hb/HPLC: HbS, HbA2 >3,5%, HbF variável Teste de solubilidade +; teste de falcização +

(continua)

TABELA 10 Diagnóstico laboratorial – Anemias hemolíticas decorrentes de defeitos intrínsecos dos eritrócitos *(continuação)*

Suspeita diagnóstica	Índices hematimétricos / Morfologia	Alteração genética (herança)	Exames específicos
Sbeta+Talassemia	VCM e HCM ↓ Hemácias falciformes, poiquilocitose, policromasia, hemácias em alvo ± EOC circulantes	Beta globina (AR)	Eletroforese de Hb/HPLC: HbS > HbA, HbA2 > 3,5%, HbF variável Teste de solubilidade +; teste de falcização +
Hemoglobinopatia SC	VCM normal ou discretamente ↓ Hemácias em alvo, raras hemácias falciformes, cristais de HbSC ± EOC circulantes	Beta globina (AR)	Eletroforese de Hb/HPLC: HbS e HbC, HbA2 normal e HbF Teste de solubilidade +; teste de falcização +
Alfa talassemia	VCM e HCM ↓ Índices hematimétricos e morfologia normais em portador silencioso Poiquilocitose, hemácias em alvo, pontilhado basofílico EOC circulantes nas formas mais graves	Deleção de 1 (portador silencioso), 2 (alfa talassemia minor), 3 (doença da HbH) ou 4 genes (hidropsia fetal) de alfa globina	Eletroforese de Hb/HPLC: HbA2 normal ou ↓ (presença de Hb Bart's nos neonatos) Pesquisa de hemoglobina H, pesquisa de deleções de gene(s) alfa por biologia molecular
Beta talassemia	VCM e HCM ↓ Poiquilocitose, hemácias em alvo, eliptócitos nas formas mais leves Corpúsculos de Pappenheimer, maior quantidade de EOC nas formas intermédia/major	Beta globina Beta talassemia minor: heterozigose simples Beta talassemia intermédia ou major: heterozigose composta e homozigose	Eletroforese de Hb/HPLC: HbA2 > 3,5%, HbF elevada nas formas mais graves Análise de mutações, sobrecarga de ferro nas formas mais graves (↑ saturação da transferrina e da ferritina sérica)
Hemoglobinúria Paroxística Noturna (HPN)	VCM normal ou ↑	Mutação adquirida no gene PIG-A	Pesquisa de clone HPN por citometria de fluxo de sangue periférico

AD: autossômica dominante; AR: autossômica recessiva; EMA: eosina 5'maleimida; EOC: eritroblastos ortocromáticos circulantes; G6PD: glicose-6-fosfato desidrogenase; Hb: hemoglobina; HPLC: cromatografia líuida de alta eficiência; PK: piruvatoquinase.

Fonte: adaptado de Delaunay J, Cartron J-P. Disorders of the red cell membrane. In: European School of Haematology (ESH). [internet] [acesso em: 2022 jul. 8]. Disponível em: https://www.esh.org/files/doc/IRON2009_CAP.16%28402-435%29.pdf.

TABELA 11 Diagnóstico laboratorial – Anemias hemolíticas decorrentes de defeitos extrínsecos ao eritrócito

Suspeita diagnóstica	Morfologia	Exames específicos
Anemias imunohemolíticas	Esferócitos, policromasia ± EOC circulantes Aglutinação de GV (crioaglutininas)	TAD com eluato, PAI, pesquisa de anticorpo de Donath Landsteiner Suspeita de anemia hemolítica imune por droga: TAD com eluato na presença da droga
Síndrome hemolítico urêmica (SHU)	Esquizócitos, policromasia Plaquetopenia Insuficiência renal ± EOC circulantes	Associada à infecção: diarreia – cultura de fezes ou swab retal para STEC (*E. coli* produtora de Shiga-toxina) e *Shigella dysenteriae*, pesquisa de Shiga-toxina nas fezes Pneumonia, meningite: detecção de *Streptococcus pneumoniae*. HIV "SHU atípica": dosagem de proteínas do complemento, anticorpos contra proteínas do complemento, pesquisa de mutações de proteínas do complemento
Púrpura trombocitopênica Trombótica (PTT)	Esquizócitos, policromasia, plaquetopenia ± EOC circulantes	Atividade da enzima ADAMS13 ↓, inibidor de ADAMTS13 nos casos adquiridos (não esperar resultados para iniciar plasmaférese em casos suspeitos)
Anemias hemolíticas microangiopáticas associadas a medicamentos	Esquizócitos, policromasia, plaquetopenia ± EOC circulantes	TAD negativo Marcadores de hemólise intravascular Uso de ciclosporina, tacrolimus, bleomicina, mitomicina, gencitabina, cisplatina
Anemias hemolíticas causadas por agentes infecciosos	Parasitas Esferócitos nos casos de lise direta ou imune Esquizócitos nos casos de anemia hemolítica microangiopática	Pesquisa de parasitas em distensão e/ou gota espessa de sangue periférico (por exemplo, *Plasmodium* sp, *Babesia* sp, *Bartonella* sp) Pesquisa de agentes produtores de toxina lesiva aos eritrócitos (por exemplo, *Clostridium perfringens*) Outros mecanismos: formação de autoanticorpo, anemia hemolítica microangiopática, hemólise extravascular e ataque oxidativo em deficiência de G6PD

EOC: eritroblastos ortocromáticos circulantes; GV glóbulos vermelhos; PAI: pesquisa de anticorpos irregulares; TAD: teste da antiglobulina direto.
Fonte: adaptado de Delaunay J, Cartron J-P. Disorders of the red cell membrane. In: European School of Haematology (ESH). [internet] [acesso em: 2022 jul. 8]. Disponível em: https://www.esh.org/files/doc/IRON2009_CAP.16%28402-435%29.pdf.

- Sempre deve ser realizado o conjunto de exames que refletem o estado do ferro (ferro sérico, capacidade total de ligação de ferro do plasma, saturação da transferrina e ferritina sérica) para ser analisado em conjunto com os índices hematimétricos. Um bom indicador para carência de ferro é o conteúdo de Hb reticulocitário (CHr), que não se altera na inflamação e está reduzido precocemente na carência de ferro.
- O principal diagnóstico diferencial das anemias ferroprivas na prática ambulatorial é com a beta talassemia minor, devido à semelhança entre os índices hematimétricos. As duas são hipocrômicas e microcíticas, embora sejam

muito diferentes do ponto de vista fisiopatológico. Em crianças que receberam tratamento empírico com reposição de ferro e não responderam ao tratamento, o passo seguinte é pesquisar beta talassemia, que pode ser confirmada pelo encontro de HbA2 > 3,5% na eletroforese de Hb e, obviamente, pela ausência de carência de ferro nos exames para diagnóstico de ferropenia.

- Na avaliação laboratorial das anemias hemolíticas é importante diferenciá-las de outras causas de reticulocitose, como após sangramento agudo e na recuperação de deficiência de ferro, vitamina B12 ou folatos.
- A elevação de DHL é um marcador importante da hemólise intravascular, mas está elevada também na eritropoese ineficaz, quando os glóbulos vermelhos são destruídos na medula óssea.
- Na suspeita de anemia hemolítica, especialmente hereditária, uma anamnese detalhada pesquisando antecedentes pessoais, história familiar, eventuais malformações e necessidade transfusional associada à análise dos índices hematimétricos, da morfologia eritrocitária e dos marcadores de hemólise do paciente e dos pais são importantes para orientar o diagnóstico.
- A avaliação para anemia hemolítica autoimune ou, especialmente em lactentes jovens, anemia hemolítica aloimune por meio do teste da antiglobulina direto ou indireto é prioridade porque requer intervenção imediata (Tabela 12). Uma peculiaridade das anemias hemolíticas causadas por anticorpos frios (doença das crioaglutininas) é a aglutinação das hemácias causada pela superfície fria dos tubos

TABELA 12 Diagnóstico diferencial das anemias hemolíticas autoimunes (AHAI)

	Anemia hemolítica autoimune por anticorpos quentes	Doenças das crioaglutininas	Hemoglobinúria paroxística ao frio
Tipo de anticorpo	IgG	IgM	IgG
Temperatura ótima de reatividade	37 ºC	4 ºC (amplitude térmica variável)	4 ºC / 37 ºC (Ac de Donath Landsteiner: Ac bifásico – liga no frio e ativa C' a 37 ºC)
TAD típico	IgG ±C3	C3	C3
Eluato	IgG	Não reativo	Não reativo
Especificidade	"Comum", pan-reativo (Rh e outros)	I/i	P
Local de destruição	Extravascular	Extravascular/ intravascular	Intravascular
Causas	Idiopática, doença autoimune, linfoproliferação, neoplasias, imunodeficiência, drogas	Idiopática, Mycoplasma, EBV, linfoproliferação, doença autoimune	Viral Sífilis
Distribuição	70% das AHAI	20% das AHAI	Rara

AHAI: anemias hemolíticas autoimunes; C3: complemento C3; EBV: vírus Epstein Barr; IgG: imunoglobulina G, IgM: imunoglobulina M; I/i: anticorpo anti-I/anticorpo anti-i ; P: antígeno P; Rh: antígeno Rhesus; TAD: teste de Antiglobulina Direto ou Teste de Coombs Direto.

de coleta e da lâmina de vidro. Essa aglutinação interfere na determinação dos índices hematimétricos e na contagem de eritrócitos. Nesses casos a coleta deve ser realizada com material aquecido e a amostra também deve ser aquecida a 37 ºC.

- Outras causas de anemia hemolítica adquirida que devem ser consideradas são as micro/macroangiopáticas e a HPN, caracterizadas por marcadores de hemólise intravascular e, no caso das micro/macroangiopáticas, pela presença de esquizócitos (Figura 1I) no sangue periférico, refletindo a fragmentação eritrocitária. HPN deve ser pesquisada em todos os casos de hemólise intravascular inexplicada, em tromboses em locais inusitados, nas aplasias e hipoplasias medulares e nas síndromes mielodisplásicas.
- Nos pacientes com anamnese sugerindo anemias hemolíticas hereditárias e sem histórico de transfusão recente é possível iniciar uma avaliação fenotípica, considerando o diagnóstico das hemoglobinopatias e talassemias, seguido por doenças da membrana e pelas eritroenzimopatias (Figura 1H e Tabela 13).
- As beta talassemias são as talassemias mais frequentes na prática clínica. As beta talassemias dependentes de transfusão são identificadas pela história transfusional, que nos casos graves começa muito cedo na vida, associadas muitas vezes à sobrecarga de ferro, caracterizada por elevação da ferritina e da saturação da transferrina. Nesses casos a transfusão crônica altera completamente os dados relacionados ao hemograma e à eletroforese de hemoglobina/HPLC.
- Os pacientes com beta talassemia não dependente de transfusão apresentam tipicamente aumento de HbA2 na eletroforese de Hb, além de acentuada microcitose e hipocromia refletidas no VCM e HCM.
- As alfa talassemias necessitam de testes genéticos para confirmar o diagnóstico, embora os casos mais graves possam apresentar ao nascimento tetrâmeros de cadeias globínicas gama (hemoglobina Bart's) seguida por tetrâmeros de cadeia beta (HbH). Nos casos mais brandos ou silenciosos, a alteração desaparece após o primeiro ano de vida (Tabela 14).
- A doença de membrana mais frequente é a esferocitose hereditária (EH). O teste utilizado mais recentemente para o diagnóstico de EH é o teste da ligação da eosina 5' maleimida (EMA) à banda 3 medida por citometria de fluxo. Na EH diminui a ligação da EMA à banda 3 (Figura 5). É um teste rápi-

TABELA 13 Doenças falciformes: genótipos e eletroforese de hemoglobina

Doenças falciformes	Genótipo	Eletroforese de hemoglobina
Anemia falciforme	SS	HbS; HbA2<3,5%; HbF
Sbeta0 talassemia	Sbeta0	HbS; HbA2>3,5%; HbF
Sbeta+ talassemia	Sbeta+	HbS>HbA; HbA2>3,5%; HbF
Hemoglobinopatia SC	SC	HbS; HbC (HbA2); HbF
Traço falciforme não é incluído entre doenças falciformes		HbA>HbS; HbA2<3,5%; HbF

TABELA 14 Eletroforese de hemoglobina em alfa talassemia

Sídrome	Deleção genes alfa	Quadro clínico	Ao nascimento	Após 1 ano
Portador silencioso	1	Sem alteração laboratorial	Hb Bart's 1 - 2%	Normal
Alfa talassemia minor	2	Assintomático, anemia leve, índices de talassemia	Hb Bart's 5 - 10%	Normal
Doença da HbH	3	Anemia hemolítica crônica	Hb Bart's 20 - 40%	HbH 5 – 30 %
Hidropsia fetal	4	Morte fetal/neonatal por anemia grave, necessidade de transfusões intrauterinas	Hb Bart's > 80% HbH, Hb Portland	

Alfa: cadeia alfa da hemoglobina; Hb Bart's: hemoglobina Bart's ou tetrâmeros de cadeia gama; HbH: tetrâmeros de cadeia beta; Hb: hemoglobina.
Fonte: adaptada de Elghetany MT, Banki K. Erythrocyticdisorders. In: Mcpherson RA, Pincus MR (editors) Henry's clinical diagnosis and management bt laboratory methods. Philadelphia: Elsevier; 2022.

do com sensibilidade de 93% e especificidade de 99%, que independe da gravidade, idade, defeito molecular ou esplenectomia. Falsos positivos ocorrem em doenças muito raras: anemia diseritropoética congênita (CDA) tipo II; ovalocitose do sudeste da Ásia; e piropoiquilocitose hereditária. A curva de fragilidade osmótica está desviada para a direita (Figura 6) e reflete apenas a presença de esferócitos, não sendo específica para a EH.

- As doenças de membrana causadas por distúrbio de hidratação, as estomatocitoses, são doenças raras e de confirmação diagnóstica bem mais complexa. As formas desidratadas (xerocitose hereditária) são mais frequentes que as formas hiperhidratadas (hidrocitose hereditária). Ectacitometria com gradiente osmótico para avaliar a deformabilidade eritrocitária dos glóbulos vermelhos submetidos a um *shear stress* constante, em um meio de osmolalidade crescente, é a técnica de referência para o diagnóstico dos distúrbios de hidratação. Na Figura 7 observa-se a curva de fragilidade osmótica desviada para a esquerda e a ectacitometria com gradiente osmótico, mostrando a melhor deformabilidade em presença de osmolalidade mais baixa, o que reflete a desidratação celular. Infelizmente este tipo de equipamento não está disponível para diagnóstico de rotina.
- Embora a xerocitose hereditária (XH) seja rara, a diferenciação com outras doenças da membrana eritrocitária, especialmente a esferocitose hereditária (EH), é importante. A esplenectomia é contraindicada na XH devido à tendência trombótica que esses pacientes apresentam. No feto e no RN pode causar edema perinatal e é diagnóstico diferencial de hidropsia fetal. A presença de estomatócitos no sangue periférico, macrocitose, sobrecarga de ferro sem necessidade transfusional e frequentemente fragilidade osmótica reduzida (curva desviada para a esquerda) falam a favor do diagnóstico de XH. Na falta de disponibilidade de ectacitometria é possível fazer a identificação da mutação nos genes que causam XH: piezo1 (a maioria) e KCNN4.
- As eritroenzimopatias geralmente são pesquisadas após afastar as doenças

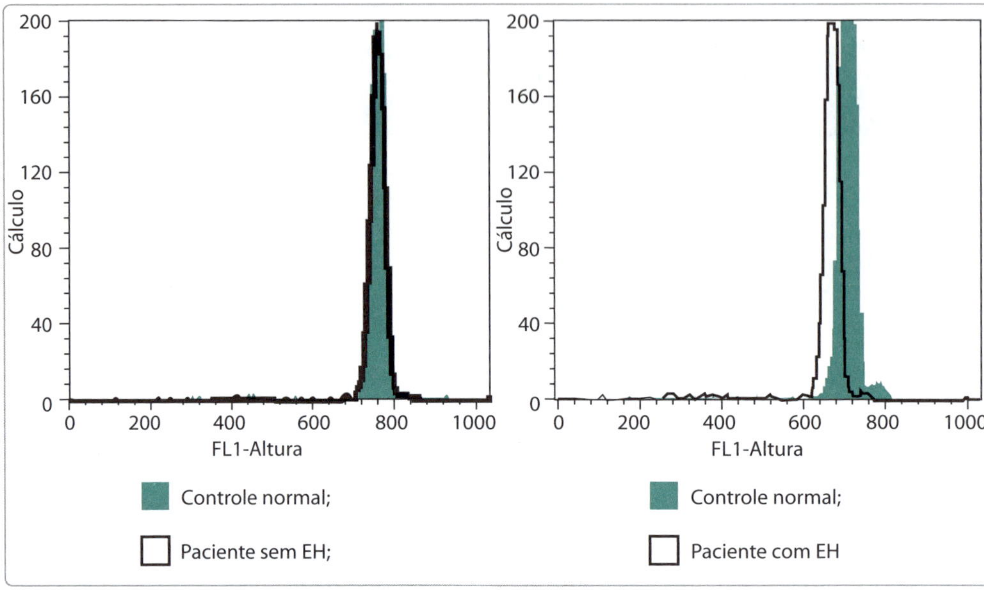

FIGURA 5 Teste de Ligação da Eosina 5'Maleimida (EMA) na Esferocitose Hereditária.

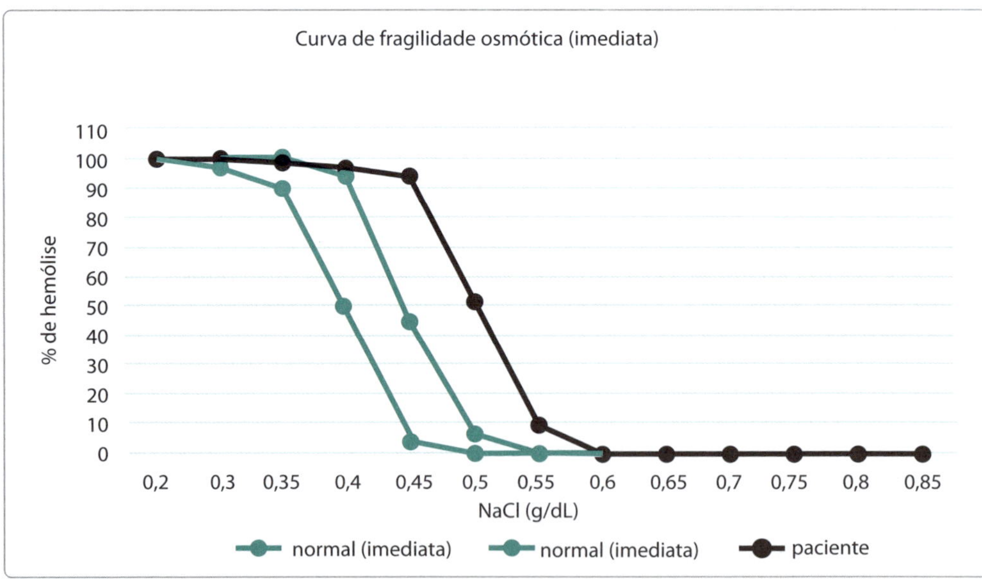

FIGURA 6 Curva de fragilidade osmótica na Esferocitose Hereditária.

com características específicas. A mais frequente é a deficiência de glicose-6--fosfato desidrogenase (G6PD) que, na maioria dos casos, é assintomática. É importante realizar a dosagem enzimática fora da crise hemolítica, pois os resultados podem ser falsamente normais pela reticulocitose. A segunda mais frequente é a deficiência de piruvato quinase. Painéis para dosagem das demais enzimas eritrocitárias são de acesso limitado.

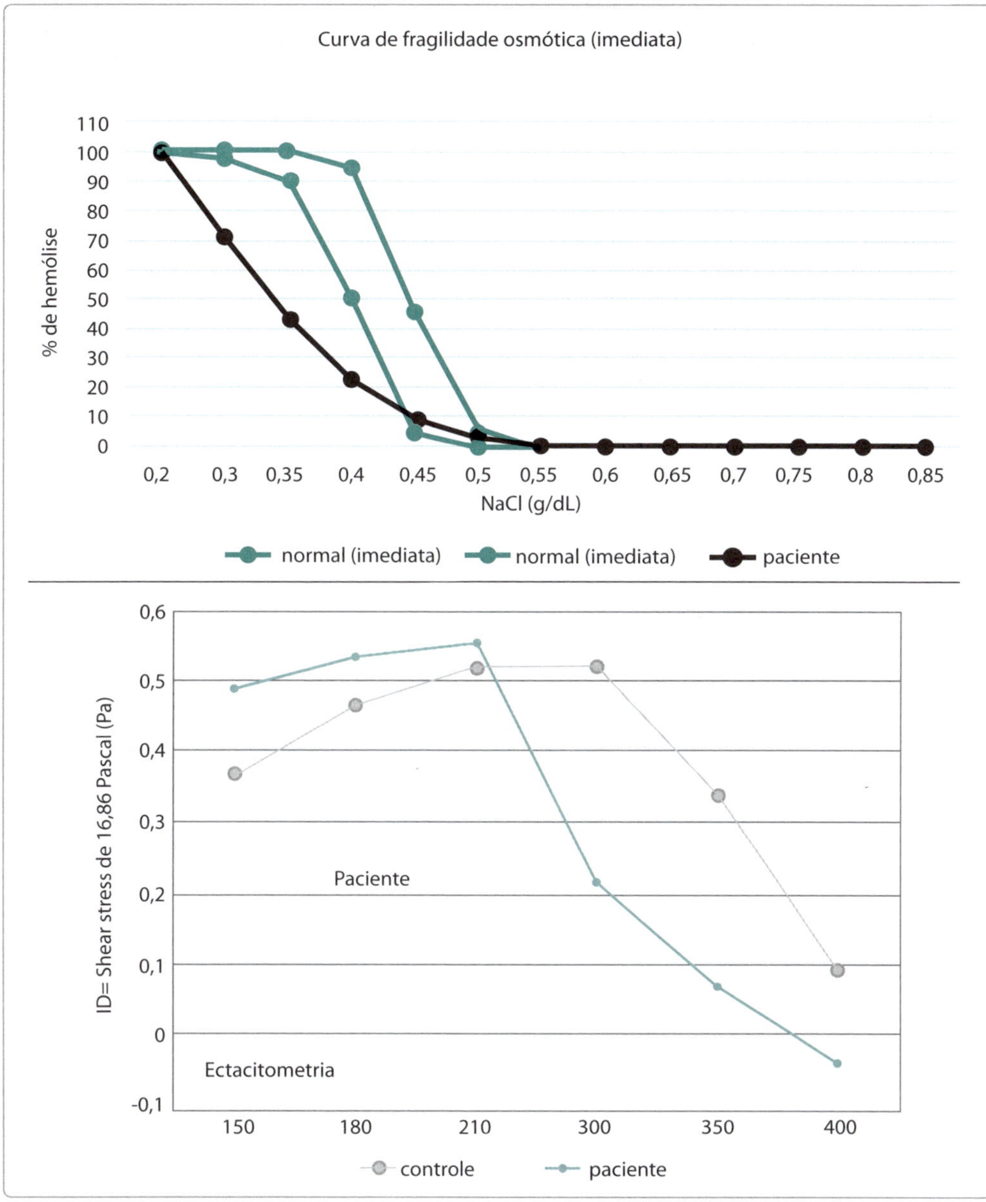

FIGURA 7 Xerocitose Hereditária (XH) - Curva de fragilidade osmótica e ectacitometria.

- Causas raras de anemias hemolíticas hereditárias, como doença da Hb instável e anemias diseritropoéticas congênitas (CDA), devem ser consideradas quando as causas mais prováveis foram afastadas. Na presença de anemia hemolítica com reticulocitose subótima ou com sobrecarga de ferro ou anormalidades esqueléticas, CDA é uma possibilidade, e a medula óssea deve ser analisada para pesquisa de anormalidades dos eritroblastos.

- Nos pacientes que receberam transfusão sanguínea recente ou nos que são cronicamente transfundidos, como é o caso típico de crianças pequenas com anemias hemolíticas congênitas graves, as opções para avaliação fenotípica são limitadas. Nesses casos o diagnóstico tem que ser feito através de avaliação genética com a pesquisa de mutações específicas, com a utilização de painéis de sequenciamento (NGS) ou análise do exoma completo ou do genoma completo, que ainda não são disponíveis clinicamente, mas cujo acesso vem aumentando progressivamente.

CONCLUSÃO

A anemia é um sinal extremamente frequente na prática clínica. Quando presente, além de prejudicar a qualidade de vida, pode estar associada a graus variáveis de morbidade e mortalidade. Estabelecer um algoritmo diagnóstico baseado na anamnese detalhada, nos antecedentes pessoais e familiares, nos índices hematimétricos, na morfologia dos eritrócitos e na contagem de reticulócitos é essencial para uma investigação eficiente visando instituir o tratamento correto no tempo mais breve possível.

EXAMES LABORATORIAIS UTILIZADOS NO DIAGNÓSTICO E SEGUIMENTO DAS ANEMIAS

Atividade Enzimática de Glicose-6-Fosfato Desidrogenase (G6PD)	
Informações úteis	A deficiência de G6PD é a principal eritroenzimopatia e causa anemia hemolítica por redução da proteção contra estresse oxidativo por diminuição da produção de NADPH e de glutationa reduzida, que pode ocorrer em infecções e uso de algumas medicações (ex., rasburicase, primaquina, dapsona, cotrimoxazol, azul de metileno, nitrofurantoína, fenazopiridina e outras), cetoacidose diabética e ainda consumo de feijão de fava. Apresentação: icterícia neonatal, crises hemolíticas episódicas após desencadeante (crise oxidativa) ou mais raramente como hemólise persistente.
Informações úteis	Atividade enzimática influenciada por transfusão de hemácias recente, reticulocitose acentuada (sugere-se não fazer o exame na crise oxidativa) ou leucocitose importante. A complementação com a genotipagem de G6PD pode ser útil em alguns casos.
Método	Cinético
Valor de referência	Deficiente: < 6,7 U/g Hb

Atividade Enzimática de Piruvato Quinase	
Informações úteis	A deficiência de piruvato quinase é uma doença rara e é a segunda eritroenzimopatia mais frequente após deficiência de G6PD. Participa da via glicolítica e na geração de ATP das hemácias. Pacientes com reticulocitose importante podem apresentar atividade enzimática falsamente normal e a comparação da atividade da PK com a de outras enzimas eritrocitárias pode ser útil. Transfusão de hemácias próxima à coleta do exame também pode prejudicar a análise.
Método	Espectrofotometria cinética
Valor de referência	≥12 meses: 5,5 a 12,4 U/g Hb Sem valor de referência para <12 meses

Avaliação de Ferro sérico, Saturação de transferrina, Capacidade total de ligação de ferro do plasma, Ferritina sérica	
Informações úteis	O ferro absorvido no intestino delgado se liga ao transportador transferrina e é armazenado como ferritina ou hemossiderina. Cerca de 20 a 40% dos sítios de ligação da transferrina ficam ocupados com ferro em condições normais (saturação de transferrina). Na deficiência de ferro, a saturação de transferrina diminui e na sobrecarga de ferro ela aumenta. A capacidade total de ligação de ferro do plasma (CTLF) é uma medida indireta da transferrina e aumenta em condições de deficiência de ferro. Ela é calculada pela soma do ferro sérico com a capacidade livre de ligação de ferro. A transferrina diminui nas inflamações e nas hepatopatias crônicas. A ferritina, além de ser usada para avaliação dos estoques de ferro (diminuída na ferropenia e aumentada na sobrecarga de ferro) e no monitoramento do tratamento com reposição de ferro, com quelantes de ferro e/ou com flebotomias terapêuticas, também é uma proteína de fase aguda e se eleva em condições inflamatórias/ infecciosas ou ainda em lesão hepática por ser produzida no fígado. A coleta de dosagem de ferro deve ser realizada preferencialmente no período matutino e medicações com ferro não devem ser administradas nas 24 horas antes da coleta.
Método	Ferro: colorimétrico CTLF: colorimétrico (determinação direta com ferrozine) Saturação de transferrina: calculada a partir do ferro e CTLF (ferro sérico / CTLF x 100) Transferrina: imunoturbidimétrico Ferritina: imunoensaio por eletroquimioluminescência
Valor de referência	**Ferro**: Recém-nascido até 1 mês: 100 - 250 ug/dL 1 mês até 12 meses: 40 - 100 ug/dL 12 meses até 12 anos: 50 - 120 ug/dL Adultos maiores de 12 anos: Masculino: 65 - 175 ug/dL Feminino: 50 - 170 ug/dL. **CTLF (Capacidade Total de Ligação do Ferro do plasma)**: 228 - 428 ug/dL Saturação de transferrina: 20 – 40% **Ferritina**: Masculino: 1 a 30 dias: 36 - 381 ng/mL 1 a 6 meses: 36 - 391 ng/mL 7 a 12 meses: 36 - 100 ng/mL 1 a 5 anos: 36 - 84 ng/mL 6 a 19 anos: 36 - 311 ng/mL Acima de 20 anos: 30 - 400 ng/mL Feminino: 1 a 30 dias: 36 - 483 ng/mL 1 a 6 meses: 36 - 329 ng/mL 7 a 12 meses: 36 - 70 ng/mL 1 a 5 anos: 36 - 84 ng/mL 6 a 19 anos: 36 - 92 ng/mL Acima de 20 anos: 13 – 150 ng/mL

Biologia Molecular para Anemias Hemolíticas Hereditárias	
Informações úteis	Exames por biologia molecular apresentam um custo mais elevado e devem ser solicitados após avaliação de hemograma completo em conjunto com achados de eletroforese de hemoglobina, curva de fragilidade osmótica e outros exames de avaliação fenotípica de hemácias. Útil para avaliação de pacientes com anemias hemolíticas congênitas, associadas a doenças de membrana, hemoglobina instável ou eritroenzimopatia. Alguns painéis abrangem também anemia diseritropoética congênita. Há possibilidade de investigação da mutação específica ou solicitação de sequenciamento de gene específico de acordo com a hipótese diagnóstica. Não há interferência de análise no caso de transfusões frequentes/recentes, como é o caso dos exames de avaliação fenotípica das hemácias.
Método	PCR, sequenciamento de Sanger, sequenciamento de nova geração (NGS) de painel de genes envolvidos em doenças de membrana, eritroenzimopatias, anemia diseritropoética congênita. Comparação com genoma de referência e com bancos de dados genômicos.
Valor de referência	Sem variantes patogênicas Variantes patogênicas, provavelmente patogênicas, de significado incerto, provavelmente benigna, que podem ser descritas. Destaca-se que a classificação da variante deve ser contextualizada no conhecimento científico disponível no momento da análise e pode haver reclassificação posteriormente.

Biologia Molecular para Hemoglobinopatias	
Informações úteis	Exames por biologia molecular apresentam um custo elevado e devem ser solicitados apenas após avaliação de hemograma completo em conjunto com achados de eletroforese de hemoglobina ou HPLC para detecção de hemoglobina variante e quantificação de HbA2 e HbF. Dependendo dos resultados e ainda se há aconselhamento genético pré-natal em questão, testes moleculares para anormalidades de globinas podem ser indicados, como é o caso em que o casal tenha risco de portar deleção de 2 genes de globina alfa em cis (no mesmo cromossomo 16) ou ambos tenham beta talassemia. Há ainda a possibilidade de associação de beta e alfa talassemia. Para fins de diagnóstico, o estudo genético familiar pode complementar o diagnóstico e propiciar entendimento de manifestação mais grave não esperada (um ou ambos os pais podem ser portadores de hemoglobinopatia "silenciosa"). Não há interferência de análise no caso de transfusões frequentes/recentes, como é o caso dos exames de avaliação fenotípica das hemácias.
Método	Principais metodologias: ▪ Sequenciamento de gene de beta globina: variantes de beta globina e beta talassemias mais frequentes. ▪ MLPA *(multiplex ligation-dependent probe amplification)*: para detecção de grandes deleções e duplicações nos genes do cluster de beta globina, incluindo persistência hereditária de HbF (PHHF) delecional, delta-beta talassemia, delta talassemias, gama-delta-beta e épsilon-gama-delta-beta talassemias, além da detecção de alfa talassemias delecionais e duplicações de genes alfa ▪ Sequenciamento do gene de alfa globina: variantes de alfa globina e alfa talassemias não-delecionais ▪ Sequenciamento do gene de gama globina: variantes de gama globina e PHHF não-delecional ▪ Gap-PCR multiplex: talassemias alfa delecionais
Valor de referência	Ausência de variantes / deleções / duplicações

Bilirrubina Indireta	
Informações úteis	Níveis elevados em condições de maior produção (anemias hemolícias, eritropoese ineficaz, reabsorção de grandes hematomas), anormalidade no seu metabolismo (icterícia neonatal, deficiência de conjugação) ou doenças hepáticas. Raramente >5 mg/dL em anemia hemolítica, exceto se em associação com anormalidade de metabolismo das bilirrubinas ou hemólise maciça. Monitorização de resposta ao tratamento de anemias hemolíticas.
Método	Colorimétrico
Valor de referência	Crianças, adolescentes e adultos: 0,1 a 0,6 mg/dL

Contagem de Reticulócitos	
Informações úteis	Método prático para estimar a produção de eritrócitos pela medula óssea. Parâmetro importante para a classificação fisiopatológica das anemias: reticulócitos normais ou baixos em anemias por falta de produção e elevados em anemias hemolíticas ou por perdas agudas de sangue. Contagem automatizada pode oferecer novos parâmetros como: ▪ Fração de Reticulócitos imaturos (IRF): porcentagem de reticulócitos com média + alta de fluorescência. Pode ser útil na classificação de anemias e monitorização de tratamento. ▪ Conteúdo médio de Hb em reticulócitos (CHr ou Ret-He): útil no diagnóstico de eritropoese deficiente em ferro e na monitorização precoce da resposta à reposição de ferro endovenoso (pode se elevar 48 horas após tratamento). Valor limitado em pacientes com talassemias. Não é realizada automaticamente no hemograma completo e deve ser solicitada separadamente.
Método	Contagem manual: microscopia óptica de amostras coradas com corante supravital (azul cresil brilhante). Operador dependente. Contagem automatizada: citometria em contador automatizado de hemograma com corante fluorescente direcionado para RNA residual de reticulócitos. Método automatizado sujeito a menos erros pela contagem de maior quantidade de hemácias.
Valor de referência	Método manual: 0,5 a 1,5% Método automatizado: 0,5 – 2,0%; 20.000 a 100.000/mm^3 Recém-nascidos: nascimento até 7 dias:3-7%, de 8 a 14 dias: 0 a 1%, acima de 15 dias: 0,6 a 1,8%. IRF: 2,3 – 15,9%; Ret-He: 28,2 – 36,6 pg

Contagem de Esquizócitos	
Informações úteis	Esquizócitos resultam de fragmentação de hemácias e é o principal parâmetro morfológico para a suspeita de anemia hemolítica microangiopática.
Método	Microscopia óptica de lâminas de sangue. Contagem em pelo menos 1.000 hemácias. Morfologia dos esquizócitos: hemácias de tamanho menor, geralmente sem palidez central, fragmentos com bordas em ângulos agudos, queratócitos, *helmet cells*, crescentes e microesferócitos (entram na contagem de esquizócitos). Alguns contadores automáticos estimam "hemácias fragmentadas", mas o padrão ouro é contagem por microscopia.

(continua)

Contagem de Esquizócitos *(continuação)*	
Valor de referência	Adultos: até 0,5% Recém-nascidos: até 1,9%

Curva de Resistência Globular, Curva de Fragilidade Osmótica (Imediata e Incubada)	
Informações úteis	Utilizada para demonstrar a presença de esferócitos que apresentam fragilidade osmótica aumentada pela sua baixa relação superfície-volume, o que desvia a curva para a direita (esferócitos rompem em menor hipotonicidade do que hemácias normais, que têm excesso normal de superfície). Esferócitos estão presentes não somente na esferocitose hereditária, mas também em outras condições de perda de membrana (ex. anemia hemolítica autoimune). Pacientes com anemias microcíticas/hipocrômicas (anemia ferropênica e talassemias) e pacientes com hemácias desidratadas (xerocitose hereditária, algumas hemoglobinopatias) podem ter a curva desviada para a esquerda pelo seu relativo excesso de superfície em relação ao conteúdo. A incubação por 24 horas sensibiliza o teste. Cerca de 20% dos casos de esferocitose hereditária podem ter curva de resistência globular normal.
Método	Espectrofotometria de amostras de sangue total em diferentes concentrações de NaCl Curva incubada: realizada após incubação a 37 °C por 24 horas
Valor de referência	Curva de amostras de controles normais

Desidrogenase Láctica ou Lactato desidrogenase (DHL, LDH)	
Informações úteis	Presente em tecido cardíaco, músculos, fígado e cérebro; hemácias: isoenzimas 1 e 2. Avaliação de anemias hemolíticas, destruição tecidual e *turnover* celular. Valores altos favorecem diagnóstico de hemólise intravascular. Níveis elevados também em eritropoese ineficaz por morte de precursores eritroides na medula óssea (ex., deficiência de vitamina B12, anemias diseritropoéticas). Monitorização de resposta ao tratamento de anemias hemolíticas. Elevação espúria pode ocorrer em amostras hemolisadas por coleta inadequada.
Método	Cinético UV
Valor de referência	Mulheres: 135 – 214 U/L Homens: 135 – 225 U/L Crianças (2 – 15 anos): 120 – 300 U/L Recém-nascidos (4 – 20 dias): 225 – 600 U/L

Dosagem de ácido fólico	
Informações úteis	O folato participa de um ciclo metabólico responsável por síntese de nucleotídeos e reações de metilação, importantes para a divisão celular. Sua deficiência pode causar anemia macrocítica por falta de produção de hemácias, conhecida como anemia megaloblástica.
Método	Eletroquimioluminescência
Valor de referência	Normal: 3,1 – 17,5 ng/mL Deficiente (limítrofe): 2,2 – 3,0 ng/mL Deficiente: inferior a 2,2 ng/mL Excessivo: superior a 17,5 ng/mL

Dosagem de ácido metilmalônico	
Informações úteis	A cobalamina é cofator na conversão de ácido metilmalônico em ácido succínico. Portanto, na deficiência de vitamina B12 há aumento tanto dos níveis de homocisteína como de ácido metilmalônico. O ácido fólico não participa dessa via e na sua deficiência há aumento apenas de homocisteína. Avaliação de raras doenças genéticas relacionadas ao metabolismo de cobalamina e acidemia metilmalônica.
Método	Cromatografia líquida / espectrometria de massas em tandem
Valor de referência	< 0,50 µmol/L

Dosagem de cobalamina (vitamina B12)	
Informações úteis	A vitamina B12 tem papel importante na divisão celular e na mielinização axonal. Sua deficiência pode se expressar como anemia macrocítica com reticulócitos baixos ou ainda manifestações neurológicas (parestesias, déficit de sensibilidade vibratória e de propriocepção), sendo que nem sempre essas manifestações aparecem simultaneamente. Valores limítrofes idealmente devem ser seguidos de dosagem de homocisteína e ácido metilmalônico. Valores diminuídos de forma espúria podem ocorrer na gestação, mieloma múltiplo, uso de contraceptivos e de anticonvulsivantes e na própria deficiência de folato. Na anemia perniciosa, a presença de grande quantidade de anticorpos anti-fator intrínseco pode interferir na dosagem porque os anticorpos interagem com o fator intrínseco ligador usado na maioria dos ensaios, podendo causar dosagem falsamente normal. Valores aumentados de cobalamina podem ser observados em pacientes que tomaram vitamina B12 intramuscular nas últimas 2 semanas, em doenças mieloproliferativas e em doenças hepáticas.
Método	Eletroquimioluminescência
Valor de referência	Recém-nascidos: 160 – 1.300 pg/mL Adultos: 240 – 900 pg/mL 60 – 90 anos: 110 – 770 pg/mL

Dosagem de homocisteína	
Informações úteis	A cobalamina e os folatos participam de um sistema coenzimático, envolvido em reações de metilação e biossíntese de nucleotídeos, necessários para a síntese de DNA e para a divisão celular. Uma reação central dessa via é a formação de metionina. Tanto o folato como a cobalamina são necessários para essa reação. A metilcobalamina é cofator da metionina sintase para conversão (por metilação) da homocisteína em metionina, sendo que o grupo metil é derivado do 5-metiltetrahidrofolato. Na deficiência de cobalamina ou de folatos há interrupção da conversão de homocisteína em metionina, que leva a hiperhomocisteinemia. Outros defeitos do metabolismo da metionina podem causar aumento de homocisteína.
Método	Imunoensaio por quimioluminescência Cromatografia líquida / espectrometria de massas em tandem
Valor de referência	3,7 – 13,9 µmol/L

Haptoglobina	
Informações úteis	Liga a Hb livre. O complexo Haptoglobina-Hb é rapidamente clareado pelo SRE (via CD163); muito sensível para hemólise; na prática: diminui tanto na hemólise intravascular como extravascular. Hipohaptoglobinemia: doença hepática, desnutrição, deficiência congênita. Pode se elevar em estados inflamatórios, pois é uma proteína de fase aguda e em síndrome nefrótica. Em crianças <6 meses de vida, os níveis de haptoglobina são baixos.
Método	Imunoturbidimétrico
Valor de referência	30 – 200 mg/dL

Hemograma	
Informações úteis	Veja tabela no capítulo 23: Análise crítica do hemograma

Pesquisa de Anticorpo de Donath Landsteiner	
Informações úteis	Exame para identificação de autoanticorpo IgG frio com característica de hemolisina bifásica, isto é, que se liga às hemácias em temperaturas baixas, fixa complemento e causa hemólise intravascular em temperatura quente. Hemolisina potente associada à hemoglobinúria paroxística ao frio.
Método	Amostra de sangue deve ser coletada e mantida a 37 °C até o início dos procedimentos imunohematológicos. O soro será separado e incubado com hemácias do grupo O que expressam o antígeno P em diferentes temperaturas.
Valor de referência	Negativo

Pesquisa de Anticorpos Irregulares (PAI, Teste de Coombs Indireto)	
Informações úteis	Detecção de anticorpos no soro e/ou plasma do paciente contra antígenos eritrocitários na avaliação de pacientes que necessitam de transfusão de hemácias, na avaliação de aloimunização em gestantes e ainda de pacientes com anemia hemolítica autoimune ou com reação hemolítica transfusional. A especificidade do anticorpo é determinada perante um painel de hemácias com perfil antigênico conhecido (identificação de anticorpo irregular).
Método	Aglutinação de hemácias em coluna de gel ou em tubo convencional. Titulação do anticorpo pode ser determinada.
Valor de referência	Negativo

Pesquisa de Clone de Hemoglobinúria Paroxística Noturna (Clone HPN)	
Informações úteis	Exame para diagnóstico de Hemoglobinúria Paroxística Noturna (HPN). Monitorização de clone HPN em pacientes com HPN clássica, anemia aplástica e mielodisplasia. Causada por mutação adquirida na célula tronco hematopoética que leva à diminuição ou ausência de produção de uma proteína ancoradora (GPI) de diversas outras proteínas, entre elas os inibidores de complemento CD55 e CD59, o que acarreta hemólise intravascular pela formação do complexo de ataque à membrana do sistema complemento. Transfusão de hemácias recente ou hemólise pode interferir nos resultados de clone HPN em hemácias. A ausência de pelo menos 2 proteínas GPI-ancoradas em 2 linhagens de leucócitos (geralmente granulócitos e monócitos) é recomendada para maior acurácia diagnóstica. Os métodos tipicamente utilizam anticorpos monoclonais fluorescentes para proteínas GPI-ancoradas tais como CD55, CD59, CD24, CD16, CD14, junto com anticorpos linhagem específicos para proteínas não ancoradas por GPI (CD15 e CD33 ou CD64) para identificar granulócitos e monócitos. Um método alternativo é usar uma proaerolisina marcada com fluoresceína (FLAER) que liga diretamente na âncora GPI em granulócitos e/ou monócitos. A ausência de ligação em granulócitos e monócitos é indicativa de deficiência de GPI.
Método	Citometria de fluxo de hemácias e granulócitos com anticorpos monoclonais direcionadas a proteínas ligadas à membrana por GPI. Citometria de fluxo após incubação com FLAER (aerolisina fluorescente) que se liga diretamente à GPI.
Valor de referência	Ausência de clone HPN. Se houver população negativa, será quantificada em porcentagem (clone HPN) e eventualmente estratificada em tipo de população (HPN I, II ou III) conforme a intensidade da deficiência.

Pesquisa de inclusões dos eritrócitos	
Corpúsculos de Heinz (Figura A)	
Informações úteis	Hemoglobina desnaturada - corpúsculos arredondados basofílicos precipitados junto à membrana. Aparecem em deficiência de G6PD, em hemoglobinas instáveis, alguns casos de talassemia, drogas e substâncias químicas oxidantes.
Método	Microscopia óptica de lâmina de sangue periférico após incubação com corante supravital (azul de cresil brilhante). Não são visíveis na coloração de Leishman (Figura A).
Valor de referência	Ausente
Corpúsculo de Howell - Jolly (Figura B)	
Informações úteis	Fragmentos remanescentes de material nuclear derivados da desintegração do núcleo dos eritroblastos – pequenos grânulos densos, arredondados, basofílicos, geralmente únicos e ocasionalmente múltiplos. Refletem perda da função do baço. Aparecem em hipoesplenismo, asplenia funcional após esplenectomia, em anemias hemolíticas e síndromes mielodisplásicas.
Método	Visualizados no esfregaço de sangue periférico corado com Leishman (Figura B)
Valor de referência	Ausente

(continua)

Pesquisa de inclusões dos eritrócitos *(continuação)*	
Pontilhado basófilo (Figura C)	
Informações úteis	RNA precipitado – aparece como grânulos finos ou grosseiros azulados distribuídos no citoplasma. Podem estar presentes em intoxicação por chumbo, anemias megaloblásticas e diseritropoéticas, síndromes mielodisplásicas, talassemias, hemoglobinas instáveis, mielofibrose idiopática.
Método	Visualizados no esfregaço de sangue corado com Leishman ou azul de cresil brilhante (Figura C)
Valor de referência	Ausente
Anel de Cabot (Figura D)	
Informações úteis	Restos de microtúbulos remanescentes do fuso mitótico. Geralmente em formato de anéis azulados ou de 8. Podem ser encontrados na anemia megaloblástica e nas síndromes mielodisplásicas.
Método	Visualizados no esfregaço de sangue corado com Leishman ou azul de cresil brilhante (Figura D).
Valor de referência	Ausente
Corpúsculo de Pappenheimer (Figura E)	
Informações úteis	Inclusões basofílicas pequenas, contendo ferro, presentes frequentemente na periferia da célula (correspondem aos grânulos sideróticos dos siderócitos na coloração de Perls). Estão presentes nas anemias com sobrecarga de ferro (anemias sideroblásticas, talassemias, hemoglobinopatias), síndromes mielodisplásicas, hipoesplenismo e após esplenectomia.
Método	Visualizados no esfregaço de sangue corado com Leishman ou azul de cresil brilhante (Figura E).
Valor de referência	Ausente
Hemoglobina H	
Informações úteis	Precipitado de cadeias globínicas beta – grânulos basofílicos finos dispersos nas hemácias conferindo aparência de bola de golfe aos glóbulos vermelhos. Aparecem na doença da HbH (alfa talassemia)
Método	Microscopia óptica de lâmina de sangue periférico após incubação com corante supravital (azul de cresil brilhante) durante 30-60 min. a 37 °C (Figura F)
Valor de referência	Ausente

Pesquisa de Hemossiderinúria	
Informações úteis	Na hemólise intravascular e consequente hemoglobinemia, quando a capacidade de ligação da haptoglobina (50 – 200 mg/dL) é ultrapassada há Hb livre filtrada pelos glomérulos (hemoglobinúria) e reabsorvida nos túbulos renais, onde será convertida a hemossiderina. A hemossiderina pode ser detectada no epitélio tubular descamado na urina em forma livre, dentro de células epiteliais ou em cilindros. Hemossiderinúria positiva indica que houve hemólise intravascular e pode auxiliar nos casos em que a hemoglobinúria não seja mais detectável na urinálise (hemoglobina positiva sem hematúria).
Método	Microscopia óptica de centrifugado de amostra da 1ª urina da manhã após coloração de Perls (Ferrocianeto de potássio 2% + HCl 2%) e contracoloração. Hemossiderina: grânulos esverdeados/azulados dentro e/ou fora de células epiteliais ou cilindros
Valor de referência	Negativa

Separação/Identificação de Hemoglobinas (Eletroforese de Hb, HPLC, Focalização Isoelétrica de Hb)	
Informações úteis	A identificação e quantificação das porcentagens de hemoglobinas normais e variantes são importantes para a avaliação de anemias e devem ser interpretadas no contexto clínico-laboratorial. A separação das hemoglobinas leva em consideração sua carga elétrica total (eletroforese de Hb), seu ponto isoelétrico (focalização isoelétrica – eletroforese realizada em gradiente de pH) ou ainda seu tempo de retenção (tempo em minutos até o pico de eluição, mensurado pela HPLC). ▪ HbA (tetrâmero alfa2beta2) é a principal Hb e compreende cerca de 97% da Hb nos adultos. ▪ HbF (alfa2gama2) é uma fração importante no feto e recém-nascido e sua porcentagem vai caindo progressivamente até chegar ao nível esperado de <1%. HbF elevada pode ocorrer em pessoas com persistência hereditária de HbF, beta talassemias de maior gravidade, aplasia pura de série vermelha, anemia aplástica, tratamento com hidroxiuréia e outras condições. ▪ HbA2 (alfa2delta2) representa cerca de 1,5 a 3,5% da Hb, elevação pode ocorrer nas beta talassemias e diminuição nas alfa talassemias e anemia ferropênica. Caso o valor esteja muito alto (>12%) na eletroforese de Hb em pH alcalino, suspeitar que se trata de comigração com HbC e realizar eletroforese em pH ácido. ▪ HbS, HbC, HbD e HbH são as hemoglobinas variantes mais comumente identificadas em nosso meio. Provas "funcionais" podem auxiliar na confirmação (ex., teste de falcização para confirmação de presença de HbS). ▪ Algumas Hb variantes podem não ser visualizadas em eletroforese de Hb. ▪ "HbX" ou "Hb anômala" pode ser liberada no resultado de eletroforese de Hb caso apresente uma migração de padrão distinto das variantes abrangidas no método. Nessas duas últimas situações, avaliação complementar com HPLC, focalização isoelétrica e/ou eventualmente sequenciamento de cadeia globínica pode(m) ser necessário(s) para determinação da Hb variante. Idealmente deve ser coletada pelo menos 3 meses após transfusão de hemácias para evitar interferência com as hemácias do doador.
Método	Eletroforese em meio alcalino em acetato de celulose e em gel de ágar ácido, se necessário Eletroforese em capilar com solução iônica Focalização isoelétrica Cromatografia Líquida de Alta Performance (HPLC)
Valor de referência	**Hemoglobina A** 1-30 dias: 5,9-77,2% 1-2 meses: 7,9-92,4% 3-5 meses: 54,7-97,1% 6-8 meses: 80,0-98,0% 9-12 meses: 86,2-98,0% 13-17 meses: 88,8-98,0% 18-23 meses: 90,4-98,0% > or =24 meses: 95,8-98,0% **Hemoglobina A2** 1-30 dias: 0,0-2,1% 1-2 meses: 0,0-2,6% 3-5 meses: 1,3-3,1% ≥6 meses: 2,0-3,3%

(continua)

Separação/Identificação de Hemoglobinas (Eletroforese de Hb, HPLC, Focalização Isoelétrica de Hb) *(continuação)*	
Valor de referência	**Hemoglobina F** 1-30 dias: 22,8-92,0% 1-2 meses: 7,6-89,8% 3-5 meses: 1,6-42,2% 6-8 meses: 0,0-16,7% 9-12 meses: 0,0-10,5% 13-17 meses: 0,0-7,9% 18-23 meses: 0,0-6,3% ≥24 meses: 0,0-0,9% Ausência de hemoglobina variante

Teste de Antiglobulina Direto (TAD, Teste de Coombs Direto)	
Informações úteis	Detecção de anticorpos e/ou frações do complemento ligados aos eritrócitos em pacientes com suspeita de anemia hemolítica autoimune, anemia hemolítica perinatal, reações hemolíticas transfusionais e ainda anemia imune por medicamentos. Nos casos de anemias hemolíticas por anticorpos frios, o TAD é positivo somente para complemento. Há casos raros de AHAI com TAD negativo. Sempre interpretar dentro do quadro clínico-laboratorial, pois o TAD pode estar mais em indivíduos sem hemólise. A titulação do anticorpo pode ser determinada no eluato.
Método	Anticorpos antiglobulina humana poliespecíficos e monoespecíficos para IgG e fração do complemento (ou IgA, IgM se necessário), que causarão aglutinação. Plataformas dos testes: tubo convencional, microcoluna em gel ou em fase sólida Se houver positividade para IgG, os anticorpos ligados às hemácias do paciente serão isolados pelo processo de eluição (eluato) e sua especificidade será avaliada perante um painel de hemácias.
Valor de referência	Negativo: sem IgG ou complemento (C3d) na superfície das hemácias.

Teste do Isopropanol (Instabilidade de Hemoglobina)	
Informações úteis	Triagem para hemoglobinas instáveis. Doença hemolítica por hemoglobina instável é rara e pode ser causada por mutações *de novo* ou herdadas de forma autossômica dominante. Corpúsculos de Heinz podem estar presentes. Quadro clínico heterogêneo (assintomáticos, hemólise leve a grave).
Método	Incubação de hemolisato de sangue total com solução de álcool isopropílico por 20 minutos a 37 °C causará precipitação de hemoglobinas instáveis e surgimento de turbidez.
Valor de referência	Negativo Testes confirmatórios (ex., sequenciamento do gene da globina) podem ser indicados para identificação da hemoglobina variante.

Teste de Ligação de EMA (Eosina-5´-Maleimida)	
Informações úteis	Liga-se a Lys403 no 1° loop extracelular da Banda 3 e grupos sulfidrila da membrana eritrocitária. Alta sensibilidade e especificidade para diagnóstico de esferocitose hereditária e independe da gravidade, idade, defeito molecular ou esplenectomia.
Informações úteis	Falsos positivos: CDA (anemia diseritropoética congênita) tipo II (glicosilação anormal de banda 3), ovalocitose do Sudeste Asiático (mutação no sítio de ligação da banda 3) e piropoiquilocitose hereditária (pela fragmentação).
Método	Citometria de Fluxo após incubação com EMA
Valor de referência	Fluorescência de hemácias semelhante às amostras controles. Fluorescência diminuída em esferocitose hereditária.

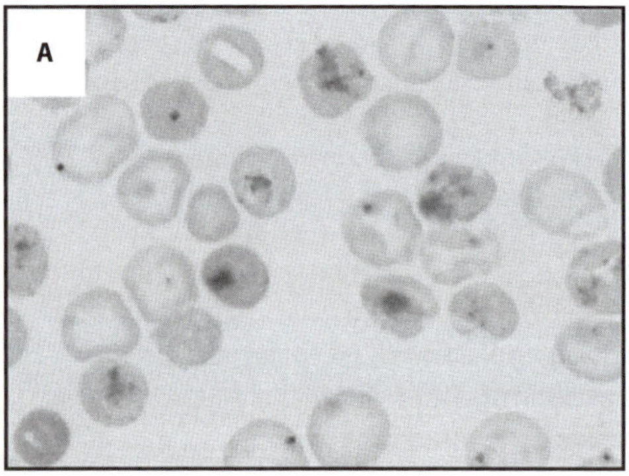

FIGURA A Corpúsculos de Heinz em paciente com Hb instável (Hb Bibba – variante de alfa globina)

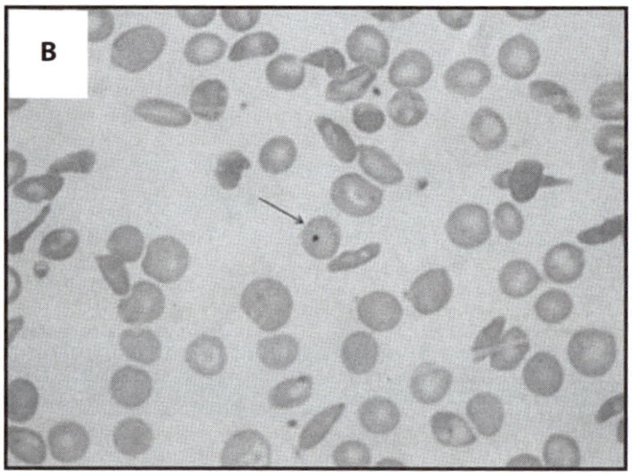

FIGURA B Corpúsculo de Howell-Jolly (seta) em paciente com anemia falciforme

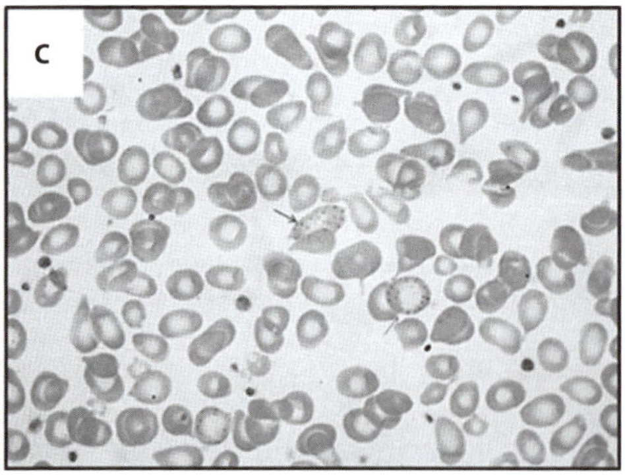

FIGURA C Pontilhado basófilo (setas) em paciente com mielofibrose idiopática

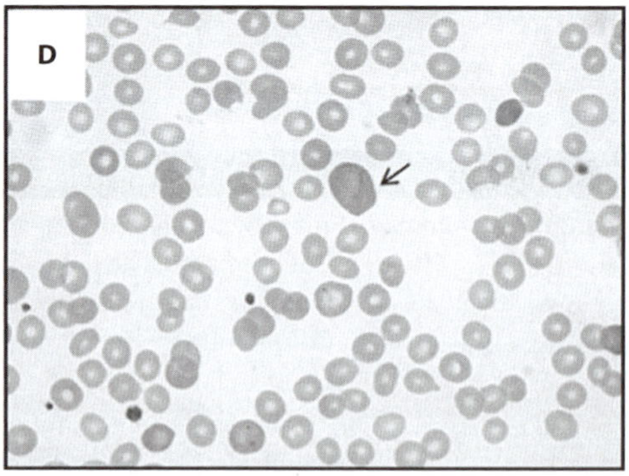

FIGURA D Anel de Cabot (seta) em paciente com anemia hemolítica

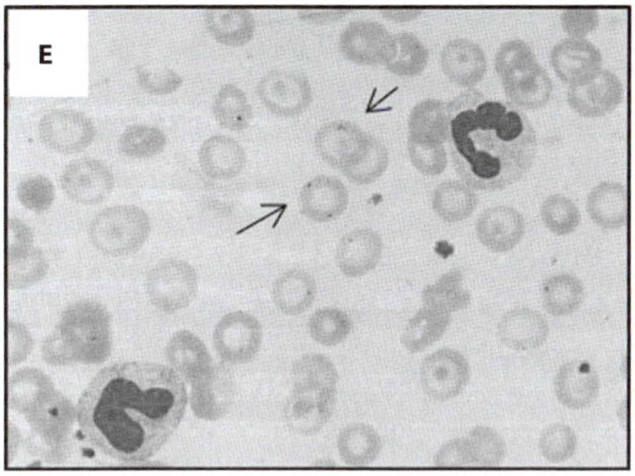

FIGURA E Corpúsculos de Pappenheimer (setas) em paciente com beta talassemia

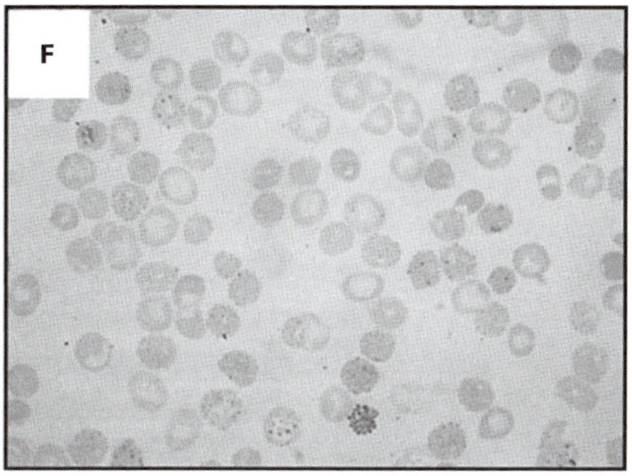

FIGURA F HbH em paciente com alfa talassemia (Doença de HbH)

FIGURAS A a F: Inclusões Eritrocitárias mais comumente observadas.
Fonte: Serviço de Hematologia do HC-FMUSP.

BIBLIOGRAFIA RECOMENDADA

1. AuChaparro CM, Suchdev PS. Anemia epidemiology, pathophysiology, and etiology in low- and middle-income countries. Ann. N.Y. Acad. Sci. 2019;1450(1):15–31. [Internet]. [Acesso em: 2022 jul. 04]. Disponível em: https://doi.org/10.1111/nyas.14092.
2. Baker RD, Greer FR. Committee on Nutrition American Academy of Pediatrics. Diagnosis and prevention of iron deficiency and iron-deficiency anemia in infants and Young children. Pediatrics 2010; 126:1040.
3. Brugnara C, Oski FA, Nathan DG. Diagnostic approach to the anemic patient. In: Orkin SH, Fisher DE, Ginsburg D, et al., editors. Nathan and Oski's hematology and oncology of infancy and childhood, 8th. ed. Philadelphia: WB Saunders, 2015.
4. Cembrowski GS, Chan J, Cheng C. NHANES 1999-2000 data used toc reate comprehensive health-associated race, sex and age- stratified pediatric reference intervals for the Coulter MAXM. Laboratory Hematol 2004: 10:245.
5. Elghetany MT, Banki K. Erythrocytic Disorders. In: McPherson RA, Pincus MR, editors. Henry's clinical diagnosis and management by laboratory methods. Philadelphia: Elsevier; 2022.
6. Garanito MP. Fisiologia de hemostasia e interpretação dos exames de coagulação na criança. In: Carneiro JDA. Pediatria: Hematologia Pediátrica. 2. rev. ed. São Paulo: Manole; 2013. p.91-110.
7. Kassebaum NJ, GBD 2013 Anemia Collaborators. Hematol. Oncol. Clin. North Am. 2016;30(2):247- 308.
8. Lanser L, Fuchs D, Kurz K, Weiss G. Physiology and inflammation driven pathophysiology of iron homeostasis-mechanistic insights into anemia of inflammation and its treatment. nutrients. 2021;13(11):3732.
9. Manchanda N. Anemias: red blood cell morphology and approach to diagnosis. In: Keohane EM, Walenga JM, Smith LJ, editors. Rodak's Hematology: clinical principles and applications. 5th. ed. Missouri: Elsevier, 2016.
10. McKenzie SB, Otto CN. Introduction to anemia. In: McKenzie SB, Williams JL, Landis-Piwowar K, editors. Clinical laboratory hematology. 3rd. ed. Boston: Pearson,2015.
11. Ministério da Saúde (BR). Secretaria de Atenção à Saúde. Departamento de Atenção Hospitalar e de Urgência. Doença falciforme: diretrizes básicas da linha de cuidado / Ministério da Saúde, Secretaria de Atenção à Saúde, Departamento de Atenção Especializada e Temática. Brasília: Ministério da Saúde, 2015. 82 p. il.
12. Risinger M, Kalfa TA. Red cell membrane disorders: structure meets function. Blood. 2020;136(11):1250-1261.
13. Sociedade Brasileira de Pediatria. Consenso sobre anemia ferropriva: mais que uma doença, uma urgência médica. São Paulo: Departamento de Nutrologia e Hematologia- Hemoterapia; 2018. [Internet]. [Acesso em: 2022 jul. 04]. Disponível em: https://www.sbp.com.br/imprensa/detalhe/nid/consenso-sobre-anemia-ferropriva-mais-que-uma-doenca-uma-urgencia-medica/.
14. World Health Organization. Nutritional anaemias: tools for effective prevention and control. World Health Organization [Internet]. [Acesso em: 2022 jul. 04]. Disponível em: https://www.who.int/publications/i/item/9789241513067.

15. Divisão de laboratório central – HCFMUSP. Manual de exames informatizados. [Internet]. [Acesso em 2022 jul. 04]. Disponível em: https://patologiaclinica.hc.fm.usp.br/manual-de-exames.

16. Mayo Foundation for Medical Education and Research. Test Catolog - Mayo Clinic Laboratories. [Internet]. [Acesso em 2022 jul. 04]. Disponível em: https://www.mayocliniclabs.com/test-catalog.

CONTEÚDO COMPLEMENTAR

Utilize o QR code abaixo para acessar as questões comentadas do capítulo (senha: **medicinalaboratorial**).

25

Defeitos qualitativos das plaquetas

Marlene Pereira Garanito
Alex Freire Sandes
Christiane Pereira Gouvea

PONTOS-CHAVE DESTE CAPÍTULO

- Reconhecer o padrão hemorrágico habitual em pacientes com plaquetopatias.
- Identificar as principais plaquetopatias hereditárias: defeitos nos receptores plaquetários; defeitos de estoques dos grânulos plaquetários; deficiências de secreção dos grânulos plaquetários; anormalidades plasmáticas que afetam o funcionamento plaquetário; anormalidades na interação plaquetária com fatores de coagulação.
- Identificar algumas condições que podem cursar com plaquetopatias adquiridas: associadas a doenças sistêmicas e/ou ao uso de várias drogas.
- Conhecer os principais testes utilizados para avaliação plaquetária: contagem especial de plaquetas, tempo de sangramento, tempo de sangramento modificado, função plaquetária por método de filtragem sob alta pressão, curva de agregação plaquetária, função plaquetária por bioimpedância e avaliação da secreção dos grânulos plaquetários; VerifyNow; citometria de fluxo de plaquetas.

INTRODUÇÃO

As plaquetas são estruturas anucleadas, arredondadas ou ovoides, azul-claras, com grânulos vermelho-purpúreos, distribuídas de forma homogênea no sangue e produzidas a partir de megacariócitos na medula óssea. O tamanho delas varia entre 2,9 a 4,3 µm, e o intervalo de valor referência varia entre 150.000 a 450.000 plaquetas/mm^3, desde o período neonatal até a idade adulta.

Aproximadamente 70% do total das plaquetas presentes no organismo humano estão presentes na circulação e 30% no baço. A vida média delas no sangue circulante é de sete a dez dias e, depois deste período, são retiradas da circulação pelo sistema reticuloendotelial.

A membrana da plaqueta é rica em glicoproteínas (receptores) e em fosfolipídios. Enquanto os receptores são fundamentais para as reações de adesão e ativação plaquetária, os fosfolipídios de membrana são importantes para a coagulação, uma vez que proporcionam a superfície sobre a qual agem e/ou serão ativados alguns fatores da coagulação. Além disso, os fosfolipídios também servem como substrato para produção de ácido araquidônico e de tromboxano A2 (TXA2), potente agonista da agregação plaquetária e da vasoconstrição.

No seu interior, a plaqueta contém grânulos e componentes celulares. Os grânulos são classificados em alfa (contêm proteínas adesivas, fator de von Willebrand, trombospondina, vitronectina, fator de crescimento derivado de plaquetas, fator IV plaquetário, fatores da coagulação e inibidor do ativador) e densos (contêm trifosfato de adenosina — ATP, difosfato de adenosina —ADP, serotonina e cálcio). Com relação aos componentes celulares, como os lisossomos e as mitocôndrias, além de conter ATP e ADP, estes também participam dos processos metabólicos da plaqueta e armazenam enzimas e outras moléculas críticas para a função plaquetária.

A estrutura e a complexidade, acima descritas, permitem que as plaquetas participem do mecanismo hemostático, tanto na hemostasia primária (adesão, agregação e secreção) quanto na hemostasia secundária, fornecendo fosfolípides de membrana para o ancoramento e ativação dos fatores de coagulação. Com isso, tanto anormalidades no número quanto na composição/função das plaquetas podem corroborar com o desequilíbrio nas fases iniciais do sistema hemostático, resultando em tendência a sangramento.

Do ponto de vista clínico, geralmente os pacientes com alterações plaquetárias apresentam sangramentos cutâneo-mucosos, como púrpuras e petéquias, gengivorragia, equimoses superficiais, metrorragia, epistaxe, sangramento do trato gastrointestinal, sangramento pós-parto, e após procedimentos odontológicos e/ou cirúrgicos. A anamnese é fundamental, pois, além de a história de sangramento familiar poder ser útil no diagnóstico das doenças hereditárias, a presença concomitante de algumas doenças e/ou o uso de medicamentos podem estar relacionados aos casos de plaquetopatias adquiridas.

Conforme discutido no capítulo "Análise crítica do hemograma completo", as plaquetas podem ser avaliadas dos pontos de vista qualitativo e/ou quantitativo.

Neste capítulo, abordaremos alguns exemplos de defeitos qualitativos hereditários e adquiridos relacionados às plaquetas.

DISFUNÇÕES PLAQUETÁRIAS HEREDITÁRIAS

As plaquetopatias hereditárias são raras e podem envolver:

- Defeitos nos receptores plaquetários que participam da interação plaqueta-parede de vaso ou da interação plaqueta-plaqueta.
- Desordens granulares, como os defeitos de estoques dos grânulos plaquetários.
- Deficiências de secreção dos grânulos plaquetários.

- Anormalidades em fatores plasmáticos que afetam o funcionamento plaquetário.
- Anormalidades na interação plaquetária com fatores de coagulação.

Alguns exemplos de plaquetopatias hereditárias encontram-se na Tabela 1.

DISFUNÇÕES PLAQUETÁRIAS ADQUIRIDAS

As disfunções plaquetárias adquiridas são encontradas na prática clínica hematológica, com frequência, e podem estar associadas às doenças sistêmicas e/ou ao uso de várias drogas.

TABELA 1 Plaquetopenias hereditárias

Patologia	Gene	Padrão de herança	Quadro clínico	Laboratório
Defeito nos receptores				
Trombastenia de Glanzmann (interação plaqueta-plaqueta)	ITGA2B (17q21.31)	AR	Sangramento cutâneo-mucoso (epistaxe, hematomas espontâneos), metrorragia.	▪ Ausência ou diminuição dos receptores glicoproteína IIb-IIIa (GpIIb/IIIa é um receptor de fibrinogênio que viabiliza a ligação entre as plaquetas e a formação do agregado plaquetário). ▪ O número de plaquetas, tamanho, forma e meia-vida são normais. ▪ Ausência de agregação plaquetária com ADP, ADR, AA. Agregação normal com ristocetina. ▪ Citometria de fluxo: permite a quantificação de GpIIb/IIIa.
Síndrome de Bernard-Soulier (interação plaqueta-parede de vaso)	GP9 (3q21.3) GP1BA (17p13.2) GP1BB (22q11.21)	AR	Epistaxe, hematomas, gengivorragia, menorragia. Sangramento excessivamente grave em situações de risco (partos, cirurgia, intervenções dentárias).	▪ Defeito ou deficiência da glicoproteína Ib/IX/V (GpIb), da membrana plaquetária (que permite a ligação ao fator de von Willebrand e a adesão plaquetária à parede do vaso). ▪ Plaquetopenia (20-100 x 10^9/L). ▪ Plaquetas gigantes. Volume plaquetário médio > 10 fL. ▪ Ausência de agregação com ristocetina. ▪ Citometria de fluxo: permite a para quantificação de GpIb/IX/V.

(continua)

TABELA 1 Plaquetopenias hereditárias *(continuação)*

Patologia	Gene	Padrão de herança	Quadro clínico	Laboratório
Desordem granular				
Síndrome de Wiskott-Aldrich	WAS (Xp11.23)	RL-X	Imunodeficiência grave; eczema.	▪ Disfunção plaquetária relacionada à redução da expressão de P-selectina na superfície plaquetária e menor ativação da GpIIb/IIIa com ADP e com peptídeo ativador do receptor de trombina. ▪ Volume plaquetário médio diminuído (3,8 a 5 fL). ▪ Plaquetopenia (5-50 x 10^9/L).
Desordem de Quebec	PLAU (10q22.2)	AD	Sangramento, moderado a grave, de início tardio após cirurgia ou trauma.	▪ Ocorre degradação de proteínas de grânulos alfa plaquetários. ▪ Hipoagregação com ADR.
Síndrome de Hermansky-Pudlak	HPS1 (10q24.2)	AR	Hematomas e epistaxe na primeira infância, diátese hemorrágica leve a moderada, albinismo oculocutâneo, complicações sistêmicas associadas ao acúmulo lipossomal de lipofucsina.	▪ Deficiência quantitativa dos grânulos densos plaquetários. ▪ Testes de agregação plaquetária: resposta primária normal ao ADP e ADR e resposta secundária diminuída ou totalmente ausente. ▪ Microscopia eletrônica: deficiência do conteúdo dos grânulos.
Síndrome da plaqueta cinza	NBEAL2 (3p21.31)	AR	Sangramento cutâneo-mucoso leve a moderado.	▪ Plaquetas entre 20 e 120 x 10^9/L. ▪ Plaquetas grandes (VPM >10 fL), acinzentadas e agranulares no esfregaço de sangue periférico (coloração de Giemsa). ▪ Agregação plaquetária normal ao ADP e AA; agregação plaquetária em resposta ao colágeno e à trombina é reduzida. ▪ Microscopia eletrônica: diminuição ou ausência dos grânulos α e seus constituintes e presença de abundantes vacúolos.

(continua)

TABELA 1 Plaquetopenias hereditárias *(continuação)*

Patologia	Gene	Padrão de herança	Quadro clínico	Laboratório
Deficiência de secreção				
Doenças de armazenamento ou *storage pool disease*	Base molecular desconhecida	AD	Tendência hemorrágica de leve a moderada.	▪ Agregação plaquetária anormal ao ADP, AA e colágeno, com onda secundária ausente ou imperceptível. ▪ Microscopia electrônica: detecta alterações de grânulos. ▪ Citometria de fluxo: detecta deficiência na expressão de proteínas granulares.
Anormalidade em fatores plasmáticos				
Pseudodoença de von Willebrand	GP1BA (17p13.2)	AD	Sangramento cutâneo-mucoso.	▪ Doença plaquetária decorrente de mutação, com ganho de função, na Gplb, que aumenta sua afinidade pelos multímeros de alto peso molecular do FVW. ▪ Plaquetopenia leve. ▪ Hiperagregação plaquetária com ristocetina.
Anormalidades na interação plaquetária com fatores de coagulação				
Anomalia de May-Hegglin	MYH9 (22q12.3)	AD	Distúrbio hemorrágico de leve intensidade ou ausente, surdez, catarata, glomerulopatia.	▪ Plaquetopenia (20 e 120 x 10^9/L). ▪ Plaquetas gigantes (entre 30-80 fL). ▪ Função plaquetária normal ▪ Inclusão em neutrófilo tipo corpúsculo de Döhle.
Síndrome de Scott	ANO6 (12q12)	AR	Sangramento significativo em situações de risco (parto, intervenções dentárias).	▪ Expressão anormal de fosfatidilserina (PS), na membrana plaquetária. ▪ Citometria de fluxo permite avaliar a ligação da proteína anexina V à PS plaquetária. ▪ Número de plaquetas e morfologia normal. ▪ Agregação plaquetária normal.
Síndrome DiGeorge/ velocardiofacial	TBX1 (22q11.21)	AD	Defeito cardíaco, imunodeficiência. Os pacientes não manifestam aumento de tendência de sangramento.	▪ Plaquetopenia moderada. ▪ Plaquetas gigantes (VPM >10 fL).

AA: ácido araquidônico; AD: autossômica dominante; ADP: difosfato de adenosina; ADR: epinefrina; AR: autossômica recessiva; RL-X: recessiva ligada ao X.

Entre as patologias, destacam-se a insuficiência renal, as doenças mieloproliferativas, a cirrose hepática e o lúpus eritematoso sistêmico. Nestas condições, a disfunção plaquetária está relacionada à presença de proteínas plasmáticas anormais, proteínas como produtos de degradação da fibrina e diminuição do conteúdo intragranular plaquetário. Além destas, vale ressaltar que, em situações como na circulação extracorpórea, também se pode observar disfunção plaquetária.

Quando a disfunção plaquetária está relacionada ao uso de drogas, os principais mecanismos associados são a inibição da síntese das prostaglandinas, o aumento dos níveis de AMP cíclico plaquetário e interferência na função dos receptores da membrana plaquetária. As drogas que podem afetar a função plaquetária encontram-se na Tabela 2.

TABELA 2 Fármacos que interferem na função plaquetária

Inibidores da ciclo-oxigenase (COX)-1 (irreversíveis)
Aspirina Preparações que contêm ácido acetilsalicílico
Inibidores de COX-1 e COX-2 (reversíveis)
Anti-inflamatórios não esteroides (AINEs) Ibuprofeno Indometacina Naproxeno Ácido mefenâmico
Inibidores de receptores de plaquetas
Abciximab e (receptores de GpIIb-IIIa) Tirofiban a (receptores de GpIIb-IIIa) Eptifibatida (receptores de GpIIb-IIIa) Ticlopidina (receptores de ADP) Clopidogrel (receptores de ADP)
Inibidores da fosfodiesterase
Dipiridamol Cilostazol
Agentes cardiovasculares
Betabloqueadores (propranolol) Vasodilatores (nitroprussiato) Diuréticos (furosemida) Bloqueadores de canal de cálcio
Antimicrobianos beta-lactâmicos
Penicilinas Cefalosporinas

(continua)

TABELA 2 Fármacos que interferem na função plaquetária *(continuação)*

Outros
Anfotericina Hidroxicloroquina Nitrofurantoína Asparaginase Vincristina

Fonte: adaptada de Rezende, 2010; Harrisson, 2011.

CONCLUSÃO

As plaquetas participam da hemostasia primária, formando um tampão plaquetário e promovendo a parada momentânea do sangramento. Alterações na qualidade e quantidade delas, sejam plaquetopenias ou defeitos funcionais, podem provocar sinais e sintomas de sangramentos, principalmente em pele, mucosas, epistaxe, hematomas, petéquias e menorragia na adolescente.

A revisão do esfregaço periférico permite a avaliação de granularidade plaquetária, bem como a agregação. A pseudotrombocitopenia ocorre em alguns pacientes cujas plaquetas ficam aglomeradas quando o sangue é obtido no tubo EDTA padrão.

O diagnóstico clínico e laboratorial completo desses quadros complexos é realizado por hematologista pediátrico e medicina laboratorial especializada.

ANÁLISE LABORATORIAL DOS DEFEITOS QUALITATIVOS DAS PLAQUETAS

Avaliação de função plaquetária	
sinonímia	PFA-100, função plaquetária por método de filtragem sob alta pressão
Tipos de amostra	Sangue total. ▪ Adultos: colher dois tubos, cada qual com 3,15 mL de sangue em 0,35 mL de citrato de sódio tamponado 3,2%; ▪ Crianças: colher 4 tubos contendo 1,4 mL de sangue colhido com 0,14 mL de citrato de sódio 3,2%, tamponado.
Preparo do paciente	Após dieta leve, o jejum não é necessário. Caso contrário, sugere-se jejum de três horas.
Interferentes	Na véspera do exame, recomenda-se evitar a ingestão de produtos gordurosos. Nas três horas que o antecedem, o paciente não pode fumar nem ingerir café, não devendo também fazer exercícios físicos. É necessário informar os medicamentos utilizados nos últimos dez dias.
Informações úteis	O teste é útil como ferramenta diagnóstica complementar para a pesquisa de alterações da hemostasia primária, como doenças vasculares e plaquetárias, pois o PFA-100 simula, *in vitro*, o processo de adesão e agregação plaquetária após uma lesão vascular. O equipamento de análise utiliza dois tipos de cartucho para mensurar o tempo de oclusão: colágeno/epinefrina e colágeno/ADP. Quando o teste com colágeno/epinefrina se mostra normal, a determinação do tempo de oclusão com colágeno/ADP não é necessária. Tempos prolongados de oclusão com colágeno/epinefrina e colágeno/ADP são sugestivos de alterações da hemostasia primária, indicando consequentemente a necessidade de investigação da doença de von Willebrand e de plaquetopatias. A combinação de tempo de oclusão prolongado com colágeno/epinefrina e tempo de oclusão normal com colágeno/ADP sugere efeito medicamentoso sobre a função plaquetária.
Método	Avaliação de função plaquetária por Platelet Function Analyzer (PFA-100).
Valor de referência	Tempo de oclusão com colágeno/epinefrina: de 81 a 165 segundos. Tempo de oclusão com colágeno/ADP: de 57 a 111 segundos.

Agregação plaquetária em sangue total por equipamentos point of care – verifynow	
sinonímia	VerifyNow
Tipos de amostra	Sangue total coletado em citrato de sódio 3,2%.

(continua)

Agregação plaquetária em sangue total por equipamentos point of care – verifynow *(continuação)*	
Preparo do paciente	Adultos: colher 1 tubo de 3,5 mL contendo anticoagulante citrato de sódio a 3,2% tamponado. Crianças: colher 1 tubo de 1,4 mL contendo citrato de sódio a 3,2% tamponado. Jejum não é obrigatório desde que o paciente tenha realizado dieta leve. Caso tenha ingerido alimentos gordurosos, recomenda-se coleta após 4 horas. Para cada cartucho/medicamento a ser testado será necessária a coleta de dois tubos de citrato 3,2%. Para pacientes em uso das duas classes de medicamentos (aspirina e inibidores da P2Y12), deverão ser abertos dois testes, visto que cada cartucho determina o efeito de uma classe de medicamentos e, desta forma, quatro tubos de citrato, conforme especificado acima.
Interferentes	▪ Nas oito horas que antecedem o exame, o paciente não deve fumar nem ingerir café; ▪ Três horas antes não fazer exercícios físicos; ▪ Devem ser informados os medicamentos utilizados nos últimos sete dias.
Informações úteis	Avaliação do efeito antiagregante da aspirina (AAS) e dos inibidores do receptor P2Y12, também denominados tienopiridinicos (clopidogrel, prasugrel, ticlopidina) nos pacientes que utilizam estas medicações. Trata-se de um teste qualitativo que objetiva a detecção da disfunção plaquetária decorrente da ingestão de medicamentos tienopiridínicos ou aspirina. Este teste não se destina à avaliação de pacientes com anormalidades plaquetárias congênitas ou em uso de outras classes de medicamentos que possam interferir na função plaquetária (AINEs, inibores da GPIIBIIIA). Pode ser útil na avaliação do efeito dos antiagregantes plaquetários pré-procedimentos invasivos e na avaliação da adesão aos respectivos medicamentos, quando há suspeita de falha terapêutica por recorrência trombótica. O teste não se destina a ajustes de doses de antiagregantes plaquetários nem para a caracterização de resistência ao AAS ou aos tienopiridínicos.
Método	Imunoturbidimetria óptica.
Valor de referência	Teste com ácido araquidônico para avaliação da aspirina: ≥ 550 ARU: efeito da aspirina não detectado < 550 ARU: efeito da aspirina detectado Teste com ADP para avaliação de tienopiridínicos: ≥ 181 PRU: efeito de tienopiridínicos não detectado < 181 PRU: efeito de tienopiridínicos detectado

Agregação plaquetária por espectrofotometria	
sinonímia	Curva de agregação plaquetária; agregação plaquetária com ADP; adrenalina; colágeno e ristocetina
Tipos de amostra	Sangue total. Adultos: colher 1 tubo de 3,5 mL contendo anticoagulante citrato de sódio a 3,2% tamponado. Crianças: colher 1 tubo de 1,4 mL contendo citrato de sódio a 3,2% tamponado. A estabilidade das amostras para o teste é de quatro horas.

(continua)

Agregação plaquetária por espectrofotometria *(continuação)*	
Preparo do paciente	▪ Nas oito horas que antecedem o exame, o paciente não deve fumar nem ingerir café; ▪ Três horas antes não fazer exercícios físicos; ▪ Devem ser informados os medicamentos utilizados nos últimos sete dias.
Interferentes	Ingestão de medicamentos (em especial a Aspirina® e outros inibidores de prostaglandinas).
Informações úteis	O teste é indicado para a avaliação funcional plaquetária. A resposta aos diferentes agentes agregantes empregados (adrenalina, ADP, colágeno e ristocetina) possibilita a identificação e a caracterização de distúrbios plaquetários funcionais congênitos e adquiridos. Entre as enfermidades congênitas que determinam distúrbio funcional plaquetário estão a doença de von Willebrand (excetuando-se o tipo 2N), a trombastenia de Glanzmann, a doença de Bernard-Soulier, a *storage pool disease*, a *Aspirin-like disease*, a síndrome da plaqueta cinzenta, a síndrome de Wiskott-Aldrich e a síndrome de Hermansky-Pudlak. As principais causas de deficiência plaquetária adquirida incluem a ingestão de medicamentos (em especial a Aspirina® e outros inibidores de prostaglandinas), a uremia, a macroglobulinemia e as doenças mieloproliferativas. Este exame não é adequado para a avaliação de hiperagregação plaquetária. Em pacientes com contagens plaquetárias inferiores a 100.000/mm^3 o exame deve ser evitado.
Método	Equipamento (agregômetro) que utiliza espectrofotometria para registro das alterações da densidade óptica de uma suspensão de plaquetas mantidas em agitação e à 37 ºC, após adição de cada um dos seguintes agentes agregantes plaquetários: ADP (nas concentrações finais de 2,5 µM e 10 µM), adrenalina (2 µM), colágeno (1 µg/mL e 5 µg/mL), ácido araquidônico (500 µg/mL).
Valor de referência	Recomenda- se que cada laboratório determine os seus valores de referência para cada concentração de agonistas utilizada. Em geral os valores de normalidade são: ▪ ADP 10,0 µM: 70% ▪ ADP 2,5 µM: 15-50% a depender da característica da curva ▪ Colágeno 5,0 µg/mL: 80% ▪ Colágeno 1,0 µg/mL: 70% ▪ Ristocetina 1,2 mg/mL: 75% ▪ Ristocetina 0,5 mg/mL: até 16% ▪ Adrenalina 2,0 µM: 75% ▪ Ácido araquidônico 500 µg/mL: 80%

Agregação plaquetária por bioimpedância e emissão de fluorescência	
sinonímia	Função plaquetária por bioimpedância e avaliação da secreção dos grânulos plaquetários
Tipos de amostra	Sangue total. Adultos: colher 1 tubo de 3,5 mL contendo anticoagulante citrato de sódio a 3,2% tamponado. Crianças: colher 1 tubo de 1,4 mL contendo citrato de sódio a 3,2% tamponado. As amostras têm estabilidade de até quatro horas pós a coleta.
Preparo do paciente	▪ Nas oito horas que antecedem o exame, o paciente não deve fumar nem ingerir café. ▪ Três horas antes, não deve fazer exercícios físicos. ▪ Devem ser informados os medicamentos utilizados nos últimos sete dias.

(continua)

Agregação plaquetária por bioimpedância e emissão de fluorescência *(continuação)*	
Interferentes	Ingestão de medicamentos (em especial a Aspirina® e outros inibidores de prostaglandinas).
Informações úteis	O teste é indicado para a avaliação funcional plaquetária. A resposta aos diferentes agentes agregantes empregados (adrenalina, ADP, colágeno e ristocetina) possibilita a identificação e a caracterização de distúrbios plaquetários funcionais congênitos e adquiridos. Além das enfermidades avaliadas pela agregação plaquetária foto-óptica, é capaz de avaliar a secreção dos grânulos através da adição de substância fluorescente, a qual é incorporada pelos grânulos plaquetários e, no momento da ativação, é secretada e captada pelo equipamento.
Método	Equipamento (agregômetro) que utiliza bioimpedância para registro da agregação das plaquetas aos eletrodos submetidos à corrente elétrica, no interior da amostra, após adição de cada um dos seguintes agentes agregantes plaquetários: ADP (nas concentrações finais de 2,5 µM e 10 µM), adrenalina (2 µM), colágeno (1 µg/mL e 5 µg/ mL), ácido araquidônico (500 µg/ mL).
Valor de referência	Recomenda-se que cada laboratório determine os seus valores de referência para cada concentração de agonistas utilizada. Em geral os valores de normalidade são: ▪ ADP 10,0 µM: 70% ▪ ADP 2,5 µM: 15-50% a depender da característica da curva ▪ Colágeno 5,0 µg/mL: 80% ▪ Colágeno 1,0 µg/mL: 70% ▪ Ristocetina 1,2 mg/mL: 75% ▪ Ristocetina 0,5 mg/mL: até 16% ▪ Adrenalina 2,0 µM: 75% ▪ Ácido araquidônico 500 µg/mL: 80% ▪ Fluorescência: é medida simultaneamente à agregação e demanda a adição do reagente luciferina-luciferase entre 30 e 60 segundos antes da adição dos agonistas.

Contagem de plaquetas, sangue total	
sinonímia	Contagem de trombócitos
Tipos de amostra	Sangue total. Coletar 3 mL de sangue total com anticoagulante EDTA potássico.
Preparo do paciente	Caso este exame seja colhido após uma dieta leve, não é necessário jejum. Se, contudo, for feito depois do almoço ou do jantar, deve haver um intervalo de três horas entre a refeição e a coleta.
Interferentes	O cliente não deve realizar o exame após grandes esforços físicos.
Informações úteis	O número de plaquetas está aumentado em doenças mieloproliferativas (trombocitemia essencial, policitemia vera, leucemia mieloide crônica, mielofibrose primária), inflamatórias (febre reumática, artrite reumatoide e colite ulcerativa) e malignas (carcinomas, doença de Hodgkin e outros linfomas). As plaquetopenias podem ser hereditárias, como ocorre nas síndromes de Wiskott-Aldrich, de Bernard-Soulier e de Fanconi, ou adquiridas, a exemplo da púrpura trombocitopênica imunológica (PTI), medicamentosas, anemias aplásticas e megaloblásticas, coagulopatias de consumo, entre outras causas.
Método	Contagem eletrônica automatizada em sangue colhido em EDTA, realizado por impedância, sistema óptico e fluorescência.

(continua)

Contagem de plaquetas, sangue total *(continuação)*	
Valor de referência	**Ambos os sexos:** - Recém-nascido: 150.000 a 350.000/mm^3; - 1 a 7 dias: 150.000 a 350.000/mm^3; - 8 a 14 dias: 150.000 a 350.000/mm^3; - 15 a 59 dias: 150.000 a 350.000/mm^3; - 2 a 5 meses: 150.000 a 350.000/mm^3; - 6 a 11 meses: 150.000 a 450.000/mm^3; - 1 a 2 anos: 150.000 a 450.000/mm^3; - 3 a 5 anos: 150.000 a 450.000/mm^3; - 6 a 11 anos: 150.000 a 450.000/mm^3; - 12 a15 anos: 150.000 a 450.000/mm^3. - Maiores de 16 anos: 150.000 a 450.000/mm^3. **Volume plaquetário médio (VPM):** - Ambos os sexos e todas as idades: 9,2 a 12,6. **Fração imatura de plaquetas** - Ambos os sexos e todas as idades: 1,1 a 6,8%.

Contagem especial de plaquetas, sangue total	
sinonímia	Plaquetas agregantes, pseudoplaquetopenia
Tipos de amostra	Sangue, 1 mL colhido com anticoagulante EDTA potássico 3 mL + 1 tubo S-monovette 2,7 mL Thromboexact®. Como alternativa a coleta em tubo de citrato de sódio 3,2% pode ser uma opção.
Preparo do paciente	Caso este exame seja colhido após uma dieta leve, não é necessário jejum. Se, contudo, for feito depois do almoço ou do jantar, deve haver um intervalo de três horas entre a refeição e a coleta.
Interferentes	O cliente não deve realizar o exame após grandes esforços físicos.
Informações úteis	A coleta especial de plaquetas está indicada para os casos suspeitos de pseudotrombocitopenia, que frequentemente estão relacionados à agregação plaquetária "*in vitro*" dependente de EDTA.
Método	Contagem eletrônica automatizada em sangue colhido em EDTA, S-Monovette® e/ou citrato e avaliação morfológica.
Valor de referência	**Ambos os sexos:** - Recém-nascido: 150.000 a 350.000/mm^3; - 1 a 7 dias: 150.000 a 350.000/mm^3; - 8 a 14 dias: 150.000 a 350.000/mm^3; - 15 a 59 dias: 150.000 a 350.000/mm^3; - 2 a 5 meses: 150.000 a 350.000/mm^3; - 6 a 11 meses: 150.000 a 450.000/mm^3; - 1 a 2 anos: 150.000 a 450.000/mm^3; - 3 a 5 anos: 150.000 a 450.000/mm^3; - 6 a 11 anos: 150.000 a 450.000/mm^3; - 12 a 15 anos: 150.000 a 450.000/mm^3; - Maiores de 16 anos: 150.000 a 450.000/mm^3. **Volume plaquetário médio (VPM):** - Ambos os sexos e todas as idades: 9,2 a 12,6. **Fração imatura de plaquetas** - Ambos os sexos e todas as idades: 1,1 a 6,8%.

Expressão da proteína was (wasp), sangue total	
sinonímia	WASP
Tipos de amostra	Sangue total. Coletar sangue em um tubo de 4 mL contendo anticoagulante heparina sódica.
Preparo do paciente	Esse exame não necessita de preparo.
Interferentes	-
Informações úteis	A síndrome de Wiskott-Aldrich (WAS) é uma imunodeficiência hereditária rara, ligada ao X. Caracteriza-se por microtrombocitopenia, infecções recorrentes e eczemas, estando associada com incidência aumentada de autoimunidade e tumores linfoides, especialmente linfomas de células B. A doença deriva de uma variedade de mutações no gene que codifica a proteína WAS, podendo levar à perda dessa proteína, que é um regulador da reorganização de actina no citoesqueleto, expresso exclusivamente em células de linhagem hematopoiética. Essa reorganização constitui um processo importante na resposta ao estímulo de linfócitos T e nas funções de fagócitos. O exame permite uma avaliação semiquantitativa do conteúdo da proteína WAS em células mononucleares do sangue periférico. O encontro de baixos níveis ou a ausência de expressão da proteína WAS configuram um forte subsídio para o diagnóstico da síndrome de Wiskott-Aldrich em um contexto clínico adequado. Portadores podem apresentar perfil bimodal de expressão. Vale salientar que um resultado normal não afasta a possibilidade de defeitos gênicos que não afetem a expressão quantitativa de WAS.
Método	Pesquisa da proteína intracelular WAS (WASP) em linfócitos de sangue periférico por citometria de fluxo.
Valor de referência	São considerados normais índices WASP iguais ou maiores a 1,5.

Imunofenotipagem plaquetária	
sinonímia	Citometria de fluxo de plaquetas; pesquisa de síndrome de Bernard-Soulier; pesquisa de trombastenia de Glanzmann
Tipos de amostra	Sangue total. Adultos: colher um tubo de 3,5 mL contendo anticoagulante citrato de sódio a 3,2% tamponado. Crianças: colher um tubo de 1,4 mL contendo citrato de sódio a 3,2% tamponado.
Preparo do paciente	Não é necessário preparo.
Interferentes	De preferência, o exame deve ser realizado até 6 horas após a coleta.
Informações úteis	A citometria de fluxo de plaquetas é uma ferramenta adequada para o estudo da expressão de receptores de superfície plaquetária de forma qualitativa e quantitativa. As plaquetas são marcadas com anticorpos monoclonais fluorescentes, e a suspensão de células passa através do citômetro de fluxo, equipado com raio *laser* que ativa o fluoróforo. A fluorescência é medida e a intensidade da luz emitida é diretamente proporcional ao número de anticorpos ligados aos receptores/antígenos plaquetários. Sua técnica é relativamente simples, confiável e econômica, com ampla aplicação no diagnóstico de vários distúrbios plaquetários herdados e adquiridos, como doença de Bernard-Soulier (deficiência de CD42) e trombastenia de Glanzmann (deficiência de CD41 e CD61).

(continua)

Imunofenotipagem plaquetária *(continuação)*	
Informações úteis	Entre as vantagens da citometria de fluxo para o estudo das plaquetas estão: a análise das células em seu estado fisiológico, ativação insignificante de plaquetas *in vitro* devido à manipulação mínima da amostra, necessidade de quantidade muito pequena de sangue, detecção da expressão de epítopos de superfície das plaquetas e análise precisa das plaquetas dos pacientes com trombocitopenia grave.
Método	Análise por citometria de fluxo dos antígenos para GPII-IIIa (CD41a, CD41b, CD61) e GPIb-IX (CD42a e CD42b).
Valor de referência	Expressão normal dos antígenos CD41, CD61 e CD42.

Painel genético para plaquetopatias hereditárias	
sinonímia	Painel genético para trombopatias; painel genético para defeitos plaquetários.
Tipos de amostra	Sangue total (tubo EDTA) ou saliva (*kit* para coleta de saliva Oragene-DNA OG510).
Preparo do paciente	Amostra de sangue: não é necessário preparo. Amostras de saliva ou *swab*: 30 minutos antes da coleta, não beber, comer, fumar, mascar chicletes, escovar os dentes ou inserir qualquer objeto na boca.
Interferentes	-
Informações úteis	A investigação genética dos defeitos plaquetários é necessária em pacientes com manifestações hemorrágicas predominantemente cutâneo-mucosas, quando os demais testes da hemostasia não são capazes de concluir a etiologia do sangramento. As mutações identificadas no painel genético podem contribuir para o tratamento, acompanhamento de outras manifestações clínicas de síndromes que cursam com disfunções plaquetárias, aconselhamento genético e seguimento médico dos descendentes.
Método	Sequenciamento completo (NGS - sequenciamento de nova geração) de todas as regiões codificantes e regiões flanqueadoras adjacentes aos éxons dos genes relacionados a plaquetopatias hereditárias: *ACTN1, ADAMTS13, ANKRD26, ANO6, AP3B1, ARPC1B, BLOC1S3, BLOC1S6, CD36, CYCS, DIAPH1, DTNBP1, ETV6, FERMT3, FLI1, FLNA, FYB, GATA1, GFI1B, GP1BA, GP1BB, GP6, GPIX (GP9), HOXA11, HPS1, HPS3, HPS4, HPS5, HPS6, ITGA2B, ITGB3, LYST, MPL, MYH9, NBEA, NBEAL2, ORAI1, P2Y12 (P2RY12), PLA2G4A, PLAU, PRKACG, RBM8A, RUNX1, SLFN14, SRC, STIM1, TBXA2R, TBXAS1, THPO, TPM4, TRPM7, TUBB1, VWF* e *WAS*. Este ensaio permite a identificação de variantes de nucleotídeo único (SNVs), pequenas inserções e deleções (INDELS), bem como variações no número de cópias (CNVs) que compreendam três ou mais éxons dos genes estudados e não inclui análise por MLPA. É realizada análise criteriosa em busca de variantes genéticas patogênicas. Variantes benignas habitualmente não são reportadas.
Valor de referência	Ausência de mutações.

Tempo de sangramento de duke	
sinonímia	TS, tempo de sangramento
Tipos de amostra	Sangue total

(continua)

Tempo de sangramento de duke *(continuação)*	
Preparo do paciente	Não necessita preparo. O exame não deve ser realizado em recém-nascidos e crianças até dois anos de idade.
Interferentes	Devem ser informados os medicamentos tomados nos últimos sete dias, especialmente antiagregantes plaquetários como ácido acetilsalicílico (Aspirina®, AAS®, Melhoral®, Bufferin®, etc.), anti-inflamatórios, antidepressivos, antialérgicos, diuréticos e betabloqueadores.
Informações úteis	Em conjunto com outros testes de hemostasia, este exame é usado na avaliação laboratorial inicial de pacientes com distúrbios hemorrágicos. Trata-se de um teste com baixa sensibilidade e, em muitos casos, inespecífico para identificar anormalidades da hemostasia primária. Atualmente considerado obsoleto, mas ainda oferecido por alguns laboratórios. O exame avalia a interação entre as plaquetas e a parede vascular lesionada e depende do número e da qualidade das plaquetas, de alguns fatores plasmáticos, do endotélio e da contratilidade capilar. Vale lembrar que o tempo de sangramento (TS) é mais longo em mulheres e recebe a influência do hematócrito. O TS prolongado ocorre nas seguintes condições: ▪ Plaquetopenias primárias e secundárias, quando o número de plaquetas é de 50.000/mm^3 ou menos; ▪ Defeitos plaquetários qualitativos hereditários: doença de von Willebrand, síndrome de Bernard-Soulier e trombastenia de Glanzmann;
Informações úteis	▪ Alterações plaquetárias qualitativas adquiridas pela presença de inibidores da função plaquetária (AAS®, dextrana, fenilbutazona e outros); ▪ Doenças que cursam com alterações vasculares, tais como púrpura de Henoch-Schönlein, telangiectasia e crioglobulinemias; ▪ Alterações qualitativas ou quantitativas do fibrinogênio; ▪ Insuficiência renal; ▪ Presença de níveis elevados de PDF; ▪ Presença de paraproteínas circulantes.
Método	Método de Duke: avaliação do tempo de sangramento de uma incisão feita no lóbulo inferior da orelha, realizada com uma lanceta estéril e descartável (Safe-T-Pro Plus).
Valor de referência	1 a 3 minutos.

Tempo de sangramento de ivy	
sinonímia	Tempo de sangramento modificado; tempo de sangramento de Mielke; TS realizado com Surgicutt®
Tipos de amostra	Sangue total
Preparo do paciente	Não necessita preparo. O exame não deve ser realizado em menores de 13 anos.
Interferentes	O cliente deve relatar os medicamentos tomados nos últimos sete dias, especialmente antiagregantes plaquetários como ácido acetilsalicílico (Aspirina®, AAS®, Melhoral®, Bufferin®, etc.), anti-inflamatórios, antidepressivos, antialérgicos, diuréticos e betabloqueadores.

(continua)

Tempo de sangramento de ivy *(continuação)*	
Informações úteis	O teste avalia *in vivo* a interação da plaqueta com a parede do vaso sanguíneo e a formação do tampão hemostático. Depende do número e da qualidade das plaquetas, de alguns fatores plasmáticos, do endotélio e da contratilidade capilar. Trata-se de um teste com baixa sensibilidade e, em muitos casos, inespecífico para identificar anormalidades da hemostasia primária. Atualmente considerado obsoleto, mas ainda oferecido por alguns laboratórios. O resultado isolado de alteração do tempo de sangramento (TS) não é suficiente para fazer diagnóstico específico, mas pode indicar a necessidade de testes adicionais, tais como a contagem de plaquetas, a avaliação da função plaquetária e a determinação do fator de von Willebrand (vWF) e do FVIII. O exame também mede o tempo que uma incisão padronizada, realizada na pele, demora a parar de sangrar. Para a realização do corte, é utilizado um instrumento, ou molde (template), que o produz automaticamente. Existem diferentes tamanhos de moldes, os quais são usados de acordo com a idade do paciente. Vale lembrar que o TS é mais longo em mulheres e recebe a influência do hematócrito. O TS prolongado pode indicar as seguintes condições: ▪ Plaquetopenias primárias e secundárias, quando o número de plaquetas é menor que 50.000/mm^3; ▪ Defeitos plaquetários qualitativos hereditários: doença de von Willebrand e seus variantes, síndrome de Bernard-Soulier, trombastenia de Glanzmann e *storage pool disease*;
Informações úteis	▪ Alterações plaquetárias qualitativas adquiridas devido a drogas que inibem a função plaquetária, a exemplo de: AAS®, dextrana e fenilbutazona; ▪ Doenças que cursam com alterações vasculares, tais como púrpura de Henoch-Schönlein, telangiectasia e crioglobulinemias; ▪ Alterações qualitativas ou quantitativas do fibrinogênio; ▪ Uremia e insuficiência hepática; ▪ Presença de níveis elevados de PDF; ▪ Presença de paraproteínas circulantes.
Método	Método de Ivy: avaliação do tempo de sangramento de uma incisão feita abaixo da fossa cubital do braço, realizada com uma lanceta específica (Surgicutt®).
Valor de referência	2 a 8 minutos.

BIBLIOGRAFIA RECOMENDADA

1. Brasil. Ministério da Saúde. Secretaria de Atenção à Saúde. Departamento de Atenção Especializada. Manual de diagnóstico laboratorial das coagulopatias hereditárias e plaquetopatias. Brasília: Ministério da Saúde, 2012. p. 103-129.
2. Haley KM. Platelet Disorders. Pediatr Rev. 2020;41(5):224-235.
3. Harrison P, Mackie I, Mumford A, Briggs C, Liesner R, Winter M, et al. British Committee for Standards in Haematology. Guidelines for the laboratory investigation of heritable disorders of platelet function. Br J Haematol. 2011 Oct;155(1):30-44.
4. Loggetto SR. Diagnóstico diferencial das plaquetopenias. In: Loggetto SR, Braga JAP, Tone LG, coord. Hematologia e Hemoterapia Pediátrica. São Paulo: Atheneu; 2014. p. 41-49.
5. Rezende SM. Distúrbios da hemostasia: doenças hemorrágicas. Rev Med Minas Gerais. 2010;20(4):534-553.
6. Wallach J. Interpretação de exames de laboratório. Rio de Janeiro: Medsi. 1999. p. 339-510.

CONTEÚDO COMPLEMENTAR

Utilize o QR code para acessar as questões comentadas do capítulo (senha: medicinalaboratorial)

26

Coagulação e os distúrbios hemorrágicos

Christiane Pereira Gouvea
Leonardo R. Brandão
Jorge David Aivazoglou Carneiro

PONTOS-CHAVE DESTE CAPÍTULO

- Entender a fisiologia da hemostasia.
- Conhecer os aspectos peculiares da hemostasia no recém-nascido e durante a infância.
- Interpretar os testes laboratoriais de coagulação nas diversas faixas etárias.
- Compreender as causas de hemorragias nas crianças, diagnósticos diferenciais e tratamento.

INTRODUÇÃO

O pediatra clínico é frequentemente solicitado a avaliar se as crianças que apresentam sangramento agudo ou crônico têm diátese hemorrágica hereditária ou adquirida, ou para determinar o potencial de sangramento excessivo antes da realização de procedimentos diagnósticos/terapêuticos invasivos ou cirúrgicos, quando uma tendência de sangramento está presente ou altamente suspeita.

A avaliação do paciente inclui análise de informações históricas, exame físico e realização de exames laboratoriais hemostáticos básicos de triagem. Uma vez que sangramentos leves são comuns em crianças saudáveis, recomenda-se avaliar o histórico pessoal e familiar de sangramento usando questionários padronizados. No entanto, essa estratégia pode ser menos frutífera em neonatos, pois eles não viveram o suficiente para enfrentar diferentes desafios hemostáticos. Dependendo da avaliação inicial, exames e procedimentos laboratoriais e/ou genéticos adicionais devem ser feitos para confirmar o diagnóstico.

O desafio para os pediatras na avaliação de uma criança com um possível distúrbio hemorrágico é verificar se os sintomas do paciente são apropriados ao estresse hemostático ou se é necessária uma investigação adicional de um distúrbio hemorrágico subjacente.

O sistema hemostático é um mecanismo de defesa dinâmico que previne perdas sanguíneas excessivas, respondendo proporcionalmente à lesões de diferentes gravidades levando, em última análise, à formação de um trombo no local da lesão que promove a reconstituição da integridade do vaso e a cessação do sangramento. O sistema hemostático é constituído por diversos elementos, que apresentam diferenças quantitativas e qualitativas dependentes da idade, e que começam a se desenvolver *in utero*.

Embora os níveis plasmáticos circulantes de proteínas de coagulação envolvidas na hemostasia neonatal tenham diferenças significativas em relação aos adultos, o sistema hemostático dos jovens é eficaz. No entanto, os bebês são mais vulneráveis à complicações hemostáticas graves decorrentes de distúrbios hemorrágicos congênitos graves ou de causas adquiridas de sangramento.

Durante a evolução filogenética, os seres vivos desenvolveram o sistema hemostático como forma de proteção do sistema cardiovascular e da vida. Nos seres humanos, a hemostasia possui uma ontogênese peculiar, isto é, consiste num processo evolutivo dinâmico profundamente influenciado pela idade. Várias diferenças são descritas quando se compara o sistema hemostático do recém-nascido com o do adulto. Contudo, as diferenças entre a hemostasia do recém-nascido e do adulto devem ser consideradas fisiológicas.

Todos os diagnósticos em relação aos componentes do sistema hemostático devem ser feitos no contexto de faixas de valores laboratoriais fisiológicos dependentes da idade[1,2,19].

Neste capítulo, faremos uma breve revisão da fisiologia da hemostasia, incluindo a discussão das características fisiológicas da hemostasia do feto e do recém-nascido. Posteriormente, examinaremos as doenças hemorrágicas que comumente e, por vezes, quase exclusivamente ocorrem no neonato.

FISIOLOGIA DA HEMOSTASIA

O sistema hemostático é composto por uma série de eventos integrados que envolvem os vasos sanguíneos, as plaquetas, as proteínas da coagulação, o sistema fibrinolítico e os anticoagulantes naturais. A formação do coágulo de fibrina no sítio de lesão endotelial representa processo crítico para a manutenção da integridade vascular. Os mecanismos envolvidos nesse processo, constituintes do sistema hemostático, devem ser regulados de modo a contrapor-se à perda excessiva de sangue e, simultaneamente, evitar a formação de trombos intravasculares decorrentes de formação excessiva de fibrina.

Quando ocorre uma lesão vascular, há exposição de colágeno tipo I e tipo III do subendotélio, com consequente ligação do fator de von Willebrand. As plaquetas aderem e agregam-se aos sítios lesados, onde expõem suas superfícies fosfolipídicas para ativação das proteínas da coagulação. A via do fator tecidual da coagulação sangüínea é iniciada quando o sangue é exposto ao fator tecidual, uma proteína da membrana celular expressa nas porções internas da parede vascular, mas que também pode estar presente nas células endoteliais estimuladas e nos monócitos. O fator tecidual liga-se ao fator VII ativado (FVIIa), e o complexo resultante ativa os FX e FIX. O fator IX ativado (FIXa) combina-se com o fator VIII ativado (FVIIIa) para formar uma segunda via de ativação do FX. Em seguida, o FXa une-se ao FVa, formando o complexo protrombinase, o qual age sobre a protrombina para gerar trombina, a enzima chave da hemostasia. Na etapa final da cascata da coagulação, a trombina cliva o fibrinogênio produzindo monômeros de fibrina, os quais sofrem polimerização, são estabilizados pelo FXIIIa e, juntamente com o tampão plaquetário, formam o coágulo estável. A trombina também participa da amplificação do processo descrito, ao ativar os FVIII e FV[3].

O processo de deposição de fibrina é limitado pela presença de mecanismos anticoagulantes naturais: a antitrombina (AT), o sistema proteína C (PC) / proteína S (PS), e o inibidor da via do fator tecidual (TFPI). A manutenção do fluxo sanguíneo e a regulação da atividade na superfície celular limitam o acúmulo de enzimas da coagulação ativadas no sítio da lesão. A AT é o inibidor primário da trombina, e também exerce efeito inibitório sobre diversas outras enzimas da coagulação, incluindo os FIXa, FXa, e FXIa. Adicionalmente, a AT acelera a dissociação do complexo FVIIa / fator tecidual, e impede sua re-associação. Dessa forma, a AT elimina qualquer atividade enzimática pró-coagulante excessiva ou indesejável. A molécula de heparan sulfato, uma proteoglicana presente na membrana das células endoteliais, acelera as reações catalisadas pela AT. A atividade inibitória da AT sobre a coagulação também é acelerada de modo potente pela heparina, um polissacarídeo linear estruturalmente similar ao heparan sulfato.

Outra importante via de anticoagulação do sangue é o sistema da proteína C ativada (PCa). A proteína C, quando ligada ao seu receptor no endotélio (EPCR, "*endotelial protein C receptor*"), é ativada após a ligação da trombina ao receptor endotelial trombomodulina. A PCa inibe a coagulação, clivando e inativando os FVa e FVIIIa. Esse processo é potencializado pela proteína S (PS), que atua como cofator não enzimático nas reações de inativação. O inibidor da via do fator tecidual (TFPI) é uma proteína plasmática associada a uma lipoproteína, que forma um complexo quaternário com o fator tecidual, o FVIIa e o FXa, inibindo a via do fator tecidual.

Finalmente, a fibrina é digerida pelo sistema fibrinolítico, cujos principais componentes são o plasminogênio e o ativador do plasminogênio do tipo tecidual (t-PA). Estes dois componentes são incorporados dentro da fibrina polimerizada, onde eles interagem para gerar a plasmina, a qual, por sua vez, atua sobre a fibrina para dissolver o coágulo pré-formado, originando os produtos de degradação da fibrina e, dentre estes, o dímero-D. O sistema fibrinolítico também é regulado por inibidores da fibrinólise e é inibido em nível dos ativadores do plasminogênio, mediante ação de inibidores específicos (PAIs, "*plasminogen activator inhibitors*"), cujo principal representante é o PAI-1; e diretamente sobre a plasmina, cuja função inibitória é exercida pela alfa$_2$ - antiplasmina[4].

CARACTERÍSTICAS FISIOLÓGICAS DO RECÉM-NASCIDO E DO LACTENTE

A - Plaquetas

Os recém-nascidos apresentam contagens e volumes plaquetários médios semelhantes aos dos adultos, isto é, 150 a 450 x 10^9/L e 7 a 9 fL respectivamente, exceto os prematuros, que podem apresentar contagens mais baixas. A vida média das plaquetas do recém-nascido, de sete a 10 dias, parece não diferir da mesma, em adultos. Grande parte dos estudos de função plaquetária em neonatos foi realizada em amostras de cordão umbilical, em virtude do volume de sangue necessário à realização dos mesmos. O emprego da citometria de fluxo facilitou o estudo das plaquetas coletadas diretamente dos recém-nascidos e revelou diferenças na função plaquetária entre as plaquetas deles e do cordão. Em geral, a melhora na função plaquetária já é observada duas horas após o nascimento, com normalização completa da agregação plaquetária em 48 horas.

As alterações observadas nas plaquetas de cordão são:

- Redução nos grânulos com ADP e serotonina em concentração de 50% em relação aos adultos.
- Redução na agregação com epinefrina devido à redução no número de receptores alfa-adrenérgicos disponíveis (ocupação dos receptores ao nascer).
- Agregação induzida por ADP, colágeno, trombina e ácido araquidônico moderadamente reduzida ou normal.

Estas alterações, provavelmente, resultam da ativação plaquetária que ocorre durante o nascimento. Os mecanismos desta ativação são multifatoriais e incluem alterações térmicas, hipóxia, acidose, estimulação adrenérgica e os efeitos trombogênicos do líquido amniótico[5,6].

B - Sistema de coagulação

As proteínas que participam dos sistemas de coagulação e da fibrinólise não atravessam a barreira placentária e são detectadas no plasma fetal a partir da décima semana de gestação. Faixas de valores normais destas proteínas estão disponíveis na literatura, entretanto levam em consideração crianças de termo caucasóides (Tabela 1)[19]. Para os prematuros os valores dos parâmetros de coagulação são mais específicos[24].

Os mecanismos propostos para explicar as diferenças existentes entre o sistema hemostático do recém-nascido e do adulto incluem: redução na síntese, aumento na depuração das proteínas, ativação da coagulação ao nascimento com consumo dos fatores de coagulação e a síntese de formas fetais de proteínas menos ativas (ex: fibrinogênio, plasminogênio).

Fatores de coagulação dependentes de vitamina K

As alterações hemostáticas mais conhecidas no recém-nascido envolvem as proteínas dependentes de vitamina K: FII, FVII, FIX, FX, PC e PS. Na síntese destas proteínas, a vitamina K participa da gama carboxilação de resíduos de ácido glutâmico, os quais são essenciais para ligação com o íon cálcio na superfície fosfolipídica, e consequente atividade catalítica. As concentrações plasmáticas das quatro proteínas coagulantes dependentes de vitamina K estão diminuídas ao nascer, e assim permanecem até o sexto mês de vida. Se as proteínas forem funcionalmente anormais devido à deficiência de vitamina K, a coagulação sofrerá um prejuízo muito grande e o recém-nascido estará sob risco hemorrágico[1,7].

Os diagnósticos de homozigotos para deficiências de FII e de FX, através de ensaios funcionais, podem ser problemáticos de serem interpretados no período neonatal, pois ocorre superposição entre os limites inferiores dos valores fisiológicos destas proteínas com os valores característicos dos estados de deficiência. Em contraste, recém-nascidos homozigotos para deficiência de FVII e as formas moderada e grave de deficiência de FIX são diagnosticados facilmente ao nascer, porque as concentrações destas proteínas estão abaixo do limite normal fisiológico para a idade.

Fatores de contato

As concentrações plasmáticas dos quatro fatores de contato (FXI, FXII, pré-calicreína, e cininogênio de alto peso molecular) estão, de modo análogo às proteínas dependentes de vitamina K, diminuídas ao nascer e aumentam gradualmente até os seis meses de idade, quando atingem os valores do adulto. O tempo de tromboplastina parcial ativado (TTPA) prolongado, durante os primeiros meses de vida, reflete os níveis fisiologicamente baixos dos fatores de contato[2,8,19].

O diagnóstico de deficiência de FXI homozigótica em recém-nascidos também pode ser difícil se utilizarmos ensaios funcionais, pois também ocorre sobreposição entre o limite inferior fisiológico (0,20 U/mL) e o valor obtido no portador de deficiência grave de FXI.

Outras proteínas coagulantes

Ao nascimento, as concentrações de fibrinogênio, FV, e FXIII são semelhantes aos valores do adulto. Em contraste, os níveis de FVIII e de fator de von Willebrand estão aumentados em relação ao nível circulante encontrado em adultos[1,2,19]. Além disso, os recém-nascidos normais apresentam aumento na proporção dos multímeros de fator von Willebrand de alto peso molecular, com conseqüente melhora na interação das plaquetas com a parede vascular, resultando em tempo de sangramento igual ou encurtado em relação ao adulto. O mesmo ocorre com testes do tipo "*point-of-care*", que avaliam a função plaquetária, como o analisador de função de plaquetas-100 (*platelet function analyzer* [PFA-100, Dade-Behring, Deerfield, Illinois, EUA] – [Tabela 1]).

Os recém-nascidos homozigotos para as deficiências de FV, FXIII, e de fibrinogênio, poderão ser diagnosticados facilmente ao nascer, uma vez que as concentrações destas proteínas estão claramente abaixo do limite fisiológico para a idade. De modo similar, os casos de deficiência de FVIII moderada ou grave são facilmente distintos dos valores fisiológicos. Em relação à doença de von Willebrand, somente as formas graves, caracterizadas por baixa concentração plasmática de FVIII e de fator de von Willebrand, poderão ser diagnosticadas no período neonatal.

INIBIDORES DA COAGULAÇÃO

As concentrações plasmáticas de dois inibidores diretos da trombina, a antitrombina (AT) e o cofator II da heparina, estão diminuídas ao nascer, e se asseme-

TABELA 1 Testes de rotina e proteínas da coagulação: médias dos valores e intervalos de referência específicos para as faixas etárias, definidos de acordo com as diretrizes do CLSI-C28-A3, considerando-se 95% de intervalos de confiança (IC)

Parâmetro	15 dias a 4 semanas	1 a 5 meses	6 a 11 meses	1 a 5 anos	6 a 10 anos	11 a 17 anos
TP (s) INR %	11,2 (9,5 – 12,6) 0,98 (0,83 –1,13) 100 (83 - 109)	11,0 (9,7 – 12,8) 0,97 (0,84 – 1,17) 100 (78 – 108)	11,0 (9,8 – 13,0) 0,98 (0,85 – 1,13) 100 (81,9 – 108,3)	11,3 (9,9 – 13,4) 0,99 (0,86 – 1,20) 100 (76 – 103,8)	11,7 (10,0 – 14,6) 1,04 (0,90 – 1,30) 94,5 (66,6 – 111,2)	11,8 (10,0 – 14,1) 1,04 (0,90 – 1,24) 94 (72 – 109)
TTPA (s) Relação	35,4 (27,6 – 45,6) 1,16 (0,91 – 1,43)	33,5 (24,8 – 40,7) 1,10 (0,82 – 1,30)	32,4 (25,1 – 40,7) 1,07 (0,82 – 1,32)	31,6 (24 – 39,2) 1,06 (0,80 – 1,31)	31,6 (26,9 – 38,7) 1,04 (0,85 – 1,28)	31 (24,6 – 38,4) 1,02 (0,81 – 1,28)
Fibrinogênio (g/L)	2,40 (1,36 – 3,0)	2,10 (1,41 – 4,37)	2,30 (1,48 – 3,67)	2,60 (1,64 – 4,97)	2,76 (1,71 – 5,37)	2,48 (1,68 – 5,29)
FII (U/mL)	56,3 (44,8 – 74,3)	75 (46,7 – 110,6)	91,5 (73,9 – 117,2)	99 (49,4 – 130)	90 (68,4 – 132)	93,5 (47,6 – 119,2)
FV (U/mL)	100 (69 – 123,7)	99,5 (59,5 – 147)	102 (59 – 159,8)	110,5 (73,2 – 188,1)	101 (82 – 140,6)	97 (61,7 – 124,8)
FVII (U/mL)	75,6 (55 – 108)	88 (43 – 141,1)	88 (55,2 – 128)	82 (47,8 – 124,2)	77 (55 – 135,4)	81,5 (55,4 – 133,1)
FVIII (U/mL)	95,5 (65,2 – 153,4)	84,5 (50,3 – 187,3)	75 (53,4 – 132,2)	95 (59 – 167)	86,5 (60,6 – 154,4)	93 (42,8 – 154,6)
FIX (U/mL)	43,5 (30 – 77)	53 (29 – 105,1)	76,5 (50,5 – 106,8)	84 (52,6 – 128,9)	80 (55,3 – 156)	96,5 (60,2 – 138,4)
FX (U/mL)	85 (66 – 92)	89 (67,5 – 122,2)	100 (75,8 – 134,4)	99 (59,7 – 152,8)	99 (71,3 – 161,5)	93 (64 – 130,5)
FXI (U/mL)	56 (32,9 – 75)	64 (27,6 – 126,4)	86 (60,9 – 125,6)	92 (58 – 154)	83 (31,8 – 154)	84 (55,4 – 139,4)
FXII (U/mL)	69,2 (25 – 81)	76 (38 – 136)	109,2 (48 – 156,1)	107 (50 – 174,7)	83,7 (49,4 – 153,5)	91,7 (49,4 – 153,5)
FXIII (U/mL)	86 (78,4 – 100)	82,9 (55,3 – 133,2)	92 (51,1 – 136,8)	97,4 (49,4 – 137,2)	96,5 (53,5 – 142,4)	106 (64,4 – 133,1)
At cofatora ristocetina (U/mL)	99,6 (87,8 – 121,5)	89 (33,2 – 154,1)	67,1 (37,1 – 118,6)	83,3 (40,8 – 131,8)	89,1 (42,1 – 162,6)	92,8 (45 – 139,1)
Ag Fator von Willebrand (U/mL)	163,3 (46 – 219)	101,5 (35,5 – 217)	78,6 (48,4 – 199,4)	89,1 (41–185,7)	80 (44,8 – 141,1)	92 (55,6 – 123,4)

F: fator; TP: tempo de protrombina; TTPA: tempo de tromboplastina parcial ativada.
Fonte: adaptada de Toulon P, et al (2016).

lham aos valores de adultos heterozigotos que desenvolvem complicações trombóticas (Tabela 2). Em contraste, as concentrações plasmáticas do terceiro inibidor direto da trombina, a alfa$_2$-macroglobulina, estão aumentados ao nascer e durante a infância (o dobro do adulto). A inibição da trombina pela alfa$_2$-macroglobulina compensa os níveis fisiologicamente baixos da antitrombina, nos recém-nascidos[9].

Os níveis plasmáticos de proteína C estão diminuídos ao nascimento, com valores usualmente abaixo daqueles reportados em adultos heterozigotos para a deficiência de PC (proteína C). Quanto à PS (proteína S), os níveis totais ao nascer também estão reduzidos, porém, a atividade total permanece semelhante à do adulto, uma vez que a PS existe somente na forma livre (forma ativa), devido à ausência de proteína ligante à fração C4b da via clássica da cascata do complemento, no neonato[10].

Em relação ao inibidor da via do fator tecidual (TFPI) sabe-se que as concentrações plasmáticas dele no sangue de cordão estão diminuídas, e as variações de acordo com a idade parecem ser significativas quando os valores observados em crianças de 1 a 6 meses foram comparados às de 1 a 5 anos[20].

SISTEMA FIBRINOLÍTICO

Como ocorre com a regulação da trombina, existem diferenças importantes, dependentes da idade, no sistema fibrinolítico do recém-nascido (Tabela 3). Os níveis plasmáticos de plasminogênio ao nascer são reduzidos a 50% dos valores do adulto, e os níveis de alfa$_2$-antiplasmina correspondem a 80%. O plasminogênio fetal existe em duas formas, com quantidades elevadas de manose e ácido siálico; quando ativado, ele gera plasmina "fetal" com atividade enzimática reduzida. Em síntese, a capacidade do sistema fibrinolítico fetal de produzir plasmina, em resposta a um estímulo com agente trom-

TABELA 2 Inibidores da coagulação: médias dos valores e intervalos de referência específicos para as faixas etárias, definidos de acordo com as diretrizes do CLSI-C28-A3, considerando- se 95% de intervalos de confiança (IC)

Parâmetro	15 dias a 4 semanas	1 a 5 meses	6 a 11 meses	1 a 5 anos	6 a 10 anos	11 a 17 anos
Antitrombina (U/mL)	41 (32,8 – 62,8)	80,1 (29 – 120)	96 (63 – 212,8)	96,5 (60,5 – 128,3)	97 (64,2 – 136,4)	97 (69,1 – 135,9)
PC antígeno (U/mL)	39,1 (27,2 – 48)	51,2 (22,8 – 95)	79,9 (46,6 – 150,9)	92,6 (59,1 – 147,5)	100,5 (45,9 – 153,5)	99 (72,3 – 155,1)
PC funcional (U/mL)	37,5 (29,7 – 14,6)	82 (28,1 – 127,8)	85 (43,7 – 151,3)	86,3 (61 – 143,5)	91 (39,3 – 170,3)	95,1 (65,8 – 149)
PS livre (U/mL)	83,8 (61 – 108)	94,9 (48 – 126,5)	86 (63 – 138,9)	86,4 (53 – 134,9)	95,1 (61,5 – 130,7)	93,5 (61,4 – 130,7)
PS funcional (U/mL)	90,1 (29 – 115,2)	81,6 (33,3 – 153,9)	88,3 (51,8 – 138,4)	97,6 (60,2 – 148,8)	104,8 (66,5 – 161,5)	99,3 (52,5 – 147,1)

PC: proteína C; PS: proteína S.
Fonte: adaptada de Toulon P, et al (2016).

TABELA 3 Sistema fibrinolítico: médias dos valores e intervalos de referência específicos para as faixas etárias, definidos de acordo com as diretrizes do CLSI-C28-A3, considerando- se 95% de intervalos de confiança (IC)

Parâmetro	15 dias a 4 semanas	1 a 5 meses	6 a 11 meses	1 a 5 anos	6 a 10 anos	11 a 17 anos
Plasminogênio (U/mL)	52,6 (41 – 82,7)	69,2 (37,6 – 109,6)	80,7 (49,3 – 126,4)	91,8 (59,6 – 178)	92 (52,4 – 158,1)	91,8 (58,1 – 130,6)
Dímeros-D (ng/mL) FEU	530 (445 – 1.200)	515 (90 – 878)	270 (133 – 844)	280 (88 – 780)	275 (60 – 567)	245 (69 – 580)

Fonte: adaptada de Toulon P, et al (2016).

bolítico, é reduzida quando comparada com os adultos.

AVALIAÇÃO CLÍNICA E LABORATORIAL DA HEMOSTASIA DO NEONATO

Na avaliação do recém-nascido com quadro hemorrágico, o estado clínico do paciente é essencial para o raciocínio diagnóstico. Em neonatos que se apresentem em bom estado geral e sem outros sintomas além da manifestação hemorrágica, as doenças congênitas são mais prováveis. Entretanto, condições hemorrágicas adquiridas são as mais frequentes, e deverão ser cogitadas sempre que outros agravos estiverem associados ao quadro hemorrágico.

A apresentação clínica dos recém-nascidos com deficiência congênita de fatores de coagulação também difere daqueles com doenças hemorrágicas adquiridas. Sítios comuns de sangramento incluem o coto umbilical, os locais de punção venosa, os locais de injeção intramuscular (vitamina K, vacinas), cefalohematomas, e o local de circuncisão. Uma proporção pequena, porém importante, dos neonatos, pode apresentar hemorragia intracraniana. O sangramento articular, típico em crianças e adultos com deficiência congênita dos fatores de coagulação, raramente ocorre em recém-nascidos.

Em geral, o neonato com doença hemorrágica adquirida apresenta sangramentos nas mucosas, no trato urinário ou gastrointestinal. A hemorragia intracraniana também pode ocorrer, em especial nas crianças gravemente enfermas (ex: coagulação intravascular disseminada, hepatopatias, síndrome de desconforto respiratório).

Uma avaliação laboratorial abrangente, necessária na investigação completa de um recém-nascido com sangramento é um desafio, em virtude da limitação no volume de sangue que pode ser coletado para os testes, e das dificuldades relacionadas à punção venosa nessa faixa etária. Deve-se evitar a coleta de sangue através de catéteres endovenosos, devido ao risco de contaminação com heparina ou de diluição por solução salina. Os testes de coagulação são mais fidedignos quando realizados em amostras coletadas somente através de punção venosa. Outro cuidado consiste na correção da quantidade de anticoagulante utilizado no tubo de coleta, de acordo com o hematócrito do neonato (Ht), sempre que Ht > 55% ou Ht < 25%, para que seja mantida a proporção adequada entre o volume de anticoagulante e o volume de plasma coletado.

Uma vez que os testes de triagem para hemostasia e os ensaios para dosagem dos fatores de coagulação sofrem influência de muitas variáveis como a metodologia do teste, os reagentes e equipamentos, é recomendado que os laboratórios estabeleçam seus próprios valores de referência para os neonatos e crianças saudáveis [21,22,23]. No que diz respeito ao Brasil, os estudos cujos valores de referência foram determinados em crianças exclusivamente caucasoides não são condizentes com as etnias predominantes na nossa população. Contudo, a dificuldade em se obter um grupo controle adequado de recém-nascidos pode dificultar esta abordagem, e os valores de referência são utilizados com base em dados de literatura[1,2,19,20]. Os testes de triagem para hemostasia neonatal e sua interpretação estão descritos na tabela 4.

Em caso de resultados anormais, há necessidade de se realizar testes mais específicos, incluindo dosagens específicas dos fatores de coagulação, dosagens dos produtos da fibrinólise, e testes para avaliar a função plaquetária. As atividades do FXIII e da alfa$_2$-antiplasmina não são avaliadas nos testes de triagem e, se necessário, devem ser solicitadas de modo individualizado.

ALTERAÇÕES HEMOSTÁTICAS FREQUENTES NO NEONATO

Alterações plaquetárias

O significado de contagens plaquetárias de 100 a 150 x 10^9/L é incerto, porém abaixo de 100 x 10^9/L tendem a ser anormais, e devem ser comparadas a valores corrigidos para a idade gestacional do paciente. Existem muitas causas de trombocitopenia neonatal. Uma abordagem prática para avaliação da trombocitopenia neonatal consiste em considerar o lactente como doente ou em bom estado. Os recém-nascidos em bom estado, em geral, não apresentam outros problemas clínicos além daqueles relacionados com a trombocitopenia. Em contrapartida, os neonatos doentes incluem aqueles com evidência de sepse, de infecção congênita, com achados físicos anormais, ou suspeitos de doenças genéticas (Tabela 5).

A incidência de trombocitopenia em crianças doentes, em unidades de cuidados intensivos neonatais, encontra-se em

TABELA 4 Testes de triagem para avaliação da hemostasia neonatal

TESTE LABORATORIAL	COMENTÁRIOS
1. Avaliação Plaquetária: contagem e morfologia	Observar se há microagregados plaquetários.
2. Tempo de Protrombina (TP)	Prolongado nas deficiências dos fatores dependentes de vitamina K.
3. Tempo de Tromboplastina Parcial Ativada (TTPA)	Prolongado no neonato saudável devido aos níveis fisiologicamente reduzidos dos fatores dependentes de vitamina K e dos fatores de contato.
4. Tempo de Trombina (TT)	Prolongado comparado com o TT do adulto por causa do fibrinogênio fetal.
5. Fibrinogênio	Valores semelhantes aos dos adultos. Discrepâncias entre os ensaios imunológicos e funcionais auxiliam no diagnóstico das desfibrinogenemias.

torno de 35%. Nos recém-nascidos com sepse, ela é ainda mais frequente. Outras condições clínicas associadas com trombocitopenia incluem as infecções congênitas virais, a asfixia, a síndrome de desconforto respiratório, e a enterocolite necrosante. Uma outra causa de trombocitopenia, em geral severa nesta faixa etária, se trata do fenômeno de Kasabach-Merritt. Ele ocorre em pacientes com marcas de nascença cutâneas, que evoluem com crescimento rápido nos primeiros meses de vida. A trombocitopenia é consequente a sequestro de plaquetas no interior dessas lesões, que se tratam de tumores vasculares distintos dos hemangiomas clássicos da infância, classificados pela Sociedade Internacional do Estudo das Anomalias Vasculares (ISSVA) como tumores vasculares localmente agressivos ou de comportamento limítrofe à malignidade. Mais comumente, são tumores da família dos hemangio-endoteliomas kaposiformes[25]. Curiosamente, a administração de concentrado de plaquetas é apenas indicada no caso de sangramento ativo e severo. Em contrapartida, o uso de agentes inibidores específicos para a via do fosfoinositídeo 3-quinase, ou fosfatidilinositol 3-quinases (PI-3-quinases, ou PIK3s), relacionada à fisiopatologia destes tumores (ex: sirolimus), tem valor preponderante no tratamento com este tipo de complicação, e não o propranolol[26].

A trombocitopenia numa criança em bom estado é bem menos frequente em relação aos neonatos doentes. A causa mais comum grave neste grupo é a trombocitopenia neonatal aloimune, a qual ocorre em aproximadamente 1 em 1.800 nascidos vivos. A presença de trombocitopenia isolada, na ausência de sinais e sintomas de infecção, sugere trombocitopenia aloimune, na qual ocorre transferência passiva de anticorpos maternos direcionados contra as plaquetas do recém-nascido. A fisiopatologia desta doença, análoga à isoimunização Rh, é resultante da incompatibilidade entre antígenos plaquetários específicos fetais e maternos. A mãe produz anticorpos contra um antígeno plaquetário do feto, herdado do pai. A doença apresenta alta incidência de hemorragia intracraniana (>20%), das quais aproximadamente 50% ocorrem intra-útero[12].

TABELA 5 Causas de trombocitopenia em neonatos

RECÉM-NASCIDOS DOENTES	RECÉM-NASCIDOS EM BOM ESTADO
Infecção (bacteriana, viral)	Trombocitopenia aloimune
Hipóxia	Doença autoimune materna
Síndrome de desconforto respiratório	Infecção
Hipertensão pulmonar	Síndrome Wiskott-Aldrich
Enterocolite necrosante	Amegacariocitose congênita
Trombose	Trissomias 13, 18
Doença cardíaca congênita	
Leucemia congênita	
Síndrome Kasabach-Merritt	
Síndrome TAR*	

*TAR: Trombocitopenia e ausência de rádio.

Uma segunda causa de trombocitopenia em neonatos em bom estado geral é observada em recém-nascidos de mulheres com púrpura trombocitopênica imune crônica, muitas das quais em remissão clínica. Nestes casos, o curso clínico é mais benigno, e a hemorragia intracraniana é rara.

As alterações plaquetárias qualitativas também podem se manifestar como hemorragia no neonato. Entre as causas congênitas devemos lembrar a trombastenia de Glanzmann e a síndrome de Bernard-Soulier, principalmente se houver consanguinidade entre os pais. Em tais síndromes congênitas, as provas de função plaquetárias são bastante alteradas, levando à sangramentos de gravidade, no mínimo, moderada[27]. Entre as causas adquiridas, incluímos o uso de medicamentos (AAS, indometacina), tanto pela mãe, como pelo recém-nascido.

Hemofilias

Um recém-nascido de sexo masculino com sangramento, especialmente se clinicamente bem e cujos testes de triagem mostraram unicamente aumento acentuado do TTPA, é de grande risco para hemofilia. Devido à herança ligada ao cromossomo X, ambas as hemofilias A e B, usualmente acometem crianças do sexo masculino. A deficiência de FVIII é cinco vezes mais frequente do que a deficiência de FIX, e cerca de 2/3 dos pacientes possuem história familiar. O sangramento no período neonatal é mais frequente nos sítios de punção venosa, injeção intramuscular, ou no local de circuncisão. Embora mais raros, os sangramentos umbilical e intracraniano também podem ocorrer. Nos casos graves e moderados, as dosagens dos fatores de coagulação específicos confirmarão o diagnóstico. Contudo, os pacientes com deficiência leve irão requerer a repetição dos exames após os seis meses de idade, devido à sobreposição dos valores de FVIII e FIX no deficiente leve, com os valores do neonato normal.

A deficiência de FXI (antigamente conhecida como hemofilia C) é herdada de modo autossômico recessivo, e raramente é diagnosticada no período neonatal. Ela é muito prevalente em indivíduos de origem judaica (judeus Ashkenazi) e, de modo diferente das outras hemofilias, não há correlação entre o grau de deficiência de FXI e os sintomas hemorrágicos. O sangramento excessivo ocorre, tipicamente, no contexto pós-traumático e pós-operatório, em áreas com taxa elevada de fibrinólise (superfícies mucosas). A confirmação diagnóstica de deficiência de FXI deve ser realizada após o sexto mês de vida, uma vez que no período neonatal, os níveis de FXI estão fisiologicamente reduzidos.

Outras deficiências congênitas de fatores de coagulação

Diferente dos pacientes com hemofilia, mais de 80% dos neonatos com deficiência homozigótica de FXIII manifestam hemorragia tardia no sítio de cicatrização, após a queda do coto umbilical. Mais de 30% destes pacientes podem manifestar hemorragia intracraniana em algum momento da vida, bem como dificuldade de cicatrização de feridas e abortamentos espontâneos repetidos[13]. Devido à herança autossômica recessiva, a história familiar em geral não é útil para o diagnóstico. A avaliação laboratorial tem como características os testes de triagem normais (TP, TTPA e TT), os níveis anormalmente baixos de FXIII (subunidade A mais comumente afetada do que a subunidade B), ou a instabilidade do coágulo do paciente, quando mantido em solução de uréia 5 molar. Este último teste é qualitativo, sensível apenas às deficiências graves do FXIII, nas quais sua atividade se encontra em torno de 2-5%.

As deficiências dos fatores I, II, V, VII e X, bem como as desfibrinogenemias, também se manifestam na forma de hemorragias no período neonatal. Nessas doenças, o sangramento umbilical e a hemorragia intracraniana são mais frequentes, em relação às hemofilias. A herança para todas estas doenças, exceto a desfibrinogenemia, é autossômica recessiva e, desse modo, são doenças raras que podem estar associadas à consanguinidade.

Concentrados de fatores de coagulação seguros estão disponíveis para o tratamento das deficiências de FVIII, FIX, FVII, e para a doença de von Willebrand. As outras carências podem ser tratadas com plasma fresco congelado (10 a 20 mL/Kg). O fibrinogênio e o FXIII podem ser repostos com a infusão de crioprecipitado, ou com o concentrado de fibrinogênio, para os casos com deficiência específica deste fator. As doses, e o intervalo entre as mesmas, dependerão da vida média do fator de coagulação específico deficiente, e da gravidade do evento hemorrágico.

Doença hemorrágica do recém-nascido

A apresentação clínica da deficiência de vitamina K pode ser classificada de acordo com o tempo de apresentação em relação ao nascimento, incluindo as formas clássica, precoce e tardia[14].

Na forma clássica, o sangramento apresenta-se entre o segundo e o sétimo dia de vida, nos neonatos de termo alimentados exclusivamente com leite materno. As etiologias incluem a pobre transferência transplacentária e o baixo teor de vitamina K no leite materno (< 20 mg/L), a ingestão inadequada de leite e a flora intestinal ausente. A deficiência raramente ocorre nas crianças alimentadas com fórmulas lácteas, as quais são suplementadas com vitamina K (830 mg/L). A forma precoce da deficiência de vitamina K ocorre nas primeiras 24 horas de vida, e está ligada ao uso materno de medicamentos específicos que interferem com os estoques e com a função da vitamina (ex.: anticonvulsivantes). A forma tardia apresenta-se entre a segunda e a oitava semana de vida, e relaciona-se com doenças que comprometem o suprimento de vitamina K ao organismo, como obstrução dos ductos biliares ou a fibrose cística.

Os estudos laboratoriais que auxiliam no diagnóstico são o tempo de protrombina (TP), as dosagens específicas dos fatores de coagulação dependentes da vitamina K (II, VII, IX, X, e a PC e a PS), ensaios específicos para detecção das formas descarboxiladas das proteínas vitamina K dependentes produzidas na ausência de vitamina K (PIVKA), e a medida direta do nível sérico de vitamina K. A Associação Americana de Pediatria (AAP) recomenda que todos recém-nascidos recebam profilaxia com vitamina K1, 0,5 a 1,0 mg parenteral (intramuscular ou subcutâneo), ou 2,0 a 5,0 mg via oral[15]. Crianças em uso de nutrição parenteral, em uso prolongado de antibióticos ou com síndrome de má absorção, devem receber vitamina K_1 mensalmente. A doença hemorrágica do recém-nascido é tratada de forma endovenosa ou subcutânea. A confirmação do diagnóstico não deve retardar o tratamento. Os níveis dos fatores de coagulação elevam-se a partir de duas horas após o tratamento, e dependendo da via de administração da vitamina K (ex: resposta mais rápida pela via endovenosa, do que pela via oral), e a correção completa ocorre em até 24 horas. Sangramentos graves devem ser tratados com plasma fresco congelado (10 a 20 mL/Kg). No contexto de hemorragia com risco de morte, os complexos protrombínicos podem ser utilizados.

Doença hepática

A maioria dos fatores de coagulação é sintetizada no fígado, e a lesão hepática pode resultar em níveis baixos destas proteínas com consequente manifestação clínica hemorrágica. Os níveis de FVIII estão elevados nas hepatites, enquanto que na coagulação intravascular disseminada (CIVD), o consumo geral dos fatores de coagulação é o esperado. Ambos, os FVIII e o fator de von Willebrand, possuem seus níveis elevados na doença hepática crônica. A depuração hepática alterada dos produtos de degradação de fibrina (PDF) causa a elevação destes no plasma. A hipofibrinogenemia pode ocorrer na doença hepática crônica com cirrose; contudo, os achados laboratoriais mais comuns são concentrações normais de fibrinogênio, com resíduos anormais de ácido siálico nas moléculas, resultando em desfibrinogenemia. Finalmente, a disfunção hepática pode associar-se à CIVD, tornando difícil a interpretação dos resultados dos testes laboratoriais[16].

Coagulação intravascular disseminada

A coagulação intravascular disseminada é caracterizada por ativação da coagulação, da fibrinólise e consumo das proteínas anticoagulantes, associados com evidências bioquímicas de lesão orgânica. Esta síndrome ocorre sempre como evento secundário, onde várias etiologias estão envolvidas (Tabela 6)[17,18]. Sua incidência é particularmente alta no período neonatal, em especial nos prematuros. De acordo com a capacidade individual de compensação, o espectro clínico poderá variar desde pacientes assintomáticos, e que apresentam somente evidências laboratoriais de CIVD, até pacientes com púrpura fulminante, caracterizada por lesões cutâneas necróticas, principalmente em regiões de extremidades, hemorragias e tromboses. Os resultados laboratoriais típicos incluem tempos de coagulação prolongados (TP, TTPA e TT), redução do nível plasmático de fibrinogênio, trombocitopenia, e aumento no dímero-D (ou dos produtos de degradação de fibrina). As dosagens dos níveis plasmáticos de FV e de FVIII podem ser úteis, na diferenciação da CIVD de outras coagulopatias adquiridas no período neonatal. Em geral, na CIVD os níveis de FVIII e FV estarão reduzidos enquanto que na insuficiência hepática o FVIII será normal ou aumentado e o FV diminuído (Tabela 6).

Em relação ao tratamento da CIVD, a intervenção terapêutica mais importante consiste no tratamento da doença de base. A reposição com hemocomponentes está indicada no tratamento do paciente com manifestações hemorrágicas. O plasma fresco congelado (10 a 20 mL/Kg) fornece as proteínas pró-coagulantes e os inibidores naturais (proteína C, proteína S e antitrombina). O crioprecipitado (10 mL/Kg) contém maior concentração de FVIII e de fibrinogênio em relação ao plasma fresco congelado e, deste modo, é útil na presença de hipofibrinogenemia. A transfusão de concentrado de plaquetas (10 a

TABELA 6 Doenças associadas com coagulação intravascular disseminada neonatal

DOENÇAS FETAIS / NEONATAIS	DOENÇAS MATERNAS OBSTÉTRICAS
Hipoxia – acidose: asfixia, SDR*	Gemelar morto
Infecções – bacteriana, viral, fúngica, protozoários	
Enterocolite necrosante	Descolamento placentário
Aspiração meconial, líquido amniótico	
Trauma cerebral	Pré-eclâmpsia grave
Hipotermia	
Hemólise	
Síndrome Kasabach-Merritt	
Deficiência homozigótica de proteína C / proteína S	
Neoplasia	

*SDR: Síndrome de desconforto respiratório.

15 mL/Kg) pode ser necessária para manutenção de contagem plaquetária acima de 50 x 10^9/L. A trombose pode ser tão problemática quanto o sangramento na CIVD, e a heparina deverá ser utilizada no neonato com evidências de trombose grave, preferencialmente com o auxílio de um hematologista pediátrico com experiência em hemostasia. O uso de concentrados de antitrombina ou de proteína C não é recomendado no tratamento de rotina da CIVD neonatal, uma vez que não se conhece ainda se os resultados obtidos em adultos serão aplicáveis nos neonatos. Como diagnóstico diferencial, as deficiências congênitas severas de PC ou de PS podem ser difíceis, e a suspeita destas pode ser confirmada por ausência ou por atividade das PC/PS abaixo de 1%. Nesses casos, a reposição, ou com concentrado de PC (Ceprotin [R]; Takeda), ou com plasma, para PS, estão indicados[28].

CONCLUSÃO

A hemostasia é um processo dinâmico, evolutivo e possui ontogênese peculiar na infância. O entendimento da hemostasia na infância, e de que os valores normais dos testes de coagulação dependem de cada faixa etária, é importante para o diagnóstico e o tratamento adequado das crianças com hemorragias.

BIBLIOGRAFIA RECOMENDADA

1. Andrew M, Paes B, Milner R, et al. Development of the human coagulation system in the full-term infant. Blood. 1987;70:165-72.
2. Andrew M, Paes B, Johnston M. Development of the hemostatic system in the neonate ang young infant. Am J Pediatr Hematol Oncol. 1990;12:95-104.
3. Roberts HR, Monroe DM, Oliver JÁ, Chang JY, Hoffmann M. Newer concepts of blood coagulation. Haemophilia. 1998;4:331-4.
4. Franco RF. Fisiologia da coagulação do sangue e da fibrinólise. In: Zago MA, Falcão RP, Pasquini R. ed. Hematologia - fundamentos e prática. São Paulo: Atheneu. 2001. p. 739-48.
5. Mull MM, Hathaway WE. Altered platelet function in newborns. Pediatr. Res. 1970;4:229.
6. Suarez CR, Gonzalez J, et al. Neonatal and maternal platelets: Activation at time of birth. Am J Hematol. 1988;29:18.
7. Vietti TJ, et al. Observation on the prophylactic use of vitamin K in the newborn. J Pedriatr. 1960;56:343.
8. Andrew M, Bhogal M, Karpatkin M. Factor XI and XII and prekallikrein in sick and healthy premature infants. N Engl J Med. 1981;305:1130-3.
9. Mitchell L, Provella F, Ofosu F, Andrew M. Alpha-2 macroglobulin may provide protection from thromboembolic events in antithrombin III deficient children. Blood. 1991;78:2299-2304.
10. Schwartz HP, Muntean W, Watzke H, et al. Low total protein S antigen but high protein S activity due to decreased C4b-binding protein in neonates. Blood. 1988;71: 562.
11. Williams MD, et al. The investigation and management of neonatal haemostasis and thrombosis. Brith J Haematol. 2002;119:295-309.
12. Bonacossa IA, Jocelyn LJ. Alloimmune thrombocytopenia of the newborn: neurodevelopment sequelae. Am J Perinatol. 1996;13:211.
13. Abbondanzo SL, et al. Intracranial hemorrhage in congenital deficiency of factor XIII. Am J Pediatr Hematol Oncol. 1988;10:65.
14. Lane PA, Hethaway WE. Vitamin K in infancy. J Pediatr. 1985 Mar;106(3):351-9.
15. Von Hries R, Hanawa Y. Neonatal vitamin K prophylaxis: Report of scientific and standardization subcommittee on perinatal haemostasis. Thromb Haematol. 1993 Mar 1;69(3):293-5.
16. Kelly DA, Summerfield JA. Hemostasis in liver disease. Semin Liver Dis. 1987 Aug;7(3):182-91.
17. Corrigan J. Activation of coagulation and disseminated intravascular coagulation in the newborn. Am J Pediatr Hematol Oncol. 1979;1:245.
18. Schimidt B. Coagulation screnning tests in high risk neonates. A prospective cohort study. Arch Dis Child 1992;67:1196.
19. Toulon P, Berruyer M , Brionne-François M, Grand F, Lasne D, Telion C, et al. Age dependency for coagulation parameters in paediatric populations. Results of a multicenter study aimed at defining the age-specific reference ranges. Thromb. Haemost. 2016 Jul 4;116(1):9-16.
20. Nowak-Göttl U, Limperger V, Kenet G, Degenhardt F, Arlt R, Domschikowski J, et al. Developmental hemostasis: A lifespan from neonates and pregnancy to the young and elderly adult in a European white population. Blood Cells, Molecules and Diseases. 2017 Sep;67:2-13.
21. Ignjatovic V, Kenet G, Monagle P. Developmental hemostasis: recommendations for laboratories reporting pediatric samples. Journal of Thrombosis and Haemostasis. 2012 Feb;10(2):298-300.
22. Toulon P. Developmental hemostasis: laboratory and clinical implications. Int. Journal of Laboratory Hematology. 2016;38:66.
23. Monagle P, Massicotte P. Developmental haemostasis: Secondary haemostasis. Seminars in Fetal & Neonatal Medicine. 2011 Dec;16(6):294-300.
24. Neary E, McCallion N, Kevane B, Cotter M, Egan K, Regan I, et al. Coagulation indices in very preterm infants from cord blood and postnatal samples. J Thromb Haemost. 2015;13(11):2021-30.
25. Enjolras O, Wassef M, Mazoyer E, Ilona JF, Rieu PN, Drouet L, et al. Infants with Kassabach-Merritt syndrome do not have "true" hemangiomas. J Pediatr. 1997;130(4):631-640.
26. Adams DM, Trenor C, Hammill AM, Vinks AA, Patel MN, Chaudry G, et al. Efficacy and safety of sirolimus in the treatment of complicated vascular anomalies. Pediatr. 2016;137(2):e20153257.
27. Grainger JD, Thachil J, Will AM. How we treat the platelet glycoprotein defects; Glanzmann thrombasthenia and Bernard Soulier syndrome in children and adults. Br J Haematol. 2018;182:621-632.
28. Goldenberg NA, Manco-Johnson MJ. Protein C deficiency. Haemophilia. 2008;14:1214-1221.

CONTEÚDO COMPLEMENTAR

Utilize o QR code abaixo para acessar as questões comentadas do capítulo (senha: **medicinalaboratorial**).

27

Leucemias em Pediatria

Lilian Maria Cristofani
Marçal Cavalcante de Andrade Silva
Vicente Odone Filho

PONTOS-CHAVE DESTE CAPÍTULO

- As leucemias agudas são as neoplasias malignas mais comuns da infância e, entre elas, a leucemia linfoide aguda corresponde à maioria dos casos.
- Febre, palidez, petéquias, equimoses e dores ósseas são os sinais mais frequentes.
- O mielograma e análise do aspirado medular por técnicas de citoquímica, imunofenotipagem, citogenética e biologia molecular são mandatórios para a caracterização precisa do subtipo de leucemia e delineação terapêutica.
- O tratamento inclui quimioterapia sistêmica e profilaxia do sistema nervoso central. O transplante de células tronco hematopoiéticas tem papel em algumas situações específicas, assim como a terapia-alvo e a imunoterapia.
- O suporte anti-infeccioso, transfusional e nutricional é fundamental para o sucesso terapêutico.
- Cerca de 90% das leucemias linfoides agudas e 60% das leucemias mieloides agudas são curáveis atualmente.

INTRODUÇÃO

As leucemias são doenças clonais originadas da transformação neoplásica de células progenitoras hematopoiéticas da medula óssea que adquirem alterações genéticas que lhes conferem uma vantagem proliferativa e de sobrevivência ou um prejuízo da diferenciação e apoptose. Esse clone neoplásico prolifera-se até substituir o parênquima medular normal, com prejuízo da hematopoese e posterior disseminação pelo organismo.

EPIDEMIOLOGIA

As leucemias são as neoplasias mais comuns da infância, correspondendo a 30% dos casos de câncer em menores de 15 anos. No Brasil, os registros de base populacional revelam uma incidência de câncer pediátrico de 154,3 casos/milhão, dos quais as leucemias correspondem de 18 a 41%.

Entre as leucemias da infância, 75% dos casos correspondem à leucemia linfoide aguda (LLA); 20-25% à leucemia mieloide aguda (LMA); e o restante de 1 a 3% à leucemia mieloide crônica (LMC).

PATOGENIA

As leucemias da infância resultam da combinação entre susceptibilidade genética e fatores ambientais. Uma sequência variável de eventos mutagênicos, ocorridos em diferentes intervalos de tempo entre a vida intrauterina e a infância, terminaria por desencadear a doença. Essas evidências são sustentadas pela existência de síndromes genéticas raras (como anemia de Fanconi, síndromes de Bloom, Down, Kostmann e Blackfan-Diamond), síndromes de câncer familiar (por exemplo, Li-Fraumeni, Nijmen), polimorfismos de DNA não codificados e alterações genéticas germinativas (por exemplo, *IKZF1, RUNX1 e ETV6*) que predispõem à leucemia.

Numerosos estudos já examinaram possíveis fatores de risco ambientais para o desenvolvimento de leucemia, como uso prévio de alguns quimioterápicos ou radiação ionizante, exposição a campos eletromagnéticos (linhas de alta frequência) durante a vida intrauterina, assim como a exposição intraútero, ou pós-natal, a benzeno, pesticidas, álcool, cigarros e drogas ilícitas.

As infecções também têm sido implicadas na etiologia da LLA, mas nenhum mecanismo dependente de vírus para a gênese de LLA foi identificado até o momento.

LEUCEMIA LINFOBLÁSTICA AGUDA

A incidência da LLA da infância é de quatro casos novos por ano por 100.000 crianças abaixo de 15 anos. O pico de incidência da doença ocorre entre três e cinco anos de idade, posteriormente declinando, para novamente subir ao redor dos 30 anos.

Quadro clínico

O quadro clínico da LLA depende da repercussão decorrente da infiltração leucêmica na medula óssea e em outros órgãos. Anemia, trombocitopenia e neutropenia são muito prevalentes, sendo os dois primeiros encontrados em mais de 75% dos casos. Metade dos doentes tem leucometria acima de 10.000/mm^3 e 20% apresentam leucócitos acima de 50.000/mm^3. Células leucêmicas são habitualmente reconhecidas no sangue periférico, embora possam ser confundidas com linfócitos atípicos. Cerca de 20% dos pacientes não apresentam linfoblastos no hemograma.

Geralmente a história é aguda, com duração de dias ou semanas, com manifestação de palidez, astenia, manifestações hemorrágicas e febre. A perda de peso é rara. As manifestações dolorosas em membros são frequentes, principalmente na forma de dores ósseas ou artralgia ou artrites.

Linfadenopatias e hepatoesplenomegalia são frequentes no exame físico. A radiografia simples de tórax pode revelar alargamento do mediastino. Alterações metabólicas graves como hiperuricemia, hiperfosfatemia, hipocalcemia e hiperpotassemia podem ser encontradas especialmente em crianças com acentuada visceromegalia, leucometria acima de 50.000/mm³ ou infiltração renal ao diagnóstico. Tais alterações devem ser precocemente pesquisadas sempre que há suspeita de leucemia pois requerem pronta intervenção.

O diagnóstico de LLA é firmado pela punção e análise do esfregaço da medula óssea (mielograma), que revela 25% ou mais de substituição do parênquima medular por linfoblastos. Tal análise deve incluir estudos da morfologia, citoquímica, citogenética e biologia molecular da medula óssea. Coleta e análise de líquor e radiografia simples do tórax também são necessárias. O Quadro 1 mostra outras situações clínicas que fazem diagnóstico diferencial com leucemias.

Prognóstico

As crianças com LLA são classificadas e tratadas de acordo com grupos de risco para recaída da doença (risco baixo, intermediário, alto e muito alto), que são definidos por características clínicas e biológicas apresentadas ao diagnóstico, e que possuem correlação com o prognóstico da doença. A velocidade de resposta precoce ao tratamento também é considerada como fator de prognóstico. O quadro 2 mostra as principais variáveis e seu impacto na evolução da neoplasia.

A sobrevida livre de eventos situa-se ao redor de 90% para o grupo geral, com taxas menores em subgrupos como lactentes abaixo de 1 ano e portadores de alterações genéticas desfavoráveis.

LEUCEMIA MIELOIDE AGUDA

A leucemia mieloide aguda (LMA) representa cerca de 17% das leucemias em pacientes menores de 15 anos, exceto no período neonatal onde constitui a maioria dos casos. Sua incidência é praticamente constante ao longo da vida, com discreto pico na adolescência e após os 50 anos. Nos Estados Unidos ocorrem cerca de 350 casos novos por ano.

QUADRO 1 Principais diagnósticos diferenciais da leucemia linfoblástica aguda na infância

DISTÚRBIO	ETIOLOGIA
Infecções	Virais, incluindo HIV
	Bacterianas em lactentes
	Leishmaniose
Doenças imunológicas	Púrpura trombocitopênica imune
	Artrite idiopática juvenil
Doenças dos macrófagos	Osteopetrose
	Linfohistiocitose hemofagocitica
Doenças congênitas da medula óssea	Anemia megaloblástica
	Neutropenia congênita
	Aplasia pura de células vermelhas
Falências medulares	Aplasia de medula óssea adquirida
Tumores sólidos	Neuroblastoma
	Rabdomiossarcoma
	Tumor neuroectodérmico primitivo

QUADRO 2 Fatores clínicos e biológicos relacionados ao prognóstico das leucemias linfoides agudas da infância

Fator	Favorável	Desfavorável
Idade ao diagnóstico	1 a 10 anos	<1 ou ≥10 anos
Sexo	Feminino	Masculino
Leucometria inicial	< 50.000/mm3	≥ 50.000 /mm^3
Genética	Hiperdiploidia (> 50 cromossomos) ETV6-RUNX1:t(12.21)(p13.2;q22.1) Rearranjo NUMT1	Hipodiploidia (< 44 cromossomos) Rearranjo KMT2A:t(v.11q23.3) BCR-ABL1: t(9;22)(q34.1.q11.2(Ph1+) BCR-ABL1- like (Ph1-like) TCF3-HLF: t(17;19)(q22;p13) Rearranjo MEF23 lamp21 BCL2 ou rearranjo MYC
Imunofenótipo	B	T
SNC	SNC1	SNC2 e SNC3, punção traumática com blastos
Doença residual mínima ao final da indução	Negativa ou em decréscimo contínuo	Positiva, crescente ou persistente

SNC: Sistema Nervoso Central.

Quadro clínico

Febre, manifestações hemorrágicas e palidez são sintomas frequentes; e complicações como sangramentos, leucostasia, síndrome da lise tumoral e infecções são as principais causas de mortalidade, que variam de 2 a 10%. Cerca de 25% dos pacientes apresentam mais de 100.000 leucócitos/mm^3 ao diagnóstico, o que causa leucostasia e consequente distúrbio visual, neurológico e respiratório devido à estase vascular, infiltração de sistema nervoso central e obstrução de capilares pulmonares. Acidente vascular cerebral e priapismo também são descritos. Fenômenos hemorrágicos importantes são mais comuns nas leucemias promielocíticas agudas (M3), com coagulação intravascular disseminada, hipofibrinogenemia e diminuição do fator V.

Os acúmulos extramedulares de blastos mieloides são denominados cloromas. São mais frequentes na face, órbitas e crânio e nas formas monocíticas. Já as leucemias megacariocíticas caracterizam-se por intensa fibrose medular e são comuns em pessoas com síndrome de Down. O diagnóstico de LMA é feito quando pelo menos 20% de blastos de origem mieloide são identificados no sangue ou medula óssea, os quais geralmente expressam algum dos antígenos CD11, CD13, CD14, CD33, antiglicoforina e antimieloperoxidase por citometria de fluxo. Cariótipo e análise genética por métodos de biologia molecular são obrigatórios.

Variáveis de prognóstico

Características clínicas e biológicas, e a velocidade de resposta ao tratamento determinam evolução favorável ou desfavorável aos portadores de LMA, conforme mostrado no Quadro 3.

A sobrevida livre de eventos para esse grupo de pacientes situa-se ao redor de 50%. E o tratamento baseia-se em quimioterapia e, em alguns casos, transplante de células tronco hematopoéticas.

QUADRO 3 Classificação de risco para crianças com leucemia mieloide aguda

Grupo de risco	Características
Baixo	t(8;21(q22.q22)/AML/ETO ou inv(16)/t(16;16)(p13.q22)/*CBFb-MYH11* e DRM < 0,1% após indução I
Alto	t(6;9)(p22.q34), -7, -5, ou 5q- , FAB M7 sem t(1;22), rearranjo *KMT2A*,. LMA secundária, LMA *FLT3-ITD*, *NUP98/ NSD1*, DRM > 1% após indução I, DRM > 0,1% após indução II

ANÁLISE LABORATORIAL DAS LEUCOSES

A análise laboratorial das leucemias agudas faz uso de diversas modalidades técnicas para que um diagnóstico rápido seja obtido. Ela tem também por objetivo identificar características das células anômalas que possam ser utilizadas para avaliação prognóstica, identificar potenciais alvos terapêuticos e marcadores que possam ser utilizados para a avaliação de resposta durante o tratamento.

As técnicas utilizadas variam de baixa a elevada complexidade, mas todas requerem grau elevado de expertise para interpretação em conjunto. Os laboratórios disponibilizam formulários e questionários específicos para esses exames. O preenchimento completo é de fundamental importância pois facilita a análise criteriosa do material. A interação entre o cliente-médico e o laboratório é de fundamental importância no esclarecimento de casos mais desafiadores.

Hemograma

A avaliação do hemograma é essencial na avaliação diagnóstica das leucemias agudas. Em quase todos os casos alterações são observadas. Citopenias, leucocitose e a identificação de células anômalas circulantes são achados frequentes e constantemente são o ponto de partida da investigação. Os achados citomorfológicos podem sugerir qual a linhagem acometida e orientar o início de terapia específica, antes mesmo que o diagnóstico definitivo seja estabelecido, como acontece quando promielócitos displásicos sugestivos de leucemia promielocítica aguda são identificados. As hematimetrias também orientam o tratamento de suporte transfusional e o uso racional de antibióticos (Tabela 1, 2 e 3).

Mielograma

A avaliação citomorfológica da medula óssea (mielograma) é quase sempre essencial na avaliação diagnóstica das leucemias agudas. A percentagem de células anômalas é geralmente maior na medula óssea que no sangue periférico, de modo que a percentagem maior ou igual a 20% de blastos requerida para o diagnóstico de leucemia aguda é, às vezes, apenas alcançada no mielograma. Assim como no sangue periférico, a avaliação citomorfológica da medula óssea pode sugerir qual a mais provável linhagem acometida e ser inclusive orientador de terapia específica.

TABELA 1 Hemograma – eritrograma – valores expressos por idade em ambos os sexos

	0 a 6 dias	7 a 23 dias	24 a 29 dias	1 a 36 meses	3 a 10 anos	11 a 15 anos
Eritrócitos (milhões/mm3)	4,1 - 6,1	4,1 - 6,1	3,7 - 4,9	3,2 - 4,9	4,0 - 5,3	4,7 - 5,5
Hemoglobina (g/dL)	15,3 - 21,0	14,2 - 17,2	12,2 - 16,0	10,3 - 13,7	11,7 - 14,4	14,4 - 16,6
Hematócrito (%)	40,0 - 55,0	47,0 - 57,0	38,0 - 52,0	34,0 - 48,0	34,0 - 43,0	43,0 - 49,0
VCM (fL)	104,0 - 130,0	95,0 - 117,0	93,0 - 115,0	80,0 - 114,0	75,0 - 87,0	86,0 - 94,0
HCM (pg)	33,0 - 41,0	29,0 - 35,0	29,0 - 35,0	24,0 - 34,0	25,0 - 31,0	28,0 - 32,0
CHCM (g/dL)	34,0 - 38,0	28,0 - 33,0	28,0 - 34,0	28,0 - 32,0	33,0 - 35,0	33,0 - 35,0
RDW-CV (%)	9,5 - 15,5	9,5 - 15,5	9,5 - 15,5	9,5 - 15,5	9,5 - 15,5	9,5 - 15,5
RDW-SD (fL)	34,0 - 48,0	34,0 - 48,0	34,0 - 48,0	34,0 - 48,0	34,0 - 48,0	34,0 - 48,0

TABELA 2 Hemograma – plaquetograma

Plaquetas (mil/mm^3)	150 - 400
VPM (fL)	6,5 - 12,5
IPF (%)	0,9 - 11,2

IPF: Fração de Plaquetas Imaturas; VPM: Volume Plaquetário Médio.

Em suma, o hemograma e o mielograma são exames de baixo custo relativo e de rápida liberação, e contribuem com informações de grande valia, tanto para avaliação diagnóstica quanto para a orientação na condução imediata do paciente.

Imunofenotipagem por citometria de fluxo

A imunofenotipagem por citometria de fluxo é uma técnica diagnóstica que identifica a expressão celular de antígenos que estejam na superfície, no citoplasma ou núcleo. Esse exame pode ser realizado em material cujas células estão dispersas em suspensão. As amostras mais utilizadas são provenientes de sangue periférico aspirado de medula óssea, líquor e outros líquidos cavitários, como o líquido pleural e ascítico.

Essa técnica também pode ser utilizada em amostras provenientes de tecidos sólidos (por exemplo, punção aspirativa por agulha fina ou fragmento de linfonodo) desde que as células sejam desagregadas e ressuspendidas. O padrão de marcação antigênico permite identificar e enumerar a população anômala, estabelecer a que linhagem celular pertence (como mieloide ou linfoide) e pormenorizar a classificação (por exemplo, LMA com diferenciação monocítica, megacariocítica ou promielocítica; LLA-T ou B). Ele também pode ser sugestivo da presença de determinadas alterações citogenética-moleculares nas células doentes, como acontece na leucemia promielocítica aguda. O padrão de expressão de antígenos também pode identificar potenciais alvos terapêuticos e ser útil no acompanhamento da resposta ao tratamento (pesquisa de doença residual).

Cariótipo com banda G

A avaliação do cariótipo com banda G tem por objetivo identificar os cromossomos, seu pareamento e detectar alterações

TABELA 3 Hemograma – leucograma – valores expressos por idade em ambos os sexos

	0 a 1 dia	2 a 7 dias	8 a 30 dias	2 a 6 meses	7 a 11 meses	1 a 2 anos	3 a 4 anos	5 a 12 anos	13 a 15 anos
Leucócitos (mil/mm3)	9,0 - 38,0	5,0 - 30,0	5,0 - 21,0	5,0 - 15,0	6,0 - 18,0	6,0 - 17,0	5,5 - 15,5	4,5 - 13,0	4,5 a 12,0
Leucócitos (%)	0 a 7 dias		8 a 29 dias	1 a 6 meses	7 a 11 meses	1 a 2 anos	3 a 4 anos	5 a 12 anos	13 a 15 anos
Mieloblastos	0,0		0,0	0,0	0,0	0,0	0,0	0,0	0,0
Promielócitos	0,0		0,0	0,0	0,0	0,0	0,0	0,0	0,0
Mielócitos	0,0		0,0	0,0	0,0	0,0	0,0	0,0	0,0
Metamielócitos	0,0		0,0	0,0	0,0	0,0	0,0	0,0	0,0
Neutrófilos	61,0 - 68,0		35,0 - 45,0	32,0- 35,0	30,0 - 31,0	31,0 - 38,0	34,0 - 47,0	49,0 - 57,0	54,0 - 59,0
Bastonetes	9,1 - 10,2		4,5 - 6,8	3,8 - 4,4	3,1 - 3,3	1,0 - 6,0	1,0 - 6,0	1,0 - 6,0	1,0 - 6,0
Segmentados	52,0 - 58,0		30,0 - 39,0	28,0 - 30,0	27,0 - 28,0	31,0 - 33,0	33,0 - 42,0	48,0 - 52,0	53,0 - 54,0
Eosinófilos	2,0 - 2,4		2,8 - 4,1	2,5 - 2,7	2,5 - 2,6	2,6 - 2,8	2,8 - 2,9	2,4 - 2,7	2,5 - 2,6
Basófilos	0,4 - 0,6		0,4 - 0,5	0,4 - 0,5	0,4 - 0,5	0,4 - 0,5	0,5 - 0,6	0,5 - 0,6	0,5 - 0,6
Linfócitos	24,0 - 31,0		41,0 - 56,0	57,0 - 61,0	61,0 - 63,0	59,0 - 61,0	50,0 - 59,0	38,0 - 42,0	35,0 - 37,0
Monócitos	5,3 - 5,8		6,5 - 9,1	4,8 - 5,9	4,6 - 4,8	5,0 - 5,5	5,0 - 5,5	4,2 - 4,7	4,7 - 5,2
Plasmócitos	0,0		0,0	0,0	0,0	0,0	0,0	0,0	0,0
Linfócitos Atípicos	0,0 - 6,0		0,0 - 6,0	0,0 - 6,0	0,0 - 6,0	0,0 - 6,0	0,0 - 6,0	0,0 - 6,0	0,0 - 6,0
Blastos	0,0		0,0	0,0	0,0	0,0	0,0	0,0	0,0

numéricas e estruturais que possam estar presentes. Esses achados são de fundamental importância na classificação diagnóstica e estratificação prognóstica das leucemias agudas. Alguns podem direcionar a terapêutica e servem para o monitoramento de resposta ao tratamento.

Hibridação *in situ* por fluorescência – FISH

A avaliação *in situ* fluorescência (FISH) é uma técnica laboratorial que permite identificar e localizar diferentes sequências de DNA, localizadas num cromossomo, através do uso de sondas - pequenas sequências específicas de DNA - marcadas com um fluorocromo. Isso permite uma rápida e específica identificação das regiões investigadas.

Assim como a avaliação do cariótipo por banda G, o FISH tem papel na classificação diagnóstica e estratificação prognóstica das leucemias agudas, também servindo para o monitoramento de resposta ao tratamento. Ao contrário do cariótipo, que busca analisar todos os cromossomos, a análise por FISH é específica para as regiões de DNA das sondas utilizadas. Assim, diferentes leucemias se beneficiam do uso de diferentes sondas; as quais são oferecidas por diversos laboratórios, isoladamente ou em conjunto (painéis), de modo que a interação entre a equipe assistente e o laboratório é de importância ímpar.

Para as LLAs, as regiões/genes mais comumente investigados são: *MYC, CDKN2A, E2A, CHIC2, ETV6/RUNX1, KMT2A (MLL),* BCR-ABL-1 e o *IGH.* Já para as LMAs, são: *EGR1, PML-RARA, TP53, RUNX1T1/RUNX1, KMT2A (MLL),* RELN, CBFB e o *PTPRB.*

Exames de biologia molecular

Exames de biologia molecular têm ganho mais destaque na avaliação das leucemias agudas. Constituem uma classe de exames com alta especificidade e sensibilidade, que podem desempenhar papel importante no diagnóstico, avaliação prognóstica e acompanhamento de resposta terapêutica.

Esses exames podem ser qualitativos ou seja, geram resultados dicotômicos positivos ou negativos; ou quantitativos, isto é, reportam uma estimativa relativizada da carga alélica. Os exames qualitativos são menos sensíveis que os qualitativos, porém se prestam perfeitamente para avaliação diagnóstica.

Os exames quantitativos apresentam sensibilidade muito mais elevada que os qualitativos, de modo que alguns, como a avaliação do *PML-RARA* e o *BCR-ABL1*, são essenciais no acompanhamento adequado de resposta terapêutica. Além disso, exames de biologia molecular podem ser importantes para identificar motivos de falha terapêutica e orientar o uso de drogas alternativas, ao identificar mutações causadoras de resistência.

Como nos exames de FISH, cadeia ensaio é específico para uma alteração. A lista de genes cuja alteração tem demonstrado valor prognóstico, ou seja, que auxilia na determinação de conduta, tem aumentado, assim como a disponibilidade de exames. Desse modo, a comunicação efetiva entre a equipe assistente e o laboratório é fundamental.

Para as LLAs, o gene atualmente mais comumente investigado é o *BCR-ABL1* e, para as LMAs, o *BCR-ABL1, PML-RARA, NPM1, FLT3-ITD, FLT3-TKD, CEBPA.*

CONCLUSÃO

As leucemias agudas da infância e adolescência são o tipo mais frequente de câncer nessa faixa etária. Por isso, a análise laboratorial completa do aspirado de medula óssea é fundamental para a determinação do tratamento, pois sinais e sintomas podem simular outras doenças comuns a esse grupo de pacientes. Além disso, é imprescindível que na análise laboratorial possíveis complicações metabólicas decorrentes da neoplasia sejam identificadas. Um diagnóstico preciso e em tempo hábil, o suporte adequado e o tratamento antineoplásico permitem alta chance de cura.

EXAMES LABORATORIAIS UTILIZADOS NO DIAGNÓSTICO E SEGUIMENTO DE LEUCEMIAS EM PEDIATRIA

Biologia molecular	
Tipos de amostra	Aspirado de medula óssea (preferencialmente) ou sangue periférico*
Preparo do paciente	O recomendado para o procedimento necessário para a coleta da amostra
Interferentes	Uso prévio de corticoide ou outra terapia citorredutora. Hemodiluição. Presença de coágulo.
Informações úteis	Quando da medula óssea, coletar cerca de 3-4 mL. O EDTA é o anticoagulante preferencial. Amostras de sangue periférico requerem volumes maiores (geralmente 3-4x mais que a medula óssea). As amostras devem ser enviadas imediatamente para análise do laboratório refrigeradas (2-8 ºC).
Métodos	A maioria dos ensaios utilizados se baseiam em reação de polimerase em cadeia (PCR), e alguns por transcriptase reversa em tempo real. A pesquisa de mutações gênicas específicas pode utilizar primers direcionados àquelas mais frequentes ou técnicas de sequenciamento (por exemplo, Sanger ou de nova geração).
Valor de referência	Variam de acordo com o ensaio e reagentes.

Cariótipo com banda G	
Tipos de amostra	Preferencialmente aspirado de medula óssea, mas pode ser realizado em sangue periférico e em fragmentos de biópsia de medula óssea. Nota: Sangue periférico e medula óssea devem ser acondicionados em tubo com o anticoagulante heparina. Alguns laboratórios disponibilizam frascos específicos com meio de cultura e anticoagulante.
Preparo do paciente	O recomendado para o procedimento necessário para a coleta da amostra.

(continua)

Cariótipo com banda G *(continuação)*	
Interferentes	Uso prévio de corticoide ou outra terapia citorredutora. Hemodiluição. Presença de coágulo.
Informações úteis	Quando da medula óssea, coletar cerca de 3 mL. As amostras devem ser enviadas imediatamente para análise do laboratório refrigeradas (2-8 °C).
Método	Cultura de blastos interrompida em metáfase, coloração por método de banda G, pareamento dos cromossomos e análise de alterações numéricas e estruturais.
Valor de referência:	Masculino: 46,XY [20] Feminino: 46,XX [20]

Imunofenotipagem	
Tipos de amostra	Sangue periférico, aspirado de medula óssea, líquidos cavitários, fragmentos de tecidos. Notas: 1. Sangue, medula óssea e demais fluidos corporais, salvo líquor, devem ser enviados em tubo contendo preferencialmente o anticoagulante EDTA. Alternativos: citrato ou heparina*. 2. Líquor deve ser enviado em tubo seco sem gel ou contendo preservante comercial. 3. Amostras de tecidos devem ser enviadas em tubo contendo solução salina fisiológica ou meio de cultura (por exemplo, RPMI). As amostras devem ser enviadas imediatamente para análise do laboratório em temperatura ambiente.
Preparo do paciente	O recomendado para o procedimento necessário para a coleta da amostra.
Interferentes	Uso prévio de corticoide ou outra terapia citorredutora. Hemodiluição. Presença de coágulo.
Informações úteis	Quando da medula óssea, coletar cerca de 3 mL, obtidos da amostra seguinte a do mielograma (para limitar hemodiluição). Enviar juntamente com a amostra, lâminas representativas do mielograma e do sangue periférico ("ponta de dedo") para análise morfológica.
Método	Imunofenotipagem por citometria de fluxo multiparamétrica. Mínimo de 4 cores, idealmente de 8 ou mais cores.

* Evitar o uso de tubos contendo heparina, pois impossibilita a análise citomorfológica da amostra do tubo.

Hemograma	
Tipos de amostra	Sangue periférico. A amostra deve ser acondicionada em tubo com o anticoagulante de EDTA em temperatura ambiente.
Preparo do paciente	Não é necessário jejum após dieta leve, senão é sugerido jejum de 3 horas após dieta volumosa. Evitar grandes esforços antes do exame.

(continua)

Hemograma *(continuação)*	
Interferentes	Baixo volume de coleta. Hemólise. Presença de coágulo.
Método	Metodologia automatizada, com eventual revisão citomorfológica manual ou digital em lâmina.
Valor de referência	Os valores normais de referência variam de acordo com a faixa etária da criança. É esperado menos de que 1% de blastos circulantes no sangue periférico.

Hibridação *in situ* por fluorescência – FISH	
Tipos de amostra	Preferencialmente aspirado de medula óssea, mas pode ser realizado em sangue periférico em fragmento de biópsia de medula óssea. Nota: Sangue periférico e medula óssea devem ser acondicionados em tubo contendo o anticoagulante heparina.
Preparo do paciente	O recomendado para o procedimento necessário para a coleta da amostra.
Interferentes	Uso prévio de corticoide ou outra terapia citorredutora. Hemodiluição. Presença de coágulo.
Informações úteis	Quando da medula óssea, coletar cerca de 3-4 mL. Amostras de sangue periférico devem conter cerca de 9 mL. As amostras devem ser enviadas imediatamente para análise do laboratório refrigeradas (2-8 ºC).
Método	Avaliação in situ fluorescência (FISH) permite identificar e localizar diferentes sequências de DNA localizadas num cromossomo através do uso de sondas – pequenas sequências específicas de DNA – marcadas com um fluorocromo. Cerca de 200 interfases são analisadas por ensaio.
Valor de referência	Variam de acordo com o ensaio e reagentes.

Mielograma	
Tipos de amostra	Aspirado de medula óssea.
Preparo do paciente	Jejum se for realizado sob sedação. Após dieta leve não é necessário jejum, após maiores jejum de 3 horas.
Interferentes	Uso prévio de corticoide ou outra terapia citoredutora. Hemodiluição em sangue periférico. Presença de coágulo.
Informações úteis	Secar completamente as lâminas antes de guardá-las ou corá-las.
Método	Esfregaço em lâminas, coloração de Leishmann ou May-Grunwald-Giemsa com análise citomorfológica por microscopia ótica tradicional.
Valor de referência	Menos de 5% de blastos.

BIBLIOGRAFIA RECOMENDADA

1. Tebbi CK. Etiology of Acute Leukemia: A Review. Cancers (Basel). 2021 May 8;13(9):2256. [Internet]. [Acesso em 2022 jul. 18]. Disponível em: 10.3390/cancers13092256.
2. Chessells JM; haemostasis and thrombosis task force, British committee for standards in haematology. Pitfalls in the diagnosis of childhood leukaemia. Br J Haematol. 2001 Sep;114(3):506-11. [Internet]. [Acesso em 2022 jul. 18]. Disponível em: 10.1046/j.1365-2141.2001.02994.x.
3. Gilliland DG, Tallman MS. Focus on acute leukemias. Cancer Cell. 2002 Jun;1(5):417-20. [Internet]. [Acesso em 2022 jul. 18]. Disponível em: 10.1016/s1535-6108(02)00081-8.
4. Greaves M. A causal mechanism for childhood acute lymphoblastic leukaemia. Nat Rev Cancer. 2018 Aug;18(8):471-484. [Internet]. [Acesso em 2022 jul. 18]. Disponível em: 10.1038/s41568-018-0015-6.
5. Inaba H, Mullighan CG. Pediatric acute lymphoblastic leukemia. Haematologica 2020;105(11):2524-2539. [Internet]. [Acesso em 2022 jul. 18]. Disponível em: https://doi.org/10.3324/haematol.2020.247031.
6. Pui CH, Yang JJ, Bhakta N, Rodriguez-Galindo C. Global efforts toward the cure of childhood acute lymphoblastic leukaemia. Lancet Child Adolesc Health. 2018 Jun;2(6):440-454. [Internet]. [Acesso em 2022 jul. 18]. Disponível em: 10.1016/S2352-4642(18)30066-X.
7. Zwaan CM, Kolb EA, Reinhardt D, Abrahamsson J, Adachi S, Aplenc R, et al. Collaborative efforts driving progress in pediatric acute myeloid leukemia. J Clin Oncol. 2015 Sep 20;33(27):2949-62. [Internet]. [Acesso em 2022 jul. 18]. Disponível em: 10.1200/JCO.2015.62.8289.

CONTEÚDO COMPLEMENTAR

Utilize o QR code abaixo para acessar as questões comentadas do capítulo (senha: medicinalaboratorial).

28

O transplante de células-tronco hematopoiéticas e a histocompatibilidade

Juliana Folloni Fernandes
Margareth Afonso Torres

PONTOS-CHAVE DESTE CAPÍTULO

- O transplante de células-tronco hematopoiéticas é uma modalidade de tratamento para uma grande variedade de doenças hematológicas e não hematológicas.
- Existem duas modalidades principais de transplante: o autólogo e o alogênico.
- O processo de transplante de células-tronco consiste em uma fase de preparação do paciente com quimioterapia e/ou radioterapia com posterior infusão das células-tronco por via intravenosa.
- A escolha do doador para o transplante é baseada na compatibilidade do sistema antígeno leucocitário humano (HLA).

INTRODUÇÃO

O transplante de medula óssea, ou como é denominado atualmente, transplante de células-tronco hematopoiéticas (TCTH), é uma alternativa de tratamento para uma grande variedade de doenças adquiridas ou hereditárias. Entre essas doenças, é possível citar: doenças do sistema hematológico (malignas ou não malignas), do sistema imunológico (como as imunodeficiências primárias), outras doenças hereditárias, além de alguns tumores sólidos (Quadro 1).

QUADRO 1 Principais doenças passíveis de tratamento com transplante de células-tronco hematopoiéticas (TCTH)

Doenças malignas
Leucemia linfoide aguda
Leucemia mieloide aguda
Linfomas
Neuroblastomas
Síndrome mielodisplásica
Leucemia mielomonocítica juvenil

(continua)

QUADRO 1 Principais doenças passíveis de tratamento com transplante de células-tronco hematopoiéticas (TCTH) *(continuação)*

Doenças não malignas
Síndromes de falência medular
Adquiridas
Hereditárias: anemia de Fanconi, anemia de blackfan-diamond, disceratose congênita
Imunodeficiências primárias
Imunodeficiência combinada grave
Síndrome de Wiskott-Aldrich
Doença granulomatosa crônica
Linfohistiocitose hemofagocítica familiar
Hemoglobinopatias
Talassemia
Doença falciforme
Doenças metabólicas
Mucopolissacaridoses (I, II e VI)
Adrenoleucodistrofia ligada ao X
Doença de Krabbe

Os primeiros relatos de tratamento com sucesso com TCTH na literatura foram publicados em 1968. Neles, duas crianças portadoras de imunodeficiências primárias tiveram seus sistemas imunológicos deficitários restaurados por células da medula óssea de seus irmãos HLA idênticos[1,2]. Por meio desses primeiros relatos, o número de transplantes realizados cresceu exponencialmente, e os resultados do tratamento também melhoraram substancialmente, principalmente pelo avanço em áreas como: a imunogenética (com a melhora no estudo de compatibilidade entre doadores e pacientes); a profilaxia, detecção e tratamento precoce de infecções; assim como o controle das complicações relacionadas ao tratamento, em particular a doença do enxerto-contra-hospedeiro (DECH).

O TCTH, diferentemente do transplante de órgãos sólidos, não é um procedimento cirúrgico, ele consiste em uma fase de preparação do paciente, com a quimioterapia e/ou radioterapia, e, na sequência, a infusão das células-tronco por via intravenosa (geralmente um cateter venoso central). Após a infusão, as células-tronco migram para a medula óssea (processo conhecido como *homing*) e conseguem restabelecer o sistema hematopoiético do paciente.

REGIME DE CONDICIONAMENTO

Regime de condicionamento é o termo utilizado para descrever os esquemas de quimioterapia e/ou radioterapia utilizados antes do transplante com a finalidade de "preparar" o paciente para receber o enxerto de células-tronco hematopoiéticas (CTH). No início, acreditava-se que era necessário "proporcionar espaço" para a chegada das novas células na medula óssea, entretanto esse conceito foi sendo alterado pelo desenvolvimento de técnicas de transplante com quimioterapia com doses menos intensivas.

O condicionamento, então, é realizado principalmente para eliminar qualquer doença maligna residual antes do transplante (em casos de doenças malignas) e para prevenir a rejeição do enxerto pelas células do receptor. A introdução dos regimes de condicionamento menos intensivos possibilitou que um número maior de pacientes se beneficiarem do tratamento (principalmente pacientes com comorbidades) e diminuiu a toxicidade relacionada ao tratamento.

As drogas mais usadas nos esquemas de quimioterapia são os agentes alquilantes (bussulfano, ciclofosfamida, melfalano) e os imunossupressores (como a fludarabina). Alguns esquemas ainda usam radioterapia, como a irradiação corporal total. Quando usamos doses convencionais de quimioterapia (altas doses de medicamentos alquilantes) ou radioterapia corporal total (dose igual ou maior que 6 Gy), o regime de condicionamento é chamado de mieloablativo, e q uando utilizadas doses muito reduzidas, de não-mieloablativo. Os esquemas intermediários são chamados de esquemas com toxicidade reduzida. A escolha do regime condicionamento depende principalmente da doença a ser tratada, do tipo de doador e da condição clínica do paciente no momento do transplante.

TRANSPLANTE AUTÓLOGO, ALOGÊNICO E SINGÊNICO

Existem duas modalidades principais de TCTH, o transplante autólogo e o transplante alogênico. O transplante autólogo é feito com as células-tronco do próprio paciente. Essa modalidade foi desenvolvida com o intuito de possibilitar o tratamento de doenças com altas doses de quimioterápicos e imunossupressores, ultrapassando a barreira da toxicidade hematológica desses medicamentos. A principal aplicação dessa técnica é no tratamento de linfomas, tumores sólidos e algumas doenças autoimunes. Nesse tipo de transplante as células-tronco do próprio paciente são coletadas, criopreservadas e reinfundidas após a quimioterapia em altas doses.

Já o transplante alogênico é feito com as células-tronco hematopoiéticas de um doador, que pode ser encontrado entre os familiares (chamado de aparentado) ou em um banco de doadores voluntários (não-aparentado). Quando o doador é um irmão gêmeo idêntico ao paciente, o transplante é chamado de singênico.

As células-tronco hematopoiéticas utilizadas no TCTH podem ser originárias de três lugares diferentes, comumente denominado fontes de células: a medula óssea (coletada diretamente das cristas ilíacas posteriores), as células-tronco periféricas (coletadas no sangue periférico por procedimento de aférese após mobilização com fator de crescimento de colônia de granulócitos – GCSF) e as células-tronco de cordão umbilical. A escolha da fonte de células a ser utilizada depende do tipo de transplante, da doença a ser tratada e do tipo de doador. No transplante autólogo a fonte mais utilizada é o sangue periférico, e no transplante alogênico em pediatria, na maioria das doenças, a fonte preferencial é a medula óssea.

COMPLICAÇÕES DO TRANSPLANTE DE CÉLULAS-TRONCO HEMATOPOIÉTICAS

As complicações mais frequentes do TCTH estão relacionadas à três fatores principais: toxicidade direta da quimioterapia e radioterapia em altas doses (mucosite, cistite hemorrágica, complicações de origem endotelial), reação imunológica causada pelas células do doador (complicações de origem endotelial, doença do enxerto contra o hospedeiro –DECH) e mielossupressão temporária causada pelo condicionamento (complicações infecciosas, sangramento).

Toxicidade direta da quimioterapia e radioterapia em altas doses

A mucosite é a complicação mais frequente associada à quimioterapia e pode acontecer em até 80% dos casos em algum grau. A cistite hemorrágica pode estar associada ao uso da ciclofosfamida ou a ocorrência de infecções virais, como adenovírus e poliomavírus BK (BKPyV) ou BK vírus.

As complicações chamadas de origem endotelial também podem acontecer precocemente após o transplante, incluindo: síndrome da obstrução sinusoidal (ou doença veno-oclusiva do fígado), microangiopatia trombótica associada ao transplante, síndrome da pega, hemorragia alveolar difusa e síndrome da encefalopatia posterior reversível.

Reação imunológica causada pelas células do doador

A doença do enxerto contra o hospedeiro é causada pela reação imunológica dos linfócitos T do doador contra o organismo do receptor, e é uma das maiores causas de morbimortalidade no TCTH. A DECH pode ser aguda ou crônica, dependendo da forma clínica de apresentação.

A DECH aguda geralmente se manifesta após o início da recuperação neutrofílica. Os órgãos acometidos são a pele, o trato gastrointestinal e o fígado. A profilaxia da DECH é realizada habitualmente com imunossupressores, incluindo: ciclosporina A, metotrexate, micofenolato de mofetila, tacrolimus e corticosteroides. Apesar do uso de profilaxia, uma grande parte dos pacientes desenvolve algum grau de DECH. O tratamento mais usado, e mais efetivo, são os glucocorticoides. Os casos refratários à corticoterapia são mais graves e de alta mortalidade.

Mielossupressão temporária causada pelo condicionamento

As complicações infecciosas estão relacionadas com a fase pós-transplante e a recuperação imunológica. Na primeira fase, antes da recuperação neutrofílica, as infecções mais comuns são decorrentes da quebra de barreira muco-cutânea. Agentes comuns são as bactérias das floras intestinal e cutânea, além da candidíase, reativação de herpes vírus e aspergilose nas neutropenias prolongadas.

Após a recuperação neutrofílica, as complicações das infecções são decorrentes da deficiência de imunidade celular. Nessa fase são comuns as reativações de vírus como o citomegalovírus e o vírus Epstein-Barr. Em casos de transplantes com doadores alternativos ou da ocorrência de DECH crônica, o processo de reconstituição imunológica ocorre mais lentamente, e os pacientes continuam susceptíveis a uma variedade de agentes patogênicos, como o vírus varicela zoster, vírus respiratórios e bactérias encapsuladas (*Haemophilus influenzae, Streptococcus pneumoniae*).

A ESCOLHA DO DOADOR – A IMPORTÂNCIA DA HISTOCOMPATIBILIDADE

A seleção do doador para o TCTH alogênico é feita com base na compatibilidade dos alelos do sistema de antígenos leucocitários humanos, ou Human Leucocyte Antigen (HLA). O sistema HLA foi descrito no final da década de 1950, por Dausset[3] e JJ van Rood[4], a partir da observação da aglutinação de leucócitos quando misturados com soros de mulheres multíparas.

Os genes que codificam o sistema HLA são altamente polimórficos e estão localizados no braço curto do cromossomo 6, na região do complexo principal de histocompatibilidade (MHC) (6p21.31). Os seis *loci* HLA clássicos são atualmente considerados os mais importantes na determinação das reações imunológicas provocadas pelas células do enxerto no organismo do hospedeiro. São três *loci* de classe I (HLA-A, -B e -C) e três *loci* de classe II (HLA-DRB1, DQB1 e -DPB1). Cada alelo é herdado de uma herança mendeliana simples e constituem um haplótipo. Os antígenos de classe I são expressos em quase todas as células nucleadas do corpo humano, enquanto os antígenos de classe II estão prioritariamente expressos em células apresentadoras de antígeno. A incidência de rejeição e da reação do enxerto-contra-hospedeiro está diretamente relacionada com o grau de diferença HLA entre o doador e o receptor.

O polimorfismo HLA é detectado utilizando as técnicas moleculares, que identificam grupo de alelos por métodos de média resolução, reação em cadeia polimerase com o uso de sonda de oligonucleotídeos (PCR-SSO) e a identificação em alta resolução, através do método de sequenciamento de nova geração (NGS). Os métodos de alta resolução diferenciam no mínimo as diversidades dentro do sítio de reconhecimento antigênico, caracterizada pelo exon-2 e 3 para HLA classe I e pelo exon-2 para HLA classe II. As diferenças alélicas são imprescindíveis nos transplantes de células-tronco hematopoiéticas (tabela de exames anexo).

O primeiro passo na busca de doadores é procurar um doador HLA compatível entre os irmãos, sendo que a chance de encontrar um doador compatível é estimada em 20 a 25%. Quando não encontramos um doador compatível entre os irmãos, seguimos a busca com as outras opções de doadores: doadores de medula óssea não-aparentados, sangue de cordão umbilical não-aparentado ou doadores familiares parcialmente compatíveis (idênticos em um haplótipo, ou haploidênticos).

No Brasil, a busca de um doador compatível nos registros de doadores voluntários (não-aparentados) é feita pelo Instituto Nacional do Câncer (INCA) por meio do REREME (Registro Nacional de Receptores de Medula Óssea). A busca por doadores é feita tanto no registro nacional de doadores (REDOME) como nos registros internacionais (facilitada pelo NMDP –National Marrow Donors Program –, nos Estados Unidos).

A probabilidade de encontrarmos um doador de medula óssea não-aparentado com compatibilidade adequada nos registros de doadores voluntários depende, entre outros fatores, da frequência dos antígenos HLA do paciente na população; do tamanho do registro de doadores; e do grau de miscigenação da população. Atualmente o registro de doadores de medula óssea brasileiro (REDOME) tem mais de 5 milhões de doadores voluntários registrados, o que aumenta a chance de encontrarmos um doador não-aparentado de medula óssea no país.

A compatibilidade HLA considerada ideal para um doador não aparentado hoje em dia compreende os *loci* HLA-A, -B e -CDRB1, sendo comumente chamada de 8/8 uma vez que a incompatibilidade isolada do HLA-DQB1 não é relevante. Os estudos atuais têm mostrado a importância da inclusão dos estudos de permissividade do HLA-DPB1 a fim de reduzir o risco de DECH e contribuir para o melhor desfecho do transplante.

Em alguns casos particulares, podemos considerar a possibilidade de utilizar doadores com menor compatibilidade. Uma alternativa de doador não-aparentado são as unidades de sangue de cordão umbilical (SCU) armazenadas nos bancos de sangue de cordão umbilical de doadores voluntários. O uso dessas unidades para o TCTH teve início no final da década de 1980. As particularidades desse tipo de doador alternativo em relação aos doadores de medula óssea estão na maior possibilidade de se encontrar uma unidade com compatibilidade adequada, já que podemos utilizar unidades com grau maior de incompatibilidade HLA devido a menor intensidade da reação imunológica do enxerto contra o paciente, e na pronta disponibilidade da unidade, que já se encontra criopreservada e disponível para o transplante. Entre as desvantagens do uso de SCU está o atraso na recuperação neutrofílica e o aumento da chance de falha de enxertia. O uso de unidades de SCU tem diminuído consideravelmente na última década com o aumento do TCTH com doadores haploidênticos.

Os doadores haploidênticos são doadores familiares parcialmente compatíveis, e são chamados assim pois compartilham um haplótipo do HLA com o paciente. A grande vantagem desse tipo de transplante é que, virtualmente, todos os pacientes têm um doador haploidêntico disponível rapidamente (pais, irmãos, filhos). Porém, como esses doadores são apenas 50% compatíveis com os pacientes, podem provocar reações imunológicas graves (DECH gravíssima).

As células responsáveis pelo desenvolvimento da DECH são os linfócitos T do doador, desse modo técnicas de manipulação do enxerto são necessárias para diminuir a quantidade de células T maduras capazes de provocar tal reação (depleção de células T). A depleção de células T pode ser feita com manipulação *in vitro*, usando anticorpos monoclonais ou aparelhos para seleção de células específicas, como a seleção positiva de células CD 34 positivas, ou, mais recentemente, a seleção negativa de células CD3 (linfócitos T) e CD19 (linfócitos B).

Outra maneira de fazer a depleção de células T é *in vivo*, usando quimioterapia (ciclofosfamida) após a infusão do enxerto não-manipulado. Nessa técnica o uso da ciclofosfamida nos dias subsequentes ao transplante visa eliminar os linfócitos-T maduros do doador que estão com alto índice proliferativo logo após a infusão das células, preservando as células-tronco que ainda estão em fase quiescente e que têm quantidade aumentada de uma enzima intracelular que confere resistência à ciclofosfamida (aldeído desidrogenase). Essa técnica começou a ser usada mais recentemente e seu uso está cada vez mais frequente no Brasil e no mundo. Entre as vantagens estão a rapidez e a fácil disponibilidade desse tipo de doador, além do custo mais baixo, comparado às técnicas in vitro raramente disponíveis em nosso país.

A presença de anticorpos anti-HLA doador específico (DSA) é associada à falha de enxertia primária em receptores TCTH com doador HLA com algum grau de incompatibilidade. Avaliar a presença ou ausência de DSA e determinar a especificidade e a força dos anticorpos é uma importante etapa na avaliação do risco imunológico. A pesquisa dos anticorpos anti-HLA é realizada no soro do paciente nos ensaios de fase sólida, plataforma luminex, capaz de identificar as especificidades dos anticorpos HLA com alta sensibilidade. O estudo é complementado com prova cruzada por citometria de fluxo. Na ausência de um doador sem DSA, o paciente deve ser dessensibilizado antes do transplante.

Quando há mais de um tipo de doador disponível, outras características podem ser utilizadas para fazer a escolha do doador, entre elas: idade e sexo, paridade de doadoras mulheres, compatibilidade no Sistema ABO, além de soropositividade para citomegalovírus.

CONCLUSÃO

O transplante de células-tronco hematopoiéticas é uma alternativa de tratamento para várias doenças: doenças do sistema hematológico, do sistema imunológico, doenças hereditárias e alguns tumores sólidos.

O regime de condicionamento, isso é, a quimioterapia e/ou radioterapia utilizados antes do TCTH depende da doença a ser tratada, do tipo de doador e da condição clínica do paciente no momento do transplante.

As complicações mais frequentes do transplante estão relacionadas à toxicidade direta da quimioterapia e radioterapia em altas doses, à mielossupressão temporária causada pelo condicionamento e à reação imunológica causada pelas células do doador.

A seleção do doador para o transplante de células-tronco hematopoiéticas alogênico é feita com base na compatibilidade dos alelos do sistema de antígenos leucocitários humanos ou HLA, os quais variam conforme o tipo de transplante autólogo ou alogênico.

EXAMES UTILIZADOS NA ANÁLISE LABORATORIAL REALIZADA NA BUSCA DE DOADORES PARA TRANSPLANTE DE CÉLULAS-TRONCO HEMATOPOIÉTICAS

Análise de quimerismo (monitoramento do TCTH: Transplante de células-tronco hematopoiéticas)	
Sinonímia	STR
Tipo de Amostra	**Doador:** sangue periférico ou sangue de cordão umbilical – coletado com EDTA ou ACD ou DNA. **Receptor pré-transplante:** sangue periférico, medula óssea – coletado com EDTA ou ACD. Se o paciente já tiver sido transplantado, coletar swab bucal. **Receptor pós-transplante:** sangue periférico, medula óssea – coletado com EDTA ou ACD.
Preparo do Paciente	Não é necessário jejum.
Interferentes	Infusão de granulócitos.
Informações Úteis	Amostras do paciente pré-transplante e do doador são necessárias apenas na primeira análise. Nas demais serão utilizados os perfis identificados.
Método	PCR-STR.
Estabilidade	Temperatura ambiente: 7 dias. Refrigerada: 15 dias. Congelada (-20 °C a -80 °C): indeterminada.
Valor de Referência	NA

Análise de quimerismo subpopulação (monitoramento do TCTH)	
Sinonímia	STR subpopulação.
Tipo de Amostra	**Doador:** sangue periférico ou sangue de cordão umbilical – coletado com EDTA ou ACD ou DNA. **Receptor pré-transplante:** sangue periférico, medula óssea – coletado com EDTA ou ACD. Se o paciente já tiver sido transplantado, coletar swab bucal. **Receptor pós-transplante:** sangue periférico, medula óssea – coletado com EDTA ou ACD.
Preparo do Paciente	Não é necessário jejum.
Interferentes	Infusão de granulócitos.
Informações Úteis	Amostras do paciente pré-transplante e do doador são necessárias apenas na primeira análise. Nas demais serão utilizados os perfis identificados. O teste com isolamento das populações linfoide e mieloide aumenta a sensibilidade do teste.
Método	PCR-STR.
Estabilidade	Temperatura ambiente – 48 horas.
Valor de Referência	NA

Identificação de anticorpos anti-HLA por ensaio de fase sólida (Luminex)	
Sinonímia	PRA, reatividade contra painel de linfócitos, prova cruzada virtual.
Tipo de Amostra	Soro ou plasma.
Preparo do Paciente	Não é necessário jejum.
Interferentes	Transfusão sanguínea inferior a 15 dias.
Informações Úteis	Necessário a informação do HLA doador para identificação de anticorpo doador específico (DSA).
Método	Ensaio de fase sólida plataforma Luminex.
Estabilidade	Refrigerada: 15 dias. Congelada (-20 °C a -80 °C): indeterminada.

Prova cruzada por citometria de fluxo	
Sinonímia	*Cross match*
Tipo de Amostra	Soro do paciente e 2 tubos ACD do doador.
Preparo do Paciente	Não é necessário jejum.
Interferentes	Transfusão sanguínea inferior a 15 dias.
Informações Úteis	Importante análise conjunta com a pesquisa de anticorpo doador específico (DSA).
Método	Citometria de fluxo.
Estabilidade	Tubos ACD doador: 48 horas em temperatura ambiente.

Tipificação HLA classe I e II média ou alta resolução	
Sinonímia	HLA-A, -B, -C (classe I) HLA-DRB1, -DQB1, -DPB1 (classe II)
Tipo de Amostra	Sangue periférico, cordão umbilical, medula óssea, coletado em tubo EDTA ou ACD, swab bucal ou saliva.
Preparo do Paciente	Não é necessário jejum.
Interferentes	Em caso de transplante de medula óssea prévio ou crise blástica, coletar swab bucal. Em paciente leucopênico, coletar saliva.
Informações Úteis	Obrigatória a realização da tipagem confirmatória com nova amostra do paciente e respectivo doador.
Método	Biologia Molecular. Média resolução: PCR-SSO. Alta resolução: sequenciamento de nova geração.
Estabilidade	Temperatura ambiente: 7 dias. Refrigerada: 15 dias. Congelada (-20 °C a -80 °C): indeterminada.

BIBLIOGRAFIA RECOMENDADA

1. Gatti RA, Meuwissen HJ, Allen HD, Hong R, Good RA. Immunological reconstitution of sex-linked lymphopenic immunological deficiency. Lancet. 1968; 2 (7583):1366-9.
2. Bach FH, Albertini RJ, Joo P, Anderson JL, Bortin MM. Bone-marrow transplantation in a patient with the Wiskott-Aldrich syndrome. Lancet. 1968; 2 (7583):1364-6.
3. Dausset J. Current status of leukocyte immunology. Vox Sang. 1957; 2(4):225-33.
4. Van Rood JJ, Eernisse JG, Van Leeuwen A. Leucocyte antibodies in sera from pregnant women. Nature. 1958; 181(4625):1735-6.
5. Barrett AJ, Savani BN. Stem cell transplantation with reduced-intensity conditioning regimens: a review of ten years experience with new transplant concepts and new therapeutic agents. Leukemia. 2006 Oct;20(10):1661-72. [Internet]. [cited 2022 jul. 19]. Available from: 10.1038/sj.leu.2404334.
6. Broxmeyer HE, Douglas GW, Hangoc G, Cooper S, Bard J, English D, Arny M, Thomas L, Boyse EA. Human umbilical cord blood as a potential source of transplantable hematopoietic stem/progenitor cells. Proc Natl Acad Sci U S A. 1989 May;86(10):3828-32. [Internet]. [cited 2022 jul. 19]. Available from: 10.1073/pnas.86.10.3828.
7. Carreras E, Diaz-Ricart M. Early complications of endothelial Origin. In: Carreras E, Dufour C, Mohty M, Kröger N (editors) The EBMT handbook: hematopoietic stem cell transplantation and cellular therapies [E-book on the internet]. Cham: Springer, 2019. p. 315-322. [cited 2022 jul. 19]. Available from: https://www.ebmt.org/sites/default/files/2019-01/2019_Book_TheEBMTHandbook.pdf.
8. Centers for Disease Control and Prevention; Infectious Disease Society of America; American Society of Blood and Marrow Transplantation. Guidelines for preventing opportunistic infections among hematopoietic stem cell transplant recipients. MMWR Recomm Rep. 2000 Oct;49(RR-10):1-125, CE1-7
9. Ferrara JL, Levine JE, Reddy P, Holler E. Graft-versus-host disease. Lancet. 2009 May 2;373(9674):1550-61. [Internet]. [cited 2022 jul. 19]. Available from: 10.1016/S0140-6736(09)60237-3.
10. Gluckman E, Broxmeyer HA, Auerbach AD, Friedman HS, Douglas GW, Devergie A, et al. Hematopoietic reconstitution in a patient with Fanconi's anemia by means of umbilical-cord blood from an HLA-identical sibling. N Engl J Med. 1989 Oct 26;321(17):1174-8. [Internet]. [cited 2022 jul. 19]. Available from: 10.1056/NEJM198910263211707.
11. Glucksberg H, Storb R, Fefer A, Buckner CD, Neiman PE, Clift RA, et al. Clinical manifestations of graft-versus-host disease in human recipients of marrow from HL-A-matched sibling donors. Transplantation. 1974 Oct;18(4):295-304. [Internet]. [cited 2022 jul. 19]. Available from: 10.1097/00007890-197410000-00001.
12. Luznik L, Jalla S, Engstrom LW, Iannone R, Fuchs EJ. Durable engraftment of major histocompatibility complex-incompatible cells after nonmyeloablative conditioning with fludarabine, low-dose total body irradiation, and posttransplantation cyclophosphamide. Blood. 2001 Dec 1;98(12):3456-64. [Internet].

[cited 2022 jul. 19]. Available from: 10.1182/blood.v98.12.3456.
13. Luznik L, O'Donnell PV, Symons HJ, Chen AR, Leffell MS, Zahurak M, et al. HLA-haploidentical bone marrow transplantation for hematologic malignancies using nonmyeloablative conditioning and high-dose, posttransplantation cyclophosphamide. Biol Blood Marrow Transplant. 2008 Jun;14(6):641-50. [Internet]. [cited 2022 jul. 19]. Available from: 10.1016/j.bbmt.2008.03.005.
14. Seber A, Gomes A, Vieira AK, Rodrigues ALM, Silva AMM da, Zanette A, et al. HSCT for pediatric diseases. JBMTCT. 2021 Mar. 11;2(1):138-46. [Internet]. [cited 2022 jul. 19]. Available from: https://www.jbmtct.com.br/seer/index.php/jbmtct/article/view/75.
15. Spellman S, Setterholm M, Maiers M, Noreen H, Oudshoorn M, Fernandez-Viña M, et al. Advances in the selection of HLA-compatible donors: refinements in HLA typing and matching over the first 20 years of the National Marrow Donor Program Registry. Biol Blood Marrow Transplant. 2008 Sep;14(9 Suppl):37-44. [Internet]. [cited 2022 jul. 19]. Available from: 10.1016/j.bbmt.2008.05.001.
16. Thomas E, Storb R, Clift RA, Fefer A, Johnson FL, Neiman PE, Lerner KG, Glucksberg H, Buckner CD. Bone-marrow transplantation (first of two parts). N Engl J Med. 1975 Apr 17;292(16):832-43. [Internet]. [cited 2022 jul. 19]. Available from: 10.1056/NEJM197504172921605
17. Thomas ED, Storb R, Clift RA, Fefer A, Johnson L, Neiman PE, Lerner KG, Glucksberg H, Buckner CD. Bone-marrow transplantation (second of two parts). N Engl J Med. 1975 Apr 24;292(17):895-902. [Internet]. [cited 2022 jul. 19]. Available from: 10.1056/NEJM197504242921706
18. Tomblyn M, Chiller T, Einsele H, Gress R, Sepkowitz K, Storek J, et al. Guidelines for preventing infectious complications among hematopoietic cell transplantation recipients: a global perspective. Biol Blood Marrow Transplant. 2009 Oct;15(10):1143-238. [Internet]. [cited 2022 jul. 19]. Available from: 10.1016/j.bbmt.2009.06.019.

CONTEÚDO COMPLEMENTAR

Utilize o QR code abaixo para acessar as questões comentadas do capítulo (senha: medicinalaboratorial).

29

Tumores sólidos na infância

Vicente Odone Filho
Mariana Bohns Michalowski
Adagmar Andriolo

PONTOS-CHAVE DESTE CAPÍTULO

- Tumores sólidos na infância são doenças raras, potencialmente fatais, mas possivelmente curáveis.
- Muitos deles possuem marcadores laboratoriais que auxiliam no diagnóstico diferencial destas doenças.
- A medida dos ácidos homovanílico e o vanilmandélico urinários é frequentemente elevada nos neuroblastomas da infância.
- A alfa fetoproteína e a beta gonadotrofina coriônica humana são marcadores importantes na avaliação e acompanhamento do tratamento de tumores gonadais e extragonadais de células germinativas.
- Marcadores moleculares que permitirão o diagnóstico da maior parte das neoplasias através da análise sanguínea estão surgindo.

INTRODUÇÃO

O termo tumor na infância não se refere a uma única doença, mas a um grupo de diferentes neoplasias que se manifestam em pacientes jovens. É uma condição rara, sendo as doenças malignas responsáveis por menos de 5% dos cânceres diagnosticados em nosso país. Apesar disso, trata-se de uma prioridade mundial do cuidado em saúde, já que em países desenvolvidos, e também hoje no Brasil, é a primeira causa de morte por doença na infância.

Os aspectos laboratoriais desempenham um papel marcante no diagnóstico das doenças deste grupo, pois muitas delas se manifestam com sintomas que mimetizam enfermidades mais frequentes na infância, tais como cefaleia, vômitos ou aumento de volume ganglionar, o que pode dificultar ou retardar o diagnóstico real . Dessa forma, o profissional de saúde envolvido no atendimento da criança deve conhecer metodologias para efetuar um adequado diagnóstico diferencial, e assim efetuar um encaminhamento precoce aos locais de atendimento especializado.

Os principais tumores sólidos que acometem crianças são, em ordem decrescente de frequência, os tumores do sistema nervoso central, o neuroblastoma, o tumor de Wilms, os sarcomas ósseos e de partes moles. No presente capítulo trataremos destas patologias e seus diagnósticos diferenciais através de suas localizações mais frequentes, efetuando uma associação com resultados laboratoriais.

EPIDEMIOLOGIA

Segundo o Instituto Nacional de Câncer José de Alencar Gomes da Silva (INCA), a estimativa de novos casos de câncer infantojuvenil (0-19 anos) no Brasil é de 12.500 ocorrências no ano de 2018. Os últimos dados oficiais de mortalidade associada ao câncer registrados foram de 2.704 casos no ano de 2015, representando a primeira ou segunda causa de morte por doença, de acordo com a região do Brasil.

PATOGENIA

Em aproximadamente 90% dos casos a razão das neoplasias da infância é desconhecida. Nos 10% restantes, pode-se associar o diagnóstico com uma predisposição relacionada a alguma mutação genética herdada. A maioria destes eventos atuam interferindo tanto na diferenciação das células como descontrolando sua taxa de crescimento, podendo evoluir eventualmente para o desenvolvimento de uma neoplasia. Portanto, pacientes portadores de determinadas síndromes necessitam de uma maior atenção e acompanhamento, entre elas podemos citar: Síndrome de Down, Li-Fraumeni, Beckwith-Wiedemann, anemia de Fanconi, Noonan e von Hippel-Lindau.

DIAGNÓSTICO, DIAGNÓSTICO DIFERENCIAL E INVESTIGAÇÃO LABORATORIAL

1- Tumores do sistema nervoso central

Os tumores do sistema nervoso central (SNC) representam a neoplasia sólida mais frequente na infância, e a causa principal de morte associada a tumor nessa faixa etária. Este grupo de doenças agrega diferentes tipos histológicos cujos procedimentos diagnósticos variam de acordo com a localização tumoral e estadiamento. No entanto, há a necessidade de identificar biomarcadores, ou seja, substâncias mensuráveis que reflitam a presença de um tumor, para facilitar o diagnóstico, estratificação terapêutica e detecção de doença residual ou recorrência. Infelizmente, a presença de biomarcadores sanguíneos em pacientes com doença no SNC é em geral baixa ou indetectável, já que a barreira hematoencefálica restringe a passagem de potenciais marcadores para a circulação sanguínea sistêmica.

Já o líquido cefalorraquidiano (LCR) é acessível, em contato direto com o tecido cerebral e tumoral e é uma rota primária de formação de metástases, portanto uma fonte potencial de biomarcadores tanto proteicos quanto moleculares.

A análise básica do LCR já pode apresentar alterações sugerindo o diagnóstico, tais como: aumento da pressão na manometria, pleocitose, xantocromia, aumento da concentração de proteína e redução da taxa de glicose (glicorraquia com razão LCR/sangue < 0,6). Além destas, eventualmente pode-se detectar as células neoplásicas circulantes no líquor através de exame de citomorfologia e imunohistoquímica.

Existem alguns marcadores tumorais que podem ser buscados no líquido cefalorraquidiano, cuja análise é indicada baseada nas suspeitas suscitadas pelo exame de imagem.

A presença de beta-HCG e a alfa-fetoproteína, por exemplo, podem ser avaliados na suspeita de tumor germinativo. Outros marcadores, tais como CEA, PSA, CA-15-3, CA-125 são efetuados especialmente na identificação de disseminação tumoral em SNC de patologias mais frequentes em pacientes adultos, e o MART-1 e MAGE-3 naqueles com melanoma.

Além dos marcadores bioquímicos tradicionais, no líquor podemos efetuar também a análise de DNA circulante (ctDNA), RNA, proteínas e vesículas extracelulares, sendo que algumas alterações servem tanto para diagnóstico quanto para acompanhamento de resposta ao tratamento (Tabela 1).

2- Tumores abdominais

As neoplasias de localização abdominal muitas vezes são identificadas no exame clínico de rotina ou até mesmo por familiares de forma incidental. Algumas delas estão correlacionadas com tipos histológicos mais frequentes e estes, por sua vez, podem apresentar marcadores laboratoriais mais ou menos específicos, que auxiliam no diagnóstico diferencial. Aqui trataremos de três sítios de acometimento: tumores suprarrenais e de sistema nervoso simpático; renais e hepáticos.

A. Tumores da Glândula suprarrenal e sistema nervoso simpático

Neuroblastoma representa a neoplasia mais frequente neste sítio, sendo os adenocarcinomas uma condição muito mais rara.

Devido à sua origem noradrenérgica, os neuroblastomas costumam secretar elementos da síntese de catecolaminas que se tornam marcadores importantes para detecção não invasiva desta neoplasia. Os ácidos homovanílico (HVA) e o vanilmandélico (VMA) são os metabólitos que mostram a maior sensibilidade e especificidade para detecção desse tumor. Quando usada a tecnologia de cromato-

TABELA 1 Alterações de DNA circulante (ctDNA) descritas em tumores cerebrais

Tumor de SNC	Exemplo	Achado	Função clínica
Gliomas	*IDH1/2, TP53, EGFR, PTEN, FGFR2, ERBB2, ATRX, TERT, H3F3A, HIST1H3B, PDGFRA, FAT1*	Mutação	Diagnóstico / tratamento
	CDKN2A/B	Deleção	
	EGFR	Amplificação	
Meduloblastoma	*RGS12, CASR, AQR, MTMR4, KDM6A*	Mutação	Diagnóstico / tratamento

grafia líquida de alta pressão (HPLC), a sensibilidade e a especificidade podem se aproximar de 100% e não são influenciadas de forma significativa pela dieta e outros fatores de confusão.

Esses marcadores também fornecem um método relativamente confiável para monitorar a resposta à terapia e rastrear recaídas ocultas após a conclusão do tratamento.

A associação da determinação de normetanefrina com ácido vanilmandélico (0-1 ano) ou ácido homovanílico (1-5 anos e 5-10 anos) aumentou ainda mais o poder diagnóstico do teste.

Dentro do contexto de estratificação de risco, outros marcadores biológicos são também importantes nos neuroblastomas. Um deles é a ploidia de células tumorais ou índice de DNA. Trata-se de uma das principais variáveis utilizadas para estratificar a terapia. Outro marcador importante é o status da amplificação MYCN. O impacto prognóstico desta alteração genômica é atualmente mais importante em pacientes que de outra forma seriam considerados baixos ou risco intermediário, como lactentes com doença no estágio 4 do Sistema Internacional de Estadiamento do Neuroblastoma (INSS). A probabilidade de detectar amplificação do MYCN em uma amostra de tumor está altamente correlacionada com outras variáveis de prognóstico, como estágio avançado, idade avançada, quase-diploidia e histologia desfavorável. Perdas alélicas também são marcadores importantes e relacionados em muitos protocolos à estratificação de risco destes pacientes.

B. Tumores renais

A neoplasia renal mais frequente na infância é o tumor de Wilms. Essa doença não possui nenhum marcador laboratorial patognomônico, e por esta razão a avaliação mais importante é aquela realizada no pré-operatório, tal como hemograma completo com diferencial, testes de função hepática, função renal, incluindo urinálise, eletrólitos e cálcio sérico. A doença de von Willebrand adquirida pode ocorrer em aproximadamente 1% a 2% destes pacientes e por isto alguns médicos orientam também a avaliação pré-operatória dos parâmetros de coagulação tais como TP, TTPA, antígeno do fator de von Willebrand e níveis de atividade e níveis de fator VIII.

Em relação aos marcadores moleculares, a perda de heterozigose (LOH) para marcadores polimórficos de DNA nos cromossomos 1p e 16q vem sendo estudada como fator prognóstico. Ela está associada a menor sobrevida livre de recidiva (SLR) e sobrevida global (SG) em alguns pacientes. O ganho do cromossomo 1q, quando avaliado por hibridização genômica comparativa (CGH), também foi correlacionado com piores resultados.

C. Tumores hepáticos

O fígado pode ser acometido tanto por neoplasias primárias (hepatocarcinoma e hepatoblastoma) principalmente em crianças até dois anos de idade, quanto ser, mais raramente, sítio de lesões metastáticas ou invasão contígua (neuroblastoma, por exemplo). De qualquer forma, a maioria das massas hepáticas em crianças costuma ser maligna.

Um grande número de tumores benignos também podem ocorrer em crianças, sendo os mais comuns os tumores vasculares. Massas não neoplásicas, como má formações vasculares, cistos congênitos e adquiridos, abscesso, hematoma e infiltração gordurosa do fígado podem ocasionalmente ser confundidos com tumores hepáticos.

A idade de apresentação e o nível sérico de alfa fetoproteína (AFP) são considerações importantes no diagnóstico diferencial de um tumor hepático.

O hepatoblastoma (HB) é mais comum em crianças de menos de três anos de idade. Já tumores benignos nesta faixa etária incluem hemangioma hepático infantil e hamartoma mesenquimal. Em crianças maiores e adolescentes, os principais tumores hepáticos malignos no diagnóstico diferencial são o hepatocarcinoma (HCC) e o sarcoma hepático indiferenciado. A idade média no diagnóstico de HCC é de cerca de 12 anos.

Em relação às alterações laboratoriais, apesar da elevação de AFP sugerir um diagnóstico de HB, ela também pode estar elevada em casos de HCC, tumores de células germinativas e tumores hepáticos benignos, como hamartoma mesenquimal ou hemangioma infantil.

Da mesma forma, recém-nascidos normais possuem concentrações mais altas de AFP que diminuem gradativamente até 6 meses de idade. Por esta razão, pode ser difícil distinguir a elevação fisiológica da AFP secretada por um tumor maligno em crianças de menos de um ano. A observação da curva de concentração da AFP no soro ao longo do tempo, com uma queda gradativa, sugere condição fisiológica.

É importante também lembrar que outras condições potencialmente pré-malignas, como hepatite viral ou tirosinemia, podem também elevar a AFP, embora não em patamares tão altos quanto no HB.

Por outro lado, a AFP baixa pode ser vista em crianças com HCC, outros tumores hepáticos malignos, como rabdóides e sarcomas, e tumores benignos.

Independentemente do nível de AFP, a biópsia da lesão é recomendada para definição diagnóstica.

3- Estruturas músculo-esqueléticas

A. Ossos: neoplasias ósseas ocorrem frequentemente entre adolescentes. Os ossos longos dos membros inferiores são os mais atingidos, seguidos pelos ossos da pelve. As neoplasias mais frequentes são o osteossarcoma e o sarcoma de Ewing, que costumam crescer localmente com destruição da estrutura óssea, periósteo e invasão de partes moles adjacentes. Como consequência, o paciente apresenta aumento de volume local, dor e limitação de movimentos. Em crianças menores, os ossos podem ser sítios de lesões metastáticas, principalmente pelo neuroblastoma. Nenhum teste de sangue, soro ou urina pode identificar estas neoplasias, mas podemos observar sinais inespecíficos de tumor ou inflamação, como taxa de hemossedimentação elevada (VSG), anemia moderada ou leucocitose. Os níveis de lactato desidrogenase sérica parecem estar correlacionados com a carga tumoral e, por esta razão, com pior prognóstico nestas crianças.No caso específico do Sarcoma de Ewing, a presença do rearranjo do gene EWSR1-ETS é um marcador único e específico e, assim, permite a detecção com alta sensibilidade de células tumorais em tecidos e fluidos corporais por técnicas moleculares.

B. Partes moles: nesse sítio predominam as neoplasias de origem muscular, sendo o rabdomiossarcoma o mais frequente. Determinam aumento de volume local, podendo se estender determinando infiltração de partes moles adjacentes, assim como comprimir a rede linfática e venosa com consequente trombose e edema do membro afetado. Não existem exames laboratoriais específicos que auxiliem no diagnóstico dessas doenças, sendo a biópsia essencial.

4. Tumores gonadais

Os tumores gonadais e extragonadais de células germinativas (TCGs) são raros na infância, mas representam grande prevalência na adolescência e em adultos jovens.

Os marcadores tumorais séricos, as "onco"-fetoproteínas (AFP e β-HCG) auxiliam no diagnóstico de TCGs, bem como na detecção de doença residual ou progressiva, mas não mostram correlação com prognóstico ou resposta à terapia.

Níveis séricos elevados ou coloração imuno-histoquímica positiva de TCGs para AFP indicam a presença de componentes malignos, especificamente saco vitelino ou carcinoma embrionário. Já a subunidade beta de HCG pode estar elevada em pacientes com TCGs com clones de sinciciotrofoblastos, como coriocarcinomas ou nos germinomas (seminomas puros ou disgerminomas) e, ocasionalmente, em carcinoma embrionário adulto.

CONCLUSÃO

Os tumores sólidos da infância são doenças raras, mas potencialmente graves e fatais, por isso é importante que o clínico esteja alerta aos seus sinais e sintomas, para que precocemente os pacientes possam ser encaminhados para tratamento em centros de referência. Dessa forma, incluir essas patologias entre os diagnósticos diferenciais em crianças, e compreender as alterações laboratoriais associadas, permitirá marcadas melhorias assistenciais.

Vimos que alguns tumores sólidos possuem marcadores séricos ou urinários de alta sensibilidade, tais como o HVA e VMA nos neuroblastomas e a BHCG e AFP em tumores de células germinativas. Apesar disso, a maioria dos tumores sólidos só podem ser diagnosticados hoje na nossa realidade através de exame tecidual (biópsia).

Uma mudança neste paradigma está surgindo, já que recentemente marcadores genéticos estão sendo identificados e permitirão em breve o diagnóstico pouco invasivo e rápido, através da análise de DNA tumoral circulante.

EXAMES LABORATORIAIS UTILIZADOS NO DIAGNÓSTICO E SEGUIMENTO DE TUMORES SÓLIDOS NA INFÂNCIA

Antígeno carcinoembriônico	
Informações úteis	A medida de CEA é útil no acompanhamento do paciente com câncer colorretal, de mama, fígado, pulmão e ovário, dentre outros.
Interferente	Não há interferentes analíticos significativos.
Método	Imunoensaio quimioluminométrico
Preparo do paciente	Jejum mínimo de 3 horas. O uso de biotina e de suplementos alimentares que a contenham deve ser suspenso, pelo menos, três dias antes da coleta da amostra.
Sinonímias	CEA
Tipo de amostras	Usual: soro
Valores de referência	Não fumantes – inferior a 3 ng/mL Fumantes – inferior a 5 ng/mL

Alfa-fetoproteína	
Sinonímia	AFP
Tipo de amostra	Usual: soro Alternativo: líquido cefalorraquidiano
Preparo do paciente	Jejum mínimo de 3 horas.
Interferentes	Não há interferentes analíticos significativos.
Informações úteis	Sendo a alfa-fetoproteína uma das proteínas de maior concentração no feto, recém-nascidos possuem níveis extremamente elevados (acima de 100.000 ng/mL), os quais rapidamente caem para menos de 100 mg/mL até o sexto mês de vida e atingem valores do indivíduo adulto ao final do primeiro ano de vida. Sua medida no soro pode ser útil como marcador tumoral, em especial, para neoplasias gonadais, extra gonadais de células germinativas e hepáticos. No líquido cefalorraquidiano, habitualmente medido em associação com gonadotrofina coriônica, fração beta, como auxiliar diagnóstico de tumores germinativos.
Método	Enzimaimunoensaio
Valor de referência (vide nota do autor)	No soro: após um ano de idade: inferior a 6 ng/mL No líquido cefalorraquidiano: inferior a 1,5 ng/mL

Ácido homovanílico	
Sinonímias	HVA
Tipos de amostra	Usual: urina de 24 horas Alternativo: urina isolada
Preparo do paciente	Com o uso de metodologias baseadas em cromatografia líquida de alta pressão e espectrometria de massas, componentes da dieta não interferem de forma significativa no resultado.

(continua)

Ácido homovanílico *(continuação)*	
Interferente	A interferência de ácidos orgânicos endógenos ou exógenos é método dependente, sendo maior nas metodologias baseadas em reações inespecíficas e espectrofotometria. A administração de L-dopa pode causar elevação da concentração de ácido homovanílico. Esta medicação deve ser suspensa 24 antes e durante a coleta de urina.
Informações úteis	HVA é um dos metabólitos da dopamina. Sua excreção urinária está elevada em tumores secretores como feocromocitona, neuroblastoma e outros originários da crista neural.
Métodos	Cromatografia líquida de alta pressão (HPLC) Cromatografia gasosa com ionização Cromatografia gasosa com espectrometria de massas
Valores de referência (vide nota do autor)	Faixa etária 3 a 6 anos 1,4 a 4,3 mg/24 horas 6 a 10 anos 2,1 a 4,7 mg/24 horas 10 a 16 anos 2,4 a 8,7 mg/24 horas Acima de 16 anos 1,4 a 8,8 mg/24 horas Até 6 meses inferior a 40 mg/g de creatinina 6 meses a 5 anos inferior a 10 mg/g de creatinina 5 a 6 anos 5,4 a 15,5 mg/g de creatinina 6 a 10 anos 4,4 a 11,5 mg/g de creatinina 10 a 16 anos 3,3 a 10,3 mg/g de creatinina

Antígeno prostático específico total	
Sinonímia	PSA total
Tipo de amostra	Usual: soro
Preparo do paciente	Jejum mínimo de 3 horas. O paciente não deve ter sido submetido a nenhum procedimento prévio que possa provocar alguma agressão à glândula prostática, como exame digital retal, massagem prostática, cistoscopia, colonoscopia e biópsia prostática. O tempo de permanência da elevação varia na dependência da causa. O paciente deve abster-se de ter relações sexuais e de uso de bicicleta, mesmo a ergométrica, por 48 horas antes da coleta da amostra.
Interferentes	Infecção e retenção urinária, prostatite e hipertrofia benigna da próstata podem ser causas de resultados elevados. A administração de algumas medicações, como os inibidores de 5-alfa-redutases, podem causar redução de 40% a 50% em relação aos valores reais. Esta ação pode permanecer por até seis meses após descontinuar o uso da droga.
Informações úteis	A medida do PSA é útil como recurso auxiliar no diagnóstico de câncer de próstata, juntamente com o toque retal, ultrassom, ressonância magnética multiparamétrica e biópsia da próstata. Também pode ser utilizada no acompanhamento de paciente com câncer de próstata já diagnosticado e tratado, para a detecção precoce de recorrência e avaliação da resposta ao tratamento.
Método	Imunoensaio quimioluminométrico
Valor de referência (vide nota do autor)	Inferior a 2,5 ng/mL Obs: não há consenso na literatura sobre a conveniência de serem utilizados limites de referência diferenciados em relação à etnia e idade.

Ácido vanilmandélico	
Sinonímias	VMA
Tipos de amostra	Usual: urina de 24 horas Alternativo: urina isolada
Preparo do paciente	Com o uso de metodologias baseadas em cromatografia líquida de alta pressão e espectrometria de massas, componentes da dieta não interferem de forma significativa no resultado.
Interferente	A interferência de ácidos orgânicos endógenos ou exógenos é método dependente, sendo maior nas metodologias baseadas em reações inespecíficas e espectrofotometria.
Informações úteis	Ácido vanilmandélico é o produto final do metabolismo de epinefrina e de norepinefrina. A medida de sua concentração na urina é útil no diagnóstico de neuroblastoma e de outros tumores originários da crista neural.
Métodos	Cromatografia líquida de alta pressão (HPLC) Cromatografia gasosa com ionização Cromatografia líquida com espectrometria de massas
Valor de referência (vide nota do autor)	Faixa etária 3 a 6 anos 1,0 a 2,6 mg/24 horas 6 a 10 anos 2,0 a 3,2 mg/24 horas 10 a 16 anos 2,3 a 5,2 mg/24 horas Acima de 16 anos 1,4 a 6,5 mg/24 horas Até 1 mês inferior a 27 mg/g de creatinina 1 a 6 meses inferior a 19 mg/g de creatinina 6 meses a 5 anos inferior a 13 mg/g de creatinina 6 a 10 anos 4,0 a 7,5 mg/g de creatinina 10 a 16 anos 3,0 a 8,8 mg/g de creatinina

CA15.3	
Sinonímia	Antígeno carboidratado 15.3
Tipo de amostra	Usual: soro
Preparo do paciente	Jejum mínimo de 3 horas. O uso de biotina e de suplementos alimentares que a contenham deve ser suspenso, pelo menos, três dias antes da coleta da amostra.
Interferentes	A presença de anticorpos anti-rato pode interferir com o ensaio, resultando em resultados espúrios.
Informações úteis	A medida desse parâmetro é útil no acompanhamento de pacientes com câncer de mama, sendo bom preditor precoce de recorrência.
Método	Imunométrico
Valores de referência (vide nota do autor)	Inferior a 30 U/mL

CA 125	
Sinonímia	Antígeno carboidratado 125
Tipo de amostra	Usual: soro

(continua)

CA 125 *(continuação)*	
Preparo do paciente	Jejum mínimo de 3 horas. O uso de biotina e de suplementos alimentares que a contenham deve ser suspenso, pelo menos, três dias antes da coleta da amostra.
Interferentes	Não há interferentes analíticos significativos.
Informações úteis	Este parâmetro é principalmente utilizado para avaliar a resposta terapêutica de pacientes com câncer de ovário e detectar recorrência desta doença.
Método	Imunométrico
Valor de referência (vide nota do autor)	Inferior a 35 U/mL

Gonadotrofina coriônica humana, subunidade Beta	
Sinonímia	Beta-HCG
Tipo de amostra	Usual: soro Alternativo: líquido cefalorraquidiano
Preparo do paciente	Jejum mínimo de 3 horas. O uso de biotina e de suplementos alimentares que contenham biotina deve ser suspenso, pelo menos, três dias antes da coleta da amostra.
Interferentes	Não há interferentes analíticos significativos.
Informações úteis	A finalidade mais comum da medida deste parâmetro no soro é para o diagnóstico precoce de gravidez, mas também pode ser utilizado como marcador tumoral, especialmente de tumores gonadais e extragonadais de células germinativas. No líquido cefalorraquidiano, habitualmente medido em associação com alfa fetoproteína, como auxiliar diagnóstico de tumores germinativos.
Método	Enzimaimunoensaio
Valores de referência (vide nota do autor)	No soro Homens: Inferior a 0,7 U/L Mulheres: Pré menopausa – inferior a 0,8 U/L Pós menopausa – inferior a 3,3 U/L No líquido cefalorraquidiano Inferior a 1,5 U/L

Normetanefrina	
Sinonímias	–
Tipos de amostra	Usual: urina de 24 horas Alternativo: urina isolada
Preparo do paciente	Com o uso de metodologias baseadas em cromatografia líquida de alta pressão e espectrometria de massas, componentes da dieta não interferem de forma significativa no resultado.
Interferente	A administração de antidepressivos tricíclicos e alguns beta-bloqueadores pode elevar a excreção urinária de metanefrinas. Se possível, estas medicações devem ser suspensas uma semana antes e durante a coleta da urina.
Informações úteis	Normetanefrina é um dos metabólitos da norepinefrina e posteriormente metabolizada em ácido vanilmandélico. A medida de sua concentração na urina é útil no diagnóstico de feocromocitoma e outros tumores originários da crista neural.

(continua)

Normetanefrina ***(continuação)***	
Métodos	Cromatografia líquida de alta pressão (HPLC) Cromatografia gasosa com ionização Cromatografia gasosa com espectrometria de massas
Valor de referência (vide nota do autor)	Faixa etária µg/24 horas µg/g de creatinina 0 a 3 meses 47 a 156 1535 a 3355 4 a 6 meses 31 a 111 737 a 2194 7 a 9 meses 42 a 109 592 a 1046 10 a 12 meses 23 a 103 271 a 1117 1 a 2 anos 32 a 118 350 a 1275 2 a 6 anos 50 a 111 104 a 609 6 a 10 anos 47 a 176 103 a 452 10 a 16 anos 53 a 290 96 a 411 Adultos 105 a 354

Nota do autor: os valores de referência apresentados para cada parâmetro laboratorial são específicos para o método descrito no texto e podem apresentar variações conforme a metodologia e o tipo de reagente utilizado na análise. Eles devem ser consultados no laudo do exame.

BIBLIOGRAFIA RECOMENDADA

1. Andriolo A (Editor). Manual da residência em medicina laboratorial. São Paulo, Manole, 2019.
2. Black RJ, Sankaranarayanan R, Parkin DM. Interpretation of population-based cancer survival data. In: Sankaranarayanan R, Black RJ, Parkin D M (eds.). Cancer survival in developing countries. Lyon: WHO;1998. (IARC Scientific Publications, 145).
3. Brasil. Ministério da Saúde. Instituto Nacional de Câncer. Diagnóstico precoce do câncer na criança e no adolescente / Instituto Nacional de Câncer, Instituto Ronald Mcdonald. Rio de Janeiro: INCA, 2009.
4. Dimandis P, Fritsche HA, Lilja H, Chan DW, Schwartz MK. Tumor markers. Physiology, pathobiology, tecnology, ans clinical applications. Washington, DC: AACC Press, 2002. 541p.
5. Fleury medicina e saúde. Manual de exames. [internet] [acesso em: 2022 jul. 6] Disponível em: https://www.fleury.com.br/medico/exames.
6. Mayo clinic laboratories. Test catalog. [internet] [acesso em: 2022 jul. 6]. Disponível em: https://www.mayocliniclabs.com/test-catalog/index.html.
7. Pizzo PA, Poplack DG . Principles and Practice of Pediatric Oncology. 7th edition. Wolters Kluwer, 2016.
8. Rifai N, Horvath AR, Wittwer CT. Tietz textbook of clinical chemistry and molecular diagnostics. 6th ed. St. Louis: Elsevier, 2018.
9. Soldin SJ, Wong EC, Brugnara C, Soldin OP. Pediatric reference intervals. 7th ed. Washington, DC: AACC Press, 2011.
10. Wilne S, Collier J, Kennedy C, Koller K, Grundy R, Walker D. Presentation of childhood CNS tumours: a systematic review and meta-analysis. Lancet Oncol. 2007 Aug;8(8):685-95.
11. Xiao F, Lv S, Zong Z, Wu L, Tang X, Kuang W et al. Cerebrospinal fluid biomarkers for brain tumor detection: clinical roles and current progress. Am J Transl Res. 2020;12(4):1379-1396.

CONTEÚDO COMPLEMENTAR

Utilize o QR code abaixo para acessar as questões comentadas do capítulo (senha: **medicinalaboratorial**).

Seção VII

Infectologia

Coordenadora: Heloisa Helena Sousa Marques

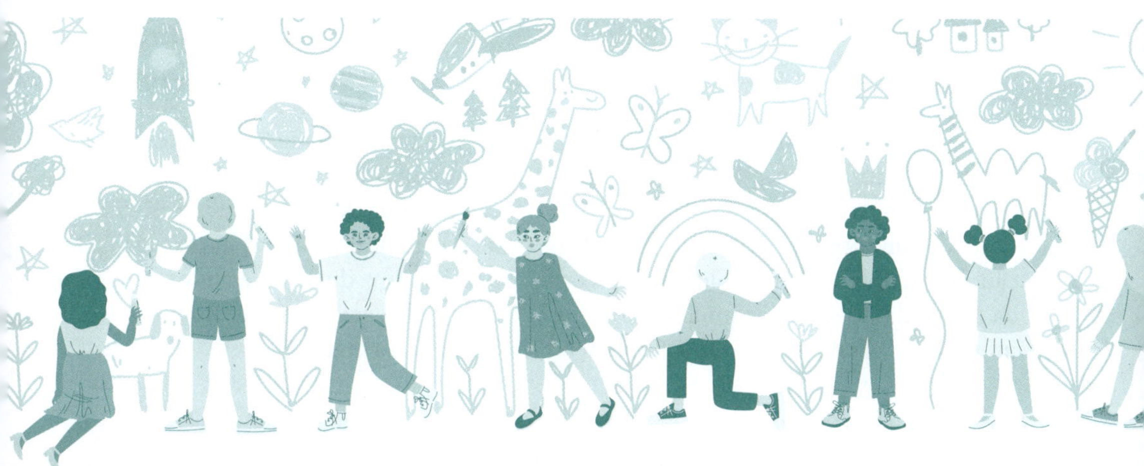

30

Introdução aos exames usados para diagnosticar infecções em pediatria

André Mario Doi

PONTOS-CHAVE DESTE CAPÍTULO

- Os exames laboratoriais das infecções em pediatria têm grande importância, quer por serem as crianças as que apresentam maior número de infecções em relação aos adultos, quer porque se contaminam mais no ambiente. Por outro lado, esses exames necessitam de maiores cuidados em sua coleta nessa faixa etária.
- Os quatro métodos laboratoriais mais utilizados na pesquisa de infecções são: visualização direta do agente infeccioso, cultura, imunoensaios e métodos moleculares.
- As dificuldades de visualização direta dos agentes infecciosos, e também de sua cultura, indicam a necessidade de realização de imunoensaios e de métodos moleculares.

INTRODUÇÃO

Os exames laboratoriais exercem impacto direto na conduta clínica. Estima-se que pelo menos 70% das decisões médicas são baseadas em exames laboratoriais.

Especialmente em pediatria, o diagnóstico de infecções é essencial para a implementação de tratamento direcionado, ações de suporte precoces e a instituição de medidas de controle para quebra da transmissão de determinadas doenças infecciosas. Trata-se de uma população extremamente suscetível, principalmente em determinadas faixas etárias e condições clínicas.

Entretanto, o que torna diferente a prática microbiológica na pediatria da prática microbiológica em adultos?

Em primeiro lugar, a incidência de determinadas doenças infecciosas em crianças é maior do que em adultos, o desafio na coleta de amostras é particular na faixa pediátrica e diversos estudos têm reportado diferenças na microbiota de acordo com a faixa etária.

Alguns agentes etiológicos são mais comuns em crianças do que em adultos. Além disso, algumas infecções tendem a apresentar maior gravidade na faixa etária pediátrica, por exemplo, infecções por alguns vírus respiratórios (p. ex., Vírus Sincicial Respiratório), meningites bacterianas (p. ex., meningite por *Neisseria meningitidis, Strepctococcus pneumoniae* ou *Haemophilus influenzae*) e faringoamigdalites, especialmente causadas por *Streptococcus pyogenes.*

Uma segunda razão pela qual algumas infecções são mais comuns em crianças do que em adultos é o fato de que os comportamentos das crianças podem aumentar o risco de aquisição de algumas infecções, por exemplo, patógenos de transmissão e aquisição oral fecal por helmintos como *Ascaris lumbricoides, Enterobius vermicularis* etc., ou ainda protozoários como *Giardia lamblia.*

Pode-se ainda destacar que, em crianças, diferenças anatômicas distintas de adultos podem levar a infecções mais frequentes, como as otites (canal auditivo e trompas de Eustáquio mais curtos e horizontais) e as osteomielites (turbilhonamento sanguíneo em vasos sanguíneos em placas de crescimento dos ossos longos).

Por outro lado, alguns agentes comumente causadores de infecções em adultos podem ser colonizantes em crianças, e não estar relacionados a quadros infecciosos. Um exemplo é o *Clostridioides difficile.* Devido à elevada prevalência de crianças portadoras assintomáticas de cepas toxigênicas de *Clostridioides difficile*, o rastreio em recém-nascidos ou lactentes não deve ser rotineiramente realizado. Em crianças de 1 a 2 anos de idade esse rastreio deve ser realizado apenas quando excluídas todas as outras causas de diarreia infecciosa.

A coleta de exames microbiológicos em pediatria, por diversos fatores que serão abordados neste capítulo, é distinta da coleta em adultos. A seguir alguns exemplos importantes a serem considerados em relação a essa questão:

- Crianças geralmente não conseguem expectorar, tornando difícil a coleta de escarro para pesquisa e cultura de *M. tuberculosis.* A coleta de lavado gástrico nesses casos pode ser recomendada para a recuperação de detecção do agente.
- A coleta de fezes também é um desafio nessa faixa etária, pela falta de controle esfincteriano.
- A coleta de urina também é problemática em crianças, principalmente em menores de 2 anos de idade, pela falta de controle esfincteriano vesical. Além disso, devido à proximidade da região perineal, pode ocorrer contaminação da urina com microbiota fecal nos exames de urocultura. Isso ocorre especialmente quando a urina é coletada em sacos coletores pediátricos. Nessas condições, uma cultura negativa pode auxiliar para afastar infecção do trato urinário, entretanto um resultado positivo não confirma a hipótese diagnóstica. A punção suprapúbica e a sondagem vesical para coleta de urina, apesar de serem os métodos menos propensos à contaminação, são invasivas, requerem habilidade técnica para coleta e não podem ser realizadas rotineiramente.
- Crianças apresentam volemia mais baixa. Assim, para coleta de hemocultura é recomendado que se utilizem frascos de hemocultura específicos que respeitem a relação sangue/meio de cultura apropriada com melhor sensibilidade na recuperação do agente. A Tabela 1 indica volume de sangue a ser

coletado de pacientes pediátricos para a hemocultura de acordo com a volemia e o peso do paciente.

MÉTODOS LABORATORIAIS NO DIAGNÓSTICO DE DOENÇAS INFECCIOSAS

Os exames utilizados para diagnosticar infecções dependem diretamente do agente infeccioso. Basicamente quatro métodos laboratoriais são utilizados para essa finalidade:

1. Visualização direta do agente.
2. Cultura.
3. Imunoensaios.
4. Métodos moleculares.

Visualização do agente

A visualização do agente etiológico causador da infecção pode ser realizada por meio da microscopia direta do agente (p. ex., algumas bactérias, fungos, helmintos e protozoários) em exames a fresco ou utilizando colorações específicas (p. ex., coloração de Gram, Ziehl Nielsen etc.).

Nas infecções bacterianas a coloração de Gram é muito útil, pois, além de diferenciar bactérias Gram-negativas de bactérias Gram-positivas, também é possível avaliar a morfologia bacteriana (cocos, bacilos, cocobacilos etc.). Isso permite a adequação terapêutica antimicrobiana, medidas precoces de controle da disseminação da infecção, definição de prognóstico e conduta clínica de suporte. Um exemplo clássico da contribuição do Gram é observado quando são visualizados diplococos Gram-negativos em amostras de líquido cefalorraquidiano (LCR), sugerindo nesse sítio infecção por *Neisseria meningitidis*. Permite a instituição de terapia antimicrobiana imediata e medidas de isolamento para prevenção de transmissão da doença.

Entretanto, para bactérias que não possuem parede celular ou que são intracelulares obrigatórias, a visualização direta com ou sem coloração não tem valor diagnóstico, uma vez que não podem ser visualizadas à microscopia óptica comum. Nesses casos, outros métodos devem ser utilizados.

Nas infecções fúngicas a visualização direta de amostras clínicas pode definir etiologia infecciosa por fungo leveduriforme ou filamentoso. Isso define terapia antifúngica específica e conduta clínica.

Para identificação de helmintos, a visualização de ovos ou dos agentes no exa-

TABELA 1 Volume ideal de sangue a ser coletado para realização da hemocultura de acordo com peso e volemia do paciente (população pediátrica). Para cada amostra utilizar apenas 1 garrafa

Volume recomendado de sangue, mL					
Peso (kg)	**Volemia total (mL)**	**Amostra 1**	**Amostra 2**	**Volume total para cultura (mL)**	**% Total da volemia**
≤ 1	50-99	2	–	2	4
1,1-2	100-200	2	2	4	4
2,1-12,7	> 200	4	2	6	3
12,8-36,3	> 800	10	10	20	2,5
> 36,3	> 2.200	20-30	20-30	40-60	1,8-2,7

Uma amostra = uma punção.
Fonte: adaptada de Miller JM, Binnicker MJ, Campbell S, Carroll KC, Chapin KC, Gilligan PH, et al.[8]

me parasitológico de fezes ainda é o recurso mais viável e amplamente utilizado, a exemplo da visualização de ovos de *Ascaris lumbricoides*, ovos de *Trichuris trichiura*, ovos de *Taenia* spp., ovos de *Ancylostoma duodenale*, ovos de *Enterobius vermicularis* ou ainda visualização de *Enterobius vermicularis* ou larvas de *Strongyloides stercoralis*.

A visualização de protozoários em fezes como cistos ou trofozoítas de *Giardia* spp. e *Entamoeba* spp. é útil na investigação de diarreia em crianças, embora com sensibilidade limitada. Isso porque esses agentes são mais bem visualizados com colorações específicas, a exemplo da coloração de tricrômico de Masson.

Cultura

As culturas são padrão-ouro para o diagnóstico de infecções. Além de permitir o isolamento e a identificação do agente etiológico, permitem a realização do teste de sensibilidade a drogas como antimicrobianos e antifúngicos, no caso de bactérias e fungos, respectivamente.

Entretanto, muitos agentes não crescem em meios de cultura usualmente utilizados na rotina microbiológica, seja pela falta de disponibilidade ou pela dificuldade técnica na realização da cultura. Como exemplo, pode-se citar algumas bactérias fastidiosas, bactérias não cultiváveis (p. ex., *Chlamydophila pneumoniae*), alguns fungos, vírus, helmintos e protozoários.

Outro fator relevante é a instituição de terapia antimicrobiana antes da coleta da amostra, que inibe significativamente o crescimento de agentes cultiváveis na cultura.

Nesses casos, outros métodos, listados a seguir, podem ser utilizados como ferramenta diagnóstica.

Imunoensaios

Os imunoensaios são amplamente utilizados em laboratório clínico para diversas finalidades. Em doenças infecciosas, basicamente, pode-se utilizar esses métodos para detecção do agente diretamente na amostra (como no caso da detecção de antígenos bacterianos, fúngicos, virais, de helmintos ou protozoários), bem como para detecção da resposta imune humoral do indivíduo em face do contato com o agente infeccioso (detecção de anticorpos no paciente: IgM, IgG, IgA etc.).

Em virologia são métodos consagradamente utilizados, por exemplo, sorologia para vírus da imunodeficiência humana (HIV), sorologia para hepatites, entre outros, para detecção de anticorpos produzidos pelo paciente. Também podem ser aplicados para detecção de antígenos virais, como detecção do antígeno NS1 da dengue no sangue, detecção de antígenos de Rotavírus e Adenovírus em fezes (importantes causadores de diarreia em crianças, principalmente) ou ainda detecção de antígenos de vírus como SARS CoV-2 e Influenza A e B em secreções respiratórias. Avanços tecnológicos têm permitido que testes com tempo de execução, liberação e facilidade de execução sejam realizados rapidamente, como é o caso de testes imunocromatográficos, que permitem a liberação de resultados em questão de minutos sem necessidade de equipamentos e fora do ambiente laboratorial (testes *point of care*).

Na bacteriologia, micologia e parasitologia, os testes de imunoensaio têm sido cada vez mais utilizados tanto para complementar os métodos de pesquisa e cultura convencionais como nos casos em que a realização da cultura não é viável. Como exemplo, pode-se citar a pesquisa de toxina A e B de

Clostridioides dificille, a pesquisa de antígeno urinário de *Streptococcus pneumoniae*, a pesquisa de antígeno (teste imunocromatográfico rápido) para *Streptococcus pyogenes* em crianças, entre outros. Testes imunocromatográficos rápidos permitem tomada rápida de decisão e direcionamento precoce ou otimização de terapia antimicrobiana empírica.

Para os agentes parasitários, como referido anteriormente neste capítulo, os imunoensaios podem aumentar a sensibilidade diagnóstica de infecções causadas por agentes como *Entamoeba histolytica* e *Giardia lamblia/duodenalis*, comumente causadoras de diarreia em crianças, pois os métodos de visualização direta apresentam limitações importantes (baixa sensibilidade e necessidade de *expertise* técnica do analista para visualização).

Métodos moleculares

Os métodos moleculares têm conquistado espaço importante no diagnóstico de doenças infecciosas. Além de apresentar elevada sensibilidade e especificidade, permitem a detecção de agentes não cultiváveis e em muitos casos permitem a detecção de patógenos em tempo consideravelmente inferior ao tempo necessário para crescimento em cultura, como é o caso de algumas bactérias e fungos.

Com a evolução tecnológica, tem-se conseguido maior rapidez na liberação dos resultados e facilidade na execução sem necessidade de estrutura complexa de laboratórios de biologia molecular convencionais ou *expertise* técnica de alta complexidade de analistas.

A limitação dos métodos moleculares, entretanto, ocorre principalmente pelo custo ainda elevado e pelo fato de que nem todos os agentes infecciosos estão contemplados nos conjuntos diagnósticos disponibilizados comercialmente, como é o caso de alguns patógenos negligenciados ou agentes endêmicos de regiões geograficamente restritas.

CONCLUSÃO

O impacto do preparo pré-analítico dos exames laboratoriais é muito significativo, sendo a chave para um diagnóstico laboratorial preciso. Afeta diretamente o paciente e os resultados de seus exames, influenciando as decisões terapêuticas, impactando o controle de infecção hospitalar, o tempo de permanência do paciente no hospital, os custos e a administração de antibióticos.

A equipe assistencial deve consultar o laboratório para garantir que a coleta, o transporte e o armazenamento das amostras dos pacientes sejam realizados adequadamente, para que se obtenha a identificação do agente infeccioso.

BIBLIOGRAFIA RECOMENDADA

1. Baron EJ, Miller JM, Weinstein MP, Richter SS, Gilligan PH, Thomson RB Jr, et al. A guide to utilization of the microbiology laboratory for diagnosis of infectious diseases: 2013 recommendations by the Infectious Diseases Society of America (IDSA) and the American Society for Microbiology (ASM)(a). Clin Infect Dis. 2013 Aug;57(4).
2. Davenport ER, Sanders JG, Song SJ, Amato KR, Clark AG, Knight R. The human microbiome in evolution. BMC Biol. 2017;15(1):127.
3. Dien Bard J, McElvania TeKippe E. Diagnosis of bloodstream infections in children. J Clin Microbiol. 2016;54:1418-24
4. Doern CD, Dunn JJ, McAdam AJ. Pediatric clinical microbiology: it's the little things. J Clin Microbiol. 2016 Jun;54(6):1412-3.
5. Gaufin T, Tobin NH, Aldrovandi GM. The importance of the microbiome in pediatrics and pediatric infectious diseases. Curr Opin Pediatr. 2018;30(1):117-24.
6. May OW. Urine collection methods in children: which is the best? Nurs North Am. 2018 Jun;53(2):137-43.
7. McDonald LC, Gerding DN, Johnson S, Bakken JS, Carroll KC, Coffin SE, et al. Clinical practice guidelines for clostridium difficile infection in adults and children: 2017 update by the Infectious Diseases Society of America (IDSA) and Society for Healthcare Epidemiology of America (SHEA). Clin Infect Dis. 2018 Mar;19;66(7).
8. Miller JM, Binnicker MJ, Campbell S, Carroll KC, Chapin KC, Gilligan PH, et al. A Guide to Utilization of the Microbiology Laboratory for Diagnosis of Infectious Diseases: 2018 Update by the Infectious Diseases Society of America and the American Society for Microbiology. Clin Infect Dis. 2018 Aug;31;67(6).
9. Rosenfeld RM, Shin JJ, Schwartz SR, Coggins R, Gagnon L, Hackell JM, et al. Clinical practice guideline otitis media with effusion (update). Otolaryngol Head Neck Surg. 2016;154:S1-S41.

31

Uso de painéis moleculares para o diagnóstico de infecções em pediatria

André Mario Doi
João Renato Rebello Pinho

PONTOS-CHAVE DESTE CAPÍTULO

- Os painéis moleculares utilizam como metodologia a reação de polimerase em cadeia (PCR), que amplifica alvos genéticos em várias amostras clínicas (fezes, líquido cefalorraquidiano, amostras respiratórias e sangue).
- Os principais painéis moleculares disponíveis para vírus, bactérias, fungos e protozoários, são: patógenos respiratórios, gastrointestinais e causadores de meningites.
- Os painéis moleculares apresentam vantagens em relação às culturas e a outros métodos, pois: apresentam resultados mais rápidos; permitem detecção de diversos patógenos ao mesmo tempo; permitem a detecção de agentes que não são cultiváveis em laboratórios clínicos de rotina, e apresentam elevada sensibilidade e especificidade.

INTRODUÇÃO

Com o avanço tecnológico da medicina diagnóstica, métodos moleculares para o diagnóstico de infecções têm se tornado ferramentas viáveis, práticas e cada vez mais utilizadas em laboratórios clínicos.

Além da elevada sensibilidade e especificidade, esses métodos têm permitido realizar o diagnóstico sindrômico de infecções, uma vez que permitem a detecção de múltiplos agentes em apenas uma reação.

Todos os painéis moleculares utilizam como metodologia de base a reação de polimerase em cadeia (PCR), que amplifica especificamente alvos genéticos de interesse em diversas amostras clínicas, como fezes, líquido cefalorraquidiano, amostras respiratórias e sangue. Esses alvos genéticos podem compreender bactérias, vírus, fungos e protozoários.

Muitos painéis também integram ao PCR outras técnicas para ampliar o número de alvos detectados. Um exemplo disso é o *microarray*, que utiliza sondas específicas que se ligam a fragmentos amplificados na reação de PCR.

Diversos fabricantes e fornecedores têm se empenhado em desenvolver e disponibilizar tecnologias no mercado que sejam rápidas, fáceis de manusear e com preço de venda acessível.

O tempo de reação e liberação dos resultados depende do *kit* a ser utilizado. Alguns permitem a liberação rápida, em torno de 1 hora. Entretanto, os preços para esses tipos de métodos costumam ser mais elevados, embora haja uma tendência na redução desses valores.

Além de diversas vantagens do ponto de vista laboratorial, na prática clínica as principais vantagens dessas novas tecnologias são:

- Resultados mais rápidos que as culturas e outros métodos de imunoensaio convencionalmente utilizados.
- Permitem a detecção de diversos patógenos ao mesmo tempo.
- Permitem a detecção de agentes que não são cultiváveis em laboratórios clínicos de rotina (p. ex., algumas bactérias, vírus e protozoários).
- Elevada sensibilidade e especificidade.

PAINEL MOLECULAR DE PATÓGENOS RESPIRATÓRIOS

Os painéis moleculares para detecção de patógenos respiratórios são capazes de identificar agentes diretamente de amostras do trato respiratório superior obtidas por meio da coleta de *swab* de nasofaringe, preferencialmente. Outros espécimes clínicos, como escarro, aspirado traqueal e lavado broncoalveolar, também podem ser analisados, porém o laboratório clínico deve ser consultado para verificar as especificações da bula dos *kits* ou recomendações internas de qualidade referente à validação do teste em diferentes matrizes biológicas.

Os alvos genéticos, de acordo com cada painel, geralmente abrangem os patógenos que mais comumente causam infecção do trato respiratório. Alguns *kits* comerciais contêm painéis voltados apenas para vírus; outros podem incluir bactérias atípicas causadoras de infecções, principalmente comunitárias, que não são detectáveis à coloração de Gram e não podem ser cultivadas por métodos convencionais (Quadro 1).

QUADRO 1 Principais agentes dos painéis respiratórios

Vírus	
Vírus da família Orthomixoviridae	Influenza A e B
Vírus da família Coronaviridae	Coronavírus humano 229E
	Coronavírus humanos NL63
	Coronavírus humano HKU1
	SARS Cov-2
Vírus da família Paramixoviridae	Parainfluenza 1, 2, 3
	Metapneumovírus
	Vírus sincicial respiratório
Vírus da família Picornaviridae	Rhinovírus
Bactérias	
Mycoplasma pneumoniae	
Chlamydophila pneumoniae	
Bordetella pertussis	
Bordetella parapertussis	

Particularmente na população infantil, podemos destacar, o Vírus Sincicial Respiratório (VSR), muito frequente em crianças, especialmente nos meses que antecedem o inverno. Pode causar bronquiolite grave em menores de 2 anos de idade. O Influenza A e o Influenza B, também comuns em crianças, podem causar complicações como pneumonia bacteriana secundária e síndrome respiratória aguda grave. O uso precoce de antivirais, como oseltamivir, pode reduzir os sintomas e o tempo de duração, quando esses vírus são identificados em tempo hábil.

Recentemente, diante da epidemia de covid-19, além de outros vírus da família Coronaviridae, que já circulavam em nosso país, causando resfriado comum, foi incluído no painel o alvo para SARS-CoV-2. Isso tem auxiliado os pediatras a implementar medidas precoces no controle da disseminação da doença, bem como medidas de suporte e monitoramento nos casos de infecção por esse agente em populações de risco.

Os painéis moleculares ainda apresentam custo elevado, e a maioria não tem cobertura por seguradoras de saúde até o momento. Entretanto, estudos demonstram que a utilização de painéis virais respiratórios em pacientes atendidos em unidades de emergência pediátrica ou pacientes pediátricos internados, apesar de não reduzir o tempo de internação, pode auxiliar na otimização e redução do tempo de terapia antimicrobiana empírica, e consequentemente na redução de custos diretos. Na população oncopediátrica, esse achado torna-se mais evidente devido à utilização de antibióticos de amplo espectro.

Em hospitais onde programas de *Stewardships* para controle e uso consciente de antimicrobianos estão implementados, além da diminuição do tempo do uso de antimicrobianos, estudos também reportam redução significativa do tempo de internação nessa população.

Outros painéis respiratórios têm sido desenvolvidos pelos fabricantes com a inclusão de outras bactérias causadoras de pneumonia e que têm indicação para o diagnóstico de infecções do trato respiratório inferior. Dentre as bactérias detectadas podem ser citados importantes patógenos causadores de pneumonias comunitárias em crianças, como *Streptococcus pneumoniae*, *Staphylococcus aureus* e *Haemophilus influenzae*. Além disso, esses painéis *multiplex* também têm permitido a possibilidade de detecção dos principais genes de resistência dos bacilos Gram-negativos e cocos Gram-positivos de importância médica, como resistência a carbapenêmicos (KPC e NDM), e resistência a betalactâmicos em *Staphylococcus* (gene *mec*A).

PAINEL MOLECULAR DE PATÓGENOS GASTROINTESTINAIS

A diarreia é uma das causas mais comuns de procura a assistência médica em crianças, e importante causa de internação hospitalar. No entanto, métodos diagnósticos convencionais, como a cultura de fezes, podem detectar apenas um número limitado de patógenos, e são demorados, pois requerem crescimento bacteriano e identificação complexa. Os imunoensaios são alternativas diagnósticas com tempo de liberação mais rápido, mas com sensibilidade limitada. Já os métodos moleculares apresentam elevada sensibilidade para detecção dos principais agentes causadores de diarreia.

Os painéis moleculares para detecção de patógenos intestinais geralmente agrupam agentes cultiváveis como bactérias, agentes não cultiváveis pelos laboratórios clínicos de rotina como os vírus, e alguns protozoários visualizados apenas pelo exame parasitológico, técnicas de coloração específicas ou testes de imunoensaio (Quadro 2).

A cultura de bactérias em fezes (coprocultura) é extremamente laboriosa para o laboratório de microbiologia. Requer diversos meios de cultura e condições específicas para isolamento e crescimento, e apresenta sensibilidade limitada. O tempo

QUADRO 2 Principais patógenos gastrointestinais detectados por painéis moleculares

Bactérias	
Clostridioides difficile	
Campylobacter spp.	
Vibrio spp.	
Salmonella spp.	
Yersinia enterocolitica	
Plesiomonas shiguelloides	
Shigella spp.	
Escherichia coli	Enteropatogênicas (EPEC)
	Enterotoxigênicas (ETEC)
	Enteroagregativas (EAEC)
	Produtoras de toxina de shiga (STEC)
	Enteroinvasivas (EIEC)
Vírus	
Rotavírus	
Adenovírus	
Norovírus	
Astrovírus	
Sapovírus	
Protozoários	
Cryptosporidium spp.	
Cyclospora caytanensis	
Entamoeba histolytica	
Giardia lamblia	

para crescimento e identificação é longo, não menos que 5 dias. Já o teste molecular permite detecção rápida com elevada sensibilidade, e é muito menos laborioso, apesar do custo significativamente maior. Para *Clostridioides difficile*, importante causa de diarreia em pacientes internados após o uso de antimicrobianos, o teste molecular também apresenta sensibilidade muito superior à das técnicas de imunoensaio para detecção de toxina A e toxina B.

Se, por um lado, a identificação dos diferentes subtipos de *E. coli* diarreiogênicas é especialmente importante na população pediátrica, por outro, é importante destacar que a presença de determinados patógenos nos painéis moleculares deve ser avaliada criteriosamente. Principalmente em crianças, podem representar colonização e não estar diretamente relacionados a quadros de diarreia infecciosa. Para isso, recomenda-se que apenas fezes diarreicas (malformadas, amolecidas ou aquosas) sejam submetidas ao teste molecular. Além disso, a presença de agentes como *Clostridioides difficile*, produtores de toxina na população pediátrica, é controversa, pois pode representar apenas colonização e muitas vezes eles não estão associados a doença.

Em relação aos vírus, muitos serviços diagnósticos disponibilizam testes imunocromatográficos (testes rápidos) para detecção de Rotavírus, Adenovírus e Norovírus, que são importantes agentes causadores de surtos em crianças em idade escolar. Entretanto, esses testes costumam apresentar sensibilidade muito variável quando comparados aos testes moleculares. Os painéis moleculares são capazes de detectar todos os subtipos de Adenovírus mais frequentemente causadores de diarreia em crianças, incluindo os subtipos 40 e 41.

Para investigação de diarreias causadas por protozoários, a microscopia usualmente utilizada para visualização de cistos, oocistos e trofozoítos tem sensibilidade muito baixa, é trabalhosa, e examinador-dependente, pois requer habilidade técnica de profissionais experientes. Os imunoensaios para detecção de antígenos, apesar de ter em maior sensibilidade e de serem menos trabalhosos, apresentam sensibilidade inferior à dos testes moleculares.

Estudos americanos reportaram consideráveis taxas de coinfecção quando painéis moleculares foram utilizados, especialmente em populações pediátricas (em torno de 30%). Entretanto, o significado clínico desses achados ainda não está bem documentado e compreendido.

Considerando que muitas vezes as diarreias em crianças são autolimitadas, os esforços diagnósticos para investigação do agente etiológico habitualmente não são incentivados. Entretanto, para populações especiais como crianças imunocomprometidas, com doenças crônicas e debilitadas, podem reduzir o tempo de sintomas, uma vez que terapias específicas podem ser precocemente implementadas. Além disso, podem auxiliar para evitar ou reduzir o uso desnecessário de antimicrobianos e reduzir a transmissão de surtos por patógenos entéricos.

Apesar do custo elevado dos testes moleculares, é importante considerar que a solicitação de testes individualizados múltiplos para detecção dos agentes pode levar a custos maiores que a solicitação de um painel molecular único.

PAINEL MOLECULAR PARA DETECÇÃO DE PATÓGENOS CAUSADORES DE MENINGITES

As meningites ainda são muito prevalentes em todo o mundo e, especialmente na população pediátrica, podem ser devastadoras, causando elevadas taxas de mortalidade e sequelas irreversíveis. O diagnóstico molecular por meio de painel sindrômico para diagnóstico de meningite permite diagnóstico rápido e precoce, otimizando terapia antimicrobiana, além de evitar tratamentos desnecessários e hospitalizações prolongadas. A implementação de medidas rápidas reduz significativamente as taxas de mortalidade.

Existem painéis moleculares para detecção dos principais agentes causadores de meningites de diversas etiologias: bacterianas, virais e fúngicas. Cada painel apresenta características diferentes, com complexidades de processamento distintas, tempos de liberação e quantidade de alvos detectados (Quadro 3).

Em relação às bactérias, deve-se enfatizar que todos os agentes listados anteriormente figuram entre os mais frequentes causadores de meningites bacterianas na população pediátrica. A cultura convencional para esses microrganismos pode

QUADRO 3 Principais patógenos causadores de meningites detectados por painéis moleculares

Bactérias
Neisseria meningitidis
Haemophilus influenzae
Streptococcus pneumoniae
Streptococcus agalactiae
Listeria monocytogenes
Echerichia coli K1
Vírus
Enterovírus
Herpes Vírus 1 (HSV1)
Herpes Vírus 2 (HSV2)
Herpes Vírus 6 (HSV6)
Varicella Zoster
Citomegalovírus
Fungos
Cryptococcus gatti/neoformans

ser demorada a depender do inóculo, levando em torno de 3 dias para o resultado final. Além disso, são agentes fastidiosos, que muitas vezes não são recuperados em cultura, principalmente quando o pré-analítico (transporte e armazenamento das amostras) não é rigorosamente executado. A sensibilidade da cultura é ainda menor quando a antibioticoterapia é iniciada antes da coleta do LCR. A reação de látex em amostras de LCR é pouco sensível e específica, e em muitos laboratórios não é mais realizada.

Dentre todas as causas infecciosas de meningite em crianças, os Enterovírus são os mais frequentes. Apesar de não haver terapia antiviral específica para esse grupo de vírus, a identificação é importante para descartar outras etiologias evitando o uso de aciclovir nos casos em que há suspeita de meningite causada por Herpes 1 e 2 como diagnóstico diferencial.

É importante ressaltar que, diante de resultados negativos no painel e de forte suspeita de meningite, outros agentes não contidos no painel devem ser considerados, por exemplo, vírus endêmicos no Brasil, como dengue, febre amarela, fungos, como *Histoplasma* spp., e outras bactérias menos frequentes, principalmente na população de pacientes hospitalizados, submetidos a cirurgias neurológicas e imunocomprometidos.

Estudos demonstram que o uso de painéis moleculares no diagnóstico de meningites reduz o tempo de internação dos pacientes, permite a implementação precoce de terapia antimicrobiana direcionada, reduz/evita antibioticoterapia empírica e auxilia na implementação de medidas de suporte e adjuvantes

CONCLUSÃO

Alguns pontos são extremamente importantes na realização e interpretação dos resultados dos diferentes painéis moleculares para detecção de patógenos:

1. Não devem substituir a cultura convencional, uma vez que outras bactérias causadoras da infecção podem não estar contempladas nos painéis.
2. Novos vírus podem não ser detectados no painel.
3. Há resultados falso-positivos em decorrência de contaminação durante o processamento das amostras. Para isso, recomenda-se que todas as amostras sejam processadas preferencialmente em capelas de fluxo laminar, especialmente no caso dos vírus respiratórios.
4. Sempre consultar a bula quando múltiplos alvos forem detectados. Critérios de repetição são recomendados de acordo com o número de patógenos identificados.
5. Evitar utilizar métodos moleculares para controle de tratamento, uma vez que material genético residual de microrganismos pode persistir por longos períodos de tempo.
6. Atenção à detecção de determinados patógenos que podem ser considerados microbiota normal conforme a faixa etária dos pacientes e que não devem ser tratados.
7. Atenção às especificações dos tubos de coleta apropriados para cada método, tipo de matriz biológica validada, condições de transporte e armazenamento de materiais.
8. Atenção ao uso de medicamentos ou produtos que podem interferir ou inibir a reação de Reação de Cadeia em Polimerase (PCR).
9. Observar as boas práticas no acondicionamento e uso dos reagentes e *kits*.

BIBLIOGRAFIA RECOMENDADA

1. Arora HS, Asmar BI, Salimnia H, Agarwal P, Chawla S, Abdel-Haq N. Enhanced identification of group B Streptococcus and Escherichia Coli in young infants with meningitis using the Biofire Filmarray Meningitis/Encephalitis Panel. Pediatr Infect Dis J. 2017 Jul;36(7):685-7. doi:10.1097/INF.0000000000001551. PMID: 28114152.
2. Bay SB, Kebudi R. Respiratory viral panel testing in children with cancer and respiratory tract infections. Pediatr Blood Cancer. 2021 Mar;68(3):e28773. doi:10.1002/pbc.28773. Epub 2020 Oct 15. PMID: 33058455.
3. Bridge S, Hullsiek KH, Nerima C, Evans EE, Nuwagira E, Stadelman AM, et al. Evaluation of the BioFire® FilmArray® Meningitis/Encephalitis panel in an adult and pediatric Ugandan population. J Mycol Med. 2021 Sep;31(3):101170. doi:10.1016/j.mycmed.2021.101170. Epub 2021 Jun 24. PMID: 34246087.
4. Buss SN, Leber A, Chapin K, Fey PD, Bankowski MJ, Jones MK, et al. Multicenter evaluation of the BioFire FilmArray gastrointestinal panel for etiologic diagnosis of infectious gastroenteritis. J Clin Microbiol. 2015 Mar;53(3):915-25. doi:10.1128/JCM.02674-14. Epub 2015 Jan 14. PMID: 25588652; PMCID: PMC4390666.
5. Cotter JM, Thomas J, Birkholz M, Ambroggio L, Holstein J, Dominguez SR. Clinical impact of a diagnostic gastrointestinal panel in children. Pediatrics. 2021 May;147(5):e2020036954. doi:10.1542/peds.2020-036954. Epub 2021 Apr 9. PMID: 33837134
6. Cunliffe NA, Glass RI, Nakagomi O. Rotavirus and other viral diarrhoea. Manson's Tropical Infectious

Diseases. 2014;207-214.e3. doi:10.1016/B978-0-7020-5101-2.00019-4.

7. Diesner-Treiber SC, Voitl P, Voitl JJM, Langer K, Kuzio U, Riepl A, et al. respiratory infections in children during a covid-19 pandemic winter. Front Pediatr. 2021 Oct 18;9:740785. doi:10.3389/fped.2021.740785. PMID: 34733808; PMCID: PMC8558488.
8. Fortenberry M, Zummer J, Maul E, Schadler A, Cummins M, Pauw E, et al. Use and cost analysis of comprehensive respiratory panel testing in a pediatric emergency department. Pediatr Emerg Care. 2022 Apr 13. doi:10.1097/PEC.0000000000002695. Epub ahead of print. PMID: 35413042.
9. Gomes TA, Elias WP, Scaletsky IC, Guth BEC, Rodrigues JF, Piazza RMF, et al. Diarrheagenic Escherichia coli. Braz J Microbiol. 2016;47(Suppl 1):3-30. doi:10.1016/j.bjm.2016.10.015.
10. Graf EH, Farquharson MV, Cárdenas AM. Comparative evaluation of the FilmArray meningitis/encephalitis molecular panel in a pediatric population. Diagn Microbiol Infect Dis. 2017 Jan;87(1):92-4.
11. Jamieson B, Jain R, Carleton B, Goldman RD. Use of oseltamivir in children. Can Fam Physician. 2009;55(12):1199-201.
12. Jo SJ, Kang HM, Kim JO, Cho H, Heo W, Yoo IY, et al. Evaluation of the BioFire Gastrointestinal Panel to detect diarrheal pathogens in pediatric patients. Diagnostics (Basel). 2021 Dec 24;12(1):34. doi:10.3390/diagnostics12010034. PMID: 35054200; PMCID: PMC8774520.
13. Kim J, Kim HS, Kim HS, Kim JS, Song W, Lee KM, et al. Evaluation of an immunochromatographic assay for the rapid and simultaneous detection of rotavirus and adenovirus in stool samples. Annals of Laboratory Medicine. 2014;34(3):216-22. https://doi.org/10.3343/alm.2014.34.3.216.
14. Kitano T, Nishikawa H, Suzuki R, Onaka M, Nishiyama A, Kitagawa D, et al. The impact analysis of a multiplex PCR respiratory panel for hospitalized pediatric respiratory infections in Japan. J Infect Chemother. 2020 Jan;26(1):82-85. doi:10.1016/j.jiac.2019.07.014. Epub 2019 Aug 2. PMID: 31383498; PMCID: PMC7128379.
15. Kondrich J, Rosenthal M. Influenza in children. Curr Opin Pediatr. 2017 Jun;29(3):297-302. doi:10.1097/MOP.0000000000000495. PMID: 28346272.
16. Messacar K, Gaensbauer JT, Birkholz M, Palmer C, Todd JK, Tyler KL, et al. Impact of FilmArray meningitis encephalitis panel on HSV testing and empiric acyclovir use in children beyond the neonatal period. Diagn Microbiol Infect Dis. 2020 Aug;97(4):115085. doi:10.1016/j.diagmicrobio.2020.115085. Epub 2020 May 17. PMID: 32559588; PMCID: PMC7384938.
17. Oplustil CP, Zoccoli CM, Tobouti NR, Scheffer MC. procedimentos básicos em microbiologia. 4.ed. São Paulo: Sarvier; 2020. p.248-71.
18. Perumalsamy S, Riley TV. Molecular epidemiology of clostridioides difficile infections in children. J Pediatric Infect Dis Soc. 2021 Nov 17;10(Supp_3):S34-S40. doi:10.1093/jpids/piab057. PMID: 34791401.
19. Schulert GS, Lu Z, Wingo T, Tang YW, Saville BR, Hain PD. Role of a respiratory viral panel in the clinical management of pediatric inpatients. Pediatr Infect Dis J. 2013 May;32(5):467-72. doi:10.1097/INF.0b013e318284b146. PMID: 23274919.
20. Vaugon E, Fontela PS, Papenburg J. Re: "Diagnostic test accuracy of the BioFire® FilmArray® Meningitis/Encephalitis panel" by Chapin et al. Clin Microbiol Infect. 2020 Oct;26(10):1419-20. doi:10.1016/j.cmi.2020.02.034. Epub 2020 Mar 20. PMID: 32205297.
21. Wootton SH, Aguilera E, Salazar L, Hemmert AC, Hasbun R. Enhancing pathogen identification in patients with meningitis and a negative Gram stain using the BioFire FilmArray(®) Meningitis/Encephalitis panel. Ann Clin Microbiol Antimicrob. 2016 Apr 21;15:26. doi:10.1186/s12941-016-0137-1. PMID: 27101869; PMCID: PMC4839114.

32

Doenças exantemáticas comuns da infância

Pedro Takanori Sakane
Heloísa Helena de Sousa Marques
Paula Andrade Alvares
Marcelo Jenné Mimica

PONTOS-CHAVE DESTE CAPÍTULO

- A etiologia infecciosa predomina nos quadros de exantemas febris em crianças: sarampo, rubéola, eritema infeccioso, exantema súbito ou roséola, mononucleose infecciosa, enterovírus, covid-19, pitiríase rósea, escarlatina, doença de Kawasaki, febre maculosa brasileira, entre outros.
- Outras etiologias devem ser consideradas no diagnóstico diferencial, como as de origem imunológica, reumatológica, oncológica ou mesmo desconhecida, entre elas a febre reumática, eritema multiforme, púrpura de Henoch Schöenlein, leucemia, malária, síndrome de Stevens-Johnson.
- Algumas doenças exantemáticas apresentam diagnóstico clínico, outras são leves e autolimitadas, e alguns pacientes necessitarão de diagnóstico laboratorial devido às complicações ou gravidade dos quadros clínicos.

INTRODUÇÃO

Doenças exantemáticas são aquelas em que a erupção cutânea é a característica dominante na sua evolução. Embora a maioria seja originária de moléstias autolimitadas e benignas, algumas podem ser expressões de processos mais graves, como uma meningococcemia. Portanto, a presença de exantema febril agudo demanda consideração para uma série de moléstias, obrigando o médico, através de uma história clínica-epidemiológica e de um exame físico, solicitar exames complementares pertinentes e tomar as providências cabíveis.

Didaticamente, pode-se dividir os tipos de exantemas em (Tabelas 1 a 5):

- Macular ou maculopapular.
- Petequial ou purpúrico.
- Vesicular ou bolhoso.
- Eritrodermia difusa.
- Exantema urticariforme.

TABELA 1 Exantema maculopapular

Vírus	Bactéria	Riquetsia	Outras
Parvovírus Herpes vírus 6 e 7 Enterovírus Adenovírus Sarampo Rubéola Vírus Epstein-Barr HIV Chikungunya Coronavírus Zikavírus	Micoplasmose Estreptococo do grupo B Arcanobacteriose Meningococcemia Salmonelose Doença de Lyme Sífilis secundária Lepstospirose	Febre maculosa brasileira Tifo Erliquiose	Doença de Kawasaki Febre reumática Eritema multiforme Reação à droga

TABELA 2 Exantema petequial ou purpúrico

Vírus	Bactéria	Riquetsia	Outras
Enterovírus Rubéola congênita Citomegalovirose congênita Parvovírus HIV Febre amarela Dengue	Septicemia Endocardite	Febre maculosa Tifo epidêmico Erliquiose	Púrpura de Henoch-Schöenlein Leucemia Malária

TABELA 3 Eritrodermia difusa

Vírus	Bactéria	Riquetsia	Outras
	Síndrome de choque tóxico Escarlatina Necrólise epidérmica tóxica		Doença de Kawasaki

TABELA 4 Exantema vesicular, bolhoso ou pustuloso

Vírus	Bactéria	Riquetsia	Outras
Herpes simples Varicela Enterovírus	Estreptococcia (Impetigo) Estafilococcia (impetigo bolhoso)		Síndrome de Stevens-Johnson Eritema multiforme

TABELA 5 Exantema urticariforme

Vírus	Bactéria	Riquetsia	Outras
Vírus Epstein-Barr Enterovírus	Micoplasmose		Reação à droga Púrpura de Henoch-Shöenlein

Tipos de exantema

As lesões que aparecem na pele têm apresentações diversas, de acordo com a etiologia ou resposta do indivíduo. Assim, mácula é uma lesão plana, não palpável; pápulas são lesões pequenas perceptíveis ao tato que, quando maiores, são chamadas de nódulos; vesículas são pequenas lesões que contém líquido e chamadas de bolhas quando maiores. Quando o líquido é purulento, tornam-se pústulas.

Placas são lesões planas mas elevadas, perceptíveis ao tato e grandes. As feridas podem ainda ter uma cor eritematosa, que quando desaparecem com a vitropressão são devidas a uma vasodilatação e, quando não, ao extravasamento de sangue do vaso, quando são chamadas de purpúricas, podendo ser pequenas, petequiais ou maiores, equimóticas. Ainda podem ser divididas em morbiliformes quando existem áreas de pele sã entre as lesões, e escarlatiniformes, quando o acometimento é difuso.

PRINCIPAIS DOENÇAS EXANTEMÁTICAS DA INFÂNCIA

A seguir, será feita uma breve descrição de aspectos clínicos, diagnóstico e terapia, quando disponível, das principais causas de doenças exantemáticas na infância, de acordo com o tipo de exantema apresentado.

Exantema maculopapular ou predominantemente maculopapular

Sarampo

É uma doença altamente contagiosa que, apesar de existir uma vacina eficaz, ainda ocorre no mundo inteiro, causando surtos, atingindo o maior número de casos notificados em 2019, contabilizando cerca de 870.000 pacientes notificados, com 207.000 óbitos.

Etiologia: Paramyxovírus.

Tempo de incubação: oito a 12 dias

Tempo de contágio: desde dois dias antes do início do pródromo até quatro dias após o aparecimento do exantema.

Quadro clínico: a doença começa com pródromos que duram de três a quatro dias, com febre, tosse, cefaleia, mal-estar e prostração intensa, a qual é incomum em doenças virais. A febre é elevada, atingindo o auge na época do aparecimento do exantema e cai em lise no terceiro ou quarto dia deste. A tosse é seca, intensa (incomoda o paciente), está sempre presente e acompanhada de uma coriza abundante, hialina no início, purulenta nos dias subsequentes. Os olhos ficam hiperemiados com lacrimejamento e fotofobia e, nos casos mais graves, ocorre edema bipalpebral. A prostração por vezes é intensa, denotando comprometimento sistêmico. O enantema é a primeira manifestação mucocutânea a aparecer, e é característico. A orofaringe fica hiperemiada e na região oposta aos dentes molares aparecem manchas branco-azuladas, pequenas, de cerca de 1mm de diâmetro, chamadas de manchas de Koplik, um ou dois dias antes do exantema, e desaparecem dois ou três dias após.

O exantema se inicia atrás do pavilhão auricular, disseminando-se rapidamente para o pescoço, face, tronco e atinge a extremidade dos membros por volta do terceiro dia. É maculopapular eritematoso, morbiliforme como regra, mas em determinadas áreas pode confluir. Na fase do exantema a doença atinge o seu auge, ficando o paciente toxemiado, febril, com os olhos hiperemiados, queixando-se da claridade, com intensa rinorréia e tosse implacável. Para os não familiarizados a aparência é a de uma doença grave, e que realmente pode ser. O exantema começa a esmaecer em torno do terceiro ou quarto dia, na mesma sequência que apareceu, deixando manchas acastanhadas. O sarampo, apesar de ser uma "doença de infância", não deve ser considerado como moléstia banal. O número de complicações é grande, podendo-se citar entre elas: laringite, às vezes muito acentuada; traqueobronquite; pneumonite intersticial; queratoconjuntivite, o que pode levar à cegueira; miocardite; adenite mesentérica; diarreia com perda importante de proteína e panencefalite esclerosante subaguda.

Otite média é a principal complicação bacteriana. Também podem suceder sinusite, pneumonia bacteriana, púrpura trombocitopênica, encefalomielite, reativação de tuberculose pela imunodepressão. Em crianças menores de um ano e desnutridas é causa não desprezível de óbito. Em adolescentes e adultos, a gravidade tende a ser maior.

Devem ser considerados, além do sarampo clássico, mais duas formas de apresentação: o modificado e o atípico. O primeiro acontece quando o vírus acomete pessoas que têm imunidade relativa, ou pela aquisição intra-uterina de anticorpos (portanto, ocorre apenas em crianças pequenas), ou por terem tomado gamaglobulina. Nestes casos, o tempo de incubação é maior, de mais de três semanas, pródromos mais leves, raramente se observa mancha de Koplik e o exantema também é leve. Já o sarampo atípico, que ocorre em crianças que previamente tinham tomado a antiga vacina de vírus morto, é mais grave, com febre alta, cefaleia, mialgia, pneumonite grave, derrame pleural, sendo o exantema bastante variável, macular, vesicular ou petequial. Atualmente, não é mais usada esta tecnologia para a produção de vacina contra o sarampo.

Diagnóstico laboratorial do Sarampo

Os exames laboratoriais indicados para diagnóstico da infecção pelo vírus do sarampo dependem do período de evolução da doença. Nos primeiros três dias é recomendada a utilização de métodos moleculares, como a reação de polimerase em cadeia em tempo real (RT-PCR). Esta análise pode ser realizada em amostras de nasofaringe, orofaringe e urina. A pesquisa também pode ser realizada em amostra de líquido cefalorraquidiano, quando houver suspeita de comprometimento meningo-encefálico.

Após esse período, está indicada a realização de exame sorológico, sendo um dos métodos mais utilizados o ensaio imunoenzimático (ELISA). Nos primeiros 30 dias após o aparecimento do exantema pode ser realizada a identificação de anticorpos do tipo IgM, que evidenciam infecção aguda. Após esse tempo pode ser realizada a identificação de anticorpos do tipo IgG, quando é observado o aumento de títulos entre duas amostras coletadas com pelo menos 15 dias de intervalo. Estes exames não estão recomendados para diagnóstico quando o paciente tiver sido vacinado nas seis semanas que antecedem a coleta. A identificação de IgG também pode ser realizada de forma isolada, para avaliação de resposta vacinal em estudos de pacientes com suspeita de erros inatos da imunidade.

O vírus também pode ser isolado em meios de cultura viral, porém este exame não é realizado de rotina, uma vez que o resultado pode levar até duas semanas.

Tratamento: sintomático, com boa hidratação, alimentação adequada, antipiréticos e uso de antibióticos quando ocorrer complicações bacterianas como otite e pneumonia. O uso de vitamina A em áreas onde as pessoas têm deficiência deste elemento tem se mostrado útil para diminuir a gravidade e a xeroftalmia.

Apesar do papel da vitamina A em locais não carentes não ter sido bem estudado, a OMS recomenda o seu uso em todos os pacientes graves, como os hospitalizados, nas seguintes doses, uma vez ao dia, por três dias, segundo as seguintes faixas etárias:

- Crianças < seis meses de idade: 50.000UI;
- Crianças entre seis a 11 meses de idade: 100.000UI;
- Crianças acima de 12 meses: 200.000UI.

Os pacientes que apresentarem sinais ou sintomas de hipovitaminose A devem tomar uma terceira dose de quatro a seis semanas após.

Prevenção: é feita com vacina de vírus vivo e atenuado, aplicada no 12º mês de vida, e dose de reforço com 15 meses.

Rubéola

É uma doença de interesse mais pelas complicações do que por ela própria, a qual não costuma ser grave nas pessoas imunocompetentes. Porém, quando acomete mulheres durante a gestação, pode determinar o surgimento da síndrome de rubéola congênita, cada vez mais rara no nosso meio, graças aos programas de vacinação.

Etiologia: Togavírus.

Transmissão: via aérea, através de perdigotos.

Tempo de incubação: 14 a 21 dias.

Tempo de contágio: desde poucos dias antes até cinco a sete dias depois da erupção.

Quadro clínico: principalmente em crianças, não se observa pródromo, mas em adolescentes e adultos podem aparecer sintomas gerais brandos antecedendo de um a dois dias o exantema, que se inicia na face, espalhando-se rapidamente para o pescoço, tronco e atinge os membros já em 24 horas. Os sintomas são leves de modo geral, com sinais pouco específicos. O exantema é maculopapular róseo, eventualmente pode coalescer no tronco, e tem curta duração, de três ou menos dias. Em alguns casos observam-se, no palato mole, lesões petequiais, conhecidas como sinal de Forscheimer, que não é patognomônico desta doença. Achado marcante, entretanto, é a adenomegalia, que pode anteceder em até sete dias o exantema. São acometidos, principalmente, os gânglios da cadeia cervical e retroauricular. Metade dos casos apresenta esplenomegalia discreta. As complicações na criança são raras, citando-se a púrpura trombocitopênica, encefalite e em mulheres a artralgia. A grande importância da rubéola é na gestação, pela possibilidade de promover dano fetal; a vacinação em crianças visa fundamentalmente proteger as mulheres suscetíveis do seu convívio.

Diagnóstico laboratorial da Rubéola adquirida

O diagnóstico laboratorial pode ser realizado através da identificação do vírus por RT-PCR ou cultura viral (menos utilizado). Estas análises podem ser realizadas em amostras de sangue, secreção respiratória e urina. Entretanto, para os casos de rubéola adquirida, o exame mais recomendado é a identificação de anticorpos do tipo IgM nos primeiros 30 dias após o aparecimento do exantema, ou a verificação de aumento de quatro vezes dos anticorpos do tipo IgG entre duas amostras, com pelo menos 15 dias de intervalo, entre o período da doença aguda e de convalescença, como no caso do diagnóstico laboratorial do sarampo.

Diagnóstico laboratorial da Rubéola congênita

Não está indicada a coleta de exame de rotina para rubéola em gestantes assintomáticas. Pode ser solicitada a pesquisa de IgG para rubéola quando a gestante não souber ou não apresentar histórico prévio de vacinação contra a doença. Nos casos em que o resultado não é reagente, está indicada a imunização contra a rubéola imediatamente após o parto.

Quando a gestante apresentar IgM reagente para rubéola e houver suspeita de que este exame tenha apresentado um resultado falso-positivo devido a interferentes, pode ser solicitada a pesquisa da avidez de IgG para rubéola no soro. Pacientes com infecção aguda ou recente (nos últimos três meses) apresentam baixa avidez, e pacientes com infecção prévia (após esse período) apresentam alta avidez.

Para o diagnóstico da rubéola congênita no feto, pode ser realizada a detecção do vírus no líquido amniótico através de RT-PCR. Já para o recém-nascido, pode ser realizada a identificação do vírus da rubéola em amostras de sangue do cordão umbilical, bem como de sangue, secreção respiratória, líquor ou urina. Também pode ser confirmada através da identificação de anticorpos do tipo IgM ou do acompanhamento dos títulos de anticorpos do tipo IgG ao longo do tempo. Anticorpos produzidos pelo lactente vão apresentar persistência ou aumento de títulos com o tempo, ao contrário dos anticorpos adquiridos via transplancentária, que tendem a apresentar queda de títulos até a sua negativação completa. Anticorpos do tipo IgM podem apresentar resultado falso-positivo no recém-nascido quando a mãe apresentar fator reumatoide ou IgG contra rubéola.

Tratamento: apenas sintomáticos.

Prevenção: é realizada com a vacina de vírus vivo e atenuado, que é aplicada aos 12 meses de idade, sendo que o Plano Nacional de Imunizações preconiza uma dose de reforço entre quatro e seis anos.

Prevenção pós exposição: apenas observação

Eritema Infeccioso

Doença infecciosa comum na infância, que causa quadro exantemático, sem grandes repercussões clínicas, em crianças imunocompetentes. Contudo, pode determinar quadro mais grave em pacientes portadores de hemoglobinopatias.

Etiologia: parvovírus humano B19.

Trata-se de vírus emergente em importância. Anteriormente responsável apenas pelo eritema infeccioso, hoje tem várias apresentações clínicas a ele creditadas. Tem como célula alvo o eritroblasto do hospedeiro. Os pacientes, em geral, apresentam anemia que pode ser profunda em pessoas com hemoglobinopatias. Caso acometa grávidas suscetíveis, pode provocar dano fetal como aborto, parto prematuro e hidropsia.

Transmissão: via aérea, por perdigotos.

Tempo de incubação: quatro a 14 dias.

Tempo de contágio: cinco a 10 dias após o contágio, por cinco dias, sendo que já no período exantemático já não costuma ser transmissor.

Quadro clínico: em geral, não há pródromos e o primeiro sinal costuma ser o exantema, que se inicia na face como máculo-pápulas que confluem, tornando-se uma placa vermelho-rubra com concentração, principalmente, na região das bochechas, poupando a região perioral, a testa e o nariz, conferindo um aspecto de "asa de borboleta", semelhante ao observado no lúpus eritematoso, dando às crianças aspecto de "cara esbofeteada". Após um a quatro dias, o exantema evolui, acometendo os membros superiores e inferiores, inicialmente em sua face extensora e, mais tarde, na área flexora. A lesão da pele se inicia como uma mácula que vai aumentando de tamanho, deixando a região central mais pálida, conferindo um aspecto tipicamente rendilhado. Nesta fase, o tronco pode ficar acometido. O exantema pode persistir por um período longo, até mais de 10 dias e se exacerbar ou reaparecer, quando a criança é exposta ao sol, exercícios e alterações de temperatura. Recorrência das lesões, mesmo após uma a duas semanas do desaparecimento, é descrita.

A evolução é em geral afebril, podendo se acompanhar de artralgias e artrites. O hemograma é normal ou com discreta leucocitose e eosinofilia. Apesar de ter uma evolução benigna, na maioria dos casos, nos adolescentes e adultos os sintomas são mais proeminentes, principalmente o comprometimento articular. Complicações são conhecidas, sendo a mais grave a morte fetal quando o vírus acomete mulheres durante a gestação.

Diagnóstico laboratorial do Eritema Infeccioso

O diagnóstico do eritema infeccioso, em geral, é clínico. Quando há necessidade de confirmação laboratorial, ela pode ser realizada principalmente através da identificação de anticorpos contra o parvovírus B19. Os anticorpos do tipo IgM surgem concomitantemente ao aparecimento do exantema e podem persistir detectáveis por dois a três meses. Já os anticorpos do tipo IgG podem ser detectados a partir do sétimo dia de doença, e chegam a persistir pela vida toda.

A identificação do vírus por meio de cultura não é realizada de rotina, estando disponível somente em centros de pesquisa. A utilização de métodos moleculares para detecção viral pode ser útil ao diagnóstico, porém é preciso ter em mente que o vírus pode permanecer detectável no sangue por mais de quatro meses, após a infecção aguda, e por anos na medula óssea, no fígado e em outros tecidos. É um método importante para a confirmação de infecção congênita, com identificação do vírus em líquido amniótico e/ou sangue fetal.

Tratamento: sintomáticos, se necessários, e outras medidas podem ser indicadas para pacientes com doenças de base.

Prevenção: não há, por enquanto, vacina eficaz.

Roséola Infantil ou exantema súbito

Etiologia: *herpesvírus* humano 6 (HHV6) e 7 (*HHV7)*

Transmissão: provavelmente por perdigotos.

Tempo de incubação: cinco a 15 dias.

Tempo de contágio: durante a fase de viremia, sobretudo no período febril.

Quadro clínico: acomete, em geral, as crianças entre seis meses aos seis anos de idade, predominando naquelas menores de dois anos, sugerindo que exista uma certa proteção pelos anticorpos maternos, e que o vírus seja altamente predominante na comunidade, já que na idade pré-escolar quase todas já estão imunes. O início da doença é súbito, com febre alta, contínua (a criança fica extremamente irritada, anorética) e é considerada como uma das causas mais comuns de convulsão febril. Não há toxemia, apesar da magnitude da febre. Linfonodomegalia cervical é achado muito frequente, assim como a hiperemia de cavum. Após três a quatro dias de febre, quando esta cessa bruscamente, aparece o exantema, de modo súbito, constituído por lesões maculopapulares rosadas que se iniciam no tronco e se disseminam para a cabeça e extremidades. A erupção é de curta duração, de algumas horas a dois ou três dias, desaparecendo sem deixar descamação ou hiperpigmentação. O exantema pode passar despercebido.

Também tem sido descrito mais recentemente em pessoas com imunossupressão ou imunodeficiência como agente causal de encefalite ou meningoencefalite, nestes casos tem sido usado antiviral como foscarnet ou ganciclovir.

Diagnóstico laboratorial da Roséola Infantil ou exantema súbito

Em geral, é clínico e quase nunca demanda exames complementares. Anticorpos do tipo IgM para HHV-6 podem não surgir em todas as crianças, sendo então a análise mais recomendada para confirmação diagnóstica a comparação de títulos de IgG entre a fase aguda e a fase de convalescença da doença, tanto para o HHV-6 quanto para o HHV-7. É preciso ter em mente, porém, que um aumento nos títulos de IgG também pode ser observado no caso de reativação do vírus, não sendo específico de infecções primárias.

A detecção do vírus por PCR (qualitativa ou quantitativa) também pode ser realizada, porém no caso do HHV-6 é menos específica para confirmação de infecção aguda do que a soroconversão. Este tipo de detecção não diferencia entre infecção aguda, persistência do vírus de uma infecção prévia ou integração do DNA viral ao genoma celular.

A pesquisa de avidez para HHV-6 também pode diferenciar uma infecção recente (baixa avidez, infecção nas últimas seis semanas) de uma infecção antiga (alta avidez, infecção ocorrida antes das últimas seis semanas).

Tratamento: sintomático. Atentar-se para a ocorrência de convulsão febril.

Prevenção: não existe.

Cuidados com os contactantes: observação.

Mononucleose infecciosa

A mononucleose infecciosa hoje é considerada uma síndrome, sendo que o vírus Epstein-Barr é o responsável por cerca de 80% dos casos. Outros agentes a serem considerados são o citomegalovírus, o vírus da imunodeficiência adquirida, o vírus da Hepatite B, e dentre os não virais, o *Toxoplasma gondii*.

Vírus Epstein-Barr

É um DNA vírus do grupo herpes e é agente causador de várias doenças, como a mononucleose infecciosa, hepatite (é muito frequente a alteração de enzimas hepáticas, mesmo na ausência de hepatomegalia), linfomas (doença de Hodgkin, Burkitt), carcinoma de nasofaringe, miocardite, síndrome de Guillain Barré, ruptura esplênica, entre outras. No imunodeprimido pode causar quadros sistêmicos mais graves, como a síndrome linfoproliferativa.

Quadro clínico: a mononucleose é a expressão clínica mais comum na primo infecção por este vírus, e se inicia com febre, cefaleia, mal estar, lassidão, linfonodomegalia por vezes muito proeminente, hepatoesplenomegalia e faringoamigdalite. As amígdalas e as adenoides podem ficar tão hipertrofiadas que causam obstrução aérea alta. Chama a atenção a intensa leucocitose vista no sangue periférico com a presença marcante de linfócitos atípicos.

A ocorrência de erupção cutânea não excede os 10% a 15% dos casos, exceto quando se administra penicilina ou ampicilina ao paciente, quando são mais frequentes. O tipo de exantema é variável, sendo na maioria das vezes maculopapular, mas podem ocorrer erupções petequiais, papulovesiculares, escarlatiniformes e urticariformes, e são mais evidentes na presença dos citados antibióticos.

Diagnóstico laboratorial da Mononucleose infecciosa

Em geral, se dá pela detecção de anticorpos. Se heterófilos, apesar de bastante específica, a detecção tem uma sensibilidade entre 70% e 90% para a confirmação de quadros de mononucleose em adolescentes e adultos, porém apresenta menos de 50% de sensibilidade em crianças, em especial nas menores de quatro anos. Neste caso, está indicada a detecção de anticorpos IgM anti-capsídeo viral (VCA), que costumam aparecer logo nos primeiros dias da doença e persistem por até quatro meses. Os anticorpos IgG anti-capsídeo-viral aparecem no início do quadro e persistem por toda a vida, não sendo uma boa alternativa para o diagnóstico da infecção aguda. Outros anticorpos que podem ser detectados e auxiliar no diagnóstico de quadros atípicos são os anti-antígeno nuclear (EBNA), que aparecem entre um a seis meses após o início do quadro. Sendo assim, a detecção de anticorpos IgM anti-VCA e ausência de anticorpos anti-EBNA sugerem um quadro agudo ou recente de infecção pelo vírus Epstein-Barr.

O vírus também pode ser detectado por meio do RT-PCR de forma quantitativa ou qualitativa em sangue e em outros materiais como o líquor, de acordo com a necessidade. A detecção do vírus por métodos moleculares tem sua utilização mais frequente no diagnóstico de quadros atípicos e/ou em pacientes imunocomprometidos.

Tratamento: em geral, o uso de sintomáticos é suficiente. Na presença de obstrução importante das vias aéreas superiores, indica-se corticosteroides como a dexametasona (0,25 mg/kg a cada seis horas), e nos casos excepcionais (doença linfoproliferativa em pacientes transplantados), tenta-se o uso de Aciclovir, apesar de sua eficácia não ser bem estudada.

Enteroviroses

Os enterovírus são RNA vírus antigenicamente heterogêneos, com capacidade de produzir uma gama enorme de doenças.

São divididos em:

- Vírus Coxsackie A1 a A21, A24, e B1 a B6.
- Vírus ECHO (vírus órfãos entéricos citopáticos humanos) 1 a 7, 9, 11 a 21, 24 a 27 e 29 a 33.

- Paraechovírus humanos tipos 1 e 2, anteriormente denominados echovírus 22 a 23.
- Enterovírus 68 a 71, 73 a 91 e 100 a 101.
- Poliovírus tipos 1 a 3.

Transmissão: via fecal oral.

Tempo de incubação: três a seis dias.

Tempo de contágio: variável.

Quadro clínico: os enterovírus são causa frequente de exantemas, já tendo sido identificados mais de 30 deles como responsáveis por erupções cutâneas. Estas podem ser virtualmente de qualquer tipo descrito, desde o clássico maculopapular até vesicular, petequial e mesmo urticariforme.

A **doença mãos-pés-boca** pode ser considerada bastante característica de enterovírus, sendo os responsáveis os coxsackie A16, A5, A7, A9, A10, B2, B3, B5 e o enterovírus 71. Nesta doença, após um período prodrômico de febre baixa, irritabilidade e anorexia, aparecem lesões vesiculares na boca que rapidamente se rompem, transformando-se em úlceras dolorosas de tamanho variável. As lesões nas extremidades são constituídas por papulovesículas que variam entre 3 e 7mm de diâmetro que acometem principalmente dedos, dorso e palmas das mãos, e plantas dos pés. Em lactentes não é infrequente o acometimento perineal. As lesões desaparecem sem deixar cicatrizes.

O exantema de Boston, causado pelo ECHO 16, é outra doença bem característica do enterovírus e se apresenta acompanhada por lesões ulceradas nas amígdalas e no palato mole, semelhante àquelas encontradas na herpangina.

Diagnóstico laboratorial da Enteroviroses

Em geral, é clínico. Doenças como a síndrome mão-pé-boca, de fácil identificação clínica, não necessitam de confirmação laboratorial, e demais exantemas causados por outros enterovírus, em sua maior parte, são doenças autolimitadas, que não demandam identificação viral para o manejo delas.

Entretanto, é possível fazer confirmação laboratorial de infecções invasivas ou complicadas através da detecção viral por meio de RT-PCR em amostras de sangue, secreção respiratória, urina ou líquor (nos casos em que haja comprometimento de sistema nervoso central). É preciso levar em consideração, porém, que alguns testes disponíveis atualmente podem não diferenciar os enterovírus dos rinovírus devido às similaridades genéticas, e que os parechovírus geralmente não são identificados em testes de identificação de múltiplos enterovírus, sendo necessária a realização de exame específico.

A identificação de anticorpos do tipo IgM não é um exame recomendado para diagnóstico de infecção aguda, uma vez que pode não diferenciar os tipos de enterovírus entre si, e apresenta baixa sensibilidade.

Tratamento: sintomáticos.

Prevenção: cuidados higiênicos.

Cuidados com os contactantes: observação.

Covid-19 (*coronavirus disease* 2019)

Etiologia: SARS-CoV-2.

Transmissão: aerossol, perdigotos, contato.

Tempo de incubação: dois a 14 dias, em média cinco dias.

Quadro clínico: os coronavírus são RNA vírus que têm ampla distribuição no mundo, afetando animais e seres humanos. Tradicionalmente eram considerados como causadores de infecções de vias aéreas superiores (IVAS), com surtos esporádicos de variantes mais agressivas, como no caso da SARS (Síndrome de Angústia Respiratória), ou MERS (Middle *East Respiratory Syndrome*).

Em 2019 uma nova variante, conhecida como SARS-CoV-2, desencadeou uma pandemia com milhares de óbitos. A clínica predominante era de febre, dor de garganta, tosse e coriza, podendo evoluir para insuficiência respiratória aguda, falência renal, cardíaca e neurológica.

Na criança, os sintomas mais comuns são: febre (63%); sintomas gastrointestinais (20%); dispneia (18%); coriza (17%); exantema (16%); fadiga (16%) e síndrome inflamatória aguda (13%). Alteração do paladar e olfato, marcante em adultos, não foi frequente, aparecendo em 1 a 10% dos casos. As manifestações de pele não seguem nenhum padrão, sendo o tipo mais comum o exantema maculopapular, mas são notados também, vesicular, urticariforme e até petequial.

Uma apresentação mais grave desta infecção ocorre em crianças e se caracteriza por apresentar febre alta e persistente, mucosite, hiperemia conjuntival, edema de mãos e pés, sintomas gastrintestinais, hipotensão, miocardite e um exantema polimorfo tem chamado a atenção dos pediatras, e tem sido chamada de síndrome inflamatória multissistêmica pediátrica (SIM-P).

Diagnóstico laboratorial da Covid-19

Se dá, preferencialmente, através da identificação viral em amostras de secreção respiratória nos primeiros sete a oito dias da doença, para quadros leves a moderados (para casos graves, o diagnóstico por estes métodos pode ser realizado em até 14 dias). Os métodos mais utililzados disponíveis atualmente incluem:

- RT-PCR: considerado o padrão ouro, exame com melhor sensibilidade e especificidade para a infecção aguda; pode ser realizado em amostras de secreção respiratória, saliva ou líquor, quando houver suspeita de comprometimento neurológico associado à Covid-19.
- Teste rápido antigênico (imunocromatografia): sensibilidade levemente menor que o RT-PCR, porém apresenta resultados em poucos minutos, realizado em amostra de secreção respiratória.

Passado o período recomendado para realização de testes de identificação viral, o diagnóstico de infecção aguda pode ser confirmado através da detecção de anticorpos do tipo IgM, em geral a partir do oitavo dia de sintomas. Esta detecção pode ocorrer através da sorologia realizada em laboratório por método de quimioluminescência, ou através de teste rápido por imunocromatografia.

A detecção de anticorpos do tipo IgG (realizada pelos mesmos métodos que a detecção de anticorpos IgM) evidencia infecção prévia, não tendo muito uso para a confirmação laboratorial de doença aguda. Entretanto, ela pode ter utilidade na suspeita de síndrome inflamatória multissistêmica pediátrica, temporalmente associada à Covid-19 (SIM-P) que, em geral, ocorre duas a seis semanas após a infecção aguda pelo SARS-CoV-2, com o objetivo de evidenciar infecção prévia. É preciso levar em consideração, porém, que a detecção de anticorpos IgG também pode estar correlacionada com a vacinação contra Covid-19, e não necessariamente com a infecção natural.

Ainda em relação à vacinação, os anticorpos do tipo IgM e IgG não têm utilidade em determinar a presença ou ausência de imunidade pós-vacinal, uma vez que a ausência de anticorpos não é confirmatória de ausência de imunidade, e a sua presença não exclui a possibilidade de adquirir a doença futuramente.

Tratamento: na maioria das vezes, a covid-19 em crianças tem uma evolução benigna, sendo necessário o uso apenas de sintomáticos. Nos casos mais graves, não há um consenso, mas o CDC (*Centers for Disease Control and Prevention*) recomenda Rendesivir, que pode ser indicado para crianças ≥ 12 anos que tenham fatores de risco, ou um aumento da necessidade de suplementação de oxigênio; e para jovens ≥ 16 anos que tenham necessidade de aumentar a suplementação de oxigênio. Considerar em crianças de qualquer idade que estejam em estado crítico.

Dexametasona: indicar em crianças hospitalizadas que requeiram alto fluxo de oxigênio, ventilação mecânica (não invasiva ou invasiva) ou ECMO (*Extracorporeal membrane oxigenation*).

Não se tem ainda dados suficientes para indicar outros tipos de tratamento, como anticorpos monoclonais, plasma de convalescentes, baricitinib e outros.

Nos casos de SIM-P tem sido indicado o uso de imunoglobulina IV (intravenosa) e corticoide.

Cuidado com os contactantes: observação

Isolamento: aerossol e de contato no hospital. Manter por 10 dias após início dos sintomas ou após teste (PCR) positivo, em pacientes previamente saudáveis; por 20 dias em pessoas com imunodepressão; e de 28 dias para as pessoas com imunossupressão grave.

Pitiríase rósea

Doença de evolução benigna que acomete jovens de 10 a 39 anos de idade.

Etiologia: ainda desconhecida, mas os herpes vírus 6 e 7 são descritos como possíveis causas. Uma hipótese interessante é a de que seja uma resposta isomórfica à picada de mosquitos, ou às infecções virais e bacterianas (por alguns casos apresentarem pródromos compatíveis – febre e sintomas gerais).

Período de contágio e cuidado com contactantes: não é considerada doença infectocontagiosa.

Quadro clínico: Inicia-se com uma lesão conhecida como medalhão ou placa-mãe. Nota-se uma placa única, solitária, eritemato-escamosa, de crescimento centrífugo, de forma arredondada ou ovalada, medindo de 2 a 10 cm de diâmetro, localizando-se no tronco ou na raiz dos membros. Uma a duas semanas depois aparecem as lesões secundárias, as quais são eritemato-papulo-escamosas múltiplas, de aspecto semelhante ao da placa-mãe mas menores, com diâmetro variável de 0,5 a 1,5cm, e frequentemente se localizam no pescoço, tronco e raiz dos membros. As lesões podem durar de oito a 12 semanas, por vezes acompanhada de prurido.

Diagnóstico: clínico. Atentar para diferencial com lues secundária.

Tratamento: sintomático, se necessário.

Escarlatina

Etiologia: *Streptococcus pyogenes* do grupo A, produtor de toxina eritrogênica.

Transmissão: contato direto com material de orofaringe ou através de fômites.

Período de incubação: 1 a 10 dias.

Cuidado com os contactantes: observação.

Quadro clínico: após um período de incubação de três a cinco dias, inicia-se com febre, dor de garganta, quando o foco infeccioso é na orofaringe, e um exantema difuso, constituído por pápulas pequenas provocando uma sensação de aspereza à pele, e que branqueia com a vitropressão. As primeiras lesões aparecem na virilha e nas axilas, com rápida propagação para o corpo inteiro, notando-se palidez perioral (sinal de Filatov) e acentuação das pregas cutâneas (sinal de Pastia); a língua, no início, apresenta-se branca e saburrosa, e depois avermelhada, com aspecto de framboesa; ao exame, as amígdalas podem se apresentar hipertrofiadas, hiperemiadas, com placas branco-acinzentadas e por vezes, acompanhadas de pequenos pontos vermelhos no fundo do céu da boca (manchas de Forschheimer). O exantema desaparece em seis a nove dias, deixando uma descamação lamelar nas regiões plantares e palmares, além de furfurácea no tronco.

Complicações: podem ser supurativas e não supurativas. Para o primeiro caso: abscesso periamigdaliano, otite, sinusite, pneumonia, septicemia, endocardite; e as não supurativas: febre reumática, glomerulonefrite aguda e artrite reativa pós estreptocócica.

Diagnóstico laboratorial da Escarlatina

Pode ser confirmado através do isolamento do *Streptococcus pyogenes* em cultura ou da sua detecção em teste rápido realizado em secreção de orofaringe. Anticorpos em geral aparecem tardiamente na infecção, não sendo uma boa opção para o diagnóstico de infecção aguda.

A cultura ainda é considerada o padrão ouro, e em caso negativo afasta o diagnóstico e a necessidade de tratamento. Entretanto, uma cultura positiva não diferencia entre infecção aguda e estado de portador, devendo ser sempre correlacionada com a clínica do paciente. Como o *Streptococcus pyogenes* é um microrganismo multissensível, sem relatos de resistência à penicilina, não é necessária a realização de antibiograma após o resultado final da cultura.

Os testes rápidos de antígeno identificam a presença do *Streptococcus pyogenes* diretamente da raspagem de orofaringe. O resultado é obtido em poucos minutos, o que facilita a decisão sobre iniciar ou não a terapêutica antimicrobiana. Os testes atuais são altamente específicos, porém apresentam uma menor sensibilidade que a cultura, podendo apresentar resultados falso-negativos. Sugere-se que, na forte suspeita clínica de infecção estreptocócica com um teste rápido negativo, uma cultura seja realizada para confirmar a exclusão desta hipótese diagnóstica.

Tratamento: penicilina ou eritromicina (nos alérgicos à penicilina).

Doença de Kawasaki

Etiologia: desconhecida.

Quadro clínico: trata-se de uma doença febril, exantemática, que se caracteriza por uma vasculite multissistêmica que compromete principalmente artérias de médio e pequeno calibre, com uma predileção pelas coronarianas, nas quais ocorrem dilatações, tortuosidades e aneurismas. Clinicamente se caracteriza por apresentar: febre de duração muito variável, mas por mais de cinco dias; exantema variável no seu aspecto, mas com predomínio do tipo maculopapular, mais alterações de extremidades as quais na fase inicial ocorre hiperemia palmoplantar; e edema das mãos e dos pés, e numa fase mais tardia, em geral após uma semana, descamação membranosa da ponta dos dedos. Acompanha hiperemia conjuntival bilateral sem secreção ou dores, alterações na cavidade oral como hiperemia, secura e formação de crostas nos lábios, e um leve enantema, adenomegalia cervical não supurativa.

No sistema locomotor são descritos miosite, artrite e, mais comumente, artralgia. No trato gastrointestinal, o sintoma mais comum é a anorexia, seguida de vômitos e diarreia. São também descritos quadros de obstrução aguda do intestino, intussuscepção, necrose de alça, hepatite e pancreatite. A hidropsia de vesícula biliar é um evento não comum, mas bem sugestivo de DK. As alterações do sistema urinário são caracterizadas por piúria asséptica, em decorrência de uretrite, achado muito frequente, sendo mais raras a nefrite e a insuficiência renal aguda. O sistema nervoso central é outro provável local de acometimento, tendo sido descritos casos de crises convulsivas, coma, paralisias e meningite asséptica. Um sinal típico da DK é a exacerbação da cicatriz de vacina BCG, uma vez que é um fenômeno não visto em outras doenças febris. Outros achados descritos são: alopecia, uveíte anterior, surdez, coriza, tosse, pneumonite intersticial, aparecimento de linhas horizontais nas unhas, hiperemia e descamação perineal, torcicolo, orquite. Um quadro extremamente preocupante é o da ativação macrofágica, que se caracteriza pela ativação e proliferação de macrófagos e de células T, levando a citopenias, coagulopatias e tromboses. O acometimento do sistema cardiovascular é o que mais preocupa nesta doença, e é a principal causa da morbi-mortalidade. Por vezes evolui para cronicidade e, em alguns locais, é a principal causa de cardiopatia adquirida nas crianças. Ocorrem casos de miocardite, pericardite, valvulite, coronarite, vasculite de outros vasos sanguíneos, podendo levar a tromboses e consequente necrose de órgãos e tecidos.

Diagnóstico: é baseado em achados clínicos, necessitando ter cinco dos seguintes sintomas e sinais:

1. Febre de duração superior a 5 dias.
2. Alterações de extremidades.
3. Hiperemia conjuntival bilateral.
4. Alterações da cavidade oral.
5. Adenomegalia cervical não supurativa.
6. Exantema polimórfico.

Na presença de aneurisma de coronárias, ter quatro desses sintomas é o suficiente para firmar o diagnóstico.

Tratamento: se faz com o uso de imunoglobulina intravenosa (IgIV), na dose de 2 g/kg de peso em dose única, aplicada nos primeiros 10 dias de doença juntamente com aspirina, na dose de 80 a 100 mg/kg/dia dividida em quatro tomadas.

Febre Maculosa Brasileira

Agente etiológico: bactéria gram-negativa intracelular obrigatória: *Rickettsia rickettsii, Rickettsia parkeri.*

Modo de transmissão: através de picada de carrapatos do gênero *Amblyomma*, tais como *A. cajennense, A. aureolatum.*

Tempo de incubação: variável, de dois a 14 dias.

Cuidado com os contactantes: não é transmissível de ser humano para ser humano.

Quadro clínico: febre de início abrupta, em geral alta; cefaleia; mialgia intensa; mal-estar generalizado; náuseas; vômitos e um exantema maculopapular, que surge entre o segundo e o sexto dia da doença, iniciando-se nas extremidades, de evolução centrípeta. Nos casos graves, o exantema vai se transformando em petequial e, depois, em hemorrágico, constituído principalmente por equimoses ou sufusões. No paciente não tratado, as equimoses tendem à confluência, podendo evoluir para necrose, principalmente em extremidades.

Outros sintomas e sinais que podem acompanhar, principalmente em casos mais graves, são: edema de membros inferiores; hepatoesplenomegalia; manifestações renais, caracterizadas por oligúria e insuficiência renal aguda; gastrointestinais, como náusea, vômito, dor abdominal e diarreia; pulmonares, como tosse, infiltrado alveolar com pneumonia intersticial e derrame pleural; neurológicas, como meningite e/ou meningoencefalite; hemorrágicas, como petéquias e sangramento muco-cutâneo, digestivo e pulmonar. A letalidade, quando não ocorre o tratamento, pode chegar a 80%.

Diagnóstico laboratorial da Febre Maculosa Brasileira

Dá-se, principalmente, pela soroconversão ou identificação de aumento de quatro vezes de títulos de anticorpos IgG específicos entre a infecção aguda e o período de convalescença (com amostras coletadas com intervalo de duas a três semanas). Os métodos mais utilizados incluem a imunofluorescência indireta (padrão ouro) e o ensaio enzimático. A detecção de anticorpos do tipo IgM tem baixa sensibilidade, uma vez que estes surgem apenas pouco tempo antes dos anticorpos IgG e podem representar reação cruzada com outras infecções, como dengue e leptospirose. Vale lembrar que a identificação de anticorpos não é específica para as diferentes espécies de riquétsias.

O diagnóstico também pode ser realizado através da detecção do microrganismo por imuno-histoquímica, imunofluorescência ou RT-PCR realizada em amostras de tecido das lesões de pele coletadas por meio de biópsia ou necrópsia. A detecção da *R. rickettsii* no sangue por RT-PCR apresenta baixa sensibilidade e não é recomendada para o diagnóstico da infecção aguda.

O isolamento por meio de cultura não é realizado rotineiramente, uma vez que devem ser realizadas apenas em laboratórios que tenham condições de biossegurança NB3. É importante frisar que, na suspeita deste diagnóstico, considerando a potencial gravidade, o tratamento não deve ser postergado até a confirmação laboratorial.

Tratamento: doxiciclina: para crianças com peso inferior a 45 kg, a dose recomendada é 2,2 mg/kg de 12 em 12 horas, por via oral ou endovenosa, a depender da gravidade do caso, devendo ser mantido por três dias após o término da febre. Sempre que possível seu uso deve ser priorizado. Para adultos e crianças maiores, 100 mg de 12 em 12 horas, por via oral ou endovenosa, a depender da gravidade do caso, devendo ser mantido por três dias após o término da febre. Sempre que possível a doxiciclina deve ser priorizada. Cloranfenicol 50 a 100 mg/kg/dia, de 6 em 6 horas, até a recuperação da consciência e melhora do quadro clínico geral, nunca ultrapassando 2 g por dia, por via oral ou endovenosa, dependendo das condições do paciente.

Exantema vesicular

Varicela

Etiologia: vírus da varicela zoster, do grupo herpesvírus.

Transmissão: por aerossol, contágio direto e pela transmissão vertical.

Tempo de incubação: 10 a 21 dias.

Tempo de contágio: do 10º dia após o contato até a formação de crostas de todas as lesões.

Isolamento: respiratório e de contato.

Cuidados com os contactantes: a imunoglobulina humana antivírus varicela zoster (VZIG) deve ser indicada nas seguintes situações: crianças imunocomprometidas, sem história prévia de catapora; gestantes suscetíveis; recém-nascidos cuja mãe tenha tido catapora dentro de cinco dias antes ou 48 horas após o parto; prematuros (gestação com 28 semanas), cuja mãe não tenha tido varicela; e prematuros (gestação com menos de 28 semanas) independente da história materna. A dose indicada é de 125U para cada 10 kg de peso, e deve ser aplicada dentro de 48 horas, até no máximo 96 horas após a exposição. O uso de aciclovir em comunicantes, como profilaxia, é discutível, mas quando este for um adulto, ou um paciente imunodeprimido e para o qual não se disponha da VZIG, talvez seja de interesse, pois nessas situações as manifestações da doença podem ser mais intensas e graves.

Quadro clínico: principalmente em crianças, o exantema é o primeiro sinal da doença, mas eventualmente pode-se notar febre baixa e mal-estar, mais proeminentes em adolescentes e adultos. A erupção se inicia na face, como máculas eritematosas que rapidamente se tornam pápulas, vesículas, pústulas e, finalmente, crostas. Estas lesões aparecem em surtos, em geral por três a cinco dias, antecedidas por febre (viremia), promovendo um aspecto polimórfico do exantema. O envolvimento do couro cabeludo, das mucosas orais e genitais é frequente. As crostas permanecem por cinco a sete dias e depois caem, deixando uma mácula branca, que não é permanente. Quando a pele foi anteriormente traumatizada ou sofreu abrasão, como cirurgias, radioterapia, queimadura, presença de eczema, dermatite de fraldas etc., as lesões costumam ser mais numerosas nesta região.

Complicações: a varicela costuma ser uma doença benigna; entretanto, complicações às vezes muito sérias são observadas. Dentre elas podemos citar:

A. Infecções bacterianas secundárias – são as complicações mais frequentes, sendo causadas por estreptococos e estafilococos. Podem ser pouco graves, como piodermites (quando a "catapora irá deixar marca"), ou mais sérias, como a erisipela e a celulite. Ocasionalmente servem de porta de entrada para infecções sistêmicas.
B. Pneumonia – a pneumonite intersticial parece ser regra na varicela e é em geral um achado radiológico. Entretanto, em algumas ocasiões assume proporções mais graves, evoluindo para insuficiência respiratória, às vezes fatal. Nos adultos, a expressão clínica do acometimento pulmonar é maior, chegando a mais de 10%, sendo também mais grave. Nas crianças imunodeprimidas a pneumonite é a causa mais importante de óbito.
C. Encefalite – o acometimento do SNC não é frequente e pode anteceder ou preceder o exantema. Como regra, aparece

entre três e oito dias após o início do exantema. A região mais frequentemente atingida é o cerebelo, traduzindo-se por ataxia. A encefalite, por sua vez, é responsável pela sonolência, coma e hemiplegia, podendo deixar sequelas.

D. Manifestações hemorrágicas – podem ser decorrentes de trombocitopenia, que aparece na fase de convalescença, ou por uma coagulopatia de consumo, felizmente mais rara e que dá origem à temida varicela hemorrágica, e que quando acomete as suprarrenais evolui para a púrpura fulminante, semelhante àquela que ocorre nas meningococcemias.

E. Varicela e gravidez – quando acomete uma gestante, o feto pode sofrer as consequências, e as mais frequentes são focomelia, coriorretinite, meningoencefalite, lesões cicatriciais na pele, além de morte fetal e aborto. Quando as lesões aparecem durante os primeiros 16 dias após o parto, denomina-se varicela congênita e aparece em 25% dos recém-nascidos cujas mães apresentam a doença um a cinco dias antes e dentro de 48 horas após o parto.

F. Síndrome de Reye – a degeneração aguda do fígado, acompanhada de encefalopatia hipertensiva grave tem sido descrita em crianças com varicela, mormente quando estas receberam ácido acetilsalicílico como anti-térmico.

Diagnóstico laboratorial da Varicela

O diagnóstico tanto da infecção primária (varicela) quanto da reativação (herpes zoster) costuma ser clínico, com base nas características das lesões observadas. Entretanto, quando o quadro é atípico e há dúvida diagnóstica, no caso de complicações neurológicas ou pacientes imunocomprometidos, pode haver necessidade de confirmação laboratorial.

A detecção do vírus pode ocorrer através da realização de cultura, porém este exame é de difícil execução e não costuma ser realizado rotineiramente. O padrão ouro atualmente é a detecção viral por RT-PCR. O material recomendado é ser o raspado da lesão cutânea, preferencialmente da base de uma vesícula recém-aberta. O RT-PCR também pode ser realizado em sangue e em líquor, quando houver suspeita de comprometimento invasivo disseminado e/ou neurológico.

A identificação de anticorpos do tipo IgM não é recomendada de forma rotineira pois está relacionada a resultados falso-positivos e falso-negativos, podendo surgir em situações de infecção primária, reinfecção ou reativação. Os anticorpos do tipo IgG podem persistir por toda a vida após infecção primária ou imunização. Por este motivo, e considerando que a vacina contra varicela atualmente faz parte do Programa Nacional de Imunização, este não é um exame recomendado para diagnóstico de forma isolada. No entanto, o diagnóstico pode ser confirmado através da observação do aumento de títulos dos anticorpos do tipo IgG em amostras pareadas coletadas na fase aguda e na fase de convalescença. Os métodos mais utilizados são a imunofluorescência e o ensaio enzimático.

Tratamento: nos pacientes com imunodepressão ou que apresentem risco de doença grave com acometimento visceral, há indicação de tratamento antiviral com o uso de aciclovir.

Prevenção: vacina antivaricela (vírus vivo atenuado).

Herpes simples

Etiologia: vírus da HSV-1 e HSV-2, do grupo herpes. O HSV-1 costuma provocar lesões orais e labiais, e o 2 lesões genitais. Como todos os herpesvírus, após a prima infecção, ficam quiescentes nos neurônios e se reativam quando há queda de imunidade local ou sistêmica.

Transmissão: contato direto com secreções orais infectadas e atividade sexual.

Tempo de incubação: dois dias a duas semanas.

Tempo de contágio: na primoinfecção oral herpética a contagiosidade ocorre por pelo menos uma semana até várias semanas após o surgimento das lesões, ao passo que nas infecções recorrentes o período de contágio restringe-se a cerca de três a quatro dias.

Cuidados com os contactantes: lavagem das mãos e evitar contato com as secreções orais.

Quadro clínico: a primoinfecção causada por este herpesvírus humano, como regra, é a gengivoestomatite herpética, uma moléstia que em geral acomete crianças e se caracteriza por quadro febril de dois a três dias, que evolui com o aparecimento de lesões orais, vesiculares, muito dolorosas, por vezes acometendo lábios. As reativações se apresentam como herpes labial. Entretanto, em pacientes com deficiência imunológica grave, as lesões podem ser disseminadas, lembrando varicela. Nas crianças com problemas dermatológicos como dermatite atópica, queimaduras, uso prolongado de corticoide tópico, estes vírus podem se apresentar de uma maneira mais disseminada, levando ao quadro conhecido como eczema herpeticum ou erupção variceliforme de Kaposi, quando as lesões se apresentam como vesículas com base eritematosa, evoluindo para formação de crostas, que podem coalescer.

Diagnóstico laboratorial da Herpes Simples

Pode ser realizado através da cultura viral, do RT-PCR de material de raspado de lesão ou aspirado de vesícula. Considerando a sua alta sensibilidade, o RT-PCR deve ser o método de escolha, quando disponível. Também pode ser realizada coloração específica (Wright, Giemsa ou Papanicolau) para identificação de inclusões virais típicas, porém é uma técnica com menor sensibilidade, não diferenciando entre inclusões causadas pelo HSV e pelo VZV, além de demandar experiência do profissional que fizer a leitura da lâmina.

Na suspeita de complicação encefalite herpética, o padrão ouro é o RT-PCR para HSV em amostra de líquor. Para avaliação de suspeita de quadros disseminados, RT-PCR também pode ser realizado em outros materiais biológicos, como líquido amniótico, lavado broncoalveolar, aspirado de medula óssea, urina e tecido.

A detecção de anticorpos não é uma boa alternativa para o diagnóstico laboratorial, pois nem sempre há elevação de títulos de IgG entre a fase aguda e a de convalescença, e a detecção de anticorpos do tipo IgM pode ocorrer em momentos de reativação do vírus.

Tratamento: na criança imunocompetente o uso de aciclovir pode ser benéfico nos casos muito extensos e com comprometimento sistêmico.

Prevenção: cuidados higiênicos.

Exantema papular

Síndrome de Gianotti-Crosti

Também conhecida como acrodermatite papular da infância, é uma erupção inespecífica, primariamente associada à infecção pelo vírus da hepatite B. Ocorre em geral nas crianças entre dois e seis anos de idade, com aparecimento súbito de uma erupção monomórfica, eritemato-papular, não pruriginosa, com pápulas de 1 a 5 mm de diâmetro, com o topo achatado e que ocupa simetricamente face, nádegas e extremidades. As lesões permanecem por 15 a 20 dias e depois desaparecem, deixando uma descamação. Linfonodomegalia axilar e inguinal pode ser notada por dois a três meses durante o curso da doença, juntamente com uma hepatomegalia moderada. Nos casos relacionados com o vírus da hepatite B, as alterações de transaminases começam a aparecer de uma a duas semanas após o surgimento da dermatopatia. Outros agentes envolvidos nesta síndrome são os enterovírus, particularmente o *Coxsackie* A-16, vírus *Epstein-Barr*, o citomegalovírus, o vírus da hepatite A, o vírus parainfluenza e o estreptococo beta hemolítico do grupo A. Quando a síndrome é causada por estes outros agentes, eventualmente as lesões podem ser pruriginosas e papulovesiculares, e com a companhia de sintomas gerais como febre e mal-estar.

Exantema petequial

Febres hemorrágicas

A presença de exantema hemorrágica febril sempre acende um sinal de aviso, porquanto doenças graves podem estar presentes, como meningococcemia, febre maculosa brasileira e várias viroses, tais como dengue, chikungunya, febre amarela, zikavirose, ebola, febre de Marburg, febre de Lassa, dentre várias outras. Interessam para nós as quatro primeiras.

As arboviroses estão descritas em capítulo específico.

CONCLUSÃO

O diagnóstico oportuno das doenças exantemáticas imunopreveníveis permite acompanhar a disseminação delas, tornando possível uma abordagem coordenada para a saúde pública, a fim de melhorar as coberturas vacinais e reduzir as mortes e sequelas por doenças evitáveis por vacinas.

As doenças exantemáticas que podem levar a risco de vida, como a meningite meningocócica, febre maculosa, COVID-19, entre outras, necessitam de um reconhecimento precoce para o seu tratamento ser eficaz e evitar ao máximo as sequelas.

O diagnóstico laboratorial é fundamental nas apresentações clínicas não típicas de muitas das doenças exantemáticas, nos casos graves para direcionar a melhor terapêutica, e na vigilância epidemiológica em saúde pública.

EXAMES LABORATORIAIS UTILIZADOS NO DIAGNÓSTICO DE DOENÇAS EXANTEMÁTICAS

COVID-19: detecção qualitativa de SARS-CoV-2 por PCR	
Sinonímias	RT-PCR para COVID-19 RT-PCR para SARS-CoV-2 RT-PCR para novo coronavírus
Tipo de amostra	▪ Secreção respiratória: – Raspado de naso-orofaringe; – Aspirado de secreção traqueal; – Lavado brônquico; – Escarro. ▪ Saliva ▪ Líquor
Período recomendado para a coleta	Do primeiro ao oitavo dia de doença
Preparo do paciente	▪ Secreção respiratória: não é necessário preparo para este exame ▪ Líquor: seguir as recomendações para a realização do procedimento de coleta
Interferentes	-
Método	RT-PCR
Valor de referência	Não detectável

COVID-19: teste rápido antigênico para SARS-CoV-2	
Sinonímias	Antígeno para SARS-CoV-2 Teste rápido para COVID-19
Tipo de amostra	Raspado de naso-orofaringe
Período recomendado para a coleta	Do primeiro ao sétimo dia de doença
Preparo do paciente	Não é necessário preparo para este exame
Interferentes	-
Método	Imunocromatografia
Valor de referência	Não detectado

COVID-19: anticorpos IgM e IgG para SARS-CoV-2	
Sinonímias	Sorologia para COVID-19 Sorologia para SARS-CoV-2
Tipo de amostra	Sangue
Período recomendado para a coleta	A partir do oitavo dia dos sintomas
Preparo do paciente	Não é necessário preparo para este exame
Interferentes	-

(continua)

COVID-19: anticorpos IgM e IgG para SARS-CoV-2 *(continuação)*	
Método	Quimioluminescência
Valor de referência	Não reagente

COVID-19: teste rápido sorológico para SARS-CoV-2	
Sinonímias	Teste rápido de anticorpos para COVID-19
Tipo de amostra	Sangue
Período recomendado para a coleta	A partir do oitavo dia dos sintomas
Preparo do paciente	Não é necessário preparo para este exame
Interferentes	-
Método	Imunocromatografia
Valor de referência	Não reagente

Eritema infeccioso: detecção quantitativa de parvovírus B19 por PCR	
Sinonímias	PCR para Parvovírus B19 PCR para Eritrovírus B19 PCR para eritema infeccioso PCR para a quinta doença exantemática da infância
Tipo de amostra	▪ Sangue ▪ Medula óssea ▪ Líquido amniótico
Período recomendado para a coleta	A partir do início dos sintomas.
Preparo do paciente	▪ Sangue periférico: não é necessário preparo para este exame ▪ Medula óssea e líquido amniótico: seguir recomendações para a realização dos procedimentos invasivos de coleta
Interferentes	-
Método	RT-PCR
Valor de referência	Não detectado

Eritema infeccioso: anticorpos IgM e IgG para parvovírus B19	
Sinonímias	Anticorpos para Eritrovírus B19 Anticorpos para Parvovírus B19 Sorologia para Parvovírus B19 Sorologia para Eritrovírus B19 Sorologia para eritema infeccioso Sorologia para a quinta doença exantemática da infância
Tipo de amostra	Sangue
Período recomendado para a coleta	▪ IgM: a partir do surgimento do exantema ▪ IgG: a partir do sétimo dia da doença
Preparo do paciente	Não é necessário preparo para este exame.

(continua)

Eritema infeccioso: anticorpos IgM e IgG para parvovírus B19 *(continuação)*	
Interferentes	-
Método	Ensaio imunoenzimático
Valor de referência	Não reagente

Enterovírus: detecção qualitativa de enterovírus por PCR	
Sinonímias	RT-PCR para enterovírus PCR para enterovírus
Tipo de amostra	▪ Sangue ▪ Líquor ▪ Fezes ▪ Líquido pleural ▪ Líquido pericárdico
Período recomendado para a coleta	A partir do início dos sintomas
Preparo do paciente	▪ Sangue e fezes: não é necessário preparo para este exame ▪ Demais amostras: seguir as recomendações para a realização do procedimento de coleta
Interferentes	-
Método	RT-PCR
Valor de referência	Não detectável

Enterovírus: anticorpos IgM e IgG para enterovírus	
Sinonímias	Sorologia para enterovírus
Tipo de amostra	▪ Sangue ▪ Líquor
Período recomendado para a coleta	A partir do início dos sintomas
Preparo do paciente	▪ Sangue: não é necessário preparo para este exame ▪ Líquor: seguir as recomendações para a realização do procedimento de coleta
Interferentes	Pode haver reação cruzada entre diferentes enterovírus Infecção prévia: os anticorpos podem persistir por até quatro meses
Método	Fixação do complemento
Valor de referência	Não reagente

Enterovírus: anticorpos para Coxsackie B	
Sinonímias	Sorologia para Coxsackie Sorologia para Coxsackie B Sorologia para Coxsackie B1, B2, B3, B4, B5 e B6 Anticorpos neutralizantes para Coxsackie
Tipo de amostra	▪ Sangue ▪ Líquor

(continua)

Enterovírus: anticorpos para Coxsackie B *(continuação)*	
Período recomendado para a coleta	A partir do início dos sintomas.
Preparo do paciente	▪ Sangue: não é necessário preparo para este exame. ▪ Líquor: seguir as recomendações para a realização do procedimento de coleta
Interferentes	-
Método	Neutralização em cultura de células
Valor de referência	Não reagente

Enterovírus: anticorpos totais para echovírus	
Sinonímias	Sorologia para echovírus Painel sorológico para echovírus Anticorpos para echovírus
Tipo de amostra	▪ Sangue ▪ Líquor
Período recomendado para a coleta	A partir do início dos sintomas.
Preparo do paciente	▪ Sangue: não é necessário preparo para este exame ▪ Líquor: seguir as recomendações para a realização do procedimento de coleta
Interferentes	-
Método	Fixação de complemento.
Valor de referência	Não reagente

Febre maculosa: anticorpos IgM e IgG para riquétsias	
Sinonímias	Sorologia para riquétsias Sorologia para febre maculosa Sorologia para febre das montanhas rochosas Sorologia para doença do carrapato
Tipo de amostra	Sangue
Período recomendado para a coleta	A partir de sete a 10 dias do início dos sintomas. É recomendada a coleta de uma segunda amostra duas a três semanas após a primeira para observação do aumento de títulos de anticorpos IgG.
Preparo do paciente	Não é necessário preparo para este exame
Interferentes	IgM: pode ter reação cruzada com outras doenças, como dengue e leptospirose
Método	▪ Imunofluorescência ▪ Ensaio imunoenzimático
Valor de referência	Não reagente

Herpes simples: anticorpos IgM e IgG para herpes vírus 1 e 2	
Sinonímias	Sorologia para herpes simples
Tipo de amostra	▪ Sangue ▪ Líquor
Período recomendado para a coleta	A partir do início dos sintomas
Preparo do paciente	Líquor: seguir as recomendações para a realização do procedimento de coleta. Demais amostras: não é necessário preparo para este exame.
Interferentes	-
Método	▪ Ensaio imunoenzimático ▪ Imunofluorescência indireta
Valor de referência	Não reagente

Herpes simples: RT-PCR para herpes vírus 1 e 2	
Sinonímias	PCR para herpes simples
Tipo de amostra	▪ Sangue ▪ Raspado de lesão cutânea, ocular ou de mucosa ▪ Lavado broncoalveolar ▪ Líquido amniótico ▪ Aspirado de medula óssea
Período recomendado para a coleta	A partir do início dos sintomas
Preparo do paciente	Líquor, lavado broncoalveolar, líquido amniótico, aspirado de medula óssea: seguir as recomendações para a realização do procedimento de coleta. Demais amostras: Não é necessário preparo para este exame.
Interferentes	-
Método	RT-PCR
Valor de referência	< 10 cópias/mL: não detectável

Rubéola: detecção qualitativa do vírus da rubéola por PCR	
Sinonímias	PCR para rubéola Teste molecular para rubéola
Tipo de amostra	▪ Secreção respiratória (nasal, nasofaringe, orofaringe) ▪ Urina ▪ Líquor
Período recomendado para coleta	Até sete dias após o início do exantema.
Preparo do paciente	▪ Secreção respiratória: não é necessário preparo para este exame ▪ Urina: permanecer duas horas sem urinar antes da coleta ▪ Líquor: seguir as recomendações para a realização do procedimento de coleta
Interferentes	-
Método	RT-PCR
Valor de referência	Não detectado

Rubéola: anticorpos IgM e IgG para rubéola	
Sinonímias	IgM e IgG para rubéola Sorologia para rubéola
Tipo de amostra	Sangue
Período recomendado para a coleta	IgM: do 1º ao 30º dia do surgimento do exantema. IgG: a qualquer momento – para o diagnóstico de infecção aguda, coletar duas amostras com pelo menos 15 dias de intervalo
Preparo do paciente	Não é necessário preparo para este exame.
Interferentes	IgM: histórico de vacina contra rubéola entre oito dias e oito semanas antes da coleta; infecção pelo parvovírus B19, presença de anticorpos heterófilos ou fator reumatóide. IgG: histórico de vacina contra rubéola a qualquer momento. IgM e IgG: erros inatos da imunidade que comprometem a produção de anticorpos.
Método	Ensaio imunoenzimático Quimioluminescência
Valor de referência	Não reagente

Rubéola: avidez de IgG para rubéola	
Sinonímias	Afinidade de IgG para rubéola
Tipo de amostra	Sangue
Período recomendado para a coleta	Indicado no primeiro trimestre da gestação, quando houver dúvida sobre o momento da infecção prévia (IgM reagente no primeiro trimestre).
Preparo do paciente	Não é necessário preparo para este exame
Interferentes	-
Método	Ensaio imunoenzimático
Valor de referência	< 40%: baixa avidez (infecção há < 3 meses) 40 a 60%: inconclusivo > 60: alta avidez (infecção há > 3 meses)

Roséola infantil ou exantema súbito: detecção (qualitativa ou quantitativa) do herpes vírus tipo 6 por PCR	
Sinonímias	RT-PCR para herpes vírus tipo 6 PCR para herpes vírus tipo 6
Tipo de amostra	▪ Sangue (detecção quantitativa) ▪ Líquor (detecção qualitativa)
Período recomendado para a coleta	A partir do início dos sintomas
Preparo do paciente	▪ Sangue: não é necessário preparo para este exame. ▪ Líquor: seguir as recomendações para a realização do procedimento de coleta
Interferentes	-
Método	RT-PCR
Valor de referência	Sangue (detecção quantitativa): ▪ < 250 cópias/mL: não detectado Líquor (detecção qualitativa): ▪ Não detectado

Roséola infantil ou exantema súbito: detecção quantitativa do herpes vírus tipo 7	
Sinonímias	RT-PCR para herpes vírus tipo 7 PCR para herpes vírus tipo 7
Tipo de amostra	Sangue (detecção quantitativa)
Período recomendado para a coleta	A partir do início dos sintomas
Preparo do paciente	Não é necessário preparo para este exame
Interferentes	-
Método	RT-PCR
Valor de referência	< 500 cópias/mL: não detectado

Roséola infantil ou exantema súbito: anticorpos IgM e IgG para herpes vírus tipo 6	
Sinonímias	Sorologia para herpes vírus tipo 6 Sorologia para herpes 6 Sorologia para roséola Sorologia para exantema súbito
Tipo de amostra	Sangue
Período recomendado para a coleta	A partir do início dos sintomas.
Preparo do paciente	Não é necessário preparo para este exame
Interferentes	-
Método	Imunofluorescência
Valor de referência	Não reagente

Sarampo: detecção qualitativa do vírus do sarampo por PCR	
Sinonímias	PCR para sarampo Teste molecular para sarampo
Tipo de amostra	▪ Secreção respiratória (nasal, nasofaringe, orofaringe) ▪ Urina ▪ Líquor
Período recomendado para coleta	Até o terceiro dia do início do exantema.
Preparo do paciente	▪ Secreção respiratória: não é necessário preparo para este exame ▪ Urina: permanecer duas horas sem ir ao banheiro, antes da coleta ▪ Líquor: seguir as recomendações para a realização do procedimento de coleta
Interferentes	-
Método	RT-PCR
Valor de referência	Não detectado

Sarampo: anticorpos IgM e IgG para sarampo	
Sinonímias	IgM e IgG para sarampo Sorologia para sarampo
Tipo de amostra	Sangue
Período recomendado para a coleta	▪ IgM: do 1º ao 30º dia do surgimento do exantema. ▪ IgG: a qualquer momento – para o diagnóstico de infecção aguda, coletar duas amostras com pelo menos 15 dias de intervalo.
Preparo do paciente	Não é necessário preparo para este exame.
Interferentes	▪ IgM: histórico de vacina contra sarampo nas últimas seis semanas ▪ IgG: histórico de vacina contra sarampo a qualquer momento ▪ IgM e IgG: erros inatos da imunidade que comprometem a produção de anticorpos
Método	▪ Ensaio imunoenzimático ▪ Quimioluminescência
Valor de referência	Não reagente

Streptococcus pyogenes*: cultura para *Streptococcus pyogenes	
Sinonímias	Cultura para Streptococcus beta hemolítico do grupo A
Tipo de amostra	Raspado de orofaringe
Período recomendado para a coleta	A partir do início dos sintomas
Preparo do paciente	Recomenda-se jejum de duas horas para evitar vômitos durante a coleta
Interferentes	-
Método	Cultura
Valor de referência	Sem crescimento bacteriano

Streptococcus pyogenes*: teste rápido antigênico para *Streptococcus pyogenes	
Sinonímias	Prova rápida para Streptococcys pyogenes Teste rápido para Streptococcus beta hemolítico do grupo A
Tipo de amostra	Raspado de orofaringe
Período recomendado para a coleta	A partir o início dos sintomas
Preparo do paciente	Recomenda-se jejum de duas horas para evitar vômitos durante a coleta
Interferentes	-
Método	Imunocromatografia
Valor de referência	Não reagente

Vírus Epstein-Barr (mononucleose infecciosa): anticorpos IgM anti-VCA para o vírus Epstein-Barr	
Sinonímias	Sorologia anti-VCA para EBV Sorologia anti-VCA para mononucleose Anti-VCA
Tipo de amostra	Sangue
Período recomendado para a coleta	A partir do início dos sintomas
Preparo do paciente	Não é necessário preparo para este exame
Interferentes	-
Método	Imunofluorescência
Valor de referência	Não reagente

Vírus Epstein-Barr (mononucleose infecciosa): detecção qualitativa/quantitativa do vírus Epstein-Barr	
Sinonímias	RT-PCR para EBV PCR para mononucleose
Tipo de amostra	Sangue (detecção quantitativa)
Período recomendado para a coleta	A partir do início dos sintomas
Preparo do paciente	Não é necessário preparo para este exame
Interferentes	-
Método	RT-PCR
Valor de referência	< 300 cópias/mL: não detectado

Vírus Epstein-Barr (mononucleose infecciosa): anticorpos heterófilos	
Sinonímias	Sorologia para EBV Sorologia para mononucleose
Tipo de amostra	Sangue
Período recomendado para a coleta	A partir do início dos sintomas
Preparo do paciente	Não é necessário preparo para este exame
Interferentes	Baixa sensibilidade em crianças menores de quatro anos
Método	Aglutinação
Valor de referência	Não reagente

Varicela: RT-PCR para varicela	
Sinonímias	PCR para varicela PCR para catapora PCR para herpes zoster PCR para varicela zoster PCR para HZV

(continua)

Varicela: RT-PCR para varicela *(continuação)*	
Tipo de amostra	▪ Sangue ▪ Raspado de lesão cutânea ▪ Líquor
Período recomendado para a coleta	A partir do início dos sintomas
Preparo do paciente	Líquor: seguir as recomendações para a realização do procedimento de coleta. Demais amostras: não é necessário preparo para este exame.
Interferentes	-
Método	RT-PCR
Valor de referência	< 800 cópias/mL: não detectável

Varicela: anticorpos IgM e IgG para varicela	
Sinonímias	Sorologia para varicela Sorologia para catapora Sorologia para herpes zoster Sorologia para varicela zoster Sorologia para HZV
Tipo de amostra	Sangue
Período recomendado para a coleta	A partir do início dos sintomas Recomendada coleta de segunda amostra duas semanas após a primeira para observação do aumento de títulos de anticorpos IgG
Preparo do paciente	Não é necessário preparo para este exame
Interferentes	Histórico de vacinação contra varicela
Método	▪ Ensaio imunoenzimático ▪ Imunofluorescência indireta ▪ Aglutinação em látex
Valor de referência	Não reagente

BIBLIOGRAFIA RECOMENDADA

1. Boletim OMS, 12 nov. 2020.
2. Bennett JE, Dolin R, BLaser MJ, Mandell D. and Bennett's. Principles and Practice of Infectious Diseases. 9. ed. [S. l.]: Elsevier, 2019.
3. Cherry JD. Measles virus. In: Textbook of Pediatric Infectious Diseases, 6th ed, Feigin RD, Cherry JD, Demmler-Harrison GJ, et al (Eds), Saunders, Philadelphia. 2009. p.2427.
4. Centers for Disease Control and Prevention. Measles (Rubeola): Specimens for Detection of Measles RNA by RT–PCR or Virus Isolation. [Internet]. [Acesso em: 2015 fev. 11]. Disponível em: http://www.cdc.gov/measles/lab-tools/rt-pcr.html.
5. Chen SSP. Measles. Medscape. June 06, 2019.
6. Centers for Disease Control and Prevention. Measles (Rubeola). [Internet]. [Acesso em: 2015 jul. 08]. Disponível em: http://www.cdc.gov/measles/hcp/index.html.
7. Contopoulos-Ioannids D, Newman-Lindsay S, Chow C, et al. Mother to child transmission os Chikungunya virus: a systemic review and meta-analysis. PloS Ngle Trop Dis. 2018;12:e0006510.
8. COVID-19 Treatment guidelines, april, 2021 spaceial consideration in children.
9. Goodyear HM, Laidler PW, Price EH, et al. Acute infectious erythemas in children: a clinico-microbiological study. Br J Dermatol. 1991;124(5):433-8.
10. Goodman AB, Dziuban EJ, Powell K, et al. Characteristics of children aged <18 years with Zika virus disease acquired postnatally – US States, january 2015-July 2016. MMWR Morb Mortal Wkly Rep. 2016;65(39):1082-5.

11. Hendrixson DT, Newland JG. Zika virus infection in children. Infect Dis Clin North Am. 2018;32:215-24.
12. Hussey GD, Klein MN. A randomized, controlled trial of vitamin A in children with severe measles. J Med. 1990;323(3):160.
13. Ioanna A, Ramoutsaki HD, Kalmanti M. Management of childhood diseases in the Byzantine period: II – Exanthematic diseases Pediatrics International. 2002;44:338–40.
14. Kimberlin DW, Long SS, Brady MT, et al. American Academy of Pediatrics. Rubella. In: Red Book: 2018-2021. Report of the Committee on Infectious Diseases, 31st ed. 2018, p.705.
15. Kimberlin DW, Barnett ED, Lynfield R, Sawyer MH, eds. Red Book: 2021 Report of the Committee on Infectious Diseases. Itasca, IL: American Academy of Pediatrics: 2021.
16. Long SS, Prober CG, Fischer M. Principles and Practice of Pediatric Infectious Diseases. 5. ed. [S. l.]: Elsevier, 2017.
17. Marques HH, Sakane PT, Baldacci ER. In Infectologia Pediatrica, Manole, 2011;53-63.
18. Ministério da Saúde – Guia de Vigilância em Saúde, 2016.
19. Ministério da Saúde, 2021. Guia de vigilância em saúde, 5ª edição.
20. Ministério da Saúde, 2022. Guia de vigilância epidemiológica: emergência de saúde pública de importância nacional pela doença pelo coronavírus 2019, versão 4.
21. Programa nacional de vacinação – Ministério da Saúde, 2020.
22. World Health Organization. Measles vaccines: WHO position paper. Measles and Vitamin A. [Internet]. Acesso em: 2015 jul. 08]. Disponível em: http://www.who.int/wer/2009/wer8435.pdf#page=3.
23. Yamamoto M, Marques HH. Exantema: roteiro diagnóstico. Pediatria (São Paulo). 1998:10(3):105-15.

CONTEÚDO COMPLEMENTAR

Utilize o QR code abaixo para acessar as questões comentadas do capítulo (senha: medicinalaboratorial).

33

Arboviroses

Catarina Bueno
Vitória Paula Dias Cruz
Heloisa Helena de Sousa Marques
Nairo Massakazu Sumita

PONTOS-CHAVE DESTE CAPÍTULO

- Descrição das principais arboviroses que atualmente podem causar infecção e doença em crianças e adolescentes: dengue, zika, chikungunya e febre amarela.
- Ao fim do capítulo, há um quadro onde estão destacadas as manifestações clínicas e diagnóstico, proporcionando ao leitor uma síntese que poderá ser útil para determinar o seu diagnóstico diferencial.
- O diagnóstico laboratorial destas quatro arboviroses é abordado.

INTRODUÇÃO

A classificação "arbovírus" engloba todos aqueles que são transmitidos por artrópodes, ou seja, insetos e aracnídeos (como aranhas e carrapatos). Existem 545 espécies de arbovírus, sendo que 150 delas causam doenças em seres humanos.

Arbovírus são assim denominados devido à conjunção silábica de *arthopod-borne virus*. Essa categoria inclui o vírus da dengue, zika vírus, chikungunya e febre amarela. Na região norte do país é descrito também surtos pelos vírus Mayaro e Oropoche.

Apesar de arbovirose ser uma classificação utilizada para categorizar os mais diversos tipos de vírus, hoje a expressão tem sido mais comum para designar as doenças transmitidas pelo *Aedes aegypti*, como o zika vírus, febre chikungunya, dengue e febre amarela. A seguir serão apresentados os principais dados epidemiológicos, clínicos, diagnósticos e evolutivos de cada uma destas quatro doenças.

DENGUE

Doença de relevância mundial devido à potencial letalidade, elevada incidência e ampla distribuição geográfica, a dengue é uma arbovirose causada por um vírus constituído de RNA (DENGV), pertencente à família *Flaviviridae*, do gênero Flavivírus, do qual são conhecidos cinco sorotipos, e cuja fonte de infecção e reservatório é o ser humano.

Estima-se que ocorram, anualmente, de 50 a 100 milhões de infecções por dengue, e que cerca de 2,5 bilhões de pessoas vivam em áreas sob risco de transmissão da doença (Américas, África, Ásia e Pacífico). No Brasil, a primeira epidemia aconteceu em 1981, em Boa Vista-RR, causada pelos sorotipos 1 e 4; em 1986, ocorreram epidemias no Rio de Janeiro e em algumas capitais da região nordeste. Desde então, a dengue vem ocorrendo no país de forma continuada e, desde 2014, apresentou alterações epidemiológicas importantes, com destaque para o aumento do número de casos e hospitalizações, agravamento do processo de interiorização da transmissão, e a observação de casos graves a acometer pessoas em idades extremas (crianças e idosos).

A transmissão ocorre pela picada das fêmeas dos mosquitos do gênero *Aedes*, destacando-se o *Aedes aegypti*, mosquito de hábitos diurnos e vespertinos, como espécie mais importante na transmissão. As fêmeas do mosquito fazem a deposição de ovos em coleções de água parada, onde serão desenvolvidas suas larvas. Como o alcance de voo do mosquito é limitado a 200 metros dos locais de deposição dos ovos, a expansão geográfica da dengue ocorre em função do deslocamento de indivíduos infectados e do transporte passivo do mosquito e de seus ovos, que podem permanecer viáveis por até um ano.

Após ser inoculado no ser humano pela picada do mosquito, o período de incubação do vírus é de três a 15 dias, com média de 5 a 6 dias. A doença se manifesta principalmente por febre, náusea, vômitos, exantema, mialgias, artralgia, cefaleia, dor retro-orbital e petéquias, podendo ser observado prova do laço positiva. Em crianças menores de dois anos, deve-se atentar para manifestações inespecíficas como choro persistente, adinamia e irritabilidade, e toda criança proveniente de área com transmissão da doença e que se apresenta com quadro febril agudo, usualmente entre dois e sete dias, sem foco de infecção aparente, deve ser considerado caso suspeito de dengue.

A doença pode evoluir para casos graves, com hipotensão, choque, sangramentos graves e comprometimento importante de órgãos. Deve-se, portanto, atentar para os seguintes sinais de alarme: dor abdominal intensa e contínua, ou dor à palpação do abdome; vômitos persistentes; acúmulo de líquidos (ascite, derrame pleural, derrame pericárdico); sangramento de mucosas, letargia ou irritabilidade; hipotensão postural ou lipotímia; hepatomegalia acima de 2 cm; e aumento progressivo do hematócrito. Em geral, esses marcadores de gravidade são observados em concomitância com a diminuição da febre, e o período crítico para o seu surgimento é entre o terceiro e sétimo dia de doença.

Nos casos suspeitos, podemos solicitar exames inespecíficos, que nos auxiliam no manejo dos pacientes e exames específicos, para confirmação do diagnóstico.

Exames laboratoriais inespecíficos como hemograma, albumina sérica, transaminases, glicemia, ureia, creatinina, eletrólitos e coagulograma podem sugerir o diagnóstico, mas não o comprovar. Dentre esses se destaca o hemograma, no qual pode ser avaliada a presença de hemoconcentração e plaquetopenia; o leucograma é variável; observa-se frequentemente a presença de leucopenia, porém a leucocitose não afasta a doença.

A avaliação da fragilidade capilar, através da prova do laço, também não é específica, mas é importante por sugerir maior risco de extravasamento plasmático grave. Para realização, inicialmente verifica-se a pressão arterial do paciente e calcula-se o valor médio (pressão arterial sistólica + pressão arterial diastólica)/2. Em seguida, o manguito deve ser inflado novamente até o valor médio, e mantido por três minutos nas crianças, e cinco minutos nos adolescentes, ou até o aparecimento de petéquias ou equimoses. Em uma área de 2,5 cm, no local com a maior concentração de petéquias no antebraço do paciente, deve-se contar o número de petéquias. A prova será positiva se forem observadas 10 petéquias ou mais em crianças, e 20 ou mais em adolescentes. Em pessoas obesas ou durante o choque, a prova do laço é de difícil avaliação e pode ser negativa.

Os exames específicos de confirmação laboratorial são os de detecção viral e a sorologia. Para o primeiro caso, temos o antígeno NS1, isolamento viral, RT-PCR e imuno-histoquímica, que devem ser solicitados até o quinto dia do início dos sintomas. Se positivos, esses exames confirmam o caso; se negativos, deve ser realizada uma nova amostra para sorologia para confirmação ou descarte. A sorologia é a pesquisa de anticorpos contra o agente etiológico; o método de escolha é o *Enzyme-Linked Immunosorbent Assay* (ELISA), que deve ser solicitado a partir do sexto dia do início dos sintomas (Tabela 2). Não há tratamento específico para os casos de dengue. Devem ser implementadas medidas de suporte clínico através de sintomáticos e medidas de hidratação (oral ou venosa, conforme gravidade). É recomendado que anti-inflamatórios não esteróides sejam evitados, e o uso de ácido acetilsalicílico também não é recomendado, pelo risco de ocorrência de síndrome de Reye e hemorragias. Na presença de hemorragia, plaquetopenia ou coagulopatia, o uso de transfusão de concentrado de hemácias, plaquetas, plasma fresco, vitamina K e crioprecipitado deve ser considerado conforme avaliação clínica.

O controle da dengue pode ser feito prioritariamente através do combate ao vetor utilizando-se ações individuais e coletivas. A vacinação pode ser realizada com intuito de proteção de formas graves. Medidas de vigilância epidemiológica objetivam a detecção precoce de focos do vetor, de casos suspeitos e implementação de ações de controle. A educação em saúde também consiste em pilar importante do controle da doença, e a comunicação em massa através de orientações que contemplem os cuidados em relação à transmissão e especificações regionais possui grande alcance e eficácia, e deve ser estimulada.

ZIKA

Doença causada pelo vírus zika, um RNA vírus da família *Flaviviridae* (ZIKV), cuja estrutura é semelhante ao vírus da febre do Nilo Ocidental, da encefalite japonesa e da dengue. Transmitida pelo mosquito do gênero *Aedes*, seu período de incubação é de cerca de três a 14 dias após picada do mosquito. Os primatas humanos e não humanos são os principais reservatórios do vírus, e a transmissão entre pessoas por intermédio de vetor pode ocorrer em surtos.

A transmissão intrauterina durante a gestação e seus impactos no feto são bem estabelecidos. Até o momento não há comprovação sobre a transmissão por aleitamento, mas recomenda-se que, em caso de infecção aguda durante a amamentação, a suspensão do aleitamento deverá ser considerada, devido à existência de risco teórico.

Outra forma de transmissão do vírus zika é a sexual. Os casos reportados estavam associados a homens que se encontravam sintomáticos durante, ou pouco antes do início ou pouco depois da remissão do quadro, padrão observado em diversos países associado ao isolamento do vírus no sêmen, portanto também possibilitando a transmissão por sexo oral. Dessa forma, em caso de infecção do parceiro, é recomendado que seja evitada relação sexual desprotegida pelos próximos dois meses e, caso a suspeita apareça durante a gestação, a recomendação é de usar método de barreira de proteção até o parto. A contaminação transfusional parece ser possível, com identificação de vírus zika em doadores assintomáticos durante o surto no Brasil.

Em 1947 o vírus foi identificado pela primeira vez na floresta Zika, localizada em Uganda, detectado em macacos durante monitoramento para febre amarela. No Brasil, em 2015 o vírus foi identificado pela primeira vez e marcado por uma epidemia até 2016.

O surgimento do surto no nordeste do Brasil foi marcado por quadros graves de Guillain-Barré e más-formações do sistema nervoso central em recém-nascidos, com destaque para microcefalia. Após o surto de 2016 os casos diminuíram muito. Os principais sintomas são: febre baixa, erupções cutâneas (principalmente exantema maculopapular), cefaleia, artralgia, mal-estar geral e conjuntivite não purulenta. Os sintomas surgem em cerca de 25% dos infectados, em geral são leves e permanecem de dois a sete dias, podendo-se confundir com a dengue. Formas graves são atípicas. Em 2015, um óbito foi identificado pela primeira vez.

Apesar dos sintomas clínicos serem leves, a infecção congênita pode levar à morte fetal, insuficiência placentária, restrição do crescimento intrauterino e lesões no sistema nervoso central, com predomínio de microcefalia. O maior risco de desenvolvimento da microcefalia está associado à infecção materna no primeiro trimestre e início do segundo trimestre.

O diagnóstico é baseado em clínica e epidemiologia (região onde mora e viagens). Exames confirmatórios podem auxiliar, entre eles o RT-PCR no sangue ou na urina, entre três e cinco dias do início dos sintomas e na presença deles, e os testes sorológicos após o quinto dia.

O tratamento é sintomático, com hidratação e repouso, sem medicações específicas e vacinas até o momento. É recomendado evitar o uso de ácido acetilsalicílico e outros anti-inflamatórios não hormonais (AINEs), até que a dengue seja descartada.

A prevenção é fundamental para o controle da doença, incluindo medidas para controle da população de mosquitos e evitar picadas dos insetos. Tais atitudes contemplarão a prevenção de outras arboviroses simultaneamente, além dos cuidados associados à prevenção dos quadros congênitos, como descritos anteriormente.

Em 2016 foi lançado o Protocolo de Vigilância em resposta à ocorrência de microcefalia e/ou alterações do sistema nervoso central com um conjunto de orientações para notificação, investigação e conclusão dos casos. Até o momento não há vacinas para o Zika, mas estudos estão em andamento.

CHIKUNGUNYA

A Febre de chikungunya é uma doença que tem origem no sudeste da Ásia e em algumas regiões da costa leste da África. A doença é causada pelo vírus Chikungunya (CHIKV), que pode ser transmitido aos seres humanos através da picada do mosquito *Aedes aegypti* (vetor da dengue) e também pelo *Aedes albopictus*. Existem relatos raros de contágio interpessoal por transfusão sanguínea ou transmissão vertical. O período de incubação varia entre um a 12 dias, com média de três a sete dias.

A palavra "chikungunya" tem origem no Swahili, um dos idiomas oficiais da Tanzânia, onde foi documentada em 1952 a primeira epidemia da doença, e significa "aqueles que se dobram", com referência à postura curvada dos pacientes que eram atendidos no contexto da epidemia.

Os primeiros casos autóctones no Brasil foram registrados no ano de 2014, e as maiores taxas de incidência foram apresentadas pelas regiões nordeste e sudeste. A incidência vinha crescendo anualmente até que, a partir de 2017, tem sido observada uma queda no número dos casos.

O quadro clínico agudo dura entre três e dez dias e se assemelha ao da dengue, porém geralmente é menos grave, com presença de febre, que pode ser intermitente, contínua ou bifásica, cefaleia, mialgia, náusea, vômitos, exantema, conjuntivite e poliartralgia intensa de predomínio distal, simétrico e com acometimento de grandes e pequenas articulações. Há também relato de úlceras orais, dermatites, lesões cutâneas semelhantes a eritema nodoso, dermatose vesicobolhosa ou hiperpigmentação fotossensível. Podem ocorrer manifestações atípicas como síndrome de Guillain-Barré, convulsões, encefalopatia, retinite, uveíte, neurite óptica, miocardite, pericardite, arritmias, insuficiência cardíaca, instabilidade hemodinâmica, nefrite e insuficiência renal aguda. Os sintomas em crianças se apresentam de forma mais intensa que em adultos. Idosos e pacientes com comorbidades, como anemia falciforme, talassemia, doenças reumatológicas e cardiovasculares, também são mais predispostos à apresentação de formas graves, e apresentam maior risco de evoluir para óbito.

Após dez dias de doença, os pacientes geralmente apresentam melhora no estado geral e na dor articular, alguns podem desenvolver doença subaguda ou crônica, recidiva dos sintomas, em especial da artralgia, que pode ser persistente e acometer também articulações cervicais, temporomandibulares, esternoclaviculares, lombossacra e sacroilíaca. Pode ser observada tenossinovite hipertrófica em punhos e tornozelos, bursite, dor neuropática, síndrome do túnel do carpo, limitação de movimento e deformidades, uma vez que alguns pacientes podem evoluir com artropatia destrutiva. Os principais fatores de risco para a cronificação são maior intensidade do acometimento articular na fase aguda, sexo feminino e artropatia preexistente. Nas fases subaguda e crônica outras manifestações como fadiga, déficit de memória ou atenção, alteração do humor e depressão podem ser observados.

Óbitos são raros e o paciente fica imune a uma nova infecção pelo vírus. Apesar da baixa letalidade, a febre de chikungunya apresenta uma alta morbidade devido aos sintomas acima citados, com redução da qualidade de vida e produtividade em pacientes cronicamente acometidos.

As alterações laboratoriais de chikungunya, durante a fase aguda, são inespecíficas. Leucopenia com linfopenia é o achado mais frequentemente observado e pode haver também plaquetopenia, aumento de velocidade de hemossedimentação (VHS) e de proteína C-reativa (PCR), elevação de transaminases, creatinina e creatinofosfoquinase (CPK).

A confirmação diagnóstica laboratorial é feita através de isolamento viral positivo, detecção de RNA viral por RT-PCR e detecção de IgM em uma única amostra de soro coletada durante a fase aguda, ou de convalescença ou detecção de soroconversão nos títulos de IgG nos testes sorológicos (ELISA ou teste de inibição da hemaglutinação – IH).

Devido à semelhança entre alguns sintomas de dengue, zika e chikungunya, em caso de suspeita principal de chikungunya é recomendado iniciar a testagem para essa doença por meio de provas diretas, e se não detectável, testar para dengue e depois para zika (Tabela 1).

O tratamento dos sintomas agudos deve ser de analgesia e suporte às descompensações clínicas causadas pela doença. É recomendado que anti-inflamatórios não esteroides e ácido acetilsalicílico sejam evitados, devido à possibilidade de diagnóstico diferencial com dengue. Pode ser necessária terapia com opióides e corticosteroides, além da associação com terapia não farmacológica como fisioterapia, crioterapia e exercícios de intensidade leve

TABELA 1 Sinais e sintomas das arboviroses: dengue, zika e chikungunya

Sinais e sintomas	Dengue	Zika	Chikungunya
Febre	>38°C por 4-7 dias	≤38°C por 1-2 dias	>38°C por 2-3 dias
Rash cutâneo	A partir do 4° dia em 30 a 50% dos casos	A partir do 1° ou 2° dia em 90-100% dos casos	Entre 2 e 5 dias em 50% dos casos
Mialgia (frequência)	+++	++	+
Artralgia (frequência)	+	++	+++
Intensidade da dor	Leve	Leve/Moderada	Moderada/Intensa
Edema de articulação	Raro	Frequente e de leve intensidade	Frequente e de moderada a intensa
Conjuntivite	Raro	50-90% dos casos	30%
Cefaleia	+++	++	++
Hipertrofia ganglionar	+	+++	++
Discrasia hemorrágica	++	Ausente	+
Risco de morte	+++	+	++
Acometimento neurológico	+	+++	++
Leucopenia	+++	+++	+++
Linfopenia	Incomum	Incomum	Frequente
Trombocitopenia	+++	Ausente (raro)	++

Adaptado de Brito e Cordeiro, 2016.

a moderada deve ser estimulada. Nos quadros crônicos, podem ser utilizados corticoides sistêmicos, hidroxicloroquina, metotrexate, sulfassalazina, e antidepressivos.

Até o momento, não há tratamento antiviral específico para a doença. A prevenção deve ser feita através do controle do vetor, de forma semelhante à da dengue.

FEBRE AMARELA

Doença cujo agente etiológico é um vírus RNA, do gênero *Flavivírus*, da família *Flaviridade*. A febre amarela possui um ciclo silvestre e um ciclo urbano; no ciclo silvestre os principais vetores e reservatórios são os mosquitos silvestres arbóreos (gêneros: *Haemagogus e Sabethes)*, e os primatas não-humanos (PNH) são os hospedeiros naturais; o ciclo urbano é composto pelo *Aedes aegypti* como principal vetor e reservatório e o homem como hospedeiro, sendo que a união desses dois ciclos ocorre através da presença do homem não imunizado em área de mata.

A partir da infecção, a viremia no sangue se inicia cerca de 24 a 48 horas prévias ao surgimento dos sintomas, e permanece até três a cinco dias após. Seu período de incubação varia entre três a seis dias após a picada do mosquito fêmea infectado, mas pode-se estender por cerca de 10 a 15 dias, sendo que no mosquito este período corresponde a cerca de nove a 12 dias, mantendo-se por toda vida.

A febre amarela possui padrão sazonal, com a maior parte dos casos ocorrendo entre dezembro e maio. Seus surtos ocorrem com irregular periodicidade, extrapolando os limites de área endêmica, associados a fatores ambientais que favorecem a transmissão, como as elevadas temperaturas e chuvas, alta densidade de vetores e hospedeiros primários, indivíduos suscetíveis e baixa cobertura vacinal.

No mundo, o ciclo silvestre é endêmico apenas nas regiões tropicais dos continentes americano e africano. Os surtos nessas áreas apresentam-se no intervalo de três a sete anos, alternados por períodos com menor número de casos, portanto não apresenta um aspecto cíclico. A partir do programa de erradicação do *Aedes aegypti*, o Brasil eliminou a forma urbana, o que levou ao certificado de livre do mosquito em 1957.

Desde 1942, não há registro no Brasil da transmissão via ciclo urbano da febre amarela, sendo que os casos confirmados a partir de então foram resultado de transmissão silvestre. Os focos endêmicos até 1999 estavam situados nos estados das regiões norte, centro-oeste e área pré-amazônica do Maranhão, com registros esporádicos na parte oeste de Minas Gerais.

Desde julho de 2014, a doença voltou a ser endêmica em áreas extra-amazônicas e entre 2017 e 2018, período em que foi registrado um dos mais expressivos eventos da doença, a dispersão alcançou costa leste – região de bioma Mata Atlântica, região com ampla diversidade de primatas e potenciais vetores, onde o vírus não era identificado há décadas. Devido a tal demonstração de potencial de dispersão em áreas sem histórico, a Secretaria de Vigilância em Saúde iniciou o monitoramento sazonal, com boletins semanais de casos humanos e epizootias.

Desde o fim de 2020 mais uma vez a FA vem emergindo, com avanço para áreas da região sul e novamente acometendo o centro-oeste, sendo a última com linhagem diferente da encontrada em 2014.

Em relação ao espectro clínico, cerca de metade dos infectados são assintomáticos.

Quando presentes as manifestações podem incluir: febre alta e contínua, calafrios, cansaço, cefaleia, mialgia, inapetência, náuseas e vômitos por dois a quatro dias, presentes em cerca de 20 a 30% dos casos.

A forma mais grave corresponde a cerca de 15%, podendo alcançar até 60% nas epidemias, é rara e pode surgir em até dois dias após um período de remissão dos sintomas iniciais. O infectado pode apresentar insuficiência hepática e renal, icterícia, manifestações hemorrágicas (principalmente em trato gastrointestinal) e choque. Em torno de 20% a 50% das pessoas que adquirem a forma grave da doença, podem evoluir para óbito.

O diagnóstico de febre amarela não é simples, principalmente no início, onde o quadro clínico é inespecífico semelhante às doenças de maior prevalência e incidência no Brasil (dengue, malária, influenza e mononucleose infecciosa). Já no quadro grave as possibilidades reduzem, mas podem ser confundidas com outras febres hemorrágicas, infecções por outros flavivírus e intoxicações. Exames inespecíficos podem auxiliar na identificação de formas graves: hemograma, transaminases (TGO/TGP), bilirrubinas, uréia e creatinina, coagulograma, e proteína urinária.

Exames para diagnóstico específico incluem detecção direta do vírus em amostras clínicas (sangue/tecido), por RT-PCR ou Isolamento Viral que podem detectar o vírus no sangue em estágios iniciais até o quinto dia dos sintomas ou no tecido – até 24 horas após óbito, ou indireta pela detecção de anticorpos por Sorologia (ELISA e PRNT) em fase mais tardia, coletado após o quinto dia. Métodos histopatológicos e de imuno-histoquímica também podem ser utilizados para pesquisa de antígenos em fragmentos (Tabela 2).

O tratamento se baseia no uso de sintomáticos, os quadros leves a moderados podem fazer o seguimento ambulatorial. Não há drogas específicas, apenas a assistência, repouso, reposição hídrica e, em casos de sangramento, reposição sanguínea. Os pacientes com formas graves devem ser tratados em Unidade de Terapia Intensiva, para tentar a redução de óbitos.

Devido seu ciclo e a impossibilidade de transmissão pessoa-pessoa, a prevenção é realizada através do controle dos mosquitos, assim como nas outras patologias que possuem ciclos dependentes desses vetores.

Inúmeras campanhas são feitas rotineiramente para controle da disseminação do *Aedes aegypti*, com foco principalmente na eliminação de criadouros, os recipientes com água limpa parada nos domicílios e arredores. Tais vasilhames são ambientes ideais para os mosquitos colocarem seus ovos, de onde provêm as larvas que se desenvolverão na água e evoluirão para novos mosquitos.

Além das medidas acima, o uso de inseticida em casos de epidemia é importante para eliminação dos mosquitos, e independente disso, as ações de prevenção individual devem ser sempre recomendadas, como o uso de repelente, mosquiteiros, roupas que cubram o corpo todo, incluindo a vacinação para quem mora ou vai viajar para áreas endêmicas, com a indicação apenas uma dose para toda vida desde 2017, para os maiores de cinco anos de idade, tanto pelo Programa Nacional de Imunização (PNI) quanto pela Organização Mundial de Saúde (OMS).

Outra medida fundamental para controle da doença é a notificação compulsória imediata, onde todo caso suspeito (morte de primatas não humanos e humanos sintomáticos) deve ser notificado até

24 horas após a suspeita. Todas as medidas de controle e monitorização da doença aplicadas no Brasil fazem parte de um documento da OMS com metas internacionais para controle das epidemias de FA (Eliminate Yellow Fever Epidemics (EYE) 2017-2026), com objetivo de impedir a disseminação em áreas urbanas.

TABELA 2 Diagnóstico diferencial das arboviroses: febre amarela, dengue, zika e chikungunya

Doença	Período de incubação	Clínica	Exames Inespecíficos	Exames específicos
Dengue	3 a 15 dias	Febre, náusea, vômitos, exantema, mialgias, artralgia, cefaleia, dor retro-orbital, petéquias, hipotensão, choque, sangramentos.	Leucopenia, plaquetopenia, aumento do hematócrito, prova do laço positiva.	Antígeno NS1, isolamento viral, RT-PCR e inmunohistoquímica, que devem ser solicitados até o 5º dia do início dos sintomas. Sorologia (ELISA) a partir do 6º dia.
Zika	3 a 14 dias	Febre baixa, erupções cutâneas, cefaléia, artralgia, mal-estar geral e conjuntivite não purulenta.	Leucopenia, sem outras características.	RT-PCR no sangue ou na urina, entre 3 e 5 dias do início dos sintomas Sorologia (ELISA) a partir do 6º dia.
Chikungunya	1 a 12 dias	Febre, cefaleia, mialgia, náusea, vômitos, exantema, conjuntivite e poliartralgia intensa de predomínio distal. Manifestações atípicas. Pode evoluir para cronificação.	Leucopenia com linfopenia, plaquetopenia, elevação de VHS, PCR, transaminases, creatinina e CPK.	Isolamento viral e RT -PCR; detecção de IgM durante a fase aguda ou de convalescença ou detecção de soroconversão nos títulos de IgG nos testes sorológicos (ELISA ou IH).
Febre Amarela	3 a 6 dias	Hemorragia profusa em múltiplos órgãos, encefalopatia.	Leucopenia com neutropenia e linfocitose, plaquetopenia, aumento de transaminases, bilirrubinas, fosfatase alcalina, uréia e creatinina.	Isolamento viral, imuno-histoquímica e RT-PCR até o 5º dia do início dos sintomas. Sorologia (ELISA e PRNT) a partir do 6º dia.

CONCLUSÃO

No Brasil, os arbovírus de maior circulação são os da dengue, chikungunya, febre amarela e zika. A cocirculação desses vírus é frequente, podendo levar a viremias mais intensas e/ou a manifestações imunológicas como as doenças autoimunes, e a síndrome de Guillain-Barré.

As manifestações clínicas das infecções pelos arbovírus vão desde a doença febril leve às síndromes febris mais graves, como neurológicas, articulares e hemorrágicas.

No combate às arboviroses há necessidade de políticas públicas e intervenções de amplo espectro, com toda a sociedade. É necessário, também, incrementar na área da saúde, a prevenção das arboviroses, melhorar o seu diagnóstico e o tratamento.

EXAMES LABORATORIAIS UTILIZADOS EM ARBOVIROSE

Chikungunya, Detecção do RNA por RT-PCR	
Sinonímia	RT-PCR para vírus chikungunya
Tipos de amostra	Plasma EDTA
Preparo do paciente	Jejum não necessário
Interferentes	------
Informações úteis	A carga viral na fase aguda da febre do chikungunya atinge o pico por volta de cinco dias após o início dos sintomas. Assim, a detecção do vírus por reação em cadeia da polimerase em tempo real (RT-PCR) tem alta sensibilidade desde o início da sintomatologia até por volta do décimo dia. Após 10 dias recomenda-se a utilização de testes sorológicos para o diagnóstico.
Método	Reação em cadeia da polimerase em tempo real (RT-PCR)
Valor de referência	Negativo

Chikungunya, IgG e IgM	
Sinonímia	Sorologia para Chikungunya
Tipos de amostra	Soro
Preparo do paciente	Jejum não necessário
Interferentes	Hemólise Lipemia Icterícia

(continua)

Chikungunya, IgG e IgM *(continuação)*	
Informações úteis	IgG e IgM negativos: A sorologia não indica exposição ao vírus chikungunya. Recomenda-se a repetição em cinco a 10 dias se a suspeita clínica persistir. IgG e IgM positivos: Sugere infecção recente ou passada. Os anticorpos da classe IgM para o vírus chikungunya podem permanecer detectáveis por três a quatro meses após a infecção. IgG negativo e IgM positivo: Sugere infecção recente. Recomenda-se repetir o teste em cinco a 10 dias para verificar a soroconversão do IgG. IgG positivo e IgM negativo: Sugere infecção passada. IgG e/ou IgM em nível limítrofe (borderline) Repetir o exame em 10 a 14 dias.
Método	Imunoenzimático
Valor de referência	IgG: Negativo IgM: Negativo

Dengue, IgG e IgM	
Sinonímia	Sorologia para dengue IgG e IgM
Tipos de amostra	Soro
Preparo do paciente	Jejum não necessário
Interferentes	Hemólise Lipemia Icterícia
Informações úteis	Os anticorpos da classe IgM são detectados depois de três a sete dias do início dos sintomas. Antes deste período podem ser observados resultados falsos negativos. Na reinfecção por outro sorotipo de vírus, a sensibilidade diagnóstica do anticorpo IgM é inferior à observada na primeira infecção. Os anticorpos da classe IgG são detectáveis 3 semanas após a exposição ao vírus. A presença do anticorpo IgG isoladamente indica infecção aguda ou pregressa.
Método	Imunoenzimático
Valores de referência	IgG: Negativo IgM: Negativo

Dengue, Antígeno NS1	
Sinonímia	Detecção de antígeno NS1
Tipos de amostra	Soro
Preparo do paciente	Jejum não necessário
Interferentes	Hemólise Lipemia Icterícia

(continua)

Dengue, Antígeno NS1 *(continuação)*	
Informações úteis	O antígeno NS1 é uma glicoproteína presente no soro de pacientes infectados pelo vírus da dengue. O antígeno NS1 é detectável dentro de um a dois dias após a infecção, e até nove dias após o início dos sintomas. O antígeno NS1 pode também ser detectado numa segunda infecção pelo vírus da dengue, mas por um período de tempo mais curto de um a quatro dias após o início dos sintomas.
Método	Imunoenzimático
Valor de referência	Negativo

Febre amarela, IgG e IgM	
Sinonímia	Sorologia para febre amarela
Tipos de amostra	Soro
Preparo do paciente	Jejum não necessário
Interferentes	------
Informações úteis	Os anticorpos da classe IgM contra o vírus da febre amarela podem ser detectados cinco dias após o início dos sintomas e sete para IgG. Na primeira semana de doença, o exame recomendado para o diagnóstico é a reação em cadeia da polimerase em tempo real (RT-PCR). Na suspeita da infecção, a presença de IgM e a soroconversão de IgG confirmam o diagnóstico. A presença isolada de IgG indica infecção ou vacinação pregressas.
Método	Imunofluorescência indireta.
Valor de referência (vide nota do autor)	IgG: Não reagente: Inferior a 1/100 Reagente: Igual ou superior a 1/100 IgM: Não reagente: Inferior a 1/10 Reagente: Igual ou superior a 1/10

Febre amarela, Detecção do RNA por RT-PCR	
Sinonímia	RT-PCR para vírus da febre amarela
Tipos de amostra	Plasma EDTA
Preparo do paciente	Jejum não necessário
Interferentes	------
Informações úteis	Na febre amarela a viremia pode ser detectada por cinco a 10 dias após o início dos sintomas, enquanto a produção de anticorpos se inicia a partir do quinto dia. Na primeira semana de doença, portanto, o teste recomendado para o diagnóstico é exame de RT-PCR, enquanto a pesquisa de anticorpos é útil a partir da segunda semana.
Método	Reação em cadeia da polimerase em tempo real (RT-PCR)
Valor de referência	Negativo

Zika, IgG e IgM	
Sinonímia	Sorologia para Zika IgG e IgM
Tipos de amostra	Soro
Preparo do paciente	Jejum não necessário
Interferentes	Hemólise Lipemia Icterícia
Informações úteis	Os anticorpos da classe IgM podem ser detectáveis 3 dias após o início dos sintomas. No entanto, de forma isolada não confirma o diagnóstico. Resultados falsos positivos podem ocorrer em pacientes com outras infecções atuais ou anteriores por flavivírus (por exemplo, vírus da dengue). Para pacientes com menos de sete dias de sintomas ou última possível exposição ao vírus zika, a reação em cadeia da polimerase em tempo real (RT-PCR) para zika no soro ou na urina é recomendada. Um resultado positivo de RT-PCR em qualquer uma das amostras é confirmatório para a infecção nesse caso. A confirmação pode também ser realizada através da pesquisa dos anticorpos da classe IgG, 7 dias após o início dos sintomas. No entanto, a semelhança dos anticorpos IgM, a detecção isolada de IgG pode também ser decorrente de reatividade cruzada com outros flavivirus.
Método	Imunoenzimático
Valor de referência	IgG: Negativo IgM: Negativo

Zika, Detecção do RNA por RT-PCR	
Sinonímia	RT-PCR para vírus zika
Tipos de amostra	Usual: Plasma EDTA Alternativo: Urina amostra isolada (segundo jato)
Preparo do paciente	Jejum não necessário
Interferentes	------
Informações úteis	Para pacientes com menos de sete dias de sintomas ou última possível exposição ao vírus, a reação em cadeia da polimerase em tempo real (RT-PCR) para zika no soro ou na urina é recomendada. Um resultado positivo de RT-PCR em qualquer uma das amostras é confirmatório para a infecção. Idealmente o material clínico deve ser plasma (até sete dias), mas a pesquisa pode também ser feita na urina), em que a excreção viral é mais prolongada (até 20 dias).
Método	Reação em cadeia da polimerase em tempo real (RT-PCR)
Valor de referência	Negativo

Nota do autor: os valores de referência apresentados para cada parâmetro laboratorial são específicos para o método descrito no texto. Os valores de referência podem apresentar variações conforme a metodologia e o tipo de reagente utilizado na análise, e devem ser consultados no laudo do exame.

Exames	Descrito em:
Albumina	Capítulo 42: Aspectos laboratoriais em nefrologia
Bilirrubinas totais e frações	Capítulo 17: Hipoglicemia na infância
Coagulograma	Capítulo 25: Defeitos qualitativos das plaquetas
Eletrólitos (Na/K)	Capítulo 42:. Aspectos laboratoriais em nefrologia
Enzimas hepáticas (TGO, TGP, FA)	Capítulo 66: Avaliação funcional do fígado e hepatites
Função renal (U+C)	Capítulo 42: Aspectos laboratoriais em nefrologia
Glicemia	Capítulo 14: Diabetes mellitus na criança e no adolescente
Hemograma	Capítulo 42: Aspectos laboratoriais em nefrologia
Proteína C Reativa	Capítulo 42: Aspectos laboratoriais em nefrologia
Urina tipo 1	Capítulo 42: Aspectos laboratoriais em nefrologia

BIBLIOGRAFIA RECOMENDADA

1. Amraoui F, Pain A, Piorkowski G, Vazeille M, Couto-Lima D, de Lamballerie X, Lourenço-de-Oliveira R, Failloux AB. Experimental Adaptation of the Yellow Fever Virus to the Mosquito Aedes albopictus and Potential risk of urban epidemics in Brazil, South America. Sci Rep. 2018 Sep;25;8(1):14337.
2. Chippaux JP, Chippaux A. Yellow fever in Africa and the Americas: a historical and epidemiological perspective. J Venom Anim Toxins Incl Trop Dis. 2018 Aug;25;24:20.
3. Donalisio MR, Freitas ARR, Zuben APBV. Arboviruses emerging in Brazil: challenges for clinic and implications for public health. Rev Saude Publica. 2017 Apr;10;51:30.
4. Eliminate Yellow fever Epidemics (EYE): a global strategy, 2017–2026. Wkly Epidemiol Rec. 2017 Apr;21;92(16):193-204.
5. Hirayama T, Mizuno Y, Takeshita N, Kotaki A, Tajima S, Omatsu T, Sano K, Kurane I, Takasaki T. Detection of dengue virus genome in urine by real-time reverse transcriptase PCR: a laboratory diagnostic method useful after disappearance of the genome in serum. J Clin Microbiol. 2012 Jun;50(6):2047-52.
6. Jayachandran B, Chanda K, Balamurali MM. Overview of Pathogenesis, Diagnostics, and Therapeutics of Infectious Diseases: Dengue and Zika. ACS Omega. 2021 Aug;26;6(35):22487-22496.
7. Okeoma, Chioma M. Chikungunya Virus : Advances in Biology, Pathogenesis, and Treatment. Cham: Springer, 2016.
8. Secretaria de Vigilância em Saúde (SVS). Boletim Epidemiológico. Monitoramento dos casos de arboviroses urbanas transmitidas pelo Aedes (dengue, chikungunya e Zika), Semanas Epidemiológicas 1 a 33. 2021.
9. Shankar A, Patil AA, Skariyachan S. Recent Perspectives on Genome, Transmission, Clinical Manifestation, Diagnosis, Therapeutic Strategies, Vaccine Developments, and Challenges of Zika Virus Research. Front Microbiol. 2017 Sep;14;8:1761.
10. Yactayo S, Staples JE, Millot V, Cibrelus L, Ramon-Pardo P. Epidemiology of Chikungunya in the Americas. J Infect Dis. 2016 Dec;15;214(suppl 5):S441-S445.
11. Divisão de laboratório central do Hospital das Clínicas da Faculdade de Medicina da Universidade de São Paulo. Manual de Exames. [internet] [acesso em: 2022 jun. 12]. Disponível em: https://patologiaclinica.hc.fm.usp.br.
12. Fleury medicina e saúde. Manual de Exames. [internet] [acesso em: 2022 jun. 12]. Disponível em: https://www.fleury.com.br/medico/exames.
13. Mayo clinic laboratories. Test Catalog. [internet] [acesso em: 2022 jun. 12]. Disponível em: https://www.mayocliniclabs.com/test-catalog/index.html.

CONTEÚDO COMPLEMENTAR

Utilize o QR code abaixo para acessar as questões comentadas do capítulo (senha: **medicinalaboratorial**).

34

Síndrome da mononucleose infecciosa

Camila Sanson Yoshino de Paula
Olivia Mari Matsuo
Millena Carvalho Catharino
Vera Aparecida dos Santos
Flávio Ferraz de Paes e Alcantara
Maria Isabel de Moraes Pinto

PONTOS-CHAVE DESTE CAPÍTULO

- A mononucleose infecciosa é uma síndrome clínica caracterizada por febre, linfadenopatia e faringite.
- Laboratorialmente, há linfocitose atípica (>1.000/mm^3 e/ou >10%) e elevação de enzimas hepáticas.
- O agente etiológico mais comum é o vírus Epstein-Barr.
- Pode ser causada também pelo citomegalovírus, *Toxoplasma gondii*, vírus da imunodeficiência humana, sífilis (fase secundária), hepatite B aguda, adenovírus, rubéola, herpes simples, herpes-vírus 6 e 7.

INTRODUÇÃO

A mononucleose infecciosa é uma síndrome clínica caracterizada por febre, linfadenopatia e faringite. Além da tríade clássica, pode se apresentar com fadiga intensa, exantema, hepatomegalia e/ou esplenomegalia. Laboratorialmente, há leucocitose, aumento de células mononucleares com linfocitose atípica (> 1.000/mm^3 e/ou > 10%) e elevação das enzimas hepáticas. É uma doença aguda, benigna e autolimitada, que acomete principalmente adolescentes e jovens adultos. A causa mais comumente associada é a infecção pelo vírus Epstein-Barr (EBV), mas também pode ser causada por outros agentes infecciosos, como citomegalovírus (CMV), *Toxoplasma gondii*, vírus da imunodeficiência humana (HIV), sífilis (fase secundária), hepatite B aguda, adenovírus, rubéola, herpes simples, herpes-vírus humano tipos 6 e 7 (HHV6 e HHV7).

VÍRUS EPSTEIN-BARR

O vírus Epstein-Barr (EBV), ou herpes-vírus humano 4, é membro da família dos herpes-vírus humano, subfamília *Gammaherpesvirinae*. Ele tem a capacidade de infectar os linfócitos B e, após a infecção primária, persiste como infecção latente por toda a vida. Conhecido por causar a mononucleose infecciosa, o EBV pode também estar associado a linfomas de células B, linfoma de células T, linfoma de Hodgkin e carcinoma nasofaríngeo.

Aproximadamente 95% dos adultos já foram infectados pelo vírus. Entretanto, sua prevalência varia de acordo com a região estudada. Em países em desenvolvimento ou em populações de baixa condição socioeconômica, a infecção ocorre predominantemente na faixa etária pediátrica (80% a 100% das crianças irão apresentar soroconversão até os seis anos de idade). Já em países desenvolvidos, a grande maioria das infecções por EBV ocorre entre os 10 e 30 anos de idade.

Patogenia

O EBV é encontrado em secreções orofaríngeas durante a infecção aguda e de modo intermitente após a infecção primária. Assim, a transmissão ocorre através do contato próximo com a saliva de pessoas infectadas pelo vírus. Pode ser transmitido por via sexual e raramente por transfusão sanguínea.

A infecção se inicia nas células epiteliais da orofaringe ou glândulas salivares. Em seguida, o EBV atinge os linfócitos B de memória e agrega seu material genético ao genoma da célula hospedeira, levando à imortalização nos linfócitos B e infecção latente. Há, então, disseminação do vírus para todo o tecido linfoide e proliferação tanto dos próprios linfócitos B quanto de linfócitos T e células NK.

Quadro clínico

A infecção primária pelo EBV é conhecida como mononucleose infecciosa. Seu período de incubação é de aproximadamente 4 a 6 semanas. É caracterizada por um período prodrômico de mal-estar, fadiga e cefaleia. Após 3 a 5 dias, há início de febre alta, linfadenopatia generalizada e odinofagia (ou faringite). Outras manifestações incluem: hepatomegalia (em 10 % a 35%), esplenomegalia (em até 50% na segunda ou terceira semana de infecção), icterícia (em até 25%), edema de pálpebra (sinal de Hoagland) e exantema.

A linfadenopatia generalizada ocorre em até 90% dos casos. Ela atinge a cadeia cervical, inguinal, axilar, mesentérica e mediastinal. Os linfonodos podem atingir de 2 a 4 cm de diâmetro e sua involução ocorre em dias a semanas.

A faringite é caracterizada por hipertrofia e hiperemia de amígdalas, com a presença de exsudato em mais de 50% dos casos, além de petéquias em palato, em até 30% dos pacientes.

O exantema da mononucleose infecciosa pode ser macular, papular, eritematoso ou morbiliforme. Menos frequentemente, pode-se encontrar exantema urticariforme ou escarlatiniforme. Predomina em tronco e membros superiores, e ocorre em 5% a 20% dos pacientes nos primeiros dias após a infecção. Após o uso de ampicilina (ou outros antibióticos), o exantema pode surgir em mais do que 30% dos quadros (chegando a 80% em alguns estudos). Nesses casos, o surgimento do exantema ocorre após três dias da administração do antibiótico (com duração de aproximadamente uma semana), seguido de descamação.

Em lactentes e crianças, geralmente a infecção é assintomática. Em casos sintomáticos, pode-se apresentar uma mononucleose infecciosa de início insidioso, ou com sinais e sintomas inespecíficos, como otite, diarreia e infecção do trato respiratório superior.

Raramente a infecção pelo EBV pode levar a complicações com quadros de pneumonite intersticial, pleurite, miocardite, meningoencefalite, síndrome de Guillain-Barré, mielite transversa, hepatite fulminante, ruptura esplênica, púrpura trombocitopênica, coma, convulsões e insuficiência respiratória alta obstrutiva.

Diagnóstico laboratorial

- Hemograma: pode ocorrer leucopenia ou leucocitose (inclusive com reação leucemoide) na 1ª semana de infecção. Linfocitose (acima de 50% de linfócitos totais), com presença de linfócitos atípicos, pode estar presente durante a segunda semana de doença. Outros achados são: anemia e trombocitopenia.
- Aspartato aminotransferase (AST) e alanina aminotransferase (ALT): podem estar elevadas em até 80% dos quadros de mononucleose.
- Pesquisa de anticorpos heterófilos (teste de Paul-Bunnel-Davidsohn): os anticorpos heterófilos aparecem entre a primeira e a segunda semana de infecção. Permanecem presentes por 6 a 8 meses. Os testes apresentam sensibilidade de 70% a 90%. Entretanto, na faixa etária pediátrica, a sensibilidade é muito menor, e os testes frequentemente são negativos. Falsos negativos também podem ocorrer na fase inicial da doença (chegando a 25% de testes negativos na primeira semana de infecção). Falsos positivos estão relacionados a infecções por citomegalovírus, adenovírus, hepatite C, HIV, rubéola, malária, lúpus eritematoso sistêmico, leucemia e linfoma.
- Anticorpos específicos para EBV: são os métodos mais utilizados para a investigação de infecção aguda pelo EBV.
- Anticorpos IgM e IgG contra os antígenos do capsídeo viral (anti-VCA): presentes nas fases iniciais da infecção. O anti-VCA IgM é o primeiro anticorpo a ser produzido na infecção primária pelo EBV, indica infecção aguda e persiste detectável por aproximadamente 3 meses. Já o anti-VCA IgG persiste por toda a vida.
- Anticorpo antiantígeno precoce (EA): também presente nas fases iniciais da infecção, porém com surgimento após o anti-VCA IgM. Permanece detectável por aproximadamente seis meses.
- Anticorpo antiantígeno nuclear (EBNA): surge de 1 a 6 meses após a infecção, permanecendo detectável por toda a vida.

Tratamento

Não há indicação de terapia específica para a mononucleose infecciosa. Os pacientes devem receber medidas de suporte como sintomáticos, além de realizar hidratação e repouso. Corticosteroides podem ser utilizados em casos de complicações como obstrução de vias aéreas ou púrpura trombocitopênica.

CITOMEGALOVÍRUS (CMV)

O citomegalovírus (CMV), ou herpes-vírus humano tipo 5, é um vírus DNA de fita dupla. Ele tem a capacidade de se manifestar de diferentes formas, podendo causar infecção congênita no recém-nascido, além de ser um importante patógeno oportunista em imunodeprimidos. Quase sempre causa infecção assintomática no imunocompetente, mas pode se apresentar como síndrome mononucleose com anticorpo heterófilo negativo.

No Brasil e no mundo, a soroprevalência é alta em adultos, varia muito entre as regiões, chegando a 80% ou mais na maioria dos estados brasileiros.

Patogenia

O vírus infecta os leucócitos e se dissemina em diversos órgãos, como glândula salivar, pulmões, rins, fígado, baço e mucosa intestinal.

Sua transmissão se dá através do contato direto da mucosa com saliva, urina, sêmen, leite materno e outras secreções de pacientes infectados. Grande parte das pessoas se infecta na infância e persiste eliminando o vírus por meses, e de forma intermitente por anos. Após a primoinfecção, o vírus permanece no organismo de forma latente, podendo ser reativado a depender das condições imunológicas do indivíduo. A imunidade contra o vírus não é totalmente protetora, e as reinfecções por diferentes cepas são descritas na população geral.

Quadro clínico

O CMV é a segunda principal causa de síndrome mono-*like*, responsável por 5-16% dos casos. Clinicamente a mononucleose causada pelo CMV é indistinguível daquela causada pelo EBV. Possui um período de incubação de cerca de quatro semanas, e os sintomas mais comuns são: febre alta (43%) e prolongada (algumas vezes por mais de duas semanas), mal-estar, cefaleia, fadiga, mialgia e dor abdominal. A odinofagia é menos frequente e mais leve que na infecção pelo EBV. Ao exame físico, apresenta-se com hepatomegalia (~100%), esplenomegalia (86%), adenomegalia (menos frequente que no EBV) e, eventualmente, exantema associado ao uso de ampicilina.

O quadro pode se arrastar por quatro semanas ou mais, no entanto a recuperação é, na maioria dos casos, completa e sem sequelas.

Diagnóstico laboratorial

Nos exames laboratoriais inespecíficos, geralmente há linfocitose com atipia e aumento das transaminases hepáticas, raramente ultrapassando 300 U/L. Pode evoluir com anemia e trombocitopenia. O diagnóstico etiológico é realizado através da sorologia para CMV, demonstrando IgM positivo ou aumento de quatro vezes nos títulos de IgG em sorologias pareadas.

Tratamento

A maioria dos casos não necessita de tratamento específico, sendo necessária apenas a prescrição de sintomáticos.

TOXOPLASMOSE

A toxoplasmose é causada pelo *Toxoplasma gondii*, um protozoário intracelular obrigatório. Após a primoinfecção, o protozoário persiste latente por toda a vida do hospedeiro e podem ocorrer quadros de reativações em pacientes imunossuprimidos.

O *Toxoplasma gondii* possui quatro linhagens (I, II, III e IV), cuja distribuição varia de acordo com a região. As linhagens I e III são as mais encontradas na América do Sul, incluindo linhagens atípicas.

A soroprevalência também varia de acordo com a população estudada. Na América Central e América do Sul, a prevalência varia de 60% a 80%. No Brasil, estima-se uma soroprevalência de 78% em alguns estados brasileiros.

Patogenia

A transmissão ao humano ocorre por ingestão de água, verduras, legumes e frutas contaminadas, por contato com solo contaminado ou consumo de carne crua ou malpassada de animais infectados. Após a ingestão, os oocistos sofrem lise por ação dos ácidos gástricos, com liberação dos esporozoítos. Estes, após serem transformados em taquizoítos, atingem primeiramente as células contíguas, com posterior disseminação hematogênica e linfática para tecidos distantes. Uma resposta imune efetiva controla a proliferação dos taquizoítos e leva a sua conversão para bradizoítos. Os cistos contendo os bradizoítos podem ser encontrados em olhos, cérebro, músculo cardíaco e esquelético (infecção crônica). Em imunocompetentes, geralmente o sistema imune evita sintomas graves da infecção primária e possíveis reativações ao longo da vida do hospedeiro.

Quadro clínico

Até 90% dos pacientes são assintomáticos durante a infecção primária. Quando sintomáticos, os pacientes podem apresentar quadro clínico semelhante ao da mononucleose infecciosa (síndrome mono-*like*) ou outras manifestações clínicas, como: febre, cefaleia, dor ocular, artralgia, mialgia, fadiga, mal-estar, anorexia, dor abdominal, náuseas, odinofagia, exantema, adenomegalia localizada ou generalizada (que regride geralmente em três meses) e hepatoesplenomegalia. O acometimento ocular (coriorretinite) pode ocorrer em pacientes imunocompetentes e se manifesta por dor ocular, diminuição da acuidade visual, visão turva, escotomas, fotofobia e lacrimejamento.

Miocardite, pneumonite, hepatite e miosite são manifestações menos comuns da doença. Pacientes imunossuprimidos (ou imunocompetentes expostos à alta carga de protozoários e/ou linhagens atípicas) podem apresentar quadros graves, incluindo doença disseminada e óbito.

Diagnóstico laboratorial

O hemograma pode se apresentar com leve linfocitose acompanhada ou não de linfócitos atípicos. Quando presentes, a contagem de linfócitos atípicos não ultrapassa 10% da quantidade de leucócitos totais. As enzimas hepáticas podem estar discretamente elevadas. Entre os exames específicos, estão:

- Sorologia para toxoplasmose (IgM e IgG): o IgM indica infecção aguda, detectado uma semana após a infecção, e persiste reagente por meses (aproximadamente 4 a 6 meses) ou anos (menos comum). Pode-se realizar um teste confirmatório de IgM com maior sensibilidade e especificidade para confirmar o diagnóstico. O IgG é produzido duas semanas após a infecção e persiste reagente por toda a vida.
- Teste de avidez de IgG: utilizado para definir se o IgG detectado pela sorologia é anticorpo de produção recente ou pregressa. Altos títulos de avidez de

IgG indicam infecção que ocorreu há mais de quatro meses, enquanto baixos títulos indicam infecção recente (menos do que quatro meses).

Tratamento

A infecção aguda em imunocompetentes não grávidas geralmente não requer tratamento específico. Entretanto, o tratamento deve ser instituído para pacientes imunocompetentes com formas prolongadas ou graves da doença (incluindo coriorretinite, pneumonite, meningoencefalite, miosite, miocardite), pacientes imunossuprimidos ou gestantes. Para gestantes, deve-se instituir tratamento com espiramicina; e para pacientes não grávidas, sulfadiazina e pirimetamina. Deve-se associar ácido folínico ao tratamento para diminuir o risco dos efeitos mielotóxicos da medicação.

VÍRUS DA IMUNODEFICIÊNCIA HUMANA (HIV)

O HIV-1 e o HIV-2 pertencem ao gênero *Lentivirus*, família *Retroviridae*. É um vírus RNA que causa uma infecção sexualmente transmissível e de notificação compulsória. Conhecido por causar doença crônica, a qual provoca comprometimento importante do sistema imunológico. A infecção aguda pelo HIV pode cursar com sintomas de mononucleose infecciosa.

Estima-se que em 2020 havia 37 milhões de pessoas vivendo com HIV no mundo todo. No Brasil, em 2019, foram notificados 41.909 novos casos de HIV, com taxa de detecção de 17,8 casos/100 mil habitantes, e taxa de mortalidade por síndrome da imunodeficiência adquirida (AIDS) de 4,1 casos/100 mil habitantes.

Patogenia

A transmissão do HIV ocorre por via sexual ou vertical, por contato com agulhas ou outros materiais perfurocortantes contaminados e transfusão sanguínea, sendo a transmissão mãe-filho a principal forma de infecção em crianças.

O vírus infecta linfócitos T CD4+, atinge primeiramente linfonodos regionais e, após chegar à corrente sanguínea, é carreado pelo próprio linfócito T CD4+ para baço, cérebro, linfonodos e outros tecidos. Nesse momento, ocorre intensa replicação viral e viremia. A infecção primária é seguida pela fase crônica, em que ocorre declínio progressivo dos linfócitos T CD4+, com risco de infecções oportunistas e evolução para AIDS.

Quadro clínico

A infecção aguda pelo HIV pode se apresentar com sintomas semelhantes aos da mononucleose infecciosa, como febre, odinofagia (sem exsudato em orofaringe), adenomegalia, exantema maculopapular, artralgia, mialgia e outros sintomas inespecíficos. Outras manifestações incluem: úlceras orais, sintomas gastrointestinais agudos (como vômitos e diarreia) e neurológicos (como encefalite, paralisia do nervo facial e psicose).

Diagnóstico laboratorial

- Imunoensaio: os imunoensaios de terceira geração têm a capacidade de detectar anticorpos anti-HIV da classe IgM e IgG. Embora apresentem maior sensibilidade e especificidade que as gerações anteriores, a janela de soroconversão dessa geração é de 20 a 30 dias. Os ensaios de quarta geração detectam simultaneamente anticorpos anti-HIV e o antígeno p24 com uma janela diagnóstica de aproximadamente 15 dias. Os ensaios de terceira e quarta geração são os exames indicados para início da investigação em crianças maiores de 18 meses de idade.

- Testes rápidos: são imunoensaios simples, cujo resultado é obtido em 30 minutos. Os testes rápidos mais conhecidos são tiras de imunocromatografia de fluxo lateral, imunocromatografia de duplo percurso e imunoconcentração.
- Testes complementares (*western blot*, *imunoblot*, *imunoblot* rápido, imunofluorescência indireta): são menos sensíveis que os imunoensaios de terceira e quarta geração e, portanto, não são adequados para diagnóstico de infecção recente. Entretanto, são mais específicos, logo, importantes para confirmação diagnóstica.
- Testes moleculares: detectam RNA ou DNA pró-viral. São mais eficazes para confirmação diagnóstica por possuírem a capacidade de detectar infecções recentes e, assim, também são considerados testes complementares. São importantes para diagnóstico em crianças menores que 18 meses e acompanhamento de pacientes em uso de terapia antirretroviral.

Tratamento

O tratamento do HIV é feito com uma combinação de medicamentos antirretrovirais e acompanhamento com especialista.

SÍFILIS

Causada pelo *Treponema pallidum*, a sífilis é uma infecção sistêmica transmitida predominantemente por via sexual e vertical. Possui períodos de atividade com características clínicas, imunológicas e histopatológicas distintas, intercalados por períodos de latência, sendo a fase secundária da doença um diagnóstico diferencial da síndrome mono-*like*.

No Brasil, é uma doença de notificação compulsória. Em 2019, foram notificados 152.915 novos casos de sífilis adquirida (72,8 casos/100 mil habitantes).

Patogenia

A infecção se inicia com a inoculação dos treponemas em mucosa intacta ou pele com pequenas lesões. Após aproximadamente 30 horas, ocorre a lesão inicial (cancro duro) e alguns treponemas chegam aos linfonodos regionais com posterior disseminação para outros órgãos. Há ativação de resposta imune inata, celular e humoral, as quais conseguem controlar parcialmente a infecção, não evitando a progressão para as fases secundária ou terciária da doença em pacientes não tratados adequadamente.

Quadro clínico

A sífilis apresenta quatro fases de doença, sendo a sífilis secundária um importante diagnóstico diferencial entre as síndromes clínicas semelhantes à mononucleose infecciosa. A sífilis secundária ocorre em média entre seis semanas e seis meses após a sífilis primária (cancro duro). É caracterizada por febre, mialgia, mal-estar, odinofagia, cefaleia, anorexia, perda de peso, exantema macular e/ou papular em tronco, lesões eritematosas palmoplantares e linfadenopatia generalizada (85%). Outros sinais e sintomas incluem: alopecia (10%), madarose, lesões branco-

-acinzentadas em mucosa (10%), condiloma plano e condiloma lata (10%). Alguns casos podem se apresentar com artrite, osteíte, gastrite, hepatite, esplenomegalia e síndrome nefrótica. É comum o envolvimento do sistema nervoso central e muitos são assintomáticos. Raramente é causa de meningite aguda (1% a 2%).

Diagnóstico laboratorial

Os testes sorológicos são os exames mais utilizados para o diagnóstico da sífilis.

- Testes treponêmicos (FTA-Abs, ELISA, TPHA/TPPA/MHA-TP, teste rápido imunocromatográfico): são os primeiros testes a se tornarem reagentes após a infecção. Por detectarem anticorpos específicos ao *Treponema pallidum*, permanecem reagentes mesmo após o tratamento, porém não devem ser utilizados para avaliar resposta ao tratamento.
- Testes não treponêmicos (VDRL, RPR, TRUST): por detectarem anticorpos não específicos como anticorpos anticardiolipina, esses testes são importantes para avaliar resposta ao tratamento (além de sua utilidade para diagnóstico).

Para o diagnóstico de sífilis, deve ser sempre realizado um teste treponêmico associado a um teste não treponêmico.

Em situações nas quais lesões primárias ou secundárias são identificadas, pode-se realizar pesquisa direta do treponema através de exame em campo escuro ou pesquisa direta com material corado, este último um exame com menor sensibilidade comparado à microscopia de campo escuro.

Tratamento

Deve ser realizado com penicilina benzatina em dose única para sífilis primária, secundária e latente recente (com até um ano de evolução). Para sífilis latente tardia (com mais de um ano de evolução), latente de duração ignorada e terciária, o tratamento deve ser realizado por três semanas. Em casos de neurossífilis, a penicilina cristalina é indicada.

HEPATITE B AGUDA

A infecção aguda pelo vírus da hepatite B (VHB) pode se manifestar ocasionalmente como síndrome mono-*like*. Sua transmissão ocorre geralmente por via sexual, parenteral ou perinatal. O quadro agudo na criança costuma ser assintomático, e a transmissão nessa faixa etária é quase sempre vertical. Em adolescentes e adultos, há um período de incubação de 1 a 6 meses, quando podem aparecer sintomas como mal-estar, anorexia, fadiga, febre, dores abdominais, náuseas, vômitos, hepatomegalia, esplenomegalia (5-15%), adenomegalia e exantema (raro). Nem sempre cursa com icterícia ou aumento da bilirrubina, mas, na maioria das vezes, há aumento importante das enzimas hepáticas (> 1.000U/L). Menos de 1% evolui com hepatite fulminante.

O diagnóstico da hepatite B aguda é realizado através da sorologia, apresentando como primeiro marcador sorológico a positividade do HBsAg, seguido do anti-HBc IgM. Logo no início da infecção aguda, o HBeAg e a reação em cadeia de polimerase (PCR) para o VHB se tornam detectáveis e são marcadores de replicação viral ativa. Após seis meses, o anti-HBc IgM desaparece, e a persistência do HBsAg pode indicar que o paciente é portador do vírus ou está progredindo para a cronificação. Já a presença de anti-HBs indica a cura ou imunidade pela vacina e o AgHBe é o marcador de replicação.

Na sua fase aguda, não há indicação de tratamento com drogas antivirais. Felizmente, o Brasil conta com uma boa cobertura vacinal contra a hepatite B nas crianças e adolescentes. Outro meio de prevenção é o uso da imunoglobulina humana contra hepatite B (HBIG) após exposição em pessoas não vacinadas.

RUBÉOLA

É uma doença que geralmente acomete crianças em idade escolar, causada pelo *Rubella virus*, um vírus RNA, da família *Togaviridae*. No Brasil, a rubéola está na lista de doenças de notificação compulsória e foi considerada erradicada no país em 2015.

Sua transmissão ocorre pela emissão de gotículas respiratórias. Após um período de incubação de duas excesso de espaço a três semanas, manifesta-se com mal-estar, cefaleia, febre baixa, adenomegalia (retroauricular, suboccipital e cervical), exantema macular ou maculopapular de distribuição craniocaudal, prurido, odinofagia, coriza, tosse e conjuntivite leve. Aproximadamente 20% dos pacientes apresentam o sinal de Forchheimer, caracterizado por enantema ou petéquias no palato mole durante o período prodrômico, ou no início do surgimento do exantema. Também pode haver artralgia ou artrite em crianças mais velhas. Como síndrome mono-*like* é uma doença benigna e autolimitada, nos exames laboratoriais inespecíficos, podem-se encontrar trombocitopenia e leucopenia.

O diagnóstico é feito através da sorologia, apresentando IgM positivo ou aumento de quatro vezes no título de anticorpos IgG em intervalo de duas a três semanas. Não há tratamento específico.

OUTRAS CAUSAS

Adenovírus

Dentre as diversas manifestações clínicas que este vírus possui, a febre faringoconjuntival pode simular um quadro de mononucleose apresentando febre, faringite (que pode ser exsudativa), linfadenopatia cervical e pré-auricular. Costuma estar acompanhada de mal-estar, conjuntivite e coriza. Ocasionalmente, apresenta exantema e/ou diarreia. Nos exames laboratoriais inespecíficos, diferentemente do vírus EBV, costuma ter leucocitose à custa de neutrofilia, sem linfocitose. Quase sempre a infecção se resolve espontaneamente em 5 a 7 dias, sem necessidade de tratamento específico.

Herpes simples

A infecção primária do HSV-1 é frequentemente assintomática. O quadro clínico mais comum é a gengivoestomatite. Em crianças maiores e adolescentes, a primoinfecção do HSV-1 pode se apresentar como síndrome mononucleose: febre alta, odinofagia intensa, faringite/tonsilite exsudativas, adenomegalia cervical (que pode durar semanas) e linfocitose com atipia. Pode estar acompanhada de lesões ulcerativas orais e, às vezes, com pequenas vesículas periorais. Não costuma cursar com hepatomegalia e/ou esplenomegalia. O diagnóstico etiológico da primoinfecção herpética pode ser realizado pela detecção do DNA (reação de cadeia de polimerase - PCR) por *swab* ou punção da lesão. Sorologias pareadas com aumento de quatro vezes nos títulos de IgG entre a fase aguda e convalescença também podem ser úteis.

Herpesvírus humano tipo 6 e tipo 7 (HHV-6 e HHV-7)

Geralmente causam o exantema súbito (roséola infantil) no lactente e crianças pequenas. No entanto, em adolescentes e adultos jovens, a primoinfecção pode se apresentar como síndrome mono-*like*. A transmissão ocorre pelo contato direto da mucosa com secreções respiratórias do indivíduo infectado, muitas vezes assintomático. Como mononucleose infecciosa, o paciente pode apresentar febre, linfadenopatia cervical e occipital, exantema e linfócitos atípicos. A evolução geralmente é benigna e autolimitada, e o tratamento se dá apenas com sintomáticos.

CONCLUSÃO

A síndrome da mononucleose infecciosa é caracterizada clinicamente por febre, linfadenopatia e faringite. Sua causa mais comum é a infecção pelo vírus Epstein-Barr. Outros agentes que podem cursar com síndrome clínica semelhante são: citomegalovírus, *Toxoplasma gondii*, HIV (fase aguda), sífilis (fase secundária), hepatite B aguda, adenovírus, rubéola, herpes simples e herpesvírus humano 6 e 7. O diagnóstico é baseado na avaliação clínica e realização de sorologias e/ou detecção molecular.

EXAMES LABORATORIAIS NA SÍNDROME DA MONONUCLEOSE INFECCIOSA

Citomegalovírus, Sorologia para	
Sinonímia	CMV IgG e IgM
Tipo de amostra	Soro
Preparo do paciente	Não há
Transporte e conservação pré-analítica	IgG - Estabilidade: 7 dias a 20-25 °C, 28 dias a 2-8 °C, 6 meses a -20 °C (± 5 °C). IgM - Estabilidade: 4 semanas a 2-8 °C, 7 dias a 25 °C, 3 meses a -20 °C (± 5 °C).
Limitações dos testes	As amostras não devem ser colhidas em pacientes em tratamento com doses elevadas de biotina (i.e. > 5 mg/dia) até no mínimo 8 horas após a última administração de biotina. IgG: em casos isolados, podem ocorrer interferências devido a títulos extremamente elevados de anticorpos para os componentes imunológicos, estreptavidina e para o rutênio.
Informações úteis	Um resultado de teste negativo para IgM anti-CMV, em combinação com um resultado positivo para IgG anti-CMV, não exclui completamente a possibilidade de uma infecção aguda por citomegalovírus. A detecção de anticorpos IgM anti-CMV em apenas uma amostra não é suficiente para provar uma infecção aguda pelo CMV. Em alguns casos esporádicos, os níveis de anticorpos de IgM elevados podem persistir mesmo durante anos após a infecção inicial. Para maior esclarecimento, devem ser realizados mais testes laboratoriais (por ex., avidez de IgG e de IgG anti-CMV) ou uma combinação de testes, devendo os resultados ser avaliados em conjunto com a história médica e os sintomas clínicos do doente.
Metodologia	Eletroquimioluminescência (ECLIA)
Valor de referência*	CMV IgG Negativo: < 0,5 U/mL Inconclusivo: ≥ 0,5 e < 1,0 U/mL Positivo: ≥ 1,0 U/mL CMV IgM Negativo: Índice < 0,7 Inconclusivo: índice ≥ 0,7 e < 1,0 Positivo: índice ≥ 1,0

Hepatite B, Sorologia para	
Sinonímia	Marcadores para hepatite B; anti-HBc total, AgHBs, anti-HBs, AgHBe, anti-HBe e anti-HBcIgM
Tipo de amostra	Soro
Preparo do paciente	Não há

(continua)

Hepatite B, Sorologia para *(continuação)*		
Transporte e conservação pré -analítica	Anti-HBc total: Estabilidade: 7 dias a 20-25 °C, 14 dias a 2-8 °C, 3 meses a -20 °C (± 5°C). AgHBs: Estabilidade: 7 dias a 20-25 °C, 14 dias a 2-8°C, 6 meses a -20 °C (± 5°C). Anti-HBs: Estável por 6 dias quando armazenada entre 2 °C e 8 °C. 3 meses a -20°C. Estabilidade: 3 dias a 20-25 °C, 6 dias a 2-8 °C, 3 meses a -20 °C. AgHBe: Estabilidade: 7 dias a 20-25 °C, 11 dias a 2-8 C (soro), 3 meses a -20 °C (± 5°C). Anti-HBe Estabilidade: 7 dias a 20-25 °C, 14 dias a 2-8 °C, 3 meses a -20 °C (± 5 °C). Anti-HBc IgM: Estabilidade: 3 dias a 20-25 °C, 6 dias a 2-8 °C, 3 meses a -20°C.	
Limitações dos testes	As amostras não devem ser colhidas em pacientes em tratamento com doses elevadas de biotina (i.e. > 5 mg/dia) até no mínimo 8 horas após a última administração de biotina. Em casos isolados, podem ocorrer interferências devido a títulos extremamente elevados de anticorpos contra anticorpos específicos do analito, contra a estreptavidina ou contra o rutênio.	
Informações úteis	Quando o objetivo é o diagnóstico, os resultados devem ser sempre interpretados em conjunto com a história clínica do paciente, o exame clínico e outros resultados.	
Metodologia	Eletroquimioluminescência (ECLIA)	
Valor de referência*	Anti-HBc	Não reagente: índice > 1,0 Reagente: índice ≤ 1,0
	AgHBs	Não Reagente: índice < 0,9 Inconclusivo ≥ 0,9 <1,0 Reagente: índice ≥ 1,0
	Anti-HBs	Não reagente: < 10 UI/L Reagente: ≥ 10,0 UI/L
	AgHBe	Não reagente: índice < 1,0 Reagente: índice ≥ 1,0
	Anti-HBe	Não reagente: índice > 1,0 Reagente: índice ≤ 1,0
	Anti-HBc IgM	Não reagente: índice < 1,0 Reagente: índice ≥ 1,0

Herpes simples 1 e 2, Sorologia para	
Sinonímia	Herpes simples 1/2 IgG e IgM
Tipo de amostra	Soro
Preparo do paciente	Não há
Transporte e conservação pré -analítica	Se o ensaio for realizado dentro de sete dias após a colheita das amostras, estas podem ser conservadas a 2-8 °C. Em caso contrário, estas devem ser subdivididas em alíquotas e congeladas a -20 °C ou a temperatura inferior.
Limitações dos testes	Amostras contaminadas ou inativadas pelo calor.

(continua)

Herpes simples 1 e 2, Sorologia para *(continuação)*		
Informações úteis	Os anticorpos da classe IgM anti-HSV podem persistir por muito tempo, e uma resposta de tipo IgM pode ser observada depois da reinfecção, da reativação latente endógena ou mesmo no curso de outras doenças virais. Quando o objetivo é o diagnóstico, os resultados devem ser sempre interpretados em conjunto com a história clínica do paciente, o exame clínico e outros resultados.	
Metodologia	Quimioluminescência (CLIA)	
Valor de referência*	HSV 1/2 IgG	Negativo: índice < 0,9 Inconclusivo: índice ≥ 0,9 e <1,1 Positivo: índice ≥ 1,1
	HSV 1/2 IgM	Negativo: índice <0,9 Inconclusivo: índice ≥ 0,9 e <1,1 Positivo: índice ≥ 1,1

* A estabilidade das amostras e os valores de referência podem apresentar variações conforme a metodologia e o tipo de reagente utilizados na análise. Os valores de referência e de estabilidade das amostras aqui apresentados referem-se aos dados utilizados na Seção Corelab, da DLC-HCFMUSP, em que estas sorologias são realizadas.

HIV 1 e 2, Sorologia para	
Sinonímia	Anti-HIV1/2
Tipo de amostra	Soro
Preparo do paciente	Não há
Transporte e conservação pré--analítica	Estabilidade: 7 dias a 20-25 °C, 4 semanas a 2-8 °C, 3 meses a -20 °C (± 5 °C).
Limitações dos testes	As amostras não devem ser colhidas em pacientes em tratamento com doses elevadas de biotina (i.e. > 5 mg/dia) até no mínimo 8 horas após a última administração de biotina. Em casos isolados, podem ocorrer interferências devido a títulos extremamente elevados de anticorpos contra anticorpos específicos do analito, contra a estreptavidina ou contra o rutênio.
Informações úteis	Um resultado de teste negativo não exclui totalmente a possibilidade de infecção pelo HIV. As amostras de soro ou plasma da fase muito precoce (pré-seroconversão) ou da fase mais tardia da infecção pelo HIV podem produzir ocasionalmente resultados negativos. Variantes do HIV ainda desconhecidas podem também originar um resultado negativo para o HIV. Quando o objetivo é o diagnóstico, os resultados devem ser sempre interpretados em conjunto com a história clínica do paciente, o exame clínico e outros resultados.
Metodologia	Eletroquimioluminescência para pesquisa de anticorpos contra HIV1, HIV2, incluindo grupo O e antígeno p24 (ECLIA) e teste confirmatório imunocromatográfico para pesquisa de HIV 1 e HIV2 (IC) quando ECLIA apresenta resultado reagente, seguindo o Fluxograma 6, conforme Manual Técnico do Ministério da Saúde. Para crianças menores que 18 meses, não é seguido este fluxograma. O IC tem quatro bandas de HIV1 (gp160, gp 41, p31 e p24) e duas de HIV2 (gp140 e gp36).

(continua)

HIV 1 e 2, Sorologia para *(continuação)*		
Valor de referência*	ECLIA Negativo (não reagente): índice < 0,9 Inconclusivo: índice ≥ 0,9 e < 1,0 Positivo: índice ≥ 1,0 IC	
	HIV1	Positivo: duas bandas das quatro, sendo uma gp 160 ou gp41 Negativo: nenhuma banda Indeterminado: qualquer padrão diferente dos outros dois
	HIV2	Positivo: duas bandas Negativo: nenhuma banda Indeterminado: apenas uma banda

Mononucleose, Sorologia para		
Sinonímia	anti-EBV IgG e IgM ou anti-VCA IgG e IgM	
Tipo de amostra	Soro	
Preparo do paciente	Não há	
Transporte e conservação pré-analítica	Se o ensaio for realizado dentro de 7 dias após a colheita das amostras, estas podem ser conservadas a 2-8 °C. Em caso contrário, estas devem ser subdivididas em alíquotas e congeladas a -20 °C ou a temperatura inferior.	
Limitações dos testes	Amostras contaminadas ou inativadas pelo calor.	
Informações úteis	Quando o objetivo é o diagnóstico, os resultados devem ser sempre interpretados em conjunto com a história clínica do paciente, o exame clínico e outros resultados.	
Metodologia	Quimioluminescência (CLIA)	
Valor de referência*	VCA-IgG quantitativo:	Não reagente: < 20 U/mL Reagente: ≥ 20 U/mL
	EBV-IgM quantitativo:	Não reagente: < 20 U/mL Inconclusivo: ≥ 20 U/mL e < 40 U/mL Reagente: ≥ 40 U/mL

Rubéola, Sorologia para	
Sinonímia	Rubéola IgG e IgM
Tipo de amostra	Soro
Preparo do paciente	Não há
Transporte e conservação pré-analítica	IgG: Estabilidade: 21 dias a 2-8 °C, 7 dias a 20-25 °C, 3 meses a -20 °C (± 5 °C). IgM: Estabilidade: 21 dias a 2-8 °C, 3 dias a 20-25 °C, 3 meses a -20 °C (± 5 °C).
Limitações dos testes	As amostras não devem ser colhidas em pacientes em tratamento com doses elevadas de biotina (i.e. > 5 mg/dia) até no mínimo 8 horas após a última administração de biotina. Em casos isolados, podem ocorrer interferências devido a títulos extremamente elevados de anticorpos contra anticorpos específicos do analito, contra a estreptavidina ou contra o ruténio.

(continua)

Rubéola, Sorologia para *(continuação)*		
Informações úteis	As amostras colhidas muito precocemente na fase aguda da infecção podem não conter quantidades detectáveis de anticorpos IgG antirrubéola ou podem ter uma concentração de anticorpos < 10 UI/mL. A presença de anticorpos IgG em apenas uma amostra não é suficiente para distinguir entre uma infecção passada ou aguda. Um resultado de teste de IgM antirrubéola negativo, em combinação com um resultado de IgG antirrubéola positivo, não exclui completamente a possibilidade de uma infecção aguda pelos vírus da rubéola. A detecção de anticorpos IgM antivírus da rubéola em apenas uma amostra não é suficiente para provar uma infecção aguda pelo vírus da rubéola. Podem persistir, durante um período variável, níveis elevados de anticorpos IgM a seguir à infecção natural e também a seguir à vacinação. Para esclarecer a situação, devem ser realizados mais testes ou se deve utilizar uma combinação de diferentes métodos de teste. O diagnóstico de infecção aguda pelo vírus da rubéola pode ser corroborado por um aumento significativo do título de anticorpos IgG antirrubéola de uma primeira para uma segunda amostra. Não foram testadas amostras colhidas em recém-nascidos (no cordão umbilical), em doentes pré-transplante ou em fluidos orgânicos diferentes do soro e do plasma, como urina, saliva ou líquido amniótico. Quando o objetivo é o diagnóstico, os resultados devem ser sempre interpretados em conjunto com a história clínica do paciente, o exame clínico e outros resultados.	
Metodologia	Eletroquimioluminescência (ECLIA)	
Valor de referência*	IgG	Não reagente < 10 UI/mL Reagente ≥ 10 UI/mL
	IgM	Não reagente: índice < 0,8 Inconclusivo: índice ≥ 0,8 e < 1,0 Reagente: índice ≥ 1,0

Toxoplasmose, Sorologia para	
Sinonímia	Toxoplasmose IgG e IgM
Tipo de amostra	Soro
Preparo do paciente	Não há
Transporte e conservação pré-analítica	IgG - Estabilidade: 3 dias a 20-25 °C, 21 dias a 2-8 °C, 3 meses a -20 °C (± 5 °C). IgM - 3 semanas a 2-8 °C, 3 dias a 25 °C, 3 meses a -20 °C (± 5 °C).
Limitações dos testes	As amostras não devem ser colhidas em pacientes em tratamento com doses elevadas de biotina (i.e. > 5 mg/dia) até no mínimo 8 horas após a última administração de biotina. Em casos isolados, podem ocorrer interferências devido a títulos extremamente elevados de anticorpos contra anticorpos específicos do analito, contra a estreptavidina ou contra o ruténio.

(continua)

Toxoplasmose, Sorologia para ***(continuação)***		
Informações úteis	Um resultado de teste IgG negativo não exclui totalmente a possibilidade de infecção por *T.gondii*. Os indivíduos podem não apresentar anticorpos IgG detectáveis no estádio precoce da infecção aguda. A detecção de anticorpos IgG específicos antitoxicoplasma em apenas uma amostra indica exposição anterior ao *T.gondii*, mas não é suficiente para distinguir entre uma infecção aguda ou latente (independentemente do nível de título de anticorpos IgG). A detecção de anticorpos IgM anti-*T.gondii* em apenas uma amostra não é suficiente para provar que existe uma infecção aguda por toxoplasma, uma vez que os níveis elevados de IgM podem persistir durante anos após a infecção inicial. Devem ser realizados mais testes ou uma combinação de métodos de testes para esclarecimento. Não foram testadas amostras colhidas em recém-nascidos (no cordão umbilical), em doentes pré-transplante ou em fluidos orgânicos diferentes do soro e do plasma, como urina, saliva ou o líquido amniótico. Os casos com triagem IgM positivo pelo ECLIA são submetidos, na DLC, automaticamente à IFI IgM. Quando o objetivo é o diagnóstico, os resultados devem ser sempre interpretados em conjunto com a história clínica do paciente, o exame clínico e outros resultados.	
Metodologia	Eletroquimioluminescência (ECLIA) e imunofluorescência indireta para IgM (IFI-IgM)	
Valor de referência*	Toxoplasmose IgG	Não reagente < 1 UI/mL Inconclusivo ≥ 1 e < 3 UI/mL Reagente ≥ 3 UI/mL
	Toxoplasmose IgM	Não reagente: índice < 0,8 Inconclusivo: índice ≥ 0,8 e < 1,0 Reagente: índice ≥ 1,0
	IFI IgM	Não reagente

Outros exames
Enzimas hepáticas - Capítulo 66: Avaliação funcional do fígado e hepatites
Hemograma - Capítulo 42: Aspectos laboratoriais em nefrologia
Sífilis - Capítulo 38: Infecções congênitas

BIBLIOGRAFIA RECOMENDADA

1. Long SS, Prober CG, Fischer M, editores. Principles and practice of pediatrics infectious diseases. 5ª ed. ed. Amsterdam: Elsevier; 2018.
2. Bennett JE, Dolim R, Blaser MJ. Mandell, Douglas and Bennett`s principles and practice of infectious Diseases. 9ª ed. Amsterdam: Elsevier; 2019.
3. Hurt C, Tammaro D. Diagnostic evaluation of mononucleosis-like illnesses. Am J Med. 2007;120(10):911. e1-8.
4. Ferreira ARC. Mononucleose infecciosa e síndromes mononucleósicas: etiologia, fisiopatologia, diagnóstico e terapêutica. [dissertação (Mestrado Integrado em Ciências Farmacêuticas)]. Lisboa: Universidade de Lisboa; 2019.
5. Brasil. Ministério da Saúde. Secretaria de Vigilância em Saúde. Departamento de Doenças de Condições Crônicas e Infecções Sexualmente Transmissíveis. Protocolo clínico e diretrizes terapêuticas para atenção integral às pessoas com infecções sexualmente transmissíveis (IST). Brasília: Ministério da Saúde; 2020.
6. Divisão de laboratório central do Hospital das Clínicas da Faculdade de Medicina da Universidade de São Paulo. Manual de exames. [Internet]. [cited: 12 oct. 2021]. Disponível em: https://patologiaclinica.hc.fm.usp.br/manual-de-exames-medicos.
7. Fleury Medicina e Saúde. Manual de exames. [Internet]. [cited: 12 oct. 2021]. Disponível em: https://www.fleury.com.br/medico/exames.
8. Mayo Clinic laboratories. Test catalog. [Internet]. [cited: 12 oct. 2021]. Disponível em: https://www.mayocliniclabs.com/test-catalog/index.html.

CONTEÚDO COMPLEMENTAR

Utilize o QR code abaixo para acessar as questões comentadas do capítulo (senha: **medicinalaboratorial**).

35

Febre sem sinais localizatórios

Maria Fernanda Bádue Pereira
Pedro Vale Bedê

PONTOS-CHAVE DESTE CAPÍTULO

- Febre Sem Sinais Localizatórios é uma condição que acomete crianças com até 36 meses de vida, previamente hígidas, que apresentam febre (temperatura axilar > 37,8 °C por pelo menos uma hora observada no ato do atendimento, ou referida pelo acompanhante), com duração inferior a sete dias e sem causa definida.
- O avanço no desenvolvimento de vacinas e disponibilidade delas no programa nacional de imunizações mudaram consideravelmente a prevalência dos quadros de doença bacteriana invasiva.
- Conhecer quais instrumentos devem ser usados para diferenciar quadros febris benignos e autolimitados daqueles potencialmente graves.
- Crianças com Febre Sem Sinais Localizatórios em mau estado geral, com sinais de toxemia, com algum grau de imunocomprometimento ou com exposição a pessoas com doença meningocócica devem ser investigadas laboratorialmente e receber tratamento antimicrobiano parenteral.

INTRODUÇÃO

A febre é uma das queixas mais comuns nas consultas pediátricas e frequentemente causa angústia nas famílias[1]. Apesar de a febre estar frequentemente relacionada a um processo infeccioso, em algumas situações ela pode ser a manifestação de outras condições clínicas como neoplasias, intoxicações e doenças autoimunes. A maioria das crianças apresenta febre secundária a quadros virais autolimitados, entretanto um dos principais desafios do pediatra é conseguir diferenciar esses quadros daqueles potencialmente graves, como no caso de doenças bacterianas invasivas (DBI) ou bacteremia oculta (BO). BO é situação de criança em bom estado geral e com identificação de bactéria em hemocultura.

Em muitos casos não é possível identificar o motivo da febre, mesmo após obter uma anamnese completa e exame físico minucioso. Febre Sem Sinais Localizatórios (FSSL) é uma condição que acomete crianças com até 36 meses de vida, previamente hígidas, que apresentam febre (temperatura axilar > 37,8 °C) por pelo menos uma hora, observada no ato do atendimento, ou referida pelo acompanhante, com duração inferior a sete dias, além de não existir uma causa bem definida.

Há mais de quatro décadas, médicos se esforçam para desenvolver uma abordagem da avaliação e no manejo de crianças com febre que seja baseada em evidências[2]. No decorrer desses anos, a tendência é a de que cada vez mais haja critérios bem definidos para a coleta de exames complementares, internação hospitalar e prescrição de antibioticoterapia empírica.

FISIOPATOGENIA

O controle da temperatura corporal envolve diversos mecanismos primariamente comandados pelo centro termorregulador localizado no hipotálamo. Nessa região do sistema nervoso central há integração de informações das variações de temperatura do meio externo e do nosso corpo, para manutenção de equilíbrio entre a produção e perda de calor[3].

A elevação da temperatura corporal observada nos episódios febris é derivada de uma complexa interação de células e mediadores inflamatórios do nosso organismo com agentes externos (pirógenos exógenos), que podem ser de natureza infecciosa (vírus, fungos, protozoários, bactérias etc.) ou não infecciosa (fármacos, tóxicos, complexos antígeno-anticorpo etc.). Resumidamente, em resposta ao estímulo causado por esses agentes, as células do hospedeiro, especialmente os macrófagos teciduais, serão responsáveis pela produção de mediadores primários da febre (pirógenos endógenos), principalmente a interleucina 1, interleucina 6, interferon-gama e fator de necrose tumoral alfa[4].

Esses mediadores liberados na corrente sanguínea estimulam a produção de prostaglandina E2 com ativação do centro termorregulador. Esses eventos são modulados pela liberação de substâncias como glicocorticoides e o hormônio antidiurético, que irão impedir o descontrole da temperatura corporal agindo como antipiréticos endógenos.

EPIDEMIOLOGIA

Estima-se que 20-30% das principais queixas na consulta pediátrica estejam relacionadas à febre[5]. A maioria dos quadros febris é decorrente de infecções virais, benignas e autolimitadas. As taxas de Bacteremia Oculta (BO) variam com a idade. A Doença Bacteriana Invasiva (DBI) compreende quadros infecciosos com foco definido em exame físico ou complementar e potencialmente fatais incluindo a meningite, pneumonia, infecção do trato urinário, osteomielite e sepse.

Nas últimas décadas, com o avanço no desenvolvimento das imunizações, especialmente com a implantação das vacinas contra *Haemophilus influenzae* Tipo B (Hib) e contra o *Streptococcus pneumoniae* (Vacinas pneumocócica conjugadas 7, 10 e 13 valente), houve uma drástica redução da incidência de doenças bacterianas invasivas e bacteremia oculta. O impacto dessa redução foi mais expressivo em pacientes de 3 a 36 meses de vida[6]. Nessa faixa etária, considera-se que o risco de BO seja em torno de 2%.

Nas faixas etárias mais jovens, especialmente nos menores de três meses, o risco de DBI é maior, e pode chegar até 12% nos menores de 1 mês de idade. Isso está relacionado, principalmente, com a imaturidade do sistema imune (capacidades reduzidas de opsonização, atividade macrofágica e neutrofílica), e ao fato de essa faixa etária estar suscetível não só aos agentes patogênicos da comunidade como também pelas infecções causadas por agentes do trato genital materno (*Escherichia coli, Listeria monocytogenes* e Estreptococo do grupo B). Apesar disso, também se nota uma diminuição do risco de BO e DBI nessa faixa etária, provavelmente relacionada a melhores condições de assistência ao pré-natal e parto, profilaxia neonatal para infecção estreptocócica, efeito indireto da vacinação e melhores condições sanitárias[6].

Atualmente, com as novas técnicas moleculares de identificação viral, como reação em cadeia polimerase, houve um aumento do diagnóstico desses agentes nos quadros que inicialmente se apresentam como FSSL. O isolamento viral não exclui a possibilidade de DBI ou coinfecção bacteriana, porém diminui muito esse risco[7].

MANEJO

O manejo da FSSL leva em consideração achados da anamnese e do exame físico para estratificar riscos para cada faixa etária. É importante que no atendimento sejam investigados a idade do paciente, a duração e intensidade da febre, os sintomas associados, as medicações administradas, o calendário vacinal e o contato com outras pessoas doentes. O exame físico deve ser completo, incluindo oroscopia, otoscopia e palpação de cadeias linfonodais, além da inspeção em região perineal.

Exames complementares podem ser solicitados para auxiliar na investigação diagnóstica de acordo com a faixa etária do paciente. A contagem absoluta de leucócitos, quando menor que 5.000 células/mm3 ou maior que 15.000 células/mm3, está relacionada a um maior risco de desenvolvimento de DBI. Marcadores inflamatórios, como a proteína C reativa (PCR), procalcitonina e dosagem de interleucina 6, não devem ser usados isoladamente para confirmar ou afastar infecção, mas são boas ferramentas adjuvantes. A coleta e a análise do líquor cefalorraquidiano (LCR), quando indicadas, devem incluir quimiocitológico, bacterioscopia e cultura. A coleta de urina deve ser realizada, idealmente, por sondagem vesical ou punção suprapúbica para o diagnóstico de infecção de trato urinário, e sua análise deve incluir urina tipo 1, bacterioscópico e urocultura. Outros exames, como radiografia de tórax, pesquisa de vírus nas fezes, coprocultura e painel de patógenos respiratórios devem ser particularizados para cada caso, e não devem ser feitos de forma universal.

Em algumas situações, independentemente da idade do paciente, a investigação da febre deve ser realizada de forma mais rápida e intensa pelo risco de desfecho desfavorável, como criança com sinais de toxemia ou mau estado geral (Quadro 1), contatos de pacientes com doença meningocócica ou pacientes imunocomprometidos. A avaliação da toxemia inclui alterações nos sinais vitais (frequência respiratória, frequência cardíaca, saturação periférica de oxigênio, pressão arterial), alteração do estado neurológico (letargia, irritabilidade etc.), desidratação, cor e turgor da pele.

QUADRO 1 Fatores preditores de doença grave na criança

CONVULSÃO
DIFICULDADE DE ALIMENTAÇÃO
REBAIXAMENTO DO NÍVEL DE CONSCIÊNCIA
LETARGIA
CIANOSE
MÁ PERFUSÃO CAPILAR
TAQUIPNEIA
GEMÊNCIA

Fonte: Schuwartz CDSV, Pereira MFB (2017)[6].

Iremos discutir agora as diferentes abordagens da FSSL baseadas nas faixas etárias. A estratificação tradicional divide as crianças em neonatos, lactentes jovens e pré-escolares. Mais recentemente, algumas publicações americanas e europeias trouxeram novas divisões, numa tentativa de reduzir a realização de exames desnecessários e promover o uso racional de antibioticoterapia[8]. Iremos adotar essa nova divisão com algumas adaptações para nossa realidade.

0-21 dias de vida

Recém-nascidos com quadros febris representam o grupo pediátrico com maior risco de BO e DBI. Portanto, todo lactente com menos de 21 dias de vida deve ter sua investigação da febre em regime de internação hospitalar. Imediatamente deve ser coletado hemograma completo, hemocultura periférica, urina tipo 1 e urocultura por sondagem vesical de alívio, ou punção suprapaubica, coleta de líquor para análise quimiocitológica (celularidade e diferencial, glicose, proteína) e sua cultura, e proceder o início de antibioticoterapia parenteral empírica. Considerar coleta de marcadores inflamatórios (PCR e/ou Procalcitonina). Coprocultura e radiografia de tórax devem ser ponderados de acordo com o quadro clínico do paciente. Nos casos de alto risco para doença herpética (história materna de lesões de HSV genitais, ou febre de 48 horas antes a 48 horas após o parto, e em bebês com vesículas, convulsões, hipotermia, úlceras de mucosa, pleocitose de LCR na ausência de um resultado positivo de coloração de Gram, leucopenia, trombocitopenia ou níveis de alanina aminotransferase elevada), esse agente também deve ser pesquisado (reação em cadeia polimerase no sangue e no LCR ou cultura viral se disponível), e o aciclovir deve ser adicionado à terapia medicamentosa.

A terapia empírica inicial deve conter ampicilina e um aminoglicosídeo (Amicacina ou Gentamicina) ou uma cefalosporina de terceira geração (Cefotaxima). A primeira associação apenas em casos em que foi excluída a possibilidade de meningite bacteriana[6].

Caso seja identificado o sítio da infecção, ou do patógeno, o tratamento deve ser de acordo com o tempo e o antibiótico indicados para a síndrome clínica. Caso todas as culturas permaneçam negativas, exames normais e RN em bom estado geral e afebril após no mínimo 24-36 horas, deve ser considerado a descontinuação do antibiótico e a alta hospitalar com orientação de retorno na presença de sinais de alarme (excluem-se os RN na primeira semana de vida, quando todos devem receber curso completo de antibiótico parenteral em regime de internação hospitalar).

22-28 dias de vida

Em um estudo prospectivo com 4778 bebês realizado pela Pediatric Emergency Care Applied Research Network (PECARN), houve uma significativa menor taxa de bacteremia na quarta semana de vida (1,6%) em comparação com a segunda (5,3%) e a terceira (3,3%), e nenhuma diferença da quinta e sexta semanas de vida[9].

Baseado nesses dados, a recomendação atual é que nessa faixa etária seja realizada coleta de hemograma, hemocultura, urina tipo 1 (se alterada mandar amostra para urocultura, e marcadores inflamatórios. Caso os marcadores inflamatórios estejam dentro dos valores normais considera-se coletar líquor, mas, caso estejam alterados, a coleta liquórica torna-se obrigatória. Se impossibilidade de coleta de LCR, ou se o exame estiver alterado, deve-se internar o paciente e iniciar antibiótico parenteral. Porém, se o paciente apresentar todos os exames normais o médico pode optar por duas condutas: manter paciente internado com ou sem antibioticoterapia, e observar evolução clínica, ou dar alta hospitalar após uma dose de antibiótico, e reavaliar paciente em 24 horas.

Caso haja identificação do sítio da infecção, ou do patógeno, tratar de acordo com o tempo e antibiótico indicados. Caso todas as culturas negativas, exames normais e paciente em bom estado geral, e afebril após no mínimo 24-36 horas da admissão, considerar descontinuar antibiótico, e dar alta hospitalar com orientação de retorno na presença de sinais de alarme.

29-60 dias de vida

Nessa idade, a recomendação é proceder com coleta de urina tipo 1 (se alterada, coletar urocultura), hemograma, hemocultura e marcadores inflamatórios. Caso todos os exames estejam normais, pode-se dar alta sem antibiótico e garantir reavaliação em 24-36 horas. Se apenas a urina tipo 1 apresentar alteração, deve-se iniciar antibioticoterapia e optar por manter o paciente internado, ou reavaliação ambulatorial em 12-24 horas. Caso haja elevação de marcadores inflamatórios na avaliação inicial, considerar coleta e análise de LCR. Em caso de Líquor alterado ou não disponível, deve-se internar a criança e iniciar antibioticoterapia parenteral. No cenário onde há um paciente com líquor normal com provas inflamatórias elevadas e urina tipo 1 normal, ou alterada, deve-se iniciar antibioticoterapia parenteral, ou oral, e optar por manter paciente internado, ou reavaliá-lo ambulatorialmente[8].

60 dias – 36 meses

Essa é a faixa etária com o menor risco de doença bacteriana invasiva, principalmente naquelas crianças com vacinação completa (considera-se três doses da vacina pneumocócica conjugada). Portanto, no manejo desses pacientes, se a criança apresentar bom estado geral e com temperatura menor que 39ºC, é aceitável a observação clínica ambulatorial, com reavaliação em 24 horas, sem iniciar antibioticoterapia ou realizar exames complementares. Caso haja temperatura maior do que 39ºC, é necessário realizar urinálise e urocultura em crianças com alto risco para ITU (meninas, meninos não circuncidados com idade inferior a dois anos, meninos circuncidados com idade inferior a seis meses ou criança com antecedente de ITU)[6].

Caso o paciente não apresente vacinação completa, deve-se coletar hemograma, urina tipo 1 e urocultura. Se os resultados dos exames forem normais, deve-se dar alta hospitalar ao paciente, sem prescrição de antibiótico. Se apenas sua urina estiver alterada, deve-se iniciar um tratamento para ITU ambulatorialmente e garantir a reavaliação para checar urocultura. Se apenas seu hemograma estiver alterado, deve-se considerar iniciar tratamento com antibiótico para cobertura do pneumococo ou observar e reavaliar em 24 horas[10].

CONCLUSÃO

A Febre Sem Sinais Localizatórios é um quadro no qual a criança apresenta febre, com duração menor de 7 dias, e ausência de alteração na anamnese ou exame físico que justifiquem a febre.

Toda criança, de acordo com sua faixa etária, estado vacinal, histórico de saúde e resultado de exames complementares, deve ser manejada com o objetivo de evitar o desenvolvimento de bacteremia oculta e doenças bacterianas invasivas.

Sempre que estiver diante de uma criança com Febre Sem Sinais Localizatórios e em mau estado geral/toxemiada, com algum grau de imunocomprometimento ou com exposição à pessoa com doença meningocócica, o seu estado deve ser investigado e ela deve ser conduzida como alto risco para doenças bacterianas invasivas.

EXAMES LABORATORIAIS UTILIZADOS EM CASOS DE FEBRE SEM SINAIS LOCALIZATÓRIOS

Exames	Descrito em:
Bacterioscopia de urina	Capítulo 41: Exame de urina de rotina
Hemograma	Capítulo 23: Análise crítica do hemograma completo
Interleucina 6	Capítulo 58. Urgências em neonatologia
Leucograma (Contagem absoluta de neutrófilos)	Capítulo 23: Análise crítica do hemograma completo
Liquor	Capítulo 49: Análise do Exame de Líquido Cefalorraquidiano (LCR)
Proteína C Reativa	Capítulo 42: Aspectos laboratoriais em nefrologia
Procalcitonina	Capítulo 58. Urgências em neonatologia
Urina I	Capítulo 42: Aspectos laboratoriais em nefrologia
Urocultura	Capítulo 41: Exame de urina de rotina
Vírus nas fezes ou Coprocultura	Capítulo 31: Uso de painéis moleculares para o diagnóstico de infecções em pediatria

BIBLIOGRAFIA RECOMENDADA

1. Arora R, Mahajan P. Evaluation of child with fever without source: review of literature and update. Pediatric clinics of North America. 2013;60(5):1049-62.
2. Roberts KB. Young, febrile infants: a 30-year odyssey ends where it started. JAMA. 2004;291(10):1261-1262.
3. Magalhaes S, Albuquerque RR, Pinto JC, Moreira AL. Termorregulação: texto de apoio. Faculdade de Medicina da Universidade do Porto: Serviço de Fisiologia Porto; 2001.
4. Cooper KE, Veale WL, Kasting N, Pittman QJ. Ontogeny of fever. Fed Proc. 1979;38(1):35-8.
5. Murahovschi J. A criança com febre no consultório. J Pediatr (Rio J). 2003;79(supl.1);S55-S64.
6. Schuwartz CDSV, Pereira MFB. Febre sem sinais de localização. In: Infectologia. Coleção Pediatria do ICr. 2 ed. São Paulo; 2017. p. 16-22.
7. Byington CL, Enriquez FR, Hoff C, Tuohy R, Taggart EW, Hillyard DR, Carroll KC, Christenson JC. Serious bacterial infections in febrile infants 1 to 90 days old with and without viral infections. Pediatrics. 2004 Jun;113(6):1662-6.
8. Pantell R H, Roberts K B, Adams W G, et al. Evaluation and Management of Well-Appearing Febrile Infants 8 to 60 Days Old . Pediatrics. 2021;148(2):e2021052228.
9. Powell EC, Mahajan PV, Roosevelt G, et al; Febrile Infant Working Group of the Pediatric Emergency Care Applied Research Network (PECARN). Epidemiology of bacteremia in febrile infants aged 60 days and younger. Ann Emerg Med. 2018;71(2):211-216.
10. Junior, HS, Santos E. Febre sem sinais localizatórios. In Pronto-socorro. Coleção pediatria do ICr. 3a ed. São Paulo; 2018. p. 524-39.

CONTEÚDO COMPLEMENTAR

Utilize o QR code abaixo para acessar as questões comentadas do capítulo (senha: **medicinalaboratorial**).

36

Febre de origem indeterminada em pediatria

Vinicius Rodrigues Fernandes
Vera Bain
Nádia Litvinov
Heloisa Helena de Sousa Marques

PONTOS-CHAVE DESTE CAPÍTULO

- Febre de origem indeterminada pode ser classificada em quatro grupos: febre em pacientes em regime ambulatorial, febre em pacientes internados, febre em pacientes neutropênicos e febre em pacientes vivendo com o vírus da imunodeficiência humana.
- As principais etiologias da febre de origem indeterminada, em ordem de ocorrência, são: doenças infecciosas, doenças reumatológicas e doenças neoplásicas. As causas não enquadradas nesses três grupos são chamadas de miscelânea.
- A investigação de febre de origem indeterminada exige que se faça uma anamnese completa do paciente, exame físico minucioso e que se obtenham informações sobre padrão da febre, doenças de base e exposição ambiental.
- Os exames laboratoriais e de imagem serão solicitados em etapas, de acordo com a gravidade do paciente, suspeita clínica e tempo de evolução da doença.

INTRODUÇÃO

Febre é uma das principais causas de visitas médicas em pediatria, representando até 35% das consultas não agendadas. A maioria dos quadros febris é autolimitada, não requerendo investigações diagnósticas nem terapias específicas. Alguns pacientes com febre, no entanto, apresentam doenças graves e potencialmente letais. Assim, a criança com febre é sempre uma fonte de preocupação para os cuidadores e muitas vezes para a equipe médica.

Crianças com febre prolongada ou recorrente devem ser avaliadas cuidadosamente por seus médicos, com foco em investigação de sinais e sintomas, antecedentes pessoais e familiares, e perfil epidemiológico. Essas informações podem auxiliar no diagnóstico específico e tratamento. Definir os padrões do quadro febril e garantir uma detalhada avaliação clínica são elementos fundamentais para a organização da investigação etiológica.

FEBRE DE ORIGEM INDETERMINADA

A definição clássica de febre de origem indeterminada (FOI) foi proposta por Petersdorf e Beeson em 1961, a partir de uma série de casos em adultos. O conceito envolve a presença de febre (definida como temperatura maior que 38,3 °C) por mais de três semanas, sem diagnóstico aparente após uma semana de investigação em regime hospitalar. Embora não exista apenas uma definição para FOI em pediatria, a proposta mais tradicional, sugerida por Durack e Street, em 1991, tenta abranger tanto as crianças previamente saudáveis como aquelas com alguma condição de base, o que subdivide a FOI em quatro categorias:

1. FOI clássica (pacientes hígidos): febre com duração superior a três semanas, com investigação hospitalar por pelo menos três dias ou três retornos ambulatoriais sem diagnóstico;
2. FOI nosocomial: inclui pacientes hospitalizados por qualquer causa, que durante a internação evoluem com febre, e que, após três dias de investigação, ainda não têm sua causa definida;
3. FOI em pacientes neutropênicos: presença de febre sem causa estabelecida após mais de três dias de investigação hospitalar; em crianças com contagem de neutrófilos abaixo de $500/mm^3$ ou naquelas com neutrófilos abaixo de $1000/mm^3$, mas com previsão de queda nos próximos um a dois dias;
4. FOI associada à infecção pelo vírus da imunodeficiência humana (HIV): presença de febre registrada em várias ocasiões por mais de três dias durante internação, ou maior que quatro semanas em regime ambulatorial, em um paciente com infecção comprovada pelo HIV.

As propostas para definir FOI variam em relação ao tempo de febre considerado, mínimo de uma semana em regime ambulatorial; e à temperatura que será valorizada como febre. No Brasil, onde é prática medir a temperatura axilar, considera-se febre uma temperatura igual ou superior a 37,8 °C. Essa temperatura corresponde a uma temperatura central de aproximadamente 38,3 °C, que entra na definição de FOI em países onde é habitual medir a temperatura oral ou retal.

Para que a criança se encaixe no critério de FOI, é necessário que a febre seja confirmada pela equipe de saúde (em internação ou nas consultas ambulatoriais) e que os primeiros exames, para excluir as causas mais comuns de febre sem sinais localizatórios, já tenham sido realizados.

ETIOLOGIA

Três categorias de doenças são classicamente relacionadas à FOI, e esse padrão tem se mantido durante as últimas décadas. São elas (em ordem de frequência): infecções, doenças reumatológicas e neoplasias. Outras causas que não se encaixam nas anteriores, tidas como neurológicas, genéticas, iatrogênicas ou fictícias são classificadas como miscelânea. A febre pode se resolver antes da obtenção do diagnóstico em 10-30% dos casos. As primeiras séries de casos mostravam uma predominância das causas infecciosas, representando aproximadamente 50% dos casos de FOI.

As publicações mais novas, no entanto, vêm apresentando uma diminuição da etiologia infecciosa e um aumento dos casos sem diagnóstico. É provável que isso aconteça porque atualmente há mais ferramentas para diagnóstico infeccioso na atenção primária e secundária, e os casos de FOI encaminhados a serviços terciários são realmente aqueles de diagnóstico mais difícil.

Chow e Robinson publicaram uma revisão sistemática comparando a etiologia da FOI em países desenvolvidos e em desenvolvimento (Tabela 1).

Frequentemente, a FOI é uma manifestação incomum de doenças comuns. Infecção urinária e pneumonia bacteriana podem se manifestar com febre como único sintoma. Alguns pacientes podem ter febre prolongada em quadros virais tipicamente autolimitados, como infecção por adenovírus e *influenza*. As complicações bacterianas dessas infecções virais (otite média, sinusite, mastoidite e pneumonia) também podem prolongar o tempo de febre.

A síndrome da mononucleose infecciosa, causada pelo vírus Epstein-Barr (EBV), é uma causa importante de FOI. Outras doenças que podem se apresentar como monossímile são a infecção por citomegalovírus (CMV), a toxoplasmose e a infecção inicial pelo HIV. Algumas das manifestações clínicas da mononucleose são febre, adenomegalias generalizadas, hepatoesplenomegalia, fadiga, edema periocular e *rash* cutâneo associado ao uso de beta-lactâmicos. Os vírus das hepatites B e C também podem se manifestar apenas com febre.

Entre outras causas de infecção generalizada, ressalta-se a tuberculose, de curso clínico arrastado e acometimento sistêmico, endêmica no Brasil, e que apresenta formas pulmonares e extrapulmonares. A doença da arranhadura do gato, que usualmente se apresenta com adenomegalia única e de aspecto inflamatório, também pode ter a febre como seu único sintoma. A suspeição deve ser feita quando há epidemiologia de contato com gatos, principalmente filhotes.

Infecções localizadas também podem ser causa de FOI. As endocardites infecciosas cursam com febre prolongada associada a hemoculturas positivas, e alterações na semiologia cardiovascular. Osteomielites são infecções de curso arrastado, que muitas vezes apresentam diagnóstico dificultado, uma

TABELA 1 Principais causas de febre de origem indeterminada em crianças - uma revisão sistemática

FOI em crianças	PAÍSES	
	Desenvolvidos	Em desenvolvimento
Nº de séries	8	10
Época	1972 a 1998	1990 a 2008
Total de casos	649	1.683
Infecção	275 (42%)	832 (51%)
Doenças do colágeno	62 (10%)	150 (9%)
Miscelânea	72 (11%)	179 (11%)
Neoplasias	38 (6%)	93 (6%)
Sem diagnóstico	202 (31%)	384 (23%)

FOI: febre de origem indeterminada

vez que a criança pequena não consegue comunicar seus sintomas. Já os abscessos profundos, como renais e hepáticos, podem levar a quadro de febre, que pode preceder a dor e outros sintomas específicos.

As doenças reumatológicas são causas importantes de FOI e podem evoluir de maneira desfavorável se não forem identificadas e tratadas adequadamente. Em relação às colagenoses, os destaques são a artrite idiopática juvenil (AIJ), o lúpus eritematoso sistêmico (LES) e a febre reumática (FR), que tendem a ser mais frequentes em crianças em idade escolar.

As neoplasias, causas mais temidas de febre, são raras entre os motivos de FOI na pediatria, sendo mais comuns em adultos e idosos. As neoplasias mais frequentemente diagnosticadas em crianças com febre coincidem com os cânceres mais comuns da infância: leucemias, linfoma e, mais raramente, neuroblastoma e retinoblastoma.

No item miscelânea, os diagnósticos mais citados são: enterite regional, displasia ectodérmica, sarcoidose, doença de Kawasaki, febre causada por medicamentos, corpo estranho e febre factícia. Outras causas menos comuns são doenças proliferativas benignas (Kikuchi-Fujimoto), síndrome hemofagocítica, mastocitose, insuficiência adrenal e diabetes *insipidus*. Deve-se lembrar que, entre 1% e 5% dos casos, a doença inflamatória intestinal tem sido a responsável por quadros febris prolongados. As febres periódicas e as doenças autoinflamatórias, muitas vezes relacionadas à hereditariedade e a etnias específicas, são causas raras.

Com frequência, parte dos episódios febris acaba sendo autolimitada, sem que se defina um diagnóstico preciso. Essas crianças não têm risco aumentado para outras doenças ou outros quadros de FOI.

Na Tabela 2, estão destacadas as principais causas de FOI em pediatria. Apesar de o prognóstico da FOI em crianças ser melhor do que o dos adultos, a morbidade é alta, com necessidade de internação e realização de exames, muitas vezes invasivos.

TABELA 2 Principais causas de febre de origem indeterminada em pediatria

Infecções generalizadas	Reumatológicas	Neoplasias	Miscelânea
Mais comuns: infecções virais (CMV, EBV, adenovírus), tuberculose, doença da arranhadura do gato, salmonelose, toxoplasmose **Menos comuns:** brucelose, malária, tularemia, leishmaniose **Raras:** enteroviroses, arboviroses, infecções fúngicas, hepatites virais, HIV, psitacose, larva *migrans* visceral	AIJ LES Vasculites Febre reumática	**Mais comuns:** leucemia e linfoma **Menos comuns:** Neuroblastoma, sarcoma, hepatoma, mixoma atrial, retinoblastoma	Disfunções do sistema nervoso central Diabetes *insipidus* Febre relacionada a medicamentos Displasia ectodérmica Febre factícia Síndrome hemofagocítica Doença inflamatória intestinal Doença de Kawasaki Doença de Kikuchi-Fujimoto Pancreatite Febres periódicas Tireotoxicose Sarcoidose

(continua)

TABELA 2 Principais causas de febre de origem indeterminada em pediatria *(continuação)*

Infecções localizadas
Endocardite infecciosa, abscessos intra-abdominais, infecções hepáticas, osteomielite e artrite séptica, infecções de trato respiratório superior, infecção do trato urinário

AIJ: artrite idiopática juvenil; CMV: citomegalovírus; EBV: vírus Epstein-Barr; HIV: vírus da imunodeficiência humana; LES: lúpus eritematoso sistêmico.

Muitos pacientes encaminhados a serviços terciários com FOI podem apresentar febres recorrentes ou periódicas. As etiologias são distintas, assim como a avaliação clínica. Para auxiliar no raciocínio clínico, a Figura 1 indica as principais etiologias em cada um dos casos.

INVESTIGAÇÃO

A avaliação de FOI deve ser guiada pelas especificidades de cada caso, como a idade do paciente, sua capacidade em relatar sintomas, doenças crônicas pediátricas presentes e exposição ambiental a determinados patógenos. A história clínica detalhada é o componente mais importante da avaliação e ela começa pelo relato do padrão da febre, que pode ser solicitado na forma de um diário, com anotações sobre horários do evento, a elevação da temperatura, os sintomas associados e se houve uso de medicações.

A determinação do padrão de ocorrência da febre (Figura 1) pode indicar o diagnóstico em alguns casos. Febre contínua e persistente com início abrupto é mais característica de doenças infecciosas, reumatológicas ou neoplásicas. Febres intermitentes podem ser manifestações de doenças como malária ou doenças autoinflamatórias. A criança também pode apresentar múltiplas infecções virais, percebidas pela família como uma febre recorrente. Febre periódica com ciclos muito regulares pode estar presente em síndrome da febre periódica, na qual surgem úlceras orais, faringite e adenomegalia (PFAPA); ou em quadros de neutropenia cíclica. Febres persistentes, por mais de seis meses, podem indicar doenças metabólicas, desregulação central do controle da temperatura ou imunodeficiências, além de trazer dicas sobre a ocorrência de febre fictícia.

O regime e a urgência da investigação estão condicionados à gravidade do paciente no momento da avaliação inicial. Se o paciente se apresenta em bom estado geral, a condução pode ser realizada ambulatorialmente e os exames solicitados em etapas. Caso contrário, sugere-se hospitalização para maior agilidade da investigação.

A partir da definição de uma criança com FOI, é sugerida uma avaliação sistematizada baseada em quatro estágios, nos quais a progressão se baseia na frequência de ocorrência dos diagnósticos.

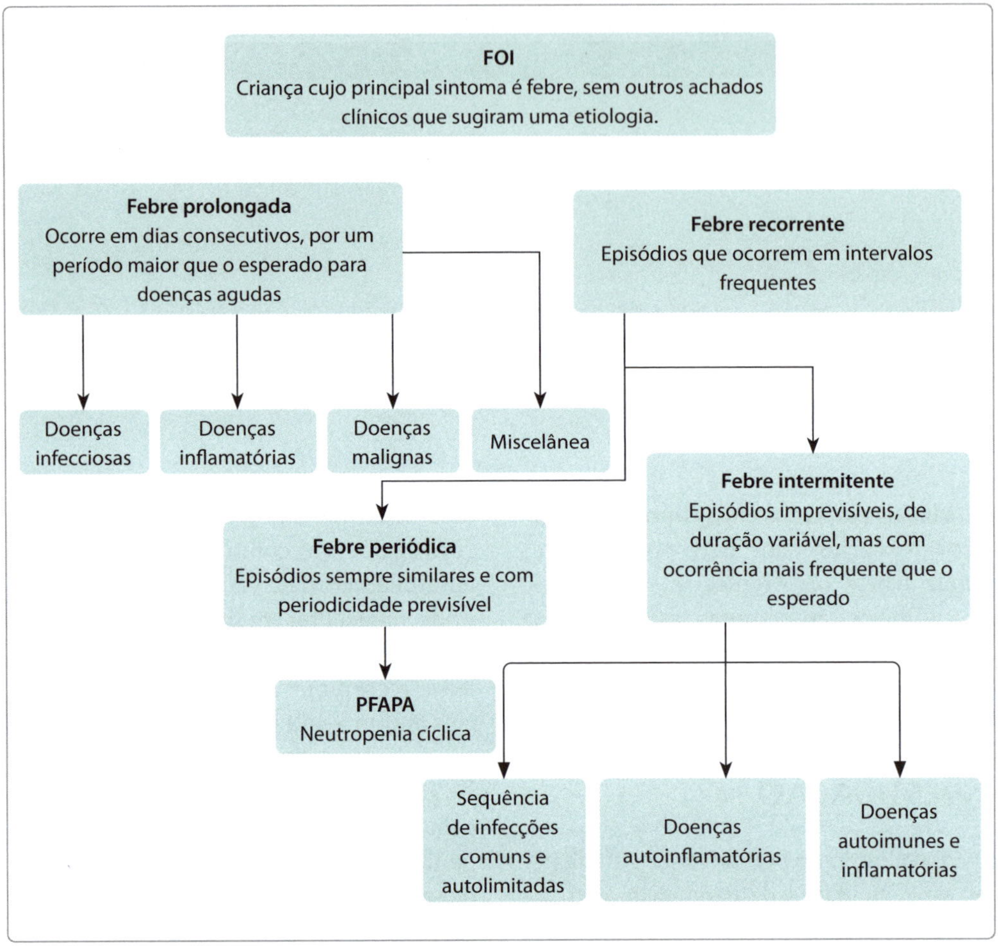

FIGURA 1 Principais etiologias de febre de origem indeterminada
FOI: febre de origem indeterminada; PFAPA: síndrome da febre periódica, estomatite aftosa, faringite e adenite cervical.

Um passo obrigatório, em todas as etapas de investigação, é a história clínica, que deve ser repetida e confirmada a cada estágio, tanto para auxiliar na definição diagnóstica quanto para guiar racionalmente os testes complementares.

Deve-se atentar aos sinais e sintomas que acompanham a febre, como calafrios, sudorese, gemência, alterações de consciência e de comportamento, e outras queixas, como dores, alterações osteoarticulares, vômitos, diarreia e anorexia. Os calafrios indicam presença de elementos pirogênicos na circulação, resultado da descrição ou multiplicação de bactérias, vírus e fungos. A presença ou não de sudorese, no curso de um aumento de temperatura, pode ser uma pista diagnóstica para síndromes anidróticas, como a displasia ectodérmica.

Alterações de comportamento e de consciência apontam comprometimento do sistema nervoso central (SNC). As queixas osteoarticulares são bastante frequentes nas doenças reumatológicas, especialmente se acompanhadas de exantemas, mas também podem estar relacionadas a infecções localizadas como osteomielites, principalmente na presença de hemocultura positiva e alterações radiológicas. A osteomielite como causa de FOI é mais comum em países desenvolvidos. O emagrecimento denota doença consumptiva como neoplasias, doenças reumatológicas ou infecções insidiosas como a tuberculose.

Os detalhes de viagens recentes e remotas, de exposição a pessoas doentes e animais, tanto domésticos como selvagens, picadas de insetos, uso de remédios, incluindo homeopáticos, fitoterápicos e "naturais", hábitos de ingerir alimentos malcozidos ou contaminados, e o contato com inseticidas e agrotóxicos devem ser inquiridos ativamente. A procedência do paciente também merece registro, pois muitas moléstias em nosso país guardam relação regional, como leishmaniose visceral, malária, esquistossomose, doença de Chagas etc. Deve-se lembrar que algumas doenças endêmicas podem ter curso insidioso, por exemplo a doença de Lyme e a brucelose; ou curso mais rápido, como a febre maculosa brasileira. A exposição a pessoas doentes, com tosse crônica, é muito importante para avaliar a hipótese de tuberculose. O contato com os animais é relevante para a suspeita da doença da arranhadura de gato com evolução atípica, toxocaríase, larva *migrans* visceral, brucelose (animais de fazenda, consumo de laticínios não pasteurizados) ou mesmo toxoplasmose. As picadas de insetos ou a exposição a carrapatos são pistas para diagnóstico de doenças não comuns, como hantaviroses, malária, doença de Chagas, doença de Lyme, riquetsioses (febre maculosa brasileira), arboviroses, entre outras.

O histórico vacinal deve ser sempre inquirido e confirmado de acordo com as anotações na carteira de imunização. É fundamental saber se o paciente apresenta alguma comorbidade pediátrica, uma vez que portadores de algumas doenças têm risco aumentado para doenças infecciosas ou neoplásicas. Um exemplo são as crianças com anemia falciforme, que têm risco aumentado de apresentar quadros de osteomielite.

A avaliação física de um paciente febril se inicia pelo estado geral, que, além de dar sinais da gravidade do processo, completa o raciocínio iniciado na história clínica. Peso e altura devem ser avaliados junto às curvas de crescimento, em busca de alterações recentes, relacionadas ao período de início da febre.

No exame de pele e subcutâneo, devem-se pesquisar tanto as alterações de coloração, como a presença de palidez, icterícia e cianose, assim como de petéquias, púrpuras, exantema e outras lesões, além de procurar nódulos subcutâneos. Presença ou relato de *rash* ou petéquias podem sugerir infecções virais, tipicamente relacionadas à FOI, como CMV, EBV, Doença de Kawasaki, sinais indiretos de endocardite infecciosa ou manifestações iniciais de doenças reumatológicas, como LES e AIJ.

A pesquisa de adenomegalias deve contemplar a avaliação de todas as cadeias ganglionares, anotando-se o tamanho, a consistência, a mobilidade em relação aos planos profundos e a presença de sinais flogísticos e de secreção. A adenomegalia generalizada pode estar presente nas síndromes monossímiles, já as adenomegalias únicas e com sinais flogísticos podem indicar tuberculose extrapulmonar e doença da arranhadura do gato, além de adenite bacteriana. Neoplasias podem se manifestar com aumento de linfonodos, geralmente progressivo, de aspecto endurecido e indolor, e com sintomas sistêmicos associados.

O exame da orofaringe deve incluir análise do estado dos dentes, da presença de lesões da mucosa, do aspecto das amígdalas palatinas e da secreção na parede posterior da faringe. A otoscopia faz parte do exame rotineiro do pediatra. Infecções respiratórias podem se apresentar de forma insidiosa, levando a complicações como sinusites e mastoidites.

A semiologia cardíaca e pulmonar deve ser bem detalhada para detectar alterações na ausculta e na percussão. Os sopros cardíacos devem ser pesquisados, pois a endocardite bacteriana é uma das doenças que podem cursar com FOI, tais como as miocardites e pericardites, e as cardites relacionadas à febre reumática.

Quanto ao abdome, devem-se anotar o aspecto (globoso, escavado ou plano), a presença de circulação colateral, o timpanismo, os ruídos hidroaéreos, os sinais de ascite, a palpação do fígado e do baço ou a presença de massas e a localização de pontos álgicos.

O sistema locomotor também merece um exame cuidadoso. A palpação de massas musculares e principalmente a análise das articulações procurando sinais flogísticos ou pontos dolorosos devem ser realizadas.

As alterações do sistema nervoso devem ser analisadas com todos os detalhes: nível da consciência, sinais de localização e alterações dos reflexos. O fundo de olho deve ser sempre realizado de preferência por oftalmologista experiente. Nunca é demais insistir que o exame físico sequenciado é muito importante e pode fornecer a informação que não foi detectada no início. Um acompanhamento cuidadoso é mais útil do que a realização de muitos e onerosos exames complementares.

SEMIOLOGIA LABORATORIAL E POR IMAGEM

Como as infecções são responsáveis por cerca de 50% dos casos de FOI em pediatria, a investigação laboratorial, nos casos em que a clínica não é bastante e fornece poucas pistas para o diagnóstico, deve ser orientada primariamente para confirmar ou afastar processos infecciosos (ver também Tabela 3).

O algoritmo em etapas tem como objetivo organizar e ordenar a investigação, começando pelas hipóteses mais comuns e evoluindo para as mais raras, e dos exames mais simples e menos invasivos para os mais complexos, custosos e invasivos. É importante salientar que, quando há indícios de alguma doença específica, seja pela história, seja pelo exame físico, deve-se dar prioridade à sua investigação, mesmo se for uma doença rara.

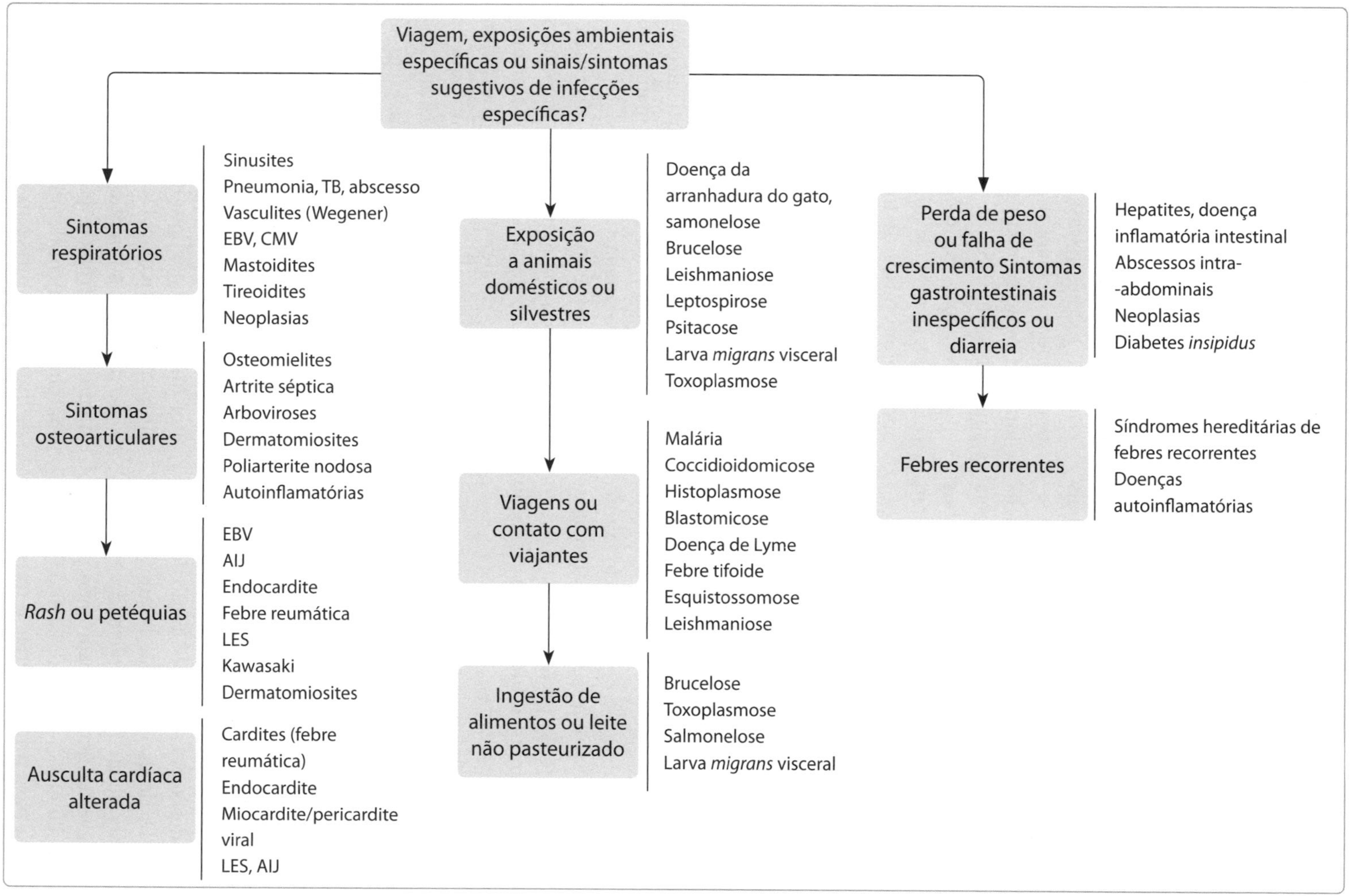

FIGURA 2 Principais etiologias de febre de origem indeterminada relacionadas a achados clínicos e exposição.

Na primeira etapa de investigação, incluem-se os exames de triagem inicial com hemograma, provas inflamatórias (PCR: proteína C reativa; VHS: velocidade de hemossedimentação), bioquímica com eletrólitos, função renal, enzimas hepáticas, urina 1, urocultura, hemocultura e radiografia de tórax. O objetivo principal dessa etapa é descartar as infecções mais comuns e que são causas de febre sem sinais localizatórios, além de complementar a avaliação de gravidade fornecida pela anamnese e avaliação física. Exames gerais alterados aumentam a preocupação com o paciente e requerem uma investigação mais rápida.

Os exames da primeira etapa devem ser repetidos de forma seriada ao longo das outras fases para ajudar na caracterização da evolução do paciente. Importante frisar que quanto mais hemoculturas coletadas, maior a taxa de detecção de um patógeno, além de que a coleta adequada é fator crucial para a realização do exame. Devem-se respeitar a higienização adequada da pele do paciente e do frasco, o volume de sangue infundido e a obtenção de amostras pareadas.

Na segunda etapa, aprofunda-se a investigação em busca de infecções ainda comuns, mas de diagnóstico não tão simples. A principal delas é a tuberculose, muito comum em nosso meio e com possibilidade de apresentações absolutamente variadas, desde quadros localizados e insidiosos, até doença disseminada e acometimento do sistema nervoso SNC, com desfecho desfavorável. A solicitação do exame de PPD, de escarro e de lavado gástrico deve ser feita. Após coleta do material, este deve ser encaminhado para pesquisa de bacilo álcool-ácido resistente (BAAR), cultura para micobactérias e teste rápido molecular, sempre que disponível. Ainda nessa etapa são solicitados exames sorológicos para identificação de agentes da síndrome monossímile: EBV, CMV, HIV e toxoplasmose. Se houver vínculo epidemiológico, podem ser realizados exames para leishmaniose visceral, doença da arranhadura do gato, malária, larva *migrans* visceral. Exame parasitológico de fezes pode ajudar a identificar giardíase, que também pode se manifestar com febre e sintomas sistêmicos.

A avaliação radiológica nessa etapa realiza-se através da ultrassonografia de abdome em busca de focos profundos, o ecocardiograma para pesquisa de endocardite e o exame de fundo de olho (fundoscopia), o qual traz pistas importantes sobre diversas infecções que causam acometimento sistêmico, como CMV, toxoplasmose, endocardite e infecções fúngicas invasivas. Ultrassonografia de articulações e partes moles pode ser feita, guiada pelo exame físico osteoarticular.

Já a terceira etapa segue a investigação com foco em doenças mais incomuns na população geral e avança na especificidade e no caráter invasivo dos exames, além de se estender o raciocínio para as doenças inflamatórias e neoplásicas. Entre os exames laboratoriais, sugerem-se as sorologias mais específicas para fungos endêmicos (criptococo, histoplasma, paracoco, *Aspergillus*), testes de RT-PCR e culturas realizados em sangue periférico e em fluidos nobres como liquor, lavado broncoalveolar, sangue de medula óssea por mielograma e líquido sinovial obtido de punção articular. Deve-se considerar a pesquisa de autoanticorpos e complemento como triagem para doenças reumatológicas, além de imunofenotipagem de linfócitos e dosagem das imunoglobulinas para avaliação de imunodeficiências. O mielograma deve ser realizado para a pesquisa de neoplasias.

A avaliação radiológica também pode progredir com solicitação de tomografias ou ressonância para melhor avaliação de seios da face, tórax, abdome, pelve e SNC. A tomografia e a ressonância têm maior utilidade quando há indícios clínicos de acometimento desses órgãos ou sistemas. No entanto, no contexto da investigação em etapa avançada, pode ajudar na pesquisa de neoplasias específicas.

Grande progresso tem sido feito no diagnóstico etiológico de processos infecciosos com o uso de biologia molecular, com métodos como a reação da cadeia de polimerase (RT-PCR), que torna possível a obtenção de fragmentos do material genético do agente em pouco tempo, ou a hibridização *in situ* de DNA em material de biópsia, que também detectará a presença do patógeno com alto grau de especificidade. Isso permite a detecção de patógenos em situações em que a solicitação de sorologia pode não trazer informação relevante, se a soroconversão já tiver ocorrido.

Por fim, na última etapa iremos focar em testes ainda mais invasivos, como biópsias com avaliação anatomopatológica, cultura e RT-PCR no material. Em nosso meio, o exame de PET-CT é caro e indisponível, além de expor o paciente a radiação ionizante. Novos estudos em países desenvolvidos, no entanto, sugerem que o PET-CT seja realizado em etapas mais iniciais da investigação para pacientes graves, uma vez que ele encurta o tempo de detecção da causa de FOI e pode diminuir o número de episódios de FOI sem diagnóstico final.

Se ao fim dessa avaliação sequencial não for possível definir o diagnóstico e/ou ao longo da investigação houver alguma alteração laboratorial ou manifestação clínica que sugira a localização (fígado, linfonodo, pleura, pele etc.), pode-se indicar a realização de biópsias dirigidas que, apesar de serem procedimentos invasivos, podem ser bastante úteis para a definição etiológica.

Vale ressaltar que, apesar da sugestão de investigação, todos os exames solicitados devem ser criteriosamente indicados, visto que o excesso de testes aumenta o risco de potenciais resultados falso-positivos, que modificam o curso da investigação e retiram o foco para a definição do diagnóstico correto.

Finalmente, caso não haja aparecimento de indícios clínicos, recomenda-se revisão da anamnese, exame físico evolutivo e continuidade da observação clínica cuidadosa dessa criança, antes de definir o caso como sem diagnóstico.

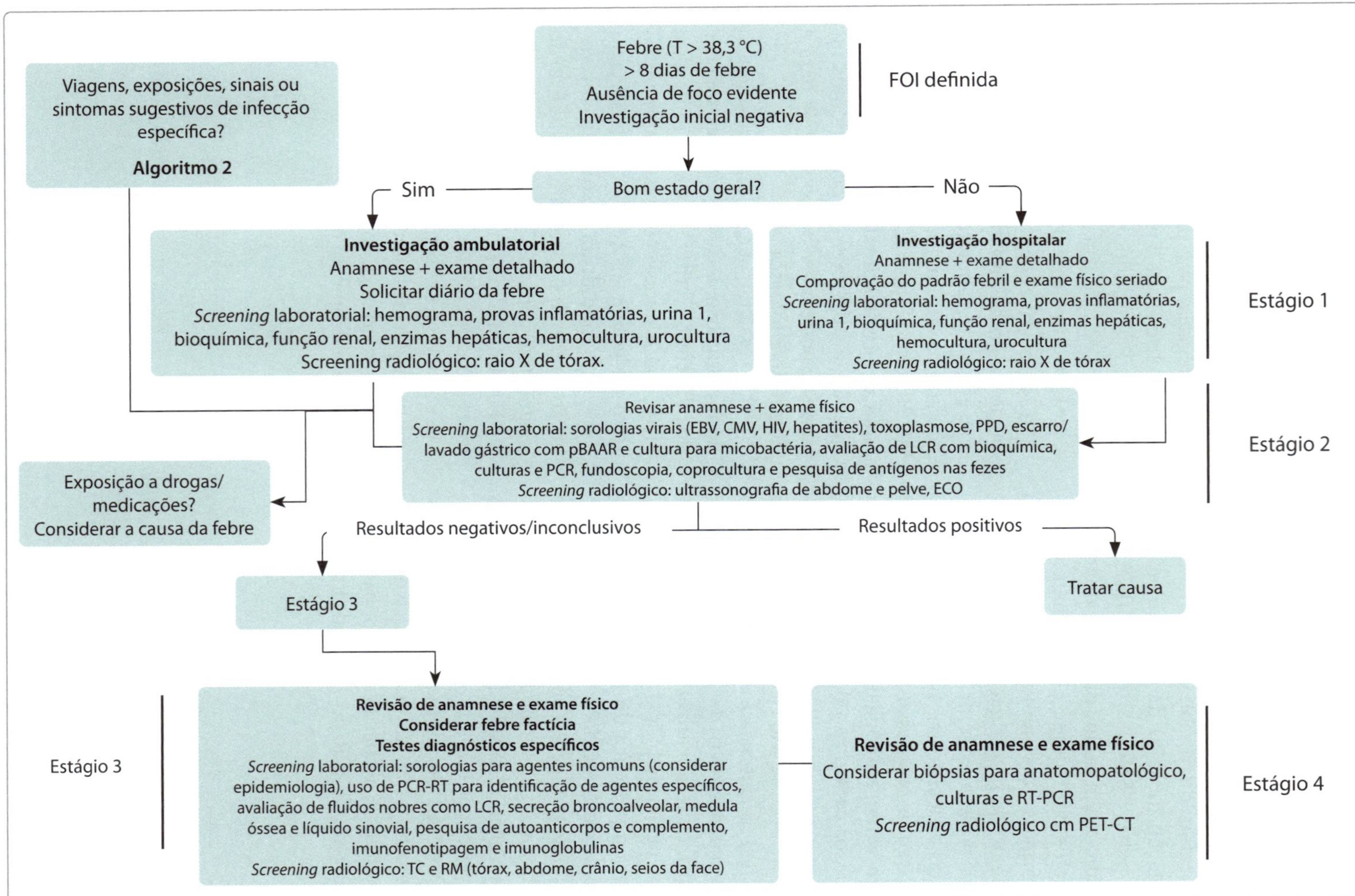

FIGURA 3 Algoritmo de investigação de febre de origem indeterminada por etapas.

CONCLUSÃO

A febre é uma entidade muito comum em pediatria. Após história completa, exame físico adequado e exames laboratoriais gerais, grande parte dos diagnósticos é alcançada. Após essa investigação inicial, se ainda há persistência da febre, sem causa definida, a criança se encaixa em um diagnóstico verdadeiro de FOI. Para a elucidação desses casos, será necessário ter muita persistência e empreender uma análise minuciosa de todas as pistas que paciente e família podem oferecer para o planejamento da investigação.

O algoritmo de quatro etapas ajuda a organizar o raciocínio, sendo sempre guiado em conjunto com a epidemiologia e individualizando os rumos da pesquisa para cada paciente. Procedimentos mais invasivos como os contidos nos estágios 3 e 4 devem ser reservados apenas para pacientes graves ou com persistência da febre após a investigação inicial. Deve-se lembrar também de diferenciar os quadros de FOI das febres recorrentes. A observação clínica evolutiva do paciente é mais vantajosa do que a realização de inúmeros exames ou a tentativa de resolver o processo febril por meio de antibioticoterapia empírica de amplo espectro.

A maioria das crianças com febre prolongada e inexplicada não apresenta doenças graves ou com alta morbidade. Por outro lado, as crianças com doenças graves ou malignas geralmente apresentam sintomas associados, como astenia, perda de peso, alteração de estado geral e de exames laboratoriais. A ausência de melhora clínica também é um fator que pode indicar gravidade.

É crucial que durante toda a investigação os pais sejam envolvidos e que todo o raciocínio clínico utilizado seja esclarecido e dividido com eles, para que se garantam participação da família, tranquilidade e um bom relacionamento diante de um quadro que pode ser preocupante para o paciente e seus responsáveis.

EXAMES LABORATORIAIS UTILIZADOS NA FEBRE DE ORIGEM INDETERMINADA

Exames	Descrito em:
Eletrólitos (Na, K)	Capítulo 42: Aspectos laboratoriais em nefrologia
Enzimas hepáticas (TGO, TGP, gamaGT, FA, DHL)	Capítulo 66: Avaliação funcional do fígado e hepatites
Função renal (U+C)	Capítulo 42: Aspectos laboratoriais em nefrologia
Hemograma	Capítulo 23: Análise crítica do hemograma completo
HIV	Capítulo 38: Infecções congênitas
PCR	Capítulo 42: Aspectos laboratoriais em nefrologia
Sorologia EBV	Capítulo 34: Síndrome da mononucleose infecciosa
Sorologia CMV	Capítulo 34: Síndrome da mononucleose infecciosa
Sorologia para toxoplasmose	Capítulo 34: Síndrome da mononucleose infecciosa
Urina 1	Capítulo 41: Exame de urina de rotina
Urocultura	Capítulo 41: Exame de urina de rotina

BIBLIOGRAFIA RECOMENDADA

1. Antoon JW, Potisek NM, Lohr JA. Pediatric fever of unknown origin. Pediatr Rev. 2015;36(9):380-391.
2. Attard L, Tadolini M, De Rose DU, Cattalini M. Overview of fever of unknown origin in adult and pediatric patients. Clin. Exp. Rheumatol. 2018;36 Suppl 110(1):10-24.
3. Chamroonrat W. PET/Computed Tomography in the Evaluation of Fever of Unknown Origin and Infectious/Inflammatory Disease in Pediatric Patients. PET Clin. 2020 Jul;15(3):361-369.
4. Chien YL, Huang FL, Huang CM, Chen PY. Clinical approach to fever of unknown origin in children. J. Microbiol. Immunol Infect. 2017;50(6):893-898.
5. Chusid MJ. Fever of unknown origin in childhood. Pediatr. Clin. North Am. 2017;64(1):205-230.
6. Marshall GS. Prolonged and recurrent fevers in children. Journal of Infection. 2014 Jan;68 Suppl 1:S83-93.
7. Pomeranz AJ, Sabnis S, Busey SL, Kliegman RM. Fever of unknown origin. In: Pomeranz AJ, Sabnis S, Busey SL, Kliegman RM. Pediatric decision-making strategies. 2nd ed. Philadelphia: Elsevier Saunders; 2015. p. 294-299.
8. Statler VA, Marshall GS. Characteristics of patients referred to a pediatric infectious diseases clinic with unexplained fever. J Pediatric Infect Dis Soc. 2016;5(3):249-256.
9. Statler VA, Marshall GS. Evaluation of prolonged and recurrent unexplained fevers. Pediatric Annals. 2018;47(9):e347-e353.

CONTEÚDO COMPLEMENTAR

Utilize o QR code abaixo para acessar as questões comentadas do capítulo (senha: **medicinalaboratorial**).

37

Doenças emergentes e reemergentes: a Covid-19 e a varíola *Monkeypox*

Maria Fernanda Bádue Pereira
Priscila Suguita
Nadia Litvinov
Vera Aparecida dos Santos
Carolina dos Santos Lazari
Paula Andrade Alvares
Marcelo Jenné Mimica

PONTOS-CHAVE DESTE CAPÍTULO

- A suspeita de covid-19 em pediatria ocorre na presença de sintomas clínicos, ou pelo vínculo epidemiológico presente, ou seja, pelo contato com pessoas com covid-19.
- Cerca de 90% dos casos pediátricos de Covid-19 são assintomáticos, e o restante apresenta doença leve ou moderada. A sintomatologia, quando presente, pode ser desde febre e tosse até manifestações sistêmicas: gastrointestinais, cardíacas, neurológicas, renais e dermatológicas, entre outras.
- A síndrome inflamatória multissistêmica pediátrica temporalmente associada à covid-19 é rara, pode acometer crianças e adolescentes e surge em dias ou em semanas após a infecção pelo SARS-CoV-2, mesmo que a covid-19 tenha sido assintomática.
- A definição de caso suspeito da varíola do vírus *monkeypox* é a de indivíduo de qualquer idade que apresente início súbito de erupção cutânea sugestiva de Monkeypox, única ou múltipla, em qualquer parte do corpo, associada ou não a adenomegalia, ou relato de febre, e que tenha ao menos um vínculo epidemiológico com a doença nos 21 dias que precederam o início dos sintomas.
- O diagnóstico laboratorial da infecção aguda pelo vírus *monkeypox* é realizado principalmente por meio da detecção desse vírus em material coletado das lesões através do método de reação de polimerase em cadeia (PCR).
- As principais medidas de prevenção da varíola do Monkeypox são evitar o contato próximo (pele a pele) com pessoas que tenham erupção cutânea que possa ser varíola do Monkeypox; e evitar contato com objetos ou materiais usados por pessoa com varíola por Monkeypox; lavar as mãos com água e sabão e usar álcool gel nas mãos, antes de comer, tocar o rosto ou após a ida ao banheiro.

COVID-19

Introdução

Desde dezembro de 2019, a doença por coronavírus 2019 (covid-19), causada pelo SARS-CoV-2, espalhou-se rapidamente pelo mundo, causando milhões de mortes. Ao mesmo tempo, cientistas decodificaram o genoma do vírus, trabalhando no aperfeiçoamento de técnicas diagnósticas e no desenvolvimento de vacinas.

As técnicas diagnósticas são úteis para manejo e suporte de pacientes sintomáticos, diminuição de transmissibilidade no nível individual e coletivo e para fins de políticas de saúde pública.

A sensibilidade e a especificidade dos exames diagnósticos dependem das características do teste, da amostra coletada, além da apresentação e do tempo da doença. A seleção e interpretação dos testes para SARS-CoV-2 devem se basear no contexto em que são utilizados, incluindo a prevalência do vírus na população estudada.

Sinais ou sintomas de Covid-19 em Pediatria

O diagnóstico da covid-19 pediátrica parte da suspeita clínica, na presença de sintomas clínicos ou pelo vínculo epidemiológico, ou seja, pelo contato com pessoas com covid-19.

Os principais sintomas da covid-19 em pediatria são febre e tosse. O lactente e o paciente imunodeprimido podem apresentar apenas febre como sintoma clínico. Manifestações clínicas em outros órgãos e sistemas podem acontecer em até 50% dos casos, em geral devido à ação direta do vírus ou em consequência de processo inflamatório. Manifestações gastrointestinais como diarreia, vômito e dor abdominal variam de 5,8 a 50% na covid-19 pediátrica.

As alterações cardíacas, como disfunção em ventrículo esquerdo ou direito, podem acontecer em casos graves da covid-19 ou na síndrome inflamatória multissistêmica pediátrica (SIM-P).

Sintomas neurológicos podem estar presentes na covid-19 pediátrica. Revisão sistemática que incluiu 21 estudos/séries de casos, com 3.707 crianças e adolescentes com covid-19, mostrou que 460 casos (16,7%) tinham sintomas neurológicos como cefaleia, mialgia e fadiga; 42 (1%) apresentaram encefalite, meningite ou convulsão.

Sobre o acometimento de rins e vias urinárias, estudo inglês apontou manifestações renais em 52 crianças hospitalizadas pela covid-19. Hematúria foi pesquisada em 40 de 52 pacientes e proteinúria em 22/52. Essas alterações foram encontradas em 17 e 7 pacientes, respectivamente.

Petéquias, erupções papulovesiculares, urticária e eritema multiforme podem ser manifestações dermatológicas da covid-19 pediátrica.

Anosmia ou ageusia são sintomas descritos em pediatria, a maioria em adolescentes. Crianças pequenas podem ter dificuldade para relatar essas queixas. A maioria dos casos pediátricos com anosmia ou ageusia não tem associação com congestão nasal ou rinorreia.

Eventos tromboembólicos em pediatria podem ocorrer em covid-19 grave ou na SIM-P.

Mais de 90% dos casos pediátricos são assintomáticos ou apresentam doença leve ou moderada. Dispneia é um sinal de alerta para casos graves e críticos.

Dessa forma, as crianças e adolescentes com os sinais e sintomas descritos devem ser testados para confirmação da covid-19.

Síndrome inflamatória multissistêmica, temporalmente associada à Covid-19

A síndrome inflamatória multissistêmica (SIM-P) é uma síndrome inflamatória sistêmica. A doença pode surgir dias ou semanas após a infecção pelo SARS-CoV-2, mesmo que a covid-19 tenha sido assintomática. A SIM-P é rara e pode acometer crianças e adolescentes, de 0 a 19 anos, com predominância entre 6 e 12 anos.

A febre é um sintoma obrigatório em SIM-P, mas pode estar ausente em raros casos, como em pacientes imunodeprimidos. A apresentação clínica pode ocorrer em formas variadas, incluindo febre e envolvimento de mais de um órgão e/ou sistema, ou como doença de Kawasaki, ou quadro semelhante à síndrome do choque tóxico, ou síndrome de ativação macrofágica.

O diagnóstico da SIM-P é baseado em critérios clínicos e laboratoriais

O critério adotado pelo Ministério da Saúde no Brasil é o da Organização Mundial de Saúde (OMS), descrito a seguir:

- *Crianças e adolescentes de 0 a 19 anos com febre > 3 dias:*
- E dois dos seguintes:
  - Erupção cutânea ou conjuntivite não purulenta bilateral ou sinais de inflamação mucocutânea (oral, mãos ou pés).
  - Hipotensão ou choque.
  - Características de disfunção miocárdica, pericardite, valvulite ou anormalidades coronarianas (incluindo achados de ecocardiograma ou troponina/NT-pró-BNP elevada).
  - Evidência de coagulopatia (por PT, PTT, d-dímeros elevados).
  - Problemas gastrointestinais agudos (diarreia, vômitos ou dor abdominal).
- *E*
  - Marcadores elevados de inflamação, como VHS, proteína C reativa ou procalcitonina.
- *E*
  - Exclusão de outras causas infecciosas, como sepse bacteriana e síndromes de choque estafilocócica ou estreptocócica, que devem ser comprovadas.
- *E*
  - As crianças e adolescentes com SIM-P devem ter evidência de infecção pelo SARS-CoV-2 (RT-PCR, teste de antígeno ou sorologia positiva) ou contato provável com pacientes com covid-19.
- *OU*
  - Crianças e adolescentes com critérios para doença de Kawasaki ou síndrome do choque tóxico.

Deve-se manter alto grau de suspeita em pacientes gravemente enfermos que não estejam respondendo a tratamento convencional.

Exames laboratoriais para confirmação diagnóstica de Covid-19 pediátrica

Os principais métodos diagnósticos laboratoriais disponíveis para o diagnóstico de covid-19 são: métodos moleculares, como reação em cadeia polimerase transcriptase reversa (RT-PCR); teste para detecção de antígeno e métodos sorológicos. Os testes moleculares e antigênicos são utilizados no diagnóstico de infecção aguda e os sorológicos, para evidência de infecção prévia.

Podem ser utilizados diversos espécimes para RT-PCR: escarro, saliva, secreção de trato respiratório superior (*swab*), secreção traqueal, fezes, líquido amniótico, líquido cefalorraquidiano e lavado broncoalveolar. Para testes antigênicos podem-se utilizar espécimes nasais e nasofaríngeas, e, para testes sorológicos, sangue (capilar ou venoso).

Há recomendação de preferência de coleta de RT-PCR sobre teste de antígeno, idealmente 3 a 6 dias após o início de sintomas, por meio de *swab* nasofaríngeo ou de corneto médio ou nasal anterior ou saliva ou *swab* oro/nasofaríngeo (em vez de orofaríngeo somente), mesmo quando a suspeita é baixa. Se baixa suspeita, realizar RT-PCR apenas uma vez; se alta ou intermediária (dependendo do local de internação, número de sintomas e sinais), realizar outro RT-PCR em 24 a 48 horas depois.

Se for coletado teste de antígeno e este vier negativo, é necessária confirmação com RT-PCR, devido à maior sensibilidade deste último em relação ao primeiro.

Os espécimes nasal anterior ou de corneto médio podem ser coletados pelo próprio paciente ou familiar com suspeita de infecção de vias aéreas superiores.

Para os pacientes com suspeita de infecção de trato respiratório inferior, coletar preferencialmente espécimes de vias aéreas superiores e, se negativo e suspeita de covid-19 permanecer, pode-se repetir o exame 24 a 48 horas depois ou até coletar espécime de vias aéreas inferiores.

Após a confirmação diagnóstica, além do suporte clínico, deve-se orientar o isolamento social durante 10 a 14 dias. O tempo de isolamento é baseado em estudos clínicos que avaliaram o tempo de transmissibilidade do SARS-CoV-2 e deve ser guiado pela melhora dos sintomas, e não por testes virais negativos, uma vez que o RT-PCR pode permanecer positivo por mais do que 3 meses, sem evidência de transmissibilidade. Para pessoas com doença grave e imunocomprometidas o período de excreção viral é mais longo. Especialistas recomendam tempo mínimo de 21 dias de isolamento no paciente imunodeprimido com covid-19. Nesses casos, consultar o especialista para considerar o tempo de isolamento, que pode ser guiado pelo resultado do RT-PCR.

Pessoas assintomáticas

A Sociedade Americana de Doenças Infecciosas (IDSA) recomenda preferencialmente uma coleta de RT-PCR em relação ao teste de antígeno (mesmo se a coleta de antígeno for repetida para confirmação) de pessoas assintomáticas, com suspeita ou confirmação de contato com alguém com covid-19.

Síndrome inflamatória multissistêmica

A confirmação laboratorial da infecção pelo SARS-CoV-2 na síndrome inflamatória multissistêmica pediátrica pode ser realizada por meio de RT-PCR e de método sorológico (imunoglobulina G – IgG –, segundo recomendação do IDSA) como critério de evidência de relação das manifestações clínicas com infecção por SARS-CoV-2 aguda ou prévia, respectivamente.

Testes sorológicos

Como a presença de anticorpos contra SARS-CoV-2 é detectada em média 14 dias após a infecção inicial, os testes sorológicos são utilizados para diagnóstico tardio da covid-19 ou avaliação de infecção prévia.

Vacinação

A vacinação contra covid-19 não afeta os resultados dos testes virais (RT-PCR/antigênico), porém pode afetar os testes sorológicos, uma vez que vacinas contra covid-19 como Pfizer-BioNTech®, Moderna®, Janssen® e AstraZeneca® utilizam a proteína *spike* do SARS-CoV-2 para produção de anticorpos. Portanto, imunoglobulina G e M (IgG e IgM) positivos podem ser interpretados como doença prévia ou vacinação prévia. No entanto, não se recomenda a utilização de testes sorológicos para avaliar imunidade contra SARS-CoV-2 pós-vacinação ou necessidade de vacinação em pessoas não vacinadas. Varíola pelo vírus Monkeypox H2

MONKEYPOX

Introdução

A Monkeypox (MPX), também conhecida como varíola de macacos, é uma doença zoonótica viral endêmica de alguns países da África, tendo entrado em evidência mundial devido aos surtos ocorridos em diversos países, incluindo o Brasil, no ano de 2022.

O vírus causador da Monkeypox, um DNA vírus de dupla fita, foi descoberto em 1958 e classificado como pertencente ao gênero *Orthopoxvirus* e à família *Poxviridae* (a mesma família do vírus da varíola, doença considerada erradicada em 1980 pela Organização Mundial da Saúde). Seu reservatório é desconhecido, porém várias espécies de animais podem ser seus hospedeiros, incluindo a espécie humana.

O período de incubação da Monkeypox varia de 5 a 21 dias (com uma média de 6 a 16 dias) e seu período de transmissibilidade se estende até a resolução completa de todas as lesões, com a reepitelização da pele.

A doença é transmitida principalmente pelo contato direto com lesões, fluidos corporais e gotículas respiratórias, podendo também se transmitido através do contato direto com materiais contaminados, como roupas de cama e de banho. A transmissão via gotículas respiratórias, em geral, demanda contato íntimo e prolongado. Vale a pena ressaltar que, apesar de possuir diversos hospedeiros animais, o surto de 2022 tem como principal meio de contágio a transmissão entre humanos, em especial secundária a contatos sexuais, motivo pelo qual tem-se recomendado o uso do termo ao invés de varíola de macacos.

Diagnóstico clínico

O seu quadro clínico é caracterizado por um período inicial de sintomas sistêmicos inespecíficos, como febre, mialgia, cefaleia, fadiga e linfadenopatia, que pode durar até 5 dias. Esses sintomas, porém, podem estar ausentes. Após este período, inicia-se a erupção cutaneomucosa, cujas lesões iniciam-se, usualmente, a partir do local da infecção primária, e se estendem pelo corpo de forma centrífuga, ou seja, com predomínio das lesões nas extremidades. As lesões progridem de máculas a pápulas, a vesículas, a pústulas e, posteriormente, a crostas, em geral uniformemente (ao contrário das lesões observadas nos quadros de varicela).

A doença é autolimitada e apresenta uma duração total entre 2 e 4 semanas. Na maioria dos indivíduos imunocompetentes o quadro tende a ser leve, porém pode haver progressão para gravidade em pacientes imunocomprometidos, crianças pequenas e gestantes.

Trata-se de doença de notificação compulsória, cuja definição de caso suspeito atualmente é a de indivíduo de qualquer idade que, a partir de 15 de março de 2022, apresente início súbito de erupção cutânea sugestiva de Monkeypox, única ou múltipla, em qualquer parte do corpo (incluindo região genital), associada ou não a adenomegalia ou relato de febre; e que tenha ao menos um vínculo epidemiológico com a doença nos 21 dias que precederam o início dos sintomas, como histórico de viagem para local de circulação do vírus, contato com casos suspeitos ou confirmados, bem como com indivíduos que viajaram para regiões de circulação do vírus.

Esta definição pode sofrer alteração de acordo com a evolução do perfil epidemiológico da doença no país e poderá ser conferida em documentos oficiais da Agência Nacional de Vigilância Sanitária, bem como do Ministério da Saúde. A Monkeypox faz diagnóstico diferencial com diversas outras doenças exantemáticas, como varicela, sarampo, impetigo e sífilis secundária, além de quadros alérgicos.

As principais complicações observadas incluem infecções bacterianas secundárias, porém há descrição em literatura de perda visual por lesão de córnea e encefalite.

Diagnóstico laboratorial

O diagnóstico laboratorial da infecção aguda é realizado principalmente por meio da detecção do vírus da Monkeypox em material coletado das lesões através do método de reação de polimerase em cadeia (PCR). O material mais recomendado para análise é *swab* de secreção de vesícula recém desnudada, porém também podem ser encaminhadas para análise as crostas de lesões já secas (vide em exames laboratoriais).

Tratamento

A doença não tem tratamento específico, tem bom prognóstico e a maior parte dos casos não demanda assistência hospitalar, sendo recomendadas apenas medidas de suporte e uso de sintomáticos.

Recomenda-se que o indivíduo com quadro suspeito ou confirmado de Monkeypox em ambiente hospitalar esteja sob precauções para gotículas e contato até a resolução completa de todas as lesões, e a reepitelização da pele. Em ambiente não hospitalar, recomenda-se o isolamento domiciliar, evitando contato com outras pessoas, bem como com animais de estimação (uma vez que o vírus pode infectar outros animais), além de evitar o compartilhamento de itens possivelmente contaminados, como roupas de banho e de cama, além de utensílios de cozinha (copos, pratos, talheres etc.). Recomenda-se ainda a limpeza e desinfecção regular das superfícies frequentemente tocadas.

As principais medidas de prevenção da varíola do Monkeypox são evitar o contato próximo, pele a pele, com pessoas que tenham erupção cutânea que possa ser varíola; evitar contato com pessoas com erupção de pele parecida com a varíola, e evitar contato com objetos ou materiais usados por pessoa com varíola por Monkeypox; e lavar as mãos com água e sabão antes de comer ou após a ida ao banheiro. Usar álcool em gel e evitar tocar o rosto.

CONCLUSÃO

Crianças e adolescentes podem apresentar a covid-19, que geralmente é uma doença leve e que melhora em poucos dias. Os sintomas são semelhantes aos de outras doenças, como resfriados e gripes.

A síndrome inflamatória multissistêmica pediátrica temporalmente associada à covid-19 é uma complicação rara e grave, causada por uma resposta imune intensa relacionada ao SARS-CoV-2.

Os testes moleculares e antigênicos do SARS-CoV-2 são utilizados no diagnóstico de infecção aguda, e os sorológicos, para evidência de infecção prévia.

A varíola pelo Monkeypox pode infectar qualquer pessoa, atualmente a maioria dos casos ocorre em homens que fazem sexo com homens, mas já há relatos de infecções em gestantes, crianças e adolescentes. O subdiagnóstico ainda é uma realidade na maioria dos países de pobre ou médio desenvolvimento. O diagnóstico laboratorial de certeza é realizado pela Reação em Cadeia da Polimerase (PCR) das lesões de pele ou *swab* de mucosas, e é fundamental o diagnóstico de certeza para acompanhar a propagação da doença e o planejamento de políticas públicas.

EXAMES LABORATORIAIS UTILIZADOS NO DIAGNÓSTICO E SEGUIMENTO DA COVID-19 E DA VARÍOLA PELO *MONKEYPOX*

Detecção do vírus da Monkeypox por método de PCR	
Sinonímias	PCR para Monkeypox PCR para o vírus da varíola de macacos Detecção molecular do vírus da Monkeypox Detecção molecular do vírus da varíola de macacos
Tipos de amostra	Preferencial: *swab* de secreção de vesícula recém desnudada Alternativo: crosta de lesão seca
Preparo do paciente	Não é necessário
Interferente	Não se aplica
Informações úteis	Para a realização do swab de secreção, recomenda-se incialmente a desinfecção da vesícula ainda íntegra com álcool 70%, seguida da remoção da parte superior da vesícula com material estéril (bisturi ou agulha) e posteriormente do raspado da base da lesão com *swab* sintético. Este swab deve ser acondicionado em tubo estéril, sem adição de qualquer tipo de líquido, e encaminhado ao laboratório para análise. Para a realização da coleta de crostas de lesões já secas, recomenda-se inicialmente a desinfecção das crostas escolhidas, seguidas da sua remoção com material estéril (agulha ou bisturi). As crostas retiradas devem ser acondicionadas em tubo estéril sem adição de qualquer tipo de líquido e encaminhadas ao laboratório para análise.
Método	PCR (reação de polimerase em cadeia)
Valor de referência	Indetectável

SARS-CoV-2, Sorologia para pesquisa de anticorpos IGG	
Tipo de amostra	Soro
Preparo do paciente	Não há
Transporte e conservação pré--analítica	As amostras são estáveis à temperatura ambiente por até 48 horas. Se o ensaio for realizado no espaço de 21 dias após a colheita das amostras, estas devem ser conservadas a 2-8 °C. Caso contrário, devem ser armazenadas congeladas a –20 °C ou menos durante até 2 meses.
Limitações dos testes	Uma contaminação bacteriana das amostras pode afetar os resultados do teste.
Informações úteis	Atualmente, a detecção de anticorpos IgG contra o SARS-CoV-2 ainda não está validada em termos de determinar imunidade a longo prazo contra o vírus ou de proteger o doente contra uma reinfeção pelo vírus. Um resultado positivo pode não indicar uma infecção anterior por SARS-CoV-2. Os resultados obtidos com esse teste só deverão ser interpretados em conjunto com evidências clínicas e com os resultados de outros testes e exames laboratoriais.
Metodologia	Quimioluminescência (CLIA)

(continua)

SARS-CoV-2, Sorologia para - pesquisa de anticorpos IGG *(continuação)*	
Valor de referência	▪ O analisador calcula automaticamente os níveis de anticorpos IgG para SARS-CoV-2, expressos como unidades de anticorpo ligado (BAU/mL), e classifica os resultados. ▪ Os resultados para a amostra do doente devem ser interpretados da seguinte forma: BAU/mL < 33,8: resultado negativo ▪ Interpretação: um resultado negativo pode indicar ausência ou um nível muito baixo de anticorpos IgG para o agente patogênico. O teste pode ter um resultado negativo em doentes infectados durante o período de incubação e nos estádios iniciais da infeção. BAU/mL > 33,8: resultado positivo ▪ Interpretação: um resultado positivo indica a presença de anticorpos IgG contra SARS-CoV-2 e, em geral, indica exposição ao SARS-CoV-2.

IgG: imunoglobulina G.

Outros exames	
Covid-19: detecção qualitativa de SARS-CoV-2 por PCR	Ver capítulo 32: Doenças exantemáticas comuns da infância
Covid-19: teste rápido antigênico para SARS-CoV-2	Ver capítulo 32: Doenças exantemáticas comuns da infância
Covid-19: anticorpos IgM e IgG para SARS-CoV-2	Ver capítulo 32: Doenças exantemáticas comuns da infância
Covid-19: teste rápido sorológico para SARS-CoV-2	Ver capítulo 32: Doenças exantemáticas comuns da infância

BIBLIOGRAFIA RECOMENDADA

1. Bunge EM, Hoet B, Chen L, Lienert F, Weidenthaler H, Baer LR, Steffen R. The changing epidemiology of human monkeypox-A potential threat? A systematic review. PLoS Negl Trop Dis. 2022 Feb 11;16(2):e0010141
2. Carneiro JDA, Ramos GF, de Carvalho WB, Johnston C, Delgado AF. Proposed recommendations for antithrombotic prophylaxis for children and adolescents with severe infection and/or multisystem inflammatory syndrome caused by SARS-CoV-2. Clinics. 2020;75:e2252. Published 2020 Dec 9. doi:10.6061/clinics/2020/e2252.
3. CDC – Centers for Disease Control and Prevention. Overview of Testing for SARS-CoV-2, the virus that causes covid-19. Uptadted June 15, 2022. [Internet]. [Acesso em: 2021 set. 23]. Disponível em: https://www.cdc.gov/coronavirus/2019-ncov/hcp/testing-overview.html#print-.
4. Centers for Disease Control and Prevention (CDC). Interim Clinical Guidance for the Treatment of Monkeypox. [internet] [acesso em: 2022 ago. 31. Disponível em: https://www.cdc.gov/poxvirus/monkeypox/clinicians/treatment.html#anchor_1655488137245.
5. Dong Y, Mo X, Hu Y, et al. Epidemiology of covid-19 among children in China. Pediatrics. 2020 Jun;145(6):e20200702. doi:10.1542/peds.2020-0702. Epub 2020 Mar 16. PMID: 32179660.
6. Feldstein LR, Tenforde MW, Friedman KG, et al.; Overcoming covid-19 Investigators. Characteristics and outcomes of US children and adolescents with multisystem inflammatory syndrome in children (MIS-C) compared with severe acute covid-19. JAMA. 2021 Mar 16;325(11):1074-87. doi:10.1001/jama.2021.2091. PMID: 33625505; PMCID: PMC7905703.
7. Giacomet V, Barcellini L, Stracuzzi M, et al.; covid-19 Pediatric Network. Gastrointestinal Symptoms in Severe covid-19 Children. Pediatr Infect Dis J. 2020 Oct;39(10):e317-e320. doi:10.1097/INF.0000000000002843. PMID: 32932333.
8. Huang YA, Howard-Jones AR, Durrani S, Wang Z, Williams PC. Monkeypox: A clinical update for paediatricians. J Paediatr Child Health. 2022 Aug 18.
9. Hanson KE, Altayar O, Caliendo AM, Arias CA, Englund JA, Hayden MK, et al. Infectious Diseases So-

ciety of America Guidelines on the Diagnosis of covid-19: antigen testing. Infectious Diseases Society of America 2021; Version 1.0.0. [Internet]. [Acesso em: 2021 set. 23]. Disponível em: https://www.idsociety.org/practice-guideline/covid-19-guideline-antigen testing/.

10. Hanson KE, Caliendo AM, Arias CA, Hayden JA, Englund MJL, Mark Loeb RP, et al. Infectious Diseases Society of America Guidelines on the Diagnosis of covid-19: molecular diagnostic testing. Infectious Diseases Society of America 2020; Version 2.0.0 [Internet]. [Acesso em: 2021 set. 23]. Disponível em: https://www.idsociety.org/practice-guideline/covid-19-guideline-diagnostics/.
11. Hanson KE, Caliendo AM, Arias CA, Englund JA, Hayden MK, Lee MJ, et al. Infectious Diseases Society of America Guidelines on the Diagnosis of covid-19: serologic testing. Infectious Diseases Society of America 2020; Version 1.0.0. [Internet]. [Acesso em: 2021 set. 23]. Disponível em: https://www.idsociety.org/practice-guideline/covid-19-guideline-serology/.
12. Khalil A, Samara A, O'Brien P, Morris E, Draycott T, Lees C, Ladhani S. Monkeypox vaccines in pregnancy: lessons must be learned from COVID-19. Lancet Glob Health. 2022 Sep;10(9):e1230-e1231.
13. Lai CKC, Lam W. Laboratory testing for the diagnosis of covid-19. Biochem Biophys Res Commun. 2021 Jan 29;538:226-30. doi:10.1016/j.bbrc.2020.10.069. Epub 2020 Oct 28. PMID: 33139015; PMCID: PMC7598306.
14. Lapa D, Carletti F, Mazzotta V, Matusali G, Pinnetti C, Meschi S, et al; INMI Monkeypox Study Group. Monkeypox virus isolation from a semen sample collected in the early phase of infection in a patient with prolonged seminal viral shedding. Lancet Infect Dis. 2022 Sep;22(9):1267-1269.
15. Mbala PK, Huggins JW, Riu-Rovira T, Ahuka SM, et al. Maternal and Fetal Outcomes Among Pregnant Women With Human Monkeypox Infection in the Democratic Republic of Congo. J Infect Dis. 2017 Oct 17;216(7):824-828.
16. Mak PQ, Chung KS, Wong JS, Shek SS, Kwan MYK. Anosmia and ageusia: not an uncommon presentation of covid-19 infection in children and adolescents. Pediatr Infect Dis J. 2020 Aug;39(8):e199-e200. doi:10.1097/INF.0000000000002718. PMID: 32516281.
17. Manjaly Thomas ZR, Leuppi-Taegtmeyer A, Jamiolkowski D, Belutti-Enders F, Hofmeier KS, et al. J Allergy Clin Immunol. 2020 Oct;146(4):786-89. doi:10.1016/j.jaci.2020.07.008
18. Panda PK, Sharawat IK, Panda P, Natarajan V, Bhakat R, Dawman L. Neurological complications of SARS-CoV-2 infection in children: a systematic review and meta-analysis [published online ahead of print, 2020 Sep 10]. J Trop Pediatr. 2020;fmaa070. doi:10.1093/tropej/fmaa070.
19. Pereira MFB, Litvinov N, Farhat SCL, Eisencraft AP, Gibelli MABC, Carvalho WB, et al. Severe clinical spectrum with high mortality in pediatric patients with covid-19 and multisystem inflammatory syndrome. Clinics (Sao Paulo). 2020;75:e2209. doi:10.6061/clinics/2020/e2209. Epub 2020 Aug 19. PMID: 32844958; PMCID: PMC7426591.
20. Stewart DJ, Hartley JC, Johnson M, Marks SD, du Pré P, Stojanovic J. Renal dysfunction in hospitalised children with covid-19. Lancet Child Adolesc Health. 2020 Aug;4(8):e28-e29. doi:10.1016/S2352-4642(20)30178-4. Epub 2020 Jun 15. PMID: 32553126; PMCID: PMC7295466.
21. Seang S, Burrel S, Todesco E, Leducq V, Monsel G, Le Pluart D, Cordevant C, Pourcher V, Palich R. Evidence of human-to-dog transmission of monkeypox virus. Lancet. 2022 Aug 27;400(10353):658-659.
22. Thornhill JP, Barkati S, Walmsley S, Rockstroh J, Antinori A, Harrison LB, et al; SHARE-net Clinical Group. Monkeypox Virus Infection in Humans across 16 Countries - April-June 2022. N Engl J Med. 2022 Aug 25;387(8):679-691.
23. UK Health Security Agency. Recommendations for the use of pre and post exposure vaccination during a monkeypox incident. Updated May 2022 v6.6. [internet] [acesso em: 2022 ago. 31]. Disponível em: https://assets.publishing.service.gov.uk/government/uploads/system/uploads/attachment_data/file/1077678/Recommendations-for-use-of-pre-and-post-exposure-vaccination-during-a-monkeypox-incident.pdf
24. WHO-2019-nCoV-Sci_Brief-Multisystem_Syndrome_Children-2020.1-eng.pdf [Internet]. [Acesso em: 2021 abr. 14]. Disponível em: https://apps.who.int/iris/handle/10665/332095.
25. World Health Organization (WHO). Monkeypox. [internet] [acesso em: 2022 ago. 31] Disponível em: https://www.who.int/news-room/fact-sheets/detail/monkeypox.
26. World Health Organization (WHO). Multi-country monkeypox outbreak in non-endemic countries. 30 May 2022. [internet] [acesso em: 2022 ago. 31]. Disponível em: https://www.who.int/emergencies/disease-outbreak-news/item/2022-DON385.

38

Infecções congênitas

Vera Bain
Priscila Cristina Abduch Adas Branas
Ariane Guissi dos Santos
Carolina dos Santos Lazari
Vera Aparecida dos Santos

PONTOS-CHAVE DESTE CAPÍTULO

- Infecções congênitas são causas importantes de morbimortalidade no período perinatal, além do risco de sequelas durante a infância e a vida adulta.
- A prevenção da transmissão vertical de doenças começa com um pré-natal adequado, com solicitação de exames laboratoriais e orientações para a gestante.
- As infecções congênitas variam em incidência ao redor do mundo. No Brasil, as mais importantes são toxoplasmose, sífilis, citomegalovírus e síndrome da imunodeficiência adquirida (HIV).
- A maioria das crianças com infecções congênitas são assintomáticas no nascimento. Cada doença tem suas particularidades, mas muitos sintomas podem ser comuns a diversas infecções congênitas, como hepatomegalia, esplenomegalia, anemia, plaquetopenia, icterícia, petéquias, microcefalia, lesões oculares e perda auditiva.

INTRODUÇÃO

As infecções congênitas são aquelas em que há transmissão de um patógeno da mãe para o feto, por meio da placenta, durante a gestação. Alguns patógenos causadores de infecções congênitas também são transmitidos no momento do nascimento através do contato do recém-nascido com o canal de parto e o sangue materno. Referências internacionais indicam uma incidência de aproximadamente 1-2% dos nascidos vivos, e há uma variação geográfica da incidência e do tipo de infecção. Há uma variedade extensa de patógenos capazes de causar infecções congênitas (Quadro 1).

QUADRO 1 Patógenos causadores de infecções congênitas

Vírus	Bactérias	Protozoários	Fungos
Citomegalovírus	*Borrelia burgdorferi*	*Babesia microti*	*Candida sp.*
Adenovírus	*Brucella sp.*	*Plasmodium sp.* (malária)	
Enterovírus	*Campylobacter fetus*	*Toxoplasma gondii*	
Hepatite B e C	*Listeria monocytogenes*	*Trypanosoma cruzi*	
Herpes simplex	*Mycobacterium Tuberculosis*		
HIV	*Salmonella typhi*		
HTLV	*Treponema pallidum* (sífilis)		
Parvovírus			
Rubéola			
Varíola			
Varicela Zoster			
Zika			

A maioria das infecções contraídas pela mãe durante a gestação não são passadas para o feto, que fica protegido pela imunidade materna e pela barreira placentária. Alguns patógenos, no entanto, conseguem evadir as defesas, caindo na corrente sanguínea materna e invadindo a placenta. O risco de transmissão de uma infecção para o concepto está diretamente relacionado à idade gestacional, uma vez que há aumento das trocas placentárias ao longo da gestação. A gravidade, por outro lado, é inversamente proporcional à idade gestacional, uma vez que infecções adquiridas no início da gestação podem levar a malformações, restrição de crescimento, prematuridade e perdas fetais (Figura 1).

A apresentação clínica das infecções congênitas é muito variada, podendo contemplar lactentes assintomáticos até quadros sepse-like, prematuridade e perda fetal. A suspeita clínica é muito importante para o diagnóstico, e um pré-natal completo é o ponto de partida para a identificação e o tratamento dessas infecções. É crucial identificar todos os recém-nascidos em risco, uma vez que, mesmo aqueles assintomáticos, podem evoluir com sequelas motoras, visuais, auditivas e atrasos no desenvolvimento.

Cada infecção congênita tem sua apresentação típica e suas particularidades, mas os sintomas ao nascimento podem ser inespecíficos (Quadro 2).

QUADRO 2 Sinais e sintomas de risco de infecções congênitas em recém-nascidos

Restrição do crescimento intrauterino
Recém-nascidos pequenos para idade gestacional
Exantema maculopapular
Hepatoesplenomegalia
Hepatite
Icterícia às custas de bilirrubina direta
Púrpuras ou petéquias
Anemia
Microcefalia
Coriorretinite
Meningoencefalite
Quadros de sepse que não melhoram com antibióticos apropriados para o tratamento

A investigação das infecções congênitas envolve exames laboratoriais gerais e específicos para cada doença. O exame anatomopatológico da placenta pode ajudar na identificação do agente infeccioso. Nas próximas seções deste capítulo discutiremos as particularidades de cada infecção, seu diagnóstico, tratamento e acompanhamento clínico.

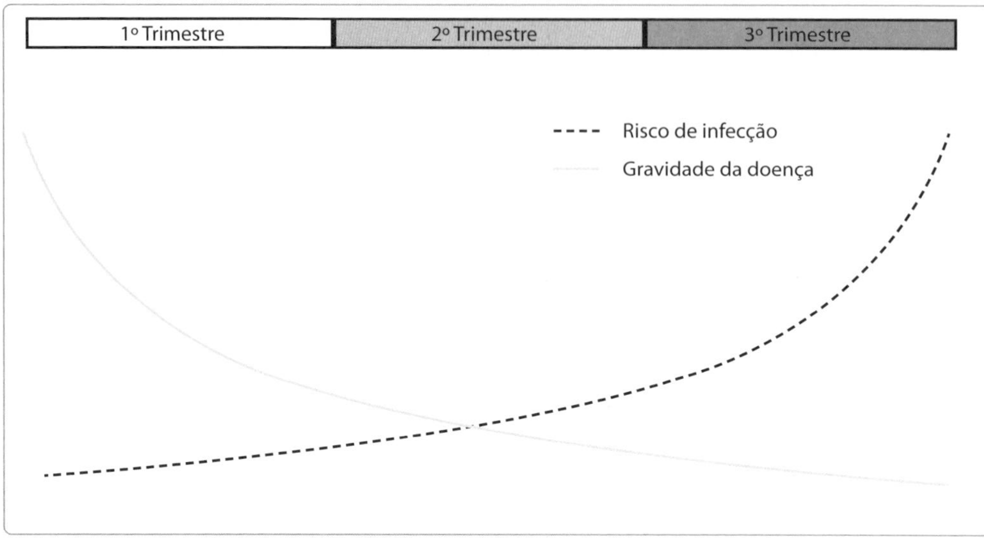

FIGURA 1 Risco de infecção e gravidade de acordo com a idade gestacional
Adaptado de: Cantey JB (editor). Neonatal infections: pathophysiology, diagnosis, and management. Cham: Springer; 2018.

PRINCIPAIS INFECÇÕES CONGÊNITAS

Toxoplasmose

A toxoplasmose é causada pelo *Toxoplasma gondii*, um parasita intracelular capaz de infectar humanos e outros animais. Os gatos domésticos são os hospedeiros definitivos do parasita. Eles excretam oocistos nas fezes, capazes de contaminar o solo e as plantas. Outros animais, como bovinos e suínos, podem se infectar ao ingerir água ou plantas contaminadas. O ser humano pode adquirir a doença ingerindo oocistos presentes em água contaminada, fezes de gatos ou vegetais mal higienizados; bem como por meio da ingestão de carne de animais infectados, que contém bradizoítos (Figura 2).

Cerca de 30% da população mundial é infectada pelo *Toxoplasma gondii*, e no Brasil essa taxa varia entre 65-90%, a depender da região. Em indivíduos saudáveis a infecção é autolimitada e pode cursar com febre, mialgia, rash cutâneo, cefaléia e adenomegalia.

No Brasil, 5 a 23 crianças são infectadas por toxoplasmose para cada 10 mil nascidos vivos. A maioria das infecções é decorrente de infecção primária durante a gestação, e as reativações são mais raras e ocorrem principalmente em gestantes imunossuprimidas. Durante o período de infecção a gestante apresenta parasitemia, e os taquizoítos atingem a corrente sanguínea, invadindo a placenta e infectando o concepto.

Diagnóstico e tratamento na gestante

A solicitação de sorologia para toxoplasmose faz parte do pré-natal e deve ser realizada no primeiro trimestre e repetida mensalmente para as mulheres suscetíveis. A infecção fica comprovada na gestação quando há soroconversão ou detecção do DNA do toxoplasma no líquido amniótico. Para mulheres que coletam uma sorologia positiva pela primeira vez durante o período gestacional, mas não têm soro-

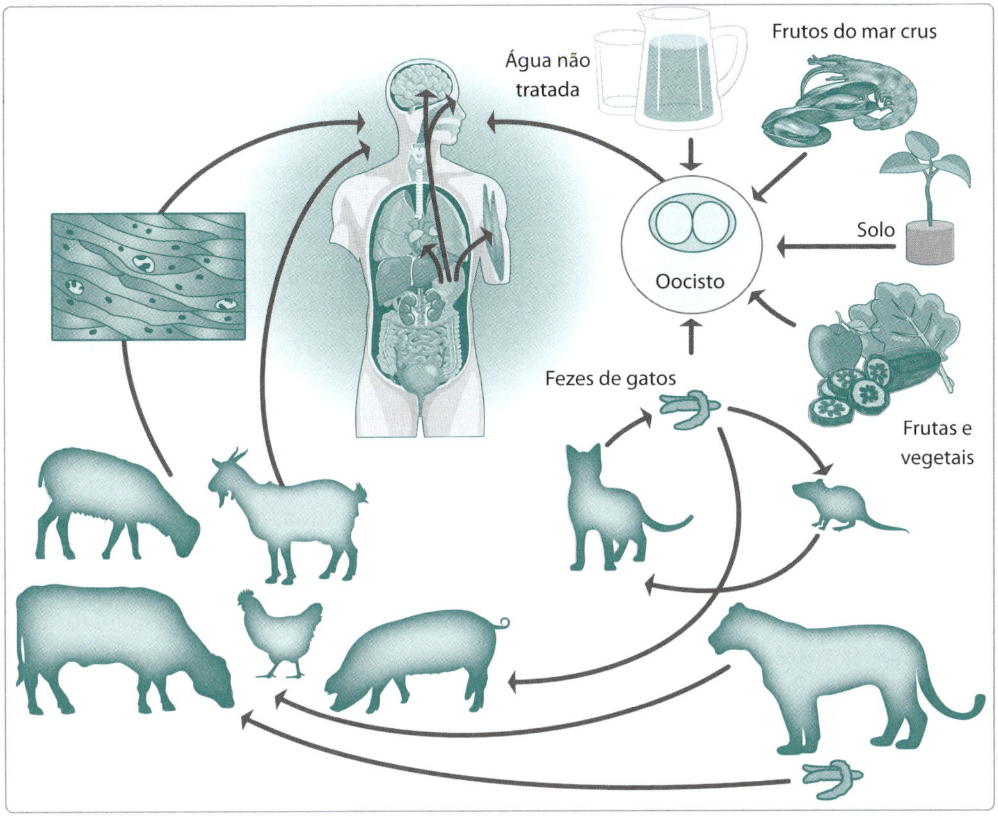

FIGURA 2 Ciclo do Toxoplasma gondii.
Adaptado de: Sara Long, 2018.

logia prévia, é possível fazer exame de avidez da IgG para identificar se a infecção é recente ou antiga. Alta avidez no primeiro trimestre de gestação ou IgG positivo antes da gestação afastam o diagnóstico.

O tratamento da gestante visa reduzir a incidência e a gravidade da infecção do feto. A escolha da terapia depende da evidência de acometimento do feto. Gestantes com ultrassom sem alterações e PCR para *Toxoplasma gondii* no líquido amniótico negativo, devem ser tratadas com espiramicina até o final da gestação. Já as mulheres cujos fetos têm sinais de infecção congênita são tratadas com espiramicina até 18 semanas e, posteriormente, com sulfadiazina, pirimetamina e ácido folínico.

Manifestações clínicas

Aproximadamente 70-90% dos recém-nascidos com toxoplasmose congênita são assintomáticos ao nascimento. Quando presentes, os principais sintomas são: hepatoesplenomegalia, icterícia, anemia, trombocitopenia e restrição do crescimento intrauterino. Calcificações intracerebrais, hidrocefalia e coriorretinite (tríade clássica) são os sinais mais específicos e altamente sugestivos de toxoplasmose congênita (Quadro 3).

QUADRO 3 Achados clínicos em pacientes sintomáticos com toxoplasmose congênita

Achados clínicos	Frequência
Coriorretinite	90%
Calcificações intracerebrais	80%
Hidrocefalia	60%
Icterícia	50%
Anemia e trombocitopenia	50%
Hepatoesplenomegalia	40%
Convulsões	30%
Microftalmia	15%
Microcefalia	15%

Adaptado de: Cantey JB (editor). Neonatal infections: pathophysiology, diagnosis, and management. Cham: Springer; 2018.

O *Toxoplasma gondii* tem um tropismo especial pelos olhos. O grau de acometimento ocular varia de acordo com o tratamento da mãe durante a gestação e a região do mundo. Recém-nascidos de mãe não tratada tendem a apresentar quadros mais intensos de coriorretinite. O Brasil é um país onde são observadas lesões mais graves, o que pode estar relacionado à presença de cepas mais virulentas ou a um menor acesso ao tratamento durante a gestação. Crianças com toxoplasmose congênita necessitam de acompanhamento oftalmológico periódico, uma vez que há risco de reativação da coriorretinite ao longo da vida.

Diagnóstico

A suspeita diagnóstica deve ser feita em filhos de mães com soroconversão na gestação ou em recém-nascidos sintomáticos cujas mães não realizaram acompanhamento pré-natal adequado. Nesse caso, devem ser solicitados os seguintes exames:

- Sorologia para toxoplasmose do bebê (IgA, IgM e IgG) e da mãe (IgG).
- Fundo de olho.
- Ultrassom transfontanela, tomografia de crânio ou ressonância magnética do crânio.
- Líquido cefalorraquidiano (proteinorraquia, glicorraquia e celularidade).
- Bioquímica geral, hemograma, perfil hepático e bilirrubinas.
- Avaliação auditiva com Potencial Evocado Auditivo de Tronco Cerebral.

Se houver disponibilidade, pode-se solicitar exame de PCR para toxoplasma no líquor ou sangue do recém-nascido. Em 2020 foi incluída, na triagem neonatal na maternidade, a detecção de IgM para toxoplasmose no sangue colhido em papel filtro. Recém-nascidos que apresentam IgM positivo, PCR positivo ou acometimento de órgãos-alvo têm sua infecção confirmada e indicação de tratamento. Um IgM negativo não exclui a infecção, que pode ter ocorrido intraútero no início da gestação. Para bebês assintomáticos e com baixo risco de infecção, indica-se o acompanhamento das quedas de títulos de IgG ao longo dos primeiros meses de vida, indicando que o IgG presente no sangue do bebê era proveniente da passagem transplacentária de anticorpos maternos.

Tratamento e acompanhamento

Todos os recém-nascidos diagnosticados com toxoplasmose congênita devem ser tratados e acompanhados. O tratamento adequado tem forte impacto no desenvolvimento neuropsicomotor, sequelas oculares e auditivas. As medicações indicadas são sulfadiazina, pirimetamina e ácido folínico, que devem ser utilizadas durante o período de um ano. Bebês com coriorretinite ativa ou proteinorraquia acima de 1g/dL devem receber corticoide.

O acompanhamento clínico deve ser feito ao longo da infância, buscando sequelas visuais, auditivas e no neurodesenvolvimento (Quadro 4). Em bebês recebendo tratamento, é fundamental realizar hemograma mensalmente, uma vez que o principal efeito colateral das medicações é a neutropenia.

QUADRO 4 Tratamento e acompanhamento de crianças com toxoplasmose congênita

Intervenção	Dose/ Intervalo	Duração
Pirimetamina	2 mg/kg/ dia de 12/12 horas nos 2 primeiros dias e, posteriormente, 1 mg/kg/dia uma vez ao dia	1 ano
Sulfadiazina	100 mg/kg/dia de 12/12 horas	1 ano
Ácido folínico	5 a 10 mg/dia 3 vezes na semana	1 ano
Prednisona (em coriorretinite ativa ou proteinorraquia > 1g/dL)	0,5 mg/kg de 12/12 horas	Até uma semana após a resolução do processo inflamatório.
Exame	**Intervalo**	
Fundo de olho	A cada 3 meses no primeiro ano de vida. A cada 6 meses no segundo ano de vida. Após, anualmente.	
Exame audiológico	Ao nascimento e anualmente até os 3 anos de idade.	
Hemograma	Mensalmente durante o tratamento.	

Prevenção

Todas as gestantes devem ter sua sorologia de toxoplasmose coletada no pré-natal e repetida periodicamente sempre que forem suscetíveis. As orientações para prevenir a infecção materna são: beber água filtrada ou fervida; evitar contato com fezes de gatos; buscar evitar o manuseio de terra ou praticar jardinagem sem luvas; lavar cuidadosamente verduras e legumes; e não ingerir carne crua ou mal-passada.

Citomegalovírus

O citomegalovírus (CMV) é um vírus da família herpesviridae capaz apenas de infectar humanos, macacos e roedores. A transmissão ocorre pessoa a pessoa por meio de fluidos, principalmente saliva e urina. No caso da infecção congênita, o vírus é transmitido via transplacentária. Como os outros vírus da família herpes, a infecção primária é seguida de latência, com alguns períodos de reativação durante a vida. A infecção por cepas diferentes do vírus, embora mais rara, pode ocorrer. A transmissão vertical do CMV acontece principalmente na infecção primária da gestante, mas também se dá na reinfecção e reativação.

O CMV é uma das principais causas de infecção congênita em todo mundo. Apresenta uma incidência de 0,2 a 6,1% dos nascimentos e constitui um importante problema de saúde na medida em que é capaz de levar a sequelas auditivas e neurológicas importantes.

Manifestações clínicas

Aproximadamente 10-15% dos recém-nascidos infectados por CMV durante a gestação apresentam sintomas ao nascimento. Os achados mais frequentes são: petéquias, icterícia, hepatoesplenomegalia, microcefalia, restrição do crescimento intrauterino, coriorretinite, púrpura e convulsões. Os exames laboratoriais podem apresentar aumento de transaminases, hiperbilirrubinemia, trombocitopenia e proteinorraquia elevada. Exames de neuroimagem podem revelar calcificações e cistos periventriculares, ventriculomegalia, atrofia cortical, hipoplasia cerebelar, entre outros.

A surdez neurossensorial é a sequela mais comum da infecção congênita por CMV e a causa mais importante de surdez não genética no mundo, afetando 50% dos recém-nascidos sintomáticos e até 10% dos assintomáticos. Ela pode estar presente no nascimento ou se desenvolver ao longo da infância.

Diagnóstico

A detecção de CMV em fluidos confirma a infecção congênita por CMV em bebês até 3 semanas de vida. A urina e a saliva são os materiais mais indicados para o exame. Podemos realizar cultura viral ou PCR, sendo o método molecular mais sensível. Após 3 semanas de vida, a detecção do CMV pode ser resultado de uma infecção adquirida fora do período gestacional.

Para recém-nascidos com PCR positivo, a investigação deve ser ampliada para avaliar lesão de órgãos com hemograma completo, perfil hepático, imagem de sistema nervoso central (ultrassom de crânio, tomografia ou ressonância magnética), fundo de olho e avaliação auditiva.

Tratamento

A droga de escolha para o tratamento do CMV congênito é o ganciclovir por seis semanas, disponível em formulação endovenosa, ou sua pró-droga, o valganciclovir por seis meses, via oral. O tratamento é indicado em casos de acometimento moderado a grave pelo CMV, e o objetivo é a prevenção da perda auditiva. O tratamento deve ser iniciado no período neonatal (Quadro 5).

Estudos recentes apontam um possível benefício no tratamento de bebês sintomáticos após o período neonatal ou que nasceram assintomáticos ou com perda auditiva isolada. Deste modo, as indicações de tratamento para a infecção congênita por CMV ainda são foco de pesquisas e debates.

QUADRO 5 Indicações para o tratamento e acompanhamento de citomegalovírus congênito

Classificação da doença	Tratamento proposto
Moderada a grave Múltiplas manifestações, incluindo: ▪ Petéquias. ▪ Trombocitopenia. ▪ Hepatoesplenomegalia. ▪ Restrição do crescimento intrauterino. ▪ Hepatite. e/ou Envolvimento de sistema nervoso central ▪ Microcefalia. ▪ Ventriculomegalia. ▪ Calcificações periventriculares. ▪ Displasia cortical ou cerebelar. ▪ Alterações liquóricas.	Ganciclovir 12mg/kg/dia a cada 12 horas por seis semanas ou Valganciclovir 32mg/kg/dia a cada 12 horas por 6 meses. Acompanhamento multidisciplinar.
Leve ▪ Uma a duas manifestações clínicas que não envolvam sistema nervoso central. ▪ Paciente assintomático com perda auditiva isolada. ▪ Paciente assintomático, sem perda auditiva.	Sem evidências para tratamento medicamentoso. Acompanhamento multidisciplinar.

Prevenção

Pouco se fala sobre a prevenção de CMV em gestantes durante as consultas de pré-natal e o rastreio não é obrigatório no Brasil. Assim, ressaltamos a importância de orientar as gestantes sobre as medidas comportamentais a serem tomadas.

Como a urina e a saliva de crianças pequenas são a principal fonte de contágio, devemos sempre lavar as mãos com água e sabão após manusear fraldas, chupetas e talheres de crianças, e após limpar secreções como saliva ou coriza; não dividir talheres com crianças pequenas; nunca compartilhar escova de dentes; e evitar contato com saliva quando beijar uma criança.

Sífilis

A sífilis é causada pelo bacilo espiralado *Treponema pallidum*, e sua infecção congênita está associada à falha diagnóstica e à inadequação ou ausência de tratamento das gestantes. A transmissão vertical ocorre via transplacentária em qualquer momento da gestação ou por contaminação no canal de parto se houver contato com lesões vulvares maternas. A taxa de transmissão é diferente de acordo com o estágio da doença materna, sendo 25% para sífilis primária não tratada, 60% para casos secundários não tratados, 40% para sífilis latente precoce e 7% para latente tardia.

A incidência de sífilis adquirida e congênita está em ascensão em todo o mundo, inclusive no Brasil, como mostra a Figura 3. A potencial morbimortalidade de sífilis torna ainda mais importante a otimização de medidas preventivas e diagnósticas.

Diagnóstico e tratamento da gestante

O rastreio para sífilis no pré-natal é obrigatório e inclui a realização de teste não treponêmico (VDRL – *Venereal Disease Research Laboratory* – ou RPR

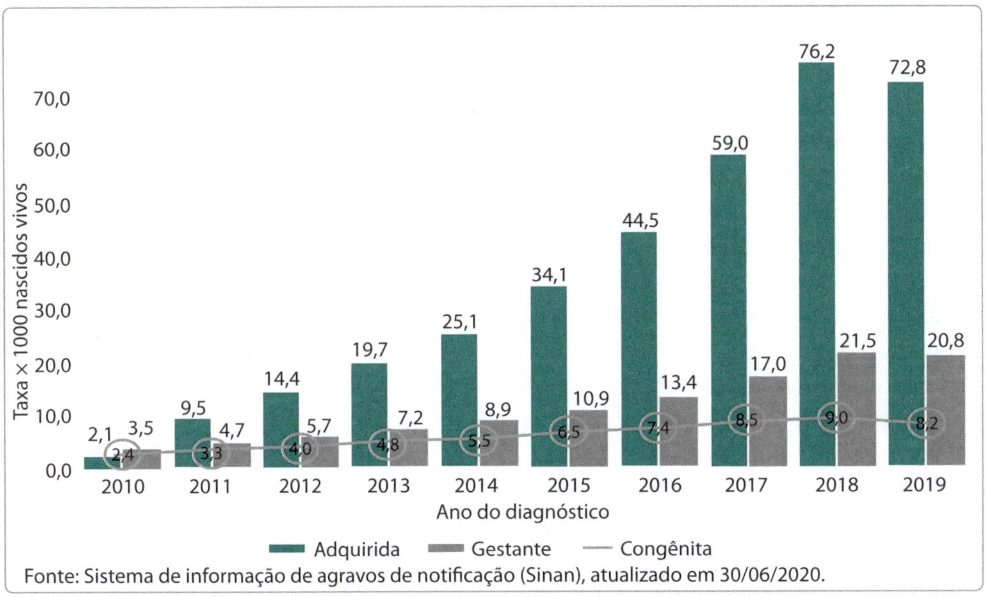

FIGURA 3 Aumento da incidência de sífilis congênita.
Fonte: Ministério da Saúde. Boletim epidemiológico. Secretaria de Vigilância em Saúde. Outubro, 2021.

– *Rapid Plasma Reagin*) associado a um teste treponêmico (FTA-Abs ou TPHA). Os exames devem ser feitos no primeiro trimestre, repetidos na 28ª semana e, adicionalmente, um teste rápido é indicado no momento do parto.

O tratamento é feito com penicilina benzatina na dose de 2.400.000 UI para as fases primária e secundária ou 7.200.000 UI para a fase latente indeterminada. O controle com VDRL após tratamento é indicado, e as parcerias sexuais devem ser convocadas para orientações, diagnóstico e tratamento.

Manifestações clínicas

Aproximadamente dois terços das crianças com sífilis congênita são assintomáticas ao nascimento. A síndrome clínica da sífilis congênita abrange sintomas precoces, que se manifestam até os dois anos de vida, e tardios, que são sequelas com surgimento em maiores de dois anos.

Sífilis congênita precoce

Caracterizada pelo surgimento dos sintomas nos primeiros dois anos de vida, principalmente entre o primeiro e terceiro mês de vida. Os sintomas mais comuns são hepatomegalia, restrição de crescimento intrauterino, adenopatia, pneumonia alba, anemia, trombocitopenia e esplenomegalia. O acometimento cutâneo também é comum e caracterizado por um rash maculopapular que acomete palmas e plantas, podendo evoluir para erupções e bolhas (pênfigo sifilítico).

Alguns lactentes apresentam descarga purulenta nasal (rinite sifilítica) sendo, tanto o rash quanto a coriza, altamente contagiosos. Anormalidades radiológicas ósseas (osteoartrite e osteocondrite) podem estar presentes em até 70% das crianças sintomáticas e podem ser dolorosas, resultando em alteração de mobilidade do membro (pseudoparalisia de Parrot) (Quadro 6).

QUADRO 6 Achados clínicos em pacientes sintomáticos com sífilis congênita precoce
Morte fetal / hidropsia fetal
Rinite sifilítica
Alterações de placenta (palidez, placenta grande)
Pseudoparalisia de Parrot
Abscessos em cordão umbilical e necrose da geleia de Wharton
Osteocondrite, periostite
Febre, edema, icterícia, déficit pondero-estatural
Meningite aguda e crônica
Hepatoesplenomegalia e linfonodomegalia generalizada
Líquor com hiperproteinorraquia e aumento de leucócitos, além de VDRL+
Rash maculopapular, pênfigo palmoplantar, condiloma plano
Pneumonia, pneumonite, desconforto respiratório
Anemia, plaquetopenia, leucopenia ou leucocitose
Síndrome nefrótica

Sífilis congênita tardia

Caracterizada pelo surgimento dos sintomas a partir dos dois anos de idade com alterações sequelares e estigmas característicos (Quadro 7).

QUADRO 7 Achados clínicos em pacientes sintomáticos com sífilis congênita tardia
Fronte olímpica
Maxila curta
Nariz em sela
Mandíbula protuberante
Ceratite intersticial, coriorretinite, glaucoma, cicatrizes corneanas, atrofia óptica

(continua)

QUADRO 7 Achados clínicos em pacientes sintomáticos com sífilis congênita tardia *(continuação)*

Perda auditiva neurossensorial
Molares em amora
Dentes de Hutchinson
Perfuração do palato duro
Rágades e gomas
Comprometimento cognitivo
Convulsões, hidrocefalia, paresis juvenil
Tíbia em sabre, sinal de Higoumenakis
Articulações de Clutton

Diagnóstico

O protocolo de investigação e tratamento de recém-nascidos expostos à sífilis depende da adequação do tratamento materno na gestação. Filhos de mãe adequadamente tratada e que foram assintomáticos coletam apenas VDRL para comparar com os títulos maternos. Crianças que nasceram de mães não tratadas ou tratadas de forma inadequada precisam coletar VDRL, hemograma, líquor e realizar radiografia de ossos longos.

Tratamento

A droga de escolha para o tratamento da sífilis é a penicilina. Ela pode ser aplicada por via intramuscular ou via endovenosa, a depender da presença ou ausência de neurossífilis. O fluxograma de tratamento leva em conta o tratamento materno na gestação (que deve ter sido feito com penicilina benzatina, número correto de doses e iniciado pelo menos 4 semanas antes do parto, além da indicação de tratamento do parceiro), a presença de sinais e sintomas no bebê e a comparação dos títulos de VDRL materno e do recém-nascido (Fluxogramas 1 e 2).

Seguimento

A criança com sífilis congênita deve coletar VDRL com 1 mês de vida, 3, 6, 12 e 18 meses. Essa coleta pode ser interrompida após 2 resultados negativos consecu-

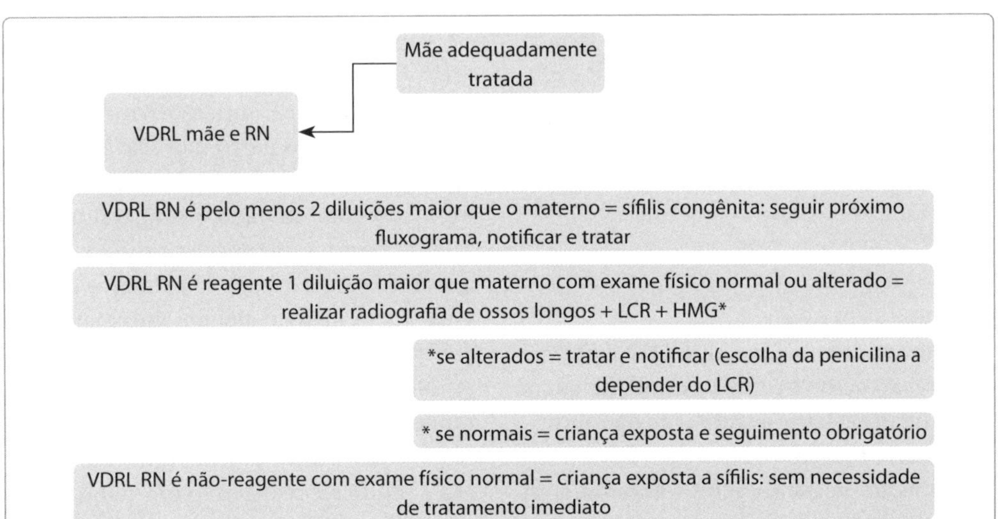

FLUXOGRAMA 1 Investigação e tratamento de sífilis para filhos de mãe adequadamente tratadas.
LCR: líquor; HMG: hemograma; RN: recém-nascido; Rx: radiografia; VDRL: Venereal Disease Research Laboratory.
Adaptado de: Secretaria Estadual de Saúde de São Paulo, 2019.

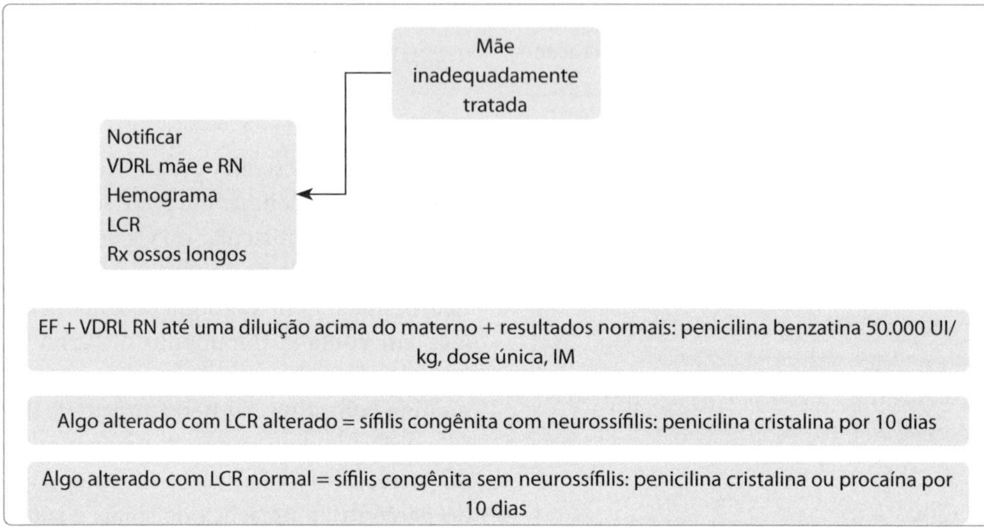

FLUXOGRAMA 2 Investigação e tratamento de sífilis para filhos de mãe inadequadamente tratadas.
EF: Exame físico; LCR: líquor; HMG: hemograma; RN: recém-nascido; Rx: radiografia; VDRL: Venereal Disease Research Laboratory.
Adaptado de: Secretaria Estadual de Saúde de São Paulo, 2019.

tivos. Em crianças com neurossífilis, o líquor deve ser repetido a cada seis meses até normalização. Além disso, ficam indicadas realização de avaliação odontológica, oftalmológica e audiológica, com realização de BERA (audiometria de tronco cerebral ou Potenciais Evocados Auditivos de Tronco Cerebral) a cada 6 meses.

Em lactentes em que a infecção foi afastada, coletamos um teste treponêmico aos 18 meses para exclusão definitiva do diagnóstico.

HIV

HIV é um vírus da família *retroviridae*. A infecção pelo vírus da imunodeficiência humana pode levar à síndrome da imunodeficiência humana adquirida (SIDA), e a transmissão vertical segue relevante com taxa de 2,8/100.000 habitantes no Brasil.

A transmissão do vírus pode ocorrer intraútero, periparto ou na amamentação. A principal transmissão ocorre no momento do parto. Em gestantes sem tratamento e acompanhamento, a transmissão vertical pode chegar a 30%, taxa que cai para menos de 1-2% quando todos os cuidados são tomados.

Para prevenir a transmissão vertical do HIV é necessário que a gestante faça uso regular de terapia antirretroviral durante a gestação, que o parto não seja traumático, que o bebê receba um banho, seja manipulado com cuidado e sem traumas na sala de parto e que receba profilaxia com antirretrovirais durante o primeiro mês de vida. Além disso, o aleitamento materno é contraindicado.

No Brasil há um aumento recente do número de casos de HIV em mulheres em idade fértil, assim, é muito importante que essas mulheres realizem o pré-natal corretamente para prevenir a transmissão vertical e sejam orientadas a usar preservativo nas relações durante todo o período de amamentação, para evitar uma infecção primária durante o aleitamento e o risco aumentado de transmissão para o bebê.

Manejo do recém-nascido exposto e profilaxia

Todos os bebês expostos ao HIV devem receber profilaxia antirretroviral com uma ou três drogas no período neonatal. As indicações da profilaxia estão descritas no Quadro 8. O acompanhamento do bebê inclui a coleta de cargas virais seriadas ao nascimento, com 14 dias de vida, duas semanas após o término da profilaxia e 8 semanas após o término da profilaxia antirretroviral.

Além disso, fica indicada profilaxia primária para *Pneumocystis jiroveci* com sulfametoxazol + trimetropim, que será suspenso assim que possível a exclusão do diagnóstico.

Duas cargas virais negativas coletadas no momento correto após o término da profilaxia antirretroviral afastam o diagnóstico de HIV na criança. O caso será encerrado após a coleta de uma sorologia negativa, que deve ser solicitada aos 12 meses de idade e repetida aos 18 meses de idade se ainda não tiver negativado na coleta prévia.

Crianças com sintomas devem ter sua carga viral coletada imediatamente, mesmo se for fora dos períodos mencionados acima. Qualquer carga viral positiva deve ser repetida imediatamente e, se o resultado for confirmado, a criança está infectada pelo HIV e tem indicação de início de tratamento antirretroviral.

Herpes vírus humano 1 e 2

A infecção perinatal pelo Herpesvírus humano (HSV 1 e 2) é rara e pode ser adquirida intraútero ou mais comumente durante o parto através do contato com lesões de trato genital feminino. A infecção intraútero pode cursar com lesões de pele

QUADRO 8 Indicação de Profilaxia com antirretrovirais para crianças expostas ao HIV na gestação

Cenários	Pré-natal	Indicação de ARV para o RN	Duração da profilaxia
Baixo risco	Uso de ARV no pré-natal desde a primeira metade da gestação e CV indetectável a partir da 28ª semana, com boa adesão	Zidovudina (AZT)	28 dias 1ª dose até 48 horas de vida, preferencialmente nas primeiras 4 horas
Alto risco	Gestante não usou ARV na gestação ou iniciou após segunda metade Carga viral detectável (qualquer título) ou desconhecida Uso irregular da ARV e má adesão (independentemente da CV) Presença de qualquer outra IST (principalmente sífilis) Gestante sem diagnóstico prévio e com teste rápido positivo na hora do parto	Zidovudina (AZT) Lamivudina (3TC) Raltegravir (RAL)	28 dias 1ª dose até 48 horas de vida, preferencialmente nas primeiras 4 horas

ARV: antirretrovirais; CV: carga viral; IST: infecção sexualmente transmissível.
Adaptado de: PCDT DIAHV/SVS/MS.

(ativas ou cicatriciais), envolvimento ocular (coriorretinite, microftalmia) e anormalidade de sistema nervoso central (microcefalia, hidranencefalia).

A infecção neonatal pelo HSV 1 e 2 se manifesta de três formas, descritas no Quadro 9. Outras infecções congênitas são descritas no Quadro 10.

QUADRO 9 Características da infecção neonatal por Herpes vírus humano 1 e 2

	Infecção de pele, olhos e mucosas	Infecção do Sistema Nervoso Central	Infecção Disseminada
Idade de início do quadro	7 a 14 dias	14 a 21 dias	5 a 12 dias
Características clínicas	Vesículas sobre base eritematosa, conjuntivite	Febre, letargia, irritabilidade, convulsões	Hepatomegalia, icterícia, sangramentos, choque, desconforto respiratório
Testes diagnósticos	PCR, cultura viral, pesquisa de anticorpos por imunofluorescência direta nas lesões	PCR, cultura viral, pesquisa de anticorpos por imunofluorescência direta nas lesões. PCR no líquor, exames de neuroimagem	PCR, cultura viral, pesquisa de anticorpos por imunofluorescência direta nas lesões. Cultura de swab de nasofaringe, axila ou reto

QUADRO 10 Outras infecções congênitas

Doença	Agente	Manifestações clínicas mais características	Rastreio	Observações
Varicela	Vírus Varicela-zoster (HHV3)	Lesões de pele (60-70%). Acometimento ocular (60%). Alterações neurológicas (60%). Hipoplasia de membros (50%).	PCR das lesões de pele. Avaliação oftalmológica com fundo de olho. Avaliação audiológica (BERA). Radiografia de ossos longos.	Vacinação reduz 85% da incidência.
Rubéola	Vírus da rubéola (*Togaviridae*)	Perda auditiva neurossensorial (66%). Cataratas (78%) ou outras alterações oculares. Cardiopatias (58%).	PCR sérico e em saliva. Fundo de olho. Avaliação audiológica (BERA).	Eliminada no Brasil, último caso notificado em 2009.
Zika	Vírus Zika (arbovírus)	Microcefalia, hidrocefalia, calcificações intracranianas, alterações oftalmológicas (catarata, coriorretinite, microftalmia, glaucoma), perda auditiva, alterações osteomusculares.	Sorologia neonatal. Exame de imagem do sistema nervoso central. Fundo de olho. Avaliação audiológica (BERA).	

(continua)

QUADRO 10 Outras infecções congênitas *(continuação)*

Doença	Agente	Manifestações clínicas mais características	Rastreio	Observações
Hepatite B	Vírus da Hepatite B (*Hepadnaviridae*)	Sem síndrome clínica congênita, mas alto risco de cronificação em bebês (70-90% das infecções cronificam em menores de 5 anos).	AntiHBs do bebê deve ser coletado após término do esquema vacinal. AgHBs positivo no bebê indica infecção.	Não contraindica o aleitamento materno. Filhos de mães com AgHBs positivo devem receber vacina para Hepatite B e imunoglobulina nas primeiras horas de vida.
Hepatite C	Vírus Hepatite C (*flaviridae*)	Sem síndrome clínica congênita. Resolução espontânea da infecção 25-40% lactentes e 6-12% pré-escolares.	Sorologia deve ser coletada aos 18 meses de idade.	Não contraindica o aleitamento materno.

CONCLUSÃO

As infecções congênitas são causas importantes de morbimortalidade no período neonatal e de sequelas ao longo da vida. Um pré-natal adequado é fundamental para prevenir a ocorrência de infecções congênitas e direcionar mãe e bebê para um tratamento adequado. Muitas manifestações clínicas ao nascimento são inespecíficas, e grande parte dos recém-nascidos são assintomáticos. Assim, um nível alto de suspeita clínica é sempre importante para conseguir uma investigação e um diagnóstico adequados.

EXAMES LABORATORIAIS UTILIZADOS NO DIAGNÓSTICO E SEGUIMENTO DAS INFECÇÕES CONGÊNITAS

Citomegalovírus, Sorologia para			
Sinonímia	CMV IgG e IgM		
Tipos de amostra	Tubo com gel separador.		
Preparo do paciente	Não é necessário.		
Interferentes	As amostras não devem ser colhidas em pacientes em tratamento com doses elevadas de biotina (i.e. > 5 mg/dia) até no mínimo 8 horas após a última administração de biotina. IgG: Em casos isolados, podem ocorrer interferências devido a títulos extremamente elevados de anticorpos para os componentes imunológicos, estreptavidina e para o ruténio		
Informações úteis	.		
Método	Eletroquimioluminescêcia (ECLIA)		
Valor de referência	CMV IgG	Negativo: < 0,5 U/mL Inconclusivo: >= 0,5 e < 1,0 U/mL Positivo: >= 1,0 U/mL	
	CMV IgM	Negativo: Índice < 0,7 Inconclusivo: Índice >= 0,7 e < 1,0 Positivo: Índice >= 1,0	

Doença de chagas, sorologia para	
Sinonímia	Pesquisa de anticorpos dirigidos contra o Tripanossoma cruzi
Tipos de amostra	Tubo com gel separador
Preparo do paciente	Não é necessário
Interferentes	-
Informações úteis	Quando a triagem é positiva é realizado teste confirmatório IFI
Método	Quimioluminescêcia.(CLIA)
Valor de referência	Índice S/CO < 1,0 – Não Reagente Índice S/CO > 1,0 – Reagente

HTLV 1 e 2 - pesquisa de anticorpos	
Sinonímia	Sorologia para HLTV I e II
Tipos de amostra	Tubo com gel separador
Preparo do paciente	Não é necessário
Interferentes	As amostras de doentes que recebem doses terapêuticas de Biotina (Vitamina H, B7 ou B8), com níveis séricos de Biotina maior que 3500 ng/mL, podem interferir em imunoensaios baseados em reagentes biotinilados.

(continua)

HTLV 1 e 2 - pesquisa de anticorpos *(continuação)*	
Informações úteis	Este teste quando positivo não discrimina se os anticorpos são anti-HTLV-1 ou anti-HTLV-2. Para tal fim, é necessário fazer o Western Blot específico, que discrimina o vírus causador da infecção.
Método	Quimioluminescêcia (CLIA)
Valor de referência	Índice S/CO < 1,0 – Não Reagente Índice S/CO > 1,0 – Reagente.

HIV 1 e 2, Sorologia para	
Sinonímia	Anti-HIV1/2
Tipos de amostra	Tubo com gel separador.
Preparo do paciente	Não é necessário.
Interferentes	As amostras não devem ser colhidas em pacientes em tratamento com doses elevadas de biotina (i.e. > 5 mg/dia) até no mínimo 8 horas após a última administração de biotina. Em casos isolados, podem ocorrer interferências devido a títulos extremamente elevados de anticorpos para os componentes imunológicos, estreptavidina e para o ruténio.
Informações úteis	Um resultado de teste negativo não exclui totalmente a possibilidade de infecção pelo HIV. As amostras de soro ou plasma da fase muito precoce (pré-seroconversão) ou da fase mais tardia da infecção pelo HIV podem produzir ocasionalmente resultados negativos. Variantes do HIV ainda desconhecidas podem também originar um resultado negativo para o HIV.
Método	Eletroquimioluminescêcia (ECLIA) para anticorpos anti-HIV1/2, incluindo grupo O e antígeno p24 para pesquisa de HIV-1 e HIV-2, quando ECLIA apresentas resultado Reagente ou Inconclusivo, seguindo o Fluxograma 6 conforme Manual Técnico do Ministério da Saúde é necessário realizar o teste confirmatório imunocromatográfico (IC), que tem quatro bandas de HIV1 (gp160, gp 41, p31 e p24) e duas de HIV2 (gp140 e gp36). O resultado desta análise sai com resultado parcial e é necessária coleta de 2ª. Amostra para obtenção do resultado definitivo. Quando o resultado do teste de triagem e o IC forem positivos o laudo provisório é positivo e a segunda amostra pode ser colhida assim que for recebido o laudo provisório. Quando o resultado da triagem for Positivo ou inconclusivo e o IC resultar negativo ou indeterminado, o laudo parcial será indeterminado e a coleta da segunda amostra só deverá ser feita após 30 dias da primeira amostra, para excluir interferentes ou confirmar soroconversão. Para crianças menores que 18 meses não é seguido este fluxograma.
Valor de referência	ECLIA Índice < 0,9 - Não Reagente Índice > = 0,9 e < 1,0 - Inconclusivo Índice > =1,0 - Reagente Teste Imunocromatográfico HIV1 Positivo: duas bandas das quatro, sendo uma gp 160 ou gp41. Negativo: nenhuma banda Indeterminado: qualquer padrão diferente dos outros dois. HIV2 Positivo: duas bandas Negativo: nenhuma banda Indeterminado: apenas uma banda.

Hepatite B, Sorologia para	
Sinonímia	Marcadores sorológicos para Hepatite B; Anti-HBc total, AgHBs, Anti-HBs, AgHBe, Anti-HBe e Anti-HBcIgM
Tipos de amostra	Tubo com gel separador.
Preparo do paciente	Não é necessário.
Interferentes	As amostras não devem ser colhidas em pacientes em tratamento com doses elevadas de biotina (i.e. > 5 mg/dia) até no mínimo 8 horas após a última administração de biotina. Em casos isolados, podem ocorrer interferências devido a títulos extremamente elevados de anticorpos para os componentes imunológicos, estreptavidina e para o ruténio.
Informações úteis	A triagem na DLC é realizada com a pesquisa de Anti-HBc total, AgHBs e Anti-HBS. Quando a pesquisa de AgHBs é positiva é realizado AgHBe e Anti-HBe e Anti-HB IgM.
Método	Eletroquimioluminescência (ECLIA)
Valor de referência	Anti-HBc Não reagente: Índice > 1,0 Reagente: Índice <=1,0 AgHBs Não Reagente: Índice < 0,9 Inconclusivo >= 0,9 <1,0 Reagente: Índice >= 1,0 Anti-HBs Não Reagente: <10 UI/L Reagente: >= 10,0 UI/L AgHBe Não Reagente: Índice < 1,0 Reagente: Índice >= 1,0 Anti-HBe Não Reagente: Índice > 1,0 Reagente: Índice <= 1,0 Anti-HBc IgM Não Reagente: Índice < 1,0 Reagente: Índice > = 1,0

Herpes Simplex 1 e 2, Sorologia para	
Sinonímia	Herpes simples 1/2 IgG e IgM
Tipos de amostra	Tubo com gel separador.
Preparo do paciente	Não é necessário.
Interferentes	Amostras contaminadas ou inativadas pelo calor.
Informações úteis	Os anticorpos da classe IgM anti-HSV podem persistir por muito tempo e uma resposta de tipo IgM pode ser observada depois da reinfecção, da reativação latente endógena ou mesmo no curso de outras doenças virais
Método	Quimioluminescência (CLIA)
Valor de referência	HSV 1/2 IgG Negativo: Índice < 0,9 Inconclusivo: Índice > = 0,9 e <1,1 Positivo: Índice > = 1,1 HSV 1/2 IgM Negativo: Índice < 0,9 Inconclusivo: Índice > = 0,9 e < 1,1 Positivo: Índice > = 1,1

Hepatite C, Sorologia para	
Sinonímia	Anticorpos anti-HCV

(continua)

Hepatite C, Sorologia para *(continuação)*	
Tipos de amostra	Tubo com gel separador.
Preparo do paciente	Não é necessário.
Interferentes	As amostras não devem ser colhidas em pacientes em tratamento com doses elevadas de biotina (i.e. > 5 mg/dia) até no mínimo 8 horas após a última administração de biotina. Em casos isolados, podem ocorrer interferências devido a títulos extremamente elevados de anticorpos contra anticorpos específicos do analito, contra a estreptavidina ou contra o ruténio.
Informações úteis	Devido ao longo período de tempo decorrido entre a infecção e a seroconversão, podem ocorrer resultados de teste negativos para anticorpos anti-HCV durante a fase inicial da infecção. Se se suspeitar de infecção aguda pelo vírus da hepatite C, a determinação do RNA do HCV, através da reação em cadeia da polimerase com transcriptase reversa, pode evidenciar a infecção pelo HCV. A detecção de anticorpos anti-HCV indica uma infecção presente ou passada pelo vírus da hepatite C e não faz diferença entre infecção aguda, crónica ou resolvida.
Método	Eletroquimioluminescência (ECLIA).
Valor de referência	Não Reagente Índice < 0,9 Inconclusivo Índice > = 0,9 e < 1,0 Reagente Índice > = 1,0

Rubéola, Sorologia para	
Sinonímia	Rubéola IgG e IgM
Tipos de amostra	Tubo com gel separador.
Preparo do paciente	Não é necessário.
Interferentes	As amostras não devem ser colhidas em pacientes em tratamento com doses elevadas de biotina (i.e. > 5 mg/dia) até no mínimo 8 horas após a última administração de biotina. Em casos isolados, podem ocorrer interferências devido a títulos extremamente elevados de anticorpos para os componentes imunológicos, estreptavidina e para o ruténio.
Informações úteis	A detecção de anticorpos IgM anti-vírus da rubéola numa só amostra não é suficiente para provar uma infecção aguda pelo vírus da rubéola. Presença de anticorpos IgM podem seguir à infecção natural e à vacinação; podem persistir, durante um período variável de tempo e, para esclarecer a situação, devem ser realizados mais testes ou devem ser utilizados uma combinação de diferentes métodos. O diagnóstico de infecção aguda pelo vírus da rubéola pode ser corroborado por um aumento significativo do título de anticorpos IgG anti-rubéola de uma primeira para uma segunda amostra.
Método	Eletroquimioluminescência (ECLIA)
Valor de referência	IgG Não Reagente < 10 UI/mL Reagente > = 10 UI/mL IgM Não Reagente - Índice < 0,8 Inconclusivo - Índice > = 0,8 e < 1,0 Reagente - Índice > = 1,0

Sífilis, Sorologia para	
Sinonímia	Pesquisa de anticorpos contra o Treponema pallidum
Tipos de amostra	Tubo com gel separador.
Preparo do paciente	Não é necessário.
Interferentes	Amostras contaminadas ou inativadas pelo calor.
Informações úteis	Um resultado de teste não reactivo não exclui a possibilidade de exposição a, ou infecção com sífilis. Os anticorpos anti-T. pallidum podem ser indetectáveis em alguns estádios da infecção e em algumas condições clínicas. Seguindo a Portaria no. 2012 de 19 de outubro de 2016, seguimos o fluxograma 2: fazemos triagem com teste automatizado (CLIA) treponêmico e quando positivo, faz-se teste não treponêmico (VDRL-teste de floculação), se este resultar negativo, realiza-se outro teste treponêmico (FTAabs).
Método	Quimioluminescência (CLIA), VDRL e FTA abs
Valor de referência	Negativo: índice <0,9 Inconclusivo: índice >=0,9 Positivo: Índice >=1,1 VDRL: Não reagente FTA abs: Negativo

Toxoplasmose, Sorologia para	
Sinonímia	Toxoplasmose IgG e IgM
Tipos de amostra	Tubo com gel separador.
Preparo do paciente	Não é necessário.
Interferentes	As amostras não devem ser colhidas em pacientes em tratamento com doses elevadas de biotina (i.e. > 5 mg/dia) até no mínimo 8 horas após a última administração de biotina. IgG: Em casos isolados, podem ocorrer interferências devido a títulos extremamente elevados de anticorpos para os componentes imunológicos, estreptavidina e para o ruténio.
Informações úteis	A detecção de anticorpos IgM anti-T. gondii numa só amostra não é suficiente para provar que existe uma infecção aguda por Toxoplasma, uma vez que os níveis elevados de IgM podem persistir durante anos após a infecção inicial. Devem ser realizados mais testes ou uma combinação de métodos de teste, para esclarecimento. Os casos com triagem IgM positivo pelo ECLIA são submetidos, na DLC, automativamente à IFI IgM.
Método	Eletroquimioluminescêcia (ECLIA) e Imunofluorescência Indireta para IgM (IFI-IgM)
Valor de referência	Triagem: Toxoplasmose IgG: Não Reagente < 1 UI/mL Inconclusivo > = 1 e < 3 UI/mL Reagente > = 3 UI/mL Toxoplamose IgM: Não reagente: índice < 0,8 Inconclusivo: índice > = 0,8 e < 1,0 Reagente: índice > = 1,0 Teste confirmatório: IFI IgM Não Reagente

Varicela Zoster, Sorologia para	
Sinonímia	VZV IgG e IgM
Tipos de amostra	Tubo com gel separador.
Preparo do paciente	Não é necessário.
Interferentes	Amostras contaminadas ou inativadas pelo calor.
Informações úteis	Um resultado positivo do teste IgM pode indicar infecção recente ou reativada. Um resultado negativo, porém, nem sempre descarta uma infecção aguda por vírus da varicela-zoster, pois o doente pode ainda não ter sintetizado a IgM específica anti-vírus da varicela-zóster, a despeito da presença de infecção primária ou reactivação do vírus. Em caso de suspeita de exposição ao vírus da varicela-zoster, apesar do resultado negativo do teste de IgM, uma segunda amostra deve ser colhida e testada após ao menos uma semana.
Método	Quimioluminescência (CLIA).
Valor de referência	IgG — Negativo < 50mU/mL Duvidoso > = 50 e <100mU/mL Positivo > = 100mU/mL IgM — Negativo: Índice <1,0 Positivo: índice >= 1,0

As interferências nas análises e os valores de referência podem apresentar variações conforme a metodologia e o tipo de reagente utilizado na análise. Os valores de referência e de estabilidade das amostras aqui apresentados referem-se aos dados utilizados na Seção Corelab, da DLC-HCFMUSP, onde estas sorologias são realizadas.

BIBLIOGRAFIA RECOMENDADA

1. Brasil. Ministério da Saúde. Secretaria de Vigilância em Saúde. Departamento de Doenças de Condições Crônicas e Infecções Sexualmente Transmissíveis. Protocolo Clínico e Diretrizes Terapêuticas para Prevenção da Transmissão Vertical do HIV, Sífilis e Hepatites Virais. Brasília: Ministério da Saúde, 2019.
2. Brasil. Ministério da Saúde. Nota informativa nº 6/2021-.DCCI/SVS/MS. Brasília: Ministério da Saúde: 2021. [Internet]. [Acesso em: 2022 jul. 14]. Disponível em: http://www.aids.gov.br/pt-br/profissionais-de--saude/hiv/legislacao.
3. Camacho-Gonzalez A. Palumbo P. HIV in neonates and infants. Clin Perinatol. 2021;48:275–292.
4. Cantey JB (editor). Neonatal infections: pathophysiology, diagnosis, and management. Cham: Springer; 2018.
5. Contopoulos-Ioannidis D, Montoya JG. Toxoplasma gondii (Toxoplasmosis). In: Long S, Pickering LK, Proeber CG (editors). Principles and practice of pediatric infectious diseases. 5th ed. Philadelphia: Elsevier; 2018. p1352-13641.
6. Divisão de laboratório central – HCFMUSP. Manual de exames informatizados. [Internet]. [Acesso em 2022 jul. 14]. Disponível em: https://patologiaclinica.hc.fm.usp.br/manual-de-exames.
7. Dorfman L., Amir J, Attias J, et al. Treatment of congenital cytomegalovirus beyond the neonatal period: an observational study. Eur J Pediatr. 2020;179: 807–812.
8. Dubey JP, Lago EG, Gennari SM, Su C, Jones JL. Toxoplasmosis in humans and animals in Brazil: high prevalence, high burden of disease, and epidemiology. Parasitology. 2012 Sep;139(11):1375-424.
9. Fleury S.A. Manual de Exames. 2022. [Internet]. [Acesso em 2022 jul. 14]. Disponível em https://www.fleury.com.br/medico/exames.
10. Gershon AA, Marin M, Seward JF. Varicella, measles and mumps. In: Remington JS, Klein JO. Infectious diseases of the fetus and newborn infant. 8th ed. Philadelphia: Elsevier; 2016. p.675-723.
11. Kabani N, Ross SA. Congenital cytomegalovirus infection. J Infect Dis. Mar. 2020;221(Suppl 1):S9-S14.
12. Mandel GL, Bennett JE, Dolin R. Mandell, Douglas and Bennett's – Principles and practice of infectious diseases. 4th ed. Edinburgh: Churchill Livingstone, 1994. vol. 2.
13. Mayo Foundation for Medical Education and Research. Test Catolog - Mayo Clinic Laboratories. [Internet]. [Acesso em 2022 jul. 04]. Disponível em: https://www.mayocliniclabs.com/test-catalog.
14. Medoro A, Sánchez P. Syphilis in neonates and infants. Clin Perinatol. 2021;48:293–309.
15. Penner J, Hernstadt H, Burns JE, Randell P, Lyall H. Stop, think SCORTCH: rethinking the traditional 'TORCH' screen in an era of re-emerging syphilis.

Arch Dis Child 2021; 106(2):117–124. [Internet]. [Acesso em: 2022 jul. 14]. Disponível em: 10.1136/archdischild-2020-318841.

16. Rawlinson WD, Boppana SB, Fowler KB, Kimberlin DW, Lazzarotto T, Alain S, et al. Congenital cytomegalovirus infection in pregnancy and the neonate: consensus recommendations for prevention, diagnosis, and therapy. Lancet Infect Dis. 2017 Jun;17(6):e177-e188. [Internet]. [Acesso em: 2022 jul. 14]. Disponível em: 10.1016/S1473-3099(17)30143-3
17. Sociedade Brasileira de Pediatria. Toxoplasmose congênita. 2020. [Internet]. [Acesso em: 2022 jul. 14]. Disponível em: https://www.sbp.com.br/documentoscientificos

CONTEÚDO COMPLEMENTAR

Utilize o QR code abaixo para acessar as questões comentadas do capítulo (senha: **medicinalaboratorial**).

Seção VIII

Intoxicações e dosagens séricas

Coordenadores: Renata Dejtiar Waksman e
Alvaro Pulchinelli Jr

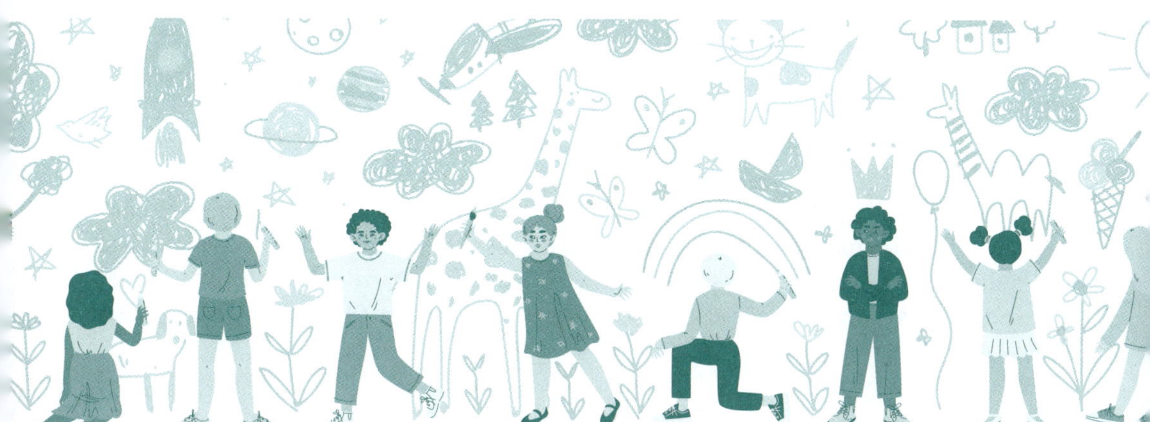

39

Intoxicações medicamentosas e avaliação laboratorial

Renata Dejtiar Waksman
Milena De Paulis
Thomaz Bittencourt Couto
Alvaro Pulchinelli Jr

PONTOS-CHAVE DESTE CAPÍTULO

- Conhecer os dados importantes de anamnese na suspeita de intoxicação.
- Saber os sinais e sintomas das principais toxíndromes.
- Estabelecer as prioridades para a abordagem inicial do atendimento à criança com intoxicação.
- Saber quais são as principais toxíndromes e suas manifestações clínicas em crianças.
- Conhecer os métodos de descontaminação, suas indicações e contraindicações.
- Conhecer os principais antídotos disponíveis e suas indicações.
- Reconhecer as drogas letais em dose única e o seu manejo.
- Saber como é a monitorização terapêutica das drogas mais comuns.
- Oportunidade de coleta de amostras.
- Conhecer os Testes de Imunoensaios.
- Conhecer e divulgar as principais medidas de prevenção a intoxicações medicamentosas em crianças.

INTRODUÇÃO

Intoxicações medicamentosas se referem às consequências clínicas e/ou bioquímicas devidas à exposição aguda a substâncias ou preparações elaboradas em indústrias farmacêuticas, ou em farmácias, e utilizadas como medicamentos.

É um fenômeno recorrente em crianças pequenas, sendo responsável por atendimentos em serviços de urgência e emergência, além de internações e óbitos, constituindo importantes problemas de saúde pública e causa de morbimortalidade no mundo todo.

Aproximadamente 165 crianças pequenas nos EUA são tratadas nas salas de emergência todos os dias após ingerirem medicamentos. Segundo relatório da "Safe Kids Worldwide", são mais de 60.000 crianças, por ano, menores de 5 anos, que tomam um medicamento de forma involuntária, enquanto o responsável não estava olhando (95% das visitas hospitalares) e os 5% restantes se deveram a erros de dosagem cometidos pelos cuidadores.

No Brasil, segundo dados do Ministério da Saúde/Fundação Oswaldo Cruz (Fiocruz)/Sistema Nacional de Informações Tóxico-Farmacológicas (SINITOX), foram registrados mais de 76 mil casos de intoxicações exógenas em 2017 (dados atualizados em maio de 2020), sendo os medicamentos responsáveis por 27,11% deste total, sendo que, destes, 48,60% ocorreram em menores de cinco anos de idade.

EPIDEMIOLOGIA

Como e por que ocorrem as intoxicações em crianças?

As intoxicações medicamentosas podem ocorrer em diversas circunstâncias: ação voluntária ou não intencional do indivíduo, intencional, influência genética, prescrição médica inadequada, erro de fabricação, dispensação, erro na administração, entre outras.

Características particulares da infância fazem aumentar o risco de exposição, como a curiosidade natural durante a sua fase do desenvolvimento, associada ao desejo de explorar o ambiente, falta de noção de perigo, paladar pouco desenvolvido e o instinto de colocar tudo na boca.

Outras importantes características inerentes às crianças são as diferenças farmacodinâmicas e farmacocinéticas, que são: diminuição do volume de água corporal desde a infância até a vida adulta – o bebê prematuro (possui volume de 80%), a criança de 1 ano (61,2%) e o adulto (60%), o que ocasiona aumento da distribuição de lipídeos –; a proporção de depósito de gordura é menor; o pH gástrico na fase infantil é menor, neutro, atingindo os valores do adulto com a idade de 2 anos; e o desenvolvimento metabólico é diferente, com enzimas presentes no nascimento, outras em desenvolvimento e outras ausentes, que são importantes na eliminação das drogas, na oxidação dos medicamentos e na excreção limitada de fármacos (exercida por 3 processos: filtração glomerular, excreção tubular e reabsorção tubular), comprometendo sua eliminação. É importante diferenciar crianças de adultos devido à toxicocinética e a fatores de exposição, sendo relevantes nos recém-nascidos os fatores cinéticos devido à imaturidade do seu sistema excretor e à redução da metabolização enzimática.

Faixa etária prevalente

Embora crianças menores de 5 anos representem uma porcentagem desproporcional dos casos das intoxicações causadas por medicamentos, uma representatividade maior ocorre em crianças de 1-2 anos, seguidas das de 3 a 4 anos, apesar de que as mais suscetíveis aos acidentes tóxicos, em todo o mundo, são as crianças entre dois e três anos de idade.

Fatores que facilitam as intoxicações medicamentosas

Os principais fatores relacionados às intoxicações medicamentosas são:

- Os eventos serem acidentais na maioria das vezes.
- Relacionados à criança (estatura, comportamento exploratório, querer experimentar tudo, crianças hiperativas).
- Relacionados aos pais, cuidadores ou responsáveis (falta de informações em relação ao armazenamento seguro e adequado, falta de atenção ao cuidar da criança, falta de orientação em relação ao uso de medicamentos e riscos oferecidos, montar "farmácia caseira", automedicação, doenças físicas e distúrbios psicológicos dos pais ou entre os familiares, pessoas do contato das crianças esquecerem frascos em bolsas, sacolas, gavetas).
- Relacionados à indústria de medicamentos (sabor e odor agradáveis, embalagens atraentes - coloridas e brilhantes, grande e variada oferta no mercado, poderem ser administrados sem prescrição/receita médica, existirem muitos produtos de venda livre e vencidos).
- Falta de uma política de desenvolvimento de medicamentos específicos para este grupo etário.
- Falta de políticas públicas quanto à exigência de receita para adquirir qualquer medicamento, e a obrigatoriedade de tampas de segurança.
- Programas educativos de orientação quanto à compra, ao armazenamento seguro e fora do alcance das crianças e descarte de medicamentos.

Principais classes de medicamentos

Em revisão sistemática (2021), as classes mais prevalentes, por ordem de frequência são: antiepiléticos (destaque para carbamazepina), antibióticos, analgésicos/anti-inflamatórios, antipsicóticos, espasmolíticos (gastrointestinais), hormônios e antiparasitários.

Nos EUA, segundo o "*National Poison Data System* (NPDS)", medicamentos para a dor são a causa mais frequente de fatalidades pediátricas notificadas ao "*Poison Control*". As categorias de substâncias com o maior número de mortes em todas as idades incluem sedativos e medicamentos para dormir, opióides, álcoois e estimulantes.

QUADRO CLÍNICO

A história de intoxicação medicamentosa nem sempre é clara, e é comum os pais negarem a possibilidade da ingestão acidental de alguma substância. A sua apresentação caracteriza-se por uma série de sinais e sintomas progressivos que acomete os vários sistemas (neurológico, respiratório, cardiovascular, gastrointestinal e metabólico) de forma súbita e inexplicada em uma criança previamente hígida.

No exame físico, é importante avaliar as alterações nos diversos sistemas:

- *Pele e mucosas*: rubor, cianose, temperatura e umidade.
- *Olhos:* hiperemia conjuntival, movimentos extraoculares.
- *Sistema nervoso central:* torpor, coma, excitação, catatonia, convulsões, diâmetro pupilar e reflexo fotomotor.

- *Sistema cardiocirculatório:* hiper ou hipotensão arterial, distúrbios do ritmo cardíaco, alteração da perfusão periférica.
- *Sistema respiratório:* alteração da frequência respiratória, presença de ruídos adventícios pulmonares.
- Sistema digestório: vômitos, diarreia, sialorreia, borborigmo, hematêmese.

RECONHECIMENTO DA TOXÍNDROME

Toxíndrome ou síndrome tóxica é um conjunto de sinais e sintomas produzido por doses tóxicas de substâncias que, apesar de diferentes, têm um efeito semelhante. O reconhecimento da síndrome permite a identificação do agente causal e a realização do tratamento específico (Tabela 1).

DIAGNÓSTICO DIFERENCIAL

Diversas situações clínicas podem apresentar os mesmos sintomas encontrados nas intoxicações fazer medicamentosas, e devem parte do diagnóstico diferencial:

- Distúrbios metabólicos: como a hipoglicemia.
- Infecções sistêmicas: como a sepse.
- Infecções de sistema nervoso central: meningites; encefalites.
- Coma.
- Crises convulsivas.
- Doenças cardíacas com repercussão hemodinâmica.

TABELA 1 Principais toxíndromes ou síndromes tóxicas, suas manifestações clínicas e agentes.

Toxíndrome	Manifestações clínicas	Agentes
Anticolinérgica	Midríase, rubor cutâneo, mucosas secas, hipertermia, taquicardia, retenção urinária, agitação psicomotora, alucinações e delírios.	Anti-histamínicos H1, atropina, escopolamina, fenotiazídicos, antidepressivos tricíclicos, vegetais beladonados (como "saia branca").
Colinérgica	Miose, sudorese, lacrimejamento, salivação, broncoespasmo, bradicardia, diarreia e fasciculações musculares.	Inseticidas organofosforados e carbamatos, prostigmina, alguns cogumelos.
Simpatomimética	Midríase, rubor cutâneo, sudorese, taquicardia, hipertensão, hipertermia, agitação psicomotora.	Cocaína, anfetaminas e derivados, descongestionantes nasais, cafeína, teofilina.
Narcótica	Miose, depressão respiratória, depressão neurológica bradicardia, hipotermia, hipotensão, hiporreflexia.	Opioides (como codeína, fentanil, heroína, morfina, oxicodona, metadona).
Depressiva	Depressão neurológica (sonolência, torpor, coma), depressão respiratória, cianose, hiporreflexia, hipotensão.	Barbitúricos, benzodiazepínicos e etanol.
Extrapiramidal	Hipertonia, espasmos musculares, sinal da roda denteada, parkinsonismo, mímica facial pobre, choro monótono.	Metoclopramida, domperidona, butiferonas (como haloperidol), fenotiazidicos, fenciclidina, lítio.

TRATAMENTO

O atendimento inicial da criança vítima de intoxicação inclui o suporte e a estabilização das funções cardiorrespiratórias e a correção dos distúrbios metabólicos e hidroeletrolíticos graves que podem representar risco de morte. A sequência do atendimento sistematizado que deve ser seguida é:

- A – **Via aérea:** retificação da via aérea, aspiração de secreções, utilização de dispositivos para permeabilizar a via aérea (cânula oro ou nasofaríngea).
- B – **Respiratória:** monitorização com oximetria de pulso. Oferecer oxigênio quando necessário e otimizar a sua liberação através de cânulas nasais, máscaras, ventilação com pressão positiva ou intubação orotraqueal quando necessária
- C – **Circulatória:** obter acesso venoso e oferecer volume na forma de cristaloide (20 ml/kg em bolus) de acordo com os sinais hemodinâmicos de frequência cardíaca, perfusão periférica, pulso e pressão arterial. Realizar Eletrocardiograma (ECG) e tratar arritmias cardíacas. Quando necessário infundir drogas vasoativas.
- D – **Neurológico:** otimizar a oxigenação e a circulação cerebrais. Realizar glicemia capilar e, se apresentar hipoglicemia, realizar a correção com reposição rápida de glicose a 25% no volume de 2 a 4 ml/kg. Tratar convulsões com benzodiazepínicos de curta duração.
- E – **Exposição:** avaliar possíveis lesões corporais devido ao trauma associado à intoxicação. Avaliar temperatura e umidade da pele.

Juntamente com a estabilização inicial, é de fundamental importância:

1. Reconhecer a toxíndrome e identificar o agente causal.
2. Realizar manobras de descontaminação.
3. Realizar manobras de eliminação.
4. Utilizar antídotos quando a substância tóxica permitir.

DESCONTAMINAÇÃO

Corresponde ao conjunto de medidas para diminuir a exposição do organismo ao tóxico. A descontaminação gástrica é a mais utilizada para as intoxicações medicamentosas, compreendendo principalmente a administração do carvão ativado e a lavagem gástrica.

Carvão ativado

Corresponde a um pó com alto poder adsorvente que impede a absorção do agente tóxico. É recomendado para pacientes que ingeriram uma dose potencialmente tóxica ou letal de determinada substância. O seu benefício é maior quando iniciado dentro de uma hora da ingestão, no entanto não há evidências de que o seu uso melhore o prognóstico. Não tem indicação no atendimento de emergência de pacientes assintomáticos quando realizado horas após a ingestão.

A dose habitual do carvão ativado é de 1 a 2 g/kg (máximo 50 gramas) por via oral ou sonda nasogástrica. O uso concomitante de laxantes não é indicado em crianças.

Pode ser utilizado em casos de intoxicação por: ácido valpróico, antagonistas do canal de cálcio (verapamil, anlodipino), antidepressivos tricíclicos, benzodiazepínicos, betabloqueadores, carbamazepina, fenobarbital, opioides, hipoglicemiantes orais. Não está indicado, de rotina, para a ingestão de antiinflamatórios não esteroidais.

O seu uso está contraindicado na ingestão de corrosivos, hidrocarbonetos, álcool, na obstrução ou perfuração intestinal, e na diminuição do nível de consciência.

Lavagem gástrica

Apesar de a prática ter sido muito difundida, atualmente não há evidências de que a sua indicação A demonstre benefícios. A lavagem gástrica não deve ser realizada rotineiramente; a sua indicação, ainda que com ressalvas, deve ser considerada nos pacientes que procuram o serviço de emergência dentro de uma hora após a ingestão de ferro e lítio, e de substâncias em quantidade potencialmente letais, como antagonistas do canal de cálcio (verapamil, anlodipino), antidepressivos tricíclicos, beta bloqueadores, carbamazepina, opioides, paracetamol e hipoglicemiantes orais.

Está contraindicada em pacientes em coma e naqueles que ingeriram substâncias cáusticas.

Eliminação

São medidas que objetivam promover a excreção mais rápida do tóxico já absorvido pelo organismo nos pacientes hemodinamicamente instáveis ou com falência de órgãos, apesar das medidas iniciais de suporte. Os principais métodos de eliminação utilizados são: doses múltiplas de carvão ativado, alcalinização da urina, hemodiálise e hemoperfusão.

Doses múltiplas de carvão ativado

Pode ser administrado de 4/4 horas para agentes de ação prolongada ou com circulação entero-hepática, como o fenobarbital, a carbamazepina, a dapsona e a clorpropamida.

Alcalinização da urina

Tem por objetivo alterar o pH da urina para dificultar a passagem do tóxico através das membranas do túbulo renal, diminuindo a sua reabsorção e aumentando a excreção. É indicada em intoxicações por fenobarbital, salicilatos e antidepressivos tricíclicos.

Consiste na administração contínua do bicarbonato de sódio a 8,4% na dose de 1 a 2 mEq/kg/hora. O pH urinário deve ser controlado de hora em hora e mantido em torno de 7,5 ou mais e, o pH sérico, entre 7,55 e 7,6.

MÉTODOS DIALÍTICOS

Hemodiálise

Consiste na remoção extracorpórea da substância tóxica através da passagem do sangue por uma membrana semipermeável, o que aumenta a sua velocidade de depuração e eliminação pelo organismo. Apesar de raramente utilizada, é a técnica mais indicada quando ocorre deterioração clínica da criança, em detrimento das medidas de suporte iniciais realizadas ou quando o nível sérico do medicamento é potencialmente letal. Pode ser útil nas intoxicações por fenobarbital, ácido valpróico, lítio e salicilatos.

Hemoperfusão

Semelhante à hemodiálise, também remove a substância tóxica através da depuração extracorpórea, porém seu mecanismo consiste na passagem da droga através de uma coluna de resinas não iônicas ou de microcápsulas de carvão ativado. Remove com maior efetividade as substâncias tóxicas adsorvidas pelo carvão ativado.

DROGAS LETAIS EM DOSE ÚNICA OU PEQUENAS DOSES

Algumas drogas podem ser letais mesmo quando ingeridas em dose única ou em pequenas quantidades, principalmente as sulfonilureias, os bloqueadores do canal de cálcio e β bloqueadores, antidepressivos tricíclicos, imidazólicos, opioides e salicilatos. O reconhecimento precoce dos sinais e sintomas da ingestão dessas substâncias tóxicas letais é de fundamental importância para que se institua o tratamento adequado o mais rápido possível, minimizando assim o mau prognóstico (Tabela 2).

ANTÍDOTOS

São indicados para reduzir ou reverter os efeitos tóxicos de uma substância por meio de vários mecanismos, como a diminuição da absorção, a ligação direta ao receptor, a antagonização dos efeitos nos órgãos alvo e a inibição da conversão para metabólitos tóxicos (Tabela 2).

DETERMINAÇÃO LABORATORIAL DOS MEDICAMENTOS

A maioria dos fármacos é de moléculas orgânicas pequenas (tipicamente <500 Da), com exceção de fármacos proteicos que surgiram após o advento da tecnologia do DNA recombinante e, possuem características físico-químicas diferentes. Para a sua determinação há inúmeras metodologias que podem ser utilizadas no laboratório de toxicologia. Os principais métodos são: imunoensaios, cromatográficos, espectrometria de massa, fotométricos e testes rápidos (*point-of-care*).

COLETA

A amostra deve ser coletada a qualquer tempo no paciente com sinais ou sintomas de intoxicação. Deve-se evitar a coleta em tubos com gel separador pelas possíveis interferências que podem ocorrer com o uso destes tubos.

IMUNOENSAIOS

Os imunoensaios são baseados no reconhecimento da droga, ou de seus metabólitos, por anticorpos específicos. Estes anticorpos são de linhagem monoclonal e com pretensão de serem altamente específicos para os epítopos para o qual foram desenhados. Compreendem testes de imunoensaio:

1. Imunoensaio inibido por anticorpo (EMIT): consiste na competição da droga com o sítio de ação enzimático. Quando a droga está presente, ela "ocupa" a posição do sítio ativo da enzima, impedindo sua ação sobre o substrato específico (Figura1).

Quando há droga livre na amostra, ela vai competir pela ligação dos anticorpos contra as drogas que estão ligadas ao complexo droga mais enzimas. Essa competição fará com que "sobrem" enzimas sem ligação com anticorpo, permitindo que haja reação enzima substrato, pois o sítio ativo da enzima não está bloqueado pela presença do anticorpo ligado. Quan-

TABELA 2 Principais medicamentos que causam intoxicação na criança, mecanismo de ação, dose tóxica, manifestação clínica, medidas de descontaminação e respectivos antídotos.

Medicação	Categoria	Mecanismo de ação	Dose tóxica	Quadro clínico	Medidas de descontaminação	Medidas de eliminação	Antídoto
Ácido valpróico	anticonvulsivante	▪ Bloqueia canal de Na+ e Ca++ ▪ Antagoniza neuroreceptores excitatório NMDA ▪ Aumenta níveis de GABA	▪ Intoxicação leve: 200 mg/kg ▪ Intoxicação moderada: > 400 mg/kg ▪ Intoxicação grave/ letal: > 750 mg/kg	▪ Respiratório: depressão ▪ Cardiovascular: hipotensão, taquicardia, prolongamento Qt ▪ Depressão SNC: letargia, coma, pupilas mióticas, encefalopatia por hiperamonemia ▪ Hipernatremia, hipercalcemia e acidose metabólica ▪ Depressão da medula óssea: 3 a 5 dias	Carvão ativado até 2 horas da exposição Lavagem gástrica nos casos graves	Carvão ativado em dose múltipla a cada 4 horas Hemodiálise	Não há
Fenobarbital	anticonvulsivante	▪ Aumenta a inibição mediada pelo GABA ▪ exerce efeito no tônus simpático central e depressão miocárdica por ação direta no músculo cardíaco.	5 a 10 vezes a dose terapêutica	▪ Intoxicação leve a moderada: sonolência, fala arrastada, nistagmo, ataxia, confusão mental ▪ Intoxicação grave: coma, hipotensão, depressão miocárdica, hipotermia, insuficiência respiratória	Carvão ativado	Carvão ativado em dose múltipla Alcalinização da urina Hemodiálise	Não há

(continua)

TABELA 2 Principais medicamentos que causam intoxicação na criança, mecanismo de ação, dose tóxica, manifestação clínica, medidas de descontaminação e respectivos antídotos. *(continuação)*

Medicação	Categoria	Mecanismo de ação	Dose tóxica	Quadro clínico	Medidas de descontaminação	Medidas de eliminação	Antídoto
Carbamazepina	anticonvulsivante	Inativa canais de sódio	>10 mg/kg	▪ Intoxicação leve a moderada: náuseas, vômitos , nistagmo, ataxia, distonias, depressão de SNC, taquicardia sinusal, midríase, delírios ▪ Intoxicação grave: convulsões, coma, depressão respiratória, depressão miocárdica, edema pulmonar, hipotensão e arritmias	Carvão ativado para casos leves Lavagem gástrica e carvão ativado para casos graves	Carvão ativado em dose múltipla Hemodiálise ou hemoperfusão	Não há
Benzodiazepínico	Anticonvulsivante Ansiolítico	Agonista dos receptores GABA; aumenta a abertura dos canais de cloreto, hiperpolarização da membrana e diminuição da hiperexcitabilidade neuronal.	Variável	▪ Intoxicação leve a moderada: sonolência, sedação, fala arrastada ▪ Intoxicação grave: coma, depressão respiratória, hipotensão, hipotermia	Carvão ativado	Não são indicadas	Flumazenil 0,01 – 0,02 mg/kg (dose máx 0,2-0,3 mg) EV em 15 segundos. A seguir 0,01 mg/kg (dose máx 0,1 mg) a cada 1 minuto até melhora do paciente

(continua)

TABELA 2 Principais medicamentos que causam intoxicação na criança, mecanismo de ação, dose tóxica, manifestação clínica, medidas de descontaminação e respectivos antídotos. *(continuação)*

Medicação	Categoria	Mecanismo de ação	Dose tóxica	Quadro clínico	Medidas de descontaminação	Medidas de eliminação	Antídoto
Ibuprofeno, ácido acetilsalicílico, ácido mefenâmico, cetorolaco , diclofenaco, naproxeno, piroxicam, cetoprofeno	antinflamatório	Inibição da enzima ciclooxigenase (COX 1 e COX2)	5 a 10 vezes a dose terapêutica	▪ Intoxicação leve: náuseas, vômitos, desconforto abdominal, cefaleia, letargia, desorientação, convulsões, leve alteração de transaminases ▪ Intoxicação grave: hipoprotrombinemia, disfunção hepática, coma, convulsões, alterações cardiovasculares	Não tem indicação de rotina	Não tem indicação	Não há

(continua)

TABELA 2 Principais medicamentos que causam intoxicação na criança, mecanismo de ação, dose tóxica, manifestação clínica, medidas de descontaminação e respectivos antídotos. *(continuação)*

Medicação	Categoria	Mecanismo de ação	Dose tóxica	Quadro clínico	Medidas de descontaminação	Medidas de eliminação	Antídoto
Paracetamol	analgésico	< 6 anos: 200 mg/kg > 6 anos: 150 mg/kg		▪ Fase 1 (até 24 horas): Assintomático ou com anorexia, náusea e vômito; ▪ Fase 2 (24 a 72 horas): Assintomático com alterações de função hepática (TGO, TGP, INR, TP); ▪ Fase 3 (72 a 96 horas): Necrose hepática: icterícia, náuseas, vômitos, distúrbios de coagulação, insuficiência renal aguda, miocardiopatia, encefalopatia, confusão mental, coma e óbito; ▪ Fase 4 (4 dias a 2 sem.): Recuperação hepática com fibrose residual	Carvão ativado e lavagem gástrica até 1 hora da ingestão	Não tem indicação	N-acetilcisteína EV: ▪ ataque 150 mg/kg em 1 hora ▪ 50 mg/kg em 4 horas ▪ 100 mg/kg em 16 horas ▪ N-acetilcisteína VO: ▪ 140 mg/kg ▪ 70 mg/kg a cada 4 horas por 17 doses

(continua)

TABELA 2 Principais medicamentos que causam intoxicação na criança, mecanismo de ação, dose tóxica, manifestação clínica, medidas de descontaminação e respectivos antídotos. *(continuação)*

Medicação	Categoria	Mecanismo de ação	Dose tóxica	Quadro clínico	Medidas de descontaminação	Medidas de eliminação	Antídoto
Verapamil (1ª geração), nifedipino (2ª geração) anlodipino (3ª geração)	Antagonistas de canais de cálcio	Bloqueiam seletivamente os canais de cálcio	Verapamil: > 2,5 mg/kg Anlodipino: > 0,3 mg/kg	▪ Hipotensão e bradicardia ▪ ICC ▪ Tontura ▪ Convulsão, coma ▪ Edema agudo de pulmão ▪ Morte	Carvão ativado e lavagem gástrica		▪ Gluconato de cálcio 10%: 0,2 a 0,3 ml/kg em 5 minutos. Repetir se necessário ▪ Glucagon: casos refratários 0,15 mg/kg EV em bolus, seguido por 0,1 mg/kg/hora ▪ Emulsão lipídica 20%: 1 a 1,5 ml/kg em 1 minuto. Após infundir 0,25 a 0,5 ml/kg/min até 60 minutos até recuperação hemodinâmica

(continua)

TABELA 2 Principais medicamentos que causam intoxicação na criança, mecanismo de ação, dose tóxica, manifestação clínica, medidas de descontaminação e respectivos antídotos. *(continuação)*

Medicação	Categoria	Mecanismo de ação	Dose tóxica	Quadro clínico	Medidas de descontaminação	Medidas de eliminação	Antídoto
Butilbrometo de escopolamina	Anticolinérgico	Antagonista da acetilcolina nos receptores muscarínicos periféricos e centrais.	Variável	▪ Intoxicação leve a moderada: sonolência, midríase, rash cutâneo, vômitos, leve aumento de pressão arterial. Agitação, confusão mental e alucinações ▪ Intoxicação grave: delírio, psicose, convulsões, hipertermia e coma.	Não é necessária	Não indicada	Fisostigmina: não disponível no Brasil
Amitriptilina, Clomipramina, Imipramina, Maprotilina, Nortriptilina	Antidepressivos tricíclicos	Antagonismo colinérgico, bloqueio alfa-adrenérgico, inibição da recaptação da noradrenalina, serotonina e dopamina, bloqueio de canais de sódio e potássio	10 a 20 mg/kg	▪ Cardiovascular: taquicardia e hipertensão; hipotensão, depressão miocárdica e distúrbios de condução cardíaca ▪ SNC: sedação e coma, convulsões	Lavagem gástrica e carvão ativado em até 1 hora da ingestão	Carvão ativado em doses múltiplas nos casos graves Hemodiálise	Não há ▪ Sintomáticos: ▪ bicarbonato de sódio 1 – 2 mEq/kg em bolus se aumento de intervalo QT ou arritmias ventriculares ▪ benzodiazepínicos para convulsão ▪ emulsão lipídica 20% para hipotensão refratária e/ou arritmias ventriculares

TABELA 2 Principais medicamentos que causam intoxicação na criança, mecanismo de ação, dose tóxica, manifestação clínica, medidas de descontaminação e respectivos antídotos. *(continuação)*

Medicação	Categoria	Mecanismo de ação	Dose tóxica	Quadro clínico	Medidas de descontaminação	Medidas de eliminação	Antídoto
Metoclopramida, bromoprida e domperidona	Antieméticos	▪ Bloqueiam os receptores de dopamina centrais e periféricos ▪ Em altas doses bloqueiam os receptores de serotonina no SNC	3 mg/kg	▪ Intoxicações leves e moderadas: sonolência, distonia, hipertonia muscular, desvio conjugado do olhar, opistótono ▪ Intoxicações graves: bradicardia, hipotensão,convulsões, reações distônicas e parada cardíaca	Pode ser considerada para intoxicações graves	Não dialisável	Biperideno (Akineton®):0,06-0,1mg/Kg/dose IM ou IV (repetir de 8/8h se necessário) Diazepam dose baixa se não houver biperideno
Atenolol, Carvedilol, Esmolol,Metoprolol, Pindolol,Propranolol, Sotalol	Betabloqueador	▪ bloqueiam receptores β1 no miocárdio e β2 no pulmão, músculo liso vascular e no rim	2 a 3 vezes a dose terapêutica	▪ Intoxicação leve: bradicardia, hipotensão ▪ Intoxicação grave: parada cardiorrespiratória,BAV,ICC, hipoglicemia, arritmias e insuficiência renal	Carvão ativado e lavagem gástrica na primeira hora de ingestão	Não está indicado	Glucagon: ▪ casos refratários 0,15 mg/kg I V em bolus, seguido por 0,1 mg/kg/hora

(continua)

TABELA 2 Principais medicamentos que causam intoxicação na criança, mecanismo de ação, dose tóxica, manifestação clínica, medidas de descontaminação e respectivos antídotos. *(continuação)*

Medicação	Categoria	Mecanismo de ação	Dose tóxica	Quadro clínico	Medidas de descontaminação	Medidas de eliminação	Antídoto
Nafazolina, Oximetazolina, Fenoxazolina,	Imidazolinas	▪ Agonistas de receptores alfa-2 adrenérgicos centrais e periféricos e de receptores imidazólicos ▪ Podem causar estímulo nos receptores alfa-1 adrenérgicos periféricos causando uma hipertensão transitória no início da intoxicação	▪ Crianças 3 a 6 anos: 1 a 2 ml para soluções de uso oral ▪ Crianças < 3 anos: 1 a 2 gotas por via oral, nasal ou ocular	▪ Intoxicações leves: taquicardia, ataxia, agitação, palidez, diaforese, sonolência ▪ Intoxicações graves; hipo ou hipertensão, bradicardia, depressão respiratória, miose, hipotonia, hipotermia, coma e apneia	Não está indicado	Não está indicado	Não há Sintomático para bradicardia com repercussão hemodinâmica: atropina 0,02 mg/kg a cada 5 minutos se necessário

(continua)

TABELA 2 Principais medicamentos que causam intoxicação na criança, mecanismo de ação, dose tóxica, manifestação clínica, medidas de descontaminação e respectivos antídotos. *(continuação)*

Medicação	Categoria	Mecanismo de ação	Dose tóxica	Quadro clínico	Medidas de descontaminação	Medidas de eliminação	Antídoto
Codeína, tramadol, metadona, oxicodona, morfina	Opioides	Ligam-se a receptores opioides Mu-1; Mu-2; Kappa-1; Kappa-2: disforia e alucinação; Kappa-3	Desconhecido	▪ Intoxicação leve a moderada: euforia, sonolência, constipação, náusea, vômito, miose puntiforme, bradicardia e hipotensão ▪ Intoxicação grave: depressão respiratória com apneia, hipóxia, coma e bradicardia, convulsões, mioglobinúria, edema pulmonar não cardiogênico, arritmias cardíacas	Carvão ativado e lavagem gástrica	Não está indicado	Naloxone: Para RN e criança até 20 Kg: 0,1 mg/kg IV Crianças com peso > 20 Kg: mínimo 2 mg IV * Pode ser administrado IM
Clorpropamida, glibenclamida, glimepirida; glimepirida + metformina; glipizida	Sulfonilureias	Estimula a secreção de insulina endógena pelas células beta pancreáticas e aumenta a sensibilidade periférica à insulina	< 1 mg/kg	▪ Intoxicação leve a moderada: tremores, sudorese, náuseas, cefaleia, taquicardia ▪ Intoxicação grave: alteração do estado mental, delirium, arritmias cardíacas, convulsão e coma.	Carvão ativado e lavagem gástrica para grandes quantidades	Alcalinização urinária	Octreotide: 1 mcg/kg SC a cada 6 horas, para hipoglicemia refratária à infusão de glicose a 25% 2 ml/Kg

Adaptado de Manual de Toxicologia Clínica, COVISA 2017

to maior a presença de droga livre, maior será a proporção de complexos droga-enzima livres também, o que resultará numa intensidade crescente da reação enzima substrato (Figura 2).

2. Imunofluorescência polarizada (FPIA): tem como princípio a capacidade de certas moléculas desviarem a luz polarizada. Assim, quando a droga está presente, a sonda (molécula) se movimenta através da solução, perdendo seu poder de desviar a luz polarizada (Figura 3). Também é um ensaio competitivo em que, quanto maior for a presença de droga livre, maior será a perda do desvio da luz polarizada. (Figura 4). Estes dois métodos são quantitativos e de bom desempenho.
3. Testes rápidos (POCT): também são imunoensaios, porém qualitativos. Es-

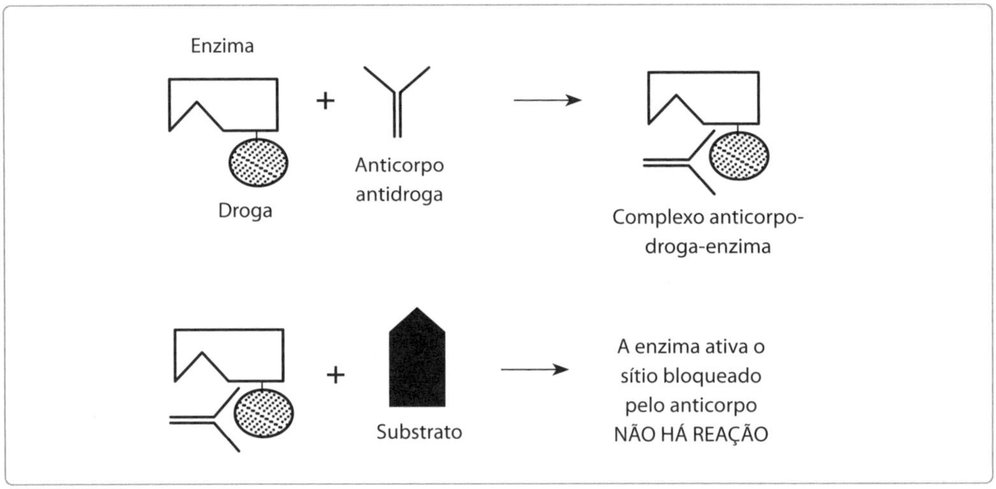

FIGURA 1 Imunoensaio inibido por anticorpo.

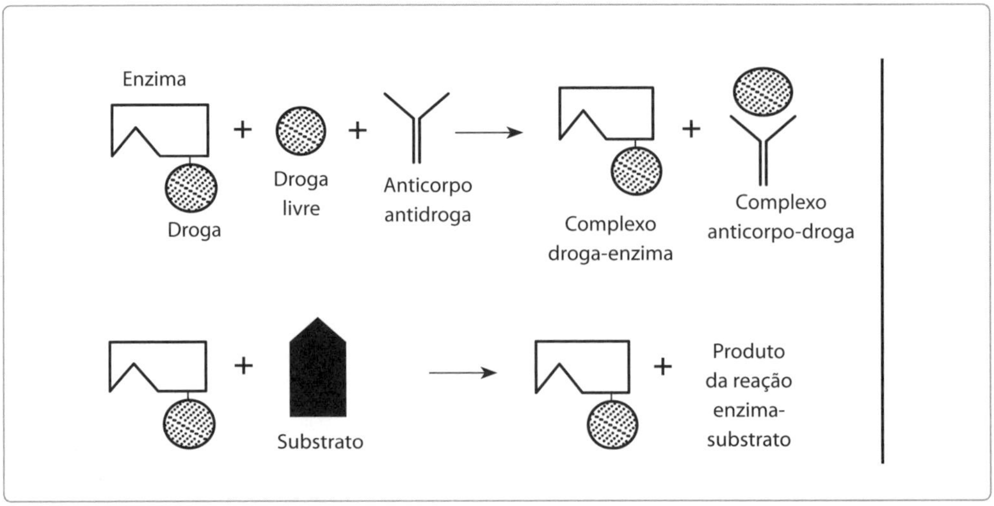

FIGURA 2 Imunoensaio inibido por anticorpo com presença de excesso de droga livre.

tes testes são de uso crescente em nosso meio, mas uma boa parte deles apenas indicam se há a presença da droga, sem quantificá-la. As suas vantagens estão no seu fácil manuseio, que dispensa estruturas complexas, podendo ser disponibilizado em ambientes fora do laboratório, tal como a beira do leito, em serviços de emergência, centro cirúrgico e até local de trabalho dos pacientes. As amostras mais comumente utilizadas são a saliva e a urina.

Um cuidado extra é que a maior parte dos testes rápidos disponíveis no mercado tem a sua leitura inversa. Assim, o resultado deve ser visto com cuidado pois a presença de faixa indica um resultado negativo, quando intuitivamente pensamos o contrário (Figura 5).

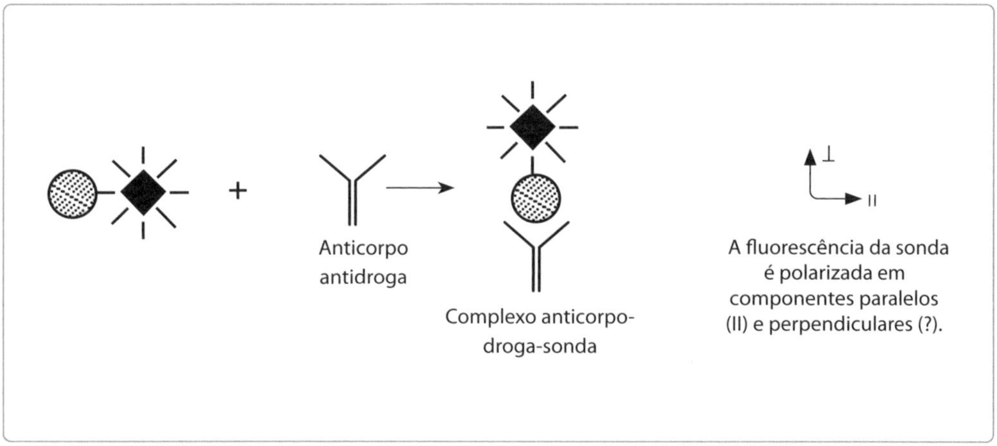

FIGURA 3 Imunofluorescência polarizada.

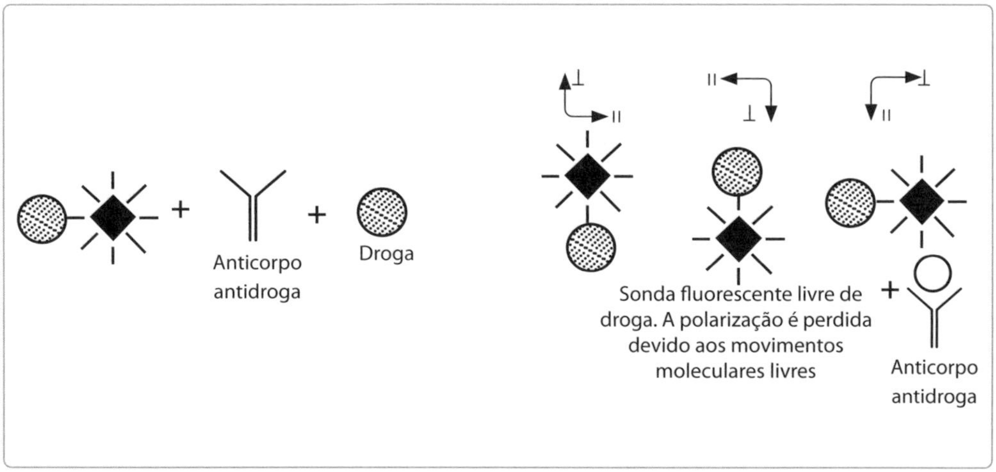

FIGURA 4 Imunofluorescência polarizada na presença de excesso de droga livre.

CROMATOGRAFIA

A cromatografia é uma técnica de separação e purificação de compostos de uso amplo e consagrado. É o método de referência empregado em toxicologia e em dosagem de drogas terapêuticas. A técnica é baseada nas características físico-químicas das substâncias e a sua interação entre duas fases: a móvel e a estacionária. Pode ser líquida, líquida de alta pressão, a gás e em camada delgada. Os pontos fundamentais que devem ser observados nos sistemas cromatográficos são, além da fase móvel, o tempo de retenção e a seletividade da coluna. (Figura 6). Quanto maior a seletividade, em tese maior o poder de discriminação dos diferentes compostos a serem analisados.

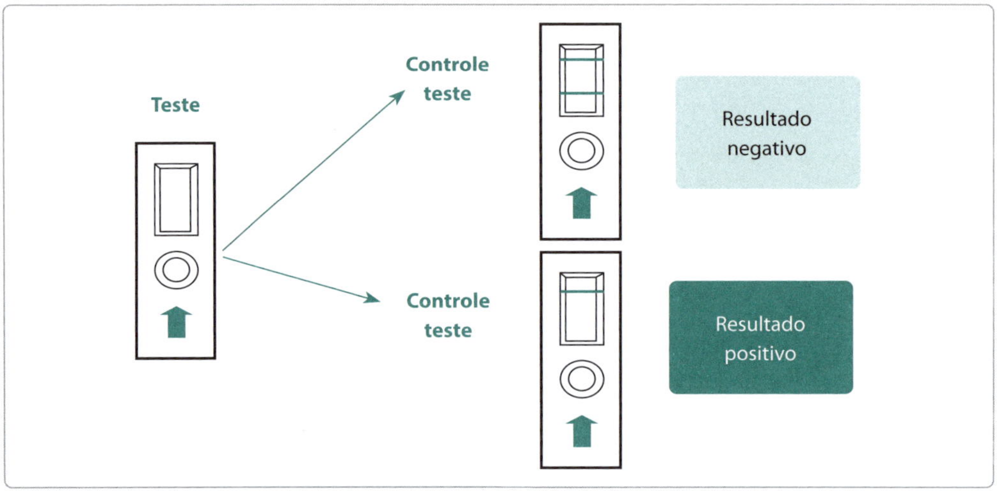

FIGURA 5 Testes rápidos (POCT) qualitativos.

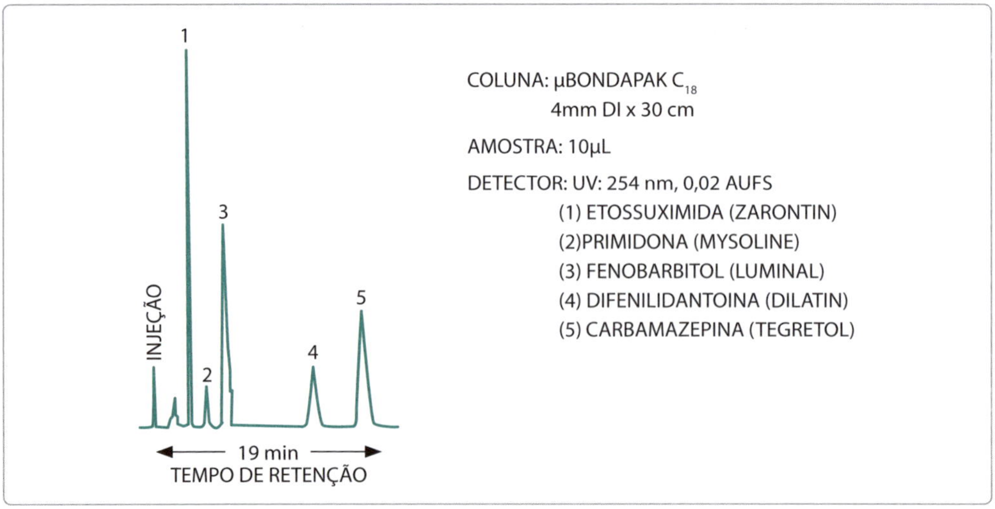

FIGURA 6 Cromatografia.

O tempo de retenção é característico e deve ser único para dado componente a ser analisado. Este tempo determina com precisão qual componente está sendo analisado e medido.

1. Cromatografia líquida: é caracterizada pela passagem de uma solução (fase móvel) por uma coluna (fase estacionária) (Figura 7). Conforme as características físico-químicas do composto em questão, ele terá maior ou menor dificuldade em ser efluído do sistema. O tempo que um composto leva para sair do sistema é chamado tempo de retenção, sendo específico para cada substância. Quando a fase móvel está sob pressão, a metodologia é conhecida por cromatografia líquida de alta pressão (HPLC). Seu uso está voltado para solutos não voláteis, sendo que as amostras mais comuns são sangue e urina.
2. Cromatografia a gás: a fase móvel é um gás inerte, também conhecido como gás de arraste. De acordo com a afinidade do composto pelo gás ou pela coluna, seu tempo de retenção variará, resultando no cromatograma característico. É utilizada para dosar solutos voláteis, em que é arrastado um gás de arraste inerte (que não reage com a substância a ser analisada). A substância é analisada em fluxo contínuo por um analisador de chama (o mais comum) (Figura 8).
3. Cromatografia em camada delgada (CCD): é a separação das substâncias em placa de sílica (fase estacionária) carregadas por solvente orgânico (fase móvel), por capilaridade. É um método semiquantitativo, empregado somente em triagem. Apesar de ser um método que permite a análise de amostras sem a necessidade da fase de extração, deve ser conduzida por operador experiente, pois é muito suscetível a erros de interpretação (Figura 9).

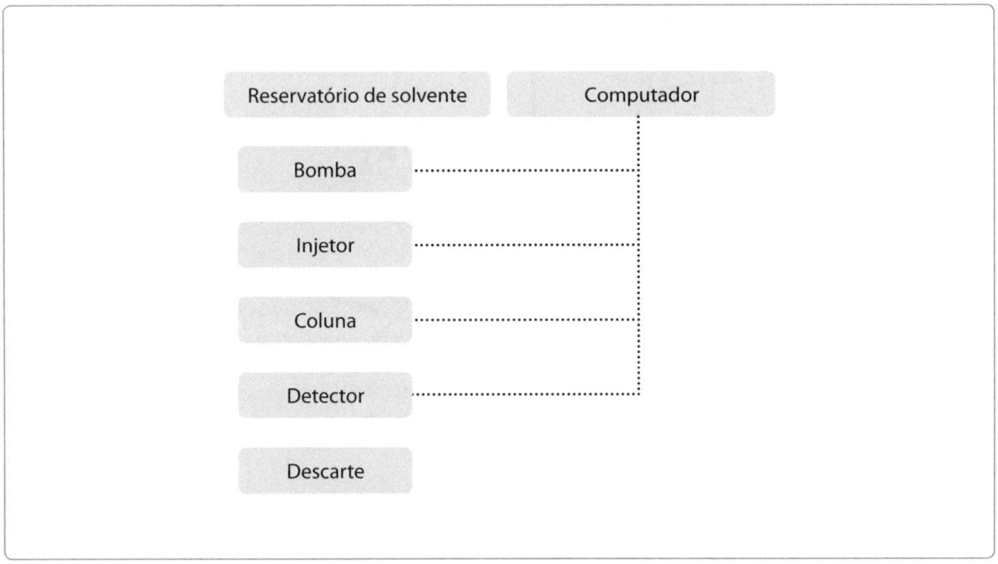

FIGURA 7 Sistema de cromatografia líquida de alta pressão.

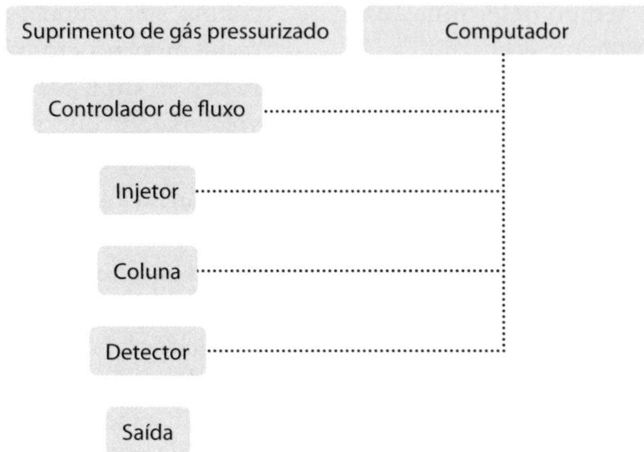

FIGURA 8 Sistema de cromatografia a gás.

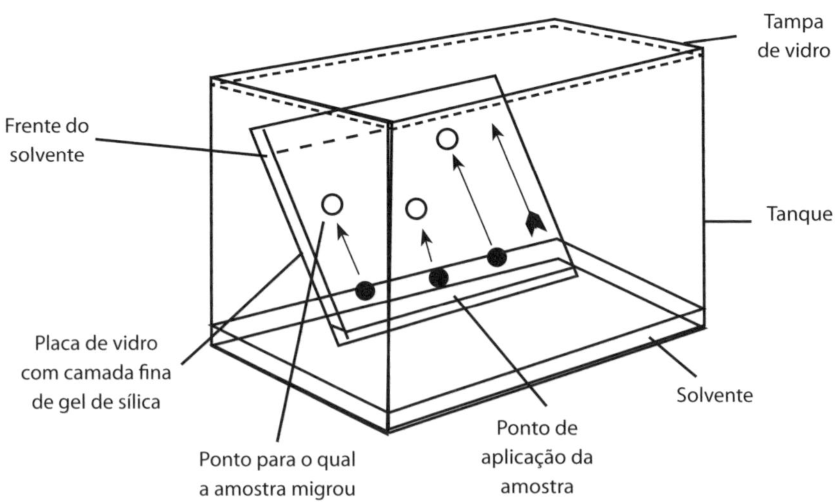

FIGURA 9 Sistema de cromatografia em camada delgada.

ESPECTROMETRIA DE MASSAS

Corresponde ao método capaz de fragmentar as moléculas sempre em pontos específicos. Estes fragmentos, em condições bem padronizadas, apresentam-se sempre com as mesmas relações de tamanho e carga, permitindo que sejam identificadas e quantificadas de forma precisa. A espectrometria de massas permite a detecção de qualquer tipo de molécula, pois identifica estes fragmentos e atua de forma complementar à cromatografia, pois permite a identificação com menor quantidade de amostra (Figura 10).

O diagnóstico laboratorial específico e geral dos principais medicamentos envolvidos nas intoxicações pediátricas estão demonstrados na Tabela 3.

PREVENÇÃO

Assim como a maioria dos eventos ditos "não intencionais" (acidentais), as intoxicações por medicamentos em crianças podem e devem ser evitadas. As principais medidas de prevenção se encontram na Tabela 4 abaixo e são divididas em: relacionadas aos pais e responsáveis e aos médicos e dispensadores.

Programas de prevenção são importantes em minimizar a exposição de crianças às substâncias tóxicas, bem como conscientizar sobre os efeitos deletérios, e por vezes fatais, quando do contato com estas substâncias.

Os programas devem enfatizar alguns aspectos importantes, como a utilização de tampas de segurança nos medicamentos, serem guardados em armários altos e trancados, não praticar a automedicação e não adquirir e administrar medicamentos sem receita médica.

A importância dos medicamentos, como agentes do quadro de morbidade infantil por causas evitáveis, demonstra a necessidade de ações educativas, tanto junto às crianças, quanto aos seus responsáveis,

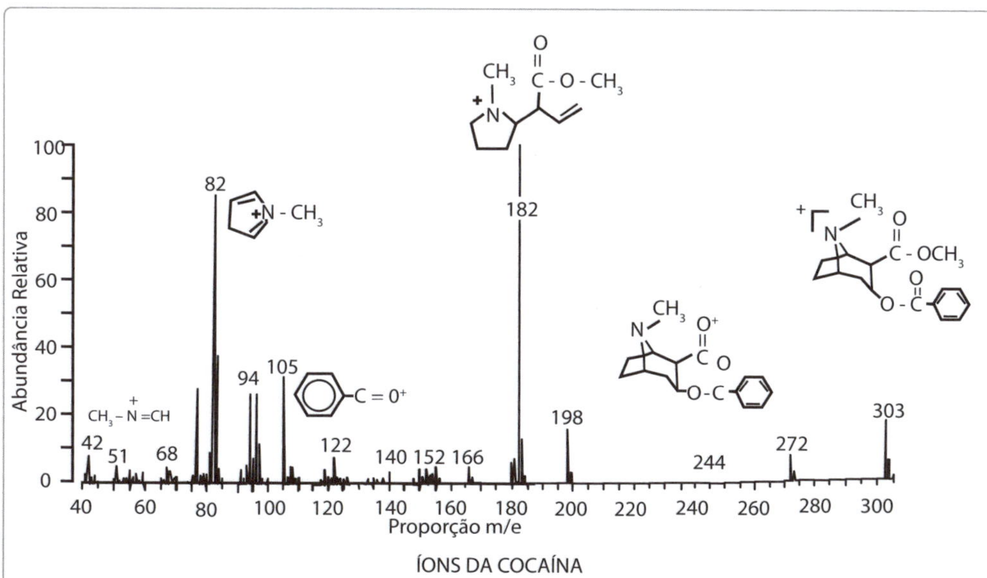

FIGURA 10 Espectrometria de massas.

TABELA 3 Principais medicamentos envolvidos nas intoxicações medicamentosas e seus diagnósticos laboratorial específico e laboratorial geral

Medicamento	Diagnóstico laboratorial específico	Laboratorial geral
Ácido Valpróico	Solicitar nível sérico e repetir a cada 4 a 6 horas: > 450 mg/L: letargia e sedação; > 850 mg/L: coma, insuficiência respiratória e alterações metabólicas	ECG, função renal e hepática, gasometria e amônia; Hemograma, eletrólitos, ácido lático, bilirrubinas, glicose; Pode haver falsa elevação de cetonas na urina
Carbamazepina	Dúvida quanto à exposição: detecção qualitativa por meio de testes imunocromatográficos utilizando fitas reagentes mono ou multidrogas para triagem ou Cromatografia de camada delgada (CCD) Deve ser obtido nível sérico de carbamazepina e repetido a cada 12 a 24 horas até o seu declínio	ECGs seriados, eletrólitos, função renal, função hepática, CPK, hemograma, glicose e gasometria.
Fenobarbital	Nível sérico terapêutico como anticonvulsivante: de 10 a 20 mg/L; > que 30 mg/L: nistagmo, ataxia e sonolência; > que 60-80 mg/L: coma; > que 150-200 mg/L: hipotensão grave.	ECGs, saturação de O2, eletrólitos, função renal e hepática, glicose, gasometria, CPK
Benzodiazepínicos	Análises qualitativas (sérica e urinária) para a detecção: não são sensíveis para todas as substâncias. Um teste negativo não exclui a intoxicação.	ECG, eletrólitos, função hepática, função renal, hemograma, glicemia Radiografia ou TC de crânio (na suspeita de trauma)
Antinflamatório não esteroidal	Nível sérico: não está disponível de forma rápida e não contribui para o manejo clínico. Exceto para a salicilemia	glicose, eletrólitos, função renal e hepática ECG.
Paracetamol	Nível sérico: obter um nível plasmático com pelo menos 4 horas após a ingestão. Níveis obtidos antes de 4 horas ou após 24 horas: não podem ser interpretados, nem os níveis obtidos após a ingestão crônica ou repetida. Níveis obtidos entre 4 e 16 horas após a ingestão: são os mais preditivos do potencial hepatotóxico. O resultado do nível sérico deve ser lançado no nomograma de Rumack-Matthew (: correlaciona a concentração plasmática de paracetamol livre com o tempo em que ela foi obtida entre 4 a 24 horas após uma ingestão aguda única e determina a necessidade de terapia com antídoto específico;	Hemograma, glicemia, eletrólitos; TGO, TGP, TAP, TTPA, INR; Bilirrubinas total e frações; Função renal. Utilizar o Nomograma de Rumack-Matthew (

(continua)

TABELA 3 Principais medicamentos envolvidos nas intoxicações medicamentosas e seus diagnósticos laboratorial específico e laboratorial geral *(continuação)*

Medicamento	Diagnóstico laboratorial específico	Laboratorial geral
Antagonista canal de cálcio	CCD: pode ajudar no diagnóstico da substância envolvida	ECG: QRS alargado, bloqueio atrioventricular de vários níveis, isquemia e assistolia; Gasometria: graus variados de acidose metabólica com elevação do lactato; Glicose, eletrólitos, funções hepática e renal Radiografia de tórax : aumento da área cardíaca e congestão pulmonar.
Anticolinérgicos (p. ex: butirato de escopolamina, atropina, brometo de ipratropio)	Detecção qualitativa: pode ser realizada nos casos em que exista dúvida quanto à exposição	ECG seriado eletrólitos, CPK, função renal, gasometria e glicemia
Antidepressivos tricíclicos	Nível sérico: não se correlaciona bem com os achados clínicos da intoxicação; detecção qualitativa: pode ser realizada nos casos em que exista dúvida quanto à exposição.	ECGs seriados eletrólitos, função renal, função hepática, CPK, gasometria urina: avaliação de mioglobinúria nos pacientes em risco de rabdomiólise
Antieméticos (metoclopramina, domperidona, bromoprida)	CCD: pode identificar o toxicante em amostras de sangue, urina e conteúdo gástrico.	Hemograma, eletrólitos, glicemia, gasometria arterial, função hepática e renal ECG.
Betabloqueadores	CCD: pode ajudar no diagnóstico da substância envolvida.	ECG eletrólitos, glicose, função renal e gasometria.
Imidazolinas	CCD: é o exame específico mas quase sempre é negativo o que não afasta a possibilidade da intoxicação.	Exames laboratoriais de rotina não são conclusivos e geralmente estão normais, exceto em casos graves. ECG: pode mostrar bradicardia ou arritmias.
Opióides e opiáceos	Análise qualitativa de urina: útil na ingestão de codeína e morfina, porém não detecta outros opioides como tramadol ou fentanil; Nível sérico: não se correlaciona bem com o quadro clínico. Não é utilizado solicitar níveis séricos de paracetamol e salicilatos: grande frequência de formulações combinadas	eletrólitos, glicose, CPK, gasometria ECG
Sulfonilureia	Níveis séricos: pouca utilidade no atendimento emergencial e não são realizados. CCD: pode ser realizada em diagnósticos diferenciais.	glicose, eletrólitos, função renal e hepática ECG.

CDD: Cromatografia de camada delgada; CPK: creatinofosfoquinase; ECG: eletrocardiograma; INR: relação entre o tempo de protrombina do paciente e o valor padrão do tempo de protrombina; O2: oxigênio; TAP: Tempo de Atividade da Protrombina; Tempo de Tromboplastina Parcial Ativada (TTPA); TC: tomografia computadorizada; TGO: transaminase oxalacética ou AST (aspartato aminotransferase); TGP: transaminase pirúvica ou ALT (alanina aminotransferase).
Adaptado de: Manual de Toxicologia Clínica. COVISA, 2017

TABELA 4 Medidas de prevenção das intoxicações medicamentosas

Relacionadas aos pais e responsáveis:
▪ Medicamentos devem ser guardados em suas embalagens originais, em armários, fora do alcance das crianças, que permaneçam trancados e livres de poeira, calor e umidade. ▪ Nunca misturar medicamentos com alimentos e outros produtos. ▪ Preferir medicamentos com tampa de segurança. ▪ Não contaminar a borda e o conteúdo dos frascos. ▪ Ler com atenção e seguir as orientações escritas na receita médica. ▪ Prestar atenção ao nome, forma e concentração do medicamento a ser administrado, à dose e horário do mesmo e sua data de validade. ▪ Esclarecer todas as dúvidas sobre a aquisição, uso e armazenamento correto dos medicamentos. ▪ O medicamento deve ser guardado em sua caixa com a bula. ▪ Comunicar ao médico qualquer efeito colateral ou reação adversa. ▪ Evitar a automedicação e não seguir orientação de pessoas não qualificadas, como parentes, amigos e vizinhos. ▪ Evitar adquirir qualquer medicamento sem prescrição. ▪ Observar e respeitar os horários de uso dos medicamentos. ▪ Não pegar frascos e embalagens, não administrar e não tomar medicamentos no escuro. ▪ Auxiliar todos que necessitam de supervisão no uso de medicamentos, como crianças, idosos, pessoas acamadas, pessoas com ideação suicida etc. ▪ Orientar as crianças para não pegar medicamentos que ficam guardados na geladeira. ▪ Ensinar as crianças a não brincar, tocar e nem manusear qualquer medicamento. ▪ Ao fazer uma criança tomar um medicamento, nunca o associar a doce, bala ou dizer que é gostoso. ▪ Saber como descartar os medicamentos com segurança. ▪ Não jogar ou descartar medicamentos no lixo, no quintal ou na rua. ▪ Evitar contaminação do meio ambiente. ▪ Favorecer e praticar o uso racional de medicamentos. ▪ Após o tempo de uso, todos os medicamentos devem ser descartados. ▪ Terem muito cuidado ao visitar com seus filhos ou receber em casa pessoas que não têm crianças – podem ter medicamentos ao alcance e suas casas, bolsas ou sacolas não serem à prova de crianças. ▪ Saber como entrar em contato com o Centro de Controle de Intoxicações mais perto de sua casa.
Relacionadas aos médicos e dispensadores:
▪ As receitas devem estar sempre com letra legível e tudo nelas contido ser explicado aos responsáveis. ▪ Devem optar por medicamentos eficazes, na forma farmacêutica ideal, concentração, dose e horários corretos. ▪ Avaliar o perfil socioeconômico da família, para que o valor do medicamento seja viável, de modo a poupar transtornos financeiros e, consequentemente, à saúde do paciente. ▪ Ter acesso às informações sobre as opções de aquisição gratuita de medicamentos disponibilizados pelo governo, aos medicamentos genéricos etc. ▪ Farmacêuticos, enfermeiros, técnicos de enfermagem e atendentes de balcão em farmácias devem ser cuidadosos com a dispensação e administração corretos dos medicamentos. ▪ Devem notificar eventos adversos e reações colaterais e tóxicas dos medicamentos. ▪ Observar e identificar os possíveis riscos e efeitos das interações medicamentosas, do abuso, das ideações suicidas, tentativas de aborto etc. ▪ Contribuir para que não ocorram acidentes, quedas, perda de funcionalidade, efeitos locais e sistêmicos e adotar cuidados com as iatrogenias, idiossincrasias e hipersensibilidades.

Adaptada de: CIVITOX/MS/2017, "Poisoning" e Revisão Sistemática (2021).

utilizando espaços públicos, creches, escolas, serviços de saúde, comunidades e meios de comunicação. Distribuição de materiais educativos, divulgação de informações na imprensa são outras iniciativas do SINITOX (Sistema Nacional de Informações Tóxico-Farmacológicas), além de ter acesso para divulgação entre as entidades de classe médicas e farmacêuticas, como a Campanha pelo Uso Correto dos Medicamentos.

CONCLUSÃO

Intoxicações medicamentosas em crianças representam importante causa de morbimortalidade em todo o mundo e uma grave questão de saúde pública.

Objetivamos instrumentalizar o pediatra, que seja responsável pelo atendimento de uma criança vítima de intoxicação medicamentosa, em levantar a suspeita, na tomada de decisões das medidas iniciais e quais exames solicitar frente às condições que se apresentam no momento, assim como saber interpretar as respostas ao tratamento e os resultados laboratoriais.

Nossa mensagem final se refere às orientações de prevenção destes eventos, direcionadas aos pais e responsáveis, qualquer que seja o local de atendimento, a respeito do armazenamento dos medicamentos em local adequado e fora do alcance das crianças, de manter supervisão atenta, adquirir medicamentos somente com receita médica, não montar uma farmácia caseira, descartar todos que não estejam sendo utilizados, não praticar a automedicação ou administrar medicamentos sem orientação médica.

BIBLIOGRAFIA RECOMENDADA

1. Barrueto F Jr, Gattu R, Mazer-Amirshahi M. Updates in the general approach to the pediatric poisoned patient. Pediatr Clin North Am. 2013 Oct 60;(5):1203-20.
2. Calello DP, Henretig F. Pediatric Toxicology. Specialized Approach to the Poisoned Child. Emerg Med Clin N Am. 2014;32:29-52.
3. Henry K, Harris CR. Deadly Ingestions. Pediatr Clin N Am. 2006;53:293-315.
4. Klaassem CD, Watkins JB. Fundamentos em Toxicologia de Cassarett e Doull. 2a ed. Lange; 2012.
5. Lopes F L A. Orientações Sobre Prevenção e Notificação das Intoxicações Medicamentosas. CIVITOX/CVA/S GVS/SES MS. 2017. Available from: https://www.crfms.org.br/noticias/crf-ms-em-acao/4037-orientacoes-sobre-prevencao-e-notificacao-das-intoxicacoes-medicamentosas
6. Matos GC, Rozenfeld S, Bortole M E. Intoxicações medicamentosas em crianças menores de cinco anos. Rev. Bras. Saude Mater. Infant. 2002 Ago;2 (2). https://doi.org/10.1590/S1519-38292002000200009. Available from: https://www.scielo.br/j/rbsmi/a/jvB3zVF5wcMytr9k6853gBs/?lang=pt
7. Poisoning. United Kingdom National Health Statistics (NHS UK). Available from: https://www.nhs.uk/conditions/baby/first-aid-and-safety/safety/baby-and-toddler-safety/
8. Edna Maria Miello Hernandez, Roberto Moacyr Ribeiro Rodrigues, Themis Mizerowski Torres, organizadores. Manual de toxicologia clínica: Orientações para assistência e vigilância das intoxicações agudas. São Paulo: Secretaria Municipal da Saúde; 2017.
9. Moraes DQ, Muniz Jr RN, Ferreira LC, Brito MAM. Intoxicação por medicamentos em crianças no ambiente doméstico: Revisão sistemática. Brazilian Applied Science review. 2021; 5(3). DOI:10.34115/basrv5n3-009. Available from: https://www.brazilianjournals.com/index.php/BASR/article/view/30254

10. Pincus MR, Abraham NZ. In: Henry J B. Diagnósticos Clínicos e Tratamento por Métodos Laboratoriais. Toxicologia e Monitoramento de Drogas Terapêuticas. 20a ed. Barueri, SP: Manole; 2008.
11. Porter WH. Toxicologia Clínica. In Burtis C A, Ashwood E R, Bruns D E. Tietz. Fundamentos de Química Clínica. 6a ed. Rio de Janeiro: Elsevier; 2008.
12. Pulchinelli Jr, A.; Andriolo, A. Toxicologia. In Medicina Laboratorial. 2a ed. Barueri, SP: Manole; 2008.
13. Pulchinelli Jr A, Andriolo A. Monitorização Terapêutica. In: Manual da Residência em Medicina Laboratorial. 2a ed. Barueri, SP: Manole; 2019.
14. Schvartsman C, Schvartsman S. Intoxicações exógenas agudas. J Pediatr (Rio J). 1999 Nov;75(Suppl 2):S244-50.
15. SINITOX (Sistema Nacional de Informação Tóxico-Farmacológicas). Estatística anual de casos de intoxicação e envenenamento. Rio de Janeiro: Fundação Oswaldo Cruz (FIOCRUZ); FIOCRUZ; 2017. Available from: https://sinitox.icict.fiocruz.br/dados-nacionais.
16. Sztajnkrycer MD. Deadly pediatric poisons: nine common agents that kill at low doses. Emerg Med Clin N Am. 2004;22:1019-50.
17. The Rise of Medicine in the Home: Implications for Today's Children, SafeKids Worldwide, March 2016. [internet] [acesso em: 2022 jul. 19]. Disponível em: https://www.safekids.org/sites/default/files/3-17-16 skw_medicine_safety_study_for_web.pdf.

CONTEÚDO COMPLEMENTAR

Utilize o QR code abaixo para acessar as questões comentadas do capítulo (senha: **medicinalaboratorial**).

40

Determinação laboratorial dos medicamentos

Alvaro Pulchinelli Jr

PONTOS-CHAVE DESTE CAPÍTULO

- Monitorização terapêutica de drogas.
- Oportunidade de coleta de amostras.
- Imunoensaios.
- Métodos cromatográficos.

INTRODUÇÃO

A famosa frase atribuída a Paracelso, médico do século XVI: "a dose faz o veneno", atualmente está sendo repensada. Ela não está errada, mas pode ser complementada: o tempo faz o veneno.

Isso porque o uso contínuo de medicamentos, mesmo que em quantidades pequenas, no início do desenvolvimento do ser humano pode ser um risco à vida. Logo, a diferença entre um fármaco e o veneno está na dose e/ou no tempo de exposição. Um fármaco pode ser definido como uma molécula de estrutura química conhecida, que quando processada pelo organismo vivo produz um efeito biológico, por isso o cuidado é essencial.

Diante disso, a terapêutica é a atividade final do médico ao assistir seu paciente, pois com ela obtêm-se a cura da enfermidade, o controle de sua evolução ou, ainda, de sua sintomatologia. A monitoração terapêutica clínica faz parte da rotina diária do médico e consiste em averiguar e avaliar os benefícios e/ou prejuízos decorrentes de suas decisões clínicas. A atitude médica baseia-se na expectativa de que o tratamento proposto trará mais benefícios que prejuízos. Por exemplo, quando um médico diagnostica hipertensão arterial sistêmica, ele prescreve um anti-hipertensivo e automaticamente agenda uma consulta de retorno, na qual avaliará os efeitos da terapêutica instituída e fará os ajustes necessários. A monitoração terapêutica laboratorial é uma ferramenta que auxilia o médico nesse controle e planejamento, fornecendo dados sobre a droga que está sendo administrada ao paciente e permitindo ajustes mais precisos da dose, evitando, assim, possíveis problemas.

A toxicologia tem como objetivo estudar os efeitos adversos de substâncias químicas (xenobióticos) em organismos vivos. A toxicidade de um dado composto refere-se à sua capacidade de interromper algumas funções biológicas a um certo nível de organização biológica (isto é, célula, tecido ou órgão). Está relacionada com a amplitude e a duração da exposição e com o grau de absorção da substância pelo organismo, sua distribuição, biotransformação e eliminação ou acumulação. Entender o mecanismo de um evento tóxico é uma tarefa desafiadora, especialmente no campo da pesquisa e desenvolvimento de medicamentos, por exemplo. De fato, a toxicidade de órgãos-alvo permanece uma questão de difícil manejo e também a toxicidade idiossincrática, que por muitas vezes não é detectada antes do medicamento estar no mercado.

Nos dias atuais é grande o interesse a respeito do problema do uso abusivo de fármacos utilizados por opção para dar a sensação de prazer, aumentar desempenho ou para melhorar a aparência.

O uso abusivo é responsável por até 50% das entradas nos serviços de emergência nos Estados Unidos. Por essa razão, testes de drogas de abuso são oferecidos em uma variedade de configurações, que inclui testes para substâncias que comumente são utilizadas para fins ditos "recreativos", como os opiáceos, cocaína, anfetaminas, canabinoides e benzodiazepínicos. Testes de rápida execução auxiliam os médicos com resultados precisos para avaliar e gerir esses pacientes. Testes de drogas de abuso podem ser utilizados em clínicas especializadas em tratamento da dor, para avaliar a evolução da terapêutica e detectar o uso inadequado ou abusivo. Clínicas de desintoxicação, especializadas em acompanhamentos de usuários crônicos, também podem se beneficiar desses dispositivos.

A maioria dos fármacos é de moléculas orgânicas pequenas (tipicamente < 500 Da), com exceção de fármacos proteicos que surgiram após o advento da tecnologia do DNA recombinante. Além do tamanho reduzido, possuem características físico-químicas diferentes, e para sua determinação há inúmeras metodologias que podem ser utilizadas no laboratório de toxicologia. Os principais métodos são: imunoensaios, cromatográficos, espectrometria de massa, fotométricos e testes rápidos (*point-of-care*).

COLETA

Tratando-se de monitoração terapêutica, alguns cuidados são fundamentais para que os resultados fornecidos pelo laboratório sejam úteis. A coleta de sangue deve ser feita após a droga atingir seu estado de equilíbrio, ou seja, após 4 a 5 meias-vidas, pois o valor estabelecido será o mais próximo possível da concentração sérica média.

Se o objetivo do exame for verificar se o paciente está mantendo concentrações séricas abaixo da concentração eficaz mínima (dose subterapêutica), a coleta deve ser realizada imediatamente antes da próxima dose. Esse procedimento é identificado como a determinação da concentração de vale. Caso a suspeita clínica seja que o paciente esteja atingindo valores acima da concentração tóxica mínima, a amostra deve ser coletada no momento do pico sérico da droga. Esse momento varia conforme as drogas, mas normalmente gira em torno de 1 a 2 horas após a administração. Porém, se o paciente apresentar sinais ou sintomas de intoxicação, a amostra será coletada a qualquer tempo. Alguns autores têm sugerido colher em outros momentos, tais como após um terço da meia-vida, no sentido de que nesse ponto a concentração sérica se mostra o mais próximo possível da concentração média.

Uma última observação é que se deve evitar a coleta em tubos com gel separador pelas possíveis interferências que podem ocorrer com o uso desses tubos.

LIBERAÇÃO DOS RESULTADOS

No laudo deve constar a hora da coleta e quando foi administrada a última dose, dados imprescindíveis para a interpretação correta dos resultados.

Os casos que eventualmente estejam acima da concentração tóxica mínima devem ser comunicados rapidamente ao médico solicitante, não apenas para ajuste da dose, mas também pela maior chance de toxicidade da substância.

IMUNOENSAIOS

Os imunoensaios são baseados no reconhecimento da droga, ou de seus metabólitos, por anticorpos específicos. Esses anticorpos são de linhagem monoclonal e com pretensão de serem altamente específicos para os epítopos para o qual foram desenhados.

TIPOS DE IMUNOENSAIOS

O imunoensaio inibido por anticorpo (EMIT) consiste na competição da droga com o sítio de ação enzimático. Quando a droga está presente, ela "ocupa" a posição do sítio ativo da enzima, impedindo sua ação sobre o substrato específico. (ver figura 1, capítulo 39)

Ao passo que, se há droga livre na amostra, esta vai competir pela ligação dos anticorpos contra as drogas que estão ligadas ao complexo droga mais enzimas. Essa competição faz com que "sobrem" enzimas sem ligação com anticorpo, permitindo que haja reação enzima-substrato, pois o sítio ativo da enzima não está bloqueado pela presença do anticorpo ligado. Quanto maior a presença de droga livre, maior a proporção de complexos droga-enzima livres também, o que resulta numa intensidade crescente da reação enzima substrato. (ver figura 2, capítulo 39)

A imunofluorescência polarizada (FPIA) tem como princípio a capacidade de certas moléculas de desviar a luz polarizada. Assim, quando a droga está presente, a sonda (molécula) se movimenta através da solução, perdendo seu poder de desviar a luz polarizada. (ver Figura 3, capítulo 39)

Também é um ensaio competitivo em que, quanto maior for a presença de droga livre, maior será a perda do desvio da luz polarizada. (ver Figura 4, capítulo 39)

Esses dois métodos são quantitativos e de bom desempenho. É importante lembrar que os testes rápidos (POCT) também são imunoensaios, porém qualitativos. Esses testes são de uso crescente em nosso meio, mas uma boa parte apenas indica se há a presença da droga, sem quantificá-la. A vantagem desse tipo de teste está no seu fácil manuseio, pois dispensa estruturas complexas e pode ser disponibilizado em ambientes fora do laboratório, tais como à beira do leito, em serviços de emergência, centro cirúrgico e até local de trabalho dos pacientes.

As amostras mais comumente utilizadas são a saliva e a urina, cada uma com vantagens e particularidades. Podemos destacar que, se a janela de detecção da urina se mostra maior em relação à saliva, esta amostra não é invasiva e constrangedora na coleta e tem equivalência com o sangue, em termos de janela de detecção. Ou seja, um teste positivo de saliva guarda paralelo íntimo com as concentrações da substância no sangue.

Um cuidado extra é que a maior parte dos testes rápidos disponíveis no mercado tem a sua leitura inversa. Assim, o resultado deve ser visto com cuidado, pois a presença de faixa indica um resultado negativo, quando intuitivamente pensamos o contrário. (ver Figura 5, capítulo 39)

CROMATOGRAFIA

A cromatografia é uma técnica de separação e purificação de compostos de uso amplo e consagrado. São os métodos de referência empregados em toxicologia e em dosagem de drogas terapêuticas. A técnica é baseada nas características físico-químicas das substâncias e a sua interação entre duas fases: a móvel e a estacionária. Pode ser líquida, líquida de alta pressão, a gás e em camada delgada.

Os pontos fundamentais que devem ser observados nos sistemas cromatográficos são, além da fase móvel, o tempo de retenção e a seletividade da coluna. A seletividade da coluna diz o quanto um sistema é seletivo, ou seja, qual é a sua seletividade. Quanto maior a seletividade, em tese, maior o poder de discriminação dos diferentes compostos a serem analisados. Já o tempo de retenção é característico e deve ser único para cada componente a ser analisado. Esse tempo determina com precisão qual componente está sendo analisado e medido.

Cada corrida deve ser validada com o uso de padrão interno, que deve ter seu tempo de retenção suficientemente longe daquele tempo de retenção da substância a ser pesquisada, no intuito de termos uma base de comparação sem a interferência de um composto sobre o outro. (ver Figura 6, capítulo 39).

A cromatografia líquida é caracterizada pela passagem de uma solução (fase móvel) por uma coluna (fase estacionária). Na coluna, bem como na fase móvel, é possível estabelecermos uma enorme variedade de compostos de diferentes características. Assim, podemos ter solventes mais ou menos polares e colunas com essas características, dependendo da porosidade e das moléculas presas na resina, bem como sua densidade e comprimento. Desse modo, conforme as características físico-químicas do composto em questão, ele terá maior ou menor dificuldade em ser efluído do sistema. O tempo que um composto leva para sair do sistema é chamado tempo de retenção e é específico para cada substância. Quando a fase móvel está sob pressão, a metodologia será conhecida por cromatografia líquida de alta pressão (HPLC). (ver figura 7, capítulo 39)

Seu uso está voltado para solutos não voláteis, sendo que as amostras mais comuns são sangue e urina. Porém, lembramos que essas amostras não devem ser introduzidas *in natura*, sendo necessária uma fase de extração da substância a ser dosada, bem como o uso de uma pré-coluna com intuito de preservar a coluna cromatográfica de eventuais obstruções. Vários são os métodos de detecção da passagem da substância isolada, mas o mais comum é o detector de ultravioleta. A Figura 1 mostra um sistema de HPLC.

A cromatografia a gás utiliza os mesmos princípios da cromatografia líquida, contudo a fase móvel é um gás inerte, também conhecido como gás de arraste. De acordo com a afinidade do composto pelo gás ou pela coluna, seu tempo de retenção será variável, o que resulta no cromatograma característico. É utilizada para dosagem de solutos voláteis, que são arrastados por um gás de arraste inerte (que não reage com a substância a ser analisada). A substância é analisada em fluxo contínuo por um analisador de chama (o mais comum) (ver figura 8, capítulo 39) (Figura 2).

A cromatografia em camada delgada é a separação das substâncias em placa de sílica (fase estacionária) carregadas por solvente orgânico (fase móvel), por capilaridade. É um método semiquantitativo, empregado somente em triagem. Apesar de ser um método que permite a análise de amostras sem a necessidade da fase de extração "amostra suja"), deve ser conduzida por operador experiente, pois é muito suscetível a erros de interpretação. (ver figura 9, capítulo 39)

Pode ser acoplado aos sistemas de cromatografia a gás ou líquida um espectrômetro de massas, que é um método capaz de fragmentar as moléculas sempre em pontos específicos destas. As moléculas são energizadas como por um canhão de elétrons, por exemplo, se seus fragmentos são capturados por uma câmara de vácuo onde são expostos a um campo eletromagnético. A relação entre massa e carga elétrica destes fragmentos faz com que sejam

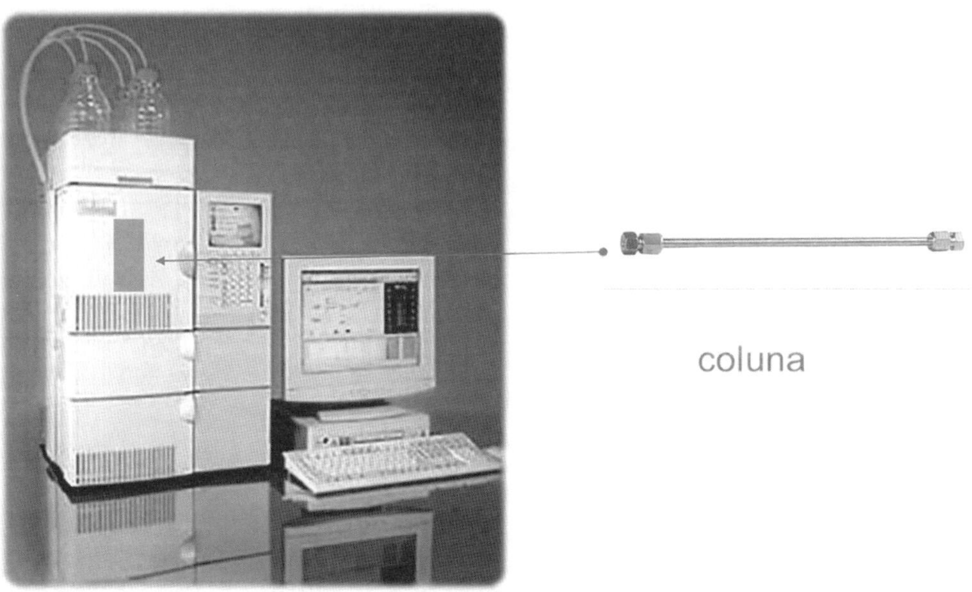

FIGURA 1 Sistema de cromatografia líquida de alta pressão.

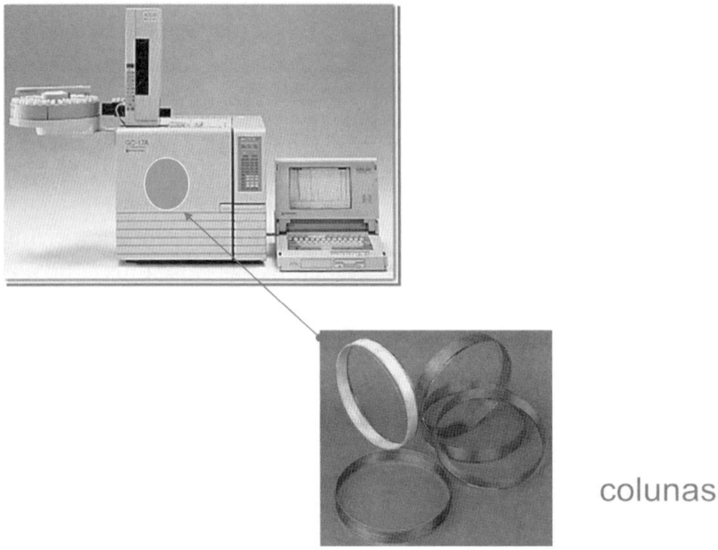

FIGURA 2 Sistema de cromatografia a gás.

impactadas num detector. Estes fragmentos, em condições bem padronizadas, apresentam-se sempre com as mesmas relações de tamanho e carga, permitindo que sejam identificadas e quantificadas de forma precisa.

A espectrometria de massas é uma técnica universal, pois permite a detecção de qualquer tipo de molécula, específica, pois identifica de forma inequívoca estes fragmentos e atua de forma complementar à cromatografia, pois permite a identificação com menor quantidade de amostra. Um relatório do espectro de massa é comparado com uma biblioteca residente na memória do sistema de gerenciamento, identificando a molécula em questão (ver figura 10, capítulo 39)

CONCLUSÃO

A monitoração terapêutica laboratorial é uma ferramenta que auxilia o médico tanto no controle do tratamento como no planejamento dos passos subsequentes da evolução do paciente. Fornece dados sobre a droga que está sendo administrada ao paciente e permite ajustes mais precisos da dose, evitando, assim, possíveis problemas.

BIBLIOGRAFIA RECOMENDADA

1. Burtis CA, Ashwood ER, Bruns DE. Tietz: Fundamentos de química clínica. 6. ed. Rio de Janeiro: Elsevier, 2008.
2. Grandjean P, Bellinger D, Bergman A, Cordier S, Davey Smith G, Eskenazi B, et al. The faroes statement: human health effects of developmental exposure to chemicals in our environment. Basic Clin Pharmacol Toxicol. 2007;102 (2):73-5.
3. Hristova EN, Henry JB. Intermediários metabólicos, íons inorgânicos e marcadores bioquímicos do metabolismo ósseo. In: Henry JB. Diagnósticos clínicos e tratamento por métodos laboratoriais. 20. ed. Barueri: Manole, 2008.
4. Klaassem CD, Watkins III JB. Fundamentos em toxicologia de Cassarett e Doull. 2. ed. Porto Alegre: AMGH, 2012.
5. Moyer TP, Burritt MF, Butz JA. Metais tóxicos. In: Burtis CA, Ashwood ER, Bruns DE. Tietz: Fundamentos de química clínica. 6. ed. Rio de Janeiro: Elsevier, 2008.
6. Oga S, Camargo MMA, Oliveira JA de. Fundamentos de toxicologia. 2. ed. [S.l.]: Atheneu, 1996.
7. Pincus MR, Abraham NZ. Toxicologia e monitoramento de drogas terapêuticas. In: Henry JB. Diagnósticos clínicos e tratamento por métodos laboratoriais. 20. ed. Barueri: Manole, 2008.
8. Porter WH. Toxicologia clínica. In: Burtis CA, Ashwood ER, Bruns DE. Tietz: Fundamentos de química clínica. 6. ed. Rio de Janeiro: Elsevier, 2008.
9. Pulchinelli Júnior A, Andriolo A. Toxicologia in Medicina Laboratorial. 2.ed. [S.l.]: Manole, 2008.
10. Pulchinelli Júnior A, Andriolo A. Monitorização terapêutica. In: Andriolo A. Manual da residência em medicina laboratorial. 2. ed. [S.l.]: Manole, 2019.

CONTEÚDO COMPLEMENTAR

Utilize o QR code abaixo para acessar as questões comentadas do capítulo (senha: **medicinalaboratorial**).

Seção IX

Nefro-Urologia

Coordenadores: Vera Hermina Kalika Koch e Adagmar Andriolo

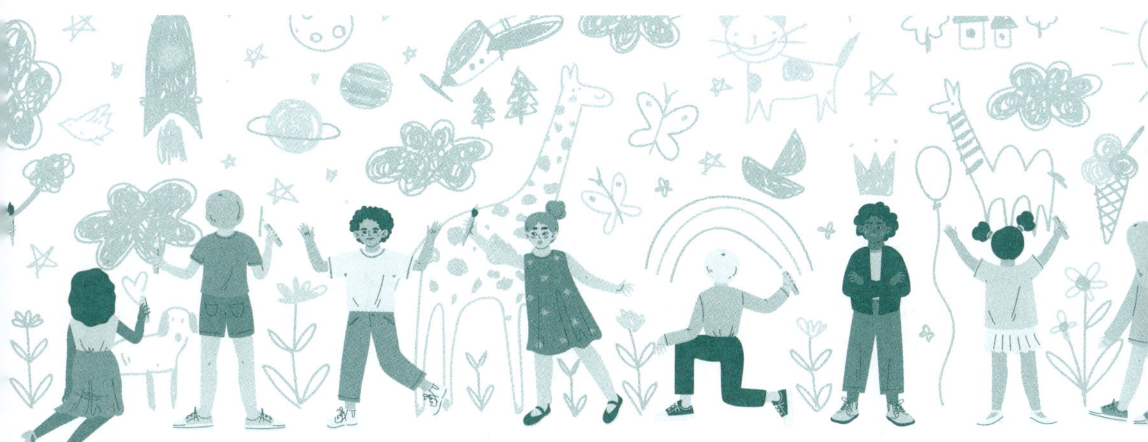

41

Exame de urina de rotina

Adagmar Andriolo

PONTOS-CHAVE DESTE CAPÍTULO

- As características da urina podem se modificar ao longo do dia, conforme o jejum, a dieta, o nível de atividade física e o uso de medicamentos.
- A análise laboratorial da urina deve ser realizada no período de até duas horas após a coleta, caso contrário ocorrerão modificações nas características da amostra. As condições de armazenamento da urina também influenciam a sua análise; a amostra deve ser mantida na temperatura ambiente.
- O exame de urina de rotina é constituído pelas análises: física, química e dos elementos figurados.

INTRODUÇÃO

O exame de urina de rotina pode contribuir para o diagnóstico e monitorização de diversas doenças genéticas, infecciosas, neoplásicas e metabólicas.

Estima-se que as doenças dos rins e do trato urinário sejam responsáveis por um total de 830.000 mortes/ano, correspondem a 12% das causas de morte e afetam ambos os sexos em todo o mundo. A disfunção renal pode ser o resultado de diferentes condições e sua prevalência varia dependendo do gênero, idade, etnia e área geográfica considerados. Doenças genéticas afetando os rins são relativamente raras, excetuando-se a doença renal policística autossômica dominante, que acomete um em cada 1000 indivíduos. As glomerulonefrites incluem uma diversidade de doenças que, primária ou secundariamente, lesam o glomérulo renal. As infecções do trato urinário baixo, não complicadas, são eventos comuns e incluem as cistites e as uretrites. A pielonefrite aguda é menos frequente e a cateterização vesical é uma causa importante. A tuberculose genito-urinária é uma forma comum de tuberculose extrapulmonar. Algumas doenças renais e do trato urinário podem ser diagnosticadas pelo exame de urina de rotina e pelo exame microbiológico.

Em um indivíduo adulto hígido, cerca de um litro de sangue perfunde os glomérulos renais a cada minuto, gerando um ultrafiltrado do plasma no espaço glomerular. À medida que este ultrafiltrado flui através dos túbulos e ductos coletores, ocorrem modificações nas suas características em razão da reabsorção de algumas substâncias filtradas e da secreção de outras tantas pelas células tubulares, resultando em uma urina com composição final muito diferente daquela do ultrafiltrado. Os 180 litros filtrados a cada 24 horas serão reduzidos a um ou dois litros de urina final.

Como ocorre com todos os demais exames laboratoriais, a ocasião e as condições de coleta da urina são fundamentais para a obtenção de informações úteis e confiáveis. Para o exame de urina de rotina, em especial, também são variáveis pré-analíticas importantes as condições de armazenamento da amostra e o tempo decorrido entre a coleta e a realização das análises.

Para a realização do exame de urina de rotina, preferencialmente, deve ser utilizada amostra recente, sem adição de nenhum conservante, coletada pela manhã, após o paciente permanecer por um período de duas a quatro horas sem urinar. Algumas características da urina se modificam ao longo do dia, dependendo do jejum, da dieta, da atividade física e do uso de medicamentos. Outras modificações nas características da amostra podem ocorrer caso as análises não sejam realizadas no período de duas horas após a coleta; o quadro 1 apresenta algumas dessas alterações, caso ocorram, e são observadas em amostras de urina mantidas à temperatura ambiente. A ocorrência dessas modificações deve ser considerada quando da interpretação dos resultados.

Para minimizar a possibilidade de essas variações acarretarem simulação ou mascaramento de desvios reais e clinicamente significativos, o exame deve ser realizado em um prazo de duas horas após a coleta e a amostra de urina deve ser mantida à temperatura ambiente. Caso o exame não seja realizado neste período, a urina deverá ser refrigerada imediatamente após a coleta. A amostra nunca deve ser congelada porque este procedimento pode destruir os elementos figurados, em especial, os celulares.

QUADRO 1 Modificações na urina mantida à temperatura ambiente por mais de duas horas

ALTERAÇÃO – Características do processo
1. Alcalinização – pela produção de amônia a partir da ureia por bactérias contaminantes.
2. Redução de glicose – pelo consumo decorrente do metabolismo celular.
3. Elevação de nitrito – pela produção por bactérias contaminantes.
4. Redução de nitrito – pela sua degradação, gerando nitrogênio, seguida de evaporação.
5. Negativação de corpos cetônicos – pela conversão de ácido aceto acético em acetona e posterior evaporação.
6. Redução da bilirrubina – por oxidação à biliverdina pela exposição à luz.
7. Redução de urobilinogênio – por oxidação à urobilina por exposição à luz.
8. Redução no número de eritrócitos e leucócitos – por lise e degeneração celular.
9. Redução no número de cilindros – por solubilização da matriz proteica.

O exame de urina de rotina é constituído por três fases: análise física, análise química e análise dos elementos figurados[1].

ANÁLISE FÍSICA DA URINA

A análise física compreende a observação do aspecto, da cor e da densidade.

Aspecto: a urina normal possui um aspecto límpido. Eventuais turvações podem ser observadas quando estão presentes em formações de uratos amorfos (em urinas ácidas) ou de fosfatos amorfos (em urinas alcalinas). Essas formações são encontradas com maior frequência quando a temperatura da amostra é rebaixada. Causas anormais de turbidez incluem presença de número elevado de leucócitos, eritrócitos ou bactérias.

Cor: a cor da urina normal varia do amarelo ao âmbar e pode se apresentar mais escura, refletindo maior concentração, ou mais clara, nas amostras mais diluídas. As cores rosada, vermelha ou castanha podem indicar presença de sangue. A cor âmbar-escuro sugere níveis elevados de urobilina ou bilirrubina, enquanto as cores em tons amarelo-vivo, verde ou mesmo azul podem ser causadas por aditivos alimentares ou medicamentos, como anilinas, antissépticos urinários, complexos vitamínicos etc. Urinas marrom-escuras são vistas quando algumas substâncias, como porfirinas, melanina ou ácido homogentísico, estão presentes em concentrações elevadas. O Quadro 2 apresenta algumas cores de urina e suas possíveis causas.

Densidade: a medição da densidade urinária tem a finalidade de avaliar a integridade funcional dos rins a partir do conceito que o túbulo renal normal é capaz de regular o volume de líquido a ser reabsorvido a partir do filtrado glomerular dependendo das necessidades hídricas imediatas do organismo. No indivíduo saudável, a densidade urinária está relacionada ao equilíbrio entre a ingestão e as perdas hídricas. Em condições habituais, considera-se normal o intervalo entre 1,015 e 1,022, mas a ingestão de grandes volumes pode causar a formação de urina com densidade tão baixa quanto 1,003, e a restrição ou perdas extrarrenais acentuadas podem proporcionar densidades de 1,035 a 1,040. Em amostras aleatórias, coletadas sem controle hídrico prévio, a determinação da densidade urinária tem valor diagnóstico muito limitado.

QUADRO 2 Cores de urina e possíveis causas

COR - Substância presente na urina
1. **Laranja -** fenazopiridina (pyridium)
2. **Rosa/Vermelha -** porfirinas, mioglobina, hemoglobina, difenilhidantoína, metildopa, fenolftaleína, fenatiazina
3. **Verde -** bilirrubina oxidada, azul de metileno
4. **Azul -** azul de metileno
5. **Marrom -** bilirrubina, hemoglobina, metahemoglobina
6. **Cinza -** furazolidona, nitrofurantoína
7. **Preta -** melanina, ácido homogentísico

ANÁLISE QUÍMICA DA URINA

A análise química da urina inclui a determinação do pH, pesquisa e medidas de proteínas e glicose, pesquisa e avaliação semiquantitativa de corpos cetônicos, de bilirrubinas, de urobilinogênio, esterase leucocitária, peroxidase e nitrito. As pesquisas e as medidas, na maioria dos laboratórios clínicos, são realizadas com fitas reativas. Esta metodologia é extremamente prática e robusta, mas é sujeita a fornecer resultados falso-positivos e falso-negativos.

pH – Os rins são órgãos reguladores do equilíbrio acido-básico do organismo e a regulação se dá pela secreção de hidrogênio e de ácidos orgânicos fracos e pela reabsorção de bicarbonato pelos túbulos contornados. A determinação do pH urinário deve ser feita em amostra recente, porque a exposição ao ar propicia a perda de CO_2 e consequente alcalinização. O intervalo de referência é de 5,4 a 6,5. Valores elevados de pH podem ocorrer pela ingestão de alimentos ou medicações alcalinas, nas infecções por germes produtores de urease ou nos distúrbios tubulares renais, comprometendo a acidificação urinária.

Proteínas – A excreção de proteínas na urina é um importante indicador de lesão renal. Em termos práticos, quanto à intensidade, as proteinúrias podem ser classificadas em:

- Intensa – Excreção de mais de 3,5 g de proteína em 24 horas. É típica de síndrome nefrótica, mas pode ocorrer em casos de glomerulonefrite, nefroesclerose, amiloidose, lúpus eritematoso disseminado, trombose da veia renal, insuficiência cardíaca congestiva ou pericardite.
- Moderada – Excreção de proteínas entre 0,5 e 3,5 g em 24 horas. É observada na glomerulonefrite crônica, na nefropatia diabética, no mieloma múltiplo, na nefropatia tóxica e nos processos inflamatórios e infecciosos do trato urinário.
- Mínima – Excreção de menos de 0,5 g de proteína em 24 horas. Está associada à glomerulonefrite crônica, nefropatia por diabetes mellitus, hipertensão arterial sistêmica, enfermidade policística renal, afecção túbulo-renal, fase de convalescença de glomerulonefrite aguda e processos inflamatórios e infecciosos do trato urinário inferior.
- Microalbuminúria ou paucialbuminúria – É a excreção de pequena quantidade de albumina. É recomendado que esses termos sejam abandonados, sendo substituídos por "excreção de baixas concentrações de albumina". Os intervalos de referência podem ser expressos em relação ao volume de 24 horas, por minuto, ou em amostras coletadas em períodos curtos ou em relação à concentração de creatinina, como mostrado no Quadro 3. É importante ressaltar que a metodologia utilizada para a pesquisa de proteínas no exame de urina de rotina não possui sensibilidade suficiente para identificar essa condição.

Em relação às causas, as proteinúrias podem ser:

- Postural – Observada após o indivíduo permanecer em posição ereta por período prolongado. Esta condição, em geral, pode propiciar a excreção diária de proteínas de até 1 g.

QUADRO 3 Intervalos de referência para paucialbuminúria (excreções de baixas concentrações de albumina)

Classificação	Níveis		
	mg/24h	μg/minuto	mg/g de creatinina
Normal	inferior a 30	inferior a 20	30
Microalbuminúria	entre 30 e 300	entre 20 e 200	entre 30 e 300
Albuminúria	acima de 300	acima de 200	acima de 300

- Funcional – É a excreção de proteínas associada a estados febris, exposição ao calor ou ao frio extremos e à prática de atividade física intensa. Pode ser de origem glomerular ou tubular. Nessa condição, as perdas quase exclusivamente de proteínas de baixo peso molecular e de glomérulos são normais.
- Por excesso de filtração – É a excreção de uma proteína específica que passou a ser oferecida ao glomérulo renal em quantidade anormalmente elevada, como de hemoglobina após episódios de uma crise hemolítica intravascular, de mioglobina após extensa lesão muscular, ou de uma cadeia leve livre de imunoglobulinas, como ocorre em algumas doenças linfoproliferativas, por exemplo. Esta última condição é, classicamente, denominada proteinúria de Bence-Jones, mas existe a recomendação para que este epônimo seja abandonado.

Uma classificação mais útil das proteinúrias diz respeito às suas origens, que podem ser glomerular ou tubular[2].

- Glomerular – É resultante de algum processo lesivo no glomérulo, caracterizada por ser constituída por proteínas de elevado peso molecular.
- Tubular – É observada nas nefropatias tubulointersticiais nas quais a reabsorção de proteínas de baixo peso molecular, normalmente filtradas pelos glomérulos hígidos, está comprometida. A proteína ligadora de retinol (RBP, do inglês *Retinol Binding Protein*) e beta-2-microglobulinas são exemplos dessas proteínas, e sua medida na urina é um bom indicador da integridade da função tubular.

Em algumas circunstâncias, é importante avaliar em detalhes a composição das proteínas presentes na urina, o que pode ser realizado pela medida da concentração de algumas delas individualmente ou de forma mais ampla, pela metodologia de eletroforese.

Glicose – Em condições normais, praticamente toda a glicose filtrada pelos glomérulos é reabsorvida no túbulo contornado proximal e a pesquisa na urina resulta negativa. O nível sanguíneo no qual a reabsorção tubular de glicose é superada pela quantidade filtrada é chamado de limiar renal, identificado pela sigla Tm (Taxa máxima), está entre 160 e 180 mg/dL. Esse conceito deve ser considerado nas situações nas quais seja detectado glicosúria na ausência de outros indícios de diabetes mellitus, por exemplo. O Quadro 4 apresenta as causas mais frequentes de glicosúria. É importante referir que os métodos de pesquisa de glicose no exame de rotina utilizam reações específicas para a glicose e, portanto, outros açúcares, como galactose, lactose ou frutose não são detectados. Caso haja suspeita de melitúria causada por outros açúcares, exames mais específicos devem ser solicitados[3].

Corpos cetônicos - O organismo obtém energia, prioritariamente, pelo metabolismo dos carboidratos, principalmente glicose, resultando em CO_2 e água. Sempre que a quantidade de carboidratos disponíveis for inferior às necessidades energéticas do indivíduo, o organismo lança mão do catabolismo de ácidos graxos como fonte alternativa de energia. A metabolização dos ácidos graxos é incompleta e gera quantidades elevadas de corpos cetônicos como subprodutos. A cetonúria pode ser observada em amostras coletadas após jejum prolongado, em estados febris, após exercícios físicos intensos, exposição ao frio intenso e em situações em que exista distúrbios do metabolismo dos carboidratos. Os três corpos cetônicos presentes são: ácido acetoacético (20%), acetona (2%) e ácido beta-hidroxibutírico (78%).

Bilirrubina e **Urobilinogênio** - Dada a elevada instabilidade dessas substâncias, a amostra de urina a ser examinada deve ser recente e mantida ao abrigo da luz. Há dois grupos de doenças que podem acarretar alterações nos níveis de excreção urinária de bilirrubina e de urobilinogênio:

- Obstrução intra ou extra-hepática das vias biliares causa refluxo de bilirrubina conjugada (direta) para o sangue. Como essa bilirrubina é solúvel no plasma e filtrada pelos glomérulos renais, à medida que sua concentração aumenta no sangue, aumenta a excreção renal. Em razão da obstrução de vias biliares, a bilirrubina não atinge o intestino e a produção de urobilinogênio é reduzida, chegando a ser negativa quando pesquisada na urina.

Diferentemente, se ocorrer aumento na oferta de bilirrubina não conjugada (indireta) decorrente de elevada disponibilidade de hemoglobina, por excesso de hemólise intravascular, haverá maior produção de bilirrubina conjugada, a qual será lançada no intestino, com consequente conversão em urobilinogênio; mais urobilinogênio será absorvido a nível intestinal e filtrado pelos rins. Como a bilirrubina não conjugada circula ligada à albumina, ela não é filtrada e sua pesquisa na urina pode ser negativa.

Hemoglobina - As fitas reagentes possuem áreas que permitem o reconhecimento de hemoglobina na urina, seja com hemácias íntegras (hematúria), seja com hemoglobina livre (hemoglobinúria). É importante referir a possibilidade de ocorrência de hemoglobinúria sem hematúria concomitante, por exemplo,

QUADRO 4 Causas mais comuns de glicosúria

Diabetes mellitus
Reabsorção tubular rebaixada:
▪ Síndrome de Fanconi
▪ Doença renal avançada
Lesões do sistema nervoso central
Gravidez
No período pós-prandial, após ingestão de grandes quantidades de açúcares
Administração de certas drogas (tiazídicos, corticosteroides)
Estresse emocional
Distúrbios endócrinos de hipófise e de suprarrenal

nos casos de hemólise intravascular ou quando as condições osmóticas da urina causarem lise total dos eritrócitos. A metodologia utilizada nas tiras reagentes não é específica para hemoglobina, fornecendo resultados positivos, por exemplo, para mioglobina, uma proteína ligadora de oxigênio presente nas células musculares. Outra característica da mioglobina similar à hemoglobina é que, dependendo da concentração, ela pode conferir coloração avermelhada à urina.

Esterase leucocitária – Quando ocorre a degeneração dos leucócitos granulócitos, algumas enzimas denominadas esterases são liberadas. A detecção dessa atividade enzimática na urina pode ser utilizada para a avaliação de leucocitúria. Outras células eventualmente presentes na urina também podem conter esterases e, por essa razão, a pesquisa não substitui inteiramente a necessidade do exame microscópico do sedimento urinário. Os leucócitos não granulócitos, como os linfócitos, não produzem esterase, portanto, nas linfocitúrias, a pesquisa será negativa. Dessa forma, ainda que a pesquisa de esterase leucocitária seja relativamente específica, reações falso-positivas e falso-negativas podem ser observadas.

Nitritos – A pesquisa de nitritos tem a finalidade de identificar, bioquimicamente, a presença de bacteriúria causada por germes que possuam a habilidade de reduzir o nitrato, um componente normal da urina, em nitrito. As amostras ideais para essa pesquisa são a primeira urina da manhã ou a urina colhida de duas a quatro horas após a última micção, uma vez que esse tempo garante que, existindo bactérias redutoras, elas estarão em número suficiente para positivar a pesquisa. Resultados falso-negativos podem ser observados quando a urina não contiver quantidade suficiente de nitrato disponível para ser reduzido a nitrito.

ANÁLISE DOS ELEMENTOS FIGURADOS DA URINA

Esta análise tem a finalidade de identificar e quantificar alguns componentes urinários, dentre os quais se destacam as células epiteliais, os leucócitos, os eritrócitos, os cilindros, os cristais, as bactérias e os fungos. As vias pelas quais esses elementos podem estar presentes na urina são variadas e devem ser consideradas quando da interpretação dos resultados. Dependendo da natureza e da quantidade dos elementos figurados associadas a determinadas alterações bioquímicas, é possível obter informações sobre a existência de processos patológicos envolvendo os rins e as vias urinárias, bem como de alguns distúrbios metabólicos sistêmicos.

Na metodologia manual, o sedimento é obtido por centrifugação da urina em tubo cônico de 10 mL. Após a centrifugação, o sobrenadante é transferido para outro tubo e poderá ser utilizado para eventuais dosagens e pesquisas bioquímicas. O sedimento é aplicado a uma lâmina de vidro e analisado ao microscópio. A metodologia automatizada, que tem se tornado o padrão na maioria dos laboratórios clínicos, associa citometria de fluxo ou análise digital de imagens.

Os elementos figurados do sedimento urinário observáveis ao microscópio ou identificados pelos equipamentos automatizados incluem[4]:

Células epiteliais – Três diferentes tipos de células epiteliais podem ser observados no sedimento urinário: escamosas, transicionais e tubulares renais. Em geral, pouca atenção é dispensada a esses elementos uma vez que, raramente, refletem alguma doença. A presença de células com morfologia anômala e/ou atipias nucleares deve ser considerada uma indicativa de eventual processo neoplásico, havendo necessidade de exames mais específicos.

Células sanguíneas – As células do sangue periférico estão presentes em pequeno número na urina. As mais frequentes são os leucócitos polimorfonucleares e os eritrócitos, ainda que linfócitos, monócitos e eosinófilos possam ocorrer em urinas de indivíduos hígidos.

Os leucócitos ocorrem em cerca de 3 a 5 por campo e o aumento, geralmente, indica a existência de processo inflamatório ou infeccioso em algum nível do sistema urinário. A presença de um corpo estranho em via urinária, como um cálculo, por exemplo, pode ser responsável por aumento variável no número de leucócitos.

Os neutrófilos aparecem como esferas granulares, com cerca de 12 micra de diâmetro. Em urina recente, os detalhes do núcleo são bem visualizados. À medida que os leucócitos envelhecem, fica difícil diferenciá-los das células epiteliais. Após 2 a 3 horas da urina em temperatura ambiente há uma perda de cerca de 50% dos leucócitos. A presença de muitos leucócitos, mais de 50 por campo, ou de grumos de leucócitos degenerados é fortemente sugestivo de infecção bacteriana aguda.

Os eritrócitos possuem a forma de discos bicôncavos, sem estrutura interna, com um diâmetro de cerca de 7 micra. A urina habitualmente contém de 2 a 5 hemácias por campo de grande aumento. Em urinas muito diluídas, com densidade entre 1,002 a 1,005, os eritrócitos podem se romper, liberando hemoglobina, ocorrendo exame microscópico negativo para hemácias e pesquisa de hemoglobina positiva.

Sendo a membrana celular bastante flexível e permeável a solutos e água, a morfologia típica de disco bicôncavo dos eritrócitos pode ser alterada em resposta a modificações na osmolalidade urinária. Quando a urina é hipertônica, ocorre deslocamento de água intracelular para o meio externo e a célula assume uma forma irregular, descrita como crenada. Se o meio externo for hipotônico, o fluxo de água é no sentido contrário, fazendo com que as hemácias assumam a forma esférica.

Pacientes com doenças glomerulares, como glomerulonefrites, nefropatia por IgA e nefroesclerose, apresentam eritrócitos com morfologia bizarra, sendo denominados de dismórficos e pacientes com hematúria, portadores de processos não glomerulares, mostram eritrócitos com morfologia típica ou com alterações mínimas[5].

Essas características podem ser assim descritas:

- Evaginações e/ou invaginações celulares com alta densidade óptica;
- Rupturas da membrana celular, com perda de citoplasma;
- Depósitos granulares com alta densidade óptica circundando internamente a célula;
- Células com aspecto de timão de navio, com evaginações pequenas, circundando externamente a membrana.

Essas alterações não se devem a modificações do meio urinário, mas sim da estrutura intrínseca da membrana celular e são detectadas com altos graus de sensibilidade (99%) e especificidade (93%) nos processos glomerulares[6].

Processos inflamatórios, infecciosos ou traumáticos das vias urinárias causam o aumento do número de eritrócitos. As principais causas de hematúria incluem cálculos renais, glomerulonefrites, tumores, trauma, pielonefrite e exposição a produtos químicos tóxicos.

Cilindros - Cilindros são precipitados proteicos formados na luz tubular em decorrência de alguns eventos que podem ser resumidos da seguinte forma:

- Lesão mais ou menos extensa da membrana glomerular, resultando em redução intensa ou mesmo parada do fluxo urinário no néfron;
- Reabsorção de água, com elevação relativa do teor proteico, atingindo o ponto de saturação;
- Gelificação da proteína, envolvendo elementos celulares eventualmente presentes na luz tubular;
- Restauração da função do néfron;
- Deslocamento do precipitado proteico para porções mais distais do néfron e posterior eliminação na urina.

De acordo com o conteúdo da matriz proteica, os cilindros são classificados como:

Hialinos - São cilindros compostos exclusivamente de proteína de Thamm-Horsfall, a principal glicoproteína presente na urina normal. Esses cilindros não possuem inclusões, são semitransparentes e incolores, com índice de refração próximo ao da água. Possuem comprimento variável, lados paralelos, extremidades arredondadas e forma cilíndrica típica. Em geral, não possuem significado clínico relevante.

Leucocitários - Os leucócitos entram na luz tubular a partir do interstício renal. Os cilindros leucocitários aparecem em inflamações intersticiais e doenças glomerulares, embora este não seja um achado frequente. Os cilindros leucocitários podem conter um número variável de leucócitos, os quais podem estar íntegros ou degenerados.

Hemáticos - A presença desse tipo de cilindro no exame do sedimento urinário é patognomônico de doença glomerular por documentar a presença de eritrócitos na luz tubular. A lesão glomerular permite que os eritrócitos passem pela membrana basal e atinjam o túbulo renal. Existindo proteinúria concomitante e condições para formação do cilindro, este se formará na porção distal do néfron. Os cilindros hemáticos se caracterizam pela presença de eritrócitos no seu interior, mas pode ocorrer lise celular, com liberação de hemoglobina que tinge com cor vermelha amarelada a matriz proteica. Na ausência de bilirrubinúria ou outras substâncias que corem o cilindro, a presença de cilindros pigmentados e com grânulos grosseiros deve levantar suspeita de cilindro hemático.

Granulosos - A matriz básica de todos os cilindros é a proteína de Thamm-Horsfall. Quando existem grânulos numa matriz básica, o cilindro é descrito como granuloso. Há cilindros granulosos grossos e finos sem que a diferença tenha algum significado clínico. Esses cilindros não possuem, em geral, largura uniforme. Cilindros granulosos indicam, quase sempre, a presença de doença renal. As exceções incluem os breves surtos de cilindros granulosos que se seguem após exercícios físicos muito intensos ou durante dieta rica em carboidratos.

Céreos - São cilindros muito largos, com aparência vítrea, fendas nas laterais e bordos irregulares. Refletem a fase final da dissolução dos grânulos finos dos cilindros granulosos. Como é necessário tempo para lise dos grânulos, os cilindros céreos significam resolução de obstrução prolongada do néfron e oligúria. São vistos em estágios avançados de doença renal crônica.

Celulares – São compostos, na maior parte das vezes, de células epiteliais descamadas. A identificação de um cilindro epitelial é mais bem definida com o auxílio de coloração supravital para diferenciá-lo dos cilindros leucocitários. A presença de cilindros epiteliais renais indica doença tubular e varia de acordo com a natureza do processo lesivo. Alguns autores acreditam que o cilindro celular evolui para grosseiramente granuloso e, depois, para granuloso.

Gordurosos – Também chamados de cilindros lipoídeos, contêm gotículas de gordura em seu interior. As gotículas, quando examinadas com microscopia de luz polarizada, evidenciam, caracteristicamente, a formação de uma imagem reconhecida como cruz de malta.

Fungos e bactérias – A urina é um bom meio de cultura, portanto, se as condições de coleta e preservação da amostra não forem adequadas, o exame poderá fornecer informações incorretas e até mesmo prejudiciais ao raciocínio clínico. Se o tempo entre a coleta e a realização do exame for excessivo, sem que a amostra seja refrigerada ou tenha sido adicionado algum conservante, poderá ocorrer o crescimento de microrganismos que poderão induzir, erroneamente, ao diagnóstico de infecção urinária. É importante lembrar que os processos infecciosos, em geral, apresentam uma constelação de alterações que inclui aumento no número de eritrócitos, de leucócitos, degenerados e muitas vezes agrupados e proteinúria de intensidade variável. O encontro de leveduras implica na necessidade de se pesquisar filamentos micelianos, que são os elementos que confirmam a existência de infecção micótica.

Alguns dos germes causadores de infecções urinárias, como *Proteus sp., Klebsiella sp., Enterococcus sp.* e *Ureaplasma sp.*, por produzirem uma enzima denominada urease, podem desencadear uma série de reações que modificam as condições físico-químicas da urina e facilitam a formação de determinados cristais denominados triplos, compostos por fosfato, amoníaco e magnésio e cálculos coraliformes.

Cristais[7] – São frequentemente observados ao exame microscópico do sedimento urinário, tanto de pessoas hígidas quanto de pacientes formadores recorrentes de cálculos. Alguns dos cristais observados na urina são decorrentes de alterações posteriores à coleta devido ao rebaixamento da temperatura ou variações do pH, não possuindo, portanto, maior importância diagnóstica; outros refletem características da composição da dieta habitual do indivíduo ou situações metabólicas particulares, mas não patológicas. Alguns cristais, no entanto, possuem significado diagnóstico específico, revestindo-se, portanto, de interesse clínico. Dessa forma, os cristais podem ser classificados em três grupos distintos, ainda que não excludentes: habituais, patológicos e artefatuais.

Cristais habituais – São considerados cristais habituais aqueles formados em decorrência de um estado de supersaturação urinária transitória dos seus elementos constitutivos. Incluem-se nesse grupo os cristais de fosfatos amorfos e oxalato de cálcio, uratos amorfos e de ácido úrico, compostos por substâncias geradas pelo metabolismo normal e habitualmente eliminadas pela via urinária.

Esses cristais podem ser encontrados na urina recém-emitida, caracterizando sua formação "*in vivo*", mas as condições do ambiente no qual a amostra permanece antes de ser examinada, em especial a temperatura, podem propiciar sua formação "*in vitro*". A concentração de alguns elementos e o pH urinário são os fatores condicionantes próprios da amostra mais relacionados com a formação de cristais.

Na maioria das vezes, a presença desses cristais não está associada a nenhuma anormalidade fisiológica, mas em alguns poucos casos nos quais a cristalúria é persistente e intensa, ela pode ser indicativa de alguma alteração metabólica, como, por exemplo, hiperoxalúria, hipercalciúria ou hiperuricosúria.

Em geral, mesmo as cristalúrias intensas não oferecem risco à integridade funcional dos rins e das vias urinárias, existindo, praticamente, apenas duas exceções. A primeira é a intoxicação por etileno glicol, situação rara em nosso meio, na qual ocorre precipitação intratubular de cristais de oxalato de cálcio. A segunda é a precipitação intratubular de cristais de ácido úrico, resultando em nefropatia úrica aguda. As duas situações são desencadeadas ou agravadas pela desidratação, baixo fluxo urinário tubular e elevada concentração de oxalato de cálcio e de ácido úrico, respectivamente.

<u>Fosfatos amorfos e oxalato de cálcio</u> – Representam a maioria dos cristais observados em urina alcalina. Fosfatos amorfos, quando presentes em grande quantidade após a refrigeração da amostra, são observados como precipitado branco que não se dissolve com o aquecimento. Cristais de oxalato de cálcio podem estar presentes em grande número em urinas de indivíduos saudáveis, com dietas ricas em alimentos contendo ácido oxálico, como tomate, maçã e laranja e bebidas carbonatadas. A elevação acentuada do número desses cristais, no entanto, pode refletir doença renal crônica grave ou intoxicação por drogas. Aparecem como cristais refráteis ou octaédricos, na forma característica de envelopes. Cristais de oxalato de cálcio são vistos em urina ácida, mas podem ser encontrados na urina neutra e, mais raramente, na urina alcalina. A forma mais comum de cristais de oxalato de cálcio dihidratado é comparada à de um envelope octaédrico, incolor, ou como duas pirâmides aderidas pelas bases. Menos característica é a forma monoidratada, que é ovalada ou em halteres. Ambas as formas são birrefringentes sob luz polarizada. A refringência pode ser útil para distinguir a forma monoidratada de eritrócitos, os quais não polarizam.

<u>Uratos amorfos e ácido úrico</u> – Uratos amorfos são observados como um precipitado granuloso amarelo avermelhado, que pode, inclusive, manchar a fralda. A presença de grande quantidade de cristais de ácido úrico está associada a níveis aumentados de purinas e ácidos nucleicos e é observada, com frequência, em urinas de crianças durante as fases de crescimento corporal acelerado, quando é intenso o metabolismo de nucleoproteínas, em pacientes submetidos à quimioterapia e em pacientes com síndrome de Lesch-Nyhan ou síndrome de Kelley-Seegmiller (ver Capítulo "Nefrolitíase").

<u>Fosfato-amoníaco-magnesiano</u> (também identificado como cristais triplos) – É observado na urina fortemente alcalina. Na sua forma habitual, é facilmente identificado pela forma de prisma, que muitas

vezes lembra uma "tampa de caixão", mas pode assumir a aparência de pena ou de asa de borboleta e é birrefringente sob luz polarizada. Isoladamente, não possui significado clínico relevante, mas eventualmente pode estar associado a processos infecciosos urinários causados por bactérias produtoras de urease.

Biurato de amônio – Apresenta cor amarela castanha e é descrito como "maçãs espinhosas" devido à sua aparência de esferas cobertas de espículas. Exceto pela ocorrência em urina alcalina, os cristais de biurato de amônio se assemelham aos outros cristais contendo uratos, se dissolvem a 60 °C e se convertem em cristais de ácido úrico e liberam amônia quando a urina é acidificada. Esses cristais se formam quando grande quantidade de ácido úrico está presente na urina alcalina, condição tipicamente observada em crianças pequenas, com elevado metabolismo de purinas e ingestão de leite. Não possuem significado clínico relevante.

Cristais patológicos: Cistina – Podem ser observados em urinas de pacientes portadores de cistinúria, um defeito metabólico que compromete o transporte transmembrana dos aminoácidos, cistina, ornitina, lisina e arginina. Esses indivíduos excretam quantidades elevadas desses quatro aminoácidos, mas como a cistina possui menor solubilidade, ocorre supersaturação e cristalização. A cistinúria é responsável por cerca de 1% dos cálculos urinários, e pacientes com cistinúria têm tendência para formar cálculos renais, especialmente em idade precoce. Os cristais possuem a forma de placas incolores, refráteis e hexagonais.

Tirosina – Aparecem como agulhas finas, dispostas em feixes, com coloração variando de incolor a amarela, formando grumos ou rosetas com aspecto sedoso. São vistos nas hepatopatias graves e em pacientes com degeneração ou necrose tecidual importante e em pacientes com doenças hereditárias do metabolismo de aminoácidos. Geralmente, ocorrem em conjunto com cristais de leucina e em amostras com resultados positivos para bilirrubina.

Leucina – São esferas de cor amarela acastanhada, com círculos concêntricos, estrias radiais e aspecto oleoso. Podem aparecer nas hepatopatias graves, em associação ou não com a tirosina. Assim como a tirosina, a leucina é um aminoácido resultante do catabolismo proteico e pode ser encontrada em urinas de pacientes com degeneração ou necrose tecidual importante.

Sulfonamida – Antes do desenvolvimento de produtos mais solúveis, o achado desses cristais na urina de pacientes em tratamento para infecções do trato urinário era comum. Inadequada hidratação foi, e continua sendo, a principal causa de cristalização das sulfas. O aparecimento dos cristais na urina recentemente emitida pode sugerir a possibilidade de dano tubular se os cristais estão se formando nos néfrons. O mercado oferece vários medicamentos à base de sulfonamida e, portanto, uma variedade de formas e cores dos cristais pode ser observada. As formas mais frequentes incluem agulha, rombótica, pedra de amolar, feixes de trigo e rosetas, com cores variando de incolor a amarela acastanhada. A verificação do histórico de uso da medicação auxilia na confirmação da natureza do cristal. Se necessário, uma reação diazo pode ser realizada para confirmação.

Ampicilina – Aparecem como agulhas incolores que tendem a formar feixes, especialmente em amostras refrigeradas. O conhecimento da história do paciente auxilia na identificação.

Ácido hipúrico – Tem a forma de prisma romboidal, incolor, alongado. Aparece após ingestão de alimentos ricos em benzoatos ou precursores do ácido benzoico. Pode ocorrer no diabetes mellitus, em episódios de febre alta e em algumas hepatopatias.

Colesterol – Tem aparência muito característica, semelhante a uma placa de vidro retangular, transparente, com um entalhe em um ou mais cantos, altamente birrefringente com luz polarizada. Está associado à presença de lipidúria, como na síndrome nefrótica, e é visto em conjunto com cilindros graxos e corpúsculos ovais gordurosos.

Bilirrubinas – São observados como agulhas ortorrômbicas agregadas, de cor amarela ou vermelha pardacenta, birrefringentes. Estão presentes nas doenças hepáticas que resultam em grande quantidade de bilirrubina na urina. É de se esperar resultado positivo concomitante na pesquisa de bilirrubinas. Aparecem nas situações acompanhadas de icterícia intensa. Nos distúrbios que produzem dano tubular renal, como a hepatite viral, cristais de bilirrubina podem ser encontrados incorporados à matriz dos cilindros.

Contrastes radiográficos – Esses cristais têm aparência muito semelhante aos cristais de colesterol, também altamente birrefringentes. A diferenciação pode ser feita pela história do paciente e pela ausência de lipidúria e proteinúria e pela densidade urinária muito elevada.

Na maioria das vezes, a morfologia e algumas das características do cristal, tais como atividade óptica e solubilidade, permitem o reconhecimento de sua composição química. É importante referir que não há associação direta entre cristalúria e calculose e, mesmo para pacientes portadores do mesmo distúrbio metabólico, a cristalúria varia amplamente de intensidade.

CONCLUSÃO

O exame de urina de rotina avalia a fisiologia renal, auxilia no diagnóstico e monitorização de doenças genéticas, infecciosas, neoplásicas e metabólicas, além de auxiliar a decisão terapêutica.

BIBLIOGRAFIA RECOMENDADA

1. Bichara CDA, Andriolo A. O exame de urina de rotina. In: Andriolo A, Bichara CDA, Garlipp CR, Poloni JAT, Fonseca KMNL, Xavier LGM, Sumita NM, Bottini, PV. (Org.) Recomendações da Sociedade Brasileira de Patologia Clínica/Medicina Laboratorial - Realização de exames em urina. São Paulo: Manole, 2017. p. 23-34.
2. Okay Y. Avaliação da função renal. In: Andriolo A, Carrazza FR. Diagnóstico Laboratorial em Pediatria. 2ª edição. São Paulo: Sarvier, 2007. Cap. 35. p. 377-92.
3. Koch VH, Andriolo A. Exame de urina de rotina. In: Andriolo A, Carrazza FR. Diagnóstico Laboratorial em Pediatria. 2ª edição. São Paulo: Sarvier, 2007. Cap. 37. p. 406-15.
4. Kesson AM, Talbott JM, Gyory AZ. Microscopic examination of urine. Lancet. 1978;2:809-12.
5. 5. Vaibichi MH, Kirsztajn GM, Pereira AB. Ajzen H. Avaliação propedêutica das hematúrias. Rev Bras Med. 1994;51:1108-16.
6. Birch DF, Fairley KF, Whitworth, JA e col. Urinary erythrocyte morphology in the diagnosis of glomerular hematuria. Clin Nephrol. 1983;20:78-84.
7. Werness PG, Berget JH, Smith LH. Crystalluria. J Cryst Growth. 1981;53:166-81.

CONTEÚDO COMPLEMENTAR

Utilize o QR code abaixo para acessar as questões comentadas do capítulo (senha: **medicinalaboratorial**).

42

Aspectos laboratoriais em nefrologia

Nairo Massakazu Sumita
Vera Hermina Kalika Koch

PONTOS-CHAVE DESTE CAPÍTULO

- A doença renal pode ser assintomática ou apresentar sinais e sintomas variados.
- O diagnóstico da doença renal baseia-se em história clínica e exame físico detalhados que devem nortear a avaliação diagnóstica complementar.
- O sistema urinário inicia sua formação no primeiro trimestre de vida intrauterina. A maturação funcional renal ao nascimento está diretamente relacionada à idade gestacional e se completa ao longo dos dois primeiros anos de vida.
- A doença renal crônica (DRC) é definida como a evidência de anormalidades renais estruturais ou funcionais ou ritmo de filtração glomerular (RFG) inferior a 60 ml/min/1.73 m^2, de caráter persistente, durante pelo menos 3 meses.

O diagnóstico precoce da doença renal requer um alto índice de suspeita. A doença renal pode ser assintomática ou apresentar sinais e sintomas variados. A doença renal em crianças pode se apresentar por meio de anomalias congênitas dos rins e vias urinárias, infecção urinária, anormalidades eletrolíticas e acido-básicas, alterações isoladas da urina 1, como hematúria microscópica ou proteinúria, sinais e sintomas clássicos de doença renal, tais como disúria, polaciúria, retenção urinária, edema, hipertensão arterial, e/ou hematúria, sinais e sintomas inespecíficos, como anorexia, fadiga, vômitos frequentes, anemia ou déficit de ganho pôndero-estatural, ou ainda por meio do envolvimento renal em doenças sistêmicas.

O diagnóstico da doença renal inicia-se com história clínica completa, incluindo dados pré-natais, pós-natais e antecedentes familiares completos. Exame clínico completo deve ser realizado, incluindo medidas antropométricas e determinação da pressão arterial.

O sistema urinário inicia sua formação no primeiro trimestre de vida intrauterina e a maturação de suas estruturas ocorre ao longo da gestação. A maturação funcional renal ao nascimento está diretamente relacionada à idade gestacional, como mostra a Tabela 1.

TABELA 1 Valores normais de ritmo de filtração glomerular (RFG) em crianças e adolescentes sadias segundo a depuração de inulina (Schwartz et al., 2007)

Idade	RFG médio ± DP (mL/min por 1.73 m²)
RN Prematuro 1-7 dias	18.7 ± 5.5
Prematuro com 1,5-4 meses	67.4 ± 16.6
RN termo 1–3 dias	20.8 ± 5.0
RN termo 1–3 meses	85.3 ± 35.1
RN termo 7-12 meses	96.2 ± 12.2
RN termo 1-2 anos	105.2 ± 17.3
Criança de 3-4 anos	111.2 ± 18.5
Criança de 9-12 anos	116.6 ± 18.1
Adulto jovem	112 ± 13

RN: recém-nascido.

A doença renal crônica (DRC) é definida como a evidência de anormalidades renais estruturais ou funcionais ou ritmo de filtração glomerular (RFG) inferior a 60 ml/min/1.73 m², de caráter persistente, durante pelo menos 3 meses. A Tabela 2 apresenta a classificação da DRC segundo o estágio de perda funcional renal para crianças a partir de 2 anos de idade.

A avaliação precisa do RFG requer a administração de marcadores exógenos, tais como inulina, iohexol, 51Cr-EDTA ou 99mTc-ácido-dietilenotriaminopentacético (DTPA). Todos esses marcadores são livremente filtrados pelos glomérulos e não são reabsorvidos nem secretados pelos túbulos renais. Essa metodologia é invasiva e cara, sendo incompatível com a prática diária que utiliza "fórmulas de cabeceira" para estimar a RFG, utilizando a creatinina sérica como um marcador da função renal.

TABELA 2 Classificação da doença renal crônica (DRC) segundo o estágio de perda funcional renal (Hogg et al., 2003)

Estágio	Descrição	RFG (mL/min/1.73 m²)
1	Dano renal com RFG normal ou aumentado	>90
2	Dano renal com RFG discretamente diminuído	60-89
3	Diminuição moderada do RFG	30-59
4	Diminuição intensa do RFG	15-29
5	Falência renal	<15 ou diálise

RFG: Ritmo de Filtração Glomerular.

A creatinina origina-se do metabolismo da creatina e da fosfocreatina no tecido muscular. A concentração no sangue sofre influência da massa muscular, do gênero e da idade. Recomenda-se que em situações clínicas acompanhadas de diminuição da massa muscular, e também em casos de composição corpórea alterada, como na obesidade mórbida, a cistatina C seja utilizada ao invés da creatinina, uma vez que a cistatina C é produzida constantemente por células nucleadas e seu nível sérico é quase totalmente dependente da filtração glomerular.

As fórmulas de cabeceira mais utilizadas são as equações de Schwartz utilizando creatinina sérica dosada pelo método de Jaffe (fórmula original) ou pelo método enzimático.

TABELA 3 Equações de Schwartz para medida do ritmo de filtração glomerular (RFG) na criança e no adolescente

Schwartz original (1987)	RFG (ml/ min/1.73 m^2) = Altura (cm) multiplicado por K e dividido pela Creatinina (mg/ dL)	Dosagem de Creatinina no sangue por Jaffé Valor de K *K = 0.45 (RN termo)* *K = 0.55 (crianças)* *K = 0.7 (adolescentes M)*
Schwartz atualizada (2009)	eGFR = 0.413 multiplicado por Altura (cm) e dividido por Creatinina (mg/ dL)	Dosagem enzimática de creatinina no sangue

eGFR = RFG estimado; M: masculino.

Apresentam-se a seguir os exames mais utilizados para caracterização da nefropatia na criança, com os respectivos valores normais e principais situações clínicas em que sua avaliação está indicada.

Em linhas gerais, pensando-se nas nefropatias mais prevalentes, destacamos os exames mais comumente requisitados em sua avaliação inicial e, a seguir, as características de cada um dos exames citados.

Infecção urinária: urina 1 e urocultura com antibiograma. Em casos febris, podem ser requisitados hemograma completo e proteína C reativa.

Síndrome nefrítica: caracterizada por edema, hipertensão arterial e hematúria microscópica ou macroscópica com proteinúria em intensidade variável e comprometimento variável do RFG: hemograma completo, dosagem sérica de ureia e creatinina, eletrólitos (Na, K, cálcio total ou cálcio iônico, fosforo), complemento total e frações, proteinúria, urina 1.

Síndrome nefrótica: caracterizada por edema, hiperlipidemia mista (hipercolesterolemia e hipertrigliceridemia), proteinúria nefrótica, comprometimento variável do RFG: hemograma completo, dosagem sérica de ureia e creatinina, eletrólitos (Na, K, cálcio total ou cálcio iônico, fosforo), eletroforese de proteínas ou dosagem de proteínas e frações, dosagem de colesterol e frações e de triglicérides, proteinúria, urina 1.

Injúria renal aguda: hemograma completo, dosagem sérica de ureia e creatinina, eletrólitos (Na, K, cálcio total ou cálcio iônico, fosforo), gasometria venosa, ácido úrico, albuminúria/proteinúria, urina 1.

Doença renal crônica: hemograma completo, dosagem sérica de ureia e creatinina, eletrólitos (Na, K, cálcio total ou cálcio iônico, fosforo), gasometria venosa, ácido úrico, albuminúria/proteinúria, urina 1. A avaliação da doença óssea requer, além da dosagem do cálcio total e fósforo, avaliação do paratormônio (PTH).

CONCLUSÃO

A incidência da doença renal crônica na criança é muito menor que nos adultos, apesar disso, a insuficiência renal crônica pode ser devastadora na infância, devido a suas graves repercussões no desenvolvimento pôndero-estatural, função renal e imunológica. A doença renal crônica necessita de acompanhamento especializado e multiprofissional para o tratamento e seguimento adequados.

EXAMES LABORATORIAIS MAIS UTILIZADOS EM NEFROLOGIA

Ácido úrico			
Sinonímia	Uricemia		
Tipos de amostra	Usual: Soro Alternativo: Plasma coletado em heparina		
Preparo do paciente:	Jejum não é necessário		
Interferente	Hemólise		
Informações úteis	O ácido úrico resulta do metabolismo das purinas, sendo excretado pelos rins. A concentração no sangue depende da ingestão dos precursores, síntese endógena, filtração glomerular, reabsorção e excreção tubular. O exame é útil no diagnóstico das doenças que cursam com hiperuricemias: gota, calculose renal, insuficiência renal, neoplasias, leucemias, linfomas, policitemia. A hiperuricemia pode também estar presente na hiperlipidemia, obesidade e diabetes mellitus.		
Método	Enzimático colorimétrico		
Valores de referência (ver nota do autor)	Ácido úrico (mg/dL)	Masculino	Feminino
	1 – 30 dias	1,2-3,9	1,0-4,6
	31 – 365 dias	1,2-5,6	1,1-5,4
	1 – 3 anos	2,1-5,6	1,8-5,0
	4 – 6 anos	1,8-5,5	2,0-5,1
	7 – 9 anos	1,8-5,4	1,8-5,5
	10 – 12 anos	2,2-5,8	2,5-5,9
	13 – 15 anos	3,1-7,0	2,2-6,4
	16 – 18 anos	2,1-7,6	2,4-6,6

Albuminúria	
Sinonímias	Albumina na urina Atualmente o termo microalbuminúria foi substituído por albuminúria
Tipos de amostra	Urina, amostra isolada, 12 horas noturnas ou 24 horas
Preparo do paciente	Jejum não é necessário
Interferente	A urina deve ser coletada em recipiente apropriado fornecido pelo laboratório e sem conservantes
Informações úteis	A avaliação da albuminúria é importante no diagnóstico e acompanhamento da doença renal. Na avaliação da albuminúria, a coleta por um período de 12 horas noturnas é preferível, embora amostras de 24 horas também sejam adequadas. O uso da relação albuminúria/creatininúria em amostra isolada é considerado um método de mensuração menos sujeito aos erros de coleta, apresentando, inclusive, boa correlação com a medida em 24 horas. A pesquisa da albuminúria é mais sensível para detecção de lesões glomerulares precoces

(continua)

Albuminúria (*continuação*)	
Método	Imunoturbidimetria
Valor de referência (vide nota do autor)	Amostra isolada de urina: ▪ Até 14 mg/L ▪ Até 30 mg/g de creatinina Amostra de urina 24 horas: ▪ Até 14 mg/L ▪ Até 30 mg/g de creatinina ▪ Até 20 µg/minuto

Cálcio ionizado	
Sinonímias	Cálcio difusível Cálcio iônico Cálcio livre Ca++
Tipos de amostra	Usual: Soro Alternativo: Sangue total heparinizado (análise em dispositivos *point of care* ou analisadores de gases sanguíneos com eletrólitos)
Preparo do paciente	Jejum mínimo de 3 horas
Interferentes	Erro na sequência de coleta dos tubos a vácuo Amostra hemolisada pode subestimar o resultado de cálcio ionizado Valor do cálcio ionizado tende a diminuir quando a amostra é exposta ao ar ambiente por elevação do pH da amostra Após refeição, pode ocorrer redução temporária do cálcio ionizado, ao redor de 5%. As causas seriam o aumento do pH da amostra, aumento da concentração proteica, aumento da concentração de bicarbonato e fosfato. Todos esses fatores contribuem para aumentar a formação de complexos do cálcio com a albumina e outros íons
Informações úteis	A determinação do cálcio ionizado oferece a vantagem de se referir à fração do elemento fisiologicamente ativa O cálcio ionizado sofre influência das condições de equilíbrio acido-básico
Método	Eletrodo íon seletivo

Cálcio total	
Sinonímias	Calcemia Ca
Tipo de amostra	Usual: Soro Alternativo: Plasma coletado em heparina
Preparo do paciente	Jejum mínimo de 3 horas
Interferente	Erro na sequência de coleta dos tubos a vácuo

(continua)

Cálcio total (*continuação*)	
Informações úteis	Exame útil no diagnóstico e no seguimento de distúrbios do metabolismo de cálcio e fósforo, incluindo doenças ósseas, nefrológicas e neoplásicas. Níveis elevados podem ser observados no hiperparatiroidismo primário e terciário, nas neoplasias com envolvimento ósseo, sarcoidose, linfomas, tirotoxicose, acromegalia, intoxicação por vitamina D. Níveis diminuídos podem ser observados no hipoparatiroidismo primário, pseudo-hipoparatiroidismo, deficiência de vitamina D, insuficiência renal crônica, pancreatite aguda, acidose crônica.
Método	Colorimétrico
Valores de referência (vide nota do autor)	Recém-nascido prematuros: 6,2 - 11,0 mg/dL 0 a 10 dias: 7,6 - 10,4 mg/dL 10 dias a 24 meses: 9,0 - 11,0 mg/dL 24 meses a 12 anos: 8,8 -10,8 mg/dL 12 anos a 18 anos: 8,4 - 10,2 mg/dL
Valores de referência (vide nota do autor)	Recém-nascido menor ou igual a 13 dias: não estabelecido 14 dias a menor que 1 ano: 5,21-5,99 mg/dL 1 ano a menor que 2 anos: 5,04-5,84 mg/dL 2 anos a menor que 3 anos: 4,87-5,67 mg/dL 3 anos a menor que 24 anos: 4,83-5,52 mg/dL

Cistatina C	
Sinonímia	CysC
Tipos de amostra	Usual: Soro Alternativo: Plasma coletado em heparina
Preparo do paciente	Jejum mínimo de 3 horas
Interferente	Hemólise
Informações úteis	Esse exame é útil para a avaliação da taxa de filtração glomerular. A cistatina C é uma protease de baixo peso molecular constantemente produzida por células nucleadas e está presente em certos líquidos biológicos, tais como o soro. Sua produção é constante e seu nível sérico é quase totalmente dependente da filtração do glomérulo. A cistatina é reabsorvida e metabolizada pelo túbulo contorneado distal, não sendo detectada na urina, e seu teor de cistatina não sofre alterações com a idade ou com a massa muscular, como ocorre com a creatinina. Além disso, a determinação de cistatina C é mais sensível do que a dosagem isolada da creatinina para a detecção de nefropatia em fase inicial, sendo um marcador mais confiável da taxa de filtração glomerular do que a creatinina.
Método	Imunoturbidimetria
Valores de referência (vide nota do autor)	Recém-nascido pré-termo: 0,8-2,3 mg/dL Recém-nascido a termo: 0,7-1,5 mg/dL 8 dias – 1 ano: 0,5-1,3 mg/dL > 1 ano – 3 anos: 0,5-1,3 mg/dL > 3 anos – 16 anos: 0,5-1,3 mg/dL

Colesterol total e frações	
Sinonímias	CTF Lipidograma Perfil lipídico Colesterol total (CT), HDL-colesterol (HDL-C), LDL-colesterol (LDL-C), Não HDL-colesterol (Não HDL-C), VLDL-colesterol (VLDL-C)
	Outras sinonímias: HDL-colesterol: lipoproteína de alta densidade, colesterol alfa LDL-colesterol: lipoproteína de baixa densidade VLDL-colesterol: lipoproteína de muito baixa densidade Não HDL-colesterol: estimativa do número total de partículas aterogênicas *A dosagem de triglicérides é discutida mais adiante e deve ser especificada no pedido médico.
Tipos de amostra	Usual: Soro Alternativo: Plasma coletado em heparina
Preparo do paciente	Jejum não é necessário
Interferentes	É desejável manter a dieta habitual e o peso por pelo menos duas semanas antes da realização do exame. Não praticar exercício físico extenuante 24 horas antes da coleta de sangue Não ingerir bebidas alcoólicas 72 horas antes da coleta de sangue Evitar jejum prolongado acima de 14 horas Realizar o perfil lipídico preferencialmente em indivíduos com um estado metabólico estável. Importante considerar que após qualquer doença ou cirurgia, o perfil lipídico do paciente poderá estar temporariamente comprometido. Nessas situações, recomenda-se aguardar pelo menos oito semanas para a determinação do perfil lipídico.
Informações úteis	O colesterol tem importante função fisiológica no organismo como precursor dos hormônios esteroidais, dos ácidos biliares e da vitamina D. Além disso, é importante constituinte das membranas celulares. Do ponto de vista clínico, a avaliação do colesterol total tem por finalidade mensurar o risco cardiovascular, sendo recomendada pelos programas de rastreamento populacional. Os níveis de colesterol total se encontram elevados na síndrome nefrótica, no hipotireoidismo e na icterícia obstrutiva O HDL-colesterol é sintetizado no fígado e no intestino e tem por função transportar o colesterol residual da periferia para o fígado. Os estudos demonstram uma correlação inversa entre os níveis séricos de HDL-colesterol e a doença cardiovascular A determinação do LDL-colesterol é fundamental para a avaliação do risco de doença aterosclerótica. Existe uma relação direta entre a doença aterosclerótica e o aumento de LDL-colesterol O não HDL-colesterol é útil para avaliação do número total de partículas aterogênicas no plasma. O não HDL-colesterol fornece melhor estimativa do risco cardiovascular principalmente nos pacientes com hipertrigliceridemia O VLDL-colesterol é sintetizado pelo fígado e transporta principalmente os triglicérides do fígado para as células periféricas. Na circulação, sofre a ação da lipase lipoproteica que promove a hidrólise parcial do seu conteúdo de triglicérides, originando o IDL-colesterol (lipoproteína de densidade intermediária) que é rapidamente transformado em LDL-colesterol

(continua)

Colesterol total e frações (*continuação*)	
	Os triglicérides oriundos da dieta são absorvidos pelas células intestinais e incorporados aos quilomícrons. Essas lipoproteínas inicialmente circulam pela via linfática e alcançam a circulação sistêmica pelo duto torácico no nível da veia cava superior e são direcionadas para o fígado, onde são internalizadas. Níveis elevados de triglicérides estão frequentemente associados a baixos níveis de HDL-colesterol e altos níveis de partículas de LDL-colesterol pequenas e densas, os quais são potencialmente aterogênicas.
Métodos	Parâmetros dosados: Colesterol total: Enzimático colorimétrico HDL-colesterol: Enzimático colorimétrico LDL-colesterol: Enzimático colorimétrico (método homogêneo direto). A dosagem direta do LDL-colesterol por método enzimático colorimétrico é uma opção ao resultado obtido por cálculo. Sugere-se para essa dosagem uma solicitação específica no pedido médico, considerando que nem todos os laboratórios clínicos adotam esse método como padrão Na prática, observa-se uma grande variação nos resultados entre os diferentes ensaios comerciais. Parâmetros calculados: Não HDL-colesterol = CT – HDL-C VLDL-colesterol: Triglicérides/5 (fórmula de Friedewald): Esse cálculo está limitado para valores de triglicérides menores que 400 mg/dL ou Tabela de Martin: Nesta tabela, o fator que irá dividir o resultado do triglicérides é determinado pelas concentrações de triglicérides *versus* não HDL-colesterol. LDL-colesterol: LDL-colesterol = CT– (HDL-C + VLDL-C)
Valores de referência (vide nota do autor)	(tabelas abaixo)

	Aceitável (mg/dL)	Limítrofe (mg/dL)	Alto (mg/dL)
CT	< 170	170-199	≥ 200
LDL-C	< 110	110-129	≥ 130
Não HDL-C	< 120	120-144	≥ 145
HDL-C	> 45	40-45	

Referência: *Expert panel on integrated guidelines for cardiovascular health and risk reduction in children and adolescents*

	Com jejum (mg/dL)	Sem jejum (mg/dL)
CT	< 170	< 170
HDL-C	> 45	> 45
LDL-C	< 110	< 110

Referência: Atualização da diretriz brasileira de dislipidemias e prevenção da aterosclerose – 2017 da Sociedade Brasileira de Cardiologia

Complemento total e frações	
Sinonímias	Complemento total: CH50 Frações do complemento: C3 e C4
Tipos de amostra	Soro
Preparo do paciente	Jejum não é necessário
Interferentes	Hemólise Lipemia
Informações úteis	CH50: Exame útil no diagnóstico das doenças que cursam com a formação de imunocomplexos (exemplos: glomerulonefrite aguda difusa, lúpus eritematoso sistêmico). Em decorrência da ativação da via clássica do complemento, mais frequentemente, ou da via alternativa, mais raramente, ocorre um consumo dos componentes do complemento e, como consequência, ocorre uma queda nos níveis de CH50 C3: A dosagem do C3 é utilizada para a avaliação de portadores de doenças que evoluem com a presença de imunocomplexos, os quais ativam a via clássica do complemento, como o lúpus eritematoso sistêmico, as glomerulonefrites e as crioglobulinemias. C4: Exame útil para avaliar a possível ativação da via clássica do complemento.
Método	Complemento total: Avaliação da atividade funcional por imunohemólise C3: Nefelometria C4: Nefelometria
Valores de referência (vide nota do autor)	Complemento total: 170 a 330 unidades/mL C3: 67 - 149 mg/dL C4: 10 - 38 mg/dL

Creatinina	
Sinonímia	Creatininemia
Tipos de amostra	Usual: Soro Alternativo: Plasma coletado em heparina
Preparo do paciente	Jejum mínimo de 3 horas.
Interferentes	Interferentes no método de Jaffé: Elevação da creatinina na presença de cefalosporinas na amostra e na acidose metabólica Interferentes no método enzimático: Diminuição da creatinina na presença de dipirona, n-acetilcisteína e lidocaína na amostra.
Informações úteis	A creatinina origina-se do metabolismo da creatina e da fosfocreatina no tecido muscular. A concentração no sangue sofre influência da massa muscular, do gênero e da idade. A doença renal é a causa mais comum de elevação dos níveis de creatinina. A creatinina é livremente filtrada pelos glomérulos. Em situação normal, uma ínfima quantidade de creatinina é secretada e praticamente não é reabsorvida. Embora a concentração plasmática de creatinina seja frequentemente relacionada com a taxa de filtração glomerular, a relação entre ambas não é linear
Método	Reação de Jaffé ou método enzimático

(continua)

Creatinina (*continuação*)	
Valores de referência (vide nota do autor)	Masculino: 0-11 meses: 0,17 - 0,42 mg/dL 1-5 anos: 0,19 - 0,49 mg/dL 6-10 anos: 0,26 - 0,61 mg/dL 11-14 anos: 0,35 - 0,86 mg/dL Maior ou igual a 15 anos: 0,74 - 1,35 mg/dL Feminino: 0-11 meses: 0,17 – 0,42 mg/dL 1-5 anos: 0,19- 0,49 mg/dL 6-10 anos: 0,26 – 0,61 mg/dL 11-15 anos: 0,35 – 0,86 mg/dL Maior ou igual a 16 anos: 0,59 – 1,04 mg/dL

Eletroforese de proteínas			
Sinonímias	EFP Proteinograma Proteinograma eletroforético Protidograma		
Tipo de amostra	Soro		
Preparo do paciente	Jejum não é necessário A coleta deve ser feita preferencialmente pela manhã em razão do efeito circadiano		
Interferentes	Hemólise Lipemia Amostras de plasma não são adequados em razão da presença de fibrinogênio		
Informações úteis	O exame é útil na caracterização das disproteinemias: Hipoalbuminemia: síndrome nefrótica, cirrose hepática, desnutrição, enteropatia perdedora de proteínas, processos inflamatórios crônicos. Hipergamaglobulinemia policlonal: cirrose hepática, infecções subagudas e crônica, doenças autoimunes Hipergamaglobulinemia monoclonal: mieloma múltiplo, macroglobulinemia de Waldentröm, doenças linfoproliferativas.		
Método	Proteína total: Método colorimétrico Eletroforese de proteínas: Eletroforese por capilaridade		
Valores de referência (vide nota do autor)	Crianças até 16 anos:	g/dL	%
	Albumina:	3,54 a 4,83	(55,0 a 60,0)
	Alfa-1-globulinas:	0,22 a 0,41	(3,4 a 5,1)
	Alfa-2-globulinas:	0,64 a 1,13	(9,8 a 14,0)
	Beta-1-globulinas:	0,30 a 0,55	(4,6 a 6,2)
	Beta-2-globulinas:	0,19 a 0,44	(2,9 a 5,4)
	Gamaglobulinas:	0,50 a 1,68	(7,7 a 20,7)
	Proteína total:	6,50 a 8,10 g/dL	

Fósforo	
Sinonímias	P P inorgânico PO4 PO4 inorgânico Fosfato Fósforo inorgânico Fosfato inorgânico Fosfatemia
Tipos de amostra	Usual: Soro Alternativo: Plasma coletado em heparina
Preparo do paciente	Jejum não é necessário
Interferente	Hemólise
Informações úteis	Exame útil no diagnóstico das doenças que cursam com hiperfosfatemias (metástases ósseas, insuficiência renal crônica, hipoparatiroidismo, cetoacidose diabética) e hipofosfatemias (hiperparatiroidismo, síndrome de Fanconi, síndrome de má absorção, deficiência de vitamina D, acidose tubular renal)
Método	Ultravioleta
Valor de referência (vide nota do autor)	0 - 10 dias: 4,5 a 9,0 mg/dL 11 dias a 2 anos: 4,5 a 6,7 mg/dL 3 a 12 anos: 4,5 a 5,5 mg/dL Acima de 13 anos: 2,5 a 4,5 mg/dL

Gasometria venosa	
Sinonímia	Análise dos gases sanguíneos (sangue venoso)
Tipos de amostra	Sangue total coletado em heparina
Preparo do paciente	Jejum não é necessário
Interferentes	Presença de bolha na seringa eleva nível de PO_2. Coleta de sangue de cateter de infusão pode resultar na diluição e contaminação da amostra Conservar a amostra sob refrigeração (temperatura de 0 a 4°C). A amostra não deve ser congelada sob o risco de hemólise.
Informações úteis	Potenciometria
Método	A análise dos gases sanguíneos e o estudo do equilíbrio ácido-básico do sangue são importantes na avaliação clínica das doenças que cursam com acidose, alcalose e hipoxemia e podem ser observados nas doenças renais, pulmonares e nos distúrbios hemodinâmicos agudos.
Valores de referência (vide nota do autor)	pH: 7,33 a 7,43 PO_2: 30 a 50 mmHg PCO_2: 38 a 50 mmHg Bicarbonato (HCO^-_3): 23 a 27 mmol/L *Base excess* (BE): -3 a +3 mEq/L SO_2: 60 a 85%

Hemograma	
Sinonímias	Hemograma completo Hematimetria Hematológico
Tipos de amostra	Sangue total coletado em EDTA
Preparo do paciente	Jejum não é necessário
Interferente	Não realizar grande esforço físico previamente à coleta de sangue.
Informações úteis	O exame é útil no diagnóstico das anemias, policitemias, leucemias mieloides e linfoides, infecções bacterianas e virais, processos inflamatórios, plaquetoses e plaquetopenias.
Método	Metodologia automatizada, estudo morfológico em esfregaços corados por Leishman ou May Grunwald/Giemsa) Análise morfológica digital e/ou microscópica.
Valores de referência (vide nota do autor)	**Eritrograma:** Nascimento: Eritrócitos: 3,90-5,50 milhões/mm^3 Hemoglobina: 13,5-22,0 g/dL Hematócrito: 42,0-60,0% VCM: 98,0-120,0 fL RDW: 12,0-14,5% milhões/mm^3 HCM: 31,0-37,0 pg CHCM: 30,0-36,0 g/dL
	1 a 7 dias: Eritrócitos: 3,90-5,60 milhões/mm^3 Hemoglobina: 13,5-22,0 g/dL Hematócrito: 42,0-60,0% VCM: 88,0-120,0 fL RDW: 12,0-14,5% HCM: 28,0-40,0 pg CHCM: 28,0-38,0 g/dL
	8 a 14 dias: Eritrócitos: 3,60-6,00 milhões/mm^3 Hemoglobina: 12,5-21,0 g/dL Hematócrito: 39,0-60,0% VCM: 86,0-120,0 fL RDW: 12,0-14,5% HCM: 28,0-40,0 pg CHCM: 28,0-38,0 g/dL

(continua)

Hemograma *(continuação)*	
	15 a 59 dias: Eritrócitos: 3,00-5,50 milhões/mm^3 Hemoglobina: 10,0-20,0 g/dL Hematócrito: 31,0-55,0% VCM: 80,5-110,0 fL RDW: 12,0-14,5% HCM: 28,0-40,0 pg CHCM: 29,0-37,0 g/dL
	2 a 5 meses: Eritrócitos: 3,10-4,50 milhões/mm^3 Hemoglobina: 10,0-14,0 g/dL Hematócrito: 28,0-42,0% VCM: 77,0-110,0 fL RDW: 12,0-14,5% HCM: 26,0-34,0 pg CHCM: 29,0-37,0 g/dL
	6 a 11meses: Eritrócitos (milhões/mm^3): 3,70-6,00 milhões/mm^3 Hemoglobina: 10,5-13,5 g/dL Hematócrito: 33,0-40,0% VCM: 74,0-89,0 fL RDW: 12,0-14,5% HCM: 25,0-35,0 pg CHCM: 30,0-36,0 g/dL
	1 ano: Eritrócitos: 3,70-6,00 milhões/mm^3 Hemoglobina: 10,5-13,5 g/dL Hematócrito: 33,0-40,0 % VCM: 74,0-89,0 fL RDW: 12,0-14,5% HCM: 27,0-35,0 pg CHCM: 33,0-36,0 g/dL
	2 anos: Eritrócitos: 4,10-5,10 milhões/mm^3 Hemoglobina: 11,0-14,0 g/dL Hematócrito: 33,0-42,0% VCM: 74,0-89,0 fL RDW: 12,0-14,5% HCM: 24,0-30,0 pgCHCM: 31,0-36,0 g/L

(continua)

Hemograma *(continuação)*

3 a 5 anos:	Masculino	Feminino
Eritrócitos (milhões/mm³):	4,10-5,30	4,10-5,20
Hemoglobina (g/dL):	11,0-14,5	12,0-15,0
Hematócrito (%):	33,0-43,0	35,0-44,0
VCM (fL):	74,0-89,0	74,0-89,0
RDW (%):	12,0-14,0	12,0-14,0
HCM (pg):	24,0-32,0	25,0-32,0
CHCM (g/dL):	32,0-36,0	32,0-36,0
6 a 11 anos:	**Masculino**	**Feminino**
Eritrócitos (milhões/mm³):	4,20-5,10	4,10-5,30
Hemoglobina (g/dL):	12,0-14,0	12,5-14,5
Hematócrito (%):	36,0-42,0	36,0-43,0
VCM (fL):	77,0-91,0	79,0-90,0
RDW (%):	11,6-13,4	12,0-14,0
HCM (pg):	25,0-33,0	27,0-33,0
CHCM (g/dL):	31,0-36,0	32,0-36,0
12 a 16 anos:	**Masculino**	**Feminino**
Eritrócitos (milhões/mm³):	4,40-5,50	4,10-5,20
Hemoglobina (g/dL):	12,8-16,0	12,2-14,8
Hematócrito (%):	37,0-47,0	36,0-43,0
VCM (fL):	81,0-92,0	80,0-92,0
RDW (%):	11,6-13,8	11,2-13,5
HCM (pg):	25,0-35,0	25,0-35,0
CHCM (g/dL):	31,0-36,0	31,0-36,0
Acima de 16 anos:	**Masculino**	**Feminino**
Eritrócitos (milhões/mm³):	4,30-5,70	3,90-5,00
Hemoglobina (g/dL):	13,5-17,5	12,0-15,5
Hematócrito (%):	39,0-50,0	35,0-45,0
VCM (fL):	81,0-95,0	82,0-98,0
RDW (%):	11,8-15,6	11,9-15,5
HCM (pg):	26,0-34,0	26,0-34,0
CHCM (g/dL):	31,0-36,0	31,0-36,0

Leucograma:

Nascimento:

Contagem global: 9.000-30.000/mm³

Neutrófilos: 6.000-26.000/mm³

Bastonetes: até 4.230/mm³

Segmentados: 6.000-26.000/mm³

Eosinófilos: 20-850/mm³

Basófilos: 0-600/mm³

Linfócitos: 2.000-11.000/mm³

Monócitos: 400-1.800/mm³

Plasmócitos: 0/mm³

(continua)

Hemograma *(continuação)*	
	1 a 7 dias: Contagem global: 9.400-34.000/mm^3 Neutrófilos: 1.500-10.000/mm^3 Bastonetes: até 4.010/mm^3 Segmentados: 1.500-10.000/mm^3 Eosinófilos: 20-850/mm^3 Basófilos: 0-600/mm^3 Linfócitos: 2.000-11.000/mm3 Monócitos: 400-1.800/mm^3 Plasmócitos: 0/mm^3
	8 a 14 dias: Contagem global: 5.000-21.000/mm^3 Neutrófilos: 1.000-9.500/mm^3 Bastonetes: até 2.200/mm^3 Segmentados: 1.000-9.500/mm^3 Eosinófilos: 20-850/mm^3 Basófilos: 0-600/mm^3 Linfócitos: 2.000-17.000/mm^3 Monócitos: 400-1.800/mm^3 Plasmócitos: 0/mm^3
	15 a 59 dias: Contagem global: 5.000-20.000/mm^3 Neutrófilos: 1.000-9.000/mm^3 Bastonetes: até 1.900/mm^3 Segmentados: 1.000-9.000/mm^3 Eosinófilos: 20-850/mm^3 Basófilos: 0-600/mm^3 Linfócitos: 2.500-16.500/mm^3 Monócitos: 50-1.100/mm^3 Plasmócitos: 0/mm^3
	2 a 5 meses: Contagem global: 5.000-15.000/mm^3 Neutrófilos: 1.000-8.500/mm^3 Metamielócitos: 0/mm^3 Bastonetes: até 1.340/mm^3 Segmentados: 1.000-8.500/mm^3 Eosinófilos: 20-850/mm^3 Basófilos: 0-600/mm^3 Linfócitos: 4.000-13.500/mm^3 Monócitos: 50-1.100/mm^3 Plasmócitos: 0/mm^3

(continua)

Hemograma *(continuação)*		
6 a 11 meses: Contagem global: 6.000-11.000/mm^3 Neutrófilos: 1.500-8.500/mm^3 Metamielócitos: 0/mm^3 Bastonetes: até 910/mm^3 Segmentados: 1.500-8.500/mm^3 Eosinófilos: 50-700/mm^3 Basófilos: 0-200/mm^3 Linfócitos: 4.000-10.500/mm^3 Monócitos: 50-1.100/mm^3 Plasmócitos: 0/mm^3		
1 a 2 anos: Contagem global: 6.000-11.000/mm^3 Neutrófilos: 1.500-8.500/mm^3 Metamielócitos: 0/mm^3 Bastonetes: até 890/mm^3 Segmentados: 1.500-8.500/mm^3 Eosinófilos: 0-650/mm^3 Basófilos: 0-200/mm^3 Linfócitos: 1.500-7.000/mm^3 Monócitos: 0-800/mm^3 Plasmócitos: 0/mm^3		
3 a 5 anos:	Masculino	Feminino
Contagem global (/mm^3):	4.000-12.000	4.000-12.000
Neutrófilos (/mm^3):	1.500-8.500	1.500-8.500
Metamielócitos (/mm^3):	0	0
Bastonetes (/mm^3):	até 960	até 960
Segmentados (/mm^3):	1.500-8.500	1.500-8.500
Eosinófilos (/mm^3):	0-650	0-650
Basófilos (/mm^3):	0-200	0-200
Linfócitos (/mm^3):	1.500-7.000	1.500-7.000
Monócitos (/mm^3):	0-800	0-800
Plasmócitos (/mm^3):	0	0
6 a 11 anos:	Masculino	Feminino
Contagem global (/mm^3):	3.400-9.500	3.400-10.800
Neutrófilos (/mm^3):	1.500-8.500	1.500-8.500
Metamielócitos (/mm^3):	0	0
Bastonetes (/mm^3):	até 760	até 860
Segmentados (/mm^3):	1.500-8.500	1.500-8.500
Eosinófilos (/mm^3):	0-500	0-500
Basófilos (/mm^3):	0-200	0-200
Linfócitos (/mm^3):	1.500-6.500	1.500-6.500
Monócitos (/mm^3):	0-800	0-800
Plasmócitos (/mm^3):	0	0

(continua)

Hemograma *(continuação)*			
	12 a 15 anos:	Masculino	Feminino
	Contagem global (/mm^3):	3.600-9.100	4.100-8.000
	Neutrófilos (/mm^3):	1.800-8.000	1.800-8.000
	Metamielócitos (/mm^3):	0	0
	Bastonetes (/mm^3):	até 730	até 710
	Segmentados (/mm^3):	1.800-8.000	1.800-8.000
	Eosinófilos (/mm^3):	0-500	0-500
	Basófilos (/mm^3):	0-200	0-200
	Linfócitos (/mm^3):	1.200-5.200	1.200-5.200
	Monócitos (/mm^3):	0-800	0-800
	Plasmócitos (/mm^3):	0	0
	Acima de 16 anos:	Masculino	Feminino
	Contagem global (/mm^3):	3.500-10.500	3.500-10.500
	Neutrófilos (/mm^3):	1.700-7.000	1.700-7.000
	Metamielócitos (/mm^3):	0	0
	Bastonetes (/mm^3):	até 840	até 840
	Segmentados (/mm^3):	1.700-7.000	1.700-7.000
	Eosinófilos (/mm^3):	50-500	50-500
	Basófilos (/mm^3):	0-300	0-300
	Linfócitos (/mm^3):	900-2.900	900-2.900
	Monócitos (/mm^3):	300-900	300-900
	Plasmócitos (/mm^3):	0	0
	Plaquetas: Recém-nascido: 150.000 a 350.000/mm^3 1 a 7 dias: 150.000 a 350.000/mm^3 8 a 14 dias: 150.000 a 350.000/mm^3 15 a 59 dias: 150.000 a 350.000/mm^3 2 a 5 meses: 150.000 a 350.000/mm^3 6 a 11 meses: 150.000 a 450.000/mm^3 1 a 2 anos: 150.000 a 450.000/mm^3 3 a 5 anos: 150.000 a 450.000/mm^3 6 a 11 anos: 150.000 a 450.000/mm^3 12 a15 anos: 150.000 a 450.000/mm^3		

Potássio	
Sinonímias	K Calemia
Tipos de amostra	Usual: Soro Alternativo: Plasma coletado em heparina
Preparo do paciente	Jejum não é necessário

(continua)

Potássio *(continuação)*	
Interferente	Hemólise
Informações úteis	Exame útil na avaliação do equilíbrio hidroeletrolítico e acido-básico. A monitorização auxilia no acompanhamento da terapia com diuréticos, nas nefropatias, na cetoacidose diabética, no hiperaldosteronismo.
Método	Potenciométrico
Valor de referência (vide nota do autor)	**Soro:** Até 7 dias: 3,2 a 5,7 mEq/L 8 dias a 30 dias: 3,4 a 6,2 mEq/L 1 a 6 meses: 3,5 a 5,8 mEq/L 6 meses a 1 ano: 3,5 a 6,3 mEq/L > 1 ano: 3,3 a 4,7 mEq/L **Plasma:** Até 7 dias: 3,2-5,5 mEq/L 8 dias a 30 dias: 3,4 -6,0 mEq/L 1 a 6 meses: 3,5-5,6 mEq/L 6 meses a 1 ano: 3,5-6,1 mEq/L > 1 ano: 3,3-4,6 mEq/L

Proteína - C reativa	
Sinonímia	CRP, sigla do termo em inglês *C-reactive protein* PCR
Tipos de amostra	Usual: Soro Alternativo: Plasma coletado em heparina
Preparo do paciente	Jejum não é necessário
Interferente	Hemólise
Informações úteis	Exame útil na detecção de processos inflamatórios sistêmicos e na detecção de infecções e na avaliação da resposta ao tratamento com antibióticos em infecções bacterianas. A proteína-C reativa é uma das principais proteínas de fase aguda, pois sua concentração pode aumentar precocemente de 10 a 100 vezes nas primeiras 24 horas de processos infecciosos e inflamatórios. Esse marcador tem utilidade no seguimento terapêutico das doenças reumáticas, principalmente na febre reumática, na qual seu reaparecimento pode sugerir nova agudização do processo, e nas vasculites sistêmicas, nas quais pode servir de parâmetro para o acompanhamento do tratamento. Em algumas circunstâncias, a dosagem da proteína-C reativa pode ser utilizada para discriminar processo infeccioso bacteriano, quando está elevada, e de processo infeccioso viral, quando permanece em níveis mais baixos.
Método	Imunoturbidimetria

(continua)

Proteína - C reativa (*continuação*)	
Valores de referência (vide nota do autor)	Indicador de processos infecciosos e/ou inflamatórios De 1,0 e 5,0 mg/dL: encontrado em infecções virais e processos inflamatórios leves De 5,1 e 20,0 mg/dL: encontrado em infecções bacterianas e processos inflamatórios sistêmicos Acima de 20,0 mg/dL: encontrado em infecções graves, grandes queimados e em politraumatismo Conversão da unidade de medida mg/dL para mg/L: mg/dL x 10 = mg/L

Proteínas totais e frações			
Sinonímia	Proteínas totais e fracionadas no soro		
Tipos de amostra	Usual: Soro Alternativo: Plasma coletado em heparina		
Preparo do paciente	Jejum não é necessário		
Interferentes	Hemólise Lipemia		
Informações úteis	O exame é útil na avaliação das hipoproteinemias, como, por exemplo, nas hepatopatias, desnutrição, síndrome nefrótica, enteropatias perdedoras de proteínas. As globulinas podem estar elevadas à custa de suas frações alfa-1, alfa-2, beta ou gamaglobulina e podem ser caracterizadas pelo exame de eletroforese de proteínas.		
Método	Colorimétrico		
Valores de referência (vide nota do autor)	Proteína total (g/dL)	Masculino	Feminino
	1 – 30 dias	4,1-6,3	4,2-6,2
	31 – 182 dias	4,7-6,7	4,4-6,6
	183 - 365 dias	5,5-7,0	5,6-7,9
	1 – 18 anos	5,7-8,0	5,7-8,0
	Albumina (g/dL)	Masculino	Feminino
	1 – 30 dias	2,6-4,1	2,7-4,3
	31 – 182 dias	2,6-4,6	2,9-4,2
	183 - 365 dias	2,8-4,8	3,3-4,8
	1 – 18 anos	3,2-4,7	2,9-4,2
	Globulinas (g/dL)	Masculino	Feminino
	1 – 182 dias	1,3-2,4	1,3-2,1
	182 –365 dias	1,7-3,0	1,2-2,4
	1 – 3 anos	2,1-3,4	1,8-3,3
	4 – 6 anos	2,2-3,4	2,0-3,6
	7 – 9 anos	2,2-3,6	2,2-3,4
	10 -12 anos	2,4-3,4	2,3-3,3

(continua)

Proteínas totais e frações (*continuação*)			
	13 – 15 anos	2,1-3,7	2,4-3,8
	16 – 18 anos	2,0-3,9	2,6-3,6

Proteína urinária	
Sinonímias	Proteína na urina Proteinúria
Tipos de amostra	Urina, amostra isolada, 12 horas noturnas ou 24 horas sem conservante
Preparo do paciente	Jejum não é necessário
Interferente	A urina deve ser coletada em recipiente apropriado fornecido pelo laboratório e sem conservantes
Informações úteis	A avaliação da proteinúria é importante no diagnóstico e acompanhamento da doença renal. A coleta de urina de 24 horas é considerada a melhor amostra para avaliação da proteinúria. O uso da relação proteinúria/creatininúria e em amostra isolada é considerado um método de mensuração menos sujeito aos erros de coleta, apresentando, inclusive, boa correlação com a medida em 24 horas.
Método	Colorimétrico
Valores de referência (vide nota do autor)	Amostra isolada de urina: Relação proteína/creatinina: inferior a 0,20 Amostra de urina 24 horas: Inferior a 0,30 mg no volume de 24 horas

PTH	
Sinonímias	Paratormônio Paratormônio (molécula intacta) PTH intacto HPTH HPTH intacto
Tipos de amostra	Usual: Soro Alternativo: Plasma coletado em heparina
Preparo do paciente	Jejum mínimo de 4 horas.
Interferente	O uso de altas doses de biotina (vitamina B7) pode interferir nos ensaios baseados na reação biotina-estreptavidina.
Informações úteis	Na presença de hipercalcemia, a dosagem do PTH é útil na elucidação diagnóstica entre hiperparatiroidismo primário e hipercalcemia associada à malignidade. Nos portadores de insuficiência renal crônica, a dosagem de PTH é útil para diagnóstico do hiperparatiroidismo secundário ou terciário.
Método	Ensaio eletroquimioluminométrico
Valor de referência (vide nota do autor)	Inferior a 1 mês: 7,0-59 pg/mL 4 semanas a 11 meses: 8,0-61 pg/mL 12 meses a 10 anos: 11-59 pg/mL 11 anos a 17 anos: 15-68 pg/mL

Sódio	
Sinonímias	Na Natremia
Tipos de amostra	Usual: Soro Alternativo: Plasma coletado em heparina
Preparo do paciente	Jejum não é necessário
Interferentes	Hipertrigliceridemia e hiperproteinemia podem subestimar o nível de sódio na amostra (falsa hiponatremia).
Informações úteis	Exame útil na avaliação do equilíbrio hirossalino. Causas de hipernatremia: Desidratação hipertônica, diabetes insipidus, coma hiperosmolar Causas de hiponatremia: Desidratação hipotônica, síndrome nefrótica, secreção inapropriada do hormônio antidiurético, nefropatias com perda de sódio.
Método	Potenciométrico
Valores de referência (vide nota do autor)	0 – 7 dias: 131–144 mEq/L 7 – 31 dias: 132-142 mEq/L 1 – 6 meses: 132-140 mEq/L 6 meses – 1 anos: 131-140 mEq/L > 1 ano: 132-141 mEq/L

Triglicérides	
Sinonímia	Triglicerídeos TGL
Tipo de amostra	Soro
Preparo do paciente	Jejum não é necessário
Interferentes	É desejável manter a dieta habitual e o peso por pelo menos duas semanas antes da realização do exame. Não praticar exercício físico extenuante 24 horas antes da coleta de sangue. Não ingerir bebidas alcoólicas 72 horas antes da coleta de sangue Evitar jejum prolongado acima de 14 horas Realizar o perfil lipídico preferencialmente em indivíduos com um estado metabólico estável. Importante considerar que após qualquer doença ou cirurgia em geral, o perfil lipídico do paciente poderá estar temporariamente comprometido. Nessas situações, recomenda-se aguardar pelo menos oito semanas para a determinação do perfil lipídico.
Informações úteis	Os triglicérides são formados pela esterificação do glicerol com três ácidos graxos. Os triglicérides apresentam variação biológica de aproximadamente 20%. Mudança no hábito alimentar, prática de exercício extenuante e o uso de bebidas alcoólicas previamente à coleta de sangue são as causas mais frequentes de grandes variações nos níveis de triglicérides.
Método	Enzimático colorimétrico

(continua)

Triglicérides (*continuação*)

Valores de referência (vide nota do autor)

	Aceitável (mg/dL)	Limítrofe (mg/dL)	Alto (mg/dL)
0 -9 anos	< 75	75-99	≥ 100
10 –19 anos	< 90	90-129	≥130

Referência: Expert panel on integrated guidelines for cardiovascular health and risk reduction in children and adolescents.

	Com jejum (mg/dL)	Sem jejum (mg/dL)
0 -9 anos	< 75	< 85
10 –19 anos	< 90	< 100

Referência: Atualização da diretriz brasileira de dislipidemias e prevenção da aterosclerose – 2017 da Sociedade Brasileira de Cardiologia

Ureia

Sinonímias	Azotemia Ureia nitrogenada BUN
Tipo de amostra	Usual: Soro Alternativo: Plasma coletado com heparina
Preparo do paciente	Jejum mínimo de 3 horas
Interferentes	A amostra de plasma coletada com fluoreto de sódio é inadequada por inibir a enzima urease, um reagente utilizado no ensaio.
Informações úteis	A ureia é o produto final da degradação do metabolismo de proteínas e aminoácidos. No catabolismo das proteínas, as proteínas são quebradas em aminoácidos e desaminadas. A amônia formada nesse processo é sintetizada em ureia no fígado. Essa é a via catabólica mais importante para eliminar o excesso de nitrogênio no corpo humano. O nível de ureia pode variar de acordo com a dieta. A concentração da ureia também pode ser expresso sob a forma de nitrogênio ureico, ou BUN (*Blood Urea Nitrogen*). Para a conversão dos valores utiliza-se as seguintes fórmulas[2]: Ureia (mg/dL) x 0,467 = BUN (mg/dL) BUN (mg/dL) x 2,146 = Ureia (mg/dL)
Método	Cinético ultravioleta

Valor de referência (vide nota do autor)

Masculino		Feminino	
1 – 30 dias:	8-26 mg/dL	1 – 30 dias:	6-36 mg/dL
1 – 12 meses:	4-28 mg/dL	1 – 12 meses:	8-30 mg/dL
1 – 3 anos:	6-26 mg/dL	1 – 3 anos:	6-30 mg/dL
4 – 6 anos:	6-34 mg/dL	4 – 6 anos:	8-30 mg/dL
7 – 9 anos:	8-34 mg/dL	7 – 9 anos:	8-34 mg/dL
10 -12 anos:	11-39 mg/dL	10 -12 anos:	11-34 mg/dL
13 – 15 anos:	15-39 mg/dL	13 – 15 anos:	8-32 mg/dL
16 – 18 anos:	11-43 mg/dL	16 – 18 anos:	8-32 mg/dL

Urina tipo I	
Sinonímia	Exame de rotina de urina EAS Elementos anormais no sedimento EQU Exame qualitativo de urina Urina I Urina I com sedimento quantitativo
Tipos de amostra	Urina amostra isolada
Preparo do paciente	Jejum não é necessário
Interferentes	Critérios para rejeição de amostras para exame de urina tipo I: Amostra congelada. Amostra exposta a temperatura elevada. Amostra coletada em recipiente inapropriado. Amostra deve ser processada em até 2 horas ou conservada sob refrigeração entre 2 e 8 °C para períodos acima de 2 horas.
Informações úteis	O exame de urina de rotina é um teste útil para triagem. O exame pode fornecer informações para o diagnóstico de doenças que afetem os rins e as vias urinárias, como processos irritativos, inflamatórios, infecciosos, bem como alguns distúrbios extrarrenais, por exemplo, diabetes e acidose metabólica.
Método	Análise química: Exame automatizado por meio de leitor de tiras reagentes com sensibilidade para: cor, aspecto, densidade, pH, proteínas, glicose, corpos cetônicos, bilirrubina, urobilinogênio, hemoglobina (eritrócitos), nitrito e esterase leucocitária. Microscopia com análise digital de imagens dos elementos figurados da urina. Microscopia de contraste de fase para análise do sedimento
Valores de referência (vide nota do autor)	Aspecto: límpido pH: 5,0 a 8,0 Densidade: 1,010 a 1,030 Proteínas: inferior a 0,1g/L Glicose: inferior a 0,3 g/L Corpos cetônicos: negativo Bilirrubina: negativa Urobilinogênio: inferior a 1mg/dL Nitrito: negativo Análise do sedimento urinário e estudo de elementos figurados: Masculino Leucócitos: até 20.000 leucócitos por mL Hemácias: até 10.000 eritrócitos por mL Feminino Leucócitos: até 30.000 leucócitos por mL Hemácias: até 12.000 eritrócitos por mL

Urocultura e antibiograma	
Sinonímias	Bacteriológico de urina Cultura de bactéria aeróbica Cultura de urina Urinocultura
Tipos de amostras	Urina coletada em frasco estéril. Urina coletada com coletor infantil (saco coletor): Na primeira hora, trocar o coletor a cada 30 minutos. A partir da segunda hora em diante, trocar o coletor a cada 60 minutos Coleta de urina por meio do procedimento de sondagem de alívio: A coleta de urina por sondagem vesical necessita ser especificada na solicitação médica
Preparo do paciente	Volume mínimo de urina: 5,0 mL. Volume ideal de urina: acima de 10,0 mL.
Interferente	A utilização de antimicrobiano pode gerar resultado falsamente negativo
Informações úteis	O exame é útil no diagnóstico de infecções do trato urinário. Os resultados quantitativos da cultura podem ser úteis na discriminação de contaminação, colonização ou infecção. A coleta de urina por sondagem vesical de alívio é útil para o diagnóstico de infecções urinárias em crianças sem controle esfincteriano ou quando há dissociação entre o quadro clínico e os resultados de cultura de urina e/ou exame de rotina de urina realizadas em amostra obtida por coletor infantil.
Método	Técnica de cultura quantitativa convencional de bactérias aeróbicas e identificação de patógenos
Valor de referência	Cultura negativa ou dependendo do agente isolado, contagens inferiores a 10.000 unidades formadoras de colônias/mililitro (UFC/mL).

Nota do autor: os valores de referência apresentados para cada parâmetro laboratorial são específicos para o método descrito no texto. Os valores de referência podem apresentar variações conforme a metodologia e o tipo de reagente utilizado na análise e devem ser consultados no laudo do exame.

BIBLIOGRAFIA RECOMENDADA

1. Schwartz GJ, Furth SL. Glomerular filtration rate measurement and estimation in chronic kidney disease. Pediatr Nephrol. 2007;22:1839-48. doi: 10.1007/s00467-006-0358-1.
2. Hogg RJ, Furth S, Lemley KV, Portman R, Schwartz GJ, Coresh J, Balk E, Lau J, Levin A, Kausz AT, Eknoyan G, Levey AS; National Kidney Foundation's Kidney Disease Outcomes Quality Initiative. National Kidney Foundation's Kidney Disease Outcomes Quality Initiative clinical practice guidelines for chronic kidney disease in children and adolescents: evaluation, classification, and stratification. Pediatrics. 2003;111(6 Pt 1):1416-21. doi: 10.1542/peds.111.6.1416.).
3. Bacchetta J, Cochat P, Rognant N, Ranchin B, Hadj-Aissa A, Dubourg L. Which creatinine and cystatin C equations can be reliably used in children? Clin J Am Soc Nephrol. 2011;6(3):552-60. doi: 10.2215/CJN.04180510.
4. Schwartz GJ, Brion LP, Spitzer A. The use of plasma creatinine concentration for estimating glomerular filtration rate in infants, children, and adolescents. Pediatr Clin North Am. 1987;34(3):571-90. doi: 10.1016/s0031-3955(16)36251-4.
5. Schwartz GJ, Muñoz A, Schneider MF, Mak RH, Kaskel F, Warady BA, Furth SL. New equations to estimate GFR in children with CKD. J Am Soc Nephrol. 2009;20(3):629-37. doi: 10.1681/ASN.2008030287.
6. Andriolo A, editor. Manual da residência em medicina laboratorial. São Paulo: Manole; 2019.
7. Divisão de laboratório central do Hospital das Clínicas da Faculdade de Medicina da Universidade de São Paulo. Manual de exames. [Internet]. [Acesso em: 2021 abr. 28]. Disponível em: http://dlc.edm.org.br/app/manualdeexames.aspx?pa=MD.

8. Expert panel on integrated guidelines for cardiovascular health and risk reduction in children and adolescents. Expert Panel on Integrated Guidelines for Cardiovascular Health and Risk Reduction in Children and Adolescents: summary report. Pediatrics. 2011;128(suppl 5):S213–S256. doi: 10.1542/peds.2009-2107C.
9. Fleury medicina e saúde. Manual de exames. [Internet]. [Acesso em: 2021 abr. 28]. Disponível em: https://www.fleury.com.br/medico/exames.
10. Martin SS, Blaha MJ, Elshazly MB, et al. Comparison of a novel method vs the Friedewald equation for estimating low-density lipoprotein cholesterol levels from the standard lipid profile. JAMA 2013; 310:2061–2068. doi:10.1001/jama.2013.280532.
11. Mayo clinic laboratories. Test catalog. [Internet]. [Acesso em: 2021 maio 30]. Disponível em: https://www.mayocliniclabs.com/test-catalog/index.html.
12. Rifai N. Horvath AR. Wittwer. CT. Tietz textbook of clinical chemistry and molecular diagnostics. 6th ed. St. Louis: Elsevier; 2018.
13. Sociedade Brasileira de Cardiologia. Atualização da diretriz brasileira de dislipidemias e prevenção da aterosclerose – 2017. Arq Bras Cardiol 2017;109(2 Supl 1):1-76. doi:10.5935/abc.20170121.
14. Soldin SJ. Wong EC. Brugnara C. Soldin OP. Pediatric reference intervals. 7th ed. Washington. DC: AACC Press; 2011.
15. WU AHB. Tietz - Clinical guide to laboratory tests. 4th ed. St. Louis: Saunders Elsevier; 2006.

CONTEÚDO COMPLEMENTAR

Utilize o QR code para acessar as questões comentadas do capítulo (senha: medicinalaboratorial)

43

Nefrolitíase na infância

Adagmar Andriolo

PONTOS-CHAVE DESTE CAPÍTULO

- Ainda que não se tenha dimensão exata da incidência de nefrolitíase na população pediátrica, constata-se o aumento na incidência e prevalência da doença nessa população ao longo dos últimos anos.
- A urolitíase está associada a distúrbios metabólicos identificáveis na maioria dos casos, sendo que os mais comuns são: hipercalciúria, hiperoxalúria, hipocitratúria, cistinúria e hiperuricosúria.
- Prevenção primária e secundária incluem a ingestão adequada de volume de líquidos para reduzir a concentração urinária de fatores litogênicos. Dependendo da composição do cálculo, devem ser considerados: o teor de cálcio da dieta; consumo de proteína de origem animal e de alimentos contendo precursores de purinas e de oxalato.

EPIDEMIOLOGIA

A nefrolitíase é uma doença com prevalência estimada de 10% ao longo da vida. Em crianças, provavelmente seja mais baixa, mas não dispomos de dados suficientes para quantificá-la adequadamente. Segundo diferentes fontes, uma em cada mil ou uma em cada 7.500 internações hospitalares pediátricas são atribuídas à calculose[1]. Estudos recentes indicam aumento na sua incidência e na prevalência nessa população[2]. Parece não haver diferença significativa entre os gêneros, mas localização geográfica, etnia e condição socioeconômica são elementos influenciadores importantes nas taxas de prevalência. Enquanto crianças de ascendência africana apresentam baixa ocorrência de calculose, em algumas regiões da Índia, Paquistão, sudeste asiático e Oriente Médio, a formação de cálculos urinários é endêmica[3]. Adicionalmente, a localização anatômica e a composição química do cálculo também são distintas em diferentes populações. Em nações pouco desenvolvidas socioeconomicamente, são observados mais frequentemente cálculos na bexiga e compostos por fosfato-amoníaco-magnésio (cálculos coraliformes) e ácido úrico, enquanto em países mais desenvolvidos os cálculos são encontrados em porções mais altas do trato urinário e formados por oxalato ou fosfato de cálcio. É referido também que, nesses países, as causas de urolitíase infantil estão migrando de predominantemente infecciosas para metabólicas[4]. Caracteristicamente, a nefrolitíase é uma doença recorrente, sendo que quando a formação de cálculos se inicia na infância, o risco de recidiva ao longo da vida é elevado[5,6]. A nefrolitíase está associada à considerável morbidade e com elevados índices de recorrência, sendo que crianças com uma anormalidade metabólica identificável têm risco cinco vezes maior de apresentar recorrência em comparação àquelas sem distúrbio metabólico[7,8].

ETIOLOGIA

Na população pediátrica, a urolitíase está associada a uma anormalidade metabólica identificável na maioria das vezes[9], visto que as mais comuns são: hipercalciúria, hiperoxalúria, hipocitratúria, cistinúria e hiperuricosúria[9,10]. No entanto, anomalias anatômicas, fatores ambientais, distúrbios genéticos, processos infecciosos, isolados ou em associação, também contribuem para muitos dos casos.

FISIOPATOLOGIA

A urina normal possui algumas substâncias inibidoras da cristalização e promotoras de cristalização. O equilíbrio entre as concentrações dessas duas classes de substâncias, o pH urinário e o grau de saturação urinária em relação a alguns íons são as variáveis determinantes para a formação de um cálculo. Esse evento possui menor probabilidade de ocorrer quando a urina está diluída, o pH dentro do intervalo fisiológico e as concentrações de agentes inibidores da cristalização, como citrato, magnésio, pirofosfato, nefrocalcina, fitatos e certos glicosaminoglicanos estão adequadas.

A presença de corpo estranho em vias urinárias ou alterações do fluxo da urina podem propiciar a nucleação e posterior crescimento de um cálculo, mesmo sem supersaturação de algum de seus componentes.

FATORES DE RISCO

Genéticos: alguns distúrbios genéticos estão relacionados à ocorrência de calculose urinária nos primeiros anos de vida. Dentre eles, devem ser referidos:

- Doença de Dent é uma patologia hereditária ligada ao cromossomo X, caracterizada por proteinúria de baixo peso molecular, nefrocalcinose, hipercalciúria, nefrolitíase e doença renal crônica. Como a alteração funcional atinge o túbulo contornado proximal, pode ocorrer síndrome de Fanconi parcial associada, com glicosúria, aminoacidúria, acidose metabólica e hipofosfatemia características.
- Síndrome de Bartter é uma condição autossômica recessiva caracterizada por perda renal de sal, hipocalemia, alcalose metabólica, hipercalciúria e níveis normais de magnésio sérico. Qualquer um dos tipos da síndrome de Bartter pode estar associado à calculose.
- Hipomagnesemia familial com hipercalciúria e nefrocalcinose é uma condi-

ção autossômica recessiva causada por mutações de alguns genes. As manifestações clínicas incluem infecções urinárias de repetição, poliúria, polidipsia, deficiência de crescimento, nefrolitíase e insuficiência renal progressiva. Laboratorialmente, são observadas, além da hipomagnesemia, hipermagnesúria, hipercalciúria e nefrocalcinose.

- Acidose tubular renal distal primária é uma condição hereditária cuja transmissão pode ser dominante ou recessiva, na dependência dos genes envolvidos. É caracterizada por acidose sistêmica como resultado da incapacidade do túbulo distal em acidificar a urina. Caracteristicamente, é acompanhada por deficiência no crescimento, poliúria, polidipsia, hipocalemia, hipercalciúria, hipocitratúria, nefrocalcinose e formação de cálculos renais. Em alguns pacientes, não são observados todos esses comemorativos, caracterizando a acidose tubular renal distal incompleta. Nesta situação, ocorre apenas acidose intracelular e a concentração sérica de bicarbonato e de pH sanguíneo são normais. A hipercalciúria, na acidose, é decorrente do aumento da mobilização mineral óssea e da redução da reabsorção tubular de cálcio no túbulo contornado distal. Concomitantemente, há menor excreção urinária de citrato, aumentando o risco de formação de cálculos. O diagnóstico deve ser considerado nos pacientes que apresentem amostras de urina em jejum persistentemente alcalinas, sem evidências de infecção urinária.
- Raquitismo hipofosfatêmico hereditário com hipercalciúria é uma doença autossômica recessiva rara, na qual ocorre redução da capacidade de reabsorção renal de fosfato, resultando em hipercalciúria com normocalcemia, hipofosfatemia, raquitismo e dor óssea. A hipofosfatemia estimula a síntese de 1,25-dihidroxivitamina D, o que promove maior absorção gastrointestinal de cálcio e hipercalciúria, predispondo à nefrolitíase.
- Hiperoxalúrias primárias que são distúrbios autossômicos recessivos raros que promovem a superprodução de oxalato pelo fígado, levando à sua excreção urinária excessiva, resultando em nefrolitíase e nefrocalcinose.
- Cistinúria é um distúrbio autossômico recessivo causado por mutações nos genes SLC3A1 ou SLC7A9, resultando em limitação do transporte de aminoácidos dibásicos (cistina, ornitina, lisina e arginina) pelas células do túbulo proximal. Aproximadamente 65% dos indivíduos que apresentam reabsorção dos quatro aminoácidos afetados formam cálculos nos primeiros anos de vida.

Anatômicos: anormalidades anatômicas das vias urinárias, como duplicidade pielocalicial, estenose de junção ureteropiélica, rim em ferradura, rim em esponja medular, válvula de uretra posterior, entre outras, são encontradas em até cerca de 30% das crianças com nefrolitíase[11]. É importante referir que válvula de uretra posterior é a causa mais frequente de obstrução uretral em crianças, acometendo um em cada cinco mil casos. A obstrução funcional ou anatômica do fluxo de urina, causando estase, predispõe à infecção urinária e à formação de cálculos, especialmente aqueles decorrentes das alterações bioquímicas na urina.

Dieta/Fatores ambientais: o aumento no consumo total de proteínas de origem animal está relacionado à maior incidência de formação de cálculos urinários. Considera-se que alguns indivíduos são mais sensíveis aos efeitos hipercalciúricos da dieta hiperproteica e essa característica os condicionaria a um maior risco de formação de cálculos. Essa mesma hipersensibilidade poderia ser invocada para explicar os efeitos marcadamente hipercalciúricos observados em alguns indivíduos em resposta ao aumento no conteúdo de carboidratos, de sódio e de oxalato da dieta.

Volume urinário: baixo volume urinário, ou seja, menos de 1400mL/24 horas para o indivíduo adulto e 15mL/kg de peso corporal/24 horas para crianças, é implicado em elevado risco de calculose urinária[12]. Dessa forma, a prescrição de aumento da ingestão hídrica deve ser formal e bastante clara, no sentido de o paciente ou seu responsável entender a necessidade e importância dessa medida.

pH urinário: o pH da urina exerce grande influência na solubilidade dos elementos constituintes dos cálculos. Cristais como cistina e de ácido úrico, por exemplo, têm maior probabilidade de se agregar na urina ácida, enquanto o fosfato de cálcio possui menor solubilidade em urina alcalina. Por outro lado, a solubilidade do oxalato de cálcio não é significativamente afetada por mudanças no pH urinário dentro da faixa fisiológica.

Metabólicos: os distúrbios metabólicos são responsáveis por cerca de 80% a 90% dos casos de formação de cálculos urinários e os mais frequentes são as hipercalciúrias, hiperoxalúria, hipocitratúria, cistinúria, hiperuricemia e hiperuricosúria.

Hipercalciúria: é definida como excreção de cálcio superior a 4mg/kg/dia em crianças com mais de dois anos de idade. Tendo em vista as dificuldades de coleta de urina de 24 horas em crianças, podem ser utilizadas amostras isoladas e o resultado ser expresso pela relação cálcio/creatinina (mg/dL/mg/dL). Com essa forma de expressão, os limites de referência são: inferior a 0,8 para crianças de zero a seis meses de idade, inferior a 0,6 para crianças entre sete e 12 meses de idade e inferior a 0,21 para crianças acima de dois anos de idade.

A hipercalciúria é observada em cerca de 30% a 50% das crianças formadoras de cálculos urinários[4,13]. Existem várias possíveis causas para ela, com ou sem hipercalcemia concomitante, mas a razão mais comumente observada é a idiopática, definida como sendo aquela que ocorre na ausência de hipercalcemia e nenhuma justificativa pode ser identificada. Ainda que não tenha sido descrito algum gene responsável pela hipercalciúria idiopática, cerca de 4% das crianças saudáveis assintomáticas apresentam esse tipo de alteração[14], e de 40% a 50% dessas crianças têm história familiar de urolitíase[15].

Hiperoxalúria: o oxalato é o produto final do metabolismo do ácido ascórbico e do glioxilato e sua via de excreção é, predominantemente, renal. Cerca de 80% a 85% do oxalato presente na urina provém do metabolismo corporal e os restantes 10% a 15% são de origem alimentar. A excreção urinária diária de oxalato é inferior a 50mg/1,73 m^2 de superfície corporal e pode ser avaliada em relação à excreção de creatinina (mg/mg), sendo considerados os seguintes limites para crianças de zero a seis meses de idade como inferior a 0,26; de sete a 24 meses de idade como 0,11; de dois a cinco anos de idade inferior a 0,08; entre cinco a 14 anos inferior a 0,06 e acima de 16 anos de idade, inferior a 0,03.

Hiperoxalúria primária, como já referido, é uma das causas de hiperoxalúria, mas com maior frequência ela ocorre pelo aumento da absorção intestinal de oxalato ou pela ingestão excessiva de substâncias precursoras de oxalato, sendo identificadas genericamente como hiperoxalúrias secundárias.

A absorção gastrointestinal de oxalato guarda relação inversa com o conteúdo de cálcio na dieta. Dietas pobres em cálcio aumentam a absorção de oxalato e, consequentemente, predispõem à hiperoxalúria. A restrição de cálcio na dieta dos pacientes com calculose é uma conduta mais ou menos generalizada, assumida muitas vezes antes mesmo que a composição química do cálculo e os fatores de risco tenham sido esclarecidos, baseada em opiniões expressas por parentes e conhecidos. Esta conduta pode ser extremamente inadequada e até mesmo prejudicial, como nas hiperoxalúrias, por exemplo. Aumento da absorção intestinal de oxalato ocorre, também, nos estados de má absorção de gorduras ou nos distúrbios diarreicos crônicos, como observado na doença inflamatória do intestino, doença celíaca, fibrose cística, doença do trato biliar e ressecção do intestino delgado ou síndrome do intestino curto. Nessas condições, a presença de grande quantidade de ácidos graxos livres, os quais se ligam ao cálcio na luz intestinal, deixa mais oxalato livre para ser absorvido. A ingestão de quantidades elevadas de alimentos contendo oxalato também pode resultar em hiperoxalúria.

Hipocitratúria: citrato é um componente normal presente na urina e sua taxa de excreção é regulada por um processo de absorção e metabolismo pelas células do túbulo contornado proximal. Em adultos, a hipocitratúria é definida como uma relação citrato/creatinina inferior a 180 mg/g em homens e inferior a 300 mg/g em mulheres. Acidose intracelular no túbulo proximal, como a observada na acidose metabólica sistêmica ou na hipocalemia, promove aumento da reabsorção de citrato e consequente hipocitratúria. Diarreia crônica, dietas cetogênicas, alguns medicamentos como topiramato e acetazolamida e a própria acidose tubular renal distal são condições que propiciam acidose, mas a maioria dos casos de hipocitratúria é idiopática.

O citrato atua como inibidor da cristalização de sais de cálcio ligando-se ao cálcio urinário e formando um complexo solúvel, o que diminui a disponibilidade de cálcio iônico livre para a cristalização de oxalato ou de fosfato de cálcio[16]. O citrato também atua como um inibidor direto da agregação e do crescimento dos cristais de cálcio[17,18]. Entre 20% a 60% dos pacientes calculosos apresentam hipocitratúria, sendo que em cerca de 8% deles este distúrbio é isolado[19]. Pacientes recebendo suplementação de citrato devem realizar dosagens urinárias periodicamente para avaliar a aderência ao tratamento e sua efetividade, que é dependente da capacidade de absorção intestinal[19].

Cistinúria: como já referido, cistinúria é uma condição caracterizada por elevada quantidade do aminoácido cistina na urina, decorrente da redução da capacidade dos túbulos renais em reabsorver cistina filtrada pelo glomérulo. Outros aminoácidos dibásicos como lisina, arginina e ornitina também não são reabsorvidos adequadamente, mas como a cistina é muito menos solúvel do que os demais aminoácidos, são formados cristais e, eventualmente, cálculos contendo cistina. As infecções urinárias concomitantes são comuns, fazendo com que, frequentemente, sejam formados cálculos combinados de cistina com fosfato, amoníaco e magnésio (estruvita).

Um teste urinário de triagem química para cistina pode ser realizado utilizando cianeto-nitroprussiato. A redução da cistina pelo cianeto de sódio, seguido de adição de nitroprussiato produz um complexo de cor vermelha-púrpura em uma amostra de urina que contém excesso de cistina. Reações falso-positivas ocorrem na presença de cetonas e homocistina.

Indivíduos normais excretam menos de 50 a 60mg de cistina/dia/1,73 m^2 de superfície corporal, enquanto pacientes homozigóticos para cistinúria frequentemente excretam mais de 400 mg/dia/1,73 m^2 de superfície corporal[20]. A baixa solubilidade da cistina causa precipitação no sistema coletor que, se não tratada, pode resultar em episódios recorrentes de cálculos e de insuficiência renal a longo prazo. Em nosso meio, a cistinúria, isoladamente, é responsável por cerca de 1% dos pacientes calculosos.

Hiperuricemia é definida, em adultos, pela concentração de ácido úrico sérico acima de 7,0mg/dL no homem e acima de 6,0mg/dL para mulheres. A deficiência na atividade da enzima HPRT hipoxantina-guanina fosforibosiltransferase é um defeito associado ao cromossoma X. As manifestações clínicas são variadas e relacionadas com o nível da atividade enzimática residual. A apresentação mais grave é a Síndrome de Lesch-Nyhan, na qual a atividade enzimática está abaixo de 1,5%. Os pacientes com atividades entre 1,5% e 8% apresentam hiperuricemia e alterações neurológicas, ainda que de menor gravidade do que na Síndrome de Lesch-Nyhan. Atividades acima de 8% definem deficiência parcial, denominada Síndrome de Kelley-Seegmiller, cujas manifestações clínicas se restringem à hiperuricemia estando ausentes quaisquer manifestações neurológicas[21]. Outro distúrbio hereditário do metabolismo das purinas é a superatividade da enzima fosforibosil pirofosfato sintetase (PRPSS), uma condição ligada ao X causada por mutações no gene PRPS1. Como resultado, ocorre produção excessiva de purinas, cuja degradação subsequente resulta em hiperuricemia, gota, hiperuricosúria e nefrolitíase úrica. Alguns indivíduos afetados têm anormalidades de desenvolvimento neurológico, particularmente surdez neurossensorial[22]. Cálculos renais, nefropatia por ácido úrico, obstrução renal ou gota podem ser os primeiros sinais de apresentação da doença.

Hiperuricosúria: é definida como excreção urinária de ácido úrico superior a 815mg/dia/1,73 m^2 de superfície corporal. Dada a maior atividade metabólica celular, a excreção urinária de ácido úrico é maior em crianças do que em adultos e, quando associada a um pH urinário baixo, se constitui em fator de risco para a formação de cálculos deste elemento. A concomitância de hiperuricosúria e hiperuricemia sugere a existência de distúrbios hereditários do metabolismo das purinas, distúrbios linfoproliferativos ou policitemia. Há uma condição relativamente rara, identificada como hipouricemia renal hereditária que se caracteriza por ácido úrico sérico baixo, hiperuricosúria e nefrolitíase[23]. Hipouricemia é definida pela concentração de ácido úrico no sangue abaixo de 2 mg/dL. Outras causas de hiperuricosúria incluem ingestão excessiva de precursores de purinas, hemólise, administração de drogas uricosúricas e idiopática.

Uma condição denominada urolitíase hiperuricosúrica de oxalato de cálcio é a hiperuricosúria com formação de cálculos, contendo oxalato de cálcio com teor mínimo ou mesmo ausência de ácido úrico. Isso se justifica porque a presença de cristais de ácido úrico pode promover a cristalização de oxalato de cálcio. Fenômeno este chamado de epitaxia, no qual um determinado cristal permite o crescimento de um segundo mineral que esteja na mesma orientação cristalina. A importância prática de se reconhecer essa situação é para que não sejam questionados os laudos laboratoriais em relação à concentração urinária do ácido úrico e da natureza do cálculo que apresentarão aparente incoerência.

A hiperuricosúria é mais frequentemente causada pelo excesso de ingestão de produtos contendo precursores de uratos do que de distúrbios intrínsecos no metabolismo de síntese do ácido úrico. Dietas contendo elevadas quantidades de proteínas de origem animal e teor de sódio resultam em aumento na excreção urinária de ácido úrico e na produção de urina excessivamente ácida. Essas duas situações são extremamente favoráveis à precipitação de cristais de ácido úrico e formação de cálculos contendo ácido úrico e/ou oxalato de cálcio[24].

Infecciosos: infecções do trato urinário estão estreitamente relacionadas com a formação de cálculos. Basicamente, podem ser definidas duas situações clínicas: uma em que os cálculos se desenvolvem durante ou logo após a infecção e outra, na qual um cálculo preexistente é seguido pela instalação de um processo infeccioso das vias urinárias. Cálculos infecciosos que ocorrem na vigência do processo infeccioso, em geral, se formam por conta de microrganismos gram-negativos produtores de urease, como *Proteus* sp., *Klebsiella* sp., *Enterococcus* sp. e *Ureaplasma* sp. Urease é uma enzima que hidrolisa a ureia produzindo amônia e íons OH- elevando o pH urinário, em geral acima de 7,5. O pH elevado, a presença de eventuais resíduos de leucócitos agregados e alterações no fluxo urinário são condições favoráveis à formação de cálculos contendo fosfato, amônio e magnésio, também chamado de estruvita. Urato de monoamônio e carbonato de apatita também podem ser depositados nos cálculos. Estes, por sua vez, crescem rapidamente e atingem grandes volumes, podendo preencher toda a pelve renal ou obstruir o ureter. São descritos como coraliformes. Um achado típico ao exame radiológico é um cálculo grande, moderadamente radiopaco e ramificado.

Cálculos preexistentes, decorrentes de causas metabólicas, genéticas ou anatômicas, com as mais diferentes composições, podem albergar passivamente bactérias causadoras de infecção urinária, dificultando a ação dos agentes antimicrobianos. O exame de urina de rotina e a urocultura são essenciais para o diagnóstico.

Medicamentosos: alguns remédios ou seus produtos metabólicos que possuam baixa solubilidade podem formar estruturas cristalinas dentro dos túbulos renais, propiciando o desenvolvimento de lesão renal crônica ou aguda, denominada nefropatia por cristal. Devem ser referidos alguns retrovirais, como indinavir, atazanavir e aciclovir, alguns antibióticos, como sulfadiazina e ciprofloxacina e outros como metotrexato triamtereno e topiramato. Urinas com pH abaixo de 5,5 favorecem a formação de cristais de sulfa e de aciclovir; com pH acima de 6,0 favorecem a formação de cristais de indinavir. A incidência de nefrolitíase em pacientes recebendo antirretrovirais, especificamente indinavir, varia de 3% a 66%, dependendo da série estudada.

A incidência de formação de cálculos urinários em pacientes recebendo topiramato, por exemplo, é de duas a quatro vezes maior que na população em geral. A maioria dos casos, porém, apresenta outros fatores de risco para nefrolitíase[25]. O risco de nefrolitíase associado ao antirretroviral atazanavir não está bem caracterizado, mas foram descritos casos que necessitaram de litotripsia, inserção de *stent* ureteral ou remoção endoscópica de cálculo[26]. Os cálculos de indinavir e de alguns outros medicamentos não são detectáveis à tomografia computadorizada sem contraste. Hidratação inadequada é a principal causa de cristalização de medicamentos em vias urinárias uma vez que o baixo volume urinário, alterações do pH e presença de outros fatores facilitadores da formação de cristais potencializa o risco de formação de cálculos.

QUADRO CLÍNICO

A manifestação clínica mais evidente da calculose urinária no indivíduo adulto é a dor lombar, geralmente de início súbito e de grande intensidade. Na maioria das vezes, é localizada e constante, mas podem ocorrer irradiações mais ou menos características, na dependência da localização do cálculo. Essa apresentação, no entanto, não é comum em crianças menores de 5 anos sendo observadas apresentações variadas, incluindo dor inespecífica no abdome, no flanco ou na pelve. Em bebês, os sintomas podem ser confundidos com cólicas intestinais. Como a dor é de forte intensidade, pode ser acompanhada de náusea e vômitos que, em algumas circunstâncias, são tão severos que promovem desidratação. Alguns pacientes apresentam manifestações compatíveis com íleo adinâmico ou paralítico, impondo-se a necessidade de descartar doença gastroentérica primária. Cálculos localizados no trato urinário inferior podem se apresentar com disúria e urgência miccional, simulando infecção urinária. Na quase totalidade dos casos a dor é acompanhada por hematúria macroscópica ou microscópica[27].

Propedêutica: um histórico médico pessoal e familiar completos e um exame físico detalhado são fundamentais. A existência de familiares formadores de cálculos ou que tenham doenças renais sugere a possibilidade de doenças metabólicas ou genéticas hereditárias. Deve ser feita uma avaliação específica sobres condições ambientais, hábitos alimentares, ingestão de sal e líquidos, duração e intensidade de uso de medicamentos, incluindo suplementos vitamínicos. Um questionamento específico sobre infecção urinária de repetição e história de má absorção intestinal pode trazer informações relevantes.

DIAGNÓSTICO

Considerando que a apresentação clínica da nefrolitíase na criança pequena nem sempre é como a habitualmente descrita, as primeiras preocupações frente a esta suspeita incluem confirmar o diagnóstico, avaliar a localização e as dimensões do cálculo. A radiografia simples de abdome possui sensibilidade entre 45% e 60%, na dependência da localização, das condições intestinais e da natureza e tamanho do cálculo. Alguns casos podem não ser visualizados, como por exemplo aqueles puros de cistina, xantina ou de ácido úrico. Para evitar a exposição à radiação ionizante, radiografia não deve ser a primeira opção. A ultrassonografia de abdome detecta cerca de 90% dos cálculos no parênquima renal, mesmo os com 2 ou 3 mm, mas a sensibilidade é muito baixa para os cálculos em ureter, praticamente não sendo visualizados cálculos menores de 5 mm. Mesmo com essa restrição, a ultrassonografia continua sendo a primeira opção. A tomografia computadorizada sem contraste deve ser reservada para os casos nos quais a ultrassonografia não fecha o diagnóstico[28].

O paciente com suspeita clínica de nefrolitíase em fase aguda deve ser orientado a recolher todo o volume urinário e filtrá-lo, com a finalidade de recuperar eventual cálculo eliminado espontaneamente, que deverá ser encaminhado ao laboratório para exame da composição química. Essa análise pode ser de grande importância para o diagnóstico etiológico da calculose, principalmente em se tratando de cálculos contendo cistina, fosfato-amoníaco-magnesiano ou mesmo ácido úrico. Cálculos de oxalato de cálcio são menos elucidativos por ocorrerem em muito maior frequência e em diferentes distúrbios metabólicos.

A análise química do cálculo urinário pode orientar a propedêutica laboratorial inicial, podendo inclusive ser diagnóstica como ocorre com a identificação de cálculos de cistina. A proporção em que ocorrem os diferentes tipos de cálculos é bastante variada entre os autores. No Brasil, de uma forma geral, é descrita a seguinte distribuição: oxalato de cálcio em cerca de 75% dos casos, sendo que destes, 10% a 12% contêm ácido úrico em associação; fosfato-amoníaco-magnesiano de 10% a 20%; ácido úrico puro em 5%; fosfato de cálcio em 5% e cistina em 1%.

Vários métodos têm sido utilizados para a análise de cálculos urinários, dos quais podem ser referidos difração de raios X, difração de elétrons, espectrofotometria infravermelha, análise química, análise óptica, microscopia eletrônica e termoluminescência. Destes, a difração de raios X, a espectrofotometria infravermelha e a análise química apresentam boa correlação, mas os equipamentos necessários para a espectrofotometria e para a difração não estão disponíveis na maioria dos laboratórios clínicos, as análises são demoradas, de elevado custo e há necessidade de grande experiência para a correta interpretação dos dados, uma vez que cálculos mistos fornecem resultados complexos e a identificação, em muitos casos, é extremamente difícil. O método de análise química continua sendo o de escolha por ser simples, sensível, suficientemente específico, não necessitando de equipamentos especiais e utilizando reagentes facilmente disponíveis.

O exame simples de urina deve ser realizado em amostra recentemente emitida com a finalidade de ser medido o pH e pesquisada a presença de leucocitúria, hematúria, cristais patológicos ou evidências de infecção urinária. O exame de urina deve ser complementado com cultura, caso haja indícios de existência de infecção.

Análises bioquímicas específicas, tanto no sangue quanto na urina, não estão indicadas na fase aguda da doença, uma vez que alguns resultados podem se apresentar alterados apenas em decorrência da desidratação ou da alcalose metabólica provocada pelo vômito ou respiratória, em decorrência da dor.

Passada a fase aguda, alguns parâmetros sanguíneos devem ser medidos, como creatinina, cálcio, fósforo, bicarbonato, cloro, magnésio e ácido úrico. A partir desses resultados, exames mais específicos podem ser solicitados. Os parâmetros urinários incluem sódio, cálcio, fósforo, ácido úrico, citrato, oxalato e, eventualmente, cistina. Para esses exames, sempre que viável, a urina deve ser colhida por períodos de 24 horas e com o paciente em dieta e atividade física habituais e, preferencialmente, sem uso de medicação. As medidas devem ser realizadas, pelo menos, em duas amostras colhidas com intervalo de dois a três dias.

Estudos laboratoriais mais amplos, incluindo a dosagem de paratormônio, de vitamina D e provas de sobrecarga, devem ser restritos aos pacientes que apresentem maior atividade de doença ou caso os resultados iniciais evidenciem hipercalcemia e hipofosfatemia.

A sobrecarga ácida, ou a Prova de Acidificação Urinária, é um teste indicado para diagnóstico de acidose tubular renal. Consiste na administração de cloreto de amônio, por via oral, na dose de 100 mg/kg de peso corporal, e coleta de sangue e urina por um período subsequente de três a quatro horas, a cada hora. Se o pH não for inferior a 5,4 quando o bicarbonato sérico estiver abaixo de 20 mEq/L, caracteriza-se a acidose tubular distal. Para esta prova, o pH deve ser medido por pHmetro.

TRATAMENTO

A ingestão diária de volume adequado de líquidos com produção de volume urinário suficiente para reduzir a concentração de fatores litogênicos é medida profilática efetiva e simples. Um critério prático na definição do volume diário a ser oferecido se baseia na produção de urina em relação à idade do paciente. Para bebês, recomenda-se ofertar quantidade de líquido cerca de 50% maior do que aquela que origine 750 mL ou mais de urina em 24 horas; para crianças com menos de cinco anos, 1.000 mL ou mais; para crianças entre cinco e dez anos, 1.500 mL ou mais; e para crianças com mais de dez anos, assim como para adultos, 2.000 mL ou mais[29]. O acréscimo de 50% objetiva compensar eventuais perdas extra-renais. Uma conduta importante é oferecer 200 a 300 mL de líquido na hora de dormir para evitar baixos volumes de urina durante a noite. Para crianças com cistinúria, por exemplo, pode ser necessário 1,5 a 2 litros/dia/m^2 de superfície corporal. Na quantificação do volume a ser ingerido devem ser consideradas as condições ambientais, especialmente a temperatura, pela sua influência nas perdas insensíveis de água. Além de água, líquidos que aumentam a excreção urinária de citrato e elevam o pH urinário devem ser incluídos na rotina diária. O suco de laranja aumenta mais os níveis de citrato urinário do que o suco de limão, devido a seu alto teor de potássio.

Em relação aos componentes da dieta, o teor de cálcio deve ser considerado. Não está indicada a restrição rigorosa dele, seja pelo risco do desenvolvimento de doença óssea em longo prazo, seja porque uma dieta com níveis adequados está associada à redução na formação de cálculos[30]. Como já referido, o cálcio se liga ao oxalato no intestino e reduz a absorção e consequente excreção urinária de oxalato. O farelo de arroz, devido ao seu elevado teor de fibras que quelam o cálcio no intestino, reduz significativamente os níveis de calciúria e a taxa de formação de cálculos urinários[31].

Cerca de 10% a 20% do oxalato urinário provém da dieta. Dessa forma, alguns alimentos devem ser evitados ou ter a ingestão reduzida. Incluem-se nessa lista espinafre, que contém, em média, 570 mg de oxalato; cacau, com 625mg; chás em geral, cujo teor de oxalato pode variar de 375 a 1450 mg e nozes, com 200 a 600 mg para cada 100 g. O oxalato é um subproduto gerado no metabolismo do ácido ascórbico, sendo, portanto, contraindicado o uso deste suplemento vitamínico em pacientes formadores de cálculos de oxalato de cálcio com hiperoxalúria[32].

O magnésio compete com o oxalato a nível intestinal, diminuindo o risco de supersaturação do oxalato de cálcio na urina. Por essa razão, uma dieta rica em magnésio é associada a um menor risco de formação de cálculos urinários e a suplementação pode ser útil no tratamento de crianças com hiperoxalúria secundária. A ingestão de carboidratos é associada à hipercalciúria, e a ingestão de sacarose foi associada à urolitíase[32]. Contrariamente, a ingestão de alimentos ricos em potássio e citrato, como frutas e vegetais, promove o aumento na excreção urinária de citrato, um dos inibidores da formação de cálculos urinários.

A reabsorção de sódio da urina compete com a reabsorção de cálcio, sendo que níveis elevados de sódio urinário predispõem à hipercalciúria. Por esta razão, é recomendada dieta contendo menos de 2 a 3 mEq/kg/dia para pacientes com hipercalciúria. Adicionalmente, dieta pobre em sal também pode reduzir a excreção urinária de cistina em pacientes com cistinúria.

A ingestão de grandes quantidades de proteínas de origem animal está associada à formação de cálculos urinários. Há dois mecanismos prováveis: (1) a ingestão de purinas promove o aumento da produção de ácido úrico e contribui para a uricosúria e formação de urina mais ácida, predispondo à cristalização de ácido úrico; (2) a redução do pH urinário, aumento na excreção de cálcio e a redução da excreção de citrato, facilitando a formação de cristais de oxalato de cálcio.

Tratamento medicamentoso: na fase aguda, a intervenção médica deve ser no sentido de aliviar a dor pela administração de analgésicos associados a anti-inflamatórios não esteroidais. Manter hidratação adequada, por via oral ou parenteral, caso o paciente tenha episódios de vômito. A administração de bloqueadores de canais de cálcio, como nifedipina e de bloqueadores alfa-adrenérgicos, como a tansulosina, podem ser indicados com a finalidade de reduzir o tempo de eliminação do cálculo[33], especialmente em cálculos ureterais. Como já referido, toda urina deve ser filtrada na tentativa de obter o cálculo. Caso indicado, cultura de urina deve ser solicitada.

O tratamento farmacológico é reservado para crianças com hiperoxalúria primária, cistinúria ou alguma condição genética associada à hipercalciúria normocalcêmica, e para aquelas nas quais as medidas profiláticas não foram efetivas.

Diurético tiazídico está indicado para crianças com hipercalciúria que não respondem à dieta restrita em sódio. A recomendação usual é hidroclorotiazida 1 a 2 mg/kg/dia. Amilorida pode ser adicionada por ser poupadora de potássio e por reduzir a excreção de cálcio. Citrato de potássio pode ser suplementado para mitigar os efeitos da depleção de potássio.

A administração de citrato de potássio na dose de 2 a 4 mEq/kg/dia ou citrato de potássio-magnésio reduz a recorrência da formação de cálculos de oxalato de cálcio, pelo seu efeito inibidor direto e pela alcalinização urinária[34]. Eventualmente, podem ser referidos efeitos colaterais gastrointestinais de pouca relevância.

O aumento do fluxo e a elevação do pH urinários são condições importantes para o tratamento dos pacientes com cálculos de ácido úrico. O uso de alopurinol na dose entre 4 a 10 mg/kg/dia é indicado em condições nas quais haja concomitância de hiperuricemia e hiperuricosúria.

Para cálculos de cistina, está indicada a administração de agentes contendo tiol, como d-penicilamina e alfa-mercaptopropionilglicina. Esses agentes reduzem a ligação dissulfeto, que faz a ponte entre duas moléculas de cisteína formando um produto mais solúvel. A d-penicilamina tem efeitos adversos, incluindo reações febris, desconforto gastrointestinal, disfunção hepática, alterações do paladar, bloqueio da medula óssea, glomerulopatia membranosa, miastenia gravis, erupções cutâneas e depleção de alguns oligoelementos. A incidência de efeitos adversos para alfa-mercaptopropionilglicina parece ser ligeiramente menor. O monitoramento das enzimas hepáticas, realização de hemograma, exame de urina de rotina e avaliação dos níveis de cobre e zinco devem ser realizados regularmente.

Cirúrgico: cálculos de fosfato-amoníaco-magnesiano (estruvita) em geral são de grandes dimensões e ramificados, podendo preencher parte ou toda a pelve e cálices renais. Os objetivos do tratamento são restabelecer o fluxo urinário e preservar a função renal. A escolha do tratamento cirúrgico ideal deve ser individualizada levando em conta a condição clínica do paciente. Podem ser citadas a cirurgia de ondas de choque, também chamada de litotripsia extracorpórea, que atualmente tem cedido lugar à cirurgia endoscópica a laser e as cirurgias percutâneas e convencional.

CONCLUSÃO

A nefrolitíase é ligada a importante morbidade na infância e adolescência, sendo o risco maior quando associada a distúrbios metabólicos. É de fundamental importância serem realizados o diagnóstico dos distúrbios primários na nefrolitíase, a identificação dos fatores predisponentes à formação de cálculos e a prescrição terapêutica efetiva.

BIBLIOGRAFIA RECOMENDADA

1. Koch VHK. Nefrolitíase na infância. In: Heilberg IP, Schor N. Cálculo Renal. Investigação e Terapêutica. São Paulo: Livraria Balieiro; 2016. p. 280-91.
2. VanDervoort K, Wiesen J, Frank R, Vento, S, Crosby, V, Chandra, M, et al. Urolithiasis in pediatric patients: a single center study of incidence, clinical presentation and outcome. J Urol. 2007;177(6):2300-5.
3. Copelovitch, L. Urolithiasis in Children Medical Aproach. Pediatric Clin North Am. 2012; 59(4):881-96.
4. Milliner DS, Murphy ME. Urolithiasis in pediatric patients. Mayo Clin Proc.1993;68:241-8.
5. Diamond DA, Menon M, Lee PH. Etiological factors in pediatric stone recurrence. J Urol. 1989;142(2):606-8.
6. Blacklock NJ. The pattern of urolithiasis in the Royal Navy. In Nordin BEC, Hodgkinson A. Proc. Renal Stone Res. Symp. ed. London, Churchill, 1969. p. 235.
7. Pietrow PK, Pope 4th JC, Adans MC, Shyr Y, Brock 3rd JW. Clinical outcome of pediatric stone disease. J Urol. 2002;167:670-3.
8. Noe HN, Stapleton FB, Jerkins GR, Roy S. Clinical experience with pediatric urolithiasis. J Urol. 1983;129:1166-8.
9. Spivacow FR, del Valle EE, Boailchuk JA, Díaz GS, Ugarte VR, Álvarez ZA. Metabolic risk factors in children with kidney stone disease: an update. Pediatr Nephrol. 2020;35(11):2107-12.
10. Guven AG, Koyun M, Baysal YE, Akman S, Alimoglu E, Akbas H, et al. Urolithiasis in the first year of life. Pediatr Nephrol. 2010;25:129-34.
11. McKay CP. Renal stone disease. Pediatr Rev. 2010;31(5):179-88.
12. Andriolo A. Baixo volume urinário como fator de risco da nefrolitíase. J Bras Urol. 1989;15:99-102.
13. Stapleton FB, McKay CP, Noe NH. Urolithiasis in children: the role of hypercalciuria. Pediatr Ann. 1987;16:980-92.

14. Kruse K, Kracht U, Kruse U. Reference values for urinary calcium excretion and screening for hypercalciuria in children and adolescents. Eur J Pediatr. 1984;143(1):25–31.
15. Coe FL, Parks JH, Moore ES. Familial idiopathic hypercalciuria. N Engl J Med. 1979;300(7):337-40.
16. Noronha IL, Andriolo A, Wroclawski ER, Chade J, Lucon AM, Arap S et al. Dosagem de citrato urinário em indivíduos normais e em pacientes com calculose urinária recidivante. Rev Hosp Clin Fac Med S Paulo. 1992;47:12-8.
17. Hess B, Michel R, Takkinen R. Risk factors for low urinary citrate in calcium nephrolithiasis: low vegetable fiber and low urine volume to be added to the list. Nephrol Dial Transplant. 1994;9:642-9.
18. Meyer JL, Smith LH. Growth of calcium oxalate crystals. II. Inhibition by natural urinary crystal growth inhibitors. Invest Urol. 1975;13(1):36-9.
19. Nicar MJ, Hill K, Pak CY. Inhibition by citrate of spontaneous precipitation of calcium oxalate in vitro. J Bone Miner Res. 1987;2:215-20.
20. Coward RJ, Peters CJ, Duffy PG. Epidemiology of paediatric renal stone disease in the UK. Arch Dis Child. 2003;88(11):962–5.
21. Cherian S, Crompton CH. Partial hypoxanthine-guanine phosphoribosyltransferase deficiency presenting as acute renal failure. Pediatr Nephrol. 2005;20:1811-3.
22. Becker MA, Puig JG, Mateos FA. Inherited superactivity of phosphoribosyl-pyrophosphate synthetase: association of uric acid production and sensorineural deafness. Am J Med. 1988;85:383-90.
23. Andriolo A. Ocorrência de hipouricemia em pacientes com nefrolitíase. J Bras Nefrol. 1995;17:159-61.
24. Kok DJ, Iestra JA, Doorenbos CJ, Papapoulos SE. The effects of dietary excesses in animal protein and in sodium composition on the composition and the crystallization kinetics of calcium oxalate monohydrate in the urines of healthy men. J Clin Endocrinol Metab. 1990;71:861-7.
25. Lamb EJ, Stevens PE, Nashef L. Topiramate increases biochemical risk of nephrolithiasis. Ann Clin Biochem. 2004 Mar;41(Pt 2):166-9.
26. Chan KM, Truffa MM, Struble KA, Birnkrant DB. Atazanavir-associated nephrolithiasis: cases from the US Food and Drug Administration's Adverse Event Reporting System. AIDS. 2007;21(9):1215-8.
27. Bartosh SM. Medical management of pediatric stone disease. Urol Clin North Am. 2004;31:575-87.
28. Palmer JS, Donaher ER, O'riordan MA. Diagnosis of pediatric urolithiasis: role of ultrasound and computerized tomography. J Urol. 2005;174:1413-6.
29. McKay CP. Renal stone disease. Pediatr Rev. 2010;31(5):179-88.
30. Curhan GC, Willett WC, Speizer FE. Comparison of dietary calcium with supplemental calcium and other nutrients as factors affecting the risk for kidney stones in women. Ann Intern Med. 1997;126(7):497–504.
31. Noronha I L, Andriolo, A, Lucon A M, Wroclawski ER, Chade J, Borelli A et al. Farelo de arroz no tratamento da hipercalciúria idiopática em pacientes portadores de calculose urinária. São Paulo Medical Journal. 1989;107:19-24.
32. Taylor EN, Stampfer MJ, Curhan GC. Dietary factors and the risk of incident kidney stones in men: new insights after 14 years of follow-up. J Am Soc Nephrol. 2004;15(12):3225-32.
33. Mokhless I, Zahran AR, Youssif M. Tamsulosin for the management of distal ureteral stones in children: a prospective randomized study. J Pediatr Urol. 2012;8(5):544-8.
34. Ettinger B, Pak CY, Citron JT. Potassium-magnesium citrate is an effective prophylaxis against recurrent calcium oxalate nephrolithiasis. J Urol. 1997;158(6):2069-73.

CONTEÚDO COMPLEMENTAR

Utilize o QR code abaixo para acessar as questões comentadas do capítulo (senha: **medicinalaboratorial**).

44

Acompanhamento da criança e do adolescente submetidos a transplante renal

Helcio Rodrigues
Camila Cardoso Metran
Andreia Watanabe

PONTOS-CHAVE DESTE CAPÍTULO

- As anomalias congênitas do rim e do trato urinário são os responsáveis pela maior parte da doença renal terminal na faixa etária pediátrica.
- O transplante renal nas crianças e adolescentes deve ser considerado quando há queda do ritmo de filtração glomerular e necessidade de terapia renal substitutiva (em geral quando a taxa de filtração glomerular ou TFG<20mL/ min/1,73m2) e, também, por sintomas de uremia que não respondem à terapia padrão; déficit de crescimento devido às limitações na ingestão calórica total; atraso no desenvolvimento psicomotor; hipervolemia; hipercalemia; e doença óssea metabólica devido à osteodistrofia renal.
- Crianças e adolescentes submetidos ao transplante renal necessitam seguimento específico devido à ocorrência de rejeição do aloenxerto, efeitos deletérios das drogas imunossupressoras, infecções, distúrbios linfoproliferativos e recorrência da doença primária, hipertensão arterial, obesidade, diabetes mellitus, crescimento, doença mineral óssea, além de questões específicas da adolescência, má adesão à medicação e transição de cuidados para equipe de adulto.
- A compreensão dos exames realizados na prática clínica do transplante renal pediátrico realizados pelo laboratório de imunologia tanto no pré quanto no pós-transplante renal é fundamental no cuidado destes pacientes. São eles: tipificação HLA, prova cruzada por citotoxicidade dependente do complemento (CDC) e por citometria de fluxo (FCXM), reatividade contra painel de anticorpos (PRA) qualitativa (Mixed) ou quantitativa (Single Antigen Beads) e pesquisa de anticorpo doador específico (DSA).

INTRODUÇÃO

Universalmente aceito como tratamento de escolha para crianças e adolescentes com doença renal crônica que necessitam de terapia renal substitutiva, o transplante renal oferece às crianças a oportunidade de melhor qualidade de vida quando comparado à terapia dialítica. Os avanços no conhecimento imunológico e nas técnicas cirúrgicas nos últimos anos estão relacionados ao aumento de sobrevida do paciente pediátrico e do enxerto renal[1].

CAUSAS DA DOENÇA RENAL CRÔNICA TERMINAL

As anomalias congênitas do rim e do trato urinário (CAKUT) são responsáveis pela maior parte dos casos de doença renal crônica terminal na faixa etária pediátrica e incluem, entre outros diagnósticos, os rins anaplásicos/hipoplásicos/displásicos (15,7%), e a uropatia obstrutiva como válvula uretral posterior (15,2%). Alterações glomerulares são a segunda etiologia mais comum, sendo a glomeruloesclerose segmentar e focal (GESF) a mais frequente, presente em 11,5% dos pacientes[1]. O Registro Brasileiro de Transplante (CoBRAZPed) ao avaliar 2744 transplantes renais, realizados em pacientes pediátricos no período de 2004 a 2018 em 13 centros, encontrou que CAKUT foi a etiologia de DRC em 40.5% dos casos, seguida pelas glomerulopatias em 28%, das quais GESF foi a mais frequente, presente em 13.0% dos casos (N = 59)[2].

INDICAÇÕES DO TRANSPLANTE RENAL

O transplante renal nas crianças e adolescentes deve ser considerado quando há queda do ritmo de filtração glomerular e necessidade de terapia renal substitutiva (em geral quando a taxa de filtração glomerular ou TFG <20 mL/min/1,73m^2). Idealmente deve ocorrer de maneira preemptiva (antes da diálise), considerando a melhor sobrevida do enxerto e do paciente. No entanto, a diálise pode ser necessária antes do transplante renal para que as condições nutricionais e metabólicas sejam otimizadas, e para estabilizar a criança enquanto aguarda um doador adequado[1,3].

Pela legislação brasileira, a inscrição dos menores de 18 anos na lista para transplante com doador falecido pode ser realizada quando o paciente está em diálise ou apresentar taxa de filtração glomerular abaixo de 15 mL/min/1,73m^2[2,4].

Segundo o Pediatric Committee of the American Society of Transplant Physicians, além da taxa de filtração glomerular, as indicações para transplante renal em crianças incluem: (1) sintomas de uremia que não respondem à terapia padrão; (2) déficit de crescimento devido às limitações na ingestão calórica total; (3) atraso no desenvolvimento psicomotor; (4) hipervolemia; (5) hipercalemia; e (6) doença óssea metabólica devido à osteodistrofia renal[5].

Devido a uma maior mortalidade e risco de perda do enxerto em crianças muito pequenas, a maioria dos centros pediátricos realiza o transplante renal quando os pacientes atingem um peso superior a 10 a 15 kg, o que ocorre geralmente por volta de dois anos de idade[3].

TIPOS DE DOADORES

Os pacientes receptores de transplante renal podem receber um rim de doadores vivos relacionados (parentes consanguíneos de até o 3º grau), não relacionados (mediante autorização judicial) ou de falecidos. Historicamente, os doadores vivos relacionados eram os mais frequentes, considerando a melhor evolução clínica, maior sobrevida do enxerto e a possibilidade de agendar o procedimento, reduzindo o tempo de espera em lista do doador falecido[6]. Entretanto, o número de doadores vivos vem proporcionalmente em queda nos últimos anos, chegando a somente 28% no Brasil. Essa queda se deve, entre outros fatores, às mudanças nas políticas de alocação de órgãos de doadores falecidos que favorecem os receptores pediátricos, e os impactos financeiros para o doador e sua família[2].

SOBREVIDA ENXERTO RENAL

Desde os primeiros transplantes de rim na década de 1950, as crianças apresentaram taxas de sobrevida de pacientes e enxertos mais baixas do que os pacientes adultos. Ao longo das últimas décadas, porém, a evolução na compreensão do sistema imunológico concomitante à realização de estudos multicêntricos clínicos, farmacocinéticos e mecanicistas pediátricos, possibilitou melhor adequação na imunossupressão para essa faixa etária, resultando em sobrevida notavelmente melhor de pacientes e seus enxertos renais. Além disso, questões exclusivamente pediátricas relacionadas ao crescimento, desenvolvimento, maturação neurocognitiva, complicações de infecções virais primárias e doenças congênitas e hereditárias são agora diagnosticadas e tratadas de forma mais específica e eficiente nessas crianças. Da mesma forma, melhorias nas técnicas cirúrgicas, nos cuidados pós-operatórios e o estabelecimento de profilaxia antiviral reduziram as hospitalizações e a morbidade[7].

Nos últimos dados da corte americana de receptores transplantados, de 2013 a 2015 a sobrevida do enxerto em crianças de um e cinco anos foi de 96,2% e 83,1%, respectivamente, para receptores de doadores falecidos, e 97,0% e 92,4%, respectivamente, para receptores de doadores vivos [8]. Os dados do CoBrazPED 2004-2018 observaram uma sobrevida do enxerto de 91% e 78% em 1 e 5 anos, respectivamente, para receptores de doadores falecidos, e de 95,0% e 87% nas mesmas idades, respectivamente, para receptores de doadores vivos, com variações significativas entre os 13 centros transplantadores participantes[2]. Os transplantes renais se iniciaram no Instituto da Criança e do Adolescente (ICr) do HCFMUSP (ICr) em 2008, e a sobrevida do enxerto em dezembro de 2021 foi de 94,6% em 1 e 5 anos para receptores de doadores vivos, e de 95,4% e 88,7% para a mesma faixa etária receptora de doadores falecidos.

SOBREVIDA PACIENTE

A sobrevida dos pacientes pediátricos transplantados renais aumentou ao longo das últimas décadas e é superior à sobrevida em diálise, estando em 5 anos de 97 *versus* 90%, respectivamente, a depender da faixa etária do diagnóstico da doença renal crônica terminal[9].

PREPARO PRÉ-TRANSPLANTE

O preparo dos pacientes que necessitam do transplante renal passa por vários processos com a participação não só da equipe médica, nefropediatras, nefrologistas, urologistas e outras especialidades pediátricas, como também da equipe multidisciplinar: odontologia, enfermagem, psicologia, serviço social, nutrição, farmácia, fisioterapia e terapia ocupacional.

Os pacientes necessitam de avaliação e eventual preparo do trato urinário para receber o enxerto, principalmente naqueles com CAKUT. Além disso, procede a avaliação do risco cardiovascular e risco infeccioso através das sorologias e prova tuberculínica (PPD), além da adequação da situação vacinal. A avaliação hematológica também é realizada, já que pacientes com tromboses prévias e trombofilia detectada em exames na avaliação para o transplante renal apresentam maior risco de trombose do enxerto, e requerem estratégias específicas no pós-operatório, dentre elas a anticoagulação profilática[10].

Na fase pré-transplante é feita a escolha do tipo de doador (vivo ou falecido), a avaliação imunológica com tipificação HLA do paciente e do doador, avaliação da prova cruzada entre o doador e receptor, e do risco imunológico de acordo com o painel de anticorpos anti-HLA do receptor.

No transplante com doador falecido, a tipificação HLA é realizada previamente à captação do órgão, e a realização da prova cruzada pode ser realizada também nessa etapa (em geral utilizando-se o sangue do doador), ou pós-captação, utilizando-se linfócitos extraídos do baço ou linfonodo captados.

De acordo com o protocolo do ICr, no momento do transplante, além da metilprednisolona, aqueles pacientes com painel de anticorpos maior que 20% recebem indução com timoglobulina, que é um potente anticorpo policlonal depletor de linfócitos; e pacientes com painel negativo ou menor que 20% são induzidos com basiliximabe, um anticorpo monoclonal anti-receptor de interleucina-2 (antígeno CD25), que bloqueia o sinal para a proliferação dos linfócitos-T.

SEGUIMENTO PÓS-TRANSPLANTE RENAL

Após o transplante renal, o cuidado do paciente é a longo prazo, a fim de melhorar a sobrevida do enxerto e a qualidade de vida dos transplantados e de suas famílias. Os principais desafios são a rejeição do aloenxerto, os efeitos deletérios das drogas imunossupressoras e o potencial nefrotóxico de algumas delas, a prevenção e o manejo de infecções, especialmente de vírus latentes como o citomegalovírus, epstein-barr vírus e poliomavirus, distúrbios linfoproliferativos pós-transplante e, em casos específicos, recorrência da doença primária. Além destes, o manejo adequado da hipertensão arterial, obesidade, diabetes *mellitus*, crescimento e doença mineral óssea, abordagem de questões específicas da adolescência, má adesão a medicações e transição de cuidados para equipe adulto são questões essenciais e desafiadores para todos os envolvidos no transplante renal pediátrico.

IMUNOSSUPRESSÃO

Os agentes imunossupressores de manutenção pós-transplante mais utilizados podem ser divididos em quatro classes:

- Inibidores de calcineurina (tacrolimo ou ciclosporina).
- Inibidores de mTOR (*mammalian target of rapamycin*, sirulimo ou everolimo).

- Agentes antiproliferativos (azatioprina ou micofenolato).
- Corticosteróides.

A combinação dos agentes imunossupressores de diferentes classes visa otimizar a ação deles ao bloquear vários pontos da resposta imune e reduzir o efeito colateral de cada droga individualmente. A associação de tacrolimus, micofenolato e prednisona é a mais utilizada tanto no transplante renal pediátrico como no de adulto[2,8].

REJEIÇÃO

O transplante de órgãos de doadores para receptores não-HLA idênticos induz um estímulo para respostas aloimunes, clinicamente referidas como rejeição do enxerto mediada por células T ou por anticorpos. Essas duas formas de rejeição resultam de vias mecanicistas separadas, estão associadas a achados e prognósticos histológicos únicos e requerem abordagens distintas de tratamento.

O padrão-ouro para o diagnóstico de rejeição aguda em receptores de transplante renal é a biópsia renal, indicada quando há uma disfunção do enxerto que não é explicada por causas não imunológicas ou a presença de um biomarcador consistente com rejeição aguda.

A histologia do aloenxerto é interpretada usando a classificação de Banff, que passa por extensa atualização e revisão desde seu desenvolvimento na década de 1990. Os critérios diagnósticos para rejeição mediada por células T sofreram poucas mudanças nos últimos anos e incluem infiltrado linfocitário em túbulos (tubulite), em interstício e vasos (vasculite), com a gravidade dessas lesões dependendo do grau deste infiltrado linfocitário.

Em contraste, a classificação de Banff de rejeição aguda mediada por anticorpos continua a evoluir com o reconhecimento contínuo de sua apresentação histológica variável. Seu diagnóstico atualmente envolve a presença dos três critérios de acordo com a última atualização em 2019:

1. Evidência de lesão histológica aguda (principalmente glomerulite e capilarite peritubular).
2. Evidência de interação atual ou recente entre anticorpo e endotélio, confirmada por C4d positivo capilar peritubular ou inflamação microvascular moderada, glomerulite ou capilarite peritubular, ou aumento na expressão de genes transcritos na biópsia fortemente associados com rejeição humoral.
3. Evidência de anticorpo doador específico (DSA HLA e não-HLA), porém a presença de C4d ou transcritos validados positivos podem substituir DSA[11].

Numerosos estudos de biomarcadores de urina e sangue, como CXCL9, CXCL10, granzima B, perforina e ligante Fas, geralmente mostraram sensibilidade e especificidade mistas para identificar a rejeição aguda, diferenciar casos mediados por células T daqueles mediados por anticorpos e distinguir lesão imunológica de outras formas de dano do enxerto[12]. Mais recentemente, o perfil de DNA livre de células derivado de doador (cf-DNA) foi aplicado ao diagnóstico não invasivo de rejeição mediada por anticorpos, com resultados do estudo multicêntrico "Circulating Donor-Derived Cell-Free DNA in Blood for Diagnosing Active Rejection in Kidney Transplant Recipients" (DART) mostrando um valor preditivo negativo para rejeição mediada por anticorpos de 96% ao usar um valor de corte de 1% no sangue do receptor. No entanto, o valor preditivo positivo foi de apenas 44%[13].

Assim, apesar das falhas, a biópsia tecidual associada aos testes imunológicos como o DSA continua sendo o padrão-ouro para o diagnóstico de rejeição aguda em receptores de transplante, e os novos biomarcadores não invasivos ainda não conseguiram substituir completamente o diagnóstico tecidual.

Considerando a importância do laboratório de imunologia tanto no pré quanto no pós-transplante renal, detalharemos a seguir os principais exames realizados na prática clínica do transplante renal pediátrico (Tabela 1).

TABELA 1 Principais provas imunológicas utilizadas no pré e pós transplante renal

Pré-transplante: Preparo do receptor e doador	Pós-transplante: Monitorização da rejeição mediada por anticorpos
Tipificação HLA doador e receptor	Prova Cruzada doador e receptor: Citotoxicidade dependente de complemento (CDC) Citometria de Fluxo (FCXM)
Prova Cruzada doador e receptor: Prova Cruzada Virtual Citotoxicidade dependente de complemento (CDC) Citometria de Fluxo (FCXM)	Reatividade contra painel de anticorpos (PRA) para pesquisa anticorpo doador específico (DSA): Qualitativa: Mixed Quantitativa: Single Antigen Beads
Reatividade contra painel de anticorpos (PRA): Qualitativa: Mixed Quantitativa: Single Antigen Beads	

AVALIAÇÃO IMUNOLÓGICA PARA TRANSPLANTE RENAL EM CRIANÇAS E ADOLESCENTES

No começo da era dos transplantes, os anticorpos foram os primeiros mediadores da rejeição a serem observados, especialmente aqueles do sistema ABO, responsáveis por rejeições hiperagudas em transplantes com incompatibilidade entre doador e receptor.

Nos anos 50, em Paris, J. Dausset descreveu as bases de um sistema antigênico expresso na superfície das células denominado HLA – antígenos leucocitários humanos. Mais tarde, verificou-se ser esse o sistema principal de histocompatibilidade no homem. Dausset, receptor do Prêmio Nobel de Medicina de 1980, trabalhando com o cirurgião Felix Rappaport, mostrou a influência do HLA em transplantes de pele em humanos, submetendo-se ele mesmo ao procedimento. A identificação molecular do principal alvo da rejeição passou a ser fundamental na compreensão de todos os mecanismos de rejeição de órgãos[14].

SISTEMA HLA

Existem duas classes de antígenos HLA expressos na superfície das células. Os de classe I têm distribuição ubiquitária nas células nucleadas do organismo, com exceção das hemácias. Os três antígenos melhor entendidos dessa classe são codificados por três *loci* distintos e expressos na membrana das células, chamados HLA A, HLA B e HLA C. Esses antígenos têm estruturas bioquímicas semelhantes, que incluem uma glicoproteína de 45 kDa que se insere na membrana citoplasmática, que por sua vez é composta por uma porção intramembranária, uma porção hidrofóbica transmembranária, e três domínios proteicos extracelulares. Essa molécula se liga de modo não covalente a beta-microglobulina, uma proteína de 12 kDa que, por sua vez, não se insere na membrana. Nos dois domínios mais externos, chamados de alfa-1 e alfa-2, existem sítios onde substituições de aminoácidos dão origem às diferentes especificidades antigênicas detectadas por reações sorológicas. Além dos antígenos HLA A, B e C, há outros de classe I de estrutura química semelhante, mas cuja expressão celular e polimorfismo são menos conhecidos (Figura 1).

Existem nove genes primários do Major Histocompatibility Complex (MHC) de classe II: *HLA-DPA1, -DPB1, -DQA1, -DQB1, -DRA, -DRB1, -DRB3, -DRB4* e *-DRB5*. Essas proteínas, que também são moléculas com cadeias alfa-1 e beta-1, são expressas em células apresentadoras de antígenos (APC), naquelas da linhagem monócito/macrófago e também em linfócitos T ativados. Outras células, quando ativadas por algumas citocinas, como o interferon-gama, também podem expressá-las. Cada proteína é expressa a partir de dois alelos, com alto grau de polimorfismo genético HLA. Uma exceção é o HLA-DRA, que é invariante nas regiões de ligação ao peptídeo e é considerado invariante em geral[15].

Tanto os antígenos de classe I como os de classe II são codificados na mesma região do genoma, situado no braço curto do cromossomo 6 humano (Figura 3). Trata-se de uma das regiões mais bem conhecidas do material genético humano, denominado de complexo principal de histocompatibilidade (CPH). A beta-2-microglobulina, no entanto, é codificada no cromossomo 15 humano. O mapa físico dos genes do CPH coloca os *loci* codificados para os antígenos de classe I em região telomérica – mais distante do centrômero – enquanto os de classe II em região mais centromérica – mais perto do centrômero (Figura 2).

A resposta imune adaptativa desenvolve a memória imunológica e a especificidade do antígeno por meio do reconhecimento de aloantígenos pelas células T. As rejeições celulares agudas e mediadas por anticorpo no transplante renal ocorrem como resultado do reconhecimento de antígenos do doador levando à ativação de células T e B, criação de anticorpos específicos para o doador e ativação da cascata do complemento mediado por anticorpos.

O risco imunológico de crianças de baixa idade foi considerado menor quando comparado a adultos, devido ao sistema imunológico mais ingênuo caracterizado por menor atividade de células T e de níveis mais baixos de anticorpos anti-HLA antes do transplante. Esses riscos imunológicos, entretanto, aumentam com a idade e são maiores na criança ou no adolescente que recebe o segundo ou terceiro enxerto renal no decorrer da vida.

Os genes do HLA de classe I codificam uma molécula formada por uma cadeia alfa (subdividida em alfa-1, alfa-2 e alfa-3) ligada a uma molécula de beta-2 microglubulina (codificada fora do complexo HLA). A fenda de ligação do peptídeo é formada pela união da cadeia alfa-1 e alfa-2. A maioria das pessoas são heterozigotas para os genes do HLA e, portanto, expressam seis moléculas de classe I diferentes em cada célula: duas moléculas de HLA-A, duas de HLA-B e duas de HLA-C (Figura 1).

Os genes do HLA de classe II codificam uma molécula formada por uma cadeia alfa (subdividida em alfa-1 e alfa-2), e uma cadeia beta (subdividida em beta-1 e beta-2). A fenda de ligação do peptídeo é formada pela união da cadeia alfa-1 e beta-1. Cada indivíduo herda de cada progenitor um gene DPA e um gene DPB (que codificam as cadeias alfa e beta da molécula do HLA-DP respectivamente); um gene DQA e um gene DQB (que codificam as cadeias alfa e beta da molécula do HLA-DQ respectivamente); um gene DRA e um ou dois genes DRB (que codificam as cadeias alfa e beta da molécula do HLA-DR respectivamente). Portanto, para a formação do HLA de classe II são necessários dois genes: um responsável pela síntese da molécula beta e outro responsável pela síntese da molécula alfa [16] (Figura 2).

A nomenclatura dos genes de HLA consiste em letras e números que se referem ao gene e a cadeia codificadas, e ao alelo estudado (Figura 4). Por exemplo: o HLA-A *02:101 se refere ao HLA de classe I, gene A, alelo 02:101 e o asterisco significa que a tipificação foi realizada por métodos moleculares (PCR ou sequenciamento de DNA). Além disso, o gene HLA-A*02 também pode ser denominado de A2. Os campos 3 e 4 não devem ser utilizados se não houver uma mutação silenciosa ou diferenças na região não codificadora de um alelo particular. Existem atualmente mais de 18 mil alelos descritos pela nomenclatura HLA (última atualização em junho de 2019). O nome dessa classe de genes é de responsabilidade da

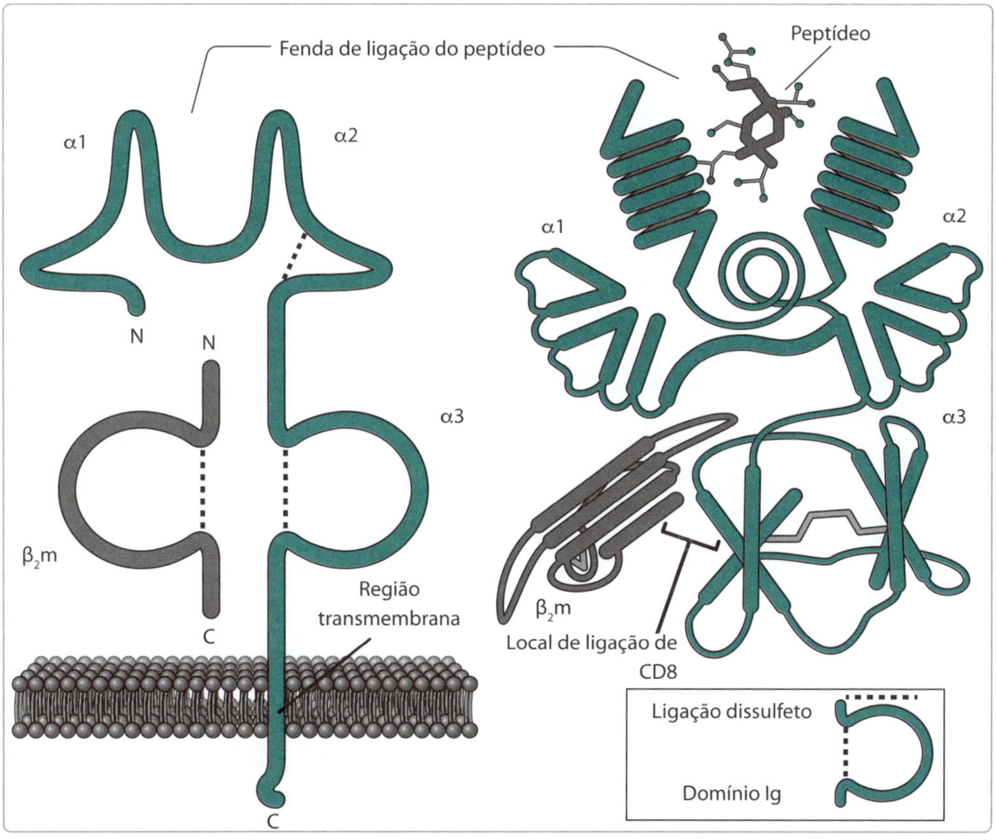

FIGURA 1 Estrutura da molécula de HLA de classe I.
Fonte: Abbas AK; LICHTMAN AH; PILLAI S. Imunologia Celular e Molecular. 8ª ed. Rio de Janeiro: Elsevier, 2015.

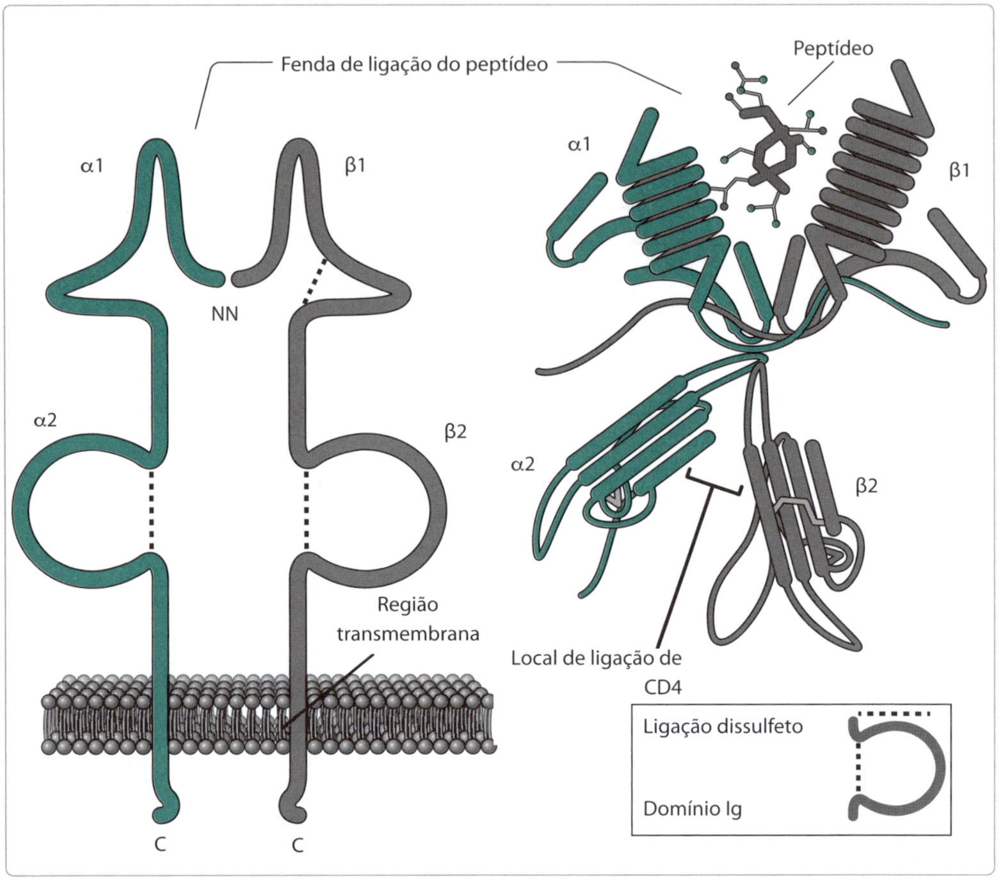

FIGURA 2 Estrutura da molécula de HLA de Classe II.
Fonte: Abbas AK; LICHTMAN AH; PILLAI S. Imunologia Celular e Molecular. 8ª ed. Rio de Janeiro: Elsevier, 2015.

WHO *Nomenclature Committee for Factors of the HLA System*.

PROVAS CRUZADAS

A importância dos antígenos leucocitários humanos foi consagrada com a descoberta da associação entre a rejeição hiperaguda e a presença de anticorpos no soro do receptor contra os antígenos apresentados pelo doador. O teste utilizado foi o da microlinfocitotoxicidade, baseado no método de citotoxicidade dependente de complemento (CDC), introduzido por Terasaki em 1964.

Assim a pesquisa de anticorpos pré-formados no receptor contra os antígenos HLA do doador, prova cruzada (PC) ou *cross-match*, com a técnica CDC passou a ser de uso obrigatório na avaliação imunológica pré-transplante renal.

A PC desde a introdução teve um impacto incontestável, diminuindo drasticamente a rejeição mediada por anticorpo aguda avaliada em cerca de 20% naquela época, tornando-se uma etapa histórica do transplante renal em contínua evolução e já se delineando como tratamento de escolha por muitos pacientes renais crônicos.

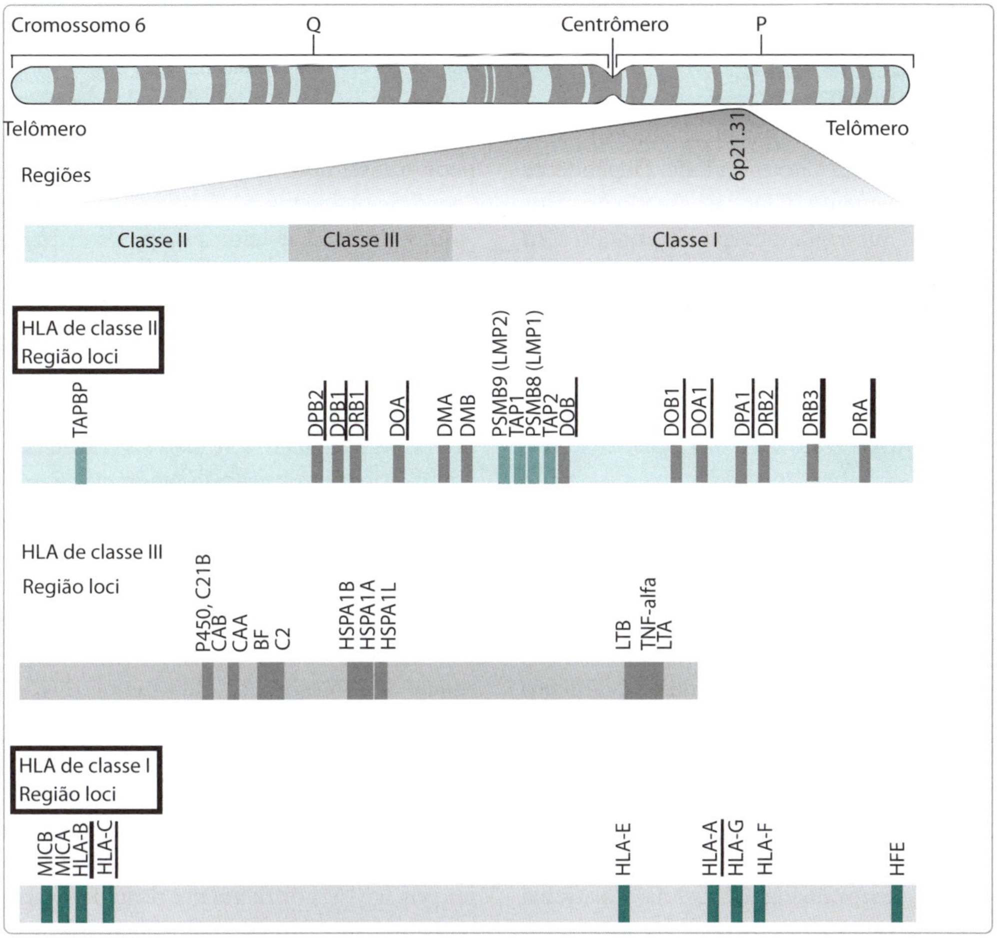

FIGURA 3 Mapa do cromossomo 6 humano.
Fonte: Klein J, Sato A. The HLA system. First of two parts. N Engl J Med. 2000 Sep;7;343(10):702-9.

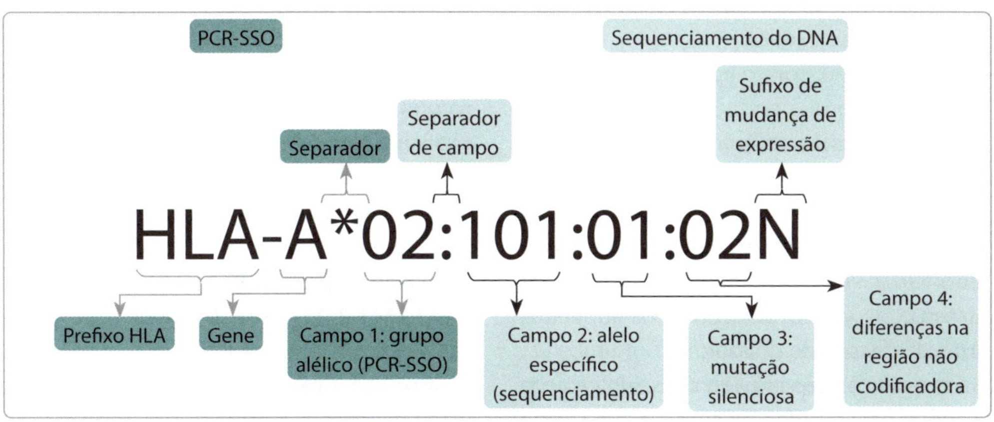

FIGURA 4 Nomenclatura dos genes do complexo HLA.
* a tipificação foi realizada por métodos moleculares (PCR ou sequenciamento de DNA).
Fonte: Marsh SG, Albert ED, Bodmer WF, Bontrop RE, Dupont B, Erlich HA, et al. Nomenclature for factors of the HLA system, 2010. Tissue Antigens. 2010 Apr;75(4):291-455.

MÉTODO CITOTOXICIDADE DEPENDENTE DE COMPLEMENTO

O método Citotoxicidade Dependente de Complemento (CDC) é baseado no princípio em que um anticorpo em contato com células, as quais expressam na superfície o antígeno específico se liga a este, formando um imunocomplexo que fixa o complemento lizando as células-alvo.

Princípio

Brevemente, o teste consiste na incubação do soro do receptor com os linfócitos do doador, seguida por uma outra etapa de incubação após a adição de soro de coelho como fonte de complemento. A citotoxicidade é avaliada através da adição de um corante vital.

Reações que apresentam uma percentagem de células mortas superior a 10% quando comparadas ao controle negativo são consideradas positivas. Esta técnica básica foi denominada CDC-NIH (National Institute of Health). A constatação que os autoanticorpos não influenciam o êxito do transplante abriu a primeira brecha no dogma segundo o qual toda PC positiva contraindica o transplante.

Nos anos 70, com o aprofundamento no conhecimento dos antígenos HLA de classe II, iniciou-se a utilização de suspensões enriquecidas com linfócitos T e B nas provas cruzadas. Na ausência de autoanticorpos, PCs positivas contra linfócitos totais ou linfócitos T são considerados indicativos da presença de anticorpos contra os antígenos HLA de classe I do doador.

Provas cruzadas positivas exclusivamente contra os linfócitos B, sempre em ausência de autoanticorpos, podem indicar a presença de anticorpos contra os antígenos HLA de classe II ou que sejam fracos contra os antígenos HLA de classe I do doador. Para afastar esta última hipótese, é necessário repetir o teste após a absorção do soro com "*pool*" de plaquetas.

A significância clínica da prova cruzada T negativa e B positiva foi e ainda é objeto de controvérsias. No laboratório de Imunologia e Histocompatibilidade do INCor FMUSP, anticorpos específicos contra linfócitos B, normalmente dirigidos contra antígenos HLA de classe II, não são deletérios ao enxerto. Foi observado ainda que a presença de anticorpos específicos contra antígenos HLA-DR não influencia o êxito do transplante, pelo menos quando se trata de doador vivo.

Nos anos 80 foi introduzida definitivamente a utilização de ditiotreitol (DTT), substância redutora que neutraliza a ação dos anticorpos IgM. O pré-tratamento do soro com DTT permite a definição mais precisa entre a positividade de vida a anticorpos IgG ou IgM. Positividade devida a anticorpos IgM é normalmente dirigida contra autoantígenos. No entanto, anticorpos IgM aloespecíficos não são deletérios ao enxerto.

Finalmente, a constatação que a adição à reação de antiglobulina humana (AGH) aumentava significativamente a sensibilidade do teste levou a técnica CDC-AGH a ser reconhecida por todos como a mais precisa e sensível em detectar anticorpos anti-HLA, fazendo até hoje parte da rotina de quase todos os laboratórios HLA[17, 18, 19, 20, 21, 22].

PROVA CRUZADA POR CITOMETRIA DE FLUXO

Em meados dos anos 90, passamos a utilizar a Prova Cruzada por Citometria de Fluxo (FCXM) (protocolo ASHI) em casos específicos como retransplantes, pacientes sensibilizados em paralelo nas avaliações para transplantes intervivos e no monitoramento pós transplantes. Na época tratava-se de uma metodologia bastante sofisticada e de difícil padronização, em que a reação de anticorpo do receptor com células do doador é verificada por imunofluorescência, utilizando o citômetro de fluxo, cujo funcionamento é baseado na excitação do fluorocromo por um raio laser no qual a emissão luminosa é detectada posteriormente. Hoje, a prova cruzada por citometria vem sendo usada por diversos laboratórios como rotina na seleção de receptores de rim, inclusive com protocolos alternativos como Halifax. Este tipo de prova é bastante sensível, mas diminui a especificidade, à medida em que alguns anticorpos não deletérios ao enxerto podem ser detectados. Mesmo assim, esta técnica é recomendada, junto com a CDC-AGH, nos casos de transplantes de risco, como pacientes hipersensibilizados ou de retransplante renal, e também no caso de prova cruzada B positiva, para excluir ou não a participação de anticorpos anti-HLA de classe I. Reagentes marcados com fluorescência direcionados contra anticorpos anti-HLA, bem como proteínas de superfície celular específicas de células T e B (CD3 para células T, CD19 para células B) (Figura F), são adicionados a amostras de células para realizar o FCXM e detectar anticorpos ligados a células individuais células T e B. Esta técnica, baseada em células inteiras, oferece identificação definitiva de anticorpos e classes. A adição

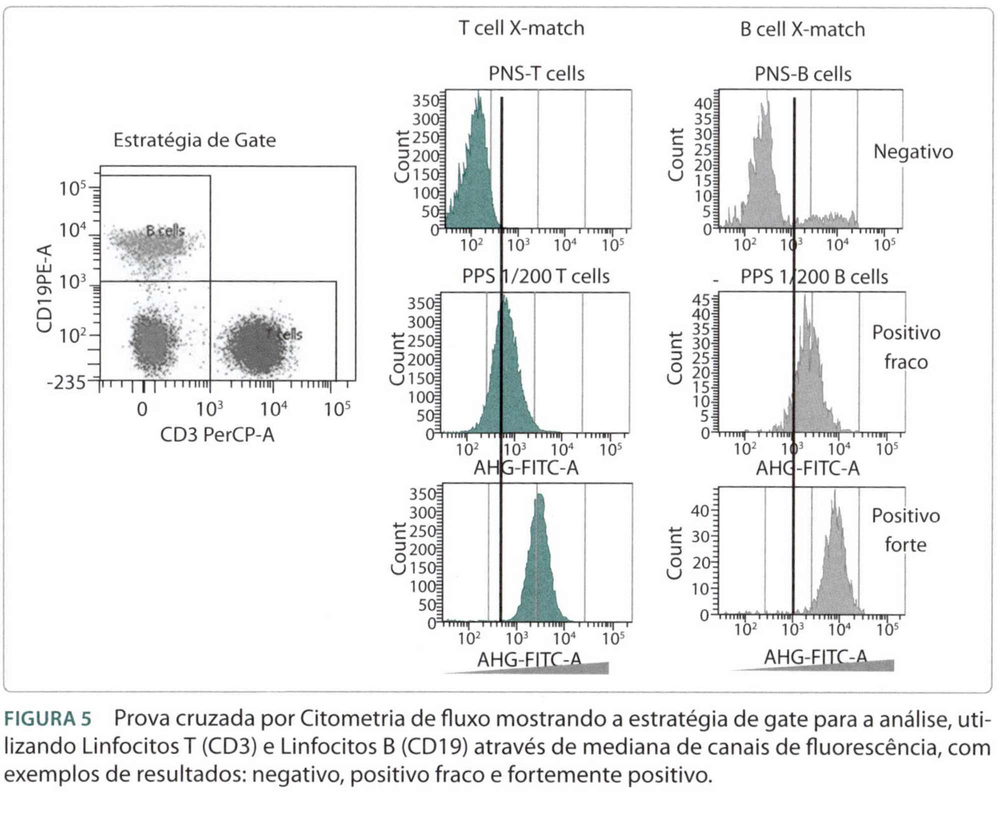

FIGURA 5 Prova cruzada por Citometria de fluxo mostrando a estratégia de gate para a análise, utilizando Linfocitos T (CD3) e Linfocitos B (CD19) através de mediana de canais de fluorescência, com exemplos de resultados: negativo, positivo fraco e fortemente positivo.

de pronase, agente que digere os receptores Fc e outras proteínas da superfície celular, ajuda a diminuir a ligação de fundo não específica dos receptores Fc e autoanticorpos, melhorando a sensibilidade e especificidade da FCXM.

Uma prova cruzada por citometria de fluxo positiva representa risco, mas não necessariamente uma contraindicação ao transplante. Em outras palavras, o significado clínico de anticorpos doador específico (DSA – *donnor specific antibody*) determinados por citometria de fluxo depende do histórico do paciente, resultados dos testes de CDC e reatividade contra painel fase sólida (Luminex). Em receptores de órgãos não sensibilizados, por exemplo, uma prova cruzada por citometria de fluxo positiva na presença de CDC negativo e nenhum DSA é considerado clinicamente insignificante e o transplante pode prosseguir. Portanto, este teste nunca pode ser analisado isoladamente, mas deve ser levado em consideração a história clínica do receptor, idade, nível de sensibilização e presença ou ausência de níveis de DSA[23, 24, 24, 26].

PROVAS CRUZADAS DIFERENCIADAS

Apesar dos avanços na prova cruzada, tanto a literatura e a experiência do Laboratório de Imunologia e Histocompatibilidade do INCor mostram que há por volta de 5% de rejeições devido a anticorpos não detectados com essa técnica. Na busca de possíveis alvos moleculares nessas rejeições, vários grupos, incluído o do laboratório do Instituto do Coração do HCFMUSP (INCor), estudaram reatividade antiendotélio. Lá foram realizadas provas cruzadas que utilizaram soro do receptor e pele do doador, em que se detectaram anticorpos, provavelmente antiendotélio, que se fixam nos queratinócitos do doador. A presença desses anticorpos mostrou-se acuradamente preditiva da perda precoce do enxerto em pacientes que anteriormente rejeitaram um outro enxerto renal.

Em outro estudo, o grupo do laboratório do InCor pesquisou o envolvimento de anticorpos antiendotélio na perda do enxerto em 22 eluatos obtidos de rins nefrectomizados após perderem a funcionalidade por causa de diferentes tipos de rejeição. As provas cruzadas com amostras de soro pré-transplante, pré-nefrectomia, uma e duas semanas pós-nefrectomia foram negativas, excluindo assim a presença de anticorpos anti-HLA contra o doador.

Os eluatos foram testados contra um painel de células endoteliais. Em oito casos foram detectados anticorpos que se ligam às células endoteliais, ativando-as como mostrou o aumento significativo da expressão das moléculas de adesão (VCAM-1, ELAM-1 e ICAM-1). Sete destes oito eluatos foram obtidos de rins que sofreram rejeição vascular aguda, enquanto nenhum provinha dos nove casos de rejeição crônica[27, 28, 29, 30].

PROVA CRUZADA VIRTUAL

A presença de anticorpos contra os antígenos HLA é um elevado fator de risco para pacientes em lista de espera para transplante. A realização de uma prova cruzada prospectiva é imprescindível nestes casos para verificar se os pacientes sensibilizados têm anticorpos específicos contra os antígenos do doador. Levando em consideração o tipo de órgão a ser transplantado, o tempo de isquemia fria em muitas situações torna-se praticamente impossível realizar o teste e a quase totalidade dos pacientes morrem em lista de espera quando o receptor necessita de um coração. No início dos anos 2000, com o desenvolvimento do Luminex, plataforma *x map Tecnology*, uma nova metodologia utilizando antígenos HLA purificados permitiu a detecção e caracterização dos anticorpos presentes no soro do paciente. Uma vez definida a especificidade dos anticorpos, sabe-se contra quais antígenos HLA estes são dirigidos. Assim, quando um doador é disponível, após a tipificação HLA dele pode-se predizer o êxito da prova cruzada prospectiva: na ausência de anticorpos específicos para os antígenos incompatíveis do doador a prova cruzada será negativa. Este processo constitui a prova cruzada virtual. No laboratório de Imunologia e Histocompatibilidade do INCor, em comum acordo com o centro transplantador, a prova cruzada virtual foi implantada em maio de 2010 como estratégia para transplantar pacientes sensibilizados em lista de espera para coração. Durante um ano foram realizados 23 transplantes cardíacos: 15 (65%) pacientes com PRA = 0% e oito (35%) sensibilizados. Destes últimos, sete foram transplantados com prova cruzada virtual negativa para anticorpos anti-Classe I e II, e um na presença de um anticorpo contra um antígeno Classe II do doador. As provas cruzadas clássicas realizadas retrospectivamente foram negativas. Um paciente faleceu um dia após o transplante. Na necropsia, o estudo histológico do miocárdio foi detectado inúmeras áreas de necrose miocárdica por hipertrofia ventricular importante, sem sinais de rejeição hiperaguda. Os demais pacientes tiveram uma excelente evolução, apresentando sobrevida de 87,5%.

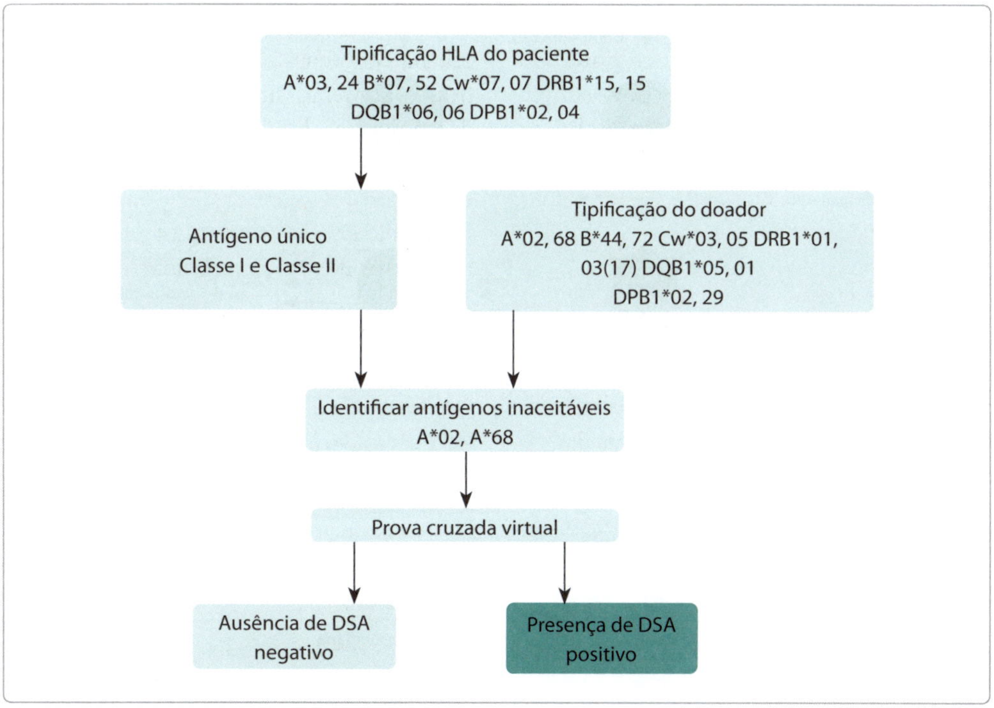

FIGURA 6 Esquema de prova cruzada virtual.
DSA: *Donnor Specific Antibody* ou Anticorpos doador específico.

Mediante os resultados obtidos, o número de transplantes foi duplicado nos anos posteriores. Os dados mostraram que a prova cruzada virtual foi uma estratégia eficaz e segura, que permitiu expandir o *pool* de potenciais doadores para os pacientes sensibilizados. Hoje a técnica é usada como estratégia para avaliar e excluir pacientes previamente sensibilizados contra antígenos inaceitáveis de potenciais doadores em vários centros transplantadores de órgãos sólidos.

COMPARAÇÃO DE MÉTODOS PARA DETECÇÃO DE ANTICORPOS

Métodos de detecção de Anticorpos Diagrama dos protocolos	Prova cruzada por CDC	Prova cruzada por Citometria	Teste por fase sólida (Luminex)

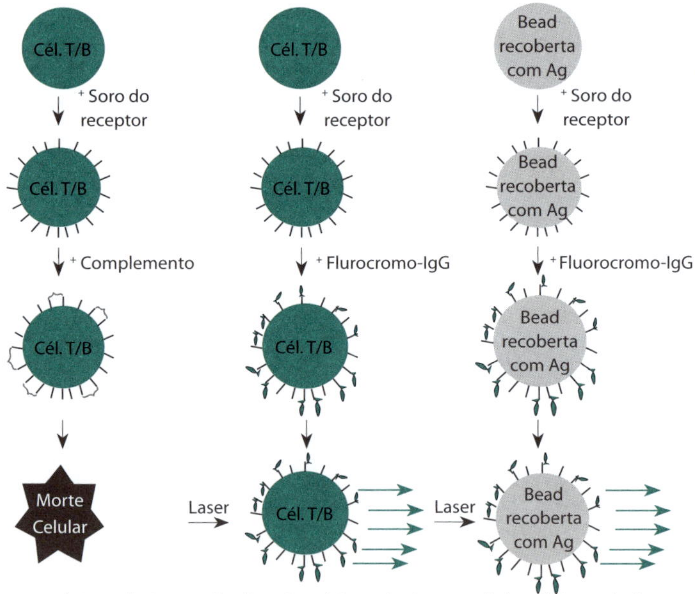

	Prova cruzada por CDC	Prova cruzada por Citometria	Teste por fase sólida (Luminex)
Aplicação do teste	Geralmente pré-transplante	Geralmente pré-transplante	Pré e pós transplante
Fonte do antígeno	Linfócitos do doador	Linfócitos do doador	Antígenos purificados fixados em beads
Anticorpo detectado	Citotóxico, fixador de complemento IgG e IgM, específico do doador	IgG doador específico	Anticorpos IgG anti-HLA
Anticorpo específico detectado	Não	Não	Sim (HLA)
Quantificação	Escala 1-8	Semiquantitativo	Semiquantitativo
Sensibilidade	Baixa	Intermediária	Alta
Reprodutibilidade	Baixa	Baixa/Intermediária	Alta
Requer células viáveis	Sim	Sim	Não

FIGURA 7 Comparação de métodos para detecção de anticorpos anti-HLA, HLA, antígenos leucocitários humanos; CDC, citotoxicidade dependente de complemento.
Fonte: adaptada de McCaughan J, Xu Q, Tinckam K.[30].

REATIVIDADE CONTRA PAINEL (PRA)

Nos últimos anos foram introduzidos os ensaios de fase sólida na pesquisa de anticorpos anti-HLA. Esses ensaios não utilizam células, mas moléculas HLA aderidas em microesferas usadas em um sistema de citometria de fluxo ou uma plataforma Luminex, ambos mais sensíveis do que a citotoxicidade dependente de complemento (Figura 8).

O método Luminex é atualmente adotado pela quase totalidade dos laboratórios. De acordo com a fixação das moléculas HLA nas microesferas, o êxito do teste é caracterizado quantitativa e qualitativamente.

Utilizam-se basicamente três tipos de microesferas:

- No primeiro, são utilizadas microesferas com grande número de moléculas HLA classe I e classe II, proporcionando um resultado positivo ou negativo.
- No segundo, cada microesfera representa uma célula com duas moléculas provenientes dos dois alelos de cada *locus* HLA, fornecendo assim o valor em % do PRA.
- No terceiro, uma única molécula HLA é fixada nas microesferas *(single antigen beads).*

Este último é particularmente útil para a caracterização dos anticorpos e para definir, após comparação com os antígenos HLA incompatíveis do doador, se é um anticorpo específico contra o próprio doador. O painel é composto por 98 *beads,* cada uma revestida com alelos únicos para HLA de classe I ou II[33, 34].

Como exemplo, na Figura 9 temos uma amostra de soro de paciente testado contra um painel de antígenos únicos, apresentando resultados positivos para os alelos de classe I, HLA:02, A:68 e A:69, com PRA Calculado de 52,1%.

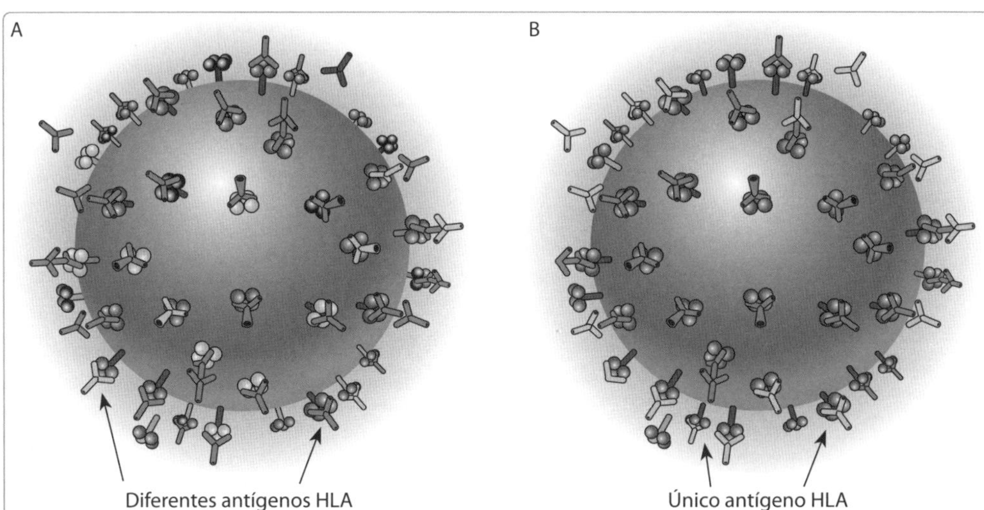

FIGURA 8 Representação dos ensaios rotineiramente utilizados nos Laboratórios. A: Microesferas revestidas com alelos HLA de Classe I ou Classe II (*Mixed*). B: Microesferas revestidas com alelos únicos (*Single Antigen Beads*).
Fonte: adaptada de Pécora RAA[35].

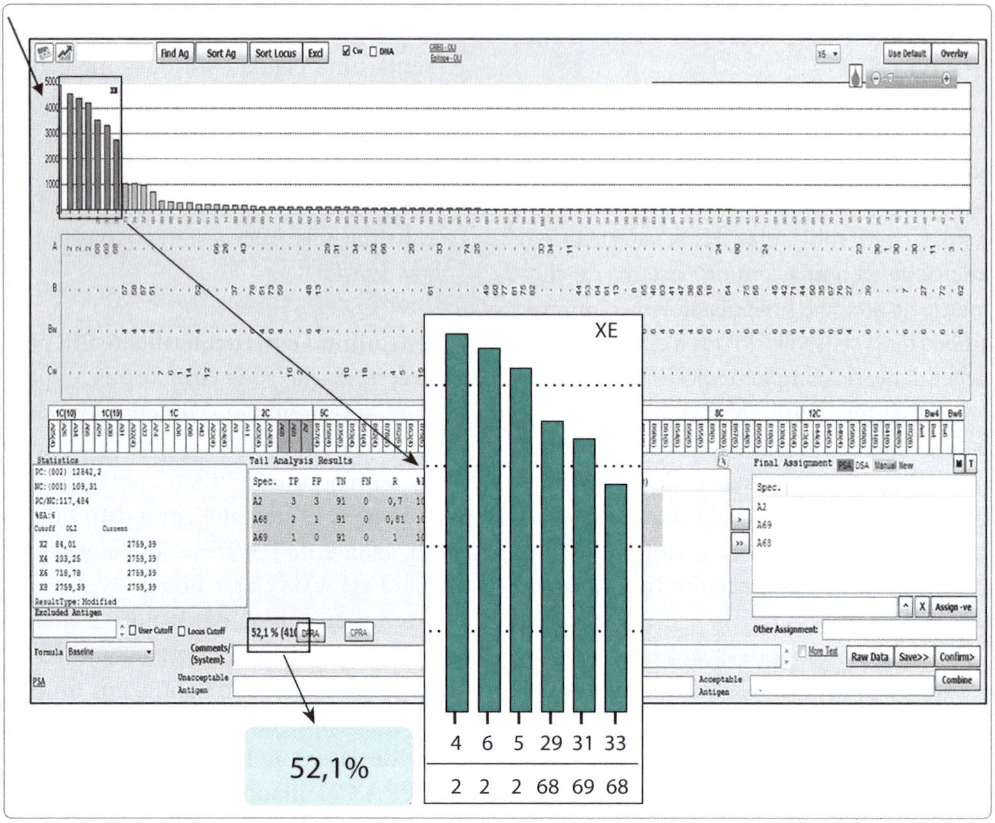

FIGURA 9 Pesquisa de Single Antígeno de Classe I, PRA calculado 52,1%.
Fonte: Laboratório de Imunologia - InCor-HC-FMUSP - Pesquisa de anticorpo anti HLA de Classe I - Plataforma Luminex.

CONCLUSÃO

A evolução dos métodos para tipificação dos antígenos leucocitários humanos através da biologia molecular e com a implantação da fase sólida na pesquisa de anticorpos anti-HLA, assim como a seleção de receptores com ausência de anticorpos doador específicos (prova cruzada virtual negativa), tem contribuído para melhor evolução no contexto do transplante de órgãos, incluindo o transplante renal. Dessa forma, antecipa a convocação do receptor para a fase do pré-operatório, e diminui o tempo de isquemia fria do órgão, independentemente do nível de sensibilidade do paciente.

Provas cruzadas convencionais, CDC+AGH / citometria de fluxo preconizam resultados negativos em vista de menor sensibilidade quando comparados com prova cruzada virtual negativa. No entanto, nem todo anticorpo assinalado na reatividade contra painel em uma determinada amostra de soro tem relevância para o sucesso do transplante, uma vez que antígeno desnaturado ou criptoantígeno podem levar a um resultado positivo inespecífico, e por consequência a contraindicação de um possível transplante.

Na detecção de anticorpos HLA não existe um teste único perfeito que forneça resultados de compatibilidade com exatidão, quantificação, sensibilidade e especificidade desejáveis. Como consequência, o laboratório HLA deve incorporar múltiplos testes e análises laboratoriais com informações sobre cada indivíduo, a fim de garantir que as informações corretas sobre o risco imunológico sejam fornecidas para cada paciente.

Com a ampliação dos loci HLA C, DQ e DP, como critérios de seleção para os possíveis doadores e a consequente tipificação dos receptores em lista de espera, a compatibilidade contribuirá para uma adequada distribuição de órgãos e uma melhor sobrevida do enxerto e do paciente.

EXAMES UTILIZADOS NA ANÁLISE LABORATORIAL REALIZADA EM RECEPTORES/DOADORES PARA TRANSPLANTE RENAL

Exames	Descrito em:
Teste ou Tipificação HLA (antígenos leucocitários humanos) classe I e II média ou alta resolução	Capítulo 28: O transplante de células-tronco hematopoiéticas e a histocompatibilidade
Painel de anticorpos anti-HLA ou Identificação de Anticorpos Anti-HLA por ensaio de fase sólida (Luminex)	Capítulo 28: O transplante de células-tronco hematopoiéticas e a histocompatibilidade
Prova cruzada por citometria de fluxo	Capítulo 28: O transplante de células-tronco hematopoiéticas e a histocompatibilidade

BIBLIOGRAFIA RECOMENDADA

1. Chua A, Cramer C, Moudgil A, Martz K, Smith J, Blydt-Hansen T, et al. Kidney transplant practice patterns and outcome benchmarks over 30 years: The 2018 report of the NAPRTCS. Pediatr Transplant. 2019;23(8):135-97.
2. Souza VC, Garcia CD, Pestana JM, Martins SB, Custódio LF, Bittencourt V, et al. Collaborative Brazilian pediatric renal transplant registry (CoBrazPed-RTx): A report from 2004 to 2018. Pediatr Transplant. 2019;23(6):134-63.
3. Amaral S, Sayed BA, Kutner N, Patzer RE. Preemptive kidney transplantation is associated with survival benefits among pediatric patients with end-stage renal disease. Kidney Int. 2016;90(5):1100-8.
4. Davis ID, Bunchman TE, Grimm PC, Benfield MR, Briscoe DM, Harmon WE, et al. Pediatric renal transplantation: indications and special considerations. A position paper from the Pediatric Committee of the American Society of Transplant Physicians. Pediatr Transplant. 1998;2(2):117-29.
5. Ministério da Saúde. Portaria nº 2.600, de 21 de outubro de 2009. Aprova o Regulamento Técnico do Sistema Nacional de Transplantes. Diário Oficial da União, 2009.
6. Van Arendonk KJ, Chow EKH, James NT, Orandi BJ, Ellison TA, Smith JM, et al. Choosing the Order of Deceased Donor and Living Donor Kidney Transplantation in Pediatric Recipients. Transplantation. 2015;99(2):360-6.
7. Verghese PS. Pediatric kidney transplantation: a historical review. Pediatr Res. 2017;81(1-2):259-64.
8. Lentine KL, Smith JM, Hart A, Miller J, Skeans MA, Larkin L, et al. OPTN/SRTR 2020 Annual Data Report: Kidney. Am J Transplant. 2022;22 (Suppl 2):21-136.
9. Chesnaye NC, Van Stralen KJ, Bonthuis M, Harambat J, Groothoff JW, Jager KJ. Survival in children requiring chronic renal replacement therapy. Pediatr Nephrol. 2018;33(4):585-94.
10. Beatrice JM, Takahashi MS, Celeste DM, Watanabe A, Koch VHK, Carneiro JDA. Thromboprophylaxis after kidney transplantation in children: Ten-year experience of a single Brazilian center. Pediatr Transplant. 2021;25(8):e141-01.
11. Loupy A, Haas M, Roufosse C, Naesens M, Adam B, Afrouzian M, et al. The Banff 2019 Kidney Meeting Report (I): Updates on and clarification of criteria for T cell and antibody-mediated rejection. Am J Transplant. 2020;20(9):2318-31.
12. Naesens M, Anglicheau D. Precision Transplant Medicine: Biomarkers to the Rescue. J Am Soc Nephrol. 2018;29(1):24-34.
13. Bloom RD, Bromberg JS, Poggio ED, Bunnapradist S, Langone AJ, Sood P, et al. Cell-Free DNA and Active Rejection in Kidney Allografts. Journal of the American Society of Nephrology. 2017;28(7):2221-32.
14. Dausset J, Pla M. HLA complexe majeur d'histocompatibilité de l'homme. Flammarion, Paris Dausset J. Sciencieces; 1989. p.414.
15. Wieczorek M, Abualrous ET, Sticht J, Álvaro-Benito M, Stolzenberg S, Noé F, et al. Major Histocompatibility Complex (MHC) Class I and MHC Class II Proteins: Conformational Plasticity in Antigen Presentation. Front Immunol. 2017;8:292.
16. Lefaucheur C, Viglietti D, Mangiola M, LoupyA, Zeevi A. From Humoral Theory to Performant Risk Stratification in Kidney Transplantation. J Immunol Res. 2017;2017:520-1098.
17. Mehra NK, Baranwal AK. Clinical and immunological relevance of antibodies in solid organ transplantation. Int J Immunogenet. 2016;43(6):351-68.
18. Terasaki PI, Mcclelland JD. Microdropletassay of human serum cytotoxins. Nature. 1964;204:998-1000.
19. Patel R, Terasaki PI. Significance of the positive crossmatch test in kidney transplantation. N Engl J Med. 1969;280(14):735-9.
20. Johnson AH, Rossen RD, Butler WT. Detection of alloantibodies using a sensitive antiglobulin microcytotoxicity test: identification of low levels of pre-formed antibodies in accelerated allograft rejection. Tissue Antigens. 1972;2(3):215-26.
21. Kerman RH, Kimball PM, Van Buren CT, Lewis RM, DeVera V, Baghdahsarian V, et al. AHG and DTE/AHG procedure identification of crossmatch appropriate donor-recipient pairings that result in improved graft survival. Transplantation. 1991;51(2):316-20.
22. Scornik JC. Detection of alloantibodies by flow cytometry: Relevance to clinical transplantation. Cytometry.1995;22:259-63.
23. Lewiski R, Adams G, Peladeau G, Eckel D, Bray R, Howard G. An Optimized Flow Cytometria Crossmatch Assay Expedites Pre-transplant Immunologic Risk Assessment. ASHI 2011.
24. Liwski RS, Greenshields AL, Conrad DM, Murphey C, Bray RA, Neumann J, et al. Rapid optimized flow cytometric crossmatch (FCXM) assays: The Halifax and Halifaster protocols. Hum Immunol. 2018;79(1):28-38.
25. Park Y, Ko EJ, Chung BH, Yang CW. Kidney transplantation in highly sensitized recipients. Kidney Res ClinPract 2021;40(3):355-70.
26. Lucchiari N, Panajotopoulos N, Xu C, Rodrigues H, Ianhez LE, Kalil J, et al. Antibodies eluted from acutely rejected renal allografts bind to and activate human endothelial cells. Hum Immunol. 2000;61(5):518-27.
27. Panajotopoulos N, Silva RA, Rodrigues H, Oliveira ZN, Fukumori LM, Ianhez LE, et al. Clinical significance of skin crossmatch in kidney transplantation. Transplant Proc. 1999;31(7):2982-3.
28. Ronda C, Glotz D, David DS, Ianhez LE, Rodrigues H, Viggiani CS, et al. Non HLA antibodies reactive

against endothelial cells may cause early loss of renal allografts. JBT J Bras Transpl. 2008;11:861-8.
29. Ronda C, Borba SC, Ferreira SC, Glotz D, Ianhez LE, Rodrigues H, et al. Non-human leukocyte antigen antibodies reactive with endothelial cells could be involved in early loss of renal allografts. Transplant Proc. 2011;43(4):1345-8.
30. McCaughan J, Xu Q, Tinckam K. Detecting donor-specific antibodies: the importance of sorting the wheat from the chaff. Hepatobiliary Surg Nutr. 2019;8(1):37-52.
31. Orandi BJ, Garonzik-Wang JM, Massie AB, Zachary AA, Montgomery JR, Van Arendonk KJ, et al. Quantifying the risk of incompatible kidney transplantation: a multicenter study. Am J Transplant. 2014;14:1573-80.
32. Tait BD, Hudson F, Cantwell L, Brewin G, Holdsworth R, Bennett G, et al. Review article: Luminex technology for HLA antibody detection in organ transplantation. Nephrology (Carlton). 2009;14(2):247-54.
33. Sullivan HC, Gebel HM, Bray RA. Understanding solid-phase HLA antibody assays and the value of MFI. Hum Immunol. 2017;78(7-8):471-80.
34. Kiernan JJ, Ellison CA, Tinckam KJ. Measuring alloantibodies: a matter of quantity and quality. Curr Opin Organ Transplant. 2019;24(1):20-30.
35. Pécora RAA. Associação dos anticorpos anti-HLA pré-formados e da compatibilidade HLA à rejeição celular aguda precoce no transplante hepático. Tese [doutorado]. Faculdade de Medicina da Universidade de São Paulo. Programa de Ciências em Gastroenterologia. 2016.

CONTEÚDO COMPLEMENTAR

Utilize o QR code abaixo para acessar as questões comentadas do capítulo (senha: **medicinalaboratorial**).

Seção X

Neonatologia

Coordenador: Werther Brunow de Carvalho

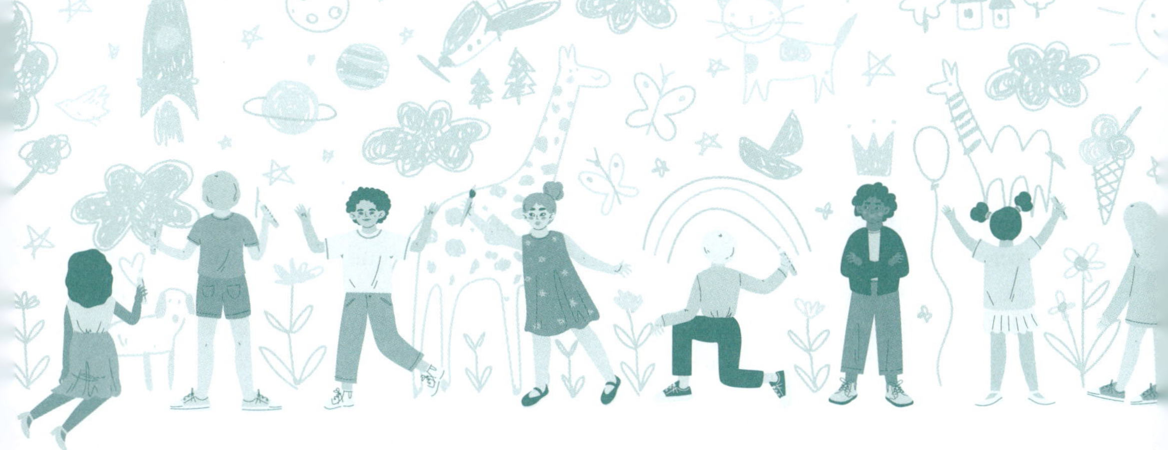

45

Triagem neonatal metabólica

Flavia Piazzon
Caroline Olivati
Vera Ayres Meloni
Romy Schmidt Brock Zacharias

PONTOS-CHAVE DESTE CAPÍTULO

- O Programa Nacional de Triagem Neonatal Metabólica avalia a possibilidade das doenças: fenilcetonúria, hipotireoidismo congênito, hemoglobinopatias, fibrose cística, hiperplasia adrenal congênita e deficiência de biotinidase.
- A Lei Federal nº 14.154, de 26 de maio de 2021, amplia o número de condições a serem rastreadas: toxoplasmose congênita; galactosemias; aminoacidopatias; distúrbios do ciclo da ureia; distúrbios da oxidação dos ácidos graxos; doenças lisossômicas; imunodeficiências primárias; atrofia muscular espinhal.
- A espectrometria de massas em tandem permite a triagem de aminoacidopatias, acidemias orgânicas e distúrbios da oxidação de ácidos graxos por um único ensaio de laboratório.

INTRODUÇÃO

A triagem neonatal consiste na seleção de recém-nascidos (até 28 dias de vida) por meio da realização de testes que detectam aqueles com maior probabilidade de apresentarem determinada doença. Alguns desses exames de triagem podem ser feitos à beira-leito, como o "teste do olhinho", em que se realiza o teste do reflexo vermelho no intuito de detectar catarata ou retinoblastoma precocemente; "teste da orelhinha", que consiste na realização de emissões otoacústicas evocadas (EOA) para triagem auditiva; além do "teste da linguinha", avaliação do frênulo lingual, "teste do coraçãozinho" e oximetria de pulso, possibilitando a identificação de cardiopatias congênitas cianóticas.

O foco deste capítulo será a triagem neonatal bioquímica, conhecida popularmente por "teste do pezinho" – expressão que engloba um conjunto de testes a partir do sangue coletado do calcanhar do recém-nascido e impregnado em papel-filtro, com a finalidade de detectar erros inatos do metabolismo ou imunológicos, doenças hematológicas e infecciosas.

HISTÓRICO

Em 1958, Robert Guthrie, em seus estudos sobre a prevenção da deficiência intelectual, detectou altos níveis de fenilalanina que inibiam o crescimento de uma bactéria específica. Esse estudo possibilitou o diagnóstico bioquímico da fenilcetonúria, que desde então começou a ser realizado em diversos indivíduos nos Estados Unidos.

Em 1976, no Brasil, o Dr. Benjamin Schmidt, da Escola Paulista de Medicina, juntamente da Associação de Pais e Amigos dos Excepcionais (APAE) de São Paulo, atualmente Instituto Jô Clemente, fez os primeiros testes para a detecção da fenilcetonúria por meio da análise em papel-filtro. Em 1983, o teste passou a ser feito obrigatoriamente em todo o estado de São Paulo.

Em 1992, foi criada a Portaria GM/MS nº 22, tornando obrigatória no país a triagem da fenilcetonúria e do hipotireoidismo congênito. No entanto, somente em 6 de junho de 2001 foi criado o Programa Nacional de Triagem Neonatal, implantando um cronograma nos estados por fases. Na fase I, foi implantada a triagem neonatal para fenilcetonúria e hipotireoidismo congênito, que fez parte da portaria citada. Na fase II, foi implantada a triagem para hemoglobinopatias; na fase III, triagem para fibrose cística; na fase IV, foram incluídas a hiperplasia adrenal congênita e a deficiência de biotinidase.

Como na maioria dos países do mundo, no Brasil o teste do pezinho não é unificado, e os estados apresentam diferenças na implantação de novas doenças. No entanto, recentemente foi aprovada a Lei Federal nº 14.154, de 26 de maio de 2021, que amplia o número mínimo de condições a serem rastreadas pelo teste de triagem neonatal nacional na tentativa de unificar mais uma vez o painel de todo o país, tendência já sugerida pela recomendação americana de uniformização internacional, a Recommended Uniform Screening Panel (RUSP) desde 2015, com nova versão em 2018 (https://www.hrsa.gov/advisory-committees/heritable-disorders/rusp/index.html). A lei deve entrar em vigor 365 dias após a sua publicação oficial. Em solo brasileiro, a implementação deve ocorrer de forma escalonada, da seguinte maneira:

I. Etapa 1:

A. Fenilcetonúria e outras hiperfenilalaninemias.
B. Hipotireoidismo congênito.
C. Doença falciforme e outras hemoglobinopatias.
D. Fibrose cística.
E. Hiperplasia adrenal congênita.
F. Deficiência de biotinidase.
G. Toxoplasmose congênita.

II. Etapa 2:

A. Galactosemias.
B. Aminoacidopatias.
C. Distúrbios do ciclo da ureia.
D. Distúrbios da oxidação dos ácidos graxos.

III. Etapa 3: doenças lisossômicas.
IV. Etapa 4: imunodeficiências primárias.
V. Etapa 5: atrofia muscular espinhal.

CRITÉRIOS DE INCLUSÃO DA TRIAGEM NEONATAL

Para incluir uma condição à triagem neonatal, é necessário preencher os seguintes critérios de Wilson e Jungner, os quais têm sido progressivamente modificados devido às novas tecnologias:

- **Validade analítica:** teste laboratorial com resultado rápido e econômico.
- **Validade clínica:** o teste deve ter alta sensibilidade (evitar falsos-negativos) e especificidade razoável (poucos falsos-positivos). Este último é importante para evitar a ansiedade dos responsáveis pelo recém-nascido com resultados falsos-positivos e eliminar gastos excessivos com testes de confirmação para aqueles que não têm doença.
- **Utilidade clínica:** a condição deve ter tratamento estabelecido. O tratamento precoce deve prevenir ou reduzir as consequências da história natural. A observação clínica não é suficiente para diagnóstico em indivíduos assintomáticos, e a condição deve ser razoavelmente frequente na população e com grave desfecho se não tratada. A frequência tem sido cada vez menos considerada, pois pode variar entre diversos países e a maioria dessas doenças é rara ou ultrarrara.

É importante ressaltar que os centros de referência em triagem neonatal devem estar aptos a informar pais e médicos do recém-nascido, realizar testes de confirmação/exclusão e instituir tratamento e seguimento multiprofissional.

Muitas vezes as famílias e/ou pediatras não checam o resultado do teste do pezinho, confiando que os centros de referência em triagem neonatal ou laboratórios privados entram em contato em caso alterado, o que ocorre na maioria das vezes. Contudo, deve-se considerar que os responsáveis podem não ser localizados por desatualização ou erro no contato cadastrado – dessa forma, é primordial que o pediatra verifique e confira o resultado do teste do pezinho. Ter acesso ao laudo completo da triagem neonatal é mandatório e pode salvar vidas.

Epidemiologia

São consideradas doenças raras aquelas com incidência de 1,3:2.000 indivíduos. Os erros inatos do metabolismo são considerados doenças raras, com incidência variável, a depender da condição avaliada. Estima-se que no Brasil cerca de 13 a 15 milhões de pessoas tenham uma doença rara e que 80% delas seja de origem genética. No entanto, os cálculos e a incidência dos erros inatos do metabolismo são baseados em dados epidemiológicos internacionais, o que dificulta conhecer a real prevalência dessas doenças no Brasil e, consequentemente, dificulta a ampliação da triagem neonatal biológica.

TRIAGEM NEONATAL OBRIGATÓRIA PARA TODOS OS BEBÊS (ATÉ FASE IV DO PROGRAMA NACIONAL DE TRIAGEM NEONATAL)

Atualmente, com a Portaria nº 2.829, de dezembro de 2012 e início da implementação da Lei Federal nº 14.154 1 ano após sua publicação, o Sistema Único de Saúde (SUS) oferece o teste bioquímico de triagem para sete condições: fenilcetonúria, hipotireoidismo congênito, hemoglobinopatias, fibrose cística, hiperplasia adrenal congênita, deficiência de biotinidase e toxoplasmose congênita.

O teste é feito a partir da coleta de sangue do calcâneo dos recém-nascidos, idealmente entre o terceiro e quinto dias de vida. Todas essas condições, após confirmação diagnóstica, visam ao tratamento e acompanhamento precoce, a serem feitos nos centros de referência, para evitar sequelas neurológicas e/ou descompensações graves. As condições triadas no teste do pezinho possuem Protocolos Clínicos e Diretrizes Terapêuticas (PCDT) e podem ser consultadas no *site* do Ministério da Saúde, podendo ocorrer pequenas adaptações regionais no protocolo dos estados: https://www.gov.br/saude/pt-br/assuntos/saude-de-a-a-z-1/p/protocolos-clinicos-e-diretrizes-terapeuticas-pcdt.

TRIAGEM NEONATAL AMPLIADA

O termo "teste do pezinho ampliado" é utilizado para testes bioquímicos que detectam mais doenças do que o Teste do Pezinho oferecido pelo SUS (atuais seis condições). O número de condições detectadas varia nos laboratórios, portanto é necessário cautela ao verificar quais doenças são analisadas.

A tecnologia que nos permite analisar diversas condições em uma única análise é a espectrometria de massas em tandem (MS/MS). Antes os testes eram específicos para cada condição, mas a MS/MS permite a triagem de aminoacidopatias, acidemias orgânicas e distúrbios da oxidação de ácidos graxos por um único ensaio de laboratório. Assim, algumas condições ainda necessitam de testes específicos, como hemoglobinopatias, hipotireoidismo congênito, fibrose cística, galactosemia, deficiência de biotinidase, lisossomopatias etc.

Para a realização da MS/MS, é recomendado fazer o teste após 36-48 horas do nascimento, pois espera-se que após esse período o recém-nascido tenha obtido aporte proteico suficiente para tal análise. No entanto, alguns laboratórios já conseguem realizá-la com 24 horas. Para recém-nascidos em uso de nutrição parenteral (NPP) por no mínimo 24 horas, com 2 g/kg/dia de proteína, recomenda-se desligar NPP por 2 a 3 horas antes de fazer a coleta para evitar o aumento irreal de aminoácidos. Exceção ocorre para recém-nascidos com menos de 48 horas de vida que apresentam hiperamonemia e devem ter a coleta imediata para confirmar/descartar distúrbios do ciclo da ureia e nova coleta após 48 horas, para melhor análise dos outros analitos.

Para a análise do resultado da MS/MS, é necessária, além de laboratório experiente, uma equipe capaz de interpretar o teste, conhecendo os interferentes pré-analíticos e a condução clínica caso a caso. Diversas situações podem gerar resultados falsos-positivos, como jejum inadequado, estado crítico do paciente, uso de antibióticos e óleos essenciais, falência hepática, falência renal etc.

Em relação às acilcarnitinas, níveis baixos de carnitina livre (C0) podem ser vistos na deficiência primária de carnitina (defeitos de transportador) ou secundária por prematuridade, deficiência nutricional, uso de antibióticos ou anticonvulsivantes, além das acidemias orgânicas (Tabela 1).

O aumento da propionilcarnitina (C3) pode ser visto em recém-nascidos com icterícia, em uso de determinados medicamentos e na deficiência de vitamina B12 materna. Quando associado ao aumento das razões C3/C0, C3/C2 e C4DC, pode sugerir acidemia metilmalônica ou acidemia propiônica.

O aumento de isovalerilcarnitina (C5) pode ser visto em recém-nascidos utilizando antibióticos que contenham o conservante ácido piválico, isóbaro de C5. No entanto, quando associado ao aumento da razão C5/C2, pode estar associado à acidemia isovalérica. Assim, é de extrema importância a análise bioquímica associada ao conhecimento das condições interferentes e os testes de confirmação/exclusão (Tabela 1).

Deve-se ressaltar que, por ser um teste bioquímico amplo, a MS/MS detecta condições que atualmente são consideradas benignas. Alguns exemplos incluem deficiência de acil-CoA de cadeia curta (SCAD),

TABELA 1 Causas de diminuição ou aumento dos analitos estudados na espectrometria de massas em tandem

Analito	Diminuição	Aumento
C0	Deficiência de transporte de carnitina, deficiência nutricional, acidemias orgânicas	Suplementação/CPT2
C3	Deficiência primária ou secundária de carnitina	Icterícia, ATB, deficiência de B12 + aumento C4DC, C3/C0 e C3/C2: acidemia metilmalônica ou acidemia propiônica + aumento homocisteína, B12 normal + diminuição de metionina: CblC
C5	NA	Uso de ATB + C5/C2: acidemia isovalérica
AA de cadeia ramificada	Outros AAs nl: deficiência BCKD + aumento de metionina e tirosina: falência hepática	Sem aloisoleucina + outros AA diminuídos: jejum prolongado Sem aloisoleucina + aumento de outros AA: jejum inadequado Aloisoleucina (++++) + alanina diminuída: MSUD
C10:1, C8, C6		MCAD
C18:1-OH, C18-OH, C16:1-OH, C16-OH		LCHAD
C18:1, C18:2, C16, C16-DC, C18:2-DC, C18:1-DC		CPTII grave
(C16+C18)/C2		CPTII leve
Citrulina	Deficiência de OTC	Citrulinemia tipo 1 ou citrulinemia tipo 2

ATB: antibiótico; C0: carnitina livre; C2: acetilcarnitina; C3: propionilcarnitina; C4: butirilcarnitina; C4DC: metilmalonilcarnitina; C5: isovalerilcarnitina; C6: hexanoilcarnitina; C8: octanoilcarnitina; C10:1: decenoilcarnitina; C18: octadecanoilcarnitina; C18:1 oleico; C18:2 linoleico; C18:1-OH: 3-hidroxi-octadecenoilcarnitina; C18:2-OH: 3-hidroxi-octadecadienoilcarnitina; C18:1-DC dicarboxiloleilcarnitina; C18:2-DC dicarboxilinoleilcarnitina; C16: hexadecanoilcarnitina; C16-OH: 3-hidroxi-hexadecanoilcarnitina; C16-DC: dicarboxil-hexadecanoilcarnitina; CPTII: *carnitine palmitoyltransferase II deficiency* ou deficiência de carnitina palmitoiltransferase II. LCHAD: *long-chain 3-hydroxyacyl-CoA dehydrogenase deficiency* ou deficiência de 3-hidroxiacil-CoA de cadeia longa; MCAD: *medium-chain acyl-CoA dehydrogenase deficiency* ou deficiência de acil-coA desidrogenase de cadeia média; MSUD: *maple syrup urine disease* ou doença da urina do xarope de bordo ou leucinose.

caracterizada pelo aumento de C4, e deficiência de 3-metilcrotonil-CoA carboxilase (3MCC). Assim como pode detectar condições que não apresentam tratamento, mas que alguma mudança no curso clínico da doença pode ser oferecida, como encefalopatia etilmalônica e encefalopatia por glicina. Além da MS/MS, alguns laboratórios incluem na triagem neonatal ampliada pesquisas infecciosas, como toxoplasmose congênita, e testes para outras condições, como galactosemia, deficiência de glicose-6-fosfato desidrogenase (G6PD), pesquisa das imunodeficiências primárias e doenças de depósito lisossomais.

Exames confirmatórios

Conforme já descrito, os testes até aqui apresentados são de triagem e necessitam de confirmação por meio de novos exames mais específicos, considerados "confirmatórios".

Para a confirmação ou exclusão diagnóstica, sugere-se, além de história clínica detalhada, a realização de exames complementares gerais como glicemia de jejum, gasometria com análise de *ânion-gap*, pesquisa de corpos cetônicos na urina, amônia e lactato plasmáticos, hemograma completo etc. Mas sugere-se analisá-los com cautela, pois estes sofrem muita interferência das condições pré-analíticas.

A depender do achado no teste de triagem, podem ser solicitados dosagem de vitamina B12 (materna e do recém-nascido), homocisteína, aminoácidos específicos no plasma ou ácidos orgânicos na urina. Outros testes bioquímicos que podem ser necessários incluem as dosagens de atividade enzimática específica.

Cabe ressaltar que os testes de triagem para erros inatos do metabolismo na urina, por exemplo, teste de Benedict e cromatografia qualitativa de aminoácidos, caíram em desuso devido à alta taxa de falsos-positivos e falsos-negativos. Atualmente, recomenda-se a cromatografia quantitativa de aminoácidos na urina somente em situações bem específicas, entre elas intolerância à proteína lisinúrica e cistinúria.

Após o advento do sequenciamento de nova geração (NGS), foi possível reduzir o custo e o tempo para o resultado dos testes moleculares, tornando-se ferramenta indispensável para a confirmação diagnóstica, principalmente de casos duvidosos e já muito manipulados, com vários testes bioquímicos alterados de maneira contraditória e casos já em vigência de tratamento (exemplo comum é a suspeita de galactosemia apenas por teste de triagem alterado e bebê já em uso de fórmula isenta de lactose), o que dificulta a confirmação bioquímica. A utilização de exames moleculares como *2nd-tier test* permite a eliminação de interferentes pré-analíticos e muitas vezes possibilita uma correlação genótipo-fenótipo mais acurada. Os testes genéticos também permitem diferenciar deficiência de determinada atividade enzimática das pseudodeficiências, estas últimas sem necessidade de tratamento. Além disso, algumas condições não apresentam marcadores bioquímicos, como a atrofia muscular espinhal, e necessitam de teste molecular, como *1st-tier test*, para o seu diagnóstico. Esse tema será abordado mais adiante neste capítulo.

Paciente em crise metabólica

Na maioria das vezes, a triagem neonatal é feita em bebês assintomáticos, por isso é considerada uma importante ferramenta de prevenção ao possibilitar o diagnóstico pré-sintomático com introdução terapêutica precoce, mudando o curso de várias doenças e possibilitando uma vida mais plena aos pacientes. No entanto, em algumas ocasiões, os recém-nascidos podem apresentar sintomas nas primeiras horas de vida ou, geralmente, entre o terceiro e o quinto dia de vida.

Para pacientes em estado crítico, deve-se realizar extensa pesquisa bioquímica geral para tratamento sintomático e estabelecer a gravidade do quadro, como hemograma completo, glicemia de jejum, eletrólitos, amônia, homocisteína, lactato, gasometria com análise de *ânion-gap*, pesquisa de corpos cetônicos na urina e função hepática. Os resultados dos exames gerais devem ser rápidos e confiáveis para auxiliar no tratamento sintomático de condições como hipoglicemia, hiperamonemia, acidose lática e crises convulsivas. Tratamento empírico para condições infecciosas deve ser realizado.

Juntamente dos exames gerais, devem-se solicitar aminoácidos no plasma por HPLC ou MS/MS e perfil de acilcarnitinas, em caso de o bebê não ter feito a triagem neonatal ampliada, dependendo da tecnologia empregada em cada serviço, dando prioridade àquele com resultado mais rápido. Também se devem solicitar ácidos orgânicos na urina. Caso o serviço em que está ocorrendo o atendimento não disponha desses exames, deve-se entrar em contato com o serviço de referência de triagem neonatal e verificar a possibilidade de fazer esses testes na amostra coletada para o teste do pezinho. Tais exames devem ser feitos com urgência, pois com os resultados é que será possível guiar o diagnóstico e estabelecer tratamento específico.

Caso o recém-nascido se encontre em estado grave, como manejo imediato deve-se estabilizar o paciente hemodinamicamente e manter suporte ventilatório. A interrupção de aquisição de proteínas não deve ser mantida por mais de 24 horas, pois pode colaborar para a descompensação do paciente devido ao estado catabólico. Durante todo o tratamento, deve-se manter fluidos hipercalóricos para evitar tal estado.

É importante enfatizar que não se recomenda introduzir uma dieta específica (com fórmulas metabólicas) antes do diagnóstico firmado (o ideal seria com a confirmação molecular) ou sem apoio de equipe experiente em erros inatos do metabolismo. Hoje se sabe que as deficiências nutricionais também podem causar sequelas neurológicas ou outras alterações, como a deficiência de isoleucina, que causa lesões importantes de pele, facilitando infecção e quadro séptico secundário, colocando em risco o paciente.

Há diversos protocolos clínicos internacionais para tratamentos de crises agudas. Eles são constantemente atualizados e devem ser consultados (*vide* lista ao final deste capítulo).

TRIAGEM NEONATAL MOLECULAR

Com o avanço do sequenciamento genético, tornando disponível a tecnologia a preços acessíveis e disponibilizando resultados mais rápidos, hoje se discute a triagem neonatal molecular. Até o momento, ela não substitui o teste bioquímico de triagem neonatal, mas agrega e muitas vezes auxilia na sua interpretação.

Hot topic da atualidade, a utilização do teste molecular como primeira etapa da triagem neonatal ainda divide opiniões. Algumas condições genéticas são diagnosticadas por teste molecular por não terem marcadores bioquímicos, como a atrofia muscular espinhal, ou por não serem de fácil dosagem na triagem neonatal, como a epilepsia responsiva à piridoxina ou piridoxal, doença de De Vivo ou Brown-Vialetto, entre muitas outras.

É possível, com o teste molecular, diferenciar doenças metabólicas com padrões bioquímicos parecidos e tratamentos bem distintos, como o defeito de cobalamina C e a acidemia metilmalônica associada ao gene *MMUT*. Na primeira não há indicação de dieta específica e usam-se altas doses de vitamina B12 e betaína, enquanto na segunda há indicação formal de dieta com teores reduzidos de treonina, metionina, valina e isoleucina pelo uso de fórmula metabólica específica. Também há a possibilidade de estabelecer uma boa correlação genótipo-fenótipo (por exemplo, presença da variante D444H em homozigose no gene *BTD*, apresentando níveis diminuídos de atividade de biotinidase) e, com isso, instituir a terapêutica correta, e no presente exemplo a suplementação de biotina não é necessária. O teste genético permite distinguir a hiperfenilalaninemia associada à deficiência de PAH, mutação no gene *DNAJC12* ou deficiência de BH4 e a terapêutica específica, sobretudo em serviços sem acesso à dosagem bioquímica das pterinas. Além disso, permite, em países de dimensões continentais como o Brasil, que o acesso ao exame chegue de forma fácil, sem sofrer alterações no resultado causadas pela distância, como é frequente nos testes bioquímicos.

Mais recentemente, os testes moleculares têm proporcionado discussões sobre novos tratamentos para diversas condições genéticas, como o uso de RNA de interferência, medicamentos *nonsense readthrough* e terapias gênicas. Tecnologias que antes pareciam realidade apenas para um número reduzido de doenças hoje podem ser utilizadas para grande número de condições, com mecanismos moleculares semelhantes.

Por fim, faz-se necessário que os médicos se habituem aos testes genéticos na triagem neonatal e saibam cada vez mais interpretá-los. É preciso conhecer as limitações técnicas e não supervalorizar resultados de significância clínica incerta ou limitada, idealmente contando com o auxílio de médicos geneticistas.

TABELA 2 Estratégia diagnóstica da Triagem Neonatal Metabólica

Condição clínica	Triagem bioquímica	Confirmação bioquímica	Confirmação molecular	Condutas a partir do genótipo
Fenilcetonúria e hiperfenilalaninemias	Fenilalanina em MS/MS	Cromatografia quantitativa de aminoácidos, dosagem de pterinas e diidropterina redutase	Painel de genes (*PAH, DNAJC12, GCH1, PCBD1, PTS, QDPR*) ou Painel de erros inatos do metabolismo	Permite diferenciar PKU de hiperfenilalaninemia, necessidade dietética e tratamento medicamentoso específico, como: dicloridrato de sapropterina para pacientes com determinandos genótipos PAH e para aqueles que apresentam deficiência de BH4, para esses últimos é necessário, também, tratamento com precursores de neurotransmissores (l-dopa/carbidopa e 5-hidroxitriptofano)
Hemoglobinopatias	Focalização isoelétrica ou HPLC	Eletroforese de hemoglobinas	Anemia falciforme S/S: pesquisa de variante p.Glu7Val Sequenciamento *HBB*: HbS, HbC, HbD, HbE, HbO β – talassemia: algumas variantes estão em região promotora, apresentando limitações para sequenciamento NGS	Permite aconselhamento genético, estabelecer prognóstico e terapias específicas como: hidroxilureia, transplante de células tronco e, futuramente, terapia gênica
Fibrose cística	Tripsinogênio imunoreativo (IRT)	Teste de cloro no suor	Sequenciamento do gene *CFTR*	Permite tratamentos medicamentosos específicos através de detecção de determinadas variantes. Ex: Ivacaftor/lumacaftor para indivíduos homozigotos para deltaF508 e Ivacaftor para aqueles que possuem ao menos uma variante p.Gly551Asp
Deficiência de biotinidase	Atividade da biotinidase em papel filtro (teste colorimétrico)	Atividade da enzima biotinidase no soro	Sequenciamento de *BTD* ou painel de erros inatos do metabolismo	Permite diagnosticar heterozigotos e/ou homozigotos para variante D444H – que não necessitam de tratamento medicamentoso

(continua)

TABELA 2 Estratégia diagnóstica da Triagem Neonatal Metabólica *(continuação)*

Condição clínica	Triagem bioquímica	Confirmação bioquímica	Confirmação molecular	Condutas a partir do genótipo
Hiperplasia adrenal congênita	Dosagem de 17-hidroxi-progesterona em papel filtro	Dosagem no plasma de 17-hidroxi-progesterona e andrógenos adrenais	Sequenciamento e MLPA de *CYP21A2*. Sequenciamento de nova geração possui limitações devido a pseudogene	Permite diferenciar falsos-positivos e verdadeiros-positivos
Hipotireoidismo congênito	Dosagem TSH em papel filtro (radioimunoensaio ou ensaios imunométricos)	Dosagem de TSH no plasma e t4 livre	Não há	A maioria dos casos não tem etiologia genética. Não detectado pela triagem neonatal genética
Galactosemia	Dosagem de galactose-1-fosfato e galactose total em papel filtro	Atividade da galactose-1-fosfato-uridiltransferase (GALT)	Sequenciamento dos genes *GALT, GALK1, GALE* e *GALM* ou Painel de erros inatos do metabolismo	Permite diferenciar galactosemia clássica da variante Duarte. Indivíduos com galactosemia variante Duarte são assintomáticos e não necessitam de tratamento Permite diagnosticar formas raras de galactosemia (tipos II, III e IV) com aumento de galactose total e atividade de galactose-1-fosfato normal

(continua)

TABELA 2 Estratégia diagnóstica da Triagem Neonatal Metabólica *(continuação)*

Condição clínica	Triagem bioquímica	Confirmação bioquímica	Confirmação molecular	Condutas a partir do genótipo
Acidemia metilmalônica/ acidemia propiônica	Aumento de acilcarnitina C3 em MS/MS	Acidemia metilmalônica: dosagem acilcarnitinas no plasma (diminuição carnitina livre e aumento de C3) e ácidos orgânicos na urina (aumento de ácidos metilmalônico, 3-OH-propionico e metilcitrico). Após realização dos ácidos orgânicos e dx de MMA: realizar dosagem de ácido metilmalônico no plasma e homocisteína total para diferenciar CblC de acidemia metilmalônica isolada Acidemia propiônica: dosagem de acilcarnitinas no plasma (diminuição de carnitina livre e aumento de C3) e ácidos orgânicos na urina (aumento de ácidos 3-hidroxi-propiônico e ácido metilcítrico)	Painel de genes (*MMADHC, MMAA, MMAB, MCEE, MMUT, CD320, ACSF3, ALDH6A1, MLYCD, SUCLA2, SUCLG1, PCCA, PCCB*) ou Painel de erros inatos do metabolismo	Permite diferenciar diagnósticos, estabelecer tratamento correto e prognóstico. Acidemia metilmalônica por CblC: hidroxicobalamina intramuscular + betaína. Não há indicação de dieta. Acidemia metilmalônica isolada: hidroxicobalamina intramuscular em frequência a depender do gene associado, dieta com restrição proteica e uso de L-carnitina. Acidemia propiônica: dieta com restrição proteica, suplementação de L-carnitina e uso (racional) de metronidazol.

(continua)

TABELA 2 Estratégia diagnóstica da Triagem Neonatal Metabólica *(continuação)*

Condição clínica	Triagem bioquímica	Confirmação bioquímica	Confirmação molecular	Condutas a partir do genótipo
Acidemia isovalérica	Aumento de acilcarnitina C5 em MS/MS	Dosagem acilcarnitinas no plasma (diminuição de carnitina livre e aumento de C5) e ácidos orgânicos na urina (aumento dos ácidos isovalerilglicina e 3-OH-isovalérico).	Sequenciamento do gene *IVD* ou Painel de erros inatos do metabolismo	Dieta com restrição proteica, suplementação de L-carnitina e L-glicina.
Acidemia glutárica tipo 1	Aumento C5DC em MS/MS	Dosagem de acilcarnitinas no plasma (diminuição de carnitina livre e aumento de C5DC) e ácidos orgânicos na urina (aumento dos ácidos glutárico e 3-OH-glutárico)	Sequenciamento do gene *GCDH* ou Painel de genes para erros inatos do metabolismo	Diagnóstico precoce, antes de crise encefalopática aguda, permite tratamento com dieta com restrição de lisina e suplementação de L-carnitina.
Atrofia muscular espinhal	Não há Triagem genética com qPCR	Não há	MLPA dos genes *SMN1/SMN2 ou* sequenciamento gene *SMN1*	Tratamento com nusinersena ou onasemnogene abeparvovec-xioi (terapia gênica) ou ridisplam (solução oral) de acordo com aprovação de órgãos nacionais
Defeitos de oxidação de ácidos graxos	Análise de acilcanitinas por MS/MS (papel filtro)	Dosagem de acilcarnitinas em plasma; acilglicinas na urina	Painel de erros inatos do metabolismo	Permite diferenciar os defeitos de oxidação de ácidos graxos e estabelecer tratamentos específicos

CONCLUSÃO

Para incluir uma condição à triagem neonatal, é necessário preencher os seguintes critérios: o teste laboratorial ter resultado rápido e ser econômico; o teste ter alta sensibilidade e especificidade razoável; a condição ter tratamento estabelecido; o tratamento precoce prevenir ou reduzir as consequências da história natural da doença; a observação clínica não ser suficiente para diagnóstico em indivíduos assintomáticos; a condição deve ser razoavelmente comum na população e com grave desfecho se não tratada precocemente.

A Espectrometria de Massas em Tandem e a triagem neonatal molecular vieram ampliar o número de doenças já triadas na triagem metabólica neonatal ou teste do pezinho.

BIBLIOGRAFIA RECOMENDADA

1. Andermann A, Blancquaert I, Beauchamp S, Déry V. Revisiting Wilson and Jungner in the genomic age: a review of screening criteria over the past 40 years. Bull World Health Organ. 2008;86(4):317-9.
2. El-Hattab AW, Almannai M, Sutton VR. Newborn screening: history, current status, and future directions. Pediatr Clin North Am. 2018;65(2):389-405.
3. Fernhoff PM. Newborn screening for genetic disorders. Pediatr Clin North Am. 2009;56(3):505-13.
4. Furnier SM, Durkin MS, Baker MW. Translating Molecular Technologies into Routine Newborn Screening Practice. Int J Neonatal Screen. 2020;6(4):80.
5. Jones PM, Bennett MJ. The changing face of newborn screening: diagnosis of inborn errors of metabolism by tandem mass spectrometry. Clin Chim Acta. 2002;324(1-2):121-8.
6. Luo X, Wang R, Fan Y, Gu X, Yu Y. Next-generation sequencing as a second-tier diagnostic test for newborn screening. J Pediatr Endocrinol Metab. 2018;31(8):927-31.
7. Mak CM, Lee HCH, Chan AYW, Lam CW. Inborn errors of metabolism and expanded newborn screening: Review and update. Crit Rev Clin Lab Sci. 2013;50(6):142-62.

Sites de consulta

8. British Inherited Metabolic Diseases Group: Undiagnosed hyperammonaemia. Diagnosis and immediate management. 2008.
9. Sutton VR. Metabolic emergencies in suspected inborn errors of metabolism: Presentation, evaluation, and management. Waltham: UpToDate; 2021.
10. Sheffield Children's (NHS) Foundation Trust. Guideline for the Emergency Treatment of Inborn Errors of Metabolism. 2019.

CONTEÚDO COMPLEMENTAR

Utilize o QR code abaixo para acessar as questões comentadas do capítulo (senha: **medicinalaboratorial**).

46

Erros inatos do metabolismo

Mario Cícero Falcão
Wagner A. R. Baratela

PONTOS-CHAVE DESTE CAPÍTULO

- Definir os erros inatos do metabolismo e mostrar algumas particularidades dessas doenças.
- Salientar a importância da triagem neonatal para realização do diagnóstico precoce e, quando possível, instituir tratamento seguro.
- Apresentar os principais exames laboratoriais para confirmação diagnóstica ante a suspeita clínica de um erro inato do metabolismo.

INTRODUÇÃO

Erros inatos do metabolismo (EIM) são condições genéticas que geralmente levam a um defeito enzimático, ocasionando interrupção de uma via metabólica, com falhas em síntese, degradação, armazenamento ou transporte de alguma molécula no organismo. Ante a ausência de um elemento, acúmulo de substrato de etapas interrompidas ou rotas metabólicas alternativas levam ao comprometimento de vários tecidos do organismo. A alteração dessas vias resulta em um espectro de condições clínicas que afetam múltiplos sistemas e órgãos. Vários erros inatos podem acometer todo o organismo e manifestar-se em qualquer faixa etária.

A Figura 1 mostra um desenho esquemático da fisiopatologia dos EIM.

O diagnóstico de EIM é desafiador porque sua apresentação clínica, muitas ve-

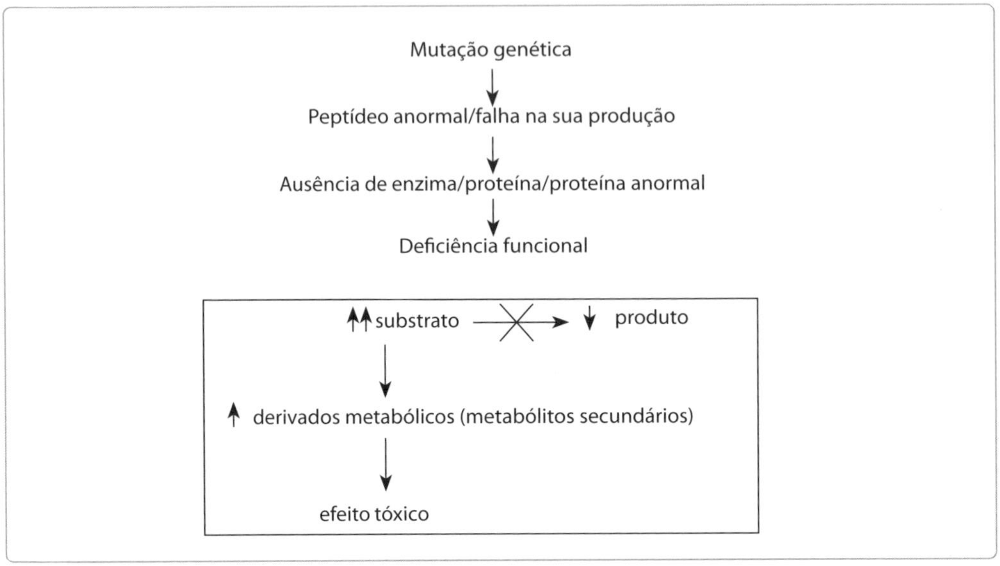

FIGURA 1 Desenho esquemático da fisiopatologia dos erros inatos do metabolismo.

zes, é inespecífica. Apesar dessas doenças representarem cerca de 10% de todas as doenças genéticas, ainda hoje, são, muitas vezes, a última hipótese diagnóstica aventada. Vale ressaltar que o diminuto número de diagnósticos pode representar não só sua raridade, como também a subestimação diagnóstica. Alguns dados isolados brasileiros mostram prevalência de fenilcetonúria (fenilalanina-hidroxilase) variando entre 1/12.000 e 1/15.000, doença do xarope de bordo (deficiência de desidrogenase de cetoácidos de cadeia ramificada, resultando em acúmulo de leucina, isoleucina e valina), 1/43.000 e deficiência de biotinidase (defeito no metabolismo da biotina), 1/125.000 de recém-nascidos vivos.

Embora a presença de um erro inato seja rara, sua incidência combinada, quando se contabiliza os dados de mais de 1.000 distúrbios conhecidos, é de 1 em cada 1.500 nascimentos. Atualmente foram incluídos mais EIM na triagem neonatal, auxiliando no diagnóstico precoce.

Em linhas gerais, os EIM podem ser divididos em dois grandes grupos:

Grupo 1: inclui apenas um órgão ou sistema – eritrócitos (deficiência de G6PD – glicose-6-fosfato desidrogenase), túbulos renais (cistinúria – defeito na reabsorção tubular de cistina com formação de cálculos urinários de cistina), sistema imunológico (imunodeficiências combinadas de células T e B, deficiência de anticorpos, doenças da desregulação imunológica, defeitos de fagócitos, defeitos da imunidade inata e deficiência de complemento) ou fatores de coagulação (doença de von Willebrand);

Grupo 2: inclui situações em que o defeito bioquímico compromete uma via metabólica comum a diversos órgãos (doenças do armazenamento lisossomal, por exemplo, mucopolissacaridoses), ou restrito a apenas um órgão ou sistema, no entanto, com manifestações sistêmicas (defeitos do ciclo da ureia, por exemplo, deficiência de ornitina transcarbamilase).

Assim, os erros inatos do grupo 1 são mais uniformes e com diagnóstico mais fácil. Já o grupo 2 mostra grande diversidade de sintomas clínicos, dificultando seu diagnóstico.

Respeitando a grande variabilidade de alterações do grupo 2, os EIM podem ser divididos em três subgrupos, conforme suas características fisiopatológicas:

Subgrupo I: Erros inatos do metabolismo intermediário que provocam intoxicações agudas e/ou crônicas (defeitos de ácidos orgânicos, doenças do ciclo da ureia, aminoacidopatias, intolerância aos carboidratos – galactosemia);

Subgrupo II: Deficiência na produção ou utilização de energia com sintomas como hipoglicemia, hipotonia generalizada, miopatia, insuficiência cardíaca, retardo de crescimento e até morte súbita (doenças mitocondriais da cadeia respiratória, glicogenoses, defeitos na oxidação de ácidos graxos e hiperlacticemias congênitas);

Subgrupo III: Distúrbios do catabolismo ou da síntese de moléculas complexas (mucopolissacaridoses, esfingolipidoses e doenças peroxissomais).

TRIAGEM DE ERROS INATOS DO METABOLISMO NO PERÍODO PRECONCEPÇÃO

O período de preconcepção é a primeira oportunidade para se triar riscos de erros inatos, aplicando-se testes nos futuros pais, que geralmente são assintomáticos. Algumas populações têm maior risco de EIM e o rastreamento antes da concepção tem auxiliado muito na diminuição da prevalência de algumas dessas doenças.

Nesse contexto, testes começaram a ser aplicados em populações de origem judaica oriundas do leste europeu (ramo asquenaze da população judaica), no início da década de 1970, para se triar indivíduos saudáveis, porém portadores da doença de Tay-Sachs (gangliosidose causada por alteração genética – herança autossômica recessiva – que levava a alterações na produção e atividade da enzima hexosaminidase A). Com o advento da triagem, a incidência dessa doença diminuiu 90%, entre 1970 e 1993, nas populações judaicas da América do Norte.

A partir desses resultados, várias doenças entraram na lista de triagem preconcepção, sendo considerada uma estratégia aceitável de rastreamento pré-gravidez e pré-natal para todas as pacientes, criando-se, assim, a triagem expandida.

Triagem expandida refere-se ao rastreamento simultâneo de até centenas de condições, tanto para erros inatos como para outras condições. No início, esses testes eram muito caros, tornando-se posteriormente mais acessíveis devido à diminuição do custo da análise de DNA. No entanto, vale ressaltar que esses testes de triagem detectam apenas as variantes de DNA mais comuns associadas a determinado EIM, portanto, um teste normal nem sempre descarta o diagnóstico de um erro inato.

TRIAGEM DE ERROS INATOS DO METABOLISMO NO PERÍODO NEONATAL

A triagem dos EIM no período neonatal se iniciou na década de 1960, com o desenvolvimento de um teste de triagem para fenilcetonúria, a partir de uma gota de sangue em papel filtro. A fenilcetonúria é uma doença autossômica recessiva causada por mutações no gene PAH, codificador da enzima fenilalanina-hidroxilase. A atividade deficiente ou a ausência dessa enzima bloqueia o metabolismo de conversão da fenilalanina em tirosina, causando o acúmulo de fenilalanina no organismo. Com esse avanço, foi possível o tratamento precoce dessa doença com restrição dietética do aminoácido fenilalanina, evitando-se, assim, o comprometimento neurológico irreversível da fenilcetonúria.

Uma série de critérios deve ser cumprida para que uma doença seja adicionada à triagem neonatal, incluindo a capacidade de os órgãos competentes realizarem o exame, a evidência de um benefício claro no diagnóstico e a disponibilidade de tratamentos eficazes.

Atualmente, a triagem neonatal que inclui o rastreamento de várias doenças é realizada pela espectrometria de massa em tandem (metodologia na qual as moléculas do sangue são convertidas em íons em fase gasosa e separados no espectrômetro de massas de acordo com sua razão massa (m) sobre a carga (z), m/z, permitindo, assim, a identificação e quantificação dos metabólitos analisados), que possibilita o teste de múltiplas condições metabólicas a partir de uma única gota de sangue.

A sensibilidade para o rastreamento de recém-nascidos utilizando-se a espectrometria de massa em tandem é de 99,9% e a especificidade varia de 99,9% a 99,99%. No entanto, devido à baixa prevalência dessas doenças, os valores preditivos positivos variam de 26% a 37%.

A Tabela 1 lista os EIM que podem ser rastreados por meio da espectrometria de massa em tandem e suas respectivas manifestações clínicas.

No Brasil, o Programa Nacional de Triagem Neonatal do Ministério da Saúde, por meio do SUS (Sistema Único de Saúde) contempla as seguintes patologias: deficiência de biotinidase, fenilcetonúria, fibrose cística, hiperplasia congênita de suprarrenal, hipotireoidismo congênito e doença falciforme e outras hemoglobinopatias. Recentemente foi sancionada a Lei nº 14.154/21, que amplia essa cobertura para 14 grupos de doenças, que podem identificar até 53 tipos diferentes de enfermidades por meio da utilização da espectrometria de massa em tandem. A Tabela 2 mostra os distúrbios que foram incorporados pelo SUS na cidade de São Paulo.

MANIFESTAÇÕES CLÍNICAS

Os EIM podem apresentar sintomas já na vida intrauterina, no período neonatal, na infância ou na vida adulta.

Podem ser utilizados achados de histórico materno, exames laboratoriais e ultrassonografia fetal para rastreamento de EIM. Assim, durante a gestação, a ultrassonografia pode fornecer detalhes que direcionam para a suspeita clínica de erros inatos. Ante a presença de hidropsia fetal (acúmulo de fluidos em múltiplas áreas do corpo, com ascite, derrames pleural e/ou pericárdico) após 26 semanas de idade gestacional, as doenças do armazenamento lisossomal (decorrentes de deficiência hereditária de uma das mais de 40 enzimas lisossomais que causam acúmulo de substrato não degradado em vários órgãos e tecidos) devem ser aventadas como diagnóstico diferencial. As doenças de armazenamento lisossomal mais comuns são: mucopolissacaridose VII, doença de Gaucher e gangliosidose GM1.

Na deficiência de ornitina transcarbamilase (defeito mais comum do ciclo da ureia com maior frequência no gênero masculino

TABELA 1 Triagem de erros inatos do metabolismo (espectrometria de massa em tandem) e suas manifestações clínicas

Erro inato do metabolismo	Manifestação clínica
Aminoácidos	
Fenilcetonúria	Convulsões, espasticidade, deficiência intelectual
Homocistinúria	Fenótipo semelhante à síndrome de Marfan, luxação do cristalino, comprometimento cognitivo, risco aumentado para tromboembolismo
Doença do xarope de bordo (leucinose)	Encefalopatia progressiva
Tirosinemia tipo I	Insuficiência hepática, sepse, hipoglicemia, síndrome de Fanconi (tubulopatia renal)
Oxidação lipídica	
Deficiência de carnitina	Hipoglicemia hipocetótica, cardiomiopatia, alterações hepáticas
Deficiência de hidroxiacil-CoA de cadeia longa L-3	Hipoglicemia hipocetótica, cardiomiopatia, alterações hepáticas, rabdomiólise recorrente
Deficiência de desidrogenase acil-CoA de cadeia média	Síndrome de Reye, crise metabólica após jejum com letargia, náuseas, vômitos e coma
Deficiência trifuncional de proteína	Hipoglicemia hipocetótica, cardiomiopatia, alterações hepáticas, rabdomiólise recorrente
Deficiência de desidrogenase acil-CoA de cadeia muito longa	Hipoglicemia hipocetótica, cardiomiopatia, alterações hepáticas, rabdomiólise recorrente
Acidemias orgânicas	
Acidúria 3-hidroxi-3-metilglutárica	Descompensação metabólica desencadeada por períodos de jejum ou infecções
Deficiência de 3-metilcrotonil-CoA carboxilase	Encefalopatia, cetoacidose, hiperamonemia
Deficiência de ß-cetotiolase	Cetoacidose, às vezes levando ao coma
Acidemia glutárica tipo I	Macrocefalia, encefalopatia
Deficiência de holocarboxilase sintetase	Acidose metabólica, defeitos neurológicos, *rash* cutâneo
Acidemia isovalérica	Encefalopatia, cetoacidose, hiperamonemia
Acidemia metilmalônica	Encefalopatia, cetoacidose, hiperamonemia
Acidemia propiônica	Encefalopatia, cetoacidose, hiperamonemia
Defeitos do ciclo da ureia	
Acidúria argininosuccínica	Anormalidades neurológicas e hepáticas
Citrulinemia tipo I	Hiperamonemia, *failure to thrive*
Outros	
Deficiência de biotinidase	Acidose metabólica, defeitos neurológicos, *rash* cutâneo
Galactosemia	Insuficiência hepática e renal após início de dieta láctea na primeira semana de vida
Doença de Pompe	*Failure to thrive*, cardiomiopatia, hipotonia
Mucopolissacaridose tipo I	Hidrocefalia, comprometimento cognitivo, fácies grosseira
Adrenoleucodistrofia ligada ao X	Regressão intelectual, leucodistrofia, insuficiência adrenal

Adaptada de: Kruszka P & Regier D, 2019.

TABELA 2 Triagem neonatal ampliada na cidade de São Paulo

Metodologia tradicional	
	Anemia falciforme Deficiência de biotinidase Deficiência de glicose-6-fosfato desidrogenase Fenilcetonúria Fibrose cística Galactosemia Hiperplasia adrenal congênita Hipotireoidismo congênito Toxoplasmose congênita
Doenças detectadas pela metodologia de espectrometria de massas em tandem	
Aminoacidopatias e distúrbios do ciclo da ureia	Argininemia Hiperargininemia transitória Acidúria argininosuccínica Deficiência da desidrogenase quinase dos aminoácidos aromáticos Citrulinemia Deficiência de serina Deficiência de citrina (Citrulinemia tipo 2) Deficiência de piruvato carboxilase Fenilcetonúria Hiperfenilalaninemia e deficiência de tetrahidrobiopterina Homocistinúria Síndrome de hiperornitinemia-hiperamonemia-homocitrulinúria Hipermetioninemia Deficiência de ornitina transcarbamilase Leucinose ou Doença da urina do xarope de bordo Encefalopatia por glicina Tirosinemia transitória Tirosinemia tipo 1, 2 e 3
Distúrbios dos ácidos orgânicos	Deficiência de 3-metilcrotonil-CoA carboxilase Acidemia glutárica tipo I Acidemia isovalérica Acidemia malônica Acidemia metilmalônica Acidemia propiônica Deficiência múltipla - CoA carboxilase Deficiência de acetoacetil-CoA tiolase mitocondrial
Distúrbios dos ácidos graxos	Deficiência da desidrogenase de múltiplas acil-CoA ou acidemia glutárica tipo 2 Deficiência da carnitina palmitoil transferase tipo I Deficiência primária de carnitina Acidúria hidroximetilglutárica ou Deficiência 3-metilglutaconil-CoA hidratase ou Deficiência 3-hidroxi 3-metilglutaril-CoA-liase Deficiência da desidrogenase de 3-hidroxiacil-CoA de cadeia longa Deficiência da desidrogenase de acil-CoA de cadeia média Deficiência da desidrogenase da acil-CoA de cadeia muito longa Deficiência da proteína trifuncional Deficiência de carnitina-acilcarnitina translocase

Fonte: https://ijc.org.br/pt-br/teste-do-pezinho/pacientes/Documents/Pezinho-SUPER-IJC.

por ser ligado ao cromossomo X), a gestante pode evoluir com hiperamonemia, sintomas neurológicos e até coma. Na deficiência da enzima 3-hidroxiacil-CoA desidrogenase de cadeia longa (defeito irreversível que atinge diretamente a via metabólica alternativa dos lipídios com acúmulo de acil-CoA, lesando fígado, coração, músculos e retina), a mãe pode apresentar esteatose hepática, hiperemese, hemólise, elevação de enzimas hepáticas e plaquetopenia.

A Tabela 3 mostra alguns achados sugestivos de erros inatos em ultrassonografia do segundo trimestre de gestação.

Ante uma suspeita clínica de erros inatos durante o pré-natal, um diagnóstico definitivo pode ser realizado com coleta de vilo coriônico ou amniocentese.

Vários EIM iniciam a sintomatologia durante o primeiro mês de vida. Nos primeiros dias o recém-nascido apresenta-se assintomático, porque os metabólitos do defeito congênito foram excretados via circulação placentária, durante a vida intrauterina. Com o passar dos dias ocorre acúmulo desses produtos e aparece a sintomatologia. Assim, um período livre de sintomas após o nascimento é um componente vital da história clínica dessas doenças.

No período neonatal, os sintomas, geralmente, são inespecíficos, como letargia, não aceitação da dieta, vômitos, respiração anormal, convulsões e/ou hipotonia. Embora esses sinais também sinalizem uma sepse, muito mais prevalente, os erros inatos devem ser considerados no diagnóstico diferencial. Outros achados adicionais que podem direcionar o diagnóstico para EIM incluem: acidose metabólica, hipoglicemia refratária, falência hepática e encefalopatia.

A maioria das condições presentes no período neonatal pode aparecer durante a infância, de forma semelhante ou menos grave e, em alguns casos, estão ligadas a dismorfismos no exame físico, como nas doenças de armazenamento lisossomal, por exemplo, na síndrome de Hunter (mucopolissacaridose tipo II que afeta principalmente o gênero masculino, caracterizando-se pela incapacidade de o organismo reciclar glicosaminoglicanos) e na síndrome de Hurler (mucopolissacaridose tipo I causada pela deficiência da enzima lisossomal α-iduronidase, fundamental na degradação dos glicosaminoglicanos, sulfato de dermatano e sulfato de heparano, que têm papel na estrutura e função de cartilagem, ossos, pele, córnea, vasos e coração). As características dismórficas podem não estar presentes ao nascer, mas se tornam mais pronunciadas com o tempo à medida que o armazenamento de moléculas se acumula.

INVESTIGAÇÃO LABORATORIAL

Muitas vezes, a abordagem laboratorial inicial para o EIM deve ser realizada como triagem. Resultados normais de exames coletados na ausência de descompensação clínica não necessariamente permitem afirmar sobre a inexistência de um distúrbio metabólico.

Desse modo, diante de uma situação aguda e possível de um EIM, inicialmente devem ser coletados:

A. Sangue/plasma: gasometria, glicemia, amônia, lactato, cloro, hemograma, sódio, potássio, creatinina, ácido úrico, transaminases. É preciso salientar que a presença de um garrote por tempo prolongado, assim como a dificuldade de coleta, pode estar associada a

TABELA 3 Achados sugestivos de erros inatos do metabolismo em ultrassonografia fetal de segundo trimestre de gestação

EIM	Achados ultrassonográficos							
	RCIU	Alterações cerebrais	Hidropisia fetal	Alterações renais	Colón hiperecogênico	Polidrâmnio	Esteatose hepática	Alterações cardíacas
Doenças do armazenamento lisossomal			X					
Defeitos de síntese de colesterol	X							
Glicogenose tipo IV			X			X		
Doenças peroxissomais		X		X				
Deficiência de oxidação lipídica		X		X			X	
Acidemias orgânicas	X	X			X			X
Aminoacidopatias	X	X			X			
Defeitos de glicosilação	X		X					

EIM: Erro inato do metabolismo; RCIU: restrição de crescimento intrauterino.
Adaptada de: Kruszka P & Regier D, 2019.

elevações não patológicas da amônia e lactato.

B. Urina: atenção especial para pH, cor, odor, presença de cetonas e substâncias redutoras.

Em paralelo, poderá ser coletado material para eventual avaliação posterior, que possa ser prejudicada pela terapêutica inicial. Nesse caso, seria prudente coletar e armazenar sangue para cromatografia de aminoácidos, urina para ácidos orgânicos e gota de sangue em papel filtro para pesquisa de acilcarnitinas.

A Tabela 4 resume alguns exames laboratoriais ante uma suspeita de um EIM.

Dependendo dos resultados iniciais, outros exames podem ser solicitados, como a análise qualitativa/quantitativa de glicosaminoglicanos urinários, ou a dosagem de enzimas lisossomais em leucócitos, para diagnóstico das mucopolissacaridoses. Dosagem da maltase ácida na suspeita da doença de Pompe, ou biópsia muscular, com avaliação por meio de microscopia óptica, eletrônica, além de colorações por imunohistoquímica, com análise das enzimas mitocondriais para confirmação de mitocondriopatias.

A hiperlacticemia pode ocorrer na deficiência da piruvato desidrogenase, da piruvato carboxilase, na frutosemia, nos distúrbios da oxidação de ácidos graxos, da cadeia respiratória e em várias glicogenoses e acidemias orgânicas.

A hipoglicemia, que é uma situação de emergência diante da possibilidade de prejuízos irreversíveis especialmente para o cérebro, pode ocorrer nas seguintes doenças: intolerância hereditária à frutose, glicogenoses, piruvato carboxilase e nos distúrbios da oxidação dos ácidos graxos. Destaca-se a importância da pesquisa de substâncias redutoras na urina, dos corpos cetônicos e do lactato.

TABELA 4 Considerações laboratoriais em EIM

Alteração laboratorial	Erro inato do metabolismo
Acidose metabólica e ânion gap elevado	Acidemia orgânica
Alcalose respiratória	Distúrbio do ciclo da ureia
Hiperamonemia	Distúrbio do ciclo da ureia
	Acidemias orgânicas
Acidose e elevação do lactato	Mitocondriopatias
	Glicogenoses
	Distúrbio de gliconeogênese
	Acidemias orgânicas
	Distúrbios da oxidação dos ácidos graxos
	Aminoacidúrias
Alterações das acilcarnitinas	Distúrbios da oxidação dos ácidos graxos
	Acidemias orgânicas
Hipoglicemia com cetose	Glicogenoses
	Academias orgânicas
	Leucinose
Hipoglicemia sem cetose	Distúrbios da oxidação dos ácidos graxos
	Distúrbios da cetogênese
Acidose e pH urinário < 5	Acidose metabólica a esclarecer
Acidose e pH urinário > 5	Acidose tubular renal
Substâncias redutoras na urina e glicose negativa	Galactosemia
	Intolerância hereditária à frutose

CONCLUSÃO

Erros inatos do metabolismo são condições genéticas que levam a defeitos enzimáticos, com interrupção de vias metabólicas, ocasionado doenças graves. Embora raros, quando se contabiliza as frequências combinadas, sua incidência é de 1 em cada 1.500 nascimentos. O diagnóstico dessas patologias é desafiador, pois sua apresentação clínica, muitas vezes, é inespecífica.

Os defeitos genéticos acometem o metabolismo de aminoácidos, lipídios, carboidratos e muitas vias do metabolismo intermediário do organismo. Os EIM podem apresentar sintomas já na vida intrauterina, no período neonatal, na infância ou na vida adulta.

A triagem neonatal pela espectrometria de massa em tandem é extremamente importante para o diagnóstico precoce e, quando possível, instituir tratamento seguro e um roteiro adequado de exames laboratoriais para confirmação diagnóstica ante a suspeita clínica.

BIBLIOGRAFIA RECOMENDADA

1. Ferreira CR, van Karnebeek CDM. Inborn errors of metabolism. Handb Clin Neurol. 2019;162:449-481.
2. Kruszka P, Regier D. Inborn Errors of Metabolism: From Preconception to Adulthood. Am Fam Physician. 2019.1;99(1):25-32.
3. Mak CM, Lee HC, Chan AY, Lam CW. Inborn errors of metabolism and expanded newborn screening: review and update. Crit Rev Clin Lab Sci. 2013;50(6):142-62.
4. Remec ZI, Trebusak Podkrajsek K, Repic Lampret B, Kovac J, Groselj U, Tesovnik T, et al. Next-Generation Sequencing in Newborn Screening: A Review of Current State. Front Genet. 2021.26;12:662254.
5. Saudubray JM, Garcia-Cazorla À. Inborn Errors of Metabolism Overview: Pathophysiology, Manifestations, Evaluation, and Management. Pediatr Clin North Am. 2018;65(2):179-208.
6. Smon A, Repic Lampret B, Groselj U, Zerjav Tansek M, Kovac J, Perko D, et al. Next generation sequencing as a follow-up test in an expanded newborn screening programme. Clin Biochem. 2018;52:48-55.
7. Teste do pezinho super. Instituto Jô Clemente. São Paulo. 2021. [Internet]. [Acesso em: 2022 mar. 01]. Disponível em: https://ijc.org.br/pt-br/teste-do-pezinho/pacientes/Documents/Pezinho-SUPER-IJC.pdf.
8. Triagem Neonatal Biológica. Ministério da Saúde. Brasília. 2016. [Internet]. [Acesso em: 2022 fev. 28]. Disponível em: https://bvsms.saude.gov.br/bvs/publicacoes/triagem_neonatal_biologica_manual_tecnico.pdf.
9. Vianey-Saban C, Acquaviva C, Cheillan D, Collardeau-Frachon S, Guibaud L, Pagan C, et al. Antenatal manifestations of inborn errors of metabolism: biological diagnosis. J Inherit Metab Dis. 2016;39(5):611-624.

47

Análise laboratorial do recém-nascido criticamente enfermo

Laura Emília Monteiro Bigélli Cardoso
Renata de Araújo Monteiro Yoshida

PONTOS-CHAVE DESTE CAPÍTULO

- Recém-nascidos criticamente doentes necessitam de frequentes exames laboratoriais.
- Recém-nascidos têm limitações quanto à coleta de sangue.
- Os resultados de exames laboratoriais de recém-nascidos podem diferir das demais faixas etárias devido à imaturidade fisiológica.

INTRODUÇÃO

Os cuidados aos recém-nascidos internados em unidades de terapia intensiva (UTIs) neonatais têm se modificado de forma expressiva nas últimas décadas, com o avanço das pesquisas e a consequente implementação de novas tecnologias e tratamentos de ponta, permitindo o aumento da sobrevida de recém-nascidos prematuros extremos (idade gestacional menor que 28 semanas ao nascimento). Dessa forma, observamos uma população de pacientes com maior complexidade no manejo clínico e maior necessidade de monitorização avançada e exames complementares para refinar o tratamento e otimizar os desfechos, reduzindo a mortalidade e as sequelas futuras.

A monitorização desses pequenos pacientes inclui equipamentos, como incubadoras aquecidas e umidificadas, ventiladores mecânicos de ampla variação de tecnologia e monitorização da mecânica ventilatória, monitores de frequência e ritmo cardíacos, frequência respiratória, saturação de oxigênio e dióxido de carbono, temperatura corporal, pressão arterial invasiva ou não invasiva, controle de débito urinário, controle de ofertas e perdas hídricas, entre outros.

Além de todo o arsenal de equipamentos de monitorização à beira do leito, os exames complementares são instrumentos indispensáveis para o adequado atendimento a esses pacientes. Os exames complementares incluem exames radiológicos, ultrassonográficos e laboratoriais, sendo estes últimos o assunto deste capítulo.

Os exames laboratoriais mais utilizados em uma unidade neonatal incluem exames de sangue e fluidos corporais, com análises hematológicas, bioquímicas, imunológicas e microbiológicas.

Quando se trata de colher sangue de um recém-nascido para análises laboratoriais, existe uma preocupação muito grande quanto ao volume de sangue retirado e à necessidade de múltiplas punções venosas e arteriais em um paciente que tem volemia reduzida, aproximadamente 100 mL/kg, e uma inerente dificuldade técnica nas coletas periféricas de sangue. Outra preocupação é a utilização de cateteres centrais para a coleta de exames, que aumentam os riscos de infecção e fenômenos tromboembólicos.

Desta forma, é necessário racionalizar e programar individualmente as coletas de sangue a fim de evitar maiores danos aos pacientes. Atualmente muitas unidades hospitalares contam com tecnologia laboratorial de análise em volumes muito reduzidos de sangue, para atender esses pequenos pacientes. Além disso, grande parte das UTIs neonatais dispõe de equipamentos dentro da unidade capazes de realizar a análise de gasometria, hemoglobina, eletrólitos em minutos, permitindo agilizar a tomada de decisões terapêuticas.

A indicação de coleta de exames laboratoriais deve ser individualizada e seguir protocolos específicos da unidade neonatal relacionados à enfermidade do paciente.

Quanto à avaliação dos resultados dos exames laboratoriais de recém-nascidos, o padrão de referência pode diferir entre recém-nascidos e demais faixas etárias. Essa diferença está relacionada à imaturidade fisiológica do recém-nascido e pode se acentuar quanto mais prematuro for o paciente. Além disso, os estudos que descrevem valores normais de referência para essa faixa etária ressaltam a dificuldade em se obter dados fidedignos, uma vez que não são colhidos exames de recém-nascidos a termos saudáveis; e recém-nascidos prematuros quase sempre apresentam alguma patologia que pode alterar os resultados dos exames. É necessário que o médico do paciente e o laboratório considerem essa particularidade ao analisar os resultados dos exames.

Os exames de sangue mais comumente solicitados em uma UTI neonatal estão descritos a seguir.

- Hemograma.
- Tipagem sanguínea, fator Rh e teste de coombs.
- Gasometria.
- Hemocultura.
- Coagulograma.
- Glicemia.
- Eletrólitos e função renal.
- Bilirrubinas totais e frações.
- Enzimas hepáticas, marcadores cardíacos e musculares.
- Proteína C reativa.

HEMOGRAMA

O hemograma é a avaliação das três linhagens celulares do sangue: hemácias ou eritrócitos, leucócitos e plaquetas. São descritos números de eritrócitos, leucócitos e plaquetas, além de alguns índices hematimétricos. Pode haver descrição de alterações morfológicas celulares quando muito evidentes.

No hemograma são descritos os índices hematimétricos: número de hemácias, o nível de hemoglobina, que é a proteína que fica dentro das hemácias e é responsável pelo transporte do oxigênio pelo organismo; e o hematócrito, que é a porcentagem de hemácias presentes no sangue. Quando esses três índices estão abaixo dos valores normais, o paciente tem anemia. Quando esses índices estão acima dos valores normais, o paciente apresenta policitemia. Ambas as condições podem comprometer o transporte de oxigênio aos tecidos e órgãos e piorar a condição clínica do paciente.

Os índices hematimétricos variam no decorrer da gestação e também de acordo com a idade cronológica, o tempo de clampeamento do cordão umbilical e o sítio de coleta da amostra. O nível de hemoglobina aumenta durante a gestação, tendo um pico logo após o nascimento por contração do volume plasmático, com estabilização após doze horas de vida. Pode ocorrer aumento de até 2 g/dL no nível de hemoglobina do recém-nascido por transfusão placentária relacionada ao atraso do clampeamento do cordão umbilical. O sangue capilar pode ter hemoglobina/hematócrito até 20% maior do que o sangue venoso ou arterial (Figura 1).

O nível de hemoglobina desejado para cada paciente varia de acordo com a patologia e a gravidade do caso. O tratamento é feito com transfusão de concentrado de hemácias no caso da anemia, e a flebotomia, no caso da policitemia, de acordo com protocolos clínicos da instituição.

O hemograma também avalia o número de leucócitos e a discriminação dos seus diferentes tipos: neutrófilos, linfócitos, eosinófilos, basófilos e monócitos. No período neonatal, tanto o aumento como a redução no número de leucócitos podem indicar presença de infecção. A presença de formas jovens de neutrófilos na circulação é um indicador importante de infecção. A relação neutrófilos jovens/total de neutrófilos $\geq$ 0,2 é fortemente indicativa de infecção vigente (Tabela 1).

A contagem de plaquetas finaliza a avaliação. A coleta difícil do sangue ou a presença de policitemia podem trazer resultados falsamente baixos do número de plaquetas. Em geral, o número de plaquetas entre recém-nascidos e adultos é semelhante. O número de plaquetas de acordo com a idade gestacional revela que o número de plaquetas aumenta durante a vida fetal; assim, recém-nascidos prematuros podem ter um número menor de plaquetas do que os recém-nascidos a termo, as crianças maiores e os adultos. A contagem de plaquetas entre 100.000-150.000 pode ser encontrada em certa parte de recém-nascidos prematuros saudáveis. Mesmo assim, considera-se que um número de plaquetas menor que 100.000 para qualquer faixa etária é anormal (Figura 2).

Existe, entretanto, uma diferença importante quanto à função plaquetária entre recém-nascidos e adultos. Há relatos de menor reatividade aos fatores agonistas tradicionais, relacionada à imaturidade.

Indicações para coleta de hemograma:

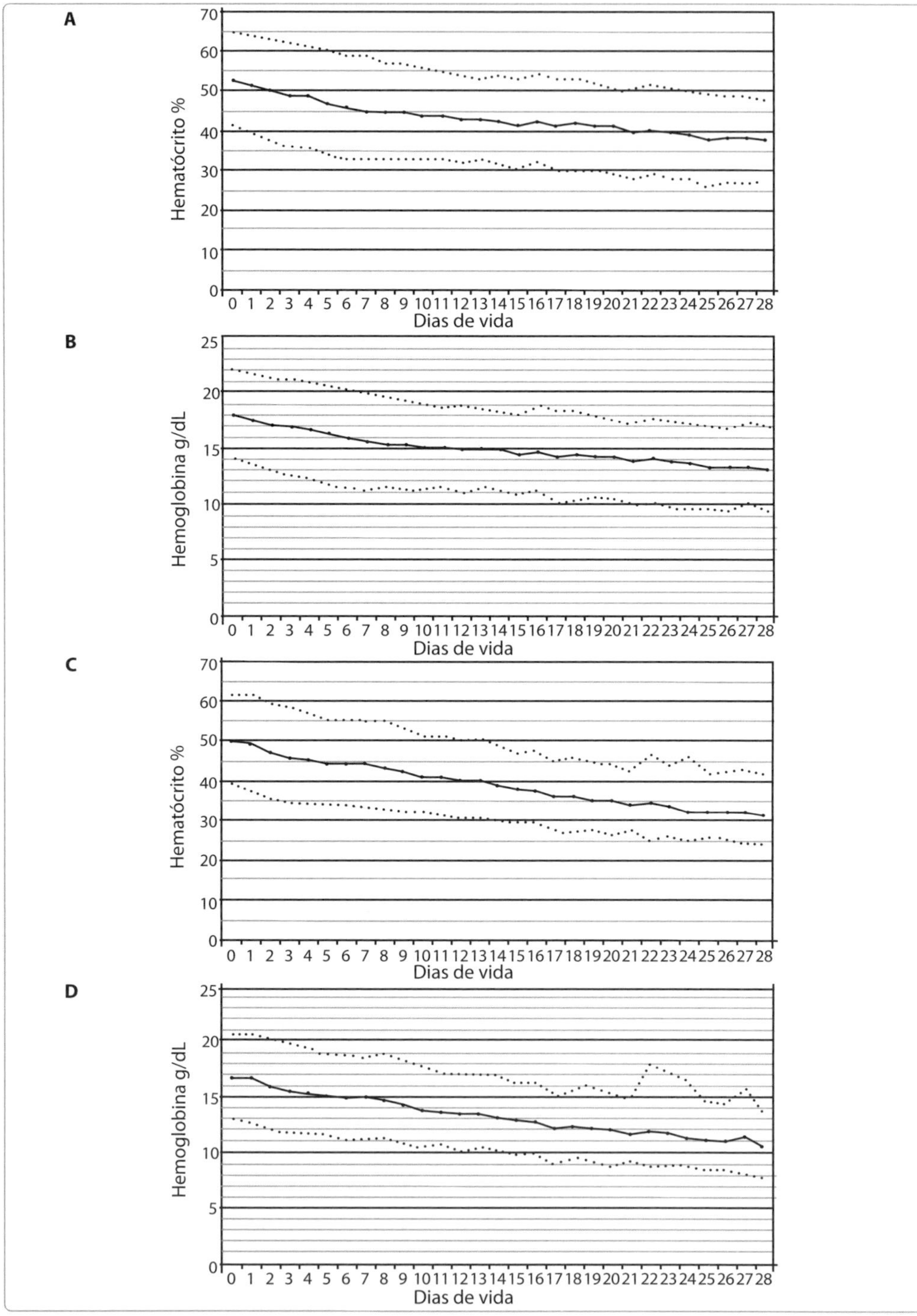

FIGURA 1 **Evolução da hemoglobina e hematócrito conforme a idade gestacional do recém-nascido e a idade cronológica.**

Valores de referência para índices hematimétricos podem ser encontrados no capítulo 2 (*The neonatal erythrocyte and its disorders*) do livro *Nathan and Oski's hematology and oncology of infancy and childhood* (8ª edição), editado por Stuart H. Orkin, David E. Fisher, A. Thomas Look, Samuel E. Lux, David Ginsburg, David G. Nathan.

- Insuficiência respiratória.
- Comprometimento hemodinâmico.
- Sinais de anemia ou policitemia.
- Quadro de sangramentos.
- Hipótese de infecção congênita ou adquirida.

Durante a gestação, são realizadas a tipagem sanguínea, fator Rh e teste de Coombs indireto (que em caso positivo indica a presença de anticorpos) com a finalidade de avaliar o risco de ocorrência de doença hemolítica do recém-nascido.

TABELA 1 Leucograma no recém-nascido de acordo com sua idade gestacional

Semana de gestação	Linfócitos (%)	Neutrófilos (%)	Eosinófilos (%)	Basófilos (%)	Monócitos (%)	Hemácias nucleadas (% leucócitos)
18-21 (N = 186)	88 ± 7	6 ± 4	2 ± 3	0,5 ± 1	3,5 ± 2	45 ± 86
22-25 (N = 230)	87 ± 6	6,5 ± 3,5	3 ± 3	0,5 ± 1	3,5 ± 2,5	21 ± 23
26-29 (N = 144)	85 ± 6	8,5 ± 4	4 ± 3	0,5 ± 1	3,5 ± 2,5	21 ± 67
> 30 (N = 172)	68,5 ± 15	23 ± 15	5 ± 3	0,5 ± 1	3,5 ± 2	17 ± 40

Fonte: Forestier F, Daffos F, Catherine N, et al. Developmental hematopoiesis in normal human fetal blood. Blood. 1991;77(11):2360-3.
N: número.

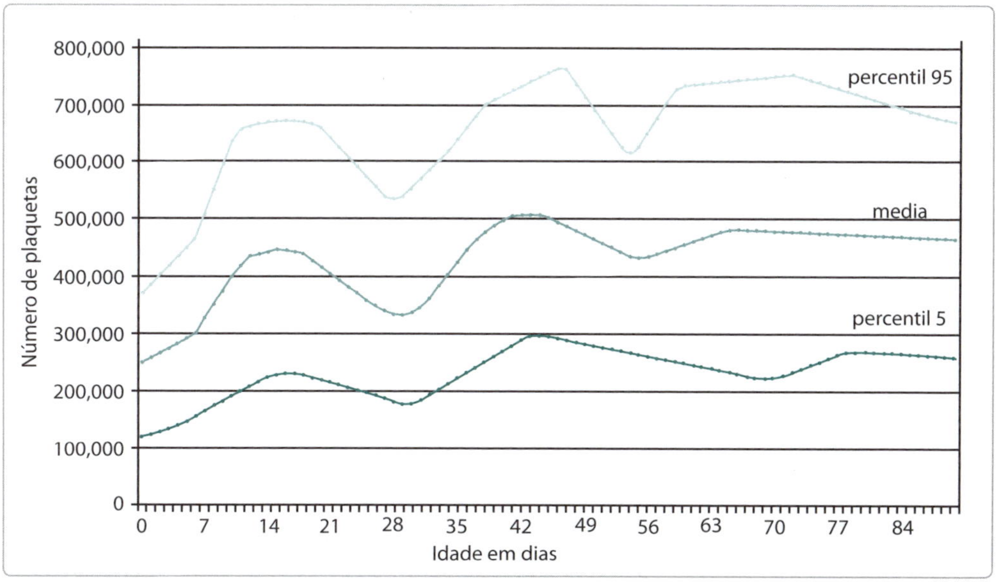

FIGURA 2 Número de plaquetas e idade cronológica do recém-nascido.
Fonte: adaptado de Wiedmeier SE, Henry E, Sola-Visner MC, Christensen RD. Platelet reference ranges for neonates, defined using data from over 47,000 patients in a multihospital healthcare system. J Perinatol. 2009;29:130-6.

Se a mãe for Rh negativo e o feto Rh positivo, a passagem de hemácias fetais para a circulação materna poderá desencadear a produção de anticorpos que, retornando para a circulação fetal, provoque hemólise, resultando em graus variáveis de anemia, icterícia, até quadros graves de hidropisia fetal e óbito.

A determinação da tipagem sanguínea, fator Rh e Coombs direto do recém-nascido é realizada rotineiramente ao nascimento ou na admissão na UTI neonatal e é importante no diagnóstico de anemias hemolíticas, quando há incompatibilidade sanguínea materno-fetal do grupo ABO ou Rh.

HEMOCULTURA

A cultura de amostra de sangue é o exame padrão-ouro para diagnóstico de infecção de corrente sanguínea. Deve ser realizada sempre na investigação de sepse neonatal, e idealmente a coleta do exame deve preceder o início dos antibióticos. A amostra deve ser colhida com técnica asséptica e o sangue imediatamente inoculado no frasco contendo o meio de cultura aeróbico. Para exames de recém-nascidos são utilizados frascos específicos que recebem menores volumes de sangue, e preconiza-se o volume mínimo de 1 mL e pelo menos duas amostras de sítios diferentes. O resultado do exame ajuda a guiar a terapêutica antimicrobiana, e os dados são utilizados para definir o perfil de agentes microbianos na unidade neonatal, assim como o perfil de sensibilidade.

COAGULOGRAMA

O coagulograma compreende um conjunto de exames para avaliar os mecanismos de coagulação sanguínea. Os exames mais utilizados na prática clínica são tempo de protrombina (TP, INR), tempo de tromboplastina parcial ativada (TTPA), fibrinogênio e D-dímero.

Os fatores de coagulação não atravessam a placenta e são produzidos pelo feto. Os níveis e a atividade dos fatores de coagulação são menores na vida fetal e no recém-nascido, atingindo níveis semelhantes aos dos adulto por volta de seis meses de idade. Isso é resultado da combinação entre deficiências de fatores dependentes da vitamina K (II, VII, IX e X) e também dos fatores de contato. Apesar dessas deficiências, no recém-nascido saudável existe um equilíbrio hemostático devido à presença de fatores contrarreguladores, como altos níveis de FvW, hematócrito e volume corpuscular eritrocitário elevados, sendo assim, a ocorrência de sangramentos espontâneos é rara.

Recém-nascidos doentes estão mais sujeitos a sangramentos e fenômenos trombóticos. Um estudo recente descreve que um em cada quatro recém-nascidos prematuros (RNPT) internados em UTI neonatal apresenta algum sangramento durante a internação, principalmente os RNPT extremos. Vários fatores podem explicar esse risco aumentado de sangramento:

- fatores fisiológicos do desenvolvimento: presença da matriz germinativa, que é região de fragilidade capilar, imaturidade pulmonar e gastrointestinal, relativa deficiência dos fatores de coagulação e atividade plaquetária;
- fatores patológicos e do cuidado em UTI: sepse, choque, coagulação intravascular disseminada (CIVD), insuficiência respiratória grave, ventilação

mecânica e complicações relacionadas, cateter central, entre outros.

A análise do coagulograma faz parte do contexto clínico individual do paciente, e a indicação de reposição de fatores de coagulação deve se basear na apresentação clínica e não apenas no resultado do exame. Não há evidências de que a transfusão de plasma fresco para recém-nascidos com coagulograma alterado e sem sangramento ativo melhore os desfechos clínicos (Tabelas 2 e 3).

Valores normais da hemostasia em testes laboratoriais para recém-nascido termo (RNT) e RNPT podem ser encontrados no Apêndice A do capítulo 5 (*Developmental hemostasis: relevance to newborns and infants*) do livro *Nathan and Oski's hematology and oncology of infancy and childhood* (8ª edição), editado por Stuart H. Orkin, David E. Fisher, A. Thomas Look, Samuel E. Lux, David Ginsburg, David G. Nathan.

PROTEÍNA C REATIVA

A proteína C reativa (PCR) foi primeiramente descrita em 1930, e, desde então, inúmeros estudos vêm demonstrando a elevação progressiva da PCR em pacientes com inflamação de etiologia infecciosa e não infecciosa. É a prova de fase aguda mais disponível em nosso meio e se altera em resposta à liberação de interleucina 6 (IL-6). Apresenta elevação entre seis e oito horas, pico com 24 horas após início do quadro infeccioso, e geralmente retorna a valores normais em dois a sete dias do início do tratamento. No período neonatal,

TABELA 2 Faixas de referência para testes de coagulação

Faixas de referência neonatais para testes de coagulação comuns medidos no primeiro dia de vida, por idade gestacional			
	TP(s)	TTP(s)	Fibrinogênio (mg/dL)
< 27 semanas*	14,4-36,7	40,5-158,5	70-480
28-34 semanas**	13,9-20,6	30-57	87-470
30-36 semanas*	10,6-16,2	27,5-79,4	150-373
Termo completo***	10,1-15,9	31,3-54,5	167-399

*Os intervalos de referência refletem os percentis 2,5 a 97,5.
**Os intervalos de referência refletem os percentis 5 a 95.
***Intervalos de referência calculados a partir da média ± DP (2SD abaixo e acima da média).
TP: tempo de protrombina; TTP: tempo de tromboplastina parcial.

TABELA 3 Testes de coagulação conforme a idade gestacional comparados com os níveis de adultos

	Fetos		**RN**	**Adulto**
	24-29 semanas	**30-38 semanas**		
TP (s)	32.2 (19-44)	22.6 (16-30)	16.7 (12-23.5)	13.5 (11.4-14)
INR	6.2 (2.1-10.6)	3 (1.5-5)	1.7 (0.9-2.7)	1.1 (0.8-1.2)
TTPA (s)	154 (87-210)	104.8 (76-128)	44.3 (35-52)	33 (25-39)
Fibrinogênio (mg/dl)	112 (65-165)	135 (125-165)	168 (95-245)	300 (178-450)

Fonte: Reverdiau P, Delahousse B, Body G, Pierre B. Evolution of blood coagulation activators and inhibitors in the healthy fetus. Blood. 1996. 88(3):900-6.
INR: razão TP encontrado / TP padrão; TP: tempo de protrombina; TTPA: tempo de tromboplastina parcial ativada.

a dosagem seriada da PCR nas primeiras 24 a 48 horas do início dos sintomas pode ser útil para auxiliar no diagnóstico de infecção, monitorar o progresso da inflamação e determinar o tempo de antibioticoterapia. A dosagem de PCR aumenta a sensibilidade do teste, sendo que o valor normal nesse período apresenta um valor preditivo negativo de 99%. Valores alterados de PCR podem ter interpretação difícil, especialmente no diagnóstico de sepse precoce, porque fatores como rotura prolongada de membranas amnióticas, febre materna, doença hipertensiva específica da gestação, uso de corticoide, sofrimento fetal e até o próprio parto e trabalho de parto podem causar elevação da PCR. Os estudos sugerem que a dosagem de PCR deve ser seriada e usada como auxiliar no diagnóstico da sepse. Um valor de PCR seriada acima de 10 mg/dL deve ser valorizado na suspeita de infecção.

GLICEMIA

A glicose é a principal fonte de energia para o recém-nascido, especialmente para o cérebro. O recém-nascido apresenta elevado risco de distúrbios da glicose, tanto hipoglicemia quanto hiperglicemia.

A hipoglicemia é o distúrbio metabólico mais frequente na UTI neonatal, e a ocorrência de hipoglicemia persistente no período neonatal está relacionada a distúrbios do desenvolvimento neurológico futuro, mesmo a forma assintomática da apresentação. A determinação da glicemia é o exame mais frequentemente realizado dentro da UTI neonatal, utiliza glicofita e é feito em amostra de sangue capilar de região de calcâneo, com excelente correlação com a glicemia venosa (em torno de 15% menor do que a glicemia capilar).

Os valores normais para a glicemia no período neonatal variam entre recém-nascidos a termo e prematuros, e de acordo com o tempo de vida, e há variações dos valores na literatura médica e entre neonatologistas e endocrinologistas, não havendo até o momento uma definição única aceita por todos.

Em geral, considera-se hipoglicemia:

- < 4 horas de vida: < 25-35 mg/dL.
- > 4 horas de vida: < 45 mg/dL.

Características neonatais que predispõem à hipoglicemia:

- Baixa disponibilidade de glicose da dieta nas primeiras horas de vida.
- Maiores necessidades de glicose em relação a outras faixas etárias devido ao relativo grande volume cerebral.
- Estoques limitados de glicose hepática como glicogênio.
- Menor gliconeogênese, que é a produção de glicose a partir de outros compostos, como lactato, aminoácidos e glicerol.

Além disso, inúmeras condições neonatais favorecem a ocorrência de hipoglicemia:

- Prematuridade.
- Recém-nascido pequeno ou grande para idade gestacional.
- Baixo peso ao nascer.
- Diabetes durante a gestação.
- Uso de medicamentos pela mãe durante a gestação, como betabloqueadores.
- Asfixia.
- Sepse.
- Hipotermia.
- Hiperinsulinismo.

- Erros inatos do metabolism.
- Síndromes genéticas.
- Desordens endócrinas.
- Doenças hepaticas.
- Outros.

BILIRRUBINAS TOTAIS E FRAÇÕES

A bilirrubina é um produto normal da degradação das células vermelhas sanguíneas. A hemoglobina é responsável pela maior parte da produção da bilirrubina, a partir do catabolismo de proteínas contendo heme. A bilirrubina existe em duas formas:

- forma lipossolúvel: bilirrubina direta ou conjugada;
- forma hidrossolúvel: bilirrubina indireta ou não conjugada.

Durante a vida fetal, a função do fígado é direcionada para a síntese de proteínas e hematopoiese, enquanto o fígado materno funciona como local de metabolização e eliminação de produtos do metabolismo. No feto, a bilirrubina indireta é transportada pela placenta e excretada através da circulação materna. Uma molécula carregadora (albumina) é necessária para realizar o transporte da bilirrubina para o fígado. Após o nascimento, o fígado do recém-nascido inicia o processo de produção e armazenamento de nutrientes essenciais, síntese proteica e enzimática e excreção biliar, entretanto o fígado só consegue excretar a bilirrubina direta e, portanto, precisa converter a bilirrubina indireta em direta. Uma vez conjugada, a bilirrubina chega ao intestino, onde é convertida em urobilinogênio pelas enzimas bacterianas e então é excretada.

A fototerapia atua através da fotoisomeração, transformando a bilirrubina na sua forma solúvel, para que possa ser excretada do organismo. Se a produção de bilirrubina exceder a capacidade do fígado em conjugar e excretar essa substância, ou se a albumina estiver em níveis baixos ou ausentes, os níveis de bilirrubina irão aumentar, causando o aparecimento da icterícia.

A progressão da icterícia por hiperbilirrubinemia indireta é cefalocaudal e classificada em zonas de Kramer:

- Zona I: icterícia visível na face e valores de BI entre 4-8 mg/dL;
- Zona II: icterícia visível da face até o umbigo e valores de BI entre 5-9 mg/dL;
- Zona III: icterícia visível da face até os joelhos e valores de BI entre 9-12 mg/dL;
- Zona VI: icterícia visível da face até os antebraços e tornozelos e valores de BI entre 13-15 mg/dL;
- Zona V: icterícia visível da face até as palmas das mãos e plantas dos pés e valores de BI acima de 15-18 mg/dL.

A observação clínica e definição da icterícia por zonas nem sempre é fácil na prática clínica, por esse motivo, devem ser coletadas bilirrubina total e frações e iniciada fototerapia em qualquer recém-nascido que apresente icterícia nas primeiras 24 horas de vida. A Figura 3 mostra a evolução da bilirrubina total sérica em recém-nascidos com idade gestacional acima de 35 semanas.

Na investigação diagnóstica da icterícia, é importante diagnosticar qual fração da bilirrubina está elevada, portanto, devem ser dosadas a bilirrubina total e frações, tipo sanguíneo e teste de Coombs do recém-nascido e sua mãe, hemograma,

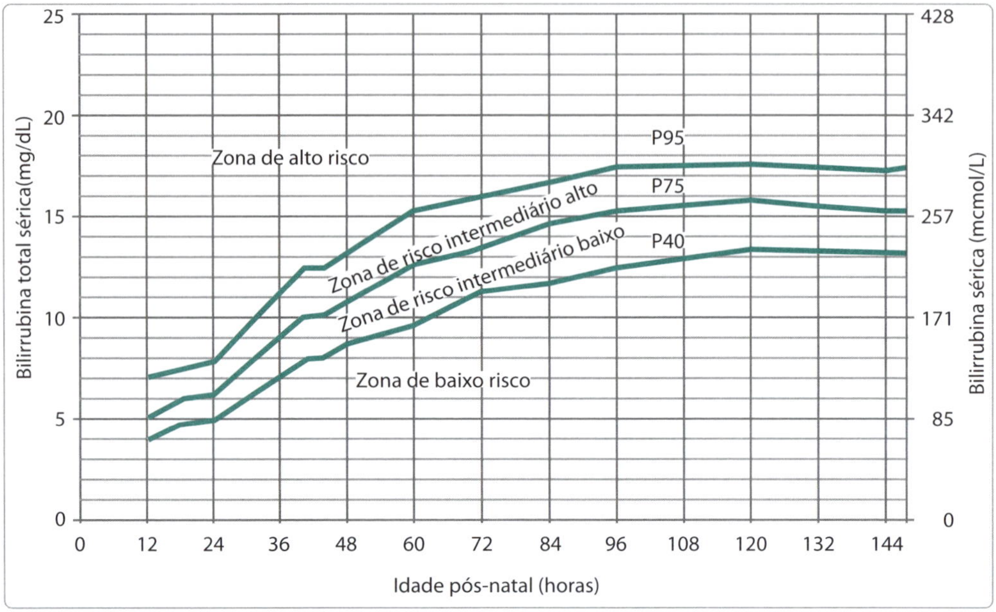

FIGURA 3 Classificação do nível de bilirrubinas em condições de risco conforme a idade gestacional do recém-nascido

contagem de reticulócitos, desidrogenase láctica, dosagem de glicose-6-fosfato desidrogenase (G6PD) e, na icterícia prolongada, dosagem de hormônios tireoidianos, urina tipo I e urocultura.

A colestase é definida como uma elevação da bilirrubina direta maior que 15-20% da bilirrubina total, e o seu aparecimento é considerado sempre patológico, sendo um sinal de doença hepática. É importante observar a coloração da urina e das fezes para avaliar presença de colúria, hipocolia ou acolia fecal; qualquer recém-nascido que apresenta icterícia com duas semanas ou mais de vida devem ter dosadas sua bilirrubina total e frações, e, no caso de colestase ou aumento da bilirrubina direta > 1 mg/dL, esse paciente precisa de uma avaliação urgente para descartar o diagnóstico de atresia congênita de vias biliares, já que a cirurgia, quando realizada após seis semanas de vida, apresenta pior prognóstico.

GASOMETRIA

Os ácidos (íon hidrogênio H^+) são produtos do metabolismo das proteínas, gorduras e glicose e são constantemente liberados no organismo. O pH é o logaritmo negativo da concentração de íons hidrogênio, e, portanto, a concentração de H^+ determina o pH do sangue. Quanto maior for a concentração de H^+ mais ácido estará o sangue, e menor será o pH. Quanto menor for a concentração de H^+, mais alcalino estará o sangue e maior será o pH. O H^+ é carreado na forma de ácido carbônico e ácidos fixos (ácido sulfúrico, ácido láctico, ácido pirúvico, ácido fosfórico e ácidos cetônicos).

Os valores de pH são interpretados da seguinte forma:

- normal: pH 7,35-7,45;
- acidose: pH < 7,35;
- alcalose: pH > 7,45.

O termo troca gasosa se refere à troca de oxigênio e gás carbônico entre o sangue e o ar (hematose pulmonar), e entre o sangue e os tecidos. A troca de oxigênio é refletida pela pressão parcial de oxigênio (PaO_2) no sangue arterial e venoso. A troca de gás carbônico é refletida pela pressão parcial de gás carbônico ($PaCO_2$) e está diretamente relacionada à ventilação alveolar. Fatores que afetam a troca gasosa incluem:

- fluxo sanguíneo;
- débito cardíaco;
- taxa metabólica;
- difusão;
- *shunt*;
- concentração dos gases no gás inspirado;
- transporte e difusão do oxigênio.

O oxigênio é difundido para o sangue nos capilares pulmonares, é transportado pelo corpo e é difundido dos capilares sistêmicos para os tecidos e fluidos intersticiais. A hemoglobina fetal apresenta maior afinidade com o oxigênio; na curva de dissociação da oxi-hemoglobina, a hemoglobina fetal está desviada para esquerda e, dessa forma, apresenta maior saturação de oxigênio em níveis menores de PaO_2. No recém-nascido a termo, a hemoglobina fetal é substituída pela hemoglobina A ao redor do sexto mês de vida.

A interpretação da gasometria pode apresentar os seguintes diagnósticos:

- Acidose metabólica: ocorre quando há acúmulo de ácidos ou perda aumentada de bases. É caracterizada por diminuição do pH e do bicarbonato e $PaCO_2$ sem alterações. Pode ser causada por acidose láctica, sepse, hipóxia tecidual, hipotermia, erros inatos do metabolismo, diarreia, drenagem intestinal, insuficiência renal, acidose tubular renal, deficiência de anidrase carbônica, cetoacidose, diabetes *mellitus* e ingestão de toxinas;
- Alcalose metabólica: ocorre quando há perda aumentada de ácidos ou acúmulo de bases. É caracterizada por aumento do pH e do bicarbonato e $PaCO_2$ sem alterações. Pode ser causada por vômitos, drenagem gástrica, diuréticos, corticosteroides, síndrome de Cushing, síndrome de Bartter, uso de bicarbonato de sódio, cloridrorreia congênita, hipocalcemia e hipocloremia;
- Acidose respiratória: ocorre quando não há remoção adequada do CO_2 dos pulmões. É caracterizada por diminuição do pH, aumento da $PaCO_2$ e bicarbonato sem alterações. Pode ser causada por doença pulmonar, obstrução de vias aéreas, apneia, desordens neurológicas ou neuromusculares que afetam a respiração, alteração de caixa torácica, broncoaspiração, hipoplasia pulmonar, pneumotórax e edema pulmonar;
- Alcalose respiratória: ocorre quando há remoção aumentada do CO_2 dos pulmões. É caracterizada por aumento do pH, diminuição da $PaCO_2$ e bicarbonato sem alterações. Pode ser causada por hipertermia, sepse,

aumento do volume minuto na ventilação mecânica, hipertireoidismo, síndrome de Reye e intoxicação por salicilatos.

ELETRÓLITOS E FUNÇÃO RENAL

Sódio: é o principal eletrólito responsável pela osmolaridade sanguínea e atua na condução de impulsos neuromusculares.

O valor normal do sódio fica entre 135 e 145 mEq/L. Alterações do sódio podem causar convulsões, edema cerebral e hemorragia cerebral, principalmente quando o sódio é inferior a 120 mEq/L ou superior a 155 mEq/L.

A hipernatremia pode ser decorrente da oferta aumentada de sódio (administração de bicarbonato de sódio ou soluções salinas) ou da perda aumentada da água corpórea total (perdas urinárias, perdas intestinais, evaporação pela pele).

A hiponatremia pode ser decorrente de perda renal (imaturidade renal, uso de diurético), perda intestinal (vômito e diarreia) ou dilucional, e do aumento da água corpórea total.

Potássio: é o principal eletrólito responsável pela contração cardíaca e musculatura esquelética.

O valor normal do potássio fica entre 3,5 e 5,5 mEq/L. Alterações do potássio podem causar alterações no eletrocardiograma, arritmias, parada cardíaca e fraqueza muscular.

A hipercalemia pode ser decorrente do aumento da oferta de potássio, hemólise, acidose metabólica e múltiplas transfusões sanguíneas.

A hipocalemia pode ser decorrente da diminuição da oferta de potássio, aumento da perda renal (imaturidade renal, uso de diurético) e perda intestinal (vômito e diarreia).

Cloro: em associação ao sódio mantém o equilíbrio ácido-básico, transmite impulsos nervosos e regula a entrada e saída de fluido das células.

O valor normal do cloro fica entre 96 e 111 mmol/L.

Cálcio: é o mineral mais abundante do corpo humano e é necessário para a mineralização óssea. O cálcio sérico representa apenas 1% do cálcio total; 99% do cálcio total está nos ossos. Após o nascimento, ocorre uma interrupção do fluxo placentário de cálcio com uma diminuição do cálcio total de 10-11 mg/dL para 8-9 mg/dL, e do cálcio ionizado de 6 mg/dL para 4,4-5,4 mg/dL nas primeiras 24 horas de vida. Para avaliar o cálcio, é recomendado dosar o cálcio ionizado e não o cálcio total, pois o cálcio ionizado reflete o cálcio que está disponível.

A hipercalcemia geralmente está associada ao aumento da oferta do cálcio, hiperparatireoidismo neonatal e desordens genéticas.

A hipocalemia pode ser decorrente da prematuridade, restrição de crescimento intrauterino, asfixia perinatal, filho de mãe diabética, hipoparatireoidismo, hipomagnesemia e algumas síndromes, como, por exemplo, a síndrome de DiGeorge.

Magnésio: é distribuído principalmente nos músculos e ossos, usado para produção de energia, funcionamento da membrana celular e síntese proteica. Apenas aproximadamente 1% do magnésio corpóreo total se localiza no fluido extracelular.

A hipermagnesemia pode ser decorrente do aumento da oferta do magnésio e da insuficiência renal. O magnésio sérico aumenta conforme há redução da função renal e diminuição da sua excreção pela urina. Pode também ocorrer em pacientes com cetoacidose diabética, insuficiência adrenal, e estados hipercatabólicos, como, por exemplo, a síndrome da lise tumoral.

A hipomagnesemia geralmente está associada à hipocalemia devido à perda urinária de potássio, e à hipocalcemia, devido à redução da secreção do hormônio da paratireoide. As principais causas de hipomagnesemia são: aumento da perda renal, aumento da perda intestinal e uso de medicamentos diuréticos, digoxina, aminoglicosídeos e anfotericina B.

Ureia e creatinina: a creatinina sérica é mais fidedigna que a ureia para avaliar a taxa de filtração glomerular, pois é uma substância endógena de baixo peso molecular produzida pelo catabolismo muscular, não ligada a proteínas plasmáticas, não metabolizada pelo rim e filtrada pelo glomérulo. Os valores de creatinina sérica variam de acordo com a idade gestacional e a idade pós-natal. Ao nascimento, a creatinina sérica reflete a creatinina materna, diminui com nadir ao redor de duas semanas de vida em recém-nascidos a termo, e entre três e oito semanas em recém-nascidos prematuros.

O aumento da ureia pode ser decorrente de lesão renal, hipovolemia, oferta proteica aumentada, uso de medicamentos e erros inatos do metabolismo, como efeitos no ciclo da ureia.

CONCLUSÃO

O recém-nascido apresenta alterações laboratoriais que podem representar a ocorrência de uma doença vigente, ou ser uma alteração fisiológica inerente à imaturidade fisiológica desse período. Os exames laboratoriais devem ser valorizados de acordo com a história, quadro clínico e valores seriados.

BIBLIOGRAFIA RECOMENDADA

1. Askenazi D, Abitol C, Boohaker L, et al. Optimizing the AKI definition during first postnatal week using Assessment of Worldwide Acute Kidney Injury Epidemiology in Neonates cohort. Pediatric Res. 2019;85:329.
2. Bateman DA, Thomas W, Parravicini E, et al. Serum creatinine concentration in very-low-birth-weight infants from birth to 34-36 wk postmentrual age. Pediatric Res. 2015;77:696.
3. Bhutani VK, Johnson L, Sivieri EM. Predictive ability of a predischarge hors-specific serum bilirubin for a subsequent significant hyperbilirubinemia in health-term and near-term newborns. Pediatrics. 1999:103:6-14.
4. Cantor AB. Developmental hemostasis: relevance to newborns and infants. In: Orkin S, Fisher DE, Look AT, Lux SE, Ginsburg D, Nathan DG, editores. Nathan and Oski's hematology and oncology of infancy and childhood. 8ª ed. Philadelphia: Elsevier; 2014. 147-92.
5. Kovacs CS. Calcium, phosphorus, and bone metabolism in the fetus and newborn. Early human Dev. 2015;91:623.
6. Kramer LI. Advancement of dermal icterus in the jaundiced newborn. Am J Dis Child. 1969;118:454-458.
7. Orkin SH, Bruganara B, Platt OS. The neonatal erythrocyte and Its disorders. In: Orkin S, Fisher DE, Look AT, Lux SE, Ginsburg D, Nathan DG, editores. Nathan and Oski's hematology and oncology of infancy and childhood. 8ª ed. Philadelphia: Elsevier; 2014. 21-66.
8. Puopolo KM, Benetiz WE, Zaoutis TE, et al. Management of neonates born at > 35 0/7 weeks gestation with suspected or proven early onset bacterial sepsis. Pediatrics. 2018;142.

9. Segar JL. A physiological approach to fluid and electrolyte management of the preterm infant: Review. J Perinatal Med. 2020;13(1):11-9.
10. Sociedade Brasileira de Pediatria. Colestase em lactentes: um tema do pediatra. [Internet]. [Acesso em: 2022 mai. 29]. Disponível em: https://www.sbp.com.br/fileadmin/user_upload/publicacoes/Hepatologia-Colestase-em-lactentes-24mar17-corrigido.pdf.
11. Wiedmeier SE, Henry E, Sola-Visner MC, Christensen RD. Platelet reference ranges for neonates, defined using data from over 47000 patients in a multihospital healthcare system. J Perinatol. 2009;29:130-6.

CONTEÚDO COMPLEMENTAR

Utilize o QR code abaixo para acessar as questões comentadas do capítulo (senha: **medicinalaboratorial**).

48

Seguimento ambulatorial da criança nascida prematura

Juliana Zoboli Del Bigio
Vera Lúcia Jornada Krebs

PONTOS-CHAVE DESTE CAPÍTULO

- Devido à maior vulnerabilidade do recém-nascido pré-termo, o risco de morbidade neonatal aumenta, podendo haver deficiências e incapacidades após a alta hospitalar.
- O seguimento do recém-nascido pré-termo nos primeiros anos de vida é fundamental para a avaliação clínica, o diagnóstico precoce de sequelas e o apoio à família desses pacientes.
- Nas consultas após a alta hospitalar, serão realizados periodicamente exames complementares, para a avaliação do crescimento e o desenvolvimento do recém-nascido pré-termo, conforme a idade gestacional corrigida.

INTRODUÇÃO

O recém-nascido pré-termo (RNPT) apresenta maior vulnerabilidade para morbidades no período neonatal, para deficiências e incapacidades após a alta hospitalar. É de grande importância o seguimento ambulatorial da criança nascida prematura, com o objetivo de detectar precocemente deficiências e incapacidades e fornecer apoio à família. Além do atraso no crescimento físico e desenvolvimento neuropsicomotor (DNPM), a prematuridade em qualquer grau pode prejudicar o desempenho cognitivo, levando a alterações que podem persistir em várias idades ao longo da vida. As necessidades acadêmicas, emocionais e comportamentais adicionais dessas crianças evidenciam a necessidade do envolvimento dos pais, educadores, profissionais de saúde e legisladores no planejamento de cuidados após a alta hospitalar.

EPIDEMIOLOGIA

A Organização Mundial da Saúde (OMS) define nascimento prematuro como aquele ocorrido antes de se terem completado 37 semanas de gestação. As complicações e sequelas em longo prazo decorrentes da prematuridade são inversamente relacionadas com a idade gestacional. São consideradas quatro categorias, conforme a duração da gestação:

1. Recém-nascido pré-termo extremo (idade gestacional < 28 semanas).
2. Recém-nascido muito pré-termo (idade gestacional 28 a 32 semanas).
3. Recém-nascido pré-termo moderado (idade gestacional 32 a 34 semanas).
4. Recém-nascido pré-termo tardio (idade gestacional 34 a 37 semanas).

Conforme o peso de nascimento, o RNPT pode ser classificado em baixo peso (< 2.500 g), muito baixo peso (< 1.500 g) e extremo baixo peso (< 1.000 g).

Na população de recém-nascidos classificados como muito prematuros, pré-termo extremos, muito baixo peso e extremo baixo peso, a melhora dos resultados de desenvolvimento neurológico continua a ser um grande desafio, mesmo na era do corticosteroide antenatal, do surfactante pulmonar exógeno e dos avanços tecnológicos em unidade de tratamento intensivo.

PATOGENIA

A patogênese do nascimento prematuro ainda não é totalmente conhecida. Entre os fatores de risco, devem ser considerados história de parto prematuro anterior (o risco é de 1,5 a 2 vezes maior), infecção, inflamação, estresse materno agudo ou crônico, anomalias uterinas, placentárias e/ou fetais, colo uterino curto, gestação múltipla e tabagismo materno durante a gravidez.

Em recém-nascidos muito prematuros, alguns fatores de risco para complexidade médica ocorrem frequentemente e estão associados a deficiências no desenvolvimento neurológico. Entre esses fatores, destacam-se menor idade gestacional, menor peso ao nascer, displasia broncopulmonar, sepse e enterocolite necrosante cirúrgica. Observa-se que, após a alta, essas crianças são mais propensas a apresentar: a) uma condição crônica grave que pode envolver vários órgãos e sistemas; b) limitações que frequentemente requerem dispositivos médicos auxiliares em casa; c) necessidade de serviços de saúde sob a coordenação de cuidadores, podendo haver sobrecarga social e financeira; d) utilização muito frequente de serviços de saúde.

Cerca de 20% desses neonatos necessitam de recursos tecnológicos para assistência domiciliar, como oxigênio, alimentação por gavagem, gastrostomia ou ileostomia, ventilação sob pressão positiva nas vias aéreas e traqueostomia. Essas crianças têm maior necessidade de re-hospitalização e de mais de duas especialidades no seguimento ambulatorial. Em 30% desses pacientes, pode haver comprometimento significativo do neurodesenvolvimento em comparação com 13% daqueles sem complexidade médica. A displasia broncopulmonar é considerada um dos principais fatores relacionados à deficiência cognitiva.

QUADRO CLÍNICO

A prematuridade deve ser considerada uma condição crônica de relevância considerável para a saúde pública e para a prática clínica. As equipes de saúde devem estar preparadas para o diagnóstico precoce de complicações no seguimento desses pacientes. Em revisão de 126 publicações, Raju, et al. relataram que, embora a maioria dos adultos nascidos de gestações prematuras permaneça saudável, uma fração pequena, mas significativa, apresenta maior risco de anormalidades neurológicas, distúrbios de personalidade e comportamentais, limitações funcionais cardiopulmonares, hipertensão e síndrome metabólica em comparação com seus pares nascidos a termo. O risco é proporcional ao grau de prematuridade.

Em um estudo de seguimento durante uma década, incluindo 6.385 RNPT de muito baixo peso egressos de unidade de terapia intensiva (UTI) que apresentaram enterocolite necrosante, hemorragia intraventricular graus III ou IV, leucomalácia periventricular, displasia broncopulmonar ou retinopatia da prematuridade, observou-se que mais de 50% foram re-hospitalizados ao menos uma vez. Alguns padrões específicos de re-hospitalização foram observados: hemorragia intraventricular foi associada a risco 14,2 vezes maior para internação neurocirúrgica, e retinopatia da prematuridade, a risco 1,62 vezes maior para hospitalização oftalmológica. Os lactentes com diagnóstico neonatal de enterocolite necrosante e displasia broncopulmonar apresentam alto risco de reinternação em UTI.

DIAGNÓSTICO

O diagnóstico laboratorial das principais comorbidades do RNPT envolve a investigação da anemia, da doença metabólica óssea e da síndrome metabólica.

ANEMIA

Os RNPT de muito baixo peso apresentam risco de anemia por deficiência de ferro e devem receber suplementação de ferro durante os primeiros 12 a 24 meses de vida, com início em torno de 4 semanas de idade. A etiologia da anemia pode ser multifatorial, devendo ser considerados fatores como coletas de sangue para exames durante a internação, infecção, fatores dilucionais e carência de ferro. Medidas como tratamento da anemia na gestante e clampeamento tardio do cordão são importantes para prevenir a anemia no RNPT.

A primeira investigação da anemia deve ser feita ainda na maternidade entre a terceira e a quarta semanas de vida com a coleta de hemoglobina, hematócrito, reticulócitos e ferritina para os neonatos que receberam mais de uma transfusão de concentrado de hemácias. Se reticulócitos > 1%, recomenda-se reposição de ferro de acordo com o peso de nascimento (Tabela 1). Após a alta, recomenda-se fazer coleta do perfil de ferro, hemoglobina e hematócrito nas seguintes idades: 40 semanas de idade gestacional corrigida para a prematuridade, 6 meses e 12 meses ou de acordo com a clínica. A idade gestacional corrigida para a prematuridade é calculada diminuindo-se da idade cronológica as semanas que faltaram para a idade gestacional atingir 40 semanas. Recomenda-se usar a idade gestacional corrigida para a prematuridade até os 3 anos de idade.

TABELA 1 Suplementação de ferro durante os primeiros 24 meses de vida do recém-nascido pré-termo

Peso de nascimento do RNPT	Recomendação de suplementação de ferro
De 2.500 g a 1.500 g	2 mg/kg/dia a partir de 30 dias de vida durante 1 ano. A seguir, 1 mg/kg/dia até 2 anos
De 1.499 g a 1.000 g	3 mg/kg de peso/dia, a partir de 30 dias durante 1 ano. A seguir, 1 mg/kg/ dia até 2 anos
Inferior a 1.000 g	4 mg/kg de peso/dia, a partir de 30 dias durante 1 ano. A seguir, 1 mg/kg/ dia até 2 anos

RNPT: Recém-nascido prematuro.

DOENÇA METABÓLICA ÓSSEA

A deficiência de cálcio e fósforo é a principal causa da doença metabólica óssea (DMO). As necessidades do feto para o rápido crescimento no terceiro trimestre são atendidas por um acréscimo mineral intrauterino nas taxas de concentração de cerca de 100 a 130 mg/kg/dia de cálcio e 60 a 70 mg/kg/dia de fósforo. Quando há o parto prematuro, essa incorporação não ocorre, com risco de DMO. Após o nascimento, a baixa ingestão e absorção de minerais resultam em osso novo submineralizado e remodelado. O uso de leite humano não fortificado com cálcio e fósforo, nutrição parenteral prolongada, fórmulas não adequadas para prematuros, tratamento com furosemida ou corticoide e a deficiência de vitamina D são fatores importantes para a piora da incorporação desses minerais. O ideal é manter os níveis séricos de 25-hidroxivitamina D > 50 nmol /L.

Em recém-nascidos de muito baixo peso, a suplementação contínua de cálcio, fósforo e vitamina D deve ser feita durante o primeiro ano de vida. Entre a terceira e a quarta semanas de vida, recomenda-se fazer a dosagem sérica de cálcio, fósforo e fosfatase alcalina (FA) e iniciar reposição de cálcio e fósforo quando FA > 700 UI/L.

As primeiras indicações de osteopenia são frequentemente a diminuição da concentração sérica de fósforo e o aumento da atividade de FA. Esta, por sua vez, aumenta ao longo das primeiras três semanas de vida e atinge o pico entre 6 e 12 semanas. FA sérica > 500 UI/L é sugestiva de homeostase óssea prejudicada, e valores > 700 UI/L estão associados à desmineralização óssea, mesmo na ausência de sinais clínicos. O nível de fosfato sérico < 5,6 mg/dL (< 1,8 mmol/L) está fortemente associado à evidência radiológica de raquitismo. No entanto, muitas vezes é difícil distinguir o aumento normal na atividade de FA associada à rápida mineralização óssea do aumento patológico relacionado à osteopenia precoce. A combinação de fosfato sérico < 5,6 mg/dL (< 1,8 mmol/L) e FA > 900 UI/L em RNPT com idade gestacional < 33 semanas indica baixa densidade mineral óssea.

SÍNDROME METABÓLICA

A síndrome metabólica (SM) é definida como a presença de três ou mais alterações metabólicas: hipertrigliceridemia, diminuição das concentrações plasmáticas de colesterol de alta densidade (HDL), resistência insulínica, hipertensão arterial e obesidade visceral (avaliada pela circunferência abdominal). RNPT pequenos para idade gestacional (PIG) têm maior risco de SM na infância e vida adulta. No seguimento até a adolescência, podem apresentar hipertensão arterial, aumento da glicemia de jejum e baixa sensibilidade insulínica, quando comparados aos nascidos a termo.

O baixo peso ao nascer e o rápido crescimento do lactente (*catch up*) estão associados aos marcadores antropométricos e bioquímicos de SM. A amamentação por 3 a 6 meses está associada a um risco reduzido de desenvolver resistência à insulina e SM em recém-nascidos classificados como PIG. A promoção do crescimento rápido em RNPT PIG por meio de fórmulas enriquecidas com nutrientes aumenta o risco de hipertensão e SM na infância.

Para detectar a SM, são necessários os seguintes exames: glicemia de jejum, triglicerídeos e colesterol total plasmático, além das medidas da pressão arterial. A dosagem se inicia aos 2 anos de idade e deve ser repetida de acordo com os valores encontrados. O encaminhamento para o endocrinologista pediátrico está indicado quando há alteração laboratorial.

INVESTIGAÇÃO LABORATORIAL NO SEGUIMENTO DO RECÉM-NASCIDO PRÉ-TERMO

Nas consultas após a alta do RNPT, principalmente no RN de muito baixo peso, serão realizados periodicamente exames complementares para a avaliação do crescimento e desenvolvimento, conforme a idade gestacional corrigida.

DIAGNÓSTICO DIFERENCIAL

No diagnóstico diferencial das complicações surgidas no seguimento do RNPT, devem ser consideradas as morbidades e a complexidade médica ocorrida durante a internação na UTI neonatal. A condição crônica representada pela prematuridade facilita a ocorrência de complicações respiratórias, neurológicas, hematológicas, oftalmológicas e metabólicas.

TABELA 2 Exames complementares para a avaliação do crescimento e desenvolvimento do recém-nascido pré-termo conforme a idade gestacional corrigida

Idade gestacional corrigida pela prematuridade				
40 semanas*	**6 meses***	**12 meses***	**2 anos***	**3 anos***
Hb/Ht/reticulócitos e ferritina Ca/P/fosfatase alcalina Fundo de olho USG crânio	Hb/Ht/reticulócitos e ferritina Ca/P/fosfatase alcalina Fundo de olho se indicado USG crânio se indicado BERA realizar até os 6 meses	Hb/Ht/reticulócitos e ferritina Ca/P/fosfatase alcalina Acuidade visual anualmente USG crânio BERA – repetir se indicado	Glicemia, colesterol total e frações, triglicérides	Glicemia, colesterol total e frações, triglicérides

BERA: *brainstem evoked response audiometry*; C: cálcio; Hb: hemoglobina; Ht: hematócrito; P: fósforo; USG: ultrassonografia.
* Idade gestacional corrigida para prematuridade.

CONCLUSÃO

O seguimento do recém-nascido prematuro é altamente recomendado para prevenir e minimizar sequelas em longo prazo, relacionadas à prematuridade e suas complicações. O lactente deve receber atendimento individualizado e multidisciplinar com a participação da equipe médica e de outras áreas, como fisioterapia, fonoaudiologia, enfermagem, nutrição, psicologia, serviço social e terapia ocupacional. Devido à complexidade do paciente, pode ser necessário o acompanhamento em mais de uma especialidade médica, além do pediatra neonatologista.

BIBLIOGRAFIA RECOMENDADA

1. Allotey J, Zamora J, Cheong-See F, Kalidindi M, Arroyo--Manzano D, Asztalos E, van der Post J, Mol BW, Moore D, Birtles D, Khan KS, Thangaratinam S. Cognitive, motor, behavioural and academic performances of children born preterm: a meta-analysis and systematic review involving 64 061 children. BJOG. 2018;125(1):16-25.
2. Angelidou AI, Cristou HA. Anemia. In: Eichenwald EC, Hansen AR, Martin C, Stark AR, editores. Cloherty and Stark's Manual of Neonatal Care. 8. ed. Filadélfia: Wolters Kluwer; 2021. p. 635-45.
3. Cohen E, Kuo DZ, Agrawal R, Berry JG, Bhagat SK, Simon TD, et al. Children with medical complexity: an emerging population for clinical and research initiatives. Pediatrics. 2011;127(3):529-38.
4. Kuint J, Lerner-Geva L, Chodick G, Boyko V, Shalev V, Reichman B; Israel Neonatal Network. Type of Re-Hospitalization and Association with Neonatal Morbidities in Infants of Very Low Birth Weight. Neonatology. 2019;115(4):292-300.
5. Lopes MN, Grassiolli S, Veríssimo M, Toso BO, Favil PT, Paula AV, et al. Dietary habits, anthropometric and metabolic profile of adolescents born prematurely. J Hum Growth Dev. 2020;30(2):241-50. Erro! A referência de hiperlink não é válida.
6. Nassel D, Chartrand C, Doré-Bergeron MJ, Lefebvre F, Ballantyne M, Van Overmeire B, et al. Very Preterm Infants with Technological Dependence at Home: Impact on Resource Use and Family. Neonatology. 2019;115(4):363-70.
7. Raju TNK, Buist AS, Blaisdell CJ, Moxey-Mims M, Saigal S. Adults born preterm: a review of general health and system-specific outcomes. Acta Paediatr. 2017;106(9):1409-37.
8. Shapiro-Mendoza CK, Barfield WD, Henderson Z, James A, Howse JL, Iskander J, et al. CDC grand rounds: public health strategies to prevent preterm birth. MMWR Morb Mortal Wkly Rep. 2016;65(32):826-30.
9. Stewart DL, Barfield WD, AAP Committee on Fetus and Newborn. Updates on an At-Risk Population: LatePreterm and Early-Term Infants. Pediatrics. 2019;144(5):e20192760
10. Twilhaar ES, Wade RM, de Kieviet JF, van Goudoever JB, van Elburg RM, Oosterlaan J. Cognitive Outcomes of Children Born Extremely or Very Preterm Since the 1990s and Associated Risk Factors: A Meta-analysis and Meta-regression. JAMA Pediatr. 2018;172(4):361-7.

CONTEÚDO COMPLEMENTAR

Utilize o QR code abaixo para acessar as questões comentadas do capítulo (senha: **medicinalaboratorial**).

Seção XI

Neurologia

Coordenadores: Beatriz Borba Casella e

Erasmo Barbante Casella

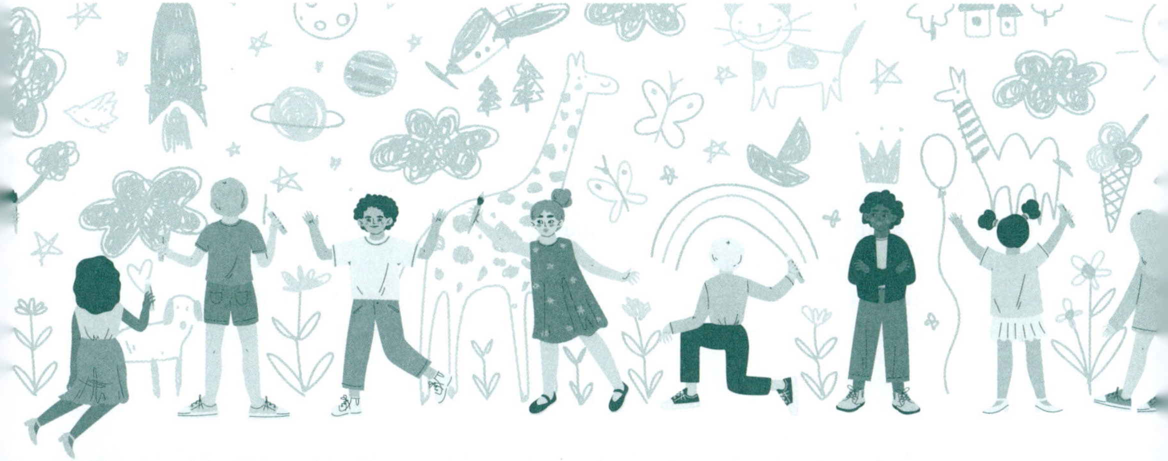

49

Análise do Exame do Líquido Cefalorraquiano (LCR)

Tarcizio Brito Santos
Beatriz Borba Casella
Erasmo Barbante Casella
Hélio Rodrigues Gomes

PONTOS-CHAVE DESTE CAPÍTULO

- A análise do LCR é fundamental no diagnóstico de doenças do sistema nervoso central (SNC) e periférico.
- O LCR é produzido no plexo coroide e circula pelas cavidades ventriculares e pelo espaço subaracnoideo, sendo reabsorvido em vários níveis, incluindo as granulações da aracnoide e na emergência de nervos cranianos e nas raízes dos nervos espinhais.
- A sua principal função é a proteção, tanto mecânica quanto metabólica, do SNC.
- É essencial o conhecimento das principais indicações e contraindicações para a realização do procedimento de sua coleta .
- É importante que o procedimento de punção lombar (PL) seja realizado por um médico e assistente experientes. Além disso, é necessário que as famílias, assim como a criança, estejam adequadamente preparadas para a realização do exame.

INTRODUÇÃO

A punção lombar (PL) e a análise do LCR como ferramentas terapêutica e diagnóstica foram introduzidas por Quincke, um médico cirurgião alemão em 1891, que usou a técnica para aliviar a pressão intracraniana em crianças com suspeita de meningite tuberculosa. Foi Quincke também que descreveu as primeiras análises dos componentes do LCR, como celularidade, proteinorraquia e glicorraquia.

O LCR é produzido no plexo coroide no interior dos ventrículos laterais, terceiro e quarto ventrículos, flui por meio do forame de Monro, do aqueduto cerebral e dos forames de Luschka e Magendie atingindo os espaços subaracnóideos intra e extracraniano. A reabsorção do LCR ocorre em vários níveis ao longo dos espaços subaracnóideos, mas sobretudo nas vilosidades da aracnoide, que são projeções da aracnoide para o os seios e vias venosas cerebrais.

A função principal do LCR é a proteção mecânica e metabólica do SNC. Além de funcionar como um coxim protetor, a presença de um compartimento de fluido dentro e ao redor do cérebro diminui o peso específico deste, tornando-o menos suscetível a traumas decorrentes dos movimentos da cabeça. Metabolicamente, através do LCR circulam anticorpos e subprodutos metabólicos gerados pela atividade de células neuronais e gliais. Outra função do LCR é a distribuição de substâncias biologicamente ativas por todo o cérebro.

A produção de LCR ocorre de forma constante e em equilíbrio com a absorção mantendo, assim a estabilidade da pressão intracraniana. Em um indivíduo adulto, a taxa de produção do LCR é de em média 0,33 mL/min.

Embora a composição iônica do LCR humano seja bastante semelhante à do plasma, estudos cuidadosos revelaram diferenças, confirmando indicando que o LCR não pode ser formado por ultrafiltração passiva como se acreditava anteriormente, mas por secreção ativa.

INDICAÇÕES E CONTRAINDICAÇÕES DA PUNÇÃO LOMBAR

O exame do LCR é essencial para o diagnóstico e seguimento de várias situações clínicas que envolvem o SNC, como infecções, inflamações, neoplasias, sangramentos entre outras. Além da coleta para a obtenção do LCR, a PL pode ser utilizada para a administração de quimioterápicos antineoplásicos e antimicrobianos e para a verificação da pressão intracraniana. Com o advento das técnicas de neuroimagem, como tomografia computadorizada e ressonância magnética, afastar possíveis contraindicações para realização da PL se tornou mais simples. É essencial sempre ficar atento a sinais de hipertensão intracraniana e à presença de sinais que sugiram infecção no local da punção. Lembrar também que uma baixa contagem de plaquetas ou distúrbios de coagulação podem propiciar hemorragias intracranianas podendo culminar com complicações neurológicas devastadoras.(Quadro 1)

QUADRO 1 Indicações e contraindicações da punção lombar

Indicações	Contraindicações
▪ Infecções bacterianas ▪ Infecções fúngicas ▪ Infecções micobacterianas ▪ Infecções virais ▪ Neoplasias ▪ Doenças desmielinizantes ▪ Hemorragia subaracnoidea ▪ Tratamento intratecal ▪ Verificação da pressão intracraniana ▪ Anestesia	▪ Hipertensão intracraniana ▪ Infecção no trajeto da agulha ▪ Agitação psicomotora ▪ Plaquetopenia (< 50.000 plaquetas/microlitro) ▪ INR > 1,8

TÉCNICA DE PUNÇÃO LOMBAR

Embora a PL seja um procedimento relativamente simples e seguro de realizar, é assustador para a maioria das crianças e suas famílias. Uma explicação clara das indicações para o procedimento, bem como os detalhes do próprio procedimento, geralmente é reconfortante e deve ser feita rotineiramente. Além disso, pode ser útil para crianças mais velhas e adolescentes "praticar" a posição que assumirão durante o procedimento.

Um assistente experiente deve estar disponível para posicionar corretamente a criança. A PL na posição sentada permite a melhor contenção da criança, além de melhorar o fluxo de LCR em bebês. A posição sentada não permite a medição precisa de pressão de abertura e deve ser evitada quando a manometria for necessária. As crianças que não podem assumir a posição sentada, como as sob intubação traqueal, o procedimento deve ser feito em decúbito lateral. A flexão da cabeça deve ser observada com cuidado para não comprometer a respiração, sobretudo nas crianças hipotônicas. A posição sentada não permite a medição precisa de pressão de abertura e deve ser evitada quando a manometria for necessária.

CARACTERÍSTICAS CLÍNICAS DO LÍQUIDO CEFALORRAQUIDIANO

Composição do líquor e sistemática da análise do LCR

O líquor normal é límpido e claro. Em geral é acelular, no entanto, até quatro leucócitos são considerados normais em adultos e crianças quando o líquor é colhido por punção lombar. A análise deve ser realizada prontamente uma vez que a contagem pode ser falsamente baixa se medida mais de 60 minutos após a punção lombar.

A sistemática de análise do exame do LCR começa pelo aspecto e cor da amostra. A partir do 3° mês de vida, o LCR normal deve ser límpido e incolor. Antes dessa idade, admite-se que seja xantocrômico ou levemente xantocrômico devido à imaturidade da BHE e à presença de bilirrubina. Nos RNs, presença de leucócitos, devido à imaturidade da BHE, e hemácias, por causa do toco-traumatismo, podem tornar a amostra levemente turva ou levemente hemorrágica. A partir de 80 elementos celulares/mm_3 já é possível notar turbidez da amostra. Amostras com mais de 700 hemácias/mm_3, podem representar hemorragia ventricular. Ainda com relação às amostras de LCR hemorrágicas, uma grande dificuldade pode ocorrer nas amostras de LCR colhidas em RNs com suspeita de hemorragia ventricular. Nesses casos, o procedimento pode ser difícil devido ao tamanho da criança e às condições em que ela se encontra (incubadora, tubos de respiração artificial, catéteres). Não raramente ocorrem acidentes de punção, dificultando o diagnóstico. A Tabela 1 indica algumas formas de diferenciar o material acidentado do LCR hemorrágico, no caso de hemorragia ventricular.

Feita a primeira observação do aspecto e cor, uma parte da amostra é separada para a análise citológica (global e específica) e o restante deve ser centrifugado. O sobrenadante segue para a análise bioquímica e imunológica e o centrifugado para exames bacteriológicos e cultura. Das variáveis bioquímicas passíveis de serem determinadas no LCR, merecem relevância a proteína, a glicose, o lactato e algumas enzimas. A concentração proteica varia de acordo com a faixa etária, mas atinge os níveis do adulto a partir do 6º mês de vida. A albumina é a fração proteica mais abundante e provem exclusivamente do plasma. A concentração de proteínas no LCR é 150 a 200 vezes menor que a concentração no soro. Os recém-nascidos, em virtude da baixa integridade da barreira hematoencefálica, apresentam um maior número de leucócitos e níveis proteicos mais altos. Os valores considerados como normais apresentam algumas variações a depender do autor. O estudo multicêntrico de Thomson e colaboradores que envolveu 7766 crianças, definiu como um limite superior da normalidade 15 células/µL em recém-nascidos e 9 células/µL em crianças de 29-60 dias. Quanto à concentração proteica o limite superior foi de 127 mg/dL e 89 mg/dL respectivamente. Os teores de glicose no LCR dependem da glicemia, estando normalmente na razão de 2/3. Byington e colaboradores, em um estudo com 596 crianças concluiu como limite superior de celularidade: 18 células/µl em 0-28 dias e 9 células/µl em 29-60 dias; o limite da concentração proteica de 131 mg/dL e 106 mg/dL respectivamente, e o inferior da glicose de 30mg/dL em neonatos e 30.5mg/dL em pacientes entre 29-60 dias de vida (Quadro 3). Devido à dinâmica do metabolismo glicídico, uma molécula de glicose sanguínea chega ao espaço liquórico em quatro horas, portanto, em situações normais, a glicorraquia é 2/3 da glicemia de quatro horas antes.

Outro marcador liquórico que avalia bem o metabolismo lático do SN é o lactato. Diferentemente da glicose, o lactato verificado no LCR é todo ele sintetizado no SN. Além de aumentado nos processos bacterianos, o lactato liquórico está elevado nas mitocondriopatias. A pressão normal é de 5-25 cm$H_2$0, sendo considerada limítrofe entre 20-25 cmH_2O.(Quadro 2).

TABELA 1 Parâmetros de diferenciação entre acidente de punção e hemorragia ventricular ou subaracnoidea.

	Acidente de punção	Hemorragia
Aspecto e cor inicial	Hemorrágico com eventual clareamento (prova dos três tubos)	Hemorrágico, sem clareamento
Aspecto e cor pós centrifugação	Límpido e incolor	Límpido e xantocrômico ou límpido e eritrocrômico ou acastanhado
Hemácias	Íntegras	Degeneradas
Macrófagos	Presentes (sangue)	Presentes e fagocitando hemácias ou pigmentos hemossideróticos
Neutrófilos	Presentes (sangue)	Não necessariamente presentes

QUADRO 2 Composição do líquido cefalorraquiano

	Valores de normalidade LCR lombar
Coloração	Límpida e clara
Densidade/pH	1.006–1.007/7.4
Pressão de abertura	50–200 mmH_2O
Contagem de eritrócitos	Ausente (até 5)
Contagem de leucócitos	0 - 4
Subtipo de leucócitos	Linfócitos
Concentração proteica	15-40 mg/dL
Lactato	1-3 mmol/L
Concentração de glicose	50-80 mg/dL (2/3 sérica)
Microrganismos	Ausentes

QUADRO 3 Composição do líquido cefalorraquiano no recém-nascido e lactente jovem

	Valores de normalidade de acordo com Thomson et al.	
Idade	Até 28 dias (recém-nascido termo)	29-60 dias
Coloração	Límpida e clara	Límpida e clara
Contagem de leucócitos	0 – 15 µL	0-9 µL
Concentração proteica	Até 127mg/dL	Até 89mg/dL
Concentração de glicose	>25mg/dL	>27mg/dL
Microrganismos	Ausentes	Ausentes

Punção traumática

Quando a punção lombar é traumática a celularidade do líquor pode ser comprometida. Existem algumas fórmulas utilizadas na interpretação desses casos. Estas fórmulas podem auxiliar na realização de uma estimativa da celularidade real, mas não nos possibilitam excluir meningite com segurança. A maioria dos autores subtraem um leucócito para cada 500 eritrócitos, porém alguns defendem subtrair 1 leucócito para cada 1000 eritrócitos. Já a proteinorraquia corrigida pode ser estimada subtraindo 1 mg/dL para cada 1000 eritrócitos.

Meningite bacteriana

Os principais agentes patogênicos responsáveis por meningite bacteriana variam com idade do paciente, mas incluem *Streptococus pneumoniae*, *Neisseria meningitidis*, *Haemophilus influenzae*, Estreptococcus do grupo B, *Escherichia coli* e *Lysteria monocytogenes*. Os achados do líquido cefalorraquiano são semelhantes entre os agentes, sendo os principais determinantes do perfil de alterações a gravidade da infecção e o status imune do paciente. Em relação às características do LCR desses pacientes, a pressão de abertura é geralmente elevada, estando mais de 200 mmH_20 em 90% dos casos, e mais de 500 mmH_2O em 15% dos casos. Em uma revisão de 296 casos de meningite bacteriana adquirida na comunidade, a pressão de abertura estava maior que 400 mmH_20 em um quinto dos casos.

Celularidade

A celularidade costuma ser bastante elevada, estando usualmente entre 1000 a 10.000 leucócitos/µL, com predomínio de polimorfonucleares (>80%). Muito raramente apresenta valores inferiores a 100 leucócitos/µL ou superiores a 20.000 leucócitos/µL. Com o objetivo de diferenciar um quadro de meningite bacteriana de um quadro de meningite viral com maior precisão foi feito um estudo brasileiro visando definir um valor de corte para contagem de leucócitos no LCR.

Nesse estudo os patógenos encontrados nos pacientes com meningite bacteriana foram os seguintes: *N. meningitidis* (48,4%), *S. pneumoniae* (3,2%), outros estreptococos (9,7%), *Staphylococcus aureus* (3,2%), *H. influenzae* (3,2%), e *E. coli* (3,2%). Quanto aos quadros de meningite viral houve um predomínio de: Enterovírus (98,1%), seguido de herpes simplex vírus tipo 1 (1,3%) e varicella zoster (0,6%). A média de celularidade em meningite bacteriana foi de 4839 células /µL e em meningite viral foi de 159 çélulas/µL. Nesse estudo o valor de corte estimado foi de 321 leucócitos/µL com sensibilidade de 80,6% e especificidade de 81,4%. No entanto, caso a coleta do líquor seja muito precoce a celularidade do líquor pode ser inferior. Além disso, é importante a lembrança de que a coleta do LCR em fases iniciais de uma meningite viral pode apontar predomínio neutrofílico e diante disto, muitas vezes outros parâmetros como hemograma, provas de atividade inflamatória (Proteína C Reativa, procalcitonina), lactato, proteinorraquia e glicorraquia, associada aos parâmetros clínicos podem ajudar na definição diagnóstica. O estudo do PCR para agentes virais pode definir uma etiologia viral, mas em algumas situações é necessária a introdução de antibioticoterapia, diante da possível gravidade do caso e coleta de novo exame de LCR em curto espaço de tempo.

Proteinorraquia

A proteinorraquia no paciente com meningite bacteriana é sempre elevada, em geral variando entre 100 e 500 mg/dL. Em mais de 80% dos pacientes encontra-se acima de 80 mg/dL. Valores de proteína acima de 1000 mg/dL são reportados em 8% dos casos, sendo geralmente associados com bloqueio subaracnoide. O Trabalho de Weiss e colaboradores reportou maior mortalidade (47%) quando a proteína do LCR está acima de 280 mg/dL. Em um estudo prospectivo de 100 pacientes com meningite bacteriana a proteinorraquia foi cinco vezes maior (mediana 587 mg/dl) em pacientes com déficits neurológicos graves em comparação com aqueles sem déficits (mediana 124 mg/dl). O aumento dos teores proteicos se deve à ruptura da barreira henmatoencefálica.

Glicorraquia

O conteúdo de glicose é em geral moderadamente a intensamente reduzido, em 75% dos casos é <50 mg/dL, em metade dos casos <40 mg/dL e 25% dos casos <10mg/dL. A relação [glicemia LCR/glicemia sangue] normal é em geral > 0,6. Uma relação de glicose LCR/glicose sangue <0,4 ou uma concentração absoluta < 18mg/dL são fortemente sugestivas de meningite bacteriana, bem como uma concentração de ácido lático > a 4.2mmol/l. O lactato pode ser uma ferramenta útil para distinguir meningite bacteriana de meningite viral, e se elevado, pode ser um forte indicador de infecção bacteriana, tendo acurácia superior aos demais fatores bioquímicos de acordo com duas metanálises. Os valores de corte, no entanto, variam de acordo com o laboratório. Em um paciente com meningite bacteriana a glicorraquia tende a se normalizar antes da celularidade ou proteinorraquia. A hipoglicorraquia se deve, sobretudo, ao consumo celular no processo de ativação celular.

Coloração Gram

A presença de um organismo no Gram pode sugerir a etiologia bacteriana antes dos resultados de cultura, no entanto, sua ausência não exclui o diagnóstico. A probabilidade de detectar bactérias no Gram depende do número de organismos presentes, e é aumentada pela centrifugação. A probabilidade de se detectar uma bactéria também depende do patógeno envolvido. O Gram é positivo em 80 a 90% das crianças com meningite pneumocócica e 70 a 80% das crianças com meningite meningocócica, porém apenas metade dos pacientes com meningite por bacilos gram negativos e 1/3 dos pacientes com meningite por Listeria são detectados no gram. Em uma amostra de 2635 pacientes nos quais 56 eram positivos para bactérias ou fungos, o gram revelou o organismo causal em 88% do total de casos e 92% dos casos que não haviam recebido antibioticoterapia efetiva previamente.

Listeria

Em meningite por Listeria os pacientes em geral apresentam celularidade significativamente menor e menor concentração proteica, tendo uma tendência a glicorraquia levemente maior. Gram não detecta o patógeno em 2/3 dos casos.

Cultura

A cultura deve ser realizada em todos os casos com suspeita de meningite bacteriana, independente da celularidade. Caso o LCR seja coletado precocemente, esta pode estar positiva na ausência de pleocitose, porém pode ser negativa caso já tenha sido iniciada antibioticoterapia, principalmente no caso de meningite meningocócica (um estudo demonstrou que em duas horas já ocorreria a esterilização). Já no caso de meningite pneumocócica, no mesmo estudo, grande parte da cultura se tornou negativa com 10 horas. Em uma revisão com 128 pacientes com meningite bacteriana, a cultura do líquor foi positiva em 97% dos pacientes que não receberam antibióticos, 67% dos pré-tratados com antibióticos orais e 56% dos pré-tratados com antibióticos parenterais.

Meningite viral

A incidência de meningite viral na Inglaterra entre 2011 e 2014 foi de cerca de 2,73 por 100.000, sendo os principais agentes causadores de meningites virais: enterovírus (vírus cocksakie, echovirus), paraecovírus, herpesvírus, epstein-barr vírus, citomegalovírus, herpesvírus 6, arbovírus, podendo ser causada também por HIV, Influenza, Caxumba, vírus da Raiva, e Zika vírus. O agente viral mais recentemente reportado como causador de meningite foi SARS-CoV-2, detectado em um homem de 24 anos no Japão. O padrão-ouro para o diagnóstico é o PCR que detecta e quantifica o DNA ou RNA viral.

Celularidade

A contagem de células no exame do líquido cefalorraquiano nos ajuda a distinguir entre etiologia viral e bacteriana, no entanto por vezes pode haver dúvida. Além disso, os achados podem variar consideravelmente com a etiologia viral. Em geral, pacientes com meningite viral apresentam pleocitose com proteína normal ou levemente aumentada e nível de glicose normal. A contagem de leucócitos em geral varia de 10 a 500 células/µL, com predomínio linfomonocitário, podendo estar até mesmo normal em alguns casos. Em estágios muito precoces a pleocitose pode estar ausente em 38% dos lactentes e 39% das crianças. Apesar de o predomínio de neutrófilos ser em geral indicativa de meningite bacteriana, pode ser encontrada em 25% dos pacientes com infecções virais, principalmente nas primeiras 24-48 horas de doença.

Glicose

Em geral normal ou levemente reduzida, mas acima de 40% do valor sérico.

Proteína

Em geral menor que <150mg/dL.

Detecção do vírus

Em pacientes com suspeita de meningite viral as amostras devem ser enviadas para RT-PCR (reação de polimerase em cadeia por transcriptase reversa), um exame bastante sensível e específico. PCR Multiplex é menos sensível para HSV-1 e HSV-2 do que as técnicas tradicionais, sendo necessário testar especificamente para Herpes vírus em caso de suspeita. Se a suspeita ocorre em menores de 6 meses, outros espécimes como epiderme e sangue devem ser obtidos.(Quadro 4).

Meningite por Tuberculose

O diagnóstico de meningotuberculose pode ser bastante desafiador. A análise do LCR pode dar algumas pistas. Em geral esses pacientes apresentam pleocitose, com celularidade variando de 100-500 células/µL, de predomínio linfomonocitário, proteinorraquia elevada, de 100-500mg/dL e glicose reduzida <45mg/dL. Em pacientes com bloqueio subaracnoide, a proteína pode chegar até 2 g/dL A pressão de abertura pode ser elevada. Cultura e pBAAR apresentam baixa sensibilidade. Testes de amplificação nucleica são ferramentas importantes. Adenosina deaminase elevada pode ser encontrada em pacientes com meningite tuberculosa, no entanto também em outras etiologias bacterianas.(Quadro 5).

Síndrome de Guillain-Barré

O líquor em um paciente com Guillain-Barré é utilizado para descartar ou-

QUADRO 4 Composição do líquido cefalorraquiano nas meningites virais

Patógeno	Céls/ mm^3	> 50% PMN	Nível proteico	Glicose	PCR Especificidade	PCR Sensibilidade
Enterovírus	100-1000	Precocemente	Nl ou pouco ↑	Nl ou pouco ↓	50-100%	70-100%
HSV-2	100-500	Não usual	↑	Nl ou pouco ↓	Desconhecida	Desconhecida
Caxumba	100-500	Não usual	Nl ou pouco ↑	Nl ou pouco ↓	100%	70%

Fonte: adaptado de Uptodate: Kimberly S Johnson, MDDaniel J Sexton, MD.

QUADRO 5 Comparação da composição do líquido cefalorraquiano nas diversas meningites

Componentes	Valores	Mais comum	Menos comum
Glicose (mg/dL)	<10	Meningite Bacteriana	Meningite tuberculosa Meningite fúngica
	10 a 40	Meningite Bacteriana	Neurossífilis Algumas infecções virais como vírus da caxumba
Proteína (mg/dL)	100 a 500	Meningite Bacteriana	

(continua)

QUADRO 5 Comparação da composição do líquido cefalorraquiano nas diversas meningites *(continuação)*

Componentes	Valores	Mais comum	Menos comum
	50 a 300	Meningite viral Lyme Encefalite Neurssífilis Tuberculose	Meningite bacteriana
Celularidade (células/microL)	>1000	Meningite bacteriana	Caxumba
	100 a 1000	Meningite viral ou bacteriana Meningite tuberculosa	Encefalite
	5 a 100	Início de meningite bacteriana Meningite viral Neurossífilis Meningite por tuberculose	Encefalite

Adaptado de Uptodate: Kimberly S Johnson, MDDaniel J Sexton, MD

tras causas de fraqueza, e deve ser feito durante a avaliação inicial da paciente. O achado clássico é a dissociação albumino-citológica: combinação de aumento de proteínas no LCR e uma celularidade normal ou pouco elevada. No entanto, os níveis de proteína são normais em 30-50% dos pacientes na primeira semana e 10-30% dos pacientes na segunda semana. Logo, níveis de proteína normal não descartam o diagnóstico. Pleocitose marcada (>50 células/microlitro) sugere outras patologias como malignidade meníngea, etiologias inflamatórias ou infecciosas.

Hemorragia subaracnoidea

Antes do advento da Tomografia Computadorizada (TC) de crânio, a punção lombar foi a principal ferramenta para o diagnóstico. Ela está indicada se suspeita de hemorragia subaracnoide e TC de crânio negativa, e em geral é feita até 12 horas após o início dos sintomas. A presença de mais de 1000 eritrócitos por microlitro ou xantocromia confirma o diagnóstico.

Tumores de encéfalo e medula espinhal

Neoplasias de sistema nervoso central são casos de linfoma primário de SNC ou depósitos secundários leptomeníngeos. Eventualmente pode ser difícil o diagnóstico diferencial entre tumores primários, infecções como abcessos e, nesses casos, a análise do líquor pode ajudar.

Esclerose Múltipla

Em um estudo envolvendo 107 pacientes com esclerose múltipla de início pediátrico, 65% dos pacientes com menos de 11 anos, e 52% dos pacientes com 11-18 anos apresentaram pleocitose. A síntese intratecal de imunoglobulinas (BOC positivo) foi detectada em 43% das crianças menores de 11 anos, e 63% dos pacientes entre 11 e 18 anos. Imunoglobulinas em geral não estão presentes no líquor de pessoas saudáveis, podendo ocorrer a presença de bandas oligoclonais em caso de quebra da barreira hematoencefálica ou pela produção intratecal de IgG, como nesses pacientes com esclerose múltipla. Bandas oligoclonais são mais frequentemente encontradas em pacientes com esclerose múltipla do que em doenças desmielinizantes monofásicas. Outras doenças que podem causar a presença de bandas oligoclonais no líquor são: infecções, tumores e doenças linfoproliferativas.

Pseudotumor cerebral

Pseudotumor cerebral é uma condição caracterizada por aumento de pressão intracraniana sem evidência de lesão estrutural que justifique o quadro. Os pacientes queixam-se de cefaleia, visão turva e em geral apresentam papiledema ao exame neurológico. A análise da pressão de abertura do líquor é uma ferramenta fundamental no diagnóstico de pseudotumor cerebral ou hipertensão intracraniana idiopática. Em crianças não sedadas e não obesas a pressão de abertura de até 25 cmH_2O é considerada normal. Em obesos pode ser adotado o valor de 28 cmH_2O. Entre 20-15 cmH_2O o valor é considerado por alguns inconclusivo. Em alguns pacientes, principalmente em pré-púberes, podem ocorrer níveis mais baixos de proteína (< 15mg/dL), de acordo com Margeta e colaboradores.

CONCLUSÃO

A análise LCR é um instrumento extremamente útil na prática diária do neurologista, pediatra ou clínico geral. O domínio de sua técnica é então fundamental na rotina destes especialistas, sendo também primordial o conhecimento de suas indicações e contraindicações. Sua aplicabilidade é ampla, auxiliando no diagnóstico de doenças infecciosas, autoimunes e neoplásicas. Sendo introduzida em 1891, a punção lombar segue, nos dias de hoje, mantendo seu espaço na prática médica.

BIBLIOGRAFIA RECOMENDADA

1. Águeda S, Campos T, Maia A. Prediction of bacterial meningitis based on cerebrospinal fluid pleocytosis in children. The Brazilian Journal of Infectious Diseases. Braz J Infect Dis. 2013;17 (4).
2. David. N. Irani. Cerebrospinal Fluid in Clinical Practice. Saunders. Elsevier. 2009.
3. Gomes HR. Líquido cefalorraquiadiano na infância. In Fonseca LF, Piannetti G, Xavier CC. Compêndio de Neurologia Infantil. Rio de Janeiro, Medsi, p. 199-202, 2002.
4. Gordon-Lipkin E, Banwell B. An update on multiple sclerosis in children: diagnosis, therapies, and prospects for the future. Expert Rev Clin Immunol. 2017 Oct;13(10):975-989.
5. Hasbun, et al. Cerebrospinal fluid in central nervous system infections. In: Infections of the Central Nervous System, 4th edition, 2014.
6. Huy, et al. Cerebrospinal fluid lactate concentration to distinguish bacterial from aseptic meningitis: a systemic review and meta-analysis. Crit Care. 2010.
7. Kohil, et al. Viral meningitis: an overview. Archives of Virology. 2020.
8. Leonhard et al. Diagnosis and management of Guillain-Barré syndrome in ten steps. Nature. 2019.
9. Rook et al. Pediatric pseudotumor cerebri. Current Opinion, 2016.
10. Sakushima K, Hayashino Y, Kawaguchi T, Jackson JL, Fukuhara S.Diagnostic accuracy of cerebrospinal fluid lactate for differentiating bacterial meningitis from aseptic meningitis: a meta-analysis. J Infect. 2011 Apr;62(4):255-62.
11. Thomson, et al. Cerebrospinal Fluid Reference Values for Young Infants Undergoing Lumbar Puncture. Pediatrics. 2018.
12. Waldman, et al. Multiple sclerosis in children: an update on clinical diagnosis, therapeutic strategies, and research. Lancet. 2014.

50

Dosagens dos fármacos anticonvulsivantes e sua implicação na prática clínica

Beatriz Borba Casella
Erasmo Barbante Casella
Alvaro Pulchinelli Jr
Nairo Massakazu Sumita

PONTOS-CHAVE DESTE CAPÍTULO

- É útil checar o nível sérico dos anticonvulsivantes em um momento de controle adequado das crises epilépticas, para que se tenha esse valor como referência caso ocorra no futuro uma nova descompensação, ou caso o paciente evolua posteriormente com sintomas sugestivos de toxicidade gerada por essas medicações.
- O controle do nível sérico das medicações pode auxiliar na avaliação da aderência do paciente ao tratamento indicado.
- A monitorização do nível sérico no estado de mal epiléptico é importante, pois pode guiar a utilização de novas doses de determinada medicação no caso de necessidade.
- A utilização de múltiplos fármacos em pacientes torna importante a dosagem das medicações, já que é comum a ocorrência de interação entre os diversos anticonvulsivantes.
- Não se deve deixar de lado a importância do julgamento clínico em paralelo, muitas vezes mais importante que a própria monitorização do nível sérico do anticonvulsivante.

INTRODUÇÃO

A monitorização do nível sérico dos fármacos anticrise (FAC) é uma prática comum nos dias de hoje, podendo contribuir para o manejo terapêutico em diversos cenários. Apesar de não ser recomendada de rotina em todos os pacientes, a dosagem e sua interpretação adequada podem ser de grande auxílio em situações como gestação, polifarmácia, estado de mal epiléptico ou para avaliar a aderência medicamentosa. É importante ressaltar, no entanto, que o grande objetivo do pediatra ou neurologista infantil no manejo de pacientes com epilepsia é o controle de crises, com o mínimo possível de efeitos adversos, e não a manutenção do nível sérico dentro de valores de referência predeterminados.

PRINCIPAIS INDICAÇÕES DA DOSAGEM DO NÍVEL SÉRICO

Existem algumas situações em que a dosagem de nível sérico dos fármacos anticrise é de especial importância, como será visto a seguir.

Bom controle das crises epilépticas

É útil checar o nível sérico dos FAC em um momento de controle adequado das crises epilépticas, para que se tenha esse valor como referência caso ocorra no futuro uma nova descompensação, ou caso o paciente evolua posteriormente com sintomas sugestivos de toxicidade gerada por essas medicações. Além disso, se ocorrer nova piora, essa dosagem pode ajudar também a avaliar a aderência, comparando-se os níveis do momento da descompensação com aqueles do período de controle de crises. A contribuição da dosagem de FAC na avaliação de aderência medicamentosa será mais bem detalhada no item seguinte.

Avaliação de aderência medicamentosa

O controle do nível sérico das medicações pode auxiliar na avaliação da aderência do paciente ao tratamento proposto. Em um estudo[2], 48 pacientes diagnosticados com epilepsia focal farmacorresistente foram internados por 5 dias em um hospital, entre abril de 2006 e setembro de 2008, e sua aderência foi avaliada medindo, e comparando, o nível sérico de suas medicações no 1º dia de internação (aderência domiciliar) e no 5º dia (aderência supervisionada). Pacientes foram considerados mal aderentes se a variação do nível sérico entre o 1º e o 5º dia fosse maior que 30%. Dos 48 pacientes, 44 foram incluídos no estudo, e, destes, 41% foram considerados mal aderentes por esse critério, destacando-se o papel da dosagem de nível sérico na avaliação da aderência medicamentosa. Desse modo, a monitorização do nível sérico poderia evitar aumentos de dose desnecessários em pacientes não aderentes.

Estado de mal

No ambiente hospitalar, a dosagem dos FAC é fundamental no manejo de pacientes com *status epilepticus*[1]. A abordagem inicial de um paciente em estado de mal geralmente envolve o uso de benzodiazepínicos de ação rápida, sendo necessário em determinadas situações o uso de medicações de segunda e terceira linhas, administradas em doses de ataque. A monitorização do nível sérico nesse cenário é de grande utilidade, uma vez que poderá guiar novas doses de ataque no futuro, se clinicamente indicado.

Polifarmácia

Pacientes com epilepsia de difícil controle fazem uso de múltiplos FAC, com diversas possibilidades de interação medicamentosa[1]. Nesses pacientes, sabe-se que a introdução de uma nova medicação pode alterar o nível sérico de todas as outras, bem como pode ser também alterada pela interação com os demais medicamentos. Assim, o nível sérico das medicações pode ser extremamente útil nesses casos.

Essa interação também pode ser impactada pela ligação proteica competitiva, tornando a medida da fração livre e ligada a proteína útil, especialmente em fármacos de alta ligação proteica como fenitoína, valproato e carbamazepina. Além disso, o nível sérico pode auxiliar a determinar qual seria a medicação mais responsável pelos efeitos adversos em um paciente recebendo politerapia.

Substituição de fármaco referência por genérico

Uma vez que é possível haver alguma diferença na biodisponibilidade de medicações de cada empresa farmacêutica (é permitida uma variação de 80 a 125% da biodisponibilidade3), caso a substituição seja necessária, monitorar o nível sérico dessas medicações pode auxiliar eventuais ajustes. Um estudo de Crawford et al. reportou diferenças significativas entre a carbamazepina referência e genérica. Essa medicação tem uma janela terapêutica estreita e pouca solubilidade em água, o que aumenta a possibilidade de que uma mudança na biodisponibilidade ocorra a depender do fabricante. Nesse estudo3, dos 40 pacientes, 25% apresentaram variação na concentração da medicação de 20 a 53%. Há também relatos na literatura de pacientes bem controlados, que apresentaram novas crises epilépticas após a substituição do fármaco de referência pelo genérico.

Gestação

A gestação pode alterar dramaticamente a farmacocinética de medicações, alterando absorção, metabolismo, ligação proteica e *clearance*. Assim, níveis séricos devem ser dosados idealmente antes da gestação[4] e a cada trimestre, bem como no pós-parto, para facilitar o ajuste de fármacos nesses pacientes e preservar a saúde materno-fetal.

Doença hepática ou renal

O nível sérico dos FAC é útil em pacientes com doenças que alteram a metabolização das medicações, como doenças renais e hepáticas. Especialmente em fármacos com alta ligação proteica, como fenitoína, é importante obter os níveis da fração livre, principalmente em condições como hipoalbuminemia ou uremia.

DOSAGEM DO NÍVEL SÉRICO DOS PRINCIPAIS FÁRMACOS ANTICRISE DISPONÍVEIS NO BRASIL

Fenobarbital

Fenobarbital é um fármaco anticrise utilizado desde 1912, ou seja, há mais de cem anos, quando se mostrou mais eficaz e menos tóxico que os brometos, rapidamente se tornando medicação de escolha no tratamento das epilepsias. É um barbitúrico, utilizado para crises focais, crises generalizadas, crises focais evoluindo para tônico-clônico-bilaterais, e no estado de mal epiléptico. Trata-se da medicação mais utilizada no momento para tratamento de crises neonatais, um ácido 5-etil, 5-fenil barbitúrico, que se liga ao receptor Gaba-A, prolongando a abertura dos canais de cloro e tendo efeito inibitório.

O nível sérico de referência varia de 15 a 40 μg/mL e tem biodisponibilidade de mais de 90%[5]. Sua ligação proteica é de 45%. Tem cinética linear, e sua meia-vida depende da idade; em recém-nascidos, pode ficar acima de 100 horas, e durante o período neonatal sua eliminação é acelerada, com média de 63 horas no primeiro ano e de 69 horas entre 1 e 5 anos. Em adultos varia de 80 a 100 horas.

Pode ser administrado 1 vez ao dia. É um fármaco indutor do metabolismo hepático, reduzindo os níveis séricos de carbamazepina, valproato, lamotrigina e topiramato. Entre seus principais efeitos adversos estão: prejuízo cognitivo (principalmente atenção e memória), sedação, alterações comportamentais, alteração da libido, impotência sexual, osteomalácia e contratura de Dupuytren.

Os principais efeitos idiossincráticos são: *rash*, angioedema, síndrome de Stevens-Johnson, agranulocitose, insuficiência hepática e trombocitopenia[6]. É teratogênico, podendo causar malformações cardíacas e defeitos de coagulação no recém-nascido.

Valproato de sódio

O valproato de sódio é uma medicação de amplo espectro, sendo útil nos principais tipos de crises em crianças e adultos. Esse FAC apresenta múltiplos mecanismos de ação, como potencialização do Gaba, inibição da formação do ácido y-hidroxibutírico, bloqueio nos canais de sódio dependentes de voltagem, antagonismo da excitação mediada por receptores NMDA e inibição da desacetilase de histonas. É um fármaco de primeira linha no tratamento das epilepsias generalizadas primárias idiopáticas, sendo utilizado principalmente em crises de ausência, mioclônicas, crises tônico-clônico-generalizadas, podendo ser eficaz também em crises focais.

Sua absorção intestinal é de 95%, e tem alta ligação proteica (cerca de 90%). A faixa terapêutica usual varia de 50 a 100 μg/mL[6]. O volume de distribuição é relativamente baixo, de 0,13 a 0,19 L/kg em adultos e de 0,2 a 0,3 L/kg em crianças.

Há pouca correlação entre sua concentração sérica e seu efeito farmacológico, dificultando a interpretação de seu nível sérico. Isso se deve à grande variação plasmática ao longo do dia devido a sua meia-vida curta e às diferenças na sua absorção e metabolização, não havendo correlação clara entre suas concentrações, efeitos adversos e toxicidade.

Seus principais efeitos adversos são:

- Gastrointestinais: náuseas, vômitos, hepatotoxicidade.
- Metabólicos: ganho de peso, hepatotoxicidade, hiperamonemia.
- Hematológicos: trombocitopenia, alteração da função plaquetária.
- Reprodutivos: irregularidades menstruais, ovário policístico, hiperandrogenismo, hiperinsulinismo.
- Teratogênicos: defeitos de tubo neural, malformações craniofaciais, cardíacas, aumento do risco de transtorno de espectro autista.
- Relacionados ao sistema nervoso central (SNC): prejuízo cognitivo, tremor.
- Outros: queda de cabelo.

O valproato de sódio aumenta os níveis séricos de fenobarbital, etossuximida, carbamazepina e lamotrigina, ao passo que o fenobarbital, a fenitoína, a carbamazepina, a lamotrigina e a primidona reduzem o nível sérico de valproato.

Fenitoína

Essa medicação começou a ser introduzida na prática clínica em 1938, sendo ainda bastante utilizada nos dias de hoje, principalmente no estado de mal epiléptico, em pacientes refratários aos benzodiazepínicos. Seu mecanismo de ação consiste em bloquear os canais de sódio da membrana neuronal em sua fase ativa, prolongando a inativação da fase rápida e reduzindo, assim, os disparos neuronais de alta frequência.

Pode ser administrada via oral ou endovenosa. Sua ligação proteica é de 90%[6]. Assim, em pacientes com hipoalbuminemia, pode haver aumento de sua fração livre e maior risco de intoxicação.

A seguinte equação pode ser útil na prática clínica:

Cn = Co (PHT em mg/L 0,2 x albumina em g/dL + 0,1[7]),

onde:

Cn: concentração total de fenitoína; PHT: paratormônio.

Sua meia-vida é de cerca de 22 horas (varia entre 7 e 42 horas). O volume de distribuição varia de 1 a 1,5 L/kg antes dos 5 anos a 0,6 a 0,8 L/kg acima dos 8 anos[7]. Essa medicação apresenta cinética não linear. Desse modo, se há aumento ou redução de sua dose, a concentração plasmática não pode ser estimada por um cálculo matemático linear. A dosagem do nível sérico pode, portanto, auxiliar nesses casos.

Em recém-nascidos e crianças de até 3 meses, tem absorção incompleta via oral. O nível sérico terapêutico é de 10 a 20 μg/mL[6]. É um importante indutor enzimático, reduzindo os níveis plasmáticos de lamotrigina, valproato, carbamazepina e benzodiazepínicos, bem como de varfarina, ciclosporina, antirretrovirais e contraceptivos orais. Por sua vez, carbamazepina e felbamato podem provocar aumento do nível plasmático nessa medicação. Omeprazol, cimetidina, dissulfiram, isoniazida e alguns quimioterápicos inibem o metabolismo da fenitoína e, consequentemente, elevam seu nível plasmático.

Topiramato

Topiramato é uma medicação de amplo espectro, utilizada para crises focais, tônico-clônico-generalizadas, tônicas, atônicas, mioclônicas e ausências atípicas, na síndrome de Lennox-Gastaut e também no tratamento de migrânea. É um derivado sulfato-substituído do monossacarídeo D-frutose natural que constitui, sob o aspecto estrutural de sua molécula, um FAC diferente dos demais. Seu mecanismo de ação inclui a modulação dos canais de sódio dependentes de voltagem, a potencialização de correntes Gaba-A e bloqueio do receptor de glutamato tipo AMPA/cainato[6]. O topiramato também inibe certas isoenzimas da anidrase carbônica. Em adultos é rapidamente absorvido, apresentando biodisponibilidade elevada (80% ou mais) e concentração de pico plasmática de 1 a 4 horas, com meia-vida de 20 a 30 horas.

O volume de distribuição é de 0,6 a 0,8 L/kg[7]. Sua ligação proteica é mínima, podendo ser administrado independentemente do horário das refeições. Em crianças de 4 a 17 anos a depuração é cerca de 50% mais elevada do que em adultos, e a meia-vida é de 15 horas.

Na presença de fármacos indutores enzimáticos, como fenitoína ou carbamazepina, a concentração plasmática de topiramato apresentou redução de 40% ou mais, em comparação a seu uso em monoterapia. Já fármacos inibidores enzimáticos como valproato elevam as concentrações plasmáticas de topiramato em até 17%. A partir da dose de 200 mg há aumento na depuração de etiniletradiol.

Sua eliminação é principalmente renal, e seu valor de referência varia de 5 a 20 µg/mL[8]. Seus principais efeitos adversos são: prejuízo cognitivo, envolvendo principalmente o domínio da linguagem; parestesias, acidose metabólica, nefrolitíase, glaucoma de ângulo fechado, hipertermia e perda de peso. É uma medicação teratogênica, e seu uso na gestação tem relação com malformações como fendas orolabiais.

Carbamazepina

A carbamazepina é uma medicação considerada eficaz, utilizada principalmente no tratamento de crises focais. Seu principal mecanismo de ação é o bloqueio dos canais de sódio, voltagem-dependentes e uso-dependentes. É absorvida no trato gastrointestinal lentamente, com biodisponibilidade de cerca de 75 a 85%. É um composto lipofílico que cruza a barreira hematoencefálica rapidamente. Apresenta em torno de 75 a 90% de ligação proteica. É metabolizada no fígado pelo sistema microssomal P450 no epóxido da carbamazepina, responsável por seus efeitos adversos. Sua meia-vida varia entre 5 e 26 horas (em geral de 11 e 14 horas).

Esse medicamento sofre o fenômeno da autoindução, no qual ocorre um estímulo ao próprio metabolismo do fármaco e consequentemente de sua depuração, reduzindo sua meia-vida. Sua depuração plasmática é idade-dependente (maior nas fases iniciais da vida), dependente da massa corporal (mais baixa nas massas corporais maiores), dosagem-dependente (mais acentuada com doses mais elevadas) e sexo-dependente (maior em meninas do que em meninos).

Entre os efeitos adversos mais comuns estão: sonolência, náusea, vômitos, constipação, *rash*, prurido, diplopia, ataxia, alterações hematológicas e hiponatremia. Pode ocorrer ganho de peso, porém este não é tão significativo quanto no uso de valproato de sódio. Seu uso na gestação já foi associado a defeitos de tubo neural e malformações congênitas.

Apresenta interação com diversos fármacos: aumenta os níveis séricos de fenobarbital e reduz os de clobazam, clonazepam, etossuximida, felbamato, lamotrigina, topiramato e valproato. Pode ter seu nível sérico aumentado por felbamato, lamotrigina, estiripentol e valproato; e pode ser reduzido por fenobarbital, fenitoína e primidona. Seu valor de referência encontra-se entre 4 e 12 µg/mL[6].

Oxcarbazepina

Oxcarbazepina é um cetoanálogo da carbamazepina que apresenta um perfil farmacológico mais favorável do que essa medicação, absorvido rapidamente e quase completamente (> 95%). Não há muita relação entre sua absorção e a ingestão de alimentos. É um pró-fármaco, sendo rapidamente metabolizado no derivado DMH, que é um metabólito ativo. Por ser uma substância lipofílica, a oxcarbazepina é amplamente distribuída pelo corpo e ultrapassa a barreira hematoliquórica facilmente.

Seu mecanismo de ação baseia-se no bloqueio dos canais de sódio dependentes de voltagem. Além disso, o aumento da condutância de potássio e a modulação de canais de cálcio ativados por voltagem elevada podem contribuir para seu efeito.

É utilizada principalmente para crises focais, podendo em alguns casos ser usada para crises tônico-clônico-generalizadas.

Seus principais efeitos adversos são: sonolência, cefaleia, vertigem, diplopia, fadiga, náusea, vômitos, ataxia, alterações visuais, tremores, dispepsia, *rash* e hiponatremia.

A meia-vida do composto ativo é de 4,8 a 6,7 horas de 2 a 5 anos; de 7,2 a 9,3 horas de 6 a 12 anos, e de 9 a 11 horas em adultos.

Tem baixo potencial para interagir com outros fármacos: não produz a indução de anticoagulantes, imunossupressores, antibióticos, protetores gástricos, analgésicos, antidepressivos e vasodilatadores. Por outro lado, induz a metabolização de estrógenos e progestágenos que compõem os anticoncepcionais orais. Atua pouco nas enzimas do sistema do citocromo P-450.

Em relação aos outros FAC, apesar da baixa interação, pode acelerar o metabolismo da lamotrigina e reduzir o metabolismo da fenitoína. Apresenta a cinética de ordem linear. A ligação proteica do metabólito está em torno de 40%[8]. Cerca de 95% do fármaco é excretado pelos rins. O intervalo terapêutico varia entre 15 e 35 μg/mL

Levetiracetam

Levetiracetam é um fármaco anticrise de amplo espectro, com pouca interação com outros fármacos e poucos efeitos adversos, utilizado para crises focais, tônico-clônico-generalizadas, mioclonias e espasmos. Seu mecanismo de ação é a ligação à proteína vesicular sináptica 2A (SV2A)[6], envolvida na fusão das vesículas e na exocitose de neurotransmissores. O perfil farmacocinético do levetiracetam é próximo do que caracterizamos como um fármaco ideal.

Essa medicação é de rápida absorção e apresenta biodisponibilidade elevada, próxima a 100%. Sua cinética é linear e seu volume de distribuição variam de 0,5 a 0,7 L/kg[7]. A ligação proteica é baixa, menor que 10 a 20%.

Cerca de 66% da dose sofre excreção renal. A meia-vida plasmática é de 5 a 7 horas em crianças, cerca de 6 a 8 em adultos e 10 a 11 em idosos. Também aumenta em pacientes com lesão renal e é reduzida durante a gestação.

É uma medicação segura, e, dado seu perfil farmacocinético, a dosagem de nível sérico é menos utilizada, e não tão bem estabelecida, ficando entre 12 e 46 μg/mL, segundo algumas referências. Seus principais efeitos adversos são sonolência, tontura, irritabilidade, depressão e psicose.

Lamotrigina

A lamotrigina é efetiva como monoterapia ou terapia adjuvante em crises focais, tônico-clônico-generalizadas, crises de ausência e na síndrome de Lennox-Gastaut. Pode piorar ou desencadear mioclonias. Pode também ser usada em transtorno de humor bipolar.

Seu mecanismo de ação principal consiste no bloqueio dos canais de sódio dependentes de voltagem, podendo agir também na inibição de canais de cálcio.

Essa medicação apresenta biodisponibilidade de 98%. O pico de concentração é atingido de 1 a 3 horas após a administração. Um segundo pico pode ocorrer entre 4 e 6 horas, sugerindo uma reciclagem entero-hepática. Sua absorção não é muito afetada por alimentos.

No plasma, apresenta ligação proteica de 56% e um volume de distribuição de 1 a 1,4 L/kg. Sua meia-vida varia de 15 a 35 horas, apresentando maior *clearance* em crianças e menor em idosos.

Gestação e contraceptivos contendo estradiol e outros FAC, como carbamazepina, fenobarbital, fenitoína e primidona, podem aumentar a depuração da lamotrigina sérica. Valproato de sódio prolonga a meia-vida de lamotrigina.

A dosagem pode ser útil em pacientes em diálise ou com disfunção hepática. Deve ser titulada lentamente, pela possibilidade de reações adversas graves, como síndrome de Stevens-Johnson e necrólise epidérmica tóxica, além de hepatotoxicidade. Outros possíveis efeitos adversos são: cefaleia, náuseas, vômitos, diplopia e ataxia.

É uma das medicações com menos efeitos teratogênicos, usada frequentemente em gestantes, nas quais é indicada a monitorização do nível sérico antes da gestação, a cada trimestre e no pós-parto, uma vez que seu nível sérico sofre redução importante durante o período gestacional. Valor de referência sugerido entre 2,5 e 15 μg/mL.

Rufinamida

A rufinamida é uma medicação bem tolerada que pode ser efetiva no tratamento de epilepsia farmacorresistente, podendo ser usada também como segunda linha na prática clínica habitual, e em *status epilepticus* super-refratário. É considerada uma droga órfã para o tratamento de síndrome de Lennox-Gastaut, com benefício principalmente em crises de queda. O valor e referência está entre 5 e 30 μg/mL. Tem meia-vida de 8 horas, e 85% dos metabólitos têm eliminação renal.

Seu metabolismo é induzido por carbamazepina. Apresenta biodisponibilidade de 85%, e sua absorção é facilitada quando associada a dieta. Os efeitos colaterais incluem cansaço, tontura, fadiga, sonolência e cefaleia, podendo também encurtar o intervalo QT[10].

RISCOS E CUIDADOS NA MONITORIZAÇÃO DO NÍVEL SÉRICO DOS FAC

São necessários mais estudos sistemáticos para avaliar a aplicabilidade prática da dosagem do nível sérico dos FAC. É importante ressaltar que o valor do nível sérico deve ser considerado um instrumento auxiliar no manejo terapêutico, e que se deve evitar que seu resultado leve a conclusões e a condutas inadequadas. Por exemplo, no caso de um paciente com crises controladas sendo tratado com um FAC cujo nível sérico, colhido no vale, resultou em um valor inferior ao de referência mínimo para essa medicação, o médico conduzindo caso pode acreditar que deva fazer um ajuste de dose para que o nível sérico se encontre no valor de referência. Desse modo, o médico pode acabar realizando um aumento de dosagem desnecessário, que poderá acarretar mais efeitos adversos. Da mesma forma, o nível sérico pode estar um pouco acima do valor de referência esperado para a droga, e o paciente pode não apresentar efeitos adversos, não sendo indicada assim, redução da dose da medicação.

CONCLUSÃO

Em suma, não há consenso na literatura sobre a estratégia mais adequada de monitorização terapêutica dos fármacos anticrise.

Essa dosagem é especialmente benéfica para monitorar a aderência em pacientes com polifarmácia, gestantes, pacientes com doenças hepáticas ou renais. Podendo ser usada como elemento auxiliar para atingir o objetivo final comum: o controle de crises epilépticas, evitando ao máximo seus efeitos adversos. Quando possível, deve-se preferir monoterapia na mínima dose efetiva e sempre ter em mente a máxima: "tratar o paciente e não o nível sérico"[11].

Por fim, pode-se concluir que a dosagem do nível sérico dos fármacos anticrise segue cumprindo seu papel no manejo de pacientes com epilepsia. Apesar de não substituir o julgamento clínico, se utilizada adequadamente e em situações determinadas, pode constituir uma ferramenta útil na prática do pediatra e do neurologista infantil.

EXAMES LABORATORIAIS UTILIZADOS NAS DOSAGENS DOS ANTICONVULSIVANTES

Carbamazepina, soro	
Sinonímia	Furosix Tegretard Tegretol Pesquisa e dosagem no sangue carbamazepina Pesquisa e dosagem no sangue tegretol
Tipos de amostra	Sangue
Preparo do paciente	▪ Para a realização deste teste, a dosagem da medicação deve estar estável há pelo menos dois dias. ▪ Manter, obrigatoriamente, o horário usual de tomar o medicamento e fazer a coleta da amostra até uma hora antes desse momento habitual ou, então, de acordo com o pedido médico. ▪ Caso o medicamento seja usado apenas uma vez ao dia, a coleta deve ser realizada pelo menos 12 horas após ele ter sido tomado. ▪ Em suspeitas de intoxicação, o exame pode ser feito a qualquer momento.
Interferentes	fenobarbital e fenitoína.

(continua)

Carbamazepina, soro *(continuação)*	
Informações úteis	▪ A carbamazepina é um medicamento usado principalmente no tratamento de epilepsia, de distúrbios psiquiátricos, e em neuralgias. A dosagem da substância tem utilidade no seguimento de pacientes nos quais a medicação não venha sendo eficaz ou, então, quando existem sinais de intoxicação. O pico sérico é atingido, em média, seis horas após a ingestão do medicamento, mas pode variar de 2 a 12 horas. A carbamazepina é indutora do citocromo P450, que está envolvido com o catabolismo de diversas drogas, o que pode ocasionar a interferência nos níveis séricos de outros medicamentos. Sua meia-vida também diminui com o uso de medicamentos que sejam indutores enzimáticos, tais como o fenobarbital e a fenitoína. Os efeitos colaterais relacionados com níveis tóxicos de carbamazepina são sonolência, nistagmo, ataxia e diplopia, além de haver a descrição de reações idiossincrásicas, como depressão medular e rash cutâneo. O metabólito carbamazepina-10,11-epóxido parece ser o principal responsável por tais efeitos colaterais
Método	Ensaio quimioluminescente por micropartículas (CMIA)
Valor de referência	▪ Nível terapêutico: 4 - 12 µg/mL ▪ Nível tóxico: acima de 15 µg/mL

Fenitoína, soro	
Sinonímia	Hidantoinato, pesquisa e dosagem no sangue Difenil hidantoína, pesquisa e dosagem no sangue Hidantoína, pesquisa e dosagem no sangue Hidantal, pesquisa e dosagem no sangue Epelin, pesquisa e dosagem no sangue Epelin Hidantal Difenilhidantoinato de sódio Pesquisa e dosagem no sangue fenitoina
Tipos de amostra	Sangue
Preparo do paciente	▪ Para a realização deste teste, a dosagem da medicação deve estar estável há pelo menos dois dias. ▪ Manter, obrigatoriamente, o horário usual de tomar o medicamento e fazer a coleta da amostra até uma hora antes desse momento habitual ou, então, de acordo com o pedido médico. ▪ Caso o medicamento seja usado apenas uma vez ao dia, a coleta deve ser realizada pelo menos 12 horas após ele ter sido tomado. ▪ Em suspeitas de intoxicação, o exame pode ser feito a qualquer momento.
Interferentes	▪ dicumarol, cloranfenicol, isoniazida, carbamazepina e fenobarbital. Na uremia, ou durante o uso de salicilatos, fenilbutazona ou tiazídicos.

(continua)

Fenitoína, soro *(continuação)*	
Informações úteis	▪ Este exame é útil no seguimento de indivíduos que estão sendo tratados com fenitoína e nos quais se suspeita de inadequação da dose do medicamento. A metabolização dessa substância apresenta grande variação interindividual, o que faz com que a dose necessária para atingir a faixa terapêutica seja muito variável. A fenitoína interage com o metabolismo de outros medicamentos, incluindo dicumarol, cloranfenicol, isoniazida, carbamazepina e fenobarbital. Na uremia, ou durante o uso de salicilatos, fenilbutazona ou tiazídicos, a quantidade da fenitoína ligada a proteínas diminui e a fração livre aumenta. A meia-vida em adultos é de 20 a 40 horas; já em crianças, é mais curta, de aproximadamente dez horas. O pico sangüíneo, após uso oral, é atingido entre três e nove horas.
Método	Ensaio quimioluminescente por micropartículas (CMIA)
Valor de referência	▪ Nível terapêutico: 10 - 20 µg/mL ▪ Nível tóxico: acima de 30 µg/mL

Fenobarbital, soro	
Sinonímia	Fenobarbital, pesquisa e dosagem no sangue Gardenal, pesquisa e dosagem no sangue
Tipos de amostra	Sangue
Preparo do paciente	▪ Para a realização deste teste, o cliente deve estar com a dosagem estável da medicação há pelo menos dois dias. ▪ O indivíduo precisa manter, obrigatoriamente, o horário usual de tomar o medicamento e fazer a coleta da amostra até uma hora antes desse momento habitual ou, então, de acordo com o pedido médico. Caso o medicamento seja usado apenas uma vez ao dia, a coleta deve ser realizada pelo menos 12 horas após ele ter sido tomado. ▪ Em suspeitas de intoxicação, o exame pode ser feito a qualquer momento.
Interferentes	Ácido valproico e fenobarbital
Informações úteis	▪ Esta dosagem é útil na monitorização da terapêutica com fenobarbital. Grandes variações nos níveis séricos do medicamento podem ser observadas em crianças durante o dia. A absorção desse fármaco por via oral é boa e cerca de 50% dele encontra-se ligado a proteínas plasmáticas. Já sua meia-vida é de 48 a 96 horas. Quando a dose é dobrada, espera-se que transcorram 5,5 meias-vidas até que níveis séricos estáveis sejam atingidos. ▪ A excreção da substância ocorre mais rapidamente em crianças, mas pode diminuir quando o medicamento é usado com o ácido valpróico, por conta da acidificação urinária que este último causa. Existe a possibilidade de o fenobarbital acelerar a metabolização de outras drogas antiepilépticas pela indução da síntese de enzimas envolvidas na via do citocromo P450.
Método	Ensaio quimioluminescente por micropartículas (CMIA)
Valor de referência	▪ Nível terapêutico: 15 - 40 µg/mL. ▪ Nível tóxico: acima de 50 µg/mL.

Lamotrigina, soro	
Sinonímia	Lamotrigina, pesquisa e dosagem no sangue Lamictal®, pesquisa e dosagem no sangue Lamictal Lamitor Neurium
Tipos de amostra	Sangue
Preparo do paciente	▪ Não há necessidade de preparo para este exame. ▪ O cliente deve estar há, pelo menos, 15 dias com a dosagem estável da medicação. ▪ A coleta precisa ser realizada antes do horário habitual de uso da medicação, mas, se existir suspeita de intoxicação, pode ser feita a qualquer tempo. ▪ O nome do medicamento e o horário da última tomada têm de ser informados pelo cliente. ▪ Em suspeitas de intoxicação, o exame pode ser feito a qualquer momento.
Interferentes	Fenitoína, carbamazepina e valproato
Informações úteis	▪ Este exame é útil no acompanhamento de indivíduos que fazem terapia com lamotrigina, uma droga antiepiléptica usada no tratamento de epilepsias refratárias. Os efeitos adversos desse medicamento são brandos e incluem rash cutâneo, sonolência, ataxia e tontura. Acredita-se que seu mecanismo de ação ocorra pela inibição da liberação de neurotransmissores excitatórios, como o glutamato. Sua meia-vida é de 30 horas, mas pode ser reduzida à metade pela administração concomitante de fenitoína ou carbamazepina e duplicada com a associação de valproato. A adição de lamotrigina ao esquema terapêutico causa pouca alteração nos níveis de outras drogas antiepilépticas. O uso associado de clorpropamida, flecainida e metaqualona interfere na acurácia da análise laboratorial. Os níveis terapêuticos de lamotrigina foram revistos e o limite superior da faixa terapêutica é agora maior do que o preconizado no passado, atingindo 14 microgramas/mL.
Método	▪ Cromatografia líquida de alta eficiência (HPLC).
Valor de referência	▪ Nível terapêutico: 2,5-15 µg/mL

Levetiracetam, soro	
Sinonímia	Keppra Dosagem de levetiracetam, soro Dosagem de levetiracetam, sangue Antara Etira
Tipos de amostra	Sangue

(continua)

Levetiracetam, soro *(continuação)*	
Preparo do paciente	▪ A coleta deve ser feita antes da próxima dose do medicamento ▪ Coletar a amostra com no mínimo 12 horas depois da última dose ▪ Para a realização deste teste, a dosagem da medicação deve estar estável há pelo menos dois dias. ▪ Manter, obrigatoriamente, o horário usual de tomar o medicamento e fazer a coleta da amostra até uma hora antes desse momento habitual ou, então, de acordo com o pedido médico. ▪ Caso o medicamento seja usado apenas uma vez ao dia, a coleta deve ser realizada pelo menos 12 horas após ele ter sido tomado. ▪ Em suspeitas de intoxicação, o exame pode ser feito a qualquer momento.
Interferentes	
Informações úteis	▪ O levetiracetam é um medicamento antiepiléptico indicado no tratamento de crises parciais, de crises mioclônicas (epilepsia mioclônica juvenil) e crises tônico-clônicas generalizadas (epilepsia idiopática generalizada). ▪ Rapidamente absorvido por via oral, o fármaco tem biodisponibilidade próxima de 100%. Seu perfil farmacocinético é linear, com uma baixa variabilidade intra e interindividual. Os picos das concentrações plasmáticas (Cmáx) são atingidos em uma hora e meia (de 50 minutos a uma hora em crianças) após a administração. Observa-se o estado de equilíbrio dois dias após um esquema de administração de duas vezes por dia. A meia-vida plasmática em adultos é de 7 ± 1 horas, e não se alterou com a dose, via de administração ou com a administração repetida. ▪ A absorção do levetiracetam não sofre alteração com a ingestão de alimentos, mas a taxa de absorção diminui ligeiramente. ▪ O medicamento tem como via principal de excreção a urinária, sendo responsável por 95% da dose. ▪ Em idosos, a meia-vida é aumentada em cerca de 40% (de 10 a 11 horas), o que está relacionado com a diminuição de sua função renal. Assim, recomenda-se um ajuste da dose nos indivíduos dessa população que tenham alteração da função renal. ▪ O levetiracetam não altera as concentrações séricas de fenitoína, carbamazepina, ácido valproico, fenobarbital, lamotrigina, gabapentina e primidona e estes não influenciam sua farmacocinética. ▪ O antiepiléptico em questão não é extensivamente metabolizado nos humanos. A principal via metabólica (24% da dose) é uma hidrólise enzimática do grupo acetamida. A produção do metabólito primário, o ucb L057, não está associada ao citocromo P450 hepático ou a suas isoformas. ▪ Os sintomas de intoxicação pelo levetiracetam incluem sonolência, agitação, agressividade, nível de consciência reduzido, depressão respiratória e coma.
Método	Cromatografia líquida acoplada à espectrometria de massas em tandem
Valor de referência	Nível terapêutico: 12-46µg/mL

Oxcarbazepina, soro	
Sinonímia	Auran Leptard Trileptal Pesquisa e dosagem no sangue 10, 11 diidro 10 hidroxicarbamazepina Pesquisa e dosagem no sangue 10 hidroxicarbamazepina Pesquisa e dosagem no sangue oxcarbazepina Pesquisa e dosagem no sangue trileptal
Tipos de amostra	Sangue
Preparo do paciente	▪ O cliente deve estar com a dosagem estável da medicação há pelo menos dois dias, mantendo o horário regular de tomada do medicamento. ▪ Caso o medicamento seja usado apenas uma vez ao dia, a coleta deve ser feita de 12 a 24 horas após a tomada. ▪ Caso o medicamento seja usado duas ou mais vezes ao dia, a coleta deve ser feita dentro do período de uma hora antes da hora habitual. ▪ A solicitação deve conter data e horário da coleta e da última vez que foi tomada a medicação. ▪ Em suspeitas de intoxicação, o exame pode ser feito a qualquer momento.
Interferentes	anticoagulantes, outras drogas antiepilépticas e contraceptivos orais
Informações úteis	▪ Esta dosagem é útil no acompanhamento de indivíduos que tomam oxcarbazepina, um composto semelhante à carbamazepina que tem sido utilizado no tratamento de epilepsia, neuralgia do trigêmeo, doenças psicoafetivas e espasticidade. Sua eficácia e seu espectro terapêutico equivalem aos da carbamazepina, mas vários estudos vêm demonstrando menor incidência de efeitos adversos. O fármaco não promove indução enzimática, podendo ser administrado em conjunto com medicamentos como anticoagulantes, outras drogas antiepilépticas e contraceptivos orais, embora o uso concomitante de contraceptivos orais e oxcarbazepina pode resultar em uma menor eficiência contraceptiva. O uso concomitante de fenobarbital interfere na exatidão da dosagem, bem como o uso de carbamazepina, fenitoína e fenobarbital diminuem os níveis séricos de oxcarbazepina. ▪ A oxcarbazepina é completamente absorvida após administração oral e rapidamente metabolizada pelo fígado em 10,11-diidro-10-hidroxicarbazepina e em 10,11-diidro-10,11-transdiidroxicarbazepina, que são excretados pelo rim. Este exame mede o metabólito 10,11-diidro-10- hidroxicarbazepina, que é farmacologicamente ativo e o responsável pelos efeitos terapêuticos da oxcarbazepina, tendo meia-vida de 10 a 12 horas, sendo que o pico é atingido entre quatro horas e meia e seis horas dependendo da formulação (comprimido ou líquido). O estado de equilíbrio é atingido após dois a três dias de uso do medicamento. Os valores de referência do exame são baseados na coleta imediatamente anterior à próxima dose. Sintomas de intoxicação podem ser: sonolência, tontura, náusea, vômito, hipercinesia, hiponatremia, ataxia e nistagmo.
Método	Dosagem do metabólito ativo da oxcarbazepina, 10,11 dihidro 10 hidroxicarbazepina, por cromatrografia líquida de alta eficiência (HPLC).
Valor de referência	Nível terapêutico: 15 - 35 µg/mL.

Rufinamida, soro	
Sinonímia	Inovelon Pesquisa e dosagem no sangue rufinamida
Tipos de amostra	Sangue
Preparo do paciente	▪ O cliente deve estar com a dosagem estável da medicação há pelo menos dois dias, mantendo o horário regular de tomada do medicamento. ▪ Caso o medicamento seja usado apenas uma vez ao dia, a coleta deve ser feita de 12 a 24 horas após a tomada. ▪ Caso o medicamento seja usado duas ou mais vezes ao dia, a coleta deve ser feita dentro do período de uma hora antes da hora habitual. ▪ A solicitação deve conter data e horário da coleta e da última vez que foi tomada a medicação. ▪ Em suspeitas de intoxicação, o exame pode ser feito a qualquer momento.
Interferentes	
Informações úteis	A rufinamida é um novo medicamento antiepiléptico aprovado pela Food and Drug Administration como tratamento complementar para convulsões associadas à síndrome de Lennox-Gastaut em crianças com 4 anos de idade ou mais e para o tratamento de convulsões focais em adultos e adolescentes. Seu mecanismo de ação não é completamente compreendido, mas acredita-se que funcione prolongando o estado inativo dos canais de sódio, limitando, portanto, o disparo excessivo de potenciais de ação dependentes de sódio. Os efeitos colaterais comumente observados são dor de cabeça, tontura, fadiga, sonolência e náusea. Monitorar as concentrações séricas de rufinamida é útil para avaliar a adesão e ajustar a dosagem em pacientes recebendo outros medicamentos que interagem farmacocineticamente com a rufinamida (ou seja, medicamentos que induzem as enzimas hepáticas CYP3A4) e podem ser útil para aqueles que estão recebendo hemodiálise
Método	Cromatografia líquida acoplada à espectrometria de massas em tandem
Valor de referência	Nível terapêutico: 5 - 30 µg/mL

Topiramato, soro	
Sinonímia	Topamax Toptil Pesquisa e dosagem no sangue topiramato
Tipos de amostra	Sangue
Preparo do paciente	▪ Para a realização deste teste, a dosagem da medicação deve estar estável há pelo menos dois dias. ▪ Manter, obrigatoriamente, o horário usual de tomar o medicamento e fazer a coleta da amostra até uma hora antes desse momento habitual ou, então, de acordo com o pedido médico. ▪ Caso o medicamento seja usado apenas uma vez ao dia, a coleta deve ser realizada pelo menos 12 horas após ele ter sido tomado. ▪ Em suspeitas de intoxicação, o exame pode ser feito a qualquer momento.

(continua)

Topiramato, soro *(continuação)*	
Interferentes	As seguintes drogas podem aumentar as concentrações séricas do topiramato, quando administradas conjuntamente: hidroclortiazida, metformina, diltiazem e propranolol. Por outro lado a carbamazepina e fenitoina diminuem a concentração de topiramato
Informações úteis	▪ Este exame é útil para o acompanhamento de indivíduos em uso de topiramato, um medicamento utilizado para tratar a epilepsia, a enxaqueca e algumas doenças psiquiátricas, tais como a distimia e o distúrbio bipolar. O topiramato bloqueia os canais de sódio, potencializa a atividade do ácido gama-aminobutírico (GABA) e inibe o receptor de glutamato. O topiramato atinge pico sérico entre 2 a 3 horas após a ingestão. A biodisponibilidade não é afetada pela ingestão concomitante de alimento. Circula pouco ligado as proteínas plasmáticas (aproximadamente 17%). Pouco metabolizado (menos de 20%). Assim aproximadamente 2/3 da droga é eliminado pelos rins, a principal via de excreção. O estado de equilíbrio é atingido após 4 a 8 dias de tratamento. A meia vida é de 21 horas A relação dose concentração é linear. A depuração da droga é reduzida em nefropatas, hepatopatas e idosos. Porém a depuração é maior em crianças. A monitorização dos níveis séricos de topiramato permite verificar a adesão ao tratamento e possibilita a individualização da terapêutica, com otimização dos resultados. ▪ As seguintes droga podem aumentar as concentrações séricas do topiramato, quando administradas conjuntamente: hidroclortiazida, metformina, diltiazem e propranolol. Por outro lado a carbamazepina e fenitoina diminuem a concentração de topiramato, quando administrados conjuntamente, pela indução da CYP2C19 ▪ Os valores de referência foram determinados apenas para o controle de crises epilépticas, não estando definidos para o tratamento da enxaqueca ou de doenças psiquiátricas. Os níveis tóxicos do topiramato não estão bem estabelecidos ▪ Os sinais e sintomas de intoxicação incluem convulsões, sonolência, distúrbio da fala, visão borrada, diplopia, atividade mental prejudicada, letargia, coordenação anormal, estupor, hipotensão, dor abdominal, agitação, vertigem, depressão e acidose metabólica.
Método	Cromatografia líquida acoplada à espectrometria de massas em tandem
Valor de referência	Nível terapêutico: 5,0 e 20,0 µg/mL

Valproato de sódio, soro	
Sinonímia	Depakene Depakote ER Epilenil Torval CR Valpakine Nível sérico de valproato de sódio Pesquisa e dosagem no sangue valproato de sódio Pesquisa e dosagem no sangue ácido valpróico Pesquisa e dosagem no sangue divalproato de sódio Pesquisa e dosagem no sangue ácido dipropilacético Pesquisa e dosagem no sangue dipropilacetato Pesquisa e dosagem no sangue depakene Pesquisa e dosagem depakote

(continua)

Valproato de sódio, soro *(continuação)*	
Tipos de amostra	Sangue
Preparo do paciente	▪ Para a realização deste teste, a dosagem da medicação deve estar estável há pelo menos dois dias. ▪ Manter, obrigatoriamente, o horário usual de tomar o medicamento e fazer a coleta da amostra até uma hora antes desse momento habitual ou, então, de acordo com o pedido médico. ▪ Caso o medicamento seja usado apenas uma vez ao dia, a coleta deve ser realizada pelo menos 12 horas após ele ter sido tomado. ▪ Em suspeitas de intoxicação, o exame pode ser feito a qualquer momento - deve-se, porém, anotar o horário da última dose.
Interferentes	Uso de álcool
Informações úteis	▪ Este exame tem utilidade no seguimento de epilépticos com crises mal controladas ou que venham apresentando sinais de intoxicação. Contribui também para diagnosticar falta de adesão ao tratamento. ▪ O ácido valpróico, ou valproato, tem meia-vida de 8 a 12 horas, que pode se prolongar com a ingestão de álcool. Quando em níveis tóxicos, a substância pode desencadear quadro de sonolência, vômitos de repetição e tremores. Entre seus efeitos colaterais não relacionados ao nível sérico estão dor abdominal, queda de cabelo, ganho excessivo de peso, plaquetopenia, pancreatite, hiperamoniemia e falência hepática aguda. ▪ O uso prolongado de valproato pode causar deficiência de carnitina e ácido fólico
Método	Ensaio quimioluminescente por micropartículas (CMIA)
Valor de referência	▪ Nível terapêutico: 50 - 100 µg/mL ▪ Nível tóxico: acima de 120 µg/mL

Nota do autor: os valores de referência apresentados para cada parâmetro laboratorial são específicos para o método descrito no texto. Os valores de referência podem apresentar variações conforme a metodologia e o tipo de reagente utilizado na análise e devem ser consultados no laudo do exame.

BIBLIOGRAFIA RECOMENDADA

1. Beran Roy G., Stepanova Daria. The Benefits of Antiepileptic drug (AED) blood level monitoring). Epilepsy & Behavior, 2015.
2. Carpentier N, Jonas J, Frismand S, Vignal JP, Rikir E, Baumann C, et al. Direct Evidence of non-adherence to anti-epileptic medication in refractory focal epilepsy. Epilepsia, 2013.
3. Crawford P, Feely M, Guberman A, Kramer G. Are there potential problems with generic substitution of anti- epileptic drugs? A review of issues. Seizure, 2006.
4. Sima I. Patel, Page B. Pennell. Management of epilepsy during pregnancy: an update. Therapeutic Advances in Neurological Disorders, 2015.
5. Patsalos PN, Spencer EP, Berry DJ. Therapeutic drug monitoring of antiepileptic drugs in epilepsy: a 2018 update. Ther Drug Monit. 2018.
6. Bassel W. About-Khalil, MD, FAAN.Continuum, 2016
7. Wyllie's Treatment of Epilepsy: Principles and Practice, By Elaine Wyllie, Gregory D. Cascino, Barry E. Gidal, Howard P. Goodkin, 7ed, 2021.
8. Johannessen SI, Battino D, Berry DJ, Bilaer M, Kraumer G, Tomson T et al. Therapeutic monitoring of newer epileptic drugs. The Drug Monitoring, 2003.
9. Jacob S, Nair A B. An Update Overview on Therapeutic Drug Monitoring of Recent Antiepileptic Drugs. Drugs, 2016.
10. Bassel W. Abou-Khalil, MD, FAAN. Update on Antiepileptic Drugs. Continuum, 2019.
11. St Louis, E. K. Monitoring Antiepileptic Drugs: A Level-Headed Approach. Current Neuropharmacology, 2009.
12. Andriolo A, editor. Manual da residência em medicina laboratorial. São Paulo: Manole, 2019.
13. Divisão do laboratório central do Hospital das Clínicas da Faculdade de Medicina da Universidade de São Paulo. Manual de Exames. [internet] [acesso em: 2022 jul. 5]. Disponível em: https://patologiaclinica.hc.fm.usp.br.

14. Fleury medicina e saúde. Manual de exames. [internet] [acesso em: 2022 jul. 5]. Disponível em: https://www.fleury.com.br/medico/exames.
15. Mayo clinic laboratories. Test catalog. [internet] [acesso em: 2022 jul. 5]. Disponível em: https://www.mayocliniclabs.com/test-catalog/index.html.
16. Rifai N, Horvath AR, Wittwer CT. Tietz textbook of clinical chemistry and molecular diagnostics. 6th ed. St. Louis: Elsevier, 2018.
17. Soldin SJ, Wong EC, Brugnara C, Soldin OP. Pediatric reference intervals. 7th ed. Washington. DC: AACC Press, 2011.
18. Wu AHB. Tietz - Clinical guide to laboratory tests. 4th ed. St. Louis: Saunders Elsevier, 2006.

Seção XII

Nutrição

Coordenadores: Artur Figueiredo Delgado e
Ary Lopes Cardoso

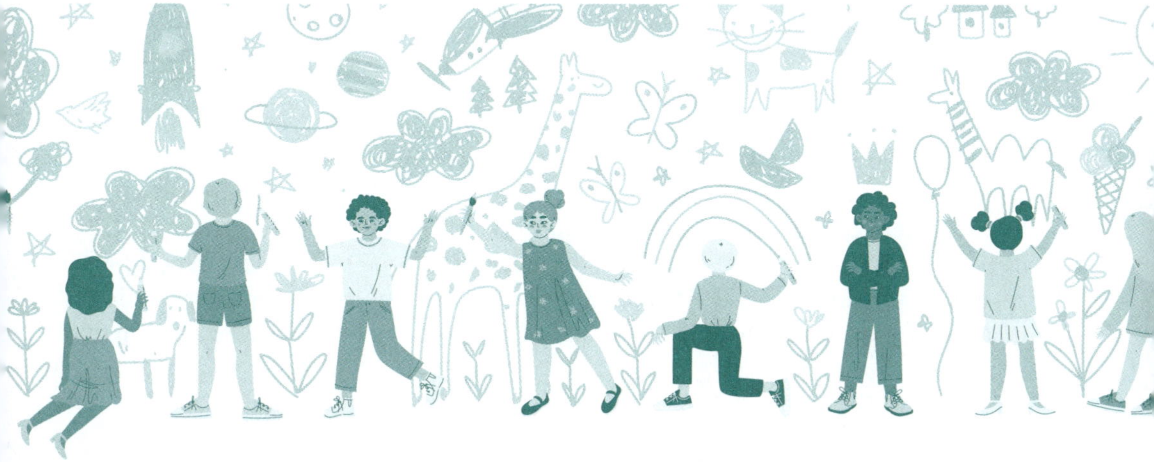

51

Obesidade infantil

Louise Cominato
Nairo Massakazu Sumita

PONTOS-CHAVE DESTE CAPÍTULO

- A obesidade na infância e adolescência é um problema de saúde pública, trata-se ainda de uma doença crônica, pandêmica e multifatorial.
- O índice de massa corporal é considerado prático e eficaz para determinar sobrepeso e obesidade na infância.
- Sobrepeso e obesidade pediátricos estão associados a múltiplas comorbidades como a resistência insulínica, pré-diabetes, diabetes mellitus tipo 2; dislipidemia; pré-hipertensão e hipertensão; apneia do sono; doença hepática gordurosa não alcoólica; problemas psicológicos; alterações ortopédicas; aterosclerose subclínica precoce; hiperandrogenismo, síndrome dos ovários policísticos; pseudotumor cerebral; morbidade por doença cardiovascular e mortalidade prematura na idade adulta.

INTRODUÇÃO

A obesidade é um grave problema de saúde pública em todo o mundo, segundo dados da Organização Mundial de Saúde (OMS), mais de 200 milhões de homens e cerca de 300 milhões de mulheres apresentam obesidade, e pelo menos 2,8 milhões morrem por ano devido ao excesso de peso[1-3].

Nesse cenário, a obesidade infantil é uma doença crônica, pandêmica e multifatorial que vem aumentando em todas as faixas etárias pediátricas. Entre os anos de 1980 e 2013, houve aumento substancial na prevalência de obesidade entre crianças e adolescentes nos países em desenvolvimento: de 8,1% para 12,9 % entre os meninos e de 8,4% para 13,4% em meninas[4-5].

No Brasil, os dados do Instituto Brasileiro de Geografia e Estatística (IBGE) mostram que 16,33% das crianças brasileiras entre 5 e 10 anos estão acima do peso, 9,38% com obesidade e 5,22% com obesidade grave. Em relação aos adolescentes, 18% estão acima do peso, 9,53% com obesidade e 3,98% com obesidade grave[6].

Segundo dados levantados no estudo ERICA (Estudo dos Riscos Cardiovasculares em Adolescentes), a prevalência de obesidade entre os adolescentes brasileiros é de 8,4%, sendo mais baixa na região Norte e mais alta na região Sul do Brasil[7]. Nesse mesmo estudo, a prevalência nacional de síndrome metabólica foi de 2,6%, sendo de 0,1% entre os adolescentes eutróficos, 3,3% entre os que apresentavam sobrepeso e 21,3% entre os adolescentes com obesidade; essa prevalência foi ainda maior nos adolescentes obesos do sexo masculino[8-9].

A estimativa até 2025 é que 268 milhões de crianças entre 5 e 17 anos estejam acima do peso, sendo 91 milhões obesas[10]. Se nenhuma intervenção política for eficaz na mudança das tendências atuais, o número provável de crianças, em 2025, com comorbidades relacionadas à obesidade será alarmante: 12 milhões apresentarão tolerância à glicose diminuída; 4 milhões estarão com diabetes tipo 2; 27 milhões de hipertensos e 38 milhões apresentarão esteatose hepática[10]. O aumento da prevalência de obesidade também está associado ao desemprego de familiares, desvantagens sociais e redução da produtividade socioeconômica, criando cada vez mais um ônus econômico à sociedade[10].

A chance de uma criança obesa tornar-se um adulto obeso é de cerca de 70-80%, o que deve ser motivo de preocupação desde os primeiros anos de vida[9]. Estima-se que 57,3% das crianças serão adultas com obesidade aos 35 anos, e crianças que estão atualmente com obesidade têm 6,1% de chance de não estar com obesidade aos 35 anos. Além disso, 6% das crianças com peso normal, 29% com sobrepeso, 56% com obesidade e 80% com obesidade grave se tornarão adultos com obesidade grave. Para evitar as estimativas atuais, o pediatra precisa ser atuante na prevenção, assim como no diagnóstico precoce e tratamento da obesidade infantil[11-12].

Obesidade é uma doença crônica multicausal, resultante do balanço energético positivo. A longo prazo ocorre aumento da adiposidade que, com o tempo, leva a anormalidades estruturais, desordens fisiológicas e comprometimentos funcionais, aumentando o risco de desenvolver outras doenças crônicas e mortalidade prematura[13]. Vários fatores estão associados à obesidade infantil, podendo se considerar fatores pré e pós-natais associados à obesidade na infância[14-15]:

1. Pré-natal: obesidade materna; ganho de peso excessivo na gestação e tabagismo materno.
2. Pós-natal: rápido ganho de peso nos primeiros meses de vida; desmame precoce; qualidade da dieta; prática de atividade física; estado psicossocial e predisposição genética podem ser cruciais no desenvolvimento da obesidade[14-15].

DIAGNÓSTICO

Existem várias formas para constatar o excesso de gordura corporal, porém as técnicas mais acuradas que medem diretamente a gordura corporal são de alto custo e pouco disponíveis no nosso dia a dia. Desse modo, o índice de massa corporal (IMC) é considerado a forma mais prática e eficaz de determinar sobrepeso e obesidade na infância, calculado por meio do peso dividido pela altura em metro elevado ao quadrado (kg/m^2)[16]. Em geral, o IMC fornece uma estimativa razoável da adiposidade de crianças saudáveis, no entanto, pode superestimar a porcentagem de gordura em crianças pequenas ou com massa muscular relativamente alta e subestimar a adiposidade em uma proporção substancial de crianças, como aquelas com massa muscular reduzida devido ao sedentarismo[16-17]. Portanto, o IMC deve ser visto como uma medida substituta para medir a quantidade de tecido adiposo e suas limitações devem ser consideradas quando usadas em contextos clínicos. A circunferência da cintura e a relação cintura-altura podem ser usadas para avaliar a obesidade abdominal, enquanto a espessura das dobras cutâneas também pode ser útil como um indicador de adiposidade[18].

Para definição de obesidade e sobrepeso na infância, utiliza-se gráficos de percentis ou gráficos de Z-score de IMC. No Brasil, a Sociedade Brasileira de Pediatria sugere o uso das curvas da OMS (Tabela 1). O gráfico exibe uma curva em forma de "J", com o IMC de crianças pequenas diminuindo normalmente entre os 2 e 6 anos de idade e aumentando continuamente entre os 6 e os 20 anos. Essa diminuição e subsequente aumento na curva de IMC são denominados "rebotes da adiposidade". Se o IMC de uma criança não diminui ou aumenta precocemente entre os 2 e 6 anos de idade, ela está em risco de obesidade. Esse fenômeno é chamado de "recuperação precoce da adiposidade"[19].

Para acessar as curvas de crescimento da OMS utilize o link: https://www.who.int/childgrowth/en/.

ETIOPATOGENIA

O peso corporal é o resultado de componentes genéticos, metabólicos, hereditários, comportamentais, ambientais, culturais, psicológicos e socioeconômicos. A principal causa do excesso de tecido adiposo é o desequilíbrio entre a ingesta e o gasto de calorias, porém o mecanismo de regulação do peso corporal é complexo e envolve uma interação entre hormônios e neuropeptídios, sob o controle dos núcleos hipotalâmicos responsáveis pela sensação de fome e saciedade[19]. A elucidação de diversas mutações em modelos de roedores permitiu a identificação da maioria das formas de obesidade monogênica na espécie humana, no entanto essas são raras e não explicam as formas mais comuns de obesidade. Os estudos dessas mutações têm permitido um grande avanço no conhecimento sobre a base genética e fisiopa-

TABELA 1 Valores de referência da Organização Mundial da Saúde para diagnóstico do estado nutricional utilizando as curvas de IMC por idade para crianças acima de 5 anos

Valor encontrado na criança em percentil	Valor encontrado na criança em Z-score	Diagnóstico nutricional
< Percentil 0,1	< Escore z-3	Magreza acentuada
≥ Percentil 0,1 e < Percentil 3	≥ Escore z -3 e < Escore -2	Magreza
≥ Percentil 3 e < Percentil 85	≥ Escore z -2 e < Escore +1	Eutrofia
≥ Percentil 85 e < Percentil 97	≥ Escore z +1 e < Escore +2	Sobrepeso
≥ Percentil 97 e ≤ Percentil 99,9	≥ Escore z +2 e ≤ Escore +3	Obesidade
> Percentil 99,9	> Escore z +3	Obesidade grave

tológica da obesidade, possibilitando o estudo de novas abordagens terapêuticas[20-21].

A crescente prevalência de obesidade está associada a uma interação complexa entre mudanças ambientais ("ambiente obesogênico") e a predisposição genética individual[22]. Mudanças no ambiente físico, social, político e econômico influenciam no quanto comemos e o quanto somos ativos[23]. É improvável que as mudanças genéticas sozinhas expliquem a rápida disseminação da obesidade em todo o mundo, já que o "*pool* genético" em uma população permanece bastante estável por muitas gerações e, portanto, leva muito tempo para que novas mutações ou polimorfismos se espalhem. Se nossos genes permaneceram praticamente os mesmos, a principal responsável por esta pandemia de obesidade é a mudança ambiental que facilita as pessoas a comerem demais e a se exercitarem menos[24].

O aumento simultâneo da obesidade em quase todos os países é impulsionado por mudanças no sistema alimentar global, que está produzindo alimentos cada vez mais processados, hipercalóricos e acessíveis do que antes[24-25]. O consumo excessivo de energia também é resultado das economias de mercado baseadas no consumo[26]. A energia per capita disponível em alimentos aumentou na maioria das regiões do mundo e esse aumento é suficiente para explicar o excesso de peso corporal médio da população em muitos países[27].

O consumo de alimentos altamente processados faz parte da mudança na alimentação nas últimas décadas em todo o mundo[2-28]. No Brasil, um estudo transversal sobre consumo alimentar da Pesquisa de Orçamentos Familiares 2008-2009, em amostra representativa da população de 10 ou mais anos de idade, observou que o maior consumo de alimentos ultraprocessados foi associado a maior teor de gorduras em geral, de gordura saturada, de gordura trans e de açúcar[29]. Além disso, foi observado menor consumo de fibras, proteínas, sódio e potássio, quando comparado ao consumo de alimentos *in natura* ou minimamente processados[29]. Adicionalmente, os adolescentes vêm alterando progressivamente o consumo de suas refeições, com frequente omissão do desjejum e substituição de almoço e jantar por lanches não saudáveis, isto é, mudanças comportamentais consideradas desfavoráveis à saúde[30].

Existe uma base genética associada ao ganho de peso já bem estabelecida pela literatura. Estudos realizados na década de 1980 e 1990, com gêmeos e crianças adotadas, evidenciaram uma forte associação dos fatores genéticos com a regulação do peso corporal, demonstrando que existe uma associação do índice de massa corporal (IMC) dos pais biológicos com o IMC dos filhos, mais do que com o fator ambiental[31]. Sabe-se também que existe um risco bastante elevado de obesidade em crianças cujos pais também são obesos, e alguns estudos atribuem que 60% a 90% da variação do IMC está associada a fatores hereditários[32,33]. O Genome-Wide Association Study (GWAS) para IMC revelou importantes novos entendimentos sobre a genética da obesidade, porém ainda existe uma grande limitação na compreensão da extensa variabilidade genética do IMC. Estudos que identificaram alguns polimorfismos na obesidade só explicam coletivamente menos de 3% a 5% da variabilidade do IMC[34-36]. A hereditariedade que influencia a variação do IMC está também diretamente relacionada com a idade. Dessa maneira, aos 4 anos, ela está em torno 48%, aos 11 anos, 78%; e se atinge o pico na adolescência, em torno de 90%[33]. Estudos em populações etnicamente diversas também destacam a relevância da contribuição genética no peso[37].

Embora estudos direcionados às interações gene-ambiente tenham surgido rapidamente na última década, os resultados ainda são bastante inconclusivos. Outros fatores como absorção de nutrientes, metabolismo, gasto energético e prática de atividade física também são associados à hereditariedade, em torno de 20 a 50%[37]. O estudo da herança da obesidade é bastante difícil, por se tratar de uma doença poligênica complexa[38]. Até o momento, já foram identificados mais de 250 *loci* de suscetibilidade relacionados à obesidade comum[39-40]. Estudos de pessoas com obesidade grave levaram à identificação de variantes genéticas raras que afetam as principais vias moleculares e neurais envolvidas na homeostase da energia humana[41-32]. Essas variantes estão envolvidas na regulação da ingestão alimentar e do sistema nervoso central, bem como na função adipocitária[38-43].

Os mecanismos epigenéticos são responsáveis pela regulação da expressão gênica e modificações nesses mecanismos estão associadas ao desenvolvimento da obesidade, o que é considerado significativo para o aumento vertiginoso da obesidade nos últimos 30 anos[44].

COMORBIDADES

Sobrepeso e obesidade pediátricos estão associados a comorbidades incluindo resistência insulínica, pré-diabetes, diabetes mellitus tipo 2 (DM2); pré-hipertensão e hipertensão; apneia do sono; doença hepática gordurosa não alcoólica; problemas psicológicos; alterações ortopédicas; dislipidemia, aterosclerose subclínica precoce; hiperandrogenemismo, síndrome dos ovários policísticos (SOP); pseudotumor cerebral; morbidade por doença cardiovascular (DCV) e mortalidade prematura na idade adulta. Quanto maior a gravidade da obesidade, maiores são os riscos cardiometabólicos; e a coexistência de alterações metabólicas e hemostáticas serve de base para a doença coronariana no adulto. É importante ressaltar que os riscos de desfechos de DCV entre crianças e adolescentes que eram obesos e se tornaram adultos não obesos parecem semelhantes aos que nunca foram obesos, reforçando a importância do diagnóstico e tratamento precoce, além do manejo apropriado[45-46].

Diante dos prejuízos que a obesidade acarreta já na faixa etária pediátrica, o que muitas vezes se prolonga ao longo da vida adulta, é fundamental que o ganho de peso seja diagnosticado e tratado precocemente para melhor qualidade e maior expectativa de vida. O tratamento de primeira linha em crianças e adolescentes é baseado em mudanças no estilo de vida, o que requer intervenções intensivas e apoio familiar. Sugere-se acompanhamento com equipe multiprofissional mensalmente ou, se possível, semanalmente, durante os primeiros 3 meses, por meio do fornecimento de orientações dietéticas, educação nutricional, prescrição de atividade física e terapia comportamental[46].

Dislipidemia, aterogênese e inflamação

A aterosclerose ou doença aterosclerótica cardiovascular é uma afecção das artérias de médio e grande calibres, caracterizada por lesões em placas (ateromas). Particularmente, as alterações de pressão arterial e do perfil lipídico vêm ocorrendo cada vez mais cedo, entre cinco e 10 anos[47-48].

A lesão histopatológica mais precoce da aterosclerose são as placas de gordura na camada íntima. Tem sido demonstrada, inclusive, a associação entre o espessamento da média-intimal e a calcificação das carótidas de adultos jovens, disfunção endotelial precoce e risco cardiometabólico, o que caracteriza forte preditor de aterosclerose, principalmente quando ocorre antes dos 10 anos[49].

Recomenda-se, pelo menos, uma dosagem sérica do colesterol total na presença de fatores de risco (obesidade, DM, sedentarismo e HA), independentemente da história familiar de doença arterial crônica prematura, a partir dos 2 anos de idade[50].

Hipertensão arterial sistêmica

O conceito tradicional de que a hipertensão arterial (HA) na infância é secundária a nefropatias ou cardiopatias vem se modificando nas últimas décadas. Particularmente acima de seis anos de idade, a HA essencial vem se sobrepondo às causas secundárias, em função do aumento epidêmico da obesidade, principalmente naqueles pacientes com história familiar e que apresentam adiposidade central[51].

A obesidade pode acarretar elevação da PA por vários mecanismos: aumento do tônus simpático, alteração estrutural dos vasos, disfunção endotelial e resistência à insulina (RI)[51].

Considerando-se, portanto, os riscos cardiovasculares inerentes à obesidade, a HA deve ser rastreada rotineiramente na presença dos fatores de risco previamente mencionados. Mudanças mais agressivas no estilo de vida são necessárias, por meio de uma dieta saudável, além de atividade física regular, certamente, as primeiras medidas a serem implementadas no tratamento da HA na criança com obesidade[46].

Diabetes *mellitus* tipo 2

Concomitantemente à epidemia de obesidade infantil, a incidência e a prevalência de diabetes *mellitus* tipo 2 (DM2) também se elevaram significativamente. Estudos indicam que grande parte dos casos de diabetes recém-diagnosticados em adolescentes é do tipo 2. A American Diabetes Association (ADA) tem descrito que 8 a 40% dos casos novos diagnosticados são diabetes não autoimunes. Alguns fatores foram determinantes a esse processo nas últimas décadas: alterações na dieta e redução da atividade física, além de exposição fetal à hiperglicemia em razão de diabetes gestacional. Estudos clínicos identificaram os principais fatores de risco associados ao DM2 juvenil: obesidade, antecedente familiar para DM2, puberdade, certas etnias, alto ou baixo peso ao nascimento e presença de Síndrome Metabólica (SM)[52].

A ADA recomenda a realização de glicemia de jejum a cada 2 anos em crianças com idade > 10 anos ou em início de puberdade para triagem diagnóstica. Em 2004, a ADA descreveu situações de risco para o desenvolvimento de DM2: glicemia de jejum alterada (100 a 125 mg/dL) e/ou intolerância à glicose (Teste Oral de Tolerância Oral à Glicose (TOTG): 140 a 200 mg/dL).

O diagnóstico é feito por medidas de glicose plasmática de jejum, nas dosagens de glicose aleatórias e nas dosagens de glicose durante o TOTG, da seguinte forma:

- Sintomas de diabetes associados à glicemia aleatória maior ou igual a 200 mg/dL.
- Glicemia de jejum maior ou igual a 126 mg/dL (esse diagnóstico deverá ser confirmado).
- Glicemia no tempo 120 minutos do TOTG ≥ 200 mg/dL[52].

Esteatose hepática gordurosa não alcoólica

A doença hepática gordurosa não alcoólica (*Non Alcoholic Fatty Liver Disease*-NAFLD) abrange um espectro de alterações que vão desde a esteatose hepática assintomática, com aminotransferases normais ou pouco elevadas, até a esteatohepatite (*Nonalcoholic Steatohepatitis* – NASH).

A NAFLD em crianças e adolescentes tem prevalência estimada de 36,1% no contexto da obesidade e, em pacientes do grupo de obesidade do ICr-HC-FMUSP, chega próximo a 25%. Entretanto, esse número deverá aumentar dado o contexto de epidemia global de obesidade.

A persistência da NAFLD na vida adulta contribui para morbidades hepáticas e extra-hepáticas significativas. A detecção precoce da doença é necessária, embora o momento ideal, a frequência e o modo de triagem permaneçam indeterminados.

Apesar de a eficácia de vários medicamentos, antioxidantes, suplementos de ácidos graxos e probióticos ter sido investigada em crianças, a alimentação saudável e a atividade física continuam sendo as únicas estratégias de prevenção e tratamento para NAFLD pediátrica[53].

CONCLUSÃO

O diagnóstico de obesidade é eminentemente clínico. O índice de massa corporal (IMC) é a forma mais prática e eficaz de determinar sobrepeso e obesidade na infância, o qual é calculado por meio do peso dividido pela altura em metro elevado ao quadrado (kg/m^2).

Os exames laboratoriais são necessários para diagnosticar comorbidades que, como analisamos, têm aumentado juntamente com a epidemia da obesidade.

EXAMES LABORATORIAIS UTILIZADOS NO DIAGNÓSTICO E SEGUIMENTO DA OBESIDADE INFANTIL

Exames	Descrito em:
Glicemia	Capítulo 14: Diabetes *mellitus* na criança e no adolescente
Hb glicada	Capítulo 14: Diabetes *mellitus* na criança e no adolescente
Insulina	Capítulo 14: Diabetes *mellitus* na criança e no adolescente
Curva glicêmica ou teste oral de tolerância à glicose	Capítulo 14: Diabetes *mellitus* na criança e no adolescente
Colesterol total e frações	Capítulo 42: Aspectos laboratoriais em nefrologia
Triglicérides	Capítulo 42: Aspectos laboratoriais em nefrologia
TGO (AST)/ TGP (ALT)	Capítulo 66: Avaliação funcional do fígado e hepatites

BIBLIOGRAFIA RECOMENDADA

1. Rajjo T, Mohammed K, Alsawas M, Ahmed AT, Farah W, Asi N, et al., Treatment of pediatric obesity: an umbrella systematic review. J Clin Endocrinol Metab. 2017 Mar;1;102(3):763-775.
2. Jaacks LM, Vandevijvere S, Pan A, McGowan CJ, Wallace C, Imamura F, et al. The obesity transition: stages of the global epidemic. Lancet Diabetes Endocrinol. 2019 Mar;7(3):231-240.
3. POF 2008-2009: desnutrição cai e peso das crianças brasileiras ultrapassa padrão internacional. IBGE; 2010. [Internet]. [acesso em: 2022 jul. 14]. Disponível em: http://www.ibge.gov.br/home/presidencia/noticias/noticia_visualiza.php?id_noticia=1699&id_pagina=1.
4. Bluher M. Obesity: global epidemiology and pathogenesis. Nat Rev Endocrinol. 2019 May;15(5):288-298.
5. Ng M, Fleming T, Robinson M, Thomson B, Graetz N, Margono C, et al. Global, regional, and national prevalence of overweight and obesity in children and adults during 1980-2013: a systematic analysis for the Global Burden of Disease Study 2013. Lancet. 2014 Aug;30;384(9945):766-781.
6. Silva MJ. Obesidade infantil desafia pais e gestores. [Internet]. Goiás: 11 out 2019. [acesso em: 2022 jul. 14]. Disponível em: https://www.saude.go.gov.br/noticias/81-obesidade-infantil-desafia-pais-e gestores#:~:text=As%20notifica%C3%A7%C3%B5es%20do%20Sistema%20de,%2C98%25%20t%C3%AAm%20obesidade%20grave.
7. Sichieri R, Cardoso MA. ERICA: Study of Cardiovascular Risk Factors in Adolescents. Rev Saude Publica. 2016;50(Suppl 1):1s.
8. Kuschnir MC, Bloch KV, Szklo M, Klein CH, Barufaldi LA, Abreu GA, et al. ERICA: prevalence of metabolic syndrome in Brazilian adolescents. Rev Saude Publica. 2016;50(Suppl 1):11s.
9. Freedman DS, Khan LK, Serdula MK, Dietz WH, Srinivasan SR, Berenson GS. The relation of childhood BMI to adult adiposity: the Bogalusa Heart Study. Pediatrics. 2005 Jan;115(1):22-27.
10. Lobstein T, Jackson-Leach R. Planning for the worst: estimates of obesity and comorbidities in school-age children in 2025. Pediatr Obes. 2016 Oct;11(5):321-325.
11. Ward ZJ, Long MW, Resch SC, Giles CM, Cradock AL, Gortmaker SL. Simulation of growth trajectories of childhood obesity into adulthood. N Engl J Med. 2017 Nov 30;377(22):2145-2153.
12. Woo JG, Zhang N, Fenchel M, Jacobs DR Jr, Hu T, Urbina EM, et al. Prediction of adult class II/III obesity from childhood BMI: the i3C consortium. Int J Obes (Lond). 2020;44(5):1164-72.
13. Goldstein RF, Abell SK, Ranasinha S, Misso M, Boyle JA, Black MH, et al. Association of Gestational Weight Gain with Maternal and Infant Outcomes: a systematic review and meta-analysis. JAMA. 2017;317(21):2207-25.
14. Suzuki K, Ando D, Sato M, Tanaka T, Kondo N, Yamagata Z. The association between maternal smoking during pregnancy and childhood obesity persists to the age of 9-10 years. J Epidemiol. 2009;19(3):136-42.
15. Harder T, Bergmann R, Kallischnigg G, Plagemann A. Duration of breastfeeding and risk of overweight: a meta-analysis. Am J Epidemiol. 2005;162(5):397-403.
16. Jastreboff AM, Kotz CM, Kahan S, Kelly AS, Heymsfield SB. Obesity as a Disease: The Obesity Society 2018 Position Statement. Obesity (Silver Spring). 2019 Jan;27(1):7-9.
17. Javed A, Jumean M, Murad MH, Okorodudu D, Kumar S, Somers VK, et al. Diagnostic performance of body mass index to identify obesity as defined by body adiposity in children and adolescents: a systematic review and meta-analysis. Pediatr Obes. 2015 Jun;10(3):234-244.
18. Fernandez JR, Redden DT, Pietrobelli A, Allison DB. Waist circumference percentiles in nationally representative samples of African-American, European-American, and Mexican-American children and adolescents. J Pediatr. 2004 Oct;145(4):439-444.
19. Greenway FL. Physiological adaptations to weight loss and factors favouring weight regain. Int J Obes (Lond). 2015 Aug;39(8):1188-1196.
20. Farooqi IS, O'Rahilly S. Monogenic obesity in humans. Annu Rev Med. 2005;56:443-58.
21. Farooqi IS, Matarese G, Lord GM, Keogh JM, Lawrence E, Agwu C, et al. Beneficial effects of leptin on obesity, T cell hyporesponsiveness, and neuroendocrine/metabolic dysfunction of human congenital leptin deficiency. J Clin Invest. 2002 Oct;110(8):1093-1103.
22. Rohde K, Keller M, la Cour Poulsen L, Blüher M, Kovacs P, Böttcher Y. Genetics and epigenetics in obesity. Metabolism. 2019 Mar;92:37-50.
23. Walley AJ, Asher JE, Froguel P. The genetic contribution to non-syndromic human obesity. Nat Rev Genet. 2009 Jul;10(7):431-42.
24. Qi L, Cho YA. Gene-environment interaction and obesity. Nutr Rev. 2008 Dec;66(12):684-694.
25. Bochukova EG, Lawler K, Croizier S, Keogh JM, Patel N, Strohbehn G, et al. A transcriptomic signature of the hypothalamic response to fasting and BDNF Deficiency in Prader-Willi Syndrome. Cell Rep. 2018 Mar 27;22(13):3401-3408.
26. Swinburn BA, Sacks G, Hall KD, McPherson K, Finegood DT, Moodie ML, et al. The global obesity pandemic: shaped by global drivers and local environments. Lancet. 2011 Aug 27;378(9793):804-814.

27. Vandevijvere S, Chow CC, Hall KD, Umali E, Swinburn BA. Increased food energy supply as a major driver of the obesity epidemic: a global analysis. Bull World Health Organ. 2015 Jul 1;93(7):446-456.
28. Moodie R, Stuckler D, Monteiro C, Sheron N, Neal B, Thamarangsi T, et al. Profits and pandemics: prevention of harmful effects of tobacco, alcohol, and ultra-processed food and drink industries. Lancet. 2013 Feb 23;381(9867):670-9.
29. Louzada, ML, Martins APB, Canella DS, Baraldi LG, Levy RB, Claro RM, et al. Impact of ultra-processed foods on micronutrient content in the Brazilian diet. Rev Saude Publica. 2015;49:45.
30. Pedersen TP, Holstein BE, Flachs EM, Rasmussen M. Meal frequencies in early adolescence predict meal frequencies in late adolescence and early adulthood. BMC Public Health. 2013 May 4;13:445.
31. Bouchard C, Tremblay A, Després JP, Nadeau A, Lupien PJ, Thériault G, et al. The response to long-term overfeeding in identical twins. N Engl J Med. 1990 May 24;322(21):1477-1482.
32. Whitaker RC, Wright JA, Koepsell TD, Finch AJ, Psaty BM. Characteristics of children selecting low-fat foods in an elementary school lunch program. Arch Pediatr Adolesc Med. 1994;148(10):1085-1091.
33. Hinney A, Vogel CIG, Hebebrand J. From monogenic to polygenic obesity: recent advances. Eur Child Adolesc Psychiatry. 2010;19(3):297-310.
34. Locke AE, Kahali B, Berndt SI, Justice AE, Pers TH, Day FR, et al. Genetic studies of body mass index yield new insights for obesity biology. Nature. 2015 Feb 12;518(7538):197-206.
35. Yengo L, Sidorenko J, Kemper KE, Zheng Z, Wood AR, Weedon MN, et al. Meta-analysis of genome-wide association studies for height and body mass index in approximately 700000 individuals of European ancestry. Hum Mol Genet. 2018 Oct 15;27(20):3641-3649.
36. Yang J, Bakshi A, Zhu Z, Hemani G, Vinkhuyzen AAE, Hong Lee S, et al. Genetic variance estimation with imputed variants finds negligible missing heritability for human height and body mass index. Nat Genet. 2015 Oct;47(10):1114-1120.
37. Fesinmeyer MD, North KE, Ritchie MD, Lim U, Franceschini N, Wilkens LR, et al. Genetic risk factors for BMI and obesity in an ethnically diverse population: results from the population architecture using genomics and epidemiology (PAGE) study. Obesity (Silver Spring). 2013 Apr;21(4):835-846.
38. Herrera BM, Lindgren CM. The genetics of obesity. Curr Diab Rep. 2010 Dec;10(6):498-450.
39. Akiyama M, Okada Y, Kanai M, Takahashi A, Momozawa Y, Ikeda M, et al. Genome-wide association study identifies 112 new loci for body mass index in the Japanese population. Nat Genet. 2017 Oct;49(10):1458-1467.
40. Turcot V, Lu Y, Highland HM, Schurmann C, Justice AE, Fine RS, et al. Publisher correction: protein-altering variants associated with body mass index implicate pathways that control energy intake and expenditure in obesity. Nat Genet. 2018;50(5):765-766.
41. Ramachandrappa S, Raimondo A, Cali AMG, Keogh JM, Henning E, Saeed S, et al. Rare variants in single-minded 1 (SIM1) are associated with severe obesity. J Clin Invest. 2013 Jul;123(7):3042-3050.
42. Saeed S, Bonnefond A, Tamanini F, Mirza MU, Manzoor J, Janjua QM, et al. Loss-of-function mutations in ADCY3 cause monogenic severe obesity. Nat Genet. 2018;50(2):75-179.
43. Gonzalez-Muniesa, P, Mártinez-González MA, Hu FB, Després JP, Matsuzawa Y, Loos RJF, et al. Obesity. Nat Rev Dis Primers. 2017 Jun 15;3:17034.
44. Cuda SE, Censani M. Pediatric obesity algorithm: a practical approach to obesity diagnosis and management. Front Pediatr. 2019 Jan 23;6:431.
45. Yusuf S, Hawken S, Ounpuu S, Bautista L, Franzosi MG, Commerford P, et al. Obesity and the risk of myocardial infarction in 27,000 participants from 52 countries: a case-control study. Lancet. 2005;366(9497):1640-9.
46. Styne DM, Arslanian SA, Connor EL, Farooqi IS, Murad MH, Silverstein JH, et al. Pediatric obesity-assessment, treatment, and prevention: an endocrine society clinical practice guideline. J Clin Endocrinol Metab. 2017;102(3):709-57.
47. August GP, Caprio S, Fennoy I, Freemark M, Kaufman FR, Lustig RH, et al. Prevention and treatment of pediatric obesity: an endocrine society clinical practice guideline based on expert opinion. J Clin Endocrinol Metab. 2008;93:4576-4599.
48. Madeira IR, Carvalho CNM, Gazolla FM, Pinto LW, Borges MA, Bordallo MAN. O impacto da obesidade sobre os componentes da síndrome metabólica e as adipocitoquinas em crianças pré-púberes. J Pediatr. 2009;85:261-8.
49. Li S, Chen W, Srinivasan SR, Bond MG, Tang R, Urbina EM, et al. Childhood cardiovascular risk factors and carotid vascular changes in adulthood. JAMA. 2003;290:2271-2276.
50. Daniels SR, Greer FR, Committee on Nutrition. Lipid screening and cardiovascular health in childhood. Pediatrics. 2008 Jul;122(1):198-208.
51. Pinto A, Roldan R, Sollecito T. Hypertension in children: an overview. J Dental Education. 2006;70:434-440.
52. Katzmarzyck PT, Srinivasan SR, Chen W, Malina RM, Bouchard C, Berenson GS. Body mass index, waist circunference and clustering of cardiovascular disease risk factors in a biracial sample of children and adolescents. Pediatrics. 2004;114:e198-e205.
53. American Diabetes Association. 13. Children and adolescents: Standards of Medical Care in Diabetes-2021. Diabetes Care. 2021;44(Suppl. 1):S180–S199.
54. Shaunak M, Byrne CD, Davis N, Afolabi P, Faust SN, Davies JH. Non-alcoholic fatty liver disease and childhood obesity. Arch Dis Child. 2021 Jan;106(1):3-8.

CONTEÚDO COMPLEMENTAR

Utilize o QR code abaixo para acessar as questões comentadas do capítulo (senha: **medicinalaboratorial**).

52

Aspectos laboratoriais da desnutrição em crianças portadoras de doenças crônicas

Artur Figueiredo Delgado

PONTOS-CHAVE DESTE CAPÍTULO

- As doenças crônicas levam frequentemente à desnutrição crônica e ao déficit de crescimento por vários motivos, como aumento da inflamação, má absorção, imobilidade, aumento das necessidades energéticas, diminuição da oferta calórica, anorexia, dor, aumento de náuseas e vômitos.
- A nutrição adequada, calórico-proteica e de macro e micronutrientes nas doenças crônicas é importante para o crescimento infantil e desenvolvimento puberal adequados, além de garantir boas condições nutricionais para os demais ciclos da vida.
- O acompanhamento laboratorial dos aspectos de crescimento e desenvolvimento é fundamental na criança e no adolescente com doença crônica para minimizar ou evitar os agravos nutricionais e imunológicos e no seu potencial de desenvolvimento humano.

INTRODUÇÃO

Os aspectos ambientais, comportamentais (nutrição e atividade física, por exemplo) e fatores relacionados a doenças agudas e/ou crônicas podem impactar no potencial genético e prejudicar o crescimento. A desnutrição (principalmente subnutrição) é a situação clínica que mais frequentemente causa déficit de crescimento (*faltering growth*) e acometimento do desenvolvimento musculoesquelético. As alterações relacionadas à evolução de doenças, como má absorção, inflamação e imobilidade, têm significativa influência na evolução desses casos[1,2].

O acometimento do crescimento, em geral, é multifatorial em crianças e adolescentes com doenças crônicas, entre as quais fibrose cística, doença renal crônica, doença hepática crônica, doenças cardíacas congênitas, síndrome da imunodeficiência humana adquirida, doença inflamatória intestinal e distrofias musculares. Vários são os fatores determinantes para o retardo do crescimento, incluindo aumento das necessidades energéticas, má absorção, diminuição da oferta energética, anorexia, dor, vômitos, obstrução intestinal e aumento da atividade pró-inflamatória[2,3].

A grande influência da condição nutricional no sistema imune é muito importante no eventual curso de infecções que podem deteriorar, adicionalmente, o estado nutricional desses pacientes, os quais, em geral, possuem reduzidas reservas energéticas e proteicas[1].

Os objetivos de uma oferta nutricional adequada nas doenças crônicas incluem atingir uma condição clínica nutricional que assegure o crescimento e o desenvolvimento puberal, manutenção de condição nutricional na vida adulta e adequado aproveitamento de macro e micronutrientes[2,3]. Pacientes com doenças crônicas podem apresentar múltiplos problemas que podem prejudicar a absorção, como a diminuição da motilidade, secreção biliar prejudicada e modificações da microbiota secundárias à inflamação crônica no trato digestório[3,4].

Este capítulo pretende enfatizar a importância, principalmente das medidas gerais, para evitar a deterioração da condição nutricional e o prejuízo no crescimento de crianças e adolescentes com doenças crônicas.

EXAMES LABORATORIAIS E O AUXÍLIO NO DIAGNÓSTICO DE DÉFICIT DE CRESCIMENTO (*FALTERING GROWTH*)

A inflamação crônica pode exercer um efeito significativo na supressão do apetite e na depleção dos estoques proteicos, aumentando o risco de sarcopenia e atrofia muscular, as quais estão relacionadas a maior taxa de morbimortalidade, independentemente dos efeitos no crescimento[1]. A Figura 1 demonstra os principais fatores causais de *faltering growth* na criança e no adolescente[3].

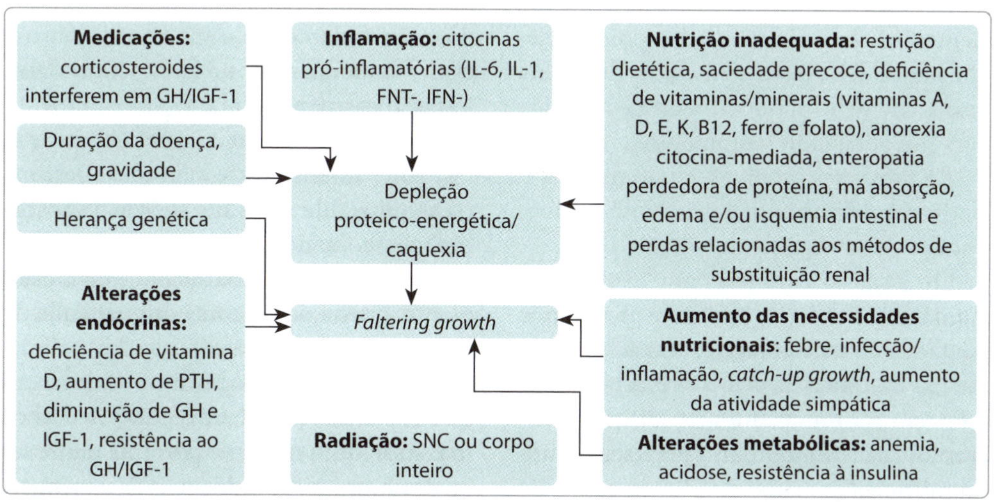

FIGURA 1 Principais causas de *faltering growth* (ou déficit de crescimento) na criança e no adolescente.
GH: hormônio do crescimento; PTH: paratormônio; SNC: sistema nervoso central.
Fonte: Kyle UG et al., 2015[3].

A caquexia é caracterizada por um processo de má adaptação em que ocorrem significativa anorexia, aumento da taxa metabólica basal, depleção de massa magra e menor utilização de tecido adiposo para a produção de energia. Atraso cognitivo pode ser consequência de desnutrição crônica ou déficit de crescimento[4,5].

A desnutrição crônica e as citocinas inflamatórias são importantes determinantes na resistência ao hormônio do crescimento (GH), que pode ser associado ao uso crônico de corticosteroides. A Figura 1 mostra a inter-relação entre citocinas pró-inflamatórias e seus potenciais efeitos no GH e IGF-1. Logo, os principais exames laboratoriais solicitados dependerão das hipóteses diagnósticas aventadas na análise dos casos. Clinicamente, o diagnóstico de desnutrição nas doenças crônicas pode ser prejudicado pela distribuição de fluidos (por exemplo disfunção renal crônica), impactando no peso e na análise da composição corpórea[1-3].

Os pacientes com doenças crônicas podem ter deficiências de vários micronutrientes por uma ingestão/oferta insuficientes ou perdas aumentadas, com destaque para cálcio, ferro e zinco. As dosagens desses elementos podem ser necessárias para um adequado seguimento[5].

As infecções crônicas, como malária e síndrome da imunodeficiência adquirida, podem afetar significativamente o crescimento e causar carências nutricionais secundárias. Perda significativa de peso é relatada durante infecção intestinal crônica assintomática pelo *Cryptosporidium* e *E. coli*. Assim, exames de pesquisa microbiológica também podem ser muito importantes[4].

A utilização de protocolos de investigação nas várias doenças crônicas auxilia na adequação dos exames que devem ser coletados, evitando a espoliação sanguínea iatrogênica. A avaliação da condição clínica nutricional em crianças e adolescentes com doença crônica é complexa, sendo que as alterações antropométricas exclusivas se mostram, muitas vezes, insuficientes para um diagnóstico acurado[1,3,5].

MACRO E MICRONUTRIENTES

Os macronutrientes, principalmente as proteínas, são essenciais para a manutenção de um crescimento e desenvolvimento adequados. Entretanto, não se pode esquecer o relevante papel dos micronutrientes que atuam como catalisadores essenciais nas reações enzimáticas no metabolismo intermediário. As deficiências mais comumente observadas de minerais e elementos-traço em pacientes com doenças crônicas são ferro, zinco e cálcio, o que torna a monitorização desses micronutrientes essencial para a potencial avaliação de suplementação. As doenças crônicas em que deficiências desses micronutrientes são descritas com maior frequência incluem doenças inflamatórias intestinais, fibrose cística e alergias alimentares (com manifestação gastrintestinal)[6,7].

A anemia é muito comum em pacientes com doença inflamatória intestinal (dificuldade de ingesta e déficit de absorção). Essa condição clínica está associada ao acometimento da velocidade de crescimento, queda nos escores de qualidade de vida (cansaço e fadiga persistentes) e diminuição de funções cognitivas. A dosagem de hepcidina (principal regulador da homeostase do ferro) é importante na gênese desse tipo de condição, pois desempenha papel essencial, inclusive na absorção e utilização do ferro. Preferencialmente, as dosagens de hepcidina devem ser feitas concomitantemente à dosagem de proteína C-reativa (PCR) para identificar a intensidade da resposta inflamatória[1,6].

Pela baixa exposição solar e por dificuldades de absorção, pode ser frequente a deficiência de vitamina D (por exemplo, em pacientes com fibrose cística). Muitas vezes, pode ser necessária a monitorização laboratorial e consequente suplementação de 1-α,25-hidroxivitamina D (calcitriol)[2,6].

A deficiência de macro e micronutrientes (desnutrição) associada à inflamação crônica leva a uma redução das concentrações séricas de IGF-1 e IGFBP-3, prejudicando a secreção do GH. A avaliação laboratorial desses hormônios pode ser útil na identificação do acometimento global do déficit de crescimento nos pacientes com doenças crônicas[5,6].

As alterações nas concentrações de albumina frequentemente se encontram diminuídas nos pacientes com subnutrição crônica, pois a meia-vida dessa proteína é de 20 dias. Nos pacientes crônicos, é possível o diagnóstico de subnutrição de uma forma adequada utilizando uma proteína de meia-vida mais longa, não sendo necessária a utilização de proteínas de meia-vida mais curta, como pré-albumina, proteína ligada ao retinol ou transferrina, as quais são úteis em pacientes gravemente doentes que apresentam subnutrição aguda. Pacientes com grave disfunção renal (principalmente aqueles com síndrome nefrótica de qualquer etiologia) ou hepática (falta de produção) podem ter grande redução nas concentrações de albumina. Em algumas condições clínicas crônicas, como nos processos de rejeição crônicos a transplantes alogênicos (GVHD), as baixas concentrações de albumina podem ter implicação quanto ao prognóstico[3,8].

Devido aos vários períodos de maior velocidade de crescimento em adultos e crianças, é muito importante o diagnóstico precoce de alterações nutricionais (subnutrição ou excesso de peso) para que não haja impacto no crescimento e desenvolvimento[1].

A deficiência de macro e/ou micronutrientes pode impactar no sistema imune, expressando-se na alteração da contagem de linfócitos totais (linfopenia nos casos de subnutrição mais acentuada) e/ou nas subpopulações linfocitárias (CD4+ e CD8+). Alterações nutricionais que provoquem repercussão no sistema imune também podem ser avaliadas por modificações nas concentrações das proteínas do complemento e/ou imunoglobulinas. Mais raramente, alguns hormônios podem ser avaliados como consequência de alterações nutricionais, como o paratormônio ou GH[2,3,6].

Alterações nutricionais podem ser determinantes na evolução de pacientes submetidos a transplante hepático. Crianças subnutridas estão mais sujeitas a complicações pós-operatórias relacionadas às anastomoses vasculares ou biliodigestivas. Tais pacientes frequentemente apresentam deficiências nutricionais, e programas de recuperação nutricional prévios ao procedimento podem levar ao melhor êxito cirúrgico. Esses pacientes têm, particularmente, dificuldade de recuperação nutricional após o procedimento, com baixa responsividade à utilização de terapia nutricional parenteral[3,4,9].

CONCLUSÃO

As crianças e os adolescentes com doenças crônicas frequentemente podem ter acometimento do crescimento e desnutrição. Assim sendo, é importante um diagnóstico nutricional adequado e a monitorização da condição nutricional desses indivíduos. A avaliação nutricional com indicadores antropométricos e laboratoriais é importante na otimização da orientação nutricional desses casos. Alguns indicadores laboratoriais podem ser mais específicos para algumas situações clínicas e auxiliar no seguimento – sempre levando em consideração as limitações dos métodos. A avaliação das proteínas viscerais (com destaque para a albumina) e a mensuração das concentrações de determinados micronutrientes estão presentes em grande parte dos protocolos de avaliação laboratorial de crianças e adolescentes com condições crônicas e alterações nutricionais.

EXAMES LABORATORIAIS UTILIZADOS NO DIAGNÓSTICO E SEGUIMENTO DA DESNUTRIÇÃO EM CRIANÇAS PORTADORAS DE DOENÇAS CRÔNICAS

Exames	Descrito em:
Albumina	Capítulo 42: Aspectos laboratoriais em nefrologia
Cálcio	Capítulo 42: Aspectos laboratoriais em nefrologia
Complemento	Capítulo 42: Aspectos laboratoriais em nefrologia
Ferro	Capítulo 53: Carências de micronutrientes ("Fome oculta")
Hemograma	Capítulo 42: Aspectos laboratoriais em nefrologia
Hormônio de crescimento	Capítulo 12: Avaliação do crescimento
IGF-1	Capítulo 12: Avaliação do Crescimento
IGFBP-3	Capítulo 12: Avaliação do Crescimento
Imunoglobulinas	Capítulo 46: Erros inatos do metabolismo
Paratormônio	Capítulo 42: Aspectos laboratoriais em nefrologia
Proteína C-reativa	Capítulo 42: Aspectos laboratoriais em nefrologia
Proteína ligadora ao retinol	Capítulo 53: Carências de micronutrientes (“Fome oculta”)
Transferrina	Capítulo 53: Carências de micronutrientes (“Fome oculta”)
Vitamina D	Capítulo 53: Carências de micronutrientes (“Fome oculta”)
Zinco	Capítulo 53: Carências de micronutrientes (“Fome oculta”)

BIBLIOGRAFIA RECOMENDADA

1. Hartman C, Shamir R. Nutrition and Growth in Chronic Disease. World Rev Nutr Diet. 2018;117:84-110.
2. Brownell JN, Bashaw H, Stallings VA. Growth and Nutrition in Cystic Fibrosis. Semin Respir Crit Care Med. 2019;40(6):75-791.
3. Kyle UG, Shekerdemian LS, Coss-Bu JA. Growth failure and nutrition considerations in chronic childhood wasting diseases. Nutr Clin Pract. 2015;30(2):227-38.
4. Larson-Nath C, Goday P. Malnutrition in children with chronic disease. Nutr Clin Pract. 2019;34(3):349-58.
5. Sevilla WMA. Nutritional considerations in pediatric chronic disease. Pediatr Rev. 2017;38(8):343-52.
6. Marino LV, Valla FV, Beattie RM, Verbruggen SCAT. Micronutrient status during paediatric critical illness: a scoping review. Clin Nutr. 2020;39(12):3571-93.
7. Rees L. Protein energy wasting; what is it and what can we do to prevent it? Pediatr Nephrol. 2021;36(2):287-94.
8. Bassim CW, Fassil H, Dobbin M, Steinberg SM, Baird K, Cole K, et al. Malnutrition in patients with chronic GVHD. Bone Marrow Transplant. 2014;49(10):1300-6.
9. Tessitore M, Sorrentino E, Schiano Di Cola G, Colucci A, Vajro P, Mandato C. Malnutrition in pediatric chronic cholestatic disease: an up-to-date overview. Nutrients. 2021;13(8):2785.

53

Carências de micronutrientes ("Fome Oculta")

Filumena Maria da Silva Gomes
Maria Helena Valente
Nairo Massakazu Sumita

PONTOS-CHAVE DESTE CAPÍTULO

- Micronutrientes, vitaminas e minerais/oligoelementos, são essenciais em pequenas quantidades para um crescimento e desenvolvimento adequados da criança e do adolescente.
- As deficiências de micronutrientes são frequentemente chamadas de "fome oculta", porque se desenvolvem gradualmente ao longo do tempo e seus efeitos deletérios não são notados até que já tenham causado danos, em alguns casos irreversíveis.
- As deficiências de micronutrientes com maior impacto na saúde pública são as de ferro, vitamina A, iodo, zinco, vitamina D, vitamina B12 e folato.
- As doenças inflamatórias, agudas ou crônicas, podem alterar os indicadores da deficiência de micronutrientes, levando à super ou subestimação delas.

INTRODUÇÃO

Mais de 30 micronutrientes são essenciais para o desenvolvimento saudável, prevenção de doenças e bem-estar do ser humano. Todos esses micronutrientes, vitaminas e minerais não são produzidos pelo nosso organismo e devem ser derivados de uma alimentação adequada e diversificada, com exceção da vitamina D, oferecida de forma natural pela exposição ao sol ou através de suplementação.

As deficiências de micronutrientes com maior impacto na saúde pública são as de ferro, vitamina A, iodo, zinco, vitamina D, vitamina B12 e folato (vitamina B9), e ainda as de tiamina (vitamina B1), niacina (vitamina B3) e selênio. As populações deficientes em um micronutriente são também frequentemente vulneráveis às deficiências em outros. Diferentes fatores regionais podem ser relacionados ao déficit dos micronutrientes, como a presença de malária ou outras infecções negligenciadas e, além disso, a elevada prevalência de hemoglobinopatias (Tabelas 1 e 2).

TABELA 1 Vitaminas: fontes, deficiência, toxicidade e exames laboratoriais

Vitamina	Absorção	Fonte alimentar	Função	Deficiência	Toxicidade	Exames laboratoriais
Vitamina A	Intestino delgado	Cenoura, batata-doce, derivados lácteos, folhas verdes, fígado	Importante para a visão, epitélios	Cegueira noturna, queratomalácia, manchas de Bitot, xeroftalmia	Hepatotoxidade, hiperlipidemia, alopecia, ataxia, queilite, cefaleia, pseudotumor cerebral	Vitamina A, Proteína ligadora do retinol
Vitamina D	Intestino delgado e síntese na pele	Exposição solar, derivados lácteos fortificados, gema de ovo, fígado	Regulação do nível sérico de cálcio e fosfato	Raquitismo, hipocalcemia/hipofosfatemia	Hipercalcemia, síndrome Leite-Alcali	Vitamina D PTH
Vitamina E	Intestino delgado	Nozes, sementes, óleos vegetais	Antioxidante da membrana celular	Tempo de protrombina (PT) prolongado, desenvolvimento ósseo anormal	Coagulopatia, Hemorragia	Vitamina E
Vitamina K	Intestino delgado	Fígado, vegetais folhosos, óleo de soja	Ativação de fatores de coagulação	Aumento do tempo de protrombina	Hemólise	Vitamina K
Vitamina B1	Intestino delgado (jejuno)	Grãos, peixes, aves, carnes, laticínios, folhas verdes (semelhantes para todas as vitaminas B)	Síntese de ATP, cofator de piruvato-desidrogenase	Pode ocorrer na síndrome da realimentação e no alcoolismo. Beriberi úmido associado à cardiomiopatia dilatada, encefalopatia de Wernicke, e acidose lática refratária. Beriberi seco resulta em oftalmoplegia e psicose de Korsakoff (confabulação e amnésia)	Não há toxicidade sistêmica	Vitamina B1

(continua)

TABELA 1 Vitaminas: fontes, deficiência, toxicidade e exames laboratoriais *(continuação)*

Vitamina	Absorção	Fonte alimentar	Função	Deficiência	Toxicidade	Exames laboratoriais
Vitamina B2	Intestino delgado	----	Metabolismo de macronutrientes, absorção de ferro	Queilite angular, glossite, dermatite seborreica	Não há toxicidade sistêmica	Vitamina B2
Vitamina B3	Estômago e Intestino delgado	----	Precursora do NAD^+/ $NADP^+$ essencial para a reparação do DNA e a síntese hormonal	Pelagra (dermatite, diarreia, demência e morte)	Vasodilatação, prurido, miopatia, cefaléia	Vitamina B3
Vitamina B6	Intestino delgado (jejuno)	----	Síntese da hemoglobina, função das células nervosas, homeostase da glicose	Dermatite, glossite, convulsão, anemia	Ataxia, neuropatia sensorial	Vitamina B6
Vitamina B7	Intestino delgado	----	Coenzima	Dermatite, alopecia, convulsão, ataxia	Não há toxicidade sistêmica	Vitamina B7
Vitamina B9 (Folato)	Intestino delgado	----	Síntese e reparação de DNA, produção de hemácias, formação do tubo neural	Defeitos do tubo neural, anemia, retardo de crescimento, diarreia, fraqueza	Raro	Folato
Vitamina B12	Íleo terminal, requer fator intrínseco	----	Síntese de Hemoglobina	Anemia macrocítica, fraqueza, parestesia. Fatores de risco para a deficiência: doença de Crohn, cirurgia bariátrica, ou ressecções ileais	Nenhum	Vitamina B12, Ácido metilmalônico, Homocisteína

(continua)

TABELA 1 Vitaminas: fontes, deficiência, toxicidade e exames laboratoriais *(continuação)*

Vitamina	Absorção	Fonte alimentar	Função	Deficiência	Toxicidade	Exames laboratoriais
Vitamina C	Intestino delgado (íleo)	Cítricos, tomates, morangos	Síntese de colágeno (cicatrização de feridas)	Escorbuto, anemia, sangramento gengival, hemorragia perifolicular, deficiente cicatrização de feridas	Raro, mas deve-se evitar suplementação em falência renal, em excesso de ferro (aumenta a sua absorção), ou no uso de anticoagulantes (varfarina)	Ácido ascórbico

Fonte: adaptado de Lane ER, Braly K, Lee DY. Nutrition in Dean Jr T, Bell LM. Nelson Pediatrics Board Review. Philadelphia, PA; Elsevier, 2019.

TABELA 2 Minerais: fontes, deficiência, toxicidade e exames laboratoriais

Mineral	Absorção	Fonte alimentar	Função	Deficiência	Toxicidade	Exames laboratoriais
Ferro	Intestino delgado, melhora com vitamina C e pH ácido	Carnes, frango, peixe	Síntese de Heme	Anemia microcítica.	Overdose aguda e crônica (gastrite, obstrução de intestino delgado)	Ferro, Ferritina, Capacidade total de ligação total de ferro, Saturação da transferrina, Receptor da transferrina sérico, Zinco protoporfirina. Outros: Eritrograma
Iodo	Estômago e Intestino delgado	Ovos, peixes, sal iodado, vegetais marinhos	Parte do hormônio tireoideano	Bócio, hipotireoidismo	Hipertireoidismo	TSH, T4 livre, Iodo na urina
Zinco	Intestino delgado	Porco, carnes, mariscos	Função enzimática, função imune, cicatrização de feridas, antioxidante	Acrodermatite enteropatica, crescimento deficiente, diarreia, queda de cabelo	Náusea, vômitos	Zinco

(continua)

TABELA 2 Minerais: fontes, deficiência, toxicidade e exames laboratoriais *(continuação)*

Mineral	Absorção	Fonte alimentar	Função	Deficiência	Toxicidade	Exames laboratoriais
Cálcio	Duodeno e mobilização óssea	Derivados de leite, bebidas fortificadas com cálcio	Homeostase dos ossos	Desmineralização óssea, fadiga, depressão, convulsão, tetânica	Cálculo renal, cefaleia, ataxia, dor óssea	Cálcio total Cálcio ionizado
Cobre	Estômago, Intestino delgado, ligado à ceruloplasmina	Fígado, mariscos	Antioxidante, maturação do tecido conectivo	Neutropenia, mielopatia, neuropatia, alteração de pro-trombina (coagulopatia)	Coagulopatia, trombocitopenia	Cobre
Cromo	Intestino delgado	Cereais com grãos integrais	Homeostase da glicose	Perda de peso, neuropatia periférica, utilização de glicose prejudicada	Rabdomiolise, disfunção hepática, falência renal	Cromo
Magnésio	Intestino delgado	Vegetais de folhas verdes	Síntese do colesterol, síntese de ossos e cartilagens	Dermatite, crescimento prejudicado de unhas/cabelos, crescimento inadequado, crescimento anormal de ossos/cartilagens	Síndrome Parkinson-like	Magnésio
Selênio	Intestino delgado	Castanhas, carnes	Função da tireoide, função imune, eliminador de radicais livres	Arritmias, cardiomiopatia, fraqueza muscular, hipotireoidismo	Diarreia, câimbras musculares, vômitos	Selênio

Fonte: adaptado de Lane ER, Braly K, Lee DY. Nutrition in Dean Jr T, Bell LM. Nelson Pediatrics Board Review. Philadelphia, PA; Elsevier, 2019.

Fatores subjacentes, como práticas de cuidados inadequados e ambiente doméstico insalubre, incluindo suprimento insuficiente de água potável e saneamento precário, também ameaçam a ingestão de alimentos adequados e aumentam a incidência de infecções. No segundo caso, o período de maior vulnerabilidade é representado pelos primeiros 1.000 dias de vida, que vão desde a gestação até o segundo ano. Milhões de crianças em todo o mundo sofrem de nanismo, retardo cognitivo, deficiência imunológica e de várias outras doenças como resultado das deficiências de micronutrientes.

Mulheres grávidas com deficiências de vitaminas e minerais essenciais podem apresentar problemas graves de saúde, levando ao aumento do risco de recém-nascidos com baixo peso, más-formações ao nascer, aborto espontâneo e até óbito fetal. As deficiências de cálcio, ferro, vitamina D e ácido fólico são preocupação específica durante a gravidez, por determinar complicações de saúde para a mãe e para o crescimento embrionário.

O estado inflamatório do organismo compromete as concentrações circulantes de múltiplos micronutrientes. Assim, durante a resposta de fase aguda de um processo inflamatório, há uma mudança em muitos indicadores do estado de micronutrientes, levando a uma super ou subestimação da deficiência. As proteínas de fase aguda, tais como proteína C reativa (PCR) e alfa-1- glicoproteína ácida (AGP), são indicadores frequentes de inflamação, pois suas concentrações aumentam no processo inflamatório, como no caso da ferritina. Já outras proteínas de fase aguda diminuem, como o retinol, a proteína de ligação ao retinol (RBP) e a albumina.

As doenças infecciosas, inflamatórias e as deficiências de micronutrientes agravam-se mutuamente em um ciclo vicioso. As infecções diminuem as reservas de micronutrientes no momento em que o organismo mais precisa deles. A diminuição dessas reservas leva o sistema imunológico a ficar mais incompetente e com menor disponibilidade para combater adequadamente estas infecções.

As principais abordagens para prevenção das deficiências de vitaminas e micronutrientes são: diversificação dietética, fortificação de alimentos e suplementação alimentar. Todas elas, juntamente com a prevenção e o tratamento de doenças infecciosas prevalentes, podem minimizar as perdas de micronutrientes e reduzir as deficiências entre os grupos vulneráveis (Tabela 3).

TABELA 3 Fatores associados ao risco de deficiências de vitaminas

FATORES ASSOCIADOS	POSSÍVEIS DEFICIÊNCIAS
Prematuridade	Todas as vitaminas
Desnutrição proteica-calórica	Vitamina A, folato, B1 (tiamina) e B2 (riboflavina)
Dietas enterais e parenterais sem suplementação adequada	Todas as vitaminas, oligoelementos
Interações medicamentosas com vitaminas (fenitoína, sulfonamidas, isoniazida etc.)	Folato, vitaminas B12, D e B6 (piridoxina)
Síndromes com má absorção	Vitaminas A, D, E e K, zinco, ácidos graxos essenciais
Aleitamento materno	B1[a], folato[b], B12[c], D[d], K[e]
Periconcepção	Folato
Cirurgia bariátrica	Complexo B
Acrodermatite enteropática	Zinco

[a] Mãe alcoolista ou desnutrida.
[b] Mãe com deficiência de folato.
[c] Mãe vegana sem suplementação ou portadora de anemia perniciosa.
[d] Lactente não exposto à luz solar e reservas subótimas maternas; ausência de suplementação de vitamina D no lactente.
[e] Estado materno carente; ausência profilaxia neonatal.
Fonte: tabela adaptada de Haemer MA, et al. Nutrição infantil normal e seus distúrbios. In: Hay Jr WW, et al. Current Diagnóstico e Tratamento: Pediatria. 22ªed. Porto Alegre, RS; AMGH, 2016.

Um outro aspecto das deficiências de micronutrientes é o hábito alimentar de dietas vegetarianas estritas ou com restrições de determinados alimentos sem a adequada suplementação nutricional, com efeitos deletérios principalmente nas crianças menores de um ano de idade, período de elevadas necessidades nutricionais (Tabela 4).

TABELA 4 Deficiências de micronutrientes associadas às dietas restritivas

DEFICIÊNCIAS DE MICRONUTRIENTES ASSOCIADAS ÀS DIETAS RESTRITIVAS	
Tipo de dieta restritiva	**Risco para deficiência**
Vegana (estrita)	Vitamina B12, vitamina D, cálcio, ferro
Consumo de leite de cabra	Ácido fólico
Consumo de leite de arroz	Proteínas
Consumo de leite de vaca	Ferro
Dieta isenta de glúten	Complexo B, ferro

Fonte: adaptada de: Lane ER, et al. Nutrition. In: Nelson Pediatrics Board: Certification and Recertification. Elsevier, 2019.

As deficiências de micronutrientes são problemas comuns de saúde pública em vários países, especialmente naqueles em desenvolvimento, e podem levar a consequências individuais e coletivas. Cerca de metade das crianças menores de 5 anos em todo o mundo apresentam deficiências de vitaminas e minerais. Algumas considerações sobre determinados nutrientes essenciais serão realizadas a seguir.

FERRO

- O ferro atua em várias funções fisiológicas essenciais, incluindo transporte de oxigênio, regulação de genes, síntese e reparo de DNA, e função cerebral.
- Ele é fundamental para o desenvolvimento motor e cognitivo. Crianças e mulheres grávidas são especialmente vulneráveis às consequências da deficiência de ferro. As crianças podem desenvolver dificuldades de aprendizagem e comportamento, além de ter atrasos no desenvolvimento psicomotor a longo prazo, assim como maior suscetibilidade a infecções.
- A deficiência de ferro é a causa mais comum de anemia em crianças. É definida como baixa concentração de hemoglobina de acordo com idade e sexo. Afeta cerca de 40% das crianças menores de 5 anos de idade e, também, das mulheres grávidas em todo o mundo. (Tabela 5, Figura 1).
- A anemia durante a gravidez aumenta o risco de morte materna, devido à hemorragia e infecção bacteriana durante o parto, e aumenta o risco do baixo peso ao nascer, prematuridade, e infecções no recém-nascido. Em todo o mundo, as mortes maternas e neonatais totalizam entre 2,5 a 3,4 milhões a cada ano.
- A proporção de anemia devido à deficiência de ferro varia conforme a região do mundo, e com a prevalência de outras causas de anemia, como hemoglobinopatias e malária. Outras deficiências de vitaminas e minerais, como vitaminas A, B2, B6, B12, C, D e E, folato e cobre, também podem resultar em anemia, devido aos seus papéis específicos na produção de hemoglobina ou eritrócitos.
- A Organização Mundial da Saúde (OMS) orienta medidas de saúde pública para todos os aspectos da deficiência de ferro e da anemia, realizadas em países com índices elevados além de patologias como malária, helmintíases e esquistossomose. O programa recomenda aumento da ingestão de ferro, controle de infecções e melhorias do estado nutricional de

crianças e gestantes. Já para mulheres em idade reprodutiva, a suplementação do composto, junto ao ácido fólico é recomendada, pois há maior vulnerabilidade devido à menstruação e gravidez precoce.

- A fortificação das farinhas de trigo e milho com ferro e ácido fólico é mundialmente reconhecida como uma intervenção eficaz e de baixo custo.
- A prevenção da deficiência de ferro melhora a capacidade de aprendizagem das crianças e o desenvolvimento cognitivo delas.

VITAMINA A

- A vitamina A auxilia na visão saudável (formando a rodopsina) e nas funções do sistema imunológico.
- A deficiência dela afeta cerca de 190 milhões de crianças em idade pré-escolar no mundo, principalmente em países de baixa e média renda, nos continentes da África (região subahariana) e Ásia (sul). É prevalente em idade pré-escolar, mas também em mulheres grávidas ou em idade reprodutiva.
- Crianças com deficiência de vitamina A enfrentam um risco aumentado de cegueira. A carência do nutriente também leva a alterações do sistema imunológico. Com isso, aumenta o risco de contrair infecções, morte por sarampo e doenças diarreicas.
- A vitamina A desempenha um papel no metabolismo do ferro, diminuindo a mobilização dele nos estoques do fígado e baço durante a deficiência, e pode contribuir para o desenvolvimento de anemia.
- A anemia devido à deficiência de vitamina A é marcada por um aumento nas reservas de ferro no fígado e baço, e concentrações aumentadas de ferritina sérica.
- A suplementação de vitamina A aumentou as concentrações de hemoglobina em muitas populações, mesmo quando foi administrada na ausência de suplementos de ferro. Para crianças entre 6 e 59 meses de idade, é realizada em locais onde a deficiência da vitamina é um problema de saúde pública. Essa medida diminui a mortalidade infantil por todas as causas.

TABELA 5 Diagnóstico de Anemia*: valores da hemoglobina (g/L) ao nível do mar

População, idade	sem anemia	leve[a]	moderada	severa
Crianças, 6-59 meses	≥110	100-109	70-99	<70
Crianças, 5-11 anos	≥115	110-114	80-109	<80
Crianças, 12-14 anos	≥120	110-119	80-109	<80
Mulheres não gestantes, acima de 15 anos	≥120	110-119	80-109	<80
Gestantes	≥110	100-109	70-99	<70
Homens, acima de 15 anos	≥130	110-129	80-109	<80

*Hemoglobina em gramas por litro.
a "Leve" é uma designação incorreta: a deficiência de ferro já está avançada no momento em que a anemia é detectada. A deficiência tem consequências mesmo quando nenhuma anemia é clinicamente aparente.
Fonte: Word Health Organization. Haemoglobin concentrations for the diagnosis of anaemia and assessment of severity. Geneve, Word Health Organization; 2011.

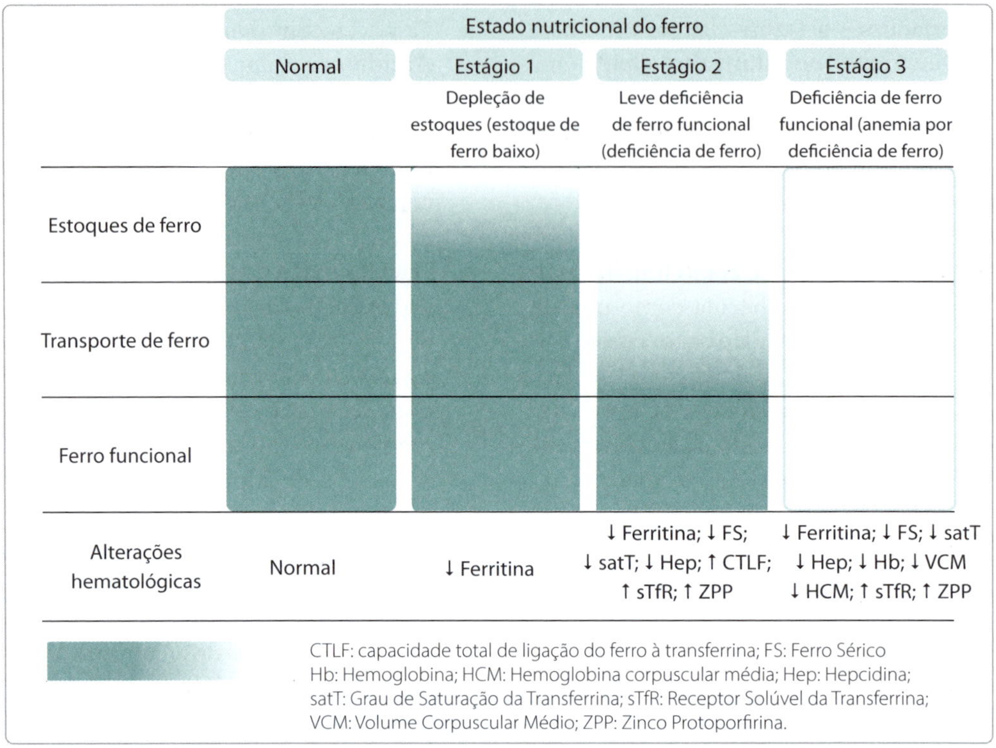

FIGURA 1 Índices laboratoriais para avaliar o estado de ferro nos vários graus de deficiência
Fonte: adaptada de WHO. Nutritional anaemias: tools for effective prevention and control. Geneva: World Health Organization, 2017.

VITAMINA D

- A vitamina D participa da mineralização óssea e da absorção de cálcio. É importante na proteção dos idosos contra a osteoporose, cuja prevenção deve começar na infância e adolescência.
- A deficiência dela causa doenças ósseas, incluindo raquitismo em crianças e osteomalácia em adultos. Em recém-nascidos filhos de mães com riscos (diabetes, toxemia, pré-eclâmpsia, hiperparatireoidismo), ou com deficiência de vitamina D, varia de 52 a 90%.
- É um nutriente que ajuda o sistema imunológico na resistência às bactérias e vírus, além de ser necessário para as funções musculares e nervosas.
- Dados atuais mostram que a carência de vitamina D está disseminada globalmente.
- O organismo produz vitamina D a partir da luz solar, mas isso varia de acordo com a localização geográfica, a cor da pele, a poluição do ar e outros fatores. Além disso, a exposição excessiva ao sol deve ser limitada para evitar o risco de câncer de pele.

IODO

- O iodo é componente essencial dos hormônios da tireoide; regula o nosso metabolismo, crescimento e desenvolvimento neural. Ele é necessário durante a gravidez e na infância para um crescimento saudável e para o desenvolvimento cognitivo do lactente.

- A principal causa evitável de dano cerebral em crianças é a deficiência de iodo. Seus efeitos mais deletérios ocorrem no período fetal e nos primeiros anos de vida. Em todo o mundo, cerca de um quarto da população mundial (1,8 bilhão de pessoas) ingere o nutriente em quantidade insuficiente.
- A deficiência de iodo é responsável pela disseminação do bócio endêmico, do cretinismo, do desenvolvimento intelectual e por uma variedade de outras condições. Também é causador do retardo do crescimento físico.
- Os distúrbios por deficiência de iodo (DDI) levam a impactos no indivíduo e na saúde pública. No entanto, é mais fácil de ser controlado do que outras patologias.
- O teor de iodo na maioria dos alimentos e bebidas é baixo. Fortificar o sal de cozinha com o composto é uma intervenção bem-sucedida — cerca de 86% das famílias em todo o mundo consomem sal iodado. A quantidade do composto adicionada ao sal pode ser ajustada para uma ingestão adequada deste microelemento, mesmo com baixo consumo. É um forma eficaz para regularizar a ingestão do nutriente.

FOLATO

- O folato é especialmente importante meses antes, durante a gravidez e essencial nos primeiros dias do crescimento fetal, para o desenvolvimento saudável do cérebro e da coluna do embrião.
- Garantir níveis suficientes do composto em mulheres antes da concepção pode reduzir os defeitos do tubo neural (como espinha bífida e anencefalia) do feto.
- O ácido fólico é outra forma de vitamina B9. Fornecer suplementos que o contenham para mulheres de 15 a 49 anos e fortificar alimentos como farinha de trigo reduz a incidência de defeitos do tubo neural e mortes neonatais.

ZINCO

- O zinco promove as funções imunológicas e auxilia a resistência às doenças infecciosas. Ele também é necessário para gestações saudáveis.
- Globalmente, 17,3% da população está em risco de deficiência de zinco em razão da inadequação da dieta; até 30% das pessoas estão em risco em algumas regiões do mundo, especialmente prevalente em países de baixa renda, devido ao baixo consumo de alimentos ricos neste mineral e à sua absorção inadequada.
- A deficiência de zinco contribui para a mortalidade infantil por diarreia, pneumonia e malária.
- O fornecimento de suplementos com zinco reduz a incidência de parto prematuro, diminui a frequência da diarreia infantil e de infecções respiratórias, diminui a mortalidade por todas as causas e aumenta o crescimento e ganho de ponderal de lactentes e crianças.

CONCLUSÃO

As deficiências de micronutrientes podem levar ao comprometimento do desenvolvimento de um indivíduo e do desempenho socioeconômico de uma comunidade. As crianças e adolescentes apresentam grande risco para as deficiências de vitaminas e sais minerais. O diagnóstico precoce destas carências, bem como tratamento adequado, evita sequelas de longo prazo.

ANÁLISE LABORATORIAL DE VITAMINAS E MINERAIS

Ácido metilmalônico	
Sinonímias	MMA Metilmalonato
Tipo de amostra	Soro
Preparo do paciente	Jejum mínimo de 8 horas.
Interferentes	A coleta sem jejum ou a suplementação de vitaminas pode resultar em concentrações elevadas de folato. O ácido folínico (nome comercial: leucovorin) e o metotrexate podem elevar falsamente os níveis de ácido fólico por apresentar estruturas químicas semelhantes ao ácido fólico.
Informações úteis	O ácido metilmalônico se eleva na deficiência de vitamina B12. O exame é útil no acompanhamento de alguns erros inatos do metabolismo como a acidemia metilmalônica e defeitos do metabolismo da vitamina B12.
Método	Cromatografia líquida e espectrometria de massas em tandem (LC-MS/MS).
Valor de referência (vide nota do autor)	Inferior ou igual a 0,50 microMol/L

Cálcio ionizado	
Sinonímias	Cálcio difusível Cálcio iônico Cálcio livre Ca++
Tipos de amostra	Usual: soro Alternativo: sangue total heparinizado (análise em dispositivos *point of care* ou analisadores de gases sanguíneos com eletrólitos).
Preparo do paciente	Jejum mínimo de 3 horas.

(continua)

Cálcio ionizado *(continuação)*	
Interferentes	Erro na sequência de coleta dos tubos a vácuo. Amostra hemolisada pode subestimar o resultado de cálcio ionizado. Valor do cálcio ionizado tende a diminuir quando a amostra é exposta ao ar ambiente por elevação do pH da amostra. Após refeição pode ocorrer redução temporária do cálcio ionizado, ao redor de 5%. As causas seriam o aumento do pH da amostra, aumento da concentração proteica, aumento da concentração de bicarbonato e fosfato. Todos estes fatores contribuem para aumentar a formação de complexos do cálcio com a albumina e outros íons.
Informações úteis	A determinação do cálcio ionizado oferece a vantagem de se referir à fração do elemento fisiologicamente ativa. O cálcio ionizado sofre influência das condições de equilíbrio acidobásico.
Método	Eletrodo íon seletivo
Valores de referência (vide nota do autor)	Recém nato menor ou igual a 13 dias: não estabelecido 14 dias a menor que 1 ano: 5,21-5,99 mg/dL 1 ano a menor que 2 anos: 5,04-5,84 mg/dL 2 anos a menor que 3 anos: 4,87-5,67 mg/dL 3 anos a menor que 24 anos: 4,83-5,52 mg/dL

Cálcio total	
Sinonímias	Calcemia Ca
Tipo de amostra	Usual: soro Alternativo: plasma coletado com heparina.
Preparo do paciente	Jejum mínimo de 3 horas.
Interferentes	Erro na sequência de coleta dos tubos a vácuo.
Informações úteis	Exame adequado ao diagnóstico e no seguimento de distúrbios do metabolismo de cálcio e fósforo, incluindo doenças ósseas, nefrológicas e neoplásicas. Níveis elevados podem ser observados no hiperparatiroidismo primário e terciário, nas neoplasias com envolvimento ósseo, sarcoidose, linfomas tirotoxicose, acromegalia e intoxicação por vitamina D. Níveis diminuídos podem ser observados no hipoparatiroidismo primário, pseudo-hipoparatiroidismo, deficiência da vitamina D, insuficiência renal crônica, pancreatite aguda, acidose crônica.
Método	Colorimétrico
Valores de referência (vide nota do autor)	Recém-nascidos prematuros: 6,2 - 11,0 mg/dL 0 a 10 dias............................: 7,6 - 10,4 mg/dL 10 dias a 24 meses..............: 9,0 - 11,0 mg/dL 24 meses a 12 anos.............: 8,8 -10,8 mg/dL 12 anos a 18 anos................: 8,4 - 10,2 mg/dL.

Cobre	
Sinonímias	Cupremia Cu
Tipos de amostra	Soro ou plasma coletado em EDTA (tubo livre de metal)
Preparo do paciente	Jejum não é necessário.
Interferentes	Contaminação da amostra durante a coleta caso não seja utilizado tubo específico livre de metal.
Informações úteis	O cobre pode se elevar nas doenças autoimunes, neoplasias, anemias, infecções como febre tifoide e tuberculose, hemocromatose e cirrose biliar. Níveis diminuídos são observados na síndrome de Menkes e normais ou diminuídos na doença de Wilson. Ambas são causadas por defeitos genéticos que envolvem a incorporação celular de cobre e a excreção hepática dele. Níveis baixos de ceruloplasmina (proteína transportadora de cobre) estão presentes nestas duas patologias.
Método	Espectrometria de massas com plasma indutivamente acoplado (ICP-MS).
Valores de referência (vide nota do autor)	0 a 2 meses......................: 0,40-1,40 µg/mL 3 a 6 meses......................: 0,40-1,60 µg/mL 7 a 9 meses......................: 0,40-1,70 µg/mL 10 a 12 meses.................: 0,80-1,70 µg/mL 13 meses a 10 anos........: 0,80-1,80 µg/mL Maior ou igual a 11 anos: 0,75-1,45 µg/mL

Cromo	
Sinonímia	Cr
Tipos de amostra	Soro ou plasma coletado em heparina (tubo livre de metal).
Preparo do paciente	Jejum não é necessário.
Interferentes	Contaminação da amostra durante a coleta caso não seja utilizado tubo específico livre de metal.
Informações úteis	Monitoramento do desgaste do implante protético metálico. Triagem para exposição ocupacional. O cromo está presente na galvanoplastia, soldagens, produção de ligas ferro-cromo, curtume, produção de cromatos, dicromatos, pigmentos e vernizes, combustão de gás natural, óleo, carvão e em usinas de produção de cimento. O cromo é um elemento essencial que compõe vários sistemas enzimáticos, sendo necessário para o metabolismo normal da glicose. A toxicidade decorre da exposição profissional e pode se expressar com quadro de dermatite e lesão do trato respiratório.
Método	Espectrometria de massas com plasma indutivamente acoplado (ICP-MS).
Valor de referência (vide nota do autor)	Inferior a 0,3 ng/mL

Capacidade total de ligação do ferro	
Sinonímias	Capacidade de ligação do ferro Capacidade de fixação do ferro Capacidade de transporte de ferro CTLF CFF TIBC (*Total Iron Binding Capacity*)
Tipos de amostra	Usual: soro Alternativo: plasma
Preparo do paciente	Jejum não é necessário.
Interferentes	Hemólise *in vitro*: a amostra hemolisada não é adequada para análise, em razão da elevação artificial do nível de ferro presente que interfere no cálculo do TIBC.
Informações úteis	O exame corresponde à medida indireta da transferrina. O TIBC se eleva na deficiência de ferro em razão do aumento da síntese da proteína. Processo inflamatório crônico diminui o nível de transferrina e, por consequência, o TIBC. Capacidade de ligação do ferro latente (UIBC): o laboratório clínico habitualmente fornece habitualmente o resultado da capacidade total de ligação do ferro, que é obtido pela seguinte equação: TIBC = UIBC + Ferro sérico
Método	Colorimétrico
Valor de referência (vide nota do autor)	Crianças: 100 - 400 µg/dL

Ferritina	
Sinonímia	Reserva de ferro
Tipos de amostra	Usual: soro Alternativo: plasma
Preparo do paciente	Jejum não é necessário.
Interferentes	Amostras hemolisadas ou lipêmicas podem interferir no ensaio.
Informações úteis	A concentração de ferritina sérica tem relação direta com a quantidade de ferro estocado no organismo. Encontra-se diminuída na anemia ferropriva. Trata-se de uma proteína de fase aguda e pode se elevar nas doenças inflamatórias.
Método	Imunoturbidimetria
Valores de referência (vide nota do autor)	Recém-nascido: 25 – 200 ng/mL 1 mês: 200 – 600 ng/mL 2 a 5 meses: 50 – 200 ng/mL 6 meses a 15 anos: 7 – 140 ng/mL

Ferro	
Sinonímia	Fe
Tipos de amostra	Usual: soro Alternativo: plasma
Preparo do paciente	Jejum não é necessário. A concentração de ferro no sangue apresenta variação circadiana, sendo que alguns indivíduos podem apresentar níveis mais baixos no período da tarde. Essa diferença pode alcançar níveis ao redor de 30%. A coleta de sangue no período da manhã é mais adequada, visando minimizar erros na interpretação do resultado.
Interferentes	Hemólise *in vitro*. A amostra hemolisada não é adequada para análise em razão da elevação artificial do nível de ferro em seu conteúdo.
Informações úteis	Recém-nascidos podem apresentar queda importante na concentração do ferro sérico poucas horas após o parto. A dosagem isolada do ferro sérico não permite o diagnóstico da deficiência. A interpretação deve ser realizada em conjunto com os parâmetros relacionados ao metabolismo do ferro.
Método	Colorimétrico
Valores de referência (vide nota do autor)	Recém-nascido até 1 mês...: 100 - 250 µg/dL 1 a 12 meses...........: 40 -100 µg/dL 12 meses a 12 anos.........: 50-120 µg/dL Masculino...........................: 65-175 µg/dL Feminino............................: 50-170 µg/dL

Homocisteína	
Sinonímia	Homocisteinemia
Tipos de amostra	Plasma coletado em EDTA ou heparina.
Preparo do paciente	Jejum mínimo de 4 horas.
Interferentes	Dosagem em soro apresenta resultados 5 a 10% superiores em relação às amostras de plasma EDTA e heparina.
Informações úteis	A elevação da concentração no sangue auxilia no diagnóstico de algumas doenças genéticas como a homocistinúria, podendo ou não estar combinada com a acidemia metilmalônica. A elevação de homocisteína no sangue indica maior risco de eventos trombóticos arteriais e venosos e deficiência de ácido fólico ou vitamina B12.
Método	Cromatografia líquida e espectrometria de massas em tandem (LC-MS/MS).
Valores de referência (vide nota do autor)	2 meses a 10 anos: 3,3 – 8,3 µmol/L 11 a 15 anos........: 4,7 – 10,3 µmol/L 16 a 18 anos........: 4,7 – 11,3 µmol/L

Iodo urinário	
Sinonímia	Iodúria
Tipo de amostra	Urina. Amostra isolada para avaliação da quantidade total de iodo no organismo.
Preparo do paciente	A coleta requer enchimento vesical de, no mínimo, duas horas.
Interferentes	A administração de meios de contraste à base de iodo ou a ingestão de medicamentos contendo iodo, como a amiodarona, pode elevar os níveis de iodo na urina.
Informações úteis	A dosagem do iodo na amostra é útil para avaliar a quantidade total no organismo, além de auxiliar no diagnóstico de deficiência de iodo.
Método	Detecção indireta pela Reação de Sandell-Kolthoff
Valores de referência (vide nota do autor)	Deficiência grave.......: inferior a 25 µg/L Deficiência moderada: 25 a 49 µg/L Deficiência leve.........: 50 a 99 µg/L Suficiência.................: 100 a 299 µg/L Excesso.......................: superior a 300 µg/L

Magnésio	
Sinonímia	Magnesemia Mg
Tipos de amostra	Usual: soro Alternativo: plasma
Preparo do paciente	Jejum não é necessário.
Interferentes	Hemólise *in vitro*: amostra hemolisada não é adequada para análise em razão da elevação artificial do nível de magnésio.
Informações úteis	O exame é útil na avaliação dos distúrbios hidroeletrolíticos. O magnésio é o cofator de várias enzimas intracelulares, estando presente em todos os tecidos. Os sintomas de hipomagnesemia ocorrem, em geral, a partir de níveis inferiores a 1,2 mg/dL. A hipermagnesemia produz efeitos adversos em níveis superiores a 3,0 mg/dL.
Método	Colorimétrico
Valores de referência (vide nota do autor)	Até 4 meses..........: 1,5 a 2,2 mg/dL 5 meses a 6 anos...: 1,7 a 2,3 mg/dL 7 a 12 anos............: 1,7 a 2,1 mg/dL 13 a 20 anos..........: 1,7 a 2,2 mg/dL

Proteína ligadora de retinol	
Sinonímia	Proteína transportadora de retinol RBP (*Retinol Binding Protein*)
Tipos de amostra	Usual: soro Alternativo: plasma
Preparo do paciente	Jejum de 12 horas
Interferentes	Trata-se de uma proteína de fase aguda e encontra-se elevada nas doenças inflamatórias.
Informações úteis	A proteína ligadora de retinol (RBP) é específica para o transporte de vitamina A desde o fígado até seus tecidos alvos. Na deficiência de vitamina A, a RBP tende a diminuir.
Método	Nefelometria
Valores de referência (vide nota do autor)	0 a 5 dias.....: 0,8 – 4,5 mg/dL 1 a 5 anos....: 1,0 – 7,6 mg/dL 6 a 9 anos....: 2,0 – 7,8 mg/dL 10 a 13 anos: 1,3 – 9,9 mg/dL 14 a 19 anos: 3,0 – 9,2 mg/dL

PTH	
Sinonímias	Paratormônio Paratormônio (molécula intacta) PTH intacto HPTH HPTH intacto
Tipos de amostra	Usual: soro Alternativo: plasma
Preparo do paciente	Jejum mínimo de 4 horas
Interferentes	O uso de altas doses de biotina (vitamina B7) pode interferir nos ensaios baseados na reação dela com a estreptavidina.
Informações úteis	Na presença de hipercalcemia, a dosagem do PTH é útil na elucidação diagnóstica entre hiperparatiroidismo primário e hipercalcemia associada à malignidade. Nos portadores de insuficiência renal crônica, a dosagem é útil para diagnóstico do hiperparatiroidismo secundário ou terciário.
Método	Ensaio eletroquimioluminométrico
Valor de referência (vide nota do autor)	Inferior a 1 mês..........: 7,0-59 pg/mL 4 semanas a 11 meses: 8,0-61 pg/mL 12 meses a 10 anos.....: 11-59 pg/mL 11 anos a 17 anos........: 15-68 pg/mL

Receptor solúvel da transferrina	
Sinonímias	Receptor da transferrina sTfR
Tipos de amostra	Usual: soro Alternativo: plasma
Preparo do paciente	Jejum não é necessário
Interferentes	Amostras hemolisadas ou lipêmicas podem interferir no ensaio.
Informações úteis	O exame é útil para avaliação da suspeita de deficiência de ferro na vigência de processos inflamatórios, infecciosos, na doença crônica e em outras condições, onde a interpretação clínica do nível de ferritina encontra-se prejudicada para fins de avaliação da anemia ferropriva. O nível de receptor solúvel da transferrina tem relação inversa com a concentração do ferro sérico, ou seja, encontra-se elevada em resposta à deficiência de ferro e diminuída em resposta à sua reposição.
Método	Imunoturbidimetria
Valor de referência (vide nota do autor)	1,8 – 4,6 mg/L

Saturação de ferro	
Sinonímias	Saturação da transferrina Percentual (%) de saturação de ferro Percentual (%) de saturação da transferrina
Tipos de amostra	Usual: soro Alternativo: plasma
Preparo do paciente	Jejum não é necessário
Interferentes	Hemólise *in vitro*: a amostra hemolisada não é adequada para análise em razão da elevação artificial do nível de ferro, interferindo no cálculo da saturação do composto.
Informações úteis	A saturação de ferro pode estar normal ou diminuída na deficiência de ferro. Veja a equação para o cálculo de seu percentual: Percentual de saturação = Ferro sérico / TIBC x 100
Método	Cálculo
Valor de referência (vide nota do autor)	Masculino: 20 – 50% Feminino : 15 – 50%

Selênio	
Sinonímia	Se
Tipos de amostra	Soro ou plasma coletado em heparina (tubo livre de metal).
Preparo do paciente	Jejum não é necessário.
Interferentes	A suplementação pode resultar em concentrações elevadas de selênio. Contaminação da amostra durante a coleta, caso não seja utilizado tubo específico livre de metal.
Informações úteis	A deficiência de selênio pode ocorrer na nutrição parenteral. Um exemplo causado por essa deficiência é a doença de Keshan, caracterizada também por um quadro de cardiomiopatia.
Método	Espectrometria de massas com plasma indutivamente acoplado (ICP-MS).
Valores de referência (vide nota do autor)	0 a 2 meses..........: 45-90 ng/mL 3 a 6 meses..........: 50-120 ng/mL 7 a 9 meses..........: 60-120 ng/mL 10 a 12 meses.......: 70-130 ng/mL Maior que 1 ano: 70-150 ng/mL

Transferrina	
Sinonímias	Siderofilina Tf
Tipos de amostra	Usual: soro Alternativo: plasma
Preparo do paciente	Jejum não é necessário.
Interferentes	Amostras hemolisadas ou lipêmicas podem interferir no ensaio
Informações úteis	A transferrina é a proteína transportadora de ferro no sangue. Eleva-se na anemia ferropriva. Pode apresentar queda significativa nos processos inflamatórios agudos (proteína de fase aguda "negativa").
Método	Imunoturbidimetria
Valores de referência (vide nota do autor)	0 a 4 dias: 130 – 275 mg/dL 3 meses a 16 anos: 203 – 360 mg/dL

Transcobalamina	
Sinonímias	Proteína ligadora da vitamina B12
Tipo de amostra	Soro
Preparo do paciente	Jejum não necessário
Informações úteis	A transcobalamina é a proteína responsável pela ligação e transporte da vitamina B12 no sangue. Seus níveis aumentados podem indicar doenças mieloproliferativas, já níveis diminutos podem ser observados na anemia megaloblástica e na deficiência de transcobalamina.
Método	Ensaio competitivo de radioligação.
Valor de referência (vide nota do autor)	650 a 1340 pg/mL.

T4 livre	
Sinonímias	FT4 Tetraiodotironina não ligado à proteína Tetraiodotironina livre Tiroxina livre
Tipos de amostra	Usual: soro Alternativo: plasma
Preparo do paciente	Jejum não é necessário
Interferentes	O uso de altas doses de biotina (vitamina B7) pode interferir nos ensaios baseados em sua reação com a estreptavidina. Nos ensaios imunométricos (tipo sanduíche) podem ocorrer valores falsamente diminuídos, como por exemplo na dosagem do TSH. Já nos ensaios competitivos podem ocorrer resultados falsamente elevados, como por exemplo nas dosagens de T3, T4 e T4 livre. Nos ensaios que empregam anticorpos, existe a possibilidade de interferência da categoria heterófila presente na amostra do paciente. A presença destes anticorpos pode elevar ou diminuir falsamente os resultados.
Informações úteis	Níveis elevados sugerem hipertireoidismo ou tiroxina exógena. Valores reduzidos sugerem hipotireoidismo. A tiroxina livre corrige os valores de T4 total quando ocorrem alterações nos níveis da globulina ligadora de tiroxina (TBG), que é a principal transportadora de hormônios tiroidianos no soro. Os resultados do T4 livre e TSH geralmente são interpretados em conjunto.
Método	Eletroquimioluminescência
Valores de referência (vide nota do autor)	0 a 5 dias...........: 0,9-2,5 ng/dL 6 dias a 2 meses: 0,9-2,2 ng/dL 3 a 11 meses......: 0,9-2,0 ng/dL 1 a 5 anos...........: 1,0-1,8 ng/dL 6 a 10 anos.........: 1,0-1,7 ng/dL 11 a 19 anos.......: 1,0-1,6 ng/dL

TSH	
Sinonímias	Hormônio tireoestimulante Hormônio tireotrófico Tirotropina TSH sensível TSH ultrassensível HS-TSH S-TSH
Tipos de amostra	Usual: soro Alternativo: plasma
Preparo do paciente	Jejum não é necessário.
Interferentes	O uso de altas doses de biotina (vitamina B7) pode interferir nos ensaios baseados em sua reação com a estreptavidina. Nos ensaios imunométricos (tipo sanduíche) podem ocorrer valores falsamente diminuídos, como por exemplo na dosagem do TSH. Já nos ensaios competitivos podem ocorrer valores falsamente elevados, como por exemplo nas dosagens de T3, T4 e T4 livre. Nos ensaios que empregam anticorpos, existe a possibilidade de interferência da categoria heterófila presente na amostra do paciente. A presença destes anticorpos pode elevar ou diminuir falsamente os resultados.
Informações úteis	No hipotireoidismo primário, o TSH tende a se elevar. Já no hipertireoidismo primário, os níveis de TSH tendem a diminuir. O TSH apresenta variação diurna, com o pico ocorrendo durante a noite.
Método	Eletroquimioluminescência
Valores de referência (vide nota do autor)	0 a 5 dias........: 0,7-15,2 mIU/L 6 dias a 2 meses: 0,7-11,0 mIU/L 3 a 11 meses...: 0,7- 8,4 mIU/L 1 a 5 anos........: 0,7- 6,0 mIU/L 6 a 10 anos......: 0,6- 4,8 mIU/L 11 a 19 anos....: 0,5- 4,3 mIU/L

Vitamina A	
Sinonímia	Retinol
Tipos de amostra	Usual: soro Alternativo: plasma
Preparo do paciente	Jejum mínimo de 3 horas; ideal de 8 a 12 horas.
Interferentes	A coleta sem jejum ou em uso de suplementação de vitaminas pode resultar em concentrações elevadas de vitamina A. A amostra deve ser protegida da luz para evitar inativação.
Informações úteis	O exame é útil para avaliação da deficiência e toxicidade pela vitamina A. A intoxicação crônica por vitamina A pode ocorrer em crianças que ingerem mais de 6 mg por dia do nutriente durante vários meses. Nível inferior a 10,0 μg/dL é considerado deficiência grave. Nível acima de 120,0 μg/dL apresenta risco de toxicidade.
Método	Cromatografia líquida e espectrometria de massas em tandem (LC-MS/MS).

(continua)

Vitamina A ***(continuação)***	
Valor de referência (vide nota do autor)	0 a 6 anos....: 11,3-64,7 µg/dL 7 a 12 anos..: 12,8-81,2 µg/dL 13 a 17 anos: 14,4-97,7 µg/dL

Vitamina B1	
Sinonímias	Tiamina Tiamina bifosfato
Tipos de amostra	Sangue total coletado em EDTA
Preparo do paciente	Jejum mínimo de 6 horas; ideal de 12 horas.
Interferentes	A coleta sem jejum ou a suplementação de vitaminas podem resultar em concentrações elevadas de vitamina B1. A amostra deve ser protegida da luz para evitar inativação.
Informações úteis	A dosagem da vitamina B1 é útil para o diagnóstico de beribéri, que se caracteriza por neuropatia periférica e lesões cutâneas, e de síndrome de Wernicke-Korsakoff, que cursa com manifestações de confusão mental e distúrbios da motilidade ocular. A deficiência pode ocorrer em consequência de alcoolismo, neoplasias, diabetes, carência nutricional, diarreia prolongada e outras doenças crônicas.
Método	Cromatografia líquida de alta eficiência (HPLC).
Valor de referência (vide nota do autor)	28-85 ng/mL

Vitamina B2	
Sinonímia	Riboflavina
Tipo de amostra	Plasma heparinizado
Preparo do paciente	Jejum mínimo de 6 horas; ideal de 12 horas.
Interferentes	A coleta sem jejum ou a suplementação de vitaminas podem resultar em concentrações elevadas de vitamina B2.
Informações úteis	O teste é útil para o diagnóstico de deficiência da vitamina B2. Esta condição pode ocorrer em decorrência de alcoolismo, infecções, neoplasias, desnutrição calórico-proteica, gravidez, lactação e também após cirurgia bariátrica. A deficiência de riboflavina é clinicamente caracterizada por queilite, glossite, dermatite e anemia.
Método	Cromatografia líquida de alta eficiência (HPLC).
Valor de referência (vide nota do autor)	3-50 nmol/L

Vitamina B3	
Sinonímias	Ácido nicotínico Niacina
Tipo de amostra	Plasma coletado em EDTA.
Preparo do paciente	Jejum não necessário
Interferentes	A suplementação de vitaminas pode resultar em concentrações elevadas de vitamina B3. A amostra deve ser protegida da luz após a coleta para evitar inativação.
Informações úteis	A vitamina B3 é uma vitamina hidrossolúvel. A deficiência de vitamina B3 pode evoluir para a pelagra, que é caracterizada por demência, diarreia e dermatite.
Método	Cromatografia líquida de alta eficiência (HPLC).
Valores de referência (vide nota do autor)	Idade inferior a 10 anos: Normal: 0,50 a 8,91 µg/mL Baixo: Inferior a 0,50 µg/mL Alta: Superior a 8,91 µg/mL Idade superior ou igual a 10 anos: Normal: 0,50 a 8,45 µg/mL Baixo: Inferior a 0,50 µg/mL Alto: 8,45 µg/mL

Vitamina B6	
Sinonímia	Piridoxina
Tipos de amostra	Plasma coletado em EDTA ou heparina
Preparo do paciente	Jejum mínimo de 6 horas; ideal de 12 horas
Interferentes	A coleta sem jejum ou a suplementação de vitaminas podem resultar em concentrações elevadas de vitamina B6. A amostra deve ser protegida da luz para evitar inativação.
Informações úteis	Exame útil para o diagnóstico de deficiência de vitamina B6, que é um possível fator potencializador das síndromes do túnel do carpo e do tarso. Pacientes com distúrbios de compressão nervosa progressivos e crônicos podem apresentar deficiência da vitamina. Descamação da pele, gengivite severa, irritabilidade, fraqueza, depressão, tontura, neuropatia periférica e convulsões são outros sintomas de deficiência da B6.
Método	Cromatografia líquida de alta-eficiência (HPLC).
Valor de referência (vide nota do autor)	8,7 - 27,2 ng/mL

Vitamina B7	
Sinonímias	Biotina Vitamina H
Tipos de amostra	Plasma coletado em EDTA ou heparina
Preparo do paciente	Jejum mínimo de 6 horas; ideal de 12 horas
Interferentes	A coleta sem jejum ou a suplementação de vitaminas podem resultar em concentrações elevadas de vitamina B7. A amostra deve ser protegida da luz para evitar inativação.
Informações úteis	A vitamina B7 atua como cofator em diversos processos metabólicos de carboxilação. Fontes dietéticas de biotina incluem fígado, rins, fermento e leite. Existe uma contribuição da microflora intestinal que disponibiliza esta vitamina para o organismo. A deficiência de biotina é incomum mas pode estar presente nas seguintes situações: - consumo prolongado de ovos crus. As claras dos ovos contêm avidina, que liga-se fortemente à biotina e previne a sua absorção intestinal; - pacientes em nutrição parenteral prolongada sem reposição de biotina; - pacientes com deficiência genética de biotinidase.
Método	Ensaio microbiológico
Valor de referência (vide nota do autor)	Inferior a 12 anos..........: 57,0 a 2460,2 pg/mL Maior ou igual a 12 anos: 221,0 a 3004,0 pg/mL

Vitamina B9 (Folato)	
Sinonímias	Ácido fólico Folato
Tipos de amostra	Usual: soro Alternativo: plasma
Preparo do paciente	Jejum mínimo de 4 horas; ideal acima de 8 horas.
Interferentes	A coleta sem jejum ou a suplementação de vitaminas pode resultar em concentrações elevadas de folato. Por apresentar estrutura química semelhante ao ácido fólico, o ácido folínico (nome comercial: leucovorin) e o metotrexate podem elevar falsamente os níveis de ácido fólico.
Informações úteis	O folato é necessário para a manutenção da hematopoiese e para o desenvolvimento normal do feto. Sua deficiência pode resultar na anemia megaloblástica. Durante a gestação, pode causar más formações fetais, em particular, defeitos do fechamento do tubo neural (meningomielocele e anencefalia). A deficiência de folato é, em geral, consequente ao déficit de ingestão e encontrada com mais frequência na gestação e no alcoolismo crônico.
Método	Imunoensaio competitivo quimioluminescente.
Valor de referência (vide nota do autor)	Superior a 3,9 ng/mL

Vitamina B12	
Sinonímias	Cianocobalamina Cobalamina
Tipo de amostra	Soro
Preparo do paciente	Jejum mínimo de 4 horas Jejum ideal acima de 8 horas
Interferentes	A coleta sem jejum ou a suplementação de vitaminas pode resultar em concentrações elevadas de vitamina B12.
Informações úteis	A vitamina B12 é fundamental na manutenção da hematopoese e da mielina. Sua deficiência pode resultar na anemia megaloblástica, neuropatia periférica e degeneração da medula espinal. A vitamina B12 provém estritamente de produtos de origem animal contidos na dieta, requerendo o fator intrínseco para sua absorção e a transcobalamina para seu transporte. A deficiência dessa vitamina pode ser provocada por dieta vegetariana estrita, déficit nutricional, gastrite atrófica, doenças inflamatórias intestinais entre outras causas, e ocasiona problemas neurológicos que podem se tornar irreversíveis se não forem adequadamente tratados.
Método	Imunoensaio competitivo quimioluminescente.
Valor de referência (vide nota do autor)	Normal: maior que 300 ng/L Limitrofe: de 190 até 300 ng/L Deficiente: menor que 190 ng/L

Vitamina C	
Sinonímias	Ácido ascórbico Ascorbato
Tipos de amostra	Plasma coletado em heparina
Preparo do paciente	Jejum de 12 horas. Crianças podem realizar a coleta antes da próxima alimentação.
Interferentes	A vitamina C é muito instável. O plasma necessita ser imediatamente separado após a coleta de sangue, desproteinizado, congelado e protegido da luz. A suplementação de vitaminas pode resultar em concentrações elevadas de vitamina C.
Informações úteis	A deficiência nesta vitamina causa o escorbuto, caracterizado clinicamente por sangramento subperiosteal, gengival e subcutâneo, em decorrência da fragilidade do colágeno. O escorbuto pode ser constatado em indivíduos com hábitos alimentares muito inadequados ou associado ao alcoolismo e à insuficiência renal. A deficiência de vitamina C é, ainda, observada em pacientes com anorexia.
Método	Cromatografia líquida de alta eficiência (HPLC).
Valor de referência (vide nota do autor)	0,4 a 2,0 mg/dL

Vitamina D	
Sinonímias	25-Hidroxi vitamina D 25-Hidroxicolecalciferol 25-OH Vitamina D 25-Hidroxi vitamina D3 25-OH Vitamina D3 Vitamina D3
Tipos de amostra	Usual: soro Alternativo: plasma
Preparo do paciente	Jejum não é necessário.
Interferente	A suplementação de vitaminas pode resultar em concentrações elevadas da vitamina D. Na presença de doença renal, a dosagem do 1,25-dihidroxivitamina D, que é produzida nos rins e estimula a absorção de cálcio pelo intestino, pode ser necessária para adequada avaliação dos níveis de vitamina D. A principal indicação da dosagem da 1,25-dihidroxivitamina D é na investigação de hipercalcemia com dosagens de PTH baixa.
Informações úteis	O exame é útil no diagnóstico de deficiência de vitamina D, investigação diferencial das causas de raquitismo e osteomalácia, no monitoramento da terapia de reposição de vitamina D e na identificação de hipervitaminose D.
Método	Imunoensaio competitivo quimioluminescente
Valores de referência (vide nota do autor)	População saudável (até 60 anos): acima de 20 ng/mL *Grupo de risco: 30 a 60 ng/mL Risco de toxicidade e hipercalcemia: acima de 100 ng/mL Inferior a 10 ng/mL: deficiência severa *Considera-se como pertencentes ao grupo de risco: idosos, gestantes, lactantes, pacientes com raquitismo, osteomalácia, osteoporose, hiperparatiroidismo, doenças inflamatórias, doenças autoimunes, doença renal crônica, síndromes de má-absorção.

Vitamina E	
Sinonímias	Alfa tocoferol Tocoferol
Tipos de amostra	Usual: soro Alternativo: plasma
Preparo do paciente	Jejum mínimo de 6 horas; ideal de 12 horas.
Interferentes	A coleta sem jejum ou a suplementação de vitaminas podem resultar em concentrações elevadas de vitamina E. A amostra deve ser protegida da luz para evitar inativação.
Informações úteis	O exame é útil no diagnóstico de deficiência de vitamina E. Após 12 horas de jejum, o nível sérico reflete as reservas do organismo. A vitamina E contribui para a manutenção das membranas celulares e dos sistemas vascular e nervoso. A deficiência geralmente se deve a má nutrição ou má absorção intestinal. Em crianças, a carência pode causar neuropatias motoras e sensitivas.

(continua)

Vitamina E *(continuação)*	
Método	Cromatografia líquida de alta eficiência (HPLC).
Valores de referência (vide nota do autor)	0-17 anos: 3,8-18,4 mg/L Deficiência significativa: inferior a 3,0 mg/L

Vitamina K	
Sinonímias	Vitamina K1 Filoquinona Fitonadiona Fitomenadiona
Tipos de amostra	Usual: soro Alternativo: plasma
Preparo do paciente	Jejum mínimo de 3 horas; ideal de 12 horas.
Interferentes	A coleta sem jejum ou a suplementação de vitaminas podem resultar em concentrações elevadas de vitamina K.
Informações úteis	Por se tratar de uma vitamina lipossolúvel, sua absorção depende da emulsificação das gorduras no trato digestivo. A carência de vitamina K pode ser observada na má absorção intestinal de gorduras.
Método	Cromatografia líquida e espectrometria de massas em tandem (LC-MS/MS).
Valores de referência (vide nota do autor)	Superior ou igual a 18 anos: 0,10-2,20 ng/mL Inferior a 18 anos: não estabelecido

Zinco	
Sinonímia	Zn
Tipos de amostra	Soro ou plasma (tubo livre de metal)
Preparo do paciente	Jejum não é necessário.
Interferentes	Hemólise *in vitro*: amostra hemolisada após o procedimento de coleta não é adequada para análise, em razão da elevação artificial do nível de zinco. Há contaminação da amostra durante a coleta, caso não seja utilizado tubo específico livre de metal.
Informações úteis	O zinco é um elemento-traço essencial para o organismo humano. Sua deficiência pode resultar no retardo do crescimento corporal e da maturação esquelética, atrofia testicular e hepatoesplenomegalia. A deficiência moderada de zinco é caracterizada por atraso do crescimento em crianças, hipogonadismo em homens e queda na resposta imunológica.
Método	Espectrometria de massas com plasma indutivamente acoplado (ICP-MS).
Valores de referência (vide nota do autor)	0 a 10 anos......................: 0,60-1,20 µg/mL Maior ou igual a 11 anos: 0,66-1,10 µg/mL

Zinco protoporfirina	
Sinonímia	Zn protoporfirina ZPP
Tipo de amostra	Sangue total coletado com EDTA (tubo livre de metal)
Preparo do paciente	Jejum não é necessário.
Interferentes	Amostra hemolisada não é adequada para análise.
Informações úteis	Exame útil para avaliação da deficiência do ferro. Zinco protoporfirina elevado indica comprometimento da via biossintética do heme. Níveis elevados de zinco protoporfirina, particularmente na abordagem de doenças ocupacionais, pode ser um indicador de exposição crônica ao chumbo.
Método	Hematofluorometria
Valores de referência (vide nota do autor)	Masculino (μmol/mol heme) 0 a 12 meses..: 15,6 – 63,5 13 a 24 meses: 18,4 – 62,6 2 a 5 anos.......: 9,2 – 64,4 6 a 9 anos.......: 11,0 – 57,0 10 a 17 anos....: 10,1 – 58,0 Feminino (μmol/mol heme) 0 a 12 meses..: 16,6 – 73,6 13 a 24 meses: 20,2 – 58,9 2 a 5 anos.......: 18,4 – 57,0 6 a 9 anos.......: 16,6 – 55,2 10 a 17 anos....: 9,2 – 61,6

Nota do autor: os valores de referência apresentados para cada parâmetro laboratorial são específicos para o método descrito no texto. Os valores de referência podem apresentar variações conforme a metodologia e o tipo de reagente utilizado na análise, e devem ser consultados no laudo do exame.

BIBLIOGRAFIA RECOMENDADA

1. Centers for Disease Control and Prevention, World Health Organization, Nutrition International, UNICEF. Micronutrient survey manual. Geneva: World Health Organization; 2020.
2. Divisão de Laboratório Central do Hospital das Clínicas da Faculdade de Medicina da Universidade de São Paulo. Manual de Exames. [internet] [acesso em: 2021 fev. 28]. Disponível em: http://dlc.edm.org.br/app/manualdeexames.aspx?pa=MD.
3. Fleury medicina e saúde. Manual de Exames. [internet] [acesso em: 2022 jul. 5]. Disponível em: https://www.fleury.com.br/medico/exames.
4. Mayo Clinic Laboratories. Test Catalog. [internet] [acesso em: 2022 jul. 5] Disponível em: https://www.mayocliniclabs.com/test-catalog/index.html.
5. Rifai N, Horvath AR, Wittwer, CT. Tietz Textbook of Clinical Chemistry and Molecular Diagnostics, 6th ed. St. Louis: Elsevier; 2018.
6. Ritchie H, Roser M. Micronutrient Deficiency. Published online at OurWorldInData.org. 2017. [internet] [acesso em: 2022 jul. 5]. Disponível em: https://ourworldindata.org/micronutrient-deficiency.
7. Soldin SJ, Wong EC, Brugnara C, Soldin OP. Pediatric Reference Intervals, 7th ed. Washington, DC: AACC Press; 2011.
8. UNICEF (2019). The State of the World's Children 2019. Children, Food and Nutrition: Growing well in a changing world. UNICEF, New York. . [internet] [acesso em: 2022 jul. 5]. Disponível em: https://www.unicef.org/media/60806/file/SOWC-2019.pdf.
9. WHO. Antenatal care recommendations for a positive pregnancy experience. Nutritional interventions update: Multiple micronutrient supplements during pregnancy. Geneva: World Health Organization; 2020. [internet] [acesso em: 2022 jul. 5]. Disponível em: https://apps.who.int/iris/bitstream/handle/10665/333561/9789240007789-eng.pdf?sequence=1&isAllowed=y.
10. WHO. Global anaemia reduction efforts among women of reproductive age: impact, achievement of targets and the way forward for optimizing efforts. Geneva: World Health Organization; 2020.
11. WHO. Nutritional anaemias: tools for effective prevention and control. Geneva: World Health Organization; 2017.
12. Wu AHB. Tietz - Clinical Guide to Laboratory Tests, 4th ed. St. Louis: Saunders Elsevier; 2006.

CONTEÚDO COMPLEMENTAR

Utilize o QR code abaixo para acessar as questões comentadas do capítulo (senha: **medicinalaboratorial**).

54

Distúrbios do metabolismo lipídico na infância

Laura da Silva Girão Lopes
Maria Helane Costa Gurgel Castelo
Marileia Scartezini
Raul Cavalcante Maranhão
Nairo Massakazu Sumita

PONTOS-CHAVE DESTE CAPÍTULO

- As dislipidemias secundárias, associadas a estilo de vida inadequado, como o baixo nível de colesterol da lipoproteína de alta densidade e o nível elevado de triglicerídeos, são comuns na faixa etária pediátrica de 6 a 18 anos de idade.
- As dislipidemias primárias, ou de origem genética, embora menos frequentes, são subdiagnosticadas na faixa etária pediátrica, com consequências de saúde no ciclo de vida.
- A avaliação das dislipidemias em criança e adolescente deve ser realizada de acordo com as faixas etárias, as situações de risco e o histórico familiar.
- A triagem universal para dislipidemias deve ser realizada aos 10 anos de idade e repetida aos 20 anos de idade.

POR QUE AVALIAR O PERFIL LIPÍDICO EM CRIANÇAS E ADOLESCENTES?

A discussão de quando e como avaliar o perfil lipídico na faixa etária pediátrica é um tema de grande relevância na prática clínica. A importância do tópico justifica-se pela crescente incidência nessa população de sobrepeso e obesidade[1,2], que são as causas mais frequentes de dislipidemia na infância[1,3]. Por outro lado, é importante salientar que crianças e adolescentes na faixa de peso normal podem apresentar dislipidemias primárias, de origem genética, cuja detecção é essencial do ponto de vista preventivo. Nesse sentido, a avaliação adequada do perfil lipídico na infância permite o diagnóstico precoce e o tratamento da dislipidemia, com consequente redução de risco e gravidade da doença cardiovascular na idade adulta[1,3].

Embora haja controvérsias quanto ao custo-efetividade do rastreio universal do perfil lipídico na faixa etária pediátrica, os dados da literatura são convincentes: na população americana, cerca de 20% das crianças entre 6 e 19 anos têm pelo menos um componente do perfil lipídico alterado, com maior prevalência de baixas concentrações (12,1%) de colesterol da lipoproteína de alta densidade (HDL-c) e elevadas de triglicerídeos (10,2%)[1]. No Brasil, o estudo ERICA, pesquisa multicêntrica que avaliou as condições de saúde de 73.399 estudantes entre 12 e 17 anos, revelou prevalência de obesidade em 8,4% nessa população[2]. Esse estudo demonstrou ainda que as alterações mais frequentes do perfil lipídico foram as baixas concentrações de HDL-c (46,8%), hipercolesterolemia (20,1%) e hipertrigliceridemia (7,8%). Colesterol da lipoproteína de baixa densidade (LDL-c) elevado foi observado em 3,5% dos adolescentes. As prevalências de HDL-c baixo foram mais elevadas nas regiões Norte e Nordeste do país[3].

Os dados do estudo ERICA refletem o impacto das mudanças comportamentais ocorridas nas últimas décadas entre as crianças e os adolescentes: sedentarismo, aumento progressivo do tempo em frente de telas e consumo crescente de alimentos multiprocessados, ricos em gorduras trans e saturadas. Essas parecem ser as causas principais do diagnóstico cada vez mais frequente das dislipidemias secundárias na prática clínica.

É importante frisar que, a despeito da grande prevalência das dislipidemias secundárias, as dislipidemias primárias, originadas de alterações genéticas, também fazem parte da prática do pediatra e são subdiagnosticadas. A literatura nos mostra que menos de 10% dos pacientes com Hipercolesterolemia Familiar (HF) são diagnosticados na fase pediátrica, o que acarreta prejuízos futuros na prevenção das doenças cardiovasculares[4].

QUANDO REALIZAR A AVALIAÇÃO DO PERFIL LIPÍDICO EM PEDIATRIA?

Na consulta do pediatra, não deve ser esquecido o levantamento da história familiar de doença cardiovascular. A presença de doença cardiovascular prematura (antes dos 55 anos em homens e dos 65 anos em mulheres) em parentes de primeiro grau duplica o risco de a criança desenvolver doença cardiovascular na idade adulta. Por outro lado, o rastreio de dislipidemia apenas em crianças com história familiar da doença cardiovascular prematura na família tem como consequência a perda de 30-60% dos casos de dislipidemia na infância, o que torna fundamental o exame dos lípideos plasmáticos[1].

Ainda assim, antes de o pediatra decidir pela avaliação do perfil lipídico na faixa etária pediátrica, é importante relembrar alguns aspectos fisiológicos dos lipídeos relacionados à idade, ao crescimento, desenvolvimento e ao sexo. O perfil lipídico é relativamente estável no intervalo dos dois anos de idade até o início da puberdade. Durante a puberdade, as concentrações de colesterol total (CT) e de LDL-c vão diminuindo até voltar a aumentar no final da adolescência. Estudos demonstram que cerca de 50% das crianças com dislipidemia diagnosticada no fim da puberdade mantêm esse perfil lipídico alterado até a idade adulta[5,8].

Sobre diferenças dos lípides em relação ao sexo, os homens apresentam redução do HDL-c na fase tardia da puberdade. Por outro lado, as mulheres têm concentrações estáveis de HDL-c até a menopausa[5].

A Figura 1 ilustra as recomendações de diretrizes internacionais sobre o rastreio dos lipídios em crianças e adolescentes, de acordo com as faixas etárias com o objetivo de reduzir o risco cardiovascular[1-5].

É importante salientar que algumas crianças têm um diagnóstico confirmado de dislipidemia primária ainda em uma faixa etária precoce, especialmente quando da realização ocasional de exames laboratoriais para outros fins diagnósticos. Exemplos práticos são situações da rotina do pediatra, como a investigação de quadros de icterícia ou de processos infecciosos, que o leva a solicitar exames laboratoriais. Em alguns casos, na presença de dislipidemias geneticamente determinadas, o laboratório de análises clínicas, ao processar um soro de rotina, depara-se com um material de aspecto lipêmico e o descreve no laudo. O pediatra tem, então, a oportunidade de solicitar o perfil lipídico plasmático e diagnosticar corretamente a dislipidemia. Nesse caso, o soro lipêmico é relacionado com o acúmulo de lipoproteínas ricas em triglicérides, quais sejam: as lipoproteínas de densidade muito baixa (VLDL) ou os quilomícrons.

COMO SOLICITAR A AVALIAÇÃO DO PERFIL LIPÍDICO NA PRÁTICA CLÍNICA?

O pediatra deve solicitar ao laboratório clínico o exame do perfil lipídico, composto pelas dosagens de Colesterol Total (CT) e as suas frações (LDL-c, HDL-c e não-HDL-c) e dos Triglicerídeos (TG), conforme a última Diretriz de Dislipidemias (2017)[9]. Os laboratórios clínicos seguem as recomendações e liberam os valores de LDL-c pela fórmula de Friedewald (só quando TG<400) ou pela fórmula de Martin (quando TG estiver entre 7mg/dL e 13.975mg/dL) ou pela dosagem direta com reagentes específicos[12].

É importante lembrar que o cálculo do LDL-c pela fórmula de Friedewald é subestimado quando os triglicerídeos estão elevados. Por isso, a maioria dos laboratórios adotam a fórmula de Martin em seus

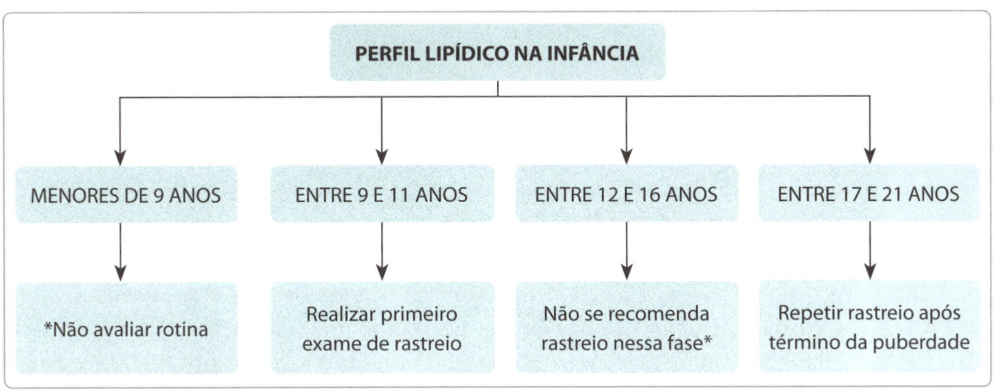

FIGURA 1 Recomendação das diretrizes internacionais sobre o rastreio dos lipídios em crianças e adolescentes de acordo com a faixa etária[1-5].

* Só avaliar perfil lipídico nessas faixas etárias, em menores de 9 anos e entre 12 e 16 anos, na presença de condições que conferem um aumento do risco cardiovascular, como: obesidade, diabetes, hipertensão, hipotireoidismo, história familiar de dislipidemia ou doença cardiovascular prematura, doença renal, cardiopatias, doenças inflamatórias, neoplasias, portadores de vírus da imunodeficiência humana (HIV), transplantados e portadores de doenças psiquiátricas.

equipamentos automatizados, sem gasto de reagentes. Além disso, ela corrige a presença das lipoproteínas VLDL de tamanho maior que interferem na proporção de triglicerídeos (5 moléculas) e colesterol (uma molécula), em que se baseou o Friedewald quando usou TG/5 para estimar o VLDL-c em sua fórmula. Na Tabela 1 estão descritas as fórmulas utilizadas.

TABELA 1 Fórmulas para estimar o colesterol LDL-c e o não-HDL-c

Fórmulas	LDL-c	n-HDL-c
Friedewald	LDL-c = CT – HDL-c – TG/5	
Martin	LDL-c = CT – HDL-c – TG/n*	
não-HDL-c		n-HDL-c = CT – HDL-c

Nota*: o valor do n é obtido na tabela de Martin, de acordo com o nível de TG e não-HDL-c, publicada na Atualização da Diretriz Brasileira em Dislipidemias 2017[9].
CT: colesterol total
TG: triglicérides
HDL-c: colesterol da lipoproteína de alta densidade

A partir dos valores do não-HDL-c é possível calcular um valioso marcador de risco cardiovascular (RCV). O não-HDL-c tem importância clínica porque é uma medida direta e exclusiva da concentração das partículas pró-aterogênicas[9]. Análise de dados do estudo de Bogalusa mostrou que crianças com concentrações elevadas do não-HDL-c persistem com esse padrão na idade adulta. O não-HDL-c apareceu como marcador preditivo de dislipidemia na fase adulta independentemente do índice de massa corpórea[10]. Dados do NCEP Pediatric Panel e do estudo de Bogalusa trazem para a população pediátrica um ponto de corte de não-HDL-c < 120 mg/dL[1,7,8].

Outro marcador de RCV geneticamente determinado é a lipoproteína (a) – Lp(a) – que apresenta um potencial pró-aterogênico bem estabelecido em vários estudos prospectivos. Até o presente momento, não se dispõe de uma terapêutica efetiva para redução da Lp(a). A concentração da Lp(a) tampouco se modifica com dietas que diminuam o colesterol ou triglicérides plasmáticos[9]. De acordo com a última diretriz europeia, a determinação de Lp(a) no sangue deve ser realizada pelo menos uma vez na vida para a avaliação do RCV na população geral, apesar de fatores de riscos conhecidos[11]. No entanto, não existe recomendação de que essa avaliação deva ser iniciada na faixa pediátrica[1,5].

Portanto, na rotina pediátrica não há necessidade de avaliações adicionais como apolipoproteínas plasmáticas, eletroforese de lipoproteínas ou testes genéticos para rastreio das dislipidemias[1,5]. Esses testes são utilizados em pediatria somente na investigação de alterações específicas do metabolismo lipídico.

O LABORATÓRIO NA AVALIAÇÃO DAS DISLIPIDEMIAS EM PEDIATRIA

Recomendações quanto ao jejum para coleta de sangue

No adulto, a coleta de sangue para determinação do perfil lipídico pode ser realizada sem jejum prévio, porém, na presença de concentrações de triglicérides > 440 mg/dL, deve-se repetir a coleta após jejum de 12 horas[9,12]. Com relação às crianças, a sugestão para o jejum dos lactentes (até dois anos de idade) é de usar a regra de coletar imediatamente antes da próxima mamada, e para os pré-escolares (2 a 6 anos), após o jejum da noite. Em crianças acima de seis anos e em adolescentes, a coleta do sangue deve ser feita sem jejum, e se o resultado vier alterado, recomenda-se novo exame com jejum mais próximo de 12 horas possível.

Essas mudanças ocorreram de acordo com a publicação do "Posicionamento sobre a flexibilização do jejum sobre o perfil lipídico" em 2017, no Brasil, chancelado pelas Sociedades Brasileiras de: Cardiologia (SBC), Análises Clínicas (SBAC), Patologia Médica/Medicina Laboratorial (SBPC/ML), Endocrinologia e Metabologia (SBEM) e Diabetes (SBD). Isso resultou em uma mudança no paradigma da avaliação do perfil lipídico, tornando o jejum de 12 horas não mais obrigatório para todos os pacientes. Essa diretriz também recomenda a inclusão de uma observação específica para o rastreamento da HF nos laudos laboratoriais: "Valores de CT ≥ 230 mg/dL para crianças e adolescentes podem ser indicativos de hipercolesterolemia familiar (HF) uma vez excluídas as dislipidemias secundárias"[12].

Os valores referenciais desejáveis do perfil lipídico para crianças e adolescentes são indicados na Tabela 1. Para esse grupo de pacientes, não são indicadas metas terapêuticas de acordo com o risco cardiovascular[9].

TABELA 2 Valores referenciais desejáveis do perfil lipídico para crianças e adolescentes [9,12]

Lípideos	Com jejum (mg/dL)	Sem jejum (mg/dL)
Colesterol Total	< 170	< 170
HDL-c	> 45	> 45
Triglicérides (0-9 anos)	< 75	< 85
Triglicérides (10-19 anos)	< 90	< 100
LDL-c	< 110	< 110

Fonte: Atualização da Diretriz Brasileira de Dislipidemias e Prevenção da Aterosclerose – 2017.

Hipertrigliceridemias graves e o seu impacto como interferente nas análises laboratoriais

A observação de amostra de soro opaco ou leitoso indica acúmulo acentuado das lipoproteínas ricas em triglicérides, os quilomícrons e as VLDL. A lipemia interfere na contagem das plaquetas, nos métodos colorimétricos, nas reações enzimáticas (cinéticas, colorimétricas e/ou UV) e na determinação do sódio[1].

Rastreamento das dislipidemias pelo teste rápido em pediatria

A utilização da metodologia de punção capilar, o Teste Laboratorial Remoto (TLR), tem demonstrado eficácia no rastreamento das dislipidemias pela facilidade na coleta inicial, principalmente para as pessoas com difícil acesso aos laboratórios, em estudos familiares, na população pediátrica e em idosos. Nesse método, os analisadores portáteis possibilitam avaliar o perfil lipídico em uma única tira reagente ou em cada lípideo isoladamente, utilizando o sangue total de punção capilar, e o resultado é obtido em poucos minutos[13,18,19].

Na tira do teste do perfil lipídico são dosados diretamente o CT, TG e HDL-c, e calculado o LDL-c pela equação de Friedewald, ou pela equação de Martin quando o analisador permite. É recomendado seguir as normas de coleta de polpa digital de acordo com as diretrizes nacionais e, para o perfil lipídico, são indispensáveis a limpeza do dedo com o álcool isopropílico 70% e a pipeta calibrada para transferir a amostra para a tira de teste[13,18,19].

Importância da confirmação laboratorial do resultado de um exame alterado

Os pais frequentemente buscam atendimento médico especializado após receberem resultados de perfil lipídico acima do valor de referência dos seus filhos. É importante lembrar que o pediatra, diante de um perfil lipídico isolado alterado, não deve confirmar o diagnóstico de dislipidemia. A análise do perfil lipídico nos laboratórios clínicos está sujeita a uma série de variações relacionadas ao método, aos procedimentos utilizados e a fatores intrínsecos do indivíduo (estilo de vida, uso de medicações e doenças associadas). Portanto, qualquer alteração laboratorial deve ser confirmada com nova amostra, idealmente colhida com intervalo mínimo de uma semana após a primeira coleta para aumentar a precisão diagnóstica[9,12,14].

Como classificar as dislipidemias: diferenciação entre primárias e secundárias

A classificação etiológica das dislipidemias inclui causas primárias e secundárias. As primárias são aquelas nas quais o distúrbio lipídico é de origem genética, e as secundárias são decorrentes de estilo de vida inadequado, doenças ou medicamentos, como mencionado anteriormente[9]. É importante lembrar que distúrbios genéticos como as lipodistrofias podem ser causa de dislipidemia secundária.

A classificação fenotípica proposta por Fredrickson deu grande contribuição ao sistematizar o diagnóstico das dislipidemias primárias. Os avanços na fisiopatologia e na biologia molecular das dislipidemias nos deram uma compreensão bastante ampla desses defeitos genéticos, que têm permitido explorar novos métodos diagnósticos e alvos terapêuticos[1].

Herança genética das dislipidemias: suspeição de formas poligênicas e monogênicas

A maioria das dislipidemias é poligênica e resulta da combinação de fatores genéticos e ambientais. Porém, mais de 20 síndromes genéticas monogênicas já foram descritas, as quais têm transmissão autossômica dominante ou recessiva e são de ocorrência rara[1,15].

As dislipidemias poligênicas, polimorfismos e mutações isoladas, por si só, não alteram significativamente o perfil lipídico, mas, na presença de outras variantes genéticas, o efeito cumulativo dessas variantes genéticas polimórficas de um único nucleotídeo (*Single Nucleotide Polymorphism* - SNP) é amplificado dentro do genoma, resultando em dislipidemia clínica[15].

Nas dislipidemias monogênicas observam-se as alterações mais graves do perfil lipídico, assim como a presença mais marcante do histórico familiar de dislipidemia e de aterosclerose. Nesses casos, a idade de apresentação da dislipidemia pode ocorrer já na infância ou adolescência, com a presença visível ao exame físico de sinais decorrentes do acúmulo de lipídios. Embora o diagnóstico dessas condições monogênicas seja clínico, a análise de DNA é útil para diagnóstico etiológico preciso[1,9].

Aspectos importantes das dislipidemias primárias

Nas dislipidemias primárias ocorrem alterações nos genes que codificam as pro-

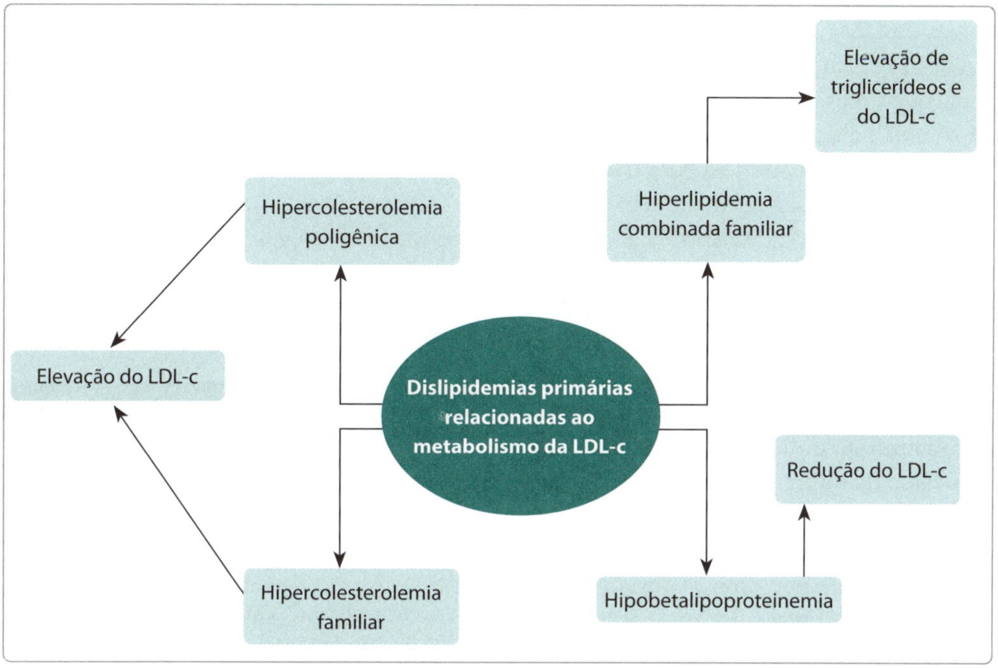

FIGURA 2 Dislipidemias primárias mais comuns relacionadas ao metabolismo da LDL-c (colesterol da lipoproteína de baixa densidade) e seus respectivos perfis de alteração lipídica[1,15].

teínas envolvidas na regulação do metabolismo lipídico. De forma mais simplificada, podemos classificá-las de acordo com as alterações na concentração de LDL-c, HDL-c e triglicérides. A Figura 2 sintetiza as dislipidemias primárias mais comumente relacionadas ao metabolismo da LDL[1,15].

Na alteração do metabolismo da LDL por alterações genéticas, tem-se como consequência a elevação ou a diminuição das concentrações de LDL-c no sangue. Este capítulo detalha mais profundamente a hipercolesterolemia familiar em virtude da sua relevância clínica e do subdiagnóstico relacionado a essa condição.

A hipercolesterolemia familiar (HF) é causada por alterações genéticas capazes de provocar perda na função do receptor da LDL. Isso determina deficiência da remoção e consequente acúmulo de LDL no sangue. Com menor frequência, alterações genéticas da apolipoproteína B (Apo B), que liga a partícula de LDL ao receptor da LDL, também levam à hipercolesterolemia. Outra causa genética de aumento do LDL-c é atividade elevada da pró-proteína convertase subtilisina/kexina tipo 9 (PCSK9). Essa enzima catalisa a degradação do receptor da LDL, diminuindo, assim, o número de receptores que retiram a LDL do plasma. A exposição a altas concentrações de LDL no sangue ao longo da vida é fator de risco de doença cardiovascular aterosclerótica prematura[9,15,16].

A identificação dos casos de maior gravidade e o cuidado integrado da HF são fundamentais para minimizar o seu impacto na doença cardiovascular. Antes de iniciar a investigação para o diagnóstico molecular de HF, devem ser afastadas as hipercolesterolemias de causa secundária, como o hipotireoidismo e a síndrome nefrótica. Ressalta-se ainda que a presença de hipertrigliceridemia não exclui o diagnóstico de HF[9].

O padrão de referência para o diagnóstico de HF é a análise molecular dos três genes: receptor de LDL, apo B e PCSK9. A prevalência da HF heterozigótica (HFHe) é alta, estimada em 1:200 a 1:250 indivíduos na Europa, e ao redor de 1:250 indivíduos no Brasil. A incidência de HF homozigótica (HFHo) varia de 1:160 mil a 1:300 mil de indivíduos que, se não tratados adequadamente, podem morrer antes dos 20 anos de idade[9,15,16]. O pediatra tem um importante papel no diagnóstico da HF, uma vez que uma história familiar de doença cardiovascular prematura obtida durante a avaliação da criança pode ser uma ferramenta de auxílio na suspeição diagnóstica dessa dislipidemia primária.

Em virtude do custo elevado e da baixa disponibilidade dos testes genéticos para HF, consensos internacionais estabeleceram critérios sem a necessidade inicial da análise molecular, a fim de auxiliar o rastreamento dos genes causadores da HF[4,5,9]. Os critérios diagnósticos de HF heterozigótica já foram descritos na literatura[1] e na I Diretriz de HF Brasileira (2012)[4], assim como na Atualização da Diretriz Brasileira de Hipercolesterolemia Familiar (2021)[16], os quais estão descritos na Tabela 2.

A partir dos critérios apresentados na Tabela 2, médicos de todas as especialidades, em especial na pediatria, podem reduzir o tempo para o diagnóstico definitivo de HF.

Dislipidemias mais comuns relacionadas ao metabolismo dos triglicerídeos

A hipertrigliceridemia está entre as alterações mais frequentes observadas na prática clínica, a qual, em sua maioria, é de origem secundária[1]. Obesidade, sobrepeso, sedentarismo e hábitos alimentares inadequados estão entre as causas das formas secundárias de hipertrigliceridemia. A Tabela 3 retrata a classificação das hipertrigliceridemias genéticas, de acordo com a anormalidade lipoproteica primária.

TABELA 3 Critérios diagnósticos de hipercolesterolemia familiar heterozigótica

Parâmetros	Pontos
Histórico familiar	
Parente de primeiro grau portador de doença vascular/coronária prematura (homens < 55, mulheres < 60 anos) OU	1
Parente adulto com colesterol total > 290 mg/dL	
Parente de primeiro grau portador de xantoma tendíneo e/ou arco corneano OU	2
Parente de primeiro grau < 16 anos com colesterol total > 260 mg/dL	
História clínica	
Paciente portador de doença coronária prematura (homens < 55, mulheres < 60 anos)	2
Paciente portador de doença cerebral ou periférica prematura (homens < 55, mulheres < 60 anos)	1
Exame físico	
Xantoma tendíneo	6
Arco corneano < 45 anos	4
Níveis de LDL-c (mg/dL)	
≥ 330	8
250-329	5
190-249	3
155-189	1
Análise do DNA	
Presença de mutação funcional do gene do receptor de LDL, ApoB100 ou PCSK9	8
Diagnóstico de HF	
Certeza se	> 8
Provável se	6-8
Possível se	3-5

HF: hipercolesterolemia familiar.
Fonte: baseados nos critérios da Dutch Lipid Clinic Network (Dutch MEDPED).

TABELA 4 Classificação das hipertrigliceridemias genéticas e suas características clínico-laboratoriais

Tipo	Anormalidade lipoproteica primária	Perfil lipídico	Manifestação clínica	Prevalência populacional
Quilomicronemia familiar (tipo 1)	QM elevados	Aumento de TG +++ Aumento de CT +	Xantomas eruptivos, lipemia retinalis, dores abdominais recorrentes, pancreatite, hepatoesplenomegalia, sintomas neurológicos focais	1:1.000.000
Hiperlipidemia familiar combinada (tipo 2b)	VLDL elevado LDL elevado	Aumento de TG ++ Aumento de CT ++	Achados de xantomas ou xantelasmas são incomuns	1:40
Disbetalipoproteinemia (tipo 3)	IDL elevado Remanescentes de QM elevados	Aumento de TG ++ Aumento de CT ++	Xantomas tuberosos e palmares Risco aumentado de doença aterosclerótica	1:10.000
Hipertrigliceridemia primária simples (tipo 4)	VLDL elevado	Aumento de TG ++ Aumento de CT +	Risco aumentado de doença aterosclerótica, diabetes, obesidade, hipertensão, hiperuricemia e resistência à insulina	1:20
Hipertrigliceridemia primária mista (tipo 5)	QM elevados VLDL elevado	Aumento de TG +++ Aumento de CT +++	Semelhante ao tipo 1, mas surge na vida adulta e é exacerbada por fatores secundários	1:600

Fonte: adaptada de Hegele RA, Ginsberg HN, Chapman MJ, Nordestgaard BG, Kuivenhoven JA, Averna M, et al. European Atherosclerosis Society Consensus Panel. The polygenic nature of hypertriglyceridaemia: implications for definition, diagnosis, and management. Lancet Diabetes Endocrinol. 2014 Aug;2(8):655-66.
CT: colesterol total; HDL: High-density lipoprotein; IDL: Termolactodensimetria lipoprotein; LDL: Low-density lipoprotein; QM: quilomicrons; TG: Triglicérides; VLDL: Very low-density lipoprotein.

É importante ressaltar ao pediatra a possibilidade do diagnóstico das hipertrigliceridemias primárias, como Quilomicronemia Familiar Multifatorial (QFM) e a Síndrome da Quilomicronemia Familiar (SQF), que são incomuns, mas devem ser aventadas na ausência de causas secundárias. Na QFM, observa-se uma flutuação intermitente dos valores dos triglicerídeos, que variam inclusive com as mudanças comportamentais.

Também vale destacar que os testes genéticos não identificam variantes monogênicas nessa última condição, diferentemente do que ocorre na SQF[17]. Sobre a SQF, no Brasil ela tem sido estudada de forma crescente, inclusive com uma publicação recente de uma série de casos a respeito da mutação GPIHBP1 identificada. A Tabela 4 descreve os genes descritos, até o momento, relacionados a essa condição.

TABELA 5 Genes associados às formas recessivas de Síndrome de Quilomicronemia Familiar

Gene	Prevalência da doença	Idade de aparecimento	Base genética
Lipoproteína lipase (LPL)	1:1.000.000	Infância ou adolescência	Atividade da LPL muito reduzida ou ausente
Apolipoproteína CII (APOCII)	Mais de vinte famílias descritas	Adolescência ou vida adulta	Apo CII não funcionante ou ausente
Glycosil-phosfatidyl-inositol-anchored HDL-binding protein (GPIHBP1)	Mais de cinco famílias descritas	Vida adulta	Deficiência ou ausência de GPIHBP1
Apo A-V (APOAV)	Mais de cinco famílias descritas	Vida adulta	Deficiência ou ausência de Apo A-V
Fator de maturação de lipase-1 (LMF-1)	Mais de cinco famílias descritas	Vida adulta	Deficiência ou ausência de LMF1

Fonte: adaptada de Hegele RA, Ginsberg HN, Chapman MJ, Nordestgaard BG, Kuivenhoven JA, Averna M, et al. European Atherosclerosis Society Consensus Panel. The polygenic nature of hypertriglyceridaemia: implications for definition, diagnosis, and management. Lancet Diabetes Endocrinol. 2014 Aug;2(8):655-66.

Dislipidemias mais comumente relacionadas ao metabolismo de HDL-c

As causas mais frequentes de HDL-c baixo são as secundárias, principalmente associadas ao sobrepeso, à obesidade e a diabetes[2,3,8,10]. Dentre as causas primárias, é possível citar a hipoalfalipoproteinemia primária, a doença de Tangier e a deficiência de LCAT (colesterol aciltransferase), enzima catalizadora da esterificação do colesterol, relacionada com a maturação da HDL-c[1].

AVALIAÇÃO GENÉTICA DAS DISLIPIDEMIAS PRIMÁRIAS: O QUE O PEDIATRA DISPÕE NA PRÁTICA CLÍNICA?

Existe uma variedade de painéis genéticos que pode ser empregada na prática clínica. O pediatra deverá estar atento ao fato de os genes contemplados corresponderem ou não aos genes mais comumente associados à dislipidemia genética que está sob investigação. A Tabela 5 lista os genes comumente relacionados às dislipidemias primárias[15].

TABELA 6 Genes mais comumente relacionados às dislipidemias primárias de acordo com o padrão alterado do perfil lipídico[15]

Dislipidemias primárias	Genes relacionados
LDL-c elevado	*LDLR, APOB, PCSK9, HNF1A, ABCG8, MAFB, HMGCR, CELSR2, NCAN*
Triglicérides elevados	*LPL, APOA5, GPIHBP1, LMF1, APOC2, ABCA1, AGPAT2, AKT2, BSCL2, CAV1, CFTR, CIDEC, CTRC, CYP27A1, LIPA, LIPE, LMNA, PPARG, PLIN1, PRSS1, PSMBB, SMPD1, SPINK1, ZMPSTE24, LMNB2*
HDL-c baixo	*LCAT, KCTD10, LIPG, TTC398, FADS1, CETP, LPL, HNF4A, PLTP, LIPC, GALNT2, ABCA1, ANGPLT4, ZNF259*

A Figura 3 sintetiza uma representação para orientação quanto à avaliação clínica e laboratorial das Dislipidemias na pediatria.

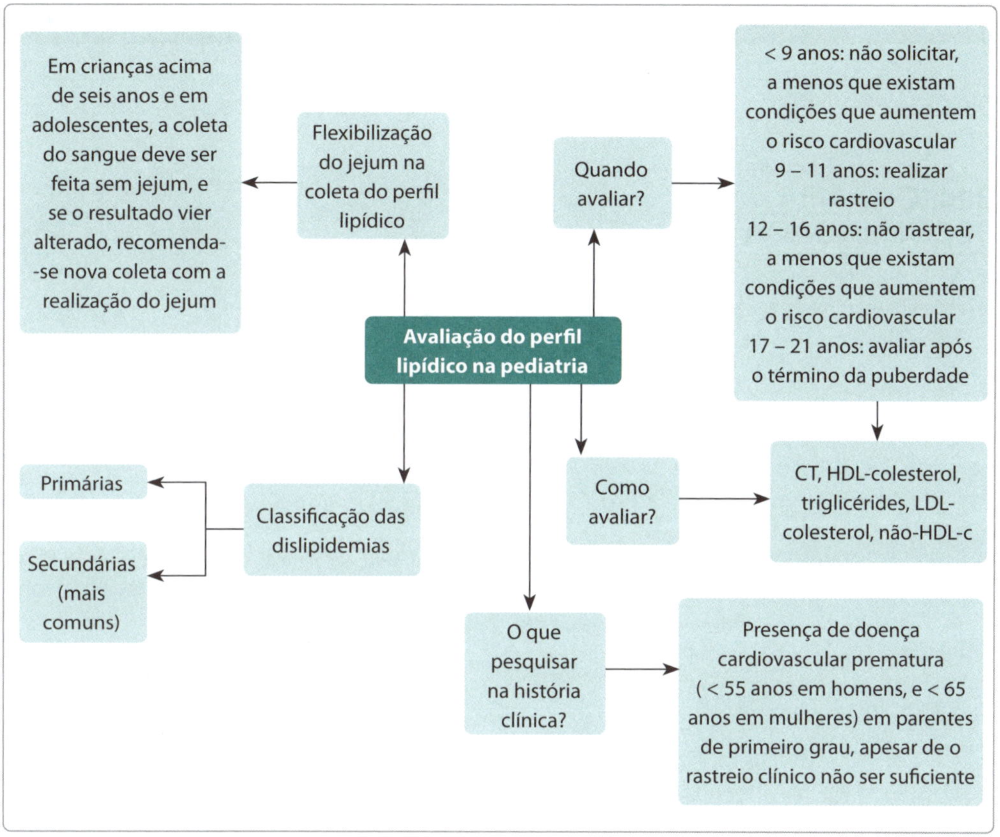

FIGURA 3 Avaliação do perfil lipídico na pediatria.

CONCLUSÃO

Alterações no perfil lipídico de crianças e adolescentes são comuns na prática clínica do pediatra e é muito importante que alguns conceitos sobre a avaliação laboratorial dos lípideos estejam bem claros para a adequada tomada de decisão.

A identificação de dislipidemias nessa faixa etária pode atenuar os processos de aterogênese, além de reduzir as manifestações clínicas da aterosclerose quando a criança atingir a idade adulta e a maturidade. Essas manifestações, como o infarto agudo de miocárdio e o acidente encefálico isquêmico, são frequentemente fatais ou incapacitantes.

A identificação das dislipidemias na infância pode iniciar um processo de educação para a saúde da criança voltado aos bons hábitos alimentares e à prevenção de fatores de risco, o que pode forjar hábitos e estilos de vida saudáveis do adulto.

EXAMES LABORATORIAIS UTILIZADOS NO DIAGNÓSTICO DOS DISTÚRBIOS DO METABOLISMO LIPÍDICO NA INFÂNCIA

Exames	Descrito em:
Triglicérides	Capítulo 42: Aspectos laboratoriais em nefrologia
Colesterol total e frações	Capítulo 42: Aspectos laboratoriais em nefrologia

BIBLIOGRAFIA RECOMENDADA

1. De Ferranti SD, Newburger JW. Dyslipidemia in children and adolescents: definition, screening, and diagnosis. UpToDate; 2022 [Internet]. [acesso em: 2022 mar. 06]. Disponível em: https://www.uptodate.com/contents/dyslipidemia-in-children-and-adolescents-definition-screening-and-diagnosis?search=dislipidemia%20na%20crian%C3%A7a&source=search_result&selectedTitle=1~150&usage_type=default&display_rank=1.
2. Bloch KV, Klein CH, Szklo M, Kuschnir MCC, Abreu GA, Barufaldi LA, et al. ERICA: prevalences of hypertension and obesity in Brazilian adolescents. Rev Saúde Pública. 2016;50(suppl 1):1-9s.
3. Faria-Neto JR, Bento VFR, Baena CP, Olandoski M, Gonçalves LGO, Abreu GA, et al. ERICA: prevalence of dyslipidemia in Brazilian adolescents. Rev Saúde Pública. 2016; 50(suppl 1):1-10s.
4. Santos RD, Gagliardi ACM, Xavier HZ, Casella Filho A, Araújo DB, Cesena FY, et al. I Diretriz Brasileira de Hipercolesterolemia Familiar (HF). Arq. Bras. Cardiol. 2012;99(suppl. 2):1-28.
5. National Heart, Lung, and Blood Institute. Expert panel on integrated guidelines for cardiovascular health and risk reduction in children and adolescents: summary report. Pediatrics. 2011;128(suppl 5):S213-56.
6. Haney EM, Huffman LH, Bougatsos C, Freeman M, Steiner RD, Nelson HD. Screening and treatment for lipid disorders in children and adolescents: systematic evidence review for the US Preventive Services Task Force. Pediatrics. 2007 Jul;120(1):e189-214.
7. Webber LS, Srinivasan SR, Wattigney WA, Berenson GS. Tracking of serum lipids and lipoproteins from childhood to adulthood. The Bogalusa Heart Study. Am J Epidemiol. 1991 May 1;133(9):884-99.
8. Bao W, Srinivasan SR, Wattigney WA, Bao W, Berenson GS. Usefulness of childhood low-density lipoprotein cholesterol level in predicting adult dyslipidemia and other cardiovascular risks. The Bogalusa Heart Study. Arch Intern Med. 1996 Jun 24;156(12):1315-20.
9. Faludi AA, Izar MCO, Saraiva JFK, Chacra APM, Bianco HT, Afiune Neto A et al. Atualização da Diretriz Brasileira de Dislipidemias e Prevenção da Aterosclerose – 2017. Arq Bras Cardiol. 2017;109(2Supl.1):1-76.
10. Srinivasan SR, Frontini MG, Xu J, Berenson GS. Utility of childhood non-high-density lipoprotein cholesterol levels in predicting adult dyslipidemia and other cardiovascular risks: the Bogalusa Heart Study. Pediatrics. 2006 Jul;118(1):201-206.
11. Mach F, Baigent C, Catapano AL, Koskinas KC, Casula M, Badimon L, et al. 2019 ESC/EAS Guidelines for the management of dyslipidaemias: lipid modification to reduce cardiovascular risk: The Task Force for the management of dyslipidaemias of the European Society of Cardiology (ESC) and European Atherosclerosis Society (EAS). European Heart Journal. 2020 Jan. 1;41(1);111-188.
12. Scartezini M, Ferreira CES, Izar MCO, Bertoluci M, Vencio S, Campana GA, et al. Posicionamento sobre a flexibilização do jejum sobre o perfil lipídico. Arq Bras Cardiol. 2017 mar.;108(3);195-197.
13. Plüddemann A, Thompson M, Price CP, Wolstenholme J, Heneghan C. Point-of-care testing for the analysis of lipid panels: primary care diagnostic technology update. Br J Gen Pract. 2012 Mar;62(596):e224-226.
14. Freedman DS, Wang YC, Dietz WH, Xu JH, Srinivasan SR, Berenson GS. Changes and variability in high levels of low-density lipoprotein cholesterol among children. Pediatrics. 2010 Aug;126(2):266-273.
15. Brown EE, Sturm AC, Cuchel M, Braun LT, Duell PB, Underberg JA, et al. Genetic testing in dyslipidemia: a scientific statement from the National Lipid Association. J Clin Lipidol. 2020 Jul-Aug;14(4):398-413.
16. Izar MCO, Giraldez VZR, Bertolami A, Filho RDS, Lottenberg AM, Assad MHV, et al. Atualização da Diretriz Brasileira de Hipercolesterolemia Familiar – 2021. Arq. Bras. Cardiol. 2021;117(4):782-844.
17. Bhuvana S, Ashraf AP. Childhood hypertriglyceridemia: is it time for a new approach? Current Atherosclerosis Reports. 2022 Apr;24(4):265-275.
18. Sociedade Brasileira de Patologia Clínica e Medicina Laboratorial (SBPC/ML). Diretriz para gestão e garantia da qualidade de Testes Laboratoriais Remotos (TLR). 2ª ed. Barueri, SP: Minha Editora, 2016. 534p.
19. Ferreira CE, França CN, Correr CJ, et al. Clinical correlation between a point-of-care testing system and laboratory automation for lipid profile. Clin Chim Acta. 2015;446:263-6.

CONTEÚDO COMPLEMENTAR

Utilize o QR code abaixo para acessar as questões comentadas do capítulo (senha: **medicinalaboratorial**).

Seção XIII

Pneumologia

Coordenador: Joaquim Carlos Rodrigues

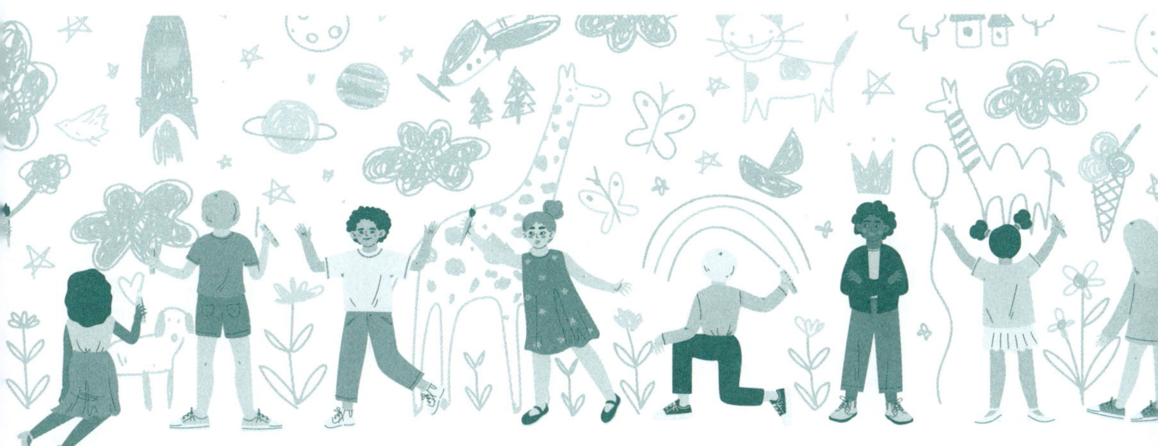

55

Teste do suor e outros recursos diagnósticos para a fibrose cística

Fabíola Villac Adde
Luiz Vicente Ribeiro Ferreira da Silva Filho

PONTOS-CHAVE DESTE CAPÍTULO

- Conhecer os aspectos básicos da fibrose cística, doença diagnosticada por meio do teste do suor.
- Compreender os mecanismos da doença que subsidiam a realização do teste do suor.
- Compreender a metodologia da execução do teste do suor, bem como sua interpretação e limitações.
- Conhecer outros testes diagnósticos para a fibrose cística.

INTRODUÇÃO

A fibrose cística (FC) é uma doença genética com acometimento multissistêmico, com impacto significativo na qualidade e expectativa de vida. Existem mais de 90 mil pacientes com FC no mundo, e a incidência no Brasil é amplamente variável conforme a região geográfica e o grau de miscigenação das populações, oscilando entre 1:1.000 nos estados do sul do país até 1:10.000 no estado de São Paulo.

Cerca de 6 mil pacientes estão atualmente cadastrados no Registro Brasileiro de Fibrose Cística (REBRAFC), base de dados proveniente da atuação de profissionais de saúde de mais de 50 centros de atendimento distribuídos pelo país. O registro de pacientes tem acesso protegido e conta com dados demográficos, de diagnóstico (incluindo genética) e de tratamento e evolução da doença, com divulgação periódica dos dados no *site* www.gbefc.org.br.

Os dados do REBRAFC indicam que a distribuição dos pacientes pelo país é heterogênea, com maior número de casos nas regiões Sudeste e Sul (68% dos casos). O número de novos diagnósticos a cada ano tem oscilado entre 250 e 300 casos/ano. A maior parte dos pacientes brasileiros ainda se encontra na faixa etária pediátrica (mediana de idade de 12,7 anos), mas o número de pacientes com idade igual ou superior a 18 anos vem crescendo a cada ano; em 2018 já correspondia a mais de 25% do total de casos.

PATOGENIA

A FC decorre da presença de variantes patogênicas em ambos os alelos do gene CFTR (*cystic fibrosis transmembrane conductance regulator*), que codifica uma proteína de mesmo nome. Essa proteína é um canal de cloreto e bicarbonato, presente na superfície apical das células epiteliais de diversos órgãos e sistemas do corpo humano. Defeitos na síntese e/ou função dessa proteína resultam em manifestações clínicas de intensidade variável, incluindo insuficiência pancreática exócrina e má absorção de nutrientes, doença pulmonar crônica progressiva, risco aumentado de desidratação e distúrbios metabólicos, com redução significativa da qualidade e expectativa de vida.

A proteína CFTR é da família dos transportadores ABC (*ABC transporters*), e utiliza energia da hidrólise da adenosina trifosfato (ATP) para bombear substratos de forma ativa através da membrana. Localiza-se nas superfícies apicais de células epiteliais, possuindo uma estrutura complexa de 12 unidades hidrofóbicas transmembrana e duas dobras de nucleotídeos (NBF) ativadas pela ação da ATP, sendo regulada por fosforilação dos vários sítios da região reguladora (R) e permitindo abertura e fluxo passivo de cloro através do canal, como ilustrado na Figura 1.

Atualmente existem mais de 2 mil mutações identificadas no gene *CFTR*, registradas na base dados *Cystic Fibrosis Muta-*

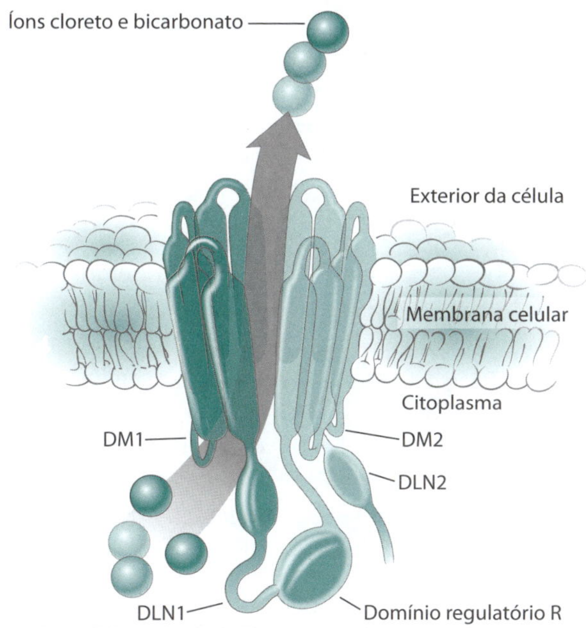

FIGURA 1 Estrutura e localização da proteína CFTR na membrana, com seus cinco componentes principais: dois domínios de membrana (DM1 e DM2) e dois domínios de ligação de nucleotídeos (DLN1 e DLN2), além do domínio regulatório central R. Cada DM contém seis alfa-hélices com propriedades hidrofóbicas. A proteína é glicosilada na quarta alça extracelular (DM2).
Fonte: adaptada de Johns Hopkins Cystic Fibrosis Center.

tion Database. Essa base de dados original, criada no Canadá e disponível em: www.genet.sickkids.on.ca/cftr, foi posteriormente expandida e enriquecida em detalhes pela iniciativa CFTR2, conduzida pela Universidade Johns Hopkins em colaboração com o Hospital Canadense de Toronto (*The Hospital for Sick Children*) e a Fundação Norte-Americana de Fibrose Cística (*Cystic Fibrosis Foundation*), disponível em: https://cftr2.org/.

As alterações no gene *CFTR* podem ser classificadas de acordo com o tipo de defeito envolvido na síntese e função da proteína, o que contribui para a busca de soluções terapêuticas (Figura 2). As alterações no gene *CFTR* podem resultar em maior ou menor expressão da proteína *CFTR* nas células epiteliais, e em maior ou menor comprometimento de sua função. A expressão clínica do paciente depende, portanto, dessa resultante – *quantidade* e *função* da proteína.

As alterações na função da proteína *CFTR* resultam em graus variáveis de alteração no transporte iônico através da membrana apical das células epiteliais, com apresentação clínica bastante variável. Os

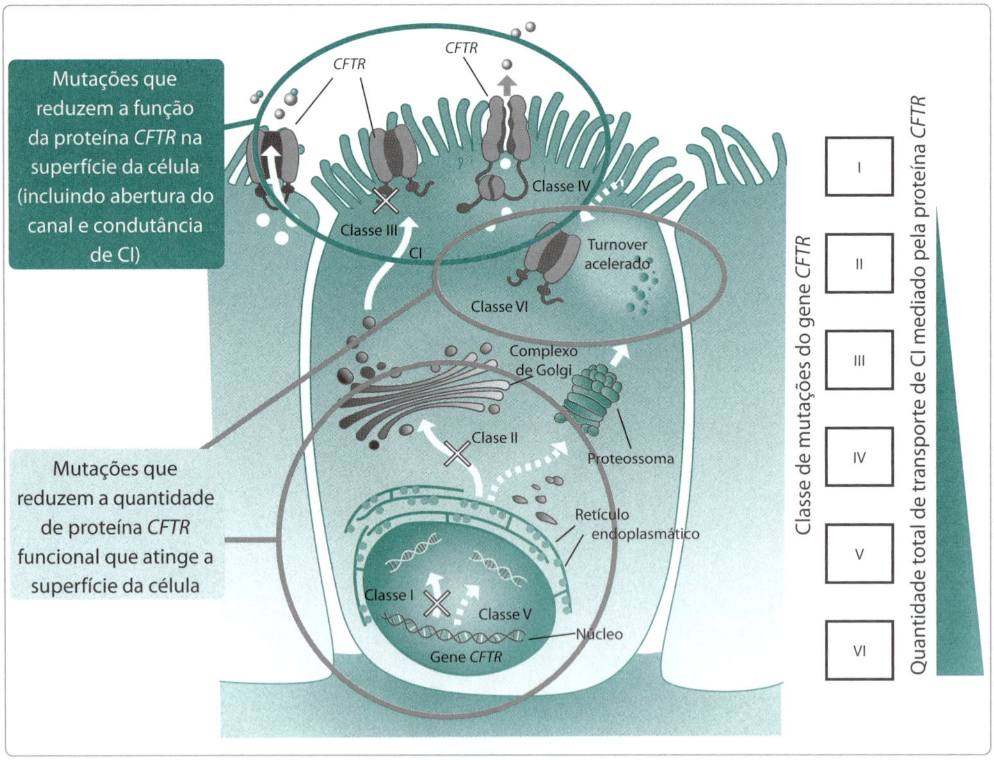

FIGURA 2 As mutações do gene *CFTR* são categorizadas em seis classes distintas. Mutações das classes I, II, V e VI resultam em ausência ou quantidade reduzida da proteína *CFTR* na membrana celular, enquanto mutações das classes III e IV afetam a função ou atividade da proteína *CFTR* na membrana. As mutações de classe I são as de maior impacto na função da proteína *CFTR*, e em geral o transporte de cloro aumenta gradualmente ao longo das cinco classes remanescentes, com maior função da proteína observada nas classes IV a VI.
Fonte: adaptada de Derichs (2013).

fenômenos clínicos básicos observados nos indivíduos com FC são (Figura 3):

1. Aumento da viscosidade das secreções das glândulas mucosas com obstrução de ductos e canalículos, perdas funcionais, lesões inflamatórias e fibróticas progressivas, nos órgãos de secreção exócrina.
2. Grande suscetibilidade a infecções respiratórias agudas e crônicas por determinados patógenos, particularmente *S. aureus*, *P. aeruginosa* e complexo *Burkholderia cepacia*.
3. Concentrações anormais de eletrólitos nas secreções das glândulas sudoríparas, com elevação de cloro e sódio no suor.

A doença pulmonar da FC é a principal causa de morbiletalidade, tem caráter progressivo e cursa com bronquiectasias (Figura 4) e crescente sintomatologia de supuração, com episódios cíclicos de

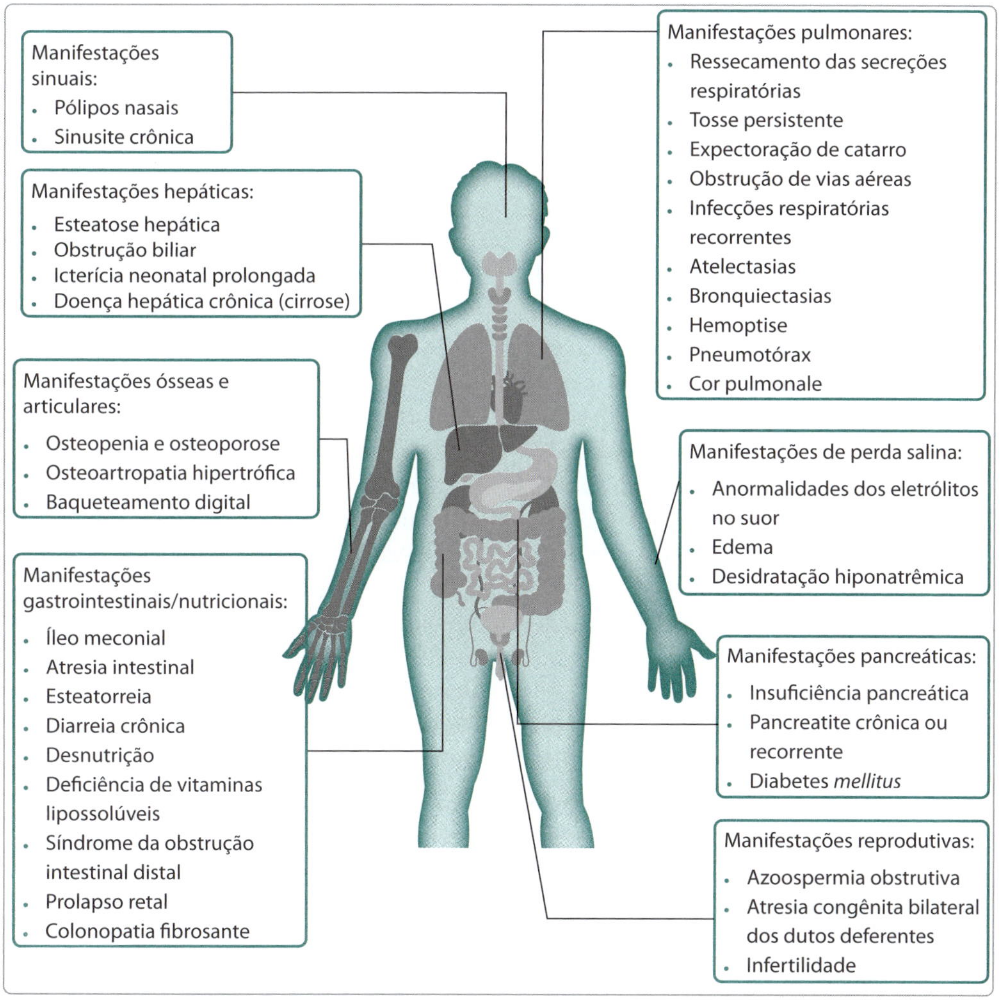

FIGURA 3 Manifestações clínicas da fibrose cística.

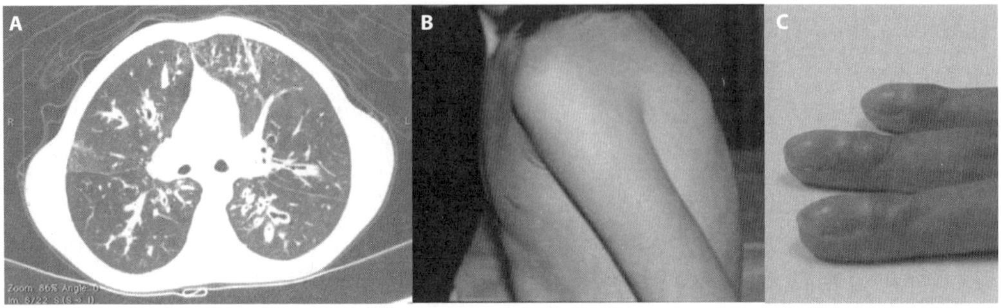

FIGURA 4 Manifestações radiológicas e clínicas da FC: A: corte de tomografia computadorizada de tórax de adolescente com FC, mostrando aumento do diâmetro anteroposterior do tórax, áreas de aprisionamento aéreo, bronquiectasias difusas, espessamento de paredes brônquicas e preenchimento brônquico com secreção. B: aumento do diâmetro anteroposterior do tórax, deslocamento anterior do ombro e hipotrofia muscular em adolescente com FC. C: baqueteamento digital em escolar com FC.
FC: fibrose cística.
Fonte: arquivo pessoal do autor.

piora (exacerbações pulmonares agudas). Em conjunto com a desnutrição, os pacientes desenvolvem alterações da conformação torácica, baqueteamento digital e progressiva dificuldade respiratória, com hipoxemia. Em fases avançadas, além da dependência de oxigênio suplementar, os pacientes podem passar a manifestar hipercapnia, com necessidade de ventilação não invasiva durante alguns períodos, como durante o sono.

O uso do teste do suor como recurso diagnóstico da FC foi introduzido na década de 1950, quando Di Santagnese reconheceu pacientes com FC com graves situações de desidratação hiponatrêmica durante uma onda de calor nos EUA. A esse reconhecimento inicial se seguiu a padronização do método por Gibson e Cooke, em 1959. Esse recurso ainda é de grande importância no diagnóstico da doença e, mais recentemente, vem sendo utilizado como um robusto marcador de função e resposta ao tratamento em estudos de moduladores da *CFTR*.

Nas últimas décadas, vários países incorporaram o teste de triagem neonatal para FC no teste do pezinho, possibilitando um encaminhamento para o diagnóstico mais precoce da doença. No Brasil, a triagem neonatal (TNN) utiliza a metodologia de dosagem do tripsinogênio imunorreativo (IRT – *imunorreactive trypsinogen*) no sangue dos recém-nascidos, coletado por volta do terceiro dia de vida em papel filtro. O IRT estará elevado na FC, devido à obstrução dos ductos pancreáticos e consequente refluxo do tripsinogênio para o sangue. Quando a dosagem do IRT é alterada, o recém-nascido é convocado para uma segunda dosagem, com cerca de 2 semanas de vida, podendo ser feita até no máximo 1 mês de vida. Após esse período, os níveis de IRT tendem a diminuir, invalidando o método para os lactentes acima de 1 mês de vida.

No algoritmo diagnóstico do Brasil, indica-se o teste do suor quando o segundo IRT também é positivo, a fim de confirmar ou afastar o diagnóstico de FC. A sensibilidade e a especificidade desse algoritmo dependem do ponto de corte do valor do

IRT adotado pelo laboratório em questão, o que ocorre de modo variável no país.

É importante lembrar que há várias situações que podem resultar em resultado falso-positivo da TNN: estresse perinatal, prematuridade, trissomias, baixos índices de Apgar, entre outras. Testes falso-negativos da TNN também podem ocorrer, mas não são frequentes. Uma das situações em que curiosamente ocorrem resultados falso-negativos da TNN é o íleo meconial, manifestação clínica grave do período neonatal e altamente sugestiva de FC. Por esse motivo, todos os recém-nascidos com diagnóstico de íleo meconial devem ser submetidos ao exame do suor independentemente do resultado da TNN.

TESTE DO SUOR

O teste do suor retrata o transporte de cloreto na superfície apical do epitélio dos ductos das glândulas sudoríparas, e na FC há uma inadequada reabsorção do cloreto nessa topografia, elevando seus níveis no suor. Em razão do grande número de variantes do gene *CFTR* e muitas vezes até da dificuldade na interpretação da patogenicidade ou não de algumas delas, a confirmação do diagnóstico pelo teste do suor ainda se faz mandatória.

"Teste do suor" é uma expressão genérica que se refere à análise quantitativa ou qualitativa do suor para determinar a concentração de eletrólitos ou sua condutividade ou osmolalidade, para a confirmação do diagnóstico de FC. Independentemente do método utilizado, o teste do suor compreende três etapas:

1. Estimulação da sudorese pela iontoforese por pilocarpina.
2. Coleta do suor em gaze, papel-filtro, espirais de plástico (*macroduct*), adesivo ou tubo capilar.
3. Análise qualitativa ou quantitativa dos eletrólitos na amostra: condutividade e osmolalidade do suor ou concentração de cloreto, respectivamente.

Embora várias técnicas tenham sido introduzidas para coleta e dosagem dos eletrólitos no suor, o teste mais confiável é o baseado na técnica de iontoforese por pilocarpina, descrito por Gibson e Cooke e considerado o teste padrão ouro para o diagnóstico de FC. Trata-se de técnica trabalhosa e que depende de treinamento e de algum grau de experiência para se atingir uma taxa aceitável de sucesso nos procedimentos de coleta e análise. Recomenda-se que laboratórios qualificados para o teste do suor tenham controle de qualidade interno e externo e realizem no mínimo 100 testes/ano (mínimo de 10 testes/ano/técnico). Um dos índices de qualidade é a quantidade de amostras com coleta insuficiente, que não deve ultrapassar 5% do total coletado.

Estimulação da sudorese e coleta do suor

Inicia-se o procedimento com a limpeza da pele do antebraço com água destilada e secagem com gaze. A seguir, nos indutores de sudorese nacionais (mais antigos), fixam-se dois eletrodos de cobre à pele, por meio de presilhas, sobre gaze embebida em solução de nitrato de pilocarpina (eletrodo positivo) e nitrato de sódio a 1% ou ácido sulfúrico 0,004 N (eletrodo negativo). No caso dos indutores de sudorese comerciais mais recentemente disponíveis (Figura 5A), discos de aço inoxidável são acoplados a discos de gel de ágar, contendo nitrato de pilocarpina 0,5% (Figura 5B). Aplica-se em seguida uma corrente de 2 a 4 mA durante 5 minutos (1,5 mA no sistema comercial), após a qual a pele é novamente limpa com água destilada e seca com gaze, para colocação de um sistema de coleta do suor na região. Se for um papel-filtro, este deve ter cerca de 4 cm de diâmetro e ter seu peso inicial aferido em balança de precisão, sendo em seguida coberto por filme plástico e atadura de crepe. Se for um sistema de espiral de plástico, denominado *macroduct* (Figura 5C), esta deve ser colocada na região com o orifício de coleta voltado para a pele, observando-se a espiral plástica voltada para cima (Figura 5D). O coletor *macroduct* é fixado no antebraço por meio de presilhas.

Aguardam-se 30 minutos e o dispositivo é retirado; se se utilizar papel-filtro, deve ser retirado com pinça e pesado novamente, para averiguação da massa do suor (que não deve ser inferior a 75 mg), sendo depois colocado em um recipiente totalmente vedado para posterior análise laboratorial do cloreto. No caso de sistema de espiral de plástico, pode-se verificar o volume de suor coletado pela coloração azulada que o suor adquire dentro da espiral, após o contato com o corante – a quantidade mínima exigida para o teste é de 15 microlitros –, que

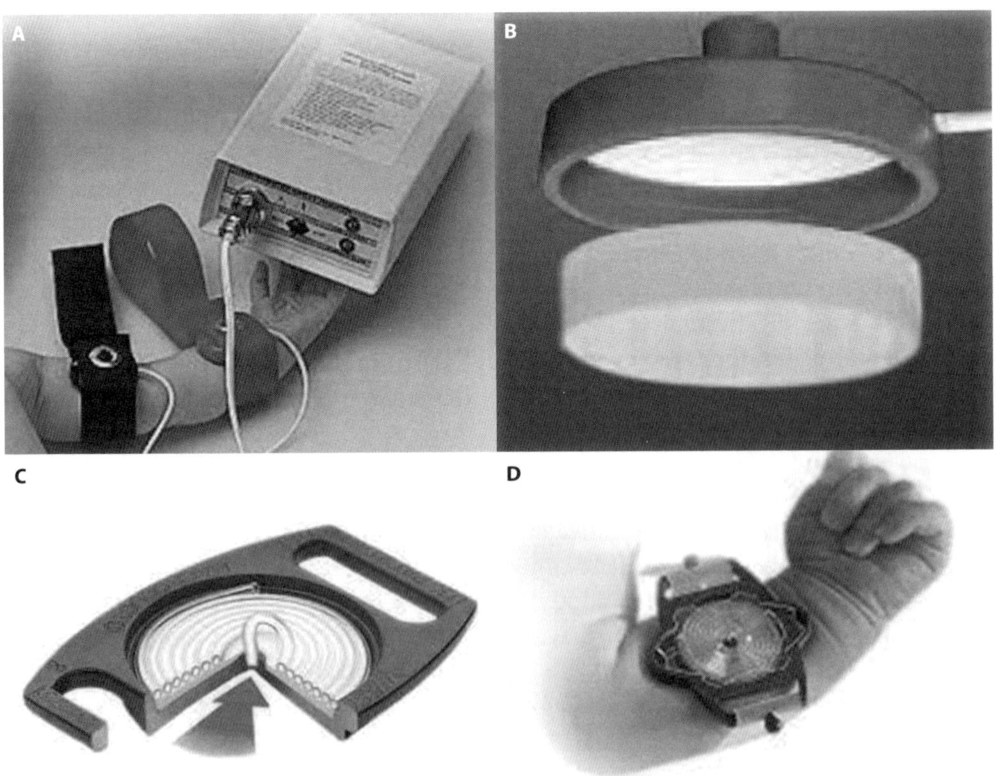

FIGURA 5 Sistema de estimulação e coleta do suor. A: equipamento de estimulação com as correias. B: disco de pilogel que fica conectado ao aparelho de estimulação elétrica da sudorese. C: sistema de coleta macroduct em detalhe. D: sistema de coleta macroduct colocado em antebraço de lactente.

pode ser confirmada em marcações visuais na espiral plástica.

Análise dos eletrólitos na amostra de suor

A determinação da concentração de cloreto na amostra (análise quantitativa) é o método recomendado para o diagnóstico da FC. Recomenda-se o método coulométrico para esse propósito, utilizando um cloridrômetro (Figura 6A). No passado, diversos Centros de FC utilizaram o método de titulometria (técnica de Schales e Schales) para determinar a concentração de cloreto na amostra de suor, mas esse método vem sendo abandonado por empregar mercúrio no processo, com risco ao profissional, além de ser associado a erros frequentes de dosagem do cloreto (muito dependente do técnico). Os resultados da dosagem quantitativa de cloreto no suor são expressos em mmol/L.

A análise qualitativa, ou medida da condutividade do suor, apesar de demonstrar alta concordância com a dosagem quantitativa do cloro no suor, ainda é considerada um teste de triagem para a FC. Sua grande vantagem é a simplicidade – basta acoplar uma extremidade do cateter do dispositivo de coleta macroduct ao aparelho Sweat-Chek® e injetar a amostra de suor coletado, e o resultado da condutividade da amostra é exibido no visor do aparelho (Figura 6B). Por medir a condutividade, influenciada por outros elementos (lactato, bicarbonato) presentes na amostra, os valores de referência da condutividade são diferentes daqueles obtidos pela coulometria. Considerado ainda um teste de triagem pela agência norte-americana

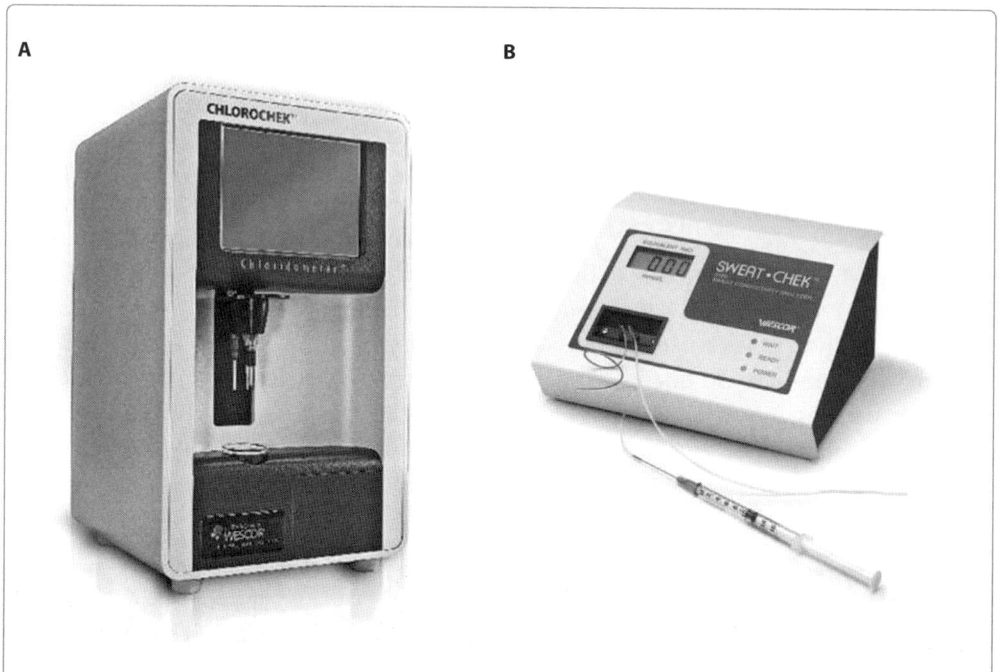

FIGURA 6 Sistemas de dosagem quantitativa e qualitativa do cloreto no suor. A: cloridrômetro que utiliza o método de coulometria. B: sistema Sweat-Check® de medida de condutividade do suor.

Cystic Fibrosis Foundation, recomenda-se a realização do teste quantitativo nos casos com resultados de condutividade igual ou superior a 50 mmol/L. Tem como vantagens a fácil execução e o resultado imediato. Os valores de referência do teste do suor encontram-se na Tabela 1.

Existe ainda outro sistema de coleta e análise de suor (Nanoduct®), simples e prático, que mede a condutividade do suor *in situ*. Necessita de apenas 3 microlitros de suor e os resultados ficam prontos em aproximadamente 30 minutos. A indução da sudorese também é feita por iontoforese por pilocarpina, usando-se apenas 0,5 mA de corrente elétrica por 2 a 3 minutos. A seguir é realizada a análise de fluxo contínuo da condutividade do suor, por meio de um novo sensor colocado diretamente na área estimulada. Apesar de esse sistema ter sido desenvolvido para uso em recém-nascidos, pode ser utilizado até mesmo em adultos apresentando bom poder discriminatório em casos com e sem FC.

Causas de resultados falso-positivos e falso-negativos no teste do suor

Além da FC, outras situações clínicas podem causar elevação da concentração de cloreto no suor, mas a maioria pode ser diferenciada com base no quadro clínico. Alguns exemplos são: dermatite atópica, hipogamaglobulinemia, glicogenose tipo I, mucopolissacaridose tipo I, diabetes *insipidus* nefrogênico, doença celíaca, insuficiência adrenal, pseudo-hipoaldosteronismo ou hipotireoidismo não tratados e, mais raramente, síndrome de Down. Resultados falso-positivos também podem ocorrer quando há desnutrição, desidratação, uso de topiramato, má condição da pele (eczema ou exantema) e erros metodológicos e técnicos, como a evaporação da amostra.

Resultados falso-negativos estão relacionados à presença de edema, uso de mineralocorticoides, coleta e análise de quantidade insuficiente de suor e outros problemas técnicos.

Amostras coletadas envolvendo o paciente ou parte dele (braço ou perna) diretamente em saco plástico são consideradas inadequadas para análise, estando relacionadas a resultados tanto falso-positivos como falso-negativos.

Riscos do teste do suor

Existem descrições de queimaduras ou reações urticariformes no local de aplicação da pilocarpina e corrente elétrica, mas sua frequência é muito baixa. A limitação da corrente aplicada (não exceder 4 mA) pode reduzir esse risco, assim como os cuidados com as interfaces de aplicação da corrente elétrica. Nos casos de reação urticariforme no local de estimulação, recomenda-se interromper o teste.

TABELA 1 Valores de referência do teste do suor

Método	Resultado		
	Normal	Intermediário	Positivo
Coulometria	< 30 mmol/L	Entre 30-59 mmol/L	≥ 60 mmol/L
Condutividade	< 60 mmol/L	Entre 60-90 mmol/L	≥ 90 mmol/L

TESTES GENÉTICOS

A identificação de duas variantes patogênicas (ou duas cópias de uma variante patogênica) no gene *CFTR* define o diagnóstico genético da FC. Apesar do grande número de variantes descritas no gene *CFTR* até hoje (acima de 2 mil), um número relativamente pequeno de variantes responde pela maioria dos casos de FC.

A distribuição das variantes do gene *CFTR* difere entre grupos étnicos e regiões do planeta. A variante mais comum em indivíduos com FC, denominada F508del ou p. Phe508del, atinge frequências iguais ou superiores a 80% em algumas populações europeias, enquanto no Brasil sua frequência situa-se ao redor de 60% dos indivíduos.

A pesquisa de variantes patogênicas no gene *CFTR* pode ser feita de várias formas. O uso de testes de pesquisa da variante F508del ou de painéis de variantes foi bastante praticado, mas tem algumas limitações em nosso meio. Segundo dados do Registro Brasileiro de Fibrose Cística, a pesquisa exclusiva da variante F508del só estabeleceria o diagnóstico em cerca de 25% dos casos de indivíduos brasileiros com FC, evidenciando essa variante em heterozigose em outros 25 a 30% dos casos (sem definir o diagnóstico).

Existem testes designados para identificar painéis de variantes, no entanto são testes configurados para a população norte-americana e europeia, com menor resolutividade para indivíduos brasileiros com FC. Nos últimos anos tem crescido o uso do sequenciamento de nova geração (*Next Generation Sequencing* – NGS) como estratégia de identificação de variantes patogênicas no gene *CFTR*. Usando painéis de sondas para incluir leituras da sequência de todos os exons e regiões intrônicas flanquadoras, o sequenciamento do gene *CFTR* tem a vantagem de identificar todas as variantes, mas algumas dessas podem ser de difícil atribuição de patogenicidade. Por outro lado, a genotipagem dos indivíduos com FC é hoje considerada um aspecto básico em seu tratamento, pois medicamentos moduladores da função da proteína já estão disponíveis e são indicados com base na genotipagem dos casos.

TESTES DA FUNÇÃO DA PROTEÍNA *CFTR*

A FC resulta de secreção de cloreto defeituosa nos epitélios, associada a excessivo influxo de sódio na célula. Os testes da proteína *CFTR* são testes bioelétricos funcionais que medem os fluxos dos íons nos epitélios ou a voltagem resultante na superfície epitelial. Esses testes mostram então, diretamente, a fisiologia no nível celular e de canais iônicos, ajudando a esclarecer diagnósticos de casos atípicos, nos quais o teste do suor e a análise genética foram inconclusivos, por meio da demonstração ou não da disfunção da *CFTR*. Esses testes podem ser feitos no epitélio respiratório ou intestinal, *in vivo* (medidas de potencial nasal ou brônquico) ou *ex vivo* (em amostras de mucosa intestinal ou em cultura de células de vias aéreas). Porém, na maioria dos centros de FC as medidas de diferença de potencial nasal e/ou a medida de corrente elétrica intestinal não são disponíveis na rotina, por serem testes mais sofisticados, sendo geralmente reservados para casos em que há dúvida diagnóstica.

Mais recentemente, testes com organoides intestinais têm sido empregados com o propósito de esclarecimento diagnóstico e em avaliações de resposta a medicamentos moduladores da proteína *CFTR*. Esses organoides são produzidos a partir de células-tronco das criptas intestinais, obtidas por meio de biópsias retais, e podem ser analisados por seu formato e por respostas de aumento de volume em face de substâncias ativadoras da proteína *CFTR*.

FLUXOGRAMAS DIAGNÓSTICOS DA FIBROSE CÍSTICA

A Figura 7 ilustra o fluxo diagnóstico da FC, cujo início vem de um teste de triagem neonatal positivo, ou a presença de sinais e/ou sintomas sugestivos de FC, ou uma história familiar positiva para FC.

CASOS INCONCLUSIVOS DE FIBROSE CÍSTICA (CRMS/CFSPID)

Também conhecidos como síndrome metabólica relacionada à disfunção de *CFTR* (CRMS – *CFTR related metabolic syndrome*) ou diagnóstico inconclusivo após triagem (CFSPID – *cystic fibrosis screen positive, inconclusive diagnosis*), esses casos são definidos por um resultado de triagem neonatal positiva, sem que se conclua um diagnóstico de certeza ou que se consiga descartar a possibilidade de FC. Trata-se de situação mais frequente em países que incorporaram testes genéticos ao algoritmo de triagem neonatal. A definição desse diagnóstico é estabelecida em

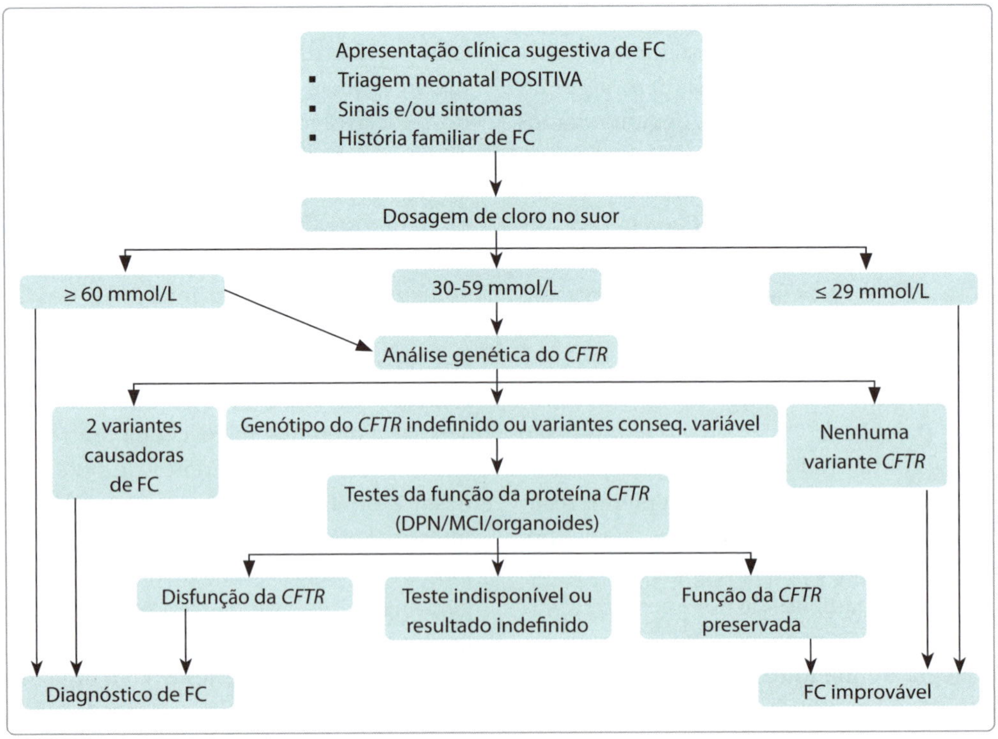

FIGURA 7 Fluxograma diagnóstico para fibrose cística (FC).

lactentes com um teste de triagem neonatal *positivo* e um teste do suor normal (< 30 mmol/L) com duas variantes identificadas no teste genético (uma ou nenhuma delas classificada como causadora de FC) *ou* um teste do suor de valor intermediário (entre 30-59 mmol/L) e um teste genético com apenas uma variante causadora de FC ou nenhuma variante identificada (Tabela 2).

A relevância da identificação desses casos é relacionada ao risco de que parte deles venha a desenvolver manifestações da FC com o passar do tempo. Recomenda-se que o teste do suor seja repetido em locais com experiência bem demonstrada, e que a criança seja avaliada e acompanhada em centros especializados de atenção à FC. Esse seguimento clínico pode ser distinto do que se recomenda para crianças com diagnóstico estabelecido de FC, com menor frequência de consultas e realização de exames subsidiários. Pacientes classificados como *CRMS/CFSPID* podem ser elegíveis para testes adicionais de genotipagem, a fim de investigar deleções ou duplicações gênicas, ou análises de função da proteína *CFTR* (testes de corrente intestinal em biópsias retais, ou diferença de potencial nasal). Esses testes não são simples, sendo restritos a instituições universitárias e de pesquisa. Aconselhamento genético deve ser oferecido aos pais de crianças classificadas como *CRMS/CFSPID*. Na Figura 8 está apresentado o fluxo diagnóstico a partir da triagem neonatal, incluindo o diagnóstico de *CRMS/CFSPID*.

TABELA 2 Critérios diagnósticos para CRMS/CFSPID

Triagem neonatal	Teste do suor (coulometria)	Genotipagem
Positiva	< 30 mmol/L	Duas variantes do gene *CFTR* identificadas, sendo apenas uma ou nenhuma classificada como causadora de FC.
Positiva	30-59 mmol/L	Identificação de menos de duas variantes classificadas como causadoras de FC.

CFSPID: *cystic fibrosis screen positive, inconclusive diagnosis*; CRMS= CFTR- *related metabolic syndrome*; FC: fibrose cística.

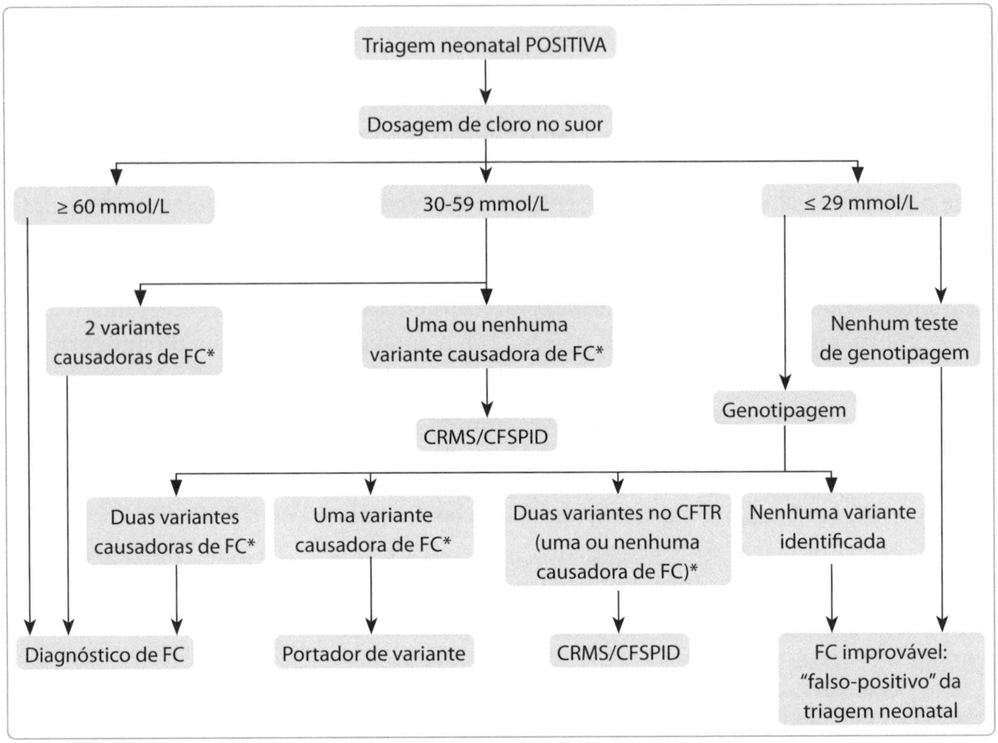

FIGURA 8 Fluxograma diagnóstico para fibrose cística partindo do resultado de triagem neonatal positivo, incluindo o diagnóstico de CRMS/CFSPID.

* Variante causadora de FC: definição pelo consórcio CFTR2 (https://cftr2.org/).

CFSPID: *cystic fibrosis screen positive, inconclusive diagnosis*; CFTR: *cystic fibrosis transmembrane conductance regulator*; CFTR-*related metabolic syndrome*; FC: fibrose cística.

CONCLUSÃO

O teste do suor segue como um teste diagnóstico importante para indivíduos com fibrose cística (FC), a despeito de todos os avanços nos testes genéticos para a doença. No entanto, sua realização envolve várias etapas, com alguns pontos críticos para sua efetiva obtenção e análise.

Dificuldades com o teste do suor continuam sendo descritas em nosso meio e em diversos países do mundo. Na escolha do método para determinar a concentração do cloreto no suor, o método da coulometria é o de melhor precisão. No entanto, há evidências de que a condutividade, por ser tecnicamente mais simples e apresentar excelente concordância com a coulometria, poderia ser empregada como teste de triagem para a FC.

Na interpretação do teste do suor deve-se levar em consideração a metodologia usada para coleta e análise dos eletrólitos e também as situações que podem levar a resultados falso-positivos e falso-negativos. Testes de genotipagem dos indivíduos com FC representam hoje uma estratégia assistencial praticamente obrigatória, não apenas pelo valor diagnóstico, mas também pelas futuras implicações terapêuticas. Dentre eles, o sequenciamento de nova geração do gene *CFTR* vem assumindo papel de destaque por sua resolutividade e pela redução de custo observada nos últimos anos. Existem casos de diagnóstico da FC não totalmente definido, que devem receber atenção distinta, podendo se beneficiar de exames mais avançados de avaliação funcional da proteína *CFTR*.

BIBLIOGRAFIA RECOMENDADA

1. Athanazio RA, Silva Filho L, Vergara AA, Ribeiro AF, Riedi CA, Procianoy E, et al.; Grupo de Trabalho das Diretrizes Brasileiras de Diagnóstico e Tratamento da Fibrose C. Brazilian guidelines for the diagnosis and treatment of cystic fibrosis. J Bras Pneumol. 2017;43(3):219-45.
2. Bell SC, Mall MA, Gutierrez H, Macek M, Madge S, Davies JC, et al. The future of cystic fibrosis care: a global perspective. Lancet Respir Med. 2020;8(1):65-124.
3. Bienvenu T, Nguyen-Khoa T. Current and future diagnosis of cystic fibrosis: performance and limitations. Arch Pediatr. 2020; 27(Suppl 1):eS19-eS24. doi:10.1016/S0929-693X(20)30046-4.
4. Brewington J, Clancy JP. Diagnostic testing in cystic fibrosis. Clin Chest Med. 2016;37(1):31-46.
5. Castellani C, Linnane B, Pranke I, Cresta F, Sermet-Gaudelus I, Peckham D. Cystic fibrosis diagnosis in newborns, children, and adults. Semin Respir Crit Care Med. 2019;40(6):701-14.
6. Cirilli N, Southern KW, Buzzetti R, Barben J, Nährlich L, Munck A, et al.; of the ECFS Diagnostic Network Working Group. Real life practice of sweat testing in Europe. J Cyst Fibros. 2017 Sep 27:S1569-1993(17)30881-0. doi:10.1016/j.jcf.2017.09.002.
7. da Silva Filho LVRF, Maróstica PJC, Athanazio RA, Reis FJC, Damaceno N, Paes AT, et al.; Brazilian Cystic Fibrosis Patient Registry Contributors Team. Extensive CFTR sequencing through NGS in Brazilian individuals with cystic fibrosis: unravelling regional discrepancies in the country. J Cyst Fibros. 2020 Aug 18:S1569-1993(20)30822-5. doi:10.1016/j.jcf.2020.08.007. Epub ahead of print. PMID: 32819855.
8. De Boeck K, Amaral MD. Progress in therapies for cystic fibrosis. Lancet Respir Med. 2016;4(8):662-74.
9. Derichs N. Targeting a genetic defect: cystic fibrosis transmembrane conductance regulator modulators in cystic fibrosis. Eur Respir Rev. 2013;22(127):58-65.
10. Farrell PM, White TB, Ren CL, Hempstead SE, Accurso F, Derichs N, et al. Diagnosis of cystic fibrosis: consensus guidelines from the Cystic Fibrosis Foundation. J Pediatr. 2017;181S:S4-S15 e1.

11. Grupo Brasileiro de Estudos de Fibrose Cística. Relatório Anual do Registro Brasileiro de Fibrose Cística, 2018. [Internet]. Disponível em: http://www.gbefc.org.br/ckfinder/userfiles/files/REBRAFC_2018.pdf.
12. LeGrys VA, Yankaskas JR, Quittell LM, Marshall BC, Mogayzel PJ, Jr. Diagnostic sweat testing: the Cystic Fibrosis Foundation guidelines. J Pediatr. 2007;151(1):85-9.
13. Mattar AC, Gomes EN, Adde FV, Leone C, Rodrigues JC. Comparison between classic Gibson and Cooke technique and sweat conductivity test in patients with and without cystic fibrosis. J Pediatr (Rio J). 2010;86(2):109-14.
14. Mattar AC, Leone C, Rodrigues JC, Adde FV. Sweat conductivity: an accurate diagnostic test for cystic fibrosis? J Cyst Fibros. 2014;13(5):528-33.
15. Ratjen F, Bell SC, Rowe SM, Goss CH, Quittner AL, Bush A. Cystic fibrosis. Nat Rev Dis Primers. 2015;1:15010.
16. Servidoni MF, Gomez CCS, Marson FAL, Toro AADC, Ribeiro MAGO, Ribeiro JD, et al.; Grupo Colaborativo de Estudos em Fibrose Cística. Sweat test and cystic fibrosis: overview of test performance at public and private centers in the state of São Paulo, Brazil. J Bras Pneumol. 2017;43(2):121-8. doi:10.1590/S1806-37562016000000076.
17. Siddaiah R, Thau E, Graff G. Effect of topiramate on sweat chloride level while screening for cystic fibrosis. BMJ Case Rep. 2018;2018.
18. Southern KW, Barben J, Gartner S, Munck A, Castellani C, Mayell SJ, et al. Inconclusive diagnosis after a positive newborn bloodspot screening result for cystic fibrosis: clarification of the harmonised international definition. J Cyst Fibros. 2019;18(6):778-80.
19. Ren CL, Borowitz DS, Gonska T, Howenstine MS, Levy H, Massie J, et al. Cystic fibrosis transmembrane conductance regulator-related metabolic syndrome and cystic fibrosis screen positive, inconclusive diagnosis. J Pediatr. 2017;181s:S45-S51.e1.

CONTEÚDO COMPLEMENTAR

Utilize o QR code abaixo para acessar as questões comentadas do capítulo (senha: **medicinalaboratorial**).

56

Lavado broncoalveolar em crianças e adolescentes

Karina Pierantozzi Vergani
Miriam Cardoso Neves Eller
Joaquim Carlos Rodrigues

PONTOS-CHAVE DESTE CAPÍTULO

- O lavado broncoalveolar fornece dados representativos das vias aéreas distais e das superfícies alveolares, bem como informações sobre processos infecciosos e/ou inflamatórios.
- O lavado broncoalveolar é indicado para fins diagnósticos e terapêuticos.
- O lavado broncoalveolar pode ser realizado em crianças imunossuprimidas e em ventilação mecânica, permite maior compreensão do processo inflamatório pulmonar, podendo evitar a realização de biópsia pulmonar.
- A principal limitação do lavado broncoalveolar se deve à falta de sujeitos controle e de valores de referência.
- O lavado broncoalveolar melhora a compreensão e a abordagem das doenças pulmonares, permitindo novas perspectivas terapêuticas.

INTRODUÇÃO

O lavado broncoalveolar (LBA) pode fornecer dados representativos das vias aéreas distais e das superfícies alveolares, os quais são os aspectos mais importantes da broncoscopia diagnóstica. Foi introduzido na prática clínica em adultos, com o advento da broncoscopia flexível em 1965[1].

O LBA pode ser obtido por meio da instilação e recuperação de um volume de solução salina, suficiente para garantir que o fluido que retornou contenha o material que estava originalmente presente na superfície das vias aéreas. O efluente possui constituintes solúveis e celulares da superfície alveolar e das pequenas vias aéreas. O fluido da superfície epitelial é diluído pelo soro fisiológico utilizado em sua coleta. As concentrações das substâncias medidas no fluido do LBA não dão uma estimativa precisa da concentração na superfície epitelial[2].

Vários métodos foram empregados para derivar uma razoável medida da diluição, embora nenhuma esteja livre de problemas, uma vez que o fluido epitelial não é estático. Existe um fluxo constante de fluido e constituintes solúveis em toda a superfície epitelial, e a duração e o volume do fluido empregado para a lavagem pode ter impacto na concentração de substâncias no efluente. O valor primário do LBA é obter uma amostra da parte distal das vias aéreas que é relativamente representativo, e que pode fornecer informações sobre processos infecciosos e/ou inflamatórios. No entanto, a interpretação dos dados do LBA raramente é totalmente livre de ambiguidades[2].

TÉCNICA DE COLETA E PROCESSAMENTO DO LAVADO BRONCOALVEOLAR

Em crianças e adolescentes, o LBA é habitualmente realizado utilizando-se um broncoscópio flexível. O procedimento pode ser realizado sob anestesia geral com respiração espontânea, embora muitos centros optem por utilizar anestesia tópica local e sedação consciente[3].

Em crianças traqueostomizadas, o LBA pode ser realizado através do tubo de traqueostomia, antes de examinar a parte superior das vias aéreas para reduzir o risco de contaminação[2].

O LBA é obtido por meio da instilação de solução salina isotônica previamente aquecida na temperatura corporal (37 °C, reduzindo o risco de broncoespasmo) pelo canal de função do broncoscópio flexível, com um volume que varia de acordo com o peso da criança (em geral 3 mL/kg), dividido em três alíquotas iguais. A primeira alíquota, de origem predominantemente brônquica, é reservada para estudos microbiológicos e as outras duas são homogeneizadas e submetidas a estudos citológicos, análises de proteínas e mediadores inflamatórios. O procedimento deve ser realizado na área mais afetada dos pulmões ou no lobo médio ou língula em doenças pulmonares difusas. Em geral, um LBA pode ser considerado tecnicamente aceitável se a recuperação for acima de 40% e o fluido de lavagem (exceto para a primeira amostra) contiver poucas células epiteliais[3].

O processamento do material deve ser realizado por um profissional experiente, de acordo com normas padronizadas, seguindo recomendações internacionais que incluem[3]: armazenamento do material a 4 °C, até que amostra seja analisada para otimizar a viabilidade das células; filtragem do material utilizando gaze estéril para remover partículas de muco (exceto na amostra que será encaminhada para cultura); obtenção da citologia total e diferencial após a citocentrifugação (em centrífugas tipo Citospin®; Shandon Inc., Pittsburgh, PA, EUA), por meio da coloração por Giemsa. Outras colorações especiais podem ser utilizadas de acordo com a suspeita clínica e laboratorial. A amostra reservada para o estudo microbiológico deve ser analisada o mais rapidamente possível a fim de se evitar contaminação e prejuízo na identificação de agentes[3].

SEGURANÇA DO PROCEDIMENTO

Diversos estudos realizados com pacientes pediátricos e mesmo em recém-nascidos têm demonstrado que o LBA é um procedimento seguro, com pequenas taxas de complicações, geralmente leves e autolimitadas. Os pacientes devem ser monitorados por oximetria transcutânea contínua, usando um oxímetro de pulso bem calibrado e eletrocardiografia com checagem intermitente da pressão arterial. O monitoramento é continuado até que o paciente alcance o estado de consciência pré-sedação. Acesso imediato a oxigênio suplementar, equipamento de reanimação e antagonistas para agentes sedativos (naloxona e flumazenil) devem estar prontamente disponíveis[3].

O LBA aumenta a duração do procedimento broncoscópico em 2 a 3 minutos, aumentando o risco de hipercapnia e/ou hipóxia. O LBA pode ser realizado com segurança na maioria dos pacientes ventilados em estado crítico, com parâmetros hemodinâmicos e ventilatórios estáveis. O risco de sangramento da mucosa é teoricamente maior em crianças com coagulopatias. Entre as complicações, as mais frequentes são tosse e broncoespasmos transitórios (inferiores a 7% dos casos), assim como um pico febril isolado após o procedimento (em cerca de 15% dos casos). Alguns pacientes desenvolvem infiltrados pulmonares transitórios várias horas após o LBA. Em casos raros, isso pode estar relacionado à disseminação da infecção secundária ao LBA[4].

INDICAÇÕES

O LBA é indicado principalmente para fins diagnósticos, embora muitas vezes possa ser utilizado como fins terapêuticos, sendo indicado para o diagnóstico de processos infecciosos quando uma amostra de escarro não pode ser obtida (principalmente em crianças menores) ou quando os resultados da análise do escarro são ambíguos (Tabela 1).

Frequentemente útil para distinguir processos infecciosos de não infecciosos, como hemorragia alveolar (que pode ocorrer sem hemoptise franca), proteinose alveolar pulmonar, histiocitose ou doenças pulmonares intersticiais, o LBA também é indicado na avaliação de pacientes com suspeita de aspiração, tanto para obter informações de espécimes microbiológicas como para orientar a terapia com antibióticos, além de obter evidências da aspiração. A presença de um número significativo de macrófagos com lipídios é indicativa de aspiração. Marcadores que sugerem aspiração de secreções orais incluem a presença de grande número de flora orofaríngea e células epiteliais escamosas. Em pacientes que foram submetidos a transplante de pulmão, o LBA é frequentemente utilizado em conjunto com a biópsia transbrônquica para distinguir rejeição de infecção[2].

Como finalidade terapêutica, o LBA poder ser utilizado para a remoção de materiais das vias aéreas como tampões de muco ou coágulos de sangue, a remoção de moldes brônquicos em bronquite plástica, ou lavagem pulmonar como terapia na proteinose alveolar[2].

A avaliação da celularidade é também uma das indicações para a realização de LBA, na tentativa de se obter dados adicionais do ambiente alveolar, essenciais ao diagnóstico e acompanhamento de diversas afecções pulmonares. A análise de citocinas e moléculas pró e anti-inflamatórias presentes no líquido de LBA também é alvo de interesse crescente, tanto na área clínica como em pesquisa.

TABELA 1 Indicações para realização do lavado broncoalveolar

Suspeita de infecção
Aspiração
Infiltrado pulmonar
Dispneia
Hipóxia
Taquipneia
Infiltrado pulmonar recorrente/persistente
Infiltrado intersticial
Inflamação alveolar difusa
Hemorragia pulmonar
Proteinose alveolar
Histiocitose pulmonar
Transplante pulmonar
Doenças pulmonares hipereosinofílicas
Remoção terapêutica de algum material

INTERPRETAÇÃO DOS ACHADOS DO LBA

Infecção

As opiniões variam quanto ao número de bactérias que constitui evidência de infecção, e a diluição variável das amostras de LBA aumenta a incerteza. Em geral, para espécies bacterianas comuns, tais como: *Staphylococcus aureus*, *Haemophilus influenzae* e *Streptococcus pneumoniae*; assim como concentrações de mais de 100.000 organismos/mL de fluido associadas ao número significativo de neutrófilos são evidências de infecção. Na ausência de neutrófilos (exceto em pacientes neutropênicos), pode representar contaminação[2].

A presença de bactérias no LBA com mais de 500.000 organismos/mL comumente indica infecção bacteriana, assim como o achado de bactérias intracelulares: *P. jirovecii*, *Mycobacterium tuberculosis*, *Legionella pneumophila*, Nocardia, Histoplasma, *Blastomyces*, *Mycoplasma*, vírus influenza e sincicial respiratório. O achado de Herpes vírus simplex, citomegalovírus, Aspergillus, micobactérias atípicas, bactérias e Candida pode indicar patógenos, mas apenas contaminantes ou agentes colonizadores. As micobactérias devem ser cultivadas em meio especial e podem levar até oito semanas para crescer. A coloração de Gomori-Grocott (metenamina-prata) ajuda na detecção de fungos, especialmente para *P. jirovecii*[2].

Celularidade e marcadores inflamatórios

Os macrófagos alveolares representam o tipo celular predominante no líquido de LBA normal, correspondendo a mais de 80% das células encontradas. Os linfócitos são o segundo tipo celular mais encontrado no líquido de LBA normal de pacientes pediátricos, com valores que variam de 8-16% das células. Os neutrófilos também representam células inflamatórias que são encontradas em menor proporção no líquido de LBA normal, representando cerca de 2% das células, suas funções primordiais são a fagocitose e a eliminação de patógenos invasores, tendo participação fundamental no processo inflamatório pulmonar; sua elevação é comum em enfermidades de patogênese distintas. Os eosinófilos não são habitualmente encontrados no líquido de LBA, ou são encontrados em valores muito baixos, inferiores a 1% das células. Em crianças e adolescentes saudáveis, a presença de células epiteliais em grande número revela material brônquico, não alveolar, o que impede ou dificulta a interpretação da distribuição citológica global e diferencial. As células epiteliais devem ser quantificadas, mas não devem ser incluídas na contagem celular diferencial[3,5].

Em pacientes com pneumopatias como pneumonia, bronquite bacteriana, processos supurativos (bronquiectasias) ou inflamatórios (pneumopatias intersticiais, colagenoses, displasia broncopulmonar, fibrose cística e, até mesmo, asma) são responsáveis por um maior recrutamento de neutrófilos para os pulmões, causando um aumento dessas células no líquido de LBA. Em pacientes com infecção bacteriana pulmonar ativa, por exemplo, os neutrófilos são encontrados em valores que podem variar de 25-95% da celularidade total. A elevação da contagem diferencial dessas células também ocorre nas pneumonias intersticiais[1].

Enfermidades de etiologias diversas são responsáveis pelo incremento dos linfócitos no líquido de LBA, entre eles a sarcoidose (linfócitos podem corresponder a 20-50% das células), pneumonia de hipersensibilidade e doença de Crohn, além de algumas doenças intersticiais. Já uma infiltração eosinofílica pode ser vista em outras situações, incluindo asma, reações a drogas, aspergilose broncopulmonar alérgica e nas síndromes hipereosinofílicas, como: síndrome de Churg-Strauss, síndrome hipereosinofílica idiopática e pneumonia eosinofílica crônica[3,5].

Em pacientes com asma atópica, o número de eosinófilos no líquido de LBA está aumentado em relação aos sibilantes não atópicos ($p < 0,01$). O número de neutrófilos no líquido de LBA tende a aumentar em indivíduos com cultura microbiológica positiva. No entanto, diversos autores também confirmaram a participação dos neutrófilos na inflamação brônquica encontrada em indivíduos asmáticos, especialmente, em lactentes sibilantes independentemente da presença de infecção bacteriana[6,7].

O líquido de LBA tem contribuído também para se compreender o impacto da presença de agentes infecciosos no processo inflamatório pulmonar em crianças portadoras de fibrose cística. Estudos revelam que crianças com culturas positivas para *Pseudomonas aeruginosa*, especialmente cepas mucoides, apresentam aumento importante no número total de células e maior porcentagem de neutrófilos, bem como de citocinas inflamatórias, se comparadas a indivíduos com culturas negativas ou positivas para outros agentes ($p < 0,01$)[7,8].

A análise celular do líquido de LBA pode auxiliar no diagnóstico das doenças intersticiais pulmonares. Na histiocitose pulmonar, pode ser identificado o CD1 presente na superfície das células de Langerhans; na proteinose alveolar, a pesquisa de material preparado com *periodic acid-Schiff* (PAS, ácido periódico de Schiff) positivo; na identificação de macrófagos contendo lípides, quando há suspeita de aspiração de material oriundo do trato digestivo e na pneumonia lipoídica; e na identificação de macrófagos contendo hemossiderina, nos quadros suspeitos de hemorragia pulmonar e hemossiderose[9].

Na proteinose alveolar, caracterizada pelo acúmulo de material intra-alveolar de origem lipoprotéica, semelhante ao surfactante, o LBA representa uma ferramenta-chave para o diagnóstico ao recuperar um líquido com aparência leitosa e ao possibilitar a identificação de material PAS positivo no interior dos macrófagos alveolares. Análises citológicas de amostras do líquido de LBA não revelam um padrão específico, embora a hipercelularidade e a linfocitose sejam comuns[10].

A pesquisa de macrófagos contendo lípides, conhecidos como *lipid-laden alveolar macrophages* (LLAM), é classicamente citada como uma forma de auxiliar no diagnóstico de quadros aspirativos associados a doenças que têm origem no trato gastrintestinal, como a doença do refluxo gastroesofágico (DRGE). O índice de LLAM maior que 165 (valor máximo 400) é útil para o diagnóstico de aspiração, com sensibilidade de 98,6% e especificidade de 78,0%. No entanto, esse índice é bastante questionado por sua baixa especificidade e pela grande variabilidade nos pontos de corte citados em diferentes estudos, podendo ser útil para avaliação seriada de um paciente após uma intervenção. Uma grande proporção de LLAM está presente nos quadros de pneumonia lipoídica, geralmente secundários à aspiração de óleo mineral. Nesses casos, a realização de múltiplos LBAs tem sido descrita como um tratamento válido, ao remover as células preenchidas por lípides, que estão envolvidas na fibrose alveolar e intersticial[11,12].

A presença de *hemosiderin laden macrophages* (HLM, macrófagos contendo hemossiderina) no líquido de LBA é considerada crucial para o diagnóstico de hemossiderose pulmonar idiopática, diante de achados sugestivos da doença, como hemoptise, infiltrado intersticial em radiografia de tórax e anemia ferropriva.

O acúmulo de linfócitos T (20-50%) com predomínio de CD4+ é sugestivo de sarcoidose, enquanto a prevalência de CD8+ é sugestiva de pneumonia de hipersensibilidade. Um aumento no número de eosinófilos sugere infiltrado pulmonar associado a doenças pulmonares eosinofílicas. Em algumas dessas, como na pneumonia eosinofílica aguda, pneumonia eosinofílica crônica e na síndrome de Churg-Strauss, a porcentagem de eosinófilos geralmente ultrapassa 25%. Na síndrome hipereosinofílica idiopática, esse valor pode ser superior a 75%[13,14,15].

Em pacientes com tosse crônica, o diagnóstico etiológico mais comumente encontrado nos 108 pacientes com tosse crônica estudados por um grupo de autores foi o de bronquite bacteriana protraída (definida como tosse produtiva; cultura do líquido de LBA positiva e resposta à antibioticoterapia, com resolução da tosse até duas semanas após o término do tratamento)[16].

O seguimento do perfil de celularidade do líquido de LBA pode auxiliar no diagnóstico de complicações pós-transplante pulmonar. Em um estudo conduzido com adolescentes e adultos jovens submetidos a transplante pulmonar, demonstrou-se que um aumento no número de neutrófilos (> 40%) pode indicar evolução para bronquiolite obliterante, enquanto a linfocitose (> 20%) e/ou eosinofilia (> 5%), acompanhadas por uma queda na relação CD4/CD8 e sem evidência de infecção pulmonar podem sugerir rejeição aguda[17].

Nos últimos anos, ocorreram muitos novos estudos para detecção de marcadores inflamatórios, a fim de avaliar a função das células broncoalveolares e para detectar uma ampla gama de componentes não celulares do LBA que estão sendo desenvolvidos. Uma das limitações desses estudos é a falta de grupo controle, como crianças sem pneumopatias como valores de referência.

CONCLUSÃO

Por ser um exame com baixas taxas de complicação, o LBA pode ser realizado mesmo em crianças imunossuprimidas e em ventilação mecânica, permitindo maior compreensão do processo inflamatório pulmonar e evitando a realização de biópsia nos pulmões, em um número considerável de situações. A principal limitação para a interpretação dos achados se deve à falta de sujeitos controle e, portanto, à falta de valores de referência.

Com a ampliação dos estudos envolvendo LBA em crianças e adolescentes normais e naqueles com pneumopatias, será possível melhorar a compreensão e a abordagem das doenças pulmonares nesse grupo etário, além de permitir novas perspectivas terapêuticas.

BIBLIOGRAFIA RECOMENDADA

1. Marghet C, Camargos PAM, Picinin IFM. Cell profile of BAL fluid in children and adolescents with and without lung disease. J Bras Pneumol. 2010;36(3):372-385.
2. Wood RE. Bronchoscopy and bronchoalveolar lavage in pediatric patients. In: Wilmott RW, Bush A, Deterding R, Ratjen F, Sly P, Zar H, Li AP, editors. Kendig's Disorders of Respiratory Tract in Children. 9th ed. Philadelphia: Saunders/Elsevier; 2019. p. 134-146.
3. de Blic J, Midulla F, Barbato A, Clement A, Dab I, Eber E, et al. Bronchoalveolar lavage in children. ERS Task Force on bronchoalveolar lavage in children. European Respiratory Society. Eur Respir J. 2000;15(1):217-31.
4. de Blic J, Marchac V, Scheinmann P. Complications of flexible bronchoscopy in children: prospective study of 1,328 procedures. Eur Respir J. 2002;20(5):1271-6.
5. Barnes PJ. Biology and assessment of airway inflammation. In: Chernick V, Boat TF, Wilmott RW, Bush A, editors. Kendig's Disorders of Respiratory Tract in Children. Philadelphia: Saunders/Elsevier; 2006. p. 65-74.
6. Najafi N, Demanet C, Dab I, De Waele M, Malfroot A. Differential cytology of bronchoalveolar lavage fluid in asthmatic children. Pediatr Pulmonol. 2003;35(4):302-8.
7. Just J, Fournier L, Momas I, Zambetti C, Sahraoui F, Grimfeld A. Clinical significance of bronchoalveolar eosinophils in childhood asthma. J Allergy Clin Immunol. 2002;110(1):42-44.
8. Douglas TA, Brennan S, Gard S, Berry L, Gangell C, Stick SM, et al. Acquisition and eradication of P. aeruginosa in young children with cystic fibrosis. Eur Respir J. 2009;33(2):305-11.
9. Hilman BC, Amaro-Galvez R. Diagnosis of interstitial lung disease in children. Paediatr Respir Rev. 2004;5(2):101-107.
10. de Blic J. Pulmonary alveolar proteinosis in children. Paediatr Respir Rev. 2004;5(4):316-22.
11. Sias SM, Daltro PA, Marchiori E, Ferreira AS, Caetano RL, Silva CS, et al. Clinic and radiological improvement of lipoid pneumonia with multiple bronchoalveolar lavages. Pediatr Pulmonol. 2009;44(4):309-315.
12. Furuya ME, Moreno-Córdova V, Ramírez-Figueroa JL, Vargas MH, Ramón-García G, Ramírez-San Juan DH. Cutoff value of lipid-laden alveolar macrophages for diagnosing aspiration in infants and children. Pediatr Pulmonol. 2007;42(5):452-457.
13. Kabra SK, Bhargava S, Lodha R, Satyavani A, Walia M. Idiopathic pulmonary hemosiderosis: clinical profile and follow up of 26 children. Indian Pediatr. 2007;44(5):333-338.
14. Salih ZN, Akhter A, Akhter J. Specificity and sensitivity of hemosiderin-laden macrophages in routine bronchoalveolar lavage in children. Arch Pathol Lab Med. 2006;130(11):1684-1686.
15. Clement A; ERS Task Force. Task force on chronic interstitial lung disease in immunocompetent children. Eur Respir J. 2004;24(4):686-697.
16. Marchant JM, Masters IB, Taylor SM, Cox NC, Seymour GJ, Chang AB. Evaluation and outcome of young children with chronic cough. Chest. 2006;129(5):1132- 1141.
17. Reynaud-Gaubert M, Thomas P, Gregoire R, Badier M, Cau P, Sampol J, et al. Clinical utility of bronchoalveolar lavage cell phenotype analyses in the postoperative monitoring of lung transplant recipients. Eur J Cardiothorac Surg. 2002;21(1):60-66.

CONTEÚDO COMPLEMENTAR

Utilize o QR code para acessar as questões comentadas do capítulo (senha: **medicinalaboratorial**)

Seção XIV

Pronto-socorro

Coordenadores: Werther Brunow de Carvalho e Cláudio Schvarstman

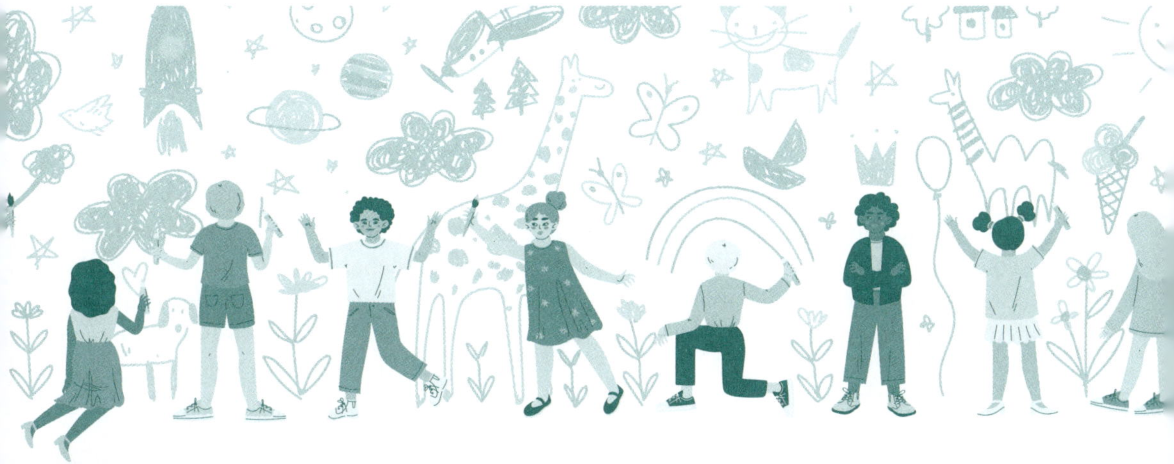

57

Exames laboratoriais no pronto-socorro de pediatria

Katharina Reichmann Rodrigues
Danielle Saad Nemer Bou Ghosn
Alexandre Soriano Fortini
Claudio Schvartsman

PONTOS-CHAVE DESTE CAPÍTULO

- A solicitação de exames no pronto atendimento deve ser reservada para pacientes graves ou aqueles em que a clínica e o exame físico não são suficientes para a definição de diagnóstico e conduta.
- Em algumas situações é possível lançar mão de exames *point of care* para tomada de decisão mais rápida.
- Alguns exames auxiliam a avaliar o risco de infecção bacteriana (como hemograma, procalcitonina), enquanto outros auxiliam no diagnóstico da etiologia viral (testes rápidos, *swabs*).
- Para os quadros respiratórios e gastrointestinais é infrequente a necessidade de avaliação laboratorial.

INTRODUÇÃO

No departamento de emergência, é importante determinar situações de potencial risco ao paciente que necessitam de abordagem imediata. O aprimoramento dos exames laboratoriais traz ferramentas para auxiliar nessa avaliação. Entretanto, é essencial que se faça uso desses exames criteriosamente a fim de evitar consequências negativas ao paciente, como o aumento do tempo de permanência no departamento de emergência, desconforto pela coleta do exame (punções ou *swabs*) ou até procedimentos desnecessários por achados laboratoriais não condizentes com o quadro clínico.

Com a evolução da medicina e das técnicas laboratoriais, foram desenvolvidos testes para auxiliar na investigação diagnóstica do paciente, em que os resultados são cada vez mais rápidos ou até prontamente disponíveis (testes rápidos). No departamento de emergência, a necessidade de tomada de decisão muitas vezes imediata trouxe o advento de técnicas laboratoriais *point of care* (POC) ou próximas ao paciente, isto é, equipamentos e processos que permitem a realização de exames na área que presta cuidado ao paciente, sem necessidade de encaminhamento das amostras ao laboratório. O primeiro e maior exemplo de exame POC é a glicemia capilar, um dos exames mais utilizados no pronto atendimento, que permite avaliação imediata da glicemia do paciente.

As doenças infectocontagiosas e os quadros respiratórios são as principais causas de procura do pronto atendimento na faixa etária pediátrica. Em alguns casos, são necessários exames para elucidação diagnóstica e manejo terapêutico; essas situações serão abordadas a seguir.

AVALIAÇÃO LABORATORIAL DO PACIENTE FEBRIL

A febre é um motivo frequente pelo qual as pessoas buscam pronto atendimento pediátrico, sendo que, na maior parte dos casos, a história e o exame físico são suficientes para se chegar a um diagnóstico e uma conduta para os pacientes. Entretanto, em alguns casos, a coleta de exames é necessária para melhor avaliação do paciente.

Para investigação dos quadros febris e determinação do risco de quadro bacteriano quando a história e o exame físico não são elucidativos, com frequência lança-se uso da coleta de exames de urina, hemograma e provas inflamatórias.

Exames de urina

Para pacientes pediátricos com sintomas urinários ou quadro de febre sem sinais e fator de risco para infecção urinária, é necessária a coleta de cultura de urina para confirmação do diagnóstico e da etiologia, bem como para auxiliar na escolha de antimicrobianos. Entretanto, como o resultado da cultura costuma demorar cerca de 48 horas a depender do laboratório, a urina tipo 1 é utilizada para avaliar leucocitúria e definição mais precoce de tratamento. A necessidade de coleta e análise de exame de urina causa, com frequência, o aumento do tempo de permanência no pronto atendimento, sendo que estudos mostram que a fita urinária com análise de nitrito e esterase tem uma boa correlação com o resultado de urina tipo 1, e tem-se o resultado em minutos, o que pode auxiliar na tomada de decisão[1].

Hemograma

Em pacientes de até 3 anos, com quadro de febre sem sinais localizatórios e risco de infecção bacteriana invasiva, está indicada a coleta de hemograma. Estudos mostram que a contagem de neutrófilos nessas situações está relacionada ao risco de infecção bacteriana e à necessidade de antibioticoterapia até resultado de hemocultura[2].

Provas inflamatórias

Marcadores inflamatórios são frequentemente solicitados no departamento de emergência. Os motivos para sua solicitação variam e incluem triagem de pacientes com risco aumentado de infecção bacteriana invasiva e estratificação de gravidade clínica. Vários marcadores inflamatórios têm sido estudados nos últimos anos, mas os dois utilizados com maior frequência no ambiente de pronto-socorro são a proteína C-reativa (PCR) e a procalcitonina (PCT).

A PCR é uma proteína de fase aguda que desempenha um papel importante na resposta imune inata. Ela é produzida no fígado em resposta à ação de algumas citocinas, como interleucina-1, interleucina-6 e fator de necrose tumoral. A PCR auxilia na ligação dos componentes do complemento e na fagocitose de patógenos por macrófagos. Além disso, ela também ajuda na eliminação de células necróticas e apoptóticas[3]. Esse marcador começa a se elevar após cerca de 4 a 6 horas do estímulo inflamatório e dobra a cada 8 horas, atingindo seu pico entre 36 e 50 horas. Após a resolução do processo inflamatório, a PCR cai rapidamente. Isso ocorre porque a meia-vida desse biomarcador é curta, variando de 4 a 7 horas. Além de quadros infecciosos, outras condições clínicas podem aumentar o valor sérico da PCR. Doenças inflamatórias, como doença inflamatória intestinal, artrite idiopática juvenil e doença de Kawasaki, queimaduras, pancreatite e cirurgias são alguns exemplos. Por outro lado, condições como insuficiência hepática e quadros imunossupressores podem prejudicar a síntese desse biomarcador. A proteína C-reativa pode ser dosada tradicionalmente após coleta de amostra de sangue e seu encaminhamento ao laboratório. É interessante ressaltar que a hemólise presente na amostra coletada interfere na metodologia para a quantificação da proteína C-reativa. Recentemente foram desenvolvidas técnicas *point of care* (POC) de dosagem desse biomarcador, que garantem que o seu resultado já esteja disponível após poucos minutos e à beira leito. Um estudo observacional prospectivo realizado por Ruud G. Nijman et al. demonstrou uma diminuição significativa do tempo de permanência de crianças febris no departamento de emergência após a implementação do PCR POC em um hospital universitário[4].

Embora valores elevados de PCR estejam associados a infecções bacterianas, quadros virais também podem resultar em aumentos significativos dessa proteína. Enterovírus, coronavírus (SARS-CoV-2) e herpes vírus são exemplos de agentes virais que podem desencadear aumentos importantes no nível da PCR. Um estudo observacional retrospectivo realizado por Chen-Wei Huang et al. tinha como objetivo avaliar aspectos clínicos e laboratoriais de crianças com gengivoestomatite herpética[5]. O valor sérico da PCR era maior que 40 mg/dL em 29% dos casos e atingiu um valor máximo maior que 100 mg/dL em 9,3% deles. O maior valor observado foi de 193,09 mg/dL.

A acurácia da PCR para o diagnóstico de quadros bacterianos varia a depender do valor de corte utilizado. Uma coorte prospectiva realizada por Verbakel et al. avaliou a acurácia do PCR *point of care* (POC) na identificação de infecção severa em crianças agudamente enfermas[6]. A infecção severa foi definida como hemocultura positiva, meningite viral e bacteriana, apendicite comprovada por análise histológica, pneumonia identificada em radiografia de tórax, osteomielite comprovada por aspirado ósseo ou exame de imagem, celulite, gastroenterite bacteriana com identificação de agente etiológico em coprocultura e infecção do trato urinário. A prevalência de infecção severa nos 5517 episódios agudos incluídos na análise foi de 4,9%. A acurácia da PCR na identificação desses quadros variou conforme o valor de corte utilizado (Tabela 1). Nenhum valor de PCR excluiu ou confirmou com 100% de acurácia infecções severas, mas uma dosagem maior que 75 mg/dL aumentou em 5,4 vezes o risco de infecção severa e uma dosagem menor que 20 mg/dL diminuiu esse risco em 11,5 vezes.

Procalcitonina é um biomarcador com efeitos imunomoduladores fisiologicamente produzida pelas células C da tireoide e convertida em calcitonina, um hormônio responsável por regular a calcemia. Câncer medular de tireoide e outros tumores neuroendócrinos, como câncer de pulmão de pequenas células e feocromocitoma, elevam os níveis de PCT. Estímulos inflamatórios e infecciosos também estimulam a sua síntese, não apenas pela glândula tireoide, mas também por outros órgãos e tecidos, como glândulas adrenais, rins, medula espinhal, cérebro, fígado, pâncreas, cólon, pulmões e tecido adiposo. A PCT produzida por fontes diferentes da tireoide não é convertida em calcitonina, o que justifica, por exemplo, níveis altos desse biomarcador sem o aumento concomitante de calcitonina em pacientes sépticos[8]. A sua dosagem sérica pode ser prejudicada se a amostra estiver intensamente hemolisada ou ictérica. A cinética da PCT difere da PCR, como demonstrado em uma análise realizada por van der Kaay et al. em crianças com meningococcemia. Nesse estudo, os níveis de PCT elevaram-se rapidamente, atingindo um pico após 12 horas, enquanto a PCR alcançou o seu maior valor após 24 horas. A taxa de normalização da PCT também foi significativamente mais rápida que a da PCR[9]. A Figura 1 demonstra o comportamento desses dois biomarcadores ao longo do tempo.

A procalcitonina tem demonstrado um bom desempenho na diferenciação entre quadros virais e bacterianos. Uma coorte prospectiva realizada por James L. Laham et al. demonstrou uma sensibilidade de 80% e uma especificidade de 100% para o diagnóstico de coinfecção bacteriana em 40 lactentes admitidos por bronquiolite em uma unidade de terapia intensiva pediátrica[10]. Uma metanálise realizada por B. M. Henry et al. demonstrou que a PCT tem alta acurácia em diferenciar meningite bacteriana de meningite viral. Nessa análise, a sensibilidade e especificidade desse biomarcador para essa diferenciação foi de 96% (92 a 98%) e de 89% (86 a 92%), respectivamente[11].

Embora haja bastante heterogeneidade entre os estudos, a performance da PCT em diferenciar infecção viral de bacteriana parece ser superior à da PCR. No entanto, é importante ressaltar que atualmente o custo da PCT é de 3 a 8 vezes maior do que o da PCR. Em um estudo realizado por Karen Milcent et al., a acurácia da PCT em identificar infecções bacterianas invasivas em lactentes febris entre 7 e 91 dias de vida foi superior à da PCR. O desempenho da PCT variou conforme o valor de corte empregado. Para valores ≥ 0,3 ng/mL, a sensibilidade da PCT foi de 90% (68% a 99%) e a especificidade foi de 78% (75% a 80%)[12]. A sensibilidade e especificidade da PCR com níveis ≥ 20 mg/dL foi de 75% (51 a 91%) e de 75% (72 a 77%), respectivamente. Uma metanálise realizada por Liliana Simon et al. comparou o desempenho da PCT e da PCR na diferenciação entre infecção viral e bacteriana[13]. Foram incluídos pacientes de todas as faixas etárias e a sensibilidade da PCT foi superior (92% *versus* 86%). A especificidade de ambos os marcadores foi semelhante (73% *versus* 70%).

A acurácia de marcadores inflamatórios no diagnóstico de infecção bacteriana aumenta significativamente quando associada a dados clínicos. Vários algoritmos foram desenvolvidos para estratificar o risco de infecção bacteriana invasiva no lactente febril. Alguns desses algoritmos associam aos dados clínicos o valor laboratorial de marcadores inflamatórios. Um exemplo é o *Step-by-Step*, que tem uma sensibilidade de 92% e uma especificidade de 46,9% para o diagnóstico de infecção bacteriana invasiva. Neste algoritmo, os seguintes parâmetros são levados em consideração: estado geral, idade, leucócitos urinários, valores séricos de procalcitonina e proteína C-reativa e contagem absoluta de neutrófilos. O valor de corte utilizado para a PCR é de 20 mg/L e para a PCT é de 0,5 ng/mL[7].

Diagnóstico etiológico no pronto atendimento

No cenário do pronto atendimento, é importante que o exame esteja rapida-

TABELA 1 Acurácia da proteína C-reativa (PCR) *point of care* (POC) no diagnóstico de infecção severa

Valor de corte da PCR	Sensibilidade (95% CI)	Especificidade (95% CI)	Valor preditivo negativo (95% CI)	Valor preditivo positivo (95% CI)
≥ 5 mg/dL	90,8 (86,6 a 94)	33,4 (32 a 34,7)	98,5 (97,7 a 99)	7,1 (6,3 a 8,0)
≥ 20 mg/dL	73,1 (67,2 a 78,4)	63,9 (62,5 a 65,2)	97,7 (97,1 a 98,2)	10,2 (8,9 a 11,7)
≥ 80 mg/dL	35 (29,2 a 41,1)	94,8 (94,1 a 95,4)	96,3 (95,7 a 96,8)	27,3 (22,6 a 32,5)
≥ 200 mg/dL	9,6 (6,3 a 13,9)	99,7 (99,5 a 99,9)	95,2 (94,5 a 95,7)	67,6 (50,2 a 82,0)

* Todos os valores são apresentados em porcentagem com os seus respectivos intervalos de confiança (95% CI).
* PCR: proteína C-reativa.
* dados extraídos do artigo *Point-of-care C reactive protein to identify serious infectious in acutely ill children presenting to hospital: prospective cohort study*, de Jan Y Verbakel et al.

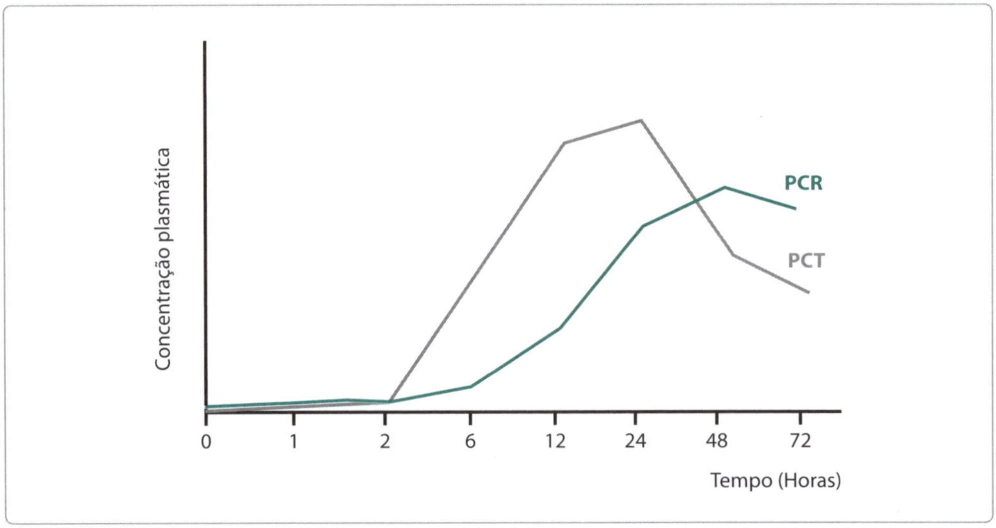

FIGURA 1 Comportamento da concentração plasmática de PCR (proteína C-reativa) e PCT (procalcitonina) ao longo do tempo.

mente disponível para tomada de decisão. Vários testes que visam a identificação rápida do agente etiológico têm sido desenvolvidos, com uso cada vez mais frequente na prática clínica.

Testes rápidos para pesquisa viral têm ganhado bastante espaço nos últimos anos nos departamentos de emergência. Como qualquer exame complementar, é importante conhecer a performance diagnóstica do teste empregado e associá-la a dados clínicos e epidemiológicos. A maior parte desses testes apresenta uma sensibilidade intermediária e uma alta especificidade, ou seja, quando positivos, são capazes de confirmar a presença do agente, mas o resultado negativo não necessariamente afasta a infecção. A pesquisa rápida de influenza A e B, por exemplo, tem sido amplamente utilizada em prontos-socorros. Esse teste é um imunoensaio cromatográfico para a detecção de partículas virais de influenza A e B e seu resultado fica disponível rapidamente (o tempo varia entre 20 minutos e 2 horas, a depender do laboratório). A sua sensibilidade varia de 50 a 70% e a sua especificidade atinge 95%. Outro exame bastante utilizado é o teste molecular RT-PCR (PCR em tempo real) para identificação do vírus SARS-CoV2. A sensibilidade desse teste varia de acordo com a qualidade do material coletado e o tempo de coleta a partir do início dos sintomas. Em pacientes assintomáticos ou em coletas precoces, antes do terceiro dia de sintomas, essa sensibilidade é menor. A especificidade desse exame é bastante alta, chegando a 99%. O resultado do RT-PCR para SARS-COV2 fica disponível de 1 a 3 dias após a coleta, a depender do laboratório e do número de amostras coletadas. Existe também um teste para detecção de antígeno de SARS-CoV2 que utiliza o método imunocromatográfico; sua sensibilidade e especificidade atingem valores de 84,4% e 99%, respectivamente. A grande vantagem desse teste é que o seu resultado fica disponível mais rapidamente (entre 20 minutos e 2 horas). No entanto, a taxa de falso-negativos é maior quando comparada a do RT-PCR.

Embora um resultado positivo para um patógeno viral respiratório diminua a chance de infecção bacteriana, ele não exclui a presença de coinfecção. Um estudo multicêntrico prospectivo mostrou que um resultado positivo para influenza em lactentes febris diminuiu em 81% a chance de infecção bacteriana severa (IBS). No entanto, a incidência de IBS em lactentes com identificação de influenza foi de 2,5%[14]. Outro estudo demonstrou que um resultado positivo para vírus sincicial respiratório (VSR) em lactentes febris diminuiu em 40% a chance de IBS. A incidência de infecção bacteriana severa em paciente com pesquisa viral positiva para VSR foi de 7%[15]. Em ambos os estudos, a principal infecção bacteriana identificada foi infecção do trato urinário e nenhum paciente com teste viral positivo recebeu o diagnóstico de meningite bacteriana.

Outra modalidade de teste para pesquisa de agentes etiológicos que têm ganhado espaço nos últimos tempos são os painéis moleculares (*filmarrays*), que utilizam técnicas de biologia molecular para detectar simultaneamente diversos patógenos. Além disso, esses painéis têm a vantagem de ter um tempo de reação rápido: apenas 1 hora. O número e o tipo de patógenos estudados dependem do sítio de coleta e do kit utilizado. Por exemplo, o *filmarray* respiratório da BioFire® investiga a presença de diversos agentes virais (adenovírus, coronavírus HKU1, NL63,

229E e OC43, SARS-CoV2, metapneumovírus, Rhinovírus/enterovírus, influenza A, A/H1, A/H3, 1/H1-2009 e B, parainfluenza 1, 2, 3 e 4 e vírus sincicial respiratório) e de quatro agentes bacterianos (*Bordetella parapertussis, Bordetella pertussis, Chlamydia pneumoniae, Mycoplasma pneumoniae*). A sensibilidade e a especificidade gerais desse teste são de 97,1% e 99,3%, respectivamente. Existem outros painéis moleculares desenhados para investigar os principais agentes etiológicos associados a outros diagnósticos clínicos, como infecção de corrente sanguínea, infecções gastrintestinais, meningites/encefalites, pneumonia e osteomielite/pioartrite. O *filmarray* para identificação de patógenos gastrintestinais, por exemplo, identifica diferentes agentes bacterianos e virais (*Campylobacter jejuni, coli* e *upsaliensis, Clostridium difficile, Plesiomonas shigelloides, Salmonella, Yersinia enterocolitica, Vibrio cholerae*, diferentes tipos de *E. coli, Shigella*, adenovírus, rotavírus, norovírus, dentre outros), além de parasitas (*Cryptosporidium, Cyclospora cayetanensis, Entamoeba histolytica* e *Giardia lamblia*). É importante frisar que os resultados de todos esses testes devem ser interpretados levando em consideração a sua performance diagnóstica e devem ser somados a dados de história e exame físico.

Avaliação do paciente com suspeita de choque séptico

O paciente séptico deve ter avaliação clínica e laboratorial minuciosa para avaliar comprometimento de órgãos e tecidos. A dosagem de lactato aumentada (essencial para diagnóstico de sepse em adultos) não tem validade diagnóstica em pacientes pediátricos, porém sua evolução está correlacionada a prognóstico nesses quadros.

AVALIAÇÃO DE PACIENTES COM INSUFICIÊNCIA RESPIRATÓRIA AGUDA

Os quadros respiratórios são o principal motivo de procura no pronto atendimento por pacientes da faixa etária pediátrica. Na maior parte dos casos não é necessária a coleta de exames para avaliação do paciente com insuficiência respiratória aguda. A avaliação clínica somada à oximetria de pulso costuma ser suficiente para diagnóstico e definição de conduta. Em alguns casos em que há dúvida quanto à gravidade do caso, é possível recorrer à gasometria arterial para avaliação de PO2 e PCO2. É importante ressaltar que a presença de bolhas de ar na amostra sanguínea na seringa de gasometria causa aumento na concentração de PaO_2 e decréscimo de $PaCO_2$ a partir de dois minutos de contato do sangue com o oxigênio do ar ambiente. Além disso, a amostra coletada em seringa de gasometria permanece estável em temperatura ambiente por até 20 minutos para as dosagens, após esse período, há alterações nos parâmetros avaliados.

AVALIAÇÃO DO PACIENTE DESIDRATADO

Para pacientes com quadro de perdas e desidratação, é importante avaliar o grau de hidratação para determinar a necessidade de avaliação laboratorial. Caso o paciente apresente ingesta muito reduzida ou sonolência, deve-se solicitar teste de glicemia capilar.

Nos casos de desidratação em algum grau, não é necessária a coleta de exames, sendo importante o controle de sintomas e a hidratação por via oral. Nos casos graves ou choque hipovolêmico, é importante a avaliação de distúrbios hidroeletrolíticos, principalmente de sódio e potássio, e de distúrbios ácido-base por meio da avaliação da gasometria venosa. Nesses casos pode ocorrer lesão renal aguda, sendo que a dosagem de ureia reflete bem o grau de desidratação do paciente[16].

CONCLUSÃO

A solicitação de exames no pronto atendimento deve ser reservada para pacientes graves ou aqueles para os quais a clínica e o exame físico não são suficientes para definir diagnóstico e conduta. Além disso, ao interpretar o resultado de exames complementares, é importante conhecer a performance diagnóstica do teste empregado e associá-la a dados clínicos e epidemiológicos.

EXAMES LABORATORIAIS UTILIZADOS NO DIAGNÓSTICO E ACOMPANHAMENTO NO PRONTO-SOCORRO DE PEDIATRIA

Exames	Descrito em:
Creatinina	Capítulo 42: Aspectos laboratoriais em nefrologia
Gasometria	Capítulo 42: Aspectos laboratoriais em nefrologia
Glicemia	Capítulo 42: Aspectos laboratoriais em nefrologia
Hemograma	Capítulo 42: Aspectos laboratoriais em nefrologia
Lactato	Capítulo 17: Hipoglicemia na infância
Liquor	Capítulo 49: Análise do exame de líquido cefalorraquidiano
Potássio	Capítulo 42: Aspectos laboratoriais em nefrologia
Procalcitonina	Capítulo 42: Aspectos laboratoriais em nefrologia
Proteína C Reativa	Capítulo 58: Urgências em neonatologia
Sódio	Capítulo 42: Aspectos laboratoriais em nefrologia
Ureia	Capítulo 42: Aspectos laboratoriais em nefrologia
Urina I	Capítulo 42: Aspectos laboratoriais em nefrologia

BIBLIOGRAFIA RECOMENDADA

1. Malia L, Strumph K, Smith S, Brancato J, Johnson ST, Chicaiza H. Fast and Sensitive: Automated Point-of-Care Urine Dips. Pediatr Emerg Care. 2020 Oct;36(10):486-488. doi: 10.1097/PEC.0000000000001357. PMID: 29189595.
2. Kuppermann N, Dayan PS, Levine DA, et al. A Clinical Prediction Rule to Identify Febrile Infants 60 Days and Younger at Low Risk for Serious Bacterial Infections. JAMA Pediatr. 2019;173(4):342–351. doi:10.1001/jamapediatrics.2018.5501
3. Dyer EM, Waterfiel T, Baynes H. How to use C-reactive protein. Arch Dis Child Educ Pract Ed. 2019 Jun;104(3):150-153. doi: 10.1136/archdischild-2018-315079. Epub 2018 Jul 19.
4. Nijman RG, Moll HA, Vergouwe Y, Rijke YB, Oostenbrink R. C-Reactive Protein Bedside Testing in Febrile Children Lowers Lenght of Stay at Emergency Department. Pediatr Emerg Care 2015 Sep;31(9):633-9. doi: 10.1097/PEC.0000000000000466.
5. Huang CW, Hsien CH, Lin MR, Huang YC. Clinical features of gengivostomatitis due to primary infection of herpes simplex virus in children. BMC Infect Dis. 2020 Oct 20;20(1):782. doi: 10.1186/s12879-020-05509-2.
6. Verbakel JY, et al. Point of Care C reactive protein to identy serious infection in acutely ill children presenting to hospital: prospective cohort study. Arch Dis Child. 2018 May;103(5):420-426. doi: 10.1136/archdischild-2016-312384. Epub 2017 Dec 21.
7. Gomes B, et al. Validation of the "Step-by-Step" Approach in the Management of Young Febrile Infants. Pediatrics. 2016 Aug;138(2):e20154381. doi: 10.1542/peds.2015-4381. Epub 2016 Jul 5.
8. Fontela PS, Lacroix J. Procalcitonin: Is This the Promised Biomarker for Critically Ill Patients? J Pediatr Intensive Care. 2016 Dec;5(4):162-171. doi: 10.1055/s-0036-1583279. Epub 2016 May 9.
9. Van der Kaay DCM, et al. Procalcitonin as a prognostic marker in meningococcal disease. Intensive Care Med. 2002 Nov;28(11):1606-12. doi: 10.1007/s00134-002-1505-1. Epub 2002 Oct 4.
10. Laham JL, et al. Procalcitonin to Predict Bacterial Coinfection in Infants With Acute Bronchiolitis. Pediatr Emerg Care. 2014 Jan;30(1):11-5. doi: 10.1097/PEC.0000000000000026.
11. Henry BM, et al. Procalcitonin as a Serum Biomarker for Differentiation of Bacterial Meningitis From Viral Meningitis in Children: Evidence From a Meta-Analysis. Clin Pediatr (Phila). 2016 Jul;55(8):749-64. doi: 10.1177/0009922815606414. Epub 2015 Sep 15.
12. Maniaci V, et al. Use of Procalcitonin Assays to Predict Serious Bacterial Infection in Young Febrile Infants. Pediatrics. 2008 Oct;122(4):701-10. doi: 10.1542/peds.2007-3503.
13. Lin KH, et al. Serum Procalcitonin and C-Reactive Protein Levels as Markers of Bacterial Infection: A Systematic Review and Meta-analysis. Diagn Microbiol Infect Dis. 2014 Sep;80(1):72-8. doi: 10.1016/j.diagmicrobio.2014.03.029. Epub 2014 May 21.
14. Krief WI, et al. Influenza Virus Infection and the Risk of Serious Bacterial Infection in Young Febrile Infants. Pediatrics. 2009 Jul;124(1):30-9. doi: 10.1542/peds.2008-2915.
15. Levine DA, et al. Risk of Serious Bacterial Infection in Young Febrile Infants With Respiratory Syncytial Virus Infections. Pediatrics. 2004 Jun;113(6):1728-34. doi: 10.1542/peds.113.6.1728.
16. Nager AL, Wang VJ. Comparison of ultrarapid and rapid intravenous hydration in pediatric patients with dehydration. Am J Emerg Med. 2010 Feb;28(2):123-9. doi: 10.1016/j.ajem.2008.09.046. PMID: 20159379.
17. Van Rossum AM, Wulkan RW, Oudesluys-Murphy AM: Procalcitonin as an early marker of infection in neonates and children. Lancet Infect Dis. 2004 Oct;4(10):620-30.

58

Urgências em Neonatologia

Werther Brunow de Carvalho
Alexandre Soriano Fortini

PONTOS-CHAVE DESTE CAPÍTULO

- Os testes laboratoriais mais comuns em neonatologia são: glicemia, hemograma, proteína C reativa, hemocultura, gasometria arterial, tipo sanguíneo, fator Rh, teste de Coombs, bilirrubinas, sódio, potássio, cloro, cálcio, fósforo e magnésio.
- O exame correto, no tempo adequado e com a devida interpretação correta, aliados a um tratamento eficaz, assim como o planejamento dos próximos exames, fazem parte da programação de redução dos testes laboratoriais em neonatologia para todo e qualquer paciente.
- As chaves condutoras fazem parte dos objetivos para diminuir os exames laboratoriais em Unidade de Cuidado Infantil neonatal.
- Os biomarcadores em neonatologia são utilizados na lesão renal aguda (Cistatina-C, NGAL urinária, KIM-1 e IL 18), e em sepse neonatal (Proteína C Reativa, pró-calcitonina, citocinas, quimiocinas, proteína ligadora de polissacáride, subtipo solúvel de CD-14 ou presepsina, angiopoietina 1 e 2, receptor da cinase da tirosina, calprotectina fecal).

INTRODUÇÃO

Uma grande variedade de exames laboratoriais é solicitada e realizada no período neonatal, e boa parte deles são classificados como rotina, já outros como testes de *point of care*. Médicos, enfermeiros e fisioterapeutas precisam ter habilidades relacionadas à interpretação clínica dos resultados desses vários exames, a fim de se obter o melhor cuidado do recém-nascido (RN).

Os locais para coleta de amostras sanguíneas podem ser por meio de punção venosa, arterial ou por coleta na região do calcâneo.

TESTES LABORATORIAIS MAIS COMUNS EM NEONATOLOGIA

Glicemia

Os recém-nascidos necessitam da glicose como fonte primária para o desenvolvimento cerebral e alguns deles possuem risco maior de desenvolver hipoglicemia, tais como:

- Filhos de mãe diabética (excesso de produção de insulina).
- Recém-nascidos pequenos para a idade gestacional (estoque diminuído de glicogênio).
- Recém-nascidos prematuros (estoque diminuído de glicogênio, oferta diminuída e imaturidade da função).
- Outras causas (sepse, asfixia, erros inatos do metabolismo, doenças hepáticas etc.).

A sintomatologia relacionada a hipoglicemia inclui: taquicardia, taquipneia, letargia, tremores, apneia, hipotermia, diminuição do tônus muscular, cianose e convulsões.

Hemograma com contagem diferencial

As indicações para a obtenção do resultado são: sepse, avaliação das possibilidades de plaquetopenia e de anemia. É um dos testes laboratoriais mais solicitados em neonatologia, que apresenta variação de valores de normalidade relacionada à idade gestacional da criança (RN pré-termo ou de termo), assim como em relação aos dias de vida do recém-nascido.

Proteína C reativa

A sua alteração indica uma inflamação aguda, e é um dos primeiros reagentes desta fase que se eleva na presença de sepse. O seu aumento ou persistência indica manutenção da infecção e, geralmente, existe um retorno aos valores normais em 2 a 7 dias após um tratamento adequado. Muito utilizado para monitorar a terapêutica e avaliar o tempo de tratamento com antibióticos.

Hemocultura

Tem como indicação a avaliação de recém-nascidos com sepse, e o volume a ser coletado depende das técnicas existentes no laboratório. A partir da possibilidade da identificação do organismo, também é realizado teste de sensibilidade aos antimicrobianos, para se verificar a efetividade em inibir o crescimento do microrganismo.

Gasometria arterial

Vai indicar a ventilação, através da pressão parcial arterial de CO_2; a oxigenação, mediante a pressão arterial parcial de O_2; a saturação arterial de O_2 e dados metabólicos. Por meio desse teste, é possível identificar quadros de acidose e alcalose metabólica ou respiratória. A amostra da gasometria arterial também é utilizável para a realização de testes com múltiplos parâmetros chamados *point of care*, que reduzem a necessidade de testes no laboratório central e a necessidade de transfusão sanguínea em recém-nascidos de baixíssimo peso.

Tipo sanguíneo, fator Rh e teste de Coombs

É importante a obtenção do tipo de sangue se o recém-nascido e a mãe são Rh positivo ou negativo, pois podem possuir antígenos que desencadeiam anticorpos pelo sistema imunológico. A incompatibilidade de Rh com mãe negativa e feto positivo determina a produção de anticorpos pela mãe, sendo que esses atravessam a barreira placentária e determinam a destruição dos glóbulos vermelhos do feto. Essas crianças apresentam anemia, hiperbilirrubinemia e icterícia ao nascimento. O teste indireto de Coombs é solicitado para a triagem de grávidas e com suspeita de doença hemolítica do recém-nascido (pode haver incompatibilidade de Rh e também ABO). Já o teste direto tem como indicação a possibilidade da presença de anemia hemolítica autoimune.

Dosagem de bilirrubina

Existem duas formas: indireta (não conjugada solúvel em lipídio) e direta (conjugada que é solúvel em água). O organismo pode eliminar a forma conjugada, mas existe a necessidade da conversão da forma indireta no fígado.

Sódio, potássio, cloro, cálcio, fósforo, magnésio

São íons importantes em relação a homeostase orgânica.

O íon sódio ajuda na condução neuromuscular, e mantém a osmolaridade intravascular. Pode ocasionar convulsões, hemorragia do sistema nervoso central e trombose do seio venoso caso esteja alterado.

O íon potássio é responsável pela contração cardíaca e muscular esquelética. Ele é necessário para a manutenção da função celular. Caso esteja alterado pode ocasionar fraqueza, alterações no eletrocardiograma e arritmias.

O íon cloreto também tem um papel na transmissão do impulso nervoso regulando a quantidade de fluidos para dentro e fora das células.

O íon cálcio é necessário para mineralização do osso. Sua concentração sérica diminui no primeiro dia de vida devido a oferta pequena da dieta.

O íon fósforo também é necessário para a mineralização óssea, para a função do eritrócito, geração e estoque de energia. A concentração sérica tem uma variação ampla e depende da ingestão e excreção renal, os níveis são baixos ao nascimento mas aumentam rapidamente logo após.

O íon magnésio é distribuído primariamente nos ossos e músculos. É necessário para a produção de energia, para a função da membrana celular e para a síntese proteica, ocasionando sintomatologia como: irritabilidade, tremores e convulsões. A hipomagnesemia é frequentemente associada com hipocalcemia, necessitando a correção do magnésio para se corrigir a hipocalcemia.

Testes sanguíneos *point of care*

Essa estratégia continua a progredir em termos dos cuidados em pediatria e neonatologia, e a plataforma oferece várias vantagens quando comparada aos testes de origem do laboratório central, dentre as vantagens do *point of care* incluem: melhora da evolução clínica, diminuição do tempo para o diagnóstico, tempo de permanência do paciente, necessidade de menor volume de sangue da amostra e a facilitação da acessibilidade.

Tem-se realizado testes com análise da gasometria arterial, lactato e ionograma, além da glicemia, que ajuda em termos da decisão clínica em recém-nascidos graves. É importante considerar que os resultados e a interpretação dos testes necessitam ser discutidos, inclusive a concordância de análise entre o *point of care* e o dado obtido pelo laboratório central.

A utilidade clínica se expande para vários cenários de cuidados de saúde em pediatria, como: Setor de Emergência e Unidade de Cuidados Intensivos (UCI) para pacientes agudos e monitorização domiciliar, em locais de baixo recurso, em termos de pacientes em situação remota. Alguns benefícios clínicos têm sido observados após a implantação de *point of care*, incluindo custo-efetividade. Como mencionado anteriormente, os dados dos gases sanguíneos são utilizados para verificação da função metabólica global e saúde do recém-nascido, sendo que distúrbios ácido-básicos são comuns em casos graves, e a utilização do *point of care* assegura um resultado rápido, assim como sua interpretação. Outro resultado obtido no *point of care* é a disglicemia, que está associada com evolução adversa incluindo falência orgânica e mortalidade. Devido a sua alta prevalência em UCI Neonatal, e o fato de que os baixos níveis de glicose podem determinar complicações graves (isquemia cerebral, convulsões, alterações neurológicas a longo prazo e mortalidade), existe a necessidade de monitoração estrita da glicemia. Adicionalmente, pode ocorrer também hiperglicemia.

Os níveis dos eletrólitos são vitais para manter a homeostase do organismo e necessários para a função metabólica. Os RN possuem vários fatores agudos e crônicos que podem ocasionar alterações eletrolíticas. Essas condições frequentemente não são detectadas e estão associadas com o aumento do risco de mortalidade, sendo que o *point of care* oferece a vantagem de indicar este cenário nos pacientes em cuidado intensivo, determinando uma interpretação rápida do teste. É importante ressaltar que não existem estudos que avaliam o impacto clínico da dosagem de eletrólitos através do *point of care* em pacientes em Unidades de Cuidados Intensivos Neonatais. Portanto, deve-se aguardar investigações futuras para verificar o seu papel.

O manejo diagnóstico com um direcionamento ajuda a promover uma identificação adequada em tempo correto, utilizando o teste laboratorial para otimizar a evolução do paciente e promover um cuidado de alto valor. Os princípios do diagnóstico direcionado incluem: o teste correto, no tempo certo, com o paciente adequado, interpretação e tratamento corretos. O direcionamento apropriado dos testes diagnósticos pode ajudar na diminuição de testes laboratoriais falsos-positivos, no hiperdiagnóstico e diminuir a utilização excessiva dos cuidados de saúde. Por exemplo: o uso adequado das culturas de bactérias em UCI necessitam uma probabilidade alta para a realização do teste e uma seleção adequada da amostra, sendo que as hemoculturas podem ser obtidas por via venosa periférica, e as culturas de urina devem ser obtidas apenas na presença de sintomas, além de evidência microscópica de piúria.

O PAPEL DO LABORATÓRIO EM RELAÇÃO À SOLICITAÇÃO ADEQUADA DE TESTES LABORATORIAIS

Existe atualmente uma colocação em diversos artigos de uma utilização inadequada de laboratório, sendo que este fato também ocorre em neonatologia, e sem dúvida determinando um impacto nos custos e também em relação à possibilidade de risco. A escolha correta do teste é parte de uma tríade de elementos de valor em relação à informação laboratorial de acordo com a Figura 1.

A maioria dos laboratórios clínicos indicam causas de erros de diagnóstico devido ao uso excessivo, abaixo do necessário ou má utilização dos testes laboratoriais. Todas as estratégias efetivas referem que existe a necessidade do estabelecimento de uma relação próxima entre clínicos e profissionais de laboratórios. Essa interface é fundamental para melhorar a eficácia clínica dos testes laboratoriais e promover ações adequadas.

Programas de avaliação de qualidade devem ser implementados em conjunto, com uma auditoria de tal maneira a dividir os resultados dos indicadores de qualidade com os clínicos, e para demonstrar a sua efetividade.

A retirada de testes que fornecem pouca informação pode determinar um menor custo, e evitar também investigações adicionais a partir de alterações irrelevantes. Por exemplo: apesar da recomendação de se usar a troponina como único marcador diagnóstico de lesão miocárdica, frequentemente observa-se a utilização da mensuração da atividade da isoenzima CK-MB. Existe também a conduta de solicitar pares de testes indicados, inclusive nas folhas de pedido de alguns laboratórios, embora na maioria dos casos não existam razões fisiopatológicas para associação desses exames, promovendo uma redundância de resultados (Tabela 1).

TABELA 1 Os famosos pares de teste na medicina laboratorial

Creatinina e ureia séricas
Velocidade de Hemossedimentação e Proteína C reativa
Aspartato aminotransferase e alanina aminotransferase
Bilirrubina total e conjugada
Amilase e Lipase
Tempo de protrombina e tempo de tromboplastina parcial ativada
T3 e T4 livre
Ferritina e saturação da transferrina

Fonte: adaptada de Ferraro S. et al, 2016.

É frequente a solicitação das duas aminotransferases, aspartato e alanina aminotransferase, em conjunto quando existe suspeita de lesão hepatocelular, embora se saiba que somente a segunda, de modo

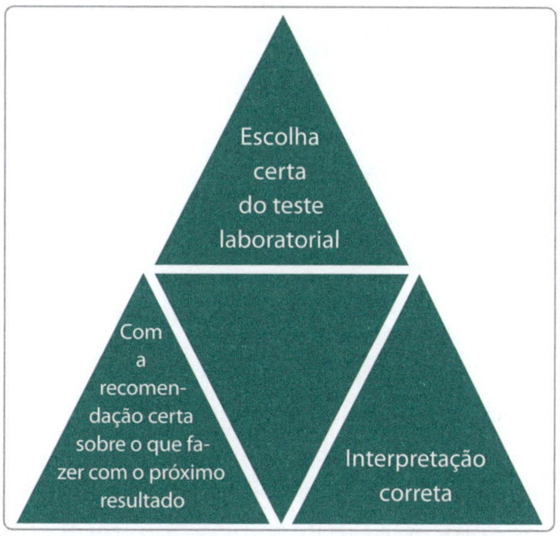
Escolha certa do teste laboratorial
Com a recomendação certa sobre o que fazer com o próximo resultado
Interpretação correta

FIGURA 1 Tríade de elementos de valor na informação laboratorial.
Fonte: adaptado de Ferraro S, et al., 2016.

isolado, possa ser suficiente, mais específica e com atividade mais longa do que a aspartato. A rotina de se solicitar os dois exames em conjunto tem uma indicação muito limitada. Uma pesquisa recente indica que a combinação que fornece a melhor informação para se excluir doença hepática pode ser obtida pela alanina aminotransferase com a fosfatase alcalina.

Outra mensuração consolidada dentro da rotina é a da bilirrubina conjugada. Entretanto, uma pesquisa recente indicou a detecção de amostra com concentrações normais, utilizando-se o índice de bilirrubina, evitando-se a solicitação do exame em aproximadamente 40% no cenário clínico da pesquisa.

Recentemente, foi publicada uma iniciativa de estudiosos dos EUA para diminuir o número de exames laboratoriais com a implementação de um projeto de melhoria da qualidade. Após a equipe explorar o escopo do problema e identificar medidas, além da execução de um PDSA, foi desenvolvido um diagrama chave para direcionamento do objetivo, que era a realização de testes necessários. A seguir será delineada a figura com o diagrama para obtenção do objetivo de redução de testes laboratoriais em UCI Neonatal (Figura 2).

UTILIZAÇÃO DE BIOMARCADORES EM NEONATOLOGIA

De acordo com o Instituto Nacional de Saúde Americano, um biomarcador é um parâmetro característico que pode ser medido e avaliado objetivamente como indicador de processos biológicos, fisiológicos, processos patogênicos ou respostas farmacológicas em relação a uma terapêutica. Outras organizações o definem como "alguma substância, estrutura ou processo" que pode ser mensurado no corpo, ou seus produtos, suas influências ou predição da incidência da evolução ou da doença. Antes da sua utilização na prática clínica, é mandatórios a avaliação da sua acurácia e impacto na evolução clínica.

A utilização de biomarcadores tem se tornado uma rotina clínica em várias áreas da medicina, incluindo a neonatologia. Frequentemente eles fornecem informações importantes em relação ao processo diagnóstico do recém-nascido, e medidas séricas de biomarcadores específicos em relação ao tempo podem ser obtidas atualmente, por exemplo: avaliação da resposta a um tratamento específico. Esse recurso nunca deve ser utilizado de maneira isolada, mas sempre avaliado em conjunto com informação clínica de beira leito. O sucesso da identificação desses parâmetros em várias doenças pode ter múltiplas aplicações clínicas potenciais, tanto em relação à pesquisa quanto à avaliação clínica.

Lesão renal aguda no recém-nascido

A presença de lesão renal aguda é devida em parte à maturação incompleta do órgão, e também à exposição do recém-nascido a fatores de risco como: asfixia perinatal, sepse, cirurgia cardíaca, prematuridade e nefrotoxicidade. Entretanto, os métodos empregados atualmente não são considerados ótimos e também não aceitos de uma maneira ampla por todas as UCI's Neonatais. Apresentam-se alguns biomarcadores de lesão renal aguda, tais como: Cistatina-C, NGAL (neutrófilo gelatinase associados a lipocaína) urinária,

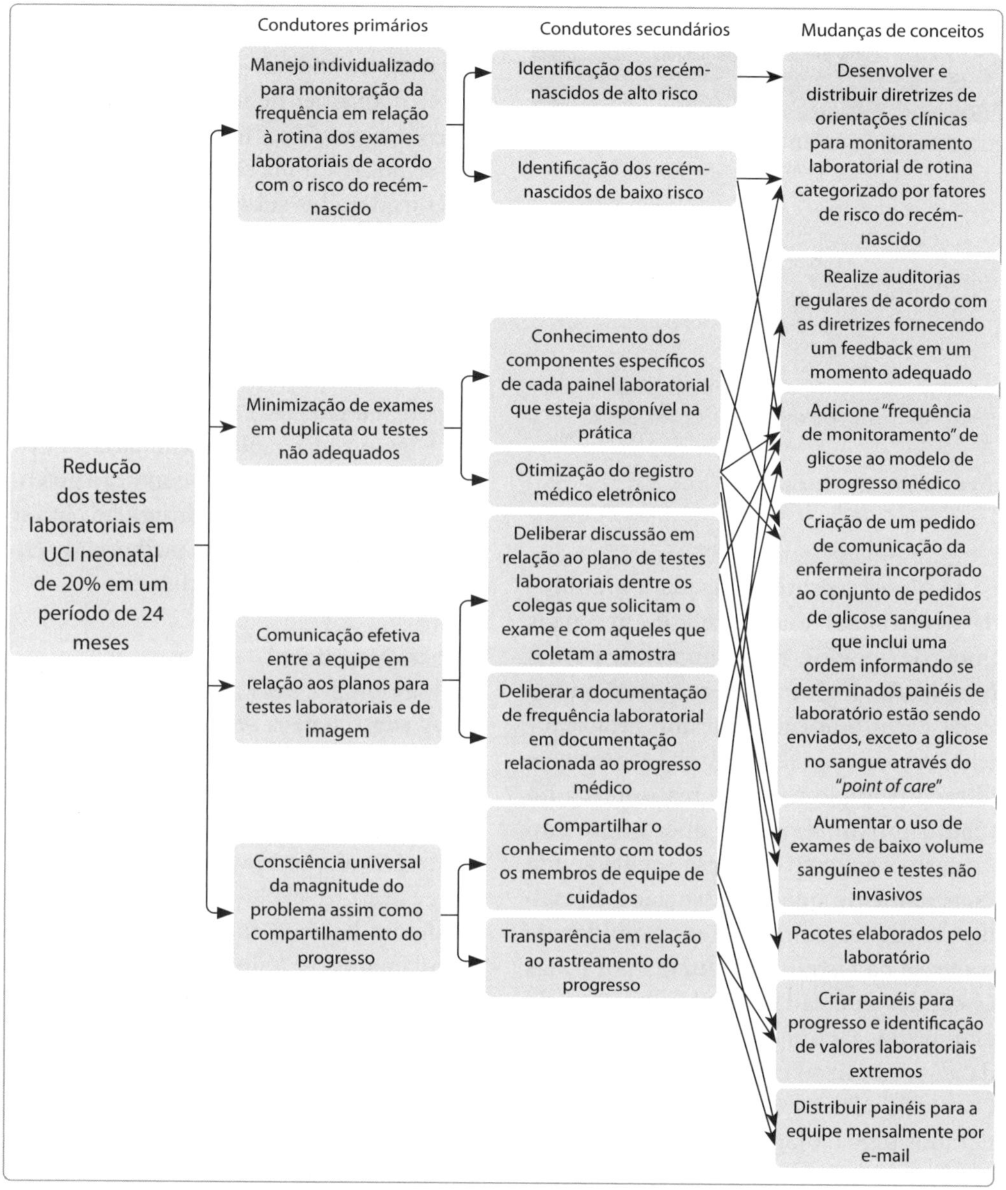

FIGURA 2 Diagrama com as chaves condutoras utilizadas para atingir o objetivo de diminuir os exames laboratoriais em UCI neonatal.
Fonte: Adaptado de Klunk CJ, et al., 2021.

KIM-1 e IL18, com uma perspectiva promissora para avaliar a gravidade e recuperação dos recém-nascidos com agressão renal. Associado a esses fatos, nota-se que os clínicos estão com uma atenção maior em relação ao uso de medicações nefrotóxicas na prática diária. Os marcadores urinários que apresentam um maior potencial para serem incorporados na rotina clínica estão colocados na Tabela 2.

TABELA 2 Biomarcadores de lesão renal aguda

Biomarcador Urinário	Área renal de lesão	Valores normais
Cistatina-C	Túbulo proximal	1.64 - 2.59 mg/L
NGAL	Alça ascendente e túbulo proximal	2 - 15, mg/L
$TIMP_2$/ $IGFBP_7$	Túbulo proximal e distal	>0,03 (mg/mL)[2]

$IGFBP^7$: proteína[7] com ligação no fator de crescimento insulina *like*; NGAL: neutrófilo gelatinase associados à lipocaína; $TIMP^2$: inibidor tecidual de metaloproteinases – 2.
Fonte: Adaptado de Kavanaugh KJ, et al., 2021.

O NGAL (proteína ligada a grânulos de neutrófilos) está presente em vários tipos de tecidos com inúmeros papéis funcionais, incluindo a resposta imune inata e a promoção da proliferação epitelial em caso de lesão. A NGAL sérica é filtrada pelo glomérulo e reabsorvida no túbulo proximal, sendo que o aumento urinário é sugestivo de lesão renal aguda especialmente quando associada à lesão tubular. A Cistatina-C é um inibidor de protease da cisteína produzida por todas as células nucleadas, sendo filtrada pelo glomérulo e completamente reabsorvida e catabolizada no túbulo proximal. Os níveis séricos e urinários são considerados para o diagnóstico de lesão renal aguda e quando se apresentam aumentados são indicativos de alterações na taxa de filtração glomerular e lesão tubular, respectivamente.

Um artigo indica as diretrizes-chave relacionadas à lesão renal aguda e ao uso de biomarcadores. O primeiro caso é comum de ocorrer em recém-nascidos, sendo necessário um índice de suspeita elevada, especialmente naqueles com múltiplos fatores de risco como prematuridade, sepse e nefrotoxicidade.

- As definições de lesão renal aguda do recém-nascido, no momento, baseiam-se na creatinina sérica/débito urinário considerados subótimos, por não estimar de maneira correta a verdadeira incidência de lesão renal aguda.
- Os biomarcadores séricos e urinários correlacionam-se fortemente com a lesão induzida por hipoxia, isquemia e com a lesão renal aguda.
- A lesão renal aguda secundária às medicações nefrotóxicas é condição potencialmente evitável, e a prontidão para se diminuir este risco está melhorando entre os neonatologistas clínicos.

Sepse Neonatal

A sepse tem o seu início a partir da evolução abrupta de uma infecção, sendo baseada por mediação através de citocina com participação do sistema imune, inflamatório e alteração da homeostase da coagulação. A evolução da sepse depende de um balanço entre fatores pró e anti-inflamatórios (citocinas e mediadores secundários) que irão influenciar a evolução da doença. Um dos maiores problemas nos recém-nascidos é o diagnóstico da sepse cujo reconhecimento precoce é difícil e o quadro frequentemente evolui na ausência de hemoculturas positivas. Os sinais e sintomas são frequentemente não específicos, podendo se confundir frequentemente com outros diagnósticos presentes no período neonatal. Na última década houve progresso em relação à pesquisa de novos testes microbiológicos moleculares e marcadores bioquímicos. Existem poucos biomarcadores para sepse neonatal com valor de "*cut-off*" definidos, que deem condições para distinguir entre recém-nascidos infectados e não infectados no estágio precoce da doença. Na UCI Neonatal dois testes são os mais comumente utilizados (PCR e Procalcitonina) como marcadores para o manejo da sepse. A PCR é muito específica, mas não é um biomarcador muito sensível à infecção bacteriana. Medidas seriadas da PCR são clinicamente úteis para monitorar a resposta ao tratamento em infecções neonatais, determinar a extensão da antibioticoterapia e avaliar possíveis complicações. A procalcitonina tem valores de "cut-off" e depende da idade gestacional, idade pós-natal, das condições e cenários clínicos. Entre 48 a 72 horas de vida, a procalcitonina deve ser interpretada com cautela pela variação de seus valores ao soro amiloide. A procalcitonina ou SAA é uma proteína da fase aguda como resposta a processos inflamatórios, tanto infecciosos como não infecciosos, a concentração de SAA no soro elevando-se dentro de pouco tempo (6 a 8 horas) e tem o valor prognóstico melhor durante as primeiras 24 horas após o início da sepse. Nos últimos anos apareceram um grande número de pesquisas utilizando citocinas e quimiocinas como testes laboratoriais na sepse neonatal, sendo que as concentrações delas variam de acordo com a evolução da inflamação sistêmica e sepse. A interleucina-6 é uma das citocinas mais investigadas que tem uma sensibilidade elevada, mas a utilidade clínica dela é diminuída por sua meia-vida muito curta, determinando uma diminuição rápida da sensibilidade após o início da terapêutica. Duas outras proteínas da fase aguda (ligadora de polissacáride e um subtipo solúvel de CD-14 – presepsina) tem apresentado várias limitações em alguns estudos clínicos. A mensuração rotineira desses dois marcadores representa um desafio na pesquisa para o diagnóstico precoce, classificação da gravidade e predição de complicações e óbitos em recém-nascidos com sepse. Existem também biomarcadores que refletem as condições das células endoteliais: angiopoietina 1 e 2, além do receptor da cinase da tirosina. Com bases no estado atual de conhecimento, a angiopoietina 1 pode predizer a evolução e o tempo para admissão na UCI neonatal, enquanto a angiopoietina 2 pode ser utilizada para monitoração dos recém-nascidos com sepse.

Outro marcador, a calprotectina fecal, pode ser utilizado na enterite necrosante. Elevada nos recém-nascidos durante o processo agudo, ela apresenta uma diminuição de acordo com a resolução da doença, demonstrando uma relação de concordância razoável na patologia com diminuição associada à resposta positiva da terapêutica.

Um artigo de Mussap M, et al., 2012 sintetiza alguns pontos práticos relacionados à importância dos biomarcadores em neonatologia:

- A proteína C reativa é muito específica, mas não muito sensível para infecção bacteriana e na evolução da sepse tem uma correlação ruim com as alterações de seu nível sérico.
- A procalcitonina aumenta com 4 horas a partir do início da cascata imune inata, atingindo um pico com 6 a 8 horas, mas apresenta intervalos de referência dinâmicos e variações em relação ao "*cut-off*".
- São interessantes como biomarcadores na sepse neonatal: o subtipo solúvel CD14-presepsina, a proteína ligadora de lipopolissacarídeo, angiotensina 1 e 2, fator ativador de plaqueta, e a calprotectina.

- A metabolômica pode ser utilizada como "padrão-ouro" para a validação clínica de novos biomarcadores.

Existe ainda um caminho a percorrer para o entendimento desses parâmetros conhecidos e dos novos, assim como o papel da metabolômica como ferramenta diagnóstica de acordo com o reconhecimento de metabólitos existentes dos fluidos biológicos, pois a metabolômica tem um grande potencial de translação da pesquisa para obtenção de benefícios clínicos reais.

CONCLUSÃO

Existem vários testes laboratoriais que fazem parte da avaliação dos recém-nascidos graves na Unidade de Cuidados Intensivos Neonatal. Os testes *point of care* são, também, uma ferramenta da medicina laboratorial em neonatologia.

A maioria dos laboratórios clínicos indicam causas de erros de diagnóstico devido ao uso excessivo, abaixo do necessário ou mau uso dos testes laboratoriais. A interface de trabalho clínico e laboratorial é fundamental para melhorar a eficácia clínica dos exames e promover ações adequadas. Existem esforços em várias unidades do mundo, incluindo o Brasil, para diminuir o número de testes laboratoriais com a implementação de projetos de melhoria da qualidade dos mesmos.

A utilização de biomarcadores em neonatologia tem se tornado uma rotina clínica. Esses parâmetros frequentemente fornecem informações importantes do processo diagnóstico do recém-nascido, e medidas séricas de biomarcadores específicos em relação ao tempo de evolução clínica podem ser obtidas atualmente (por ex.: avaliação da resposta a um tratamento específico).

Há ainda um caminho a percorrer para o conhecimento de biomarcadores existentes e, também, dos novos biomarcadores, assim como o papel da metabolômica como ferramenta diagnóstica.

EXAMES LABORATORIAIS UTILIZADOS NO DIAGNÓSTICO E SEGUIMENTO DE URGÊNCIAS EM NEONATOLOGIA

Bilirrubinas	
Sinonímias	Bilirrubinemia
Tipo de amostra	Soro, sangue coletado 0,5 mL em microcoletor.
Preparo do paciente	Não se realiza jejum no RN sob assistência intensiva. Paciente ambulatorial, realizar três horas de jejum.
Interferentes	Na dosagem de bilirrubina direta ocorre interferência na presença de hemólise leve em concentrações de hemoglobina acima de 0,025 g/dL. Na dosagem de bilirrubina total ocorre interferência na presença de hemólise intensa em amostra de recém-nascidos em concentrações de hemoglobina acima de 1,0 g/dL. Nas dosagens de bilirrubinas ocorrem interferências na presença de lipemia intensa.
Informações úteis	Somente a bilirrubina conjugada está presente na urina, podendo corresponder a concentração aumentada no sangue.
Método	Colorimétrico.
Valor de referência (vide notas do autor)	Bilirrubina total RN a termo 24 horas: 2,0 a 6,0 mg/dL 1 a 2 dias: 6,0 a 7,0 mg/dL 3 a 5 dias: 4,0 a 12,0 mg/dL Bilirrubina direta RN termo Inferior a 0,30 mg/dL Bilirrubina indireta RN a termo 0,1 a 0,6 mg/dL Bilirrubina total RN pré-termo 24 horas: 1,0 a 6,0 mg/dL 1 a 2 dias: 10,0 a 6,0 a 8,0 mg/dL 3 a 5 dias: 10,0 a 15,0 mg/dL

Calprotectina	
Sinonímias	Não há sinonímias.
Tipo de amostra	Fezes colhidas em coletor.
Preparo do paciente	Não é necessário preparo para a coleta.
Interferentes	Fezes coletadas a partir de fraldas.
Informações úteis	A quantidade de calprotectina presente nas fezes correlaciona-se diretamente ao número de neutrófilos presente na mucosa gastrointestinal, e é utilizada como um marcador inflamatório intestinal.
Método	Imunoenzimático (ELISA).
Valor de referência (vide notas do autor)	< 50,0 mcg/g (concentração fisiológica) 50,0 a 120 mcg/g (limítrofe) > 120 mcg/g (concentração patológica)

Cálcio iônico	
Sinonímias	Cálcio ionizado, Cálcio livre, Cálcio difusível, Ca^{++}
Tipo de amostra	Sangue heparinizado (dosagem em analisadores de gases sanguíneos com eletrólitos ou aparelhos *point of care*) ou soro. Sangue coletado 0,5 mL em seringa heparinizada.
Preparo do paciente	Não é necessário preparo para a coleta.
Interferentes	Após reposição dietética ou suplementação há formação de complexos entre o cálcio e as proteínas devido à alcalose metabólica fisiológica, ocorrendo temporariamente redução na concentração de cálcio iônico. A presença de bolhas de ar na seringa de gasometria pode reduzir a concentração de cálcio ionizado devido à alcalinização da amostra exposta ao ar ambiente. Amostra hemolisada pode subestimar o resultado de cálcio ionizado.
Informações úteis	A função fisiológica da musculatura esquelética, miocárdica, condução neural e secreção hormonal dependem da concentração de cálcio iônico. No paciente em estado grave e no neonato a hipocalcemia é a alteração mais comumente observada. A concentração de cálcio ionizado no sangue, na condição de hipoalbuminemia, corresponderá melhor ao status deste elemento fisiologicamente ativo. As mudanças no equilíbrio ácido-base são determinantes na ligação de cálcio à albumina, podendo promover alterações instantâneas na concentração do cálcio iônico.
Método	Eletrodo seletivo de íon cálcio iônico.
Valor de referência (vide notas do autor)	Cálcio no sangue heparinizado ou soro no recém-nascido menor ou igual a 13 dias: não estabelecido Cálcio no sangue heparinizado ou soro entre 14 dias a menor que 1 ano: 5,21-5,99 mg/dL Cálcio no sangue heparinizado ou soro entre 1 ano a menor que 2 anos: 5,04-5,84 mg/dL Cálcio no sangue heparinizado ou soro entre 2 anos a menor que 3 anos: 4,87-5,67 mg/dL Cálcio no sangue heparinizado ou soro entre 3 anos a menor que 24 anos: 4,83-5,52 mg/dL

Cistatina-C	
Sinonímias	Não há sinonímias.
Tipo de amostra	Urina, 2,0 mL em coletor urinário.
Preparo do paciente	Não é necessário preparo para a coleta.
Interferentes	Urina com presença excessiva de hemácias ou hemólise.
Informações úteis	Estudos preliminares sugerem não ocorrer alterações nos níveis de Cistatina-C decorrentes de massa corpórea, dieta, medicamentos e condições inflamatórias ou infecciosas.
Método	Imunonefelometria.
Valor de referência (vide notas do autor)	1,64 a 2,59 mg/L

Cloro	
Sinonímias	Cloremia, Cloreto, Cl
Tipo de amostra	Sangue heparinizado (dosagem em analisadores de gases sanguíneos com eletrólitos ou aparelhos *point of care*) ou soro. Sangue coletado 0,5 mL em seringa heparinizada.
Preparo do paciente	Não é necessário preparo para a coleta.

(continua)

Cloro *(continuação)*	
Interferentes	Após uma refeição ocorre o descenso na cloremia decorrente da produção de suco gástrico.
Informações úteis	A concentração de cloro contribui na homeostase de líquidos corpóreos e na manutenção do equilíbrio entre ácidos e bases orgânicas.
Método	Eletrodo seletivo de íon cloro.
Valor de referência (vide notas do autor)	Cloro no sangue heparinizado ou soro, recém-nascido: 98 a 113 mEq/L Cloro no sangue heparinizado ou soro, maior de 30 dias: 98 a 107 mEq/L Cloro no sangue de cordão umbilical, heparinizado: 96 a 104 mEq/L

Fósforo	
Sinonímias	Fosfato, Fosfatemia, P
Tipo de amostra	Soro, sangue coletado 0,5 mL em microcoletor.
Preparo do paciente	Não se realiza jejum no RN sob assistência intensiva. Paciente ambulatorial, realizar três horas de jejum.
Interferentes	Após reposição dietética ou suplementação ocorre alteração nas concentrações de fosfato.
Informações úteis	Há variação circadiana na concentração de fosfato, recomendando-se a coleta da amostra no período matutino, pois no período vespertino e noturno os níveis são maiores.
Método	Molibdato ultravioleta.
Valor de referência (vide notas do autor)	RN a termo A partir do nascimento a 9 dias: 4,5 a 9 mg/dL De 10 dias a 2 anos: 4 a 6,5 mg/dL RN pré-termo conforme a idade gestacional 23 a 27 semanas: 4,9 a 8,2 mg/dL 28 a 31 semanas: 4,3 a 8,2 mg/dL 32 a 34 semanas: 4,6 a 7,8 mg/dL 35 a 36 semanas: 4,2 a 8,0 mg/dL > 36 semanas: 4,3 a 7,1 mg/dL

Gasometria	
Sinonímias	Gases sanguíneos, eletrólitos, bicarbonato, lactato, hemoglobina, hematócrito.
Tipo de amostra	Sangue heparinizado (dosagem em analisadores de gases sanguíneos com eletrólitos ou aparelhos *point of care*). Sangue coletado 0,5 mL em seringa heparinizada. Se solicitado o parâmetro creatinina, é necessário a coleta de 1,0 mL de sangue.
Preparo do paciente	Não é necessário preparo para a coleta.

(continua)

Gasometria *(continuação)*	
Interferentes	A presença de bolhas de ar na amostra sanguínea na seringa de gasometria causa aumento na concentração de PaO_2 e decréscimo de $PaCO_2$ a partir de dois minutos de contato do sangue com o oxigênio do ar ambiente. Amostra coagulada, em qualquer proporção. A hemólise causa liberação de potássio a partir dos eritrócitos, causando hipercalemia falsa. Amostra coletada com mistura de sangue arterial e venoso. Volume insuficiente de sangue coletado causa diluição da amostra. A amostra coletada em seringa de gasometria permanece estável em temperatura ambiente até 20 minutos para as dosagens, após esse período há alterações nos parâmetros avaliados A amostra mantida sob refrigeração entre 2 °C a 8 °C permanece estável para as dosagens, após esse período há alterações nos parâmetros avaliados. Transportada para o laboratório por meio de sistema pneumático, a amostra tende a aumentar a formação de bolhas de ar em seu interior.
Informações úteis	A partir da história clínica, exame físico e as determinações das concentrações de potássio, pH, pCO^2 e a concentração de bicarbonato em amostra arterial é possível avaliar a função pulmonar, renal e a condição metabólica, determinando a condição do equilíbrio hidroeletrolítico e ácido-básico. Os eletrólitos auxiliam na manutenção do balanço hídrico e contribuem na estabilização do equilíbrio ácido-base do organismo. A elevação da concentração de lactato relacionada à acidose láctica é observada nas primeiras 24 horas, revertendo-se ao equilíbrio ácido-básico normal posteriormente. Entretanto, a permanência elevada de ácido láctico é comumente associada à hipoxemia tecidual, como nas condições de choque, hipovolemia e insuficiência ventricular esquerda. As alterações metabólicas, também relacionadas à acidose láctica, são decorrentes de patologias (diabetes, neoplasias, hepatopatias), intoxicações por medicamentos ou toxinas (etanol, metanol, salicilatos), ou ainda de uma das patologias genéticas relacionadas aos erros inatos do metabolismo. A concentração elevada de metahemoglobina pode ser consequência de alterações congênitas da hemoglobina.
Método	Eletrodos íon seletivo.
Valor de referência (vide notas do autor)	Eletrólitos: **Sangue capilar ou arterial:** pH, recém-nascido: 7,33 a 7,49 pH, primeiro dia: 7,25 a 7,43 pH, segundo ao trigésimo dia: 7,32 a 7,43 pH, um mês: 7,34 a 7,43 pH, dois meses a um ano: 7,34 a 7,46 pH, igual ou maior de dois anos: masculino: 7,35 a 7,45 / feminino: 7,36 a 7,44 **Sangue venoso** pH, todas as idades: 7,32 a 7,42 pO^2, nascimento a um ano, sangue capilar, arterial, venoso, respectivamente: 60 a 70 mmHg, 65 a 76 mmHg, 25 a 40 mmHg pO2, igual ou maior de dois anos, sangue capilar, arterial, venoso, respectivamente: 80 a 90 mmHg, 88 a 105 mmHg, 40 a 47 mmHg Saturação de oxigênio, sangue capilar: 85 a 100%

(continua)

Gasometria *(continuação)*	
Valor de referência (vide notas do autor)	**Sangue capilar ou arterial** pCO2, nascimento a um mês: 27 a 40 mmHg pCO2, dois meses a um ano: 26 a 41 mmHg pCO2, igual ou maior de dois anos: masculino 36 a 46 mmHg / feminino 33 a 43 mmHg **Sangue venoso** pCO^2, todas as idades: 40 a 50 mmHg Carboxihemoglobina: menor de 1,5% da concentração de hemoglobina total Metahemoglobina: menor de 2,0% da concentração de hemoglobina total Bicarbonato, sangue arterial: 21 a 28 mmol/L Bicarbonato, sangue venoso: 23 a 27 mmol/L Lactato, sangue arterial ou venoso: 3,6 a 30,6 mg/dL Lactato, artéria umbilical, sangue heparinizado (recém-nascido): 14,4 a 49,6 mg/dL Lactato, veia umbilical, sangue heparinizado (recém-nascido): 10,8 a 45,5 mg/dL Creatinina, sangue arterial ou venoso: 0,12 a 1,06 mg/dL Hemoglobina, recém-nascido: 15,0 a 22,0 g/dL Hemoglobina, de 30 a 60 dias: 10,5 a 14,0 g/dL Hemoglobina, de 2 meses a 6 meses: 9,5 a 13,5 g/dL Hemoglobina, de 7 meses a 2 anos: 10,5 a 14,0 g/dL Hemoglobina, artéria umbilical: 11,6 a 18,8 g/dL Hemoglobina, veia umbilical: 11,3 a 19,0 g/dL Hematócrito, artéria umbilical: 34 a 56% Hematócrito, veia umbilical: 33 a 57%

Glicose	
Sinonímias	Glicemia
Tipo de amostra	Soro ou plasma. Sangue coletado: 0,5 mL, em microcoletor.
Preparo do paciente	Para RN internado colhe-se em membro o qual não se esteja sendo infundido a reposição glicêmica. Não é realizado jejum devido a baixa reserva de glicogênio no RN. Jejum de 3 horas para RN assistido ambulatoriamente.
Interferentes	Ocorre interferência na dosagem em decorrência de hemólise, icterícia e lipemia intensas.
Informações úteis	A concentração de glicose é baixa em recém-nascidos devido a pequena reserva de glicogênio no fígado e no músculo esquelético.
Método	Fotométrico ultravioleta, hexoquinase.
Valor de referência (vide notas do autor)	Pré-termo: 20 a 60 mg/dL Termo menor de 1 dia: 40 a 60 mg/dL Termo maior de 1 dia: 50 a 90 mg/dL

Hemograma	
Sinonímias	Hematimetria, Contagem hematológica, Eritrograma e Leucograma, Hemograma completo com contagem diferencial, HMG.
Tipo de amostra	Sangue venoso, 0,5 mL, coletado em microcoletor contendo EDTA.

(continua)

Hemograma *(continuação)*				
Preparo do paciente	Não se realiza jejum em RN devido à necessidade de reposição de substratos essenciais à homeostase orgânica. Jejum de 3 horas para RN assistido ambulatorialmente.			
Interferentes	A presença de coágulo e hemólise na amostra coletada.			
Informações úteis	Exame indicado para estudo das anemias, processos infecciosos e inflamatórios.			
Método	Automatizado. Quando necessário realiza-se coloração do esfregaço sanguíneo para estudo quantitativo e morfológico das células.			
Valor de referência (vide notas do autor)	**Eritrograma (RN a termo)**			
		0 a 6 dias	**7 a 23 dias**	**24 a 29 dias**
	Eritrócitos (milhões / mm^3)	4,1 a 6,1	4,1 a 6,1	3,7 a 4,9
	Hemoglobina (g/dL)	15,3 a 21,0	14,2 a 17,2	12,2 a 16,0
	Hematócrito (%)	40 a 55	47 a 57	38 a 52
	VCM (fL)	104 a 130	95 a 117	93 a 115
	HCM (pg)	33 a 41	29 a 35	29 a 35
	CHCM (g/dL)	34 a 38	28 a 33	28 a 34
	RDW-CV (%)	9,5 a 15,5	9,5 a 15,5	9,5 a 15,5
	RDW-SD (fL)	34 a 48	34 a 48	34 a 48
	Leucograma (RN a termo)			
	Dias	**0 a 1 dia**	**2 a 7 dias**	**8 a 30 dias**
	Leucócitos (mil / mm^3)	9 a 38	5 a 30	5 a 21
	Leucócitos (%)	0 a 7 dias	8 a 29 dias	
	Mieloblastos	0	0	
	Promielócitos	0	0	
	Mielócitos	0	0	
	Metamielócitos	0	0	
	Neutrófilos	61 a 68	35 a 45	
	Bastonetes*	9,1 a 10,2	4,5 a 6,8	
	Segmentados	52 a 58	30 a 39	
	* No RN a termo os bastonetes podem totalizar até 10 a 15% dos leucócitos.			
	Plaquetograma (RN a termo)			
	Plaquetas (mil/mm^3)	150 a 400		
	VPM (fL)	6,5 a 12,5		
	Fração de plaquetas imaturas, IPF (%)	0,9 a 11,2		

Inibidor tecidual da metaloproteinase 2/Proteína 7 ligada ao fator de crescimento insulina *like*	
Sinonímias	TIMP2/IGFBP7
Tipo de amostra	Urina, 2,0 mL em coletor urinário.
Preparo do paciente	Não é necessário preparo para a coleta.
Interferentes	Hemólise excessiva presente na amostra.
Informações úteis	O resultado da relação TIMP2/IGFBP7 urinária pode predizer precocemente a disfunção renal aguda em neonatos.
Método	Ensaio de imunofluorescência.
Valor de referência (vide notas do autor)	> 0,03 mg/mL

Interleucina 6	
Sinonímias	Não há sinonímias.
Tipo de amostra	Soro, sangue coletado, 0,5 mL em microcoletor.
Preparo do paciente	Não é necessário preparo para a coleta. Se o paciente estiver em uso de complementos vitamínicos contendo biotina, será necessário a suspensão três dias antes.
Interferentes	Presença de biotina na amostra de soro.
Informações úteis	A interleucina 6 é uma citocina pró-inflamatória produzida por uma variedade de células, entre as quais os macrófagos, células endoteliais e linfócitos T, atuando como fator homeostático celular. Quando há processo infeccioso grave, septicemia, inflamação, resposta autoimunitária, há elevação relevante dos níveis de interleucina 6.
Método	Eletroquimioluminescência.
Valor de referência (vide notas do autor)	Até 07 mg/mL

Magnésio	
Sinonímias	Magnesemia, Mg
Tipo de amostra	Soro, sangue coletado 0,5 mL em microcoletor.
Preparo do paciente	Não se realiza jejum no RN sob assistência intensiva. Paciente ambulatorial, realizar três horas de jejum.
Interferentes	Amostra hemolisada.
Informações úteis	A deficiência de magnésio detectada pela magnesemia diminuída pode estar associada à concentração sérica de cálcio normal ou reduzida. A concentração de potássio diminuída também pode acompanhar a hipomagnesemia.
Método	Método colorimétrico de ponto de viragem (azul de xilidilo).
Valor de referência (vide notas do autor)	RN a termo 1,26 a 2,1 mEq/L

Neutrófilo gelatinase associados à lipocaína	
Sinonímias	NGAL
Tipo de amostra	Urina, 2,0 mL em coletor urinário.
Preparo do paciente	Não é necessário preparo para a coleta.
Interferentes	Urina com presença excessiva de hemácias ou hemólise.
Informações úteis	A NGAL é uma proteína funcional na atividade antimicrobiana, participa no metabolismo do ferro, no processo inflamatório e atua como fator regulador do crescimento epitelial. Em resposta à lesão tubular renal por isquemia, ocorre aumento da quantidade de NGAL no sangue e urina como agente reparador ao dano tubular renal.

(continua)

Neutrófilo gelatinase associados à lipocaína *(continuação)*	
Método	Imunoenzimático (ELISA).
Valor de referência (vide notas do autor)	2,0 a 15,0 mg/mL

Potássio	
Sinonímias	Calemia, K
Tipo de amostra	Sangue heparinizado (dosagem em analisadores de gases sanguíneos com eletrólitos ou aparelhos *point of care*) ou soro. Sangue coletado 0,5 mL em seringa heparinizada.
Preparo do paciente	Não é necessário preparo para a coleta.
Interferentes	Erro na sequência de coleta dos tubos à vácuo para a amostra de soro: colher um tubo que contenha anticoagulante com potássio anteriormente à coleta de um tubo sem anticoagulante. Isso resulta na contaminação com potássio, por meio da agulha, na segunda amostra. Na amostra hemolisada há liberação de potássio no espécime.
Informações úteis	Avaliação do equilíbrio hidroeletrolítico e ácido-básico. Utilizado no diagnóstico diferencial de hipocalemias.
Método	Eletrodo seletivo de íon potássio.
Valor de referência (vide notas do autor)	Potássio no sangue heparinizado ou soro: 3,5 a 5,0 mEq/L Potássio no sangue de cordão umbilical, heparinizado: 3,5 a 6,3 mEq/L

Procalcitonina	
Sinonímias	PCT
Tipo de amostra	Soro, sangue coletado, 0,5 mL em microcoletor.
Preparo do paciente	Não é necessário preparo para a coleta.
Interferentes	A amostra intensamente hemolisada ou ictérica interfere na metodologia, imunofluorescência automatizada, para a quantificação da procalcitonina.
Informações úteis	A procalcitonina produzida pelas células C da tireoide é um peptídeo precursor do hormônio tireoidiano calcitonina. Na vigência de processo inflamatório severo, sépsis, choque séptico, meningite há alteração no sistema de conversão de procalcitonina em calcitonina, sendo secretada grande quantidade de procalcitonina por vários tecidos orgânicos com nível inalterado de calcitonina. Outros estímulos inflamatórios intensos podem elevar a concentração sérica da procalcitonina como: cirurgia, trauma, queimaduras, pancreatite, choque cardiogênico. O pico de concentração após a estimulação inflamatória é atingido entre 12 e 24 horas, sendo correlato que os maiores níveis de concentração à severidade da doença e a queda constante após as primeiras 24 horas sugere resposta favorável à resolução patológica. Em paciente neutropênico a secreção de procalcitonina encontra-se inalterada, sendo a resposta ao estímulo infeccioso e inflamatório similar ao paciente com a contagem e a função fisiológica dos neutrófilos preservadas.

(continua)

Procalcitonina *(continuação)*	
Método	Imunofluorescência homogênea automatizada.
Valor de referência (vide notas do autor)	Recém-nascido após o parto: menor a 2,0 ng/mL Recém-nascido entre 18 a 30 horas após o parto: menor ou igual a 20,0 ng/mL Recém-nascido após 72 horas e infância: menor ou igual a 0,15 mg/mL

Proteína C reativa	
Sinonímias	PCR
Tipo de amostra	Soro, sangue coletado, 0,5 mL em microcoletor.
Preparo do paciente	Não é necessário preparo para a coleta.
Interferentes	A hemólise presente na amostra coletada interfere na metodologia, imunoturbidimetria, para a quantificação da Proteína C reativa.
Informações úteis	A Proteína C reativa é produzida principalmente pelo fígado. Ela é liberada rapidamente à circulação sanguínea após uma reação inflamatória tecidual no organismo, decorrente de doença infecciosa, processo inflamatório agudo por trauma ou doença autoimune. Na fase aguda de patologia crônica é denominada como proteína de reação ou fase aguda.
Método	Imunoturbidimetria.
Valor de referência (vide notas do autor)	< 1,0 mg/mL

Sistema ABO, Rh (D)	
Sinonímias	Tipagem sanguínea, grupo sanguíneo, ABO Rh, grupo ABO, fator Rh.
Tipo de amostra	Sangue coletado em tubo com EDTA, 0,5 mL em microcoletor. Pesquisa de anticorpos irregulares acrescenta-se um tubo sem anticoagulante, sangue coletado da mãe.
Preparo do paciente	Não é necessário preparo para a coleta.
Interferentes	A amostra com hemólise intensa, turbidez, presença de coágulo.
Informações úteis	Há indicação de tipagem sanguínea quando há sinais de icterícia no recém-nascido. A tipagem sanguínea da mãe deve ser realizada obrigatoriamente por meio de duas provas, pois cada teste é utilizado para confirmar o outro e não deve ocorrer discrepância entre os resultados. a) prova direta ou globular: reação de soros contendo anticorpos anti-A, anti-B e anti-AB em contato com os glóbulos vermelhos da mãe, para identificar a presença ou não dos antígenos A e B, definindo os grupos sanguíneos como A, B, AB ou O; b) prova reversa, sérica: reação do soro da mãe com os glóbulos vermelhos conhecidos contendo A1, B, permitindo reconhecer a presença ou não de anticorpos contra os antígenos A1 e B. A prova reversa para classificação do grupo ABO em recém-nascidos não é realizada pois os anticorpos naturais ainda não são produzidos nesse período, então se aplica somente a prova direta.

(continua)

Sistema ABO, Rh (D) *(continuação)*	
Informações úteis	A doença hemolítica do recém-nascido relacionada à incompatibilidade do sistema ABO geralmente está relacionada à mãe do grupo O e o recém-nascido do grupo A ou B, encontrada em aproximadamente 15% das gestações, sendo que nem todos os recém-nascidos desenvolvem hiperbilirrubinemia significativa. O quadro diagnóstico pode ser suspeito quando há incompatibilidade entre os resultados do grupo ABO, acompanhado por teste da antiglobulina direto positivo e no esfregaço de sangue periférico há microesferócitos da amostra do recém-nascido.
Método	Reação de aglutinação de hemácias.
Valor de referência (vide notas do autor)	Resultado negativo: sem aglutinação Resultado positivo: presença de aglutinação Sistema ABO: grupo O, grupo A, grupo B, grupo AB Fator Rh (antígeno D): Rh positivo, Rh negativo, Rh positivo com baixa expressão (necessária a confirmação por método molecular).

Sódio	
Sinonímias	Natremia, Na
Tipo de amostra	Sangue heparinizado (dosagem em analisadores de gases sanguíneos com eletrólitos ou aparelhos *point of care*) ou soro. Sangue coletado 0,5 mL em seringa heparinizada.
Preparo do paciente	Não é necessário preparo para a coleta.
Interferentes	A coleta insuficiente de sangue em seringa heparinizada líquida condiciona a diluição da amostra pediátrica, podendo ocasionar relato falso de hiponatremia crítica.
Informações úteis	A dosagem de sódio auxilia na avaliação e monitorização do equilíbrio acidobásico e hidroeletrolítico. A determinação do sódio ajuda na detecção e acompanhamento terapêutico nos casos de desidratação ou edema. A natremia pode ser utilizada na avaliação e seguimento de condição crônica ou aguda acometendo o sistema nervoso central, pulmonar, cardíaco, renal, tireoidiano e das glândulas adrenais. A concentração de sódio contribui no controle do paciente em uso de diuréticos.
Método	Eletrodo seletivo de íon sódio.
Valor de referência (vide notas do autor)	Sódio no sangue heparinizado ou soro: 135 a 145 mEq/L Sódio no sangue de cordão umbilical, heparinizado: 128 a 151 mEq/L

Teste de Coombs	
Sinonímias	Teste da antiglobulina direto (TAD), Teste direto de antiglobulina, Coombs direto.
Tipo de amostra	Sangue coletado em tubo com EDTA. Coleta de sangue do cordão umbilical ou do calcanhar do recém-nascido, 0,5 mL em microcoletor.
Preparo do paciente	Não é necessário preparo para a coleta.
Interferentes	A amostra com hemólise intensa, turbidez, presença de coágulo.

(continua)

Teste de Coombs *(continuação)*	
Informações úteis	A alteração imunológica por meio da produção de anticorpos maternos contra as hemácias do recém-nascido é a principal causa de hemólise encontrada no RN. Essa condição ocorre quando há um antígeno presente nos glóbulos vermelhos previamente não reconhecido pelo sistema imunológico materno. Consequentemente, poderá ocorrer produção de anticorpos maternos direcionados aos antígenos das hemácias do RN, sendo detectado por meio do teste da antiglobulina direto no sangue do neonato. Quando ocorre um teste da antiglobulina direto positivo deve-se prosseguir a investigação para a identificação de anticorpos ligados aos glóbulos vermelhos do RN. Utiliza-se o procedimento de eluição para a remoção de anticorpos ligados à membrana da hemácia. Pode-se utilizar o procedimento de suspensão das hemácias em solução de glicina em meio ácido para a separação dos anticorpos ligados às hemácias. Posteriormente, a solução é centrifugada separando-se as hemácias e o sobrenadante ou eluato livre de hemácias é testado para a identificação de anticorpos específicos.
Método	Reação de aglutinação de hemácias.
Valor de referência (vide notas do autor)	Resultado negativo (não há presença de anticorpos maternos direcionados aos antígenos das hemácias do recém-nascido). Resultado positivo (presença de anticorpos maternos direcionados aos antígenos das hemácias do recém-nascido).

Notas do autor: os valores de referência apresentados para cada parâmetro laboratorial são específicos para o método descrito no texto. Os valores de referência podem apresentar variações conforme a metodologia e o conjunto reagente utilizado na análise e devem ser consultados por meio do laudo do exame.

BIBLIOGRAFIA RECOMENDADA

1. Abitbol CL, Seeherunvong W, Galarza MG, Katsoufis C, Francoeur D, Defreitas M, et al. Neonatal kidney size and function in preterm infants: what is a true estimate of glomerular filtration rate? J Pediatr. 2014 May;164(5):1026-1031.e2.
2. Biomarkers Definitions Working Group. Biomarkers and surrogate endpoints: preferred definitions and conceptual framework. Clin Pharmacol Ther. 2001 Mar;69(3):89-95.
3. Campeotto F, Butel MJ, Kalach N, Derrieux S, Aubert-Jacquin C, Barbot L, Francoual C, Dupont C, Kapel N. High faecal calprotectin concentrations in newborn infants. Arch Dis Child Fetal Neonatal Ed. 2004 Jul;89(4):F353-5.
4. Chiesa C, Natale F, Pascone R, Osborn JF, Pacifico L, Bonci E, De Curtis M. C reactive protein and procalcitonin: reference intervals for preterm and term newborns during the early neonatal period. Clin Chim Acta. 2011 May 12;412(11-12):1053-9.
5. Fagerberg UL, Lööf L, Merzoug RD, Hansson LO, Finkel Y. Fecal calprotectin levels in healthy children studied with an improved assay. J Pediatr Gastroenterol Nutr. 2003 Oct;37(4):468-72.
6. Ferraro S, Braga F, Panteghini M. Laboratory medicine in the new healthcare environment. Clin Chem Lab Med. 2016 Apr;54(4):523.
7. Gregory´s Pediatric Anesthesia. 5th Edition. Edited by: George A. Gregory, Dean B. Andropoulos, 2012.
8. Hospital das Clínicas da Faculdade de Medicina da Universidade de São Paulo (HC-FMUSP). Divisão de Laboratório Central. [internet] [acesso em 2002 ago. 25]. Disponível em: https://patologiaclinica.hc.fm.usp.br/.
9. Higgins C. Reference intervals (2): some practical considerations 2019. [internet] [acesso em 2022 ago 25]. Disponível em: https://acutecaretesting.org/en/articles/reference-intervals-2--some-practical--considerations.
10. Jon F. Watchko JF. Neonatal Indirect Hyperbilirubinemia and Kernicterus. In Editor(s): Gleason CA, Juul SE, Avery's Diseases of the Newborn (Tenth Edition), Elsevier: 2018. Pages 1198-1218.
11. Kavanaugh KJ, Jetton JG, Kent AL. Neonatal Acute Kidney Injury: Understanding of the Impact on the Smallest Patients. Crit Care Clin. 2021 Apr;37(2):349-363.
12. Klunk CJ, Barrett RE, Peterec SM, Blythe E, Brockett R, Kenney M, Natusch A, Thursland C, Gallagher PG, Pando R, Bizzarro MJ. An Initiative to Decrease Laboratory Testing in a NICU. Pediatrics. 2021 Jul;148(1):e2020000570.

13. Lilford RJ, Bentham LM, Armstrong MJ, Neuberger J, Girling AJ. What is the best strategy for investigating abnormal liver function tests in primary care? Implications from a prospective study. BMJ Open. 2013 Jun 20;3(6):e003099.
14. Ministério da Saúde. Secretaria de Atenção à Saúde. Departamento de Atenção Hospitalar e de Urgência. Imuno-hematologia laboratorial / Ministério da Saúde, Secretaria de Atenção à Saúde, Departamento de Atenção Hospitalar e de Urgência. – Brasília : Ministério da Saúde, 2014. 60p.
15. Mayo Clinic Laboratories. Test Catalog. [internet] [acesso em 2022 ago 25]. Disponível em: https://www.mayocliniclabs.com/test-catalog.
16. Mussap M, Noto A, Cibecchini F, Fanos V. The importance of biomarkersm in neonatology. Semin Fetal Neonatal Med. 2013 Feb;18(1):56-64.
17. Pasqualetti S, Szoke D, Panteghini M, Measurement of icteric index (II) as front-line test for the identification of blood samples with abnormal totatl bilirubin (TB) concentrations, Biochim. Clin. 2015;39(2015) 270-274.
18. Pepe MS, Feng Z, Janes H, Bossuyt PM, Potter JD. Pivotal evaluation of the accuracy of a biomarker used for classification or prediction: standards for study design. J Natl Cancer Inst. 2008 Oct 15;100(20):1432-8.
19. Pizzini C, Mussap M, Plebani M, Fanos V. C-reactive protein and serum amyloid A protein in neonatal infections. Scand J Infect Dis. 2000;32(3):229-35.
20. Saeidi B, Koralkar R, Griffin RL, Halloran B, Ambalavanan N, Askenazi DJ. Impact of gestational age, sex, and postnatal age on urine biomarkers in premature neonates. Pediatr Nephrol. 2015 Nov;30(11):2037-44.
21. Solberg HE. Establishment and use of reference values (Chapter 16). In: Burtis CA, Ashwood E, Bruns D. Tietz textbook of clinical chemistry and molecular diagnostics. 4th ed. Philadelphia: WB Saunders, 2005.
22. Sweetman DU. Neonatal acute kidney injury - Severity and recovery prediction and the role of serum and urinary biomarkers. Early Hum Dev. 2017 Feb;105:57-61.
23. Uciechowski P, Dempke WCM. Interleukin-6: A Masterplayer in the Cytokine Network. Oncology. 2020;98(3):131-137.
24. van Rossum AM, Wulkan RW, Oudesluys-Murphy AM. Procalcitonin as an early marker of infection in neonates and children. Lancet Infect Dis. 2004 Oct;4(10):620-30.
25. Wilson S, Bohn MK, Adeli K. POCT: An Inherently Ideal Tool in Pediatric Laboratory Medicine. EJIFCC. 2021 Jun 29;32(2):145-157.

CONTEÚDO COMPLEMENTAR

Utilize o QR code abaixo para acessar as questões comentadas do capítulo (senha: **medicinalaboratorial**).

Seção XV

Sistema digestório

Coordenador: Ricardo Katsuya Toma

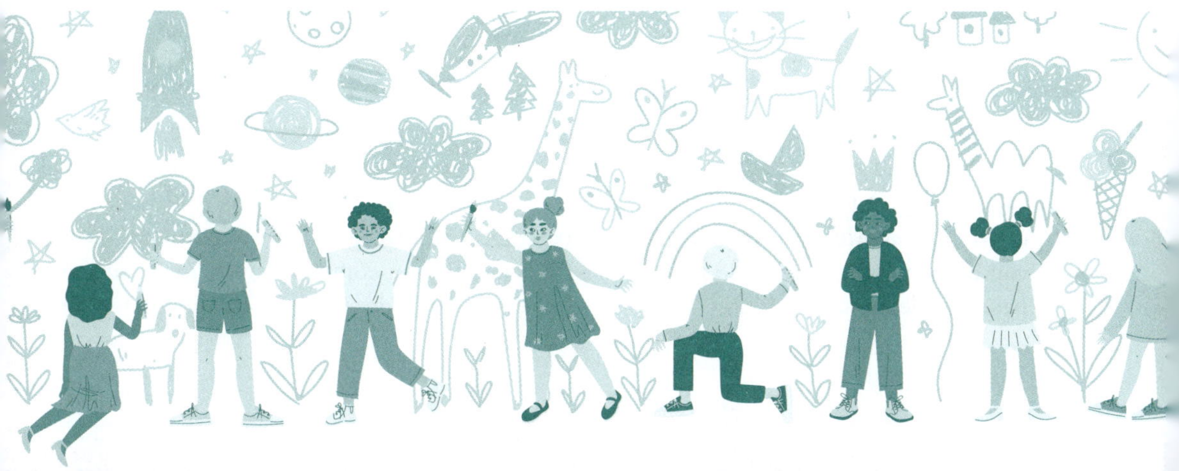

59

Avaliação da inflamação do trato gastrointestinal

Livia Lindoso
Mariana Deboni Bibas
Jane Oba
Alvaro Pulchinelli Jr

PONTOS-CHAVE DESTE CAPÍTULO

- A calprotectina fecal (CF) ajuda na diferenciação diagnóstica entre causas orgânicas e funcionais. Em pacientes com doença inflamatória intestinal (DII) é útil na suspeita diagnóstica e monitoramento, devendo ser dosada a cada 3-6 meses ou a depender da demanda clínica. A CF pode identificar pacientes em remissão clínica, com inflamação subclínica ou com alto risco de recidiva clínica em curto prazo (valores < 100 mcg/g sugerem remissão da mucosa e histológica).
- A alfa-1-antitripsina fecal (A1AT) é um marcador de aumento de permeabilidade da mucosa intestinal e de perda concomitante de albumina. Dosagem de A1AT aumentada sugere o diagnóstico de enteropatia perdedora de proteína.
- A lactoferrina fecal, assim como a calprotectina fecal, ajuda a diferenciar etiologias orgânicas das funcionais em pacientes com quadro de diarreia.

INTRODUÇÃO

A inflamação é um processo caracterizado pela ativação de células imunes inatas e adaptativas para proteger o hospedeiro contra uma ampla gama de ameaças potenciais. Contudo, quando há desregulação do processo inflamatório, pode transformar-se em condição prejudicial, fazendo parte da fisiopatologia de muitas doenças.

O diagnóstico de quadros inflamatórios no trato gastrointestinal é baseado na avaliação clínica minuciosa combinado a achados de exames laboratoriais: proteína C reativa (PCR), velocidade de hemossedimentação (VHS) e marcadores fecais de inflamação (calprotectina fecal, alfa-1-antitripsina fecal e lactoferrina fecal), endoscópicos, radiológicos e histológicos. Até o momento, os biomarcadores com boa sensibilidade sugerem a presença de atividade inflamatória, porém com pouca especificidade para as diferentes etiologias que a causaram.

A história clínica detalhada é fundamental para esse diagnóstico e para o direcionamento de possíveis diagnósticos diferenciais, devendo-se incluir: início dos sintomas, viagens recentes, uso de medicações (antibióticos e anti-inflamatórios), intolerâncias alimentares, frequência e consistência das fezes, urgência fecal, sintomas noturnos, sangramento retal, dor abdominal, febre e perda ponderal.

No exame físico, é importante avaliar o estado geral, o estado nutricional (peso, altura e índice de massa corporal), pressão arterial, temperatura, dor à palpação ou distensão ou massa abdominal. É imprescindível avaliar a região perianal quanto à presença de fissuras, fístulas, plicomas ou ulcerações, e presença de edema.

Com relação aos achados laboratoriais, os marcadores fecais são considerados grupo heterogêneo de substâncias biológicas formadas pela mucosa intestinal inflamada, ou células/substâncias que permeiam a mucosa entrando no lúmen intestinal, os quais podem ser mensurados nas fezes. Os marcadores fecais de inflamação, diferentemente dos marcadores sanguíneos, são específicos do trato gastrointestinal. Neste capítulo serão abordados três marcadores fecais: calprotectina fecal, alfa-1-antitripsina fecal e lactoferrina.

EPIDEMIOLOGIA

A inflamação do trato gastrointestinal pode ter diversas etiologias como: infecciosas, neoplásicas, medicamentosa, alergia alimentar, imunomediadas, dentre outras. As causas mais frequentes de inflamação do trato gastrointestinal em pediatria são: infecciosas, alérgicas e doença inflamatória intestinal (DII). Nos últimos anos, a faixa etária pediátrica foi a que mais cresceu em número de diagnósticos. Com relação às causas infecciosas, *Shigella* spp é a causa mais comum de disenteria bacteriana, contribuindo com até 15% da mortalidade atribuível à doença diarreica no mundo. No Brasil, em 2005, as diarreias infecciosas corresponderam a 4,1% dos óbitos em crianças. Considerando as causas alérgicas, estima-se que a prevalência de proctocolite alérgica varie entre 0,16%, em crianças saudáveis, e 64%, em pacientes com sangue nas fezes.

FISIOLOGIA DA HOMEOSTASE INTESTINAL

O trato gastrointestinal (GI) é um órgão único habitado por uma variedade de microrganismos comensais, ao mesmo tempo em que é exposto à alta carga de antígenos alimentares. O trato GI tem função digestiva e de absorção de nutrientes e, ao mesmo tempo, exerce um complexo papel na manutenção da homeostase imunológica. O trato GI precisa tolerar alimentos, bactérias comensais e autoantígenos, além de reagir contra microrganismos nocivos, induzindo a resposta imune. O trato GI é composto por uma barreira mucosa e um sistema imunológico, constituído por uma grande população de células imunes e tecido linfoide associado ao intestino (GALT). Qualquer desequilíbrio de algum desses componentes pode levar a um processo inflamatório.

DIAGNÓSTICO, DIAGNÓSTICO DIFERENCIAL E INVESTIGAÇÃO LABORATORIAL DA INFLAMAÇÃO INTESTINAL

Calprotectina fecal

A calprotectina é uma proteína de 36 kDa da família de proteínas S100, representa cerca de 60% da proteína citosólica em neutrófilos ativados. A calprotectina tem propriedades antimicrobianas devido a sua capacidade em quelar e sequestrar íons metálicos de patógenos e atua na resposta imunitária inata. A calprotectina é encontrada em vários fluidos corporais, incluindo as fezes, visto que, nelas, a concentração é de cerca de seis vezes a do plasma. A calprotectina fecal (CF) é considerada biomarcador não invasivo para atividade inflamatória gastrointestinal. Vários fatores influenciam os níveis de CF, como medicação, microbiota, dieta, sexo, variação diária, métodos e kits comerciais, principalmente a idade do paciente. A principal utilidade clínica da CF é na suspeita diagnóstica e no monitoramento da doença inflamatória intestinal (DII).

Os testes de CF são realizados em amostras de 50 a 100 mg de fezes. Como a CF é uniformemente distribuída nas fezes, a homogeneização da amostra não é considerada necessária. Alguns autores sugerem que a coleta seja feita pela manhã, mas não há evidência científica de que exista um melhor horário. Uma vez coletada, a amostra pode ficar em temperatura ambiente por 3 dias, e até 7 dias quando refrigerada, antes de ser processada. A primeira etapa do processo analítico do CF é a extração da proteína. Os ensaios comerciais existentes utilizam técnica imunoquímica com policlonal ou anticorpos monoclonais que têm como alvo vários epítopos da calprotectina. Como a variabilidade dos valores é significativamente diferente entre os testes, a *European Society for Paediatric Gastroenterology, Hepatology and Nutrition (ESPGHAN)* recomenda que se utilize o mesmo método de extração das fezes, e o mesmo *kit* de teste para diagnóstico e acompanhamento. A concentração de CF é expressa em μg/g de fezes. Em crianças que utilizam fraldas, a concentração de CF em fezes coletadas pode ser artificialmente elevada devido à absorção de água pela fralda. Os níveis de CF também são afetados pela lavagem intestinal, e pela presença de sangue em amostras (por exemplo, hemorroidas, fissuras anais ou menstruação). Não há nenhuma recomendação de dieta específica para coleta de CF. Os anti-inflamatórios não esteroidais, aspirina e inibidores de bomba de próton influenciam os valores de CF, e devem ser suspensos três semanas antes da coleta (Tabela 1).

TABELA 1 Fatores associados à calprotectina fecal elevada

Infecciosos
Diarreia infecciosa (viral, bacteriana, parasitária)
Gastrite por *Helicobacter pylori*
Neoplásicos
Linfoma intestinal
Câncer colorretal
Câncer de intestino
Pólipos colônicos/gástricos
Relacionados a drogas
Anti-inflamatórios não esteroides (AINEs)
Inibidores da bomba de próton
Alérgico
Alergia alimentar (não tratada)
Relacionado à idade
Idade jovem (< 5 anos)

(continua)

TABELA 1 Fatores associados à calprotectina fecal elevada *(continuação)*

Inflamatórios
Doença inflamatória intestinal
Enteropatia autoimune
Diverticulite
Gastroenterite eosinofílica
Colite microscópica
Doença celíaca (não tratada)
Úlcera péptica
Doença do refluxo gastroesofágico
Cirrose
Fibrose cística
Pólipo juvenil
Supercrescimento bacteriano em intestino delgado
Pancreatite
Bolsite
Doença enxerto *versus* hospedeiro
Transplante intestinal
Enteropatia perdedora de proteínas

Fonte: adaptado de Ricciuto A, Griffiths AM. Clinical value of fecal calprotectin. Crit. Rev Clin Lab Sci. 2019 Aug;56(5):307-320.

A concentração de CF em crianças maiores de 4 anos e adultos saudáveis é de até 50 μg/g. Cuidado ao usar um nível de corte inferior a 50 mcg/g (como recomendado em adultos) para crianças maiores de 4 anos de idade, visto que valores de referência nessa faixa etária não foram estabelecidos de forma irrefutável. Não é sugerido uso exclusivo da CF como marcador inflamatório em crianças menores de 4 anos de idade, devido a sua ampla variabilidade nos valores detectados em crianças nessa faixa etária (Tabela 2). Durante a triagem de pacientes pediátricos para doença GI, é preciso sempre dar igual ênfase ao contexto clínico e aos valores absolutos de CF.

TABELA 2 Concentrações fecais de calprotectina em crianças saudáveis

Faixa etária	Calprotectina [μg/g] (valor mínimo-máximo)
3–18 dias	235 (172–2880)
6 semanas	269 (31–2100)
3 meses	264 (48–2130)
6 meses	79 (9–405)
1 ano	67 (15–900)
2 anos	64 (6–407)
5 anos	49 (6–176)
4 a 18 anos	46

Resultados expressos em mediana (mínimo-máximo)
Adaptado de: Ricciuto A, Griffiths AM. Clinical value of fecal calprotectin. Crit Rev Clin Lab Sci. 2019 Aug;56(5):307-320.

Calprotectina na doença inflamatória intestinal

Em crianças/adolescentes com suspeita de DII, a CF possui alta sensibilidade, porém baixa especificidade. Nessas crianças/adolescentes com suspeita de DII, valor de CF ≥ 100 μg/g e achados clínicos sugestivos sugerem possibilidade diagnóstica, sendo necessária confirmação com exames invasivos.

Além do seu papel no diagnóstico, vários estudos têm mostrado a importância da CF no acompanhamento de pacientes com DII. De acordo com ESPGHAN, a periodicidade sugerida em relação à dosagem da CF em pacientes com DII em fase de seguimento deve ser a cada seis meses, mesmo em remissão, a menos que o quadro clínico indique recaída, onde uma investigação anterior pode ser indicada. Durante o acompanhamento da "cura de mucosa" e após ressecção cirúrgica, valores de calprotectina acima de 250 μg/g podem significar atividade da doença, sendo necessária a realização de uma endoscopia, valores entre 100 µg/g e 250 µg/g entram na zona de incerteza e valores menores que 100 µg/g sugerem que não há atividade inflamatória, não sendo necessário repetir a endoscopia. Alguns estudos em adultos mostraram que a calprotectina pode ser útil quando se opta por escalonar ou interromper a terapia com biológicos. O *ESPGHAN guideline* recomenda rastrear bolsite e inflamação na anastomose, após a colectomia, por meio da dosagem CF.

Em pacientes com proctite isolada, os níveis de CF podem estar dentro da faixa normal. Não há evidência para utilizar CF em pacientes com DII limitada ao trato GI alto para diagnóstico ou acompanhamento. O grau de elevação na concentração de CF não deve ser usado para diferenciar: o diagnóstico de DII de outras causas de inflamação, ou retocolite ulcerativa e doença de Crohn, ou verificar a extensão da doença ou prognóstico da DII (Figura 1)

TABELA 3 Calprotectina fecal nos diferentes diagnósticos clínicos em pediatria

Diagnóstico	Valores	Observações
DII	> 250 mcg/g	
Cólica infantil		Sem evidência para o diagnóstico
SII	< 250 mcg/g	Diferencia das DII
Constipação		Sem evidência para o diagnóstico
Alergia a proteína do leite de vaca		Sem evidência para o diagnóstico ou segmento
Doença celíaca		Não recomendada para o diagnóstico ou segmento por ter ampla variabilidade
Fibrose cística		Sem evidência para o diagnóstico
Pólipo intestinal		Sem evidência para o diagnóstico
Púrpura de Henoch-Schönlein (Vasculite por IgA)		Para identificar se há acometimento intestinal da doença
Síndrome do intestino curto		Mais elevada, mas não tem evidência para o diagnóstico
Apendicite		Sem evidência para o diagnóstico
Diarreia infecciosa		Sem evidência para o diagnóstico
Helicobacter pylori		Sem evidência para o diagnóstico
Enterocolite necrosante		Mais elevada, mas não tem evidência para o diagnóstico
Supercrescimento bacteriano		Sem evidência para o diagnóstico
Obesidade		Sem evidência para o diagnóstico
Desnutrição grave		Sem evidência para o diagnóstico
Autismo		Sem evidência para o diagnóstico

DII: Doença inflamatória intestinal; SII: síndrome do intestino irritável.

	Screening para DII em pacientes sem diagnóstico de DII	Monitoramento da recuperação da mucosa e recorrência no pós-operatório em pacientes com DII	Monitoramento para recaída de pacientes com DII
Zona 1	>100	>250	>250
Zona 2	50-100	100-250	100-250
Zona 3	<50	<100	<100

Zona 1 uma possível DII com atividade endoscópica, devendo-se tomar ações adicionais, incluindo endoscopia.

Zona 2 significado incerto. Considere repetir a calprotectina fecal.

Zona 3 DII ou atividade endoscópica improváveis. Nenhuma ação específica recomendada.

DII: doença inflamatória intestinal

FIGURA 1 Algoritmo diagnóstico para suspeita de doença inflamatória intestinal usando Calprotectina fecal. (μg/g)
Adaptada de: Ricciuto A, Griffiths AM. Clinical value of fecal calprotectin. Crit Rev Clin Lab Sci. 2019 Aug;56(5):307-320.

A Tabela 3 descreve o uso da calprotectina como ferramenta diagnóstica em diversas condições que acometem o trato gastrointestinal e a faixa etária pediátrica.

Isto posto, a calprotectina é um heterocomplexo proteico ligador de cálcio e zinco, presente em abundância nos neutrófilos. Por sua alta resistência à degradação e à sua estabilidade nas fezes, vem sendo utilizada como marcador não específico de inflamação intestinal.

Assim, a calprotectina se apresenta elevada em adultos e crianças com doença inflamatória intestinal (DII), podendo ser usada tanto para triagem, na diferenciação entre síndrome do intestino irritável e a DII, para indicação de colonoscopia, quanto no acompanhamento do tratamento, já que ela aumenta quando a doença está ativa e diminui na medida em que se mantém sob controle.

Apesar de os níveis de calprotectina estarem elevados em variados quadros de infecção intestinal em adultos e crianças, a concentração desse heterocomplexo é mais baixa nas DII.

Se solicitado para triagem para doença inflamatória intestinal (DII), sugere-se a investigação com colonoscopia. Se solicitado para acompanhamento de atividade de DII, é possível indicar doença ativa, sabendo-se, no entanto, que a alteração da calprotectina pode preceder a lesão macroscópica da mucosa.

Alfa-1-antitripsina fecal

A alfa-1-antitripsina (A1AT) é uma glicoproteína sintetizada pelo fígado, responsável por 80% da fração sérica de alfa-1-globulina. A A1AT é o principal inibidor da elastase leucocitária e de outras serinas proteases.

A presença de alfa-1-antitripsina nas fezes é uma pista diagnóstica importante, porque normalmente não é absorvida ou secretada pelo intestino. Essa proteína não é degradada pelas enzimas digestivas quando extravasa para o lúmen intestinal, sendo um bom marcador de aumento da permeabilidade intestinal. A A1AT tem um peso molecular (54.000 daltons) similar ao da albumina (67.000 daltons); a excreção de A1AT nas fezes pode servir como medida de vazamento ou exsudação de albumina no lúmen intestinal. Pode ser medido o *clearance* de A1AT em 24 horas ou apenas uma dosagem de amostra fecal de A1AT. Como os ambientes ácidos degradam a A1AT, esse método é considerado válido apenas para perda de proteína entérica distal ao piloro e não é indicado em pacientes com síndromes de hiperacidez. O *clearance* de A1AT elevado nas fezes está associado à enteropatia perdedora de proteína. O valor de normalidade do *clearance* alfa-1-antitripsina é menor que 24 ml/24 h. Em pacientes com diarreia, considera-se alterado quando estiver acima de 56 ml/24 horas. Quando o *clearance* de alfa-1--antitripsina está acima dos níveis normais, o diagnóstico de enteropatia perdedora de proteína pode ser feito. No entanto, a detecção de alfa-1-antitripsina não mostra o local da perda de proteína no intestino.

Amostras de fezes com contaminação de urina não invalidam o resultado. Os níveis de alfa-1-antitripsina nas fezes mostram pouca variação com amostragem repetida, permitindo o uso de amostras obtidas aleatoriamente, em vez de uma coleta de fezes cronometrada. Além disso, a alfa-1-antitripsina fecal é estável à temperatura ambiente e não degrada, permitindo transporte e armazenamento convenientes de amostras para análise. A dosagem de A1AT é contraindicada em pacientes antes da primeira semana de vida, porque o mecônio contém grandes quantidades de alfa-1-antitripsina.

Assim, a alfa-1-antitripsina é uma glicoproteína de fase aguda, sintetizada pelo fígado e resistente à degradação por enzimas digestivas, razão pela qual serve como um bom marcador para perda proteica intestinal. Eleva-se nos quadros de lesão e inflamação de mucosa, tanto do intestino delgado como do grosso, servindo como marcador de atividade de doenças como retocolite ulcerativa, doença celíaca e doença de Crohn. Outras afecções em que há grande perda proteica, como linfangiectasia intestinal, também apresentam aumento da alfa-1-antitripsina fecal.

Lactoferrina

A lactoferrina (LF) é uma glicoproteína de ligação de ferro, pertencente à família da transferrina, secretada pelas células epiteliais glandulares e pode ser identificada em secreções que recobrem a maioria das superfícies mucosas, incluindo saliva, lágrimas, secreções vaginais, fezes, líquido sinovial e leite materno de mamíferos. Essa proteína tem papel na transferência de ferro para a mucosa e possui múltiplas funções fisiológicas: antimicrobiana, anti-inflamatória e imunomoduladora. Faz parte das respostas inflamatórias agudas, sendo componente importante dos grânulos secundários dos neutrófilos; seus níveis aumentam rapidamente durante a inflamação e as concentrações de LF são proporcionais ao fluxo de neutrófilos. Por isso é considerada um marcador altamente sensível para detectar leucócitos fecais.

A lactoferrina é menos estável que a calprotectina fecal (CF), resistindo à degradação por até cinco dias à temperatura ambiente, mas não é afetada por múltiplos ciclos de congelamento/descongelamento, muitas vezes necessários para armazenamento e processamento das amostras, e não sofre proteólise no trato gastrointestinal. Sua coleta não precisa de preparo.

Como a presença de lactoferrina nas fezes está associada à presença de leucócitos fecais, ela é muito útil para diferenciar causas inflamatórias de distúrbios orgânicos. Sua sensibilidade varia entre 78-88%, e sua especificidade entre 85-100%, para diferenciar um quadro de DII da síndrome do intestino irritável. Habitualmente, é pouco utilizada em nosso país devido à baixa disponibilidade. Não deve ser utilizada como marcador inflamatório em pacientes em aleitamento materno, pois pode estar elevada sem ter relação com o processo inflamatório.

Na DII, a lactoferrina ajuda no monitoramento de recaídas durante o acompanhamento, incluindo pacientes com proctocolectomia total com bolsa íleo-anal. Não ajuda a diferenciar pacientes com doença de Crohn e retocolite ulcerativa, e nem a localizar a lesão. Diferente da CF, apenas mostra atividade inflamatória, não tendo relação com a cura da mucosa. O ponto de corte sugerido por estudos em adultos é de 4 mcg/g de fezes.

Desse modo, a lactoferrina é uma glicoproteína que se liga fortemente ao ferro, tendo papel fundamental na inibição do crescimento bacteriano ao captar o ferro pela mucosa intestinal. É encontrada em monócitos, linfócitos, neutrófilos e no tecido intestinal. Por ser um método não invasivo, é um bom marcador de inflamação intestinal. Um resultado positivo indica a presença de lactoferrina, um marcador presente em leucócitos fecais. Um resultado negativo, porém, não exclui a presença de inflamação intestinal.

CONCLUSÃO

A calprotectina fecal ajuda na diferenciação do diagnóstico entre causas orgânicas e funcionais. Pode ser utilizada no diagnóstico e monitoramento de pacientes com doença inflamatória intestinal, podendo ser dosada periodicamente ou a depender da demanda clínica. Por último, calprotectina fecal pode identificar pacientes em remissão clínica, com inflamação subclínica ou com alto risco de recidiva clínica em curto prazo (valores <100 mcg/g sugerem remissão da mucosa e histológica).

A alfa-1-antitripsina fecal é um marcador de aumento de permeabilidade da mucosa intestinal e de perda concomitante de albumina. Quando a dosagem de alfa-1-antitripsina está aumentada sugere o diagnóstico de enteropatia perdedora de proteína.

A lactoferrina fecal, assim como a calprotectina fecal, ajuda a diferenciar etiologias orgânicas de etiologias funcionais em pacientes com quadro de diarreia. Valores normais de lactoferrina não significam cura de mucosa em pacientes com doença inflamatória intestinal.

EXAMES LABORATORIAIS UTILIZADOS NO DIAGNÓSTICO DA INFLAMAÇÃO INTESTINAL

Alfa-1- antripsina	
Sinonímia	Alfa-1-Antripsina Fecal
Tipo de amostra	Fezes colhidas sem uso de laxante (exceto Tamarine®) ou de supositório, em frasco sem conservante.
Preparo do paciente	▪ Nas 72 horas que antecedem o exame, o paciente não pode utilizar contraste radiológico por via oral. ▪ Se for necessário o uso de laxativos, pode ser utilizado o "Tamarine®". ▪ A amostra não pode ser contaminada com urina nem colhida do vaso sanitário. ▪ Em recém-nascidos e crianças que usam fralda, a coleta deve ser feita com saquinho coletor de urina para evitar a diluição das fezes. ▪ Pode ser recebido no próprio saquinho coletor.
Interferentes	Contrastes radiológicos
Informações úteis	Mínimo 10 g de fezes Estabilidade da amostra: Temperatura ambiente: 12 horas Refrigerada (2 a 8°C): 24 horas Congelada (-20°C): 72 horas
Método	Imunodifusão radial
Valor de referência	Até 3,0 mg/g de fezes secas

Calprotectina	
Sinonímia	Calprotectina fecal
Tipo de amostra	10 g de fezes
Preparo do paciente	▪ Após colonoscopia, a coleta de fezes deve ser realizada pelo menos 72 horas após o procedimento ▪ Colher preferencialmente a primeira evacuação do dia ▪ Para criança que use fralda ou apresente quadro diarreico, as fezes precisam ser colhidas em saquinho coletor de urina, para evitar a absorção do material pela fralda, podendo ser mantidas e entregues nesse invólucro ▪ Mulheres não devem fazer a coleta durante a menstruação. Se isso não for possível, é preciso colocar tampão vaginal antes de evacuar ▪ O exame deve ser realizado antes de qualquer procedimento que envolva o uso de contrastes radiológicos
Interferentes	Contrastes radiológicos
Informações úteis	Mínimo 5 g de fezes Estabilidade da amostra: Temperatura ambiente: Não aceitável Refrigerada: 4 dias Congelada: Não aceitável
Método	Turbidimetria
Valor de referência	Normal: Inferior a 50 mcg/g fezes Duvidoso: 50 a 200 mcg/g fezes Alterado: Superior a 200 mcg/g fezes

Lactoferrina	
Sinonímia	Lactoferrina fecal
Tipo de amostra	Fezes
Preparo do paciente	5 g de fezes frescas e sem conservantes ou fezes preservadas em meio de transporte Cary-Blair (Agar Swab não é aceitável), enviadas refrigeradas em um recipiente plástico à prova de vazamentos.
Interferentes	Contrastes radiológicos
Informações úteis	Mínimo 5 g de fezes Estabilidade da amostra: Temperatura ambiente: 14 dias Refrigerada (2 a 8°C): 14 dias Congelada (-20°C): 14 dias
Método	Imunoensaio (ELISA)
Valor de referência	Negativo

BIBLIOGRAFIA RECOMENDADA

1. Ashton JJ, Ennis S, Beattie RM. Early-onset paediatric inflammatory bowel disease. Vol. 1, The Lancet Child and Adolescent Health. Elsevier B.V.; 2017. p. 147–58.
2. Akobeng AK. Clinical usefulness of the faecal calprotectin test in suspected paediatric inflammatory bowel disease. Acta Paediatr. 2018; 107(11): 2019–23.
3. Boon GJAM, Day AS, Mulder CJ, Gearry RB. Are faecal markers good indicators of mucosal healing in inflammatory bowel disease? World J Gastroenterol. 2015;21(40):11469–80.
4. D'Arcangelo G, Imondi C, Terrin G, Catassi G, Aloi M. Is Fecal Calprotectin a Useful Marker for Small Bowel Crohn's Disease? J Pediatr Gastroenterol Nutr. 2021;Publish Ah(2):242–6.
5. Hoekman DR, Diederen K, Koot BG, Tabbers MM, Kindermann A, Benninga MA, et al. Relationship of clinical symptoms with biomarkers of inflammation in pediatric inflammatory bowel disease. Eur J Pediatr. 2016; 175(10): 1335–42.
6. Koninckx CR, Donat E, Benninga MA, Broekaert IJ, Gottrand F, Kolho K-L, et al. The Use of Fecal Calprotectin Testing in Paediatric Disorders. A Position Paper of the ESPGHAN Gastroenterology Committee. J Pediatr Gastroenterol Nutr. 2021;Publish Ah(4):617–40.
7. Levine A, Koletzko S, Turner D, Escher JC, Cucchiara S, De Ridder L, et al. ESPGHAN revised porto criteria for the diagnosis of inflammatory bowel disease in children and adolescents. J Pediatr Gastroenterol Nutr. 2014;58(6):795–806.
8. Lężyk-Ciemniak E, Tworkiewicz M, Wilczyńska D, Szaflarska-Popławska A, Krogulska A. Usefulness of Testing for Fecal Calprotectin in Pediatric Gastroenterology Clinical Practice. Med Princ Pr. 2021 [cited 2021 Oct 3];30:311–9. [Internet]. [Acesso em: 2022 jun. 22]. Disponível em: www.karger.com/mpp
9. Walsham N, Sherwood R. Fecal calprotectin in inflammatory bowel disease. Clinical and experimental gastroenterology. Clin Exp Gastroenterol. 2016;9:21-29.
10. Divisão de Laboratório Central do Hospital das Clínicas da Faculdade de Medicina da Universidade de São Paulo. Manual de Exames. [Internet]. [Acesso em: 2022 mar 29]. Disponível em: http://dlc.edm.org.br/app/manualdeexames.aspx?pa=MD.
11. Fleury Medicina e Saúde. Manual de Exames. [Internet]. [Acesso em: 2022 mar 29]. Disponível em: https://www.fleury.com.br/medico/exames.
12. Mayo Clinic Laboratories. Test Catalog. [Internet]. [Acesso em: 2022 mar 29]. Disponível em: https://www.mayocliniclabs.com/test-catalog/index.html.
13. Naismith GD, et al. A prospective evaluation of the predictive value of faecal calprotectin in quiescent - Crohn's disease, J Crohns Colitis (2014).

CONTEÚDO COMPLEMENTAR

Utilize o QR code abaixo para acessar as questões comentadas do capítulo (senha: **medicinalaboratorial**).

60

Helicobacter pylori

Rejane Mattar
Márcia Wehba Esteves Cavichio

PONTOS-CHAVE DESTE CAPÍTULO

- Diagnóstico de infecção pelo *Helicobacter pylori* por exames não invasivos, que não dependem de endoscopia digestiva alta.
- A pesquisa de anticorpo IgG para *Helicobacter pylori* não é recomendado o uso na prática clínica. Não necessita de preparo antes da coleta do exame.
- A pesquisa de antígeno de *Helicobacter pylori* nas fezes serve para diagnóstico primário e controle de sua erradicação. O paciente deve fazer preparo, se está fazendo uso de inibidores de secreção ácida, suspender por 15 dias, e antibiótico por 30 dias.
- Teste respiratório com ^{13}C-ureia serve para diagnóstico primário e controle de erradicação do *Helicobacter pylori*. A criança deve ter no mínimo quatro anos de idade para ter compreensão e força para soprar no bocal. O paciente deve fazer preparo, é solicitado jejum de pelo menos quatro horas, não pode ingerir água com gás, os inibidores de secreção ácida devem ser suspensos por 15 dias e o antibiótico por 30 dias.

INTRODUÇÃO

A história do *Helicobacter pylori (H. pylori)* teve início em 1983 com uma publicação muito simples na revista *Lancet* e rendeu o Prêmio Nobel em Medicina ou Fisiologia de 2005 para o patologista J. Robin Warren e o gastroenterologista Barry Marshall do Royal Perth Hospital na Austrália. Na publicação, Warren relatou que há três anos vinha observando que metade das biópsias gástricas tinham bacilos curvos ou no formato de "S", aderidos ao epitélio gástrico e protegidos pelo muco que reveste o epitélio. Esses bacilos estavam associados à infiltração de leucócitos polimorfonucleares na mucosa, caracterizando gastrite crônica ativa, sendo muito raros no epitélio normal. Era difícil vê-los na coloração pela hematoxilina eosina, mas pela prata se coravam bem.

Na segunda parte da publicação, Marshall descreve que esses bacilos colonizam o antro gástrico, ficando longe das células secretoras de ácido do estômago. Ele empregou técnica de cultivo para *Campylobacter* e, após três a quatro dias (coincidiu com o feriado de Páscoa, permanecendo mais tempo na incubadora), observou colônias transparentes. Na realidade o feriado da Páscoa ajudou na descoberta, porque o *H. pylori* é uma bactéria de crescimento lento. Os bacilos eram flagelados e não se encaixavam bioquimicamente e morfologicamente em nenhuma espécie conhecida. No final da publicação, Marshall sugere que se essas bactérias têm associação com a gastrite do antro, então têm papel na úlcera péptica e câncer gástrico.

Na publicação na *Lancet* em 1984, Warren e Marshall concluem que essa bactéria presente em quase todos os casos de gastrite crônica ativa, úlcera duodenal ou gástrica pode ser fator etiológico importante para essas afecções. No ano seguinte, Marshall é o primeiro autor da publicação em que um voluntário com histologia gástrica normal ingeriu esses bacilos, desenvolvendo gastrite comprovada histologicamente, e propôs que a progressão para a infecção crônica predispõe à úlcera péptica. Esses bacilos foram denominados *Campylobacter pylori*, mas, em 1987, a comparação do RNA ribossomal 16S do *Campylobacter pylori* com o de outras espécies do gênero *Campylobacter* mostrou que havia muita diferença. Em 1989, foi criado o gênero *Helicobacter*, e as espécies até então conhecidas, *Campylobacter pylori* e *Campylobacter mustelae*, que colonizam o estômago do furão, tiveram o seu nome mudado para *Helicobacter pylori* e *Helicobacter mustelae*, respectivamente.

Outras espécies de *Helicobacter* colonizam o estômago do gato, felinos selvagens, cachorros e primatas. Há descrição de outras espécies de *Helicobacter*, colonizando o estômago humano: *H. heilmanii*, *H. felis* e *H. suis*, porém são bem raras.

DIAGNÓSTICO

Exames invasivos

O diagnóstico de infecção pelo *H. pylori* pode ser realizado por exames invasivos que dependem de coleta por endoscopia digestiva alta (Tabela 1), e exames não invasivos cuja coleta da amostra não depende de endoscopia digestiva alta (Tabela 2).

Antes da endoscopia digestiva alta, é importante suspender os inibidores de secreção ácida por 15 dias e antibióticos por 30 dias, porque provocam a mudança de morfologia bacilar do *H. pylori* para cocoide. Mesmo empregando coloração especial pelo Giemsa, é difícil para o patologista identificar o *H. pylori* em sua morfologia cocoide. O teste da urease para esses casos é mais sensível que a histologia, porque o *H. pylori* expressa urease, inclusive em sua morfologia cocoide. Poderá haver, portanto, discordância do resultado histológico com o da urease. Para os casos de gastrite nodular ou de gastrite crônica ativa que são altamente sugestivos de infecção pelo *H. pylori*, mas com *H. pylori* negativo pelo Giemsa, a imunohistoquímica com anticorpo policlonal específico para *H. pylori* auxilia no diagnóstico pelo patologista. A imunohistoquímica identifica o *H. pylori* na sua morfologia cocoide; entretanto, poderá ocorrer falso-negativo se no corte histológico empregado houver concentração muito baixa de bactérias, ou mesmo inexistente, se a colonização bacteriana for focal (Tabela 1).

Exames não invasivos

A pesquisa de anticorpos IgG para *H. pylori* pode ser realizada no plasma, no soro ou na urina, sendo que na urina ela foi especialmente desenhada para a pediatria, e está disponível no Japão. As *European Society for Paediatric Gastroenterology Hepatology and Nutrition (ESPGHAN)* e a *North American Society for Pediatric Gastroenterology, Hepatology and Nutrition (NASPGHAN)* não recomendam exames para detectar anticorpo anti-*H. pylori* na prática clínica. Apesar da controvérsia no uso de testes para detectar IgG anti-*H. pylori* na pediatria, a sensibilidade do *Urine-Hp ELISA* foi de 91,9%, especificidade de 96,9% e acurácia de 95%. É um exame promissor por não ser invasivo e ter boa acurácia, podendo futuramente complementar o diagnóstico tanto com exame invasivo quanto com exame não invasivo.

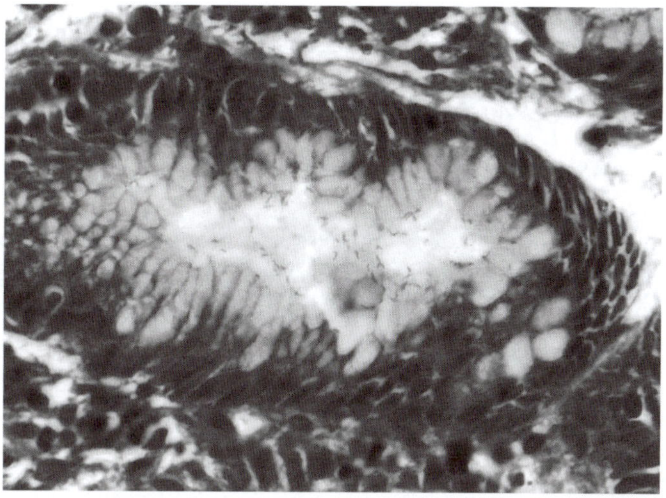

FIGURA 1 *Helicobacter pylori* corado pelo Giemsa.
Fonte: imagem gentilmente cedida por Christina Shiang, do Serviço de Anatomia Patológica do Hospital das Clínicas da FMUSP.

TABELA 1 Métodos invasivos de diagnósticos de infecção pelo *Helicobacter pylori* (endoscopia digestiva alta)

Exames	Preparo	Interferentes
Histologia/ coloração pelo Giemsa (Figura 1)	Jejum Sem inibidores de secreção ácida por 15 dias Sem antibióticos por 30 dias.	O uso de inibidores de secreção ácida e/ou antibióticos altera a morfologia do *H. pylori* para a forma cocoide, difícil de ser visualizada pelo Giemsa.
Teste de urease	Jejum Sem inibidores de secreção ácida por 15 dias. Sem antibióticos por 30 dias.	*H. pylori* na morfologia cocoide expressa enzima urease, podendo não interferir no resultado do exame. Poderá haver discordância com o resultado da histologia.
Imunohistoquímica com anticorpo específico	Jejum Sem inibidores de secreção ácida por 15 dias. Sem antibióticos por 30 dias.	O patologista consegue identificar o *H. pylori* na forma cocoide. O resultado poderá ser falso-negativo se a concentração de bactérias for pequena no corte histológico.

TABELA 2 Métodos diagnósticos de infecção pelo *Helicobacter pylori* não invasivos

Exames	Preparo	Interferentes
Testes para detectar anticorpo IgG anti-*H. pylori* (sangue, soro e urina)	Não há preparo.	Não indicado para controle de erradicação. A concentração do anticorpo demora a cair. Não recomendado uso na prática clínica.
Teste respiratório após a ingestão de ^{13}Carbono-ureia	Jejum de no mínimo 4 horas. Pode tomar água sem gás. Sem inibidores de secreção ácida por 15 dias. Sem antibióticos por 30 dias. Não pode fumar. Não usar hipoglicemiante para evitar hipoglicemia antes do exame em jejum.	O gás das bebidas gasosas é o CO_2. Diminuição da população bacteriana por uso recente de antibióticos. Inibidores de secreção ácida e indução da morfologia cocoide. O cigarro interfere na leitura pelo sensor.
Pesquisa de antígeno de *H. pylori* nas fezes	Sem medicamentos inibidores de secreção ácida por 15 dias. Sem antibióticos por 30 dias.	Diminuição da população bacteriana por uso recente de antibióticos. Inibidores de secreção ácida e indução da morfologia cocoide.

A *ESPGHAN/NASPGHAN* (2016) recomenda o teste respiratório com ^{13}C-ureia, ou a pesquisa de antígeno de *H. pylori* nas fezes, para controle de erradicação do *H. pylori* após pelo menos quatro semanas do tratamento.

Teste respiratório com ^{13}C-ureia

O teste respiratório se baseia no princípio de que no meio ácido o *H. pylori* produz enzima urease que hidrolisa a ^{13}C-ureia em amônia e bicarbonato marcado. O bicarbonato marcado é absorvido pela mucosa intestinal e entra na corrente sanguínea, sendo expirado pelo pulmão sob a forma de $^{13}CO_2$. Portanto, o teste respiratório é um teste de urease. O paciente sopra o tempo basal, ingere cápsula de ^{13}C-ureia com suco de laranja, que é ácido, para aumentar a sensibilidade do exame. Permanece 20 minutos sentado e depois sopra a segunda bolsa. A máquina é um infravermelho que consegue distinguir o ^{12}C do ^{13}C, aspira o ar expirado na bolsa aluminizada do tempo basal e lê a proporção do ^{12}C e do ^{13}C, depois aspira o ar expirado na bolsa aluminizada de 20 minutos e lê a proporção do 12C e do ^{13}C (Figura 2). A máquina compara a quantidade de $^{13}CO_2$ no tempo de 20 minutos com o tempo basal e libera um resultado chamado *delta over baseline* (DOB). O valor de corte é ≥ 4 DOB, sendo positivo, e o DOB entre 3,5 e 3,9 é duvidoso (é recomendado repetir o exame após três meses ou correlacionar com outros resultados). O resultado ≤ 3,4 DOB é negativo.

Para o preparo, é solicitado jejum de no mínimo 4 horas, porém, trabalhos mostraram que o paciente não estar em jejum não interfere no exame. É importante não ingerir bebidas gasosas, porque o teste respiratório é um teste de CO_2, e o gás das bebidas gasosas é CO_2. O cigarro interfere muito na leitura. Embora o paciente seja orientado a suspender os inibidores de secreção ácida por 15 dias, foram testados pacientes positivos, que haviam ingerido omeprazol antes do exame, e não ocorreu interferência. Mesmo assim, é melhor fazer o preparo corretamente. Qualquer antibiótico deve ser suspenso 30 dias

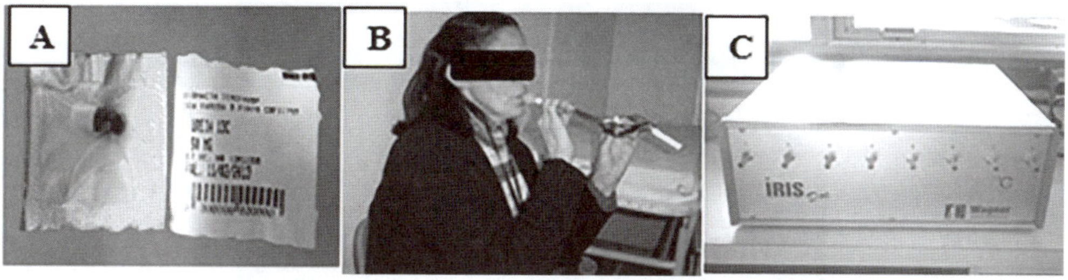

FIGURA 2 Teste respiratório com ^{13}C-ureia. A. A cápsula de 50 mg de ^{13}C-ureia manipulada pela Divisão de Farmácia do HC-FMUSP. B. O paciente sopra no bocal acoplado à bolsa aluminizada. C. O equipamento faz a leitura com os canais onde as bolsas aluminizadas são acopladas e aspira o ar presente nas bolsas aluminizadas. O resultado é liberado no computador acoplado ao aparelho.

antes do exame. Na pediatria, para realizar esse exame, a criança precisa compreender comandos e ter condições de soprar no bocal. A validação da técnica mostrou sensibilidade e especificidade de 100%.

Pesquisa de antígeno de *H. pylori* nas fezes

A pesquisa de antígeno de *H. pylori* nas fezes com o emprego de anticorpo monoclonal é o exame que pode ser usado para diagnóstico de infecção pelo *H. pylori* em crianças de todas as idades. Como todos os demais exames para pesquisar *H. pylori*, exceto a sorologia para *H. pylori*, há a necessidade de preparo: suspender os inibidores de secreção ácida por 14 dias e antibióticos por um mês, a amostra deve ser recente e conservada sob refrigeração. A técnica para pesquisa de antígeno de *H. pylori* nas fezes pode ser quantitativa por ELISA, ou qualitativa em testes rápidos de imunocromatografia (Figura 3). A vantagem do teste rápido é que não necessita de equipamentos adicionais, e o exame pode ser realizado assim que a amostra é entregue no laboratório.

A pesquisa de antígeno de *H. pylori* nas fezes tanto pode ser usada para complementar o resultado obtido por biópsia no diagnóstico inicial, quanto para controle de erradicação. A validação da técnica, usando teste respiratório com ^{13}C-ureia e teste da urease como padrão-ouro, mostrou sensibilidade entre 87,7-97,9% e especificidade entre 93,8-100%.

IMPACTO DA PANDEMIA PELO SARS-COV-2 NOS MÉTODOS DIAGNÓSTICOS

Em março de 2020, os casos de Covid-19, doença do coronavírus 2019, provocada pelo SARS-CoV2 (*severe acute respiratory syndrome coronavirus-2*), começaram a aumentar no Brasil. O teste respiratório para *H. pylori*, até então considerado simples e seguro, passou a ser um exame de altíssimo risco de contaminação pelo SARS-CoV2, sendo suspenso e substituído pela pesquisa de antígeno de *H. pylori* nas fezes. Durante a coleta do exame respiratório, o paciente deve soprar com muita força no bocal acoplado à bolsa aluminizada, liberando uma grande quantidade de partículas de aerossol que podem carregar o SARS-CoV2. A contaminação de partículas de aerossol ocorre tanto no meio ambiente quanto na bolsa aluminizada. No momento que a máquina aspira o ar expirado da bolsa para fazer a leitura, o ar circula dentro do equipamento e é liberado na

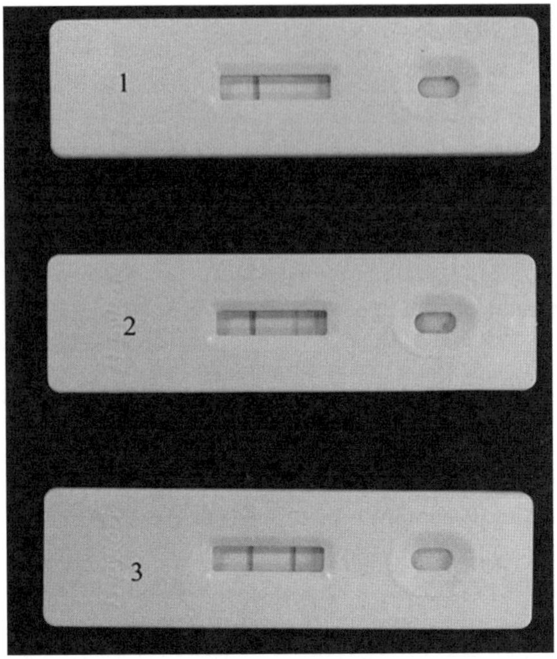

FIGURA 3 Pesquisa de antígeno de *H. pylori* nas fezes: realizado por teste imunocromatográfico com anticorpo monoclonal. 1: teste negativo apresenta apenas a linha do controle. 2 e 3: teste positivo apresenta duas linhas coradas, a linha controle e a linha do teste, a intensidade da linha teste pode variar.

parte de trás do equipamento. Novamente, havendo o risco de contaminação do local onde é realizada a leitura do exame.

Enquanto a circulação do SARS-CoV2 permanecer alta na população, o teste respiratório para *H. pylori* ficará suspenso.

CONCLUSÃO

O objetivo para se testar o *Helicobacter pylori* é determinar a causa dos sintomas, e não para determinar a presença de *H. pylori* em pacientes assintomáticos.

A pesquisa de anticorpos séricos (imunoglobulina A ou G) para *H. pylori* não é recomendada para diagnóstico ou confirmação de erradicação.

A erradicação do *H. pylori* é confirmada pela ausência de antígeno fecal de *H. pylori*, por um teste respiratório com ^{13}C-ureia negativo ou por um teste negativo na endoscopia após pelo menos 4 semanas do término do tratamento antibiótico adequado.

EXAMES LABORATORIAIS UTILIZADOS NO DIAGNÓSTICO DA INFECÇÃO PELO *HELICOBACTER PYLORI*

Pesquisa do antígeno do *Helicobacter pylori* nas fezes	
Sinonímia	*H. pylori* nas fezes
Tipos de amostra	Amostra isolada de fezes
Preparo do paciente	Não usar laxante e/ou supositório para a coleta de fezes. Não usar pomadas na região anal nas 24 horas que antecedem a coleta. Não usar antibiótico via oral nos últimos 30 dias antes da coleta. Não usar inibidor de bomba de prótons (omeprazol, pantoprazol, lanzoprazol etc.) ou composto de bismuto (bisogel, magnésia bisurada etc.) nos últimos 15 dias antes da coleta. Se realizado exame com contraste radiológico por via oral, a coleta de fezes deve ser feita com um intervalo de 72 horas do uso do contraste. Se tiver realizado colonoscopia, a coleta de fezes tem de ser feita pelo menos 7 dias depois do procedimento. O material deve ser colocado em frasco sem conservante e entregue refrigerado (de 2º a 8 ºC) em até 48 horas. A amostra não pode ser contaminada com urina nem colhida do vaso sanitário.
Interferentes	Antibióticos via oral Inibidores de bomba de prótons Contraste radiológico via oral
Informações úteis	A pesquisa de antígeno nas fezes é um método rápido, simples e não invasivo que, atualmente, é recomendado pelas sociedades europeia, americana e latino-americana de gastroenterologia pediátrica, como ferramenta útil, após tratamento, no controle da erradicação do *H. pylori*.
Método	Método imunocromatográfico
Valores de referência	Negativo.

Sorologia para *Helicobacter pylori*	
Sinonímia	IgG para *H. pylori* Teste sanguíneo para *H. pylori*
Tipo de amostra	Sangue
Preparo do paciente	Não exige preparo
Informações úteis	A sorologia para *H. pylori*, quando positiva, indica contato prévio com a bactéria. Não é possível caracterizar se estamos diante de infecção recente ou pregressa, assim, em regiões onde a bactéria é endêmica, como no Brasil, este não é um exame adequado para o diagnóstico de infecção e não deve ser usado para controle de cura pois não ocorre negativação após o tratamento.
Método	Quimioluminescência
Valores de referência	Não reagente: inferior a 0,8 Indeterminado: 0,8 a 0,9 Reagente: superior a 0,9

Teste respiratório com ureia marcada para pesquisa de *Helicobacter pylori*	
Sinonímia	Teste respiratório para *H. pylori* Teste da ureia marcada Teste com ureia marcada com ^{13}c
Tipos de amostra	Ar expirado
Preparo do paciente	Jejum de 4 horas. Não usar antibiótico via oral nos últimos 30 dias antes da coleta. Não usar inibidor de bomba de prótons (omeprazol, pantoprazol, lanzoprazol etc.) ou composto de bismuto (bisogel, magnésia bisurada etc.) nos últimos 15 dias antes do exame. Não tomar bebidas gasosas no dia anterior ao exame. Não fumar no dia e durante o exame.
Interferentes	Antibióticos via oral Inibidores de bomba de prótons Bebidas gasosas Cigarro
Informações úteis	É um teste não invasivo e sem risco. É validado em *guidelines* das sociedades europeia, americana e latino-americana de gastroenterologia pediátrica para controle de cura pós-tratamento da infecção por *H. pylori*.
Método	Espectofotometria
Valores de referência	O valor de referência é negativo e se baseia na elevação ou não da concentração do ^{13}C em relação à dosagem basal.

BIBLIOGRAFIA RECOMENDADA

1. Ginestet F, Guibourg B, Doucet L, Théreaux J, Robaszkiewicz M, Marcorelles P, et al. Upfront immunohistochemistry improves specificity of Helicobacter pylori diagnosis. A French pathology laboratory point of view. Helicobacter. 2017;22:e12424. https://doi.org/10.1111/hel.12424.
2. Godbole G, Mégraud F, Bessède E. Review: Diagnosis of Helicobacter pylori infection. Helicobacter. 2020;25(Suppl. 1):e12735. https://doi.org/10.1111/hel.12735.
3. Harris PR, Calderón-Guerrero OG, Vera-Chamorro JF, Lucero Y, Vásquez M, Kazuo Ogata S, et al. Adaptación a la realidad de Latinoamérica de la Guía Clínica NASPGHAN/ESPGHAN 2016 sobre Diagnóstico, Prevención y Tratamiento de Infección por Helicobacter pylori en Pediatría [Adaptation to the reality of Latin America of the NASPGHAN/ESPGHAN 2016 Guidelines on the Diagnosis, Prevention and Treatment of Helicobacter pylori Infection in Pediatrics]. Rev Chil Pediatr. 2020 Oct;91(5):809-827. Spanish. doi: 10.32641/rchped.vi91i5.2579. PMID: 33399648.
4. Jones NL, Koletzko S, Goodman K, Bontems P, Cadranel S, Casswall T, et al. ESPGHAN, NASPGHAN. Joint ESPGHAN/NASPGHAN Guidelines for the Management of Helicobacter pylori in Children and Adolescents (Update 2016). J Pediatr Gastroenterol Nutr. 2017 Jun;64(6):991-1003. doi: 10.1097/MPG.0000000000001594. PMID: 28541262.
5. Jones NL, Koletzko S, Goodman K, Bontems P, Cadranel S, Casswall T, et al. Joint ESPGHAN/ NASPGHAN Guidelines for the management of Helicobacter pylori in children and adolescents (update 2016). J Pediatr Gastroenterol Nutr. 2017;64(6):991-1003. https://doi.org/10.1097/MPG.0000000000001594.
6. Kusters JG, van Vliet AHM, Kuipers EJ. Pathogenesis of Helicobacter pylori infection. Clin Microbiol Rev. 2006;19(3):449-90. https://doi.org/10.1128/CMR.00054-05.
7. Keller J, Hammer HF, Afolabi PR, Benninga M, Borrelli O, Dominguez-Munoz E, et al. European 13C-breath test group. European guideline on indications, performance and clinical impact of 13 C-breath tests in adult and pediatric patients: An EAGEN, ESNM, and ESPGHAN consensus, supported by EPC. United European Gastroenterol J. 2021 Jun;9(5):598-625. doi: 10.1002/ueg2.12099. Epub 2021 Jun 14. PMID: 34128346; PMCID: PMC8259225.
8. Mattar R. Breath tests for gastrointestinal diseases - will it be safe to conduct breath tests after the COVID-19 pandemic? Clinics. 2020;75:e2092. http://doi.org/10.6061/clinics/2020/e2092.
9. Mattar R, Villares CA, Marostegam PFF, Chaves CE, Pinto VB, Carrilho FJ. Low dose capsule based 13C-

-urea breath test compared with the conventional 13C-urea breath test and invasive tests. Arq. Gastroenterol. 2014; 51:133-8. https://doi.org/10.1590/S0004-28032014000200012.
10. Okuda M, Kamiya S, Booka M, Kikuchi S, Osaki T, Hiwatani T, et al. Diagnostic accuracy of urine-based kits for detection of Helicobacter pylori antibody in children. Pediatr Int. 2013;55:337-41. https://doi.org/10.1111/ped.12057.
11. Seo J-H, Bortolin K, Jones NL. Review: Helicobacter pylori infection in children. Helicobacter. 2020;25(Suppl. 1):e12742. e12742. https://doi.org/10.1111/hel.12742.
12. Silva-Etto JK, Mattar R, Villares-Lopes CA, Marques SB, Carrilho FJ. Evaluation of diagnostic accuracy of two rapid stool antigen tests using an immunochromatographic assay to detect Helicobacter pylori. Clin Biochem. 2017;50:959-62. http://dx.doi.org/10.1016/j.clinbiochem.2017.05.005.

CONTEÚDO COMPLEMENTAR

Utilize o QR code abaixo para acessar as questões comentadas do capítulo (senha: **medicinalaboratorial**).

61

Microbiota intestinal

Carla R. Taddei de Castro Neves
Rubens Feferbaum

PONTOS-CHAVE DESTE CAPÍTULO

- Microbioma intestinal: comunidade de microrganismos vivendo em um nicho no hospedeiro, composta por relações de simbiose, comensalismo e, eventualmente, disbiose, com predomínio de microrganismos patogênicos. O microbioma intestinal diz a respeito do genoma desses microorganismos.
- Principais filos e gêneros de relevância: no lactente e na criança são os filos firmicutes, representados pelo *Lactobacillus*; actinobactéria, representado pelo *Bifidobacterium* e proteobactéria, representado pela *Escherichia coli*.
- Métodos de identificação do microbioma: são aqueles que identificam sequências de genes dos microrganismos, como por exemplo a técnica de sequenciamento do gene 16S rRNA de bactérias.
- Interpretação de resultados: não existe uma composição descrita como ideal para o microbioma. Os fatores envolvidos na modulação dele envolvem fatores genéticos, o que torna explícita a interindividualidade do microbioma.

INTRODUÇÃO

O trato gastrointestinal (TGI) humano é um complexo ecossistema envolvendo a interação entre bactérias, bactérias-hospedeiro, bactérias-nutrientes, além de nutrientes-hospedeiro. Estima-se que o número de bactérias que habitam o intestino seja 1,3 vezes superior ao número de células do organismo humano. O nome microbiota é dado à comunidade de microrganismos que interagem com o hospedeiro, sendo essa comunidade composta por bactérias, fungos e vírus. Microbioma é a definição dada à coleção de genes pertencente a essa comunidade. O termo é utilizado hoje como sinônimo de microbiota.

Os microrganismos são distribuídos por toda a camada de muco exterior da luz intestinal, tendo uma fonte direta de carboidratos, peptídeos e nutrientes exógenos que incluem vitaminas e minerais. Alguns microrganismos, os patogênicos em particular, estão equipados com fatores de virulência que facilitam a sua própria penetração nas camadas de muco, permitindo que se liguem especificamente à superfície das células epiteliais. A esse conjunto de células epiteliais, muco, microbiota e lâmina própria, dá-se o nome de barreira intestinal, com importante papel em manter a homeostase do tecido intestinal.

As principais funções atribuídas ao microbioma intestinal incluem:

1. Modulação imunológica, permitindo que o sistema imune seja capaz de reagir contra bactérias patogênicas e, ao mesmo tempo, ser capaz de manter-se tolerante em relação aos membros do microbioma.
2. Resistência à colonização ou efeito barreira, produção de substratos que inibem o crescimento das bactérias patogênicas (antagonismo) e competição por nutrientes e sítios de adesão.
3. Nutrição e metabolismo do hospedeiro, como o aumento da capacidade de digestão de polissacarídeos da dieta, produção de ácidos graxos de cadeia curta (AGCC), alterações de motilidade e pH intestinal, favorecendo a absorção de íons e água.
4. Modulação do sistema nervoso central relacionada ao desenvolvimento do eixo cérebro-intestino. Esse eixo explica a comunicação neural com o trato gastrointestinal, uma vez que, dentre suas variadas funções, o nervo vago é capaz de ser sensibilizado pelos metabólitos da microbiota intestinal e transmitir essa informação para o cérebro. Alguns compostos neuroativos podem ser liberados por bactérias da microbiota intestinal, como o ácido gama-aminobutírico (GABA), monoaminas, acetilcolina, que alcançam o cérebro por intermédio das fibras aferentes do nervo vago.

COMPOSIÇÃO DO MICROBIOMA

As bactérias que colonizam nosso intestino e fazem parte da nossa microbiota incluem os tipos simbiontes, comensais e patobiontes.

- **Simbiontes** são as bactérias que realizam trocas de efeitos positivos com as nossas células, auxiliando na produção de vitaminas, AGCC etc.
- **Comensais** são aquelas bactérias que ocupam espaço no muco intestinal, porém realizam interações importantes com as demais bactérias, incluindo as simbiontes.
- **Patobiontes** são as bactérias com potencial patogênico que, em situação de disbiose, podem causar malefícios à nossa saúde.

Existe uma comunicação entre bactérias conhecida como *quorum sensing*. Elas utilizam sinais químicos para interagir e conversar umas com as outras, fazendo a regulação da população e do comportamento bacteriano por meio de sinais subsequentes, que determinam densidade celular, regulam a expressão gênica e estimulam engajamento em comportamento de grupo. Esse processo pode ocorrer entre bactérias simbiontes e comensais, e entre grupos de bactérias simbiontes que produzem metabólitos que regulam as simbiontes e patobiontes.

Há cinco principais filos que compõem majoritariamente a microbiota intestinal de crianças e adultos: Firmicutes, Bacteroidetes, Proteobacteria, Verrucomicrobia, Actinobacteria. No entanto, pode-se encontrar outros filos como *Tenericutes, Spirochaetes, Fusobacterium, Archea* etc.

A proporção entre os filos depende da eubiose do indivíduo, porém espera-se que em adultos saudáveis, a microbiota seja composta por aproximadamente 60-65% de Firmicutes, seguido de 20-25% de Bacteroidetes, 5-10% de Proteobacteria, 3% de Actinobacteria e de 1-5% de Verrucomicrobia (Tabelas 1 e 2).

Em crianças alimentadas com leite materno, ou mesmo à base de dietas lácteas, a proporção dos filos muda, com aumento significativo de Actinobacterias, representado pelo gênero *Bifidobacterium*. *Firmicutes* ainda permanece em grande número, uma vez que o gênero *Lactobacillus*, membro deste filo, é abundante em crianças em dietas lácteas. Já aquelas amamentadas com fórmulas infantis podem apresentar um predomínio de Firmicutes e Proteobacteria. Bacteroidetes começam a ter maior predomínio no desmame, com a introdução de alimentação sólida, à base de vegetais.

TABELA 1 Composição da microbiota intestinal em adultos saudáveis

Filo	% microbioma	Gênero ou espécie	Função relevante	Fontes
Maior filo (> 1% na maioria dos indivíduos)				
Firmicutes	~60-65%	*Clostridium* *Eubacterium* *Faecalibacterium* *Lactobacili* *Roseburia* *Ruminococcus*	Algumas espécies fermentam fibra em butirato; gama de outras funções de simbiontes a patógenos produtores de butirato	
Bacteroidetes	~20-25%	*Alispides* *Bacteroides*	Degradação de polissacáride	Aumento em dietas ricas em carnes e proteínas
		Parabacteroides *Prophyromonas* *Prevotella*	Algumas espécies fermentam fibra em butirato	Aumento em dietas ricas em grãos e em fibras
Proteobacteria	~5-10%	*E. Coli*		
Actinobacteria	~3%	*Bifidobacterium* *Colinsella*	Biossíntese de vitaminas	Probiótico comum
Menor filo (< 1% na maioria dos indivíduos)				
Archaea	<1%	*Methanobrevibacter* *Methanosphaera*	Ambos convertem gás hidrogênio em metano (metanógenos)	

(continua)

TABELA 1 Composição da microbiota intestinal em adultos saudáveis *(continuação)*

Filo	% microbioma	Gênero ou espécie	Função relevante	Fontes
Menor filo (< 1% na maioria dos indivíduos)				
Deferribacteres	<1%		Degrada ferro	Aumento no sangramento gastrointestinal
Fusobacteria	<1%	*Fusobacterium Nucleatum*	Fator tumorigênico do cólon pró-inflamatório	Aumento em dietas ricas em carne
Melainabacteria	<1%		Sintetizam vitaminas B e K, fermentam carboidratos em etanol, lactato e formato	Aumento em dietas ricas em plantas presentes nas águas subterrâneas
Spirochaetes	<1%	*Predominantemente Treponema*		Mais comum em comunidades rurais e em dietas ricas em fibra
Verrucomicrobia	<1%	*Akkermansia Muciniphila*	Degrada a mucina, diminui a inflamação e aumenta o butirato intestinal e a espessura da camada de muco	

Fonte: Rosenbaum M, Knight R, Leibel RL. The gut microbiota in human energy homeostasis and obesity. Trends Endocrinol Metab. 2015 Sep;26(9):493-501.

Muito se discute sobre a proporção Firmicutes/Bacteroidetes. Os primeiros trabalhos a avaliar essas abundâncias em indivíduos obesos e magros apontam que não há especificamente uma proporção ideal, mas sim que a diferença entre as abundâncias de cada filo não seja elevada, isto é, quanto maior a diferença entre as abundâncias desses filos, maior a disbiose e, consequentemente, obesidade do paciente. Contudo, devido à heterogeneidade da microbiota entre os pacientes, assim como as diferenças metodológicas que a estudam, não há um valor preditivo de saúde/doença relacionado à razão entre as abundâncias desses filos. Conhecendo um pouco mais sobre cada um concluímos que, devido à complexidade do Firmicutes, espera-se encontrar uma maior abundância desse filo na microbiota intestinal. Nesse sentido, mais do que a razão entre Firmicutes/Bacteroidetes, deve-se considerar a abundância dos gêneros como um todo na comunidade bacteriana.

Filo Firmicutes

Este filo foi proposto inicialmente para diferenciar bactérias gram positivas, formadoras de esporos e com baixa proporção de citosina+guanina (C+G) na sua composição molecular[7]. Porém, sabe-se que nesse filo estão inclusas também as bactérias gram negativas, várias não formadoras de esporos e algumas com alta proporção de C+G, caracterizando-o como o filo de maior diversidade bacteriana, com mais

TABELA 2 Composição da microbiota intestinal humana durante as fases da vida

Composição da microbiota intestinal humana ao longo da vida. Em condições saudáveis, a diversidade e a riqueza microbiana aumentam com a idade, atingindo a maior complexidade durante a vida adulta. Apesar das variações inter e intra-individuais, o microbioma intestinal é praticamente estável em adultos saudáveis. Nos idosos, assim como nos bebês, o microbioma intestinal é mais instável e também apresenta menor diversidade em relação aos adultos		
	Composição microbiana em nível de filo (do mais para o menos representado)	**Fatores modificadores**
Lactentes e pré-escolares jovens (até 2-3 anos)	*Actinobacteria, proteobacteria, firmicutes, bacteroidetes*	▪ Parto vaginal x cesariana ▪ Idade gestacional ▪ Hospitalização infantil ▪ Aleitamento materno versus fórmula infantil ▪ Idade da introdução de alimentação complementar ▪ Desnutrição ▪ Tratamentos com antibióticos
Adultos	*Firmicutes, bacteroidetes, actinobacteria, proteobacteria*	▪ Dieta ▪ Ciclo hormonal ▪ Viagem ▪ Terapêuticas ▪ Doenças
Idosos (>70 anos)	*Firmicutes, actinobacteria, bacteroidetes, proteobacteria*	▪ Mudanças no estilo de vida ▪ Alterações nutricionais ▪ Maior suscetibilidade à infecções e doenças inflamatórias ▪ Uso de muitos medicamentos

Fonte: D'Argenio V, Salvatore F. The role of the gut microbiome in the healthy adult status. Clin Chim Acta. 2015 Dec;7;451(Pt A):97-102.

de 270 gêneros descritos até o momento. É o filo com maior representação no microbioma intestinal e também o mais diverso, incluindo gêneros bacterianos importantes na modulação do microbioma, como *Roseburia* e *Eubacterium*, importantes produtores de AGCC, além de incluir gêneros potencialmente patogênicos, como *Clostridium* e *Listeria*. Bactérias que transformam lactato em butirato ou propionato, prevenindo o excesso de acidez pelo acúmulo de lactato, pertencem a este filo, mostrando sua importância na regulação da homeostase do microbioma intestinal (Tabela 3).

Filo Bacteroidetes

O filo Bacteroidetes compreende os bacilos gram negativos, anaeróbios, alguns aerotolerantes, que habitam o ambiente e o trato digestivo de animais e humanos. Os gêneros que compõem a família *Bacteroidales* são encontrados no microbioma intestinal humano com maior representatividade, destacando-se *Bacteroides, Prevotella, Alistipes* e *Parabacteroides. Bacteroides* estão relacionados à degradação de polissacarídeos da dieta em carboidratos metabólitos, os quais serão absorvi-

TABELA 3 Principais gêneros do filo *Firmicutes* com relevância clínica na microbiota intestinal

Gênero	Relação com hospedeiro
Lactobacillus	É mais abundante no íleo. Produtor de lactato. Importante na criança com dieta a base de leite. Frequentemente encontrada na microbiota do adulto.
Leuconostoc	Bactéria ácido lática, usada na fermentação de alimentos. Frequentemente encontrada na microbiota de adulto.
Roseburia	Bactérias simbionte intestinal, produtora de AGCC, principalmente o butirato, pode afetar a motilidade colônica, manutenção da imunidade e atividade anti-inflamatória. Diminuição na abundância da *Roseburia* está relacionada com algumas patologias como síndrome do intestino irritável, alergias, obesidade, diabetes tipo 2, entre outras.
Eubacterium	Bactérias simbionte intestinal, produtora de butirato a partir de metabólitos de fermentação, como o lactato. Ela não degrada oligo e nem polissacarídeos da alimentação. Frequentemente encontrada na microbiota de adulto
Ruminococcus	Bactérias simbionte intestinal, produtora de butirato a partir da degradação de fibras insolúveis. Frequentemente encontrada na microbiota de adulto.
Faecalibacterium prausnitzii	Uma das principais bactérias produtoras de butirato. Frequentemente encontrada na microbiota de adulto. Controla o metabolismo, a resposta imunológica e protege o cólon. Diminuído em caso da disbiose, contribui para a etiologia das doenças do intestino grosso, como doença inflamatória intestinal e Doença de Crohn. É considerado como um biomarcador não só da saúde humana, mas também para diagnóstico ou acompanhamento do tratamento. Estudos acharam *F. prausnitzii* elevada no intestino de crianças autistas, porém os mecanismos do porquê isso acontece ainda não é conhecido (Ferreira-Halder et al, 2017).
Clostridium	É uma bactéria patobionte. Seu crescimento está controlado principalmente por bactérias produtoras de butirato. O desequilíbrio da comunidade bacteriana propicia o crescimento deste gênero, frequentemente associado à disbiose. A identificação de gêneros e espécies relacionadas à *Clostridium* ainda está em andamento. Os bancos de dados usados em análise de bioinformática frequentemente associam sequências de *Clostridium* a clusteres. Os clusteres XIVa e IV são frequentemente reportados na microbiota de indivíduos saudáveis. *Clostridium sensu stricto 1* é frequentemente encontrado na microbiota de crianças amamentadas com leite materno.
Veillonella	Fermenta lactato em propionato e acetato. Este gênero está associado na literatura a eventos disbióticos inflamatórios, como colangite esclerosante primária em crianças. Mas a interpretação desse gênero deve ser associada ao contexto da microbiota do paciente.

AGCC: ácidos graxos de cadeia curta.

dos pelas células epiteliais. *Prevotella* são produtores de propionato, um importante AGCC (Tabela 4).

Filo Verrucomicrobia

O filo Verrucomicrobia compreende bactérias gram negativas, e a espécie principal é a *Akkermansia muciniphila*, encontrada na camada de muco mais próxima aos enterócitos, capaz de degradar mucina e, assim, estimular a produção de muco pelas células goblet, aumentando a espessura da camada de muco e melhorando a permeabilidade intestinal, quando está em equilíbrio. Frequentemente encontrada na microbiota intestinal em crianças e adultos, além de estar presente no leite materno.

TABELA 4 Principais gêneros do filo *Bacteroidetes* com relevância clínica na microbiota intestinal

Gênero	Relação com o hospedeiro
Bacteroides	O grupo mais predominante do filo Bacteroidetes é especialista na fermentação de diversos tipos de polissacarídeos. Frequentemente encontrado na microbiota de adulto. Relacionado à dietas enriquecidas com diferentes polissacarídeos, são capazes de utilizar uma grande variedade de substratos tanto da dieta como do hospedeiro. Diferentes espécies desse gênero exercem uma competição favorável com outros membros da microbiota, pois "sequestram" substratos solúveis do lúmen intestinal. Estão relacionados ao consumo de proteína e gordura e são importantes produtores de propionato.
Prevotella	São bactérias gram negativas, bacilos anaeróbios obrigatórios. São encontradas em diversas regiões do organismo, como microbiota oral e vaginal, além da intestinal. *Prevotella* spp. estão frequentemente implicadas em diversas infecções anaeróbicas decorrentes do trato respiratório, urogenital ou gastrointestinal. O metabolismo delas está envolvido na degradação de carboidratos vegetais. A principal espécie encontrada na microbiota intestinal é *Prevotella copri*. Estudos com esse gênero e mais recentemente com essa espécie mostraram uma complexidade genética, evidenciando uma plasticidade desta bactéria à dieta e ambientes disbióticos. Seu papel na eubiose e disbiose ainda é discutido.
Alistipes	Alguns estudos indicam que pode estar relacionada a câncer de cólon retal, doenças mentais e sinais de depressão. Disbiose intestinal parece ter um papel importante na determinação de abundância de *Alistipes*. Tem característica de ser bile resistente e pode fazer indol através da fermentação de triptofano e reduzir a serotonina, por esse motivo que altera o eixo intestino-cérebro e está ligado a pacientes com depressão. É relacionado à fermentação de proteínas com a produção de metabólitos inflamatórios, como por exemplo indol, H2S, cresol, fenol e amônia.

Tem efeito anti-inflamatório, estimulando o aumento de IL-10 e AGCC, e está reduzida em doenças metabólicas (pode ser um fator de proteção contra obesidade, diabetes e câncer). No entanto, seu excesso não é bom, pois consome mais mucina do que as células são capazes de produzir, levando a prejuízos à barreira intestinal. Valor de referência: 1-5% da microbiota.

Filo Proteobacteria

Bactérias gram negativas que representam em torno de cinco por cento da microbiota. São consideradas comensais, com potencial para o aumento de bactérias patobiontes. O aumento da abundância de Proteobacteria pode estar relacionado aos efeitos disbióticos do intestino, uma vez que podem secretar toxinas e expressar outros fatores de virulência, diminuindo assim a abundância de bactérias simbiontes.

Escherichia: maior representante do filo, produtora de vitamina B, é considerada uma cepa simbionte/comensal. Lactentes e crianças no Brasil parecem ter alta abundância desta espécie, porém sem representatividade clínica, quando não há sinais e sintomas associados. Alguns trabalhos mostram que essa alta abundância está relacionada ao ambiente em que a criança está inserida, principalmente nas populações de baixo nível socioeconômico. Na literatura, baseada em dados de países desenvolvidos, a abundância dessa espécie é reportada como baixa nessa faixa etária (Figura 1). A diversidade genética de *E. coli* não é avaliada nos estudos de sequenciamento de microbioma, e patótipos potencialmente patogênicos podem estar presentes, coabitando o trato intestinal com as simbiontes/comensais. A diferenciação entre esses patobiontes e cepas comensais deve ser acessada em testes de coprocultura em laboratórios clínicos.

Observação importante: análises de bioinformática não diferenciam satisfatoriamente os genes *16S* de *E. coli* dos de *Shigella*, classificando algumas sequências como *Escherichia/Shigella*. Isso significa que foram encontrados genes 16S de *Escherichia* e não de *Shigella*. Neste caso, confrontar com a clínica e coprocultura (se necessário).

Klebsiella: bactéria comensal. Apesar do seu envolvimento em infecções extra-intestinais, são raros os relatos de patogenicidade dela no intestino.

Pseudomonas: bactéria comensal. Apesar do seu envolvimento em infecções extra-intestinais, são raros os relatos de patogenicidade delas no intestino.

Haemophilus: bactéria comensal. Apesar do seu envolvimento em infecções extra-intestinais, não há descrição de alterações da microbiota relacionadas a esse gênero.

Patobiontes externos

Os gêneros a seguir não são considerados comensais e não habitam frequentemente o intestino humano. No caso de detecção deles na microbiota, a conduta é a correlação com a clínica (queixas de dores abdominais, diarreia, vômitos) e a solicitação de exames de coprocultura nos laboratórios clínicos: *Campylobacter* sp, *Vibrio* sp, *Shigella* sp., *Yersinia* sp, *Salmonella* sp.

Observação: indivíduos com histórico de infecções intestinais por *Salmonella* podem ser portadores assintomáticos por até dois anos após o episódio infeccioso.

Filo Actinobacteria

Uma das primeiras bactérias a colonizar o intestino, pois fermenta os oligossacarídeos presentes no leite materno através da expressão da enzima lacto-N-biosidade. São gram positivas e produtoras de acetato e lactato. Possuem efeitos diferentes dependendo da espécie presente. São importantes no processo de *cross feeding* da microbiota, fermentando alguns carboidratos com consequente disponibilização de monossacarídeos ou outros metabólitos para gêneros dos demais filos, como por exemplo os *Firmicutes*.

Bifidobacteria: bactéria anaeróbia, principal componente da microbiota de lactentes e crianças com dieta à base de leite. Principal bactéria envolvida na quebra de oligossacarídeos do leite humano. Presente no adulto, porém em quantidades nem sempre detectadas pelo sequenciamento do gene 16S rRNA. Algumas cepas são consideradas probióticas. Produtor de acetato e lactato. Não produz butirato, porém pode induzir a produção dele por outras bactérias com a quebra inicial de oligossacarídeos e a disponibilização de monossacarídeos.

IDENTIFICAÇÃO DO MICROBIOMA: METODOLOGIA DE ANÁLISE

Até o final dos anos 1990, o microbioma intestinal humano era tradicionalmente avaliado pela análise de isolados a partir de métodos de culturas de anaeróbios estritos e facultativos. Contudo, bactérias cultiváveis representam 20 a 30% do total encontrado na mucosa intestinal. Entre os fatores limitantes desses métodos, é possível citar a baixa sensibilidade e reprodutibilidade, além do longo tempo consumido para as análises e a recuperação de apenas espécies cultiváveis. Os dados obtidos podem levar à superestimação ou subestimação da quantidade de algumas espécies presentes no meio.

As técnicas moleculares têm contribuído para a aplicação de métodos rápidos e independentes de cultivo, bem como revelado uma grande diversidade do microbioma nas amostras analisadas. Análises filogenéticas baseadas em reação em cadeia da polimerase (PCR) têm sido utilizadas para caracterizar o microbioma de fezes humanas. A biblioteca de 16S rRNA (RNA ribossomal) vem demonstrando ser uma ótima técnica molecular para evidenciar a composição do microbioma intestinal.

Ribossomos procariotos contêm duas subunidades: 50S, que contém 34 proteínas e as moléculas de *rRNA* 5S e 23S *rRNA*; e 30S, que contém 21 proteínas e a molécula de *rRNA* 16S. O *rRNA* 16S tem sido a molécula mais amplamente empregada para desenvolver a filogenia dos procariotos. Em particular, a análise da sequência de RNA ribossomal fornece uma ferramenta poderosa para a identificação dos microrganismos. A alta especificidade e a natureza cumulativa dos bancos de dados de sequências de RNA ribossômicos têm auxiliado a descoberta e o reconhecimento dessa biodiversidade.

O gene *rRNA* apresenta regiões de consenso que são identificadas por todas as bactérias, além de regiões de variabilidade específicas de grupos e espécies particulares. Dentro dessas regiões variáveis, há também pequenas áreas de hipervariabilidade que podem ser únicas para diferentes cepas de um mesmo organismo. Portanto, a sequência do gene que codifica o rRNA pode ser usada para identificar espécies diferentes.

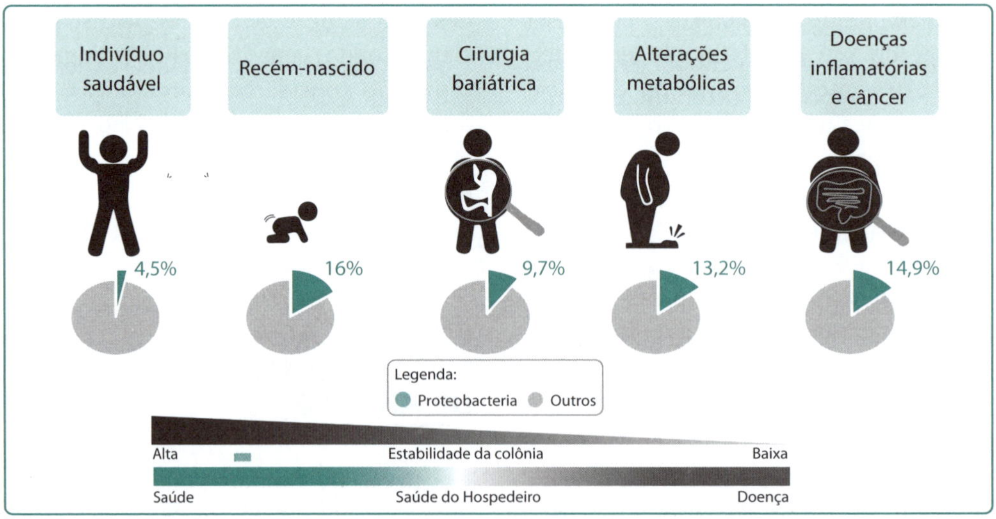

FIGURA 1 Abundância de Proteobacteria em diferentes idades e condições clínicas.
Fonte: Shin NR, Whon TW, Bae JW. Proteobacteria: microbial signature of dysbiosis in gut microbiota. Trends Biotechnol. 2015 Sep;33(9):496-503.

Nos últimos anos, uma nova abordagem de análise do gene *16S rRNA* tem reescrito a maneira como se entende o microbioma intestinal. A metodologia de alta eficiência, ou *high throughput*, permite o sequenciamento por síntese de uma grande quantidade de *amplicons* de uma mesma amostra, o que aumenta a profundidade de análise do microbioma.

Após o sequenciamento do gene *16S rRNA*, utiliza-se ferramentas de bioinformática para análise e interpretação dos achados. Com essas ferramentas, é possível avaliar a filogenia das sequências, isto é, a classificação de filos, famílias ou gêneros baseada na análise de similaridade com sequências em bancos de dados públicos disponíveis na internet. Além da filogenia, é possível avaliar alguns índices de diversidade alfa e beta, analisando comunidades bacterianas e comparando os resultados com outras amostras e até populações.

Ainda pouco utilizada no Brasil, devido aos altos custos operacionais, a metodologia de *shotgun* envolve o sequenciamento de todos os genes de uma comunidade, sendo eles eucariotos, incluindo fungos e vegetais, procariotos e genoma viral. Nessa técnica, a composição taxonômica exata e descrição do perfil funcional dos diferentes microrganismos é revelada, sem a necessidade de cultivá-los. Duas abordagens de sequenciamento podem ser utilizadas, uma PCR dependente, para análise de comunidades específicas, ou PCR independente, onde toda a diversidade genética da amostra é sequenciada. A parte fundamental do *shotgun* é a pós-análise, em que programas de bioinformática são necessários para analisar as sequências e classificá-las em eucariotos, procariotos ou vírus, além da descrição com perfil funcional e interação microrganismo-hospedeiro.

Alfa e beta diversidade

Alfa diversidade refere-se à composição das espécies em unidades de amostragem, geralmente em escala local. Os diversos sítios do corpo humano abrigam comunidades microbianas bem definidas, como o trato gastrointestinal, em que a diversidade pode ser estimada para fins de comparação. Sendo assim, a análise de alfa diversidade determinou quais espécies estão presentes e quantos tipos diferentes delas estão presentes no ambiente intestinal das participantes do estudo.

- **Índice de diversidade e equidade de Shannon**: mensura o grau de incerteza em prever a soma da proporção de cada espécie em relação ao número total de espécies na comunidade em análise e, portanto, explica a abundância e a uniformidade.
- **Índice de Simpson**: reflete a probabilidade de dois indivíduos escolhidos ao acaso na comunidade pertencerem à mesma espécie. Varia de 0 a 1 e quanto mais alto for, maior a probabilidade, ou seja, maior a dominância e menor a diversidade.
- **Índice de riqueza Chao1:** estima o número total de espécies presentes em uma comunidade.
- **Diversidade filogenética de Faith:** é uma medida quantitativa de diversidade filogenética, definida como o comprimento total mínimo de todos os ramos filogenéticos necessários para abranger um determinado conjunto de taxa na árvore filogenética.
- **Curvas de rarefação:** ferramentas de visualização comumente usadas para representar a taxa de descoberta de novas unidades taxonômicas à medida

que as amostras são tomadas. Essa informação é usada para gerar estimativas de cobertura de sequenciamento e para determinar a proporção da comunidade microbiana que foi descoberta, à medida que o esforço de sequenciamento está progredindo. O eixo x do gráfico é rotulado com o número de amostras que foram observadas e o eixo y é o número de unidades taxonômicas únicas que foram observadas nas amostras coletadas. A inclinação instantânea e a altura da curva informam a taxa de descoberta esperada de novas unidades taxonômicas e quantas foram descobertas em um determinado ponto.

- **OTUs (unidades taxonômicas operacionais):** é um grupo de sequências agrupadas em conjunto com base em semelhanças e que podem ou não ser equivalentes a entidades taxonômicas (espécies, gêneros etc.).
- **Análise de cobertura:** também chamada "cobertura de Good", avalia a representatividade do conjunto de resultados obtidos em um estudo, e o quanto esses dados reproduzem a comunidade observada. A cobertura mínima de 90% representa que os índices de diversidade calculados alcancem algo mais próximo da realidade.

A beta diversidade considera a diferença na comunidade e na composição bacteriana de ambientes diferentes. Entre as comunidades, pode-se realizar testes de hipótese, como por exemplo o UniFrac, para verificar a beta diversidade entre as amostras. Esse teste avalia estatisticamente as diferenças na estrutura das comunidades bacterianas entre os pontos de análise, baseando-se no comprimento dos ramos de uma árvore filogenética compartilhada entre duas ou mais comunidades; uma pequena distância entre os ramos mostra se são composicionalmente similares, abrigando linhagens que compartilham uma história evolutiva comum. As coordenadas dos dados obtidos costumam ser posicionadas em três eixos ortogonais para facilitar a visualização da proximidade entre as amostras. Como método de ordenação, utiliza-se a análise de coordenadas principais (PCoA) baseado nas matrizes de distância filogenéticas Unifrac ponderada e não ponderada.

- UniFrac não ponderada enfatiza espécies raras, considerando a presença/ausência de OTUs.
- Unifrac ponderada considera a abundância relativa de OTUs.

CONCLUSÃO

Muito já se sabe sobre a composição e modulação do microbioma humano. Novas tecnologias têm permitido uma melhor compreensão das relações bioquímicas e celulares entre microrganismos e hospedeiros. O avanço em pesquisa nessa área tem despertado novas questões e aplicações na terapia e profilaxia. Laboratórios clínicos têm hoje a capacidade de identificar e analisar a composição do microbioma humano, permitindo que esse conhecimento seja difundido para além de laboratórios de pesquisa.

Laudos de laboratórios que fazem a identificação do microbioma humano trazem informações como filogenia, alfa e beta diversidade, além de dados de metabólitos e gases. Os resultados devem ser analisados com cautela pois, como visto anteriormente, não há um padrão de microbioma normal.

As classificações de valores de alfa e beta diversidade baseados em estudos internacionais também precisam ser interpretados com cuidado. Por exemplo: a avaliação de diversidade de Shannon geralmente tem um valor de *cut off* de 3,0. Não há na literatura nenhuma referência a valores normais de Shannon de indivíduos saudáveis. Uma pesquisa na literatura recente mostra que, devido à alta heterogeneidade da microbiota, hábitos e padrões alimentares, os valores atribuídos à diversidade de Shannon em indivíduos saudáveis são muito amplos. Em artigos publicados recentemente com pessoas dos Estados Unidos e Europa, os valores de Shannon para controles saudáveis variou de 2 a 7. Na mesma época, os dados dos trabalhos realizados com indivíduos saudáveis do Brasil mostram uma variação de valores de Shannon de 3 a 5.

Desta forma, a interpretação da composição do microbioma deve levar em conta o histórico clínico da criança, hábitos alimentares, sinais, sintomas clínicos e, sobretudo, questões ambientais na qual essa criança está inserida.

BIBLIOGRAFIA RECOMENDADA

1. Adlerberth I and Wold AE. Reduced Enterobacterial and Increased Staphylococcal Colonization of Infantile Bowel: An Effect of Hygienic Lifestyle? Pediatric Research 2006; 59(1):96-101.
2. Barile D and Rastall RA. Human milk and related oligosaccharides as prebiotics. Current Opinion in Biotechnology 2013;24:214–19.
3. Brandt K, Taddei CR, Takagi EH, Oliveira FF, Duarte RT, Irino I, et al. Establishment of the bacterial fecal community during the first month of life in Brazilian newborns. Clinics. 2012; 67:113-23.
4. Clemente JC, Ursell LK, Parfrey LW, Knight R. The impact of the gut microbiota on human health: an integrative view. Cell. 2012;148(6):1258-70.
5. Donovan SM, Comstock SS. Human milk oligosaccharides influence neonatal mucosal and systemic immunity. Ann Nutr Metab. 2016;69 Suppl 2:42-51.
6. Flint HJ, Scott KP, Louis P and Duncan SH. The role of the gut microbiota in nutrition and health. Nat. Rev. Gastroenterol. Hepatol. 2012;9:577-89.
7. Furrie, E. A molecular revolution in the study of intestinal microflora. Gut. 2006;55(2):141-43.
8. Galperin MY. Genome Diversity of Spore-Forming Firmicutes Microbiol Spectr. 2013 December;1(2):TBS-0015-2012.
9. Guilloteau P, Martin L, Eeckhaut V, Ducatelle R, Zabielski R, Van Immerseel F. From the gut to the peripheral tissues: the multiple effects of butyrate. Nutrition Research Reviews. 2010;23(2):366-84.
10. Goodwin S, McPherson JD, McCombie WR. Coming age: 10 ten years of next-generation sequencing technologies. Nature Reviews Genetics. 2016;17:333–51.

11. Hooper LV, Macpherson AJ. Immune adaptations that maintain homeostasis with the intestinal microbiota. Natures Reviews Immunology. 2010;10:159-69.
12. Martin R, Makino H, Yavuz AC, Ben-Amor K, Roelofs M, Ishikawa E, et al. Early-Life Events, Including Mode of Delivery and Type of Feeding, Siblings and Gender, Shape the Developing Gut Microbiota. PLoS ONE. 2016;11(6):e0158498.
13. Peterson LA, Artis D. Intestinal epithelial cells: regulators of barrier function and immune homeostasis. Nature Reviews Immunology. 2014;141-46.
14. Scholtens PA, Oozeer R, Martin R, Amor KB and Knol J. The early settlers: intestinal microbiology in early life. Annu Rev Food Sci Technol. 2012;3:425-47.
15. Tannock, G. W. Molecular assessment of intestinal microflora. American Journal of Clinical Nutrition. 2001;73:410s-414s.
16. Taddei CR, Oliveira FF, Duarte RT, Talarico ST, Takagi EH, Carvalho IR, et al. High Abundance of Escherichia During the Establishment of Fecal Microbiota in Brazilian Children. Microbial Ecology, 2014;67:624-34.
17. Yarza P, Yilmaz P, Pruesse E, Glöckner FO, Ludwig W, Schleifer KH, et al. Uniting the classification of cultured and uncultured bacteria and archaea using 16S rRNA gene sequences. Nature Reviews Microbiology. 2014;12:635–45.

CONTEÚDO COMPLEMENTAR

Utilize o QR code abaixo para acessar as questões comentadas do capítulo (senha: **medicinalaboratorial**).

62

Métodos de avaliação sanguínea e fecal da absorção intestinal

Maraci Rodrigues
Márcia Wehba Esteves Cavichio

PONTOS-CHAVE DESTE CAPÍTULO

- Absorção intestinal é um complexo processo envolvendo a digestão de nutrientes no lúmen intestinal, a superfície do intestino delgado intacta e enzimas absortivas, além do sistema de transporte para o sangue e a linfa.
- As três principais fases da digestão e absorção intestinal são a fase digestiva luminal, a fase absortiva da mucosa e a fase de transporte.
- A história clínica e o exame físico detalhados, associados à identificação da etapa do processamento do nutriente comprometido, são decisivos na escolha racional das ferramentas diagnósticas.

INTRODUÇÃO

Há três etapas interdependentes na assimilação dos nutrientes da dieta, incluindo as gorduras, carboidratos, proteínas, vitaminas, minerais e oligoelementos, do intestino para a circulação sistêmica, compondo o complexo processo da absorção intestinal.

A má absorção intestinal pode resultar em várias condições clínicas, com diferentes graus de gravidade e consequências para o paciente. A Sociedade Europeia de Nutrição e Metabolismo utiliza os termos "insuficiência" e "falência" intestinal para situações clínico-patológicas com diminuição da função absortiva, sem ou com exigência de suplementação nutricional venosa, respectivamente, para manter o estado nutricional do paciente.

DEFINIÇÃO

A síndrome de má absorção intestinal engloba grande variedade de defeitos decorrentes do processamento do nutriente no lúmen e na borda em escova intestinal, absorção no enterócito ou subsequente transporte das membranas intestinais para o sangue e a linfa, podendo coexistir um ou mais mecanismos.

- Má absorção se refere à diminuição da absorção de nutrientes.
- Má digestão se refere à diminuição da digestão dos nutrientes no lúmen intestinal (p. ex., insuficiência pancreática) ou na membrana da borda em escova da célula epitelial da mucosa intestinal (p. ex., má digestão de lactose).

A má absorção e a má digestão são processos fisiopatológicos distintos mas interdependentes, de modo que, na prática clínica, o termo "má absorção" passou a denotar o mesmo contexto.

CLASSIFICAÇÃO

A síndrome de má absorção pode ser classificada de acordo com o número de substratos afetado:

1. Global, representada pela doença celíaca, com má absorção de gorduras, proteínas, amido, dissacarídeos, sais minerais, micronutrientes e vitaminas.
2. Múltipla, por exemplo, a fibrose cística, com má absorção de gorduras, proteínas e amido.
3. Seletiva, como a cloridorreia congênita, com má absorção do cloro.

No entanto, a classificação mais utilizada de má absorção intestinal é baseada nas três fases do processo da digestão de nutrientes:

1. Afecções gastrointestinais associadas com má digestão intraluminal.
2. Afecções gastrointestinais associadas com má digestão do enterócito da mucosa.
3. Afecções gastrointestinais associadas com alterações pós-absortivas no transporte para sangue e linfa, que ocorrem isoladamente ou com associação de dois ou mais mecanismos.

As principais causas da síndrome de má digestão intestinal estão descritas nos Quadros 1 a 4, de acordo com a fase da digestão de nutrientes, a localização e o mecanismo fisiopatológico.

Durante a fase intraluminal, as secreções pancreáticas e biliares hidrolisam e solubilizam as gorduras, proteínas e carboidratos da dieta. As doenças primárias

QUADRO 1 Afecções gastrointestinais associadas com má digestão intraluminal

Doença/condição	Fisiopatologia
Estômago	
Desnutrição calórico-proteica	Diminuição da produção de ácido (hipocloridria)
Síndrome de Zollinger-Ellison	▪ Inativação das enzimas pancreáticas por baixo pH duodenal. ▪ Diminuição da ionização dos sais biliares conjugados.
Anemia perniciosa	▪ Diminuição do fator intrínseco. ▪ Má absorção de vitamina B12.
Síndrome de Dumping	▪ Esvaziamento rápido do conteúdo gástrico para o duodeno. ▪ Diluição de enzimas.
Pâncreas	
Fibrose cística	Impedimento da secreção de enzimas e bicarbonato
Síndrome de Shwachman-Diamond	Impedimento de secreção de enzimas

(continua)

QUADRO 1 Afecções gastrointestinais associadas com má digestão intraluminal *(continuação)*

Doença/condição	Fisiopatologia
Pâncreas	
Pancreatites aguda e crônica	Impedimento de secreção de enzimas e bicarbonato
Desnutrição calórico-proteica	Impedimento de secreção de enzimas
Deficiência de tripsinogênio	Impedimento de secreção de enzimas
Deficiência de lipase	Impedimento de secreção de enzimas
Deficiência de amilase	Impedimento de secreção de enzimas
Fígado	
Síndromes colestáticas	Impedimento de secreção de sais biliares com formação deficiente de micelas
Doença ou cirurgia ileal	▪ Má absorção intestinal de sais biliares. ▪ *Pool* deficiente de sais biliares.
Intestino	
Deficiência de enteroquinase	Impedimento da ativação das enzimas pancreáticas luminais
Desnutrição calórico-proteica	▪ Supercrescimento bacteriano com consumo de nutrientes. ▪ Produção de toxinas. ▪ Desconjugação de sais biliares.
Duplicação anatômica	Supercrescimento bacteriano com consumo de nutrientes
Síndrome da alça cega	Supercrescimento bacteriano com consumo de nutrientes
Síndrome do intestino curto	Supercrescimento bacteriano com consumo de nutrientes
Pseudo-obstrução intestinal	Supercrescimento bacteriano com consumo de nutrientes

QUADRO 2 Afecções gastrointestinais associadas com má digestão no enterócito da mucosa

Doença/condição	Fisiopatologia
Deficiência congênita de dissacaridase, lactase, sacarase-isomaltase ou trealase na membrana do enterócito	Má digestão do dissacarídeo específico com fermentação bacteriana no cólon
Deficiência adquirida/tardia de dissacaridase, lactase, sacarase-isomaltase ou glicoamilase na membrana do enterócito	▪ Perda da atividade enzimática por dano à mucosa. ▪ Perda da atividade como envelhecimento.
Má nutrição calórico-proteica	Dano x adaptação da arquitetura da mucosa alterada
Doença de Hartnup	Defeito do transporte de aminoácidos neutros
Síndrome da fralda azul	Defeito no transporte de triptofano
Síndrome de Oasthouse	Defeito no transporte de metionina no intestino e no rim
Síndrome de Lowe	Defeito no transporte de lisina e arginina (ligada ao X)
Má absorção de glicose-galactose	Defeito seletivo no sistema de cotransporte sódico de glicose e galactose
Cloridorreia congênita	Defeito seletivo no transporte de cloreto
Abetalipoproteinemia	Ausência de produção de apolipoproteína B, lipoproteínas e quilomícrons
Hipobetalipoproteinemia	Impedimento de produção de apolipoproteína

(continua)

QUADRO 2 Afecções gastrointestinais associadas com má digestão no enterócito da mucosa *(continuação)*

Doença/condição	Fisiopatologia
Doença celíaca	Dano à superfície digestivo-absortiva
Síndrome do intestino curto	▪ Perda da superfície digestivo-absortiva. ▪ Trânsito anormal.
Espru tropical	Dano à superfície digestivo-absortiva
Doença de Whipple	▪ Enteropatia focal. ▪ Obstrução linfática, impedimento no transporte de lipídios.
Infecção/inflamação bacteriana por *Shigella*, *Salmonella*, *Campylobacter*, cólera ou giardíase	▪ Dano à superfície digestivo-absortiva. ▪ Motilidade anormal. ▪ Perda secretória de água e eletrólitos. ▪ Alterações da função epitelial secundárias à aderência do parasita ou toxina.
Doença de Crohn	▪ Dano à superfície digestivo-absortiva. ▪ Perda crônica de sangue
Infecção viral por rotavírus	Dano à superfície digestivo-absortiva
Aids	▪ Dano à superfície digestivo-absortiva. ▪ Supercrescimento bacteriano. ▪ Insuficiência pancreática exócrina e hepática.
Acrodermatite enteropática	Impedimento à absorção de zinco

Aids: síndrome da imunodeficiência adquirida.

QUADRO 3 Afecções gastrointestinais associadas com alterações no transporte do nutriente para sangue e linfa

Doença/condição	Fisiopatologia
Insuficiência cardíaca congestiva	▪ Distensão venosa. ▪ Edema de parede intestinal.
Linfangiectasia intestinal	▪ Obstrução de transporte linfático de lipídios e vitaminas lipossolúveis. ▪ Perda intestinal de proteínas.
Linfoma intestinal	Obstrução de transporte linfático de lipídios e vitaminas lipossolúveis
Síndrome carcinoide	Obstrução de transporte linfático de lipídios e vitaminas lipossolúveis

QUADRO 4 Afecções gastrointestinais associadas com diversas alterações ou miscelânea

Doença/condição	Fisiopatologia
Síndrome de imunodeficiências	Disbiose
Gastroenteropatia alérgica	Reação não IgE mediada
Gastroenterocolopatias eosinofílicas	Reação não IgE mediada ou mista
Drogas	
Metotrexate	Dano à superfície mucosa por interferência na replicação enterocítica

(continua)

QUADRO 4 Afecções gastrointestinais associadas com diversas alterações ou miscelânea *(continuação)*

Doença/condição	Fisiopatologia
Colestiramina	▪ Bloqueio na reabsorção de sais biliares no íleo. ▪ Má absorção de cálcio, gordura, ácidos biliares e vitaminas lipossolúveis.
Fenitoína	Má absorção de cálcio e ácido fólico
Sulfassalazina	Má absorção de ácido fólico

IgE: imunoglobulina E.

da mucosa e ressecções intestinais extensas resultam em má absorção de todos os nutrientes. Na fase pós-absortiva, a obstrução do sistema linfático pode causar esteatorreia e enteropatia perdedora de proteína.

A maioria das causas de má absorção adquiridas afeta a fase luminal e digestiva. Essas entidades incluem a síndrome do intestino curto, inflamação extensa do delgado, desordens da motilidade e deficiência das enzimas digestivas ou dos sais biliares.

EPIDEMIOLOGIA

Diante da extensa lista de causas que compõem a síndrome de má absorção intestinal, abordaremos alguns dados epidemiológicos no grupo pediátrico.

A hipolactasia tipo adulto ou deficiência ontogenética de lactase, com início dos sintomas ao redor do quinto ano de vida, é comum e varia com a etnia. No norte da Europa, apenas 2% da população é acometida, em comparação com 60 a 80% dos hispânicos e dos negros, e cerca de 100% dos asiáticos. A intolerância congênita à lactose, presente desde o nascimento, é extremamente rara, e leva a manifestação clínica exuberante, mesmo na criança em aleitamento materno. A deficiência "fisiológica" de lactase pode ser observada em prematuros com menos de 34 semanas de idade gestacional, habitualmente referida como deficiência de lactase do desenvolvimento.

A intolerância congênita à sacarose-isomaltose é uma doença rara que acomete menos de 2% dos indivíduos norte-americanos, mas com maior incidência em indivíduos nativos da Groenlândia, do Alasca e do Canadá.

A intolerância congênita à glicose-galactose é uma doença extremamente rara que decorre da mutação no transportador ativo SGLT1.

Estudos dos Estados Unidos e da Europa estimaram que a prevalência média de doença celíaca na população geral é de aproximadamente 1%, com algumas diferenças regionais. Prevalência semelhante da doença tem sido encontrada em outros países, em sua maioria povoados por descendentes europeus.

No Brasil, a prevalência de doença celíaca confirmada em biópsia duodenal em doadores de sangue voluntários aparentemente saudáveis variou de 1:214 a 1:286 na cidade de São Paulo, 1:273 no interior de São Paulo, 1:417 no Sul do país e 1:681 em Brasília. Esses resultados preliminares corroboram a visão de que a doença celíaca não é uma doença rara no Brasil.

As taxas de incidência da doença inflamatória intestinal são relativamente altas na América do Norte, em torno de 7 por 100 mil para crianças e adolescentes menores de 18 anos. Na maioria dos países da Europa Ocidental (ou seja, Reino Unido, Irlanda, Noruega do Sul, França e Escandinávia), as taxas de incidência por 100 mil foram geralmente menores até o ano 2000, e variaram entre 2,5 e 5,2. Alguns países mostraram aumento significativo das taxas de incidência da doença inflamatória intestinal em crianças e adolescentes. Por exemplo, a incidência na Suécia aumentou de 4,6 em 1984-1986 para 7 por 100 mil por ano. Comparando-se, em 1993-1995, os valores sobre a incidência na Escócia passaram de 4,5 (1990-1995) para 7,8 (2003-2008) por 100 mil pessoas-anos.

Há também variação geográfica na incidência de doença inflamatória intestinal, como um gradiente norte-sul na Europa, semelhante ao observado em outras doenças autoimunes, por exemplo, o diabetes tipo 1.

Dados preliminares sugerem que na próxima década a incidência da doença inflamatória intestinal crônica em países recém-industrializados na Ásia e na América Latina provavelmente se aproximará das altas taxas de incidência de outros países do mundo ocidental.

FISIOPATOLOGIA

A fisiopatologia das principais causas de má absorção intestinal foi descrita em conjunto com a classificação e está resumida nos Quadros 1 a 4.

ABORDAGEM CLÍNICA

A abordagem clínica de uma criança com suspeita de síndrome de má absorção depende da idade e da gravidade da apresentação.

As características clínicas mais comuns da criança com má absorção são: diarreia, déficit de crescimento, distensão abdominal ou gases e perda da gordura subcutânea com predomínio de pregas cutâneas. A apresentação pode ser mais dramática em crianças pequenas devido à baixa reserva energética, pois a maioria das calorias ingeridas contribui para ganho de peso e crescimento linear.

A diarreia é a principal expressão clínica da má absorção, e, quando se torna crônica associada com a má absorção, resulta em desnutrição e muitas vezes em déficit de crescimento. No entanto, em situações de má absorção de nutrientes específicos, a diarreia pode estar ausente, por exemplo, a má absorção de cistina na cistinúria, e em situação de adequação dos mecanismos da compensação do cólon.

O Quadro 5 descreve o padrão evacuatório das síndromes de má absorção intestinal.

O crescimento linear geralmente é mais afetado em crianças mais velhas. Às vezes o exame físico pode mostrar algumas pistas da deficiência nutricional subjacente, como a presença do edema na enteropatia perdedora de proteína, a distensão abdominal (gases) e escoriações perianais na má absorção de carboidratos. Anorexia e letargia podem estar presentes na má absorção, mas algumas crianças podem apresentar hiperfagia para compensar a perda fecal de proteínas e calorias.

QUADRO 5 Padrão evacuatório das síndromes de má absorção intestinal

Tipo de fezes	Características	Condição clínica
Gordurosas ou esteatorreicas	Aumento da gordura fecal	Doença celíaca
Aquosas	Evacuações líquidas explosivas, pH baixo, substâncias redutoras presentes aumentadas, gordura ausente	▪ Intolerância à lactose ▪ Alergia alimentar
Sanguinolentas	Fezes com sangue visível ou oculto e muco	▪ Colite alérgica ▪ Doença de Crohn

INVESTIGAÇÃO LABORATORIAL

A abordagem diagnóstica da síndrome de má absorção baseia-se nos dados clínicos pessoais, familiares, exame físico, assim como na exclusão de infecções e de parasitas intestinais.

A abordagem diagnóstica inicial da síndrome de má absorção que cursa com diarreia crônica não sanguinolenta está descrita em forma de algoritmo na Figura 1.

A investigação etiológica mais provável da diarreia sanguinolenta em lactentes e crianças maiores de 2 anos são alergia alimentar e doença inflamatória intestinal, respectivamente. No último grupo, após a exclusão de agentes infecciosos e parasitários, será indicado o estudo de imagem radiológica e ileocolonoscopia com biópsias seriadas.

Os exames complementares auxiliam na confirmação da suspeita de má absorção e na má absorção, e também na identificação da etiologia, mas com a atenção de solicitar apenas as provas necessárias.

O Quadro 6 reúne a investigação das principais afecções que cursam com má absorção intestinal.

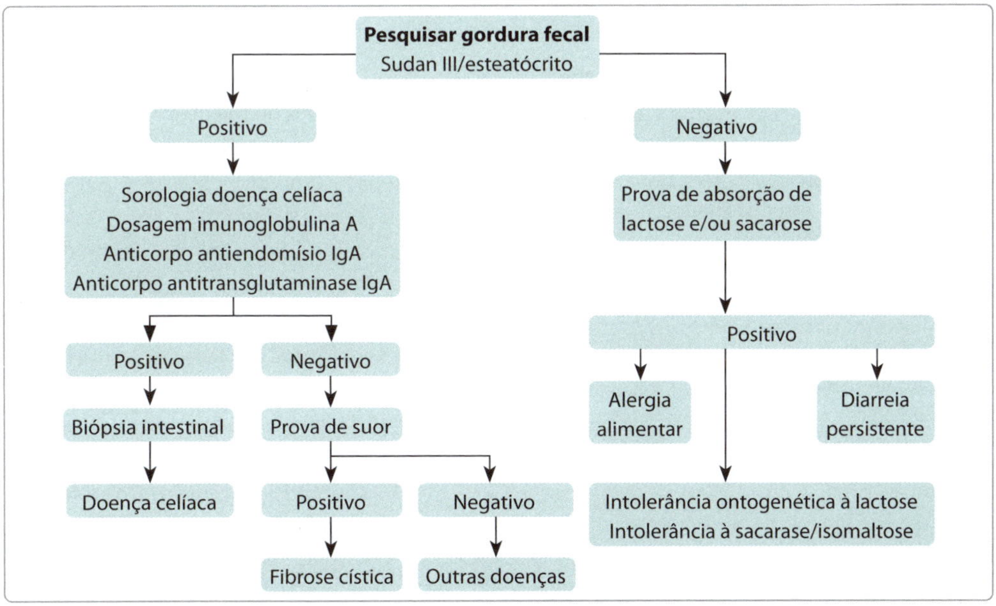

FIGURA 1 Algoritmo para abordagem diagnóstica da diarreia crônica não sanguinolenta.
IgA: imunoglobulina A.

QUADRO 6 Investigação das principais afecções que cursam com má absorção intestinal

- História clínica
- Exame físico
- Exames gerais para avaliação do estado nutricional, carências e parasitoses intestinais:
  - Hemograma, ferro sérico, ferritina, proteínas, colesterol, glicemia, folato etc.
  - Coproparasitológico.
- Testes específicos para má absorção intestinal:
  - Relacionados à absorção de gorduras.
- Pesquisa de gordura fecal (Sudam III), esteatócrito.
- Balanço de gordura fecal (Van de Kamer).
- Testes respiratórios: trioleína 14C:
  - Relacionados à absorção de hidratos de carbono.
- Prova da D-xilose, provas de sobrecarga com dissacarídeos.
- pH fecal, pesquisa de substância redutora.
- Medida direta da atividade das dissacaridases.
- Testes respiratórios: H2, 14C ou 13C.
- Testes de permeabilidade:
  - Relacionados à absorção de proteínas.
- Quantificação da alfa-1-antitripsina fecal.
- Determinação do nitrogênio fecal.
- Testes de perfusão com macromoléculas.
- Teste da albumina 51Cr.
- Exames específicos para determinadas afecções:
  - Anticorpo antiendomísio IgA e antitransglutaminase IgA (doença celíaca).
  - Determinação de eletrólitos no suor (fibrose cística).
  - Determinação de imunoglobulinas (imunodeficiências).
  - Determinação de proteínas anômalas (doença imunoproliferativa do intestino delgado),
  - Determinação do ácido 5-hidroxi-indolacético (síndrome carcinoide).
  - Curva glicêmica ou perfil glicêmico (diabetes mellitus).
  - Dosagens hormonais (hiper ou hipotiroidismo).
  - Pesquisa de anticorpos (Aids).
  - Pesquisa de microrganismos (síndrome do supercrescimento bacteriano).
  - Pesquisa de parasitas em aspirado duodenal.
  - Testes de função pancreática (secretina-pancreozimina, pentolauril, betiromina).
- Exames de imagem:
  - Radiografia simples de abdome.
  - Trânsito intestinal.
  - Ultrassonografia de abdome.
  - Enterotomografia.
  - Enterorressonância magnética.
  - Radiografia de mãos e punhos para idade óssea.
  - Densitometria óssea.
- Endoscopia:
  - Endoscopia digestiva alta (duodeno).
  - Ileocolonosocpia (íleo).
  - Exame do aspirado gastroduodenal (pesquisa de parasitas).
  - Cápsula endoscópica.

(continua)

QUADRO 6 **Investigação das principais afecções que cursam com má absorção intestinal** ***(continuação)***

- Biópsias peroral do delgado:
  - Pesquisa de parasitas no fragmento.
  - Avaliação morfológica: hematoxilina-eosina, PAS, colorações especiais; microscopia eletrônica.
  - Determinação enzimática: dosagens de dissacarídeos.
  - Estudo imunológico: imunofluorescência, imuno-histoquímica, função linfocitária.
  - Estudos bioquímicos: transporte de nutrientes, composição de elementos.
- Avaliação cirúrgica:
  - Diagnóstica: linfomas, doença de Crohn.
  - Estadiamento: doença linfoproliferativa do intestino delgado.
  - Terapêutica.

CONCLUSÃO

A síndrome de má absorção intestinal abrange numerosas entidades congênitas e adquiridas. A identificação do(s) mecanismo(s) fisiopatológico(s) envolvido(s) na digestão e absorção dos nutrientes é essencial para iniciar a abordagem diagnóstica, dirigida pela história clínica e exame físico detalhados, associada ao uso racional dos exames complementares.

EXAMES LABORATORIAIS UTILIZADOS NO DIAGNÓSTICO E SEGUIMENTO DA MÁ ABSORÇÃO INTESTINAL

D-xilose, Prova de absorção de	
Tipo de amostra	Sangue.
Preparo	▪ Não é necessário jejum. ▪ Não usar laxante nas 24 horas que antecedem o exame.
Descrição	O paciente ingere uma solução de d-xilose, e é coletado sangue 60 minutos depois para dosagem da solução.
Princípio do teste	Por não necessitar de digestão para ser absorvida, a absorção da d-xilose depende exclusivamente da integridade da mucosa do intestino delgado. A lesão de mucosa e a atrofia de vilosidades, causada pela doença celíaca e alergia à proteína do leite de vaca, são causas de comprometimento da absorção da d-xilose.
Restrições	▪ A solução deve ser ingerida, por completo, em um curto intervalo de tempo. ▪ O paciente não pode apresentar vômito após a ingestão da solução.
Valor de referência	Superior a 30 mg/dL.

Esteatócrito	
Sinonímia	Gordura nas fezes por micrométodo.
Tipo de amostra	Fezes recém-emitidas: mínimo 2 g.
Orientações	▪ O cliente deve colher as fezes sem uso de laxante e/ou supositório. ▪ Não deve ser usada pomada na região perianal no dia da coleta de fezes.
Princípio do teste	Micrométodo de Phuapradit. As fezes são misturadas com areia fina e diluídas com água; a solução é colocada em um capilar de vidro e centrifugada. É medida a fração que corresponde à gordura, e o resultado é liberado em porcentagem de gordura.
Restrições	▪ O material deve ser entregue no máximo em 2 horas, se mantido em temperatura ambiente, e em até 12 horas, se refrigerado (2-8 oC). ▪ A amostra não pode ser contaminada com urina nem deve ser colhida do vaso sanitário.
Valor de referência	▪ Criança na 1ª semana de vida: até 25%. ▪ Criança da 1ª à 4ª semana de vida: até 13%. ▪ Crianças com 1-3 meses: até 7%. ▪ Crianças acima de 3 meses: até 2%. ▪ Adultos: até 2%.

Gordura nas fezes, Dosagem de	
Sinonímia	▪ Teste de Van de Kamer. ▪ Balanço de gordura nas fezes.
Tipo de amostra	Todo o volume fecal de 72 horas.
Orientações	▪ O paciente deve fazer uma dieta com sobrecarga de gordura durante 6 dias. ▪ Não deve ser usada pomada na região perianal durante a coleta de fezes. ▪ O material deve ser mantido refrigerado (2-8 oC).
Descrição	Nos últimos 3 dias da dieta com sobrecarga de gordura o paciente deve colher todo o volume de fezes para levar ao laboratório.

(continua)

Gordura nas fezes, Dosagem de *(continuação)*	
Princípio do teste	A absorção de gordura depende da integridade da mucosa do intestino delgado e de secreção adequada de sais biliares e enzimas pancreáticas. A dosagem de gordura nas fezes é o exame de escolha na suspeita de esteatorreia. Porém, não é possível diferenciar os quadros de má absorção por lesão de mucosa (doença celíaca, alergia à proteína do leite de vaca) ou por insuficiência pancreática exócrina (fibrose cística, síndrome de Schwachman), sendo necessária complementação, com exame específico, para diferenciação desses quadros.
Restrições	▪ O paciente não deve usar laxativos com óleo mineral. ▪ Não usar pomada perianal no período da coleta de fezes. ▪ O material deve ser mantido refrigerado (2-8 oC), desde o início da coleta até a entrega no laboratório.
Valor de referência	▪ Lactente em aleitamento materno: < 1 g/24 horas. ▪ Crianças de 2 meses a 6 anos: 0,3-2 g/24 horas. ▪ Crianças acima de 6 anos: 1-7 g/24 horas. ▪ Adultos com dieta com excesso de gordura: até 7 g/24 horas.

Gordura nas fezes, Pesquisa de	
Sinonímia	▪ Sudan III. ▪ Coloração de Sudan III nas fezes.
Tipo de amostra	Fezes recém-emitidas: mínimo 5 g.
Orientações	▪ O cliente deve colher as fezes sem uso de laxante e/ou supositório. ▪ Não deve ser usada pomada na região perianal no dia da coleta de fezes.
Princípio do teste	As fezes são colocadas em lâminas e coradas com corante Sudan. As gotículas de gordura coram em tons de vermelho-laranja, e são avaliadas em número e tamanho por campo de grande aumento.
Restrições	▪ No caso de o cliente ter utilizado contraste radiológico por via oral, bismuto ou laxante à base de fibras ou de óleo mineral, a coleta de fezes deve ser realizada com um intervalo de 72 horas do uso dessas substâncias. ▪ O material deve ser entregue em no máximo 2 horas, se mantido em temperatura ambiente, e em até 12 horas, se refrigerado (2-8 °C). ▪ A amostra não pode ser contaminada com urina nem deve ser colhida do vaso sanitário.
Valor de referência	O resultado é liberado como normal ou aumentado de acordo com o número e o tamanho das gotículas de gordura encontradas na lâmina.

Lactose, Prova de absorção de	
Sinonímia	▪ Teste de tolerância à lactose. ▪ Prova oral de absorção de lactose. ▪ Teste para intolerância à lactose.
Tipo de amostra	Sangue.
Preparo	Jejum de 8 horas.

(continua)

Lactose, Prova de absorção de *(continuação)*	
Descrição	Coleta de sangue para dosagem de glicose, em jejum, e em 30, 60 e 90 minutos após a ingestão de composto de lactose.
Princípio do teste	Elevação da glicemia de jejum após ingestão de lactose. A lactose é digerida pela enzima lactase que está presente na microvilosidade dos enterócitos, para ser absorvida como glicose e galactose, elevando assim a glicemia. Quando o indivíduo não tem a enzima, não há digestão da lactose, com consequente ausência de elevação da glicemia de jejum.
Restrições	Pacientes diabéticos, pré-diabéticos ou com resistência à insulina não devem realizar o exame, pois, além do risco de elevação importante da glicemia, a interpretação do resultado não é possível pela desregulação do metabolismo da glicose.
Valor de referência	A elevação de 20 mg da glicose de jejum, em qualquer dos tempos, significa que houve digestão e absorção da lactose, afastando a intolerância à lactose.

Lactose, Teste genético para intolerância à	
Sinonímia	▪ Pesquisa das mutações C/T (–13.910) e G/A (–22018) do gene MCM6. ▪ Teste genético para persistência da lactase. ▪ Teste genético para alactasia.
Tipo de amostra	Sangue.
Princípio do teste	Pesquisa da mutação C/T (–13910) e/ou G/A (–22018) no gene da lactase.
Restrições	A diminuição da lactase na mucosa acontece progressivamente, podendo estar presente a partir dos 5 anos de idade. Porém, alguns indivíduos podem apresentar essa queda apenas na adolescência ou mesmo na idade adulta. Assim, em crianças pequenas, a ausência das mutações não significa que já esteja ocorrendo a intolerância à lactose. Nessa faixa etária esse teste deve ser interpretado com cautela.
Valor de referência	A presença das mutações C/T (–13.910) e/ou G/A (–22018) do gene MCM6 determina a característica genética para a persistência de lactase na mucosa.

pH nas fezes, Dosagem de	
Tipo de amostra	Alíquota de fezes (2 g).
Orientações	▪ Não deve ser usada pomada na região perianal. ▪ A evacuação não pode ser induzida por laxante ou supositório. ▪ Não contaminar o material com urina ou com água do vaso sanitário. ▪ O material deve ser entregue em até 2 horas após a evacuação e deve ser mantido refrigerado (2-8 °C) até a entrega no laboratório.
Método	Método colorimétrico utilizando papel indicador, que sofre alteração de cor em função da quantidade de íons H+ presentes no material.
Princípio do teste	Na presença de má absorção de carboidratos pelo intestino delgado, estes chegam ao intestino grosso em maior quantidade; ao sofrerem fermentação pelas bactérias lá presentes, ocorre a produção de hidrogênio e a acidificação das fezes.
Valor de referência	▪ Lactentes em aleitamento materno: 5-6. ▪ Lactentes em aleitamento com fórmula: 7,2-9. ▪ Crianças de 1-4 anos: 5,6-7,5. ▪ Não lactentes e adultos: 6,5-7,5.

Substâncias redutoras nas fezes, Pesquisa de	
Tipo de amostra	Alíquota de fezes (4 g).
Orientações	▪ Não deve ser usada pomada na região perianal. ▪ A evacuação não pode ser induzida por laxante ou supositório. ▪ Não contaminar o material com urina ou com água do vaso sanitário. ▪ O material deve ser entregue em até 12 horas após a evacuação e deve ser mantido refrigerado (2-8 oC) até a entrega no laboratório.
Método	Método colorimétrico utilizando reativo de Benedict.
Princípio do teste	Na presença de má absorção de carboidratos pelo intestino delgado, este chega ao intestino grosso; parte sofre digestão pelas bactérias lá presentes e parte é eliminada nas fezes, aparecendo como substâncias redutoras.
Valor de referência	Reação negativa.

BIBLIOGRAFIA RECOMENDADA

1. Barbieri D. Má absorção intestinal. In: Schvartsman BGS, Maluf Jr PT. Gastroenterologia e hepatologia. Barueri: Manole; 2011. p.269-79.
2. Brandt KG, Lins MGM, Marmo MCR, Silva GAP. Síndrome de má absorção: diagnóstico diferencial e exploração diagnóstica. In: Carvalho E, Silva LR, Ferreira CT. Gastroenterologia e nutrição em pediatria. Barueri: Manole; 2012. p.228-51.
3. Kotze LMS. Síndrome de má absorção intestinal. In: Barbieri D, Kotze LMS, Rodrigues M, Romaldini CC. Atheneu; 2010. p.89-109.
4. Misselwitz B, Butter M, Verbeke K, Fox MR. Update on lactose malabsorption and intolerance: pathogenesis, diagnosis and clinical management. Gut. 2019 Nov;68(11):2080-91.
5. Nikaki K, Gupte GI. Assessment of intestinal malabsorption. Best Practice & Research Clinical Gastroenterology. 2016;30:225-35.
6. Van der Heide F. Acquired causes of intestinal malabsorption. Best Practice & Research Clinical Gastroenterology. 2016;30:213-24.
7. Walker-Smith J, Barnard J, Bhutta Z, Heubi J, Reeves Z, Schmitz J. Chronic diarrhea and malabsorption (including short gut syndrome): Working Group Report of the First World Congress of Pediatric Gastroenterology, Hepatology, and Nutrition. J Pediatr Gastroenterol Nutr. 2002:35:S98-S10.

CONTEÚDO COMPLEMENTAR

Utilize o QR code abaixo para acessar as questões comentadas do capítulo (senha: **medicinalaboratorial**).

63

Diagnóstico de doença celíaca

Márcia Wehba Esteves Cavichio
Filumena Maria da Silva Gomes

PONTOS-CHAVE DESTE CAPÍTULO

- Reconhecer que os sinais e sintomas sugestivos de doença celíaca são extremamente variáveis, que muitas vezes são negligenciados, e podem levar a dificuldades na identificação de pacientes em risco para o desenvolvimento da doença.
- Conhecer os exames laboratoriais disponíveis para identificação de provável doença celíaca, interpretar seus resultados e encaminhá-los para um gastroenterologista para diagnóstico de certeza e acompanhamento.

INTRODUÇÃO

A doença celíaca (DC) é uma enteropatia autoimune, que se manifesta em indivíduos geneticamente predispostos, quando expostos à ingestão de glúten. A retirada do glúten (proteína encontrada no trigo, cevada e centeio) da dieta reverte as lesões e melhora os sinais e sintomas. A DC pode afetar todas as faixas etárias, está presente em todo o mundo, e apresenta prevalência média de 1 em 100 pessoas.

Os pacientes com DC podem apresentar variadas formas clínicas da doença, desde assintomática até formas atípicas ou manifestações típicas, o que dificulta a suspeita clínica da doença, retardando muitas vezes o seu diagnóstico.

A abordagem diagnóstica, porém, é a mesma em todos os casos, e não varia de acordo com a apresentação clínica (Tabela 1).

A DC está associada a genes que codificam as moléculas HLA-DQ2 e HLA-DQ8, sendo que mais de 95% dos casos é DQ2 positivo, e o restante apresenta o genótipo DQ8. A ausência de qualquer um desses genótipos diminui a probabilidade de DC, o problema é que cerca de 40% da população também apresenta o DQ2 positivo ou genótipo DQ8, e a maior parte dessas pessoas

TABELA 1 Apresentações clínicas da doença celíaca que determinam a investigação laboratorial

Forma clínica	Sinais e sintomas
Sintomas gastrointestinais	Diarreia crônica, constipação intestinal, dor abdominal crônica recorrente, distensão abdominal, náusea e vômito recorrente, anorexia.
Sintomas extraintestinais	Perda de peso ou baixo ganho pondero-estatural; atraso puberal ou amenorreia secundária; irritabilidade; fadiga crônica; neuropatia; artrite ou artralgia; anemia ferropriva não responsiva ao tratamento com ferro oral; osteopenia ou osteoporose com fraturas repetidas; estomatite aftosa recorrente; dermatite herpetiforme; hipoplasia ou defeitos no esmalte dentário; alterações nas enzimas hepáticas etc.
Condições associadas com maior frequência à doença celíaca	Parentes de primeiro grau de pacientes celíacos, doenças autoimunes (diabetes tipo 1, tireoidite, hepatite autoimune); síndrome de Down; síndrome de Turner; síndrome de Williams-Beuren; deficiência de IgA.

nunca desenvolverá DC. Assim, embora ter o genótipo DQ2 ou DQ8 seja necessário, isso não é o suficiente, e sabe-se que mais de 40 genes não-HLA podem estar envolvidos na origem da doença, muitos dos quais estão associados à regulação autoimune.

A investigação diagnóstica da DC deverá ser realizada apenas em pacientes com suspeita clínica, nos pacientes com outras doenças autoimunes coexistentes, e nos pacientes portadores de síndromes com alto risco de desenvolvimento da DC.

DIAGNÓSTICO LABORATORIAL

Os componentes do glúten são proteínas ricas em glutamina e prolina, que, quando não são completamente digeridas pelas enzimas do trato gastrointestinal, levam ao aumento de anticorpos antigliadina, endomísio e transglutaminase. (Tabela 2)

TABELA 2 Sensibilidade e especificidade dos diferentes testes sorológicos na doença celíaca

Anticorpo		Sensibilidade em % (variação)	Especificidade em % (variação)
Antigliadina	IgA	85 (57–100)	90 (47–94)
	IgG	80 (42–100)	80 (50–94)
Antiendomísio	IgA	95 (86–100)	99 (97–100)
	IgG	80 (70–90)	97 (95–100)
Antitransglutaminase	IgA	98 (78–100)	98 (90–100)
	IgG	70 (45–95)	95 (94–100)
Antigliadina deaminada	IgA	88 (74–100)	90 (80–95)
	IgG	80 (70–95)	98 (95–100)

Fonte: Al-Toma A, Volta U, Auricchio R, Castillejo G, Sanders DS, Cellier C, et al. European Society for the Study of Coeliac Disease (ESsCD) guideline for coeliac disease and other gluten-related disorders. United European Gastroenterol J. 2019 Jun;7(5):583-613.

Anticorpos antitransglutaminase e antiendomísio

Em qualquer uma das situações clínicas citadas anteriormente, o teste inicial deve ser a dosagem do anticorpo antitransglutaminase, da classe IgA (ATGA), e, também, deve ser dosada a IgA sérica, para afastar a possibilidade de falso-negativo do ATGA por deficiência de IgA do paciente.

Com o resultado do ATGA positivo, este deve ser repetido para confirmação. Se o teste for novamente positivo, em título maior ou igual a 10 vezes o valor de normalidade, deverá ser realizada, em outra amostra de sangue, a dosagem do anticorpo antiendomísio (AEM). Caso o AEM seja positivo, está confirmado o diagnóstico de doença celíaca.

Caso o segundo ATGA seja negativo, discordante do primeiro, deve ser avaliada a possibilidade de fatores interferentes no exame, como baixa ingestão de glúten no período que antecedeu o exame, uso de medicação imunossupressora ou manifestações extraintestinais da DC como a dermatite herpetiforme, que apresenta baixa positividade do anticorpo. Se afastadas todas as possibilidades de falso negativo do ATGA, pode ser descartado o diagnóstico de DC.

Dosagem de HLA DQ2/DQ8

Se confirmada alguma possibilidade de falso-negativo do ATGA, deve-se direcionar o paciente para realização dos componentes do antígeno HLA, os marcadores DQ2/DQ8. Caso esses marcadores sejam negativos, o diagnóstico de DC está afastado; caso sejam positivos, este paciente deve ser acompanhado e retestado, afastando a condição que pode ter interferido no teste do ATGA ou ser encaminhado para biópsia de intestino delgado (BID).

Biópsia de intestino delgado

Em algumas situações a BID continua sendo necessária. Assim, se o segundo ATGA for positivo, porém, em título abaixo de 10 vezes o valor de normalidade, ou se o AEM for negativo, o paciente deverá ser submetido à BID para confirmação do diagnóstico. Para esses casos, se a análise dos fragmentos mostrar atrofia vilositária MARSH 2 ou 3, o diagnóstico de DC está confirmado, porém, se for MARSH 1 ou 2, o paciente precisará ser acompanhado com revisão da biópsia ou testes adicionais.

Genotipagem HLA DQ2/DQ8

Esse exame determina a presença dos heterodímeros DQ2 (DQA1*05 + DQB1*02) e DQ8 (DQA1*0301 + DQB1*0302). Em populações do norte da Europa, o heterodímero DQ2 está presente em cerca de 90% dos pacientes celíacos e o DQ8 está presente na maior parte dos 10% restantes. Ao todo, 98% dos pacientes com doença celíaca apresentam DQ2 e/ou DQ8. A maior parte dos raros casos celíacos negativos para DQ2 e DQ8 simultaneamente apresenta pelo menos um dos alelos que os compõem. Porém, esses alelos não são raros na população geral. Em amostras populacionais brasileiras, o alelo

DQB1*0201 e/ou 0202 foi encontrado com frequência de 30% e o DQB1*0302 com frequência de 15%. Quanto ao DQA1*05, ele foi encontrado em 33% de indivíduos de ascendência caucasoide, 16% de negros e 20% de mulatos. Dessa forma, a tipificação da região DQ deve ser considerada um teste de exclusão para doença celíaca, ou seja, a ausência dos alelos anteriormente mencionados torna muito improvável o seu diagnóstico, mas a presença deles não permite fazer o diagnóstico.

CONCLUSÃO

A doença celíaca pode se manifestar com alterações gastrointestinais e/ou sistêmicas, e deve ser considerada no diagnóstico diferencial de várias apresentações clínicas.

A dosagem da imunoglobulina A (IgA)-antitransglutaminase associada à dosagem do nível de IgA é o teste de escolha para triagem da doença celíaca. O teste genético é recomendado apenas em determinados casos, e pode ser usado para o diagnóstico diferencial com a doença celíaca, mas não para diagnosticar a doença.

A avaliação com o gastroenterologista pediátrico é fundamental, e a endoscopia, com biópsias do duodeno, pode ser realizada para confirmar os achados laboratoriais, ou, ainda, se existe forte suspeita para a doença mesmo na ausência de evidências laboratoriais.

ANÁLISE LABORATORIAL NO DIAGNÓSTICO DA DOENÇA CELÍACA

Anticorpo antitransglutaminase tecidual da classe IgA	
Tipo de amostra	Sangue
Preparo	Não necessita de preparo
Método	ELISA
Orientações	O paciente deve estar em dieta contendo glúten para que haja positividade do anticorpo.
Princípio do teste	O anticorpo tem alta sensibilidade e especificidade para o diagnóstico de doença celíaca (aproximadamente 95%) e há queda de seus níveis séricos na vigência de dieta sem glúten. Por esse motivo, pode ser usado para diagnóstico e também no acompanhamento da adesão à dieta sem glúten.
Valor de referência	Não reagente: inferior a 20 unidades Fracamente reagente: de 20 a 30 unidades Reagente: superior a 30 unidades Há maior sensibilidade e especificidade quanto maior for o nível do anticorpo.

Anticorpo anti transglutaminase tecidual da classe IgG (ATGG)	
Tipo de amostra	Sangue
Preparo	Não necessita de preparo
Método	ELISA
Orientações	O paciente deve estar em dieta contendo glúten para que haja positividade do anticorpo.
Princípio do teste	Tem boa especificidade (95%), mas sensibilidade mais baixa (70%) que o ATGA, tem indicação em pacientes com deficiência de IgA.
Valor de referência	Não reagente: inferior a 20 unidades Fracamente reagente: de 20 a 30 unidades Reagente: superior a 30 unidades

Anticorpo antiendomísio da classe IgA	
Tipo de amostra	Sangue
Preparo	Não necessita de preparo
Método	Imunofluorescência indireta
Restrições	O paciente deve estar em dieta contendo glúten para que haja positividade do anticorpo.
Princípio do teste	É mais específico que o ATGA, por esse motivo, é utilizado como teste confirmatório.
Valor de referência	Não reagente

Anticorpo antigliadina deaminada da classe IgA	
Tipo de amostra	Sangue
Preparo	Não necessita de preparo
Método	ELISA
Restrições	O paciente deve estar em dieta contendo glúten para que haja positividade do anticorpo.
Princípio do teste	Tem especificidade (90%) e sensibilidade (88%) mais baixas que o ATGA.
Valor de referência	Não reagente: inferior a 20 unidades Fracamente reagente: de 20 a 30 unidades Reagente: superior a 30 unidades

Anticorpo antigliadina deaminada da classe IgG	
Tipo de amostra	Sangue
Preparo	Não necessita de preparo
Método	ELISA
Restrições	O paciente deve estar em dieta contendo glúten para que haja positividade do anticorpo
Princípio do teste	A utilização desse anticorpo em conjunto com o ATGG é a melhor ferramenta para diagnóstico de DC em pacientes deficientes de IgA
Valor de referência	Não reagente: inferior a 20 unidades Fracamente reagente: de 20 a 30 unidades Reagente: superior a 30 unidades

Genotipagem HLA DQ2/DQ8	
Tipo de amostra	Sangue
Preparo	Não necessita de preparo
Método	Reação em cadeia da polimerase (PCR), seguida de hibridação em array de baixa densidade.
Princípio do teste	Por estar presente em 30% da população geral, a presença do HLA DQ2/DQ8 é pouco específica para o diagnóstico de DC, porém sua ausência praticamente afasta tal diagnóstico.
Valor de referência	Não se aplica

BIBLIOGRAFIA RECOMENDADA

1. Al-Toma A, Volta U, Auricchio R, Castillejo G, Sanders DS, Cellier C, et al. European Society for the Study of Coeliac Disease (ESsCD) guideline for coeliac disease and other gluten-related disorders. United European Gastroenterol J. 2019 Jun;7(5):583-613.
2. Caio G, Volta U, Sapone A, Leffler DA, De Giorgio R, Catassi C, Fasano A. Celiac disease: a comprehensive current review. BMC Med. 2019 Jul;23;17(1):142.
3. Ediger TR, Hill ID. Celiac Disease. Pediatr Rev. 2021 Oct;42(10):529-538. doi: 10.1542/pir.2020-000711. PMID: 34599052.
4. Husby S; Koletzko S; Korponay-Szabó I; Kurppa K; Mearin ML; Ribes-Koninckx C; et al. European Society Paediatric Gastroenterology, Hepatology and Nutrition Guidelines for Diagnosing Coeliac Disease 2020. Journal of Pediatric Gastroenterology and Nutrition. 2020 jan;(70- Issue 1)141-156.

CONTEÚDO COMPLEMENTAR

Utilize o QR code abaixo para acessar as questões comentadas do capítulo (senha: **medicinalaboratorial**).

64

Teste do hidrogênio no ar expirado

Ricardo Palmero Oliveira
Soraia Tahan
Márcia Wehba Esteves Cavichio

PONTOS-CHAVE DESTE CAPÍTULO

- A má absorção dos carboidratos da dieta pode ocasionar sintomas gastrointestinais que caracterizam intolerância. Os *FODMAPs* (*Fermentable Oligosaccharides, Disaccharides, Monosaccharides and Polyols*) são carboidratos de cadeia curta pouco absorvidos pelo intestino humano e que sofrem fermentação no cólon. Os carboidratos, lactose, frutose e sorbitol são os componentes mais relevantes dos *FODMAPs*.
- O sobrecrescimento bacteriano no intestino delgado é caracterizado por um excesso nele. Está associado a uma gama de situações clínicas e pode provocar sintomas gastrointestinais e agravos à saúde.
- O teste do hidrogênio no ar expirado é uma importante ferramenta diagnóstica na área de gastroenterologia, e é indicado para avaliação de intolerância aos carboidratos, bem como sobrecrescimento bacteriano no intestino delgado (SBID).
- A interpretação dos resultados do teste de hidrogênio no ar expirado é baseada em três fatores: nível de expiração de H2, aparecimento de sintomas e o tempo da ocorrência desses dois fatores durante o exame.

INTRODUÇÃO

O teste do hidrogênio no ar expirado é utilizado em muitas condições clínicas na área de gastroenterologia, incluindo doenças funcionais e orgânicas, que cursam com sobrecrescimento bacteriano no intestino delgado e má-absorção de carboidratos. A vantagem do uso desse exame como ferramenta diagnóstica decorre de que a respiração exalada é fácil de coletar, o teste é de baixo custo, não é invasivo e pode ser realizado em adultos e crianças.

A única fonte de gás hidrogênio no ser humano ocorre pela fermentação bacteriana no intestino. As bactérias, especialmente as anaeróbias, colonizam o intestino grosso em condições normais. Em condições patológicas podem colonizar o intestino delgado e produzem hidrogênio mediante fermentação de carboidratos. O princípio do teste é baseado no fato de que carboidratos não absorvidos no intestino delgado sofrem fermentação bacteriana no intestino grosso com produção de hidrogênio e metano, e de ácidos graxos de cadeia curta. Embora o hidrogênio e o metano sejam eliminados pelos flatos, a maior parte de sua produção é absorvida pelo epitélio intestinal, sendo as moléculas transportadas para os pulmões via corrente sanguínea. Posteriormente são exalados na respiração. Cerca de 15% da população não exala quantidades suficientes de hidrogênio na respiração, pois apresenta uma microbiota intestinal bacteriana com predomínio de bactérias metanogênicas, como o *Methanobrevibacter smithii*, que produz uma molécula de metano a partir de quatro átomos de hidrogênio.

REALIZAÇÃO DO TESTE DO HIDROGÊNIO NO AR EXPIRADO

O teste é indicado para avaliação de duas situações clínicas: intolerância a um carboidrato específico ou sobrecrescimento bacteriano no intestino delgado (SBID). As contraindicações do teste estão descritas na tabela 1.

Preparo

O preparo adequado do paciente é fundamental para que o exame seja bem-sucedido e preciso. A Tabela 2 descreve as recomendações necessárias para essa etapa, com base no consenso norte-americano que aborda sobre os testes respiratórios de hidrogênio e metano.

TABELA 1 Contraindicações para realização do teste do hidrogênio no ar expirado

Contraindicações	
1	Diagnóstico ou suspeita de intolerância hereditária à frutose (contraindica o teste de hidrogênio com frutose e com sorbitol).
2	Diagnóstico de diabetes: contraindicação de realização do teste do hidrogênio no ar expirado com lactose e frutose. O teste pode ser realizado para pesquisa de sobrecrescimento bacteriano no intestino delgado com substrato lactulose, que não é absorvível.
3	Diagnóstico ou suspeita de hipoglicemia pós-prandial diagnosticada ou suspeita (contraindicação relativa).
4	Uso de antibióticos nas últimas quatro semanas que antecedem o exame.
5	Colonoscopia recente (exigência de intervalo mínimo de quatro semanas).
6	Exame contrastado de trânsito intestinal (exigência de intervalo mínimo de quatro semanas).
7	Enema opaco (exigência de intervalo mínimo de quatro semanas).
8	Ileostomia (exceto para diagnóstico de sobrecrescimento bacteriano no intestino delgado).

TABELA 2 Recomendações necessárias para realização do teste do hidrogênio no ar expirado

Recomendações necessárias para realização do teste do hidrogênio no ar expirado	
1	Não utilizar antibióticos nas quatro semanas que antecedem o teste.
2	Ainda não há um posicionamento sobre o uso de prebióticos e probióticos antecedendo o teste.
3	Se o paciente tolerar, drogas procinéticas e laxativos devem ser interrompidos no mínimo uma semana antes do teste.

(continua)

TABELA 2 Recomendações necessárias para realização do teste do hidrogênio no ar expirado *(continuação)*

Recomendações necessárias para realização do teste do hidrogênio no ar expirado	
4	No dia anterior ao teste, o paciente deve evitar ingerir alimentos à base de carboidratos complexos.
5	Jejum de 8 a 12 horas antecedendo o teste.
6	O paciente não poderá fumar antes e durante o teste.
7	O paciente não poderá realizar atividade física antes e durante o teste.
8	Não é necessário interromper o uso de inibidor da bomba de próton antecedendo o teste.

A recomendação de se evitar carboidratos complexos no dia anterior ao exame é para evitar a produção de gases em excesso no trato gastrointestinal, o que pode interferir nos resultados. A Tabela 3 descreve os alimentos permitidos e os que devem ser evitados. De uma forma geral, os alimentos que devem ser evitados são os fermentáveis, pois ocasionam maior produção de gases.

TABELA 3 Alimentos permitidos e os que devem ser evitados na data anterior ao teste do hidrogênio no ar expirado

	Alimentos permitidos e os que devem ser evitados na data anterior ao teste do hidrogênio no ar expirado	
	Permitido	**Evitar**
Grãos/ amidos	Arroz, batata, milho, pipoca, tapioca, alimentos sem glúten, cereal de flocos e de arroz.	Produtos de trigo (pão, massas, bolachas, biscoitos, bolos, cereais), centeio e cevada.

(continua)

TABELA 3 Alimentos permitidos e os que devem ser evitados na data anterior ao teste do hidrogênio no ar expirado *(continuação)*

	Alimentos permitidos e os que devem ser evitados na data anterior ao teste do hidrogênio no ar expirado	
	Permitido	**Evitar**
Vegetais	Cebolinha, pepino, berinjela, couve, alface, espinafre, abóbora, abobrinha, tomate, azeitonas.	Repolho, brócolis, alho, alho-poró, couve-flor, aspargos, cogumelos, quiabo, cebola, ervilha.
Frutas	Banana, mamão, melão, kiwi, limão, laranja, abacate, uva, morango.	Maçã, manga, mexerica, pera, pêssego, ameixa, damasco, cereja, melancia, e frutas secas.
Proteínas	Carne bovina, frango, ovo, peixe.	Feijão, lentilha, grão de bico, soja, castanha de caju, pistache.
Laticínios	Leite/iogurte/sorvete sem lactose, queijo provolone e parmesão.	Leite, iogurte, sorvete, queijo cottage e ricota (com lactose), bebidas à base de soja ou de amêndoas.
Bebidas	Água, café e chás.	Refrigerantes, suco de frutas e bebidas com frutose ou gaseificadas.
Adoçantes	Stevia e açúcar	Mel, xarope de milho e adoçantes com frutose.

Modificado e adaptado de "Health System"- University of Michigan. [internet] [acesso em: 2022 jul. 14]. Disponível em: https://www.uofmhealth.org/conditions-treatments/digestive-and-liver-health/hydrogen-breath-test

Técnica

Existem equipamentos para coleta de hidrogênio no mercado nacional, e de hidrogênio e metano no internacional. Cada aparelho tem sua peculiaridade e o usuário deve seguir o roteiro do manual de instruções do fabricante. Existem equipamentos portáteis e de bancada e estudos mostram que os resultados são similares, com a vantagem de que o exame pode ser realizado em qualquer espaço, inclusive à beira do leito com o equipamento portátil.

O teste é realizado com coleta do ar expirado no jejum, seguido da ingestão do carboidrato e coletas posteriores a cada 15 minutos na primeira hora, e a cada 30 minutos até completar três horas. Esse protocolo favorece a coleta de dados para avaliação tanto de má absorção dos carboidratos como de SBID. Podem ocorrer variações nos períodos do exame de acordo com o protocolo de cada serviço. Alguns realizam coleta de 20 em 20 minutos; outros a cada 30 minutos durante todo o exame. A Tabela 4 mostra as doses dos carboidratos comumente utilizados e a Tabela 5 descreve as etapas da realização do exame.

TABELA 4 Dose dos carboidratos comumente utilizados no teste do hidrogênio no ar expirado

Carboidrato	Dose	Dose máxima
Lactose	1-2g/Kg*	25 ou 50g
Frutose	1g/Kg	25 ou 50g
Sorbitol	10g	Dose única
Lactulose	10g	Dose única
Glicose	50-75g*	Dose única

* A Sociedade Europeia de Gastroenterologia Pediátrica e Nutrição (ESPGHAN), em publicação recente (2021) sobre posicionamento dos testes respiratórios em gastroenterologia pediátrica, refere que existem poucos dados publicados sobre as doses recomendadas de lactose e glicose para crianças. Sugerem 1g/kg com máximo de 50 gramas para lactose e 50 gramas de glicose (dose única), porém indicam necessidade de mais estudos (Broekaert IJ et al, 2022).

TABELA 5 Etapas para realização do teste do hidrogênio no ar expirado

Inicializar o aparelho	Seguir a orientação do fabricante.
Higienização bucal antes de iniciar o teste	Escovação dentária otimizada antes do exame e uso do enxaguante bucal no local do exame (sem álcool, do tipo gluconato de clorhexidina a 0,12 %) para evitar pico precoce de hidrogênio associado à fermentação do carboidrato testado pelas bactérias da boca.
Coleta da primeira amostra (valor basal, em jejum)	O paciente deverá ser orientado como realizar sopro efetivo, que deverá ser coletado em jejum, antes da ingestão do carboidrato.
Avaliação do resultado da amostra de jejum (tempo real)	O valor do sopro em jejum deve ser ≤ 10 ppm para que o exame seja iniciado. Caso seja > 10 ppm, deve ser avaliada a adesão do paciente à dieta pobre em alimentos fermentáveis no dia anterior, se o jejum está correto ou se há algum processo inflamatório bucal. Se o preparo for adequado o paciente deverá realizar novamente o enxágue bucal com coleta de nova amostra. Caso persista o valor elevado é aconselhável remarcar o teste. Entretanto, pacientes com quadro grave de dismotilidade intestinal como pseudo obstrução intestinal crônica podem apresentar valor basal elevado.
Ingestão do carboidrato a ser testado	O carboidrato a ser testado deverá ser diluído em 250 mL de água. Em crianças, a fim de favorecer o consumo total do carboidrato testado, pode-se diluir em menor quantidade de água (100 mL). A partir da ingestão, o responsável pela execução do exame deve monitorar o tempo de intervalo de cada coleta e anotar o resultado. Caso o paciente vomite a solução ingerida, o teste deverá ser suspenso e remarcado.

(continua)

TABELA 5 Etapas para realização do teste do hidrogênio no ar expirado *(continuação)*

Monitorização do teste	O paciente deve ser monitorizado durante todo o procedimento para avaliação do seu estado clínico e presença de sintomas. Ele também deverá ser alertado que não poderá realizar esforço físico ou dormir durante o exame. Todas as ocorrências durante o teste deverão ser anotadas no formulário do paciente. Os sintomas mais frequentemente apresentados com os carboidratos lactose, frutose e sorbitol são náuseas, vômitos, dor abdominal em cólicas, distensão abdominal e diarreia. Com o uso da lactulose pode ocorrer diarreia.

INTOLERÂNCIA AOS CARBOIDRATOS

Intolerância aos carboidratos é uma reação adversa aos alimentos que não é mediada imunologicamente. Decorre de deficiência de enzimas ou do sistema de transporte na borda em escova do epitélio intestinal. Os carboidratos não absorvidos no trato gastrointestinal acarretam fluxo de fluidos dentro do lúmen mediante força osmótica e são fermentados pela microbiota intestinal com produção de gases. Portanto, os sintomas incluem diarreia, dor e distensão abdominal e flatulência. A prevalência de intolerância aos carboidratos tem aumentado em decorrência do seu grande consumo na dieta pelas populações. Dados norte-americanos apontam aumento de 900% na ingestão de carboidratos nas últimas décadas.

A intolerância aos carboidratos é encontrada com maior frequência em pacientes com distúrbios gastrointestinais funcionais. Por exemplo: estudos apontam melhora significativa para pacientes com síndrome do intestino irritável com dieta de baixo teor de carboidratos. O teste do hidrogênio no ar expirado é uma ferramenta importante no diagnóstico de má absorção dos carboidratos. Desde a década de 1970, passou a ser utilizado no diagnóstico de intolerância à lactose. Mais recentemente também foi utilizado para outros carboidratos como frutose e sorbitol. Desde 2004, um grupo de pesquisadores da Universidade de Monash (Melbourne, Austrália) passaram a utilizar o acrônimo FODMAPs (*Fermentable Oligosaccharides, Disaccharides, Monosaccharides and Polyols*) para definir um conjunto de carboidratos de cadeia curta pouco absorvidos pelo intestino humano e que sofrem fermentação no cólon. Os FODMAPs são divididos em quatro subgrupos:

- Oligossacarídeos: frutooligossacarídeos e galactooligossacarídeos.
- Dissacarídeos: lactose.
- Monossacarídeos: frutose.
- Polióis: manitol, maltitol, xilitol e sorbitol.

A lactose, a frutose e o sorbitol são os componentes mais relevantes dos FODMAPs. Pacientes com síndrome do intestino irritável apresentam maior taxa de intolerância aos FODMAPs em relação a indivíduos normais e alguns estudos sugerem a realização de dieta com baixo teor desses componentes para diminuição de sintomas nestes pacientes.

Lactose

A lactose é o principal carboidrato nos humanos e mamíferos e, para ser absorvida, necessita da hidrólise da enzima lactase para ser transformada em glicose e galactose. No padrão maturacional normal do ser humano ocorre diminuição dos níveis de lactase após o período de desmame. A não persistência da lactase é um traço genético e não uma doença. Tanto a persistência como a não persistência são fenótipos comuns em seres humanos saudáveis. O segundo caso acontece em dois terços da população mundial e acarreta má absorção de lactose. Quando os sintomas estão presentes caracteriza-se a intolerância à lactose.

A persistência da lactase na idade adulta é um traço evolutivo recente que surgiu em algumas populações que praticavam a domesticação do gado, como no norte da Europa e regiões de pastoreio da África. Ocorreram mutações no gene que codifica a lactase (LCT), que se localiza no cromossomo 2, permitindo que o organismo continuasse a produzir essa enzima. Dessa forma, a persistência ou não da lactase depende do polimorfismo de um nucleotídeo na sequência do DNA do gene (LCT) que regula sua expressão. Dois polimorfismos principais são responsáveis pela persistência da lactase: C/T-13910 e G/A-22018. Como exemplo, na posição -13.910 do LCT, o genótipo C/C está associado com a predisposição à intolerância à lactose, enquanto os genótipos T/T e C/T são associados com a tolerância à lactose (T= tolerante). A redução da atividade da lactase (hipolactasia do tipo adulto ou lactase não persistente) acarreta má absorção de lactose com ou sem sintomas. Se não absorvida no intestino delgado, ela vai para o cólon, onde é fermentada por bactérias com produção de gases e pode ocasionar sintomas como dor abdominal, cólicas, flatulência, diarreia, náuseas e vômitos.

Os métodos diagnósticos de avaliação de intolerância à lactose incluem pesquisa da atividade da enzima lactase em biópsias jejunais, teste rápido para dosagem em amostras de duodeno pós-bulbar; teste genético, teste de tolerância à lactose e teste do hidrogênio no ar expirado. Todos esses métodos apresentam limitações e não existe um padrão ouro no diagnóstico de intolerância à lactose. Porém, o teste do hidrogênio no ar expirado é considerado como o método de escolha para avaliação de má absorção de lactose, pois a concordância de seu diagnóstico é maior entre o teste genético e o teste do hidrogênio no ar expirado do que em relação ao teste rápido. A Tabela 6 mostra as características dos métodos diagnósticos para avaliação de má absorção/intolerância à lactose.

Frutose

A frutose é um monossacarídeo encontrada naturalmente no mel, e em diversas frutas como ameixas, pêssegos, maçãs e uvas. É amplamente utilizada na indústria alimentícia como adoçante, por ter um custo reduzido. Portanto, muitos produtos como edulcorantes, refrigerantes, balas e sucos artificiais contém frutose em suas composições. No adulto, a carga máxima para absorção de frutose é de até 25 g/dia, entretanto estudos apontam que em países industrializados o consumo médio de frutose pode atingir mais de 50 g/dia. O consumo excessivo de frutose, além de poder ocasionar sintomas gastrointestinais associados à má absorção, tem um papel importante na hipertensão e resistência periférica à insulina, e pode contribuir para o desenvolvimento de sobrepeso e obesidade. Por isso, nos últimos 15 anos,

TABELA 6 Características dos métodos diagnósticos para avaliação de má absorção/intolerância à lactose

	Atividade da lactase na mucosa jejunal	Teste genético	Teste de tolerância à lactose	Teste do hidrogênio no ar expirado
Princípio do teste	Amostra de biópsia da atividade enzimática da enzima lactase	Teste para o polimorfismo genético 13910 C / T	Aumento do açúcar no sangue após desafio de lactose	Aumento H2 no ar respiratório após o desafio de lactose
Cut off	<17–20 IU/g	Fenótipo não persistente da lactase C:C 13910	<1.1 mmol/L em 3 h	>20 ppm em 3 h
Viabilidade	Raro	Variável	Excelente	Boa
Falso Positivo	Provavelmente raro	Raro (< 5%) em caucasianos	Trânsito gastrointestinal rápido, tolerância à glicose diminuída	Trânsito gastrointestinal rápido, sobrecrescimento bacteriano no intestino delgado
Falso negativo	Expressão de enzima fragmentada	Má absorção secundária de lactose	Flutuações nos níveis de glicose no sangue	Não produtores de H2, adaptação completa do cólon
Causas secundárias	Pode ser excluída (histopatologia durante o mesmo procedimento)	Não pode ser excluída	Não pode ser excluída	Não pode ser excluída
Sintomas	Não há	Não há	Pode ocorrer	Pode ocorrer
Custo	Altíssimo	Alto	Baixo	Baixo
Informações adicionais	Invasivo e caro	Definitivo em caucasianos para deficiência primária de lactase	Sensibilidade e especificidade baixa	Teste de escolha para o diagnóstico de má absorção / intolerância à lactose

Fonte: Adaptado de Robles & Priefer, 2020.
Observação: o teste rápido para dosagem de lactase em amostras de duodeno pós-bulbar não está incluído na tabela.

em todo o mundo houve aumento no consumo de frutose concomitante ao aumento da epidemia de obesidade.

A frutose é absorvida no intestino delgado mediante mecanismo de transporte passivo facilitado, através dos transportadores de membrana GLUT2 e GLUT5. Dessa forma, não requer ação enzimática para sua absorção. A capacidade de absorção da frutose é limitada, uma vez que depende dos transportadores de membrana. Portanto, um excesso de ingestão de frutose pode ocasionar má absorção. Estudos sobre a frequência da má absorção de frutose e sintomas associados em crianças são escassos. Em um centro terciário, 54% das crianças com dor abdominal sem outra explicação apresentaram teste respiratório positivo para má absorção de frutose e, destes, 77% melhoraram com uma dieta baixa em frutose. O teste de hidrogênio no ar expirado permanece como o único exame validado para a avaliação de frutose em humanos, pois se baseia na fermentação colônica da frutose não absorvida no intestino delgado.

Sorbitol

O sorbitol é um álcool de açúcar naturalmente presente em frutas e vegetais como maçãs, pêssegos e ameixas. Também é produzido para uso comercial e pode ser encontrado em doces, gomas de mascar, alimentos dietéticos e medicamentos. A má absorção de sorbitol é considerada um problema muito frequente na população em geral. Testes com 10 e 20 g dele em voluntários saudáveis mostraram má absorção em 90% e 100%, respectivamente. Normalmente pouco absorvido pelo intestino delgado, a absorção do sorbitol não depende de enzima, mas ocorre por mecanismo de difusão relacionado à dose e concentração. Ainda não foi identificado um sistema de transporte específico para ele, porém parece que ele tem um transportador comum com a frutose e pode interferir na absorção da frutose. A ingestão de grandes quantidades de sorbitol ultrapassa a capacidade de absorção do intestino delgado, assim é carregado para o cólon, onde é metabolizado pelas bactérias com produção de hidrogênio, metano e ácidos graxos de cadeia curta, podendo provocar sintomas gastrointestinais. Os últimos consensos não recomendam o teste do hidrogênio no ar expirado para o diagnóstico de má absorção ao sorbitol na prática clínica. Apesar de ser o único método indicado, há necessidade de mais estudos sobre o teste para essa funcionalidade. Na suspeita de intolerância, alguns autores sugerem uma dieta reduzida em sorbitol.

SOBRECRESCIMENTO BACTERIANO NO INTESTINO DELGADO

O sobrecrescimento bacteriano no intestino delgado (SBID) caracteriza-se por um aumento anormal da quantidade de bactérias na luz do intestino delgado, e ou a presença de microbiota atípica nesta porção do trato gastrointestinal. Anormalidades anatômicas e de motilidade intestinal favorecem a ocorrência de SBID. Também é frequente nos distúrbios gastrointestinais funcionais como: síndrome do intestino irritável, dor abdominal funcional e constipação funcional. SBID também pode decorrer da enteropatia ambiental, condição associada à pobreza e más condições socioambientais. O SBID ocasiona lesões na mucosa intestinal e desconjugação dos sais biliares, acarretando má absorção de carboidratos, gorduras e vitaminas lipossolúveis. Os pacientes com SBID podem ser assintomáticos ou apresentar sintomas como flatulência, esteatorreia, distensão abdominal, diarreia crônica e desnutrição. O padrão ouro para o diagnóstico SBID é a análise de microbiota no conteúdo jejunal. No entanto, é um método caro, invasivo e de difícil execução, pois depende da coleta do aspirado jejunal. O teste respiratório tem se tornado uma alternativa para o diagnóstico de SBID. O hidrogênio (H2) e o metano (CH4) são produzidos exclusivamente pelo metabolismo microbiano e são exalados na respiração. A lactulose e a glicose são os carboidratos indicados para a realização do exame para pesquisa do SBID. Após a ingestão não deve ocorrer aumento de hidrogênio maior que 20 partes por milhão (ppm) do valor basal de jejum até 90 minutos do teste. O aumento da concentração de H2 ≥ 20 ppm do valor, em qualquer momento até 90 minutos, é sugestivo de SBID.

Em pacientes pediátricos, tradicionalmente o diagnóstico de SBID era baseado nas amostras coletadas até 60 minutos do teste, porém diretriz recente da ESPGHAN (2021) sugere que sejam consideradas as amostras até 90 minutos. No caso do metano (CH4), o aumento ≥ 10 ppm do valor de jejum a qualquer momento do teste é indicativo de SBID tanto para crianças como para adultos.

INTERPRETAÇÃO DO TESTE DE HIDROGÊNIO NO AR EXPIRADO

A interpretação dos resultados do teste do hidrogênio no ar expirado é baseada em três fatores: nível de hidrogênio exalado, presença de sintomas e o tempo da ocorrência desses dois fatores durante o período de teste.

Teste do hidrogênio no ar expirado com ausência de má absorção do carboidrato (lactose, frutose e sorbitol)

O teste é considerado normal ou negativo quando o carboidrato testado é absorvido e não ocorre aumento do hidrogênio ≥20 ppm sobre o valor de jejum após a ingestão do carboidrato durante todo o período do teste. O Gráfico 1 mostra o resultado de um teste do hidrogênio no ar expirado negativo para má absorção de carboidrato.

Teste do hidrogênio no ar expirado com presença de má absorção do carboidrato (lactose, frutose e sorbitol)

Ocorre quando o carboidrato testado não foi bem absorvido, deixando resíduos para fermentação bacteriana e produção de hidrogênio ≥ 20 ppm. Quando o paciente também apresenta sintomas gastrointestinais durante o teste, o diagnóstico de intolerância deve ser agregado ao de má absorção. O gráfico 2 mostra o resultado de

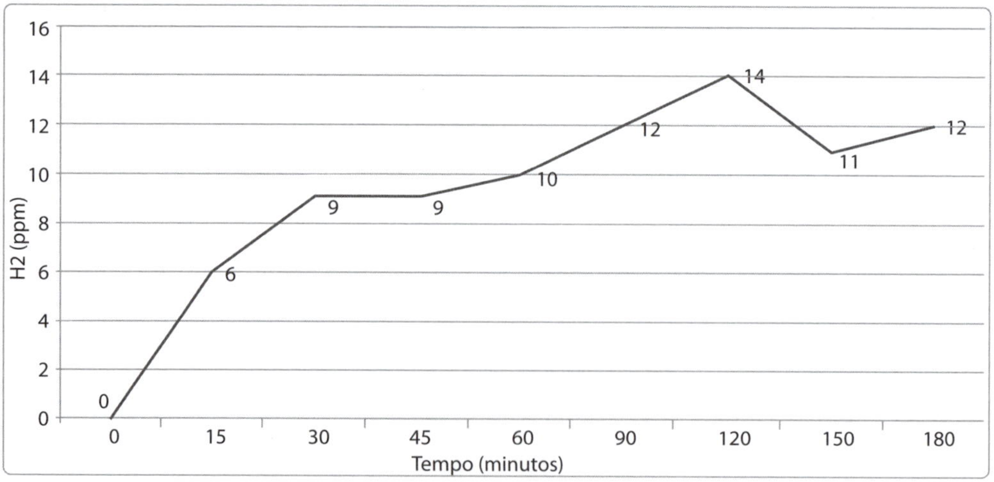

GRÁFICO 1 Teste negativo para má absorção de carboidrato, demonstra que não houve aumento do hidrogênio (H_2) ≥ 20 ppm do valor de jejum durante todo o exame.

um teste do hidrogênio no ar expirado positivo para má absorção de carboidrato.

Os últimos consensos consideram o teste positivo quando o carboidrato testado não é absorvido e ocorre aumento do hidrogênio ≥ 20 ppm sobre o valor de jejum em qualquer período do teste. Caso esse aumento ocorra antes de 90 minutos, ele pode estar associado ao sobrecrescimento bacteriano no intestino delgado. Nesse caso, o teste do hidrogênio no ar expirado com lactulose ou glicose são indicados para confirmar ou excluir esse diagnóstico. Ressalta-se que os carboidratos lactose, frutose e sorbitol não são recomendados para pesquisa de sobrecrescimento bacteriano no intestino delgado.

Teste do hidrogênio no ar expirado com ausência de sobrecrescimento bacteriano no intestino delgado-SBID (teste negativo para SBID)

Após a ingestão da lactulose ou glicose, não deve ocorrer aumento de hidrogênio ≥ 20 ppm do valor basal até 90 minutos do teste. Após esse período, espera-se que ocorra um aumento do hidrogênio ≥ 20 ppm do valor de jejum considerando a chegada do carboidrato no cólon. O Gráfico 3 mostra o resultado de um teste do hidrogênio no ar expirado negativo para sobrecrescimento bacteriano no intestino delgado.

Teste do hidrogênio no ar expirado com presença de sobrecrescimento bacteriano no intestino delgado-SBID (teste positivo para SBID)

Após a ingestão da lactulose ou glicose, ocorreu aumento de hidrogênio ≥ 20 ppm do valor de jejum até 90 minutos, período que corresponde ao intestino delgado. O Gráfico 4 mostra o resultado de um teste do hidrogênio no ar expirado positivo para sobrecrescimento bacteriano no intestino delgado.

Produção e não produção de hidrogênio

Cerca de 15 % da população não produz hidrogênio, mas produz metano devido à microbiota metanogênica. Esses ca-

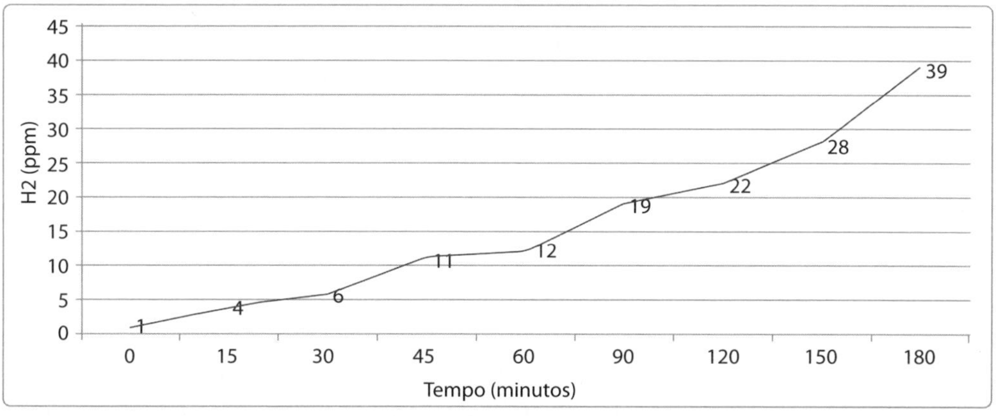

GRÁFICO 2 Teste positivo para má absorção de carboidrato, demonstra aumento do hidrogênio (H_2) ≥ 20ppm do valor de jejum após 90 minutos da ingestão do carboidrato testado.

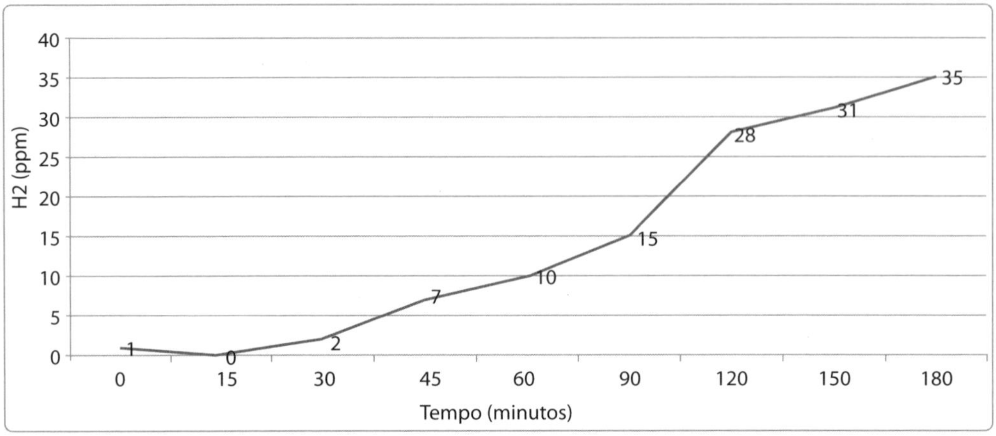

GRÁFICO 3 O gráfico 3 mostra que o aumento do hidrogênio (H2) ≥ 20 ppm do valor de jejum após o tempo de 90 minutos corresponde a chegada do carboidrato (lactulose) ao cólon, o que é considerado normal.

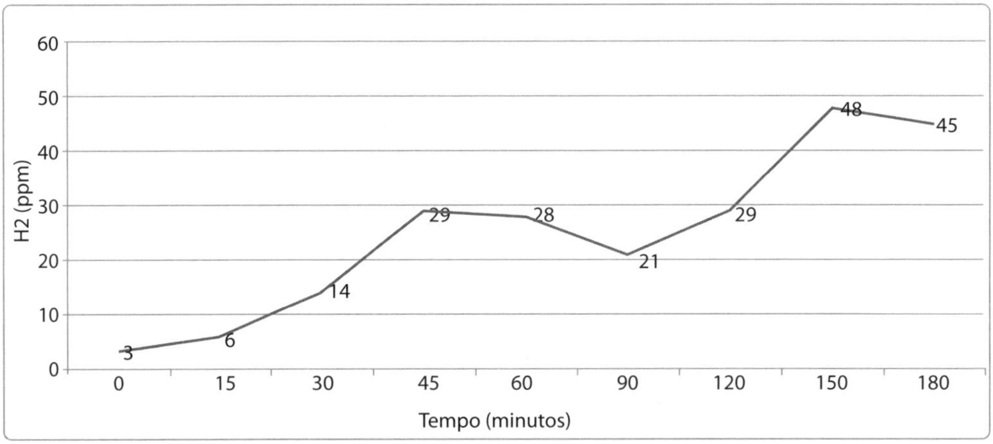

GRÁFICO 4 O gráfico 4 mostra apresentou aumento do hidrogênio (H2) ≥ 20 ppm do valor de jejum no tempo de 45 e 60 minutos, período que corresponde ao intestino delgado (pico precoce). Manteve valores elevados acima de 90 minutos, porém com nível maior no tempo de 150 minutos com formação de um segundo pico (pico colônico). Ressalta-se que a presença de duplo pico não é necessária para o diagnóstico de SBID, segundos os consensos atuais.

sos são caracterizados quando o indivíduo apresenta produção de hidrogênio com valores ≤ 10 ppm durante todo o teste, após ingestão de lactulose. Nas situações em que o indivíduo é considerado como não produtor de hidrogênio após ingestão dos carboidratos, como lactose, frutose ou sorbitol, e apresenta sintomas de intolerância, alguns autores recomendam que o teste de hidrogênio no ar expirado seja repetido com lactulose. Pacientes que após ingestão desses carboidratos apresentem baixa produção de hidrogênio (≤10 ppm) durante todo o exame e sem sintomas devem ser considerados como bons absorvedores, e diagnóstico normal. O Gráfico 5 mostra o resultado de um teste do hidrogênio no ar expirado de paciente não produtor de hidrogênio (H_2).

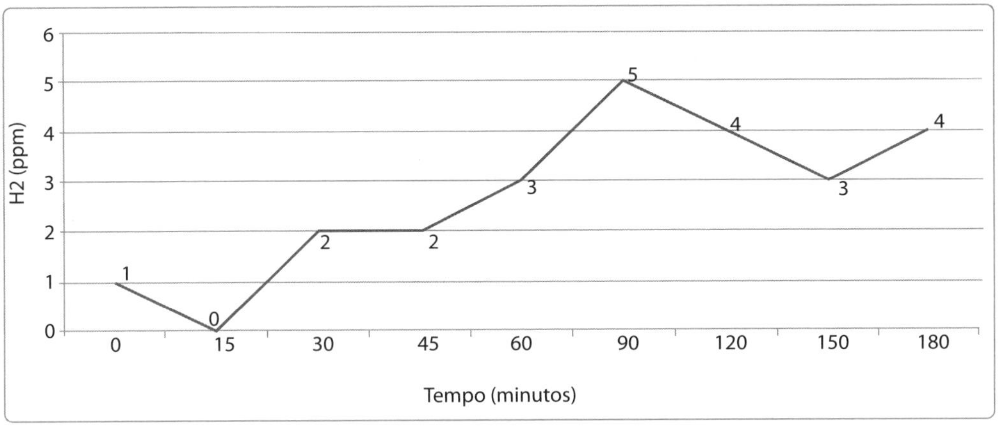

GRÁFICO 5 Teste negativo de hidrogênio no ar expirado em indivíduo não produtor de hidrogênio, demonstra que não houve aumento do hidrogênio (H_2) >10 ppm em nenhum momento do exame.

CONCLUSÃO

O teste do hidrogênio no ar expirado é um exame não invasivo, de baixo custo, portanto, uma ferramenta no diagnóstico de má absorção/intolerância aos carboidratos e sobrecrescimento bacteriano no intestino delgado. É considerado como método de escolha para o diagnóstico de má absorção/intolerância à lactose, sendo o único teste para pesquisa de má absorção/intolerância à frutose. Os carboidratos lactose, frutose e sorbitol são os componentes mais relevantes dos *FODMAPs*, conjunto de carboidratos pouco absorvidos pelo intestino humano e que podem causar sintomas gastrointestinais. Embora o teste do hidrogênio no ar expirado seja o único método para diagnóstico de má absorção ao sorbitol, os consensos não recomendam sua realização na prática clínica. Por outro lado, é uma importante alternativa para o diagnóstico de sobrecrescimento bacteriano no intestino delgado, uma vez que o padrão-ouro, análise da microbiota no conteúdo jejunal, é um método caro, invasivo e de difícil execução.

CONTEÚDO COMPLEMENTAR

Utilize o QR code abaixo para acessar as questões comentadas do capítulo (senha: **medicinalaboratorial**).

EXAMES LABORATORIAIS UTILIZADOS NA AVALIAÇÃO DA INTOLERÂNCIA AOS CARBOIDRATOS, E SOBRECRESCIMENTO BACTERIANO NO INTESTINO DELGADO

Teste de hidrogênio no ar expirado para má absorção de carboidratos (lactose, sacarose, frutose)	
Sinonímia	Teste de H2 no ar expirado para intolerância à lactose/sacarose/frutose Teste de H2 no ar expirado para má absorção de lactose/sacarose/frutose Teste respiratório para intolerância à lactose/sacarose/frutose Teste respiratório para má absorção de lactose/sacarose/frutose
Tipo de amostra	Ar expirado
Preparo	Jejum de 4 a 8 horas Não utilizar antibióticos nas quatro semanas que antecedem o teste. Se o paciente tolerar, drogas procinéticas e laxativos devem ser interrompidos no mínimo uma semana antes do teste. No dia anterior ao teste, o paciente deve evitar ingerir alimentos à base de carboidratos complexos. O paciente não poderá fumar nem realizar atividade física antes e durante o teste. Não é necessário interromper o uso de inibidor da bomba de próton antecedendo o teste.
Descrição	O teste do hidrogênio no ar expirado é realizado com coleta em jejum, seguido da ingestão do carboidrato e coletas posteriores a cada 15 minutos na primeira hora, e a cada 30 minutos até completar três horas.
Princípio do teste	Os carboidratos não absorvidos no trato gastrointestinal acarretam fluxo de fluidos dentro do lúmen mediante força osmótica, e são fermentados pela microbiota intestinal com produção de gases, entre eles o hidrogênio, que é absorvido pela mucosa e eliminado pelos pulmões, sendo medido no ar expirado.
Restrições	Pacientes que não consigam fazer um sopro efetivo, idosos, pacientes com problemas pulmonares, lactentes, quadro febril (paciente não pode estar com febre) ou agudo de vômito e diarreia, problemas infecciosos odontológicos (dente ou gengiva).
Método	Dosagem de hidrogênio no ar expirado por sensor eletroquímico.
Valor de referência	Não ocorrer elevação do hidrogênio (H2) ≥ 20 ppm do valor de jejum em até três horas da ingestão do carboidrato testado. A elevação de H2 demonstra má absorção do carboidrato testado.

Teste de hidrogênio no ar expirado para sobrecrescimento bacteriano no intestino delgado	
Sinonímia	Teste de H2 no ar expirado para sobrecrescimento bacteriano no intestino delgado (SBID) Teste de H2 no ar expirado para SIBO Teste respiratório para sobrecrescimento bacteriano no intestino delgado Teste respiratório para SIBO
Tipo de amostra	Ar expirado

(continua)

Teste de hidrogênio no ar expirado para sobrecrescimento bacteriano no intestino delgado *(continuação)*	
Preparo	Jejum de 4 a 8 horas Não utilizar antibióticos nas quatro semanas que antecedem o teste. Se o paciente tolerar, drogas procinéticas e laxativos devem ser interrompidos no mínimo uma semana antes do teste. No dia anterior ao teste, o paciente deve evitar ingerir alimentos à base de carboidratos complexos. O paciente não poderá fumar nem realizar atividade física antes e durante o teste. Não é necessário interromper o uso de inibidor da bomba de próton antecedendo o teste.
Descrição	Trata-se de uma prova de absorção, onde são realizadas dosagens de hidrogênio no ar expirado antes e após a administração de lactulose via oral (jejum, 15, 30, 45, 60, 90, 120, 150 e 180 minutos).
Princípio do teste	Os carboidratos não absorvidos no trato gastrointestinal acarretam fluxo de fluidos dentro do lúmen mediante força osmótica, e são fermentados pela microbiota intestinal com produção de gases, entre eles o hidrogênio, que é absorvido pela mucosa e eliminado pelos pulmões, sendo medido no ar expirado. O pico precoce (até 90 minutos) indica que houve digestão do açúcar no intestino delgado por SBID.
Restrições	Pacientes que não consigam fazer um sopro efetivo, idosos, pacientes com problemas pulmonares, lactentes, quadro febril (paciente não pode estar com febre) ou agudo de vômito e diarreia, problemas infecciosos odontológicos (dente ou gengiva).
Método	Dosagem de hidrogênio no ar expirado por sensor eletroquímico.
Valor de referência	Após a ingestão de lactulose ou glicose não deve ocorrer aumento de hidrogênio maior que 20 ppm do valor basal de jejum até 90 minutos. O aumento da concentração de $H_2 \geq 20$ ppm do valor, em qualquer momento até 90 minutos, é sugestivo de SBID.

BILIOGRAFIA RECOMENDADA

1. Broekaert IJ, Borrelli O, Dolinsek J, Martin-de-Carpi J, Mas E, Miele E, et al. An ESPGHAN Position Paper on the Use of Breath Testing in Paediatric Gastroenterology. J Pediatr Gastroenterol Nutr. 2022;1;74(1):123-37.
2. Canani R B, Pezzella V, Amoroso A, Cozzolino T, Scala CD, Passariello A. Diagnosing and treating intolerance to carbohydrates in children Nutrients. 2016;8(157):1-16.
3. Goshal UC. How to interpret hydrogen breath tests. J Neurogastroenterol Motil. 2011;17(3):312-17.
4. Hammer HF, Fox MR, Keller J, Salvatore S, Basilisco G, Hammer J, et al. European H2-CH4-breath test group. European guideline on indications, performance, and clinical impact of hydrogen and methane breath tests in adult and pediatric patients: European Association for Gastroenterology, Endoscopy and Nutrition, European Society of Neurogastroenterology and Motility, and European Society for Paediatric Gastroenterology Hepatology and Nutrition consensus. United European Gastroenterol J. 2022;10(1):15-40.
5. Rana SV, Malik A. Hydrogen breath tests in gastrointestinal disease. Ind J Clin Biochem. 2014;29(4):298-405.
6. Rezaie A, Buresi M, Lembo A, Lin H, Mc Callun R, Rao S, et al. Hydrogen and methane-based breath testing in gastrointestinal disorders: the north american consensus. Am J Gastroenterol. 2017;112:775-84.
7. Robles L, Priefer R. Lactose Intolerance: What Your Breath Can Tell You. Diagnostics (Basel) 2020;17;10(6):412.
8. Rojo C, Jaime F, Azócar L, Hernández C, Villagrán A, Miquel JF, et al. Concordance between Lactose Quick Test, hydrogen-methane breath test and genotyping for the diagnosis of lactose malabsorption in children. Neurogastroenterol Motil. 2017;e13271:1-6.
9. Rojo C, Jaime F, Azócar L, Hernández C, Villagrán A, Miquel JF, et al. Concordance between Lactose Quick Test, hydrogen-methane breath test and genotyping for the diagnosis of lactose malabsorption in children. Neurogastroenterol Motil. 2018;30(5):e132-71.
10. Santos AN, Soares AC, Oliveira RP, Morais MB. The impact of small intestinal bacterial overgrowth on the growth of children and adolescents. Rev Paul Pediatr. 2020;13;38:e2018-164.
11. Tahan S, Oliveira RP. Hidrogênio no ar expirado-Diagnóstico em Gastroenterologia. São Paulo, B307, 2020.
12. Usai-Satta P, Oppia F, Lai M, Cabras F. Hydrogen Breath Tests: Are They Really Useful in the Nutritional Management of Digestive Disease? Nutrients. 2021;13(3)974.

65

Avaliação da função pancreática exócrina

Maira Marzinotto
Márcia Wehba Esteves Cavichio

PONTOS-CHAVE DESTE CAPÍTULO

- A fibrose cística na infância é uma das principais causas primárias de insuficiência pancreática exócrina, sendo outras causas a pancreatite crônica, tumores pancreáticos e ressecções pancreáticas. As causas secundárias da insuficiência pancreática são decorrentes da doença celíaca, doença de Crohn, diabetes mellitus, gastrectomias ou derivações gastrojejunais, como as cirurgias bariátricas.
- O diagnóstico da insuficiência pancreática exócrina é feito com a pesquisa de gordura nas fezes por vários métodos (Sudan III, esteatócrito e van der Kamer), além da dosagem da elastase pancreática nas fezes.
- A esteatorreia se instala somente quando a secreção enzimática exócrina do pâncreas está abaixo de 10% do normal.
- A insuficiência pancreática exócrina precoce pode ter sintomas vagos, como distensão abdominal, estufamento e má digestão, associados ou não a alterações laboratoriais, como carência de vitaminas lipossolúveis (A, D, E e K) e marcadores nutricionais alterados (pré-albumina, proteína ligadora de retinol, transferrina).

INTRODUÇÃO

O pâncreas exerce importante função no processo digestivo, com a secreção do suco pancreático contendo enzimas responsáveis pela digestão de gorduras, proteínas e carboidratos. A insuficiência exócrina do pâncreas (IEP) pode ser definida como a redução da atividade das enzimas pancreáticas na luz duodenal, abaixo do limite para uma digestão normal, prejudicando, assim, a absorção de nutrientes e que leva, em última instância, a um quadro de desnutrição.

As principais causas de IEP são doenças primárias do pâncreas (pancreatite crônica, fibrose cística, tumores pancreáticos, ressecções pancreáticas), mas alguns casos podem ter IEP secundária a outras doenças ou cirurgias (doença celíaca, doença de Crohn, diabetes mellitus, gastrectomias ou derivações gastrojejunais, como as cirurgias bariátricas).

Na faixa etária pediátrica, destaca-se a fibrose cística (FC), doença autossômica recessiva, com mutações em ambos os alelos do gene CFTR. O principal acometimento da doença é pulmonar, entretanto, a insuficiência pancreática exócrina é a manifestação gastrointestinal mais frequente, ocorrendo em 85% dos pacientes com FC.

QUADRO CLÍNICO DA INSUFICIÊNCIA EXÓCRINA DO PÂNCREAS

O sintoma mais sensível da IEP é a esteatorreia, entretanto, ela ocorre somente quando há diminuição de 90% da atividade de lipase (ou seja, quando temos apenas 10% da lipase "funcionando"), sendo um sintoma muito tardio. As IEPs precoces podem ter sintomas como distensão abdominal, estufamento e má digestão, associados a alterações laboratoriais, como carência de vitaminas lipossolúveis (A, D, E e K) e marcadores nutricionais alterados (pré-albumina, proteína ligadora de retinol, transferrina). Essas alterações em pacientes com alta probabilidade pré-teste para desenvolvimento de IEP (pacientes com fibrose cística, pancreatites crônicas, ressecções pancreáticas, doença celíaca) podem ser sugestivas da doença.

Associados a esse sintoma, pode haver perda de peso e, numa fase mais avançada, sarcopenia e alterações osteometabólicas. Na infância, pode haver déficit de crescimento e atraso do desenvolvimento neuropsicomotor, devido a carências nutricionais.

DIAGNÓSTICO

A avaliação da função pancreática exócrina passa pela capacidade de secreção enzimática e repercussão na digestão e absorção dos alimentos.

Os testes mais sensíveis são os que avaliam a secreção enzimática no duodeno após estímulo, como o teste de estímulo com colecistoquinina (CCQ), porém, esse é um teste de difícil realização e não está disponível na prática clínica.

Dos testes que avaliam a função exócrina do pâncreas, tem-se a dosagem da elastase pancreática (EPF) e de tripsina nas fezes. Os ensaios de tripsina fecal são limitados, pois a tripsina se degrada durante a passagem pelo trato digestivo e o ensaio não consegue diferenciar a tripsina exógena encontrada em suplementos de enzimas pancreáticas. A dosagem de EPF é o mais estudado e com maior disponibilidade na prática clínica, por ser um exame simples, rápido e não invasivo. A elastase praticamente não sofre digestão pelas enzimas proteolíticas no trato digestivo, sendo excretada íntegra nas fezes, não é reabsorvida durante o trânsito intestinal, tem uma concentração cinco vezes maior nas fezes do que no suco duodenal e o ensaio não sofre interferência de enzimas exógenas, caso o paciente faça uso não é necessário suspender. Características que a tornam um ótimo marcador fecal.

Apesar da dosagem de EPF refletir o volume de enzima secretado pelo pâncreas, esta não se correlaciona linearmente com a capacidade digestiva, pois a má absorção só se instala em uma fase adiantada da doença pancreática.

A capacidade digestiva pode ser avaliada indiretamente pela quantificação de gordura nas fezes. Pode-se confirmar a esteatorreia com exames qualitativo, semiquantitativo ou quantitativo de gordura nas fezes.

O exame qualitativo, realizado em amostra isolada de fezes, é o Sudan III, no qual as fezes são analisadas ao microscópio após terem sido coradas e as gotículas de gordura são contadas e medidas, sendo o resultado expresso em cruzes de acordo com o número e tamanho das gotículas. É considerado normal até uma cruz ou 100 gotículas pequenas de gordura por campo de grande aumento.

O método semiquantitativo é o esteatócrito, que também avalia amostra isolada de fezes na qual, após diluição, se mistura com areia fina e centrifugação em capilar, é medida a fase correspondente à gordura e o resultado é expresso em porcentagem de gordura nas fezes. Esse resultado é normal até 2% de gordura nas fezes.

O exame de referência para diagnóstico de esteatorreia é a quantificação de gordura nas fezes, ou van der Kamer. Nesse método, o paciente deve fazer uma dieta de sobrecarga de gordura por 6 dias e colher todo volume das evacuações dos últimos 3 dias. O processamento no laboratório requer homogeneização de todo material fecal e várias etapas posteriores para dosagem de gordura. O resultado é expresso em gramas de gordura por 24 horas e é normal em crianças de 2 meses a 6 anos: 0,3 a 2,0 g/24 horas; crianças acima de 6 anos: 1,0 a 7,0 g/24 horas; e adultos até 7,0 g/24 horas. Apesar de ser considerado referência, esse método é pouco aceito pelos pacientes devido à necessidade de dieta e de coleta e armazenamento de grande volume de fezes.

Como citado anteriormente, mesmo com uma dosagem de EPF bastante baixa, a dosagem de gordura nas fezes ainda pode estar normal, a esteatorreia só se instala quando a secreção enzimática do pâncreas está abaixo de 10% do normal (ver algoritmo).

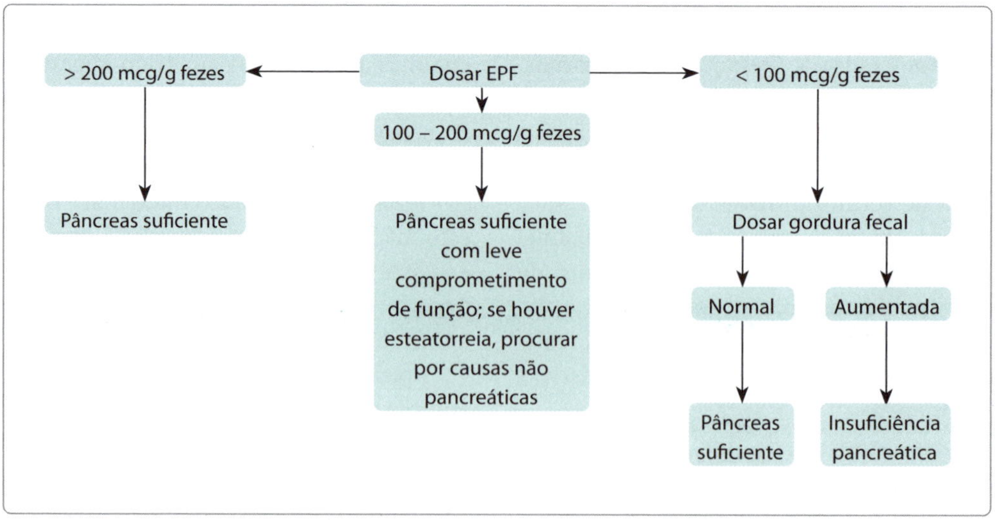

FIGURA 1 Algoritmo: diagnóstico de disfunção pancreática exócrina.
EPF: Elastase pancreática

TRATAMENTO

O tratamento da insuficiência exócrina do pâncreas objetiva a melhora clínica e laboratorial, além de normalização de parâmetros nutricionais. A dieta preconizada atualmente é a hiperproteica e normolipídica. A terapia medicamentosa inclui extrato de enzimas pancreáticas que deve ser administrado junto das refeições. Associado a isso, pode haver necessidade de reposição vitamínica. O seguimento deve ser realizado por um gastroenterologista, associado a acompanhamento nutricional frequente com nutricionista.

CONCLUSÃO

Os testes para avaliação pancreática devem ser solicitados com base no grau de suspeição da insuficiência exócrina do pâncreas – sintomas clínicos e diagnósticos de doença estrutural ou funcional do pâncreas. O diagnóstico é desafiador, entretanto, os pacientes submetidos a tratamento adequado têm importante melhora de sintomas e qualidade de vida.

EXAMES LABORATORIAIS UTILIZADOS NA AVALIAÇÃO DA FUNÇÃO PANCREÁTICA EXÓCRINA

Elastase nas fezes	
Tipo de amostra	Fezes recém-emitidas: mínimo 100 mg
Orientações	Fezes recentes, sem laxante ou supositório. Frasco sem conservantes.
Princípio do teste	ELISA ou turbidimetria
Restrições	As fezes não podem estar líquidas. Não colher as fezes do vaso sanitário. Não tomar leite de magnésia nem laxantes com óleo mineral ou hidróxido de magnésio nas 48 horas que antecedem a coleta. É necessário aguardar 72 horas para coleta após o uso de contraste radiológico por via oral, tais como bário, bismuto, magnésio e carbonato de cálcio.
Valor de referência	Acima de 200 microgramas/g fezes

Esteatócrito	
Sinonímia	Gordura nas fezes por micrométodo.
Tipo de amostra	Fezes recém-emitidas: mínimo 2 g
Orientações	O cliente deve colher as fezes sem uso de laxante e/ ou supositório Não deve ser usada pomada na região perianal no dia da coleta de fezes.
Princípio do teste	Micrométodo de Phuapradit. As fezes são misturadas com areia fina e diluídas com água; a solução é colocada em um capilar de vidro e centrifugada. É medida a fração que corresponde à gordura e o resultado é liberado em porcentagem de gordura.

(continua)

Esteatócrito *(continuação)*	
Restrições	O material deve ser entregue no máximo em até 2 horas, se mantido em temperatura ambiente, e em até 12 horas, se refrigerado (2 a 8 °C). A amostra não pode ser contaminada com urina nem deve ser colhida do vaso sanitário.
Valor de referência	Criança na 1ª semana de vida: até 25% Criança da 1ª até 4ª semana de vida: até 13% Crianças com 1 até 3 meses: até 7% Crianças acima de 3 meses: até 2% Adultos: até 2%

Gordura nas fezes, Dosagem de	
Sinonímia	Teste de van de Kamer Balanço de gordura nas fezes
Tipo de amostra	Todo volume fecal de 72 horas
Orientações	O paciente deve fazer uma dieta com sobrecarga de gordura durante 6 dias. Não deve ser usada pomada na região perianal durante a coleta de fezes. O material deve ser mantido refrigerado (2 a 8 °C).
Descrição	Nos últimos 3 dias da dieta com sobrecarga de gordura o paciente deve colher todo o volume de fezes para levar ao laboratório.
Princípio do teste	A absorção de gordura depende da integridade da mucosa do intestino delgado e de secreção adequada de sais biliares e enzimas pancreáticas. A dosagem de gordura nas fezes é o exame de escolha na suspeita de esteatorreia. Porém, não é possível diferenciar os quadros de má absorção por lesão de mucosa (doença celíaca, alergia à proteína do leite de vaca) ou por insuficiência pancreática exócrina (fibrose cística, síndrome de Schwachman), sendo necessária complementação, com exame específico, para diferenciação desses quadros.
Restrições	Paciente não deve usar laxativos com óleo mineral. Não usar pomada perianal no período da coleta de fezes. O material deve ser mantido refrigerado (2 a 8 °C), desde o início da coleta até a entrega no laboratório.
Valor de referência	Lactente em aleitamento materno: < 1g/24 horas Crianças de 2 meses a 6 anos: 0,3 a 2,0 g/24 horas Crianças acima de 6 anos: 1,0 a 7,0 g/24 horas Adultos com dieta com excesso de gordura: até 7,0 g/24 horas

Gordura nas fezes, Pesquisa de	
Sinonímia	Sudan III Coloração de Sudan III nas fezes
Tipo de amostra	Fezes recém-emitidas: mínimo 5 g
Orientações	O cliente deve colher as fezes sem uso de laxante e/ou supositório Não deve ser usada pomada na região perianal no dia da coleta de fezes.
Princípio do teste	As fezes são colocadas em lâmina e coradas com corante Sudan, as gotículas de gordura se coram em tons de vermelho-laranja, que são avaliadas em número e tamanho por campo de grande aumento.

(continua)

Gordura nas fezes, Pesquisa de *(continuação)*	
Restrições	Em caso de o cliente ter utilizado contraste radiológico por via oral, bismuto ou laxante à base de fibras ou de óleo mineral, a coleta de fezes deve ser realizada com um intervalo de 72 horas do uso dessas substâncias. O material deve ser entregue no máximo em até 2 horas, se mantido em temperatura ambiente, e em até 12 horas, se refrigerado (2 a 8 °C). A amostra não pode ser contaminada com urina nem deve ser colhida do vaso sanitário.
Valor de referência	O resultado é liberado em cruzes ou como normal ou aumentado de acordo com o número e tamanho das gotículas de gordura encontradas na lâmina.

Tripsina nas fezes	
Tipo de amostra	Fezes recém-emitidas: mínimo 5 g
Orientações	Fezes recentes, sem laxante ou supositório. Entregar refrigeradas até 2 horas após a coleta. Frasco sem conservantes. Se usar fralda, ou estiver com quadro diarreico, colher em saquinho coletor.
Princípio do teste	Shwarchman modificado - Digestão da gelatina
Restrições	Não realizar exame com contraste radiológico via oral até 72 horas antes da coleta. Não colher as fezes do vaso sanitário.
Valor de referência	Até 1 ano: atividade maior que 1/80 De 1 a 4 anos: atividade maior que 1/40 Acima de 4 anos: atividade maior que 1/80

BIBLIOGRAFIA RECOMENDADA

1. Dominguez-Muñoz JE. Management of pancreatic exocrine insufficiency. Current Opinion in Gastroenterology. 2019 Sep 1;35(5):455–9.
2. Khan A, Vege SS, Dudeja V, Chari ST. Staging exocrine pancreatic dysfunction. Pancreatology. 2022 Jan 1;22(1):168–72.
3. Lindkvist B, Domínguez-Munoz JE, Luaces-Regueira M, Castineiras-Alvarino M, Nieto-Garcia L, Iglesias-Garcia J. Serum nutritional markers for prediction of pancreatic exocrine insufficiency in chronic pancreatitis. Pancreatology. 2012;12(4):305–10.
4. O'sullivan BP, Freedman SD. Cystic fibrosis. The Lancet. 2009;373:1891–904. [Internet]. [Acesso em: 2022 abr 26]. Disponível em: https://www.thelancet.com/journals/lancet/article/PIIS0140-6736(09)60327-5/fulltext.
5. Singh VK, Haupt ME, Geller DE, Hall JA, Diez PMQ. Less common etiologies of exocrine pancreatic insufficiency. Vol. 23, World Journal of Gastroenterology. Baishideng Publishing Group Co; 2017. p. 7059–76.
6. Vanga RR, Tansel A, Sidiq S, El-Serag HB, Othman MO. Diagnostic Performance of Measurement of Fecal Elastase-1 in Detection of Exocrine Pancreatic Insufficiency: Systematic Review and Meta-analysis. Vol. 16, Clinical Gastroenterology and Hepatology. W.B. Saunders; 2018. p. 1220-1228.e4.

CONTEÚDO COMPLEMENTAR

Utilize o QR code abaixo para acessar as questões comentadas do capítulo (senha: **medicinalaboratorial**).

66

Avaliação funcional do fígado e hepatites

Ana Cristina Aoun Tannuri

PONTOS-CHAVE DESTE CAPÍTULO

- A avaliação laboratorial dos acometimentos hepáticos pode ser dividida em quatro grupos de exames, que avaliam: 1. Lesão hepática, 2. Colestase, 3. Metabolismo hepático, e 4. Capacidade de síntese do órgão.
- As aminotransferases (AST e ALT) são os principais indicadores de lesão hepática, alterando-se em diferentes níveis nas hepatites agudas e crônicas.
- A gamaglutamiltransferase é a principal enzima a ser dosada nos casos suspeitos de doença biliar ou colestase.
- A função hepática propriamente dita pode ser avaliada por exames que avaliam o metabolismo e transporte, sendo os níveis de bilirrubina total, direta e indireta, os mais importantes, além de exames que avaliam sua capacidade de síntese, como a dosagem sérica de albumina e os fatores de coagulação.
- A investigação etiológica das hepatites na infância deve ser guiada pelo tempo de alteração enzimática, faixa etária e condições associadas.

INTRODUÇÃO

O fígado é o órgão mais volumoso e mais vascularizado do organismo. Além de ser o principal sítio do metabolismo intermediário, ele secreta bile e vários hormônios, sintetiza proteínas séricas e lipídios, e processa não só produtos da digestão como muitas substâncias endógenas e exógenas, inclusive toxinas e drogas, que penetram na circulação. Participa da eliminação de partículas e células senis da circulação e produz, durante boa parte da vida fetal, células hematopoiéticas de todos os tipos.

Existem vários exames bioquímicos que podem ser utilizados para avaliação de pacientes com suspeita de doença hepática. Basicamente, os exames laboratoriais que avaliam as doenças ou acometimentos hepáticos podem ser divididos nos seguintes grupos:

1. Exames que avaliam a lesão hepática.
2. Exames que avaliam a colestase.
3. Exames que avaliam o metabolismo hepático.
4. Exames que avaliam a capacidade de síntese hepática.

Esses exames serão apresentados separadamente adiante, bem como as doenças que costumam se associar às suas alterações.

EXAMES QUE AVALIAM A LESÃO HEPÁTICA

Aminotransferases

As aminotransferases são enzimas intracelulares essenciais envolvidas no metabolismo central de todos os organismos. A aspartato aminotransferase (AST) e a alanina aminotransferase (ALT) são exemplos de aminotransferases de interesse clínico. A AST era anteriormente chamada transaminase oxaloacética (TGO) e a ALT era chamada transaminase glutamicopirúvica (TGP). A AST, existente tanto na forma mitocondrial quanto citoplasmática, é encontrada principalmente no coração, fígado, músculo esquelético e rim. A ALT, exclusivamente citoplasmática, é encontrada principalmente no fígado e em menor concentração no rim.

Dessa forma, níveis elevados de ALT são mais específicos de lesão hepática, pois ela é liberada na circulação pelos hepatócitos lesionados ou necrosados. Níveis elevados de AST, entretanto, podem também ser vistos em hemólise, rabdomiólise, miopatias, doenças do miocárdio e atividade física vigorosa recente, além das lesões hepatocelulares.

Em adultos, os níveis normais de ALT variam de 29 a 33 U/L em homens e de 19 a 25 U/L em mulheres. Em crianças, os níveis médios de ALT variam de 17 a 21 U/L em meninos e de 14 a 20 U/L em meninas, com o percentil 97 (comumente utilizado como valor de corte) de 29 a 38 e de 24 a 32 U/L, respectivamente.

Níveis bastante elevados de ambas as enzimas (> 500 UI/L; sendo os valores normais ≤ a 40 UI/L), que indicam necrose ou lesão hepatocelular, geralmente resultam de:

- Hepatite aguda viral.
- Hepatite induzida por toxina ou fármaco.
- Hepatite isquêmica/hipóxica ou infarto hepático.

Altos níveis costumam persistir por vários dias e, na hepatite viral, por semanas. O grau de elevação pode não refletir a extensão da lesão hepática. Dosagens seriadas refletem melhor a gravidade e o prognóstico do que uma única dosagem. Uma queda até valores normais indica recuperação, a menos que acompanhada de aumento dos níveis de bilirrubina, e do tempo de protrombina (TP) ou quociente internacional normatizado (INR, que pode ser indicativo de insuficiência hepática aguda, também chamada insuficiência hepática fulminante). A insuficiência hepática aguda resulta em menor número de células hepáticas que podem extravasar enzimas.

Em geral, nas hepatites agudas, os valores de ALT são maiores que os de AST. Nas hepatites de etiologia tóxica, a relação AST/ALT é maior que 2 e corresponde à lesão mitocondrial. Aumentos significativos das duas aparecem na isquemia hepática aguda. Nas hepatites crônicas, a relação AST/ALT é menor do que 1, e o aumento das duas é de 2 a 40 vezes o limite superior da normalidade (LSN). Vale ressaltar que na hepatite autoimune e na hepatite crônica por vírus B e C pode haver atividade necroinflamatória relevante mesmo com baixos níveis de enzimas. Em doenças metabólicas, como deficiência de alfa-1-antitripsina, glicogenoses, galactosemia e tirosinemia, os aumentos enzimáticos não ultrapassam quinze vezes o LSN. A atresia de vias biliares, apesar de ser uma doença predominantemente colestática, pode levar a elevações equilibradas de ALT e AST, não ultrapassando valores de 1000 UI/L.

Em casos de cirrose, os níveis enzimáticos podem estar normais e a relação AST/ALT pode ser superior a 1.

A avaliação seriada dos níveis de enzimas hepatocelulares é muito útil no seguimento de hepatites agudas, na resposta ao tratamento imunossupressor das hepatites autoimunes, bem como na detecção da hepatotoxicidade por drogas, e para monitorizar a evolução de lesão hepática de qualquer etiologia.

EXAMES QUE AVALIAM A COLESTASE

Gamaglutamiltransferase

A gamaglutamiltransferase (GGT) é uma enzima ligada à membrana, presente nos hepatócitos e nas células epiteliais biliares, além dos rins, próstata, pâncreas, baço, coração e cérebro.

Por conta disso, níveis elevados de GGT podem ser encontrados em várias situações clínicas, como doença pancreática, infarto do miocárdio, insuficiência renal e doença pulmonar obstrutiva crônica. Algumas drogas, como a fenitoína, o fenobarbital e o ácido valproico também podem levar a aumentos na GGT.

Em adultos, os níveis normais de GGT variam de 29 a 42 U/L em homens e de 19 a 73 U/L em mulheres. Em neonatos a termo saudáveis, a atividade sérica de GGT é de seis a sete vezes o limite superior da faixa de referência para adultos; posteriormente, os níveis diminuem e atingem níveis baixos por volta dos 5 a 7 meses de idade.

Um aumento gradual de GGT ocorre em meninas até os 10 anos e nos meninos durante a adolescência.

A GGT está elevada em mais de 90% dos casos de doença hepática, sem grande valor no diagnóstico diferencial. No entanto, é particularmente útil em crianças para se estabelecer a probabilidade de doença biliar, já que a fosfatase alcalina não é um indicador confiável. Elevações acentuadas de GGT (até 70 vezes o LSN) são encontradas em doenças obstrutivas do trato biliar, como a atresia de vias biliares, o cisto de colédoco, nas colestases intra-hepáticas, como a síndrome de Alagille, na deficiência de alfa-1-antitripsina e na colangite esclerosante primária ou secundária. As hepatites agudas virais podem se apresentar como uma forma colestática, em que há expressivos aumentos de GGT, maiores do que 10 vezes o LSN.

Nas hepatites crônicas e na cirrose de etiologia não biliar, os aumentos de GGT são discretos.

As colestases intra-hepáticas familiares (PFICs) compreendem defeitos genéticos de caráter autossômico recessivo, que levam ao transporte defeituoso de ácidos biliares e fosfolípides, levando a icterícia, colúria e hipocolia, além de prurido intenso. Dividem-se em 3 tipos, de acordo com o gene defeituoso: tipo I com o gene FIC1, tipo II com o gene BSEP, e tipo III com o gene MDR3. Um dado importante para o diagnóstico diferencial entre os 3 tipos de PFIC é que, nos tipos I e II, a GGT é normal, enquanto no tipo III é elevada.

Pacientes submetidos à nutrição parenteral prolongada podem apresentar aumento de bilirrubina direta e de GGT, indicativos de colestase. Essas alterações podem se manter e se intensificar por algum período mesmo após a retirada da nutrição parenteral.

Fosfatase alcalina

A fosfatase alcalina (FA) representa um grupo de enzimas presentes em praticamente todos os tecidos. Catalisam a hidrólise de um grande número de ésteres de fosfato orgânico a um pH ótimo, resultando em fosfatos inorgânicos e radicais orgânicos. A atividade da FA é demonstrada no soro, sendo derivada principalmente do fígado e dos ossos e, algumas vezes, do trato gastrointestinal.

Os níveis de FA no sangue variam com a idade. São geralmente mais elevados em crianças e adolescentes devido à atividade osteoblástica fisiológica. Os níveis podem ser até três vezes maiores do que em adultos saudáveis, sendo mais elevados na infância e adolescência, coincidindo com períodos de velocidade máxima de crescimento ósseo. Em adultos, os níveis normais variam de 40 a 129 U/L em homens, e de 35 a 104 U/L em mulheres.

Aumentos acentuados de FA (tipicamente quatro vezes maior que o LSN) ocorrem em processos obstrutivos biliares. Em processos inflamatórios parenquimatosos sem componente hepatobiliar, como hepatite aguda e crônica, doenças metabólicas, tumores sem comprometimento biliar, os níveis de FA estão normais ou pouco elevados.

Elevações isoladas de FA ou desproporcionais ao nível das outras enzimas ocorrem em colangite esclerosante primária e processos infiltrativos das vias biliares por tuberculose, sarcoidose, reticuloendoteliose e AIDS.

Como a FA está presente em outros tecidos, elevações isoladas nem sempre significam doenças do fígado. Doenças ósseas, do intestino delgado e até mesmo a gestação podem causar aumento isolado.

Para determinar a fonte de FA, o método mais preciso é a eletroforese, que não é amplamente disponível na maioria dos laboratórios. Na prática, considera-se que a fonte é hepática quando há elevação simultânea de outras enzimas indicativas de colestase, como a GGT.

5' nucleotidase

A 5' nucleotidase (5'-NT) é uma enzima encontrada em vários órgãos, como fígado, intestino, cérebro, coração, vasos sanguíneos e pâncreas, mas só é liberada no soro pelo tecido hepatobiliar. Catalisa a hidrólise de nucleotídeos e, no fígado, está ligada à membrana sinusoidal canalicular dos hepatócitos. Obstruções biliares e colestase intra-hepática estão associadas a aumentos significantes dessa enzima.

A resolução cirúrgica do processo obstrutivo biliar leva à queda rápida dos níveis de 5'-NT, e sua utilidade clínica se assemelha à da GGT, permitindo determinar a origem de um aumento de FA sérica.

Desidrogenase lática

A desidrogenase láctica (LDH) é uma enzima citoplasmática presente nos tecidos de todo o corpo. Cinco formas isoenzimáticas de LDH estão presentes no soro e podem ser incluídas por várias técnicas eletroforéticas. A banda de migração mais lenta predomina no fígado.

Lesão cardíaca ou esquelética, hemólise, infarto renal podem levar a aumentos nos níveis séricos de LDH.

Encontra-se elevada em casos de hepatite isquêmica e, quando acompanhada de elevação de FA, sugere infiltração maligna do fígado.

EXAMES QUE AVALIAM O METABOLISMO E TRANSPORTE HEPÁTICO

Bilirrubinas

A bilirrubina é um pigmento produzido pela decomposição das proteínas heme, a maioria da metade heme da hemoglobina em eritrócitos senescentes. A ruptura das hemácias libera a hemoglobina, que é captada pelo sistema retículo-endotelial do fígado, baço e medula óssea, sendo transformada pela hemeoxigenase em biliverdina. A biliverdina-redutase converte biliverdina em bilirrubina livre, lipossolúvel, que é a bilirrubina indireta (BI). A BI liga-se à albumina, captada pelo hepatócito e transportada ao retículo endoplasmático, onde é convertida em bilirrubina conjugada ou direta (BD), que é hidrossolúvel.

A bilirrubina conjugada é excretada pelo sistema biliar para o duodeno, no qual é metabolizada em urobilinogênios (alguns dos quais são reabsorvidos e secretados na bile), então em urobilinas alaranjadas (a maioria destas sendo eliminadas nas fezes). Esses pigmentos biliares dão às fezes sua cor típica.

A hiperbilirrubinemia indireta reflete um aumento na produção de bilirrubina, como em processos hemolíticos e doenças genéticas (como a síndrome de Crigler-Najjar), ou alteração na captação do pigmento no fígado (como na doença de Gilbert).

O aumento de BI também é bastante frequente no período neonatal. Entretanto, recomenda-se dosar as bilirrubinas totais e frações em todas as crianças que permanecem ictéricas após a segunda semana de vida. É muito importante o diagnóstico e seguimento das hiperbilirrubinemias indiretas, por ser passíveis de ultrapassar a barreira hemato-encefálica e levar a danos cerebrais irreversíveis característicos do kernicterus.

Pacientes com aumento de BI devem ser investigados por meio de hemograma com contagem de reticulócitos, esfregaço de sangue periférico, dosagem de LDH, haptoglobina, glicose-6-fosfato-desidrogenase (G6PD) e eletroforese de hemoglobina.

A hiperbilirrubinemia direta indica disfunção hepatocelular ou biliar. Considera-se a elevação de BD que merece investigação quando ela for maior que 2 mg/dL ou > 15% da bilirrubina total. O diagnóstico de hiperbilirrubinemia direta no período neonatal deve obrigatoriamente levar à realização de exames complementares, no sentido de se detectar uma atresia de vias biliares (AVB).

A AVB acomete classicamente neonatos de termo, com bom peso ao nascer, que desenvolvem icterícia persistente após os 14 dias de vida, acompanhada de acolia fecal e colúria. Idealmente, seu diagnóstico deve ser estabelecido antes das oito semanas de vida, para que haja a possibilidade de realização de portoenteroanastomose (cirurgia de Kasai), cirurgia que pode retardar a indicação do transplante hepático por décadas (Quadro 1).

QUADRO 1 Causas de hiperbilirrubinemia indireta e direta na infância

Causas de aumento de bilirrubina indireta	Causas de aumento de bilirrubina direta
Icterícia fisiológica Icterícia pelo leite materno Hemólise Hipotireoidismo Estenose hipertrófica de piloro Síndrome de Crigler-Najjar Síndrome de Gilbert Sepse	Atresia de vias biliares Cisto de colédoco Colestases intra-hepáticas familiares Síndrome de Alagille Doenças metabólicas Hepatites virais Sepse Hepatite autoimune Colangite esclerosante primária Nutrição parenteral prolongada Litíase biliar

Bilirrubinúria

A bilirrubinúria reflete a presença de bilirrubina conjugada na urina, quando os níveis de BD estão elevados. A bilirrubinúria pode ser detectada à beira do leito com fitas de testes urinários disponíveis comercialmente em pacientes com hepatite viral aguda ou outras doenças hepatobiliares, antes mesmo da icterícia se tornar evidente. Mas a precisão diagnóstica desses exames de urina é limitada. Os resultados podem ser falso-negativos quando a amostra de urina for armazenada por muito tempo, a vitamina C tiver sido tomada ou a urina contiver nitratos devido a infecções do trato urinário.

Ácidos biliares

Os ácidos biliares são ânions sintetizados a partir do colesterol no fígado, conjugados à glicina ou taurina, e secretados na bile. No intestino, após a liberação da bile, uma pequena parte dos ácidos biliares primários, que não é absorvida pelo intestino, sofre ação de bactérias da flora intestinal, e são convertidos nos ácidos biliares secundários que são absorvidos no intestino. Após atingirem a circulação portal, os ácidos biliares retornam ao fígado, onde são extraídos do sangue dos sinusoides pelos hepatócitos da zona periportal (Figura 2). No fígado, os ácidos biliares são reutilizados, sendo secretados novamente na bile.

Aproximadamente 95% dos ácidos biliares que agem nas porções iniciais do intestino são absorvidos no íleo.

Seus níveis séricos refletem o balanço entre a reabsorção, a captação e a excreção hepática. Quando esses níveis estão elevados e a bilirrubina está normal, suspeita-se de lesão biliar. Nas doenças colestáticas, eles estão bem elevados, como nas AVBs, colestases familiares e na colangite esclerosante primária. A dosagem dos ácidos biliares é importante na diferenciação entre erros inatos do metabolismo dos ácidos biliares e colestases familiares, estando normais nos primeiros e elevados nos últimos.

Amônia

Compostos nitrogenados que entram no cólon são degradados pelas bactérias lá residentes, liberando amônia. A amônia é absorvida e transportada via veia porta para o fígado. O fígado normal clareia a amônia do sangue portal e a converte em glutamina, que é metabolizada pelos rins em ureia para ser excretada.

Dessa forma, doenças hepáticas crônicas avançadas, disfunção do ciclo da ureia por destruição de hepatócitos (insuficiência hepática aguda) e derivações portossistêmicas, há aumento da amônia sérica, levando a efeitos no sistema nervoso central que contribuem para a encefalopatia hepática. Em crianças, é preciso lembrar que os níveis de amônia plasmática não se relacionam linearmente com a encefalopatia.

Dietas ricas em proteína, hemorragias digestivas e quadros sépticos podem levar ao aumento dos níveis de amônia em pacientes hepatopatas.

EXAMES QUE AVALIAM A CAPACIDADE DE SÍNTESE HEPÁTICA

Albumina

A albumina é a proteína mais importante em circulação, sendo responsável por 75% da atividade oncótica do plasma. Ela só é produzida pelo fígado, mas tem meia-vida longa, de cerca de 21 dias. Sendo assim, seus níveis podem não ser afetados nas doenças agudas hepáticas, como hepatite viral ou insuficiência hepática de qualquer etiologia. Na cirrose ou doença hepática crônica, a albumina sérica baixa pode ser um sinal de doença hepática avançada.

Outras situações podem levar à hipoalbuminemia, como desnutrição, infecções, síndrome nefrótica e enteropatia perdedora de proteínas.

As concentrações séricas normais de albumina estão entre 3,5 g/dL e 5,0 g/dL.

Fatores de coagulação

O fígado é o responsável pela síntese de onze dos treze fatores de coagulação, sendo apenas o fator de von Willebrand e as proteínas fibrinolíticas não sintetizadas pelo fígado.

Dessa forma, múltiplas alterações na hemostasia ocorrem nas doenças hepáticas agudas ou crônicas. Há diminuição da produção dos fatores de coagulação V, VII, IX, X e XI e protrombina. Além disso, há deficiência de vitamina K por ingestão inadequada ou má absorção pela colestase, defibrinogenemia, aumento da fibrinólise e coagulação intravascular disseminada. Pode haver ainda trombocitopenia pelo hiperesplenismo, e síntese diminuída de trombopoetina decorrente da doença hepática.

Nos casos de doença hepática avançada pode haver fibrinólise, agravando o sangramento de varizes esofágicas.

Os testes de coagulação são úteis no seguimento das hepatopatias e na avaliação de risco de sangramento antes de procedimentos invasivos.

Tempo de protrombina

O tempo de protrombina (TP) é usado como ferramenta de triagem e teste quantitativo para fatores de coagulação nas vias extrínsecas e comuns da coagulação. Ele mede a atividade dos fatores de coagulação I, II, V, VII e X, que são todos sintetizados no fígado e dependentes da vitamina K para síntese.

O quociente internacional normatizado (INR) é calculado pela relação entre o TP do paciente e a média de uma faixa de referência normal, determinada por cada laboratório.

Os fatores de coagulação têm meia-vida muito mais curta do que a albumina. Por isso, o TP é a melhor medida da função sintética do fígado em quadros agudos.

Prolongamento do TP de mais de 5 segundos acima do valor de controle (INR > 1,5) é sinal de mau prognóstico da doença hepática, é um fator importante para definir prioridade do transplante hepático.

O INR também é importante na avaliação e manejo do paciente com doença hepática crônica.

O TP e o INR também são utilizados para monitorização da terapia com anticoagulação oral.

É preciso lembrar que a deficiência de vitamina K também causa prolongamento no TP, podendo ser decorrente de desnutrição, má absorção e colestase grave com incapacidade de absorver vitaminas lipossolúveis. Nessas situações, a reposição de 2 a 10 mg de vitamina K intramuscular ou endovenosa, por três dias, leva à normalização do índice.

Tempo de tromboplastina parcial ativado

O tempo de tromboplastina parcial ativado (TTPA) avalia o sistema intrínseco da coagulação. Como a grande maioria dos fatores de coagulação é sintetizada no fígado, ele pode estar alterado em conjunção ao TP nas hepatites agudas e hepatopatias crônicas graves.

Fator V

O fator V é produzido exclusivamente pelo fígado, sendo considerado indicador de função hepática. Está muito acometido nas hepatopatias agudas e crônicas graves, e é um critério prognóstico utilizado para indicação de transplante hepático em insuficiência hepática aguda.

No Brasil, desde 2006, o posicionamento de um paciente hepatopata na lista de espera para transplante se faz por meio de critérios de gravidade: PELD (Pediatric End-stage Liver Disease) em crianças até 12 anos, e MELD (Model of End-stage Liver Disease) em maiores de 12 anos. Esses critérios utilizam exames que refletem a função hepática para seu cálculo, sendo que o PELD leva em conta o nível sérico de bilirrubina, da albumina e o INR; o MELD, por sua vez, considera a creatinina, a bilirrubina e o INR.

AVALIAÇÃO LABORATORIAL PARA DIAGNÓSTICO ETIOLÓGICO DAS HEPATITES

Nos quadros de hepatites agudas, alguns exames são relevantes na definição etiológica. É importante saber que as hipóteses diagnósticas variam de acordo com a faixa etária.

A investigação de hepatites neonatais deve envolver a realização de sorologias para as infecções congênitas mais frequentes, as TORSCH (toxoplasmose rubéola, sífilis, citomegalovírus e herpes simples).

Recém-nascidos que apresentam retardo de crescimento intrauterino, hepatoesplenomegalia, ascite neonatal, hipoglicemia, colestase, níveis elevados de CPK ou hepatites neonatais graves com falência hepática devem ser submetidos à pesquisa de erros inatos do metabolismo.

Em lactentes acima de 1 ano, 80% das hepatites agudas são virais. Desta forma, a pesquisa etiológica envolve a coleta de sorologias para hepatites A, B e C, TORSCH, parvovírus, enterovírus, coxsakie, dengue e febre amarela.

Se as sorologias forem negativas, devem ser dosadas ceruloplasmina e cobre urinário (para pesquisa de doença de Wilson), alfa-1-antitripsina, autoanticorpos, imunoglobulinas e complemento (esses três últimos para pesquisa de hepatite autoimune).

Em crianças com episódios recorrentes de elevação enzimática ou persistência da elevação enzimática por mais de 6 meses (o que define a hepatite como crônica), deve-se pesquisar a ocorrência de uma hepatite autoimune, por meio da pesquisa de autoanticorpos.

Retardo do desenvolvimento neuropsicomotor e hiperamonemia discreta, que aumenta com episódios infecciosos, levam à suspeita de defeitos do ciclo da ureia e mitocondriopatias.

Nas hepatites crônicas, também devem ser realizadas sorologias para hepatite B e C, dosagem de alfa-1-antitripsina e ceruloplasmina com cobre urinário.

A Tabela 1 mostra a interpretação clínica para as diferentes apresentações sorológicas relativas aos antígenos e anticorpos referentes ao vírus da hepatite B.

TABELA 1 Marcadores sorológicos da infecção pelo vírus da hepatite B e suas interpretações

Ag-HBs	Ag-HBe	Anti-HBe	Anti-HBc	Anti-HBs	Interpretação
+	+ ou -	-	-	-	Hepatite aguda e portador crônico
+	+ ou -	-	+	-	Hepatite aguda (anti HBc- IgM) e portador crônico (anti HBc-IgG)
+	-	+ ou -	+	-	Hepatite aguda na fase tardia ou portador crônico
-	-	+ ou -	+	+	Cura
-	-	-	-	+	Imunização vacinal

CONCLUSÃO

O fígado é um órgão com múltiplas funções no corpo humano, que podem ser avaliadas por diferentes exames laboratoriais. A realização e interpretação desses exames deve ser pautada e guiada pela suspeita clínica e faixa etária em cada caso específico.

EXAMES LABORATORIAIS UTILIZADOS NO DIAGNÓSTICO E SEGUIMENTO DAS HEPATITES E NA AVALIAÇÃO FUNCIONAL DO FÍGADO

Exames	Descrito em:
Alanina aminotransferase (ALT), antiga Transaminase glutâmica pirúvica (TGP)	Capítulo 66: Avaliação funcional do fígado
Amônia	Capítulo 17: Hipoglicemia na infância
Aspartato aminotransferase (AST)	Capítulo 66: Avaliação funcional do fígado
Bilirrubinas totais e frações	Capítulo 66: Avaliação funcional do fígado
Complemento	Capítulo 7: Erros inatos da imunidade
Gamaglutamiltransferase (GGT)	Capítulo 66: Avaliação funcional do fígado
Eletroforese de hemoglobina	Capítulo 24: Anemias
Fosfatase alcalina	Capítulo 66: Avaliação funcional do fígado
Imunoglobulinas	Capítulo 7: Erros inatos da imunidade
Sorologias para hepatites A, B e C, parvovírus, enterovírus, coxsackie, dengue e febre amarela	Capítulo 38: Infecções congênitas
Sorologias para TORSCH (toxoplasmose, rubéola, sífilis, citomegalovírus e herpes simples)	Capítulo 38: Infecções congênitas
Vitamina K	Capítulo 53: Carências de micronutrientes

BIBLIOGRAFIA RECOMENDADA

1. Danesi VL. Hepatites Virais. Em: Porta G, Koda YK. Gastroenterologia e Hepatologia. Coleção Pediatria Instituto da Criança Hospital das Clínicas. 1ª ed. São Paulo: Manole; 2011. p 123-138.
2. European Association for Study of Liver; Asociación Latinoamericana para el Estudio del Higado. EASL--ALEH Clinical Practice Guidelines: Non-invasive tests for evaluation of liver disease severity and prognosis. J Hepatol. 2015 Jul;63(1):237-64.
3. Kwo PY, Cohen SM, Lim JK. ACG Clinical Guideline: Evaluation of Abnormal Liver Chemistries. Am J Gastroenterol. 2017 Jan;112(1):18-35.
4. Porta G. Avaliação laboratorial dos pacientes com doença hepática. Em: Porta G, Koda YK. Gastroenterologia e Hepatologia. Coleção Pediatria Instituto da Criança Hospital das Clínicas. 1ª ed. São Paulo: Manole; 2011. p. 16-29.
5. Tannuri AC, Tannuri U. Transplante de fígado na criança. In : Tannuri U, Tannuri AC. Doenças Cirúrgicas da Criança e do Adolescente. Coleção Pediatria Instituto da Criança Hospital das Clínicas. 2ª ed. Barueri, SP: Manole; 2020. p. 16-29.

CONTEÚDO COMPLEMENTAR

Utilize o QR code para acessar as questões comentadas do capítulo (senha: **medicinalaboratorial**)

Seção XVI

UTI e Situações Críticas de Doença

Coordenadores: Werther Brunow de Carvalho e Artur Figueiredo Delgado

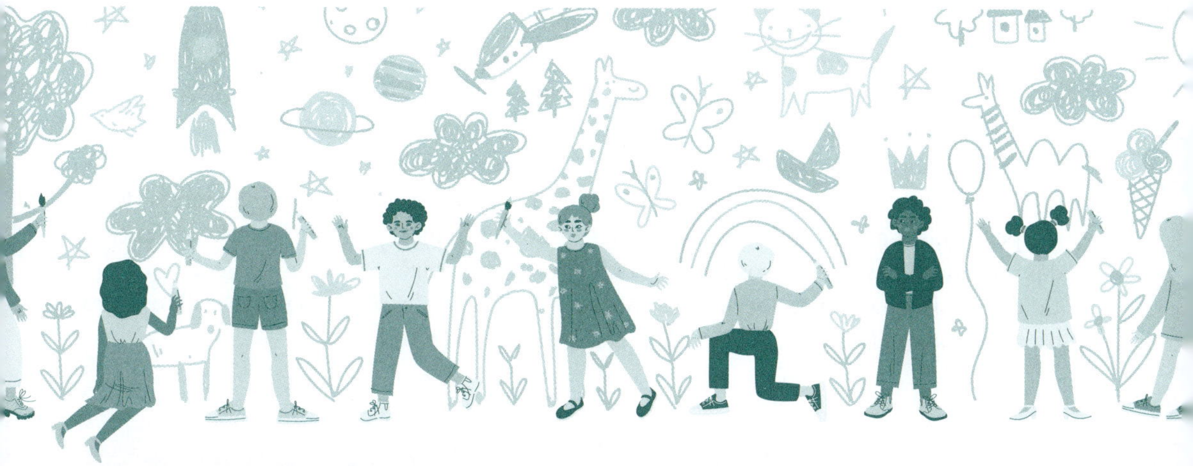

67

Avaliação laboratorial da criança com doença grave

Werther Brunow de Carvalho
Artur Figueiredo Delgado

PONTOS-CHAVE DESTE CAPÍTULO

- Entender a importância da monitoração terapêutica e laboratorial na criança gravemente doente
- Conhecer os principais biomarcadores e sua importância no acompanhamento de doenças e infecções graves

INTRODUÇÃO

Uma das questões que se coloca é a necessidade de padronização e harmonização quanto à prática atual entre os laboratórios clínicos, incluindo a terminologia de unidade, limites de referência e limiares para decisão, bem como perfis de testes e critérios para interpretação dos resultados.

Além disso, a relação estreita entre o laboratório e o médico clínico permanece sendo um ponto importante no processo de realização dos exames laboratoriais. Os testes laboratoriais são o meio para se obter o diagnóstico e realizar uma intervenção terapêutica, e a ausência de qualquer uma das considerações dos passos finais do ciclo de um sistema de alça aberta determina uma impossibilidade de corrigir qualquer erro para compensar qualquer alteração que houve no processo (Figura 1).

Para encontrar uma concordância nas estratégias a serem utilizadas a fim de melhorar a interpretação correta nos exames laboratoriais e a utilização otimizada no cuidado dos pacientes, é fundamental que sejam feitas quatro perguntas:

1. Como podemos definir os intervalos de referência universal e os limites de decisão?
2. Como é possível informar os clínicos com relação à qualidade dos exames laboratoriais?
3. Qual é o papel dos comentários de interpretação, isso é, quando e como interpretar?
4. Como definir os valores críticos e comunicação?

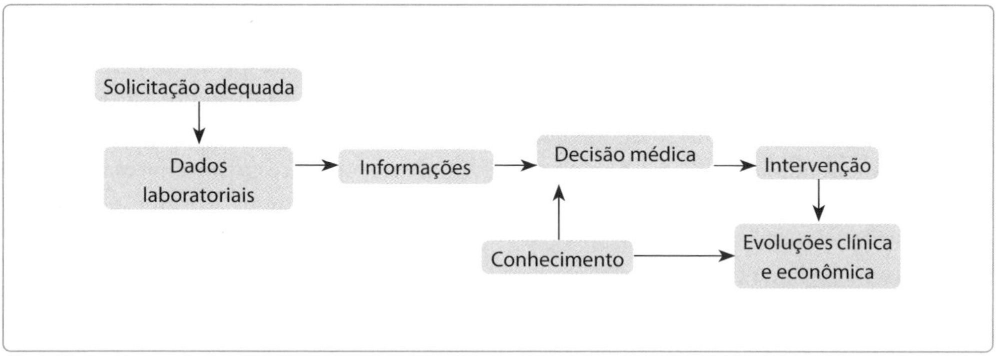

FIGURA 1 Alça fechada de um exame laboratorial.
Fonte: Adaptado de Plebani, Panteghini[1] (2014).

O Quadro 1 resume as principais categorias de intervenção para diminuir a realização de testes inadequados.

O teste do *point of care* pode ser realizado à beira do leito ou em local particular para um exame específico, como gasometria arterial e dosagem de eletrólitos em unidade de cuidados intensivos (UTI). Esse teste tem se tornado cada vez mais importante para o processo de cuidados e de monitoração das crianças enfermas, geralmente necessitando de pequenas amostras de sangue, o que reduz o risco de anemia iatrogênica e a necessidade de transfusão de hemoderivados. O *point of care* deve ser baseado não apenas em quais testes devem ser realizados, mas em quais podem agilizar o processo de atendimento ao paciente.

QUADRO 1 Principais categorias de intervenção para diminuir a demanda inadequada de testes laboratoriais

Iniciativas educacionais
Recomendação relacionada ao teste *point of care*
Desenvolvimento e disseminação de diretrizes práticas
Utilização de testes reflexivos
Retirar testes obsoletos das solicitações laboratoriais
Vigilância (principalmente para exames complexos e de alto custo)
Restringir a possibilidade de refazer testes (intervalo mínimo entre a solicitação de testes)
Retorno regular com relação à atividade e também aos dados de custo

Fonte: adaptado de Plebani, Panteghini[1] (2014).

FARMACOLOGIA E ALTERAÇÕES LABORATORIAIS NA UTI

Um dos aspectos importantes na terapia intensiva pediátrica e neonatal é a avaliação relacionada à farmacocinética, isto é, analisar a atuação do fármaco no organismo. Existem quatro fatores a serem considerados nessa avaliação: absorção, distribuição, metabolismo e excreção. Além disso, processos fisiológicos, patológicos e farmacológicos podem influenciar a farmacocinética.

A absorção tem relação com a idade, pois os recém-nascidos possuem um esvaziamento gástrico e um trânsito intestinal prolongado, determinando um atraso na absorção de medicamentos por via oral. Já a distribuição, comparada com os adultos, cuja água corpórea total/kg é menor do que nos recém-nascidos e lactentes, possui diferentes concentrações plasmáticas e é dependente do grau de solubilidade lipídica e aquosa de uma medicação. Contudo, ressalta-se que a permeabilidade da barreira hematoencefálica aumenta com a idade, portanto a concentração de medicações com solubilidade lipídica é menor no recém-nascido e na criança.

A distribuição está aumentada nos pacientes com uma água corpórea total elevada (recém-nascidos e lactentes), pois esse fato aumenta o volume de distribuição para medicações hidrofílicas determinando uma menor concentração plasmática.

O metabolismo nos recém-nascidos é diminuído devido ao sistema enzimático microssomal hepático imaturo, mas atinge uma maturidade ao redor de seis meses de idade. Por fim, a excreção renal está diminuída no recém-nascido por causa da redução da taxa de filtração glomerular. Esse fato tem importância clínica em razão da toxicidade das medicações.

Algumas situações patológicas como obesidade, doença hepática e doença renal também alteram a absorção, a distribuição, o metabolismo e a excreção.

Processos farmacológicos têm grande importância na variação farmacocinética, como a interação medicamentosa. Sabe-se que certos medicamentos podem alterar a metabolização de outros medicamentos, e essa alteração é por indução ou inibição do sistema enzimático citocromo P_{450}, como mostra o Quadro 2.

Essa classe de sistema enzimático possui mais de 50 enzimas, mas seis delas metabolizam 90% das medicações, e as duas mais significativas são: CYP3A4 e CYP2D6. O conhecimento da interação entre as medicações pode antecipar reações adversas ou falhas terapêuticas.

Ainda como um fator que ocasiona, em termos farmacológicos, uma variação farmacocinética tem-se o polimorfismo genético em termos das enzimas P450, o qual influencia a resposta do paciente. Alguns pacientes com predisposição genética podem apresentar reações peculiares. Também como resposta adversa temos a hiperpirexia maligna, por anestésicos voláteis e uso de suxametônio.

QUADRO 2 Medicamentos que interferem no sistema enzimático da citrocromo P_{450}

Inibidores	Indutores
Valproato de sódio	Carbamazepina
Isoniazida	Rifampicina
Cimetidina	Fenitoina
Cetoconazol	Fenobarbital
Fluconazol	Griseofulvina
Cloranfenicol	
Eritromicina	
Sulfonamidas	
Ciprofloxacina	
Omeoprazol	
Metronidazol	

MONITORAÇÃO TERAPÊUTICA DE MEDICAMENTOS

A monitoração terapêutica de medicamentos é a prática clínica de mensuração de medicamentos e/ou metabólicos no sangue ou plasma em um momento específico para determinar se a concentração de medicamento na criança está dentro da variação terapêutica, em níveis subterapêuticos ou potencialmente tóxica.

Pode-se também utilizar a secreção oral para detectar uma exposição recente à medicação. O objetivo da monitoração terapêutica é otimizar a dose de acordo com um alvo terapêutico relacionado à concentração plasmática da medicação e assim minimizar a possibilidade de toxicidade.

Logicamente, quando as medicações têm um amplo índice terapêutico, ou um baixo risco de efeitos adversos mais graves, elas não necessitarão de monitorização plasmática. Portanto, a monitoração terapêutica de medicamentos é utilizada para:

- Conhecer a relação entre a dose e as concentrações sanguíneas/plasmáticas.
- No caso de uma janela terapêutica estreita.
- Quando existe uma alta variabilidade na farmacocinética do paciente (absorção, liberação, distribuição, metabolismo e eliminação).
- Eventos adversos potencialmente graves (relacionados à medicação).
- Se atingir uma concentração com curso estável (geralmente esse fato ocorre após 5 a 7 meias vidas na medicação).
- Realizar a mensuração antes de se administrar a dose predefinida (0-60 minutos antes).
- A concentração de pico (geralmente 1-2 horas após o início da administração; entretanto isso é altamente dependente do tipo de medicação utilizada).
- Verificar concentrações aleatórias.

Existe muitos testes laboratoriais relacionados às classes de medicamentos: antiarrítmicos; antibióticos, anticoagulantes, anticonvulsivantes, antifúngicos, antidiabéticos, anti-hipertensivos, antipsicóticos, imunossupressores, medicamentos não opioides, analgésicos opioides.

Em cuidado intensivo a monitoração terapêutica dos medicamentos está mais ligada à utilização dos anticonvulsivantes e antibióticos, mas pode ser pontualmente solicitada para outras classes de drogas. A monitoração de medicamentos antiepilépticos pode ajudar no sucesso da escolha do tratamento e do manejo da epilepsia em pediatria, devido à grande variedade de apresentações clínicas.

Com relação a medicações específicas, seguem algumas observações a respeito de tais medicamentos no Quadro 3:

QUADRO 3 Monitoração de Medicações específicas

Medicamento	Nível sérico	Nível tóxico	Recomendação
Fenitoína	10-20 mcg/mL	>30 mcg/mL	Não se recomendam testes laboratoriais de rotina para avaliação.
Fenobarbital	10-30 mcg/mL	≥40 mcg/mL	Não se recomendam testes laboratoriais para avaliação.
Primidona	5-12 mcg/mL		Não se recomendam testes laboratoriais para avaliação.
Topiramato	5-20mcg/mL	Não está bem estabelecido.	Exames laboratoriais recomendados quando se atinge a dose máxima do medicamento: eletrólitos, leucograma, plaquetas e transaminases hepáticas.
Valproato	50-125mcg/mL	>150mcg/mL	Recomendado a mensuração das transaminases hepáticas a cada 1 a 2 meses.
Carbamazepina	4-12 mcg/mL	>15mcg/mL	Recomenda-se realização de hemograma a cada 4-6 semanas. Ressalta-se que os valores de normalidade podem variar levemente entre diferentes laboratórios, pois esses podem utilizar técnicas de mensuração distintas.

Quanto aos medicamentos da classe dos antibióticos mais utilizados à beira do leito, temos:

- **Vancomicina**: concentração sérica de 20-25 mg/L; nível de pico 30-40 mcg/mL. Deve-se considerar a monitoração de sinais e sintomas de ototoxicidade durante a terapêutica. Realizar testes de função auditiva, especialmente em pacientes com disfunção renal, perda preexistente da audição ou nas crianças que recebem tratamento conjunto com uma medicação ototóxica (por exemplo, aminoglicosídeo). Observar o ajuste de doses e o intervalo de acordo com a função renal.
- **Amicacina**: concentração sérica de 10-25 mcg/mL, com concentração de pico após 30-90 minutos < 35mcg/mL; em outros aminoglicosídeos: Gentamicina (5-10 mcg/mL, nível tóxico <12 mcg/mL); Kanamicina (20-25 mg/mL); Tobramicina (5-10 mcg/mL). Logicamente observar o ajuste de doses de acordo com alteração renal, hepática, uso de hemodiálise e em pacientes obesos.

Caso os resultados não estejam dentro dos valores citados, é necessário ajustar a dosagem e repetir os testes até que os níveis atinjam os objetivos relacionados à concentração sérica.

BIOMARCADORES

Os biomarcadores são utilizados para auxílio diagnóstico ou monitorização de várias condições clínicas em terapia intensiva pediátrica (PICU). Entre os objetivos da Medicina Laboratorial se destacam: confirmar, estabelecer ou complementar o diagnóstico clínico. Os biomarcadores podem apresentar exatidão, precisão, sensibilidade, especificidade, valor preditivo positivo e negativo de maneira diferenciada para várias situações clínicas.

Os biomarcadores para resposta inflamatória aguda sistêmica são muito utilizados em terapia intensiva na tentativa de caracterizar uma situação de sepse, sepse associada com disfunções orgânicas ou choque séptico. Também podem ser úteis na diferenciação de síndrome inflamatória sistêmica de outras causas e sepse.

Alterações hematológicas relacionadas à citomorfologia leucocitária devem ser consideradas como desvio à esquerda, alterações tóxicas (granulação tóxica, vacuolização plasmática etc.), alterações displásicas, atipia linfocitária, polimorfismo linfocitário, presença de blastos e potenciais anomalias. As alterações de contagem dos leucócitos também são muito valorizadas (leucocitose ou leucopenia). Quanto aos eritrócitos, também são importantes alterações da citomorfologia como: anisocitose (variação no tamanho), poiquilocitose (variação na forma das hemácias), policromasia e presença de inclusões.

O aumento do número de reticulócitos é frequente nas situações de anemias hemolíticas. A presença de plaquetose ou plaquetopenia (mais frequente) pode estar relacionada à existência de coagulação intravascular disseminada. Em pacientes com resposta inflamatória sistêmica frequentemente ocorrem alterações do coagulograma (Tempo de Protrombina, Tempo de Tromboplastina Parcial Ativada e Tempo de Trombina). Esse estuda a atividade em conjunto de vários fatores de coagulação e inibidores, os quais podem ser avaliados nos pacientes em seguimento terapêutico de anticoagulação.

Os biomarcadores de alterações inflamatórias são importantes na monitorização da criança e do paciente gravemente doente. A velocidade de hemossedimentação (VHS) é a medida de sedimentação espontânea das hemácias, e esse método avalia indiretamente a presença de proteínas de fase aguda, podendo ser utilizado para seguimento terapêutico.

A ferritina sérica é uma proteína relacionada ao estoque de ferro e desempenha um papel relevante na regulação do metabolismo do ferro, e sua elevação representa uma redução no ferro sérico disponível. As concentrações são comumente elevadas no choque séptico e se relacionam com o pior prognóstico. O aumento das concentrações de ferritina é um dos critérios diagnósticos da linfohistiocitose hematofagocítica. Nos casos de síndrome inflamatória sistêmica pediátrica temporalmente associada à covid-19, as concentrações são significativamente elevadas persistentemente. A produção hepática da proteína se encontra aumentada nas condições inflamatórias. O D-Dímero é um produto da degradação da fibrina e frequentemente avaliado em conjunto com a ferritina, é muito usado na avaliação do tromboembolismo pulmonar e nos casos graves de covid-19.

A proteína C-reativa (PCR) é uma proteína de fase aguda sintetizada no fígado que aumenta 4-6 horas após o início do processo inflamatório e atinge o pico de concentração 36 a 50 horas após. A PCR é utilizada há muitos anos para auxiliar na diferenciação de inflamação e infecção, mas na última situação perde grande especificidade para discriminar entre infecção viral ou bacteriana ou condições inflamatórias de outras causas. Associação de PCR elevada com concentrações elevadas de ferritina está relacionada a processo inflamatório em evolução. A dosagem sérica pode ser realizada de modo quantitativo com testes laboratoriais comuns como ELISA, nefelometria (mais utilizado) ou imunodifusão radial.

A procalcitonina (PCT) é produzida pela glândula tireoide como um precursor da calcitonina, mas outros tecidos podem produzi-la durante inflamação ou sepse. Alguns estudos sugerem que essa proteína seria superior à PCR para distinguir crianças que desenvolvem infecção bacteriana comparada a outras etiologias. A PCT pode ter critérios de avaliação de prognóstico quando monitorizada sequencialmente. Quedas de cerca de 80% do seu valor em 72 horas demonstram melhor prognóstico na condição basal. A calcitonina está se demonstrando especialmente útil no auxílio de escalonamento e descalonamento de antibióticos em terapia intensiva.

O CD64 (*Cluster of Differentiation 64*) é um marcador de superfície de neutrófilos. O nível dos receptores é mensurado por citometria de fluxo. O exame, embora seja útil e sensível para diferenciar se há ou não infecção, não é amplamente disseminado e é custoso. A avaliação seriada desse biomarcador parece ser mais útil no período neonatal no auxílio da identificação da sepse neonatal precoce e tardia.

O lactato é utilizado há anos como um metabólito resultante de hipóxia tecidual. Atualmente é utilizado para auxiliar na diferenciação de sepse e choque séptico, com perspectivas inclusive de prognóstico. Um lactato abaixo de 2 mmol/L seria esperado para um paciente gravemente doente e sem acidose metabólica. A elevação do lactato pode produzir acidose metabólica com anion gap aumentado, podendo cursar ou não com acidemia. O metabolismo hepático reduzido pode corroborar com a gravidade da acidose metabólica. A mensuração das concentrações de lactato em conjunto com interleucinas (IL-6, por exemplo) ou quimiocinas (IL-8) pode aumentar a especificidade para a intensidade da resposta inflamatória (auxiliando na diferenciação, por exemplo, de sepse e síndrome do desconforto respiratório agudo).

Além do lactato, outros marcadores relacionados a potenciais alterações no débito cardíaco e relação oferta/consumo de oxigênio podem ser utilizados na monitorização em terapia intensiva pediátrica. O peptídeo do tipo-B natriurético (BNP) foi inicialmente isolado de cérebros porcino e é sintetizado no miocárdio atrial e ventricular. A distensão miocárdica resultante do aumento da pressão diastólica final ventricular e/ou um aumento no estresse da parede miocárdica são determinantes como os principais estímulos para o gene relacionado com a transcrição do BNP. As principais propriedades do BNP incluem: efeitos natriuréticos e vasodilatadores, que levam à diminuição da pré-carga e pós-carga.

A Troponina T e a I são proteínas cardíacas específicas que estão elevadas com algum tipo de lesão cardíaca isquêmica ou inflamatória ou traumática. As concentrações elevadas de troponinas podem ocorrer na sepse e no choque séptico que cursa com disfunção miocárdica.

Biomarcadores nutricionais

Os biomarcadores nutricionais são frequentemente utilizados para, associados com a antropometria, avaliar e classificar a condição nutricional de crianças e adolescentes. Esses indicadores podem apresentar modificações em condições inflamatórias e, por isso, alguns deles são utilizados no seguimento de condições pró-inflamatórias. Nas situações de sepse, sepse associada a disfunções orgânicas e no choque séptico há significativas alterações na permeabilidade vascular com saída de proteínas do intravascular para o interstício, podendo repercutir nos valores obtidos.

Entre os biomarcadores nutricionais se destacam as proteínas, como: hemoglobina (hemólise intravascular é comum e evolução para algum grau de anemia), albumina sérica (queda de albumina é comum em consequência de passagem para o interstício e redução de produção hepática) e outras proteínas viscerais apresentam redução na inflamação sistêmica (a prealbumina [transtirretina], a proteína ligada ao retinol, a transferrina etc.).

Há frequente queda das concentrações de albumina na fase aguda da inflamação sistêmica, sendo o principal componente secundário as mudanças compartimentais. O retorno aos valores de normalidade na fase de recuperação pode ser um indicador importante de melhora clínica e de outros parâmetros laboratoriais. Lembre-se que a meia vida da albumina é longa (20 dias), sendo esse fator prejudicial para uma maior valorização das alterações.

Outras proteínas viscerais como a prealbumina, a proteína ligada ao retinol e a transferrina possuem meia vida mais curta (de 48 a 72 horas), o que facilita a avaliação de produção e redução das concentrações. Entretanto, a maioria dos estudos não identificou relações entre a concentração destas proteínas e a mortalidade, o tempo de internação ou a duração do tempo de ventilação mecânica. As concentrações de albumina, prealbumina e transferrina são afetadas por desidratação, congestão/edema e disfunção hepática.

Outros indicadores, como aqueles relacionados ao metabolismo lipídico, podem funcionar como marcadores nutricionais e, concomitantemente, de atividade inflamatória. No primeiro dia de internação na terapia intensiva pediátrica, quando a resposta inflamatória é mais intensa, os pacientes apresentam concentrações significativamente reduzidas de colesterol total, lipoproteína de alta densidade (HDL) e de baixa densidade (LDL) tanto quanto mais elevadas as concentrações de triacilgliceróis.

Vários micronutrientes têm suas concentrações reduzidas na fase inicial e mais aguda da resposta inflamatória (zinco e selênio), tendo relação inversa com a proteína C-reativa, com elevação das concentrações após melhora da atividade inflamatória. Assim sendo, zinco e selênio podem ser utilizados como biomarcadores nutricionais e de atividade inflamatória, e são descritos inclusive como indicadores de prognóstico no paciente gravemente doente.

O zinco é extremamente importante nos processos de catálise no metabolismo intermediário e tem sua utilização aumentada, principalmente pelas células do sistema imune. O selênio também é utilizado no metabolismo intermediário e pode ter impacto no prognóstico de morbimortalidade na terapia intensiva pediátrica em situações em que persiste com concentrações reduzidas. A oferta das recomendações basais dos dois micronutrientes é o mínimo necessário para evitar deficiência.

Quanto às vitaminas, a mais utilizada para o estabelecimento de algum papel em prognóstico é a 25- hidroxivitamina D. Os dois maiores estudos sobre o assunto avaliaram as concentrações dessa vitamina na admissão de crianças gravemente doentes. Somente um estudo revelou que concentrações séricas <50nmol/L estavam associadas com um tempo adicional de 1,92 dias de internação.

Os biomarcadores nutricionais auxiliam na avaliação sequencial da condição nutricional de crianças e adolescentes gravemente doentes e indiretamente inserem algum critério para avaliação de prognóstico desses pacientes. Contudo, é muito difícil valorizá-los como indicadores absolutos, principalmente na avaliação da atividade inflamatória ou na gravidade do quadro clínico. A associação de biomarcadores com escores ou alterações do quadro clínico pode ser mais específica quanto à evolução dos pacientes com síndrome da resposta inflamatória sistêmica.

MARCADORES EM DOENÇAS CRÔNICAS DE INTERNADOS NA UTI

Não há dúvidas que muitos biomarcadores de doenças crônicas ficam com sua avaliação prejudicada durante a resposta inflamatória que ocorre frequentemente no paciente gravemente doente. Na criança e no adolescente gravemente doentes, o sistema imune desempenha papel fundamental na evolução do quadro clínico. Mesmo a condição nutricional, citada anteriormente, influi de maneira significativa no estado imunitário dos pacientes, o que impacta na evolução e prognóstico dos casos.

A condição inflamatória assim como a condição nutricional impactam o sistema imunológico inespecífico (representado pelos fagócitos e complemento) e o específico (tanto humoral como celular). A interação entre os vários componentes do sistema imunológico fica prejudicada nos pacientes com síndrome da resposta inflamatória sistêmica.

A maior suscetibilidade a infecções bacterianas sistêmicas e graves, nos primeiros meses de vida, provavelmente reflete uma imaturidade funcional dos sistemas complemento e fagocítico, especialmente se não houver houver anticorpos maternos suficientes para o respectivo agente infeccioso. A imunidade celular pode ser avaliada por vários testes de hipersensibilidade, porém não são recomendados na condição de paciente gravemente doente devido à dificuldade de interpretação. As subpopulações linfocitárias podem estar modificadas em suas relações e prejudicam uma resposta celular adequada. As proteínas do complemento podem estar depletadas, com redução adicional em crianças subnutridas.

As técnicas com anticorpos monoclonais e as técnicas baseadas em clonagens de gene estão sendo empregadas para o estudo de imunodeficiências primárias. Entretanto, as crianças e os adolescentes internados em terapia intensiva frequentemente apresentam algum grau de imunodeficiência secundária relacionada à condição inflamatória de base. A síndrome da imunodeficiência adquirida (SIDA) muitas vezes não é diagnosticada na terapia intensiva, e a possibilidade de sua existência deve ser levada em consideração pois pode influenciar no tratamento.

As citocinas e as quimiocinas são importantes na amplificação da cadeia inflamatória. A liberação de citocinas é importante no processo de ação antimicrobiana, e na síndrome da resposta inflamatória sistêmica há um predomínio das citocinas pró-inflamatórias em relação às anti-inflamatórias. Uma forma mais simples de mensuração das citocinas é a utilização do método ELISA, empregando placas sensibilizadas com anticorpos monoclonais dirigidos contra a citocina que se quer avaliar.

Os pacientes em terapia intensiva podem apresentar grau variável de depressão da função tiroidiana, e vários são os fatores que podem induzir tal efeito, entre eles: medicações (bloqueadores alfa-adrenérgicos, dopamina ou agonistas dopaminérgicos, glicocorticoides), doenças crônicas e excesso de iodeto. A avaliação adequada do eixo hipotálamo-hipofisário-tireoide pode auxiliar na identificação do problema, que usualmente pode levar a um hipotireoidismo transitório. Os pacientes que já apresentem algum grau de hipotireoidismo podem apresentar piora significativa da função tireoidiana nas condições da doença inflamatória sistêmica grave.

Outros marcadores importantes e que mais recentemente vêm sendo utilizados em terapia intensiva pediátrica são aqueles relacionados às alterações renais (avaliando acometimento renal agudo na criança e adolescente gravemente doentes). Destacam-se: NGAL, interleucina-18 e KIM-1. A relação custo-benefício ainda prejudica a disseminação das dosagens, mas a necessidade de diagnóstico mais precoce da lesão renal aguda é imperativa no paciente gravemente doente.

EXAMES LABORATORIAIS E ESCORES DE GRAVIDADE EM UTI

Os dados laboratoriais em pediatria fornecem possibilidade de avaliação de gravidade e do diagnóstico da doença, ajudando os clínicos quanto aos objetivos terapêuticos. Nas crianças em terapia intensiva a interpretação correta dos exames laboratoriais, principalmente aqueles associados a uma descompensação fisiológica, é especialmente importante.

Os dados dos exames laboratoriais não definem a importância referente à gravidade da doença da criança. Em geral, o intensivista pediátrico adquire uma opinião em relação à importância dos valores alterados dos exames, em parte devido a uma aquisição a partir da literatura. A literatura clínica quando se refere a alterações específicas laboratoriais com relação ao risco é usualmente em uma situação clínica isolada, com exceção dos escores de gravidade baseados nas alterações fisiológicas que fornecem informação prognóstica geral (Pollack et al[2], 2016).

Recentemente Pollack et al (2016) publicaram uma pesquisa da Associação de Alterações dos Exames Laboratoriais com o risco de mortalidade em cuidados intensivos pediátricos. Analisaram 2.987.515 medidas laboratoriais em 71.563 crianças; as variações dos testes associados com o aumento do risco de mortalidade (relação de chance > 5.0) incluem as variáveis associadas com acidose, alteração da coagulação e perda de sangue, função imunológica, função hepática, condição nutricional e perfil metabólico básico.

Os exames mais regularmente associados à sobrevida incluem os valores normais para cloro, pH e bicarbonato/CO2 total. Os pesquisadores concluem que, quando os testes são avaliados em um contexto utilizando painéis de exames comparativamente a exames isolados, a relação de chance de mortalidade para os exames em conjunto diminuirão, mas geralmente permanece significativo na medida em que o risco foi distribuído entre os componentes dos painéis de teste, visto que esses dados são úteis para desenvolver valores limites nas crianças em terapia intensiva a fim de identificar fatores de risco previamente não valorizados, educação e treinamento, e o desenvolvimento de um score futuro de risco.

EXAMES LABORATORIAIS RELACIONADOS AO ESCALONAMENTO E DESCALONAMENTO DE MEDICAÇÕES

Os pacientes gravemente doentes com infecções graves na admissão ou aqueles que adquirem infecções intra-hospitalares podem ter elevada morbimortalidade. Esses paciente usualmente recebem doses inadequadas de antibióticos, os quais são usados rotineiramente em consequência do aumento do volume de distribuição e clearance alterados, referentes às alterações fisiológicas da doença de base. Além disso, a maior utilização de terapia de substituição renal e oxigenação de membrana extracorpórea pode alterar as concentrações das medicações in vivo. O tratamento de infecções por bactérias de menor patogenicidade, que podem acometer pacientes imunodeprimidos, fica prejudicado com a utilização de doses subterapêuticas de antimicrobianos.

Novos conceitos de monitorização das concentrações e efeitos da antibioticoterapia se baseiam em alterações em modelos de farmacocinética/farmacodinâmica (PK/PD) e efeito da medicação no local da infecção. Pacientes com infecção grave deveriam receber máxima exposição ao antibiótico para aumentar a possibilidade de maior clearance bacteriano. Entretanto, há poucos estudos que avaliem se o PK/PD alvo de um antibiótico varia com a gravidade da doença, com potenciais disfunções orgânicas e com a carga do agente infeccioso relacionado. Todavia, uma antibioticoterapia personalizada, com base no PK/PD, facilita a decisão para o escalonamento de outros antibióticos (antibioticoterapia combinada) ou descalonamento (redução programada da antibioticoterapia).

O escalonamento e descalonamento de sedativos e analgésicos, principalmente benzodiazepínicos e opiáceos, se baseia primordialmente em manifestações clínicas relacionadas a escores de retirada (WAT-1, por exemplo), com pouco subsídio laboratorial para uma adequada monitorização[2].

O *delirium* em pediatria pode ser classificado em três tipos: hiperativo, hipoativo ou misto. A fala esparsa ou lentificada e a atividade motora hipoativa são típicos do *delirium* hipoativo. Não há biomarcadores laboratoriais que auxiliem no diagnóstico ou monitorização do quadro, e escalas (pCAM-ICU) podem ser utilizadas para seguimento destes pacientes[2].

CONCLUSÃO

A medicina laboratorial desempenha papel fundamental para a criança e o adolescente gravemente doentes, sendo essencial no diagnóstico, monitorização e avaliação da terapêutica desses pacientes. Desse modo, necessita-se conhecer a farmacologia e as alterações laboratoriais relacionadas à terapia intensiva.

A monitoração terapêutica de medicamentos é um aspecto importante no cuidado da criança grave devido ao padrão de distribuição corpórea das drogas, dependência de eliminação renal e potencial toxicidade.

Vários biomarcadores são considerados para avaliação de indicadores de prognóstico desses pacientes e podem ser associados a escores clínicos estruturados, que desempenham papel relevante na monitorização do paciente gravemente doente. Existe associação da alteração dos exames laboratoriais com os escores de gravidade em UTI pediátrica.

A medicina laboratorial auxilia na avaliação do tratamento, no escalonamento e descalonamento de medicações essenciais, e na terapêutica de crianças e adolescentes internados em terapias intensivas pediátricas.

BIBLIOGRAFIA RECOMENDADA

1. Bermudes ACG, Carvalho WB, Zamberlan P, Muramoto G, Maranhão RC, Delgado AF. Changes in lipid metabolism in pediatric patients with severe sepsis and septic shock. Nutrition. 2018 Mar;47:104-109. [Internet]. [cited 2022 jul. 19]. Available from: 10.1016/j.nut.2017.09.015.
2. Buijs EA, Zwiers AJ, Ista E, Tibboel D, Wildt SN. Biomarkers and clinical tools in critically ill children: are we heading toward tailored drug therapy? Biomark Med. 2012 Jun;6(3):239-57. [Internet]. [cited 2022 jul. 19]. Available from: 10.2217/bmm.12.28.
3. Knezeveic CE; Marzinke MA. Clinical use and monitoring of antiepileptic drugs. JALM. 2018 105-127.
4. Manzoli TF, Delgado AF, Troster EJ, de Carvalho WB, Antunes AC, Marques DM, Zamberlan P. Lymphocyte count as a sign of immunoparalysis and its correlation with nutritional status in pediatric intensive care patients with sepsis: A pilot study. Clinics (Sao Paulo). 2016 Nov 1;71(11):644-649. [Internet]. [cited 2022 jul. 19]. Available from: 10.6061/clinics/2016(11)05
5. Neves AL, Henriques-Coelho T, Leite-Moreira A, Areias JC. The Utility of Brain Natriuretic Peptide in Pediatric Cardiology: A Review. Pediatr Crit Care Med. 2016 Nov;17(11):e529-e538. [Internet]. [cited 2022 jul. 19]. Available from: 10.1097/PCC.0000000000000966.
6. Ong C, Han WM, Wong JJ, Lee JH. Nutrition biomarkers and clinical outcomes in critically ill children: A critical appraisal of the literature. Clin Nutr. 2014 Apr;33(2):191-7. [Internet]. [cited 2022 jul. 19]. Available from: 10.1016/j.clnu.2013.12.010
7. Plebani M, Panteghini M. Promoting clinical and laboratory interaction by harmonization. Clin Chim Acta. 2014 May 15;432:15-21. [Internet]. [cited 2022 jul. 19]. Available from: 10.1016/j.cca.2013.09.051.
8. Pollack MM, Holubkov R, Funai T, Dean JM, Berger JT, Wessel DL, et al. The Pediatric Risk of Mortality Score: Update 2015. Pediatr Crit Care Med. 2016 Jan;17(1):2-9. [Internet]. [cited 2022 jul. 19]. Available from: 10.1097/PCC.0000000000000558.

CONTEÚDO COMPLEMENTAR

Utilize o QR code abaixo para acessar as questões comentadas do capítulo (senha: medicinalaboratorial).

68

Avaliação laboratorial da criança e do adolescente dependente de cuidados domiciliares

Michele Luglio
Isadora Souza Rodriguez

PONTOS-CHAVE DESTE CAPÍTULO

- A monitorização laboratorial com exames simples, e lançando mão de tecnologia *point of care*, pode auxiliar no cuidado extra-hospitalar dos pacientes portadores de doenças crônicas, reduzindo idas a serviços de pronto-atendimento e internações, diminuindo os elevados custos do cuidado em saúde e permitindo um maior *turnover* de leitos hospitalares para quadros agudos.
- A frequência da monitorização laboratorial em pacientes domiciliares e estáveis em uso de nutrição parenteral prolongada é variável, desde coletas de exames mensais, bimestrais e até quadrimestrais, conforme as intercorrências e os protocolos de acompanhamento padronizados.
- Os portadores de doenças urinárias e nefrológicas necessitam da detecção de leucocitúria e bacteriúria no seu manejo domiciliar. Testes laboratoriais simples, como análise de sedimento urinário e exames de estearase leucocitária, mostram-se úteis na avaliação e *screening*.
- Outros pacientes portadores de doenças crônicas podem necessitar de acompanhamento de oxigenação e retenção de gás carbônico (pCO_2 e pO_2), da anemia carencial e da hipovitaminose D.

INTRODUÇÃO

Com seu advento no Brasil na década de 1960, inicialmente ligado a programas de hospitais de referência para desospitalização de pacientes portadores de enfermidades crônicas, desde os anos 1990 uma série de empresas privadas tem passado a atuar em serviços de assistência domiciliar à saúde, os serviços de *Home-care*[1].

Devido ao número de crianças com necessidades especiais de saúde (CRIANES), as quais são portadores de doenças crônicas que demandam níveis diversos de cuidados e suporte[2] (desde administração parenteral de medicamentos e nutrição até suporte ventilatório invasivo), é fundamental o cuidado domiciliar a esses pacientes e propiciar o maior convívio do paciente portador de doenças crônicas no seu núcleo familiar, prevenindo agudizações e evitando hospitalizações[2].

PACIENTE DEPENDENTE DE NUTRIÇÃO PARENTERAL DOMICILIAR

A nutrição parenteral prolongada (NPP) é uma medida de suporte essencial para alguns grupos de pacientes pediátricos, como portadores de síndrome do intestino curto, patologias disabsortivas e pós-operatórios complicados de quadros intestinais. A monitorização laboratorial desses pacientes é essencial para seu manejo, uma vez que podem desenvolver condições como distúrbios hidroeletrolíticos, deficiências de micronutrientes e toxicidades[4].

Protocolos de acompanhamento sugerem dois painéis metabólicos de seguimento para esse grupo, um considerado básico e outro de micronutrientes (Tabela 1), colhidos em intervalos de tempo diferentes a depender da estabilidade do paciente e da ausência de modificações na solução administrada[4].

O seguimento de protocolos bem estabelecidos para o acompanhamento laboratorial de pacientes estáveis em NPP domiciliar tem a capacidade de reduzir o número de coletas de exames e custos laboratoriais.[4] Ao mesmo tempo, o estabelecimento de coletas periódicas de exames do painel básico e dosagens de

TABELA 1 Painéis laboratoriais para acompanhamento de pacientes em NPP domiciliar

PAINEL LABORATORIAL	EXAMES INCLUÍDOS	FREQUÊNCIAS DE COLETA
Painel básico	▪ Hemograma completo ▪ Sódio ▪ Potássio ▪ Cloreto ▪ Ureia e creatinina ▪ Glicemia ▪ Cálcio total e ionizado ▪ Magnésio ▪ Fósforo ▪ AST/ALT ▪ Triglicérides ▪ Proteínas totais e frações/albumina ▪ Gama-GT/fosfatase alcalina ▪ Bilirrubinas totais e frações ▪ Gasometria venosa	▪ Coleta inicial a cada duas semanas por um mês, até estabilidade, seguida de coletas mensais por quatro meses. Se mantido estável, espaçar para coletas a cada dois ou três meses.
Painel de micronutrientes	▪ Cobre ▪ Selênio ▪ Zinco ▪ Vitaminas A, E, D e B12 ▪ Coagulograma ▪ Perfil de ferro ▪ Ácido fólico ▪ Carnitina (em menores de um ano)	▪ Coleta a cada seis meses.

micronutrientes, em oposição à realização de exames apenas em caso de sinais clínicos característicos de deficiências nutricionais[6], pode prevenir a perda de diagnóstico de deficiências de micronutrientes e outras complicações relacionadas a NPP em uso prolongado[7].

Dosagens eletrolíticas, gasometria e hemograma já contam com modalidades de testes realizados por meio de método *point-of-care*. Esses testes podem ser realizados com baixos volumes de sangue, apresentando resultados dentro de poucos minutos, o que pode favorecer eventuais modificações nas composições da NPP e condutas mais imediatas pela equipe médica a assistir os pacientes. Além disso, a logística necessária para coleta, armazenagem e processamento de exames realizados em casa até um laboratório central, mesmo quando cuidadosamente planejada, pode ter impactos no tempo para resultados e qualidade deles[8].

PACIENTES PORTADORES DE PATOLOGIAS UROLÓGICAS E NEFROLÓGICAS

Em pacientes com quadros de bexiga neurogênica, malformações de trato gênito urinário e infecções de trato urinário (ITU) de repetição, o uso de sondas e cateteres urinários, como sondagem de alívio intermitente, é um cuidado importante no ambiente do *home care*. Nestes pacientes, um dos principais desafios do cuidado domiciliar é detectar ou excluir precocemente quadros de ITU novas, prevenindo o sub ou sobretratamento[9].

Devido ao tempo para positividade de culturas, que pode ser de até três dias, o uso de técnicas como testes de estearase leucocitária (LET) e de detecção rápida de bactérias (Uricult Trio®) poderia abreviar o início de tratamento em cerca de 24 horas. No entanto, estudos recentes[10,11] têm apontado para uma baixa sensibilidade de ambos os métodos na capacidade de predizer crescimento bacteriano em métodos de cultura padrão-ouro. Sendo assim, o valor desses testes repousa no fato de servirem como métodos de exclusão da presença de leucocitúria e bacteriúria nesses pacientes, limitando o uso empírico de antimicrobianos.

O advento de aparelhos portáteis de ultrassonografia veio somar nesse contexto, permitindo o acesso direto a uma avaliação preliminar de volume vesical e locagem adequada de sondas nesses pacientes, podendo ser realizadas pelos médicos da equipe de *home care*, quando treinados adequadamente para tal.

A monitorização laboratorial e clínica frequente tem o papel de otimizar a adesão e efetividade dos métodos de diálise peritoneal domiciliar. Técnicas de telemedicina e acompanhamento seriado via plataformas digitais, com avaliação seriada de peso, glicemia, aspecto de drenos e líquido peritoneal, além de técnicas de exame *point-of-care* para dosagens de eletrólitos e excretas nitrogenadas, possibilitam um maior sucesso no curso de diálise peritoneal, reduzindo necessidades de visitas hospitalares e melhorando a qualidade de vida do paciente pediátrico com doença renal crônica[12].

PACIENTES DEPENDENTES DE VENTILAÇÃO MECÂNICA

Pacientes que fazem uso domiciliar de ventilação mecânica são cada vez mais comuns devido ao aumento da sobrevida nas UTIs neonatais e pediátricas, e maior possibilidade de suporte tecnológico para esses pacientes. Não há publicações atuais que indiquem quais são os métodos padrão-ouro para avaliar a eficácia da ventilação mecânica invasiva[13].

Porém, habitualmente esse tipo de avaliação pode ser feito por meio dos valores de pCO_2. Essa medida pode ser feita no domicílio, seja por meio de exame sanguíneo como a gasometria, ou pela avaliação transcutânea, que também mostrou boa correspondência[14]. Valores mais elevados podem estar relacionados ao aumento de peso e da produção de gás carbônico, ou então em casos de retenção crônica[15].

A oxigenação também deve ser monitorada e a forma mais fácil de fazê-la é por meio da oximetria de pulso. Porém, uma vez que for coletada gasometria para avaliação de pCO_2, deve-se também avaliar o valor de pO_2, evitando hiperóxia.

A periodicidade das coletas dependerá do tempo em que o paciente já está em uso da ventilação. Idealmente, se ele está iniciando uso da ventilação, deve receber alta do hospital com todos os parâmetros já avaliados durante a internação. Em pacientes que já estão em uso domiciliar, recomenda-se avaliação dos gases respiratórios a cada três meses para crianças menores, devido à taxa de crescimento mais acelerada e necessidade de ajustes do ventilador, e para maiores recomenda-se avaliação a cada seis meses[15].

AVALIAÇÃO DE ANEMIAS CARENCIAIS

As anemias carenciais têm prevalência elevada na infância, e os pacientes em cuidados domiciliares devem ser avaliados rotineiramente para tal, visto que muitos deles apresentam fatores de risco para desenvolvimento de anemia.

Os pacientes de alto risco (Tabela 2) devem ter sua avaliação inicial entre nove e 12 meses, supondo que já estão em cuidado domiciliar e não estiveram recentemente internados. Se não for necessário intervenção, devem ter um próximo *screening* após seis meses da primeira avaliação e depois anualmente, de dois até cinco anos de idade. A partir da adolescência, principalmente em pacientes do sexo feminino, recomenda-se avaliação mínima a cada cinco anos[16].

A investigação deve ser feita com hemograma completo, contagem de reticulócitos e ferritina. A última será o principal marcador da fase de depleção, e a intervenção nesse período pode trazer menor impacto da doença, principalmente em relação a possíveis déficits cognitivos. Caso seja necessário estabelecer diagnósticos diferenciais ou em pacientes refratários ao tratamento habitual, pode-se complementar a investigação com dosagem de ferro sérico, transferrina, capacidade total de ligação do ferro e outros. Lembrando que esses exames identificam apenas a deficiência de ferro e não a depleção[17].

TABELA 2 Pacientes de alto risco para desenvolvimento de anemia carencial

PACIENTES COM ALTO RISCO
Prematuros
Baixo e extremo baixo peso ao nascer
Nutrição com fórmula/dieta com baixo ferro
Aleitamento materno até 6 meses sem suplementação de ferro
Pacientes com mais de 6 meses sem suplementação de ferro
Crianças com uso de medicações que interferem na absorção do ferro
Infecções crônicas

(continua)

TABELA 2 Pacientes de alto risco para desenvolvimento de anemia carencial *(continuação)*

PACIENTES COM ALTO RISCO
Doenças inflamatórias
Adolescentes do sexo feminino

AVALIAÇÃO DE DISTÚRBIOS DO FÓSFORO, CÁLCIO E VITAMINA D

Pacientes em cuidados domiciliares podem muitas vezes ter restrições de mobilização e, por isso, menor exposição à luz solar e a ambientes externos, situações em que a maior parte da produção de vitamina D ocorre. Dessa forma, esses pacientes constituem parte do grupo de risco (Tabela 3) para hipovitaminose D, portanto é necessário avaliar periodicamente seus níveis[18].

Como triagem, deve-se dosar a 25-OH-vitamina D2, que é a forma de depósito da vitamina D. Não há ainda consenso quanto ao valor de referência, havendo diversas recomendações. Porém, há concordância que, se os níveis de vitamina D estiverem menores que 20 mg/mL, a investigação deve ser complementada com dosagem sérica de: cálcio, fósforo, magnésio, fosfatase alcalina, proteínas totais e frações e PTH, para estadiar o grau de hipovitaminose e deficiência da mineralização óssea[18].

Para os pacientes de alto risco, as dosagens séricas podem ser incluídas com outros exames da rotina do paciente. Uma vez que for iniciada suplementação devido à insuficiência de vitamina D, é necessário repetir as coletas a cada três meses até atingir valores superiores a 20 ou 30 ng/mL. Com alterações sugestivas de raquitismos, também se devem acrescentar ao controle trimestral dos níveis de vitamina D os seguintes exames: cálcio, fósforo, magnésio, fosfatase alcalina e PTH[18,19].

TABELA 3 Pacientes com alto risco para hipovitaminose D

PACIENTES COM ALTO RISCO
Baixa exposição solar
Prematuridade
Pele escura
Aleitamento materno exclusivo
Lactentes que ingerem < 1 L/dia de fórmula fortificada
Dieta pobre em vitamina D
Síndrome de má absorção: doença celíaca, doença inflamatória intestinal, síndrome do intestino curto
Hepatopatia e nefropatia crônica
Uso de anticonvulsivantes, corticosteroides, antirretrovirais, antifúngicos azólicos

CONCLUSÃO

Os pacientes em cuidados domiciliares apresentam complexidade elevada, alta demanda tecnológica e necessidade de grande gama de recursos para acompanhamento clínico-laboratorial. Com isso, cresce a necessidade de protocolos laboratoriais, individualizados para cada perfil de paciente, baseados em evidências. Novas técnicas com *point of care* de dosagens eletrolíticas, gasometria e hemograma facilitam o acompanhamento domiciliar, evitando idas a laboratórios e prontos-socorros.

BIBLIOGRAFIA RECOMENDADA

1. Lyra Filho FJ, Hirschheimer MR. Sociedade de Pediatria de São Paulo. Recomendações do Departamento de Bioética SPSP: Atenção domiciliar a crianças e adolescentes. In: Recomendações Atualização de Condutas em Pediatria, número 51, 2007-2009.
2. Rossetto V, Toso BR, Rodrigues RM, et al. Cuidado desenvolvido às crianças com necessidades especiais de saúde nos serviços de atenção domiciliar no Paraná-Brasil. Esc Anna Nery 2019. 23(1):e20180067.
3. De Carvalho AJ, Ferreira HM, Borges Junior LH, et al. Analyses of the effectiveness of a Brazilian Pediatric Home Care Service: a preliminary study. BMC Health Services Research. 2019. 19:324.
4. Smith A, Feuling MB, Larson-Nath C, et al. Laboratory Monitoring of Children on Home Parenteral Nutrition: a Prospective Study. JPEN J Parenter Enteral Nutr. 2018;42(1):148-55.
5. Koletzko B, Goulet O, Hunt J, et al. Guidelines on Pediatric Parenteral Nutrition of the European Society of Pediatric Gastroenterology, Hepatology and Nutrition (ESPGHAN) and the European Society of Clinical Nutrition and Metabolism (ESPEN), supported by the European Society of Pediatric Research (ESPR). J Pediatr Gastroenterol Nutr. 2015. 41(suppl2):S1-S87.
6. Fessler TA. Trace elements in parenteral nutrition: a practical guide for dosage and monitoring for adult patients. Nutr Clin Pract. 2013; 28(6):722-729.
7. Szeszycki E, Cruse W, Beitzel. M. In: Corkins MR, editor. The ASPEN pediatric nutrition support core curriculum. 2nd ed. Silver Spring, MD: American Society for Parenteral and Enteral Nutrition, 2015. p. 624.
8. Facco F, Agazzi A, Manfredini L, et al. Evaluation of a mobile clinical pathology laboratory developed for the home care of pediatric patients following transplantation of peripheral blood precursor cells. Clin Chem Lab Med. 2013;51(8):1637-42.
9. Zegers BS, Uiterwaal CC, Verpoorten CC, et al. Home screening for bacteriuria in children with spina bífida and clean intermittent catheterization. BMC Infect Dis. 2012;12:264.
10. Deville WL, Yzermans JC, van Duijn NP, et al. The urine dipstick test is useful to rule out infections. A meta-analysis of the accuracy. BMC Urol. 2004;4:4.
11. Anacleto FE, Resontoc LP, Padilla GH. Bedside diagnosis of outpatient childhood urinary tract infection using three-media dipslide culture test. Pediatr Nephrol. 2009;24(1432-198;8):1539-43.
12. John O, Jha V. Remote patient management in peritoneal: an answer to an unmet clinical need. Contrib Nephrol. 2019;197:99-112.
13. Côté A. Section 4: Home monitoring and follow-up of home-ventilated children. Can J Respir Crit Care Sleep Med. 2018;2:23-31.
14. Felemban O, Leroux K, Aubertin G, Miandy F, Damagnez F, Amorim B, et al. Value of gas exchange recording at home in children receiving non-invasive ventilation. Pediatric pulmonology. 2011;48(8):802-808.
15. Mallory Jr GB, Stillwell PC. The ventilator-dependent child: issues in diagnosis and management. Archives of physical medicine and rehabilitation. 1991 Jan;72(1):43-55.
16. Janus J, Moerschel SK. Evaluation of anemia in children. Am Fam Physician. 2010;81(12):1462-1471.
17. Fisberg M, Lyra I, Weffort V. (Coord.). Consenso sobre anemia ferropriva: mais que uma doença, uma urgência médica! Rio de Janeiro: SBP, 2018.
18. Sociedade Brasileira de Pediatria. Hipovitaminose D em pediatria: recomendações para o diagnóstico, tratamento e prevenção. In: Guia prático de atualização, 2016.
19. Mori JD, Souza F, Munekata RV, Fonseca FL, Sarni ROS. Deficiência de vitamina D em crianças e adolescentes. Rev Bras Nutr Clin. 2015;30(2):116-19

Apêndice

Valores dos exames laboratoriais em pediatria

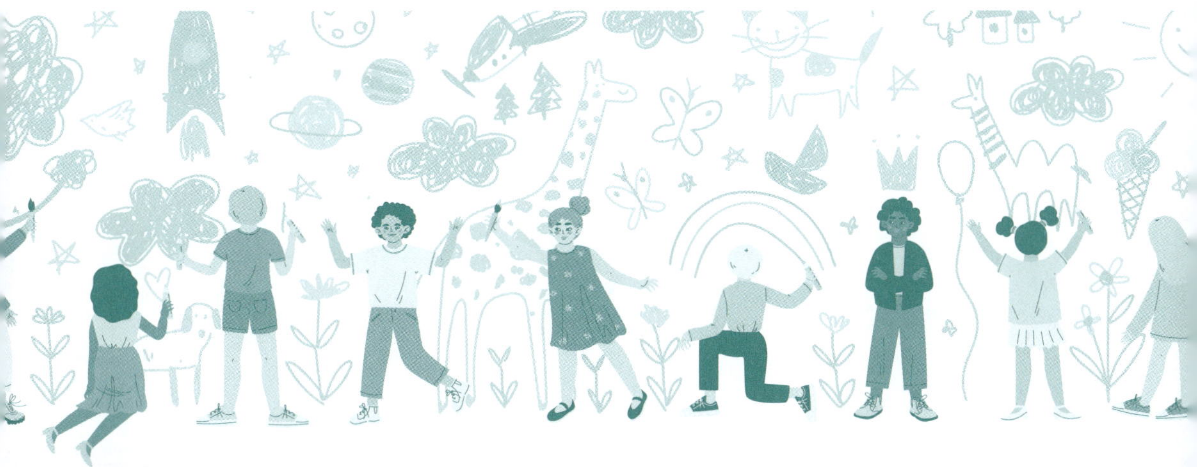

Apêndice

Valores de referência dos exames laboratoriais em Pediatria

Nairo Massakazu Sumita
Gustavo Loureiro

LEGENDAS

FIA-MS/MS: Espectrometria de massas em Tandem com análise de injeção de fluxo

GC-MS: Cromatografia gasosa acoplada a espectrometria de massas

HPLC: Cromatografia líquida de alta pressão

ICP-MS: Espectrometria de massas com plasma indutivamente acoplado

LC-MS: Cromatografia líquida acoplada a espectrometria de massas

MS: Espectrometria de massas

PC: plasma coletado com citrato de sódio

PEDTA: plasma EDTA

PF: plasma coletado com fluoreto de sódio

PH: plasma heparinizado

S: soro

SEDTA: sangue total EDTA

SH: sangue total heparinizado

SPF: sangue total coletado em papel de filtro

U12: urina de 12 horas noturna

U24: urina de 24 horas

UI: urina amostra isolada

Parâmetro Método	Amostra	Valor de referência		
Ácidos biliares Enzimático	S	Inferior ou igual a 10 µmol/L		
Ácido metilmalônico LC-MS/MS	S	Inferior ou igual a 0,50 µmol/L		
Ácido úrico Enzimático colorimétrico	S/PH		Masculino (mg/dL)	Feminino (mg/dL)
		1 – 30 dias	1,2-3,9	1,0-4,6
		31 – 365 dias	1,2-5,6	1,1-5,4
		1 – 3 anos	2,1-5,6	1,8-5,0
		4 – 6 anos	1,8-5,5	2,0-5,1
		7 – 9 anos	1,8-5,4	1,8-5,5
		10 —12 anos	2,2-5,8	2,5-5,9
		13 – 15 anos	3,1-7,0	2,2-6,4
		16 – 18 anos	2,1-7,6	2,4-6,6
Acilcarnitinas, frações Análise por injeção em fluxo acoplada à espectrometria de massas em tandem (FIA-MS/MS)	PH	Acetilcarnitina, C2 0 - 7 dias: 2,14-15,89 nmol / mL 8 dias - 7 anos: 2,00-27,57 nmol / ml Superior ou igual a 8 anos: 2,00-17,83 nmol / mL Acrililcarnitina, C3:1 0 - 7 dias: inferior a 0,04 nmol / mL 8 dias - 7 anos: inferior a 0,05 nmol / ml Superior ou igual a 8 anos: inferior a 0,07 nmol / mL Propionilcarnitina, C3 0 - 7 dias: inferior a 0,55 nmol / mL 8 dias - 7 anos: inferior a 1,78 nmol / mL Superior ou igual a 8 anos: inferior a 0,88 nmol / mL Formimino Glutamato, FIGLU 0 - 7 dias: inferior a 0,43 nmol / mL 8 dias - 7 anos: inferior a 0,08 nmol / mL Superior ou igual a 8 anos: inferior a 0,14 nmol / mL Iso-/butirilcarnitina, C4 0 - 7 dias: inferior a 0,46 nmol / mL 8 dias - 7 anos: inferior a 1,06 nmol / mL Superior ou igual a 8 anos: inferior a 0,83 nmol / mL Tiglilcarnitina, C5:1 0 - 7 dias: inferior a 0,05 nmol / mL 8 dias - 7 anos: inferior a 0,09 nmol / mL Superior ou igual a 8 anos: inferior a 0,11 nmol / mL		

(continua)

(continuação)

Parâmetro Método	Amostra	Valor de referência
Acilcarnitinas, frações Análise por injeção em fluxo acoplada à espectrometria de massas em tandem (FIA-MS/MS)	PH	Isovaleril-/2-Metilbutirilcarn C5 0 - 7 dias: inferior a 0,38 nmol / mL 8 dias - 7 anos: inferior a 0,63 nmol / mL Superior ou igual a 8 anos: inferior a 0,51 nmol / mL 3-OH-iso-Butirilcarnitina, C4-OH 0 - 7 dias: inferior a 0,13 nmol / mL 8 dias - 7 anos: inferior a 0,51 nmol / mL Superior ou igual a 8 anos: inferior a 0,18 nmol / mL Hexadecenoilcarnitina, C16:1 0 - 7 dias: inferior a 0,15 nmol / mL 8 dias - 7 anos: inferior a 0,21 nmol / mL Superior ou igual a 8 anos: inferior a 0,10 nmol / mL Hexanoilcarnitina, C6 0 - 7 dias: inferior a 0,14 nmol / mL 8 dias - 7 anos: inferior a 0,23 nmol / mL Superior ou igual a 8 anos: inferior a 0,17 nmol / mL 3-OH-Isovalerilcarnitina, C5-OH 0 - 7 dias: inferior a 0,08 nmol / mL 8 dias - 7 anos: inferior a 0,12 nmol / mL Superior ou igual a 8 anos: inferior a 0,10 nmol / mL Benzoilcarnitina 0 - 7 dias: inferior a 0,13 nmol / mL 8 dias - 7 anos: inferior a 0,07 nmol / ml Superior ou igual a 8 anos: inferior a 0,10 nmol / mL Heptanoilcarnitina, C7 0 - 7 dias: inferior a 0,05 nmol / mL 8 dias - 7 anos: inferior a 0,05 nmol / mL Superior ou igual a 8 anos: inferior a 0,06 nmol / mL 3-OH-Hexanoilcarnitina,C6-OH 0 - 7 dias: inferior a 0,08 nmol / mL 8 dias - 7 anos: inferior a 0,19 nmol / mL Superior ou igual a 8 anos: inferior a 0,09 nmol / mL Fenilacetilcarnitine 0 - 7 dias: inferior a 0,15 nmol / mL 8 dias - 7 anos: inferior a 0,22 nmol / mL Superior ou igual a 8 anos: inferior a 0,29 nmol / mL

(continua)

(continuação)

Parâmetro Método	Amostra	Valor de referência
Acilcarnitinas, frações Análise por injeção em fluxo acoplada à espectrometria de massas em tandem (FIA-MS/MS)	PH	Salicilcarnitina 0 - 7 dias: inferior a 0,08 nmol / mL 8 dias - 7 anos: inferior a 0,09 nmol / mL Superior ou igual a 8 anos: inferior a 0,09 nmol / mL Octanoilcarnitina, C8:1 0 - 7 dias: inferior a 0,48 nmol / mL 8 dias - 7 anos: inferior a 0,91 nmol / mL Superior ou igual a 8 anos: inferior a 0,88 nmol / mL Octanoilcarnitina, C8 0 - 7 dias: inferior a 0,19 nmol / mL 8 dias - 7 anos: inferior a 0,45 nmol / mL Superior ou igual a 8 anos: inferior a 0,78 nmol / mL Malonilcarnitina, C3-DC 0 - 7 dias: inferior a 0,09 nmol / mL 8 dias - 7 anos: inferior a 0,14 nmol / mL Superior ou igual a 8 anos: inferior a 0,26 nmol / mL Decadienoilcarnitina, C10:2 0 - 7 dias: inferior a 0,11 nmol / mL 8 dias - 7 anos: inferior a 0,12 nmol / ml Superior ou igual a 8 anos: inferior a 0,26 nmol / mL Decenoilcarnitina, C10:1 0 - 7 dias: inferior a 0,27 nmol / mL 8 dias - 7 anos: inferior a 0,46 nmol / mL Superior ou igual a 8 anos: inferior a 0,47 nmol / mL Decanoilcarnitina, C10 0 - 7 dias: inferior a 0,27 nmol / mL 8 dias - 7 anos: inferior a 0,91 nmol / mL Superior ou igual a 8 anos: inferior a 0,88 nmol / mL Metilmalonil-/succinilcarn, C4-DC 0 - 7 dias: inferior a 0,05 nmol / mL 8 dias - 7 anos: inferior a 0,05 nmol / ml Superior ou igual a 8 anos: inferior a 0,05 nmol / mL 3-OH-decenoilcarnitina, C10:1-OH 0 - 7 dias: inferior a 0,12 nmol / mL 8 dias - 7 anos: inferior a 0,12 nmol / mL Superior ou igual a 8 anos: inferior a 0,13 nmol / mL

(continua)

(continuação)

Parâmetro Método	Amostra	Valor de referência
Acilcarnitinas, frações Análise por injeção em fluxo acoplada à espectrometria de massas em tandem (FIA-MS/MS)	PH	Glutarilcarnitina, C5-DC 0 0 - 7 dias: inferior a 0,06 nmol / mL 8 dias - 7 anos: inferior a 0,10 nmol / mL Superior ou igual a 8 anos: inferior a 0,11 nmol / mL Dodecenoilcarnitina, C12:1 0 - 7 dias: inferior a 0,19 nmol / mL 8 dias - 7 anos: inferior a 0,37 nmol / mL Superior ou igual a 8 anos: inferior a 0,35 nmol / mL Dodecanoilcarnitina, C12 0 - 7 dias: inferior a 0,18 nmol / mL 8 dias - 7 anos: inferior a 0,35 nmol / mL Superior ou igual a 8 anos: inferior a 0,26 nmol / mL 3-Methilglutarilcarnitina, C6-DC 0 - 7 dias: inferior a 0,28 nmol / mL 8 dias - 7 anos: inferior a 0,21 nmol / mL Superior ou igual a 8 anos: inferior a 0,43 nmol / mL 3-OH-dodecenoilcarnitina, C12:1-OH 0 - 7 dias: inferior a 0,11 nmol / mL 8 dias - 7 anos: inferior a 0,10 nmol / mL Superior ou igual a 8 anos: inferior a 0,13 nmol / mL 3-OH-dodecanoilcarnitina, C12-OH 0 - 7 dias: inferior a 0,06 nmol / mL 8 dias - 7 anos: inferior a 0,09 nmol / mL Superior ou igual a 8 anos: inferior a 0,08 nmol / mL Tetradecadienoilcarnitina, C14:2 0 - 7 dias: inferior a 0,09 nmol / mL 8 dias - 7 anos: inferior a 0,13 nmol / mL Superior ou igual a 8 anos: inferior a 0,18 nmol / mL Tetradecanoilcarnitina, C14:1 0 - 7 dias: inferior a 0,16 nmol / mL 8 dias - 7 anos: inferior a 0,35 nmol / mL Superior ou igual a 8 anos: inferior a 0,24 nmol / mL Tetradecanoilcarnitina, C14 0 - 7 dias: inferior a 0,11 nmol / mL 8 dias - 7 anos: inferior a 0,15 nmol / mL Superior ou igual a 8 anos: inferior a 0,12 nmol / mL

(continua)

(continuação)

Parâmetro Método	Amostra	Valor de referência
Acilcarnitinas, frações Análise por injeção em fluxo acoplada à espectrometria de massas em tandem (FIA-MS/MS)	PH	Octanedioilcarnitina, C8-DC 0 - 7 dias: inferior a 0,25 nmol / mL 8 dias - 7 anos: inferior a 0,19 nmol / mL Superior ou igual a 8 anos: inferior a 0,19 nmol / mL 3-OH-tetradecenoilcarnitina C14:1OH 0 - 7 dias: inferior a 0,06 nmol / mL 8 dias - 7 anos: inferior a 0,18 nmol / mL Superior ou igual a 8 anos: inferior a 0,13 nmol / mL 3-OH-tetradecanoilcarnitina, C14-OH 0 - 7 dias: inferior a 0,04 nmol / mL 8 dias - 7 anos: inferior a 0,05 nmol / mL Superior ou igual a 8 anos: inferior a 0,08 nmol / mL Hexanoilcarnitina, C6:1 0 - 7 dias: inferior a 0,12 nmol / mL 8 dias - 7 anos: inferior a 0,10 nmol / mL Superior ou igual a 8 anos: inferior a 0,15 nmol / mL Hexadecanoilcarnitina, C16 0 - 7 dias: inferior a 0,36 nmol / mL 8 dias - 7 anos: inferior a 0,52 nmol / mL Superior ou igual a 8 anos: inferior a 0,23 nmol / mL 3-OH-hexadecenoilcarnitina,C16:1-OH 0 - 7 dias: inferior a 0,78 nmol / mL 8 dias - 7 anos: inferior a 0,36 nmol / mL Superior ou igual a 8 anos: inferior a 0,06 nmol / mL 3-OH-hexadecanoilcarnitina, C16-OH 0 - 7 dias: inferior a 0,10 nmol / mL 8 dias - 7 anos: inferior a 0,07 nmol / mL Superior ou igual a 8 anos: inferior a 0,06 nmol / mL Octadecadienoilcarnitina, C18:2 0 - 7 dias: inferior a 0,12 nmol / mL 8 dias - 7 anos: inferior a 0,31 nmol / mL Superior ou igual a 8 anos: inferior a 0,24 nmol / mL Octadecenoilcarnitina, C18:1 0 - 7 dias: inferior a 0,25 nmol / mL 8 dias - 7 anos: inferior a 0,45 nmol / mL Superior ou igual a 8 anos: inferior a 0,39 nmol / mL

(continua)

(continuação)

Parâmetro Método	Amostra	Valor de referência
Acilcarnitinas, frações Análise por injeção em fluxo acoplada à espectrometria de massas em tandem (FIA-MS/MS)	PH	Octadecanoilcarnitina, C18 0 - 7 dias: inferior a 0,10 nmol / mL 8 dias - 7 anos: inferior a 0,12 nmol / mL Superior ou igual a 8 anos: inferior a 0,14 nmol / mL Dodecanedioilcarnitina, C12-DC 0 - 7 dias: inferior a 0,10 nmol / mL 8 dias - 7 anos: inferior a 0,04 nmol / mL Superior ou igual a 8 anos: inferior a 0,04 nmol / mL 3-OH-octadecadienoylcarn, C18:2-OH 0 - 7 dias: inferior a 0,04 nmol / mL 8 dias - 7 anos: inferior a 0,06 nmol / mL Superior ou igual a 8 anos: inferior a 0,06 nmol / mL 3-OH-octadecenoilcarnitina C18:1-OH 0 - 7 dias: inferior a 0,03 nmol / mL 8 dias - 7 anos: inferior a 0,04 nmol / mL Superior ou igual a 8 anos: inferior a 0,06 nmol / mL 3-OH-octadecanoilcarnitina, C18-OH 0 - 7 dias: inferior a 0,03 nmol / mL 8 dias - 7 anos: inferior a 0,05 nmol / mL Superior ou igual a 8 anos: inferior a 0,03 nmol / mL
ACTH – Teste de estímulo com ACTH LC-MS/MS	S	17-hidroxiprogesterona: > 1500 ng/dL: deficiência de 21-hidroxilase De 1000 a 1500 ng/dL: sugere deficiência de 21-hidroxilase 21-desoxicortisol: > 380 ng/dL: sugere fortemente deficiência de 21-hidroxilase De 40 ng/dL a 380 ng/dL, associado à dosagem de 17OH progesterona estimulada entre 100 e 1700 ng/dl: sugere heterozigoze para CYP21A2 11-Desoxicortisol: até 140 ng/dL (até 4,0 nmol/L). 17-Hidroxipregnenolona: >6700 ng/dL Relação 17-hidroxipregnenolona/cortisol: >16200
ALT (TGP) Cinético ultravioleta	S/PH	0 a 12 meses: até 45 U/L Masculino: maiores de 1 ano: até 41 U/L Feminino: maiores de 1 ano: até 33 U/L
Albumina Colorimétrico	S/PH	3,5 - 5,2 g/dL

(continua)

(continuação)

Parâmetro Método	Amostra	Valor de referência
Albuminúria Imunoturbidimetria	UI/U12/U24	Amostra isolada de urina: Até 14 mg/L Até 30 mg/g de creatinina Amostra de urina 12 ou 24 horas: Até 14 mg/L Até 30 mg/g de creatinina Até 20 µg/minuto
Alfa-1 antitripsina, soro Imunoturbidimetria	S	90 - 200 mg/dL
Alfa-1 antitripsina, fezes Imunodifusão radial	Fezes recém emitidas	Até 3,0 mg/g de fezes secas
Amilase Cinético colorimétrico	S/PH	28 a 100 U/L
Amônia Enzimático	PEDTA	Mulheres: 11 a 51 µmol/L Homens: 16 a 60 µmol/L
Anti-citoplasma de neutrófilo – ANCA Imunofluorescência indireta	S	Negativo
Anti-beta-2-glicoproteína I ELISA	S	Anticorpos IgG: não reagente: inferior a 15 U/mL indeterminado: 15 a 20 U/mL reagente: superior a 20 U/mL Anticorpos IgM: não reagente: inferior a 10 U/mL indeterminado: 10 a 17 U/mL reagente: superior a 17 U/mL
Anti-cardiolipina IgG e IgM Imunoensaio fluoroenzimático	S	IgG <10 GPL-U/mL: negativo 10-40 GPL-U/mL: fracamente positivo >40 GPL-U/mL: positivo IgM <10 MPL-U/mL: negativo 10-40 MPL-U/mL: fracamente positivo >40 MPL-U/mL: positivo
Anti-Citrulina (Anti-CCP) Imunoensaio quimioluminescente com micropartículas- CMIA	S	Não reagente: inferior a 5 U/mL Fracamente reagente: entre 5 a 29 U/mL Moderadamente reagente: entre 30 a 200 U/mL Fortemente reagente: superior a 200 U/mL
Anti-DNA Triagem: ELISA Confirmação: Imunofluorescência indireta utilizando como substrato Crithidia luciliae	S	Não reagente

(continua)

(continuação)

Parâmetro Método	Amostra	Valor de referência
Anticoagulante lúpico Teste realizado em três etapas sequenciais: 1ª. etapa: testes de triagem — TTPA, dRVVT 2ª. etapa: estudo da mistura com plasma normal ("mixing-study") 3ª etapa: procedimento confirmatório	PC	Ausência do anticoagulante lúpico
Anti-GAD (Anti-descarboxilase do ácido-glutâmico) ELISA	S/PH	<10 UI/mL
Anti-IA2 (Anticorpo anti-ilhota pancreática) Radioimunoensaio	S/PH	<0,2 nmol/L
Anti-IAA (Anticorpo anti-insulina) Radioimunoensaio	S/PH	<0,2 nmol/L
Anti-nucleossomo ELISA	S	Resultado negativo: inferior a 20 unidades Resultado fracamente positivo: entre 20 e 40 unidades Resultado moderadamente positivo: entre 41 e 100 unidades Resultado positivo: maior que 100 unidades
Anti-proteína P ribossomal ELISA	S	Não reagente: inferior a 10 U/mL Reagente: maior ou igual a 10 U/mL
Anti RNP Triagem: ELISA Confirmação e identificação das amostras positivas na triagem por análise integrada dos métodos imunoenzimático (ELISA), imunodifusão dupla e imunofluorescência indireta.	S	Não reagente: índice igual ou Inferior a 1,0 Reagente: índice superior a 1,0
Anti-Sm Imunoensaio fluoroenzimático	S	<7 U/mL: negativo 7-10 U/mL: clinicamente duvidoso >10 U/mL: positivo
Anti SSB/La Imunoensaio fluoroenzimático	S	<7 U/mL: negativo 7-10 U/mL: clinicamente duvidoso >10 U/mL: positivo

(continua)

(continuação)

Parâmetro Método	Amostra	Valor de referência
Anti SSA/Ro Imunoensaio fluoroenzimático	S	<7 U/mL: negativo 7-10 U/mL: clinicamente duvidoso >10 U/mL: positivo
Anti – ZnT8 - Anti-transportador de Zinco ZnT8 ELISA	S/PH	<15 U/mL
Antitireoglobulina (Anti-TG) Eletroquimioluminescência	S/PH	<4 IU/mL
Antitireoperoxidase (Anti-TPO) Eletroquimioluminescência	S/PH	<9 IU/mL
AST (TGO) Cinético ultravioleta	S/PH	0 a 10 dias: até 150 U/L 11 dias a 24 meses: até 80 U/L Masculino: maiores de 2 anos: até 40 U/L Feminino: maiores de 2 anos: até 32U/L
Bilirrubinas Colorimétrico	S/PH	Bilirrubina total - Recém-nascido prematuro: 1 dia: 1,00 a 8,00 mg/dL 2 dias: 6,00 a 12,00 mg/dL 3 - 5 dias: 10,00 a 14,00 mg/dL Bilirrubina total - Recém-nascido a termo: 1 dia: 2,00 a 6,00 mg/dL 2 dias: 6,00 a 10,00 mg/dL 3 - 5 dias: 4,00 a 8,00 mg/dL Adultos: direta: 0,00 a 0,30 mg/dL indireta: 0,20 a 0,80 mg/dL total: 0,20 a 1,10 mg/dL
Cálcio ionizado Eletrodo íon seletivo	S/PH	Recém nato menor ou igual a 13 dias: não estabelecido 14 dias a menor que 1 ano: 5,21-5,99 mg/dL 1 ano a menor que 2 anos: 5,04-5,84 mg/dL 2 anos a menor que 3 anos: 4,87-5,67 mg/dL 3 anos a menor que 24 anos: 4,83-5,52 mg/dL
Cálcio total Colorimétrico	S/PH	Recém-nascidos prematuros: 6,2 - 11,0 mg/dL 0 a 10 dias: 7,6 - 10,4 mg/dL 10 dias a 24 meses: 9,0 - 11,0 mg/dL 24 meses a 12 anos: 8,8 - 10,8 mg/dL 12 anos a 18 anos: 8,4 - 10,2 mg/dL

(continua)

(continuação)

Parâmetro Método	Amostra	Valor de referência
Calprotectina Imunoturbidimetria	Fezes recém emitidas	Normal: inferior a 50 µg/g fezes Duvidoso: 50 a 200 µg/g fezes Alterado: superior a 200 µg/g fezes
Carnitina LC-MS/MS	S	Carnitina total: Masculino: 0 a 17 anos: 32 a 62 micromoles/L Feminino: 0 a 17 anos: 28 a 59 micromoles/L Carnitina livre: Masculino: 0 a 17 anos: 25 a 54 micromoles/L Feminino: 0 a 17 anos: 19 a 51 micromoles/L Ésteres de carnitina Masculino: 0 a 17 anos: 4 a 12 micromoles/L Feminino: 0 a 17 anos: 3 a 16 micromoles/L Razão fração esterificada/carnitina livre Masculino: 0 a 17 anos: 0,09 a 0,35 Feminino: 0 a 17 anos: 0,09 a 0,49
Ceruloplasmina Imunoturbidimetria	S	20 - 60 mg/dL
Chumbo Espectrometria de massas com plasma indutivamente acoplado (ICP-MS)	SH/SEDTA	0-5 anos: menor que 3,5 µg/dL Maior ou igual a 6 anos: menor que 5,0 µg/dL Valores críticos: Pediátrico (menor ou igual a 15 anos): maior ou igual a 20,0 µg/dL Adultos (maior ou igual a 16 anos): maior ou igual a 70,0 µg/dL
Cistatina C Imunoturbidimetria	S/PH	Recém-nascido pré-termo: 0,8-2,3 mg/dL Recém-nascido a termo: 0,7-1,5 mg/dL 8 dias – 1 ano: 0,5-1,3 mg/dL >1 ano – 3 anos: 0,5-1,3 mg/dL >3 anos – 16 anos: 0,5-1,3 mg/dL
Cloro Eletrodo íon seletivo	S/PH	98 - 107 mEq/L

(continua)

(continuação)

<table>
<tr><th>Parâmetro
Método</th><th>Amostra</th><th colspan="4">Valor de referência</th></tr>
<tr><td rowspan="11">Colesterol total e frações
Parâmetros dosados:
Colesterol total — enzimático colorimétrico
HDL-colesterol — enzimático colorimétrico
LDL-colesterol — enzimático colorimétrico (método homogêneo direto). A dosagem direta do LDL-colesterol por método enzimático colorimétrico é uma opção ao resultado obtido por cálculo. Sugere-se para esta dosagem uma solicitação específica no pedido médico, considerando que nem todos os laboratórios clínicos adotam este método como padrão. Na prática, observa-se uma grande variação nos resultados entre os diferentes ensaios comerciais.
Parâmetros calculados:
não HDL-colesterol = CT – HDL-C
VLDL-colesterol:
Triglicérides/5 (Fórmula de Friedewald): este cálculo está limitado para valores de triglicérides menores que 400 mg/dL.
ou
Tabela de Martin: nesta tabela, o fator que irá dividir o resultado do triglicérides é determinado pelas concentrações de triglicérides versus Não HDL-colesterol.
LDL-colesterol:
LDL-colesterol = CT– (HDL-C + VLDL-C)</td><td rowspan="11">S/PH</td><td></td><td>Aceitável (mg/dL)</td><td>Limítrofe (mg/dL)</td><td>Alto (mg/dL)</td></tr>
<tr><td>CT</td><td><170</td><td>170-199</td><td>≥200</td></tr>
<tr><td>LDL-C</td><td><110</td><td>110-129</td><td>≥130</td></tr>
<tr><td>Não HDL-C</td><td><120</td><td>120-144</td><td>≥145</td></tr>
<tr><td>HDL-C</td><td>>45</td><td>40-45</td><td></td></tr>
<tr><td colspan="4">Referência: Expert panel on integrated guidelines for cardiovascular health and risk reduction in children and adolescents: summary report. Pediatrics, 128 Suppl 5(Suppl 5), S213–S256.</td></tr>
<tr><td></td><td>Com jejum (mg/dL)</td><td>Sem jejum (mg/dL)</td><td></td></tr>
<tr><td>CT</td><td><170</td><td><170</td><td></td></tr>
<tr><td>HDL-C</td><td>>45</td><td>>45</td><td></td></tr>
<tr><td>LDL-C</td><td><110</td><td><110</td><td></td></tr>
<tr><td colspan="4">Valores de referência para lípides e lipoproteínas em crianças e adolescentes.
Referência: Atualização da Diretriz Brasileira de Dislipidemias e Prevenção da Aterosclerose – 2017 da Sociedade Brasileira de Cardiologia</td></tr>
</table>

(continua)

(continuação)

Parâmetro Método	Amostra	Valor de referência
Cobre Espectrometria de massas com plasma indutivamente acoplado (ICP-MS)	S/PEDTA	0 a 2 meses: 0,40-1,40 µg/mL 3 a 6 meses: 0,40-1,60 µg/mL 7 a 9 meses: 0,40-1,70 µg/mL 10 a 12 meses: 0,80-1,70 µg/mL 13 meses a 10 anos: 0,80-1,80 µg/mL Maior ou igual a 11 anos: 0,75-1,45 µg/mL
Cobre, urina Espectrofotometria de absorção atômica com forno de grafite	U24	15 - 60 µg/24 horas.
Complemento total e frações Complemento total: avaliação da atividade funcional por imunohemólise. C3: nefelometria C4: nefelometria	S	Complemento total: 170 a 330 U/mL C3: 67 - 149 mg/dL C4: 10 - 38 mg/dL
Creatinina Reação de Jaffé	S/PH	Masculino 0-11 meses: 0,17 — 0,42 mg/dL 1-5 anos: 0,19 — 0,49 mg/dL 6-10 anos: 0,26 — 0,61 mg/dL 11-14 anos: 0,35 — 0,86 mg/dL Maior ou igual a 15 anos: 0,74 — 1,35 mg/dL Feminino 0-11 meses: 0,17 – 0,42 mg/dL 1-5 anos: 0,19 — 0,49 mg/dL 6-10 anos: 0,26 – 0,61 mg/dL 11-15 anos: 0,35 — 0,86 mg/dL Maior ou igual a 16 anos: 0,59 — 1,04 mg/dL
Creatinoquinase (CK) Cinético ultravioleta	S/PH	Masculino: 0-90 dias: 28 - 300 U/L 3-12 meses: 24 – 170 U/L 13-24 meses: 27 – 160 U/L 2-14 anos: 30 – 150 U/L 15-18 anos: 33 – 145 U/L Adultos: 38 a 174 U/L Feminino: 0-90 dias: 42 - 470 U/L 3-12 meses: 26 – 240 U/L 13-24 meses: 24 – 175 U/L 2-10 anos: 24 – 175 U/L 11-14 anos: 30 – 170 U/L 15-18 anos: 27 – 140 U/L Adultos: 26 a 140 U/L

(continua)

(continuação)

Parâmetro Método	Amostra	Valor de referência
Cromo Espectrometria de massas com plasma indutivamente acoplado (ICP-MS)	S/PH	Inferior a 0,3 ng/mL
Capacidade total de ligação do ferro Colorimétrico	S/PH	100 - 400 µg/dL
Desidrogenase láctica (DHL) Cinético ultravioleta	S/PH	Feminino: 1-30 dias: 145 - 765 U/L 1 mês - 1 ano: 190 - 420 U/L 1-3 anos: 165 - 395 U/L 4-6 anos: 135 - 345 U/L 7-9 anos: 140 - 280 U/L 10-12 anos: 120 - 260 U/L 13-15 anos: 100 - 275 U/L 16-18 anos: 105 - 230 U/L Masculino: 1-30 dias: 125 - 735 U/L 1 mês - 1 ano: 170 - 450 U/L 1-6 anos: 155 - 345 U/L 7-9 anos 145 - 300 U/L 10-12 anos: 120 - 325 U/L 13-15 anos: 120 - 290 U/L 16 - 18 anos: 105 - 235 U/L
11-desoxicorticosterona LC-MS/MS	S	Menor que18 anos: até 30 ng/dL Adultos: até 25 ng/dL
21-desoxicortisol LC-MS/MS	S	1 a 12 meses: até 200 ng/dL Acima de 12 meses: até 45 ng/dL
Dímero D Imunoturbidimetria	PC	15 dias a 4 semanas: 445 - 1200 ng/mL - FEU 1 a 5 meses: 90 - 878 ng/mL - FEU 6 a 11 meses: 133 - 844 ng/mL - FEU 1 a 5 anos: 88 - 780 ng/mL - FEU 6 a 10 anos: 60 - 567 ng/mL - FEU 11 a 17 anos: 69 - 580 ng/mL - FEU
Elastase, fezes ELISA/Imunoturbidimetria	Fezes recém emitidas	Acima de 200 µg/g fezes

(continua)

(continuação)

Parâmetro Método	Amostra	Valor de referência
Eletroforese de proteínas Proteína total: método colorimétrico Eletroforese de proteínas: eletroforese por capilaridade	S	Crianças até 16 anos: g/dL – % Albumina: 3,54 a 4,83 – 55,0 a 60,0 α1-globulinas: 0,22 a 0,41 – 3,4 a 5,1 α2-globulinas: 0,64 a 1,13 – 9,8 a 14,0 β1-globulinas: 0,30 a 0,55 – 4,6 a 6,2 β2-globulinas: 0,19 a 0,44 – 2,9 a 5,4 Gamaglobulinas: 0,50 a 1,68 – 7,7 a 20,7 Proteína total: 6,50 a 8,10 g/dL
Esteatócrito Micro método de Phuapradit	Fezes recém emitidas	Criança na 1ª semana de vida: até 25% Criança da 1ª até 4ª semana de vida: até 13% Crianças com 1 até 3 meses: até 7% Crianças acima de 3 meses: até 2% Adultos: até 2%
Esteroides (Perfil de sete esteroides) LC-MS/MS	S	Cortisol: 7-9 horas: 7,0 a 25,0 µg/dL 16-18 horas: 2,0 a 14,0 µg/dL Cortisona: Condições basais Adultos: 800 a 3500 ng/dL 11-Desoxicortisol Basal: até 45 ng/dL Após ACTH: até 140 ng/dL 1 a 12 meses: 10 a 200 ng/dL 21-Desoxicortisol Condições basais Adultos: até 40 ng/dL 17-Alfa-Hidroxiprogesterona Homens: até 170 ng/dL Mulheres: Fase folicular: até 110 ng/dL Fase Lútea: 86 a 400 ng/dL Recém-nascidos não prematuros: até 500 ng/dL De 1 a 12 meses: até 173 ng/dL Crianças pré-púberes: até 86 ng/dL Corticosterona Condições basais Entre 7 e 9 h: 95 a 1500 ng/dL 11-Desoxicorticosterona Condições basais Menor que 18 anos: até 30 ng/dL Adultos: até 25 ng/dL

(continua)

(continuação)

Parâmetro Método	Amostra	Valor de referência
Estradiol GC-MS/MS	S	Pré-púberes masculino: 1-9 anos: até 4 pg/mL 10-11 anos: até 12 pg/mL 12-14 anos: até 24 pg/mL 15-17 anos: até 31 pg/mL Pré-púberes feminino: 1-9 anos: até 16 pg/mL 10-11 anos: até 65 pg/mL 12-14 anos: até 142 pg/mL 15-17 anos: até 283 pg/mL
Fator antinuclear (FAN) Imunofluorescência indireta em células HEp-2	S	Negativo
Fator reumatoide Imunotutbidimetria	S	< 14 UI/mL
Ferritina Imunoturbidimetria	S/PH	Recém-nascido: 25 – 200 ng/mL 1 mês: 200 – 600 ng/mL 2 a 5 meses: 50 — 200 ng/mL 6 meses a 15 anos: 7 – 140 ng/mL
Ferro Colorimétrico	S/PH	Recém-nascido até 1 mês: 100 — 250 µg/dL 1 mês até 12 meses: 40 — 100 µg/dL 12 meses até 12 anos: 50 — 120 µg/dL Masculino: 65 — 175 µg/dL Feminino: 50 — 170 µg/dL
Fibrinogênio Método de Clauss	PC	15 dias a 4 semanas: 1,36 – 3,00 g/L 1 a 5 meses: 1,41 – 4,37 g/L 6 a 11 meses: 1,48 – 3,67 g/L 1 a 5 anos: 1,64 – 4,97 g/L 6 a 10 anos: 1,71 – 5,37 g/L 11 a 17 anos: 1,68 – 5,29 g/L
FSH (Hormônio folículo estimulante) Eletroquimioluminescência	S	Crianças pré-púberes: até 4,0 UI/L Feminino: Fase folicular: até 12,0 UI/L Fase lútea: até 12,0 UI/L Pico ovulatório: 12,0 a 25,0 UI/L Menopausa: acima de 30,0 UI/L Masculino: até 10,0 UI/L

(continua)

(continuação)

Parâmetro Método	Amostra	Valor de referência
Fosfatase alcalina Cinético colorimétrico	S/PH	Menores de 19 anos Masculino 0-14 dias: 83-248 U/L 15 dias - < 1 ano: 122 - 469 U/L 1-9 anos: 142 - 335 U/L 10-12 anos: 129 - 417 U/L 13-14 anos: 116 - 468 U/L 15-16 anos: 82 - 331 U/L 17-19 anos: 55 - 149 U/L Feminino 0-14 dias: 83 - 248 U/L 15 dias - < 1 ano: 122 - 469 U/L 1-9 anos: 142 - 335 U/L 10-12 anos: 129 - 417 U/L 13-14 anos: 57 - 254 U/L 15-16 anos: 50 - 117 U/L 17-19 anos: 45 - 87 U/L Adultos Masculino: 40 a 129 U/L Feminino: 35 a 104 U/L
Fósforo Ultravioleta	S/PH	0-10 dias: 4,5 a 9,0 mg/dL 11 dias a 2 anos: 4,5 a 6,7 mg/dL 3 a 12 anos: 4,5 a 5,5 mg/dL Acima de 13 anos: 2,5 a 4,5 mg/dL
Gama GT (Gama glutamiltransferase) Cinético colorimétrico	S/PH	0-1 mês: até 151 U/L 1-2 meses: até 114 U/L 2-4 meses: até 81 U/L 4-7 meses: até 34 U/L 7-12 meses: até 23 U/L 1-2 anos: até 24 U/L 2-5 anos: 1-20 U/L 5-10 anos: 3-22 U/L Maiores 10 anos Feminino: 8 a 41 U/L Masculino: 12 a 73 U/L
Gasometria arterial Potenciometria	SH	pH: 7,35 a 7,45 PO2: 80 a 100 mmHg PCO2: 35 a 45 mmHg Bicarbonato: 22 a 26 mmol/L Base excess (BE): -3 a +3 SO2: 94 a 100%

(continua)

(continuação)

Parâmetro Método	Amostra	Valor de referência
Gasometria venosa Potenciometria	SH	pH: 7,33 a 7,43 PO2: 30 a 50 mmHg PCO2: 38 a 50 mmHg Bicarbonato: 23 a 27 mmol/L Base excess (BE): -3 a +3 mEq/L SO2: 60 a 85%
GH, teste de estímulo com clonidina Eletroquimioluminescência	S	Coleta de sangue: 0, 30, 60, 90 e 120 As maiores concentrações de GH ocorrem nos tempos 60 e 90 minutos
GH, teste de estímulo com glucagon Eletroquimioluminescência	S	Coleta de sangue: 0, 30, 60, 90,120, 150 e 180 minutos As maiores concentrações de GH ocorrem nos tempos 90 e 120 minutos
Glicose Enzimático colorimétrico	S/PF	Sangue de cordão: 45-96 mg/dL Prematuro: 20-60 mg/dL Neonato: 30-60 mg/dL Recém-nascido: 1 dia: 40-60 mg/dL Maior que um dia: 50-80 mg/dL Criança: 60-100 mg/dL Diagnóstico de diabetes: 70-99 mg/dL: normal 100-125 mg/dL: glicemia de jejum alterada > ou = a 126 mg/dL: compatível com diabetes, quando confirmado em segunda ocasião
Glicose pós-prandial Enzimático colorimétrico	S/PF	Até 140 mg/dL, aceitável até 180 mg/dL
Glicose, teste de tolerância à glicose Enzimático colorimétrico	S/PF	Glicemia de jejum (tempo zero) 70-99 mg/dL: normal 100 a 125 mg/dL: glicemia de jejum alterada ≥ 126 mg/dL: compatível com diabetes, quando confirmado em segunda ocasião Glicemia duas horas após glicose oral < 140 mg/dL: normal 141 a 199 mg/dL: intolerância à glicose ≥ 200 mg/dL: compatível com diabetes, quando confirmado em segunda ocasião
G6PD (glicose-6-fosfato-desidrogenase) Cinético	SEDTA	Normal: maior ou igual a 6,7 U/g hemoglobina Deficiente: menor que 6,7 U/g hemoglobina
Gordura nas fezes, dosagem Método de Sobel modificado	Volume fecal 72 horas	Lactente em aleitamento materno: < 1g/24 horas Crianças de 2 meses a 6 anos: 0,3 a 2,0 g/24 horas Crianças acima de 6 anos: 1,0 a 7,0 g/24 horas Adultos com dieta com excesso de gordura: até 7,0 g/24 horas

(continua)

(continuação)

Parâmetro Método	Amostra	Valor de referência
Gordura nas fezes, pesquisa Coloração por Sudan III	Fezes recém emitidas	Quantidade de gotículas de gorduras neutras: normal Quantidade de ácidos graxos e sabões: normal
Haptoglobina Imunoturbidimetria	S	32-197 mg/dL
HCG (Gonadotrofina coriônica humana) Eletroquimioluminescência	S	Grávidas: 1º trimestre: até 150.000 UI/L 2º trimestre: 3.500 a 20.000 UI/L 3º trimestre: 5.000 a 50.000 UI/L Não grávidas: indetectável
Hemoglobina, fracionamento Eletroforese, cromatografia líquida de alto desempenho (HPLC), eletroforese capilar	SEDTA	0-1 mês HbA: 17,7 a 54,0% HbF: 46,0 a 81,0% HbA2: 0,0 a 1,3% 2 meses HbA: 37,1 a 70,6% HbF: 29,0 a 61,0% HbA2: 0,4 a 1,9% 3 meses HbA: 41,0 a 84,0% HbF: 15,0 a 56,0% HbA2: 1,0 a 3,0% 4 meses HbA: 68,2 a 88,6% HbF: 9,4 a 29,0% HbA2: 2,0 a 2,8% 5 meses HbA: 74,9 a 95,6% HbF: 2,3 a 22,0% HbA2: 2,1 a 3,1% 6-8 meses HbA: 83,5 a 95,8% HbF: 2,3 a 13,0% HbA2: 1,9 a 3,5% 9-12 meses HbA: 91,7 a 96,7% HbF: 1,3 a 5,0% HbA2: 2,0 a 3,3% 13-24 meses HbA: 94,5 a 98,2% HbF: 0,2 a 2,0% HbA2: 1,6 a 3,5% Acima de 2 anos HbA: >95% HbF: 0,0 a 2,0% HbA2: 2,0 a 3,5%

(continua)

(continuação)

Parâmetro Método	Amostra	Valor de referência
Hemoglobina glicada (A1C) Cromatografia em coluna de troca iônica por HPLC ou imunoturbidimetria	SEDTA	Risco de desenvolvimento de diabetes < 5, 7%: baixo risco de diabetes 5,7% a 6,4%: risco aumentado para diabetes ≥ 6,5%: compatível com diabetes, quando confirmado em segunda ocasião Para controle do diabetes: até 7% O alvo de A1C deve ser individualizado de acordo com as características clínicas de cada indivíduo
Hemograma Metodologia automatizada, estudo morfológico em esfregaços corados por Leishman ou May Grunwald/ Giemsa). Análise morfológica digital e/ou microscópica	SEDTA	**Eritrograma** Nascimento: Eritrócitos: 3,90-5,50 milhões/mm^3 Hemoglobina: 13,5-22,0 g/dL Hematócrito: 42,0-60,0 % VCM: 98,0-120,0 fL RDW: 12,0-14,5 % milhões/mm^3 HCM: 31,0-37,0 pg CHCM: 30,0-36,0 g/dL 1 a 7 dias: Eritrócitos: 3,90-5,60 milhões/mm^3 Hemoglobina: 13,5-22,0 g/dL Hematócrito: 42,0-60,0 % VCM: 88,0-120,0 fL RDW: 12,0-14,5 % HCM: 28,0-40,0 pg CHCM: 28,0-38,0 g/dL 8 a 14 dias: Eritrócitos: 3,60-6,00 milhões/mm^3 Hemoglobina: 12,5-21,0 g/dL Hematócrito: 39,0-60,0 % VCM: 86,0-120,0 fL RDW: 12,0-14,5 % HCM: 28,0-40,0 pg CHCM: 28,0-38,0 g/dL 15 a 59 dias: Eritrócitos: 3,00-5,50 milhões/mm^3 Hemoglobina: 10,0-20,0 g/dL Hematócrito: 31,0-55,0 % VCM: 80,5-110,0 fL RDW: 12,0-14,5 % HCM: 28,0-40,0 pg CHCM: 29,0-37,0 g/dL

(continua)

(continuação)

Parâmetro Método	Amostra	Valor de referência
Hemograma Metodologia automatizada, estudo morfológico em esfregaços corados por Leishman ou May Grunwald/ Giemsa). Análise morfológica digital e/ou microscópica	SEDTA	6 a 11meses: Eritrócitos (milhões/mm^3): 3,70-6,00 milhões/mm^3 Hemoglobina: 10,5-13,5 g/dL Hematócrito: 33,0-40,0 % VCM: 74,0-89,0 fL RDW: 12,0-14,5 % HCM: 25,0-35,0 pg CHCM: 30,0-36,0 g/dL 1 ano: Eritrócitos: 3,70-6,00 milhões/mm^3 Hemoglobina: 10,5-13,5 g/dL Hematócrito: 33,0-40,0% VCM: 74,0-89,0 fL RDW: 12,0-14,5 % HCM: 27,0-35,0 pg CHCM: 33,0-36,0 g/dL 2 anos: Eritrócitos: 4,10-5,10 milhões/mm^3 Hemoglobina: 11,0-14,0 g/dL Hematócrito: 33,0-42,0% VCM: 74,0-89,0 fL RDW: 12,0-14,5 % HCM: 24,0-30,0 pg CHCM: 31,0-36,0 g/L

(continua)

(continuação)

Parâmetro Método	Amostra	Valor de referência		
		3 a 5 anos:	Masculino	Feminino
		Eritrócitos (milhões/mm³):	4,10-5,30	4,10-5,20
		Hemoglobina (g/dL):	11,0-14,5	12,0-15,0
		Hematócrito (%):	33,0-43,0	35,0-44,0
		VCM (fL):	74,0-89,0	74,0-89,0
		RDW (%):	12,0-14,0	12,0-14,0
		HCM (pg)	24,0-32,0	25,0-32,0
		CHCM (g/dL)	32,0-36,0	32,0-36,0
		6 a 11 anos:	Masculino	Feminino
		Eritrócitos (milhões/mm³):	4,20-5,10	4,10-5,30
		Hemoglobina (g/dL):	12,0-14,0	12,5-14,5
		Hematócrito (%):	36,0-42,0	36,0-43,0
		VCM (fL):	77,0-91,0	79,0-90,0
		RDW (%):	11,6-13,4	12,0-14,0
		HCM (pg)	25,0-33,0	27,0-33,0
		CHCM (g/dL)	31,0-36,0	32,0-36,0
		12 a 16 anos:	Masculino	Feminino
		Eritrócitos (milhões/mm³):	4,40-5,50	4,10-5,20
		Hemoglobina (g/dL):	12,8-16,0	12,2-14,8
		Hematócrito (%):	37,0-47,0	36,0-43,0
		VCM (fL):	81,0-92,0	80,0-92,0
		RDW (%):	11,6-13,8	11,2-13,5
		HCM (pg)	25,0-35,0	25,0-35,0
		CHCM (g/dL)	31,0-36,0	31,0-36,0
		Acima de 16 anos:	Masculino	Feminino
		Eritrócitos (milhões/mm³):	4,30-5,70	3,90-5,00
		Hemoglobina (g/dL):	13,5-17,5	12,0-15,5
		Hematócrito (%):	39,0-50,0	35,0-45,0
		VCM (fL):	81,0-95,0	82,0-98,0
		RDW (%):	11,8-15,6	11,9-15,5
		HCM (pg)	26,0-34,0	26,0-34,0
		CHCM (g/dL)	31,0-36,0	31,0-36,0

(continua)

(continuação)

Parâmetro Método	Amostra	Valor de referência
		Leucograma: Nascimento: Contagem global: 9.000-30.000/mm^3 Neutrófilos: 6.000-26.000/mm^3 Bastonetes: até 4.230/mm^3 Segmentados: 6.000-26.000/mm^3 Eosinófilos: 20-850/mm^3 Basófilos: 0-600/mm^3 Linfócitos: 2.000-11.000/mm^3 Monócitos: 400-1.800/mm^3 Plasmócitos: 0/mm^3 1 a 7 dias: Contagem global: 9.400-34.000/mm^3 Neutrófilos: 1.500-10.000/mm^3 Bastonetes: até 4.010/mm^3 Segmentados: 1.500-10.000/mm^3 Eosinófilos: 20-850/mm^3 Basófilos: 0-600/mm^3 Linfócitos: 2.000-11.000/mm^3 Monócitos: 400-1.800/mm^3 Plasmócitos: 0/mm^3 8 a 14 dias: Contagem global: 5.000-21.000/mm^3 Neutrófilos: 1.000-9.500/mm^3 Bastonetes: até 2.200/mm^3 Segmentados: 1.000-9.500/mm^3 Eosinófilos: 20-850/mm^3 Basófilos: 0-600/mm^3 Linfócitos: 2.000-17.000/mm^3 Monócitos: 400-1.800/mm^3 Plasmócitos: 0/mm^3 15 a 59 dias: Contagem global: 5.000-20.000/mm^3 Neutrófilos: 1.000-9.000/mm^3 Bastonetes: até 1.900/mm^3 Segmentados: 1.000-9.000/mm^3 Eosinófilos: 20-850/mm^3 Basófilos: 0-600/mm^3 Linfócitos: 2.500-16.500/mm^3 Monócitos: 50-1.100/mm^3 Plasmócitos: 0/mm^3

(continua)

(continuação)

Parâmetro Método	Amostra	Valor de referência
		2 a 5 meses: Contagem global: 5.000-15.000/mm^3 Neutrófilos: 1.000-8.500/mm^3 Metamielócitos: 0/mm^3 Bastonetes: até 1.340/mm^3 Segmentados: 1.000-8.500/mm^3 Eosinófilos: 20-850/mm^3 Basófilos: 0-600/mm^3 Linfócitos: 4.000-13.500/mm^3 Monócitos: 50-1.100/mm^3 Plasmócitos: 0/mm^3
		6 a 11 meses: Contagem global: 6.000-11.000/mm^3 Neutrófilos: 1.500-8.500/mm^3 Metamielócitos: 0/mm^3 Bastonetes: até 910/mm^3 Segmentados: 1.500-8.500/mm^3 Eosinófilos: 50-700/mm^3 Basófilos: 0-200/mm^3 Linfócitos: 4.000-10.500/mm^3 Monócitos: 50-1.100/mm^3 Plasmócitos: 0/mm^3
		1 a 2 anos: Contagem global: 6.000-11.000/mm^3 Neutrófilos: 1.500-8.500/mm^3 Metamielócitos: 0/mm^3 Bastonetes: até 890/mm^3 Segmentados: 1.500-8.500/mm^3 Eosinófilos: 0-650/mm^3 Basófilos: 0-200/mm^3 Linfócitos: 1.500-7.000/mm^3 Monócitos: 0-800/mm^3 Plasmócitos: 0/mm^3

(continua)

(continuação)

Parâmetro Método	Amostra	Valor de referência		
		3 a 5 anos:	Masculino	Feminino
		Contagem global (/mm^3):	4.000-12.000	4.000-12.000
		Neutrófilos (/mm^3):	1.500-8.500	1.500-8.500
		Metamielócitos (/mm^3):	0	0
		Bastonetes (/mm^3):	até 960	até 960
		Segmentados (/mm^3):	1.500-8.500	1.500-8.500
		Eosinófilos (/mm^3):	0-650	0-650
		Basófilos (/mm^3):	0-200	0-200
		Linfócitos (/mm^3):	1.500-7.000	1.500-7.000
		Monócitos (/mm^3):	0-800	0-800
		Plasmócitos (/mm^3):	0	0
		6 a 11 anos:	Masculino	Feminino
		Contagem global (/mm^3):	3.400-9.500	3.400-10.800
		Neutrófilos (/mm^3):	1.500-8.500	1.500-8.500
		Metamielócitos (/mm^3):	0	0
		Bastonetes (/mm^3):	até 760	até 860
		Segmentados (/mm^3):	1.500-8.500	1.500-8.500
		Eosinófilos (/mm^3):	0-500	0-500
		Basófilos (/mm^3):	0-200	0-200
		Linfócitos (/mm^3):	1.500-6.500	1.500-6.500
		Monócitos (/mm^3):	0-800	0-800
		Plasmócitos (/mm^3):	0	0

(continua)

(continuação)

Parâmetro Método	Amostra	Valor de referência
		12 a 15 anos: Masculino / Feminino Contagem global (/mm³): 3.600-9.100 / 4.100-8.000 Neutrófilos (/mm³): 1.800-8.000 / 1.800-8.000 Metamielócitos (/mm³): 0 / 0 Bastonetes (/mm³): até 730 / até 710 Segmentados (/mm³): 1.800-8.000 / 1.800-8.000 Eosinófilos (/mm³): 0-500 / 0-500 Basófilos (/mm³): 0-200 / 0-200 Linfócitos (/mm³): 1.200-5.200 / 1.200-5.200 Monócitos (/mm³): 0-800 / 0-800 Plasmócitos (/mm³): 0 / 0 Acima de 16 anos: Masculino / Feminino Contagem global (/mm³): 3.500-10.500 / 3.500-10.500 Neutrófilos (/mm³): 1.700-7.000 / 1.700-7.000 Metamielócitos (/mm³): 0 / 0 Bastonetes (/mm³): até 840 / até 840 Segmentados (/mm³): 1.700-7.000 / 1.700-7.000 Eosinófilos (/mm³): 50-500 / 50-500 Basófilos (/mm³): 0-300 / 0-300 Linfócitos (/mm³): 900-2.900 / 900-2.900 Monócitos (/mm³): 300-900 / 300-900 Plasmócitos (/mm³): 0 / 0 **Plaquetas:** Recém-nascido: 150.000 a 350.000/mm³ 1 a 7 dias: 150.000 a 350.000/mm³ 8 a 14 dias: 150.000 a 350.000/mm³ 15 a 59 dias: 150.000 a 350.000/mm³ 2 a 5 meses: 150.000 a 350.000/mm³ 6 a 11 meses: 150.000 a 450.000/mm³ 1 a 2 anos: 150.000 a 450.000/mm³ 3 a 5 anos: 150.000 a 450.000/mm³ 6 a 11 anos: 150.000 a 450.000/mm³ 12 a15 anos: 150.000 a 450.000/mm³

(continua)

(continuação)

Parâmetro Método	Amostra	Valor de referência
17-Hidroxipregnenolona GC-MS/MS	S	Masculino: = ou < 700 ng/dL Feminino (Pré-Menopausa): Fase Folicular: 38-378 ng/dL Pico Ovulatório: 33-583 ng/dL Fase Lútea: 70-470 ng/dL Pediátricos: Inferior a 30 dias: ≤ 3013 ng/dL 1-11 meses : ≤ 869 ng/dL 1 ano: ≤ 557 ng/dL 2 anos: ≤ 487 ng/dL 3 anos: ≤ 541 ng/dL 4 anos: ≤ 561 ng/dL 5 anos: ≤ 564 ng/dL 6 anos: ≤ 561 ng/dL 7 anos: ≤ 549 ng/dL 8 anos: ≤ 569 ng/dL 9 anos: ≤ 590 ng/dL 10 anos: ≤ 594 ng/dL 11 anos: ≤ 629 ng/dL 12 anos: ≤ 666 ng/dL 13 anos: ≤ 678 ng/dL 14 anos: ≤ 706 ng/dL 15 anos: ≤ 735 ng/dL 16 anos: ≤ 739 ng/dL 17 anos: ≤ 756 ng/dL
17 hidroxiprogesterona LC-MS/MS	S	Recém-nascidos não prematuros: até 500 ng/dL De 1 a 12 meses: até 173 ng/dL Crianças pré-púberes: até 86 ng/dL Adultos Sexo Masculino: até 170 ng/dL Sexo Feminino: Fase folicular: até 110 ng/dL Fase Lútea: 86 a 400 ng/dL
HLA-B27 genotipagem PCR em tempo real	SEDTA	Ausência do alelo HLA-B27
Homocisteína LC-MS/MS	PEDTA/PH	2 meses a 10 anos: 3,3 – 8,3 µmol/L 11 a 15 anos 4,7 – 10,3 µmol/L 16 a 18 anos 4,7 – 11,3 µmol/L

(continua)

(continuação)

Parâmetro Método	Amostra	Valor de referência
IGF-1 (Fator de crescimento insulina-símile tipo 1) Eletroquimioluminescência	S/PH/PEDTA	Sexo masculino (ng/mL) Idade..........Mediana..........2,5%..........97,5% 0 – 1 ano..........77,4..........27,0..........157,0 1-2 anos..........83,1..........29,7..........166,8 2-3 anos..........92,6..........33,9..........183,9 3-4 anos..........104,0..........39,0..........204,5 4-5 anos..........115,7..........44,3..........225,0 5-6 anos..........127,6..........50,0..........245,5 6-7 anos..........140,4..........56,2..........267,1 7-8 anos..........155,0..........63,4..........291,9 8-9 anos..........173,4..........72,4..........323,1 9-10 anos..........196,1..........83,6..........361,6 10-11 anos..........222,8..........96,9..........406,6 11-12 anos..........251,6..........111,6..........454,4 12-13 anos..........278,9..........126,1..........498,7 13-14 anos..........300,8..........138,6..........532,5 14-15 anos..........314,4..........147,5..........551,2 15-16 anos..........318,8..........152,2..........553,5 16-17 anos..........315,0..........152,9..........541,8 17-18 anos..........305,4..........150,6..........520,6 18-19 anos..........292,0..........146,2..........493,6 19-20 anos..........276,1..........140,2..........462,7 20-21 anos..........258,5..........133,1..........430,0 21-25 anos..........217,2..........115,2..........354,8 26-30 anos..........176,8..........97,9..........281,6 31-35 anos..........156,4..........88,3..........246,0 36-40 anos..........147,9..........83,4..........232,7 41-45 anos..........135,7 ....74,9..........216,4 46-50 anos..........125,7..........66,9..........205,1 51-55 anos..........119,4..........60,6..........200,3 56-60 anos..........112,5..........54,3..........194,2 61-65 anos..........106,0..........48,8..........187,7 66-70 anos..........105,8..........46,5..........191,9 71-75 anos..........96,7..........40,9..........179,2 76-80 anos..........91,1..........37,1..........172,0 81-85 anos..........86,1..........33,8..........165,4 86-90 anos..........85,0..........32,2..........166,1 Tanner Mediana 2,5% 97,5% (ng/mL) Estadio 1..........160,0..........81,3..........255,3 Estadio 2..........276,9..........106,2..........432,3 Estadio 3..........407,2..........244,9..........511,4 Estadio 4.......... 439,0..........222,6..........577,7 Estadio 5..........355,7..........227,4..........517,8

(continua)

(continuação)

Parâmetro Método	Amostra	Valor de referência
		Sexo feminino (ng/mL) Idade......Mediana......2,5%......97,5% 0-1 ano......58,6......17,9......125,6 1-2 anos......62,3......19,5......132,3 2-3 anos......69,2......22,2......145,4 3-4 anos......78,9......25,9......164,2 4-5 anos......91,2......30,7......187,8 5-6 anos......105,2......36,2......214,4 6-7 anos......119,1......42,0......240,4 7-8 anos......135,0......48,6......269,6 8-9 anos......154,4......56,9......305,3 9-10 anos......178,5......67,2......349,4 10-11 anos......206,6......79,5......400,3 11-12 anos......235,9......92,6......452,6 12-13 anos......262,7......105,3......499,1 13-14 anos......283,5......115,9......533,4 14-15 anos......296,2......123,4......552,0 15-16 anos......300,1......127,4......554,2 16-17 anos......295,9......127,9......541,5 17-18 anos......285,2......125,3......517,3 18-19 anos......270,0......120,5......485,8 19-20 anos......252,6......114,4......450,8 20-21 anos......234,8......107,8......416,0 21-25 anos......196,2......92,9......342,0 26-30 anos......158,7......78,4......270,0 31-35 anos......144,7......73,1......243,0 36-40 anos......135,7......69,0......227,0 41-45 anos......121,7......61,5......204,4 46-50 anos......114,5......56,8......194,5 51-55 anos......109,9......53,0......189,6 56-60 anos......98,0......45,6......172,4 61-65 anos......94,1......42,2......169,0 66-70 anos......88,7......38,3......162,5 71-75 anos......88,2......36,6......164,7 76-80 anos......86,7......34,7......164,8 81-85 anos......89,1......34,4......172,4 86-90 anos......90,3......33,6......177,8 Tanner Mediana 2,5% 97,5% (ng/mL) Estadio 1......187,7......85,9......323,0 Estadio 2......247,3......117,5......451,3 Estadio 3......382,8......258,3......528,5 Estadio 4......378,3......224,2......585,8 Estadio 5......339,1......188,2......511,6

(continua)

(continuação)

Parâmetro Método	Amostra	Valor de referência
IGFBP-3 (Proteína ligadora 3 do IGF) Eletroquimioluminescência	S/PH/PEDTA	Sexo masculino (mg/L) Idade.....Mediana.....2,5%.....97,5% 0-1 ano.....2,07.....1,11.....3,18 1-2 anos.....2,38.....1,29.....3,63 2-3 anos.....2,68.....1,47.....4,07 3-4 anos.....2,97.....1,64.....4,49 4-5 anos.....3,23.....1,80.....4,88 5-6 anos.....3,46.....1,94.....5,19 6-7 anos.....3,60.....2,04.....5,38 7-8 anos.....3,67.....2,10.....5,46 8-9 anos.....3,74.....2,15.....5,55 9-10 anos.....3,83.....2,22.....5,66 10-11 anos.....3,94.....2,30.....5,80 11-12 anos.....4,06.....2,38.....5,96 12-13 anos.....4,17.....2,46.....6,09 13-14 anos.....4,25.....2,53.....6,20 14-15 anos.....4,31.....2,58.....6,27 15-16 anos.....4,35.....2,61.....6,31 16-17 anos.....4,37.....2,64.....6,32 17-18 anos.....4,38.....2,66.....6,32 18-19 anos.....4,39.....2,68.....6,33 19-20 anos.....4,41.....2,70.....6,34 20-21 anos.....4,43.....2,72.....6,36 21-25 anos.....4,45.....2,75.....6,36 26-30 anos.....4,31.....2,68.....6,12 31-35 anos .....4,20.....2,61.....5,98 36-40 anos.....4,18.....2,57.....5,98 41-45 anos.....4,16.....2,51.....6,02 46-50 anos.....4,02.....2,37.....5,89 51-55 anos.....3,91.....2,25.....5,81 56-60 anos.....3,80.....2,13.....5,71 61-65 anos.....3,69.....2,03.....5,61 66-70 anos.....3,58.....1,93.....5,49 71-75 anos.....3,36 .....1,78.....5,20 76-80 anos.....3,22.....1,67.....5,02 81-85 anos.....3,19.....1,63.....5,01 86-90 anos.....3,31.....1,66.....5,24

(continua)

(continuação)

Parâmetro Método	Amostra	Valor de referência
		Tanner Mediana 2,5% 97,5% (ng/mL) Estadio 1.............4,00.......................2,71...............5,26 Estadio 2.............4,61.......................3,53...............5,75 Estadio 3.............5,00.......................3,73...............6,39 Estadio 4.............5,18.......................3,36...............6,20 Estadio 5.............5,05.......................3,87...............6,65 Valor de referência: sexo feminino Idade....................Mediana..........2,5%............97,5% 0-1 ano................2,11...................1,05..............3,27 1-2 anos..............2,42...................1,22..............3,72 2-3 anos..............2,71...................1,39..............4,15 3-4 anos..............2,99...................1,55..............4,56 4-5 anos..............3,25...................1,71..............4,93 5-6 anos..............3,48...................1,86..............5,24 6-7 anos..............3,61...................1,95..............5,40 7-8 anos.............3,70...................2,02..............5,51 8-9 anos.............3,79...................2,10..............5,63 9-10 anos............3,90...................2,18..............5,76 10-11 anos.........4,02....................2,27.............5,91 11-12 anos.........4,14....................2,36.............6,06 12-13 anos.........4,25....................2,44.............6,18 13-14 anos.........4,33....................2,52.............6,29 14-15 anos ....4,41....................2,58.............6,36 15-16 anos.........4,47....................2,64.............6,43 16-17 anos.........4,51....................2,68.............6,47 17-18 anos.........4,54....................2,72.............6,49 18-19 anos.........4,57....................2,75.............6,51 19-20 anos.........4,59....................2,78.............6,53 20-21 anos.........4,62....................2,81.............6,55 21-25 anos.........4,65....................2,86.............6,56 26-30 anos.........4,43....................2,75.............6,22 31-35 anos.........4,13....................2,57.............5,80 36-40 anos.........4,06....................2,50.............5,71 41-45 anos.........3,96....................2,41.............5,61 46-50 anos.........3,92....................2,34.............5,61 51-55 anos.........3,95....................2,31.............5,70 56-60 anos.........3,91....................2,24.............5,72

(continua)

(continuação)

Parâmetro Método	Amostra	Valor de referência
		Valor de referência: sexo feminino Idade Mediana 2,5% 97,5% (mg/L) 61-65 anos............3,86........................2,16............... 5,69 66-70 anos............3,75........................2,06............... 5,57 71-75 anos............3,71...................... 2,00............... 5,55 76-80 anos............3,65...................... 1,95............... 5,49 81-85 anos............3,64.......................1,92............... 5,50 86-90 anos............3,74.......................1,96................ 5,67 Tanner Mediana 2,5% 97,5% (mg/L) Estadio 1............... 4,10........................2,80................5,24 Estadio 2...............4,54........................3,05................5,60 Estadio 3...............4,87........................3,93................6,01 Estadio 4...............5,02........................3,80................6,36 Estadio 5...............5,09........................3,88................6,49
Imunoglobulinas, IgG, IgA, IgM e IgE total IgG, IgA e IgM: imunoturbidimetria **IgE total:** eletroquimioluminescência	S	IgG 0-1 ano: 232 a 1411 mg/dL 1-3 anos: 453 a 916 mg/dL 4-6 anos: 504 a 1465 mg/dL 7-9 anos: 572 a 1474 mg/dL 10-11 anos: 498 a 1560 mg/dL 12-13 anos: 759 a 1550 mg/dL 14-15 anos: 716 a 1711 mg/dL 16-19 anos: 549-1584mg/dL IgA 0-1 ano: 0 a 83 mg/dL 1-3 anos: 20 a 100 mg/dL 4-6 anos: 27 a 195 mg/dL 7-9 anos: 34 a 305 mg/dL 10-11 anos: 53 a 204 mg/dL 12-13 anos: 58 a 358 mg/dL 14-15 anos: 47 a 249mg/dL 16-19 anos: 61 a 348 mg/dL

(continua)

(continuação)

Parâmetro Método	Amostra	Valor de referência
		IgM 0-1 ano: 0 a 145 mg/dL 1-3 anos: 19 a 146 mg/dL 4-6 anos: 24 a 210 mg/dL 7-9 anos: 31 a 208 mg/dL 10-11 anos: 31 a 179 mg/dL 12-13 anos: 35 a 239 mg/dL 14-15 anos: 15 a 188 mg/dL 16-19 anos: 23 a 259 mg/dL IgE Até 1 mês: inferior a 2 kU/L De 1 mês a 3 meses: inferior a 4 kU/L De 4 meses a 6 meses: inferior a 10 kU/L De 7 meses a 12 meses: inferior a 15 kU/L De 1 a 5 anos e 11 meses: inferior a 60 kU/L De 6 a 9 anos e 11 meses: inferior a 90 kU/L De 10 a 15 anos e 11 meses: inferior a 200 kU/L Acima de 16 anos: inferior a 100 kU/L
Insulina Eletroquimioluminescência	S	Insulina (em jejum): 2 a 13 mU/L
Insulina, teste de tolerância à insulina (ITT) GH: eletroquimioluminescência Glicose: enzimático colorimétrico	S (GH) PF (glicose)	Coletas de sangue: GH e glicemia nos tempos 0, 15, 30, 60, 90 e 120 minutos As maiores concentrações de GH ocorrem nos tempos 60 e 90 minutos GH < 3 ng/mL: deficiência de GH GH > 5 a 7 ng/mL: provavelmente excluem o diagnóstico de deficiência de GH Valores intermediários devem ser avaliados no contexto clínico para definição terapêutica
Iodo urinário Detecção indireta pela Reação de Sandell-Kolthoff	UI	Deficiência grave: inferior a 25 µg/L Deficiência moderada: 25 a 49 µg/L Deficiência leve: 50 a 99 µg/L Suficiência: 100 a 299 µg/L Excesso: superior a 300 µg/L
Lactoferrina, fezes ELISA	Fezes recém emitidas	Negativo
LH (Hormônio luteinizante) Eletroquimioluminescência	S	Crianças pré-púberes: até 0,3 UI/L Feminino: Fase folicular: até 12,0 UI/L. Fase lútea: até 15,0 UI/L. Pico ovulatório: 15,0 a 100,0 UI/L Menopausa: acima de 15,0 UI/L Masculino (adultos): até 9,0 UI/L
Lipase Enzimático colorimétrico	S/PH	Inferior a 60 U/L

(continua)

(continuação)

Parâmetro Método	Amostra	Valor de referência
Magnésio Colorimétrico	S/PH	Até 4 meses..........: 1,5 a 2,2 mg/dL 5 meses a 6 anos...: 1,7 a 2,3 mg/dL 7 a 12 anos............: 1,7 a 2,1 mg/dL 13 a 20 anos..........:1,7 a 2,2 mg/dL
5' Nucleotidase Cinético colorimétrico	S/PH	0 – 10 U/L
Peptídeo C Eletroquimioluminescência	S	1,1 – 4,4 ng/mL
Potássio Portenciométrico (Eletrodo íon seletivo)	S/PH	Soro: Até 7 dias: 3,2 a 5,7 mEq/L 8 dias a 30 dias: 3,4 a 6,2 mEq/L 1 a 6 meses: 3,5 a 5,8 mEq/L 6 meses a 1 ano: 3,5 a 6,3 mEq/L >1 ano: 3,3 a 4,7 mEq/L Plasma: Até 7 dias: 3,2-5,5 mEq/L 8 dias a 30 dias: 3,4 -6,0 mEq/L 1 a 6 meses: 3,5-5,6 mEq/L 6 meses a 1 ano: 3,5-6,1 mEq/L >1 ano: 3,3-4,6 mEq/L
Procalcitonina Imunoensaio de fluorescência	S/PH	Recém-nascido: menor que 2,0 ng/mL Recém-nascido entre 18 a 30 horas após o parto: menor ou igual a 20,0 ng/mL Recém-nascido com 72 horas após o parto: menor ou igual a 0,15 ng/mL Crianças: menor ou igual a 0,15 ng/mL
Progesterona Eletroquimioluminométrico	S	Crianças pré-púberes: até 35 ng/dL Mulheres: Fase folicular: até 89 ng/dL Fase lútea: 183 a 2390 ng/dL Menopausa: até 13 ng/dL Gestantes: 1º trimestre: 3960 a 4890 ng/dL 2º trimestre: 7890 a 9910 ng/dL 3º trimestre: 19100 a 26000 ng/dL Homens: até 15 ng/dL

(continua)

(continuação)

Parâmetro Método	Amostra	Valor de referência
Proteína C reativa Imunoturbidimetria	S/PH	Indicador de processos infecciosos e/ou inflamatórios De 1,0 e 5,0 mg/dL: encontrado em infecções virais e processos inflamatórios leves De 5,1 e 20,0 mg/dL: encontrado em infecções bacterianas e processos inflamatórios sistêmicos Acima de 20,0 mg/dL: encontrado em infecções graves, grandes queimados e em politraumatismo Conversão da unidade de medida mg/dL para mg/L: mg/dL x 10 = mg/L
Proteína ligadora de retinol Nefelometria	S/PH	0 a 5 dias: 0,8 – 4,5 mg/dL 1 a 5 anos: 1,0 – 7,6 mg/dL 6 a 9 anos: 2,0 – 7,8 mg/dL 10 a 13 anos: 1,3 – 9,9 mg/dL 14 a 19 anos: 3,0 – 9,2 mg/dL
Proteínas totais e frações Colorimétrico	S/PH	Proteína total (g/dL) Masculino Feminino
		1 – 30 dias 4,1-6,3 4,2-6,2 31 – 182 dias 4,7-6,7 4,4-6,6 183 — 365 dias 5,5-7,0 5,6-7,9 1 – 18 anos 5,7-8,0 5,7-8,0 Albumina (g/dL) Masculino Feminino 1 – 30 dias 2,6-4,1 2,7-4,3 31 – 182 dias 2,6-4,6 2,9-4,2 183 — 365 dias 2,8-4,8 3,3-4,8 1 – 18 anos 3,2-4,7 2,9-4,2 Globulinas (g/dL) Masculino Feminino 1 – 182 dias 1,3-2,4 1,3-2,1 182 – 365 dias 1,7-3,0 1,2-2,4 1 – 3 anos 2,1-3,4 1,8-3,3 4 – 6 anos 2,2-3,4 2,0-3,6 7 – 9 anos 2,2-3,6 2,2-3,4 10 -— 2 anos 2,4-3,4 2,3-3,3 13 – 15 anos 2,1-3,7 2,4-3,8 16 – 18 anos 2,0-3,9 2,6-3,6
Proteína urinária Colorimétrico	UI/U24	Amostra isolada de urina: Relação proteína/creatinina: inferior a 0,20 Amostra de urina 24 horas: Inferior a 0,30 mg no volume de 24 horas

(continua)

(continuação)

Parâmetro Método	Amostra	Valor de referência
PTH (Paratormônio molécula intacta) Eletroquimioluminescência	S	Inferior a 1 mês..........: 7,0-59 pg/mL 4 semanas a 11 meses: 8,0-61 pg/mL 12 meses a 10 anos: 11-59 pg/mL 11 anos a 17 anos: 15-68 pg/mL
Receptor solúvel da transferrina Imunoturbidimetria	S/PH	1,8 – 4,6 mg/L
Reticulócitos Citometria de fluxo	SEDTA	Recém-nascido: até 7% 2ª semana de vida em diante: Feminino: 22.000 a 94.000/mm³ Masculino: 30.000 a 100.000/mm³ Fração de reticulócitos imaturos (IRF): 2,1% a 14,9% Conteúdo de hemoglobina dos Reticulócitos (Ret-He): 30,1% a 38%
Saturação de ferro Cálculo	S/PH	Masculino: 20 – 50% Feminino : 15 - 50%
SDHEA (Sulfato de dehidroepiandrosterona) Eletroquimioluminescência	S	Crianças (ambos os sexos): Até 1 semana : 108 a 607 µg/dL 1 a 4 semanas: 32 a 431 µg/dL 1 a 12 meses: 3 a 124 µg/dL 1 a 4 anos: até 19 µg/dL 5 a 9 anos: 3 a 85 µg/dL Feminino: 10 a 14 anos: 34 a 280 µg/dL 15 a 19 anos: 65 a 368 µg/dL 20 a 34 anos: 99 a 407 µg/dL Masculino: 10 a 14 anos: 24 a 247 µg/dL 15 a 19 anos: 70 a 492 µg/dL

(continua)

(continuação)

Parâmetro Método	Amostra	Valor de referência
SHBG (Globulina ligadora de hormônios sexuais) Eletroquimioluminescência	S	Masculino 7 anos: 67 – 188 nmol/L 8 anos: 37 – 205 nmol/L 9 anos: 36 – 270 nmol/L 10 anos: 27 – 222 nmol/L 11 anos: 12 – 259 nmol/L 12 anos: 22 – 153 nmol/L 13 anos: 20 – 185 nmol/L 14 anos: 12 – 152 nmol/L 15 anos: 8 – 87 nmol/L 16 anos: 17 – 77 nmol/L 17 anos: 19 – 42 nmol/L Feminino 7 anos: 35 – 177 nmol/L 8 anos: 21 – 206 nmol/L 9 anos: 31 – 169 nmol/L 10 anos: 21 – 163 nmol/L 11 anos: 13 – 246 nmol/L 12 anos: 8 – 117 nmol/L 13 anos: 18 - 91 nmol/L 14 anos: 19 – 406 nmol/L 15 anos: 19 – 362 nmol/L 16 anos: 26 – 449 nmol/L 17 anos: 47 – 120 nmol/L
Selênio Espectrometria de massas com plasma indutivamente acoplado (ICP-MS)	S/PH	0 a 2 meses..........: 45-90 ng/mL 3 a 6 meses..........: 50-120 ng/mL 7 a 9 meses..........: 60-120 ng/mL 10 a 12 meses.......: 70-130 ng/mL Maior que 1 ano: 70-150 ng/mL
Sódio Eletrodo íon seletivo	S/PH	0-7 dias: 131 a 144 mEq/L 7-31 dias: 132 a 142 mEq/L 1-6 meses: 132 a 140 mEq/L 6 meses-1 ano: 131 a 140 mEq/L >1 ano: 132 a 141 mEq/L
Testosterona LC-MS/MS	S	Crianças pré-púberes maiores de 1 ano: até 40 ng/dL Adultos Masculino: 240 a 816 ng/dL Feminino: até 63 ng/dL
Testosterona livre Cálculo é baseado nos níveis de Testosterona Total e SHBG		Masculino: 131 a 640 pmol/L Feminino, menacne: 2,4 a 37,0 pmol/L
TRAb (Anticorpo anti-receptor de TSH)	S/PH	< 1,75 U/L (fabricante Roche) < 0,55 U/L (fabricante Siemens)

(continua)

(continuação)

Parâmetro Método	Amostra	Valor de referência			
Transferrina Imunoturbidimetria	S/PH	0 a 4 dias: 130 – 275 mg/dL 3 meses a 16 anos: 203 – 360 mg/dL			
Transcobalamina Ensaio competitivo de radioligação	S	650 a 1340 pg/mL			
			Aceitável (mg/dL)	Limítrofe (mg/dL)	Alto (mg/dL)
		0 — 9 anos	<75	75-99	≥100
		10 –19 anos	<90	90-129	≥130
Triglicérides Enzimático colorimétrico	S/PH	Referência: Expert panel on integrated guidelines for cardiovascular health and risk reduction in children and adolescents: summary report. Pediatrics, 128 Suppl 5(Suppl 5), S213–S256.			
			Com jejum (mg/dL)	Sem jejum (mg/dL)	
		0 — 9 anos	<75	<85	
		10 –19 anos	<90	<100	
		Referência: Atualização da diretriz brasileira de dislipidemias e prevenção da aterosclerose – 2017 da Sociedade Brasileira de Cardiologia			
Tripsina, fezes Shwarchman modificado	Fezes recém emitidas	Até 1 ano: atividade maior que 1/80 De 1 a 4 anos: atividade maior que 1/40 Acima de 4 anos: atividade maior que 1/80			
T3 livre Eletroquimioluminescência	S/PH	0 a 6 dias 1,7-6,3 pg/mL > 6 dias a < 3 meses 1,9-6,0 pg/mL > 3 a < 12 meses 2,1-5,8 pg/mL > 1 a < 6 anos 2,4-5,5 pg/mL > 6 a < 11 anos 2,5-5,2 pg/mL > 11 a < 20 anos 2,6-5,0 pg/mL			
T3 total Eletroquimioluminescência	S/PH	0 a 6 dias 0,7-2,9 ng/mL > 6 dias a < 3 meses 0,8-2,7 ng/mL > 3 a < 12 meses 0,9-2,6 ng/mL > 1 a < 6 anos 0,9-2,5 ng/mL > 6 a < 11 anos 0,9-2,3 ng/mL > 11 a < 20 anos 0,9-2,2 ng/mL			
T4 livre Eletroquimioluminescência	S/PH	0 a 6 dias 0,9-2,5 ng/dL > 6 dias a < 3 meses 0,9-2,2 ng/dL > 3 a < 12 meses 0,9-2,0 ng/dL > 1 a < 6 anos 1,0-1,8 ng/dL > 6 a < 11 anos 1,0-1,7 ng/dL > 11 a < 20 anos 1,0-1,6 ng/dL			

(continua)

(continuação)

Parâmetro Método	Amostra	Valor de referência
T4 total Eletroquimioluminescência	S/PH	0 a 6 dias.....5,0-18,5 µg/dL > 6 dias a < 3 meses.....5,4-17,0 µg/dL > 3 a < 12 meses.....5,7-16,0 µg/dL > 1 a < 6 anos.....5,9-14,7 µg/dL > 6 a < 11 anos.....6,0-13,8 µg/dL > 11 a < 20 anos.....5,9-13,2 µg/dL
Tireoglobulina Eletroquimioluminescência	S/PH	Até 35 ng/mL
TSH Eletroquimioluminescência	S/PH	0 a 5 dias: 0,7-15,2 mUI/L 6 dias a 2 meses: 0,7-11,0 mUI/L 3 a 11 meses: 0,7- 8,4 mUI/L 1 a 5 anos: 0,7-6,0 mUI/L 6 a 10 anos: 0,6-4,8 mUI/L 11 a 19 anos: 0,5-4,3 mUI/L
TSH neonatal Ensaio imunofluorométrico	SPF	Programa Nacional de Triagem Neonatal (PNTN) – Ministério da Saúde do Brasil: Crianças a termo e coleta após 48h de vida: < 10 mUI/L Resultado entre 10-20 mUI/L: coletar nova amostra (pode ser papel filtro) Resultado > 20 mUI/mL: coletar amostra de sangue venoso
Tempo de protrombina Coagulométrico	PC	15 dias a 4 semanas: 9,5 – 12,6 segundos 1 a 5 meses: 9,7 – 12,8 segundos 6 a 11 meses: 9,8 – 13,0 segundos 1 a 5 anos: 9,9 – 13,4 segundos 6 a 10 anos: 10,0 – 14,6 segundos 11 a 17 anos: 10,0 – 14,1 segundos
Tempo de tromboplastina parcial ativada Coagulométrico	PC	15 dias a 4 semanas: 27,6 – 45,6 segundos 1 a 5 meses: 24,8 – 40,7 segundos 6 a 11 meses: 25,1 – 40,7 segundos 1 a 5 anos: 24,0 – 39,2 segundos 6 a 10 anos: 26,9 – 38,7 segundos 11 a 17 anos: 24,6 – 38,4 segundos

(continua)

(continuação)

Parâmetro Método	Amostra	Valor de referência
Ureia Cinético ultravioleta	S/PH	Masculino 1 – 30 dias: 8-26 mg/dL 1 – 12 meses: 4-28 mg/dL 1 – 3 anos: 6- 26 mg/dL 4 – 6 anos: 6-34 mg/dL 7 – 9 anos: 8-34 mg/dL 10 — 12 anos: 11-39 mg/dL 13 – 15 anos: 15-39 mg/dL 16 – 18 anos: 11-43 mg/dL Feminino 1 – 30 dias: 6-36 mg/dL 1 – 12 meses: 8-30 mg/dL 1 – 3 anos: 6-30 mg/dL 4 – 6 anos: 8-30 mg/dL 7 – 9 anos: 8-34 mg/dL 10 — 12 anos: 11-34 mg/dL 13 – 15 anos: 8-32 mg/dL 16 – 18 anos: 8-32 mg/dL
Urina tipo I Análise química: Exame automatizado através de leitor de tiras reagentes com sensibilidade para: cor, aspecto, densidade, pH, proteínas, glicose, corpos cetônicos, bilirrubina, urobilinogênio, hemoglobina (eritrócitos), nitrito e esterase leucocitária. Microscopia com análise digital de imagens dos elementos figurados da urina. Microscopia de contraste de fase para análise do sedimento.	UI	Aspecto: límpido pH: 5,0 a 8,0 Densidade: 1,010 a 1,030 Proteínas: inferior a 0,1g/L. Glicose: inferior a 0,3 g/L. Corpos cetônicos: negativo. Bilirrubina: negativa. Urobilinogênio: inferior a 1 mg/dL. Nitrito: negativo Análise do sedimento urinário e estudo elementos figurados: Masculino Leucócitos: até 20.000 leucócitos por mL Hemácias: até 10.000 eritrócitos por mL Feminino Leucócitos: até 30.000 leucócitos por mL Hemácias: até 12.000 eritrócitos por mL
Urocultura e antibiograma Técnica de cultura quantitativa convencional de bactérias aeróbicas e identificação de patógenos	UI	Cultura negativa ou dependendo do agente isolado, contagens inferiores a 10.000 unidades formadoras de colônias/mililitro (UFC/mL).
Vitamina A LC-MS/MS	S/PH	0 a 6 anos: 11,3-64,7 μg/dL 7 a 12 anos: 12,8-81,2 μg/dL 13 a 17 anos: 14,4-97,7 μg/dL

(continua)

(continuação)

Parâmetro Método	Amostra	Valor de referência
Vitamina B1 HPLC	SEDTA	28-85 ng/mL
Vitamina B2 HPLC	PH	3-50 nmol/L
Vitamina B3 HPLC	PEDTA	Idade inferior a 10 anos: Normal: 0,50 a 8,91 µg/mL Baixo: inferior a 0,50 µg/mL Alta: superior a 8,91 µg/mL Idade superior ou igual a 10 anos: Normal: 0,50 a 8,45 µg/mL Baixo: inferior a 0,50 µg/mL Alto: 8,45 µg/mL
Vitamina B6 HPLC	PEDTA/PH	8,7 - 27,2 ng/mL
Vitamina B7 Ensaio microbiológico	PEDTA/PH	Inferior a 12 anos..........: 57,0 a 2460,2 pg/mL Maior ou igual a 12 anos: 221,0 a 3004,0 pg/mL
Vitamina B9 (Folato) Imunoensaio competitivo quimioluminescente	S/PH	Superior a 3,9 ng/mL
Vitamina B12 Imunoensaio competitivo quimioluminescente	S	Normal: maior que 300 ng/L Limítrofe: de 190 até 300 ng/L Deficiente: menor que 190 ng/L
Vitamina C HPLC	PH	0,4 a 2,0 mg/dL
Vitamina D Imunoensaio competitivo quimioluminescente	S/PH	População saudável (até 60 anos): acima de 20 ng/mL *Grupo de risco: 30 a 60 ng/mL Risco de toxicidade e hipercalcemia: acima de 100 ng/mL Inferior a 10 ng/mL: Deficiência acentuada *Considera-se como pertencentes ao grupo de risco: idosos, gestantes, lactantes, pacientes com raquitismo, osteomalácia, osteoporose, hiperparatiroidismo, doenças inflamatórias, doenças autoimunes, doença renal crônica, síndromes de má-absorção.
Vitamina E HPLC	S/PH	0 -17 anos: 3,8-18,4 mg/L Deficiência significativa: inferior a 3,0 mg/L
Vitamina K LC-MS/MS	S/PH	Superior ou igual a 18 anos: 0,10-2,20 ng/mL Inferior a 18 anos: Não estabelecido
Zinco Espectrometria de massas com plasma indutivamente acoplado (ICP-MS)	S/PH	0 a 10 anos: 0,60-1,20 µg/mL Maior ou igual a 11 anos: 0,66-1,10 µg/mL

(continua)

(continuação)

Parâmetro Método	Amostra	Valor de referência
Zinco protoporfirina Hematofluorometria	SEDTA	Masculino (µmol/mol heme) 0 a 12 meses: 15,6 – 63,5 13 a 24 meses: 18,4 — 62,6 2 a 5 anos: 9,2 — 64,4 6 a 9 anos: 11,0 – 57,0 10 a 17 anos: 10,1 – 58,0 Feminino (µmol/mol heme) 0 a 12 meses: 16,6 – 73,6 13 a 24 meses: 20,2 – 58,9 2 a 5 anos: 18,4 – 57,0 6 a 9 anos: 16,6 – 55,2 10 a 17 anos: 9,2 – 61,6

Nota do autor: os valores de referência apresentados para cada parâmetro laboratorial são específicos para o método descrito no texto, e podem apresentar variações conforme a metodologia e o tipo de reagente utilizado na análise. Por isso, devem ser consultados no laudo do exame.

BIBLIOGRAFIA RECOMENDADA

1. Divisão de laboratório central do Hospital das Clínicas da Faculdade de Medicina da Universidade de São Paulo. Manual de Exames. [internet] [acesso em: 2022 jun. 12]. Disponível em:< https://patologiaclinica.hc.fm.usp.br/>.
2. Fleury medicina e saúde. Manual de Exames. [internet] [acesso em: 2022 jun. 12]. Disponível em: https://www.fleury.com.br/medico/exames.
3. Mayo clinic laboratories. Test catalog. [internet] [acesso em: 2022 jun. 12]. Disponível em: https://www.mayocliniclabs.com/test-catalog/index.html.
4. Rifai N, Horvath AR, Wittwer CT. Tietz Textbook of Clinical Chemistry and Molecular Diagnostics, 6th ed. St. Louis: Elsevier; 2018.
5. Soldin SJ, Wong EC, Brugnara C, Sondin OP. Pediatric Reference Intervals, 7th ed. Washington, DC: AACC Press; 2011.
6. Wu AHB. Tietz - Clinical Guide to Laboratory Tests, 4th ed. St. Louis: Saunders Elsevier; 2006.

Índice Remissivo

D

E

F

Q

R

U

V